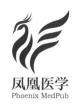

凤凰医学
Phoenix MedPub

陶国泰

儿童少年精神医学

Tao Guotai
Child and Adolescent Psychiatry

主　编　郑　毅　柯晓燕

副主编　刘　靖　王民洁　王晨阳　罗学荣

江苏凤凰科学技术出版社 · 南京

图书在版编目(CIP)数据

陶国泰儿童少年精神医学 / 郑毅，柯晓燕主编. --
南京：江苏凤凰科学技术出版社，2023.3(2023.6重印)
ISBN 978 - 7 - 5713 - 3241 - 9

Ⅰ. ①陶… Ⅱ. ①郑… ②柯… Ⅲ. ①小儿疾病－精
神病学 Ⅳ. ①R749.94

中国版本图书馆 CIP 数据核字(2022)第 193644 号

陶国泰儿童少年精神医学

主　　　编	郑　毅　柯晓燕	
项 目 策 划	傅永红　杨　淮	
特 约 编 辑	徐祝平	
责 任 编 辑	王　云　程春林　李　鑫　刘玉锋	
责 任 校 对	仲　敏	
责 任 监 制	刘文洋	

出 版 发 行	江苏凤凰科学技术出版社
出版社地址	南京市湖南路 1 号 A 楼，邮编：210009
出版社网址	http://www.pspress.cn
照　　　排	南京新洲印刷有限公司
印　　　刷	徐州绪权印刷有限公司

开　　　本	889 mm×1194 mm　1/16
印　　　张	46
插　　　页	8
字　　　数	1 400 000
版　　　次	2023 年 3 月第 1 版
印　　　次	2023 年 6 月第 3 次印刷

标 准 书 号	ISBN 978 - 7 - 5713 - 3241 - 9
定　　　价	178.00 元(精)

图书如有印装质量问题,可随时向我社印务部调换。

陶国泰

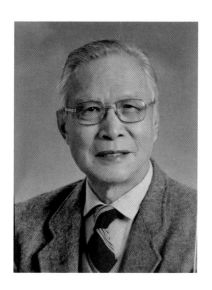

　　陶国泰（1916—2018）　　主任医师、教授。1916 年 5 月出生于江苏省无锡市，1980 年 8 月加入中国共产党，1990 年成为首批享受国务院政府特殊津贴专家。

　　陶国泰教授 1941 年毕业于中央大学医学院医疗系，随后去华西协合大学（今四川大学华西医学中心）神经精神科任教，1945 年晋升为甲级讲师。1947 年协助程玉麐教授创建南京精神病防治院。1948 年获世界卫生组织（WHO）奖学金赴美国加利福尼亚大学精神医学研究所攻读儿童精神医学。1949 年 10 月，他怀着一颗赤子之心毅然回国，投身于祖国的儿童精神卫生事业，成为我国儿童精神卫生事业的创始人和带路人。1950 年参加抗美援朝，1952 年担任南京第五批医疗队总队长，并荣立沈阳军区二等功。

　　陶国泰教授在国内率先进行精神疾病流行病学调查。1953 年由他起草的我国第一个"中国精神疾病分类"（草案），经全国精神卫生工作会议讨论通过，在全国试行，为我国精神病防治事业的发展发挥了重要作用。1960 年参与编写了我国第一本精神病学教科书《精神病学》，为我国精神病学教学工作做出了重要贡献。1981 年 12 月被任命为南京神经精神病防治院院长，1984 年 6 月创立了我国第一所儿童心理卫生研究中心，并出任首任所长。1986 年南京儿童心理卫生研究中心被世界卫生组织任命为"WHO 儿童心理卫生科研与培训合作中心"，陶国泰教授担任中心主任。1988 年，南京儿童心理卫生研究中心被国家卫生部指定为"中国儿童心理卫生指导中心"，陶国泰教授担任中心主任。同时他还历任 WHO 精神卫生专家咨询团成员、国际孤独症评论和国内多家杂志的顾问、南京大学医学院顾问、南京神经精神病防治院名誉院长等职务。

　　陶国泰教授从医七十余载，硕果累累，在国内外享有盛誉。1990 年获得韦恩州立大学费尔劳恩中心嘉奖；同年 5 月，美国密执安州精神卫生部和密执安青少年讨论会授予他荣誉奖，表彰他对中国以及世界儿童少年心理卫生的卓越贡献；1993 年获得美国自传研究所编委会颁发的二十五年成就奖；1996 年论文《儿童孤独症》获第三届全国优秀科普作品三等奖；同年 9 月，获得全国妇联、国家教委颁发的全国家庭教育工作园丁奖以及英国剑桥国际传记中心颁发的"国际卓越领导人"奖；同年 12 月，获卫生部科技进步二等奖；1997 年荣获《健康报》社颁发的优秀科普作者称号；1999 年 9 月由他主编的《儿童少年精神医学》获全国优秀科技图书三等奖。

　　2000 年美国纽约科学院授予陶国泰教授"活跃会员"称号；2005 年获国际儿童与青少年精神病学及相关专业协会特殊贡献奖 IACAPAP 奖章（中国是唯一受奖国家）；2006 年获全国精神卫生交流协作组（会）颁发的"为我国精神卫生事业做出的卓越贡献"荣誉证书；2010 年获中华医学会"儿童青少年精神医学终身成就奖"；2011 年获得中国医师协会精神科医师分会颁发的"杰出精神科医师奖"；同年 6 月荣获江苏省医师协会颁发的"终身荣誉奖"。

陶国泰教授在儿童心理卫生的临床与研究中倾其一生,特别是在孤独症、儿童多动症诊断方面有着独特的见解和很深的造诣。发表了我国第一篇儿童孤独症论文,提出了我国儿童孤独症防治原则,并最早在国内开展了儿童孤独症的康复研究。与WHO合作完成《中国儿童社会发育情况调查》《中国儿童智力低下预防》等多项科研项目;开展了多项中国儿童心理卫生研究,在国内外发表了《中国婴儿孤独症》《中国儿童心理卫生问题》等近百篇儿童心理卫生研究论著,为我国精神病学特别是儿童心理卫生的发展做出了突出的贡献。他注重国内外学术交流,为我国培养了大量儿童精神卫生专业人才,被誉为"中国儿童精神医学之父"。

主编简介

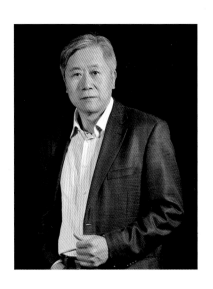

  郑　毅　主任医师、教授、博士生导师。首都医科大学附属北京安定医院前任副院长，儿童精神医学首席专家，首都医科大学精神病学系副主任。目前兼任国际儿童少年精神医学及相关学科协会执委、前副主席、亚洲儿童少年精神医学及相关学科协会执委、前主席，中国精神残疾人及亲友协会副主席，国家和北京危机干预专家组成员，中国心理卫生学会儿童专委会副主任委员，中华医学会精神科分会委员及儿童精神医学组副组长，中国优生科学协会妇女儿童心理健康分会主任委员，中国生命关怀协会精神医学专委会主任委员，北京儿童心理卫生专业委员会主任委员，北京医学会精神病学分会候任主任委员，《中华精神科杂志》顾问以及多家中外专业杂志编委。

  郑毅教授主要从事儿童少年精神医学临床、教学和科研工作，尤其对儿童精神疾病的诊疗防治、健全人格的培养、脑潜能开发、学习困难、儿童少年行为相关障碍、神经发育障碍及儿童精神障碍遗传及行为基因学有特殊研究。他曾于美国华盛顿大学和耶鲁大学从事博士后研修。承担过国家科技支撑、国家重大慢病、国家自然基金等多项国家级及省部级科研项目。完成了中国首次儿童少年精神障碍流行病学研究。发表科研文章200余篇，SCI收录30余篇；主编或参编著作和教材30余部，负责制订了中国孤独症诊疗康复指南、中国注意缺陷多动障碍防治指南，参编卫健委颁布的儿童心理保健技术规范及国家精神疾病诊疗规范。

  郑毅教授领导的儿童心理卫生中心已成为国内领先的临床、教学和科研基地，成为对外交流的主要窗口之一。曾代表中国加入国际儿童少年精神医学及相关学科协会（IACAPAP），历任执委、副主席。作为临时顾问赴日内瓦参加过WHO发展中国家精神卫生圆桌会议。2004年创建海峡两岸儿童精神医学高峰论坛，目前举办六届。作为执行主席，2010年在北京成功举办第19届IACAPAP国际大会，这是该协会首次在发展中国家召开国际大会。与国外相关学术团体建立和保持了密切的交流和合作，曾多次受邀在耶鲁大学、加利福尼亚大学等举办讲座，并常邀请国际知名专家来国内进行学术交流，积极推动我国儿童少年精神医学事业的发展。

  郑毅教授曾获得北京市优秀青年医师和健康卫士奖，获北京市"十百千"优秀人才"十"层次人才，中国优秀精神科医生，享受国务院政府特殊津贴。荣获2012年中华医学会科技三等奖。2014年荣获国际儿童少年精神医学及相关学科协会突出贡献奖。2017年"儿童抽动障碍诊治新技术"荣获北京市医学科技奖二等奖。2018年"儿童抽动障碍基础与临床研究"获得北京市科技进步三等奖。

主编简介

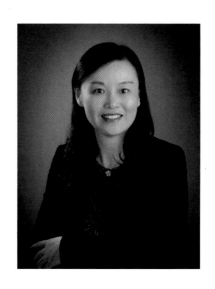

柯晓燕　主任医师、教授、博士生导师。南京医科大学附属脑科医院儿童心理卫生研究中心所长、世界卫生组织儿童心理卫生科研与培训合作中心主任,南京医科大学精神病与精神卫生教研室副主任。目前兼任中华医学会精神医学分会儿童少年精神医学组副组长,中国医师协会儿科医师分会儿童保健学组副组长,中国神经科学学会精神病学基础与临床分会委员与儿童少年精神医学研究工作组副组长,中国优生科学协会妇女儿童心理健康分会常务委员,中国妇幼保健协会儿童神经发育障碍防治专业委员会副主任委员和南京医学会精神病学分会主任委员;《中国儿童保健杂志》编委会副主任委员以及国内多家学术期刊的编委。

柯晓燕教授1991年毕业于南京医学院(现南京医科大学)儿科系,曾赴美国佛罗里达大学医学院、日本Hyogo创伤研究所和我国台湾马偕纪念医院精神科交流学习,从事儿童精神科临床、教学和科研工作30余年。柯晓燕教授带领所在的儿童心理卫生研究中心传承了老一辈儿童精神病学家陶国泰教授、林节教授奠定的专业技术特色,如儿童孤独症、儿少重性精神障碍和抽动障碍的临床诊治等,并进一步加强了婴儿精神医学、儿童危机干预、儿童少年心理评估与治疗等专业的发展。在提供临床服务的同时,柯晓燕教授领导该中心为本领域培养了大量专业人才。柯晓燕教授在其担任世界卫生组织儿童心理卫生科研与培训合作中心主任期间,曾作为世界卫生组织临时技术顾问,积极参加国际交流并将WHO-mhGAP干预项目中儿童相关模块、《DC:0-5婴幼儿与儿童早期心理及发育障碍诊断分类》等关键技术引进中国。

近年来,柯晓燕教授及其研究团队主要致力于孤独症谱系障碍、注意缺陷多动障碍相关的临床及基础研究。主持国家自然基金重大研究计划、面上项目共四项,并参与了国家973计划、国家科技支撑计划重大精神疾病防治关键技术研究、国家重点研发计划"重大慢性非传染性疾病防控研究"重点专项、"脑科学与类脑研究"重大项目、国家社科基金项目重大项目以及多项省市级科研项目。已发表科研论文170余篇,其中SCI收录60余篇;主编及参编专业论著13部;参加多份孤独症、注意缺陷多动障碍相关的临床指南和专家共识的撰写工作。

柯晓燕教授是江苏省有突出贡献的中青年专家、江苏省333工程第二层次培养对象、江苏省优秀医学重点人才、江苏省第一批卫生领军人才、江苏省六大高峰人才、江苏省科教兴卫工程优秀医学重点人才、南京市中青年拔尖人才。荣获"中国心理卫生协会抗震救灾先进工作者""江苏省百名医德之星""江苏省名医民选百姓信任的医疗专家""南京市劳动模范""南京市高水平全面建设小康社会先进个人'人民满意的卫生工作者'"等荣誉称号。主持的研究项目获得中华医学科技奖三等奖1项,江苏省医学科技奖一等奖、江苏省科学技术奖三等奖和江苏省医学新技术引进奖二等奖各2项,南京市科学技术进步奖二等奖、三等奖和南京医学新技术引进奖一等奖各1项。

编著者名单

主　　编　郑　毅　柯晓燕
副 主 编　刘　靖　王民洁
　　　　　王晨阳　罗学荣
学术秘书　方　慧
编　　者　（以姓氏笔画为序）

Amira Dkeidek	澳大利亚墨尔本皇家儿童医院儿科和青少年妇科医生
Anlee D. Kuo	美国加州大学旧金山分校精神病学副教授
Daniel Fung	新加坡精神卫生研究所医学委员会主席、副教授
Helmut Remschmidt	德国马尔堡飞利浦大学儿童少年精神科教授
John B. Skorski	美国加利福尼亚大学旧金山分校临床教授
Myron L. Belfer	美国哈佛大学医学院社会医学系教授
万国斌	深圳市妇幼保健院主任医师
王力芳	北京大学第六医院研究员、副教授
王民洁	南京医科大学附属脑科医院主任医师
王苏弘	常州市第一人民医院副主任医师
王佳佳	南京医科大学附属脑科医院心理治疗师
王　振	上海市精神卫生中心主任医师
王振宇	华东师范大学教授
王晨阳	南京医科大学附属脑科医院副主任医师
韦　臻	深圳市妇幼保健院副主任医师
仇子龙	中国科学院脑科学与智能技术卓越创新中心/神经科学研究所高级研究员
方　慧	南京医科大学附属脑科医院副主任医师
卢建平	深圳市康宁医院主任医师
冯　哲	深圳市妇幼保健院副主任医师
朱科铭	云南大学助理研究员
刘金同	山东大学附属山东省精神卫生中心主任医师、教授
刘　靖	北京大学第六医院主任医师、教授
刘寰忠	安徽医科大学附属巢湖医院主任医师
杜亚松	上海市精神卫生中心主任医师、教授
李　雪	北京大学第六医院副主任医师、副教授
杨玉凤	西安交通大学第二附属医院教授
杨　莉	北京大学第六医院研究员
杨晓玲	北京大学第六医院主任医师、教授
肖朝勇	南京医科大学附属脑科医院主任医师
何　凡	首都医科大学附属北京安定医院主任医师、副教授
邹　冰	南京医科大学附属脑科医院副主任医师
张久平	南京医科大学附属脑科医院主任医师
张志珺	东南大学附属中大医院主任医师、教授

张秋凌　　　　英国关爱儿童组织博士、亚太区研究经理
陈一心　　　　南京医科大学附属脑科医院主任医师
陈　强　　　　南京理工大学教授
易嘉龙　　　　北京大学第六医院副主任医师
罗学荣　　　　中南大学湘雅二医院主任医师、教授
庞　澎　　　　纽约史坦顿岛大学医院儿童青少年部研究员
郑　重　　　　四川大学华西医院主任医师、教授
郑　毅　　　　首都医科大学附属北京安定医院主任医师、教授
赵志民　　　　上海市精神卫生中心副主任医师
柯晓燕　　　　南京医科大学附属脑科医院主任医师、教授
洪　琦　　　　南方医科大学深圳医院主任医师
郭延庆　　　　北京大学第六医院副主任医师、副教授
唐宏宇　　　　北京大学第六医院主任医师
唐秋萍　　　　中南大学湘雅三医院主任医师、教授
黄　剑　　　　北京大学第六医院副主任医师
黄悦勤　　　　北京大学第六医院教授
黄　颐　　　　四川大学华西医院主任医师、教授
曹庆久　　　　北京大学第六医院主任医师、副教授
曹莉萍　　　　广州医科大学附属脑科医院主任医师
戚艳杰　　　　首都医科大学附属北京安定医院副主任医师
崔永华　　　　首都医科大学附属北京儿童医院主任医师
梁月竹　　　　首都医科大学附属北京安定医院主任医师
程文红　　　　上海市精神卫生中心主任医师
焦公凯　　　　南京医科大学附属脑科医院主任医师
储康康　　　　南京医科大学附属脑科医院副主任医师
童慧琦　　　　斯坦福精神与行为科学系/斯坦福整合医学中心临床副教授
虞　琳　　　　南京医科大学附属脑科医院主任医师
路中华　　　　中国科学院深圳先进技术研究院研究员
静　进　　　　中山大学教授
臧玉峰　　　　杭州师范大学附属医院认知与脑疾病研究中心教授

致　谢

诸多前辈和优秀学者为《儿童少年精神医学》第一版、第二版的出版倾注了大量心血，由于一些原因，部分专家不再直接参与本书的编写，在此对他们的贡献表示诚挚的感谢。他们是（以姓氏笔画为序）：

于　濂　南京医科大学附属脑科医院主任医师
曲成毅　山西医科大学公共卫生学院教授
江三多　上海交通大学医学院附属精神卫生中心研究员
许积德　上海第二医科大学附属新华医院教授
孙道开　上海复旦大学附属儿科医院教授
李宝林　南京医科大学附属脑科医院主任医师
邱景华　南京医科大学附属脑科医院主任社工师
忻仁娥　上海市精神卫生中心教授
汪梅先　上海交通大学附属新华医院教授
宋维村　台湾大学医学院、台湾财团法人天主教若瑟医院副教授、院长
张世吉　北京首都医科大学附属北京安定医院教授
陈映雪　台北荣民总医院精神部、阳明大学主任、教授
林　节　南京医科大学附属脑科医院主任医师
林霞凤　上海市浦东新区精神卫生中心副主任医师
孟昭兰　北京大学心理系教授
姚凯南　西安交通大学医学院第二附属医院教授
徐　静　美国夏威夷大学医学院临床教授
徐韬园　上海市精神卫生中心教授
高淑芬　台湾大学医学院、台湾大学公卫学院、台湾大学医院主任、副教授
陶国泰　南京医科大学附属脑科医院教授
曾文星　美国夏威夷大学医学院教授
蔡宗尧　南京医科大学附属脑科医院主任医师
翟书涛　南京医科大学附属脑科医院教授

序 言

　　我非常荣幸应邀再次为最初由陶国泰教授编著的中文专著《儿童少年精神医学》第三版作序。这本书见证了陶教授的智慧和他对中国儿童少年心理卫生的影响。他是一位非凡的人，能够整合人类经验的诸多方面。这本书延续了陶教授全面和整合的传统。

　　这本书的第一版中表彰了美国耶鲁儿童研究中心的 Donald J. Cohen 教授对儿童精神病学做出的独特贡献。Cohen 教授和陶教授都同样对儿童心理卫生的未来充满了憧憬，他们还分享了代表儿童精神病学最佳水平的价值观和承诺。郑毅教授和柯晓燕教授跟随陶教授的脚步，保持着将中国优秀文化与现代儿童精神病学及其成就相结合的前瞻性思维和能力。

　　在中国，和世界各地一样，儿童心理卫生正受到前所未有的关注。社会变革的影响、流行病的制约、互联网的诱惑和教育压力是全球性现象，在中国也同样能感受到。儿童和青少年特别容易受到这些压力的影响。这本书反映了当代关注问题的影响，并为有效的干预提供了最好的证据。

　　一直以来，我对中国从事儿童少年工作的专业人士对知识的渴求印象十分深刻。这本书可以满足他们了解最佳科学证据的需求，并激发他们关于发展有效儿童少年心理健康举措的新思考。我认为中国目前在儿童少年精神医学教育和项目开发方面处于领先地位。

　　这本《陶国泰儿童少年精神医学》不仅是一本参考书，也是中国专业人员在这一重要领域所做出贡献的证明。我希望这本书能帮助到患儿和他们的家庭。陶教授的远见将通过这本书得以延续。

Myron L. Belfer，MD，MPA
（方　慧　译　柯晓燕　校）

FOREWORD

It is again a great honor to be able to provide a foreword for the third edition of the Chinese Textbook of *Child and Adolescent Psychiatry* that was originally edited by Dr. Kuo Tai Tao. This volume is an enduring testament to his wisdom and impact on Chinese child and adolescent mental health. Dr. Tao was an extraordinary individual able to integrate many aspects of the human experience and this textbook has continued in the tradition of being comprehensive and integrative.

The first edition of this textbook also recognized the unique contributions to child psychiatry of Professor Donald J. Cohen of the Yale Child Study Center. Dr. Cohen and Dr. Tao shared a positive vision of the future for child mental health, and they shared the values and commitment that represents the best of child psychiatry. Dr. Zheng Yi and Dr. Ke Xiaoyan follows in the footsteps of Dr. Tao and maintains the forward thinking and capacity to integrate the best of Chinese culture with modern child psychiatry and its accomplishments.

Child mental health is now of unprecedented concern worldwide and certainly in China. The impact of societal change, the constraints imposed by epidemics, the enticements of the internet and the pressures for educational attainment are global phenomena and ones felt in China. Children and adolescents are particularly prone to the consequences of these stressors. This volume reflects the impact of contemporary concerns and provides the best possible evidence for effective interventions.

I continue to be impressed by the thirst for knowledge that exists among Chinese professionals engaged in work with children and adolescents. This textbook can satisfy the need for the best scientific evidence and stimulate new thinking about effective child and adolescent mental health initiatives. I think China is now at the forefront of child and adolescent psychiatry education and program development.

The Chinese Textbook of *Child and Adolescent Psychiatry* is not only a reference work but a testament to the contributions of Chinese professionals to this important field of endeavor. It is the hope that what is learned from this volume will help children and their families to thrive. Dr. Tao would be most proud to see his vision perpetuated through this textbook.

Myron L. Belfer, MD, MPA

前　言

　　《陶国泰儿童少年精神医学》的前身是《儿童少年精神医学》,第一版于 1999 年 9 月出版,在国际上被誉为中国儿童和少年精神医学发展中的历史性事件和里程碑。该书是从事儿童少年精神卫生工作的专业人员不可或缺的教科书和工具书。第一版于 2004 年获全国科技图书三等奖,并于 2008 年再版。第二版主编由陶国泰、郑毅和宋维村三位教授担任,再版后的《儿童少年精神医学》同样受到广大儿童精神卫生工作者和临床医生的喜爱,从而确立了该书在我国儿童少年精神医学领域经典专著的地位。

　　遗憾的是,该书前两版的首席主编陶国泰教授于 2018 年 4 月 25 日仙逝,享年 102 岁。陶老生前一直惦念着本书的延续,曾于 2015 年写信给江苏凤凰科学技术出版社推荐郑毅和柯晓燕教授负责该书的修订工作。在信中陶老写道:"当今儿童和少年的精神、行为和发育障碍的发病率呈上升趋势,给精神医学行业、政府和社会带来了新的挑战。随之,儿童少年精神医学学科的总体水平较前有了明显提高,专职人员和相关机构大量增加,新的工作人员对专业知识的更新要求十分迫切。尤其 2013 年美国《精神障碍诊断与统计手册》第五版出版后,儿童相关部分有了很多重大的变化,我们这本专著的再版已迫在眉睫。"如今读来,陶老对我国儿童精神医学事业的关切之情仍跃然纸上。本书再版编委会的组成在第二版的基础上有所变动,主编由郑毅和柯晓燕教授担任,同时邀请了刘靖、王民洁、王晨阳和罗学荣教授担任副主编。在第一次的编委会上,大家一致决定将本书更名为《陶国泰儿童少年精神医学》以缅怀陶老在儿童精神医学领域的杰出贡献,并希望藉由此书延续陶老等老一辈儿童精神病学家的治学精神,引领儿童精神医学的发展,照亮后辈们在专业上不断前行的道路。

　　儿童青少年的心理健康问题已经引起了全社会的普遍关注,临床服务需求激增。近年来,我国儿童少年精神医学无论在临床还是在科研方面都取得了卓越的成就,形成了儿童精神医学、儿童发展心理学、发育行为儿科学、儿童神经科学、儿童保健学、特殊教育、公共卫生和社会学等多学科参与的大好形势。2013 年 5 月,美国精神医学学会推出了美国《精神障碍诊断与统计手册》的第五版(DSM-5)。2022 年 2 月 11 日,世界卫生组织宣布国际疾病与相关健康问题统计分类第十一次修订本(ICD-11)正式生效。这些都是现有的精神疾病分类与诊断标准的重大更新与进步,极具参考价值。为了能进一步推进儿童精神医学的发展,提升儿童少年精神疾病的诊断、治疗、科研水平,营造所有科研和临床工作者能使用共同语言和观点交流的学术环境,对本学科知识更新的需求十分迫切。

　　本版内容较第二版有了很多重大的更新:

　　增添了新章节。如:郑毅教授的"儿童少年精神医学的兴起与发展";臧玉峰教授的"神经影像学基础";陈强教授的"人工智能基础及进展";唐秋萍、洪琦和杜亚松教授的"气质、个性、神经认知及其他测验";张志珺教授的"免疫生化检查";王力芳教授的"遗传学检查";万国斌和卢建平教授的"间歇性暴怒障碍及其他";黄颐和杜亚松教授的"急性应激反应"和"创伤后应激障碍";庞澎教授的"非自杀性自伤";曹莉萍教授的"音乐及艺术治疗";王佳佳心理师的"沙盘治疗";童慧琦教授和朱科铭博士的"正念冥想"和 Daniel Fung 教授的"预防总论"。

　　部分章节合并。如:将第二版中的"心理测验""访谈""儿童发育评定""儿童行为评定量表"合并入章节"临床心理评估";"适应障碍"合并入新章节"应激相关障碍";"儿童一般行为问题"合并入章节"儿童少年的其他有关问题";"精神、神经和心理社会发展障碍不同年龄阶段的一级预防"以及"精神、神经和心理社会障碍的一般预防"合并成新章节"不同年龄阶段的预防";"重度精神发育迟滞的预防"和"轻度精神发育迟滞的预防"合并入新章节"神经发育障碍的预防"。

　　部分章节重新组织。如:将第二版中的"品行障碍"改为"破坏性、冲动控制及品行障碍";"情绪障碍"改为"焦虑障碍"和"强迫性障碍";"解离障碍"和"转换障碍"改为"分离性障碍";"儿童青少年情感障碍"改为

"抑郁障碍"和"双相情感障碍";"独生子女心理卫生"改为"同胞竞争障碍与独生子女心理卫生问题"。其他各章均修订35%以上。本版总体水平较前有明显提高,充分反映了本学科新观念、新知识、新技术和新照管模式,仍充分体现以预防为主、防治结合的医学理念,力争时代感强、内容翔实、达到国际前沿水平。

值得一提的是本书的序言十分珍贵。第一版序言由美国耶鲁大学儿童研究中心所长、国际儿童和青少年精神病学及相关专业协会(IACAPAP)前主席 Donald J. Cohen 教授撰写。Cohen 教授对我国儿童少年精神医学的发展满怀热忱,给予了极大的支持和帮助,是我们的好朋友。第二版序言则由哈佛大学社会精神医学系教授、前任 IACAPAP 主席 Myron Belfer 教授所作,Belfer 教授作为世界卫生组织儿童心理卫生高级顾问,四十多年来一直是中国儿童精神医学界与国际联结的重要桥梁,他除了多次来我国讲学、协助年轻学者赴美学习外,还曾专程来南京代表 IACAPAP 组织给陶国泰教授授予"特殊贡献奖"。前两版序言,承载了两位国际专家对中国儿童精神卫生事业发展的诚挚希望与大力支持。为了让后辈读者了解这段美好的历史,我们保留了前两版序言的原文和译文。这一版,我们十分荣幸地再次邀请到 Myron Belfer 教授为本书作序,不仅如此,在这次再版的讨论过程中 Belfer 教授还给我们推荐了参考书,并且不远万里邮寄了纸质版的 *Lewis's Child and Adolescent Psychiatry: A Comprehensive Textbook* 供我们参考,让我们再次感受到了 Belfer 教授跨越国界的大爱,相信这些涓涓细流终将汇聚成激励我国该领域发展的磅礴的进步之力!

本书第一版副主编徐韬园、汪梅先、林节、于濂、邱景华和李宝林教授,他们均参与了编写和审稿工作,为第一版的出版付出了辛勤的劳动,同时也为第二版的再版打下了基础,在此表示衷心感谢!在第二版中更是有我们老一辈儿童精神医学家陶国泰、徐韬园、林节和杨晓玲教授等优秀学者的大量心血,虽然由于各种原因在本次的再版过程中他们不再直接参与修订,但为了感念他们的贡献,我们特别一一列出了致谢名单,放在编著者名单之后。这一版的作者阵容也十分强大,各个章节我们都邀请了国内外在相关领域不断耕耘并卓有成就的专家学者,强大的团队是本书高质量出版的保障。同时,为了本书有更好的国际视野,这一版我们特别邀请了新加坡精神卫生研究所医学委员会主席和现任 IACAPAP 主席 Daniel Fung 教授编写了"预防总论"章节。本书的完成还得益于罗杰(第二章)、许高阳(第三章)、唐杰(第四章)、金静(第五章第三节)、袁丽霞(第五章第三节)、戚文章(第十四章第四节)、张漫雪(第二十五章第一节、第二节)、黄环环(第三十章)、黄懿钖(第三十八章第一节、第二节和第十节)和董江会、宋子仪、陈琛(第三十八章第七节)、袁丹凤(第四十一章)等年轻学者的参与,他们受邀参与了所备注章节的文献查阅、资料整理或文字起草工作,在此一并表示感谢!

方慧副主任医师和李晓莉老师完成了先期书稿的整理以及诸多的协助组织与沟通工作;每一位作者成稿后按要求认真且及时地完成多轮的返修。江苏凤凰科学技术出版社为本书的出版提供了大力支持。借此,向大家表示衷心的感谢!

本书编写的目的是传授先进的理论、技术和方法,总结我国儿童事业的发展、临床经验和科研成果,为儿童少年精神、行为、发育障碍和常见的心理卫生等问题的防治提供参考,尽管我们已经为此目标付出了诸多努力,但难免有疏漏和不当之处,希望广大读者给予批评指正。

(郑　毅　柯晓燕)

2023 年 2 月

《儿童少年精神医学》第一版序言

儿童少年精神医学是一门研究儿童少年精神疾病和心理卫生的临床科学，现在还相当年轻。美国的第一本教材在 20 世纪 30 年代面世，有关的正规培训计划到 50 年代才被推广。现在全世界仍十分缺乏能将正常儿童发育理论用于儿童少年精神疾病的诊断与治疗的经过全面培训的专业人员。国际上，儿童少年精神医学也仅在发展有效的预防和治疗上迈出了第一步。

中国这一本临床参考书的出版是精神医学史上的一件大事。中国在传统上就非常重视儿童养育，现代中国在重视健康妊娠以及儿童早期社会化与智能激励方面更是处于世界领先地位。中国也已认识到儿童正当教育的益处以及儿童与家庭对健康与营养的迫切需要，儿童精神医学能对儿童的成长及家庭的健康与幸福作出重要贡献。本书的出版将能促进中国儿童少年精神医学专业人员的高级培训计划的产生，也有利于儿童精神科医师、心理学家、有关社会工作者、教育工作者和儿科医师等人员进行知识交流与合作。

儿童少年精神医学的知识范围很广，涉及许多基础学科，包括与脑发育有关的生物科学，与社会及社区共有因素、家庭功能、亲子关系和正常儿童少年发育有关的社会科学。

现代儿童少年精神医学有其特有的一些基本理论与原则。

第一，社会因素。儿童少年的成长与发展免不了受社会、文化以及历史等因素的影响，而且这些因素在他们出生前就已存在，并影响其终身。社会的价值观与习俗以影响家庭与儿童少年生活的广阔环境（如邻居与学校）的方式来影响儿童少年的发展。儿童少年成长能达到的程度取决于社会对他们的影响与他们是否获得所需要的成长条件。同样，儿童少年接受社会的价值观以后，又将这种价值观传给他们的后代。

影响儿童少年情绪发展的很多方面在小儿出生前就已经存在了。比如父母决定要生一个小儿时，就已在想象自己将要扮演什么样的新角色，并开始思考他们喜欢养育什么样的小儿。同样，祖父母及其他亲属在小儿出生前也在考虑他们的新职责，想象并计划着出生的小儿将如何适合他们的生活。可见小儿虽未出生就已被赋予了一个社会角色。父母和亲属的希望对小儿的影响很大，可能会改变小儿的发育过程，但是小儿也可能使父母和祖父母失望。有时这种失望是轻微的。例如父母可能希望有一个恬静的小儿，但实际上他们小儿的气质却是活泼型的；父亲想要一个结实外向的男孩，而他的妻子却生了个弱小内向的女孩。一般的父母都能调整这种失望，但有的父母则需要护士、家庭医师或心理学家的指导。当小儿生来就有发育上的障碍或躯体疾患时，父母及其他亲属则会产生严重的失望、极度的焦虑甚至愤怒，他们疑惑责任应归咎于谁，可能会感到羞愧，责怪甚至惩罚自己。这时，专业人员的帮助可能会改变患儿的发展以及家庭的生活。父母在专业人员的帮助下可以妥善处理好患儿的需要，并克服自己心中的悲伤与忧虑。来自朋友、亲属、邻居以及专业人员等的支持将会有利于患儿与家庭间的相互适应。

第二，环境与生物（个体）的相互作用。儿童生来就具有复杂的生物天资。这种天资既来自父母遗传，也是胚胎期各种影响脑发育因素作用的结果。胚胎期影响胎儿脑发育的因素很多，包括营养、感染、毒物等。婴儿一出生就接触到一系列复杂的环境因素，包括父母照顾的方式、社会激励以及营养。小儿的个体发育取决于其自身的生物天资与环境因素的影响。从胚胎期开始到生后数年内，小儿的发育是其素质与遗传因素以及千变万化的社会与环境因素共同作用的表现。大多数疾患也反映出既有生物素质上的因素又或多或少有环境的影响。

因此，儿童少年精神医学的基础研究不但包括神经生物学，而且还包括环境问题，以及其间的相互作用。

第三，发展与成熟。儿童少年处于生物机能的成熟和精神心理的发展阶段，这一发展有其天资遗传的模式，从而影响着发展的速度，比如什么时候开始会站立、独走、说话及学习语言等。但儿童少年大多能力的发展与成熟，还需要社会的支持和激励。有关正常发育的理论也指导我们精神医学工作者去了解儿童少年的各种行为、情绪、发育和精神障碍的发病机制，这就是发育精神病理学这个新领域的基本概念。若以正常发育理论的观点来研究儿童少年精神障碍,我们可以看到在发育正常和功能失调之间并无明显界限,倒是通常的发育概念能够帮助我们去了解为什么有些儿童少年在他们生活的特定领域中会受到损害。研究儿童少年正常发育和情绪需要可帮助我们理解何以有些儿童少年在掌握社会技能方面会发生问题,何以有些儿童少年会发生过度焦虑和抑郁。

第四,精神障碍。儿童少年的情绪与认知功能障碍的原因是多种多样的,受虐待、被忽视或照顾不好的儿童少年容易产生情绪障碍。而照顾合适的儿童少年也会出现精神障碍。临床精神医学家可从不同的角度来分析这些问题:可以从儿童少年的成熟速度或功能的均衡性来叙述,例如在学习能力上与其他同龄儿相比较,精神迟滞儿童可被认为是成熟较慢的;可以从某种家庭与专业人员关心的特殊症状或表现来描述,例如描述某个患儿过分焦虑、顽固或难管教;也可以将患儿表现出的一组症状综合起来称为某种特定障碍或疾患来描述。与其他医学学科一样,儿童少年精神医学也利用特定障碍进行疾病分类。例如将儿童在社会关系、言语交往、情绪表达方面有严重障碍者归类为孤独症;注意缺陷多动障碍以及 Tourette 综合征等都是国际疾病分类(ICD)与美国精神学会的《精神障碍诊断和统计手册》(DSM)所列出的障碍类别的例子。在世界各地都可见到这类疾患,并已有较好的诊断标准可资参考。但如何从生物因素与环境因素相互作用方面去理解这些问题,如何去理解这些问题与包括正常发育差异在内的许多情况的关系我们还有很多方面需要研究。类别诊断似乎已将各类疾病独立分开,但实际上所谓不同类的疾病通常是一种系列(谱)的表现,如儿童孤独症和注意缺陷多动障碍,从发育精神病理学角度看,是遗传与环境相互作用的一类疾病。

在儿童少年精神医学中有很多疾患可能有导致一个终末病变的共同途径,也有许多不同的原因可导致同一临床表现。反之,某种单一的潜在原因也可导致一系列的临床后果。在遗传学上,一个遗传型(潜在机制)可引起不同的表现型(临床表现),而一种表现型又可能是多种遗传型导致的结果。在临床上,一种疾患(如注意缺陷多动障碍)可能是多种不同原因的结果,有些是素质性的,有些是经验性的,也可能是这两种因素共同所致。例如儿童孤独症可有许多不同病因,包括遗传、中毒、成熟等多个方面。

儿童少年精神医学不是一门孤立的学科,而与其他多个学科有着紧密的联系。该学科的医师必须具备运用多个领域理论来指导临床工作的能力,这些理论包括儿科学、心理学、社会学、药理学、遗传学、教育学等。儿童少年精神医学医师还必须熟悉儿童少年所在的社区、家庭的有关情况,了解当地那些可能影响儿童少年及其家庭的风土人情、生活习惯及历史文化等。临床医师必须能敏锐地觉察出家庭间与社区间的差异,这些差异可能影响儿童少年表达问题的方式以及如何去利用所给予的帮助。

儿童少年精神医学的专科理论是有关儿童少年一生的情绪、行为与发育障碍的知识。儿童少年精神科医师既必须有识别精神病性问题,把症状与正常行为相区别的能力,还必须能把这些症状组成有意义的症候群(综合征及病),并将儿童少年的整个生活与其环境联系起来。一名儿童少年精神科医师仅能"标明"患儿的问题并给予一个科学名称是远远不够的。临床医师必须理解这些问题是怎样反映患儿的发展以及患儿在家庭、学校和社区中的作用。

现代儿童少年精神科医师必须是能够提供临床服务与治疗的专家。今天,儿童少年精神科医师的服务范围还包括了一系列的临床干预工作,如指导父母、个别治疗、集体治疗、特殊教育、行为治疗以及不同类别的药物治疗。在中国和一些其他国家,这些正规治疗有时需与传统的儿童少年与家庭照管方法相结合。

作出诊断后并不意味着患儿就应该接受某种特殊治疗。例如,诊断为注意缺陷多动障碍的患儿有效治疗的方法多种多样,因人而异,有些需对患儿父母进行指导作家庭治疗,有些需进行行为治疗,也有一些需用兴奋剂或其他药物治疗,更多的则需利用综合治疗(心理治疗与药物治疗联合应用)。

儿童少年精神科医师必须在给每个特定患儿及其家庭制订治疗方案的同时,组织好在社区中的服务工作。有些治疗需要儿童少年精神科医师自己去执行,但更多时候需要其他专业人员的参与,有一些复杂的情况需要一组专家共同协作,包括教育家、社会工作者、神经科医师、护士以及由医院派出的家庭访视者。大多数治疗可在家进行,但有时患儿的问题很复杂而必须作出特殊安排,需进入精神病医院进行住院治疗。

儿童少年精神科医师作为制订执行治疗方案的专家,应掌握丰富的治疗与教育的知识,明确哪些治疗有效,如何进行综合应用。优秀的儿童少年精神科医师应懂得尊重其他学科人员,充分利用这些人员在治疗组中的重要作用,同时也要作为儿童少年的支持者,唤起各方力量以保证儿童少年及其家庭在可能的范围内能得到最好的照顾。

儿童少年精神科医师也是从事地区与国家儿童服务工作的规划者,通过对儿童少年精神疾患的研究,应当对许多能影响儿童少年及其家庭的因素比较了解并能深刻地理解这些因素是如何导致患儿情绪障碍的。他们受到过心理学、发育学与教育学等基础科学的训练,对正常和失调的儿童少年及其家庭发生的问题都能理解。由于有许多儿童期的障碍具有一定的遗传性,儿童少年精神科医师不仅是儿童少年的专家,也要是家庭的专家,因而他们应对有关儿童少年及其家庭方面地区性规划的制订和实施作出应有的贡献。作为临床医师,儿童少年精神科医师在有关儿童少年需要的公共卫生和技术传播方面都负有责任。

随着生物学、心理学、教育学和其他社会科学知识的更新,我们可以预测,今后儿童少年精神医学将有更大发展。目前,儿童少年精神医学将进一步研究一些主要障碍的遗传学与生物学基础,例如研究抽动症、强迫障碍以及早期的家庭教育对儿童行为的影响。儿童少年精神科医师对儿童及其家庭情况了解得越多就越能更好地将知识运用于诊治患儿的临床工作。

儿童少年精神科医师是高级医学专家,他们必须在生物学与医学方面以及社会科学与心理学方面打好全面的基础。此外,还需要进行儿童少年精神医学理论与实践的高级训练,同时也需掌握成人与家庭精神病问题方面的知识。要达到这些要求,通常需要多年的时间,一般需要先做4年全科医师,然后再经专科培训4年。儿童少年精神科医师必须能对个别儿童及其家庭作出评价并进行治疗。只是他们大部分时间可能要用于其他工作,包括筹划儿童与家庭的国家规划,组织地区与社区级的服务,主持门诊与病区的治疗,与家庭医师、护士、心理学家、教师、社会工作者以及其他儿童工作专业人员共同会诊,并指导心理卫生机构、医院与特殊学校的有关工作。儿童少年精神科医师还需进行基础疾病的治疗和精神病理预防方面的研究工作。

有精神病问题的儿童少年大多可以直接从其他专家处获得帮助,包括心理学家、社会工作者以及从事特殊教育的教师,但这些工作的进行少不了儿童少年精神科医师的监督和总体指导。

很难估计一个国家或社区需要多少儿童少年精神科医师。在斯堪的纳维亚及许多欧洲国家中,大致每5万人口有1名儿童少年精神科医师,一个大约500万人口的小国则需要100名左右的儿童少年精神科医师,这与美国比例相似。许多国家中存在医师的分布问题,大多数儿童少年精神科医师聚集在大城市,要求他们到农村去服务常有很大困难。

中国虽是一个大国,但儿童少年精神科医师却很少,很难达到欧美国家那样的比例,所以中国的儿童少年精神科医师应起到特殊的作用,要努力发展公共卫生干预的新方法,发展以家庭、社区为基础的儿童治疗新措施。此外,儿童少年精神科医师在制订有关国家计划和科研工作方面也要担负起特殊职责。

陶国泰教授是一位国际公认的儿童少年精神医学的领导者。通过参与国际会议和研究组,他向全世界的儿童少年精神科医师介绍了中国的儿童少年发展与儿童少年精神医学的现状,同时也将其他国家中最先进的思想带回了中国。多年来,国外的专家多次询问他在南京的培训规划,也了解了他与同道们一同更新的治疗方案。因此,陶教授是在中国有独特资格担任出版这本内容丰富的临床参考书的专家。本书将为中国的儿童少年精神医学的发展作出重要贡献,并将增进中国临床医师和科研人员与世界各地同道之间的交流。

Donald J. Cohen,MD

(柯晓燕 译 汪梅先 校)

Foreword for the first edition of
Child and Adolescent Psychiatry

Child and adolescent psychiatry is the academic and clinical discipline entrusted with studying normal children and caring for children and adolescents with emotional, behavioral and developmental disorders. The field of child and adolescent psychiatry is quite young. The first American textbook appeared in the 1930's. Formal training programs in child psychiatry became popular only during the 1950's. Throughout the world, there remains a major shortage of individuals who are thoroughly trained in the principles of normal development and the application of scientific knowledge to the diagnosis and treatment of children with psychiatric disorders. Internationally, the field of child and adolescent psychiatry is only at the first steps in developing useful preventive methods and effective treatments.

The publication of the first Chinese textbook is a historical occasion. China has traditionally placed a great value on the care of children. Modern China has been a world leader in emphasizing the importance of healthy pregnancy and the value of social and intellectual stimulation from the first years of life. China has also recognized the benefits of proper education for children and the critical need for good health and nutrition for all children and families. The field of child psychiatry can make important contributions to the health and welfare of children and families. This first textbook of child psychiatry will facilitate the creation of advanced training programs in China and the sharing of knowledge among child psychiatrists, psychologists, social workers, educators, pediatricians and others who work with children and their families.

The Basic Paradigms of Child Psychiatry

The intellectual boundaries of child and adolescent psychiatry are very broad. There are many basic sciences which contribute to knowledge relevant to the clinical discipline. These basic sciences include the biological sciences involved with brain development as well as the social sciences which concern social and communal factors, family functioning, parent-child relations, and normal child development.

There are several basic paradigms or principles of modern child psychiatry.

1. Social Factors Children are influenced by social, cultural and historical factors which precede their birth and which influence their development throughout the life span. The values and institutions of a society affect a child's development through the ways they influence the family and the child's broader social world, as in his or her neighborhood and school. Children thrive to the degree to which they are cherished by the society and their needs are met. They also take in the values of their society, and later they transmit these values to their children.

In many ways, a child's emotional development starts even before he is born. As parents decide to have a child they are already envisioning themselves in their new roles and beginning to think about the type of child they would like to raise. Similarly, grandparents and other relatives will envision their new roles and the still unborn child; they will fantasize and plan how the child will fit into their own lives. The newborn baby is thus already endowed with a social role in his or her family, and the parents and other relatives may "see" different things in the child. They may hope for the child to develop in a certain way; their expectations may, in fact, alter the child's course of development. Children may, however, disappoint their parents and grandparents. Sometimes these disappointments are relatively minor. Parents may hope for a quiet child and their child's constitution may make him ebullient; a father may want a vigorous, active son and his wife may give birth a quiet and placid daughter. Normal, caring parents can adjust to these disappointments; they sometimes may need guidance from a nurse, family doctor or psychologist. There are, occasionally, serious disappointments to parental expectations, as when children are born with developmental difficulties, retardation, physical or sensory disorders. Here parents and grandparents may experience great anxiety, upset and anger; they may wonder if someone is to blame; they may blame and punish themselves; and they may feel shame. The assistance of professionals may make an enormous difference in the life of the child and family, as the parents are helped to cope with the child's needs and their own personal sadness and worries. The support the child and family receives form the culture—from friends, relatives, neighbors, employers, professionals—will deeply influence the child and family's adaptation.

2. Interaction between environment and biology   Children are born with complex, biological endowments. Their inborn endowment is the result of their genetic inheritance from their parents as well as the factors which influence brain development during gestation. There are also physical factors which influence a child's brain development during gestation, including nutrition, infection, and exposure to drugs. As soon as a child is born, he or she is exposed to a complex set of environmental factors. These include the style and adequacy of parenting, social and intellectual stimulation, and nutrition. Children's individual development is the result of the interaction between their biological endowment, on one hand, and their environmental influences. From the start of pregnancy throughout the first years of life, children's development is an expression of the interaction between constitutional and genetic factors and the myriad of social and environmental factors. Most disorders also reflect both biological, maturational and constitutional factors as well as environmental influences, to a greater or lesser degree. Thus, the basic sciences of child psychiatry must include both the study of neurobiology and of environment, as well as their interaction.

3. Development and maturation   Throughout the course of life, children's biological capacities mature and their psychological processes develop. There are inborn, genetic blueprints for the rate of maturation; these influence the timing of basic milestones, such as standing, walking, saying the first words, and learning language. For most abilities to emerge, the child also requires social supports and stimulation. The principles of normal development also guide our understanding of the basis for behavioral, emotional, developmental and psychiatric disorders. This is the underlying concept of the new field of developmental psychopathology. When we study child psychiatric disorders from the perspective of normal developmental principles, we can see that often there is not a sharp line between normal development and dysfunction. Instead, the usual concepts of development can help guide our understanding of why certain children become impaired in particular domains of their lives. The study of normal development and the emotional needs of children may help explain why one child develops problems in relation to mastering social skills while another child becomes overanxious and depressed.

4. Psychiatric Disorders   Children who are abused, neglected or badly cared for are likely to develop emotional difficulties. But also children who receive adequate care may develop psychiatric disorders. There are many different types of reasons for troubles in children's emotional and intellectual functioning. Clinicians may describe a child's difficulties from many perspectives.

They may describe a child in relation to the rate of maturation or the evenness of functioning, for example, how he compares to other children his age in learning skills. For example, children with mental retardation may be described as being slower in the rate of maturation.

Clinicians may also describe particular symptoms or signs that are of concern to the family and to the professionals. For example, they can describe a child as being overanxious, stubborn, or hard to manage.

Clinicians may also bring together clusters of symptoms which children may develop and label these as constituting a specific disorder or disease. Child psychiatry is similar to other branches of medicine in making use of a taxonomy of diseases in which there are specific disorders. For example, children with severe disorders in social relations, communication and expression of emotions are categorized as autistic. Attention-deficit hyperactivity disorder and Tourette's syndrome are other examples of categorical disorders listed in the International Classification of Diseases(ICD) and the Diagnostic and Statistical Manual of the American Psychiatric Association(DSM). These disorders have been seen throughout the world, and there are now good diagnostic criteria to guide clinicians. Yet, we need to learn far more about how these conditions can be understood in relation to the mutual contributions of biological and environmental factors and how they relate to a range of other conditions, including normal variations. While the categorical diagnosis makes it seem as if each category of disease is discrete, we are learning that there usually is a spectrum of expression. In the practice of clinical work with children, categorical diagnoses, such as autism and attention deficit hyperactivity disorder, are complementary with the perspectives of gene-environment interaction and developmental psychopathology.

A complicating factor in child psychiatry is that many, if not all, childhood disorders probably reflect a final common pathway. There may be many different causes that lead to the same clinical condition. In turn, a single, underlying cause may lead to a range of clinical outcomes. In the field of genetics, this situation is described in the following way: one genotype(one underlying mechanism) may lead to a range of phenotypes (clinical manifestations); one phenotype may be the result of multiple different genotypes. Clinically, a disorder such as attention deficit hyperactivity disorder(ADHD) may be the result of many different etiologies; some of these are constitutional, others are experiential, and many are perhaps the result of both types of difficulties. Similarly, there are many different etiologies for autism, including genetic, toxic, and maturational factors.

The Intellectual Background of Child Psychiatry

The child psychiatrist must be able to use concepts from many different fields to guide his clinical thinking. These concepts come from pediatrics, psychology, sociology, pharmacology, genetics, education, and other fields. The child psychiatrist must also be familiar with a child's community and family, and special historical facts which may influence the child and family's community, including their values and orientation. The clinician must be sensitive to differences among families and communities, and how these differences might affect the way they express their problems and how they can use help.

The special expertise of child psychiatry is the nature of emotional, behavioral and developmental disorders throughout the life span. The child psychiatrist must have the ability to recognize psychiatric problems and distinguish symptoms from normal behavior. He or she must then be able to see how symptoms can be organized into meaningful clusters(syndromes and diseases) and then be placed into the context of a child's full life. It is not enough for a child psychiatrist to simply label a child's problems and to give his problems a scientific name. The clinician must be able to understand how these problems reflect the child's development, his family and life situation, and his functioning at home, in school and in the community.

Child Psychiatrist as Caregiver and Team Leader

The modern child psychiatrist must be an expert in providing clinical services and treatments. Today, the field of child psychiatry has a range of clinical interventions. These include parental guidance, individual therapy for children, group therapy, work with families, special education, behavioral treatments, and medications of different types. In China and other nations, these standard treatment approaches are sometimes integrated with traditional methods of caring for children and families.

A child's diagnosis does not automatically indicate that he should receive a specific treatment. For example, children with the diagnosis of ADHD may need and benefit from various treatments. Some will benefit from parental guidance; others from behavioral approaches; still others may benefit from stimulant or other medications; others will make good use of multi-modal therapy(a combination of psychological and pharmacological treatments).

The child psychiatrist must know how to design a treatment plan for a particular child and family. The child psychiatrist must also understand how to organize the delivery of these services at the community and regional level. Some of the treatments will be delivered by the child psychiatrist. But more often, clinical services will be provided by other professionals. For the most complicated situations, children may require the collaboration of a team of specialists, including educators, social workers, neurologists, nurses, and family outreach workers. Most treatments can be delivered to children who live at home with their families. At times, a child's problems are so difficult that it will be necessary for the child to enter a special program, such as a psychiatric hospital or residential treatment center.

Child psychiatrists are the experts in heading the treatment planning and delivery teams. Because of their broad education and knowledge of many different types of treatments, the child psychiatrist knows which treatments are useful and how they can be integrated. A good child psychiatrist respects the contributions of other disciplines and makes them feel like valued members of a therapeutic team. He also serves as an advocate for a child to assure that the child and family will receive the best possible care.

One important task of the child and adolescent psychiatrist is to serve as a regional and national planner for children's services. By studying children with psychiatric disorders, child psychiatrists grow aware of the many factors that influence children and their families. They are sensitive to the many different problems that can lead to emotional disorders. Also, because of their training in basic sciences of psychology, development and education, child psychiatrists understand both normal and disturbed children and families. Finally, since many childhood disorders are multigenerational and reflect problems transmitted over generations, child psychiatrists are experts not only about children, but about families. They thus have a great deal to contribute to regional planning for children and families. As clinicians, they also must play a role in public health and in popular and technical communication about children's needs.

During the next years, we can anticipate many advances in child and adolescent psychiatry. These advances will be based on new knowledge about the biology of children's development as well as new knowledge about psychology, education and other social sciences. We are learning more about the genetic and biological basis of major disorders, such as tic syndromes and obsessive compulsive disorder, and about the ways that early influences from a family can shape a young child's behavior. As we learn more about children and their families, child psychiatrists will be better able to bring their knowledge to clinical care of children with disorders.

The Education and Activities of Child Psychiatrists

Child and adolescent psychiatrists are advanced medical specialists. They require a thorough grounding in biology and medicine, as well as in the social sciences and psychology. In addition, they need advanced training in the theory and practice of child and adolescent psychiatry as well as experience in relation to the psychiatric problems of adults and families.

This lengthy education requires many years. Usually, child and adolescent psychiatrists spend four years in general medical studies followed by four more years in specialized training. Child and adolescent psychiatrists must be able to evaluate and treat individual children and families. However, most of their time may be spent in other types of work, including planning national programs for children and families; organizing services at the regional and community level; heading treatment programs in outpatient clinics and hospitals; consulting with family physicians, nurses, psychologists, teachers, social workers and other professionals working with children; and directing institutions, hospitals and special schools. Also, child and adolescent psychiatrists are engaged in research on the basis and treatment of disorders and the prevention of psychopathology.

The majority of children and adolescents with psychiatric problems will receive their direct care from other experts, including psychologists, social workers and special teachers. Child and adolescent psychiatrists, however, will often provide the leadership, supervision and general direction for programs.

It is difficult to estimate how many child psychiatrists a nation or community requires. Most Scandinavian countries, and many European countries, have about one child psychiatrist for every 50,000 people in the population. Thus, a small nation with a population of about 5,000,000 generally has about 100 child and adolescent psychiatrists. This is about the same ratio for the United States. A major problem in many nations is one of distribution. Most child and adolescent psychiatrists are found in larger cities; there are often great difficulties in delivering their services to rural areas.

China is a vast nation, and there are very few child and adolescent psychiatrists indeed. It would not be sensible to plan for the same ratio of child psychiatrists as in Europe or the United States. Instead, there are special opportunities for using child and adolescent psychiatrists in new ways, such as in developing new approaches to public health interventions and special new approaches to the home-based and community-based treatment of children. Also, child and adolescent psychiatrists have a special role to play in national planning and research.

The First Chinese Textbook

Dr. Tao Kuo-Tai has been an internationally recognized leader of child and adolescent psychiatry for many decades. Through his participation in international meetings and study groups, he has taught child psychiatrists from throughout the world about child development and child psychiatry in China. He has also been able to bring to China the most advanced thinking from other nations. For many years, professionals from other countries have visited his training program in Nanjing and have learned, first hand, about the treatment programs he and his colleagues have developed. Dr. Tao is thus uniquely qualified to publish the first comprehensive textbook of child and adolescent psychiatry in Chinese. This textbook will increase knowledge and interest about child and adolescent psychiatry in China. This important book also will increase communication between clinicians and researchers in China and their colleagues throughout the world.

The children and adolescents of China, and those who care for them, are thus grateful to Dr. Tao for his scholarship, vision and concern, and for his leadership in creating this first textbook of child and adolescent psychiatry for the modern China.

Donald J. Cohen, MD

《儿童少年精神医学》第一版前言

儿童少年精神医学包括精神病学和心理卫生学两个方面。精神病学着重研究精神疾病的病因、发病机制、临床表现和治疗,其目的是使所患的疾病得以治愈;心理卫生学的任务在于研究社会文化、生活环境、生活事件、亲子关系以及病儿的自身行为等对健康的影响,目的在于减少群体中精神疾患的发生,从而促进广大儿童少年的精神健康发展。以往健康的概念偏重于躯体,近年来世界卫生组织提出健康不仅要求躯体的健康,还必须具备精神的健康和社会功能的健全。随着医学模式由单纯生物医学向"生理-心理-社会医学"的转变,精神医学越来越得到重视,并涉及诸多学科。本书即由多学科专家参与编写,较以往同类书增加了有关基础知识,几种普遍重视的儿童心理发展学说,儿童心理发展特点及其影响因素,各年龄阶段发育评定,以及发生于儿童少年的综合征和常见的心理卫生问题及对策等,以期做到内容翔实、观点全面、时代感强。

我国是社会主义国家,儿童少年受到更多的保护和教育。但随着现代工业化、城市化的发展,城市人口更加密集,住房、交通和入学等的困难接踵而至,各种环境污染也进一步加重,再加上市场经济的发展、新旧体制的交替、新旧观念的冲突、生活方式的改变等,诸多紧张因素均给儿童少年的健康成长带来了不利的影响。另一方面,社会和家庭结构发生了急剧变化,独生子女所占的比例越来越大,从而改变了人们对儿童少年的养育观念和方法,使得部分父母对子女过分保护和娇纵。此外,家庭和学校对儿童少年的期望值常超过实际,致使儿童少年的学习负担过重,加之社会不良风气的影响,这些都使得儿童少年的心理卫生问题明显增加,发育偏离、情绪和行为障碍以及重性精神障碍的发病率呈上升趋势。为此,本书从我国的实际出发,针对影响发育的生物、心理和社会因素进行了详细的讨论,并一一剖析,给出了切实可行的防治方法。为强调心理卫生和精神疾病的防治应从婴儿抓起,本书特增加了婴儿情绪和行为障碍及心身疾病的内容,介绍了发达国家中已兴起的"婴儿精神医学";为体现预防为主的原则,本书特设专篇讨论预防问题;鉴于我国儿童少年精神医学起步较迟,本书引进了不少发达国家的先进理论和技术,并附有较多的数据,以供我国专业人员借鉴,使尽早与国际接轨;为切实做到理论联系实际,本书介绍了大量的诊疗程序、评定量表、心理测验以及多种药物和心理治疗、行为矫治、家庭治疗的方法。

本书可作为儿童精神科、儿童神经科、儿科、儿童保健、儿童少年卫生学等诸多学科的专业人员进行临床工作和科研的参考书,也可供从事心理、教育、社会和康复等工作的人员教学和科研参考,以及广大家长阅读。

值得一提的是,我们荣幸地邀请到了美国耶鲁大学儿童研究中心主任、前国际儿童少年精神医学及有关学科学会(IACAPAP)主席唐纳德·科恩博士(Donald J. Cohne,MD)为本书写序。本书的编写还得到了美国精神病学会、美国儿童少年精神病学会著名儿童精神病学家约瑟夫·诺斯泼斯(Joseph D. Noshpitz)、巴巴拉·芒克(Barbara D. Munk)以及曾文星教授的大力支持。同时,本书的编写也离不开南京脑科医院和南京儿童心理卫生研究中心的领导及有关同志的关心和支持,副主编邱景华主任兼任了繁重的秘书工作,柯晓燕和王晨阳医师担任了主编助理工作。在此一并表示深深的感谢。最后,还要特别感谢江苏金陵科技著作出版基金会的资助。

儿童少年精神医学是一门新兴学科,在编写过程中难免有疏漏和不当之处,希望广大读者给予批评指正,以便进一步修订。

陶国泰

1999 年 5 月

《儿童少年精神医学》第二版序言

　　我十分荣幸地应邀为陶国泰教授编著的《儿童少年精神医学》(第二版)作序。陶教授在这一领域工作了许多年,这本专著反映了他在中国社会文化背景下形成的有关儿童精神卫生的学识和见解。

　　我不会忘记 Donald J. Cohen 教授在编写本书第一版时的杰出工作,陶教授和我都非常感激他所做的贡献。Cohen 博士对于未来的乐观精神和培育他人的能力也恰恰反映了陶教授所持的价值观和对事业的责任心。这本书的出版不仅传承了他们的精神,而且将促进学术的发展和有助于推动高水准的儿童精神卫生的教育和服务工作的开展。这本专著以及他们的其他工作体现了他们融合学术探究和改良临床诊治的能力与责任感。

　　我们周围的世界正发生着巨大变化,这本专著在这个时候的出版是一个重要的里程碑。世界上其他地区的问题也正是中国儿童精神病学家和儿童精神卫生专业人员所关注的话题。城市化、教育目标的压力、儿童青少年和家长的新型关系等问题是我们必须更好地运用知识去面对的许许多多问题中的一部分。

　　无论是学术上还是诊断治疗上,中国的精神病学家和其他精神卫生专业人员将在加深理解发展心理病理学、孩子对环境应激源的反应以及社会变革中出现的其他问题上做出贡献。我最近的中国之行见证了这种巨大的潜力。他们从精神药物干预到精神分析广泛的临床兴趣给我留下了很深的印象。特别是新一代的儿童精神病学者对知识的热情和渴求也令人十分振奋。为孤独症和其他有特殊需求的孩子设立的服务项目是我所见到的进展最快的工作之一。全面关注孩子的身心健康在中国也是显而易见的。

　　《儿童少年精神医学》(第二版)将不仅仅是一本有用的专著,而且将是这一领域长期以来所面临的关键问题的研究和解决的实录。我相信这本书一定会成为陶国泰教授和他的同事们致力于寻求新的知识并将其用于为孩子、家庭和社会提供最佳服务的实证之一。

Myron L. Belfer,MD

(柯晓燕　译　郑　毅　校)

Foreword for the second edition of *Child and Adolescent Psychiatry*

It is an honor to provide a foreword for this second edition of the Chinese Textbook of *Child and Adolescent Psychiatry* edited by Dr. Kuo Tai Tao. The career of Dr. Tao spans many eras in child psychiatry and this textbook reflects his wisdom and the knowledge gained in the Chinese culture about child mental health.

I am mindful of the extraordinary legacy of Professor Donald J. Cohen who participated actively in the development of the first edition of the textbook and to whom both Dr. Tao and I are indebted. Dr. Cohen's optimism about the future and capacity to nurture others very much reflects the values and commitment of Dr. Tao. The production of this volume is part of their legacy to encourage scholarship and the highest attainment in child mental health education and services. The textbook and their work reflect an ability and commitment to meld both scientific pursuits with the betterment of clinical practice.

This textbook represents a particular milestone in its publication at a time when so much changes in the world about us. The problems of the rest of the world are now very much a part of the concern of Chinese child psychiatrists and child mental health professionals. Urbanization, the stresses of educational attainment, the new relationships between child and adolescents and their parents are but a few of the many issues that must be confronted with the best available knowledge.

My recent travels in China affirms the great potential for psychiatrists and other mental health professionals to contribution scientifically and clinically to an increased understanding of developmental psychopathology, the response of children to environmental stressors, and issues that emerge in societies undergoing change. I was very impressed with the range of clinical interests from sophisticated psycho-pharmacological interventions to psychoanalysis. The newer generations of child psychiatrists and trainees exuded an enthusiasm and thirst for knowledge that was most heartening. Programs for autistic children and other special needs children were some of the most progressive I have seen. The overall concern for the wellbeing of children was remarkable.

The Chinese Textbook of *Child and Adolescent Psychiatry* will not only be a useful volume for reference, but also serve to document the vital issues that have faced the field over time. I believe the textbook will serve as an example of the dedication of Dr. Tao and his colleagues in seeking new knowledge and applying it for the benefit of the children and their families.

Myron L. Belfer, MD

《儿童少年精神医学》第二版前言

本书第一版于 1999 年 9 月出版,成为专业人员的学习、参考和培训教材,也成为非专业人员和社会人士的爱好读物。在 2004 年全国科技图书评比会上获得三等奖,在国际上被誉为中国儿童和少年精神医学发展中的历史性事件。

本书第二版编委会的组成在第一版的基础上已有变动,主编由本人和郑毅、宋维村三人担任。宋维村为国际著名儿童少年精神病学家,曾长期担任台湾大学儿童少年心理卫生中心所长,现为亚洲儿童少年精神医学学会(ASCAP)主席。宋教授和另几位中国台湾地区学者参加本书的撰写,为海峡两岸学者的合作开创了良好开端。郑毅为首都医科大学教授,附属安定医院副院长,北京市儿童少年心理卫生中心主任,曾在耶鲁大学从事儿童精神病学博士后研究,目前是国际儿童少年精神医学及相关学科学会(IACAPAP)的中国代表、理事会理事、亚洲儿童少年精神医学学会副主席、中华医学会精神科分会儿童少年精神病学组主任委员。显然,主编的调整,反映出儿童少年精神医学界跨越时空的高水平合作。

Myron Belfer 为本版作序。Myron Belfer 教授为哈佛大学社会精神医学系教授,现任 IACAPAP 主席,也是世界卫生组织(WHO)儿童心理卫生高级顾问,在序言中他简明扼要地阐述了当代本学科发展的新观念、新趋势,并对我国儿童少年精神医学事业寄予了很大的希望。他和他的同事为本书撰写了儿童少年社会精神医学和国际儿童心理卫生的内容,开辟了新课题,并传递了发达国家和发展中国家的现状,也扩展了我们的视野。在此,我们表示诚挚的感谢。

第一版序言由 Donald J. Cohen 撰写。他原是美国耶鲁大学儿童研究中心所长和前 IACAPAP 主席,对我国儿童少年精神医学的发展怀着满腔热忱,并给予了极大支持,是中国人民的好朋友。他虽已去世,但他对第一版作序的译文仍保留在本版中,以作我们对他的怀念。

近年来,儿童少年精神医学(包括儿童精神病学和儿童心理卫生)越来越受到广泛的关注。无论在临床还是在科研方面都取得了举世瞩目的成就。

美国出版的两本教科书,1997 年由 Jerry Weiner 主编的 Textbook of Child and Adolescent Psychiatry(第二版)和 1996 年由 Melvin Lewis 主编的 Comprehensive Textbook of Child and Adolescent Psychiatry(第二版),先后于 2003 年分别出版了第三版,这两本书仅隔七八年即行再版,作为教科书,其更新之快实不多见。原因有:①近年来神经生物学中遗传学已进入分子水平,许多不明原因的发育障碍和精神分裂症等已查知其基因位点,基因工程也在研究中。神经影像学已发现某些脑形态上的变异。精神药理学已由经典抗精神障碍药物发展为非经典抗精神障碍药物,后者副作用小,可在家中治疗,已取得可喜疗效,由此改变了患者的照管模式。②社会变革迅速,社会精神医学的兴起、医学心理学的发展及有效的测试方法与量表的不断问世,对研究心理机制、心理治疗开阔了前景。③自 ICD-10(1989 年)和 DSM-Ⅳ(1994 年)颁布后,国际上精神、行为和发育障碍的临床诊断标准和科研诊断标准得到了统一,并对提高诊断的正确率起了很大作用。事隔 10 年,检测诊断的有效性和真实性很是必要。无疑,这些变化也推动和加快了我们再版本书的步伐。

特别是近七八年,我国儿童少年的健康成长、心理健康和社会功能的健全均受到极大的关注。当今儿童少年的精神、行为和发育障碍的发病率有上升趋势,并受到政府和社会各界的关注。本学科的总体水平较前有明显提高。专职人员和相关机构已大量增加。对本学科的知识更新要求十分迫切,对本书再版的需求也更为强烈。因此,本书的再版工作是时代的要求,是中国海峡两岸儿童少年精神医学快速发展的要求和广大读者求之若渴的愿望。

本版内容较第一版有了很大的扩展:

增加了新的章节。新增加了 Myron Belfer 和 Helmut Remschmidt 的"国际儿童精神健康现状与挑战",John Sikorsk 的"国外法律与儿童精神医学"以及 Amira Dkeidek 和 Myron Belfer 的"儿童少年社会医学"。

部分内容重新编写。重写的内容有:宋维村的"孤独症和其他广泛性发育障碍";高淑芬的"注意缺陷多动障碍";陈映雪的"情感障碍";杨玉凤与本人将婴儿心理、行为障碍及心身疾病改写为"婴儿精神医学"。其他各章均修订35%以上。本版总体水平较第一版有明显提高,充分反映了本学科新观念、新知识、新技术和新照管模式,仍充分体现以预防为主、防治结合的医学理念,力争时代感强、内容翔实、达到国际前沿水平。

本书第一版副主编有林节、徐韬园、汪梅先等,他们参与编写,为第一版的出版付出了辛勤劳动,也为第二版的再版打下了基础,在此表示衷心感谢。二版的修订工作,基本上由中青年骨干承担,为本版既输入了新鲜血液,又增加本版的朝气,是本书的特色。本版的审稿会议由林节、杨晓玲、王民洁、郑毅和本人参加,为书的质量把关做出了贡献。对于他们认真严谨的工作态度表示衷心感谢!

在此我们还要特别感谢国际儿童少年精神医学和相关学科学会(IACAPAP)和美国儿童少年精神医学会(AACAP)的鼓励和支持,特别感谢国家卫生部、各级政府和南京医科大学及附属脑科医院领导的支持,并对江苏科学技术出版社原社长胡明琇老师的精心审编,一并表示诚挚谢意!

本版的顺利出版少不了刘靖主任医师(北京大学精神卫生研究所儿科主任)的协助组织编写和先期书稿整理工作;少不了王民洁教授、柯晓燕博士(南京脑科医院儿童心理卫生中心所长)和王晨阳副主任医师,成稿后的返修工作。借此,向他们表示衷心感谢!

本书编写的目的是传授先进的理论、技术和方法,总结我国儿童事业的发展、临床经验和科研成果,为儿童少年精神、行为、发育障碍和常见的心理卫生等问题的防治提供参考,并突出防治应从婴儿期抓起、预防为主的现代防治观。力争为中国4亿多儿童少年身心健康、心理素质的提高和社会功能健全的发展提供理论和实践的依据;对发育偏离和各种心理障碍的预防和诊治提供科学的对策和实用的方法。我们尽管为此目标而努力,但难免有疏漏和不当之处,希望广大读者给予批评指正。

本书计划每5~10年再版一次。期待立志为中国儿童少年精神卫生事业无私奉献的专家积极参与本书的编写和不断的再版工作,希望本书如长江涓涓流水永不休止,造福一代又一代的儿童少年!

陶国泰

2008 年 8 月

目 录

第一篇

儿童少年精神医学的
历史、现状与展望

第一章

儿童少年精神医学的兴起与发展

随着社会的发展和医学的进步,人类的健康模式从生物医学模式转型为生物-心理-社会医学模式,儿童的健康标准也不再只是身体没病,而是生理、心理、社会适应和道德规范上的完好状态。儿童少年精神医学正是以研究发生于儿童和青少年期的各种精神、行为和发育障碍及促进其精神健康为主要目标;研究社会功能健全,强调从小抓起、自幼培养的一门学科。心理健康和社会功能健全的人,往往也是具有高尚品德和行为规范的人,所以精神医学的研究也是社会发展和精神文明建设的需要。

20 世纪 60 年代以前,本学科尚称"儿童精神病学"。之后,鉴于青少年期(11~15 岁)或学龄中期是儿童向青年和成年发展的过渡期,儿童和少年心理发展既呈连续性又有阶段性,处于半成熟、半幼稚阶段,儿童期与青少年期之间的联系非常紧密。因此,西方国家有关学会、杂志、教科书和机构等均已连称"儿童少年"。本书也紧跟时代,内容涵盖儿童和少年期,故书名称为"儿童少年精神医学"。

一、儿童少年精神医学的定义和任务

儿童少年精神医学是儿童少年精神病学(psychiatry)和心理(精神)卫生(mental health)的综合,二者既有联系又有区别,它们的任务和目标不同。世界卫生组织(WHO)原精神卫生处处长 Normal Sartorius 1987 年指出:精神病学研究精神疾患的诊断、治疗和预防,是在临床条件下进行,研究对象为患者个体及其相关的直接环境(如家庭),其目标是为了康复和预防复发。心理卫生着眼于个体和群体,研究目的为减少精神疾患的发生、维护精神健康和培养健全的社会功能,以提高心理健康的素质。WHO 前副总干事 Lambo 指出良好的心理状态和社会功能不仅仅是健康不可缺少的组成部分,而且也是一般卫生的有力保障。儿童少年心理卫生应以优生为基础,优育(家庭、学校和社会等的教育)为手段,社会和家庭必须为儿童少年的健康成长提供良好的生活环境和条件,满足他们必要的物质和情感的需要,以培养其良好的生活习惯、规范的社会行为、高尚的思想道德以及健全的人格,充分发挥其社会功能,而且还应重视高危儿童少年的监护,对情绪和行为障碍的患儿要早期发现、早期干预。这些任务的实施,需要多学科的协作和全社会的关心、支持。精神病学和心理卫生之间紧密联系,但研究对象、任务和目标并不相同。对此,各国学者间的认识尚不一致。美国精神卫生研究所把精神病学包括在其中。我国许多精神病院则改称精神卫生中心。日本、美国和英国将二者合称精神医学,以 Psychiatry 代称。近年来,我国也如此。

二、儿童少年精神医学的历史回顾

儿童少年精神医学的发展,贯穿着儿童观及健康观的改变,而这些变化又关联着重大历史事件的推动,历经各学派的兴起以及儿童行为指导所的创建等,至今已有百余年历程。

(一)儿童观的改变

在古代,儿童只被看作是成人的雏形,对儿童时期发育阶段的独特性认识不足。自 18 世纪起,不少学者通过对年幼儿童在家庭和学校里的活动与表现,进行观察与分析,研究得出儿童的心理发展变化是随着年龄的增长而改变的,是有其独特规律的。因而在进行早期教育时,应依据儿童阶段各自的接受能力来制订对策。

1917 年美国最早的心理学家 G. Stanley Hall 对不同年龄儿童的身体和心理发育情况进行审慎的检查,以观察儿童不同年龄阶段心理发展的特征,他的工作对儿童心理学发展起了重要的推动作用。按照 Demause 1974 年的说法,儿童精神医学之所以能够发展成为一门专门的医学学科,也与近百年来亲子关系发生了历史性的转变有关。儿童力争亲子关系的建立,而父母出于本身的愿望和需要,促使了亲子关系的密切,这一转变推动了儿童精神医学的发展。

(二)先驱者和重大事件的推动

1. 心理测验的启用 20 世纪初,随着义务教育的普及,人们发现绝大多数儿童能按计划完成学业,但有少数儿童不管怎么训练、辅导乃至惩罚,仍达不到预期的效果。针对这一现象,心理学家 Binet 和 Simon 应用心理测验方法,测得各年龄组儿童智商的正常值,结果发现学习跟不上的儿童智力发育水平大都较低。该研究一方面为教师提供了一种具体可靠的方法来评定儿童的智商,从而根据儿童的领悟能力实施个别教育,并为发展特殊教育提供依据;另一方面也证明人的能力有大小,接受教育的能力也有差异。

2. 动力精神病学的理论支持 现代精神病学起源于克雷丕林(E. Kaepelin,1856—1926),他的贡献主要在于对精神疾患的精辟描述、粗略分类和对其结局作追踪观察(在这之前的精神病学属于临床描述)。继后以弗洛伊德(S. Freud,1856—1939)精神分析学说为基础的动力精神病学的兴起,对儿童少年精神病学的发展产生了积极的影响。动力精神病学着重研究行为(包括正常行为和异常行为)的动机,对精神疾病发生的根源和临床症状的病理意义进行精神分析,以揭露被压抑在潜意识中的愿望和冲突,并进行疏导,达到治疗的目的。精神分析学说在研究精神疾病发生的根源时,常涉及儿童时期的亲子关系矛盾,提示预防精神疾病的重要方面在于协调家庭环境和亲子关系,指导父母掌握养育子女的科学方法,以促进儿童心理的健康发展。这些问题正是儿童精神医学所着重研究的问题。

3. 少年法庭的建立 以往法庭对违法的儿童少年与成人一样进行审判和裁决。后来,人们逐渐发现若使用针对成人的审判方式与刑法来惩罚处理儿童少年是有害的。南澳大利亚于 1895 年、美国伊利诺伊州、科罗拉多州于 1899 年先后建立了少年法庭,法官们开始探讨儿童少年违法的原因,并且同心理学家和精神病学家一起共同研究他们违法行为的动机,以教育改造代替单纯惩罚,来挽救失足的儿童少年。

4. 精神生物学说的创立和发展 Adolf Meyer (1866—1950)创立的精神生物学说,认为人是精神和躯体的统一,具有完整的人格,人的思想和行为都属于这一完整的人对外界环境变化的反应,反应的形式决定于遗传因素、功能状态、教育和所处的环境的相互影响形成的人格。由于这一学说的影响,1952 年美国《精神障碍诊断与统计手册(第一版)》

(DSM-Ⅰ),将所有精神障碍统统加上"反应"二字,如神经症反应、精神分裂性反应等。Adolf Meyer 将精神疾病均归之于自小养成的不健全人格,来源于自小对外界环境的反应。如:分裂性人格就是由从小缺乏兴趣、与外界隔离、好幻想等一系列反应积累而成;精神分裂症则是虚弱的人格不能忍受现实生活中的紧张而退缩到幻想中去的反应。所以,预防精神疾病的发生就得讲究心理卫生,即从小培养坚强的性格,提高承受外界压力的能力,当然也要优化社会环境。这一学说将对精神障碍成因的探讨追溯到童年期的不良行为反应和习惯,通俗易懂,容易为一般人所接受,成为动力精神病学理论根据之一,对当时美国的心理卫生运动起到了积极的推动作用。

5. 儿童行为指导所的创建 1921 年,美国波士顿创建了第一所儿童行为指导所,指导儿童从小培养良好的性格,规范自己的行为;重视儿童的心理卫生,强调对儿童情绪、行为和发育障碍的早期发现和早期干预。该指导所由儿童精神科医师负责诊断和治疗,临床心理学家负责发育与心理评定以及心理咨询,社会工作者负责调查患儿家庭背景、协调家庭人员关系以及进行家庭治疗。这种指导所为多学科协作创造了范例,由于它对推行儿童心理卫生和行为指导起到了有效作用,故在美国得到了普遍的响应,至 1929 年,全美国已有 500 多所之多。

6. 防治的需要 1994 年,世界卫生组织调查发现,在所调查的学生中发生心理卫生问题的比例,包括逃学、退学、酗酒、吸烟、少女早孕以及青少年犯罪等,达 20%～30%,患精神障碍的比例达 3%～12%,加上医学模式由单纯生物医学向"生物-心理-社会医学"模式的转变,人们开始发现几乎所有疾病都涉及生物、心理、社会这三方面的因素,只是各有侧重。在英国,1987 年 Elena Garralda 的研究认为在初级保健就诊的各科疾病的患儿中 25%有心理问题,其中一部分是单纯的情绪和行为问题,而更为常见的是由心理问题诱发的躯体症状,如哮喘因家庭关系紧张而加重。住院的患儿中,20%出于社会原因,33%明显由于心理问题,如因心理问题而导致的反复头痛、腹痛、肢体痛、遗尿、梦魇、活动过度等。世界卫生组织 1977 年曾报道在发达国家 3～15 岁儿童少年中,5%～15%患有持久的社会功能障碍的心理卫生问题,如发育、情绪和品行障碍以及精神病等,并估计发展中国家的患病情况也差不多。各种儿童少年心理卫生问题要求儿童少年精神医学对此进行研究,提出防治措施,也促进着这一学科的发展。

三、国外儿童少年精神医学发展概况

在发达国家这一学科的研究起步早,现已得到很大发展,发展中国家大都起步较迟,目前仍处于早期发展阶段。

(一)美国

1. 学术思想的转变 20世纪60年代,弗洛伊德心理分析学说在儿童少年精神病学的研究中占有很重要的位置。后来对此进行修正,出现了新弗洛伊德学说,又有巴甫洛夫条件反射学说,Waston、Miller等社会学习理论,埃里克森心理社会发展理论,以及皮亚杰认知发展理论等,但以精神分析学说为基础的动力精神病学说仍有很大影响。以上诸多学说和理论均已成为儿童少年精神医学的理论基础。

2. 人员培训 儿童精神科住院医师,占所有住院医师的1.1%,普通精神科住院医师占8.2%。医学教学中,以路易斯安那州立大学医学院为例,在6年制教学中行为医学(包括精神病学)占120学时。儿童少年精神病学住院医师培训为期6年,较普通精神科医师培训时间多2年。6年中2年学习儿科,1年学习普通(成人)精神病学,2年学习儿童少年精神病学本科,还有1年从事科学研究。1993年美国约有5000名儿童少年精神科专科医师(儿童少年精神病学家),而美国儿童少年中有10%~15%患有相当严重的情绪行为障碍,粗略估计有700万人以上,专科医师与患者之比为1∶400。他们认为专科医师负担过重,需要加快培养。据报道,至2000年这方面的专科医师已达7000人。

3. 诊疗机构 美国有些州政府,除设一般卫生和福利部门外,还设有精神卫生部,下设州立或地区性儿童少年精神医学(或心理卫生)中心,开展小区服务、康复治疗及研究和人员培训。在诊断上,采用统一程序,包括定式会谈、多种标准化量表及DSM-Ⅳ诊断标准。治疗上多采用心理治疗、家庭治疗和环境调整等,只有必要时才服用抗精神病药物。住院时间一般在20日左右。他们认为患儿长期住院脱离家庭,心理发育会受到影响,所以明确诊断后,急性症状一旦控制,就应转往社区。

4. 学科研究 现以美国国立精神卫生研究所的年度报告所列出的课题为例,介绍学科研究的内容。

(1)精神疾病的预防和增进心理健康 ① 高危儿童;② 学校心理卫生。

(2)精神和行为障碍的研究 ① 流行病学调查;② 儿童精神病理学;③ 家系调查。

(3)治疗 突出对慢性精神疾患、少年犯、孤独及对精神药理学等的研究。

(4)基础研究 ① 发育研究;② 生物标记。

(5)精神疾病的结局 引起结局的诸多因素相互作用,关系错综复杂,机制尚不明确。

(6)跨文化研究 对大批移民,研究他们的心理卫生需求。

美国近年来科学研究训练得到更多重视。生物精神病学和社会精神病学常对某一课题做联合研究,或对某一疾病作多学科研究,重视其结局,常取得良好结果。

5. 美国学会工作十分活跃 美国儿童少年精神医学(American Academy of Child and Adolescent Psychiatry)与美国精神医学会相平行。当任主席每年由选举产生。每年学会之间举办专题讲座,作为继续教学。学会活动十分活跃,这不得不归功于执行主席Virginia Q. Anthony,她全身心投入学会工作,数十年如一日,始终满怀热情为推动这一事业而献身,她对中国也十分友好,给予了很大的支持。

一些重要学术问题设有专题学会,如智力发育障碍学会、抽动障碍学会、注意缺陷多动障碍学会、孤独症学会等。

6. 学术交流 美国由Jerry Weiner、Mina K. Dulcan主编的 *Textbook of Child and Adolescent Psychiatry* 第三版(2002)和Andrés Martin等的 *Lewis's Child and Adolescent Psychiatry: A Comprehensive Textbook* 第五版(2018),既代表美国的发展水平,又反映美国发展新成就和新动向。美国儿童和少年精神医学会有自己的学术杂志。每年的学术年会吸引着全世界的学者和医师参与。

7. 患者及服务特点 美国有3亿多人口,儿童和少年中患有精神、行为和发育障碍的有多少人数,涉及多大范围呢?据美国国立精神卫生研究所1990年报道,在8000多万儿童和8岁以下少年中,最保守的估计,其患病率应为17%~22%(1410万~1444万),其中约一半属于严重患者。在美国,在儿童疾病负担中精神疾病成为主要问题。每年耗资高达150亿美元用于15岁以下儿童。然而,患精神疾病的儿童和少年中也仅15%能得到合适的照管,而多数则延续至成年期。资本主义国家一个共同特点是,管治儿童少年的专职医师大多集中在大城市里,小城市和偏僻乡镇则很少有医师愿意去,这也是导致只有15%的患者能得到合适照管的原因之一。

(二)英国

20世纪末,英国的儿童少年精神医学有了很大发展,科研和服务范围不断扩大。由Rutter领导的

Wight岛的9~11岁儿童智力发育迟滞、精神障碍和躯体疾病的流行病学调查(1964)和25年后再调查(1989),方法严谨,资料翔实,至今仍为广大学者所引用。Rutter和Hersov主编的《现代儿童少年精神病学》(1976年第一版,1985年第二版)为经典著作,目前已更新至第六版。英国的儿童少年精神医学有其自身特点:① 神经精神病学传统;② 临床-康复(教育)传统;③ 精神动力学-精神分析学传统;④ 经验-流行病学传统。在人员培训方面,着重于要求掌握五个方面的知识:① 基础知识;② 儿童少年精神障碍的症状学和病因学知识;③ 诊断和鉴别诊断;④ 治疗、预防和康复知识;⑤ 儿童少年知识。

(三)德国

在德国,20世纪80年代的报告显示,18岁以下的儿童少年占总人口的25%,精神障碍的患病率为7%~15%,而在进行治疗的仅占1.8%~3.9%,这说明大多数患儿得不到治疗。至1989年,前联邦德国儿童少年精神病学会有500名会员,而且不全是儿童少年精神科医师。专科医师人数之少远不能满足实际需要。学会建议每25万少年儿童需要1名专科医师,所以尚需要增加250~300名儿童少年精神科医师。德国的服务形式和机构有:日间治疗、私立诊所、儿童指导诊断、流动儿童少年精神科。

(四)印度尼西亚

与其他发展中国家一样,在印度尼西亚儿童精神科被列为儿童保健的一个组成部分。有关儿童心理卫生的统计资料仅限于儿童与成人的精神科服务机构,尚无全国流行病学调查。儿童精神科专科服务仅限于少数大城市。20世纪90年代的数据显示,全国仅有10名接受正式训练和教育的儿童精神科医师。他们认为儿童精神病基本上有四个方面的问题:① 精神发育迟滞和学习困难问题;② 抽搐障碍及有关问题;③ 情绪和行为问题;④ 残疾儿童,包括脑瘫。

儿童少年心理卫生尚未受到重视。他们准备采取的措施有:① 在大城市将儿童精神科服务纳入一般保健和心理卫生服务之中;② 将儿童精神科服务与社会服务、学校教育进行协调;③ 根据具体情况加大调查和研究的投入;④ 在经济较发达的地区,分设儿童精神科专科服务;⑤ 在精神科医师和其他与儿童心理卫生有关专业人员中进行儿童精神病学基础训练。

其他国家的发展概况参考第二章国际儿童精神健康现状与挑战。

四、中国儿童少年精神医学发展概况

中华人民共和国成立以后,婴儿死亡率有了显著下降,多种传染病已被消灭或基本控制,儿童的疾病谱和死亡谱发生了改变。而非传染性疾病,精神、行为和发育障碍有明显上升趋势。当今,我国正处于转型时期,新旧观念的冲突,工业化和城市化迅速发展,人口密集,交通、住房和就学就业等困难增加,生活环境和生活方式的改变,污染严重,父母养育观念和方式的改变,以及学习压力加重等,无一不给发育过程中的儿童增加压力。社会和外部的不良影响,以及孩子自身行为等均导致儿童少年中心理卫生问题明显增多。精神、行为和发育障碍的发病率呈上升趋势。

(一)我国儿童少年心理卫生的发展

儿童少年的心理发展常受社会变革、生活环境和方式、亲子和同伴关系、自身行为、污染(包括信息污染)、家庭管教和早期教育等多种因素的影响。心理卫生注重增强保护因素和消除危险因素,以确保儿童少年的健康发展。

当今,以下因素值得重视:

1. **养育观念和方式的改变** 城市中大部分的妇女既要工作,又要养育儿童和承担家务,可谓工作和家务双肩挑。在她们上班工作时间,有的家庭则由保姆代理。我国独生子女或高龄二胎子女居多,对孩子过分保护普遍存在,加之儒家思想的育儿观根深蒂固,要求子女从小顺从、孝敬、克制和谦让等。平时父母对子女限制也较多,在中美育儿观和方式的跨文化研究上差异显著。如幼儿学步跌倒,我国父母90%以上会将幼儿抱起,而在美国则90%的父母会鼓励幼儿自己爬起。因儿童自主行为不受鼓励,中国儿童在交往、适应变化以及感情表达能力上从小就没有得到充分的发展和很好的培养,他们长大成人进入社会后将可能发生适应困难。

近来有一新动向,一些富有的时尚女性,在婴儿出生后以高档奶粉代替母乳喂养,由保姆全职照管婴儿,如不合意则会更换保姆。时尚母亲与子女照面很少。她们不知道母爱对婴幼儿成长的重要性,也不知道子女的成长需要稳定的养育环境,更不知母婴依恋关系建立不稳固,子女将缺乏安全感,影响子女的终身。这样的儿童也就有可能发展为有心理缺陷的儿童。应指出,金钱不可以替代母亲的责任。

2. **隔代养育** 中国婴儿断奶后,大多交给外婆或奶奶照管。由于她们中多数文化程度低,因此多按传统的习惯来照管、抚养。如:因怕发生危险,对儿童多方限制,只让他们躺着、坐着或多抱着他们;平时与儿童缺乏沟通,对其需求与兴趣了解甚少。这些都将给儿童的心理发展和心身健康带来危害。美国和日本等发达国家做法则不同,母亲常常会在家或请长假,亲自抚养儿童至 3 岁后进幼儿园。

3. **揠苗助长**　自从开发儿童潜能从 0 岁开始这一观念传入中国后,一些大城市成立了潜能开发机构。如亲子园的建立,声称入园后儿童能达到身体健康发育、个性和谐发展、智能超常表现等,亲子园已成为十分红火的新兴事业。此外,有些家长不管儿童的兴趣和天赋,从小就让他们去学钢琴、提琴、绘画等。这些揠苗助长的做法已司空见惯。心理发展和智慧开发需要与脑生理成熟程度相适应。揠苗助长的做法是违反生理发展规律的,不仅不能显效,而且是有害的。

4. **分数教育**　两代代沟扩大,隔阂加深。现今父母很少关注子女做人的教育,也往往忽视能力的培养和挫折教育。关注目标只有一个,考试成绩。因此,父母常常逼着儿童学习。父母的逼迫引起儿童反感并产生逆反心理,他们对父母的批评常常加以反击,甚至憎恨父母,导致两代人隔阂加深。调查显示,现在的儿童很多时候并不感到幸福,且常常感到不快乐,这对健康成长极为不利。

5. **破裂家庭的影响**　随着观念改变,现在的家庭矛盾增加,离婚成为一种普遍的社会现象。根据《中国婚姻家庭报告 2022 版》我国离婚率从 2000 年的 0.96‰ 上升至 2020 年的 3.1‰,十年间上升了三倍多。父母离婚受伤害最大的是儿童。国内研究提示,破裂家庭中成长的儿童,发生发育偏离和精神障碍的比例较完整家庭要多几倍。

6. **学习压力过重**　当今父母、教师等均以学生取得好成绩、考上重点大学和找到一份好工作为最大目标。因此,父母压着孩子学,教师赶着孩子学,而孩子成天围着学习转,没有时间去参加体育活动或与同伴玩乐和做自己喜欢做的事,从而导致孩子烦恼、厌恶或产生逆反心理,或逃学,甚至沉迷网络等。

据媒体调查,学生体质减弱,情绪、行为和精神障碍患病率增加,且有上升趋势。另有报道,学生休学原因中,以精神疾病为首位。为提高儿童少年的精神健康水平,很多学校开设了心理咨询,社会上还有热线等,国家高度重视儿童少年的精神卫生,颁发了多种指令性文件及实施计划。现今由中央到地方还建立了关心下一代工作委员会,全国妇联也由中央到地方建立了家庭教育研究室,甚至街道、小区均有帮教组织。此外,心理学、教育学和社会学等均建有研究机构,上述心理卫生问题,也是他们的研究课题。儿童少年精神医学的专职人员更是义不容辞,应共同将儿童少年心理卫生的研究深入进行,多学科的大协作将会取得更大的效果。

(二)中国儿童少年精神医学的发展

中国儿童精神医学与其他许多国家一样,也是从普通精神医学逐步发展而来。早期基本上是按"小大人"处理。自 20 世纪 30 年代陶国泰在南京开展儿童精神专科服务开始,我国儿童精神医学逐渐发展和壮大。特别是 1998 年加入国际儿童青少年精神医学及相关学科协会(International Association for Child and Adolescent Psychiatry and Allied Professions,IACAPAP)以来发展迅速。近年来已跻身国际先进的快速发展学科之列。

1. **中国儿童精神医学的发展**
回顾我国儿童精神医学的发展主要经历了三个阶段。一是探索开拓期:主要在 20 世纪 30 年代至 50 年代。以个别专家引入西方的模式,探索性地开展儿童精神医学服务为特点。以程玉麐、陶国泰、凌永和等为代表,基本上是个人行为为主。二是起步发展期:20 世纪 50 年代至 70 年代后期。南京、上海、北京、广州、成都、湖南等省市相继开设了儿童精神科门诊或病房,初步形成了儿童精神科的学科团队。虽然 20 世纪 60 年代末至 70 年代期间有所停滞,但是后期已经初见规模。三是快速进步期:20 世纪 70 年代后期至今。主要是改革开放以后,随着医学模式由单纯生物医学模式向生物-心理-社会医学模式的转变,对儿童精神医学的发展起到很大的推动作用。儿科、精神科医师和心理学工作者开始重视儿童卫生与儿童心理保健问题,开展了一些跨学科研究。继南京儿童心理卫生研究中心成立之后,许多省市相继成立了儿童精神卫生中心。南京、北京、湖南、成都、上海等地主要医科大学的附属精神病院或精神卫生研究所相继建立了儿童少年精神医学和儿童应用心理学硕士和博士培养基地。儿童保健、行为儿科、特教学校及孤独症训练中心等有关学科和研究机构相继加入儿童精神卫生服务行列。特别是 1984 年陶国泰创立南京儿童心理卫生研究中心,1987 年 8 月该中心被 WHO 任命为科研和培训合作中心,并被卫生部(现国家卫生健康委员会)任命为中国儿童心理卫生指导中心。此中心培养了大批儿童精神科医师及心理健康工作者,推动了国内外学术交流。

在此基础上,1989 年,中华医学会精神病学分会儿童学组成立,林节担任主任委员、陶国泰担任顾问;几乎同期,中国心理卫生协会成立了儿童专业委员会,李雪荣任主任委员、陈学诗任顾问。此后两个学术组织每年召开年会或培训班。1998年张世吉、郑毅、苏林雁赴斯德哥尔摩参加IACAPAP大会,并正式被国家批准加入了这一国际儿童精神医学最高的学术组织。中国儿童精神医学与国际全面接轨。2003年郑毅和苏林雁代表中国出席了在WHO总部召开的"关注精神障碍儿童少年"专家顾问会。同年郑毅参加了亚洲儿童少年精神医学及相关学科协会(Asian Society for Child and Adolescent Psychiatry and Allied Professions,ASCAPAP)大会,被推选为理事。

2004年郑毅任IACAPAP执行委员;创建海峡两岸儿童精神医学高峰论坛,每两年召开一次,在中国内地和中国台湾地区交替举办,目前举办六届,促进了学科的快速发展;2006年郑毅任ASCAPAP副主席、刘靖任执行委员;2010年在北京成功举办第19届IACAPAP国际大会,这是该协会首次在发展中国家召开国际大会。郑毅任执行主席、刘靖任组委会主席,当时国家负责医疗卫生的多位主要领导人出席开幕式并致辞。国外学者1300余人、国内学者500余人出席了大会。同时协会换届,郑毅任协会执行委员和ASCAPAP主席、刘靖任ASCAPAP副主席。2014年在南非召开的第21届IACAPAP大会上,郑毅被推选为副主席并获得国际儿童精神医学杰出贡献奖,标志着我国儿童精神医学已经在国际舞台上扮演着主要角色,发挥着重要作用。

2. 中国儿童精神医学的现状

中华人民共和国成立后儿童少年精神医学发展迅速,已具有相当规模。

(1)精神障碍儿童和少年的患病情况 1996年,湖南省报道了8644名儿童少年采用临床流行病学方法,根据DSM-Ⅲ-R诊断标准进行诊断,得出精神障碍的患病率为14.89%;2021年郑毅等发表的全国6~16岁学校人群儿童精神障碍抽样调查,采用DSM-Ⅳ诊断和分类标准,得出儿童精神障碍的患病率为17.5%,与国外水平相近。由此,估计我国有4000多万精神障碍患儿,其中注意缺陷多动障碍6.4%、焦虑障碍4.7%、对立违抗障碍3.6%、抑郁障碍3.0%、抽动障碍2.5%,为排名前五位的主要精神障碍。此前,我国部分城市开展了流行病学的调查,儿童行为问题及精神障碍的患病率为8.3%~27.2%。

(2)儿童和少年患儿的就医情况 儿童和青少年患儿中仅5.8%曾到儿童精神科(或心理卫生)门诊就诊,9.10%就诊于儿科门诊,10.00%就诊于内

科,6.30%就诊于基层个体门诊。极少数得以住院治疗。总体而言,仅5.8%得到合适照管的现状令人担忧。

1)门诊和咨询服务 这是当今大陆最为普遍的一种服务形式。门诊和咨询服务遍及多数大中城市。以门诊而言,几个大城市门诊就诊患儿除了来自本地区外,还来自周围城区甚至远地或境外。上海市精神卫生中心15年间(1985—1999)资料分析显示,患儿年龄集中于儿童期,其次为青少年。其父母文化程度以中小学居多。病种前三位为注意缺陷多动障碍、情绪障碍和精神发育迟滞。南京中心于1952年最早开设门诊,病种最初以精神发育迟滞占多数,其次为注意缺陷多动障碍。病种逐年增加,增加了抽动症、抑郁症、品行障碍和儿童孤独症等。门诊患儿以药物治疗为主,各种形式的心理治疗逐年增加。咨询服务形式多样,包括个别、集体、热线、网络等。

2)住院治疗 目前我国儿童精神科病房,总床位数已经增至1000余张,而许多医院或中心将儿童收治于女病区,故床位数难以统计。因非经典抗精神病药问世,副作用少,多数患儿在门诊治疗或在家治疗,由父母亲自照顾。现今,需住院者多为精神分裂症患儿和其他重症及有伤人、自伤和冲动破坏行为、难以照管的患儿等,平均住院期为2个月。

3)社区治疗 不少地区开展了精神发育迟滞、精神分裂症、孤独症等社区康复服务,至今尚未普及。

(3)分类和诊断标准 精神障碍的分类和诊断标准除采用ICD和DSM系统外,尚有中国精神障碍的分类和诊断标准(CCMD),现已出版第三版。它具有中国特色,符合中国国情,简明,便于操作。如:将癔症和神经症分离;可卡因所致精神障碍国内尚无报道,故未列入;着重于与文化有关的神经衰弱、缩阳症等。CCMD分类和诊断标准均经现场测试。总体上靠近ICD-10。但近些年来一直未再更新。

多数专家认为DSM-5较新,具有先进性,尤其适用于科学研究。特别是将儿童和成人的分类界限取消,按照全生命周期发展的科学规律将儿童精神障碍主要分在神经发育障碍栏目中。即将颁布的ICD-11采用了同样的全生命周期健康理念的分类思路。儿童精神障碍不再强化年龄分界,ADHD、发声和多种运动联合抽动障碍(TS)、孤独症谱系障碍(ASD)等前面均不再有"儿童"两字,改为了可以影响终身的疾病,成人也有ADHD、TS、ASD等。目前国内要求使用ICD体系,DSM体系在研究和交流中

也经常使用。

（4）专业队伍的建设 中国目前没有专门的儿童精神科医师的资格认定考试（board-examination），难以统计有多少儿童精神科专业医师。美国2000年已有7000名儿童精神科医师，而我国当时的专科医师人数估计约500名，包括专职或兼职儿童精神科主治医师。与美国相比，美国8000多万儿童，而中国4.2亿儿童，专业人员与人口之比，两者相差悬殊。

美国等西方国家认为儿童精神科工作除需医师外，尚需临床心理学家、社会工作者和特殊教师组成的协作队伍。中国仅少数地区有特教老师，或个别临床心理学工作者，而社会工作者则几乎空白。可喜的是已有北京、上海、南京、长沙、成都、广州、深圳和西安等地区在培养儿童精神医学硕士、博士研究生，以提高专业队伍的素养。

经过专家们的不懈努力，我国逐渐形成了有自己特色的学科发展模式。

（5）中国儿童少年精神医学发展特点

1）多学科参与 随着学科的快速发展，我国儿童精神医学目前已达国际先进水平。形成了儿童精神医学、儿童发展心理学、发育行为儿科学、儿童神经科学、儿童保健学及教育和社会学等多学科参与的大好形势。

2）政策支持 《中华人民共和国未成年人保护法》《中华人民共和国妇女儿童权益保护法》《中华人民共和国残疾人保障法》《中华人民共和国精神卫生法》《中国儿童发展纲要（2021—2030年）》《注意缺陷多动障碍防治指南》《孤独症诊疗康复指南》《儿童心理保健技术规范》等纲领性文件反映出我国儿童精神医学从上到下、从点到面全面"开花"的大好局面。

特别是《健康中国行动——儿童青少年心理健康行动方案（2019—2022年）》提出了非常具体的要求和指标：到2022年底，实现《健康中国行动（2019—2030年）》提出的儿童青少年心理健康相关指标的阶段目标，基本建成有利于儿童青少年心理健康的社会环境，形成学校、社区、家庭、媒体、医疗卫生机构等联动的心理健康服务模式，落实儿童青少年心理行为问题和精神障碍的预防干预措施，加强重点人群心理疏导，为增进儿童青少年健康福祉、共建共享健康中国奠定重要基础。各级各类学校建立心理服务平台或依托校医等人员开展学生心理健康服务，学前教育、特殊教育机构要配备专兼职心理健康教育教师。50%的家长、学校或家庭教育指导服务站点开展心理健康教育。60%的二级以上精神专科医院设立儿童青少年心理门诊，30%的儿童专科医院、妇幼保健院、二级以上综合医院开设精神（心理）门诊。各地市设立或接入心理援助热线。儿童青少年心理健康核心知识知晓率达到80%。

3）研究支撑 国家重大基础和临床研究项目投入儿童精神医学研究。国家自然科学基金重点项目、"973"项目和卫生专项等重要的研究项目在"十二五"期间也投入到中国孤独症和脑发育障碍的研究中，张岱团队的研究显示，FMR1、DISC1、EN2、SHANK3基因与孤独症相关；夏昆和赵靖平团队的研究显示，XRXN1、GRIN2B、RELN和DAB1基因与孤独症病因关联，近几年在美国医学遗传杂志等国内外杂志发表了多篇文章。由郑毅牵头的中国"十二五"科技支撑项目之一——中国儿童精神障碍流行病学研究，标志着我国为了解儿童精神卫生问题的现状及影响因素进行的大量研究达到了高峰，获得了代表全国范围内儿童精神障碍的现况的数据资料。

传统的研究强势项目包括：陶国泰、林节和柯晓燕团队关于孤独症、精神发育迟滞及儿童精神分裂症的研究；王玉凤团队关于注意缺陷多动障碍的系列研究；杨晓玲和刘靖团队关于孤独症谱系障碍的研究；李雪荣、苏林雁和罗学荣团队关于儿童精神障碍流行病学调查和工具量表的研究；忻仁娥、杜亚松和程文红团队关于儿童行为问题流行病学调查和儿童心理及家庭治疗的相关研究；张世吉、郑毅、崔永华和何凡团队关于抽动及相关障碍的研究；单友荷、郭兰婷和黄颐团队关于行为量表及抽动障碍的研究等。以上研究均在国内外杂志发表了有价值的文章并多次获奖。

4）临床为基础 精神疾病患者治疗难，往往令人生畏，儿童精神障碍更是难上加难。面对自闭不语或狂躁不宁的患儿，只有攻坚克难，练好临床基本功，才能解决这些难题。儿童精神科医师需要有奉献精神，特别是在中国，儿童精神科住院和门诊治疗的患儿在不断增加，目前已经有10余个中心，近千张床位，几十家孤独症康复等特教中心。

5）社会责任至上 面对留守儿童、人类免疫缺陷病毒感染儿童、地震等自然灾害受伤害儿童，以及物质滥用和网络成瘾等儿童，一大批儿童心理健康工作者和专职儿童精神科医师组成了"召之即来、来之能干"的国家和地方"应急专家队"。无论是汶川地震，还是恐暴事件等灾难性事件，特别是2019冠状病毒病（COVID-19）大流行期间都有儿童精神科医师和心理工作者参与心理救援的身影。

6）交流促发展 中国现代儿童精神医学的发

展是与国外交流分不开的。从 1948 年陶国泰赴美国留学开始,中国儿童精神医学就一直不断地引进和消化吸收国外先进诊疗和研究理念,目前已经在国外杂志与国际权威专家讨论诊断问题,参与 ICD-11 的编制;在国际上参与推动儿童与成人精神科有机衔接和精神疾病终身影响不可忽视理念的普及;无论是海峡两岸高峰论坛,还是 ASCAPAP 及 IACA-PAP 等国内外学术机构和学术交流,都有中国儿童精神医学学者的参与和决策。

(6) 问题与对策

1) 问题　中国儿童约 4.2 亿,占世界儿童数的 1/5,大部分居住在农村和不发达地区。第一,当今中国儿童精神医学存在的最大问题是发展的不均衡。大城市已经达到国际先进水平,而大部分偏远地区甚至没有专门的儿童精神卫生服务。全国专职儿童精神科医师不足,与美国的 8000 多人相比,相差甚远。第二,儿童心理健康知识普及不够。许多人不知道儿童也会患"精神病",只知道精神病就是"疯子",不知道吃喝拉撒睡者当中都会有"精神障碍"问题。这使得许多患儿被忽视或被误诊误治,由此导致的对精神病患儿的社会歧视以及患儿家庭人员的病耻感非常严重。第三,育儿理念不科学,缺乏全面健康的理念。过度保护或溺爱;重知识轻能力;重躯体轻心理;拔苗助长;家庭责任感淡薄,日益增加的破裂家庭、单亲家庭已经影响到儿童心理健康。第四,缺乏儿童心理健康至上的决策和管理。许多精神卫生政策的制定和实施缺乏儿童精神医学专家参与,国家支持地方的精神卫生"686"项目也没有专设儿童精神疾病。目前,中国大部分中小城市没有儿童精神科医师和诊所,大多数还是由成人精神科按"小大人"模式处理。国家尚缺乏儿童精神专科医师的认证、培训和管理,而发达国家则较健全。第五,学术交流和促进不足。目前缺少儿童精神医学的专业学会、网站及杂志。可喜的是《中华精神科杂志》已经并将继续为儿童精神医学开辟"重点号",集中报道中国儿童精神科诊疗进展情况。

2) 对策　第一,政府应高度重视,加强对儿童青少年精神疾病和心理行为问题防治工作的组织领导,形成政府负责、多部门分工合作和全社会参与的工作体制。第二,既要充分发挥医疗卫生系统和教育系统的作用,又要努力加强医疗卫生系统和教育系统的协作。第三,配备精神卫生服务资源,建立和健全防治工作人员队伍和体系;加大投资,加强专科医师队伍的建设。第四,建立和健全儿童精神卫生服务体系和网络:按照精神卫生机构为主体,综合医院心理门诊为辅助,基层医疗卫生机构和精神疾病社区康复机构为依托的原则,尽快建立健全儿童青少年精神卫生服务体系和网络;建立和健全"儿童青少年精神医学及相关学科协会",出版专业儿童精神医学的杂志。第五,建立儿童青少年精神卫生三级预防保健网:儿童常见心理问题的知晓率应达到 90%。第六,结合心理援助热线建设,进一步加强对儿童青少年精神疾病和心理行为问题的早期干预力度,精神卫生专业机构应建立"心理援助热线",逐步纳入"12320"公共卫生公益电话的统一管理,并建立工作人员队伍和管理制度。第七,加强宣传教育,普及儿童青少年精神心理健康知识,在政府领导下,利用媒体、讲座等多种形式,对家长、教师、学生开展儿童青少年精神心理健康宣传教育工作,普及儿童青少年心理卫生知识,营造全社会关心、重视儿童青少年精神心理健康的氛围,创造适合于儿童青少年健康成长的环境,加强儿童青少年健全人格的培养,防止儿童青少年精神疾病和心理行为问题的发生。

3. 中国儿童精神医学发展的展望

(1) 儿童与成人精神障碍的人为界限将被打破　成人注意缺陷多动障碍、成人孤独症谱系障碍、成人抽动症等问题将被广泛重视。

(2) 儿童神经和精神发育障碍的基因诊断和分类将成为现实　孤独症谱系障碍、注意缺陷多动障碍、抽动障碍、儿童精神分裂症及儿童双相障碍的易患基因将被破解。

(3) 儿童心理健康至上的理念正在形成　越来越多的研究证实,在儿童健康成长及成才的主要因素中,儿童心理健康至关重要。随着躯体健康和营养问题的解决,心理健康对儿童未来的影响将是健康的核心。心理健康应从儿童抓起!

(4) 儿童心理健康的多学科和多部门联动机制将进一步完善　医学-经济学-社会学等多学科将共同关注儿童的心理健康,特别是独生子女问题、留守儿童问题、人类免疫缺陷病毒感染儿童、网络成瘾问题、青少年自杀和犯罪防范问题将成为社会关注的热点。

(5) 儿童精神疾病的早期诊断和干预将有新的突破　有我国专家参与完成的 ICD-11 即将问世;儿童心理问题预警指征和儿童心理保健量化评估技术将从国家层面推广到全国,就像儿童免疫接种一样,儿童心理状况的评估和干预将惠及每个儿童,这将开创世界之先河。

(6) 儿童精神障碍治疗方法将有质的提升　除了抗精神病药物结构和剂型进一步优化,功能食品研究将有明显进步;替代医学对儿童精神障碍的作用将进一步明确。

总之,我国儿童精神医学的发展目前与发达国家相比仍然还有差距,但是快速发展的黄金期正在到来。

（郑　毅）

参考文献

[1] Li J, Liu J, Zhao L, et al. Association study between genes in Reelin signaling pathway and autism identifies DAB1 as a susceptibility gene in a Chinese Han population[J]. Prog Neuropsychopharmacol Biol Psychiatry, 2013(44):226-232.

[2] Xia K, Guo H, Hu Z, et al. Common genetic variants on 1p13. 2 associate with risk of autism[J]. Mol Psychiatry, 2014, 19(11):1212-1219.

[3] Zheng Y. Commentary: The new diagnosis and classification of child mental disorders—reflections on Rutter (2011)[J]. J Child Psychol Psychiatry, 2011, 52(6):667-668.

[4] Belfer M. 关注精神障碍儿童和青少年——世界卫生组织指南[M]. 郑毅,刘寰忠,崔永华,译. 北京:中国社会科学出版社,2005.

[5] 陈学诗,陈秀华. 中国现代神经精神病学发展概况[M]. 北京:中国科学技术出版社,1995.

[6] 罗学荣,苏林雁,李雪荣. 中国儿童精神医学的回顾与展望[J]. 中国实用儿科杂志,1997, 12(6):323-325.

[7] 陶国泰,郑毅,宋维村. 儿童少年精神医学[M]. 2 版. 南京:江苏科学技术出版社,2009.

[8] 陶国泰. 中国大陆儿童和少年精神医学面临挑战[J]. 中国儿童保健杂志,2006, 14(2):109-111.

[9] 万国斌,李雪荣,刘富强. 从十年文献统计分析看我国儿童少年精神医学的发展[J]. 中国临床心理学杂志,1998, 6(3):163-167.

[10] 忻仁娥,唐慧琴,惠明明,等. 儿童学习困难与社会心理因素——全国 14 个省市 1576 例儿童学习困难调查分析[J]. 中国心理卫生杂志,1989, 3(4):156.

[11] 雍伟哲. 全球携手共促儿童青少年精神心理健康[J]. 中华医学信息导报,2010(12):1-2.

[12] 郑毅. 重视成人精神科与儿童精神科的衔接[J]. 中华精神科杂志,2013, 46(3):129-131.

第二章

国际儿童精神健康现状与挑战

一、简介

当今，儿童心理健康已成为社会关注的焦点。受流离失所、移民和 2019 冠状病毒病（COVID-19）大流行的影响，人们更加认识到儿童心理健康对家庭、社区和社会的重要性。显而易见，早期的创伤事件会影响儿童的心理健康成长，对他们个人发展，乃至对家庭和社会都会产生深远的影响。这些问题无论在发达、富裕的社会还是贫穷、发展中的社会都是常见的。随着医疗保健体系的发展，我们需要做好复杂的医疗保障工作，确保个人的心理健康，避免辍学、药物滥用和犯罪等问题的发生。目前对儿童和青少年精神障碍的认识，以及对患有精神障碍的儿童和青少年照护知识的提高，让我们得以认识到应该综合世界各地学者的研究，确定未来需要探索的问题，并提出适当的解决方案。

儿童和青少年成长为精神健康的成人，对个人和社会都是至关重要的，这也几乎是全球性的共识。然而，这一共识似乎并没有带来足够的经济投入和人力支持以满足这一明显的需求。造成这种现象的原因是多方面的，包括世界范围内对儿童在社会中价值的矛盾看法，有些地区将儿童视为用于工作的家庭财产，对儿童的精神生活缺乏理解，以及对发展心理病理学的理解不足（WHO，2003）。只有在今天，随着社会发展，能够对传染病进行良好控制，人口的营养状况得到普遍提高的前提下，儿童的心理健康才可能作为一个优先问题来考虑，并有足够的资金来维持研究项目。对独生子女的弱点和强项需要进行再认识（Tao，1998）。许多国家出生率的下降和人口老龄化的现象将产生的问题尚未完全展现。同样地，许多有大量贫困地区的国家，它们的人口越来越年轻，但未来发展前景同样存在问题。

应激相关的各种负担的程度越来越明显并可以计量。受到艾滋病、传染病的暴发（如埃博拉）（Foster，2002）和 COVID 的影响，孤儿的数量在以空前的速度增长。缺少教育、低成就导致不能独立生活，涉足犯罪活动、使用毒品、无法获得有效的康复以及共患躯体疾病等，这仅仅是其中的一部分。参与政策制定和项目开发的人目前还没有充分认识到这些问题所造成的有形的社会和经济成本。

阻碍儿童和青少年心理健康服务和培训发展的一个主要因素是世界范围内缺乏儿童和青少年心理健康政策（Shatkin 和 Belfer，2004；WHO，2005）。即使有政策，似乎也不是在国家层面上，更多的是在区域或地方层面上，这往往使得服务零散、资源分配不均。但也有一些获得显著成效的例子，国家的关注促进了政策的制定，从而增加了财政资源的分配，加强了对实施服务专业人员的培训，提供设施以满足儿童的需求。在支持加强儿童心理健康的工作中，中国的表现值得全球学习。

二、对精神卫生服务的需求

世界范围内儿童和青少年精神障碍的发病率约为 20%，不同文化背景下所报告的精神障碍种类大致相同（Minde，1976；Velasco，1981）。有趣的是，儿童精神障碍的流行病学数据随着时间的推移仍然非常稳定。但当人们对特定的疾病，如孤独症、双相障碍或注意缺陷多动障碍更加关注时，流行病学数据会发生变化。有许多因素会影响人们对这些疾病进行关注，这些因素将在后面讨论。较新的证据支持这样的观点：缺乏对儿童和青少年的心理健康的关心可能会导致影响患儿终身的心理障碍（Visser 等，1999；Weissman 等，1999；Kotler 等，2001；Woodward 和 Ferguson，2001；Pine，1999），破坏患者对自身健康管理的依从性（Bauman，1998），影响社会高效安全地运转（Scott，2001）。如果不能改善儿童和青少年的心理健康，可能会导致犯罪增加（Hays，1996），失业（Gotlib，1998；Rao，2000），暴力（WHO，2004）以及危险的行为（Rotheram-Borus 等，1991）。Kessler（2005）研究显示，50% 的成人精神障碍起病于 14 岁之前。

为了获得精神卫生服务上的差距和对精神卫生其他方面需求更加客观的理解,2005 年世界卫生组织启动了儿童和青少年精神卫生疾病发生分布图的绘制工作,此项工作作为进行性数据收集工作的一部分。儿童和青少年精神卫生疾病发生分布图是由世界卫生组织与世界精神病学协会儿童精神卫生全球计划以及国际儿童和青少年精神医学及相关学科协会合作完成的。这是一项至关重要的工作,因为几乎所有国家在为患有精神障碍的儿童和青少年提供精神卫生服务方面都存在明显不足,提高精神卫生服务的需求十分迫切,而此时编制疾病发生分布图就显得尤为重要。该项目采用"关键信息提供者"的方法,从 66 个国家收集有关儿童和青少年精神卫生资源的信息,中国的资源也收录在其中。调查问卷分发到 192 个国家的可能的答卷人并与之取得联系。答复率本身反映了在国家层面上确定何人负责和何人了解以及儿童和青少年心理健康问题相关的资源和服务分配的困难性。疾病发生分布图主要强调了儿童和青少年精神卫生服务和培训方面的差距(表 2-1)。这些数据虽然已经过去了 17 年,但仍然十分有参考意义。公布这些数据的目的之一是试图得到更多的回应,以及在可能的情况下修正数据和纠正差距。

表 2-1　来自 WHO 儿童图表集的显著结果

	高收入国家[*]	低收入国家[*]
国家政策	16/18	4/16
儿童少年精神卫生项目	14/18	0/16
流行病学数据	8/20	1/16
有关 CAMH[**] 的每年健康调查数据	12/20	3/16
作为保健的障碍	16/20	5/16
服务的资金		
消费者/家庭	0/20	6/16
来源于税收/政府	2/20	1/16
国家基金	10/20	2/16
非政府组织	4/20[#]	0/16
社会服务	4/19	0/16
可提供给家庭的免费医疗	8/20	3/16

注:[*] 世界银行国家分类;[**] CAMH(child and adolescent mental health):儿童少年精神卫生;[#] 没有反应紧急或灾难服务。

儿童和青少年精神卫生疾病发生分布图描述了(信息采集者)在不同维度上收集儿童和青少年精神卫生资源数据能力的不足(表 2-1)。在 20 个高收入国家中,只有 8 个报告了一些流行病学调查数据。在 16 个低收入国家中,只有 1 个国家报告有流行病学数据,而且这个国家还是在欧洲。20 个高收入国

家中有 12 个,16 个低收入国家中有 3 个国家在年度健康调查中公布了儿童和青少年精神障碍的数据。而在国家层面上系统地收集数据以评估儿童青少年精神卫生服务的效果,没有一个国家能够做到。最重要的是,即使有些国家收集到了数据,也可能缺乏对数据进行充分评估的手段以及对某些类型数据报以关注。

随着人们对影响儿童的非传染性疾病的总体重要性有了更进一步的认识,以及对可诊断的精神病理现象识别能力的提高,量化和描述精神卫生服务的需求也应运而生。世界卫生组织使用的伤残调整生命年(disability adjusted life years, DALY)已经成为包括精神卫生在内的标准化的衡量疾病负担的测量方法。但对于儿童和青少年精神健康来说,DALY 不足以评价儿童和青少年精神障碍所造成的伤残,因为很多儿童精神障碍,如 ADHD、品行障碍、学习障碍、情绪障碍、广泛性发育障碍和精神发育迟滞以及一些其他的疾病都没有包括在 DALY 中(Fayyad,2001)。尽管如此,但如图 2-1(WHO,2005;Belfer 和 Saxena,2006)所示,单单那些 DALY 包括的精神疾病所造成的负担就已经相当巨大了。

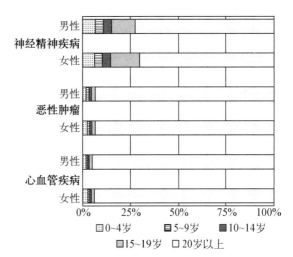

图 2-1　2000 年世界部分疾病使用伤残调整生命年显示的疾病负担

三、流行病学

从国际上看,确定精神障碍的准确患病率是一项复杂的工作。如前所述,目前的报告系统还并不完善(WHO,2005;Belfer 和 Saxena,2006),各国家对精神障碍的定义或认识各有不同,而且在诱发精神障碍的因素中,文化因素的影响到现在才被流行病学家和研究者较为充分的理解。在研究发展中国家儿童和青少年精神障碍的流行病学时,不仅要确定这些障碍的流行率和发病率,还要确定相关的疾病负担,这些负担以社会的生产力损失、卫生保健费

用的支出和社会个体发展前景的丧失来衡量。自1980年以来,在儿童和青少年精神障碍的流行病学研究方面,还没有一项单一研究或连贯性的系列研究可以被认为是全面的或是跨社会适用的(Hackett和Hackett,1999;Odejide等,1989)。值得注意的是,近年来关于儿童和青少年精神障碍流行病学的文献愈发减少了,这其中的原因不得而知。毫无疑问,仍然需要进行流行病学研究,它能帮助人们确定需要资源分配的领域,并能改进早期研究中不一致或有缺陷的方法。Lesinskiene等(2018)的一篇论文是为数不多的较新的流行病学报告之一,提供了非常明确的方法,既实用又可靠。

负责任的调查人员能够清楚地分辨符合诊断标准的精神功能紊乱(Tadesse等,1999),并且有标准化的评估手段,如长处与困难问卷(SDQ)(Goodman等,2000),SDQ的有效性是公认的。有明确的证据表明,抑郁障碍、重性精神病和躁狂可以被定义和治疗。世界卫生组织针对初级保健临床医师的研究表明,寻求初级医疗保健的许多患者存在精神障碍,而且他们所在的社区也意识到了这个问题(Harding,1980)。当考虑儿童和青少年精神障碍的发生背景时,问题就出现了:(就诊者)在某些活动中出现的幻觉是需要治疗的吗?如果幻觉持续存在,是否应予治疗?什么诊断对于他(她)是合适的?除非研究报告的数据是充分而且确定的,否则没有理由去相信那些对于低患病率过于乐观的看法。同样的,在缺乏良好数据的情况下,也不应该相信那些过高患病率的研究报道。事实上,经过更仔细的审查,会发现有些疾病并没有所报道的那么多,如双相障碍。

四、患病率

下面的数据对大多数标准来说是比较老旧的,但它仍然是最全面的。较新的流行病学研究往往局限于当地人口,虽然对规划有用,但不一定能推广。Giel等(1981)在苏丹、菲律宾、哥伦比亚和印度四个国家的调查显示,12%~29%的5~15岁的儿童有精神卫生问题。在这些发展中国家所调查的精神障碍类型与发达国家所调查的没有区别。Thabet和Vostanis(1998)报告了生活在加沙地带儿童的焦虑症状和障碍模式与之前西方社会的流行病学研究相当。焦虑障碍和学校有关的精神健康问题的发生率高。Thabet和Vostanis调查的焦虑相关障碍的患病率(21%)与Kashani和Orvaschel(1990)调查的相同。

Tadesse等报告,儿童行为障碍的患病率为17.7%,男孩多于女孩。这些数据是通过世界卫生

组织开发的儿童报告问卷的其中一个版本收集的(Tadesse等,1999;WHO,1977)。Hackett等(1999)和Bird等(1989)的研究发现外化性障碍的男性患者较多。这些发现反映了西方关于男性易患外化性障碍的观点。Thabet和Vostanis(1998)指出,他们的研究结果并不支持普遍持有的观点,即在非西方社会,焦虑和其他精神卫生症状主要是通过躯体症状表达出来。他们认为,儿童精神卫生症状在不同的文化中没有明显的差异,而且文化特征性的精神障碍是罕见的。这些与西方流行病学资料存在可比性的观点与较早的研究结果不一致,可能反映了新的社会和经济现实。

近来描述的"文化流行病学",将经典的流行病学与来自文化人类学研究的信息相结合,可能为促进理解发展中国家看到儿童和青少年精神障碍提供了统一的途径,并增加我们对世界范围内临床背景的理解(Weiss,2001)。重要的是,在诊断的同时要考虑损伤的程度,尤其是在发展中国家,因为社区支持力度以及对可达到目标的预期差异更大。

Fayyad等(2001)在总结了国际范围内重要的流行病学研究后得出结论,发展中国家儿童的精神病性症状的范围和发生率与发达国家基本相似。一些共同的危险因素,包括父母分居和离婚、心理忽视和特定的文化因素,如一夫多妻制,这些因素与明显的精神症状相关联。

在发达国家,还有什么样的障碍能够像注意缺陷多动障碍、孤独症和神经性厌食一样备受关注?毋庸置疑,这些疾病在发展中国家也普遍存在,但是,在那些缺医少药或缺乏针对性项目支持的国家,需要投入哪些资源来治疗这些疾病呢?以进食障碍为例,有明确的证据表明其发病率可能受到西方的影响(Becker,1995),与此同时,也有明确证据证明进食障碍正在变得更为流行,而且在跨文化背景中逐渐突出(Becker,2002)。以国际性视角诊断、治疗这些疾病的优劣、得失十分明朗。正是由于日益增进的国际交流,才有了对这些疾病更为规范的诊疗体系(Tao,1992)。但是,疾病的评估还需要考虑到各地文化背景对疾病的界定,以及父母对待可诊断的疾病的看法(Hackett、Hackett,1999)。越来越多的制药集团在世界各国进行当地培训,在这个过程中,他们为自己的药品开发了一个治疗市场,这可能会导致基于利益导向的过度诊断,如对注意缺陷多动障碍或焦虑症等疾病的诊断就存在这个问题。世界各地对这些做法的审查差异很大,而这些行为有理由让政府部门出台相关的监督审查政策。

流行病学数据对于精神卫生服务的规划与制订

至关重要。尽管如前所述，在世界范围内某些精神疾病的流行病学数据可能一致，但对疾病流行病学的地方评估才有助于指导当地精神卫生服务的开发。地方文化因素会影响流行病学的研究结果，因而使用与"文化流行病学"相关的工具可以为流行病学的采集提供丰富的信息。正如 Verhulst(2004)所说，用系统的、临床流行病学的方法来检验特定问题的特定治疗方法的效果，将有助于为儿童提供有效的干预。令人鼓舞的是，在过去的十年里，在亚洲和非洲的一些资源相对有限的国家的流行病学评估能力得到了提高。事实上，一些十分有趣且构思精巧的研究都来自这些地区，这些研究也正在进入全球精神卫生和儿科的学术文献中。

五、精神卫生政策

儿童和青少年精神健康政策在世界各国存在差距(表 2-1)(Belfer 和 Saxena，2006；Shatkin 和 Belfer，2004)。没有相应的政策，精神健康项目的发展将受到限制(Reynolds，1996；Manci，1994)。认识到政策发展的重要性，WHO 在 2005 年出版了一本综合手册，这本手册作为持续倡议的一个部分，用来支持和推动儿童和青少年精神健康政策的发展。正如 WHO 儿童和青少年精神卫生资源疾病发生分布图所报告的那样，全球只有不到 1/3 的国家能找到一个机构或政府部门对儿童和青少年精神卫生服务的规划和发展负有明确的职责。

认可联合国《儿童权利公约》(通常被视为儿童精神卫生政策的必然结果)的国家很多，但真正利用公约开发政策或服务项目的国家却很少。在儿童和青少年精神卫生资源疾病发生分布图中，66 个国家中有 30 个国家确定了包含儿童权利的国家政策，但这些政策往往更关注于儿童虐待问题，而不是更普遍的儿童精神卫生需求。由于倡导儿童精神卫生服务的复杂性，而且倡导的过程通常又太需要法律以政策的形式来支持，政策上的这种差距就显得非常重要了。非政府组织，如国际儿童和青少年精神医学及相关学科协会(IACAPAP)已经颁布了一些声明，决定为发展中国家的专业人员和其他相关人员提供支持，以援引儿童权利公约的观点，旨在解决不平等或缺乏高质量服务的问题。IACAPAP 的宣言可以在网上查阅。

中国一直处于精神卫生政策发展的最前沿，是为数不多拥有国家层面精神卫生政策的国家。儿童和青少年精神健康的具体内容需要进一步发展，国际模式可以作为一个总体框架。如前所述，其他国家的政策往往是零散的，侧重于受教育机会、特定疾病、残疾人权利和获得照护等。

六、培训

发展中国家严重缺乏训练有素的专业人员来传授儿童和青少年精神卫生的知识，指导项目开发和提供直接服务。培训足够数量的服务人员，使他们能够利用儿童和青少年精神障碍的最新研究成果来实施有效治疗，是所有国家面临的挑战。此外，缺乏培训标准，无法对那些已经从事儿童服务工作的人员进行补充性的培训，以及来自国外的教育措施的干扰，这些都可能会破坏合理的培训和卫生保健。

世界上许多地区都没有培训标准，而在其他存在培训标准的地区也存在有令难行的问题。疾病发生分布图数据显示，在 66 个国家中，只有 10 个国家报告它们有超过 25％的儿科医师接受过精神卫生培训；有 37 个国家的儿科医师同时被认定为精神卫生保健的提供者。尽管需求明显，但各国未能将初级卫生保健专业人员的培训作为儿童精神卫生服务的资源。初级保健医师仅仅提供不到 10％的儿童和青少年精神卫生服务。对许多国家而言，对成人精神科医师进行再培训或补充性的培训是一个潜在的资源，但这项工作也十分落后。

中国一直是发展儿童和青少年精神卫生培训活动的沃土。几十年来，对西方国家的培训持开放态度，近来中国的相关机构和组织已经开始开展更适合中国社会和医疗机构的培训。这些举措包括从相当正统的精神分析培训和以精神分析为导向的心理治疗(Scharff，2020)到家庭治疗、认知行为治疗和一系列其他干预措施(表 2-2)。最近，深圳有一个与哈佛大学合作的培训项目，培训人群针对目前从事儿童精神卫生服务的医护及相关人员，培训内容包括国外儿童精神疾病的诊断标准以及相关干预措施。希望这个项目以及其他由政府和当地机构支持的类似举措能够进一步发展，成为一种普遍流行的国际模式。

表 2-2　儿童和青少年精神障碍的优先治疗干预方法

治疗方式 疾病	心理 治疗	认知 行为 治疗	精神 药物 治疗	家庭 治疗	学校 干预	咨询	特殊 干预	其他
学习障碍					×	×		×
ADHD		×	×*		×			
抽动障碍		×	×					
抑郁 (和自杀行为)	×	×	×*					
精神病			×				×	
精神分裂症		×	×					

注：* 基于儿童和青少年年龄的特殊治疗；× 适合。

七、服务

为患有精神障碍的儿童和青少年提供的服务在全世界范围内不断发展。但由于缺乏特定国家政策的指导,这将导致:① 服务的不完整;② 稀缺资源的低效利用;③ 无法为优先关注的问题提供有效的支持;④ 项目发展中缺乏服务对象参与;⑤ 无法系统地整合新知识。世界各国都在采用西方国家现有服务概念和方案,但遗憾的是,在借鉴的过程中他们没有注意到要结合自身的具体需求和资源状况。而在一些国家,由于私有化进程的发展,过去能够提供有效服务的医疗系统如今也消退了。在缺乏足够的经济基础或专业资源的情况下,服务的私有化会导致可利用的服务减少,公共事业部门专业人员流失,以及对那些可能不是最优先的疾病给予了优先关注。

伴随着私有化而来的往往是保险计划和保健管理的引入。然而,私有化的这两个方面,或者说,公共精神卫生服务部门在医疗改革的实施过程中常常忽略以往西方国家在进行改革时所经历的反面经验教训。特别是管理式保健,如果引入时不注意保健质量、确保专业人员的参与,会导致出于省钱的目的而拒绝适当的保健服务的问题发生。还有一点有待讨论,如果以积极的态度去实行,并提供足够的资金,保健管理和保险项目是否能成为创新保健和发展促进持续服务的刺激因素。

持续服务的概念源自于人们认识到对儿童和青少年的片段服务会导致一些不良后果,这些后果包括:① 服务质量低下;② 缺乏依从性;③ 无法保持儿童和青少年在最少受限制环境中。要发展持续服务需要投入大量财政资源和培训专业人员。在发展中国家,即使目前还不具备所有的要素,也可以应用这一概念。这个概念确立了一个目标,并有助于建立评价进展的基准点。良好的流行病学数据有助于确定持续服务中所需要的精确平衡点。

发展持续服务的当代趋势是纳入实践指南或实践参数。实践指南和实践参数源于临床专家委员会的共识,可以为呈现不同病症的患者提供获得保健途径的路标,并确定保健方法,包括抗精神病药物治疗与住院治疗的适应证等。这些实践指南或实践参数是由专业组织和共识小组制订的,大多缺乏对文化相关因素的敏感性(WHO,2003)。各地采用这些指南时,应进行审查,以确定其适宜性。

在儿科方面,最近的发展趋势是在儿科诊所或儿科机构中提供精神卫生服务。这通常被称为"协作式服务"。这种方法减少了转诊过程中出现的漏洞,减少了病耻感,并且能够节约成本。精神卫生服务的提供者不一定是精神科医师,也可以是心理学家、护士或受过儿童精神病理学和干预培训的社会工作者。

在全球精神卫生领域,另一个流行的概念被称为"任务转移"或"任务分享"。它指的是使用训练不足的个人(通常来自当地社区)来提供特定的心理健康干预或支持。这在保持干预措施的真实性、可能出现的不恰当关系以及倡议的可持续性方面,一直存在一些争议。但是,在资源匮乏的国家,也许更紧迫的问题是缺乏受过充分培训的专业人员来提供初始培训和后续监督。

在发展中国家和发达国家,人们越来越依赖制药公司提供精神障碍有关的教育。此种情形下存在两大隐患,一方面是适当的诊断评估过程被过于简化,另一方面是由于对症状直觉性的理解而对特定障碍产生不必要的担心。目前公认的,精神药物在儿童和青少年中的适应证是有限的。尽管目前有一种令人鼓舞的趋势,即支持儿童和青少年特异性的治疗研究,这些研究被设计用来确定对儿童和青少年的适当而有效的药物治疗,但大多数使用是超说明书用药。与在一些情境下看到的滥用药方对应的是在另外一些情况下针对精神障碍的药物使用不足的情况,这会使那些本来可以通过药物治疗缓解症状并维持正常社会功能的患儿得不到适当的治疗。这其中尤其以儿童和青少年精神障碍以及已经明确诊断的 ADHD 为突出。有必要制订一系列伦理规范以解决儿童合理用药以及预防药物滥用的问题。

即使在儿童精神卫生资源有限的国家,也不应忽略某些特殊人群。轻微身体残疾、发育迟缓以及伴有复杂或慢性病症的儿童可能会表现出心理和行为问题。及时关注这些需要治疗的患儿能够极大地改善他们的症状,并提高治疗率。还有一个特别值得关注的领域是孩子的父母存在精神障碍,特别是孩子的母亲产后抑郁。Beardslee 等(2003)曾报道过一些有效的干预措施,可帮助这些孩子在一定程度上控制自己的行为,并希望能避免孩子的母亲对孩子所产生的消极影响。

八、学校

对于儿童和青少年来说,学校是提供精神卫生服务的重要场所。在某些情况下,学校可以成为诊断和治疗的初级场所,也可以对那些在别处获得初级诊治的孩子提供支持性的服务。无论怎样,在识别需要规范诊断和治疗的儿童和青少年方面,学校都应被视为一个潜在的力量。

学校需要有资源能够评估儿童的精神卫生问题。有精神卫生问题的儿童无法实现其教育潜力最大化的发挥。这是一个普遍的发现,但往往人们缺乏对于精神卫生问题所致的糟糕学业表现的认识。

在学校提供心理健康干预的模式有很多,包括宣传和直接干预。在某些情况下,教师会接受培训以识别儿童精神卫生问题的迹象和症状。在其他情况下,学校会聘请专业人员。中国在发展"心理教师"方面是独一无二的,他们在精神卫生方面有特殊的作用和身份。此外,在中国的主要城市中,高度成熟的评估和干预资源中心的发展也是独一无二的。

这些资源中心属于教育主管部门,但被安置在独立的环境中。在学校环境中提供的心理健康服务通常更便捷,也不容易让人有病耻感。当家庭因素明显导致孩子在学校出现精神卫生相关问题时,一些学校能够提供家庭干预。这对家长来说可能更容易接受。

学校的心理干预在预防心理问题和促进心理健康方面具有重要作用。抵制校园霸凌的全校运动现在已经很普遍了,预防自杀和认识一般心理健康问题的活动也是如此。在这些项目中,重要的是对于自我发现或由教师发现的患病个体进行及时干预。

九、研究

Mohler(2001)描述并讨论了儿童精神卫生跨文化研究领域所面临的主要挑战。他指出如果把过去的研究应用到不同文化和国家之中,这些研究都没能解释生物因素、心理因素、环境因素和精神卫生结果之间的复杂关系;大多数研究者认为,我们需要更多的跨文化研究。多年来,亚洲和非洲的许多国家对重要问题的研究能力已经达到了国际水准,在国际期刊上发表的论文逐渐使他们的研究水平和科研成果更广为人知。在COVID-19疫情时代,尤其值得关注的是中国研究人员和临床医师的研究成果在国际领先期刊上得到了很好的强调。

Nelson和Quintana(2005)介绍了设计和开展"定性研究"的策略,并阐述了对未成年人进行"定性研究"过程所涉及的伦理问题。国际性的儿童发展和精神卫生研究经常号召使用混合方法的途径(Weisner,2005)。这里所说的混合方法是指定性和定量的数据收集。定性研究的开展需要专门的培训,需要应用分析技术,而且这些技术往往是很复杂的。原始的定性研究作为证据基础的参考价值不大。

Eisenbruch(2004)确定了一个确保研究过程具有文化内涵的模板。文化内涵在于社区参与、与研究对象沟通、设计、对研究工具的跨文化效度检验、抽样、校准变异变量、数据集中收集人口学变量、研究的伦理规范、数据收集技术、数据处理和分析、推广与行动。例如,研究者营造有文化内涵参与的社区依赖于:① 建立社区合作关系;② 发展相关的、可接受的干预;③ 促进参与者的成功招募、积极参与以及保持参与热情;④ 建立一支人员多样化、富有凝聚力和有决心的研究团队和有效的行政信息管理系统。国际性的儿童精神病学研究项目应该关注社区参与者的观点(Lindenburg等,2004)。必须记住不同文化、种族、宗教信仰和移民群体是有差异的。Munir和Earls(1992)阐明了一些在研究资源匮乏的国家,从事儿童和青少年研究时必须考虑的相关伦理标准。如果以研究实施的困难为理由而采用不同的标准,就会违反既有的合理框架,而这种对合理框架的破坏会阻碍资源匮乏国家儿童精神卫生事业的进步。

由于在解释某项内容时存在文化差异,在没有进行适当的信度和效度研究之前,研究人员应该避免将在一种文化背景下发展的方法使用到另一种文化中。人们对开发整合多元文化参数的评估工具有很大兴趣。越来越多的工具被翻译和回译用于跨文化研究。目前针对抑郁症、焦虑症、创伤后应激障碍、生活质量和其他状况的评估工具已经存在。但仍然需要有足够的跨文化研究,并以现代研究标准进行检验,以确定这些工具的修订版本的信效度信息。当前还没有一个现存的版本可以被一致公认地应用于所有的文化背景。

Eisenberg和Earls(1991)强调了一些成熟的可供研究的领域。义务教育的实施要求人们更好地理解学习障碍的影响。合理地诊断和治疗这些障碍成为一些国家第一位的优先需求,在这些国家中科技进步把知识的获得和运用作为前提。尽管当前在资源匮乏国家尚未开展这一领域的研究,然而要求开展这种研究的压力正与日俱增。另一个研究领域在于理解不同抚养方式对儿童造成的不同影响,这应该是那些对精神卫生感兴趣和那些关注妇女和家庭在社会发展进步中作用的研究者们共同合作的研究领域。不能断然说某一种抚养方法绝对优越于另一种。也许,发达国家和发展中国家可以相互学习各自社会发展进程中形成的理想的育儿方式。

资源匮乏国家在发展过程中可以参考发达国家在经历城市化、工业化、妇女角色变化和儿童存活率提高等过程的经验。同样的,在资源匮乏国家,在逆境中成长的青少年的健康发展,可以为发达国家提供对有问题风险儿童的理解和制订干预措施的信息。

当今时代,人们对疾病的遗传基础有着极大的兴趣,许多类型的影像学研究正在阐明疾病的大脑发生基础。资源匮乏的国家能够获得这些研究的数据很重要,而且更重要的是需要把这些研究成果转化为实用的临床工具。一些国家,如中国,在获得先进的成像和其他诊断工具方面取得了巨大的进展。我们必须充分支持对数据的使用和解释的培训,但还应注意,在儿童精神疾病的临床诊断中,临床医师仍然是最重要的诊断主体。

我们还需要关注那些全球范围内发表在非英文权威专业杂志上的和国际儿童精神卫生方面的重要发现。我们需要一个机制来确保这些重要的知识不会被英语世界所遗忘(Patel,2001)。美国国家心理健康研究所已经促进了国际期刊的交流。

十、预防

世界卫生组织倡导的一项原则是,儿童和青少年心理健康是整体健康的一个重要组成部分。精神障碍的预防是非常复杂的。一方面,有些障碍有遗传基础,我们还无法扭转或弥补;另一方面,一些障碍是由儿童和青少年的家庭和环境中的环境压力造成的,需要大量的资源和持久的意志力来改变。虽然促进儿童和青少年的心理健康是比较可行的,但目前,这样的遗传和干预技术仍在开发中,而且必须要有相应的财政支持和政策保障。

世界卫生组织非常清楚,将儿童和青少年的心理健康问题医学化,或者更糟糕的是,将正常生活和正常社会心理发展的问题"精神病化"的内在风险。虽然有关儿童的患病风险和复原力的文献很多(Luthar,2000),但是复原力的重要性不应该代替干预的重要性,尤其是当能够以适当的方式进行诊断并通过干预来治疗障碍。世界精神病学会(WPA)主席全球计划(儿童精神卫生)对预防文献做出了卓越的相关贡献,并资助支持预防努力的研究工作。其中心议题是把辍学作为精神卫生能影响到的关键领域之一。对预防的关注不应成为推脱责任的借口,比如没有为那些明确患有精神障碍的儿童和青少年提供充分和适当的干预措施。

Graham 等(2001)提供了一种对儿童时期的各个阶段进行预防的方法。他们确定以下阶段是能进行有效预防的时期:准备为人父母、产前护理、出生和新生儿期、学龄前中期和青春期。相关措施包括适当的感官完好性筛查、观察母子互动、审查语言习得、在学校与同伴互动、学校表现以及参与健康生活方式。

十一、结论

如果不能以更加协调的方式应对儿童和青少年的心理健康需求,将会造成本可避免的残疾和痛苦,降低实现健康目标的能力,并削弱各国在竞争日益激烈的世界中的生产能力。在社会向前发展的过程中,需要关注并发展"合理保健"。"合理保健"指的是为儿童提供适当的保健,该保健措施是综合考虑了适当的诊断程序以及衡量个体儿童治疗需求后制订的。医务工作者有义务和责任不提供未经证实的或有害的治疗来制造虚假受益的谎言,不盘剥患精神障碍的儿童青少年和他们的家人。通过对传播信息的不断努力,试图达成持续服务的目标,并且帮助家庭寻求适当的保健权利,儿童和青少年精神卫生确实是应该拥有一个美好的未来。"政治意愿"(Richmond,1983)和足够的财政资源必须被调动起来,以提供足够的资源来确保儿童和青少年精神卫生服务。现在我们已经有了实现这些目标的知识。

(Myron L. Belfer　Helmut Remschmidt　著)

(罗　杰译郑　毅校)

[参考文献]

[1] Bauman LJ, Drotar D, Leventhal JM, et al. A review of psychosocial interventions for children with chronic health conditions[J]. Pediatrics, 1997, 100 (2 Pt1):244-251.

[2] Beardslee WR, Gladstone TRG, Wright EJ, et al. A family-based approach to the prevention of depressive symptoms in children at risk: Evidence of parental and child change[J]. Pediatrics, 2003, 112 (2):119-131.

[3] Becker AE. Body, Self, and Society: A View from Fiji[M]. Philadelphia: University of Pennsylvania Press, 1995.

[4] Belfer ML, Saxena S. WHO Child Atlas Project[J]. Lancet, 2006, 367(9510):551-552.

[5] Earls F, Eisenberg L. Lewis M(ed): Child and Adolescent Psychiatry: A Comprehensive Textbook [M]. Baltimore: Williams & Wilkins, 1991.

[6] Geller B, Zimerman B, Williams M, et al. Bi-polar disorder at prospective follow-up of adults who had prepubertal major depressive disorder[J]. Am J Psychiatry, 2001, 158(1):125-127.

[7] Goodman R, Ford T, Simmons H, et al. Using the strengths and difficulties questionnaire (SDQ) to screen for child psychiatric disorders in a community sample[J]. Brit J Psychiatry. 2000, 177:534-539.

［8］Graham P，Turk J，Verhulst F. Child psychiatry：A developmental approach［M］. London：Oxford Press，2001.

［9］Hackett R，Hackett L. Child psychiatry across cultures［J］. Int Rev Psychiatry，2009，11（2-3）：225-235.

［10］Kotler LA，Cohen P，Davies M，et al. Longitudinal relationships between childhood，adolescent and adult eating disorders［J］. J Am Acad Child Adolesc Psychiatry，2001，40（12）：1434-1440.

［11］Lesinskiene S，Girdzijauskience S，Gintiliene G，et al. Epidemiological study of child and adolescent psychiatric disorders in Lithuania［J］. BMC Public Health，2018，18（1）：548-555.

［12］Mohler B. Cross-cultural issues in research on child mental health［J］. Child Adolesc Psychiatric Clinics North America，2001，10（4）：763-776.

［13］Nelson ML，Quintana SM. Qualitative clinical research with children and adolescents［J］. J Clinical Child Adolesc Psychol，2005，34（2）：344-356.

［14］Patel V，Sumathipala A. International representation in psychiatric literature：Survey of six leading journals［J］. Br J Psychiatry，2001，178：406-409.

［15］Pine DS，Cohen E，Cohen P，et al. Adolescent depressive symptoms as predictors of adult depression：Moodiness or mood disorder？［J］. Am J Psychiatry，1999，156（1）：133-135.

［16］Rao U，Daley SE，Hammen C. Relationship between depression and substance use disorders in adolescent women during the transition to adulthood［J］. J Am Acad Child and Adolesc Psychiatry，2000，39（2）：215-222.

［17］Scharff DE. Psychoanalysis and psychotherapy in China，Volume II［M］. London：Karnac，2016.

［18］Scott S，Knapp M，Henderson J，et al. Financial cost of social exclusion：follow-up study of anti-social children into adulthood［J］. BMJ，2001，322（7306）：191-195.

［19］Remschmidt H，Belfer ML，Goodyer I. Facilitating Pathways：Care，Treatment and Prevention in Child and Adolescent Mental Heath［M］. Berlin：Springer，2004.

［20］Weisner TS. Discovering successful pathways in children's development-Mixed methods in the study of childhood and family life［M］. Chicago：University of Chicago Press，2005.

［21］Woodward LJ，Fergusson DM. Life course outcomes of young people with anxiety disorders in adolescence［J］. J Am Acad Child Adolesc Psychiatry，2001，40（9）：1086-1093.

第三章

国外法律与儿童精神医学

一、引言

在美国进步时代(19世纪80年代到20世纪20年代,美国出现许多重大社会、政治、经济改革实践,这一时期被称为进步时代),在西奥多·罗斯福政府执政期间,儿童青少年相关的司法精神病学议题开始出现在民众的意识中。这场运动最初被关注是在1899年,伊利诺伊州建立了一个区别于成人刑事法庭的少年法庭系统。之后的10年内,美国联邦的各州都建立了少年法庭系统,但国家和联邦政府并没有针对这一议题采取任何行动。在此之前,7岁以上的儿童与成人一起在监狱中接受监禁,并在成人法庭接受刑事诉讼。

二、儿童权利的演变和进步

在19世纪之前的罗马帝国时代和英国普通法中,儿童被视为家庭尤其是父亲的财产,以换取家长的劳动和保护。如果儿童成为孤儿或被遗弃,根据国家亲权原则,儿童将受到王室或政府的保护。随着18世纪的启蒙运动,权利作为法律议题的概念开始出现,并使人们可以合法地强制要求某些特定的行动自由、金钱、商品或服务。然而,在19世纪下半叶童工保护法出现之前,儿童也因其经济贡献成为重要的劳动力,并受到剥削。1875年,防止虐待动物协会在纽约市法院提出了第一起有关儿童保护的法律诉讼,在此之前,几乎没有保护儿童免受谩骂和虐待的措施。

1909年,美国第一届白宫儿童青少年会议聚焦于儿童福利系统、儿童健康保护和儿童的法律需求和福利等方面日益增长的需求。继之,自20世纪以来每十年举行一次的白宫儿童会议继续就这些问题展开讨论。例如,1970年的儿童白宫会议将以下特殊权利作为儿童福利的核心:

1. 儿童享有在尊重生命的尊严,没有贫穷、歧视等其他劣行的社会中成长的权利。

2. 儿童享有生存权、拥有健康和满足的童年的权利。

3. 儿童享有被充满挚爱的父母养育的权利。

4. 儿童享有童年作为一个孩子的权利,在发育成熟的过程中做出有意义的选择的权利,在社会中提出意见的权利。

5. 儿童享有接受在自己的能力所及范围内接受教育、充分发挥自身潜力的权利。

6. 儿童享有实施上述各项权利的社会机制的权利。

第一届白宫心理健康会议(1999)承认了神经科学的进步和心理健康服务行业的扩展,认识到心理健康、身体健康、总体幸福感之间的相互关系,并强调了当时的个人需求并不能获得恰当的服务。这次会议还强调了儿童的发展过程,他们在家庭中得到的照顾,以及从发展心理学的观点出发来制订诊断、治疗和照顾体系的社会文化背景。

专业的心理健康服务行业开始通过提供帮助、应对和管理儿童的心理健康问题来发展和提高心理健康服务的质量。值得一提的是,在任何时代,社会对儿童青少年的认识和对待都会在"国家亲权"原则和"儿童最大利益"原则之间摇摆。"国家亲权"是指授权国家保护那些没有能力照顾和保护自己的公民,并允许国家在有证据表明家庭中存在疏忽或父母无法履行义务时干预父母的行为。参考相关法律案例,"儿童最大利益"原则已经成为临床决策的法律标准。1925年,纽约高级法院的Cordoza法官在"Finley诉Finley"一案中写道:"法院的职责是依照国家亲权原则,做最符合儿童利益的事情。"1982年,在"Santosky诉Kramer"一案中,美国最高法院写道:"只要孩子是一个有活力的家庭的一部分,他自己的利益就会与其他成员的利益融合在一起。只有当家庭无法发挥其功能时,孩子和孩子的利益才会成为国家干预的问题。"

耶鲁儿童研究中心对"儿童最大利益"进行了广

泛的研究(Goldstein 等，1996)。最初的重点是临床决策以及将儿童安置在何处，需要在不同情况下进行价值偏好和临床判断。"儿童最大利益"构建了一个合理的框架，有助于我们理解父母的价值观、责任与儿童的权利、需要之间的平衡。尽管这一法律标准被批评为过于模糊、冲动，并且是成人决策者保护自己对儿童未来的偏见和判断的一种合理化，但在过去的五十年里，它已成为儿童依赖、虐待、忽视、监护以及其他的一些教育和司法问题的基本法律标准。1980 年，联合国多国代表不仅关注战乱国家儿童的困境，也开始关注各国逐渐产生的儿童权利概念。1989 年 11 月 20 日，联合国发布了《儿童权利公约》，获得了当时除美国和索马里以外联合国所有国家的认可。由共和党领导的美国参议院拒绝采纳和通过这一公约，理由是认为它干涉了美国的主权。以下列出了联合国公约中与本文主题相关的几项条款：

儿童是指所有未满十八周岁的人。

公约的权利无一例外地适用于所有儿童，国家有义务保护儿童免受任何形式的歧视。

所有涉及儿童的行动都应充分考虑实现其最大利益。

国家有义务落实公约中的权利。

第六条 每个儿童都有生命权，国家有义务最大限度地确保儿童的生存和发展。

第九条 除非被认为不符合其最大利益，否则儿童有权不与父母分开。如果与父母一方或双方分开，儿童有权与父母双方保持联系。

第十一条 国家有义务设法防止和纠正父母或第三方非法将儿童送往国外或不让其回国的情况。

第十二条 儿童有权表达意见，该意见应该根据儿童的年龄和成熟程度在所有事项或程序中被考虑。

第十四条 儿童有权在适当的父母指导和国家法律下，享有思想、感受和宗教信仰自由。

第十八条 国家有义务承认和促进父母双方共同承担对儿童的抚养和发展的责任。

第十九条 国家有义务保护儿童免受父母或其他监护人实施的各种形式的谩骂和虐待。

第二十条 国家有义务为被剥夺权利的儿童或家庭无法实现其最大利益的儿童提供特殊保护。

第二十三条 患有精神或身体残疾的儿童有权获得特殊照顾、教育和训练，以帮助其尽可能实现自力更生，并在社区中充实、体面、积极地生活。

第二十七条 儿童有权享有适合其身体、心理、精神、道德和社会发展的生活水平。

第二十八条 儿童有权接受机会均等的教育。

第三十四条 儿童有权免受一切形式的性剥削和性虐待，包括卖淫和参与色情活动。

第三十六条 儿童有权免受所有其他形式的有损任何儿童福利的剥削。

第四十条 被审判、指控或承认自身罪行的儿童有权受尊重，特别是从正当法律程序的各个方面受益。

上述条款的执行阐明了儿童的权利，目前仍然是几乎所有国家期望达成的目标和理想。

三、美国法律体系的概述

在美国，宪法是国家的最高法律，其他法律的来源必须符合宪法的规则，包括联邦和州法令、行政法规以及判例法。结构上，法院系统分为两大范畴，州立法院和联邦法院。州立法院系统分为初级法院（初审法院）、高级法院（受理上诉的法院）和州最高法院。高级法院和州最高法院负责行使监督管理初级法院判决权的职能。这些州立法院根据州法令裁决民事和刑事案件，一些专门的州立法庭可以行使对特定类型案件的司法权，例如青少年法庭享有法定权利处理青少年犯罪，家庭法庭享有法定权利处理离婚和儿童监护问题，遗嘱认证法庭处理与遗嘱和被继承人遗产相关的问题。联邦法院系统由联邦初审法院、13 个高级法院和美国最高法院组成。高级法院审理来自初审法院的上诉，美国最高法院审理来自高级法院的上诉。最高法院有权审核州立法院的最终判决。联邦法院系统根据美国宪法和联邦法规裁决民事和刑事案件。

州立法院和联邦法院的司法程序基本上包括两种形式：民事和刑事案件。民事案件包括违约、财产和金融争夺、侵权行为等；刑事案件包括伤害、玩忽职守、诈骗、诽谤、诬陷等。在刑事案件中，政府将会对被指控犯罪的被告提起诉讼。基于无罪推断，政府必须承担起提供足够的刑事证据，以判定被告有罪的责任。民事和刑事诉讼在审判过程中必须遵守民事和刑事诉讼的规则。法律程序的一个重要方面是证据标准，即司法机关要求某一司法结果应达到的确定性水平。证据优势被应用于大部分民事诉讼，涉及诸如民事拘留，以及终止父母行使权利等剥夺权利或自由的案件中，需要达到"明确和令人信服的证据"这一中间标准。青少年法庭和成人法庭的刑事案件都要求最高证据标准，即"超越一切合理的怀疑"。在法庭上作证的医师在陈述他们的观点时应该符合合理的医学准则，反映医师在作出诊断和建议治疗时所使用的证据确凿水平。

司法程序中的证人有两个类型：① 事实证人，为与案件相关的事实作证；② 专家证人，掌握专业的知识、技术，可以在诉讼中发表专业观点。精神科医师可以作为事实证人，提供与案件所涉事实相关的证据。在司法精神病学中，精神科医师常作为专家证人，利用他们在该领域的特殊知识和技能，就案件涉及的问题提供证词。

法庭接受由专家证人提供的科学证据的传统标准被称为 Frye 标准。根据这一标准，当某一专家证据被相关学界广泛认可时，法庭支持采纳这一证据（Frye v. United States，293 F 1013，DC Cir，1923）。1975 年，一项新的关于证据的联邦法律被正式应用于联邦法院的诉讼，即 702 条款。该条款规定，"如果科学、技术或其他专业知识有助于审判者了解证据以及确定事实真相，那么接受过训练或教育，具备相应知识、技能、经验的专家证人可以以观点或其他形式来作证。"

随后的美国最高法院案例阐明了关于 702 条款的新标准。在 Daubert v. Merrell Dow Pharmaceuticals，Inc（61 NSLW 4805，113 S. Ct. 2786，1993）中，美国最高法院认定 702 条款没有纳入 Frye 标准，即被学界广泛认可，并指出初审法院有责任确定专家证词的可靠性（Daubert 标准）。这个案件有效扩展了初审法院在采纳科学知识作为证据方面的合规和决策职能。在 General Electric Co. v. Joiner（118 S. Ct. 512，1997）中，美国最高法院认为，如果专家所依据的证据与专家的意见存在偏差，地区法院可以不采纳专家证词。在 Kumho Tire Co. v. Carmichael（119 S Ct 1167，1999）中，美国最高法院认定 Daubert 标准适用于所有专家证词，而不仅仅是基于科学的证词。

四、儿童少年的法律评估

儿童少年精神科医师可以在司法问题中充当以下角色：① 作为为案件所涉个人提供治疗的临床医师；② 作为法庭指定的专家；③ 作为当事人的签约专家或作为为诉讼方提供结论、专业知识和证据的代理人。

在第一种情况中，患者、父母或法定监护人享有但可以放弃保密要求。而在其他情境中，例如，当案件被归类为虐待、疏于照顾或特殊暴力威胁，或者在民事诉讼中父母将自己的精神状态强加于儿童等强制报告的情境，法律可能会要求治疗师或鉴定者报告或作证。

当收到传票（即法院命令）时，精神科医师可能需要公布患者的医疗记录，并将其移交给指定人员。

精神科医师还可能需要就其所做的鉴定、治疗过程以及其在法律事务中的角色作出陈述或出庭作证。值得注意的是，这个过程中法庭不会自动将精神科医师的意见作为专家证据。如果要成为专家证人，必须在开庭前通过法院审核，获得作为专家证人的资格。

在第二种情况中，法院可以选择专业人士，任命一名专家作为顾问，在开庭前向法院提供专业案件的相关结论、报告和证词。致力于处理家庭和青少年司法问题的儿童精神科医师通常以上述方式由法院任命。也可以通过双方律师达成协议来选择精神科医师，该协议应成为正式的法院命令，其中包括：

1. 派某专家开始工作的声明。
2. 鉴定目的。
3. 鉴定报告是为谁做的。
4. 专业服务的酬劳支付方式。

在第三种情况中，当事人的律师将联系司法精神科医师作为其案件的专家。如果当事人与司法精神科医师初次接触，司法精神科医师应要求与当事人的律师谈话，因为当事人的律师应与司法精神科医师而不是当事人签订合同协议。

当涉及任何这些法律程序时，精神科医师有权因其完成专业工作而获得合理的专业酬劳。在工作开始前，就应先安排好费用清单和付款方式，包括计费服务。精神科医师工作的报酬不应基于诉讼结果，即应急支付计划，否则可能有损精神科医师意见的客观性和中立性。

五、鉴定过程

精神科医师在进行司法鉴定时，必须清楚地告知被鉴定者访谈的目的和性质、访谈中保密的限制以及访谈过程并不是医患之间的访谈。然后，从鉴定中获得的信息应以陈述或书面报告的形式向涉及案件的律师、法官或法院提供意见。

司法报告应该包括以下要素：

1. 谁聘请了专家，以及聘请专家的目的。
2. 专家得出结论所依据的信息，包括文件、视频、录音带和访谈记录。
3. 与专家最终意见相关的观察结果和其他信息。
4. 专家表述和意见的结论。所有结论都应得到报告中的数据的支持，包括访谈和审查记录。如果报告中有诊断，诊断应遵循 DSM-5 或 ICD-10 诊断标准。所有意见都应反映当前心理健康相关领域的临床理解和科学知识。

在开庭前,法院会审查专家的教育背景和受训经历,然后确定专家是否可以宣誓就职。经法院批准后,专家将就直接询问、交叉询问和重新指导发表意见。

六、专业责任

过去二十年中,对职业医疗事故的索赔和裁决日益增多,精神科医师和其他心理健康服务者也受到波及。由于诉讼法律和立法的扩展,例如精神创伤和法定责任,精神卫生专业人员更容易受到索赔和起诉。例如,违反保密原则、违反医院和社区医疗保健标准、未能报告或保护对患者的骚扰和虐待、失职、治疗不当、不当伤害以及其他亵渎联邦和州法律的专业责任和实践问题。

根据侵权法,专业医师将对可以由医师避免的,对当事人或第三方所谓的伤害行为承担法律责任。

对职业过失索赔的四个要素如下:

1. 责任:医师把治疗的责任归因于患者。
2. 玩忽职守:违背治疗责任。
3. 损害:违背治疗责任给患者带来了实际损害。
4. 直接原因:玩忽职守是造成损害的直接原因。

根据证据优势标准,原告必须向法院证明以上要素的存在,而被告则要证明根据当时的普遍治疗标准,以上至少一种要素是不存在或不可能存在的。

此外,社会逐渐强调医疗保健治疗的成本控制部分,也是精神卫生专业人员越来越容易受到道德和法律攻击的原因。

七、虐待、犯罪和少年法庭

在 20 世纪最初的十年里,每个州的少年法庭关于未成年人的政策和司法程序都有所发展。但是,联邦政府没有提供指导或组织,而是任由各州制定了各自的系统和目标,通过新发展的少年司法系统管理未成年人,并制定了专属的司法程序,以满足那些从事青少年康复的人。法院有很大程度的自主权,因此发展出许多司法程序上的滥用。美国最高法院通过三个案件处理这些有系统的滥用职权的问题。

在 Kent v. United States(313 U. S. 541, 86 S. Ct. 1045, 1966)一案中,最高法院声明在一份由少年法庭转至成人法庭的弃权书中,未成年人有权获得"正当司法程序和公平对待"。辩护律师应有权查阅有关弃权的记录,少年法庭必须提供弃权理由的书面陈述。

在 re Gault(387 U. S. 87 S. Ct. 1928, 1967)一案中,最高法院裁定,在将对机构作出承诺的听证会上,未成年人有权获得通知和咨询,询问证人,以及保护自己免于自证其罪。

在 re Winship(397 U. S. 358, 90 S. Ct. 1068, 1970)一案中,最高法院裁定,对所有犯罪行为的裁决都应符合合理怀疑标准。

美国第一次在该领域的立法是 1974 年的《青少年司法和犯罪预防法案》。该法案向各州和县提供联邦拨款用以促进青少年康复和教育,不再将青少年罪犯监禁在成人监狱,消除了非制度化的罪犯(违反宵禁或逃学的未成年人),并建立了青少年司法和犯罪预防办公室,收集每个州青少年抚养和犯罪问题的数据。2018 年《青少年司法改革法》是该领域最新的联邦立法,其重点是确保对青少年司法的保护,防止因身份犯罪而被监禁,并防止儿童青少年被监禁在成人监狱。

神经科学的最新发展(Pope 等,2012),特别是在青少年情感认知神经网络方面的成熟,正在影响我们对青少年的专业鉴定和公共政策,尤其是接受审判的能力和是否成熟的评估。在 Dusky v. United States(362 U. S. 402, 1960)一案中,最高法院阐明了受审能力的标准,即被告当前是否有足够的能力以适度的理性来协助其律师,以及被告是否对针对他的诉讼有基于理性和事实的理解。此外,包括父母精神病史、犯罪的亚文化现象、家庭经济困境或父母忽视和虐待在内的发育问题,以及包括精神疾病、智力或发育障碍在内的发育史与受审能力的确定相关(Beth,Gerring,2014)。Grisso 开发了一个用于鉴定受审能力的综合评估流程,《鉴定青少年受审能力:临床实践指南》(Professional Resource Press, Sarasota, Florida, 2005)。

八、离婚与儿童监护

在儿童监护权和父母离婚工作的司法问题中,法律和伦理越来越受重视。"儿童最大利益"原则是判决儿童监护权纠纷的指导原则。美国律师协会于 1974 年批准的《统一结婚离婚法》确立了关于"儿童最大利益"的表述和标准,其中包括诸如父母和儿童的意愿,儿童与那些可能显著影响其最大利益的人的互动,儿童对其家庭、学校和社区的适应,以及所有相关人员的精神心理健康等因素。

大多数州都依据《统一结婚离婚法》的定义和陈述建立了自己的相关法律。例如,《加州家庭法》第 3011 条规定,"州立公共政策规定未成年子女必须经常和父母双方保持联系……同时鼓励父母分享抚养儿童的权利和义务。"在儿童监护权的判决中,法院应考虑其认为相关的其他因素,如儿童的健康、安全、福利,虐待或疏于照料的指控,以及习惯性、持续性非法使用受管制药品或酒精。法院还会考虑其他因素,比如哪一方更有可能允许儿童与没有监护权的一方频繁、持续地接触……而且法院不应该以父母的性别来决定监护权。《加州家庭法》第 3042 条还规定,"如果一个儿童在适当的年龄有能力理性地表达自己有关监护权的偏向,法院应考虑并重视儿童的意愿,同意或者变更监护权。"

虽然"儿童最大利益"原则已被广泛认可,但其定义仍不明确,使法官在解释这一概念时有很大的自由裁量权。由于这种不确定性,法院越来越依赖儿童精神心理专家的专业知识来帮助判断儿童的最大利益。美国心理协会(1994)、美国精神医学学会(1988)、美国儿童和青少年精神病学学会(1997)和美国家庭支持法律协会(1994)颁布了儿童监护权争夺裁定的指导方针。

社会的不断更新和发展使得儿童监护权争夺中出现了特殊的议题。这些特别议题包括同性配偶的养育和离婚、继父母和祖父母的权利、父母疏离和父母绑架、搬迁、躯体和性虐待,以及生育技术的进步。

针对同性配偶的情感案例尤其复杂和具有挑战性。关于同性配偶的心理健康文献显示,与异性配偶相比,同性配偶的儿童在心理健康和发展方面没有显著差异,也没有提供限制同性配偶监护和探视的支持(Binder,1998)。

祖父母、继父母和其他第三方越来越多地寻求探视权和监护权。各州对这类案件有不同的处理方式。关于继父母获得孩子的监护权,法院一般倾向于让亲生父母而不是非亲生父母作为儿童的监护人(Herman,1990)。

只有在"特殊情况下",非亲生父母才会获得儿童的监护权(Herman,1990)。美国 50 个州都颁布了祖父母探视法案,但探视法案允许的探视程度各不相同(Scott,2000)。在美国最高法院的一个案件(Troxel v. Granville, 530 U. S. 57, 120 S. Ct. 2054, U.S. Wash, 2000)中,最高法院的裁决强调了第十四修正案规定的父母基本权利的重要性,即让他们的家庭免受政府干预。涉及父母以外的第三方当事人的探视权和监护权的案件,将继续界定父母自主权和政府权力之间的界限,以促进实现儿童的最大利益。

儿童监护权纠纷中最可悲的结局是父母绑架。这类案件的司法审查者应熟悉相关的州和联邦法律(《统一儿童监护管理权和执行法案》《联邦父母绑架

预防法案》)和国际协议(1988 年《国际绑架补救法案》和 1980 年《海牙国际儿童绑架民事公约》)来解决这些复杂的监护权纠纷中产生的复杂问题。

当前社会的流动性越来越强,父母一方的搬迁也导致了一些案件。其中一方向法院请求带着孩子搬到另一个城市或州。法院虽然对这些案件的处理方式不同,但都试图在这些困难案件中确保儿童的最大利益。在这种情况下需要考虑父母双方的心理调整和养育能力,孩子与父母双方的关系,孩子的发展需要,每个地方的社会、学业和社区支持,父母之间的冲突程度、父母双方的经济稳定性、搬迁后父母之间的距离,以及父母双方支持另一方与儿童继续联系和探视的意愿等因素(Kelly、Lamb,2003)。无论鉴定只涉及一般问题还是比预想的更复杂,审查者都应做好充分准备,以应对潜在的冲突和情绪波动,以及审查过程中的高成本和低效率。离婚的父母经常对此抱怨,研究表明这种对抗的过程可能会给父母和孩子带来消极的结果(Kelly,2000)。《调解和合作法》提供了这种对抗性程序的替代方案,并且越来越多地用于监护权纠纷(Kelly,2000)。《合作家庭法》涉及夫妻、他们各自的律师,可能还有其他专业人士都在努力达成和解(Tesler,2001)。

双方自愿签订一份有约束力的"参与协议",描述了合作法,并鼓励诚信谈判,以避免诉讼。在调解中,当事人选择一个中立的人,通常是律师,作为调解人来帮助他们解决案件(Kelly,2000)。调解人不提供法律建议,也不像法官那样裁决,而是促进双方就解决方案进行讨论。全国不同的法律管辖范围内实施不同的调解过程,但目前的文献表明,对调解过程的满意度越高,父母之间将达成更多的共同监护权和合作(Ash、Derdyn,1997)。

儿童监护权的评估人员应该了解监护权纠纷的两种结果——共同监护权和唯一监护权,也必须明确这两种结果对儿童的潜在影响。在共同法定监护权中,父母双方对儿童有共同的司法决定权。在共同监护权中,孩子轮流与享有共同监护权的父母一起生活。在唯一监护权中,父母中的一方拥有上述所有权利,儿童与享有唯一监护权的一方在一起生活。最近的报告表明,目前没有对于儿童监护权最佳分配的共识(Binder,1998),但研究支持了某些一般指导方针。在监护权分配中应考虑父母冲突、父母心理健康状况和父母与子女之间的关系质量,因为这些因素是子女适应父母离婚的重要预测因素(Kelly,2000)。频繁的父母冲突,无论是再婚期间还是离婚后,都会对孩子产生严重的负面影响(Roseby、Johnston,1998)。

儿童监护权评估涉及动态的、极其复杂的家庭法律领域。2001 年，美国法律协会发表了一篇影响法院和立法机构的学术著作，对美国与离婚、家庭相关的司法问题进行了分析，阐明儿童监护权问题政策的基本原则(Kay，2000)。随着社会、文化和技术继续改变和影响家庭结构的形态和动态，立法和判例法也将继续演变，并在这些具有挑战性的案件中为监护评估人员的工作提供指导。

九、儿童虐待和儿童忽视

自从 1978 年通过《儿童虐待预防和治疗法案》以来，关于虐待和忽视儿童的诉讼急剧增加。各州都通过了相关法律，要求指定人员报告虐待和忽视儿童的情况。法律规定未报告虐待、忽视行为，将会承担民事责任甚至刑事责任(Nurcombe、Partlett，1994)。经授权的强制报告可以突破保密，如实报告的报告者可以免于因疏忽或诽谤被起诉(Quinn，2002)。

各州法律中关于儿童虐待的术语有不同的解释，因此临床医师必须熟悉其所属辖区的法律规定。性虐待有很强的不确定性，罪犯和儿童的年龄、关系都决定了犯罪的性质和涉及的惩罚(Quinn，2002)。在儿童虐待案件中，司法鉴定的工作可能涉及虐待的各个方面：确定儿童受侵害的性质和程度，评估父母的精神状态和养育能力，审查安置和治疗的申请(美国儿童和青少年精神病学学会，1997c)。司法鉴定可以在刑事诉讼、抚养程序、监护权争夺、终止父母权利、收养程序等中发挥功能(Barnum，1997)。

为了解决有关伤害性质和程度的问题，司法专家必须谙熟有关虐待儿童相关的临床模型，包括躯体虐待、性虐待和情感虐待(美国儿童和青少年精神病学学会，1997c)。虽然躯体虐待和性虐待一直是许多研究关注的重点，但情感虐待可能是一种更常见的虐待和忽视儿童形式，这种更隐蔽的虐待形式也会带来长期的心理影响。

对父母养育能力的鉴定是一项极具挑战的工作，需要考虑到每个家庭独有的情况，如儿童的发展需要，以及父母的长处和弱点。根据已有证据，法院可以裁定让儿童返回家庭接受进一步的诊断和治疗，或继续由国家监护，由家庭提供照料，并将关于儿童的最新进展报告给法院。如果法院认定父母无法为儿童提供安全的环境，则可以将儿童从家庭中带走，将其安置在一个临时家庭或机构中，但计划仍是最终让其与家人团聚。

寄养(foster care)是一种对被判决离开家庭的儿童进行临时安置的选择。在这些案件中进行协商，需要了解家庭系统的复杂性以及对儿童潜在的影响。

这一群体的儿童往往在生理、情感和心理健康方面存在重大困难。父母与子女分离给儿童带来的情感影响，对亲生父母和养父母的矛盾需要，以及缺少满足这类儿童特殊需求的资源等，都给那些已经存在许多问题的儿童造成了很大困难。尽管存在这些阻碍，仍有证据显示寄养能够带来积极的结果，包括增进儿童的健康、提高儿童的社会功能、促进儿童的学业完成。有研究结果同样显示，某些风险因素和保护因素可能影响儿童寄养经历的结果。尽管众多混杂因素使得对案件的裁决变得困难，政府和社会机构还是致力于改善此类困境。为解决这一群体儿童缺乏稳定性、存在健康问题、依赖程度高的情况，联邦政府 1980 年制定了《收养援助和儿童福利法》(Public Law 96-272)。法律授权社会机构依法实施措施，帮助儿童的原生家庭解决导致儿童离开家庭的问题，如果家庭方面的努力失败，则在实施寄养的 18～20 个月后，对儿童执行永久寄养。其他有助于改善寄养措施的积极努力还包括越来越多地让与儿童有亲属关系的人实施照顾，让大家庭成员帮助抚养儿童，以及为寄养父母提供更高水平的治疗技能培训(Rosenfelt 等，1997)。然而，由于资源有限，且有特殊需要的儿童人数不断增加，这些方案的实施受到阻碍。

尽管法律规定应为家庭复合做出适当努力，但如果家庭复合失败，或者儿童的寄养满 18 个月，州政府也有权申请终止父母的权利(1980 年《收养援助和儿童福利法》，Public Law 96-272)。某些特定的犯罪行为甚至将直接终结父母的权利(Schetky，2002d)。终结父母权利的法定标准是明确且具有说服力的证据(Santosky v. Kramer 455 U. S. 745，102 S. Ct. 1388，1982)。Schetky 等(2002d)描述了终结父母权利程序的具体标准，例如儿童需要持久稳定的家庭关系，儿童的特殊需求，亲子关系的质量，依恋和被收养的能力。父母权利的终结可能导致长期寄养，法律监管，释放和亲缘关系收养等结果(Schetky，2002d)。

十、学校相关的法律问题

在美国，联邦政府在 20 世纪中期之前并没有在儿童青年的公共教育中发挥作用。

儿童的教育在传统意义上被认为是父母、市、县、州政府的责任。然而，1954 年美国最高法院颁布了一项里程碑式的裁决(Brown v. Board of Education，347 U. S. 483，1954)，结束了全国公立学校的种族隔离政策。1973 年颁布的《民权法案》第 504 项，确定了"教育是每个人都能享有的权利"，这样进步的决定引发了许多争议；规定"美国残疾人个体享有权利，不允许因为其残疾的情况而被拒绝得到应得的利益，或在联邦政府基金援助项目中受到不公平待遇"。1975年，《残疾儿童教育法案》(Public Law 94-142)进一步阐明了公立学校应遵守的原则，该法案明确"所有残障儿童都能免费获得适当的公共教育"，强调"通过特殊训练和相应的服务来满足残障儿童的特殊需求"。该法案定义了各种不同的残疾情况，包括精神发育迟滞、学习障碍、严重的情感障碍、语言能力受损等。该法案还定义了特殊教育服务应遵循的流程，包括"免费和适当的公共教育""相应的服务""个性化的教育方案"以及"受限最小的环境"，并列举了各种权利和程序的保障。

1990年《美国残疾人法》(Public Law 101-336)补充了对残疾人权利的阐述，并为学校课程、程序和学校活动提供便利。1991年，国会修订并将《残疾儿童教育法》更名为《残疾人教育法》(IDEA, Public Law 102-119)，进一步定义了各州的特殊教育服务的流程和程序。

与公立学校特殊教育问题相关的教师和临床医师必须意识到，美国教育部对各种精神和情感状况的定义与美国精神医学学会提供的定义不同(定义见DSM-5，2013)。

在公立学校从事儿童特殊教育服务的临床医师应该熟悉自己所在州和学区使用的标准，并熟悉相关疾病的DSM-5诊断标准和美国精神病学协会对疾病的定义。美国儿童和青少年精神病学学会出版了《学校精神疾病咨询的实践指南》(Walter、Berkowitz、2005)，它为临床医师提供了学校心理咨询服务的全面描述和参考。

十一、网络和社交媒体

20世纪，电话、广播、电视、万维网和互联网等技术快速更新，沟通方式更加复杂，使得人类沟通、人际关系以及个人与组织和政府的关系发生了前所未有的社会文化变革。因此，这种社会文化变革，以及迅速的技术更新推动了对法律的变革，以适应时代发展(Kay，2000)。

在人类有记录的4000年历史中，没有人能像当前的年轻人一样，通过互联网和各种电子通讯手段等媒介，体验人际交流和关系方面如此迅速而广泛的社会文化变革。这种技术促进了快速通信的发展，受教育人口的增长，以及教育、科学和技术方面新知识的出现。新知识技术的缺点是带来新的危险或隐私的破坏，以及网络性骚扰、网络霸凌，通过短信和网络盗窃信息和知识，而受害者甚至不知道自己受到了侵害。

青少年在认知、情感和关系上的快速变化，使他们对互联网和社交媒体带来的机会特别感兴趣。但这也使他们容易受到伤害，对此他们可能还没有意识，并设法避开来自父母的监督和控制。

网络霸凌不停发生，施暴者可以是匿名的、不为人知的，并且可能距离受害者很远。性短信(sexting)一词指的是交换明确的性信息和图片，可以被认为是儿童性侵的一种形式。

网络跟踪是重复使用电子通信来跟踪或威胁受害者。几乎没有对儿童在网上发布信息或图片的法律保护，但网络追踪可能会导致刑事诉讼，儿童可能会因为他们在网上发布的信息而受到伤害，包括对他们的声誉造成持久的损害(Costello，2016)。

尽管存在风险和危险，青少年还是倾向于在Facebook、Twitter、Instagram等针对特定人群的社交媒体网站上发布个人信息。这些发布在社交媒体上的私人信息可能会被攻击和利用，以欺骗和利用那些毫无戒心的青少年，可能会导致他们个人信息、姓名、地址和家庭信息的泄露。

法院认为，互联网社交媒体信息的使用基于合同法，合同受"理性儿童"标准的约束。这使得儿童青少年在尚未发展成熟时易受到伤害，并且在协议的安排和理解方面存在困难。

20世纪90年代，无论是否存在监督，儿童青少年对互联网和社交媒体的使用激增，这导致儿童青少年遭受虐待与剥削的危险和比率不断增加。显然，法律规范和政府法规几乎起不到作用，社交媒体相关机构也无法在儿童青少年福利和隐私方面实现自我监管。

美国国会承认并回应这一新出现的问题，并通过了1998年《儿童网络隐私保护法案》，于2000年4月21日生效(COPPA，1998)。但是，该法案只适用于以13岁以下儿童为目标的网络运营商。该法案要求这些运营商在收集儿童的个人信息之前，必须征得其父母的同意。它还要求运营商允许儿童家长对被披露的信息提出抗议，并将信息删除。2013年修订的《儿童网络隐私保护法案》扩展了对"个人信息和个人身份标识"的控制。

然而，对13~18岁青少年的保护微乎其微，法律允许青少年被视为成人，并能够合法地与网络服务签订合同。2015年《加州未成年人在数字世界中的隐私权》已经在立法上做出了一些努力，以保护青少年免于发布自己的私人信息。加利福尼亚州的这项法律要求网络运营商安装一个"清除按钮"，允许将未成年人的信息从他们的网站中删除。

但目前没有任何法律可以完全保护未成年人免受在网络中共享个人隐私信息的风险。为了确保儿童青少年在线共享个人信息的安全性,父母、老师和其他监护人必须教育、监督和管控他们的网络活动。

心理健康专业人员应该了解,目前的联邦和州法律如何规范、禁止未成年人的网络活动,以及支持有关揭示冲动网络使用的风险和后果的教育项目。与这些青少年打交道时,心理健康专业人员应该意识到他们的网络活动实际上很少受到监督,并帮助青少年意识到网络活动对其未来生活的影响。

十二、结论

在精神病学和法律之间的这个复杂领域工作的临床医师应该勤奋谨慎,更新自己临床工作的知识库,了解所在的管辖地区的相应知识、法律法规的最新发展。如有疑问,应咨询有经验的同事,或向自己的法律顾问寻求建议。

(Anlee D. Kuo John B. Skorski 著)

(许高阳 译 郑 毅 校)

【参考文献】

[1] American Psychological Association. Guidelines for child custody evaluations in divorce proceedings[J]. Am Psychol, 1994, 49(7):677-680.

[2] Ash P, Derdeyn A. Forensic child and adolescent psychiatry: a review of the past 10 years[J]. J Am Acad Child Adolesc Psychiatry, 1997, 36(11):1493-1502.

[3] Beth E, Gerring J. National trends in juvenile competency to stand trial[J]. J Am Acad Child Adolesc Psychiatry, 2014, 53(3):265-268.

[4] Binder RL. American Psychiatric Association resource document on controversies in child custody: gay and lesbian parenting, transracial adoptions, joint versus sole custody, and custody gender issues[J]. J Am Acad Psychiatry Law, 1998, 26(2):267-276.

[5] Costello CR, Mcniel DE, Binder RL. Adolescents and social media: privacy, brain development, and the law[J]. J Am Acad Psychiatry Law, 2016, 44(3):313-321.

[6] Englander EK. Spinning our wheels: improving our ability to respond to bullying and cyberbullying[J].

Child Adolesc Psychiatr Clin N Am, 2012, 21(1):43-55.

[7] Goldstein J, Solnit AJ, Goldstein S. In the Best Interests of the Child[M]. New York: Free Press, 1996.

[8] Kelly JB. Children's adjustment in conflicted marriage and divorce: a decade review of research[J]. J Am Acad Child Adolesc Psychiatry, 2000, 39(8):963-973.

[9] Kelly JB, Lamb ME. Developmental issues in relocation cases involving young children: When, whether, and how? [J]. J Fam Psychol, 2003, 17(2):193-205.

[10] Nurcombe B, Partlett DF. Child Mental Health and the Law[M]. New York: Free Press, 1994.

[11] Pope K, Luna B, Thomas CR. Developmental neuroscience and the courts: how science is influencing the disposition of juvenile offenders[J]. J Am Acad Child Adolesc Psychiatry, 2012, 51(4):341-342.

[12] Quinn K. Principles and Practice of Child and Adolescent Forensic Psychiatry[M]. Washington, DC: American Psychiatric Publishing, 2002.

[13] Roseby V, Johnston J. Children of Armageddon: common developmental threats in high conflict divorcing families[J]. Child Adolesc Psychiatric Clin N Am, 1998, 7(2):295-309.

[14] Rosenfeld A, Pilowsky D, Fine P, et al. Foster care: an update[J]. J Am Acad Child Adolesc Psychiatry, 1997, 36(4):448-457.

[15] Schetky D, Benedek E. A suggested framework for forensic consultation in cases of child abuse and neglect[J]. J Am Acad Psychiatry Law, 1997, 25(4):581-593.

[16] Scott CL. Troxel, et vir, Petitioners v. Granville: grandparents' rights or parental autonomy? [J]. J Am Acad Psychiatry Law, 2000, 28(4):465-468.

[17] Walter HJ, Berkowitz JH. Practice parameters for psychiatric consultation to schools[J]. J Am Acad Child Adolesc Psychiatry, 2005, 44(10):1068-1083.

第四章

儿童精神卫生服务发展趋势

在过去的十年中,社会医学(social medicine)在概念和方法上发生了重大变化。它曾经被视为主要关注的是文化和社区,现在则更确切地关注健康的公平性、获得医疗保健服务和健康以及文化欣赏的社会决定因素(DiNicola,2013)。儿童精神病学和社会医学在那些希望看到更精确的聚焦和那些希望采取更为综合的方法的人之间有着共同的紧密关系。对于社会医学来说,它更精确地考虑了经济因素和获取健康维护途径的问题。在儿童精神病学中,有些人希望儿童精神病学关注疾病并通过医学视角看待这一职业,而有些人则希望在儿童精神健康背景下看待儿童精神病学,而不关注其具体精神疾病,两者之间存在着紧张关系。在社会医学和儿童精神病学中,调和这两种观点是一个持续的过程。

广义的社会医学是指包含医学科学与社会改革内容的一门医学实践,它关注的可能是个体也可能是社会整体。在学术领域中,社会医学可能也包含人类学、社会学和医学伦理学。社会医学综合方法背后的理念是,医生治疗的患者的状况不能与现代社会中造就人类的其他因素完全分开看待。根据George Rosen(1947)的研究,疾病的发生并不是"纯粹自然"的;相反,它是"通过社会活动和这种活动所产生的文化环境所调节和修改的"。因此,成功的疾病治疗方法应该是一种包括心理和社会因素的方法。这些考虑也适用于儿童精神病学实践。

一、社会医学的起源

社会医学的兴起可以追溯到19世纪中期的法国。当时社会医学的主要焦点是调查工业化对健康的影响,诸如贫困和职业类型。社会医学的支持者主要是当时的自由主义知识分子,他们认为社会医学方法与政治改革相吻合。Rudolf Virchow是著名的社会医学先驱,他于1847年发表了一篇关于斑疹伤寒流行病学的报告,并提出斑疹伤寒暴发与社会经济因素相关的观点。相应地,Virchow相信根除流行病必须包括社会改革的措施,仅仅依靠医学治疗不会带来多少改变(Erwin、Acherknecht和Rosen,1947)。法国医师的自由主义思想成功地传播到德国,以至于另一位德国慈善家Salomon Neumann发表了一篇著作指出,医学是一门社会科学,只有承认其社会性质,才能充分发挥其效益。当时的其他医师也提出相同的观点,例如Leubushcher认为,医学是一门仍然缺乏"实用内容"的社会科学(Rosen,1947)。

二、作为一门学科的社会医学

在医疗实践中,互动是否应该包含对患者更为社会化的关注长期引起争论。医学"社会化"的反对者反对医师参与卫生保健政策和法律法规的制定。例如,早在1909年,美国儿科学会内部就有关于医师在公众问题上的角色的辩论。Thomas Rotch在"美国儿科学会对公众问题的立场和工作"演讲上,提倡医学研究中结合科学和社会行动的方法。他首创用X线测定骨龄的技术,并试图利用这些来建立合适的标准以确定儿童参加劳工工作的资格(当时的社会改革主要关注劳动在儿童发展中的负面影响)。Thomas Rotch(1909)的工作曾遭到一些同仁的反对。例如,Isaac Apt表达了他的看法:"我们的任务是最大可能地刺激和鼓励科学工作,而卷入政治或涉足立法问题与我们的目标相去甚远。"此外,L. E. 也评论说:"……这类主题……虽然具有社会学意义,但不像其他严格意义上的医学论题那样属于我们大多数人的工作范畴。"关于社会医学的争论仍在继续。

推动社会医学不是一个随意的理论命题;相反,其各种复杂的原则是基于社会有义务保护和保障公民健康的概念。Virchow(1849)指出这个原则逻辑上应该随着民主国家的建立而建立,因为一个民主国家主张其所有成员享有平等的健康权。健康的提供和保险取决于获得医疗保健的机会,以及促进健康状态的教育和政策。这个原则不仅是指政府在公共卫生保健方面提供协助，而且还期望医疗保健提供者、教育家和政策制定者共同合作以创造"健康生存所必需的环境"（Virchow，1848）。

Neumann、Virchow 及其同事在对这一原则的坚持上略有不同，但他们的根本目的是一致的。他们看到了疾病、死亡、慢性痛苦与贫穷、饥饿、苦难交织在一起，因此提倡同时研究这些因素。Virchow 在他对西里西亚斑疹伤寒疫情的调查中，承认了引起该疾病的生物和躯体因素，但仍将它们与社会因素关联起来。随后，他将理论扩展到医学问题与社会或政治发展之间的关系上。

此外，Virchow（1849）指出，流行病是文化和社会失调的象征，他将社会和流行病的关系与个人身体和其病理症状的关系相提并论，认为流行病"象征着群众生活的重大紊乱"，如经济萧条和失业。因此，他根据社会因素在流行病成因中起作用的程度不同，区分了流行病的"自然"和"人为"特征。

社会医学的第三个原则建立在前两个原则被接纳的基础上。也就是说，首先要认识到保护和促进全体公民健康的责任，承认社会、政治和经济因素对社会健康的影响，然后必须实施协作和综合的治疗计划。因此，Neumann 为柏林内科和外科医师协会起草了一份文件（1848），文件中他概述了一个和社会医学原则相应的行动计划（Kroeger，1937）。此后，为不同地方和目标的发展制订了不同的行动计划。虽然人们对社会医学领域关注的方面并不总是一致的，但却都坚信上述原则的重要性。这种共同信念不断激励着人们推动该领域的发展，并为了改善公共健康而修正行动计划。儿童精神健康的临床医师在这些原则的实行上发挥了显著和独特的作用。

三、儿童精神病学与社会医学

儿童精神病学体现了现代循证医学时代社会医学给医疗实践带来的两难境地。从医学实践的角度来看，临床医师所承担的角色常常是模棱两可的，是作为一个必须了解患者病史、文化和心理状况的社会服务提供者，还是作为一个受过医学培训的个体，其唯一目的就是识别疾病的症状并实施缓解症状的医学治疗者？再者，如果临床医师要对患者负起社会责任，这项责任的范围是什么？究竟有多大？必须对准什么样的社会结构？临床医师应该在卫生保健教育和改善患者待遇的政策制定方面发挥积极作用吗？这些其实都是围绕考虑社会医学既是一门医学学科，也是一门从社会学角度给予患者关怀、治疗

的学科所包含的一些问题。为了进行详细的讨论，本文中的儿童精神病学内容特别关注与社会医学有关的问题。

在儿童精神病学领域中，对患者的治疗采用的是双管齐下的方法。有一种观点认为，医师的作用在于推动社区的和谐以及推进医学科学和实践的发展。社会医学的立场反对如下观念，即医学只是一门基础科学，医师只是提供科学信息和精确干预治疗的承包商。一种更具社会倾向的医学实践提倡诸如延长患者的就诊时间，在就诊时加入一些心理治疗部分，以及加强对患者健康教育等观念。这样做背后的理论基础是它们可以帮助医师获得对患者更有价值的了解，从而有助于提供高质量的卫生保健。此外，通过医师与患者更多的交流，医疗咨询采取了社交互动的形式，这样使得患者（或儿童精神病学个案中的父母/照顾者）对所接受的治疗感到更舒适和更有信心。最后，社会医学可以使患者更好地了解自己的病情及所需的治疗，从而最终赋予了"患者"权利以及普及了预防医学的概念。

请考虑以下假设场景：一个从儿科医师处转诊至儿童精神科医师处的青少年主诉有慢性偏头痛样头痛。儿童精神科医师通过一些基本的诊断标准，试图判断出导致患者主诉的可能原因。此外，他询问了患者的家族史，并发现患者的母亲正在与绝症作斗争。该青少年患者对家庭状况感到情绪紧张，并且似乎是在母亲病情恶化后，才开始头痛。这名儿童精神科医师的结论是该患者的症状表现可能是一种情境性的，由压力性的生活事件触发的。相应地，他为患者推荐了一种联合止痛药物治疗和放松技巧的治疗方案，然后他要求该患者定期复诊。

这个场景并不能完全代表医患交流的全过程。然而，它为"有益于健康"医疗实践提供了一个很好的例子，并帮助人们预想随着医师对患者的社会协调性作用的提高，医疗保健的效率也可能随之提高。现实中一种更"科学"的场景可能是：放射学和脑电图检查结果为阴性，就告知患者及其家属"检查没有发现什么"。

上述场景也引发了医疗实践领域内的争论。反对用关注社交关系的方法处理医患关系的人可能会说：增加医师与患者社会协调的措施会降低医疗保健服务的效率，从而降低其有效性。例如，如果一位儿童精神科医师对他遇到的每位患者都花 30 分钟询问家族史，那么他在给定的一天中所看患者的总数可能会减少 50% 或更多。此外，反对者认为医师过分强调患者的情感或家庭状况而忽视了医学测试程序（如脑电图检查）的潜在功能价值，因此可能最

终延长患者的痛苦。显然,对社会医学的这种批评并不能完全延伸到儿童精神病学,因为根据定义,后者关注的是儿童患者的社会心理状态。然而,在儿童精神病学中神经病学、药理学、心理学、社会学和发育儿科学之间的相互作用程度仍有些模糊不清。随着遗传学在理解儿童精神障碍病因方面发挥了更重要的作用,讨论患者的社会背景的空间面临着更大的挑战。

儿童精神病学的"整体的"方法的好处是可以预见的。由于儿童通常不善于表达关于自身处境的想法和感受,同时他们可能对临床环境感到恐惧或困惑,因此临床医师让儿童对所做各种水平的医疗或精神评估及治疗方法感到舒适是很重要的。与儿童保持社交联系将有助于临床医师在儿童家庭或学校环境背景下更好地理解症状或疾病的预后,同时也有助于医师判断患者的理解能力和对治疗的依从性。

医疗保健中仍然存在效率与有效性的问题。医学效率是指有用的结果与总的投入之间有一个高的比率,然而医学的有效性是只考虑有用的结果而丝毫不考虑达到有用结果所投入的水平。医师的理想目标是用最少的时间、精力或技能达到最满意的效果(即最大效率)。然而,如何达到最大效率仍然是个难题。采用"有益于健康"和"社会-医学"的方法切实可行吗? 在社会医学中期待效率是现实的吗? 或者,当忽略了社会环境后,医学就一定不那么有效了吗? 应该有一条通往效率和有效性并不相互排斥的道路。我们在目前的波士顿儿童医院中国儿童精神病学教学项目中看到,随着时间的推移,临床医师可能会提高效率,以获得更全面的视角,并考虑患者的背景和患者对自己病情的理解。这似乎并不妨碍对效率的需求。

四、体现社会医学原则的儿童精神病学的出现

与其他医学学科相比,儿童精神病学是一门新学科(Skokauskas,2019)。它不是从精神病学中分出来的,而是从对儿科学和对儿童精神生活复杂性的认识中发展出来的。儿童精神病学一直植根于实践它的社区,包括儿童指导诊所、少年法庭和其他问题儿童的集合地点。这一领域的先驱们虽然接受过医学培训,但对如何处理儿童的精神健康问题有宽泛的概念,他们认识到父母、社区和学校在处理这些问题方面的关键作用。因此,社区外展计划、学校咨询和少年法庭咨询在早期治疗工作中占有重要地位。

在 20 世纪 20 年代的美国,联邦基金和洛克菲勒基金会(Rockefeller Foundation)开始赞助儿童指导诊所的发展来预防精神疾病。与此同时,德国与奥地利日益加剧的种族仇视,使得大批精神分析学家前往美国并在蓬勃发展的儿童指导运动中找到了岗位。这些人的加入极大地影响了该领域的发展。例如,在马萨诸塞州波士顿的 Judge Baker 指导中心,儿童精神分析学家影响了 William Healy 医师和 Augsta Bronner 医师的早期工作,他们都在儿童不良行为的科学研究和对少年法庭理解方面而闻名。此外,美国儿童精神病学学会首任院长、Judge Baker 指导中心主任 George Gardner 鼓励用一种广阔的视角看待儿童精神健康以及基于社会事实和数据的实证研究和精神分析研究。

强调社会背景和强调儿童精神科医师不仅仅是生物学从业者的一体化观念仍在继续。例如,著名的哈佛医学院社会医学系儿童精神病学家 Leon Eisenberg(2004)明确地承认了精神障碍生物学基础的同时,也强调了社会因素在症状表现中的作用。Eisenberg 极力强调儿童精神科医师的社会责任,以及社会因素在儿童和青少年精神障碍表现中的作用。

例如,由耶鲁儿童研究中心开发的社区青少年暴力预防项目延续了社区外展的传统和理解儿童精神病理学更全面的方法(Marans,2000)。耶鲁儿童研究中心项目,包括警察、学校、父母、社区负责人以及各类临床医师等在内的人们,共同应对受暴力影响或卷入暴力事件的儿童和青少年,并作出处理。Sampson、Rauden Bush 和 Earls(2003)提出了"集体效力"的概念,即儿童的社会、家庭和社区背景的重要性,这为理解儿童的背景对于表达障碍的重要性提供了一个新的视角。这些因素,由于其相互作用的方式不同,可能会导致儿童显示出心理弹性或进入更病态的轨迹。

五、儿童精神病学-社会医学方法的重要性

儿童精神病学涉及儿童和青少年精神、情绪和行为问题的病因、治疗和预防。因此,儿童精神科医师应该关注导致儿童或青少年的情绪和行为发展的所有方面,包括他(她)的社会背景。这样,儿童精神病学就与社会医学原则协调一致了。

为了突出社会因素和政策与儿童和青少年发展的关系,Harknett 等在 2005 年进行了一项研究来比较全美各州在儿童健康、教育与行为方面的国家支出和表现结果的关系。该研究发现各州的国家教育支出与青少年行为之间存在显著的负相关关系(所

使用的指标是高中辍学率、失业率、青少年怀孕率和财产犯罪逮捕率)。虽然干预国家教育预算肯定不是精神科医师的主要工作，但是精神科医师应认识到这些经济和社会因素对儿童生活中的关键性作用是重要的。举个例子，儿童精神科医师如果真正希望根除问题少年的不良行为，那么就应该倡导更多的教育支出。

为说明儿童精神健康专家的社会-医学责任，现以注意缺陷多动障碍（ADHD）的表现为例。发表在《儿童与青少年精神卫生杂志》上的一篇文章发现，神经纤维瘤病1型基因（NF1）的基因紊乱与儿童ADHD之间存在普遍联系。所研究的儿童样本被描述为具有ADHD儿童的躯体、认知和行为特征；超过半数的NF1儿童完全符合ADHD的标准，如DSM-Ⅳ中概述的那样。这种遗传信息和ADHD之间的联系有望改善对ADHD儿童的诊断和干预。在同一杂志上，研究人员DP McLaughlin和CA Harris（2006）发表了关于父母养育方式与儿童行为之间的关系及人口统计因素与儿童ADHD表现有关的研究结果。研究发现，儿童行为障碍的变化与父母的养育方式以及父母的能力感（正如父母所报告的那样）有极强的相关关系。因此，这项研究强调了ADHD儿童社会背景的重要性，并与NF1的数据一起，验证了儿童精神病学框架内社会医学的整体分析方法。

儿童精神病学，可能比任何其他医学学科更能体现社会医学的原则。儿童精神病学能够承受成为一门更具生物学驱动力的学科的压力吗？它能否证明不仅在儿童和青少年精神障碍治疗方面而且在预防上更为整体的分析方法的重要性和有效性？当我们越来越多地了解到生物因素只是精神障碍的危险因素，而精神障碍的表现与社会因素相关时，这些问题的答案一定是肯定的。

六、服务机构的变化趋势

尽管儿童精神病学和社会医学之间的相似之处可能很明显，尽管儿童精神病学的实践使得社会医学原则具体化，但是当前的趋势正在侵蚀这一遗产。正如前面所讨论的，儿童精神病学曾长期植根于社区中。有一种感觉是，所有个体都有权获得服务，尽管不可否认，是否获得服务受到经济和社会地位的限制。儿童指导诊所的运转（也在前面讨论过）体现了大多数儿童精神科医师认为的最佳实践的化身。私人执业者通常属于精神分析人员的范畴，他们曾活跃在儿童指导诊所。现在，世界范围内的私有化运动，"行政化的医疗保健"的施行，对药物治疗依赖

的增长，以及对儿童精神健康障碍的长期病程缺乏认识，所有这些都共同侵蚀了更全面和更具社会动机的儿童精神健康保健方法的运用。进入儿童精神病学社区基地的机会现在受到权利的限制；因为儿童指导模式已经过时，取而代之的是更侧重咨询的服务，如在学校中的那些服务。令人欣慰的是，在COVID-19流行的背景下，对影响疾病传播的社会背景和社会因素的关注再次在保健规划方面发挥了重要作用。

七、结论

改善儿童和青少年心理健康的整体地位仍然是一项挑战，就像社会医学先驱者所面对的挑战一样。虽然目前所示范的更为综合的方法得到人们的认可，例如在非洲实施的治疗HIV/AIDS儿童继发的精神健康问题时所应用的方法（Earls，2006）和COVID-19时代照顾儿童和青少年的方法，但是从社会医学的角度来看，这种更为综合的方法在某些社会上的运用很明显被淡化了。

儿童精神健康的改善得益于有关卫生保健的国际交流的改善，这有助于人们对现代诊断和护理概念的认识。国际讨论也导致了媒体报道国家问题给年轻人带来的影响，例如不接受联合国儿童权利公约。未来，我们需要关注如何才能提供一套正确诊断和治疗以及同时又满足儿童个体需要的服务。相信通过不断努力地传播信息并努力尝试一个完整的保健，儿童和青少年精神健康的未来将大有希望。儿童精神健康保健的丰富性与社会医学所采用的整体分析方法是相匹配的。

（Amira Dkeidek　Myron L. Belfer　著）
（唐　杰　译　郑　毅　校）

参考文献

[1] Allwood MA, Bell-Dolan D, Husain SA. Children's trauma and adjustment reactions to violent and non-violent war experiences[J]. J Am Acad Child Adolesc Psychiatry, 2002, 41(4):450-457.

[2] Almquist K, Brandell-Forsberg M. Refugee children in Sweden: post-traumatic stress disorder in Iranian preschool children exposed to organized violence[J]. Child Abuse Neglect, 1997, 21(4):351-366.

[3] Becker AE. Body, Self, and Society: A View from Fiji[M]. Philadelphia: University of Pennsylvannia Press, 1995.

[4] Eisenberg L. Medicine - Molecular, monetary or more than both? [J]. JAMA, 1995, 274(4):331-334.

［5］ Young JG, Ferrari P. Designing Mental Health Services for Children and Adolescents: A Shrewd Investment［M］. Philadelphia: Brunner/Mazel, 1998.

［6］ Marans S, Berkowitz SJ, Cohen DJ. Police and mental health professionals. Collaborative responses to the impact of violence on children and families［J］. Child Adolesc Psychiatr Clin N Am, 1998, 7 (3):635-651.

［7］ Mclaughlin DP, Harrison CA. Parenting practices of mothers of children with ADHD: the role of maternal and child factors［J］. Child Adolesc Ment Health, 2006, 11(2):82-88.

［8］ Sorel E. 21st Century Global Mental Health Burlington［M］. MA: Jones & Bartlett, 2013.

［9］ Philip R, Turk J. Neurofibromatosis and attentional deficits: an illustrative example of the common association of medical causes with behavioral syndromes, implication for general child mental health services ［J］. Child Adolesc Ment Health, 2006, 11(2):89-93.

［10］ Sampson RJ, Raudenbush SW, Earls F. Neighborhoods and violent crime: a multi-level study of collective efficacy［J］. Science, 1997, 277(5328):918-924.

［11］ Skokauskas N, Fung D, Flaherty LT, et al. Shaping the future of child and adolescent psychiatry ［J］. Child Adolesc Psychiatry Ment Health, 2019, 13:19.

［12］ UNICEF. State of the World's Children［M］. New York: UNICEF, 2000.

［13］ Weine SM, Vojvoda D, Becker DF, et al. PTSD symptoms in Bosnian refugees 1 year after resettlement in the United States［J］. Am J Psychiatry, 1998, 155(4):562-564.

［14］ Weiss MG. Cultural epidemiology: an introduction and overview［J］. Anthropology & Medicine, 2001, 8(1):5-30.

［15］ World Health Organization. WHO Mental Health Policy and Service Guidance Package: Child and Adolescent Mental Health Policy and Plans［M］. Geneva: World Health Organization, 2005.

第二篇

儿童少年精神医学相关基础

第五章

近代神经生物学和有关学科的发展

第一节 遗传学基础与进展

一、精神疾病的遗传因素概述

精神疾病的起因一直以来都是医学界与科学界的重要问题。精神分裂作为最古老的精神疾病之一，其显著的家族遗传性被医学界所认识，但是遗传的生物学机理一直到孟德尔经典遗传学诞生以后才得到诠释。随着多种精神疾病被发现，包括双相情感障碍、抑郁症与孤独症等，研究者认识到遗传因素对每种精神疾病的影响也不尽相同。

整体来说精神疾病的起因分遗传与环境两个方面。对于某种特定的精神疾病来说，遗传因素与环境因素所占的权重需要甄别，通常需要借助现代生物学的研究工具，包括分子遗传学分析与建立疾病的动物模型等方法。

以下从理论基础与技术发展两个方面，概述运用分子遗传学方法研究疾病起因的基本思路与过程。

（一）疾病分子遗传学的理论基础

疾病分子遗传学的理论基础按照生物学历史发展，可分为两个部分，即前基因组时代和后基因组时代。

1. 前基因组时代 在前基因组时代，主要是对于单个基因结构与功能的认识，主要的科学发现包括：

（1）DNA 双螺旋结构的提出 1953 年沃森和克里克基于富兰克林拍摄 DNA 结晶的 X 线衍射照片，提出 DNA 为双螺旋结构，由两条螺旋的长链组成，长链上有四种不同碱基的不同组合和排列，这四种碱基为 A（腺嘌呤）、G（鸟嘌呤）、T（胸腺嘧啶）和 C（胞嘧啶），两条链之间碱基配对固定为 A-T 和 G-C，

并有氢键连接，包含丰富的遗传信息。

（2）遗传密码的提出 1954 年物理学家加莫夫对遗传密码提出具体构想，认为由三个碱基决定一种氨基酸，这三个碱基就是氨基酸的"密码子"。克里克在这种学术思想影响下，在 1957 年选用大肠杆菌的 T4 噬菌体做实验，证实"三联体密码"的存在。继后于 1966 年遗传密码全部破译，64 种密码子中 UAA、AAG 或 UGA 为终止密码子，AUG 为起始密码子，61 种密码子共代表 20 种氨基酸。

2. 后基因组时代 1990—2003 年，美国与各国科学家启动了将对人类基因组进行完整测序的人类基因组计划，开辟了完整认识人类基因组的时代。人类基因组计划也极大地推动了基因高通量测序技术的飞速发展，使得人类基因组的快速全测序成为可能。其主要里程碑列举如下：

（1）人类基因组计划（HGP） 于 2003 年 4 月完成的 HGP，阐明了人类基因组中所有碱基的内容和排列顺序，估计人类具有 21000 余个基因，为今后人类疾病基因的克隆和功能研究打下了基础。

（2）人类基因组单体型图计划（HapMap）的实施 将为人类基因组 SNP 的多态性研究建立一个完整信息资料库。

（3）DNA 元件百科全书（ENCODE）计划的启动 ENCODE 是一个由美国国家人类基因组研究所于 2003 年发起的一项研究计划，旨在确定人类基因组中非蛋白质编码的功能调控元件。这些调控元件的确立为研究基因的功能与鉴定疾病相关的调控元件奠定了基础。

（4）心理学（Psych）ENCODE 计划 2015 年，美国科学家倡议开展 PsychENCODE 计划，希望在 1000 个健康与精神疾病患者大脑的基因表达谱中寻找疾病相关的调控元件以及相关遗传风险因素，此研究运用的一系列研究方法中包括全基因组测序技术以及最新的单细胞测序技术。

（二）分子生物学实验技术的进展

近年来,分子生物学实验技术的飞跃进展,大大促进了分子遗传学的发展。分子生物学技术也在基因组测序技术成熟后出现了诸多新技术,分述如下:

1. 基于 DNA 重组及 PCR 方法研究基因结构变异的分子生物学技术

（1）基因探针直接分析法 若遗传病由基因缺失或插入等原因所致,可用核素标记 DNA 探针直接与羊水细胞中提取的基因组 DNA 做分子杂交,根据杂交的百分率来判断受检基因是否存在,然后得出产前诊断。

（2）RFLP（限制性内切酶片段长度多态性）的间接分析法 有些遗传病不是基因缺失和突变,或者对疾病基因及其原始产物也不清楚,则可采用这种间接连锁分析法。例如 Huntington 舞蹈病（HD）,用 12 种克隆 DNA 片段为探针,对 HD 基因作家系的连锁分析,结果发现其中 G8 片段的 RFLP 与 HD 基因有连锁关系,已知 G8 在第 4 号染色体上,因而把 HD 基因也定位于第 4 号染色体。

（3）PCR（聚合酶链反应）技术 PCR 技术是一种体外 DNA 放大技术,对基因诊断、基因定位和基因病理研究很有帮助。这一方法已广泛应用于精神分裂症、阿尔茨海默病、苯丙酮尿症、脆性 X 综合征等的研究。

2. 研究基因表达水平的分子生物学技术

（1）实时定量反转录聚合酶链反应（RT-PCR）技术 RT-PCR 不是以基因组 DNA 为模板的 PCR,而是以 mRNA 反转录成 cDNA 为模板,故某基因的 RT-PCR 产物越多,则 cDNA 模板越多,也就是该基因 mRNA 表达越多。基因表达技术产生后,就有可能从基因功能上研究疾病的病因。

（2）RNA 测序（RNA-seq）技术 RNA 测序技术也是分析基因表达差异的重要方法。主要过程是收集组织或者细胞的总 RNA,然后运用 Poly-dT 吸附等方法富集编码蛋白质的 mRNA,然后反转录为 cDNA,进而运用高通量测序技术进行分析。这种方法可以迅速得到被研究组织或细胞的 mRNA 表达谱数据,使得基因差异表达分析成为可能。

（3）单细胞测序技术 随着高通量测序技术的发展,出现了一种可以单细胞分辨率下进行基因表达分析的方法。其过程通常包括对单个细胞基因表达谱的末端标记以及高通量测序。随着测序深度的增强可以检测表达量较低的基因,还可收集冻存组织的细胞核进行单细胞测序。单细胞核测序方法对于研究精神疾病的基因表达尤其重要,因为许多患者死后的脑组织样本通常只能储存于冻存状态,在新技术出现之前只能取全组织测序,而在单细胞核测序技术出现之后,就能运用单细胞测序技术进行深入的分析,获得单细胞分辨率的基因表达图谱。

3. 基因组学研究技术

（1）基因序列的测定 现在这种方法通常被称为一代测序或 Sanger 测序。基因 DNA 序列的测定主要运用 DNA 聚合酶的双脱氧的末端终止法。DNA 测序不仅可了解基因的结构,而且可检测基因的突变,对分子诊断中 ASO（等位基因特异性寡核苷酸）探针或 PCR 引物的设计极为重要,是确诊已知和未知突变基因最直接可靠的方法。基因突变检测还有其他方法,如变性高效液相色谱（DHPLC）、温度梯度凝胶电泳（TGGE）、变性梯度凝胶电泳（DGGE）和恒定变性凝胶电泳（CDGE）等。序列测定和突变检测是疾病分子遗传学极其重要的技术手段。

（2）全基因组测序技术 该技术系先将基因组用限制性内切酶切割为小片段,再进行高通量测序,随后运用生物信息学方法进行拼装,组成完整基因组的过程。随着高通量测序技术的不断发展,全基因组测序技术的成本逐年下降。

（3）全外显子测序技术 为了降低全基因组测序成本,近年来有一种新技术运用寡聚核苷酸探针,只捕获编码蛋白质的基因组外显子片段,然后将捕获下来的外显子片段进行高通量测序。这样可大大降低全基因组测序的成本。因为绝大多数疾病的遗传因素都与蛋白质编码区发生突变有关,所以运用全外显子测序技术,即使不能 100% 的覆盖致病基因突变,也能找到绝大部分的基因突变,从而完成疾病基因检测的任务。因此,全外显子测序技术成了遗传疾病临床基因检测最常用的方法。

（4）定制 Panel 测序技术 这种方法针对某些遗传因素已经明确了解的疾病,例如遗传性耳聋与遗传性视网膜疾病,将与疾病有关的几十到上百个基因的相关外显子区段探针制成定制化 DNA 芯片,进行捕获测序的分析流程。这种方法的优点在于能够快速大量地检测疾病样本,并且可以增加高通量测序深度,找到低丰度的嵌合突变,但是缺点也显而易见。这种方法无法寻找疾病的新致病基因,随着对疾病生物学的深入了解,导致疾病的基因列表往往需要不断修正与增加。

（5）生物信息学的兴起和应用 随着高通量测序技术的不断发展,基因组数据分析已经成为现代生物学研究中的重要部分,因此急需生物信息学的相关辅助。生物信息学(bioinformatics)是将计算机科学和数学应用于生物大分子(DNA、RNA 和蛋白质)的信息的获取、加工、存储、分类、检索与分析的一门交叉学科,在基因组科学中起着重大作用,有加速发现疾病新基因、预测基因功能和基因生理的作用。最新的基因组数据分析工具也存在许多开源软件包,最常用的包括美国 Broad Institute 开发的GATK 工具包。

(6) 目前常用的基因组数据库　全球人群全基因组与全外显子数据库:gnomAD 数据库;基因功能与基因组数据库:美国国立生物技术信息中心(NCBI);美国西蒙斯甲基化自闭症研究计划基因数据库。

二、常见儿童少年精神疾病的遗传学进展

(一)孤独症谱系障碍

1. 双生子及家系研究　对于孤独症致病因素的研究,第一个重要的医学遗传学研究是 1977 年英国科学家和医师 Folstein 和 Rutter 开展的双生子研究(twin study),他们在 21 对双生子中研究了共患孤独症的概率。结果发现孤独症在双生子中共患的概率大大增加。在随后更大规模的双生子研究中,1993 年 La Buda 综述报道了该症的单卵双生的同病一致率为 36%～96%,异卵双生为 0～20%,经计算遗传率几乎等于 100%(表 5-1)。

在家系研究(pedigree study)中,孤独症患儿的同胞患病率接近 2%,而一般群体中该症患病率为0.02%～0.04%,几乎高于一般人群的 50～100 倍。1992 年罗硕军在儿童孤独症的亲属性格调查中发现,亲属中性格类似孤独症症状者较多,表现为少语、孤僻、害羞、不愿交际、敏感多疑、缺乏自信、固执

等。在 92 例患儿的一、二级亲属 359 人中,性格缺陷的一级亲属为 56 人,二级亲属为 62 人,共占32.86%。提示该病的发生有明显的遗传倾向。但是孤独症的家系研究始终缺乏如精神分裂症家系那样的经典案例支持,一部分原因可能是因为孤独症的基因突变较为严重,多于幼年患病,因此很少产生后代。而精神分裂症患者往往成年以后发病,因此会产生后代而出现明显家系遗传的特征。

由于孤独症患者发病时期在幼年,病情严重的患者往往难以留下后代,因此孤独症的家系研究中很少出现如精神分裂症家系样的大家系。在前基因组时代,对孤独症患者也只能通过基因组遗传标记辅助一代基因测序的方法进行鉴定。虽然效率不高,但是研究者还是发现了数个非常重要的孤独症致病基因。法国科学家 Bourgeron 等通过孤独症散发家系的研究,发现在孤独症患儿中出现了父母亲身上并不存在的新发突变(de novo mutation)。他们在两个孤独症家系的先证者中分别发现了 NLGN3和 NLGN4 基因的新发突变,在三个孤独症家系中发现了两个 SHANK3 基因的新发突变和一个SHANK3 基因的遗传自父亲的突变(Jamain,2003;Durand,2007)。

新发突变指在父母的体细胞中检测不到而在子代体细胞中可以检测到的基因突变。新发突变出现的原因是父亲或母亲(多为父亲)的生殖细胞 DNA复制过程中产生的基因突变,通常不会影响父代,而在子代中出现。新发突变由于是在 DNA 复制过程中产生的,因此可想而知出现频率非常低,对于通常的疾病贡献度很小。但是随着基因组测序技术的成熟,在孤独症的致病原因中却贡献了相当一部分的遗传因素。

表 5-1　儿童期精神障碍的双生子研究

疾病	作者	研究对象的年龄(岁)	儿童患病率(%)	同病一致率(%) 同卵双生	同病一致率(%) 异卵双生	遗传率(%)
孤独症	Folstein 等(1997)	5～23	0.04～0.20	36(4/11)	0(0/10)	几乎等于 100
	Ritvo 等(1985)	4～31		96(22/23)	20(2/10)	几乎等于 100
	Steffenburg 等(1989)	2～23		91(10/11)	0(0/10)	几乎等于 100
	Bailey 等(1993)	5～23		58(14/24)	0(0/20)	几乎等于 100
神经性厌食症	Holland 等(1984)	20～30	0.1	56(9/16)	7(1/14)	78
	Holland(1988)	平均 28.4		56(14/25)	5(1/20)	
儿童精神分裂症	Kallmann 等(1956)	<15	0.041	71(12/17)	17(6/35)	46
注意缺陷多动障碍	Goodman 等(1989)	13	24.5	51(20/39)	33(18/54)	64
少年期反社会行为	Mc Guffin 等(1985)	不清楚	17～450.3	87(72/83)	72(44/61)	22～52
强迫性行为障碍	Carey 等(1981)	>16	14.4	33(5/15)	7(1/15)	68
阅读能力丧失	La Buda 等(1990)	7～21		71(106/149)	48(46/95)	48

这两个突破性的孤独症遗传学研究开启了孤独症基因发现的大门。虽然在之后的基因组学研究中，NLGN3、4 与 SHANK3 基因成为明确的孤独症致病基因，但是这两个研究在当时很快受到质疑，因为这两个研究选取的病例数较少，而当时国际同行在各国的孤独症家系中进行这几个基因的检测，有时并不能检测到基因突变，因此质疑这几个基因与孤独症的关系。这些质疑反映出经典医学遗传学与孤独症遗传学的矛盾之处。经典医学遗传学认为如果是遗传因素导致疾病，那在大部分或者相当一部分患者身上应该可以确定相对单一的遗传因素，如一系列明确基因或者基因家族成员。经典医学遗传学适用的例子包括镰状细胞贫血（HBB 基因突变）、亨廷顿综合征（HTT 基因突变）等。而孤独症的遗传率虽然很高，遗传因素贡献虽然很大，但是致病基因却并不是一个或几个高频基因。NLGN3、4 与 SHANK3，以及后续找到的几乎所有孤独症致病基因在孤独症患者中的出现频率都不超过 2%，所以才会出现如果样本量较少（低于 100 例患儿）的孤独症人群中的基因突变，在另外一个样本量不大的孤独症人群中常常难以得到重复验证。

值得指出的是孤独症遗传学是精神疾病遗传学的一个很经典的例证。在精神分裂症遗传学的研究中，研究者同样发现了类似趋势，在一个精神分裂症患者群体中发现的致病基因往往在另外一个患者群体中无法得到验证。以及精神分裂症的致病基因也呈现出罕见的特点，每一种精神分裂症的致病基因突变（包括一个基因中出现的编码或者非编码区突变）在整体人群中的出现频率都不会超过 1%。可以推测双相情感障碍的遗传学也会呈现类似模式。

虽然从上述双生子和家系研究中得到了孤独症的致病因素与遗传密切相关的结论，但是为了获得孤独症的准确遗传率，必须在更大的样本中进行医学遗传学的研究。2017 年在 JAMA 期刊上报道了迄今为止最大规模的孤独症双生子研究，提供了比较准确的遗传率数据（Sandin 等，2017）。研究者收集了瑞典从 1982 年到 2006 年间的双生子数据，包括 37570 对双胞胎，其中有 14516 例孤独症患儿，通过如此大规模的遗传分析，研究者认为孤独症的遗传率为 0.83（95%CI 为 0.79～0.87）。

经过类似的遗传率研究，研究者对人类常见疾病的遗传率做了估计，认为孤独症是遗传率最高的常见疾病之一（Wang 等，2017）。如果对精神疾病的遗传率也做估计和排序，我们大致可以得出如下结论：孤独症是遗传率最高的精神疾病，接下来依次为精神分裂症、双相情感障碍（bipolar disorder）、ADHD、抑郁症。其中，抑郁症的遗传因素占比最小，通过各种大规模的遗传学研究，研究者始终未能通过生物学研究确认抑郁症的致病基因，提示目前所发现的基因突变仅仅为抑郁症的发病提供了易感因素，究竟是否会发病与社会环境因素密切相关。

虽然通过严格的遗传学研究，我们可以断定遗传因素很可能贡献了孤独症 80% 左右的致病因素，但是这些研究还未能解决以下两个问题：第一，如此高的遗传率的情况下，是否可以明确孤独症的致病基因？第二，孤独症的致病基因究竟有哪些？

2. 孤独症的全基因组关联分析研究

（1）全基因组关联分析（genome-wide association study，GWAS） 在基因组测序技术成熟之前，GWAS 是鉴定疾病基因的最重要方法。GWAS 成功鉴定了多种疾病的致病基因，并在精神疾病遗传研究领域，发现了精神分裂症的大量致病基因。下面简要介绍 GWAS 与家系分析等经典遗传学方法对孤独症的研究。

1）15q11～q13 位于该区域的 UBE3A 基因（安吉尔曼综合征基因），Nurmi 等（2001）将其作为候选基因，结果该基因 5′端的微卫星 DNAD15S122 与孤独症呈显著意义的连锁不平衡。UBE3A 基因是一个重要的印刻基因（imprinting gene），子代中来源于父本的 UBE3A 基因通常被甲基化而沉默，来源于母本的 UBE3A 基因进行表达，发挥功能。目前已经明确发现的天使综合征（angelman syndrome，AS）的致病基因就是母源 UBE3A 基因发生突变，导致患儿发生发育迟滞与智力障碍，也伴随有孤独症表型。因此，天使综合征被归为症候群性孤独症，而 UBE3A 基因是一个非常重要的症候群性孤独症致病基因。

2）7q 和 7p 人类 7 号染色体与孤独症的关系早已被一系列基因组扫描的研究所论证，是该症的一个易感区域（Barrett，1999；Shao，2001；Badner，2002；Alarcon，2002；Scherer，2003；Lamb，2005）。该区域包含如下候选基因：

Reelin 基因：参与大脑皮质、海马、小脑及脑干神经核发生的 Reelin 基因定位于 7q22 区域，可能与孤独症的神经发育有关。Grayson 等（2005）观察到精神分裂症患者的脑组织中 Reelin 基因启动子区域存在甲基化，影响该基因的表达水平。对于孤独症，Persico 等（2001）对 95 例意大利孤独症和 186 例对照组，以及 165 个孤独症核心家系，开展 TDT（传递不平衡检验）和 HHRR（单体型相对风险）的分析，结果表明，无论是散发病例的关联分析，还是核心家系的连锁分析，均表明 Reelin 基因启动子区域的三核苷酸(GGC)重复序列的多态性与该症呈阳性的关联性。

FoxP2基因：该基因与复杂性语言和语言障碍相关联，定位于7q31。Wassink等(2002)对75个患病同胞对家系作连锁分析，未获阳性结果。Newbury等(2002)采用关联分析和突变筛查，也未找到FoxP2基因与孤独症的联系。但是Scherer等(2003)综合分析18667例孤独症，发现FoxP2基因定位在导致语言障碍的染色体易位处附近，推测FoxP2基因可能参与孤独症的病因。

3）X染色体　以往研究了解X染色体畸变与精神发育迟滞和精神行为的紊乱有关，提示X染色体上可能存在易感基因，故对如下候选基因开展探索：

FMR-1基因：97%脆性X综合征患者的FMR-1基因发生了导致疾病的突变，而2%～5%的儿童孤独症患者也找到脆性X染色体的证据，因此定位于Xq27.3的FMR-1基因也作为孤独症的候选基因。然而，无论是动态突变(CGG)n的研究，还是FMR-1的三种错义突变分析均未获得肯定阳性结果。

NLGN3和NLGN4基因：neuroligin(NLGN)是一组家族性基因，包含NLGN3和NLGN4基因，分别定位于Xq13和Xp22.3。该基因是编码一组对细胞间神经元的相互作用发挥功能的蛋白，其功能是作为神经外壁的细胞表面受体的配体。Jamain等(2003)在一个患孤独症、一个患Asperger综合征的兄弟中，发现NLGN3和NLGN4基因具有R451C和I186T的突变。Yan等(2005)选择148例无血缘关系的孤独症病例(男性122例和女性26例)，分析NLGN3和NLGN4基因的突变情况，结果在4例患者的NLGN4基因中发现四种突变：G99S、K378R、V403M和R704C，而在336例对照组中未见突变，则4/148比0/336，$P=0.0009$。

MECP2基因：Rett综合征的病因主要是定位于Xq28的MECP2基因突变，而Rett综合征与孤独症在表型上具有相似性，因而MECP2基因可能为候选基因。Lam等(2000)和Carney等(2001)分别在散发孤独症中发现MECP2基因的突变，而Vourch等(2001)在59例孤独症患者中未观察到MECP2基因的突变。Beyer等(2002)对152例孤独症患儿作了MECP2基因分析，发现14条DNA序列存在变异体，但认为可能是基因多态性。2003年Carney等分析69例女性孤独症，发现两个新的突变，一个在1157核苷酸处有一个41bp的缺失，另一个是arg294ter突变。

(2)孤独症的GWAS研究总结　对于精神疾病的GWAS研究以对精神分裂症的研究为主，尽管在

上万例的精神分裂症患者和对照人群样本中通常可以发现有统计显著性的精神分裂症易感基因，但是也存在以下问题：第一，在一个大样本实验中发现的易感基因常常很难在另外一个大样本中得到验证，这反映出易感基因很可能有人群特异性；第二，对易感基因的生物学研究发现，通常基因本身的突变很难在动物模型中诱导精神分裂症行为表型，提示精神分裂症的贡献因素除了基因还有环境因素。

而对于孤独症的GWAS研究也存在上述这些问题，虽然对疾病的贡献上，遗传因素对孤独症的贡献比精神分裂症更大，但是孤独症的难题是诊断困难，因此收集上千例诊断完整可靠的病例十分困难，通常需要数年的时间。而GWAS研究通常需要大样本的数据分析，因此对研究孤独症遗传因素的贡献并不大。近年来对于孤独症还有一系列的GWAS研究，发现了一系列易感位点包括1p13.2等(Xia等，2014)。但是在所有孤独症GWAS研究中发现的易感位点与易感基因都存在与精神分裂症类似的问题，即使运用上千病例发现了统计显著性的易感基因，但是此易感基因的突变在整体孤独症人群中发现的频率仍然较低(低于2%)。一言以蔽之，运用GWAS确定的所谓孤独症common variant(常见变异)并非常见(common)，而是呈现了罕见(rare)的特点。

3. 孤独症的全基因组/全外显子测序研究　人类基因组计划在2000年初步完成，在2003年得到详细的分析结果，确定人类的基因仅有21000余个。人类基因组计划的完成彻底改变了疾病的遗传研究模式，所有的基因都呈现在我们的面前，对导致疾病的基因的发现进入了快车道。人类基因组计划的另一重大成果是大规模平行基因测序技术的飞速发展。历经了一系列技术革命以后，人类全基因组测序的成本从人类基因组计划花费的30亿美元，降到仅仅数千美元。随着DNA捕获技术的发展，将基因组的特异区段捕获后进行高通量测序的方法进一步降低了基因组测序的成本。目前对于疾病的遗传学研究最常用的基因组研究方法是将人类基因组中编码蛋白质的外显子区段进行捕获，然后将捕获区段进行100重的高通量测序，这种方法被称为全外显子测序。尽管导致疾病的DNA突变有可能出现在外显子之外的位置，但是全外显子测序的特点是既可以捕获全外显子区段，也能捕获外显子两侧约100bp的区段，这样也会涵盖大部分的mRNA选择性剪切位点，因此有效覆盖了绝大部分的致病基因突变，是检测致病基因突变性价比最优的选择。

(1)孤独症全外显子研究　对于孤独症的全外

显子测序研究从 2011 年开始。最初,研究者选取了数十例孤独症家系作为样本(Levy 等,2011;Sanders 等,2011;O'Roak 等,2012;Sanders 等,2015)。为了全面检测孤独症患者的基因突变,研究者对孤独症患者以及父母的基因组均进行了全外显子测序。研究发现,孤独症患者的可能致病突变分为两种,一种为遗传自父母的基因突变(inherited、transmitted mutations),而另外一种是患者的新发突变(de novo mutations)。

新发突变产生是在父母的生殖细胞(多为父亲的精子或精原细胞)中,伴随细胞复制而进行的 DNA 复制中产生的。由于精原细胞的分裂次数显著多于卵母细胞,因此精子中的新发突变占主要比例。有研究也发现,孩子发生孤独症的概率与父亲的年龄成正比。原因是随着父亲年龄的增长,精子中因为 DNA 复制而发生的基因突变累积也会越多。

新发突变在以前的疾病遗传研究中也被发现过,一般来说复制一次产生错误的概率在数十万分之一左右,因为 DNA 复制产生错误的概率很低,因此在孤独症之前,由于新发突变而导致的遗传疾病较少,通常是患病率极低的一些疾病。而孤独症发生的一部分原因是否可以归咎于新发突变的出现呢?

为了进一步研究新发突变在孤独症中的贡献,研究者们对更大规模的家系进行了全外显子测序的研究,而且最重要的研究进展是西蒙斯基金会孤独症研究计划,收集了 2500 个孤独症 simplex 家系(Sanders 等,2012;Neale 等,2012;Lossifov 等,2012;O'Roak 等,2012;Fischbach 等,2010)。这个计划的 simplex 家系指在有多个孩子的家庭中,只有一个孩子患有孤独症的家系。如果对父母和所有后代都进行全外显子测序,就能对患有孤独症的后代和健康的后代体内中的基因突变进行比较,进而得出比较准确的研究结果。

通过这个大规模 simplex 家系的全外显子测序研究,研究者首先将孤独症患儿的新发突变分为两类,第一类称为 LGD 突变(likely gene disrupting mutations),意即会破坏蛋白质结构的基因突变,包括移码突变与产生或丢失终止密码子的突变等,而第二类突变是不改变蛋白质整体结构的错义突变(missense mutations)(Lossifov 等,2014)。研究者惊奇地发现,孤独症患儿的新发 LGD 突变发现频率显著高于同一家庭里的健康后代,而孤独症患儿的新发错义突变频率与同一家庭里的健康后代却没有差异,这说明新发的 LGD 突变是导致孤独症的一个重要因素。由于 LGD 突变导致蛋白质功能的完全缺失,因此可以推断,如果是对神经系统发育与功能有重要功能的基因发生了 LGD 突变,则很有可能导致孤独症。随着大规模基因组测序的完成,这个结果也逐渐得到验证。平均每个人体内的影响蛋白质结构的新发突变数目大致相同,但是 LGD 突变在正常人群里发生的概率相对孤独症患者要低很多。

随着孤独症全外显子测序工作的不断开展,已经发现了上百个在孤独症患者中高发的新发突变,这上百个孤独症的可能致病基因的功能可归为几大类,包括突触发育与功能、转录调控和染色体表观遗传调控等(De Rubeis 等,2014)。这些功能的分类提示孤独症的发病机制与神经环路的链接与功能有关,突触的发育与功能以及转录调控都有可能在神经环路水平影响神经系统的功能,但是究竟脑内的哪些神经环路受到影响还需要对孤独症患儿进行脑影像或者更进一步的研究。

2020 年 1 月发表了迄今为止最大规模的孤独症全外显子的测序工作,收集了上万例孤独症患儿的数据,报道了 102 个对孤独症致病有密切关系的基因(Satterstrom 等,2020)。值得说明的是,此研究根据孤独症患儿的智商与发育症状,创新性地提出了一部分基因属于导致孤独症的基因(ASD predominant gene),而另外一类致病基因属于导致孤独症和发育迟滞的基因(ASD neurodevelopmental delay gene)。究竟是否有所谓孤独症特异性的基因?有一些学者提出,对于人类病患来说,即使相同的基因突变也有可能导致完全不一样的疾病表型,因此是否存在特异性导致孤独症表型而不会影响大脑发育状况的基因还存在争议(Myers 等,2020)。但是笔者赞同的观点是,孤独症的疾病表型与大脑整体发育落后的表型并非同一类表型,有可能确实存在在脑内特异性调控社交行为的神经环路,而如果孤独症的基因突变只影响此类神经环路则有可能不影响大脑整体的发育状况,尽管大部分的孤独症患儿或多或少会存在大脑发育的迟滞,而社交行为的缺陷也很有可能是大脑发育迟滞导致的副产品。

(2)孤独症的全基因组测序研究 全基因组测序方法是运用机械方法将基因组均匀打碎至小片段,然后对基因组小片段进行饱和测序,最后拼组出基因组的全景。此策略最早在人类基因组计划中得到成功的采用,后来在高通量平行测序技术的支持下日渐成熟,但是因为测序的数据量庞大,因此花费较全外显子更昂贵,推广也更困难。

目前对于孤独症家系进行的全基因组测序的样本量有数百个,研究者运用全基因组测序的手段也发现了孤独症患者体内携带有原发突变,但整体上运用全基因组测序方法确定的孤独症相关基因与用全外显子测序方法确定的孤独症相关基因并无很大的差别（Michaelson 等，2012；Yuen 等，2017；Yuen 等，2015）。

然而最近的一个孤独症家系全基因组研究将全基因组测序与全外显子组测序方法进行平行比较，说明全基因组测序方法在突变的检出率上明显优于全外显子组测序。研究者将之前已经完成了全外显子组测序的 500 个 Simons Simplex Collections 家系样本重新进行了全基因组测序，检出的突变数据增加了 15%～20%，而且对于一些片段较长，且重复片段较多的基因更容易发现突变，例如 CNTNAP3 基因（Turner 等，2017）。这个研究提示全外显子的外显子捕获技术对于含有较多重复片段的基因捕获效率可能不够，如果捕获的数据质量不达标则在进行生物信息学分析时常常被舍去，因此在检测中有可能会出现假阴性的结果。而全基因组测序不存在相对片段的富集，因此更有可能发现这种基因突变。

全基因组测序的优势还不仅仅在于更有效地鉴定基因突变，由于全外显子组测序只能检测蛋白质编码区以及非常靠近外显子的剪切相关区域，全基因组测序方法就成了检测大量的非编码区的重要检测方法。研究者近年来运用全基因组方法发现孤独症患者的基因顺式元件调控区发生的 DNA 变异，尤其是父系遗传的变异，与孤独症密切相关（Brandler 等，2018）。因此，除了蛋白质编码区之外的 DNA 变异进入了遗传学家的视野，进一步说明研究手段的进步是新发现的重要前提条件之一。

（3）孤独症的拷贝数变异（copy number variations）研究 孤独症相关的遗传突变分几个部分、遗传突变、新发突变以及拷贝数变异。拷贝数变异是基因组研究技术成熟以后，运用基因组学方法发现的重要致病变异。在人类基因组计划完成后，研究者发现某些区段在基因组中会发生复制或者缺失，此区段从数千 bp 到数十万 bp 不等，此现象被称为拷贝数变异。早期的拷贝数变异研究方法是 array cGH 芯片，基本原理是将合成的 DNA 小片段制成均匀靶向全部或者部分基因组的芯片，然后将被检测人的全基因组样本与此检测芯片进行 DNA 杂交，如果某部分的芯片信号出现异常增强或减弱，则有可能是此 DNA 区段在基因组发生了复制或者缺失。因为此方法依赖于数次信号放大，所以通常需要运用定量 PCR 对其检测结果进行验证。

通过拷贝数变异检测方法，研究者发现在正常人群中也会存在一定低频的拷贝数变异，但是孤独症患者中的拷贝数变异频率接近 10%～15%，远远高于未患病人群（Sebat 等，2007）。因此，作为对孤独症遗传因素有近 10% 贡献的拷贝数变异检测在孤独症遗传学研究中成为重要组成部分。近年来随着基因组学技术的发展，研究者研究可以运用全基因组数据来进行拷贝数变异的分析。而且随着全外显子组测序技术的成熟，运用全外显子数据进行拷贝数变异的检测也日臻完善。因此，以后对孤独症的基因变异，已经完全可能运用基因组测序方法完成一站式的检测。

（4）孤独症基因突变的鉴定 随着基因组学研究手段的不断发展，在孤独症家系中大量基因变异被检测出来。那么如何对这些基因变异进行鉴定，哪些变异有可能对孤独症的发病产生贡献呢？

在经典遗传学中，对疾病致病突变的检测依赖统计学，即"common diseases（常见疾病），common variants（常见变异）"的观点，对于某种常见疾病，致病基因也会是明确的少数一个或几个，例如经典的镰状细胞贫血等。但是面对复杂遗传疾病，例如精神疾病中的精神分裂症、双相情感障碍和孤独症，虽然对这几种疾病而言遗传率均很高，但是对这些疾病进行从 GWAS 到基因组测序的研究后均发现，这些疾病的致病基因并非常见变异，即不存在少数主导基因，而是由众多罕见基因突变导致。

针对这种情况，传统的遗传学家一开始认为是疾病的分类出了问题，不存在上百种基因突变导致同一种疾病的可能性。虽然孤独症的诊断目前还停留在非常主观的量表打分阶段，但是即使对于精神分裂症这种较容易做出明确临床诊断的精神疾病，经过各种大样本的遗传研究，也始终没有发现主导基因和所谓的常见变异（common variants）。因此，提示研究者要跳出经典遗传学的思路，对遗传性精神疾病的研究需要采取新的思路。这里我们提倡运用两种新思路对孤独症的遗传变异进行分析，第一种是统计学上的，第二种是生物学上的。

1）统计学上的遗传变异分析 在孤独症家系的基因组学分析中，如何确定遗传变异与疾病的相关性？即使目前只关注新发突变，也面对着在诸多的新发突变中，鉴定哪些新发突变与疾病更为相关的问题。目前新发突变在非孤独症患者的体内也有发现，因此需要采用多种指标来对新发突变与孤独症之间的相关性进行鉴别。在此提出几个可能的鉴别标准：

是否有重复突变（recurrent mutations）：由于孤独症相关基因突变的罕见性，如果面对 100～200 个家系的孤独症遗传学研究，通常会出现同一个基因在多于一个家庭中出现新发突变（包括 LGD 或错义突变），被称为重复突变。如果此类重复突变不属于人群中的常见变异(在 gnomeAD 数据库中频率通常高于 0.5%或 1%),则可以认为此类突变在统计学上出现了一定的显著性,值得深入研究。

是否在 SFARI 基因列表中出现:由于 SFARI 数据库已经将目前文献报道的证据较明确的孤独症相关基因按照权重进行了整理,因此如果发现的新发突变基因是在 Cat S、1 或 2 中出现的,则此新发突变也有很大可能是与孤独症相关的。由于 SFARI 基因列表也在不断更新中,因此此标准可扩展成新发基因突变是否在最近的科学文章中报道与孤独症相关,是否有重组的遗传学与生物学证据予以支持等。

是否属于 LGD 突变,且是否与神经系统发育及功能有关:虽然非孤独症患者也会携带有新发突变,但是之前的研究发现孤独症患者会比非患病的家庭成员携带更多的 LGD 突变。由于 LGD 基因突变通常会完全破坏基因的正常功能,例如通过移码突变破坏蛋白质的正常合成等。所以,在非患病人群中,LGD 类型的新发突变频率通常很低,因此如果在孤独症患病人群中发现 LGD 类型的新发突变,则值得深入研究。对其是否与神经系统的发育与功能相关做出初步判断,目前除了查询文献判断候选基因是否与神经系统功能有关之外,还可查询目前比较翔实的人脑基因表达数据库,例如 brainspan 数据库等,如果候选基因在大脑中高表达,则很有可能与神经系统的正常功能有关。

通过最新生物信息学分析方法判断,例如 TADA 分析方法(transmission and de novo association analysis)。其基本原理是根据目前已经发现的遗传或新发突变,通过某一未知新发基因突变的频率来判断,由于每个基因发生新发突变的频率都不同,如果是本底发生新发突变频率较高的基因发生了新发突变,则较小可能导致疾病,如果是本底新发突变频率很低的基因在孤独症患儿中发生了新发突变,则有可能是致病的罕见突变。

2)生物学上的遗传变异分析　虽然目前有众多方法从统计学角度对孤独症相关突变进行分析,但是由于其罕见的特点,除非有重复突变或者不同人群中重复突变的强证据支持,否则还必须用神经生物学的方法对其功能进行鉴定。2015 年发表的一项研究,可以作为孤独症基因统计学与生物学分析的样板(Turner 等,2015)。此研究首先在女性孤独症小样本中通过全外显子测序发现了 delta-catenin 基因的新发突变,虽然有重复突变(4/13),但是仍然很难通过统计学对其突变导致孤独症做出结论;研究者结合斑马鱼胚胎发育和小鼠神经元的体外培养实验证明孤独症患者中发现的 delta-catenin 基因突

变显著破坏了 delta-catenin 正常基因的功能,因此提示此基因如果发生新发突变,很可能是导致孤独症的原因。

神经生物学方面的证据可从小鼠神经元的体外培养与基因突变的小鼠模型中获得。如果在某个孤独症新发突变基因的小鼠基因突变模型中,发现了神经发育的异常以及孤独症样的行为表型,则会极大地增强此基因与孤独症相关性的支持证据。

4. 孤独症的病因学研究

(1)脑组织转录组研究　最近对于孤独症病因学研究的进展得益于孤独症患者去世后捐献的脑组织,研究者对其进行了转录组水平的研究分析。虽然这些捐献的脑组织常常来自去世的大龄孤独症患者,脑组织中的各脑区保存可能也不尽相同,但是这些珍贵的样本还是提供了重要的孤独症病因学研究材料。

在运用孤独症患者脑组织样本进行的一系列研究中,研究者发现了孤独症患者大脑的基因表达相比正常人群出现了很大的异常(Voineagu 等,2011;Parikshak 等,2016)。而且孤独症与精神分裂和双相情感障碍的患者大脑中转录组水平的差异也出现了一定的共性(Gandal 等,2018)。

(2)大脑单细胞转录组研究　近年来迅速发展的单细胞测序技术也被迅速运用到孤独症患者大脑转录组的研究中来,加州大学旧金山分校(UCSF)的研究者从 15 位孤独症患者和 16 位健康人的大脑样本中成功提取了前额叶(PFC)和前扣带皮层(ACC)的脑组织,并开展了深度单细胞测序(Velmeshev 等,2019)。研究者惊奇地发现大脑皮质浅层(2/3 层)的兴奋性神经元和小胶质细胞的基因表达谱在孤独症患者大脑中有明显的改变,提示孤独症患者大脑中浅层神经元参与的神经环路可能与孤独症的行为表型密切相关。

单细胞测序技术与单细胞表观遗传学测序技术(ATAC-seq)是目前最新的转录组研究工具,如果能应用在孤独症的研究上势必会极大地推动孤独症等精神疾病的病因学研究,并将疾病机理研究推至分子细胞水平。

目前世界各国对于孤独症的遗传研究还在如火如荼地进行中,成千上万个孤独症家系的样本正在进行全基因组/全外显子测序的研究。接下来我们将会有更完整的孤独症基因数据库,怎样认识孤独症与致病基因的关系,以及怎样从基因层面来理解孤独症的病因学呢? 这里笔者提几个观点供进一步探讨:

1)孤独症遗传基因贡献度的探讨　虽然孤独症的遗传率数据很高,但是从散发的孤独症患者中,

按照目前的全外显子测序技术,鉴定出严重LGD新发突变的概率为10%~15%,通过生物信息学鉴定的疑似致病新发错义突变占40%~50%,加上约10%的拷贝数变异,可以推测通过新发突变检出的孤独症遗传因素为60%~70%,因此确实还存在20%~30%较难确认遗传因素的孤独症患者。对于这些患者,有可能是在胚胎期受到了环境因素的影响,而并非遗传突变致病的。

当然对于孤独症的遗传因素还需要进一步大样本的研究,同时我们必须认识到,仅仅依赖生物信息学与遗传学是无法确认某个新发突变是否是孤独症致病突变的。还必须结合神经生物学的研究方法,掌握一定的分子细胞生物学实验数据,综合各方面的证据,对孤独症的遗传因素做出全面而准确的判断。

只有在掌握了准确的遗传因素信息,以及具备对孤独症的遗传因素具有超过50%的准确检出率,才有可能对孤独症研发出准确的诊断试剂盒,对孤独症做出准确的分子分型。

2)通过基因突变研究孤独症的病因学 对于孤独症的遗传学研究来说,还希望能够通过遗传学的研究来解释孤独症的病因学。研究者在掌握了大量孤独症的疑似致病基因后提出一些观点,例如如果能够掌握这些基因在人脑发育各个阶段的表达谱,则有可能知道这些基因是在何时、何处发挥作用的,进而对孤独症的病因学做出判断,可以推测出孤独症患者的大脑发育何时、何处出现异常。

在单细胞核测序技术出现之前,此项研究还不可能。目前的最新研究成果已经逐步积累了人脑各个发育期的单细胞测序数据库,包括前额叶、海马发育的各个阶段,以及人脑各个主要脑区的单细胞测序数据,尽管数据还需继续丰富完善,但是对接下来的孤独症遗传与神经生物学研究已经提供了重要的研究平台(Fan等,2018)。

孤独症的遗传学研究是精神疾病的遗传研究中的重要部分,我们期待通过基因组学研究方法与分子生物学、神经生物学等多种研究方法的使用,在不远的将来能对孤独症的遗传因素进行准确评估,能够通过基因组学技术对孤独症进行准确的遗传诊断,并且通过致病基因的神经生物学研究揭示孤独症的发病机制,最终对孤独症的有效干预提供科学依据。

(二)注意缺陷多动障碍的遗传学研究进展

注意缺陷多动障碍(ADHD)是儿童少年期常见的神经发育障碍,其病因及发病机制尚未完全阐明。目前普遍认为它是由遗传和环境因素交互作用所致的复杂疾病,其中遗传因素起最主要的作用。

1. 遗传流行病学研究 ADHD患儿的一级亲属(父母和同胞兄弟姐妹)患ADHD的危险率比正常人群高2~8倍。成人ADHD的研究也发现,患者的同胞兄弟姐妹会有较高概率患有ADHD,尤其ADHD症状持续者。双生子研究发现ADHD的平均遗传度是0.76。寄养子研究发现,ADHD血缘亲属有较高比例有相同的ADHD症状,但领养家庭并没有。因此,从遗传流行病学证据来看ADHD是以遗传因素为主要病因的疾病。

2. 分子遗传学研究 ADHD的分子遗传学研究经历了基因组连锁分析、候选基因的关联分析、全基因组关联分析(GWAS)三个阶段。

(1)基因组连锁分析 连锁分析是以DNA多态性标记为路标,对基因组进行筛选,寻找与疾病相关的易感区域。Fisher等(2002)首先系统地对126个ADHD受累同胞对进行基因组扫描,采用非参数受累同胞对方法作连锁分析,结果发现Lods值大于1.5的区域为5p12、10q26、12q23和16p13,经数量性状分析,ADHD的阳性区域为12p13(Lods值为2.6)。Ogdie等(2003)结合全基因组和候选区域的微卫星DNA为标记,获得ADHD的易感区域为6q12、16p13、17p11和5p13。此外,Bakker等(2003)在164例荷兰ADHD受累同胞对中,经基因组扫描结果表明定位于7p和15q。Arcos-Burgos等(2004)扫描结果将ADHD定位于4q13.2、5q33.3、8q11.23、11q22和17p11。江三多和何玫等(2006)进行ADHD的基因组扫描研究,他们在84个ADHD核心家系中,采用覆盖X染色体上48个微卫星DNA的标记,经TDT分析后发现ADHD可定位于Xp11.4~p21和Xq23区域上。对连锁研究的Meta分析发现Chr16:64~83Mb达到全基因组显著性,后来在关联研究中重复较多的CDH13基因就位于这个区域。

(2)候选基因的关联(association)分析 选择候选基因主要依据疾病可能相关生理过程中的相关基因,或基因组扫描获得候选区域内相关基因,然后对这些基因作疾病的关联分析。过去二十年进行了大量候选基因研究,但Meta分析验证的仅有数个与神经递质合成、释放、传递、代谢相关的基因:

1)多巴胺转运体基因(DAT1) DAT1(SLC6A3)基因定位于5p15.3,也是在基因组扫描的候选区域内,其3'端非编码区有一段40bp重复序列的小卫星DNA,重复次数可为3~11次,常见是9

次(440bp)和 10 次(480bp),该多态性可影响 DAT 基因的表达水平。Cook 等(1995)首先采用 DAT1 基因中 40bp 重复多态性,在 49 个 ADHD 和 8 个 UADD(undifferentiated attention-deficit disorder,未分化的注意力缺陷障碍)核心家系中开展 HHRR 的分析,结果 ADHD/UADD 与 DAT1 基因的 480bp 等位基因相关联($\chi^2 = 7.29$, $P = 0.007$)。江三多(1999)在中国汉族的 74 个 ADHD 核心家系中,采用 GHRR 和 HHRR 的方法,对 DAT1 基因的关联性作了分析,结果不支持 DAT1 基因与 ADHD 有关联。最近 Grünblatt 等(2019)对 DAT1 3′端非翻译区 ADHD 的相关性进行了 Meta 分析,结果在欧洲人群中验证 DAT1 10 次重复等位基因与 ADHD 显著相关。

2) 多巴胺 D4 受体基因(DRD4) 定位于 11p15.5 区域,该基因的第 3 外显子上有一个 48bp 的重复序列,可出现 2~8、10 次重复,具较好的多态性。最先是 LaHoste 等(1996)在 39 例 ADHD 患儿中研究与 DRD4 的关联性,结果与 DRD4 中 7 次重复序列等位基因相关联。此后有十余篇论文论证 DRD4 中 7 次重复序列与 ADHD 相关联,同时也有 7~8 篇论文不支持这个结果。Faraone 等(2001)收集部分 DRD4 与 ADHD 的研究论文,运用 Meta 分析提出病例对照研究($OR = 1.9$, $P = 0.00000008$)比家系研究($OR = 1.4$, $P = 0.02$)具有更强的关联性。Maner 等(2002)研究 178 个 ADHD 核心家系,用持续性操作测验评定患儿的持续性注意缺陷、多动和冲动症状,结果发现携带 DRD4 重复次数少的患儿执行连续操作测验(continuous performance test, CPT)时出现错误数比携带重复次数多的患儿显著增多,当携带 2 次重复者与携带 7 次重复者相比,在执行 CPT 时错误数具显著性差异。Kustanovich 等(2004)应用 TDT 分析一个非常大的 ADHD 家族,发现 DRD4 基因启动子 120bp 的插入/缺失多态性中插入(240bp)等位基因显著倾向于传递,估计相对风险率为 1.37,而 DRD4 的 48bp 的 7 次重复序列没有关联于 ADHD。另外 Leung 等(2005)研究 32 例中国汉族的 ADHD 儿童(IQ 正常)没有支持与 DRD4 的 7 次重复序列有关联,而发现 33% 的样本具有 2 次重复序列等位基因,匹配对照组为 20%,增高 1.65 倍($P = 0.015$)。

3) 多巴胺 D5 受体基因(DRD5) DRD5 是定位于 4p15.1~p15.3 区域,基因内有一个 CA 重复序列的微卫星 DNA,ADHD 与该多态性的 148bp 等位基因关联。而 136bp 和 146bp 倾向于不向 ADHD 传递。Gizer 等(2009)对既往 DRD5 的所有研究进行了荟萃分析,结果证实了 148bp 等位基因为高危基因。

4) 5-羟色胺转运体基因(5-HTT) 5-HTT 也影响到单胺类神经递质的活性,基因定位于 17q11.1~q12.5,该基因的转录调控区有一个 44bp 插入/缺失多态,称为 5-HTTLPR,有短等位基因(S)和长等位基因(L),5-HTT 另两个多态性为第 2 内含子 17bp 重复序列和基因 3′端非编码区一个 G/T 的 SNP。Kent 等(2002)分析 ADHD 与上述 3 个多态性的关系,经 TDT 表明 L 等位基因,第 2 内含子 10 次重复序列和 3′端非编码区 T 等位基因所组成的单体型优先传递给患儿,存在传递不平衡,提示 5-HTT 可能是 ADHD 易感基因。Faraone 等(2005)汇总了 HTTLPR 的研究,L 等位基因总的风险比 $OR = 1.31$(95%CI 为 1.09~1.59)。

5) 5-羟色胺 1b 受体基因(5-HTR1B) 定位于 6q13 区域,该基因有一个 G861C 多态性。Quist 等(2003)观察到 861G 等位基因优先传递给 ADHD 患儿,可能为 ADHD 易感基因。Mill 等(2004)研究 329 对男性异卵双生,发现 ADHD 与 5-HTR1B 基因间存在较弱的关联。李君等(2004)在中国 ADHD 病例中,报告 5-HTR1B 基因中 A-161T 和 G861C 两个 SNP 多态性具有倾向性关联。Hou 等(2018)的一项 Meta 分析显示 5-HTR1B 基因 861G 等位基因显著增加 ADHD 患病风险($OR = 1.09$,95%CI 为 1.01~1.18)。

6) 突触体相关蛋白-25(SNAP-25) 其基因定位于 20p11.2 区域,SNAP-25 基因的变异可影响 DA、5-HT 及 NE 等神经递质的释放。Barr 等(2000)在 97 个核心家系中做 HRR 分析,发现由 Dde I 中 A1 等位基因和 Mn1 I 中 A2 等位基因组成单体型优先传递给 ADHD 患儿,存在显著关联性。Hawi 等(2001)也同样论证该基因与 ADHD 关联。在 Faraone(2005)的荟萃分析中,SNAP-25 T1065G(Mnll)显示与 ADHD 存在显著关联($OR = 1.19$,95%CI 为 1.03~1.38)。

7) 多巴胺-β-羟化酶基因(DBH) DBH 基因定位于 9q34,其编码的多巴胺-β-羟化酶是催化多巴胺合成去甲肾上腺素的关键酶。该基因的一个 TaqIA 多态性影响血浆 DβH 活性。核心家系的关联分析显示其与 ADHD 关联,最初的关联研究报告 OR 值为 1.87,并在以后的几项研究中得到验证,Meta 分析获得显著性的关联结果,其 OR 值为 1.33(95%CI 为 1.11~1.59)。

(3) 全基因组关联分析(GWAS) 随着 GWAS 方法的引入,近年 ADHD 的遗传学研究取得一些突破。早期 GWAS 中的阈下关联信号提示一些神经发育相关的基因，其功能涉及细胞黏附、轴突导向、突触形成和转录调控。杨莉等（2013）较早使用多基因和通径分析的方法在汉族样本中整合分析了常见与罕见变异，发现编码轴突投射和突触成分的神经元发育相关基因可能构成 ADHD 的致病网络，再次提示了 ADHD 的病因与神经发育有关。国际精神基因组联盟（Psychiatric Genomic Consortium，PGC，2019）则使用大样本在超过 2 万的病例和 3 万的对照中发现 12 个全基因组显著性位点，其所在基因包括微管骨架成分、钙黏素家族、转录因子、轴突导向基因等。

（三）强迫症的遗传学研究进展

强迫症（obsessive-compulsive disorder，OCD）是一种以重复的强迫性想法或强迫行为作为主要临床表现的神经精神疾病（DSM-5）。其特点是有意识的自我强迫和反强迫并存，二者强烈冲突使患者感到焦虑和痛苦，社会功能严重受损。全球范围内，该病的终身患病率为 1%～3%，我国最新的流行病学资料显示其年患病率为 1.67%，终身患病率达 2.4%。同时，强迫症与其他精神障碍的共病率高达 35%～70%。其中，伴随有抑郁症和社交恐惧症发生的患者约占 1/3，酒精滥用和某些特定恐惧症的患者比例达 1/4，强迫症与人格障碍、心境障碍、其他焦虑障碍的共病率分别为 16%～50%、12%～85% 和 24%～70%。

目前，普遍认为强迫症的病因与遗传和环境等多因素相关。已有强迫症相关的家系、双生子研究证据，以及强迫症相关的遗传变异等研究，都已充分证明强迫症有明显的遗传素质倾向。强迫症是高度可遗传的，具有很强的家族聚集性，患者家属出现强迫症的概率远高于正常人，而其中成年起病和儿童起病的强迫症遗传率分别为 27%～45% 和 65%。强迫症遗传的研究随着基因组技术的发展，已经发现了不同类型的遗传风险因素，包括常见和罕见的风险突变。同时，环境及心理因素在强迫症的发生过程中也起着重要作用，如因孕期遭受应激、压力、创伤、神经炎症等因素会激发疾病发生。强迫症作为由多基因遗传与环境相互作用所致的复杂性精神疾病，表观遗传学对环境和遗传机制进行了桥接，从而一定程度上解释了环境对于基因的作用机制。按照遗传研究策略和变异类型，下面将已公开报道的强迫症遗传分子按照五类进行叙述，分别为遗传连锁区域、常见变异、罕见遗传性基因、新发变异和表观遗传变异。

1. 遗传连锁区域　关于强迫症遗传因素的最大家系研究是 Shugart 等（2006）在 219 个家系中进行的 966 个样本的遗传连锁研究，目的是识别受强迫症影响个体共同遗传的染色体区域 3q、7p、1q、15q 和 6q。由于使用的标记集稀疏，研究未发现符合显著性阈值的区域，尽管发现了 3q27-28 区域与疾病明显关联。这部分样本还被用于与囤积障碍的连锁研究，发现了 14 号染色体存在非显著关联，但是与 3q 区段不存在遗传相关，这结果也为 DSM-5 的症状分类提供了证据。

Hanna 等（2002）发表了第一篇基于全基因组范围的早发性强迫症的连锁研究，通过用平均物理距离为 11.3cM 的 349 个微卫星标记对 7 个家系的 66 个成员进行检测，并对第 2 号、9 号和 16 号染色体进一步研究，发现染色体 9p 区与早发性强迫症存在连锁关系（LOD 值为 2.25）。Willour 等（2004）利用相同区段在 50 个无抽动障碍的强迫症家系中进行重复研究，同样发现 9p24 区段存在强迫症遗传连锁，提示谷氨酸转运体基因（solute carrier family 1 member 1，SLC1A1）可作为强迫症的风险基因。

Hanna 等（2007）发表的第二个全基因组连锁研究分析了来自 26 个多代强迫症家族史的家系，结果提示在染色体 10p15 上的某个区域存在疾病连锁现象。但是当结合第一篇家系研究证据之后，与染色体 10p15 相关的连锁效果减弱。Wang 等（2009）对 219 个家系的 966 个样本（与前述的 2006 年 Shugart 等的样本一致）进行男女性别分层的基于微卫星标记的染色体 11p15 区域连锁关联分析，发现男性患者中存在相关；而基于 632 个的 SNP 分析则在男女性别患者中存在不同的显著位点。Ross 等（2011）对来自哥斯达黎加山谷中部一个遗传隔离的种群的三个家系进行研究，家系中有两个或多个患有早发性强迫症，在基于全基因范围的约 6000 个单核苷酸多态性（SNP）标记检测方法，和使用参数/非参数统计计算，发现四个染色体区域 1p21、15q14、16q24 和 17p12 具备遗传连锁证据。Mathews 等（2012）研究报道含有至少 2 例早发性强迫症的 33 个家系，同样基于全基因组范围的 SNP 检测以及参数/非参数化度量分析，发现五个染色体区域 1p36、2p14、5q13、6p25 和 10p13 具备遗传连锁证据。虽然遗传连锁研究不是寻找微效基因的最佳策略，但是通过关联研究提示家系连锁的区域可以给后续研究提供帮助，特别是可重复发现的区段，如染色体 15q14 同时被 Hanna 等（2002）、Ross 等（2011）研究确认。

2. 常见变异　从 Heils 等（1996）发现的 5-羟色胺转运体基因 SLC6A4（solute carrier family 6 member 4)多态性与强迫症患者存在关联,后续的McDougle(1998)、Walitza(2002)、王振(2004)、张岚(2004)、Mossner(2005)、Voyiaziakis(2011)、Cengiz(2015)、Wang(2017)、Gomes(2018)等开展的若干多态性位点研究也为SLC6A4与早发性强迫症的关联提供进一步的证据。与多巴胺系统紧密相关的儿茶酚氧位甲基转移酶(catechol-o-methyltransferase,COMT),其他神经递质系统的谷氨酸受体亚单位基因(glutamate receptor, ionotropic, N-methyl D-aspartate 2B, GRIN2B)、γ-氨基丁酸受体1基因(gamma-aminobutyric acid type B receptor subunit 1, GABBR1),以及脑源性神经营养因子基因(brain derived neurotrophic factor, BDNF)、髓鞘少突胶质糖蛋白基因(myelin oligodendrocyte glycoprotein, MOG)多态性与强迫症发病都存在一定关联。

常见变异对强迫症的遗传贡献主要是通过全基因组关联分析(GWAS)进行评估的,即常见变异的全基因范围分型的遗传多态性研究。据估计,常见变异在精神疾病中起着重要的作用,对强迫症的遗传贡献约为50%。然而,单个SNP的效应量小,需要大样本量才能获得足够的效能以鉴定特定的风险等位基因。

目前已有三项大规模的GWAS,已鉴定与OCD相关的单核苷酸多态性。强迫症已发表的两个大样本GWAS是来自两个不同的强迫症联盟IOCDF-GC和OCGAS的研究。IOCDF-GC发表了第一个强迫症GWAS,其中包括1465例患者和5557个祖源匹配的对照人群,以及来自全球22个地区的400个核心家系(父母健康,子/女为患者)。这项研究报道了位于Fas细胞凋亡抑制分子2基因(Fas apoptotic inhibitory molecule 2, FAIM2)附近的19p13.2染色体上的rs297941($P=4.99\times10^{-7}$)。OCGAS则报道了由美国六个研究中心联合样本的GWAS,涵盖有1065个家系(包含1406例强迫症患者)与基于健康人群的对照样本(包含5061名健康人),显示在染色体9p23区域的蛋白质酪氨酸磷酸受体D基因(protein tyrosine phosphatase receptor type D, PTPRD)上存在最小P值($P=4.13\times10^{-7}$)。第三个GWAS确定了一个达到全基因组意义标准的区域,即位于染色体19p13区段的肌细胞增强因子2B基因(myocyte enhancer factor 2B neighbor, MEF2BNB)上的rs8100480($P=2.56\times10^{-8}$)。另外一个基于IOCDF-GC和OCGAS的Meta分析则报道了rs4733767位点为最显著位点($P=7.1\times10^{-7}$)。

迄今为止,在强迫症中所有GWAS研究的样本量有数千例。这些研究均未在其他独立研究中重复发现显著性,由于遗传和表型异质性,为可靠地检测常见的强迫症风险等位基因,GWAS研究需要更多的样本量才能提供足够的统计效能。

3. 罕见风险基因　Gazzellone等(2016)对307例早发性强迫症和3861例健康对照进行罕见染色体拷贝数变异(copy number variant, CNV)对比研究,发现在强迫症729个罕见CNV,如染色体15q11-q13区域重复、17p12区域缺失、16p13.11区域重复等。Grünblatt等(2017)对121例早发性强迫症和124例健康对照的高分辨率染色体微阵列分析,发现了相关的神经发育障碍基因,如NRXN1、ANKS1B、UHRF1BP1。

基于外显子组测序(基因组中所有蛋白质编码区的DNA测序)可以在对患者中蛋白编码区的变异进行高通量检测。

Halvorsen等(2021)对筛选纳入的1263例强迫症患者和11580例对照的外显子测序分析发现了最显著差异的SLITRK5基因($P=2.3\times10^{-6}$),同时也发现了在患者的风险基因上发生功能缺失变异的频率显著高于对照人群。

4. 新发突变　亲本谱系中出现的新发突变是许多强迫症发病的根本原因,这种来自亲代生殖细胞或合子中自发产生的,而不是从亲本遗传而来的新发DNA序列变异对强迫症风险有着重大贡献。Gazzellone等(2016)对174个强迫症患者核心家系进行新发CNV检测,发现有4个新发CNV,分别是染色体Xp22.31区域重复、4p16.3区域缺失、3p12.2区域缺失、10q11.22-q11.21区域重复。Cappi等(2016、2020)对健康父母及OCD患儿的核心家系的两个外显子组测序(WES)研究发现CHD8和SCUBE1,可能是潜在的OCD风险基因。采用全基因组测序策略,Lin等(2022)对53个核心家系进行全基因组分析,报道了22个发生LGD新发突变的基因,其中包括对表观修饰起重要作用的SETD5、KDM3B和ASXL3;同时,联合该研究发现的新发CNV上的FBL,这四个基因共同表明了组蛋白修饰可能在强迫症发病机制中发挥重要作用。

5. 表观遗传变异　表观遗传机制与强迫症的关联研究目前已有部分研究进行报道,主要集中在DNA甲基化,其中BDNF基因、SLC6A4基因、GABBR1基因和MOG基因启动子甲基化水平在强迫症患者与正常对照中存在表达差异。例如,Ferrer-Alberti等(2018)发现强迫症患者BDNF的启动子Ⅳ的CpG10位点甲基化水平与强迫症严重程度相关,Grünblatt等(2018)研究发现儿童及青少年的强迫症患者的唾液中SLC6A4启动子的甲基化水平升高,而成人却与之相反。黄悦勤课题组

(2016)通过 450k 甲基化检测芯片研究 65 例强迫症患者较 96 例健康对照血液中全基因范围的 DNA 甲基化水平差异,确认了有近 2190 基因在强迫症中发生 DNA 甲基化表达差异。因为表观遗传修饰具有组织特异性、细胞系特异性甚至时空表达的特异性,已有的部分研究结果并没有达成一致性结论,深入机制的研究对于解析强迫症表观遗传特征则非常必要。

(四)其他儿童少年精神疾病的遗传学研究进展

1. 智力障碍　智力是遗传素质,社会实践和教育,以及个人勤奋三方面相互作用的产物,它不是单一的心理过程,而是与感知、记忆、思维等密切相关。在遗传学方面与儿童智力障碍相关的一些因素如下:

(1)染色体病　染色体病涉及许多基因,临床表现多样。常染色体畸变常见的表现为发育迟滞、畸形和智力低下,最常见的如 21-三体综合征(唐氏综合征)、13-三体综合征和 18-三体综合征。另外,也有 8 号染色体、9 号染色体、22 号染色体等三体综合征。唐氏综合征的患儿除特殊体征外,在行为方面具有愉快和友善的性格,喜欢模仿,但抽象思维能力差,行为动作刻板。染色体结构上的变异有如 5P 缺失综合征、9P 单体、18 号环状染色体等。5 号染色体短臂缺失所致的猫叫综合征,患儿在婴儿期会发出尖锐奇怪的高频哀鸣如猫叫。性染色体畸变除了影响发育和智能外,还可发生性发育不全,导致智能障碍的有 XXY、XXYY、X0 和 XXX 等综合征。XXY 和 XYY 综合征者可表现幼稚情绪、情绪易波动、难以合群、经常发生反社会行为,甚至发生性犯罪和纵火。这种变态行为发生可能与其智能偏低、缺乏判断力、情绪易激动和自控能力差有关。X0 综合征患儿,性格孤僻、情绪波动大,易发生冲动和幼稚行为。此外,有一类患儿外周血淋巴细胞在低叶酸的培养条件下可见到一条 X 染色体长臂近末端处有一脆性部位,称为脆性 X 染色体。这类综合征也明显影响男性患儿的智力,对女性杂合子可有轻度智能低下的影响。

(2)遗传代谢性疾病　由于酶缺陷所引起的遗传代谢性疾病有 200 余种,其中不少代谢病严重影响患儿的智力,如氨基酸代谢异常的苯丙酮尿症、酪氨酸血症、组氨酸血症、枫糖尿病、精氨酸血症、溶酶体贮积病、GM1 神经节苷脂沉积病、黏多糖病Ⅲ型、黏脂贮积症Ⅱ型,核酸代谢异常的 Lesch-Nyhan 综合征,还有过氧化物酶体异常的脑肝肾综合征和肾上腺脑白质营养不良等。

1)苯丙酮尿症　是因苯丙氨酸代谢障碍导致血和尿中苯丙氨酸及其衍生物含量增多为特征的一组疾病。由于患儿体内高浓度苯丙氨酸及其代谢产物对神经系统产生毒性,从而直接影响正常精神活动。典型病例在出生时正常,3~4 个月后出现智能发育迟滞,1 岁后可见运动发育迟滞,说话、行走发生困难。在行为方面,患儿表现出烦躁不安易激动、易发脾气、情绪不稳、活动过多,甚至发生攻击性行为和各种怪异行为。

2)Lesch-Nyhan 综合征　是一种核酸代谢障碍,可明显引起异常行为。由于次黄嘌呤-鸟嘌呤磷酸核糖转移酶的完全缺失,导致核酸代谢紊乱,引起患儿发生一系列神经精神症状。一般在出生后 3~4 个月出现运动发育迟滞,2~16 岁表现出智能落后、痉挛性大脑瘫痪、手足徐动、构音障碍,有的甚至出现强迫性自残行为。出现强迫性自残行为的患儿具有痛觉,但不能控制自己,从而咬断自己的手指,咬破嘴唇和颊黏膜,造成严重的创伤。除自残外,患儿有时对周围的人也有攻击行为。这种异常行为可因紧张的环境、气氛加重,有的会随年龄增长而减轻。

(3)其他遗传性疾病　患有遗传性疾病的儿童常可伴有行为异常,例如小头畸形、癫痫以及多基因遗传的地方性克汀病等。小头畸形除头颅小外,还伴有智能低下,舞蹈样手足徐动,以及会走路后经常出现破坏性行为;癫痫患儿除有短暂意识丧失外,可有无目的重复动作和行为,甚至表现出恐惧、惊叫、自语和奔跑等;多基因遗传的地方性克汀病,其临床表现可概括为呆、小、聋、哑、瘫,患儿身材矮小、手足粗短、站立困难、步履蹒跚、呈现特殊面容,另外还有不同程度的听力、语言和运动障碍,缺乏抽象思维能力,反应迟钝,行为奇特。

2. 早发精神分裂症(early onset schizophrenia, EOS)　是一组首次起病在 18 岁以前的精神分裂症,其发病率较成人低。儿童精神分裂症临床表现主要为行为迟钝、恐惧、孤僻、言语减少,也可有奇特的动作以及强迫行为。智能一般无障碍,主要是个性、情感和行为的异常。病因迄今不明,但遗传病因学研究已积累不少资料。研究显示早发精神分裂症较成年期起病者有更高的遗传易感性。

(1)家系调查　儿童精神分裂症有家族遗传倾向。国内报道的 402 例患儿中,有精神病家族史的为 143 例,占 35.6%。Bender(1973)分析的 100 例儿童精神分裂症中,85% 有家族遗传史。进一步分析患儿的各级亲属的患病率,发现亲缘关系越近,发病率越高。

(2)双生子研究　双生子中如果有一个患病年

龄较早,则另一个患病的风险较大;并且同卵双生子较异卵双生子表现为诊断的年龄更为相近。

（3）遗传方式　本症的遗传方式尚无定论,研究提示可能为多基因遗传,遗传率为70％左右。本症的发生是遗传与社会环境相互作用的结果,遗传因素起主导效应,环境心理因素的影响也不可忽视。

（4）分子遗传学研究　候选基因研究验证了一些与成人精神分裂症（SCZ）相关的基因也与EOS相关,如CHRNA5,编码尼古丁乙酰胆碱受体α5亚单位,在EOS患者中与精神病性症状和威斯康星卡片分类测验成绩相关。

随着基因组学技术的普遍使用,2021年中国学者报告了EOS的全基因组分析结果,在2159例EOS和6561例健康对照的全基因组关联分析中发现了4个显著性位点,包括1p36.22（rs1801133）、1p31.1（rs1281571）、3p21.31（rs7626288）和9q33.3（rs592927）,分别位于MTHFR、LPHN2、LTF、RALGPS1基因或其上下游,是一些影响神经管发育或递质释放的基因。多基因风险评分提示EOS与SCZ存在遗传重叠。

（5）父母育龄和胎次的影响　有研究显示儿童精神分裂症的发生与其父母的育龄及胎次有一定关系。患儿中1/3出生时其母亲已超过35岁、父亲超过40岁。进一步应用Haldane和Smith法进行偏相关法分析,发现主要与母亲的育龄有关,高育龄的母亲生育的和多子女家庭中先出生的孩子易患精神分裂症。

（仇子龙　王　振　杨　莉）

第二节　神经生化基础与进展

神经生化属于神经生物学研究的范畴,探索神经元间的化学传递,又称神经化学。在精神医学领域,神经生化研究的目的是阐明精神障碍的病因和发生机制。目前大多数精神障碍有关神经生化的改变及其性质尚未阐明,这与我们对正常大脑的生化复杂性知之甚少以及对活体生化改变难以进行直接研究有关。

儿童和少年处于生长和发育阶段,随着年龄的增长,脑内神经元连接和化学传递日臻完善。就个体发育而言,随着轴突发育的成熟和突触的建立,神经递质浓度不断增加且更加活跃。

神经生化基础包括的内容甚为广泛,这里仅介绍与精神病学联系较多的神经化学传递,因为近年来这方面的探索已成为精神病学研究的重要方面,它不仅有助于了解精神障碍的病理生理,也已经成为新的精神活性药物研发设计的方向,不少研究者将新药分子的靶点定位于神经递质及其受体系统,从临床前期和临床研究中,已知一些神经递质和受体与精神疾病的精神病理学是密切相关的。目前对神经化学传递的研究已成为基础和临床脑科学研究的重要领域,它将为精神病学的发展带来活力。

一、神经递质

（一）神经递质的生活周期

在中枢神经系统（central nervous system，CNS）中,突触传递最主要的方式是神经化学传递。神经递质由突触前膜释放后与相应的突触后膜受体结合,产生突触去极化电位或超极化电位,导致突触后神经兴奋性升高或降低。神经递质的作用可通过多个途径中止:一是再回收抑制,即通过突触前神经元或包裹突触的胶质细胞将突触间隙中多余的神经递质回收;另一途径是酶解,如以乙酰胆碱（acetylcholine，ACh）为例,它经由位于突触间隙的乙酰胆碱酯酶（acetylcholinesterase，AChE）作用被代谢和失活;此外,神经递质也可从突触间隙扩散并被周围细胞和血管吸收并清除。

（二）神经递质的特征

在中枢神经系统神经元之间的信号传递中,除少部分直接靠电传递外,绝大部分依赖化学物质来介导,即神经递质。

神经递质必须符合以下标准:① 在神经元内合成;② 贮存在突触前神经元并在去极化时释放一定浓度（具有显著生理效应）的量;③ 当作为药物应用时,外源分子类似内源性神经递质;④ 神经元或突触间隙的机制是对神经递质的清除或失活。如不符合全部标准,则称为"拟定的神经递质"。

（三）神经递质的分类

在神经系统中,可作为递质发挥作用的化学物质极多,每种递质在脑内具有一种或多种作用。脑内神经递质主要分为四类,即生物原胺类、氨基酸类、肽类和其他类。生物原胺类神经递质是最先发现的一类,包括多巴胺（dopamine，DA）、去甲肾上腺素（norepinephrine，NE）、肾上腺素（epinephrine，E）、5-羟色胺（5-hydroxytryptamine，5-HT）、乙酰胆碱（ACh）和组织胺（histamine，H）。氨基酸类神经递质包括γ-氨基丁酸（γ-aminobutyric acid，

GABA)、甘氨酸和谷氨酸。肽类神经递质包括神经加压素、促甲状腺素释放激素(thyroid stimulating hormone releasing hormone，TRH)和胆囊收缩素八肽(cholecystokinin-8，CCK-8)等。其他类神经递质包括核苷酸类、气体类、类花生酸类(eicosanoid)、阿南德酰胺类(anandamide)四种，这些曾被提示为其他递质的受体，包括 sigma(σ)受体。

二、生物原胺神经递质

（一）多巴胺

1. 多巴胺能通路　脑内重要的多巴胺能通路有黑质纹状体束、中脑边缘束和结节漏斗束。

黑质纹状体束发自黑质细胞体，投射至纹状体，当此束尾端多巴胺 D2 受体被传统抗精神病药阻断时可出现锥体外系副反应。帕金森病(Parkinson disease，PD)发生时，黑质纹状体束多巴胺神经元退变，出现运动障碍，有文献表明多巴胺的再摄取抑制对治疗帕金森病有一定的帮助。帕金森病常伴发抑郁，提示此束可能以某种方式介入到情感或情绪的调节。新近研究发现，黑质纹状体通路有可能是多巴胺能神经元功能障碍型精神分裂症的主因，这有助于进一步研究精神分裂症的机制。

中脑边缘束发自腹侧被盖区(ventral tegmental area，VTA)的多巴胺能神经元，投射至皮质和边缘系统，调节情感变化和认知功能，与精神疾病、药物成瘾等有关。抗精神病药的抗精神病功能或在此处发挥作用。

结节漏斗束发自下丘脑的弓状核和旁室区的神经元，投射至漏斗和垂体前叶。正常情况下，DA 在此束发挥抑制影响，抑制垂体前叶释放催乳素(prolactin，PRL)，患者服用 DA 受体拮抗剂可致 PRL 上升，这是由于 DA 的抑制作用被去除的关系。

2. 儿茶酚胺的结构和生物合成　DA 是三种儿茶酚胺神经递质之一，由酪氨酸合成。另外两种儿茶酚胺神经递质为去甲肾上腺素和肾上腺素。儿茶酚胺结构如图 5-1 所示。

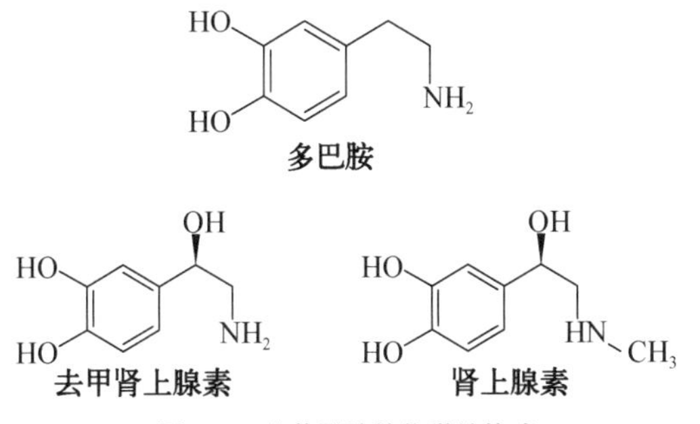

图 5-1　儿茶酚胺的化学结构式

儿茶酚胺的生物合成：儿茶酚胺合成之源为酪氨酸，一般来自食物。NE 能神经元、E 能神经元和肾上腺髓质嗜铬细胞可以从血中摄取酪氨酸，在胞质内经酪氨酸羟化酶(tyrosine hydroxylase，TH)的作用生成多巴(DOPA)，再经多巴脱羧酶的作用生成 DA。在 NE 能神经元内，DA 被摄入囊泡，经多巴胺-β-羟化酶(dopamine β-hydroxylase，DβH)的作用生成 NE。NE 在肾上腺髓质苯乙醇胺－N－甲基转移酶(phenylethanolamine-N-methyltransferase，PNMT)的催化下，生成肾上腺素(图 5-2)。

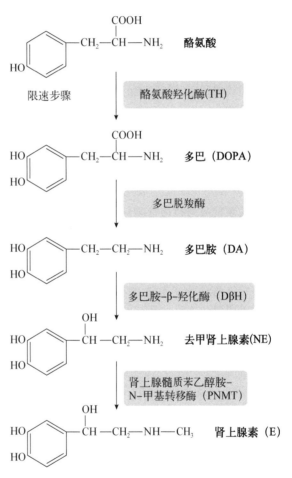

图 5-2　儿茶酚胺的生物合成途径

3. DA 受体　DA 受体有五种亚型，即 D1～D5。D2 受体通过活化抑制性 G 蛋白(GTP 结合蛋白)对腺苷酸环化酶(cAMP)形成起抑制作用，主要分布于尾状核和壳部。D1 和 D5 二者是通过活化兴奋性 G 蛋白而刺激 cAMP 的形成。D3 和 D4 的作用与 D2 是相似的，减低 cAMP 形成。D3 在伏隔核分布较集中，D4 分布在额叶皮质、杏仁核、中脑和延髓。

最近研究发现，多巴胺 D1 和 D2 受体作用机制在焦虑症等情绪障碍的形成过程中有着重要的作用；D3 受体在帕金森病(PD)的早期发生和发展中具有重要的影响。壳部 D2 密度与分离(detachment)水平呈高度相关。D2 拮抗剂(如传统抗精神病药)可减轻精神分裂症幻觉和妄想,但对阴性症状无效。多巴胺能活动作用于左侧前额皮质可制止情绪烦恼的信号,DA 受体的多态性与主观报告的心境状态呈正相关。D3 受体激动剂激活后可通过增加多巴胺的浓度,减少致病 α-突触核蛋白的积累,增强脑源性神经营养因子的分泌等一系列方式改善疾病相关症状,而 D3 受体的突变可以用于预测 PD 发作的年龄和 PD 治疗的预后。

4. DA 和临床 传统抗精神病药的效果与其有较强的 D2 亲和力相关。长期应用 DA 受体拮抗剂导致 DA 受体数目上调。这种上调可介入迟发性运动障碍的形成。非典型抗精神病药系 5-羟色胺-多巴胺拮抗剂,但它主要阻断 5-羟色胺受体,对 D2 受体的作用较弱,从而需要重新评定传统抗精神病药的有效机理。

新近的一些研究表明,对于治疗依从性差的躁狂抑郁症,多巴胺受体部分激动剂可作为一类具有原始药效学特质的新型抗精神病药,其中两种药物阿立哌唑(Aripiprazole)、卡立哌嗪(Cariprazine)目前已被美国食品与药物管理局批准用于治疗躁狂/双相情感障碍,具有良好的适应性。

(二)去甲肾上腺素(NE)和肾上腺素(E)

虽然这两种神经递质在一起讨论,但脑中 NE 是更加重要的。这两个系统的受体统称为肾上腺能受体。

1. NE 通路 NE 能(和 E 能)细胞体位于脑桥致密部蓝斑,轴突上行经由内侧纵束,投射至大脑皮质边缘系统、丘脑和下丘脑。释放 NE 的神经元与释放 DA 的神经元不同,后者缺乏 DβH。NE 能神经元经 DβH 的作用将 DA 转化为 NE。释放肾上腺素的神经元经 PNMT 的作用将 NE 转换为 E。与 DA 一样,NE 和 E 通过再回收和单胺氧化酶(monoamine oxidase,MAO)与儿茶酚-O-甲基转移酶(catechol-O-methyltransferase,COMT)酶解而中止其作用,但 MAO-A 亚型优先代谢 NE、E 和 5-HT。

2. NE 能和 E 能受体 肾上腺能受体分为 α-肾上腺能受体和 β-肾上腺能受体两种。α-肾上腺能受体分为 α1 受体(α1a、α1b、α1c、α1d)、α2 受体(α2a、α2b、α2c)和 α3 受体,β-肾上腺能受体分为 β1、β2、β3 等亚型。α 受体抑制 cAMP 形成,β 受体则兴奋之。β1 和 β2 受体调节体内几乎所有器官功能,常与 α 受体产生相互拮抗的形式。β3 受体可调节能量代谢,在脂肪细胞中表达,受激动剂活化的影响,可减少躯体脂肪数量,因此受体是发展抗肥胖药的研究目标。

3. NE 与临床 与 NE 有关的为经典抗抑郁药三环类抗抑郁药(tricyclic antidepressant,TCA)与单胺氧化酶抑制剂(monoamine oxidase inhibitor,MAOI)和新近研制的万拉法新、米氮平、丁氨苯丙酮(安非他酮)、奈法唑酮等。TCA、万拉法新、丁氨苯丙酮和奈法唑酮等药阻断 NE(和 5-HT)的回收,MAOI 则阻断 NE(和 5-HT)的分解代谢,因此 TCA 和 MAOI 的即刻效应是增加突触间隙 NE(和 5-HT)的浓度。抗抑郁药应用后 2～4 周出现治疗效应,很显然它们的起效不是即刻的。抗抑郁药起效与突触后 β-肾上腺能受体下调有关,米氮平阻断突触前 α2 受体,从而清除在正常情况下此受体对 NE 释放的反馈性抑制,因此米氮平的纯效应是增加 NE 的分泌。

5-HT 和 NE 治疗抑郁症的病理生理机制仍然不明。早年的单胺学说是基于 TCA 和 MAOI 可改善抑郁症状而提出来的,作用于 5-HT 和 NE 二者的药物对抑郁症有效,而影响二者之一(如仅作用于 NE 的去甲丙米嗪,仅作用于 5-HT 的氟西汀)的药也有效。在动物实验中,损坏 NE 能神经元时,作用于 5-HT 的药不会出现寻常的效应;同样,当 5-HT 能神经元被损坏时,作用于 NE 的药亦不能发挥其效应。最近的研究显示,其相互作用的关键因素可能是由于它们的细胞受体结合能力在神经系统和免疫系统之间有差异,从而决定了它们在中枢神经系统中的功能,不过此理论有待证实,5-HT 能和 NE 能神经元间相互作用尚未完全阐明。

(三)5-羟色胺(5-HT)

1. 中枢神经系统 5-羟色胺能通路 5-羟色胺(5-HT,又名血清素)能细胞体大部存在于上脑桥和中脑,特别是正中和背侧缝际核,小部位于蓝斑尾部、小脑后肢区(postrema 区)和脚间区。这些部位的 5-羟色胺能神经元的轴突投射至基底节、边缘系统、下丘脑和脑皮质。

5-羟色胺在轴突终末合成,前体为色氨酸,5-羟色胺的合成和代谢通路如图 5-3 所示。

色氨酸变化可影响脑内 5-羟色胺的水平,例如,色氨酸耗竭可导致易激惹和饥饿,而适当补充色氨酸可诱发睡眠、解除焦虑和增加健康感,但是过度增强脑内 5-羟色胺的功能反而会引起严重副作用,出现"5-羟色胺综合征"。

2. 5-羟色胺受体 5-HT 受体有 7 种,即 5-HT1～HT7,如包括一些亚型,共有 14 种 5-HT 受体,计有 5-HT1A、5-HT1B、5-HT1D、5-HT1E、5-H1F、5-HT2A、5-HT2B、5-HT2C、5-HT3、

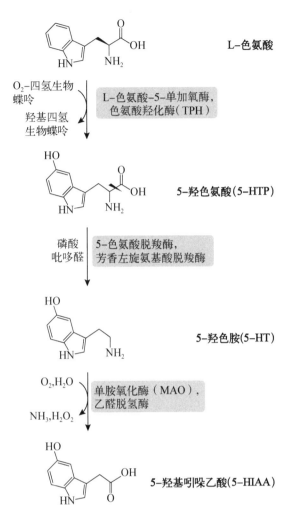

图5-3 5-羟色胺的合成和代谢通路

5-HT4、5-HT5A、5-HT5B、5-HT6、5-HT7。5-HT 受体的多样性启发科学家去研究病理状态下亚型的分布并设计作用于特殊亚型的药物。凡是5-HT1A 受体激动剂均有抗焦虑效应，如丁螺环酮。氯氮平是非典型抗精神病药物的原型，对5-HT2A 受体有显著的拮抗作用，从而启动一些作用于5-HT2A 受体拮抗的非典型抗精神病药的研发。

除5-HT3 受体外，其余13 种5-HT 受体亚型均属于 G 蛋白偶联受体超家族。5-HT3 受体是一种配体门控的离子通道，不与 G 蛋白偶联。5-HT3 受体被5-HT 激活后开放一条非选择性阳离子通道，触发 K^+ 流和 Na^+ 流，从而产生快速短暂的去极化电流。5-HT3 与5-HT 能药的一些副作用（恶心、呕吐）有关，昂丹司琼（Ondansetron）和格拉司琼（Granistron）等5-HT3 拮抗剂均为止吐剂。动物研究发现这些制剂还有增强记忆和抗焦虑特性。

5-HT1B/1D 受体激动剂如舒马曲坦（Sumatriptan），用于治疗偏头痛。

3. 5-HT 与临床 L-色氨酸亦用于精神科临床，以补充脑内5-HT 浓度，从而改善抑郁和焦虑症状，但它可引起嗜酸性细胞增多肌痛综合征，于1990 年退出市场。5-HT2A 介入两种成瘾药，即麦角酸二乙酰胺（Lysergic Acid Diethylamide，LSD）和3,4-亚甲基二氧甲基苯异丙胺（3,4-Methylene-dioxy-Methamphetamine，MDMA），摄入者可引起销魂状态。LSD 是一种吲哚酸，是一种非选择性5-HT 激动剂，但其拟精神病作用是通过它对5-HT 受体的部分激动作用而介导的。

5-HT 与精神疾病相关主要反映在抑郁症上。单胺学说认为抑郁症时5-HT 或 NE 太少，躁狂发作时则相反，5-HT 或 NE 太多，提示5-HT 或 NE 的多少与不同的情感状态相关。这种解释过于简单，对此观点应持谨慎态度。许可学说（permissive hypothesis）推测5-HT 水平低允许 NE 水平不正常，致产生抑郁症或躁狂症。除抑郁症外，5-HT 是焦虑症和精神分裂症研究中的重要目标，早期认为焦虑症的病因在 GABA（γ-氨基丁酸）系统，故而首先问世的抗焦虑药是苯二氮䓬类，它可加强 GABA 能神经传递，近年研究涉及5-HT，因选择性5-HT 再回收抑制剂（selective serotonin reuptake inhibitor，SSRI）亦有较强的抗焦虑效应。过去认为精神分裂症系 DA 平衡障碍所致，后来随着非典型抗精神病药（5-HT/DA 拮抗剂）的问世，表明精神分裂症可能为 DA 和5-HT 两种功能发生调节失误所致。此外，最新的研究提及孤独症儿童的血液5-HT 指标与正常儿童相比显著增高，说明其可能涉及抑郁症以外更多的精神疾病。

三、氨基酸神经递质

GABA 和谷氨酸为两种主要的氨基酸神经递质，前者系抑制性氨基酸，后者为兴奋性氨基酸。过去曾简单地认为大脑不过是处于这两种神经递质平衡之中。而生物原胺和肽类神经递质也不过是一般地介入这一平衡的调节。近年神经科学研究中最活跃的领域是学习和记忆中 N-甲基-D-天门冬氨酸（N-methyl-D-aspartic acid，NMDA）受体的作用，导致在精神分裂症和焦虑症的研究中广泛探索这些受体。

（一）甘氨酸

甘氨酸是一种抑制性神经递质，它是丝氨酸通过羟甲基化酶和 β-甘油脱氨酶的作用而合成的。甘氨酸具有双重作用：作为谷氨酸活动的辅助性神经递质；作用于其自身受体而发挥独立的抑制性神经递质效应。甘氨酸存在于机体所有组织中，但并非在所有组织中均具有神经递质功能。甘氨酸受体广泛分布于 CNS。

采用甘氨酸结合位点占据的技术,可改善 NMDA 受体活动,故而甘氨酸[曾被视为 omega(ω)受体]曾被用于减轻精神分裂症的阴性症状。

(二)组胺

释放组胺的神经元位于下丘脑,投射到脑皮质边缘系统和丘脑。已发现三种组胺受体:H1 受体兴奋时增加三磷酸肌醇(inositol triphosphate,IP3)和甘油二酯(diacylglycerol,DAG)的产生;H2 受体兴奋时增加 cAMP 的产生;H3 受体可调节血管张力。阻断 H1 是抗过敏药的机制,但可出现镇静、体重增加和血压降低等副作用,一些具有阻断 H1 的精神药物也常见到这些不良反应。

(三)乙酰胆碱

1. 中枢神经系统胆碱能通路 胆碱神经元位于 Meynert 基底核,投射至脑皮质和边缘系统。位于网状系统的附加胆碱能神经元投射至脑皮质、边缘系统、丘脑和下丘脑。阿尔茨海默病和先天愚型综合征患者在 Meynert 基底核有特殊变性。

乙酰胆碱在胆碱能神经元终末,通过胆碱乙酰转移酶的作用,由乙酰辅酶 A 与胆碱结合而成。乙酰胆碱在突触间隙被乙酰胆碱酯酶所代谢,剩余的乙酰胆碱被突触前神经元所回收。乙酰胆碱酯酶可被盐酸多奈哌齐(安理申)、重酒石酸卡巴拉汀(艾斯能)等治疗阿尔茨海默病的药物所抑制。

2. 胆碱能受体 胆碱能受体有两种亚型,即毒蕈碱型和烟碱型。毒蕈碱受体有五种,即 M1~M5,对磷酸肌苷更新、cAMP 和 cGMP 产生、钾离子通道活动有不同效应。毒蕈碱受体可被阿托品和抗胆碱药所拮抗。烟碱受体由四种单位(α、β、γ 和 δ)构成,不同烟碱受体含有这些亚单位的数目不同,因此基于亚单位的不同组合,有众多的烟碱受体亚型。

3. 乙酰胆碱和临床 精神科临床最常见的抗胆碱药是苯海索(安坦),它用于改善传统抗精神病药所致的锥体外系不良反应。许多精神药物有阻断毒蕈碱胆碱能功能,可出现口干、视力模糊、便秘、排尿启动困难等。CNS 胆碱能受体的过分阻断可导致混乱和谵妄。乙酰胆碱能制剂可损害正常人的学习和记忆力。目前研究试图用特殊的毒蕈碱和烟碱激动剂治疗阿尔茨海默病。此外,乙酰胆碱亦介入心境和睡眠障碍的治疗。

(四)γ-氨基丁酸

1. 中枢神经系统 GABA 能通路 γ-氨基丁酸(GABA)仅见于中枢神经系统,不能通过血脑屏障,在中脑和间脑有较高浓度,而在半球、脑桥和延髓含量低。通过谷氨酸脱羧酶的作用,由谷氨酸合成 GABA,此过程需要吡多醇(维生素 B_6)为辅酶。在突触间隙剩余的 GABA 部分被相应的突触前神经元再回收,部分被 GABA 转氨酶(GABA-T)代谢。GABA 通常与生物原胺神经递质、甘氨酸、肽类神经递质(如生长抑素、神经肽 Y、胆囊收缩素、P 物质、血管活性肠肽)共存。

2. GABA 受体 有三种 GABA 受体,即 GABAA、GABAB 和 GABAC,每一种在脑中都有各自的表达类型。GABAA 受体为占优势的种属,包括 5 种亚单位的不同组合,GABAB 受体激动剂氯苯氨丁酸(Baclofen)用以治疗肌痉挛。GABAA 受体拮抗剂荷包牡丹碱(Bicuculine)和印防己毒素(Picrotoxin)可诱发发作。

苯二氮䓬类增强与 GABA 受体的结合力以增强 GABA,苯二氮䓬与 GABA 识别位点位于同一受体蛋白的不同亚单位上,它们之间存在着变构作用。苯二氮䓬类药物可与苯二氮䓬识别位点结合,不直接激动 GABA 识别位点,而是通过变构作用,增强 GABA 与识别位点的结合,增强 Cl^- 通道开放的频率,从而加强 GABA 的抑制效应。苯二氮䓬识别位点与 GABA 识别位点的相互作用并不完全相同,它是 GABAA 五聚体上的一个变构调节位点。苯二氮䓬识别位点大致分为 $\omega1$ 和 $\omega2$ 两型,$\omega1$ 型为 GABA 非依赖性识别位点,有较强的抗惊厥作用,但缺乏镇静效应;$\omega2$ 型为 GABA 依赖识别位点,有镇静和抗惊厥两种效应。苯二氮䓬类受体有时称 ω 受体。

3. GABA 受体和临床 由于 GABA 对焦虑、躁狂和癫痫发作(seizure)有抑制作用,目前在试图合成一些加强 GABA 活动的药;如赛加宾(Tiagabine)可抑制 GABA 载体;普罗加胺(氟柳双胺,Progabide)为 GABA 受体激动剂,脑穿透性较好,具有抗惊厥效应;氨己烯酸(Vigabatrin)抑制 GABA-T,升高突触 GABA 水平;托吡酯(妥泰,Topiramate)通过某种机制增强 GABA 受体活动;加巴喷丁(Gabapentin)为一种 GABA 衍生物,有良好的脑穿通性,但它对 GABA 受体和 GABA 载体并不发生作用。

对 GABA 受体的各种结合位点的研究给治疗神经精神疾病带来了重要的参考意见,但是目前靶向 GABA 受体的药物仍面临着许多挑战和问题,最大的挑战是不同的亚型在大脑中的普遍表达带来的药物脱靶效应难以得到妥善的解决。最近研究发现了一些跨膜 GABA 受体辅助蛋白,推测在不同脑区的辅助蛋白种类可能有差别,未来通过探索设计靶向这些辅助蛋白的化合物,有望开发出脱靶效应更小的新药物。

(五)谷氨酸

1. 谷氨酸能通路　谷氨酸是在突触前神经终末由葡萄糖和谷酰胺(glutamine)合成的。在突触间隙内剩余的谷氨酸被突触前神经元或附近的胶质细胞再回收。含谷氨酸的神经元位于小脑颗粒细胞、纹状体、海马分子层细胞、内嗅皮质、皮质锥体细胞、丘脑皮质和新皮质。L-谷氨酸几乎可引起所有的神经元兴奋,如大量给予也可引神经元变性(神经毒性)。

2. 受体　谷氨酸有五种受体,NMDA 受体是最复杂的,它不仅与学习和记忆有关,在精神病理上也发挥重要作用。另外四种为非 NMDA 谷氨酸受体。NMDA 为 Na、K 和 Ca 离子提供通道。NMDA 传导通路的细节尚未完全了解,但 NMDA 拮抗剂可妨碍记忆的形成。

非 NMDA 受体中,有两种与 NMDA 受体的主要效应一样,共享去极化,它们是 α-氨基-3-羟基-5-甲基-4-异噁唑丙酸(α-amino-3-hydroxy-5-methyl-4-isoxazolepropionic acid,AMPA)受体和海人藻酸(kainate)受体;余下两种谷氨酸受体为反-1-氨基环戊烷-1,3-二羧酸(1-aminocyclopentane-trans-1,3-dicarboxylic acid,ACPD)受体和 L-2-氨基-4-磷酸丁酰酸(L-2-amino-4-phosphonobutyrate,AP4)受体。ACPD 受体又称代谢型(metabotropic)谷氨酸受体,为一种 7-跨膜领域 G 蛋白连锁受体,通过磷酸肌醇第二信息系统发挥其效应。

3. 谷氨酸和临床　与谷氨酸系统相关的病理生理状态是兴奋中毒(excitotoxicity)和精神分裂症。兴奋中毒是一种学说,指谷氨酸受体的过于兴奋,导致神经元之间钙和一氧化氮(NO)浓度的过多和持久存在,激活许多酶(特别是蛋白酶),从而对神经元的完整性产生破坏作用。与精神分裂症相关的部分见于苯环己哌啶(Phencyclidine,PCP)的拟精神病效应。NMDA 受体活动减低可招致精神病症状,而 NMDA 受体的过于活动可引起神经元死亡。一些基础研究显示 DA 和谷氨酸二者具有相反的效应。谷氨酸可能介入帕金森病的病理生理。

四、肽类神经递质

人脑中可能有多达 300 种的肽类神经递质。肽类是含有 3～100 个氨基酸残基的多肽。通过遗传信息的转录和翻译,肽形成于神经元细胞体,其释放和作用中止机制与以上神经递质相同。

1. 内源性阿片肽　内源性阿片肽作用于三种主要受体,即 μ、κ 和 δ。它们的功能与应激、疼痛和心境调节有关。最初识别出三种内源性阿片肽,即脑啡肽、内啡肽和强啡肽。后来又发现的内源吗啡(endomorphine)在效能上与外源吗啡相等,为 4 肽物质。内源吗啡分为 1 和 2,与 μ 受体的结合力相似。脑啡肽与 δ 受体有较强的结合力,而与 μ 受体亲和力低;β-内啡肽与 μ 受体和 δ 受体有中度亲和力;强啡肽与 κ 和 μ 受体有较强的结合力。不论何种内源性阿片肽的止痛效应均不及生物碱吗啡。

含内源性阿片肽的神经元见于内侧丘脑、间脑、脑桥、海马和中脑,轴突投射到局部和广大区域。三种内源性阿片肽来自各自的前体,即前阿片黑色素皮质(pro-opiomelanocortin,POMC)、前脑啡肽和前强啡肽。POMC 加工后形成促肾上腺皮质激素(adrenocorticotropic hormone,ACTH)、黑色素刺激素和 β-内啡肽;前脑啡肽加工产生间脑啡肽和丘脑啡肽;前强啡肽加工产生 β-新内啡肽(β-neoendorphin)和强啡肽。

阿片肽的神经递质属性依据与它们对谷氨酸能或肾上腺能神经传导的加强效应予以区别,目前在海马已发现内源性阿片肽的神经传递证据。

2. P 物质　P 物质是 1931 年被发现和命名的。它是含有 11 个氨基酸残基的直链多肽。P 物质为大多数传入神经元和纹状体黑质通路中的重要神经递质。P 物质中介疼痛的感知。在亨廷顿病、阿尔茨海默病和心境障碍时 P 物质不正常。

3. 神经加压素　神经加压素在一些轴突终末与 DA 共存,推测其介入精神分裂症的病理生理。一些早期报道指出,与神经加压素相关的肽对一些精神症状有效。

4. 胆囊收缩素　胆囊收缩素(cholecystokinin,CCK)介入精神分裂症、进食障碍和运动障碍的病理生理机制。CCK 可招致焦虑并激发惊恐障碍。CCK 拮抗剂是作为抗焦虑药进行研究的。

5. 生长抑素　生长抑素是生长激素的抑制因素。病理研究发现,生长抑素介入亨廷顿病和阿尔茨海默病的发生。

6. 血管加压素和缩宫素　二者系相关的肽类,推测与心境的调节有关。二者均在下丘脑合成并释放到垂体前叶。

7. 神经肽 Y　神经肽 Y(NPY)可刺激食欲,因此神经肽 Y 受体拮抗剂可能是研制减肥药的方向。

8. 甘丙肽　甘丙肽命名来源于其第一个氨基酸甘氨酸与末端残基丙氨酸,广泛分布于机体各个系统,包括中枢神经系统,参与学习记忆、神经系统的发育再生以及阿尔茨海默病等多种生理病理过程。

五、其他神经递质

1. 核苷酸类 在脱氧核糖核酸（DNA）的四种核苷酸中，嘌呤腺苷和它的高能磷酰化型 ATP 具有神经递质作用。嘌呤受体存在于脑部，P1 受体与腺苷有高度亲和力，P2 受体与 ATP 有高度亲和力。P1 受体的两种亚型为腺苷 A1 和 A2 受体，二者系 G 蛋白连锁受体。腺苷与 A1 受体结合引起一些系统的细胞反应与 A2 受体引起者相反。P1 受体被黄嘌呤（如咖啡因和茶碱）所阻断。腺苷散在分布于特殊细胞层中，对大多数其他神经递质的释放发挥普遍的抑制效应。在发作时，腺苷自细胞释放并发挥作用中止发作。腺苷的作用与咖啡因相反，引起研究者对它的同源物的抗惊厥和镇静作用的兴趣。ATP 本身亦可当作神经递质，它与儿茶酚胺一道贮存于囊泡，当儿茶酚胺释放时一起排出。ATP 优先作用于 P2 受体，一些研究结果显示 ATP 具有开启 Na^+、K^+ 和 Ca^{2+} 离子通道的功能。

2. 花生酸碱（eicosanoid） 二十碳四烯酸（arachidonic acid）的代谢物如前列环素（prostacyeline）、凝血黄素（thromboxane）、白三烯（leukotriene）等统称花生酸碱或前列腺烷素（prostanoid），均存在于脑内。在各种神经和非神经组织内存在前列腺烷素受体：凝血黄素 A2 受体、前列环素受体、前列腺素 F 受体、前列腺素 D 受体和前列腺素 E 受体的 4 种亚型（EP1R～EP4R），它们耦合于不同的信号传感（signal transduction）系统。此外，脑内发现白三烯结合位点，这些物质不完全符合神经递质的标准。

3. 阿南德酰胺（anandamide） 由二十碳四烯酸和醇胺（ethanolamine）合成。有 N-花生酒醇胺（N-arachidonylethanolamine）和 2-花生酯甘油（2-arachidonyl glycerol）两种内源性配体，分别是大麻素受体家族中弱的和强的配体。

大麻素（canabinoid）是印度大麻的活性物质，目前已发现大麻素受体的内源性配体。有两种大麻素受体，即中枢的（CB1）和外周的（CB2），每一种各有一些亚型。这些受体为 7-跨膜领域 G 蛋白连锁受体家族的成员，它们与四氢大麻素（tetrahydrocannabinol，THC）结合，是印度大麻的活性组成部分。大麻素的药理效应并不强，但与 THC 类似，可降低眼内压，减低神经活动水平和缓解疼痛。丘脑内阿南德酰胺和大麻素的位置重叠（colocalization），提示阿南德酰胺可当作神经递质。

4. sigma（σ）受体 σ 受体位点在药理学已得到界定，但这一受体的内源性配体尚未鉴定。直到最近才将 σ 受体的位点与苯环己哌啶（PCP）受体的位点区分开来。PCP 作用的主要位点是 NMDA 谷氨酸受体，那里 PCP 结合导致钙离子流入的间接抑制，σ 位点与镇痛新（戊唑星，Pentazocine）和氟哌啶醇结合，属于独特的药物类别。

（张志珺　路中华）

第三节　神经影像学基础与进展

临床常用的神经影像学技术包括常规 X 线平片、计算机断层扫描（computed tomography，CT）、磁共振成像（magnetic resonance imaging，MRI）、数字减影血管造影（digital subtraction angiography，DSA）、单光子发射计算机断层成像（single-photon emission computerized tomography，SPECT）、正电子发射断层成像（positron emission tomography，PET）、脑磁图（magnetoencephalography，MEG）、近红外光谱（near-infrared spectroscopy，NIRS）等。此外，脑电图（electroencephalography，EEG）也经常被列为神经影像学技术。

神经影像学技术在许多疾病的常规临床诊断中发挥着不可替代的作用，但多数精神疾病没有肉眼可见的病变，神经影像学技术在精神疾病主要的作用是排除性诊断。同时，还为揭示人脑在信息处理过程中的特有规律、加深对复杂脑疾病病理机制的认识提供了新的证据，以期为未来精神障碍的定位诊断、定量诊断及治疗评价提供可靠与客观的生物指标。

神经影像学技术可用于观察精神障碍儿童少年的脑结构或脑功能的细微变化，每种技术各有优劣。其中，EEG 检测的是大脑产生的电信号，简单方便，时间分辨率非常高，可以从毫秒级探测认知过程，但其缺点是空间分辨率低，无法对异常脑活动进行精准定位；MEG 检测的是由神经元产生的电流形成的生物磁场信号，其空间分辨率略优于 EEG，但仍然比较低，且检测设备价格昂贵。NIRS 探测的是皮质氧合血红蛋白和脱氧血红蛋白信号，具有较高的时间分辨率，但其空间分辨率较低，其穿透深度也只能达到颅骨下比较表浅的脑组织。X 线平片、CT 和 DSA 都具有放射性，在儿童少年精神障碍中的科研价值和临床实用价值较小。SPECT 和 PET 都基于放射性同位素标记技术，可以标记特定的化学物质，如多巴胺的递质或受体,在帕金森病、阿尔茨海默病、肿瘤等疾病的诊断中非常重要,在儿童少年常见精神障碍的科研和临床价值相对比较小。其中,PET 在许多方面优于 SPECT,包括敏感性、空间分辨率、标记物种类等。目前,PET-MRI 一体机可以实现 PET 与磁共振同步扫描,对疾病的定位和诊断更加精准。PET 可用于阿尔茨海默病中 β 淀粉样蛋白和 tau 蛋白的检测,已经应用于临床诊断,这可能是 PET 在精神疾病领域最具特异性的检查。PET 在其他精神障碍的特异性成果不多,且由于扫描非常昂贵,大样本的研究难以开展。

在众多神经影像学技术中,MRI 属于非侵入的成像技术,且可以同时提供脑结构和功能成像,在人脑研究中应用最为广泛。目前已经有很多基于 MRI 技术的精神障碍的荟萃分析(meta-analysis,也译为元分析)。在临床治疗方面,荟萃分析的结果一直被认为是最高等级的证据;在精神障碍领域,由于病变细微、影响因素多,并且分析方法和观测变量非常多(如基于体素的分析时,体素的数目非常大),研究结果的重复性不高是一个很大的问题,荟萃分析显得极其重要。因此,本节将重点介绍儿童少年精神卫生领域 MRI 的荟萃分析结果,同时也介绍一些 MRI 常用的成像技术和分析方法。

一、儿童少年精神障碍研究中常用的 MRI 扫描序列及其分析方法

MRI 的扫描序列非常多,不同序列侧重的物质特征有所不同。既有结构成像又有功能成像,下面主要介绍在科研中常用的序列。

(一)3D T1 加权成像

3D T1 是一种重要的结构成像方法,对比度主要取决于组织间 T1 值的差别,属于快速容积扫描技术,具有较高的空间分辨率($1\times1\times1$ mm³ 甚至更小),信噪比高,伪影小。数据分析时,可以采用计算机进行自动的组织分割,粗略地分为白质、灰质和脑脊液,通过基于体素的形态学(voxel-based morphometry,VBM)分析,可获得每个体素的灰质体积(gray matter volume)或灰质密度(gray matter density)。同理,也可以测量白质或脑脊液的体积或密度。基于皮质表面的形态学(surface-based morphometry,SBM)分析,可以测量皮质厚度。

(二)弥散张量成像

弥散张量成像(diffusion tensor imaging,DTI),也有译为扩散张量成像,是一种对水分子弥散过程进行成像的技术。如果水分子沿各个方向弥散的距离不相等,称为各向异性弥散,例如水分子在脑白质纤维中的弥散具有明显的方向性。DTI 是当前唯一一种能有效观察和追踪脑白质纤维束的非侵入性检查方法,在临床医师和研究人员中越来越受欢迎。通过 DTI 分析,可以推断出每个体素的水分子的平均扩散率(mean diffusivity,MD)、各向异性分数(fractional anisotropy,FA)、轴向扩散率(axial diffusivity,AD)和径向扩散率(radial diffusivity,RD)。

(三)认知任务功能磁共振成像

狭义的功能磁共振成像(functional magnetic resonance imaging,fMRI)是指血氧水平依赖(blood oxygenation level dependent,BOLD)技术。神经活动导致局部血液中脱氧血红蛋白发生变化,从而改变组织的 T2* 信号,BOLD-fMRI 采用 T2* 加权成像记录这种变化,从而间接反映脑组织的局部神经活动。fMRI 兼有较高的空间分辨率(约 3 毫米)和较高的时间分辨率(亚秒级,但通常采用 2 秒),并且无侵袭性,因此 BOLD-fMRI 已成为研究脑功能强有力的技术手段。依据 BOLD-fMRI 扫描中患者是否执行特定的认知任务,可分为任务态 fMRI 和静息态 fMRI,二者采用的扫描技术是相同的,但分析方法、研究目的差别比较大。

任务态 fMRI 扫描过程中,志愿者需要按照特定的要求,完成一种或多种认知任务。认知任务的呈现方式常用的有两种形式:区块设计(block design)和事件相关设计(event-related design)。在区块设计中,具有相同性质的任务聚合在一起形成一个持续约 30 秒的区块,引起相关脑区的激活累加,从而诱发出比较强的 BOLD 信号变化,通过广义线性模型(general linear model,GLM)分析,可以得到任务相关脑区。在事件相关设计中,最小单元是单个任务(或事件),相似的事件以不规则的间隔反复出现,通过 GLM 进行多元回归分析,从而得到特定任务的激活。

(四)静息态功能磁共振成像

静息态功能磁共振成像(resting-state fMRI,RS-fMRI),也即扫描时志愿者不执行特定的认知任务或者不接受特定刺激。任务态 fMRI 观测的是特定任务相关的脑活动,而 RS-fMRI 观测的是自发脑活动。除了 fMRI 兼有的高空间分辨率和高时间分辨率以及无创等优点外,与任务态 fMRI 相比较,RS-fMRI 不需要志愿者对完成认知任务的密切配合,也不需要配备复杂的认知任务呈现系统,只需要

志愿者安静地躺在扫描床上即可,数据很容易获取,扫描的模式也比较容易在不同的研究单位之间统一,因此有比较大的潜在临床应用价值。近年来在临床研究中应用越来越广泛。

常用的静息态功能磁共振分析方法大致可以分为两种:功能分离和功能整合。功能分离主要关注各脑区自身功能,功能整合关注的是脑区与脑区之间的关联,也即功能连接或网络分析。

功能分离分析方法中,应用比较多的有两个:一个是低频振荡振幅(amplitude of low frequency fluctuation,ALFF)(Zang 等,2007),它反映的是每个体素的 fMRI 信号的波动的幅度;另一个是局部一致性(regional homogeneity,ReHo)(Zang 等,2004),它反映的是相邻体素的时间序列的相似性或者同步性。比如,有研究发现,癫痫灶的 ALFF 和 ReHo 都增高,可能反映局部神经活动的增强(Gupta 等,2018)。

功能整合分析方法着重于不同脑区之间的功能连接,根据连接的方向性,又可以分为两类:一类是有方向性(directed)的功能连接,也称为效应连接(effective connectivity),常用的有格兰杰因果分析(Granger causality analysis,GCA)、动态因果模型(dynamic causal model,DCM)等;另一类也是最常用的方法,属于无方向性(undirected)的功能连接,如基于种子点的功能连接分析(seed-based functional connectivity)、独立成分分析(independent component analysis,ICA)和基于图论的复杂脑网络分析等。基于种子点的功能连接分析方法计算某种子点与脑内其他所有体素(voxel)或感兴趣区域(ROI)之间的时间序列的相关系数,得出种子点区域与各脑区间的功能连接。独立成分分析利用盲源分离的方法,分离出空间上相互独立的功能网络,功能网络内不同脑区之间的时间序列是同步的。利用 RS-fMRI 发现的比较稳定的脑网络包括默认网络、听觉网络、突显网络、执行控制网络、视觉网络、感觉运动网络和注意网络等。图论分析在研究中的应用也非常广泛用以描述局部和整体的复杂网络,分析的关键参数包括聚类系数、特征路径长度、节点度、中心度和模块度等。图论可进行全脑网络分析,亦可对某个脑网络开展针对性分析。

二、儿童少年精神障碍 MRI 研究进展举例

(一)孤独症谱系障碍

孤独症谱系障碍(autism spectrum disorder,ASD)是一种极具代表性的神经发育障碍,起病于婴幼儿时期,以社交互动障碍/社会交流障碍以及狭隘兴趣和重复刻板行为为主要临床表现。脑影像学研究是 ASD 的主要研究手段。

ASD 脑结构影像异常:2017 年一项基于 VBM 研究的荟萃分析共纳入 15 项研究,包括 364 例儿童少年孤独症患者和 377 名健康人。该荟萃分析发现,孤独症患者右侧角回、颞下回,左侧额上回、额中回、楔前叶、枕下回灰质体积显著增加,左小脑和左中央后回灰质体积明显减少。该分析还发现,右侧角回体积增大与孤独症的刻板行为严重程度相关(Liu 等,2017)。这些发现证实了结构异常或许是早期孤独症的病理生理基础。

ASD 脑功能影像异常:基于任务刺激的功能磁共振研究表明 ASD 患儿存在多个脑区的功能异常。Clements 等(2018)的一篇荟萃分析纳入 13 篇研究(259 例 ASD 患者,246 名正常人),发现与正常对照相比,ASD 组在完成社交奖励(social rewards)任务时,双侧尾状核、前扣带回激活减弱;完成非社交奖励(nonsocial rewards)任务时双侧尾状核、双侧伏核、前扣带回、右侧脑岛激活减弱;完成受限兴趣(restricted interests)任务时左侧伏核、前扣带回皮质激活减弱,右侧尾状核、右侧伏核激活增强。

ABIDE(Autism Brain Imaging Data Exchange)是一个多中心大样本数据集,发布于 2013 年,收集了来自世界各地 24 个中心共 2226 名被试的功能性和结构性 MRI 数据,为基于大样本的孤独症神经影像学研究提供基础。Riddle 等(2016)通过 VBM 分析发现 ASD 组在左前颞上回灰质体积相较于正常组增大。DTI 分析发现 ASD 组在右侧下纵束、双侧丘脑前辐射、双侧扣带-扣带回胼胝体上束(cingulum-cingulate gyrus supracallosal bundle)、右侧钩束、胼胝体大钳和胼胝体小钳相较于正常同龄人,FA 值降低。同时发现,ASD 在右楔叶和枕叶外侧 fALFF 降低(Jung 等,2019)。Zhou 等(2016)基于种子点的功能连接分析发现 ASD 左侧前扣带回与右侧罗兰迪克岛盖(Rolandic operculum)、岛叶、中央后回、颞上回、颞中回功能连接减少。Cerliani 等(2015)基于 ICA 分析方法发现,ASD 相对于正常发育对照组,ASD 患者皮层下网络(丘脑和基底神经节)与皮层网络(初级躯体感觉皮层、听觉皮层和视觉皮层,以及颞上沟和左侧额下回)之间的功能连接增强。Vatika 等(2018)运用图论分析发现相比于正常同龄人,ASD 在 13～16 岁年龄段参与系数(participation coefficient)显著增加,而模块度、中心度、聚类系数显著降低;同时 9～12 岁年龄段 ASD 和 13～16 岁年龄段 ASD 的平均参与系数都有增加,这或许

表明,ASD 的功能网络整合程度比正常人更高。

(二)注意缺陷多动障碍

注意缺陷多动障碍(attention deficit/hyperactivity disorder,ADHD),俗称多动症,其核心症状包括注意缺陷、多动、冲动。磁共振研究是 ADHD 的研究热点。

一项结构磁共振成像荟萃分析纳入 21 项研究,包括 565 例 ADHD 患者和 583 名正常人,发现 ADHD 异常的脑区涉及全脑及右脑体积、小脑、胼胝体压部及右侧纹状体(Valera 等,2007)。2017 年一篇关于汇总 13 项 DTI 研究(557 例 ADHD 患者和 568 名正常对照)的荟萃分析发现,ADHD 主要在胼胝体,右下前枕束(inferior fronto-occipital fasciculus,IFOF)、左下纵束 FA 较正常人减低。

Hart 等(2013)基于任务 fMRI 研究的荟萃分析纳入 21 项研究,包括 287 例 ADHD 患者和 320 名正常人,该研究发现:在抑制任务期间,ADHD 右侧额下回、辅助运动区、前扣带皮层激活减弱;在注意任务期间,右侧前额叶皮层背外侧、后基底神经节、丘脑和顶叶区域激活减少。Dickstein 等(2006)对 16 项 RS-fMRI 研究共 134 例 ADHD 患者和 180 名正常对照进行荟萃分析发现,ADHD 表现出额叶激活减弱,包括前扣带回、背外侧前额叶、前额叶下部以及基底节、丘脑以及部分的顶叶。

ADHD-200 是一个国际神经影像数据共享计划(International Neuroimaging Data-sharing Initiative,INDI)的联盟,样本来自 8 个国际影像站点的合作,其中包括北京大学精神卫生研究所王玉凤课题组。ADHD-200 收集并公开分享 362 例 ADHD 儿童少年和 585 名正常对照的磁共振影像数据。很多学者基于该数据集对 ADHD 展开了神经影像学研究:Al-Amin 等(2018)发现注意力缺陷/多动混合型 ADHD 相较于正常人海马体积更小。Wang 等(2017)发现 ADHD 在双侧舌回出现 ALFF 升高,在双侧小脑 ReHo 降低。Zhang 等基于 ICA 分析发现,与正常人相比,注意力缺陷/多动混合型 ADHD 在背侧注意网络(左侧枕下回与右侧枕上回)、执行控制网络(辅助运动区)、突显网络(左缘上回)和默认网络(颞中回、额内侧上回)功能连接减少,而注意力缺陷型 ADHD 在背侧注意网络(右侧顶叶上回)和默认网络(左侧颞中回)功能连接减少。Sunghyon 等利用图论分析发现,和正常同龄人相比,伴严重症状的 ADHD(severe symptom ADHD)双侧后扣带回皮层的中心度更低,并且默认网络与执行网络间的模块度显著高于伴轻微症状的 ADHD(mild symp-

tom ADHD)。而来自张行和臧玉峰课题组的研究发现,如果将 ADHD-200 的不同数据分别处理、而不是直接合并,不同数据集之间的结果的可重复性很低,不管是局部脑活动指标如 ALFF 和 ReHo,还是脑网络连接。因此,分析多中心的数据,不能仅仅将所有数据合并而得到一个总的结果,还要分别分析不同数据集,以探讨结果的可重复性。

(三)强迫性障碍

强迫性障碍(obsessive-compulsive disorder,OCD)又叫强迫症、强迫性神经症,它是一种以反复持久出现的强迫观念(obsession)或者强迫行为(compulsion)为基本特征的神经症性障碍。患者明知这些观念及行为无现实意义,没有必要,是多余的,有强烈的摆脱欲望,但却无法控制,因而感到十分苦恼。

OCD 脑结构异常:Eng 等(2015)一项纳入 14 篇患者和结构磁共振成像研究(367 例儿童少年、成年 OCD 患者和 551 名年龄相匹配的正常人)荟萃分析发现,和正常对照相比,OCD 患者在左侧中央后回、右侧额中回、双侧壳核、丘脑、左侧山顶(小脑小叶Ⅳ-Ⅴ)、左侧扣带回体积增加;在右颞叶、右岛叶体积减小。同时该荟萃分析还纳入了 9 项 DTI 研究(171 例成年 OCD 患者和 173 名正常成人)发现,OCD 患者在额叶、上纵束、胼胝体体部 FA 值增高,上纵束、辐射冠、胼胝体压部和膝部及扣带回 FA 值降低。

OCD 脑功能异常:2019 年一篇静息态功能磁共振荟萃分析汇总了 8 项研究,共 200 例成年 OCD 患者和 187 名正常人,发现外侧眶额叶皮层(OFC)和背内侧前额叶皮层(DMPFC)的 ReHo 增高,双侧梭状回 ReHo 减低,提示 OFC、DMPFC 和梭状回与 OCD 的病症密切相关。

(四)精神分裂症

精神分裂症(schizophrenia)是一组病因未明的重性精神障碍,具有认知、思维、情感、行为等多方面精神活动的显著异常,并导致明显的职业和社会功能损害。儿童少年精神分裂症常起病于 18 岁以前,发病率较低,但是症状相对严重,预后比成年期起病的精神分裂症更差。精神分裂症的磁共振荟萃分析,未见到来自儿童少年的研究,下面介绍成人的 MRI 荟萃分析,以供参考。

2017 年一项研究精神分裂症患者局部脑体积的荟萃分析纳入 108 项研究(3901 例成年精神分裂症患者和 4040 名正常成人)总结发现,和正常人相比,首发精神分裂症患者的壳核、颞叶、丘脑以及第三脑室体积变异率更明显,前扣带皮层体积变异性较低；并且侧脑室、第三脑室平均体积更大，而前扣带皮层、杏仁核、额叶、海马、颞叶和丘脑平均体积较正常人小。

Dong 等汇总了 56 项脑网络功能研究（2115 例成年精神分裂症患者和 2297 名正常人）进行荟萃分析发现，精神分裂症在默认网络（default mode network）、情感网络（affective network）、腹侧注意网络（ventral attention network）、丘脑网络（thalamus network）和体感网络（somatosensory network）内都存在低连接的特征，或许解释了精神分裂症的常见症状：难以区分自我表征和外部环境刺激、情绪感知与调节失衡。

（五）抑郁障碍

抑郁障碍（depressive disorder）是以情绪或心境低落为主要表现的一类疾病的总称，伴有不同程度的认知和行为改变，可伴有精神病性症状，如幻觉、妄想等。主要包括重性抑郁（major depression disorder，MDD）及心境恶劣（dysthymia）。

在结构性神经影像学方面，已经发现了抑郁障碍患者皮质厚度（cortical thickness）的变化。2020年一项荟萃分析汇总了 15 项研究共 529 例成年 MDD 患者以及 586 名正常人，发现相对于正常对照组，MDD 组在后扣带皮层、腹内侧前额叶皮层和前扣带皮层皮质厚度增加，而直回、额上回眶段和颞中回的皮质厚度减少。

在功能性神经影像学方面，2015 年一篇荟萃分析包括 14 项研究共 246 例 4～24 岁 MDD 患者和 274 名同年龄段正常人，发现在执行非特定任务（general task）时，MDD 在亚属前扣带皮层、腹外侧前额叶皮层过度激活，而尾状核激活程度均低于健康对照组；在执行情绪处理任务（affective processing task）时，丘脑、海马旁回过度激活；执行功能任务（executive functioning task）期间，楔叶、背侧扣带皮层、前脑岛激活度过低。

（六）抽动障碍

抽动障碍（tic disorder）是一种起病于儿童少年时期，以不自主的突发、快速、重复、非节律性、刻板的单一或多部位肌肉运动和（或）发声抽动为特点的一种复杂的、慢性神经精神障碍。包括短暂性抽动障碍、慢性运动或发声抽动障碍、发声与多种运动联合抽动障碍（也称抽动秽语综合征、Tourette 综合征、TS）。

2021 年一项结构影像荟萃分析纳入 6 篇文章共 247 例儿童少年、成年 TS 患者和 236 名正常人，发现 TS 患者的双侧丘脑、右侧下丘脑、右侧中央前回、左侧中央后回、左侧顶下小叶，右侧豆状核，左侧岛叶的灰质体积明显增加；同时在双侧中央后回、双侧扣带前回、双侧脑岛、左侧扣带后回和左侧中央后回的灰质体积明显减少。

Polyanska 等（2017）汇总了 13 项任务态磁共振研究，共 633 例 TS 患者（11～59 岁），进行荟萃分析发现，TS 患者在前额叶、前扣带回、前运动区、感觉区以及颞顶联合皮层存在异常激活，同时发现抽动症状严重程度与辅助运动区、中央前回和额中回的激活相关。

（臧玉峰）

第四节　人工智能基础与进展

一、人工智能概述

人工智能（artificial intelligence，AI）作为计算机科学的一个分支，研究并试图了解智能的本质，希望产生出一种能以人类智能相似的方式做出反应的智能机器。经历了从 20 世纪 50 年代的基于符号知识表示的推理期，到 20 世纪 70—80 年代利用领域知识构建专家系统的知识期，以及最近以神经网络为主流的学习期，人工智能涵盖了感知、推理、决策和行动等多个组件，其中机器学习是人工智能的一个研究分支，而深度学习又是机器学习的一个研究方向。

随着大数据时代的到来，以及计算机硬件水平的快速发展，人类获取信息和处理信息的能力得到了极大的提升，从而使人工智能技术得以在人类生产生活的许多方面得到广泛应用，包括精神病学。图 5-4 给出了目前在精神医学领域已采用的数据源情况，其中调查问卷是目前临床诊断所采用的主要数据源，但为了方便数据的收集和保存，目前基于人工智能技术开发了多个基于手机移动应用程序的调查问卷平台。为了客观准确地给出与精神障碍关系密切的生物标记物，研究者基于基因、脑电信号和影像（如脑磁共振图像和眼光学相干断层图像）数据，采用人工智能技术进行分类模型构建，寻找最具鉴别能力的特征。由于精神障碍经常会存在个人行为和人脸表情异于常人的情况，因此眼动数据、人脸表情数据和人体行为姿态数据也可以通过人工智能技术中的人体行为和表情识别等技术进行分析和利用。同时，社交媒体数据（包括文本和表情符号）也越来越多地被用于自动情绪识别研究。另外，还有一些其他数据源,如微生物数据和虚拟仿真数据也被用于精神障碍的诊断和康复等。目前大部分研究都是基于一种或几种数据源进行分析,现有研究结果表明,基于多源数据的综合分析能够更好地理解和区分精神障碍。

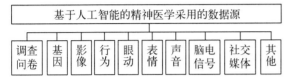

图 5-4 基于 AI 的精神医学目前采用的数据源

传统的基于人工智能技术的精神障碍辅助分析主要包含两部分:① 特征抽取技术,具体有针对文本的特征抽取技术(如词袋模型等)、针对图像的特征抽取技术(如局部二值模式等);② 分类器设计,如常用的支持向量机、随机森林、决策树等。这是两步式的分析方式,会存在特征抽取不全面和不准确等问题。近年来流行的深度学习技术是一种端到端的数据分析方式,可以通过神经网络自动提取与分类任务最相关的特征,克服了传统手工特征提取的不足。在数据量较大时,深度学习技术能够获得比传统人工智能技术更好的分类性能,但与传统技术相比也存在可解释性较差的问题。

人工智能目前在儿童少年精神医学领域应用的越来越广泛,主要原因是该技术存在如下几方面优势:① 自动化,能够从大量多源数据中自动寻找和分析与精神障碍相关的特征,减轻医师的工作量;② 快速,依赖于强大的计算机处理能力,人工智能算法能够快速对数据进行处理,给出处理结果,缩短诊疗时间;③ 客观性,目前的儿童少年精神障碍诊断主要依靠医师的临床经验,存在主观偏差和疲劳导致的准确率下降问题,而计算机算法能够更客观地进行分析;④ 多模态数据的综合全面分析能力,利用人工智能多模态数据分析能力,可以从不同视角更全面地对精神障碍进行分析。同时,也需要清醒地认识到人工智能还存在很多问题需要解决,如深度网络依赖于大量的高质量训练数据,而医学领域很难获得带标注的大量数据,这会导致训练得到的模型泛化性能较差,很难适应新出现的情况。因此,目前儿童少年精神障碍的诊断主要还需要依赖于专业医师的临床经验,但人工智能可以起到很好的辅助作用。

二、儿童少年精神障碍 AI 研究进展

(一)孤独症谱系障碍

人工智能在孤独症谱系障碍方面的研究主要集中于孤独症的早期筛查、预测和辅助干预三个方面。孤独症儿童治疗的重要原则是早发现、早诊断、早治疗。孤独症儿童的患病率不断攀升,很多儿童往往因为筛查诊断不及时而错失了最佳干预时间。现有的孤独症儿童筛查诊疗模式存在耗时长、过程烦琐、代价高昂等问题,而且现有的诊疗模式主要依赖医师的主观判断,所以会出现低效和误诊情况。人工智能相比于传统的诊疗模式具有自动化、快速和客观等优点,可以辅助临床医师更好地对孤独症儿童进行早期筛查和诊断。下面我们将分别从调查问卷、基因、影像数据和行为几方面介绍相关的基于 AI 辅助分析孤独症的研究。

目前已有多个基于调查问卷的 AI 辅助筛查移动应用程序可供下载使用,如 ASDTests。Shahmiri 和 Thabtah 开发了一个基于卷积神经网络(CNN)的孤独症筛查系统 Austism AI。该系统基于手机应用程序收集用户的行为特征和人口统计学特征,然后在远程服务器采用 CNN 分析特征,最后将 AI 分析结果发送到用户手机。该系统还可以根据用户对筛查结果的反馈优化筛查模型性能。利用 6075 个测试样例进行系统性能测试,结果表明,基于 CNN 的筛查准确率为 97.95%,平均敏感性和特异性分别为 95.53% 和 98.63%。

随着人工智能技术的发展,人类处理大数据的能力越来越强、技术越来越先进,AI 作为有效工具可以从表观基因组等生物信息学数据中挖掘和复杂疾病关系密切的生物标记物。利用数据处理和分析软件,对 35584 例测试样(其中 ASD 11986 例)进行孤独症外显子测序研究,发现了 102 个与孤独症关系密切的基因。采用六种人工智能技术,包括深度学习、支持向量机、广义线性模型、微阵列预测分析技术、随机森林和线性鉴别分析,对孤独症新生儿白细胞 DNA 进行了表观基因组分析,确定了细胞甲基化用于孤独症检测的准确性,探究了孤独症发病基因,研究发现在 249 个基因中存在 CpG 甲基化的严重调节障碍。

研究人员也尝试从脑眼图像数据中挖掘出与孤独症相关的影像标记物。基于公共的多中心大样本数据库 ABIDE,通过人工智能技术可以高效地从脑磁共振图像中发现与孤独症关系密切的影像学标记物。Chaitra 等从 ABIDE 数据库中的静息态功能磁共振图像中抽取了脑功能网络拓扑特征和全脑功能连接特征,然后采用递归集群消除支持向量机对孤独症(432 例)和健康对照者(556 名)进行分类,发现两种组合特征的分类精度为 70.1%,并具有显著差异($P < 10^{-30}$),最具区分性的成像特征主要位于颞

外侧、枕骨、前神经突和眶额区域。由于眼脑同源，二者神经通路相连，所以也可以从眼部影像中发现与孤独症相关的影像标记物，利用光学相干断层成像（OCT）和 OCT 血流成像（OCTA）视网膜图像，发现孤独症患者相比于健康对照者鼻侧视网膜神经纤维层（RNFL）的厚度减小、视觉神经头区域的血流密度增大。

基于人工智能技术对行为数据、眼动数据和脸部表情数据也可以进行孤独症预测和诊断。Li 等对 5～12 岁的 25 例 ASD 患者和 25 名健康对照者进行了行为分析，试图找出与 ASD 相关的行为特征。测试者分别在睁眼和闭眼两种情况下赤脚站立于测力板上，安静保持站立状态 20 秒，手臂放松置于身体两侧。通过测力板收集压力中心（COP）数据，包括位移、总距离、摇摆面积和样本熵。采用了六种人工智能分类器对 COP 数据进行了分类性能评估，每个分类器的分类精度都至少达到了 80%，其中朴素贝叶斯分类器达到了最高的分类精度（90%）。

（二）注意缺陷多动障碍

传统的注意缺陷多动障碍（ADHD）初步的诊断方式与孤独症类似，主要也是依赖于心理学问卷，该方式同样存在耗时长、容易出现误诊等问题。为了提高诊断效率和准确率，人工智能技术也开始越来越多地应用于 ADHD 的诊断。目前几百种面向 ADHD 评估和治疗的移动应用软件已经问世，它们主要针对儿童、少年、父母、老师和专业人员设计开发。这些电子化的应用软件可以更好地管理和分析 ADHD 相关信息，提升诊断效率，但有效性还需要进一步的验证。

基于 ADHD-200 数据库，科研人员采用了多种人工智能技术进行 ADHD 分类研究，如支持向量机、决策树和深度网络等。Chen 等提出了一种基于多尺度融合的深度神经网络模型，将脑连接数据和个人特征数据联合检测 ADHD，挖掘最具 ADHD 鉴别性的脑连接特征。实验结果表明，多尺度特征融合模型性能优于单尺度模型，ADHD 的检测精度达到了 0.82 的 AUC［受试者工作特征（receiver operating characteristic，ROC）曲线下面积（area under curve，AUC）］。

在 18 名正常儿童和 18 例 ADHD 患者（其中 9 例进行药物治疗）的手腕和脚腕穿戴 4 个三轴加速计传感器，用于记录他们的运动行为，然后采用循环神经网络对运动行为数据进行分析。实验结果表明，ADHD 患者与正常儿童存在运动行为差异，其

中非药物治疗患者的差异更大，在中等强度运动下具有统计学差异，而药物治疗患者在低强度运动下具有统计学差异。

浙江大学医学院开发了一套基于 AI 技术的 ADHD 辅助诊断系统，该系统通过三个摄像头捕获儿童的视觉信息（如眼动、人脸表情、三维人体姿态），通过基于软件的执行功能测试评价儿童的抑制功能或认知可转移性，上述获得的信息通过多模态深度学习模型（BERT）自动检测异常行为，最后通过结合多种量表问卷自动生成标准化的辅助诊断报告，里面包含测试结果、异常行为分析、辅助诊断结论和治疗推荐。

（三）早发精神分裂症

精神分裂症（SZ）的特点是神经发育紊乱和大脑连接异常，目前针对儿童和青少年时期的与精神分裂症相关的脑网络拓扑非典型特征研究较少。中国科学院招募了 25 例早发精神分裂症（EOS）患者和 31 名健康对照者参与研究，采用图像处理工具对获得的磁共振脑影像进行预处理，分割得到灰质、白质和脑脊液，然后利用图论分析两组灰质结构网络的差异。实验结果表明，EOS 患者具有更多的功能单元，EOS 患者脑网络的聚集系数和局部效率更高。因此，EOS 患者不同脑区的长程信息交流有所欠缺，EOS 患者以牺牲脑网络的全局效率而成了更隔离的网络。EOS 患者在前额叶、海马、小脑区域的节点中心度改变较明显。与对照组相比，EOS 结构网络缺乏典型的左半球核心脑区分布情况。

脑电图（EEG）也可以被用于分析 SZ 患者大脑结构和功能在感觉和认知异常方面的改变。Barros 等归纳分析了近 5 年来基于机器学习技术进行精神分裂症 EEG 数据分类的研究，指出机器学习具有从健康人群、高危人群和双相情感障碍人群中区分 SZ 患者的潜力。最新的深度学习技术相比于传统的机器学习技术，如决策树和支持向量机，具有更强的特征抽取能力和更好的分类性能。基于静息态 EEG 数据，卷积神经网络可以获得 83% 左右的分类精度。同时，基于时序 EEG 数据，采用循环神经网络（如 LSTM）可以进一步提升分类精度。但深度学习也存在一些问题：① 可解释性不如传统的机器学习，因为深度学习是一种端到端的自动特征抽取方式，导致很难明确地指出网络主要是利用了什么特征得到了很好的分类性能；而传统的机器学习技术是人为设计并提取与任务相关的特征，因此每个特征对分类性能的贡献能够清楚地进行排序和分析；② 深度学习技术严重依赖于训练数据的规模，目前

的 EEG 数据量还较小,这会导致深度模型出现过拟合问题,从而降低模型的泛化性能。

(四)抑郁障碍

除了上述类似的调查问卷和影像数据等研究手段外,据 DSM-5 介绍,抑郁障碍还存在声学特征的差异,如说话音量降低、语调改变、数量减少、说话内容种类变少或沉默无语。通过机器学习对语音信号进行分析,提取声学特征,显示梅尔频率倒谱系数的第二维度(MFCC2)在抑郁障碍患者和对照组之间存在差异,通过 MFCC2 可以实现 81.9% 的检测精度,因此该特征可以考虑作为检测抑郁障碍的有效生物标记物。基于公共的语音/视频情感挑战赛数据集(AVEC2014),Jan 等给出了一种自动的抑郁水平智能分析系统。该系统从音频数据中抽取了低层描述符 LLD 和 MFCC,从视频数据中抽取了传统的手工特征(如局部二值模式 LBP、边缘方向直方图 EOH 和局部相位量化 LPQ)和深度特征,为了更好地捕获动态时序特征,作者提出了一种特征动态历史直方图(FDHH),并采用偏最小二乘(PLS)和线性回归(LR)建模动态特征与抑郁水平的映射关系。实验结果表明,手工特征与深度特征的融合能获得比单一特征更高的分类精度,同时语音和视频信息的融合能获得比单一信息更好的分类性能。

随着信息化时代的到来,社交媒体被越来越多的人使用。因此,通过人工智能技术可以利用社交媒体数据(主要包括文本和表情符号数据)自动分析识别人类情绪,检测出抑郁障碍患者。目前已经建立了多个抑郁障碍社交媒体数据库,主要来自 Twitter、Facebook 和 Wechat 等社交平台。首先通过数据预处理,去除冗余信息和一些空格等干扰信息,然后采用特征抽取技术抽取社交媒体数据特征,最后采用分类器进行二分类(积极或消极)或多分类识别。研究结果表明,基于深度学习技术的多分类算法可以取得更高的抑郁障碍检测精度。虽然基于社交媒体的抑郁障碍检测方法可以帮助识别某些由于各种原因而未被诊断的人,但同时会带来隐私担忧问题。

(陈　强)

参考文献

[1] Aoki Y, Cortese S, Castellanos FX. Research review:diffusion tensor imaging studies of attention-deficit/hyperactivity disorder:meta-analyses and reflections on head motion[J]. J Child Psychol Psychiatry, 2018, 59(3):193-202.

[2] Azorin J M, Simon N. Dopamine receptor partial agonists for the treatment of bipolar disorder[J]. Drugs, 2019, 79(15):1657-1677.

[3] Brandler WM, Antaki D, Gujral M, et al. Paternally inherited cis-regulatory structural variants are associated with autism[J]. Science, 2018, 360(6386):327-331.

[4] C Yuen RK, Merico D, Bookman M, et al. Whole genome sequencing resource identifies 18 new candidate genes for autism spectrum disorder[J]. Nat Neurosci, 2017, 20(4):602-611.

[5] Carandini T, Cercignani M, Galimberti D, et al. The distinct roles of monoamines in multiple sclerosis:A bridge between the immune and nervous systems? [J]. Brain Behav Immun, 2021, 94:381-391.

[6] Castellano D, Shepard RD, Lu W. Looking for novelty in an "old" receptor:recent advances toward our understanding of GABAARs and their implications in receptor pharmacology[J]. Front Neurosci, 2021, 14:616298.

[7] Cengiz M, Okutan SN, Bayoglu B, et al. Genetic polymorphism of the serotonin transporter gene, SLC6A4 rs16965628, is associated with obsessive compulsive disorder[J]. Genet Test Mol Biomarkers, 2015, 19(5):228-234.

[8] Den Braber A, Zilhão NR, Fedko IO, et al. Obsessive-compulsive symptoms in a large population-based twin-family sample are predicted by clinically based polygenic scores and by genome-wide SNPs[J]. Transl Psychiatry, 2016, 6(2):e731.

[9] Dong D, Wang Y, Chang X, et al. Dysfunction of large-scale brain networks in schizophrenia:A meta-analysis of resting-state functional connectivity[J]. Schizophr Bull, 2018, 44(1):168-181.

[10] Gazzellone MJ, Zarrei M, Burton CL, et al. Uncovering obsessive-compulsive disorder risk genes in a pediatric cohort by high-resolution analysis of copy number variation[J]. J Neurodev Disord, 2016, 8:36.

[11] Gomes CKF, Vieira-Fonseca T, Melo-Felippe FB, et al. Association analysis of SLC6A4 and HTR2A genes with obsessive-compulsive disorder:Influence of the STin2 polymorphism[J]. Compr Psychiatry, 2018, 82:1-6.

[12] Grünblatt E, Oneda B, Ekici AB, et al. High resolution chromosomal microarray analysis in paediatric obsessive-compulsive disorder[J]. BMC Med

Genomics，2017，10(1)：68.

[13] Hao H，Chen C，Mao W，et al. Alterations in resting-state local functional connectivity in obsessive-compulsive disorder[J]. J Affect Disord，2018，245：113-119.

[14] Harlalka V，Bapi RS，Vinod PK，et al. Age，disease，and their interaction effects on intrinsic connectivity of children and adolescents in autism spectrum disorder using functional connectomics[J]. Brain Connect，2018，8(7)：407-419.

[15] Iossifov I，O'Roak BJ，Sanders SJ，et al. The contribution of de novo coding mutations to autism spectrum disorder[J]. Nature，2014，515(7526)：216-221.

[16] Jung M，Tu Y，Lang CA，et al. Decreased structural connectivity and resting-state brain activity in the lateral occipital cortex is associated with social communication deficits in boys with autism spectrum disorder[J]. Neuroimage，2019，190：205-212.

[17] Li Q，Zhao Y，Chen Z，et al. Meta-analysis of cortical thickness abnormalities in medication-free patients with major depressive disorder[J]. Neuropsychopharmacology，2019，45(4)：703-712.

[18] Liu J，Yao L，Zhang W，et al. Gray matter abnormalities in pediatric autism spectrum disorder：a meta-analysis with signed differential mapping[J]. Eur Child Adolesc Psychiatry，2017，26(8)：933-945.

[19] Mccutcheon RA，Abi-Dargham A，Howes OD. Schizophrenia，dopamine and the striatum：From biology to symptoms[J]. Trends Neurosci，2019，42(3)：205-220.

[20] Myers SM，Challman TD，Bernier R，et al. Insufficient evidence for "autism-specific" genes[J]. Am J Hum Genet，2020，106(5)：587-595.

[21] Nikolaus S，Mamlins E，Hautzel H，et al. Acute anxiety disorder，major depressive disorder，bipolar disorder and schizophrenia are related to different patterns of nigrostriatal and mesolimbic dopamine dysfunction[J]. Rev Neurosci，2019，30(4)：381-426.

[22] Pauls DL，Abramovitch A，Rauch SL，et al. Obsessive-compulsive disorder：an integrative genetic and neurobiological perspective[J]. Nat Rev Neurosci，2014，15(6)：410-424.

[23] Polyanska L，Critchley HD，Rae CL. Centrality of prefrontal and motor preparation cortices to Tourette Syndrome revealed by meta-analysis of task-based neuroimaging studies[J]. Neuroimage Clin，2017，

16：257-226.

[24] Sanders SJ，He X，Willsey AJ，et al. Insights into autism spectrum disorder genomic architecture and biology from 71 risk loci[J]. Neuron，2015，87(6)：1215-1233.

[25] Sandin S，Lichtenstein P，Kuja-Halkola R，et al. The heritability of autism spectrum disorder[J]. JAMA，2017，318(12)：1182-1184.

[26] Satterstrom FK，Kosmicki JA，Wang J，et al. Large-scale exome sequencing study implicates both developmental and functional changes in the neurobiology of autism[J]. Cell，2020，180(3)：568-584.

[27] Sestan N，State MW. Lost in translation：traversing the complex path from genomics to therapeutics in autism spectrum disorder[J]. Neuron，2018，100(2)：406-423.

[28] Vannemreddy P，Slavin K. Nucleus accumbens as a novel target for deep brain stimulation in the treatment of addiction：a hypothesis on the neurochemical and morphological basis[J]. Neurol India，2019，67(5)：1220-1224.

[29] Wang JB，Zheng LJ，Cao QJ，et al. Inconsistency in abnormal brain activity across cohorts of ADHD-200 in children with attention deficit hyperactivity disorder[J]. Front Neurosci，2017，11：320.

[30] Wang K，Gaitsch H，Poon H，et al. Classification of common human diseases derived from shared genetic and environmental determinants[J]. Nat Genet，2017，49(9)：1319-1325.

[31] Winklewski PJ，Sabisz A，Naumczyk P，et al. Understanding the physiopathology behind axial and radial diffusivity changes-what do we know? [J]. Front Neurol，2018，9：92.

[32] Zhou ZW，Fang YT，Lan XQ，et al. Inconsistency in abnormal functional connectivity across datasets of ADHD-200 in children with attention deficit hyperactivity disorder[J]. Front Psychiatry，2019，10：692.

[33] 林梁俊，王卫娣，王佩，等. 强迫症的表观遗传学研究进展[J]. 上海交通大学学报（医学版），2021，41：267-272.

[34] 司天梅，杨彦春. 中国强迫症防治指南[M]. 北京：中华医学电子音像出版社，2016.

[35] Shahamiri SR，Thabtah F. Autism AI：a new autism screening system based on artificial intelligence[J]. Cognitive Computation，2020，8(12)：766-777.

[36] Satterstrom FK，Kosmicki JA，Wang J，et al. Large-scale exome sequencing study implicates both developmental and functional changes in the neurobi-

ology of autism[J]. Cell，2020，180(3):568-584.

[37] Bahado-Singh RO，Vishweswaraiah S，Aydas B，et al. Artificial intelligence analysis of newborn leucocyte epigenomic markers for the prediction of autism [J]. Brain Research，2019，1724(12):146457.

[38] Chaitra N，Vijaya PA，Deshpande G. Diagnostic prediction of autism spectrum disorder using complex network measures in a machine learning framework [J]. Biomedical Signal Processing and Control，2020，62(9):102099.

[39] Gialloreti LE，Pardini M，Benassi F，et al. Reduction in retinal nerve fiber layer thickness in young adults with autism spectrum disorders[J]. J Autism Dev Disord，2014，44(4):873-882.

[40] Garcia-Medina JJ，Rubio-Velazquez E，Lopez-Bernal MD，et al. Optical coherence tomography angiography of macula and optic nerve in autism spectrum disorder：a pilot study [J]. J Clin Med，2020，9(10):3123.

[41] Li Y，Mache MA，Todd TA. Automated identification of postural control for children with autism spectrum disorder using a machine learning approach[J]. J Biomech，2020，113(12):110073.

[42] Păsărelu CR，Andersson G，Dobrean A. Attention-deficit/hyperactivity disorder mobile apps：a systematic review[J]. Int J Med Inform，2020，138:104133.

[43] Chen M，Li H，Wang J，et al. A multichannel deep neural network model analyzing multiscale functional brain connectome data for attention deficit hyperactivity disorder detection[J]. Radiol Artif Intell，2019，2(1):e190012.

[44] Muñoz-Organero M，Powell L，Heller B，et al. Using recurrent neural networks to compare movement patterns in ADHD and normally developing children based on acceleration signals from the wrist and ankle[J]. Sensors(Basel)，2019，19(13):2935.

[45] Zhang YY，Kong M，Zhao TQ，et al. Auxiliary diagnostic system for ADHD in children based on AI technology. Front Inform Technol Electron Eng，2021，22(3):400-414.

[46] Zhou HY，Shi LJ，Shen YM，et al. Altered topographical organization of grey matter structural network in early-onset schizophrenia [J]. Psychiatry Res Neuroimaging，2021，316:111344.

[47] Barros C，Silva CA，Pinheiro AP. Advanced EEG-based learning approaches to predict schizophrenia：promises and pitfalls[J]. Artif Intell Med，2021，114:102039.

[48] Taguchi T，Tachikawa H，Nemoto K，et al. Major depressive disorder discrimination using vocal acoustic features[J]. J Affect Disord，2018，225:214-220.

[49] Jan A，Meng H，Gaus Y，et al. Artificial intelligent system for automatic depression level analysis through visual and vocal expressions[J]. IEEE Trans Cogn Dev Syst，2018，10(3):668-680.

[50] Babu NV，Kanaga EGM. Sentiment analysis in social media data for depression detection using artificial intelligence：a review[J]. SN Comput Sci，2022，3(1):74.

第六章

儿童心理发展的主要理论

儿童心理发展理论是描述一个或几个心理领域的发展过程、描述几个心理领域之间的变化关系、解释发展因素（动力）和机制的理论体系。由于所信奉的哲学观点、所关注的研究对象、所采用的研究方法的不同，心理发展理论形成许多不同的流派。本章介绍的五个心理发展理论与本专业紧密相关，为儿童少年精神医学进一步的学习和研究提供发展心理学的理论基础。

第一节　成熟势力学说

一、成熟势力学说的基本观点

（一）遗传决定的重要性

格塞尔（Amold Gesell，1880—1961）与他的同事们根据长期积累的儿科临床资料坚定地认为，在儿童的成长和行为的发展中，起决定性的因素是生物学结构，而这个生物学结构的成熟取决于遗传的时间表。格塞尔把通过基因来指导发展过程的机制定义为成熟。出生以后，成熟继续指导着发展。因此，成熟是推动儿童发展的主要动力。没有足够的成熟，就没有真正的变化，脱离了成熟的条件，学习本身并不能推动发展。格塞尔的这一论断，来自他的经典的双生子爬楼梯的决定性实验。1929年，格塞尔对一对双生子进行实验研究，他首先对双生子T和C进行行为基线的观察，认为他们发展水平相当。在双生子出生第48周时，对T进行爬楼梯、搭积木、运用词汇和肌肉协调等训练，而对C则不予相应训练。实验持续了6周，其间T比C更早地显示出某些技能。到了第53周，当C达到能够学习爬楼梯的成熟水平时，对他开始集中训练发现，只要少量训练，C就达到了T的熟练水平。进一步的观察发现，在55周时，T和C的能力没有差别。因此，格塞尔断定，儿童的学习取决于生理的成熟。在儿童的生理成熟之前进行早期训练对最终的结果并没有显著作用。

（二）发展的性质

格塞尔认为，成熟是通过从一种发展水平向另一种发展水平突然转变而实现的。虽然，他承认在同一水平上，儿童的行为会在水平的两端自我摆动，并在一定的时间内从低端达到高端，但不同水平之间的行为是不连续的。这种不连续性表现为波峰和波谷周期性的变化。不连续性并不是不规则性，事实上，周期性变化不是随意的，无论是波峰或波谷，都受不同时期的成熟机制的影响。

正因为格塞尔强调遗传机制的时间表，强调成熟的顺序，强调发展的周期性，所以时间是一个重要参数。表示儿童发展的时间指标是年龄。格塞尔认为年龄是生物变化的一个相当精确的指示物，作为发展界标的年龄，是格塞尔理论中的重要环节。

格塞尔认为，发展的本质是结构性的。只有结构的变化才是行为发展变化的基础，生理结构的变化按生物的规律逐步成熟，而心理结构的变化表现为心理形态的演变，其外显的特征是行为差异，而内在的机制仍是生物因素的控制。如果一项学习发生在结构变化之前，这项学习是不巩固的。只有建筑在结构变化上的学习，才是有效的和巩固的。因此，决定学习的最终效果的因素，取决于成熟。

（三）发展的原则

格塞尔经过大量的观察，提出儿童行为发展的基本原则，不仅具有生物学意义，也具有心理学的意义。

1. **发展方向的原则**　发展具有一定的方向性。即由上到下，由中心向边缘，由粗大动作向精细动作发展。例如，胎儿先发展的是头部。新生儿的头部传导神经兴奋的器官比腿部器官成熟得更早；上肢比下肢更先协调；先会抬头，再会起步等。又如在儿童运动发展过程中，肩膀、手臂的动作比手腕、手指的动作发展早,就手部的动作看,儿童是用手掌抓握,然后才会用手指抓握,抓握的精确性日益提高。可见,动作的发展是有方向的,而这个方向性,是由遗传机制预先决定了的。

2. 相互交织的原则　人类的身体结构是建立在左右两侧均等的基础之上的。如大脑有两个半球,眼有左右双目,手分左右,腿也分左右。正是这种对称的解剖结构,保证了机体平衡的活动。对称的两边需要均衡发展,才能达到有效组织的过程和发挥有效的机能。例如,当我们走路的时候,屈肌和伸肌之间的优势连续地交替,才组成了正常连贯的动作。儿童使用手时也有这种相互交替的现象,如起先使用一只手,然后两只手一起使用,接着更喜欢使用另一只手,然后两只手又一起使用,一直到形成固定的优势手(右利手或左利手)为止。左右交替,如同编织一样。格塞尔相信,相互交织的原则具有广泛性,体现在各种活动之中。通过相互交织,使相互的力量在发展周期的不同阶段,分别显示出各自的优势,达到互补的作用,最终把发展引向整合并达到趋于成熟的高一级水平。

但是,格塞尔又认为,并不是所有的发展都是通过相互交织达到平衡的,还存在另一种例外,这就体现在机能不对称原则上。

3. 机能不对称的原则　格塞尔注意到,对于人类而言,从一个角度面对世界可能更为有效,因而导致一只手、一只眼、一条腿比另一只手、另一只眼、另一条腿更占优势的结果。格塞尔以新生儿的颈强直反射为例说明这一原则。颈强直反射是格塞尔发现的人类的一种反射,新生儿倾向于把头侧向一边睡觉,一条胳膊伸向头朝向的一边,另一条胳膊弯曲上举置于头后,姿势完全像一位击剑运动员。格塞尔认为,这个反射的适应价值在于可能有利于眼手协调,有利于防止窒息,也可能涉及优势手的发展和心理活动优势的形式。颈强直反射发生在新生儿出生后的3个月内,以后由于神经系统的发展而被掩蔽。

4. 个体成熟的原则　格塞尔认为,个体的发展取决于成熟,而成熟的顺序取决于基因决定的时间表。儿童在成熟之前,处于学习的准备状态。所谓准备,就是由不成熟到成熟的生理机制的变化过程,只要准备好了,学习就会发生。而在未准备之前,成人应该等待儿童达到对未来学习产生接受能力的水平。因此,在格塞尔的成熟理论中,“准备”成了解释学习的关键。成熟在发展中起决定性作用,发展的过程不可能通过环境的变化而改变。而且,我们要把格塞尔所说的“准备”理解成是一个动态过程,这一点尤为重要。

5. 自我调节的原则　自我调节是生命现象固有的能力。格塞尔发现,婴儿能自己调节吃、睡和觉醒的周期。如果父母容许婴儿自己决定吃和睡的时间的话,婴儿会变得减少喂乳次数和增加白天觉醒的时间。婴儿会经历一段时间的波动,然后自己形成固定的模式。当成人教儿童太多或太快的学习时,儿童也会拒绝外部过强的学习压力。研究发现自我调节还能加强成长天性的不平衡和波动,即当儿童突然向前进入一个新领域后,又会适度退却,以巩固一下取得的进步。然后再往前进。“进两步,退一步,然后再进两步”。

这种进进退退的策略也表现在儿童的情感和性格特征的发展中,形成了一个有些年头发展得好些(确切地讲,较高些),有些年头发展得差些(较低些)的波动现象。格塞尔称之为“行为周期”,从2～5岁、5～10岁和10～16岁,每一阶段都有平衡与不平衡相互交替的程序(表6-1)(Thomas R,1992)。

表6-1　儿童行为周期变化表

儿童行为阶段			一般的性格特征	发展质量
第一周期	第二周期	第三周期		
年龄(岁)				
2	5	10	稳定,整合	较高
2.5	5.5～6	11	分离,不稳定	较低
3	6.5	12	恢复平衡	较高
3.5	7	13	内向	较低
4	8	14	精力充沛、豁达	较高
4.5	9	15	内向-外向	较低
5	10	16	稳定,整合	较高

从表中可以看出,2～5岁是一个小周期。一个2岁儿童与一个5岁儿童在某些意义上很相似,都表现得比较平静。而2岁半与5岁半或6岁的儿童都比较不稳定,3岁与6岁半的儿童又表现得较为平静、稳定等,这些小周期在一些关键年龄上是相互连续的,如2岁、5岁、10岁都属于关键年龄。从表上可以看出,这3个年龄既是前一个小周期的终点,又是下一个小周期的起点。从10岁到16岁,行为周期又重复一次,最终达到良好的平衡。格塞尔揭示的行为周期,为父母和教师客观理解儿童行为的阶段特征和采取正确对待的方法提出了要求。当儿童处于发展质量较高的阶段,对他们应要求严格些,而当他们处于发展质量较低的阶段,应现实地看待他们的表现,耐心地等待他们度过这一阶段,不要急躁,不要肆意惩罚,避免伤害他们。

讲到这里,我们不要忘记格塞尔的告诫。他指出,多种多样的波动现象并不在所有的儿童身上同样地表现出来,它们也不遵从一个统一模式,每个儿童都有一个独特的成长方式。这种方式是独一无二的,也是高度特征化的,因为它根植于他们的心理素质之中。这里所说的心理素质,就是指先天的条件,主要是指遗传的因素。

格塞尔提出的五条发展原则,具有普遍的意义,对儿童发展的一切领域都起作用。它既适用于生物现象的发展规律,也适应于心理现象的发展规律。

二、行为模式与个别差异

(一)行为模式

格塞尔认为,发展本身就是一个模式化的过程。这里的所谓模式化,是指神经运动系统对于特定情景的特定反应。婴儿用眼睛追随一个运动的物体,或用手去指一个眼前的物体,都分别属于一个特定的行为模式。每一个特定的行为模式都标志着一定的成熟阶段。由于有了行为模式,行为变成一个有组织的过程,使儿童外显的活动变成带有普遍性的、规律性的活动方式。有了行为模式,活动才能成为测量和研究的对象。1940 年,格塞尔公布了格塞尔发展量表,这个量表的基本理论依据就是每一个反应都标志着一个成熟阶段的一种行为模式。由于婴儿行为系统的建立是一个有次序的过程,因此其有特点的行为模式也就成了智能诊断的依据。这些正常行为模式是成熟的指标,它们的出现是与年龄对应的有序过程。我们可以利用年龄来推测行为,也可以用行为来推测年龄。智能诊断就是以正常行为模式为标准通过比较,来对被检查的儿童作出客观的鉴定。通过鉴定一旦发现婴儿发展过程中的异常情况,就能及时地进行早期治疗,从而把损害减少到最小。

(二)诊断范围

格塞尔把诊断的范围确定在动作能、应物能、语言能和应人能等四个方面。

动作能又分为粗动作和细动作。前者如姿态的反应,头的平衡,坐、立、爬、走等能力,后者如手指的抓握。这些动作具有神经学方面的基本含义。按整体发展的规律,行为成熟的程序以动作能逐步成熟为开始,因此特别具有临床意义。

应物能是对外界刺激的分析和综合能力,如对物体和环境的精细感觉,解决实际问题时,如何适用运动器官的能力,对外界不同情景建立新的调节能力。应物能是后期智力的前驱。

言语能可为儿童中枢神经系统的发育提供线索。

应人能是儿童对现实社会文化的个人反应。这种反应种类多,变化大,可能受到外界影响支配。但这些行为模式也是由内部成长因素决定的。任何环境的影响都受到神经功能成熟程度的限制,因此它同样具有诊断意义。

动作能、应物能、语言能和应人能四个方面虽然可能因为儿童所处的环境不同而有所差异,但一般说来,正常儿童这四个方面的发展是密不可分而且彼此重叠的,而异常儿童在这四个方面的反应差异很大。这四个方面的能力构成了格塞尔所研究的行为项目的基本结构。在实际的行为测量中,只要对儿童的行为进行有辨别力的观察,并将观察结果与正常行为模式的平均水平,即年龄常模作比较,就能确定儿童的行为成熟与否。从测量学的角度看,常模就是成熟的指标。格塞尔按每一个方面的发展状况,评定一个发展商数(DQ),一次测量可得到四个方面的发展商数,以表示相对水平。

格塞尔提出的行为发展的四个方面,很好地概括了儿童发展的重点,直到现在,都是世界医学界,尤其是儿科学、神经学以及儿童心理学界公认的准则。

(三)个别差异

格塞尔在研究行为模式、归纳常模、编制量表的同时,非常重视个别差异。格塞尔明确指出,大自然厌恶千篇一律。"显著差异的流行,可发现于每一个关键的时刻。"他使用常模只不过是一种快捷方式。格塞尔假设有三种成长类型,一种是成长慢的,一种是成长快的,还有一种是成长不规则的。每一个儿童总是归属于其中的一个类型。每一种成长类型在个人气质中又表现出多样性。个别差异主要是量上的差异,并不是质上的差异,因为决定质的关键因素是成熟,而成熟对于所有儿童来说,是一个受基因控制的普遍的自然法则,在这一点上是没有差异的。

对于一个正常的儿童来说,行为是按高度模式化的方式发展的。格塞尔发展量表所提供的常模并不是每一个特定年龄的发展标准,而只是某一些特定年龄发展的平均数。因此,对于儿童行为发展水平的鉴定不仅要考虑项目指标,还要采用各种方法提供多视角的资料综合评定。他非常诚恳地指出,我们应该把儿童当作人来看待,而不要把儿童当作一个必须去适应某个预定模式的物体,这种模式对于个体通常是不适合的。

三、育儿观念

(一)尊重儿童天性

格塞尔的发展原则,为我们提供了养育儿童的新观念。每一位父母和学前教育的教师，都应该充分认识成熟规律固有的智慧。"婴儿带着一个天然进度表降生到世界上来，这是生物进化三百万年的成果。"尊重儿童的天性，是正确育儿的第一要义。如果说卢梭当年说的儿童发展根据一套进度表的说法还只是出于哲人的推测，那么格塞尔则已经通过长期的、大量的观察和归纳，以科学的方式为我们展示了成熟机制的作用。格塞尔的研究告诉我们，儿童对于他们自己的需要，什么事在什么时候准备去做，而什么事在什么时候不做是明确的。成人应从儿童的身上得到启示，根据儿童自身的规律去养育他们，不要强行将儿童嵌入成人设想的模式之中。例如喂食的问题，通常成人总是按预定的时间喂食，并不考虑婴儿的实际需要。格塞尔认为存在两类不同的时间，一类是生理节律的时间，一类是根据天文和文化习惯的时间。"一个自我需求的时间表是从器官时间出发的。要在婴儿肚子饿了才喂奶，在他瞌睡时才让他去睡，不要叫醒来喂奶；如果他（身体）湿了，感到烦躁，才给他换衣服。在他希望时，才让他参加社会游戏。他并不靠壁上挂钟而生活，而是靠他起伏需要的内钟。"父母应该仔细地观察儿童的表现，跟随他们发出的各种信号和暗示，了解婴儿先天的自我调节能力及其各种活动的周期。不要去强行打乱他们的活动规律，这就需要父母和婴幼儿的养育者除了利用直觉的感受之外，还要掌握一些发展趋势和发展顺序的理论知识，特别是要了解儿童在成长过程中那个在稳定与不稳定之间不断波动的行为周期。只有懂得了这些知识，成人才不会以自我中心的态度和方法去对待儿童，而变得更耐心、更灵活，更客观。也只有这样，才能使儿童感到愉快和自由。

（二）对父母的忠告

格塞尔的同事阿弥士（L. B. Ames）曾向父母提出以下忠告：

1. 不要认为你的孩子成为怎样的人完全是你的责任，你不要抓紧每一分钟去"教育"他。

2. 学会欣赏孩子的成长，观察并享受每一周、每一个月出现的发展的新事实。

3. 尊重孩子的实际水平，在尚未成熟时，要耐心等待。

4. 不要老是去想"下一步应发展什么了"，应该让你和孩子一道充分体验每一个阶段的乐趣。

所有这些忠告都建立在一个基础上，即尊重成熟的客观规律。强调这一点，并不是否认环境的作用，也不是否认教育的价值，更不是对孩子放任自流，让他们为所欲为。

格塞尔认为，孩子的成长当然要学会控制自己的冲动和合乎文化的要求。但只有当我们注意到儿童成熟的克制能力时，他们才是最能控制自己的。文化适应是必要的，但我们的第一个目标不是使儿童适应于社会模式。每一个父母和儿童教育工作者应该在成熟的力量与文化适应之间求得合理的平衡。在文化适应过程中，通俗地讲，在教育过程中，教师、家长及一切成人不应该只强调文化目标而忽视儿童成长的客观规律。每一个教师都应该把自己的工作与儿童的准备状态和特殊能力配合起来。对于家长来说，格塞尔更是明确地提出家长要与孩子一起成长。所谓与孩子一起成长，就是要求人们注意成人和儿童都有一个发展过程，都有"成长的烦恼"，他们之间是相互影响、相互作用、共同适应的。

第二节　行为主义理论

一、华生行为主义心理学的基本观点

（一）行为主义的界定

华生（John Broadus Watson，1878—1958）把有机体应付环境的一切活动称为行为，行为的基本成分是反应。反应分为：① 习得的反应，包括我们的一切复杂习惯和我们的一切条件反射；② 非习得的反应，指我们在条件反射和习惯方式形成之前婴儿期所做的一切反应，如排汗、呼吸、心跳、消化、瞳孔收缩、眼睛朝向光源等。从发生的角度看，先有非习得的反应，然后才有习得的反应。

华生把引发有机体反应的外部和内部的变化称为刺激。任何复杂的环境变化，最终总是通过物理变化或化学变化转化为刺激作用于人的身上。通过刺激可以预测反应，通过反应可以推测刺激。将这思想简化为一个公式，便是 S-R（刺激-反应）。于是 S-R 成了行为主义理论的标记。最基本的刺激反应的联结称为反射。任何复杂的行为，说到底，不外乎是一套反射。

与刺激-反应的思路相应的是观察在研究人的心理中的重要性。行为主义强调反应是对刺激作出的运动或动作，那么观察这些实际发生的运动或动作，就是研究的人的心理。因此，观察法是华生坚持并广泛使用的研究方法。

至于研究婴儿，研究方法有其特殊性，华生认为，"一个人在生理学和动物心理学方面尚未接受相当多的训练之前,是不该试图对婴儿开展研究工作的。他应当在研究工作即将进行的那所医院的育儿室里接受实际的训练。通过这种方式,才能了解与婴儿有关的什么东西是安全的,什么东西是不安全的。"

(二)行为主义的思维

华生认为言语是有声的思维,思维是当关闭嘴巴后内隐地运作的言语,即是无声的言语。不同的思维,究其实质,只不过是不同的言语形式。

思维的机制是什么呢? 行为主义不承认思维是脑的机能,而认为它是全身肌肉,特别是喉头肌肉的内隐活动,基本上与打网球、游泳或任何其他身体活动没有本质上的区别。只不过思维比其他活动更为难以观察、更为复杂、更为隐蔽而已。

(三)行为主义的习惯

华生认为,一个人的习惯是在适应外部环境和内部环境过程中学会更快地采取行动的结果。当人的内外刺激所引起的活动不再是随机的,而是在生活中变得越来越有规则、有秩序后,习惯便形成了。习惯的形成,实质上是形成了一系列的条件反射。因此,条件反射是习惯的单位。

哪些因素影响动作习惯的形成呢? 华生认为:

1. **年龄**　虽然关于人类年龄对学习习惯形成的影响知之甚少,但从对老鼠的研究中发现,年纪小的老鼠比年纪大的老鼠在学习走迷宫的实验中成绩更好些,即花在每次成功尝试上的时间较短,最终达到准确无误地完成整个实验所需的时间较短。但有一点可以肯定,年纪大的老鼠与年纪小的老鼠都能学习。华生特意指出,人类停止学习的时间太早,在条件优裕的情况下,人很容易满足现状,不再迫使自己学习。他相信,"如果形势很急迫,六七十岁甚至八十岁的人也能学习"。

2. **练习的分配**　华生通过实验发现,在特定限度内练习的次数越少,每一练习单元的效率就越高。也就是说,华生主张分散学习,不主张集中突击训练。

(四)行为主义的情绪

华生强调情绪是一种"模式反应"。儿童具有三种情绪的基本模式:

1. **惧**　突然的巨响会引起新生儿惊跳、呼吸停顿紧接着呼吸加快、血管运动变化、眼睛突然闭合、握紧拳头、抿起嘴唇。大年龄儿童会哭叫、摔倒、爬行、走开或逃跑等。身体突然失去平衡也是引起惧怕的直接刺激。

在环境之中,儿童经过条件反射能形成习得性惧怕,如怕陌生、怕狗、怕黑暗、怕打针、怕挨打等。

2. **怒**　身体运动受阻是引发"怒"的反应的刺激。这个反应可以在呱呱坠地的新生儿身上观察到,而在10~15天的婴儿身上更容易看到。发怒的通常表现是整个身体僵硬,双手、双臂、双腿乱舞,屏息、哭叫、脸色发青等。成人在看管孩子的过程中,经常会不经意地限制儿童的身体运动,导致孩子发怒。有时,一天会引发很多次。因此,华生特意提醒家长和保姆们对孩子不要粗手粗脚或匆匆忙忙。

3. **爱**　华生认为,产生爱的反应的刺激包括皮肤抚摸、挠痒、轻轻地摇晃、轻轻地拍打。通过刺激"性感带区域",如嘴唇、乳头、性器官等特别容易唤起这种反应。所有能引起最初爱的动作的人,都能激发儿童爱的情绪的发展。如母亲的抚摸、轻拍和喂奶的动作引起儿童的爱的情绪,以后,母亲的形象便与爱的情绪紧密相连。再以后,与母亲相联系的人也能引发儿童同样的情绪。爱从非习得的情绪转化成习得的情绪。

综上所述,儿童所具有的三种非习得情绪是以后在环境中发展为习得情绪的基础,而导致情绪发展的机制便是条件反射。华生十分强调情绪的内脏器官的机制,但他也并不否认文明的作用。

(五)行为主义的人格

华生认为,"人格由占支配地位的习惯所构成","通过对能够获得可靠信息的长时行为的实际观察而发现的活动之总和。换言之,人格是我们习惯系统的最终产物。"至于人格中的哪一个系统如何支配人的行为,则受环境的影响。一个人的行为特征也取决于环境。

此外,当两个相冲突的习惯系统同时发动的话,行为也不可避免地发生冲突,因为肌肉或腺体在两种不同类型活动中产生不活动、笨拙、颤抖。持久的冲突会导致个体心理失常。

华生还十分重视儿童早期行为习惯对成人的人格的影响,"婴儿期和童年期会使成人的人格颇具色彩。"早期形成的不良行为在适当的情境中会重新表现出来,这些早期的遗传对一个健康的人格来说是严重的障碍。为了适应新环境,随着个人的成长,我们应该每年脱落一些孩童时期的习惯。

在华生看来,人格是由环境中的行为习惯形成的。自然也可以由改变环境来改变人格。华生认为,"彻底改变人格的唯一途径就是通过改变个体的环境来重塑个体,用此方法使新的习惯加以形成。

他们改变环境越彻底,人格也就改变得越多。"

华生强调环境对塑造儿童行为的决定性作用,进而发展为教育万能论,强调对儿童发展的控制。任何一个介绍华生理论的论著,都不会遗忘华生那段标志性语录:"给我一打健康的婴儿,并在我自己设定的特殊环境中养育他们,那么我愿意担保,可以随便挑选其中一个婴儿,把他训练成为我所选定的任何一种职业家——医生、律师、艺术家,甚至是小偷,而不管他的才能、嗜好、倾向、能力、天资和他祖先的种族。不过,请注意,当我从事这一实验时,我要亲自决定这些孩子的培养方法和环境。"这里,华生既否认遗传的重要性,又否认儿童主观状况对发展的影响,肆意夸大教育、环境的功能,都是片面的。

二、斯金纳操作行为主义

(一)行为的分类

斯金纳(Burrhus F. Skinner,1904—1990)认为,行为分为两类,第一类是应答性行为,或应答性学习。这就是经典行为主义和条件反射中由刺激引起的反应行为。"应答"是由一种确定的刺激所激发的行为。它可以是无条件反射,也可以是条件反射。第二类被斯金纳称为"操作性"行为,或操作性学习。操作性行为不是由刺激激发,而只是时不时地发生出来的行为。在一个操作性行为发生之后,如果有一个作为强化物的事件紧随其后发生(称为"强化依随"),那么这一操作性行为发生的概率就可能提高。被强化了的操作性行为在类似的环境中再度发生的可能性大大增加。所有的行为,不管是习得的,还是非习得的,都是个体的强化史与其遗传素质的产物。

(二)儿童行为的强化控制原理

斯金纳认为,人的行为大部分是操作性的,任何习得行为,都与及时强化有关。因此,可以通过强化来塑造儿童的行为。

强化有连续强化与间歇强化、固定强化与偶然强化之分。连续强化指强化物连续多次地反复出现,对每一个合乎要求的正确反应都给予强化。间歇强化,又称部分强化,指仅对一部分正确反应予以强化。间歇强化通常包含两种。一种叫"固定时距强化法",如每隔 3 分钟或 10 分钟强化一次。强化的时距越短,反应率也越快。另一种称作"频率强化法",如规定当研究对象的合适行为发生 16 次或 24 次、48 次、96 次时给予一次强化。斯金纳的研究结果很离奇:强化的频率越低,反应率就越快。(这就解释了为什么坐在老虎机面前的赌徒拼命拉杆的原

因。)斯金纳归纳大量实验结果后指出,如果我们想着手训练一种合意的行为,开始时采用连续强化比较有利于成功。如果要想使这个行为得以持久、巩固,就可以改用间歇强化。

此外,强化还分为积极强化和消极强化。所谓积极强化,是由于一个刺激的加入而增强了一个操作性行为发生的概率的作用。所谓消极强化,是由于一个刺激的排除而加强了某一操作行为发生的概率作用。无论是积极强化还是消极强化,其结果都是增强反应的概率。

需要指出的是,消极强化作用不同于惩罚。消极强化是为了增强行为,激励行为,而惩罚是为了企图消除行为,两者目的不同。有时在惩罚之后反应会暂时地得到压制,但并不导致消退过程中反应总次数的减少。因此,斯金纳建议以消退取代惩罚的方法,提倡发挥强化的积极作用。

消退的效果与强化的方式有关。斯金纳发现,动物学习的消退曲线在学习期间使用间歇强化的情况下要比使用连续强化时降落得缓慢些。因为当消退开始时,如果是从连续强化突然转变为无强化,消退曲线便迅速下降。而如果是从间歇强化过程中开始消退,机体的许多操作性行为是没有强化的,因而无强化的含义到底是间歇还是消退,往往一时不太明确,从而延长了消退的全过程。这一规律对训练儿童行为具有重要意义。这里也有必要指出的是消退不同于遗忘。消退是由于不加以强化而使操作性行为不再发生,而遗忘是随时间的流逝而使行为逐渐衰退。

(三)儿童行为的变化

操作性行为不是一蹴而就的,它需要一点一滴地逐渐习得,斯金纳把我们想要的操作性行为逐渐习得的过程称作"塑造",又称接近法,这是因为强化使得越来越好地向人们所要求的反应接近。行为是一点一滴地塑造出来的,每一个塑造出来的行为可以连接成统一的完整的反应链。斯金纳的这些概念,对儿童行为的变化至关重要。

在儿童的操作性行为研究中,斯金纳提出,操作性行为的计量单位是反应率。无论是心理研究者还是精神病临床医师,只要观察儿童操作性行为的反应率就可以确定行为的方向。为了控制儿童的行为,研究工作要考虑以下四种条件的变化:

(1)第一基线　指儿童在实验(或临床)操作之前的状态。

(2)第一实验期　对儿童施加一定的刺激。

(3)第二基线　指取消第一实验期施加的刺

激,以检查第一实验期条件的作用。

(4)第二实验期　将第一实验期施加的刺激再度施加给儿童,以确定第一实验期所加的刺激的作用。

斯金纳的操作性行为的理论不仅适合于儿童新行为的塑造,也同样适用于对不良行为的矫正。研究表明,这种矫正工作并不太复杂。如对儿童的不良行为不加以强化,予以"忽视",便能逐渐消退不良行为。尤其是由连续强化形成的行为,只要终止强化,行为就开始消退。那些一开始就采用间歇强化形成的行为,停止强化后,消退过程会稍长一些。这里,需要就"忽视"作必要的说明:斯金纳所说的忽视,本质就是不要对不良行为给以强化。在实际的矫正过程中,一些轻度的、无重大危害的不良行为,如咬指甲、扯头发、怪叫之类可以通过"忽视"的手法,不去强化这些不良行为,促使其消退。但对于有重大危害的行为,如攻击性行为或严重犯规行为,"忽视"容易被当作是默认,应该果断制止。对于患儿的严重行为问题,斯金纳利用渐进强化时间安排制订塑造行为的程序,具体做法包括模仿疗法、随机强化法、代币法等,在本书的治疗篇章里将有详细介绍。

(四)操作行为主义在学习中的运用

在20世纪60年代,斯金纳运用操作行为主义理论开展了一场名为"程序教学法"的课题教学改革,用教学机器把复杂的教学内容分解成一系列小的、易懂的知识点逐步地呈现在学生面前。如果学生的回答与机器后来呈现的答案一致,便可以继续往下学习。如果出现了错误答案,则需要回到以前的程序中改正自己的错误答案,经过多次重复,直到学生完全掌握程序中的所有材料为止。

斯金纳归纳出程序教学的三条原则:

(1)小步子前进原则　学习内容要分割成细小的节点和环节,一点一点地掌握新知识、塑造新行为。

(2)主动参加原则　学生在完全自然的状态下根据自己的进度学习。主动学习者比被动学习者能获得更多的知识。

(3)及时反馈原则　在程序教学中,学生答案的正误能当场获得机器的反馈。

斯金纳认为程序教学比传统教学更有效率,既能减轻教师负担,又能保护学生的个别差异,对当时的课堂教学改革产生过深刻的影响。虽然,程序教学并没有从根本上推动教学改革,但其原则大大推动了对学习的中介过程、学习迁移、强化作用、学习

动机等方面的研究。20世纪70年代以来,由于计算机的飞速发展和信息加工技术的突破,尤其是互联网和多媒体的普遍使用,斯金纳的程序教学三原则依然是具有指导意义的。

(五)斯金纳的人格理论

根据斯金纳的观点,人格可以看作是个体的独特行为方式或这种方式的组合。对人格的研究,应该是对个体的特殊学习经历和独特遗传背景的系统考虑,或者说,就是去发现有机体的行为和行为的强化之间的独特联系。做这种分析时,不要违背有机体对环境作出反应的遗传能力。而且,人格的研究必须建立一套科学的指标。否则,就是不合理的。

斯金纳利用每个人所处的环境的强化程序来考察人格的发展和改变,从而达到预测和控制人格发展的目的。斯金纳认为,人格的差异,正是行为特点的差异。一个人的人格形成后,还会随着环境的改变而改变。由于环境的变化是不断的,因此人格的改变也是终身不断的。

三、班杜拉社会学习理论

班杜拉(Albert Bandura,1925—2021)是社会学习理论的重要代表人物。班杜拉认为,儿童是通过观察学习而习得新行为。观察学习不同于模仿。因为模仿只是学习者对榜样行为的简单复制,而观察学习则是通过观察从他人的行为及其结果中获取信息。观察学习比模仿更复杂。

(一)观察学习及其过程

观察学习是一种普遍的、有效的学习。所谓观察学习,就是通过观察他人(范型或称榜样)所表现的行为及其结果而习得新行为。这种学习不需要学习者直接地作出反应,也不需要亲自体验强化,只要通过观察他人在一定环境中的行为,观察他人接受的强化就能完成学习。这个过程,包括注意、保持、运动复现、强化和动机等四个组成部分。

1. **注意过程**　它是学习者在环境中的定向过程。学习者观察什么,模仿什么,是由注意决定的。而影响注意过程的因素包括观察者本人的特征,范型(榜样)的活动特点,范型所具有的成功、威望、权利的装饰及其他引人注意的特性等。

观察者本身的特征也是影响注意过程的重要因素。

人际关系的结构特征,也是影响注意过程的重要因素。班杜拉认为,一个人通过观察所学到的行为,与他的团体归属有关。

2. **保持过程**　当观察者吸收了榜样的行为之后，要成功地模仿一个行为模式，就必须先在头脑中保持所见内容的符号形式。这种符号形式既可以是视觉表象，也可以是符号转换。

3. **运动复现过程**　在观察学习中，人们首先要依靠示范掌握行为的要领，然后在实际中尝试复现。最初的尝试可能会有失误，但经过精心的练习和自我调整，模仿动作会变得越来越准确。

4. **强化和动机过程**　班杜拉认为，新反应的习得与新反应的操作是有区别的。一个人可以通过观察学习获得新行为，但他可能去操作这一新行为，也可能并不去操作新行为。这取决于行为者自身的不同动机及动机强度。

强化除直接强化外，还有替代强化，即榜样行为的强化对观察者也是有效果的。此外，强化还可以是自我强化，自我强化依存于自我评价的个人标准。

以上四个过程是不可分割的，尤其是强化过程直接影响我们注意的对象，对其他过程有不可分离的影响。

（二）观察学习的模式

范型向观察者（即学习者）提供的示范，具有不同的模式，主要有以下八种：

1. **行为模式**　通过范型的操作而形成有系统的活动，以此向学习者传递动作的模式称为行为模式。

2. **言语模式**　通过言语指导或指示来传达榜样行为的模式，称为言语模式。在课堂上教师的讲课就是典型的言语模式。言语模式对学习语言尤其重要。

3. **象征模式**　通过各种媒体，如电视、广播、电影、小说等，象征性地传递榜样行为的模式，称为象征模式。班杜拉认为，"视听的大众媒介在现代社会中是社会行为模式的极为丰富的源泉。在大多的时间内，年轻人接触到的主要是通过电视而呈现的形象化的榜样。这些榜样在塑造行为和矫正社会规范方面起着重要的作用，对儿童和青少年的行为产生强烈的影响。"象征模式具有广泛性、可重复性，必须充分认识其对于观察学习的影响。

4. **抽象模式**　通过榜样的多种行为，让学习者从中接受指导这些行为的原理和规则的模式，称为抽象模式。如通过大量的不同内容的句子的练习，让学生掌握某一句子结构，进而掌握特定的语法规则，就是抽象模式。让学前儿童从"2 只苹果加 3 只苹果等于 5 只苹果""2 匹马加 3 匹马等于 5 匹马"……的大量练习中得出 2＋3＝5 的规则，也是抽象模式。

5. **参照模式**　在传递抽象概念和困难操作的内容时，附加呈现一些具体的参考事物有助于学习者模仿，称之为参照模式。幼儿计算时用手指头或算珠来帮助，就是参照模式；教材中的例题、词典中的例句都属参照模式。

6. **参与性模式**　通过观察示范和仿照参与活动以加快榜样行为的传递速度和提高模仿水平的模式，称为参与性模式。这一模式强调观察行为与模仿行为互换，边看边做，边做边看，直到模仿成功。幼儿学习舞蹈时，主要采用这一模式。这一模式与观察学习的定义有一点出入，但仍可归属于观察学习。

7. **创造模式**　观察者将自己所观察到的各种榜样行为加以组合，形成新的行为，称为创造模式。创造模式是形成每个人不同行为特点的机制。即使在同一环境中成长的儿童，由于他们对环境中多种榜样的示范各自吸取不同的影响成分，然后运用创造模式加以不同的组合，结果形成不同的行为特点。

8. **延迟模式**　观察榜样示范后得到的印象，经过一段时间后，仍能再现示范行为的模式称为延迟模式。

人不能独立于行为之外。人类的行为是人与环境影响的交互作用多维地决定的。环境正是人通过自己的行为创造的。人创造出来的环境又对人的行为发生影响，并由行为产生经验。经验又反过来影响以后的行为。这些复杂的相互影响，对于成为一个什么样的人具有重要作用。

（三）自我效能感与行为矫正

1. **自我效能感**　班杜拉的社会学习理论中还有一个重要的概念叫作自我效能感。所谓自我效能感，是指儿童对自己控制事件发生的能力所具有的信心程度。自我效能感的发展主要依赖于观察学习、模仿和人们所能体验到的行为结果。也就是说，自我效能感来自儿童将自己的行为结果与他人的行为结果加以比较，从而增强了对自己的信心感。而这里所说的"他人的行为结果"，除了儿童自己的直接观察外，也包括以上我们阐述过的其他的观察学习的模式。

班杜拉认为，自我效能感通过认知、情感、动机、选择等四个过程调节着人的社会功能。其中，认知是指个体对自己的标准和对外部环境应对程度的反馈。这种认知与自身体验的感受（即情感）的结合，影响到自己的行为选择，并确定行为努力的程度（即动机）。

班杜拉的观察学习和自我效能感的理论在儿童异常行为的治疗领域中得到普遍运用。

2. **行为矫正**　班杜拉主张用"行为矫正"的概

念替代"心理治疗",因为在他看来,儿童发生的某些不当行为,只是在环境中习得的结果,并不是某些疾病的症状。班杜拉的行为矫正在实施时,通常按以下四个步骤进行:① 明确提出你所期待的特定行为;② 按照观察学习的模式,安排儿童尝试发生这种行为;③ 决定对儿童的哪些行为予以强化、哪些行为不予强化;④ 使预期行为得到更多的强化,促使儿童放弃旧行为,选择在新行为中获得益处。在行为矫正的过程中,班杜拉十分强调"正强化的停止或撤销往往优于厌恶性措施的运用"。

第三节 依恋理论

一、依恋行为

依恋是亲子之间形成的一种亲密的、持久的情感关系。依恋一旦形成,婴儿会以一系列相互关联的行为系统保持与依恋对象之间的联系。依恋关系通过依恋行为得以体现和维持。通俗地讲,依恋关系表示"对谁依恋",而依恋行为表现为"怎样依恋"。依恋关系是相对稳定的,而依恋行为则根据情境、年龄、认知水平的不同而变化。

二、依恋的类型

根据安恩沃斯(Mary Ainsworth, 1913—1999)的"陌生情境实验"研究结果,儿童的依恋分为 A、B、C 三型:

1. A 型 焦虑-回避型依恋。这类儿童在陌生情境中,母亲是否在场对他们的探究行为没有影响。母亲离开时,儿童不表现出明显的分离焦虑;母亲返回时,也不主动寻求接触,而且母亲接近时反而转过身去,回避母亲的亲密行为。在忧伤时,陌生人的安慰效果与母亲差不多,不表现出明显的陌生焦虑。

2. B 型 安全型依恋。这类儿童在陌生情境中,把母亲作为"安全基地",去探究周围环境。母亲在场时,主动去探究;母亲离开时,产生分离焦虑,探究活动明显减少。忧伤时容易被陌生人安慰,但母亲的安慰更有效。母亲返回时,以积极的情感表达依恋并主动寻求安慰,即使在忧伤时,婴儿也能通过与母亲的接触很快平静下来,然后继续探究和游戏。

3. C 型 焦虑-抗拒型依恋。这类儿童在陌生情境中,难以主动地探究周围环境,而且探究活动很少,表现出明显的陌生焦虑。母亲离开时相当忧伤,但重逢时又难以安慰。实际上,这些儿童抗拒母亲的安慰和接触。他们的行为表现出一种愤怒的矛盾心理,对母亲缺乏信心,不能把母亲当作"安全基地"。当母亲返回时,他们拒绝去探究,仍表现出明显的焦虑不安。

如果把 B 型依恋称为安全依恋的话(约占70%),A 型(占 10%左右)和 C 型(占 20%左右)则称为不安全依恋。三类依恋之间的区别不在于强度的强弱,而在于质量的好坏。显然,B 型依恋的质量高,而 A 型和 C 型依恋质量低。

三、依恋发展的阶段

根据鲍尔毕(John Bowlby, 1907—1990)的研究,儿童依恋的发展经历以下四个阶段:

第一阶段:鲍尔毕称之为"不分依恋对象的导向和信息阶段",为了方便起见,我们称之为无分化阶段。儿童对母亲的反应方式与对其他人的反应方式之间还没有出现明显的分化。

第二阶段:低分化阶段(3 个月至 6 个月),即鲍尔毕称之为"指向一个对象已分化的导向和信息"的阶段。在这一阶段中,婴儿继续探索环境,能够识别一些熟悉的人与不熟悉的人之间的差别。同时,婴儿还积极地扩展依恋行为技能,对熟悉的人,尤其是母亲更加敏感。婴儿的社会反应主要指向母亲,但对陌生人也表现出友好的态度。

第三阶段:依恋形成阶段(6 个月至 2 岁半),鲍尔毕称之为"运用运动和信号同已识别的对象保持亲近"的阶段。婴儿为了促进亲近和接触,能更加仔细地调节自己的行为以适应成人的行为。

本阶段新获得的行为中,最主要的是运动技能。运动技能尤为适合于依恋系统。这一阶段中,信号行为继续起作用,尤其是获得语言后,言语交流也构成了依恋的媒介。

鲍尔毕认为,在第三阶段,儿童的行为获得了"目的矫正"的性质,具有一种恒定的反馈倾向。通过这种反馈倾向,可以引导婴儿与成人进行双向的交流,从而改变和指导儿童本人行为的方向、速度或动机。

第四阶段:修正目标的合作阶段(2 岁半之后)。鲍尔毕认为,这一阶段的主要特征是儿童的自我中心减少了,能从母亲的角度来看问题。这样,就能推测母亲的感情和动机,决定采用什么样的行为和计划来影响母亲的行为。

四、依恋理论的行为系统

鲍尔毕把婴幼儿的行为分为四个系统,即依恋行为系统、警觉恐惧行为系统、探索行为系统和指向他人的交往行为系统。依恋行为系统只是多个行为系统中的一个,它的行为表现不是孤立的。

1. 依恋行为系统 这一系统是保证或协调婴幼儿获得并保持同依恋对象的亲近行为。其生物功能是保护作用,为儿童的生存提供最大的可能性。

2. 警觉恐惧行为系统 这个系统导致儿童遇到不认识的人或有潜在危险的事物时产生回避反应,同样具有适应价值和保护作用。2岁以后,幼儿建立了交往行为系统,而警觉恐惧行为逐渐减少。

3. 探究行为系统 当依恋行为终止时,儿童内在的兴趣就激励他指向一定的新异性对象,并试图接触、摆弄它,或者更大胆地离开依恋对象去探索新环境。随着年龄的增加,儿童用于探究事物所花的时间逐渐延长,探究水平也相应提高。探究行为是儿童认知发展的中介,又受认知水平的制约,尤其受对周围环境的认识或控制能力的制约。

4. 交往行为系统 儿童的依恋形成后,并不是关上交往的大门。随着年龄的增长和活动能力增强,儿童的活动范围随之扩大,交往对象也不断增加,儿童必然要接触依恋对象之外的人。因此,交往行为系统的建立,比依恋行为具有更大的适应价值。这一行为系统不仅是一种生物机制,更重要的是一种社会机制。

以上四种行为系统在一个特定的情境中是相互作用的,而且这些行为系统各自的直接目的是不可能同时达到的。因为一个行为系统的激活可能会唤起另一个行为系统,也可能抑制另一个行为系统。当两个或两个以上的行为系统同时被激活时,较强的那个行为系统的行为得以外显,而较弱的行为系统的行为只能表现为行为的片断,或者被中途停止。当两种对立的行为系统同处于一种激活水平时,外显的行为表现方式可能有两种,一种可能是选择性行为,另一种可能是联合性行为。

五、依恋与分离

婴儿与母亲分离后,会产生分离焦虑。鲍尔毕观察的结果是,分离焦虑经历了三个界限分明的阶段:反抗、失望和超脱。

1. 反抗阶段 儿童极力地阻止分离,自发地采取各种手段试图与母亲重新亲近。此时依恋行为大为增加,反抗行为的持续时间和强度因场合的不同而各异,通常不会持久。但是,继续的分离可能会减弱依恋行为,也可能间歇地增强依恋行为。反抗行为最终也可能消失。

2. 失望阶段 当与母亲亲近的愿望得不到满足,儿童开始失望,反抗行为随之而减少,反抗强度也随之而减弱。儿童处于一种失助状态,不理睬别

人,表情迟钝,由烦恼转为安静。其实,尽管指向母亲的依恋行为消失了,但依恋联结依然存在。在母子分离期间,如果儿童能幸运地得到一位替代母亲的照看,分离痛苦就会大大减轻。儿童的依恋行为会指向替代母亲。但是,儿童对替代母亲的依恋行为并不会削弱儿童对自己母亲的依恋。

长期的被迫分离,如果期间又缺乏替代母亲的敏感的照看,重逢时依恋行为的再现肯定会有些迟缓。迟缓的程度与分离期间外显依恋行为消失的时间长短和消失的程度有关。在重逢时,儿童可能注视母亲而并不立即出现依恋行为,可能表现为拒绝,也可能表现为不感兴趣。这就进入了鲍尔毕称之为的第三阶段。

3. 超脱阶段 此时,儿童的依恋行为被抑制,但依恋联结并没有消失,而是在内部以某种方式体现出来。鲍尔毕的研究表明,适当的迟缓之后,儿童的超脱反应立即被强烈的依恋行为所取代,母亲走到哪里,儿童就跟到哪里,想要保持身体的接触行为,在频率和强度方面都远远超出了分离之前的表现。由所谓的超脱行为戏剧性地转变为依恋行为,显然这不是一个重新学习的过程。

六、影响依恋的因素

(一)婴儿的气质特点和智力水平

学者们普遍认为,气质是影响依恋的一个重要因素。托马斯(A. Thomas)把婴儿的气质分为三类,即容易照看型、难以照看型和缓慢活动型。容易照看型的儿童生活有规律,容易适应新环境,如容易接近陌生人,容易接受新食物等,经常表现为正向的情绪,求知欲强,爱游戏,容易得到成人的关爱。这类儿童人数较多,大约占75%。难以照看型儿童生理活动没规律,情绪不稳定,易烦躁,爱吵闹,睡眠不规则,在新环境中易退缩和激动,适应较慢。心境不愉快居多,与成人关系不密切,容易发生心理问题。这类儿童人数较少,约占10%。缓慢活动型儿童对新环境适应缓慢,通常表现较安静和退缩,通过抚爱与教育可以慢慢地活跃起来。这类儿童人数不多,约占15%。难以照看型又称为困难气质,这类儿童在不正常的家庭气氛中比其他儿童更容易受到伤害。研究和生活经验都一致表明,易照看的儿童与母亲关系融洽而难以照看的儿童经常哭泣,纠缠母亲,与母亲的关系不和谐。还有学者发现,不让人抱的儿童往往异常活泼好动,对照看人的依赖性较弱,在形成特定依恋上要慢些。尽管他们形成了正常依恋,但母子之间主要采取注视和交流的方式而缺乏应有

的身体接触。另外，难以照看的儿童情绪消极性强，对成人的依赖性强，与母亲身体接触的机会多些，易于形成特定的依恋。总之，婴儿的气质特点与母亲的照看方式相互作用，决定了婴儿的依恋模式。

关于儿童的智力水平对依恋的影响，主要是从有智力缺陷的儿童研究中得到的。大多数智力迟钝的婴儿在与母亲的交往中表现为消极被动，交往的主动权在母亲手中，而正常儿童通常是自己把握着交往的主动权的。正常儿童比智力迟钝的儿童更爱注视母亲。聋童对父母的依恋发展比较缓慢，而且衰减的速度也快。其原因在于聋童与父母未能建立起有效的信号反应系统，使交流受阻。研究表明，只要在父母与聋童之间建立相互理解的符号系统，情况将有所改善。

（二）母亲的照看方式

安恩沃斯发现，头3个月中，哺乳过程中敏感性高的母亲，其婴儿在1岁时一般都显示出安全型依恋模式；而哺乳模式敏感性低的母亲，其婴儿都显示出回避型依恋或抗拒型依恋。安全型依恋儿童的母亲的照看方式是敏感的、合作的、接受的和易接近的。而回避型依恋的儿童，其母亲往往是拒绝的和不敏感的。抗拒型依恋儿童的母亲往往也是抗拒的，而且倾向于干涉和冷漠。可见，母亲的照看方式对儿童依恋模式的形成和发展有着极为重要的影响。

此外，还有一些研究表明，母亲孕期的情绪状态和母亲的气质特点以及教育水平等因素，对儿童依恋模式的形成和发展都有不同程度的影响。

（三）照看环境

儿童与母亲之间的作用是双向互动的。儿童与依恋对象之间的正常互动，受到照看环境的制约。这里的照看环境，主要指母亲在家庭中照看儿童，直到其独立活动。现在的研究表明，即使在育婴机构中成长的婴儿，如果有一个稳定的照看人和刺激丰富的环境，儿童的认知和社会能力一般不会受到伤害。

最近的研究也表明，父母的照看方式与儿童的社会适应之间的关系还需要进行更全面的研究。

第四节　皮亚杰认知发展理论

一、认知机能的不变性

一切生物体都具有组织和适应的两大生物机能。生物体的每一个行为活动都是有组织的，也就是说，都是有结构的。它的动态方面就是适应。

生命是一种由简单形态向复杂形态不断进化的过程，也是有机体与环境间实现各种不同形态的、向前推进的平衡过程。人的认知，或者说智慧，也是一种生命现象。因此，可以把人的智慧看作是生物适应的一个特例，智慧的本质是一种适应，而所谓适应，是一种特殊的平衡，是同化与顺化之间的平衡。

瑞士心理学家皮亚杰（Jean Piaget，1896—1980）把连接所有已被组织的成分与环境中现存的成分之间的联系，称为同化。同化作用保证有机体组织在循环中的稳定。

皮亚杰又把这种由于外界的分化、环境的压力引起的生理的和心理的动作变化，称为顺化。

这种同化与顺化同样也表现在人的智慧活动中，把当前的经验资料体现到已经组织的整体结构之中，或把新知识组织到旧知识里去，或通过施加于外物的动作、形象，加入到已有的动作格式中去，都是智慧的同化。此外，任何同化都不是纯粹的、单一的。因为在同化时，虽然新的因素同化到旧的格式，但由于客观现实的分化，主体又不得不同时修改着旧的格式，使它配合新的成分。因此，智慧的适应与其他形态的适应一样，是由同化机制与顺化机制相辅相成，形成一个不断向前推进的平衡过程。适应必须在个体内部具有连贯性的情况下才能产生，一旦缺乏了这种连贯性，就不可能产生适应状态。尽管存在机体的发展阶段有不同，发展水平有高低，但同化与顺化的机能是不变的。打个比方，如同从蝌蚪演变为青蛙，它的呼吸系统的结构发生了变化，但它呼吸的机能并未改变一样。

机能不变性不仅表现在生物性方面，表现在一般的智慧活动中，而且还表现在特殊的智慧活动即理性的范畴（或逻辑概念）中。适应机能发展到最高峰，便形成了与智慧机能中的同化与顺化相联系的两类理性范畴。其中有一类范畴比较现实，如实物与空间、因果与时间等。这些范畴的运行都是同经验与演绎的综合不可分割地联系着。另一类范畴是比较形式的，如质与类、量与数的关系。现实的范畴显示着外化的机能，而形式的范畴显示着内化的机能。与内化、外化相对应的是在思维中相应产生类概念、数概念、实物概念和因果概念。

二、认知结构的建构性

皮亚杰认为，儿童的认知发展是通过认知结构的不断建构和转换而实现的。所谓结构，就是一个系统，一个整体，它不仅指具有解剖学意义的实际结构（如中枢神经组织的结构或呼吸系统的结构），也包括功能意义上的结构。

皮亚杰通过对儿童的实际思维作了大量的观察和实验,得出了儿童智慧发展进程中存在着结构的特征。

同化和顺化的机能,都是在一定的结构中进行的,从生物学的观点看,"同化就是把外界元素整合于一个机体正在形成或已完成形成的结构内",顺化就是改变内部结构(格式)以适应现实。因此,没有相应的结构就无法施展生物机能。当我们说一个主体对一个刺激敏感了,能对它作出反应了,也就是说他已具备了能同化这个刺激的一个格式或结构,表明这个格式正好具备对这一刺激作出反应能力。这是皮亚杰与行为主义心理学大相径庭之处。儿童认知发展的本质,就是认知结构的建构和转换。

皮亚杰认为,结构不是先天的、预成的,每一个结构都有它的发生过程,每一个结构都是一点一滴地构造起来的。"所有这种构造过程也都来源于以前的结构,而在最后的分析中,还要追溯到生物学方面去。"这一观点告诉我们,在儿童的思维与成人的思维之间,不存在理论上的中断性,最高级的数理逻辑结构的起源应该在主体的活动中去寻找。皮亚杰认为,任何一个年龄阶段的儿童在与外部环境相互作用时,都有一套属于自己的独特的表征和解释世界的方法和原则,表现出儿童思维的独特性。因此,个体的发展,不只是量的增加和扩大,更重要的是质的转变,其实质是认知结构之间的质的差异。

皮亚杰认为每一个结构都是在主体与客体的相互作用中一点一滴地建构起来的。主客体之间的相互作用,包含两方面的内容:其一是向内协调主体的动作,通过反省抽象形成逻辑数理化经验;其二是向外组织外部世界,以产生认知的内容,即形成物理经验。向内和向外活动,构成同时的双向建构。人类的一切知识既是顺化于客体,同时又是同化于主体的结果。这两个过程的极端就是对外部经验的获得与对内在智慧运转的意识。这就说明,在精密的科学领域内,所有一切伟大的实验发现,都伴随着理性方面的进展。因此,皮亚杰说,客观知识总是从属于某些动作结构的;知识在本原上既不是从客体发生的,也不是从主体发生的,而是从主体和客体之间最初便是纠缠得不可分的相互作用中发生的。

向外和向内的双向建构在不同水平上同步发展,依次形成不同层次的认知结构。这种结构在主体与客体的相互作用下完成着渐进的平衡化。所谓思维的发展,就是认知结构平衡化的发展过程。

三、儿童认知发展的阶段

皮亚杰把儿童认知发展分为四个阶段:感知-运动阶段、前运算阶段、具体运算阶段和形式运算阶段。

1. 感知-运动阶段(从初生到2岁) 这一阶段是智力的萌芽期,是以后发展的基础。皮亚杰说,这个早期的心理发展决定着心理演进的整个过程。这时的儿童只能依靠自己的肌肉动作和感觉来应付外界事物,动作必须表现为外部的表现活动,尚未内化,还不能在头脑中进行。用皮亚杰的话说,在这个阶段幼儿是利用感知和动作去征服他周围的整个宇宙的。儿童通过不断地和外界交往,动作慢慢地协调起来,并逐渐知道自己的动作对外物所引起效果之间的关系,开始有意识地做某个活动。从18个月到2岁,这个时期内发生了一次皮亚杰称之为的"哥白尼式的革命"。如果说在这一阶段的前期,儿童处于极端的自我中心,他不能区别自己与客体之间的关系,那么到了后期,儿童获得了客体的永久性。虽然物体看不见摸不着,但他们仍然知道这个物体还是继续存在的,他自己真正成了宇宙间其他因素中的一个因素或实体。

2. 前运算阶段(2~7岁) 这一阶段又名前逻辑阶段,指的是幼儿处于运算之前并为运算作准备的阶段,但并不是说这个阶段一点逻辑的痕迹也没有。皮亚杰称前运算阶段儿童的思维叫自我中心思维时期。这时,动作虽然内化了,但由于尚未形成从事逻辑思维所需要的心理结构,因而还不能进行运算,是具体运算的准备期。这一时期的儿童只能进行表象思维,他们的思维是表象的。儿童能运用语言并形成心理意象,能使用符号在头脑中再现外部世界。但是这个时期的语词和符号上不能离开所代表的东西,儿童尚不能形成概念,不能用概念反映事物间的联系或代替一类事物。

这一阶段的儿童往往把在别的地方获得的个别经验参与到当前事物中来作解释。他们还不能作一般的推理,而是徘徊于一般与个别之间的歧途之上。由于没有一般性概念,他们常常把个别的现象硬套到另一类形象上。这一阶段儿童的推理不是合乎逻辑的演绎,而是滥绎。

这一阶段儿童思维的突出特点是自我中心思想。皮亚杰说:"儿童把注意集中在自己的观点和自己的动作上的现象称为自我中心主义。"儿童的表象和语言与具体事物的联系太直接,因而他们仍紧紧地束缚在他们自己关于世界的观点之中,而不能采用任何别的更高的观点。但是这一阶段孕育着运算思维特征的萌芽,因为它一开始由只注意单维向注意双维过渡,而这一过渡正预示着运算思维的来临。

3. 具体运算阶段(7~11岁) 这一阶段,儿童形成了初步的运算结构,运算获得了两种可逆性,即反演可逆性和互反可逆性,但是这个阶段的运算还离不开具体事物表象的支持。有些问题在具体事物帮助下可以顺利解决,但在口头叙述的情况下作逻辑推理还很困难。儿童还不能把各种具体运算之间的复杂关系在一个系统内综合起来。

这一阶段的儿童发展了解除中心化作用。在同一时间内,儿童已不再限于集中注意情境或问题的一个方面了,而能注意几个方面。并且也不只注意事物的静止状态,还能看到动态的转变。与此同时,儿童思维出现了可逆性,能逆转思维的方向。正是由于解除中心化的发展和可逆性的出现,儿童就有了守恒概念,守恒概念是运算结构是否形成的重要指标。

4. 形式运算阶段(从11或12岁开始) 所谓形式运算,即不受具体事物内容的局限,通过假设演绎的方式进行推理,形成完整的认识结构系统,儿童的智慧发展趋于成熟。儿童开始从具体事务中解放出来,能运用语词或符号进行抽象逻辑思维,能根据假设或命题进行逻辑演绎推理。

这一阶段儿童的思维较具体运算阶段具有更大的灵活性、可逆性,这两种形式联合成一个单独的系统。儿童能自由地支配整个系统,进行复杂而完备的推理,而且能根据某些或所有可能的组合去推论一个问题。儿童能对一个问题提出各种可能的假设,并详尽而系统地交换有关因素,逐个论证所提假设,最后得出一个恰当的结论。

形式运算阶段,是智慧发展的最高阶段,但由于个别差异和教育的限制,许多人并不能达到这一阶段。

四、儿童认知中的自我中心

皮亚杰几十年研究的主要成就是发现儿童不同于成人。儿童思维的核心特点是自我中心。所谓自我中心是指儿童把注意集中在自己的观点和自己的动作上的现象。这种自我中心不仅表现在儿童的言语中、表象中、逻辑中,而且在儿童的外部行为中也比比皆是。

儿童自我中心不仅表现在智力活动中,也表现在儿童的道德认识中。皮亚杰认为10岁以前的儿童依据外在的标准判断好坏(称为他律),10岁以后的儿童才能按自己内在的标准判断是非(称为自律)。

自我中心是一种稳定的和无意义的错觉,意味着对世界的相对性和协调观点缺乏应有的理解,在认识活动中将主客体混淆,而把自我的看法不自觉地强加在周围的人和事上。究其本质,自我中心是由于思维缺乏可逆性,而缺乏可逆性的机制则在于同化与顺化的对抗。

随着主体对客体的相互作用的深入和认知机能的不断平衡,认知结构的不断完善,个体能从自我中心状态中解除出来,皮亚杰称之为去中心化。

认识上的自我中心不仅发生在幼儿期,事实上,它可以发生在任何一个发展阶段,因此从自我中心状态向解除自我中心的过渡是认识在任何发展水平上的特征。这个过程的普遍性和必然性,皮亚杰把它称为发展规律。从出生到青少年的智力发展中,儿童从三个不同水平上解除自我中心,第一次是在出生到2岁之间,儿童从完全分不清主体与客体的混沌状态发展到能理解世界是由客体组成的,而他本人也是一个在时间和空间上客观存在的人。第二次自我中心表现在前运算阶段,儿童分不清自己的观点与其他人观点之间的差别,到7~8岁时,由于去中心化的结果,儿童得以理解物体之间的客观关系,并且在人们之间建立合作关系。第三次自我中心出现在11~14岁,少年儿童认为自己的思维能力是无限的,沉湎于无休止的脱离现实的"改造社会"的议论之中,这个时期的去中心化是儿童从抽象地改造社会转变为实际的活动家,开始严肃地切实地考虑实际职业和工作,产生了一种成人感。皮亚杰认为,任何一次自我中心的解除,必须有两个条件:第一,意识到自我是主体,并把主体与客体区别开来;第二,把自己的观点与他人的观点协调起来,而不是把自己的观点当作绝对真理。

对于一个具体的人来说,解除自我中心并不是必然的、必胜的。在一些心理发展水平低下的人身上,自我中心状态会纠缠终身。任何一个希望成功的人,如果不能解除自我中心就不可能达到自我实现的最高境界。

第五节　儿童精神分析理论

一、弗洛伊德精神分析学说

(一)精神分析学说的发展

弗洛伊德(Sigmund Freud, 1856—1939)的著作跨越了半个世纪,涉及内容从记忆错乱到神经症直到文明的性质,整个学说的发展完成了从心理学理论到一种人生哲学的演变。

为了便于认识精神分析学说的基本观点和演变

轨迹,我们先集中介绍弗洛伊德几部主要专著的内容。

1.《梦的解析》(1900) 在《梦的解析》一书中,弗洛伊德提出一个根本性的假设:"梦是愿望的达成(实现)。"确切地讲,梦是一种受压抑的愿望经过改装之后的达成。弗洛伊德把梦的改装称为"梦的工作"。梦的工作的任务就是把隐意变作显意的过程。相反,释梦就是由显意回溯到隐意的过程。如果说,梦的隐意是真实的愿望,那么,梦的显意如同象形文字一般,其符号必须逐一翻译成梦的隐意所采用的文字。梦的工作包括四个基本过程:

(1)凝缩作用 一个梦的隐意总是比其显意丰富,梦的显意是梦的隐意的浓缩。这就是为什么当一个人醒来时所记录的刚做的梦可能比较简单、贫乏,而经分析隐意后变得丰富多彩的原因。

(2)转移(移置)作用 通过梦的工作,将梦的隐意加以转移,用不重要的部分替换其重要的部分。这是一种精神内在的自卫,目的是可避开审查制度。

(3)梦的特殊表现力 把梦的隐意用视觉意象表现出来。主要方法是仿同和集锦。在仿同作用里,只有和共同元素相连的人才能够表现于梦的显意中,其他人则被压抑了。梦完全是自我的,每个梦都是关系到做梦者本人。如果自我不在梦的内容中,那一定是利用仿同关系隐藏在这人的背后,因而能把自我加入梦的内容。仿同主要用在人身上,集锦则是一种形象的概括化,使梦中的人物形象体现了许多人的特点。各种不同事物的特点的组合形成一个新的单元化,新的组合。集锦既用于人,也用于事。仿同和集锦的作用在于使梦的隐意与视觉意象达到相似与和谐,形成许多充满奇幻的象征。许多象征还根据"相反"的原则形成,使梦的隐意更加丰富和深奥。

(4)再度校正作用 把表面上看起来互不连贯的材料发展成某种统一的连贯的东西,其工作的方式与人在清醒时刻的思想差不多。

通过以上四种作用,梦实际上成了一种画谜,只有真正把握各种符号意义的人才能真正了解它的意义。

弗洛伊德在《梦的解析》中清楚地表示,所有我们在梦中发现的被压抑的欲望,都烙有儿童的特征,童年经验在成人的情绪生活中占有极其重要的地位。人格根源应追溯到童年期。因此,《梦的解析》在推动儿童心理发展研究中的作用是不可低估的。

2.《精神分析引论》(1910) 《精神分析引论》的出版,标志着精神分析学说的系统化。全书分为三编,第一编为过失心理学,第二编为梦,第三编为神经病通论。

在第一编过失心理学中,弗洛伊德开宗明义宣告两个命题,第一是认为,"心理过程主要是潜意识的,至于意识的心理过程则仅仅是整个心灵的分离的部分和动作。"第二是认为,"性的冲动,广义和狭义的,都是神经病和精神病的重要起因……更有甚者,我们认为这些性的冲动,对人类心灵最高文化的、艺术的和社会的成就作出了最大的贡献。"关于各种偶然的过失,如口误、笔误、失手、遗忘等,弗洛伊德认为"过失不是无因而致的事件,乃是重要的心理活动;它们是两种意向同时引起或互相干涉的结果;它们是有意义的。"过失是心理的行为。甚至一些所谓的预兆,也往往是由主动行为伪装而成的被动经验。

在第二编梦中,基本观点与《梦的解析》一致。弗洛伊德花很大力气解释儿童的本能表现及潜意识的影响,尤其是儿童的性欲这一惊世骇俗的观点。他认为儿童有性活动,起先以亲属为性爱对象,后来才表示对这种观点的反对。各种被遗忘的儿童经验材料、心理生活的特性,如利己主义、乱伦的对象选择等被压抑在潜意识中。每次做梦实际上就是回到这种幼稚时期,因为"潜意识就是幼儿的心理生活"。

在第三编神经病通论中,弗洛伊德结合神经病的症候和成因的分析,指出"每一患者的症候结果都足以使自己执着于过去生活的某一时期。就大多数病例而言,这过去的时期往往是生活史中最早的一个阶段,如儿童期或甚至于早在吸乳期内。"弗洛伊德在这里再一次强调指出儿童早期生活经验和情感创伤对成人人格的影响。精神分析的任务就是将压抑在潜意识中的创伤经验提到意识的层次。一旦完成这一任务,神经病的症候便消失了。

此外,本编还讨论了性欲与力比多(libido)、焦虑、压抑与反抗、移情及分析治疗法等。弗洛伊德特别要求我们注意力比多这个概念。力比多和饥饿相同,是一种力量,本能(性本能和营养本能)就是借这个力量以达到其目的。力比多是游离不定的和不可摧毁的在常态心理中,它可以发泄在正当的性欲活动中,但在性生活失常的情况下,它可以泛滥横流,附着在别的活动之上。所以,有许多的人类活动表面上与性欲毫无关系,而实际上是性欲的表现。婴儿的吸吮,在弗洛伊德看来,就带有性的意味。吸吮不仅保证得到营养,而且这种动作乃是整个性生活所由起的出发点,是后来各种性的满足雏形。成人正常的性生活或倒错的性生活,都起源于婴孩的性生活。所谓性生活的倒错,实质上是性生活的幼稚病。力比多有一个发展的过程,它与人格的发展是一致的。在力比多的发展过程中,存在着停滞和退化两个危机。停滞指力比多在发展过程中,有一部分停留在发展的初期,保持着较幼稚的、初级的形态。力比多的停滞也叫"执着"或"固结"。退化是指那些已经向前进化的部分也容易后退,回到初期的发展阶段和最初的对象。执着和退化常常互为因果。在人的生活中,力比多既可以在性生活中直接表现为性欲,也可能被压抑在潜意识之中,只有在梦中或神经病症中得到表现,还可以转化为社会赞同的高级文化活动,如艺术、科学和哲学。这就叫升华。弗洛伊德十分重视性的作用,力主打破性压抑,但他并不是鼓励性放纵,他只是希望"假使他们在治疗完成之后,能在性的放纵和无条件的禁欲之间选取适中的解决,那么无论结果如何,我们都不必受良心的责备了。"

3.《超越唯乐原则》(1920) 弗洛伊德的早期理论中称本能分为性本能和营养本能两类。在《超越唯乐原则》一书中,最重要的内容是对本能的重新界定。弗洛伊德认为,人具有两种相互冲突的本能,即由原先的性本能扩展而成的生本能和死本能。这两种本能的冲突,体现着精神分析学说的精髓。冲突的来源在于每个人的生命力与死亡力的斗争,一个寻求长寿和延续种族,一个则寻求归复于死亡。人类社会中发生的侵略行为和性虐待狂,就是死本能的转移物,他把侵略性当成人性中与生俱来的成分,构成了精神分析学说后期理论的特色。

4.《自我与本能》(1923) 在弗洛伊德的早期著作中,心理结构分为意识、潜意识以及处于两者之间的前意识。其中潜意识主要被解释为被压抑的愿望和本能冲动,而前意识则是平时未被意识但随时可以进入意识的观念。在《自我与本能》中,弗洛伊德宣布这种分法已失去意义,从而建立了本我-自我-超我的新学说。本我、自我和超我构成新的人格结构。

本我(又称 ID)是最原始的系统,它处于思维的初级过程,是无意识的、非理性的、难以接近的部分。它包括人类本能的性的内驱力和各种被压抑的习惯倾向。这是一个贮存心理能量因而充满激情和沸腾的大锅。本我永远追求快乐原则,追求最大的快乐争取最少的痛苦。力比多就围困在本我之中,它的能量的增加导致紧张梯度(张力)的增加,而快乐原则则使个体减少紧张到能够忍受的程度,如性欲的满足、饥饿的消除从而产生快乐。但本我无法与外界直接接触。对于婴儿来说,本我的能量总是指向于周围的对象,主要是父母,尤其是母亲,这就是所谓的"奥狄帕司情结"。随着儿童对这些对象的了解,这些对象就进入儿童的人格而形成心理生活的

代表——自我的核心。

自我是本我得以与外界接触的唯一心灵之路。自我是意识的结构部分,它处在本我和外部世界之间,一面产生于本我,一面连接着现实,儿童随着年龄的增加,逐步学会不凭冲动随心所欲,学会考虑后果,考虑现实作用,这就是自我的作用。自我根据现实原则,即考虑到现实作用,使个体能适应实际需要来控制着活动方式。用弗洛伊德的话说"控制着进入外部世界的兴奋发射"。自我之所以这么重要,是由于它具有次级思维过程。自我的次级思维过程比本我的初级思维过程要具有较多的组织性、完整性和逻辑性。而初级思维过程中充斥着许多的矛盾。自我的次级思维过程包括感知、逻辑思维、解决问题和记忆。皮亚杰研究的大多数认知能力都在弗洛伊德的"自我"领域内。自我是一位指挥官,它作出有力的决策,评估当前局势,回忆过去的经验,估量当前和过去的各种因素,预见各种活动的结果。

自我的心理能量来源于本我,而心理能量的消耗主要用在对本我的控制和压抑上,弗洛伊德形象地解释道:"在它(自我)与本我的关系中,它就像骑在马背上的人,他必须牵制着马的优势力量;所不同的是,骑手试图用自己的力量努力去牵制,而自我则使用借来的力量。这个类比还可以进一步引申。假如骑手没有被马甩掉,他常常是不得不引它走向所要去的地方。"总之,自我根据现实原则解除个体的紧张状态以满足其需要,最终获得快乐。在儿童发展过程中,自我使自己变得与本我所指向的力比多发泄对象尽可能地相像,通过这种相像,自我本身就成为本我的发泄对象。弗洛伊德称之为自恋。这就是所谓的从对象力比多向自恋力比多的转化。这种转化通常包括三种方式:压抑、自居和升华。我们已经知道的压抑,是由自我发生的。通过压抑,自我试图把心理中的某些倾向不仅从意识中排斥出去,而且也从其他效应和活动的形式中排斥出去。自居又称认同作用。年幼儿童在产生爱恋自己的异性父母的冲动时,将自己置身于同性父母的地位以他们自居,获得替代性满足。升华是指被压抑的本能冲动转向社会所许可的活动中去寻求变化的象征性的满足。当儿童的力比多从父母,尤其是母亲身上转化到自身时,实质上是暗示了性目的的放弃和奥狄帕司情结的分解。于是,儿童的自居作用进一步加强了他们的男孩性格中的男子气或使女孩性格中的女性化性格固定下来。在进一步的研究中,弗洛伊德认为奥狄帕司情结具有肯定性和否定性的双重性。例如,一个男孩不仅有一个对其父亲有矛盾冲突心理和对母亲深情的性爱对象选择,而且同时也有女

孩的心态，即对父亲表现出深情的女性态度和对母亲的嫉妒和敌意。"任何个人的两个自居作用的相对强度会反映出他身上的两个性倾向中有一个占优势。"所有这些发展对儿童最终形成健康人格具有重要的意义。

人格结构的最后一部分叫超我。当儿童从奥狄帕司情结中解脱出来并以父母自居时，便出现了超我。超我由两部分构成，一部分叫良心，另一部分叫自我理想。一般而言，良心是消极的，而自我理想则是积极的。良心由父母的禁令（"你不应该"）构成。正像父母惩罚儿童的过错一样，良心也会以内疚感、偶然自残或自虐行为来惩罚自己。超我往往比父母还要严厉。一个具有强烈良心的人会导致一种"枷锁般的存在"或在思维中采取极端的道德理想主义，而不是现实主义。"自我理想"这一术语是一套引导儿童努力发展的标准。正如儿童会因某种行为而得到父母的奖励一样，自我理想对儿童的奖励是自信、自豪感。这是儿童早年受父母的"好孩子"称赞的反映。超我实质上只是自我的一个等级，是自我内部存在着的不同的东西。这是因为单纯自我的力量还不足以控制本能，因而必须在人格结构中增加一种力量。这种力量在幼儿期便开始产生。幼儿与父母和成人相比感到软弱无能，便以父母和成人为榜样建立一种理想的自我；同时，儿童畏惧父母或成人的惩罚，不得不接受他们的规则并自觉地遵守它，产生一种本质上是道德的与父母同型的行为，并把它转变为自己行为的内部规则，于是形成了"良心"。良心是超我的来源，于是，自我就分成为两部分，第一部分是执行的自我，即自我的本身，第二部分是监督的自我，就是超我。自我和超我都是人格的控制系统，其中自我控制着本我的盲目激情，以保护机体免受伤害，而超我代表着道德标准和人类生活的高级方向，具有是非标准，它可能会延迟本我的满足，也可能不让本我获得满足。这里体现着文化教育、宗教教义和道德标准以及社会感情对儿童发展的规范作用。因此，超我与本我有对立的一面。但弗洛伊德同时指出，它们之间也有共性。首先表现在超我与本我一样也是非理性的。当超我命令自我实施压抑时，会形成神经症、梦、口误以及其他无意识心理生活的其他迹象，结果超我本身也成为无意识的了。不同之处在于本我的非理性表现在本能要求上，而超我的非理性表现在道德规则上。另一点，超我具有先天性。弗洛伊德认为，既然经验可以通过基因变成一个人先天的遗产，那么，能够被遗传的本能中就包含着无数个自我的残余，当自我从本我中形成它的超我时，自我也许只能恢复以前自我的形状，并

且它也许只能使这些形状复活。也就是说，超我的形成，不仅包含着父母的现实影响，也包含着种族进化过程中所积累的历史影响。

弗洛伊德十分重视自己对人格结构的本我、自我和超我的划分，认为"这个区分代表了我们认识的某种进展"。

在《自我与本我》中，弗洛伊德还就生本能和死本能的问题作了进一步的探讨。

（二）儿童心理发展的阶段

弗洛伊德的儿童心理发展，指的是"性的"发展，而这种"性的"发展，指的是力比多的发展，或称心理性欲的发展。对于儿童来说，引起快感的部位主要是口腔、肛门和生殖器。它们在儿童心理性欲的发展中相继成为兴奋中心，于是也就产生了相应的口唇期、肛门期和生殖期的发展阶段。

1. **口唇期（0～1岁）**　婴儿出生后，最大的生理需要是获得食物，维持营养。因此，弗洛伊德说过，"如果幼儿能够表白的话，无须怀疑的，吮吸母亲乳头的行为，肯定是生活中最重要的事情"。新生儿的吸吮动作是快感的来源，口唇是产生快感最集中的区域。于是，婴儿时时地从吸吮动作中获得快乐，即使并不饥饿，也会把手指头或其他能抓到的东西塞到嘴里去吸吮。这种寻求口唇快感的自然倾向，就是性欲的雏形。寻求口唇快感的性欲倾向一直保留到成人的性生活中，接吻就是一种性欲的活动。

2. **肛门期（1～3岁）**　除吸吮外，儿童最感兴趣的是排泄。排泄时所产生的轻松的快感，使儿童进一步注意到自己的身体，注意到生殖器官。儿童往往欢喜成人抚摸他们的身体，尤其是臀部，生殖器部位的刺激形成更强烈的快感。在弗洛伊德看来，这明显地带有性欲的色彩。但这个时期尚不属于生殖器期，因为占优势的不是生殖器的本能，而是肛门的本能；占重要地位的不是两性的区别，而是主动性与被动性的区别。肛门期中儿童的冲动大都是被动的，快感来自排泄过程和排泄后肛门口的感觉（包括尿道口在排尿中产生的感觉）。

口唇期和肛门期又称为性欲的前生殖期。

3. **前生殖器期（3～6岁）**　弗洛伊德说，"婴儿由3岁起，即显然无疑地有了性生活。那时生殖器已开始有兴奋的表现；或有周期作手淫或在生殖器中自求满足的活动。"弗洛伊德甚至认为：3岁幼儿的性生活与成人的性生活有许多相同之处。"所不同的是：① 因生殖器尚未成熟，以致缺乏稳定的组织；② 倒错现象的存在；③ 整个冲动力较为薄弱。"这里的所谓儿童的"性生活"，主要指的是儿童依恋

异性父母的奥狄帕司情结(恋母情结)。

儿童的恋母情结最终要受到压抑,因为他们惧怕自己的同性父母的惩罚,同时也惧怕社会的批评,于是,儿童进入下一个发展阶段。

4. 潜伏期(6~11岁)　儿童进入潜伏期,他们的性欲的发展呈现出一种停滞或退化的现象。这时期的儿童深知他们在婴幼儿时期所具有的许多幼稚的嗜好是被社会看不起的,如公开地抚摸、玩弄生殖器是一件不好的事,于是,儿童只好放弃这种获取快乐的游戏,这时,指导儿童行为的不再仅仅是快乐原则了,儿童学会了要兼顾快乐原则和现实原则。这一进步的积极意义是儿童学会了道德观念,培养了羞耻的情感。它的消极意义是压抑作用开始启动,早年的一些性的欲望由于与道德、习俗、宗教、文化等不相容而被压抑到潜意识之中。因此,6岁以后的儿童很少再有性欲的表现。这种状况一直延续到青春期。弗洛伊德把这个时期称为性欲的潜伏期。由于排除了性欲的冲动和幻想,具有一种新的镇静和自我控制,于是,儿童的精力可以集中到学习、游戏、运动等社会允许的活动之中。

5. 青春期(11~13岁开始)　女孩自11岁,男孩自13岁起,随着性腺的发达和性器官的发育,儿童进入了青春期。性的能量像成人一样地涌动出来,儿童力争从父母的控制中解脱出来,建立自己的生活。当然,这绝不是一件轻而易举的事情。

在弗洛伊德的著作中,论述青春期的行为模式的内容并不多。他的女儿安娜·弗洛伊德(Anna Freud,1895—1982)对青春期精神分析的研究发表了许多重要论文。

安娜·弗洛伊德认为青少年当恋母的情感涌现时,第一次体验,就想溜之大吉。青少年在父母面前感到紧张和不安,并只有离开父母才觉得安全。许多青少年在这个时候真的离了家,而另外许多则仍在家中"作客"。他们把自己关在房里,并且,只有当他们有同伴感才觉轻松自在。

有时,青少年搞出对父母无中生有的怪事设法摆脱父母,事实上,他们一面极力追求独立,一面又迫切需要接受父母的支配,处于强烈的冲突之中,于是只好攻击和嘲弄他们的父母。

有时,青少年会采用夸大了的做法来表示对现实的轻蔑,例如禁欲,排斥正当的需求,或通过体育锻炼来消耗体力宣泄内心的焦虑不安。

另外一种防御冲动的方法就是理智化(intellectualization),青少年试图把性的和进攻的问题转移到一种抽象的、智力的高度上。他或她可能费尽心机制造有关爱的本质和家庭的理论,以及有关自由和权力的学说。而这些理论可能是杰出的和新颖的,他们也悄悄隐蔽地尽力抓住纯洁的理智高度的恋母情结的问题。

安娜·弗洛伊德实际上给我们指出,处于青春期的儿童对家长容易产生的抵触情绪以及经常采用的克制冲动的方法:禁欲和升华。

以上反映了弗洛伊德学说对儿童心理发展阶段的划分,我们可以看出:第一,心理发展是有阶段的;第二,心理的发展是有其生理基础的,性欲的发展是心理发展的内部机制;第三,儿童早期的性经验与家长具有十分密切的关系,家长的教养态度和方法对儿童心理发展至关重要。对于弗洛伊德的心理性欲发展阶段的揭示,人们经常误解为他只关心心理性欲和性行为,而看不出它的深层次含义。事实上,弗洛伊德告诉我们,儿童的发展不可避免地要在孩子气与成熟、本能欲望与社会规范愿望与现实之间的冲突中,寻求一种平衡。这些问题的解决,对儿童的性格发展和社会生活的协调至关重要。儿童心理性欲的发展阶段反映了在常态情况下,儿童心理发展的普遍趋势。但在个体的发展过程中,来自各方面的因素都可能导致心理性欲的发展偏离常态,于是出现了力比多的非常态发展形态:停滞和退化。

(三)停滞和退化

在力比多的发展过程中,有一部分心理机能由于在某一阶段得到过度满足或过度失望而停留在原先的阶段,不再继续发展到下一个阶段,称为停滞(或称为固结、执着)。发展到下一阶段的力比多又倒流回到先前停顿的地方,称为退化。弗洛伊德假设,停滞和退化是互为因果的,"在发展的路上执着(停滞)之点越多,则其机能也越容易为外界的障碍所征服而退到那些执着点上;换句话说,越是新近发展的机能,将越不能抵御发展路上的外部的困难。譬如一个迁移的民族,若大多数人停滞在中途,则前进最远的那些人,假使路遇劲敌或竟为敌所败,也必易于退回。而且,他们前进时停在中途的人数越多,也越有战败的危险。"弗洛伊德认为,了解停滞和退化的关系,对于正确认识神经症病因有重要意义。

在心理性欲的发展过程中,停滞和退化可以发生在任何一个发展阶段中,其结果是导致人格发展受到影响。

口唇期的儿童如果受到过度看护或曾经历极大打击和曾被剥夺权利,会产生口唇期停滞,表现为极度追求口唇的愉快,如大口吞食、吸吮手指头、咬铅笔之类的东西,或嗜烟嗜酒等。在日常生活中,当一个人体验到打击后,会表现出口唇期的部分特征,后来就倒退到口唇固定点，如一个男孩在自己的妹妹出生后感到自己失去了父母的爱而一度吸吮手指头，一个女孩因失去一个异性的朋友而以吃东西来寻求慰藉。

肛门期儿童的停滞则表现为由于家长对儿童提出过高过严的排便训练，结果儿童反而以凌乱和涂抹来反抗，或出现强迫性洁癖；也可能变得特别的节俭和吝啬。当一个人处于紧张状态时，会反复检查门关好了没有，反复校对稿子上有没有错别字等，这是一种肛门期退化行为的表现。

（四）儿童的焦虑

任何人都曾经体验过焦虑的情绪。弗洛伊德认为，"焦虑这个问题是各种最重要的问题的中心，我们若猜破了这个哑谜，便可明了我们的整个心理生活。"我们在以上分析自我的时候，曾经说过自我能根据过去的经验和当前的因素，预见活动的结果，作出有力的决策。自我的决策是由焦虑情绪相辅佐的，焦虑情绪总是标明某些活动具有危险性，这种对危险的"准备"，使知觉变得更敏捷，肌肉也比较紧张，有利于对付可能突发而至的危险或及时地逃避危险。处于焦虑状态的人有时会产生恐怖的情绪，但两者是不同的。焦虑是就情境而言的，不涉及具体对象，而恐惧则集中注意于对象。

1. 焦虑的分类　焦虑有不同的分类。弗洛伊德提到了三种焦虑：真实性焦虑、神经症焦虑和道德的焦虑。

（1）真实性焦虑　它是对于外界危险或意料中伤害的知觉的反应，它与逃避反射相结合，可被看作自我本能用以保存自我的一种表现。至于引起焦虑的对象和情境，则大部分随着一个人对于外界的知识和能力的感觉而异。可见，焦虑与个人的知识和能力有密切关系。在现实生活中，焦虑的作用不仅仅是准备逃避危险，而是当危险迫近时先要用冷静的头脑估量自己可支配的力量，以和面前的危险相比较，然后再决定最有希望的办法是逃避、防御还是进攻。

（2）神经症焦虑　它是对于表现冲动的欲望感受到可能被惩罚的担心，即对本我占优势的行为可能受到威胁而害怕。这种焦虑是一种病态，表现形式很多。第一种神经症焦虑有一种普遍的忧虑，它浮动在心理中，很容易附着在一个适当的思想上，影响人的判断力，引起期望心，专等着有自圆其说的机会。这种状态可称为期待的恐怖或焦虑性期望。患有这种焦虑的人常以种种可能的灾难为虑，将每一个偶然的或不定的事都解释为不祥之兆。有些人多

愁善感或悲观失望，总是惧怕灾祸将至。第二种神经症焦虑经常附着于一定的对象或情境之上，表现为各种不同内容的特殊恐怖症的焦虑，如怕黑暗、怕天空、怕猫、怕血、怕广场、怕人群、怕独居、怕过桥、怕过马路、怕航海等。以上有一些因素对于正常人也是引起惧怕的原因，但神经症焦虑者表现得惧怕过分，有一些因素一般人并不害怕，但神经症焦虑者却表现为异乎寻常的恐惧。有一些因素在有人帮助的情况下可以变得不那么恐怖，如有朋友陪同过马路时，空间恐怖症患者的焦虑就会减轻。第三种神经症焦虑由于焦虑与危险之间没有明显的关系而成为不解之谜。这种状况经常发生于癔病之中，焦虑心态被身体的一种特别症候——如战栗、衰弱、心跳、呼吸困难等所代替。

弗洛伊德认为，产生神经症焦虑的原因是由于性的节制或节欲。当力比多既不能得到发泄，又不能升华时，就有发生神经症焦虑的可能，"力比多若受压抑，便转变而成焦虑，或以焦虑的方式而求得发泄。"

（3）道德的焦虑　这是由于对良心的畏惧而产生的焦虑，当一个人的行为与他的道德观念发生冲突时所体验到的羞耻和罪过。其焦虑水平决定于主体的道德观念的水平。

弗洛伊德认为，"忧虑在儿童心理学中是一种很普通的现象"，"我们以为儿童有一种强烈的真实焦虑的倾向"。

2. 焦虑的防御机制　当焦虑的强度不断增加，本能的冲动可能淹没自我的时候，防御机制便开始作用。防御机制是人在潜意识中自动进行克服焦虑，以保护自我的方法。

（1）压抑　正如前面介绍过，压抑是将危险的思想或冲动赶出意识领域并将它们移置到潜意识中去的过程。当引起焦虑的思想不出现后，我们也就体验不到焦虑。但被压抑的思想或冲动并没有消失，它只是贮存在潜意识之中，形成一种"情结"。

据弗洛伊德说，儿童一旦到了上学的年龄，就会大量地压抑童年期的记忆。通常要花很大的力气才能唤起这些记忆。

弗洛伊德关于压抑的思想来自他的临床观察。当患者在自由联想时，一些重要的回忆马上就出现。平时，它们可是被压抑在潜意识中的"矿藏"啊！

如果一个人严重地依赖防御机制，就会产生压抑的人格，畏葸退缩，不可接近，犹豫不决，顽固不化。另外，这种人还会脱离现实，在记忆、言语、感知方面经常发生严重的错误，或者发生歇斯底里症，如歇斯底里的耳聋，使他听不到不想听的事，或歇斯底里的失明，看不见不想看的东西。

压抑,是儿童对付焦虑的主要机制,将不愉快的观念赶出意识之外,并阻止它回到意识中。这些受压抑的观念或冲动很容易在儿童的梦中得到表现。

(2)反向作用 它是自我为控制或防御某些不被允许的冲动而做出的相反举动,并以夸张的方式强调对立面。反向作用分两步进行:第一步,把不得体的冲动压抑下去;第二步,把与其相反的方面表露于意识水平。这两步都是在未意识到的情况下进行的,从而有效地减轻了对个体造成的焦虑和罪恶感。弗洛伊德认为,不论是正常人或神经症患者,都具有反向作用的防御机制。

(3)投射 当本能的冲动或欲望得不到满足或受到压抑时,自我就把这些冲动和欲望转移到其他人或周围的事物上。投射表明在这方面被压抑了,在其他方面表现出来。把自己的欲望、态度转移到别人身上,也可以把自己的错误归咎于他人。

(4)退化 当一个人面临的焦虑过多又无法控制时,心理水平就退回到早先发展的阶段,这时就不需要太多的控制了。退化的结果是成人表现出孩子气,如打架、恶作剧、大吃冰淇淋、足球比赛时大骂裁判、寻求拥抱、酩酊大醉等。儿童则表现为吸吮手指、尿床、撒娇等。

(5)停滞(固结) 是指人格发展的某个因素突然停止在原有阶段上,一部分力比多滞留在某一点上,使儿童不能顺利地发展到下一阶段。过度的满足和过度的失望都会造成停滞。

本章前面曾提到过的升华、自居其实也属于防御机制。精神分析学派对防御机制的阐述一直在发展之中。

防御机制固然有对付高度焦虑、减少内心冲突的作用,但它也消耗了大量的心理能量。本来,这些能量是可以用来发展自我的,如形成创造性思维或解决问题的技能等。当过多的能量用于防御机制,人格就不可能得到正常的发展。因为过多的防御机制往往会歪曲事实,自欺欺人,使自我与现实之间的调节更为困难。

(五)弗洛伊德的方法论

弗洛伊德创造了心理学史上的一个奇迹,他并没有直接研究儿童,但却建立了儿童心理发展理论。他创立的精神分析法,首先是治疗的方法。他在为神经症患者治疗的过程中发现"我们的儿童时代一直跟随着我们,我们成人的人格是儿童时代的遗迹","我们只有了解了行为在某人早期生活中的发展历史,才能真正理解这种行为。"因此,他的精神分析法又是儿童心理学的研究方法。弗洛伊德运用这个方法从成人那里探寻到了儿童心理发展的信息。

这里介绍精神分析法的三个要点:自由联想、精神分析暗示(包括梦的分析)和移情。

1. 自由联想法 该法要求患者用言语报告正在发生的一切思想。在自由联想过程中,患者放松地躺在长沙发上,弗洛伊德坐在沙发头的一边,不让患者看到,引导患者报告每一种想法,无论是多么琐碎的想法都不要漏掉。这种轻松的状态,使患者的自我放松了对潜意识的控制,各种受压抑的想法便会出现。通常,这些受压抑的想法仍要乔装打扮一番,弗洛伊德则从这些想法中分析它们之间的联系,寻找患者心理结构的组织。

弗洛伊德理论的中心概念来源于自由联想的过程。患者的思想常常会转向童年期的性经验。起初,弗洛伊德认为这些早期的性经验是真实的,后来他认为,儿童期的性经验实际上是性欲的幻想或歪曲的感知。性经验虽不真实,但丝毫也不能减弱它的重要性。我们早期的感知和记忆,不论真伪,都会影响我们人格的发展过程。此外,患者歪曲记忆的方式也为医疗提供了有关他们人格的线索。弗洛伊德对自由联想法充满信心,他认为,"任何凡人都藏不住心头的秘密,即使他紧闭双唇,他也会用手指交谈;他的每一个眼神都会泄露他心中的秘密。因此,洞察心灵深处的任务并不是不能完成的。"

2. 精神分析暗示法 该法是精神分析(心理分析)的主要方法之一。它的主要原理是将潜意识中的欲望加以暴露,然后使其消除,即在引起症候的矛盾中求其病源所在,通过精神分析的暗示,让患者自己努力,消灭内心的抗拒。弗洛伊德说:"克服抗力就是分析法的主要成就;患者必须有此本领,医师则用一种有教育意味的暗示,作为患者的帮助。所以我们可以说,精神分析疗法乃是一种再教育。"释梦,就是一种典型的精神分析暗示法。

3. 移情 在治疗过程中,患者会把自己对双亲的情感转移到治疗师身上,治疗师成了患者双亲的替身。这种情况,弗洛伊德称为外移情作用(简称移情)。移情作用在治疗的开始即发生于患者心中,成为一种暂时的动力。这种动力的结果,若引起患者的合作,则有利于治疗,但有时,患者可能由于感到治疗师不公正,或感到与双亲一样的冷淡、可恨,则产生对治疗师的反感。前者称为正移情,后者则为负移情。

弗洛伊德的研究方法,对儿童心理学的研究和发展起到重大的推动作用。如后来常用的谈话法、临床法、个案法都是从弗洛伊德的研究中沿袭和引申出来的。

二、霍尼基本焦虑理论

霍尼（Karen Horney，1885—1952），美国新精神分析学派心理学家。她的理论，尤其是对内心冲突和防御机制的解释，不仅在医学临床实践上，而且在文学、文化、政治心理学、哲学、宗教、传记、性别等研究领域中都具有重大影响。

（一）童年经验的重要性

霍尼承认，"童年经历对一个人的发展产生了决定性影响，这是毫无疑问的。"确认早期经验的重要性是弗洛伊德众多的功绩之一。问题不在于早期经验对一个人的发展是否有影响，而在于如何影响。霍尼认为，早期经验的影响方式有两种：

第一种方式是早期经验留下了可被直接追溯的痕迹。自发地喜欢一个人，或不喜欢一个人，可能与早期记忆中父亲、母亲、女佣、兄弟姐妹的类似品质有直接关系。例如一个教师受到校长的批评，可能会造成创伤性经验。因为这时校长代表了父亲的形象。校长的批评意味着往昔父亲拒绝的重复，还可能激起因曾幻想得到父亲（奥狄帕司情结）而负的内疚感。早期受到不公正待遇的经历与后期感到受虐待的倾向有某种直接联系。

第二种更为重要的方式是童年的整个经历带来了某种性格结构，或更确切地说，开始了它的发展。这种发展在不同的人身上有不同的停止时间。因此，事实上我们很难划分所谓早期与后期的反应的联系，更不能一一对应地去解释早期行为与后期行为的联系，更重要的是应从整个性格结构上来理解后期行为。因为性格结构不仅受早期行为的影响，更重要的是还受到以后各因素的重要影响。脱离这一点，理论假设就会变得不完全，而弗洛伊德的理论恰恰在这一点上暴露了其不完全的弱点。霍尼从自己的临床实践中发现，仅仅给患者指出他当前的行为是早期某一行为的重构，并不能给患者带来中止某种冲动的效果。"重构激起的记忆使患者能更好地了解自己的成长。但是，重构或者说用童年记忆来解释当前行为，越没有证据就越无价值，或者证据多时也只是一种可能性。更何况，由于记忆模糊，有时甚至很难断定所谓的早期经验到底是真实的经历，还是幻想。加上，与现在怪癖相关的幼儿经历往往是散乱无章的，不能解释任何事情。因此，当童年的真实图画给蒙上了一层迷雾时，人们便强作努力穿破迷雾，这实际是用知之依旧甚少的东西（童年）来解释尚且不知的东西（现在的怪癖）。"霍尼认为，重要的是要"理解现在人格的复杂性以及构成他心

理均衡的条件。然后，我们才能理解为什么特定的事件一定会扰乱这种均衡。"事实上，平静的、心态平衡的人不会成为心理失衡的受害者，受害者只能是那些为内在冲突所撕裂的人。一个人的性格结构越不稳定，就越容易受各种鸡毛蒜皮的小事的扰乱，使心理失去平衡，呈现出焦虑、消沉或其他病症。因此，霍尼坚持认为，"我相信不必从记忆中寻找最终答案，而应当努力根据具体人的实际性格结构来理解那些直接事件……意味着什么。"

（二）基本焦虑与防御机制

我们已经知道，弗洛伊德认为，无意识的心理冲突是一切神经症的根源，而一切神经症的核心便是焦虑。霍尼认为，儿童的基本焦虑来自人际关系的困扰。焦虑就是"一个孩子在一个充满潜在敌意的世界里所抱有的一种孤独和无助的感觉"。

对于一个孩子，如果环境中存在着一系列不利因素，比如别人对他实施直接或间接的支配以致使他难以发挥主动性；或者别人对他的存在漠不关心、缺乏指导、缺乏尊重；或者对他过度表扬或过度批评，缺乏真诚的温暖的关怀；或者由于父母冲突，使孩子夹在中间左右为难造成情感创伤；或者由于孩子过早地承担过多责任或过迟承担应有的责任；或在同伴交往中被孤立、受委屈、遭歧视，产生过重的防范心理；或环境充满排斥，令人难以适应和接受等，孩子势必要产生不安全感和无助感，于是焦虑是不可避免的。后期，霍尼进一步指出，人际关系的困扰加上自我的分离，最终会导致神经症。霍尼认为人的自我可划分为三部分：一部分叫真实的自我，它是人的生命核心和人的天赋潜能的自然流露；一部分叫理想的自我，是为满足内心的神经症驱力而形成的尽善尽美的自我意象；第三部分叫现实的自我，指在环境的影响下人的一切表现。在正常情况下，自我的三部分是和谐统一的，由于人际关系的困扰，一旦出现自我的分离和异化，就导致神经症的发生。儿童在不利的环境中被烦恼所包围，他们探索着自己前进的道路，应付着这个充满潜在危险的世界。"尽管他柔弱而恐惧，他还是无意识地调整着自己的行为策略来适应在环境中起作用的一些特殊力量。如此，他不仅形成一些特别的行为策略，而且形成了持久的性格倾向，这成为其人格的一部分，我称其为神经质倾向。"处于这种环境中的儿童应付外界的主要手段有三种，即趋众、逆众或离众。

所谓趋众，就是承认自己无能，尽管他也疏远自我，心存恐惧，他依然要努力赢取别人的感情，并依靠上他们，只有和他们在一起才感到安全。当群体

（包括家庭）出现意见分歧时，他总是依附其中最有势力的人或群体，通过随大流获得归属感，从而消除软弱和孤独。

所谓逆众，就是儿童坦然地承受周围的敌意，并有意识或无意识地决心抗争，企图成为击败对手的强者。

所谓离众，就是表现为既不归属于谁，也不想与他人抗争，总是与人保持一定的距离，建立属于自己的小天地（如特定的空间、玩具、书籍、梦想等）。

趋众、逆众和离众是个人为了获得安全所使用的行为模式，都和某种与基本焦虑有关的因素被过分强调有关，趋众出于无助感，逆众出于敌对感，离众则出于孤立感。在实际的生活中，这些密切关联的因素是同时存在的，不过在某一时期可能有一项比较突出。霍尼指出，以上这些心理状态并不仅仅局限在人际关系中，它会逐渐扩散到整个人格及生活关系的各个方面，"始于我们与他人的关系而生的冲突迟早会影响整个人格，这一切并不是偶然的。人际关系是如此重要以致必定会造就我们成长的品质、奋斗的目标、所信仰的价值观念。所有这一切反过来又会影响我们与他人的关系，并因此纠缠在一起，相互混杂。"

霍尼认为，人际关系的困扰引起基本焦虑，而焦虑则导致防御策略的形成。这类无意识的方法可归类为：盲点作用、分隔作用、合理化作用、过分自控、自以为是、捉摸不定和犬儒主义。

盲点作用（盲点现象）：人们，尤其是神经症患者对自己的实际行为与他的理想化形象之间的差异视而不见。他们把潜在的冲突排斥在知觉之外，表现为对自身情感体验的麻木不仁。

分隔作用：一个人在各种现存的冲突中自我失去了整体感，便将自我分割成若干小块，块与块之间毫不抵触。这种分隔作用既是因冲突而自我分离的结果，也是因不愿承认冲突而设的防卫手段。其结果是矛盾依然存在，但冲突悄然消失。分隔作用也就是我们通常所讲的"多重人格"。

合理化作用：通过推理的方式自我欺骗，称为合理化作用。它主要用来替自己辩护或将自己的动机和行为与约定俗成的意识形态看齐。这个通常的想法只在某种程度上合理，其含义是生活在同一文明中的人们都沿着同一准则进行合理化，而实际上，被合理化的内容和方式因人而不大相同。事实上，合理化是所有建立在基本冲突之上的每个防御机制的支点。如盲点现象就是通过合理化把差距推理成不存在，分隔现象就是通过合理化把人格的分解演绎成理所当然。

过分自控：它是一道抵御矛盾感情冲击的大坝。在早期，它表现为有意识的行为，后来变得多少有些自动化。神经症患者在对自己施加控制时，不允许自己因热情、性冲动、自怜或愤怒而失去自制力，竭力克制所有的自发性。其中，对愤怒的控制是最重要的。因为愤怒在人际关系中最具破坏性，而且对愤怒的控制容易形成恶性循环。对愤怒的控制会积聚越来越大的爆发力，而对越来越大的爆发力需要更强的自控来抑制。这就又可能会产生强迫症，导致新的麻烦。

自以为是：这是明显的进攻倾向与超然特征的结合产生出的防卫法。患者试图通过武断地宣称自己一贯正确来"一劳永逸"地平息冲突。此时，自身的感情往往是这一机制的不安定因素，必须加以严格控制。自以为是的人通常不肯接受心理分析。

捉摸不定：与呆板的自以为是相反的是捉摸不定。这种人永远无法固守己见，叫人摸不着头脑。

犬儒主义：这是一种拒绝承认冲突的防御机制，表现为否认和嘲弄道德标准。

以上各种防御机制都是围绕着基本冲突而建立起来的。霍尼把这整套防御机制体系称为保护性结构。多种防卫措施可以综合利用，但其作用的程度大小是不等的。保护性结构虽然能给人造成一种平衡感，但它是十分脆弱的。实质上，这种表面的平衡感是用极大的代价换取得来的暂时的宁静，它并没有解决冲突。霍尼说，要想真正地解决冲突，就不是能用理性的决定、逃避或是意志力所能做到的。唯一的办法是改变存在于人格本身导致冲突产生的条件，"必须帮助神经症患者自己拯救自己，使他意识到自己真正的情感和需求，形成自己的一套价值观，并依赖自己的情感和信念同他人相处。"当然，要达到这一点，必须采用特殊的治疗步骤。这项任务只能由心理医师来完成。霍尼指出，"幸运的是，心理分析并不是解除内心冲突的唯一办法。生活本身就是极为有效的治疗师。一个人的某些经历可能足以使人发生人格变化。"霍尼乐观地宣称："我的信条却是人类有能力也有愿望开发自己的潜力并成为一个健全的人。"

霍尼的基本焦虑理论认为，当儿童在家庭中因环境的影响而在心中产生焦虑时，就不得不采取一些行为策略来帮助自己克服孤独和不安全感。儿童的人格就是在对于特殊环境要求做出反复的反应中形成的。如果他们运用的一种策略变成人格中的一个固定成分时，这种策略就要变成对付焦虑的防御机制。可见，霍尼在对待人格发展的因素时，注重的不是先天的、生理的因素，而是家庭环境因素。家庭环境因素不适当,就引起儿童内心的基本冲突,而当家庭充满慈爱和温暖,儿童就可以防止神经症人格特征的产生和发展。可见,霍尼对儿童人格的发展持乐观主义的态度,对治疗神经症患者的态度也是乐观的。所有这些都是霍尼的理论比弗洛伊德理论来得进步的表示。墨菲指出,"霍尼运用心理分析学的一切武器一直在社会解释的这条道路上迈进……不言而喻,霍尼的方法所取得的成果是丰硕的"。

三、埃里克森同一性渐成说

埃里克森(Erik Homburger Erikson,1902—1994),美国精神分析医师,当代最有名望的精神分析理论家之一。

(一)同一性渐成说的理论基点

埃里克森将人的发展中的人格结构,即整个心理过程的重心,从弗洛伊德的本能过程转到自我过程,把人的发展动机从潜意识扩展到意识领域,从先天的本能欲望转移到现实关系中。埃里克森认为,在人的心理发展过程中,自我与社会环境是相互作用的。人在发展中逐渐形成的人格,是生物的、心理的和社会的三个方面的因素组成的统一体。在人格发展的过程中,可以按主要冲突的不同,划分为不同的阶段。他把人的一生从出生到死亡划分为八个相互联系的阶段。每一个阶段都包含着两个对立的双极相互斗争的特定心理社会任务。个人在发展任务的斗争和解决的过程中,按次序向下一阶段过渡。各阶段的发展任务解决顺利与否,直接影响到个人未来人格和生活的具体方面。如果个体在某一阶段未能很好解决发展任务,那么,儿童也可以由此获得克服不适应发展的机会,通过教育在下一阶段得到补偿。

在埃里克森的理论中,同一性是一个中心概念。

什么是同一性呢? 埃里克森说:"迄今为止,我已审慎地在几种不同的含义上试用了同一性这一名词。有一时期它似乎指的是个人独特性的意识感,另一时期指的是经验连续性的潜意识追求,再一时期则指的是集体理想一致。"自我发展最初是通过心力内投和投射的过程产生的,继而是通过自居作用,再后是通过同一性的形成而实现的。这些途径并不是自我发展的阶段,而是自我形成和转化的形式。这里所讲的心力内投是指儿童早期将父母的命令和表象加以结合,它有赖于儿童与成人(主要是母亲)在照看过程中因满意而产生的情感共鸣。这种最初的情感共鸣为自我提供了一个安全支柱,从而又延伸到另一支柱,即儿童最初所爱的"对象"。儿童晚期和青年早期的自居作用为儿童提供了有意义的角色层次,形成同一性。但心力内投和自居作用都不能说明真正的同一性。真正的同一性不是前二者的总和,而是对自己的本质、信仰和一生中重要方面前后一致的及较为完善的意识,也就是个人的内部状态与外部环境的整合和协调一致。说得通俗些,就是将人格发展的不同水平之间不可避免地存在着的间断性加以沟通和整合。埃里克森认为,"只有一种坚实的内在同一性才标志着青年过程的结束,而且也才是进一步成熟的一个真正条件。"

(二)同一性渐成的发展阶段

埃里克森把个体从出生到临终的一生称为生命周期。同一性的形成是一个终身的过程。在生命周期中,机体的成长遵循着渐成性原则,即任何生长的东西都有一个基本方案,各部分从这个方案中发生,每一部分在某一时间各有其特殊优势,直到所有部分都发生,进而形成了一个有功能的整体为止。为此埃里克森将同一性的渐成划分为以下八个阶段:

第一阶段:婴儿期(0~1.5岁)。此阶段的发展任务是获得信任感和克服不信任感,体验着希望的实现。新生儿出生后,结束了与母亲共生的状态,以嘴吮吸的先天反射在母亲的哺育和照料下,变得更为协调。儿童用嘴去生活,用嘴去获得爱,而母亲则用乳房去喂养,用乳房去表示爱。婴儿从生理需要的满足中,体验到身体的舒适,环境的宁静,感到了安全。如果这种满足既不太少,也不太多,儿童就对周围环境产生了一种基本信任感。基本信任感"是由人生第一年体验而获得对一个人自己和对世界的普遍态度。所谓'信任',我指的是对别人的一种基本信赖,也是对一个人自己的一种基本信任感"。婴儿把母亲的品质和母爱加以内化,同时,又把自己的感情投射给母亲。于是,婴儿生命的第一阶段便带有亲子相互调节的社会性的情绪和态度。埃里克森称之为相依性。它是信任感的实质核心,也是推动母亲去积极照料儿童的主要动力。这样,婴儿完成了接纳母亲的爱并把它合并到自己的心理中去的两项活动,使儿童学会先爱自己,后爱别人。这对今后的心理社会发展有重要影响。

在婴儿期的发展中,并不排除一定程度的基本不信任感,这种基本不信任感的根源是新生儿从母亲的子宫中分娩而出的痛苦。但这种消极的情感只与一些具体的、实际的危险有关,并不构成对世界的总体的不信任和怀疑。事实上,这种适度的不信任感对于保障儿童的安全,避开危险是必要的。

在通常情况下,一个仁慈的母亲无论怎样尽责,也难以在任何时候、任何地点给予婴儿最充分的关心。这并不立即造成儿童的基本不信任感,因为婴儿能运用幻想来满足和安慰自己。埃里克森指出,儿童的一些基本不信任可以通过幻想那些可以引起基本信任感的条件而抵消掉。也就是说,婴儿具有一种自我治疗或自我愈合的过程。这正是一种希望的实现。

埃里克森十分重视人生的第一阶段——婴儿期对同一性发展的重要影响,婴儿期的儿童获得信任感是今后发展阶段特别是青年期的同一性发展的基础。

第二阶段:儿童早期(1.5~3岁)。此阶段的发展任务是获得自主感而克服羞怯和疑虑感,体验着意志的实现。

生理的、心理的、社会的成熟的经验,为儿童增加了新的能量。此时超我也开始出现,有助于维持本我与自我之间的平衡。儿童开始体会到要满足自己的需要,不能只依靠他人的帮助,还可以靠自己的能力和自己的活动。于是,这个仍然有着高度依赖性的儿童开始以种种方式体验他自己的自主意志。

但是,也正因为儿童一面保留着高度依赖性,一面又在努力表现自主意志,因此儿童与照料养育者之间的冲突就是不可避免的。在儿童的大小便训练中,成人与儿童之间互相协调的问题面临着最严峻的考验。如果父母对儿童的大小便训练过早过严,那么儿童面临着父母的压力和肛门本能性,产生双重的对抗,面临双重的失败。儿童可能由此而退化到口唇期,用吮吸手指来表达焦虑;或者采取敌视或一厢情愿的态度,利用粪便(后来则改用脏话)作为攻击手段;或者用虚假的自主性和能力掩盖自己得不到真正帮助的事实。

因此,明智的父母对儿童的态度应掌握好一定的分寸,既要给儿童适度的自由,又要对儿童的行为有必要的控制,不要为偶然的排便不当而辱骂或嘲笑儿童,不要伤害儿童的自尊心,让儿童形成宽容和自尊的人格。否则,儿童可能产生永久的羞怯和疑虑,压制自主的冲动。埃里克森认为,儿童的自主感是父母作为自主者的尊严的反映。如果父母缺乏自尊,造成儿童行为不知所措而十分困惑,就会引起本阶段的心理社会危机。本阶段发展任务的顺利解决,对于个体今后对社会组织和社会理想的态度将产生重要的影响,对于参加未来的秩序和法制生活作好了准备。

第三阶段:学前期(或称游戏期)(3~6岁)。此阶段的发展任务是获取主动感,克服罪疚感,体验着目的的实现。

随着儿童知觉的准确性、肌肉活动的精确性和语言表达能力的提高,儿童的独立性大大增强。决定心理发展主要方向的自我已开始表现出用同一性来替代以前的自我中心。本我、自我和超我之间开始出现一种彼此平衡、整合的关系。在这种情况下,儿童感到向外扩展并不难以达到目的,因此主动性大增,但同时又感到闯入别人的范围,与其他人,尤其是自己过去信赖的人的自主性发生冲突,于是产生了一种罪疚感,这就是为什么主动感与罪疚感构成本阶段主要冲突的缘故。

埃里克森把学前期又称为游戏期,表明游戏的作用很重要。游戏在儿童生活中占据重要的地位,是自我的重要机能。游戏在解决各种矛盾中体现出自我治疗和自我教育的作用。本阶段游戏表现出两种形式:一是角色游戏或白日梦,二是共同游戏。儿童在游戏中表演出幼儿的矛盾,使危机得以缓和,并使先前遗留下的问题借机得到解决。

埃里克森认为,主动性阶段对于其后的同一性发展具有重要的贡献。

第四阶段:学龄期(6~12岁)。主要是获得勤奋感而克服自卑感,体验着能力的实现。

这一阶段的儿童大脑皮质的发展使认知机能不断得到完善,情绪和社会交往的技能也更为丰富,社会关系更加广泛,儿童开始不完全依赖家庭而活动。男女儿童各守自己的疆界,本我与超我相对安分,儿童尽最大的努力改善自我过程,努力掌握社会所要求的任务。儿童进入学校,实质上就是进入了真正意义上的社会。他一方面要努力学习,力求学业上的优秀成绩,争取在同伴中有一席之地,一方面又在努力的过程中掺杂着害怕失败的情绪。因此,勤奋感和自卑感便构成了这一阶段的主要冲突。

儿童进入学龄期后,面临着具有明确要求和系统内容的学习。他们一方面学习文化知识,一方面学习工艺技能,因此对以前游戏的兴趣逐渐发生了变化,儿童更加注重和投入社会性更强的游戏,开始感受到幼儿的游戏缺少一种能够制造而且制作精美的感觉,从而产生不满和不快。埃里克森把这种感觉称为勤奋感。正是这种勤奋感推动儿童在成熟之前力求使自己成为一个初具模型的成人。埃里克森还告诉我们,"这个年龄的儿童最喜欢的就是温和但坚定地强迫他们冒点险去发现一个人可以完成他本人没有想到的事情,发现那些之所以最富有吸引力的事情,恰恰不是因为它们是游戏和幻想的产物,而是由于它们是现实的产物。由于它们的实用性和逻辑性,因而这些事物为参加成人的真实世界提供了一种象征意义。"埃里克森指出,许多人将来对学习和工作的态度和习惯都可溯源于本阶段的勤奋感。

与勤奋感相对立的是自卑感。它是一种对自己和自己任务的疏远。自卑感可能产生于儿童对母亲的依恋超过对知识的需求；或者是儿童宁肯在家当宝贝也不肯到学校当学生；或者是与父亲相比引起过于强烈的罪疚感和自卑感；或者是家庭生活没有为孩子的学校生活作好准备；或者是学校生活对儿童先前几个阶段的发展成果缺乏允诺和支持，使儿童感到自己毫无可取之处；或者是儿童本身的潜力还没有得到及时地、有效地开发。此外，儿童还会在学校中很快地发现，种族、肤色、父母的背景甚至出生地等也都是能否做好学生的因素，凡此种种，对于学龄期儿童的发展任务的完成都具有很大影响。埃里克森严正指出："一个人感到无价值的倾向不断增强，可以成为性格发展的致命因素。"

正因为学龄儿童在学校中的学习对人格的发展具有不可低估的影响，埃里克森十分强调和重视教师对儿童发展的作用。一个好的教师应该懂得承认学生的特别努力，让那些厌烦学校生活的儿童热爱学校，应该善于去点燃未被发现的天才心中的火焰，让儿童在学校生活中获得工作的快乐和成功的自豪。总之教师要成为孩子值得信赖的人，成为儿童自居的榜样。

影响本阶段心理发展任务的另一个因素是同伴关系。许多儿童对于同伴的态度是充满矛盾的，他们一方面希望得到同伴的认可和接纳，一方面也感到与同伴之间的竞争；一方面在比较中确定自我的价值，一方面又十分关心同伴对自己的评价。

总之，儿童学业成绩的成功，教师和同伴的认可、赞赏和接纳，使儿童产生勤奋感。反之，如果儿童缺乏主动性，又没有努力掌握知识技能，成绩落后，不符合父母和教师的期望，就会自感失望，体验到不胜任感和自卑感。

第五阶段：青年期（12～18岁）。发展任务是建立自我同一性（或称同一感）和防止同一性混乱，体验着忠诚的实现。

随着性的成熟，原先蛰伏着的、升华了的心理性欲在青年期同时表露了出来，需要对先前各阶段的自居作用的同一性核心进行整合，尤其突出了自我同一性。自我同一性不是儿童期各方面的自居作用的总和，而是整合成一个结构（埃里克森称之为"完形"），它包含着意识和潜意识的两个方面，其目标是既为先前各阶段遗留下来的同一性危机寻求最终的解决途径，又使青少年在心理上作好准备，形成同一感，与成人处于相同地位，去对付即将面临的人生重大问题，如职业、婚姻等。

青年期的自我同一性必须在以下七个方面取得整合，才能使人格得到健全的发展：① 时间前景对时间混乱（如急躁、拖拉等）；② 自我肯定对冷漠无情（如缺乏信心）；③ 角色实验对消极同一性（如不能认识自己，或出现一种超人感）；④ 成就感预期对工作瘫痪（如对成就不抱希望）；⑤ 性别同一性对性别混乱（如疏远异性或性生活随便）；⑥ 领导的极化对权威混乱（如盲目反上、盲目服从）；⑦ 思想的极化对观念混乱（如找不到文化、哲学方面的真实意义，即我们通常讲的信仰危机）。同一性形成的工作，大部分是一种潜意识的过程。要在这七个方面完成整合，对于青年人来说，绝不是一件轻松的事，他们往往痛苦地感到自己没有能力持久地承担义务，他们感到要做出的决断过多、过快，而且每一个决断的做出都付出了相应的代价——使未来的抉择有所减少。总之，他们需要一个合法延缓期。青年期既是童年期的延续，又是成人期的准备。在他们需要作出最后决断之前，合法延缓期起了一个"暂停"的作用，以便用各种办法延续承担义务。

与自我同一性相对立的是同一性混乱。如果说同一感是指个人的内部和外部的整合和适应之感，同一性混乱则是指内部和外部之间的不平衡和不稳定之感，典型的同一性混乱表现为"我掌握不了某些生活"，结果是退学、离开工作。整夜在外逗留或孤独陷入古怪而难以接近的心境之中。埃里克森还用同一性混乱理论解释青少年对社会不满和犯罪等社会问题。

在青年期的同一性发展中，还有一种值得注意的倾向是青年人表现出来的消极同一性的危机。当青年人的积极同一性形成受阻时，会出现带有强迫性的消极同一性，表现为故意藐视他人，脱离社会，违背社会准则，热衷于追求故意的惊人之举。他们想通过这种行为举止引起社会的注视和承认，哪怕是谴责，也是一种重视的反映。对于这样的青年人，应该鼓励他们克服消极同一性，在现实社会中找到一个献身的事业。

埃里克森特别重视第一阶段和第五阶段。

第六阶段：成人早期（18～25岁）。发展任务是获得亲密感，克服孤独感，体验着爱情的实现。

经历了第五阶段自我同一性的形成，青年男女已经具备了独立能力并自愿准备着分担相互信任、工作调节、生育女和文化娱乐等生活，以期最充分而满意地进入社会。青年男女需要在自我同一性巩固的基础上获得共享的同一性，才能产生美满的婚姻而感受到亲密感。

第七阶段：成人中期（25～50岁）。发展任务主要是获得繁殖感而避免停滞感，体验着关怀的实现。

在这一阶段，男女建立了家庭，他们不仅建立两个人之间的亲密感,而且开始把他们的兴趣扩展到下一代。这就是埃里克森所说的繁殖感。但这里的繁殖感是一个广义的名词。它不仅指生儿育女,而且也指通过工作以创造事物和思想。当然,主要是指前者。有些人虽然自己并不生孩子,甚至放弃了生孩子的权利但他们在自己的专业领域内发挥自己的才智,指导和关心着下一代,为下一代创造更美好的社会生活。这些人同样也能达到繁殖感。

没有繁殖,其人格就会发生停滞和贫乏。这时,人们往往会倒退到一种"假亲密"的状态中,或者开始沉溺于自身。处于假亲密状态中的夫妇无休止地分析彼此的关系。终日想的是自己为对方提供了多少好处,以及自己从对方身上究竟得到了多少好处。而沉溺于自身的人,处于极度的自恋状态中,只关心自己的需要。造成本阶段不能顺利发展的原因可能是由于夫妇本人童年期充满了空虚和挫折,不懂得怎样去关心下一代,也可能与文化的价值观有关,一个只强调个人取向而排斥或忽视集体取向的社会,会严重地削弱人的责任心。

第八阶段:成人后期(50 岁以后直至死亡)。主要为获得完美感和避免失望和厌恶感,体验着智慧的实现。

这是人生的最后阶段。老年人的身体机能下降,特别是退休后,工作结束,收入下降,社会活动减少,社会地位沦丧,随着时间的流逝出现丧偶、失去亲友等,一系列的失落和挫折接踵而至。老年人应适应这些身心和社会的挫折,一方面把重点从外界适应转移到内心来保证潜能,一方面环视人生,从自己的生命周期中产生完美感。埃里克森把它称为人类自我的一种后期自恋,是一种同类之爱,是对于久远时代和不同追求的一种有秩序的确信,表达出某种宇宙秩序和崇高意愿,也就是对自己文化的捍卫。

这个最后阶段包括着一种长期锻炼出来的智慧感和人生哲学,延伸到自己生命周期之外,与新一代的生命周期融合而为一体。

埃里克森的同一性渐成说是结合他本人的临床经验与弗洛伊德的精神分析学说的理论、儿童发展、文化人类学、历史传记等方面的知识,整合成的人格发展理论体系。由于他比弗洛伊德更加关注人的正常发展和终身发展,特别是重视个人与社会关系中的自我同一性的发展而倍受赞誉。

(王振宇)

参考文献

[1] Bandura A. Principles of Behavior Modification[M]. New York: Holt. Rinehart and Winston, 1969.

[2] Gesell A, Ilg FL, Ames LB. The Child From Five to Ten[M]. New York: Harper and Row, 1977.

[3] Shaffer D. Developmental Psychology[M]. [S. l.]: Wadsworth/Thomson Learning, 2002.

[4] 班杜拉. 自我效能:控制的实施[M]. 缪小春,译. 上海:华东师范大学出版社,2003.

[5] 弗洛伊德. 梦的解析[M]. 赖其万,符传孝,译. 北京:作家出版社,1986.

[6] 华生. 行为主义[M]. 李维,译. 杭州:浙江教育出版社,1998.

[7] 霍尔奈(霍尼). 精神分析新法[M]. 雷春林,潘峰,译. 上海:上海文艺出版社,1999.

[8] 皮亚杰. 儿童的心理发展[M]. 傅统先,译. 济南:山东教育出版社,1982.

[9] 王振宇,葛沚云,曹中平,等. 儿童社会化与教育[M]. 北京:人民教育出版社,1992.

[10] R. 默里·托马斯. 儿童发展理论[M]. 郭本禹,王云强,陈友庆,等,译. 上海:上海教育出版社,2009.

第七章

心理及社会性发展

心理发展是个体在生命进程中发生的系统性、连续性变化,具整体性和可塑性。个体的发展是由生物成熟与社会学习这两个过程促成的。整个人类的成熟进程大致都是相同的,如 6 个月左右会坐,8 个月开始爬行,1 岁左右开始走路并说出第一个有意义的词,3 岁掌握母语的基本语法和简单句子,幼儿时期思维由具体形象性向抽象性转化,青少年期开始发展理性思维,10~15 岁经历性成熟并由此开始形成个性的自我同一性等,它是一个系统的连续的过程。脑和神经系统是心理活动的物质基础,个体大脑的逐渐成熟的变化,对心理的发展起着关键的作用。如注意力和记忆力的发展、思维和解决问题的能力、对自己和他人的思想或情感的理解能力等,均以脑和神经系统的发育为基础,心理社会性是生理成熟和学习共同作用的结果。儿童大多数的心理能力和行为都是在观察或与父母、老师、同伴及生活中重要他人的互动中习得的,受个体经验、各种形式的学习以及社会整体环境、家庭、文化和历史背景等潜移默化的影响。

第一节　儿童少年心理发展特点

一、发展的整体性

儿童心理发展的整体连续过程,其复杂性是心理学研究必须的关注点。比如,七八个月的婴儿与养育者形成的依恋关系不仅是个体社会性发展的重要转折,也说明婴儿已经具备了将养育者与陌生人区分开来的认知能力。又如,运动能力的发展使儿童能够在需要的时候爬向依恋对象,从而巩固其安全感,使他们能够积极地去探索周围世界,发展解决问题的能力,提高儿童的自我效能感。由此可见,个体心理社会性发展是生理、认知、社会化和情感各个方面相互依存的统一体。

二、发展的连续性和阶段性

儿童心理各方面的发展都遵循着一定的顺序,而且呈现出阶段性,使早期发展成为后期发展的先决条件。犹如儿童语言的发展是遵循语音、单字词、词汇、语法、简单句、复合句的顺序一样,心理的发展也遵循着诸如感觉、知觉、思维的顺序,注意、记忆的顺序,基本情绪、复合情绪、人格特征的顺序等,基本上都是遵循这样的程序进行的。而每个发展阶段标志性的转变又是由量的不断积累而成,它们为儿童心理发展的质的转变做好了准备。

三、发展的可塑性

如果能够得到充足的养育和细心的情感照料,由于营养性发育不良而表现出社会能力和智力迟缓的儿童,有可能追上或接近正常儿童的发展水平,早期经验的潜在损伤还能够得到良好经验的补偿。如果早期的不良经验一直持续下去,得不到及时的干预和补救,预期个体得到正常、良好的发展是不可能的。在有计划的强化教育教养条件下,具有可塑性的个体就会有明显的自动复原倾向,最终形成良好的适应社会生活的能力。

四、发展中的个体差异性

如果仔细观察婴儿的气质倾向、生活节律或发展速度,就会发现,在生命之初,新生儿就会表现出明显的个体差异,如活动水平、反应速度、情绪状态、生活节律的建立等方面均有显著的差别。

随着儿童的发展,个体差异不仅表现在个别特性上,而且会在整体行为上表现出来。如儿童气质上的差异——诸如在内向或外向,安静或活泼,紧张或轻松等方面的差别;性格上的差异——如勤奋或懒惰,勇敢或懦弱,直爽或缜密,谨慎或轻率等特征上的差别;以及人际沟通和适应性上难易程度的差别等均在社会生活中为人处事的整体行为上得到体现。因此,发展总是在整体规律性和个体独特性的融会中进行着。

在智力发展方面,超常儿童和弱智儿童各占同龄群体的2%~3%,其他95%的个体都属于正常水平范围,但他们的智力品质是有个体差异的。比如记忆的编码,提取和遗忘的广度和速度的个人特征,思维的形象-抽象特征的转化倾向等,均能显示出个体之间的不同。

第二节   婴儿的心理及社会性发展

在生命的最初两年,婴儿体重增长了4倍,脑重量增长了3倍。婴儿从通过即时的感觉体验来了解世界,发展到通过运动和心理图示来"实验"这个世界。理论研究一致认为,婴儿得到积极的高质量照料对其心理及社会性发展有着极为重要且深远的影响。

一、埃里克森的心理-社会发展阶段理论

埃里克森(Erikson E)是新精神分析理论的主要代表之一。他提出了心理-社会发展阶段理论,指出人的一生每个阶段都有影响其社会性发展的主要方面。但每一阶段的主要方面并非只在这一阶段中出现,而是在任何时期都可能发生,只是在特定的发展阶段中起着主要的作用,从而成为在那一时期影响人格发展质量的关键因素(表7-1)。

表7-1   埃里克森的心理-社会发展阶段

阶　　　段	特　　　征
感觉期,0~1岁	信任对不信任
肌肉期,2~3岁	自主对羞怯
运动期,3~6岁	主动对内疚
潜伏期,6~12岁	勤奋对自卑
青春期,12~18岁	认同对混乱
青年期,20~35岁	亲密对疏离
中年期,40~60岁	创生对停滞
老年期,65岁以上	自我整合对失望

按照埃里克森的观点,建立起安全感与信赖感的婴儿,获得了主动探索环境和接近更多的人的个性;反之,未建立起安全感,对成人缺乏信心的幼儿,感情淡漠,活跃性差,快乐反应少,成为他们向下一阶段的自主性与主动性过渡的心理障碍。

幼儿1~1.5岁开始学话与行走,行走扩大了幼儿活动的范围。口语的掌握成为他们活动、认知、愿望的调节者,使注意的指向、观察与知觉、观摩与思维达到可支配性水平。幼儿这些基本能力的发展,使他们可以自主地并主动地从事玩耍、认知和社交活动。在这个过程中,自主性与主动性发挥的质量极大地影响着他们行为模式内化的品质。其根本点在于,在幼儿的个性里灌注的是独立性还是依赖性,塑造的是自信心还是怯懦与迟疑,培养的是进取与乐观还是退缩与内向。

个性的发展不是先天注定的,它是在先天素质与教育相互作用的动态过程中塑造而成的。因此,教育者应该懂得什么是发育不同时期的关键因素,这是培养儿童心理健全的首要任务。

二、情绪发展

生命的最初两年是高情绪反应时期。新生儿的情绪主要表现为舒适时的放松和不舒服时的啼哭。婴儿从最初快速、毫无约束的不舒服就哭的情绪反应阶段很快进步到对愉快的事物能发出微笑和大笑,并且体验到愤怒、悲伤和恐惧。其中分离焦虑和怕生(陌生人警觉)是1岁以内的婴儿最典型的两类社会性恐惧。

1岁之后的学步儿童逐步开始觉察到自我,从而会逐步体验到骄傲、羞耻、尴尬、厌恶和内疚等更为复杂的情绪。

早期情绪发展的各个方面都与文化期望和父母行为有关。婴儿生活的环境影响情绪并塑造大脑,早期的虐待对后来的情绪表达尤其有破坏性。婴儿情绪的发展和情绪种类的增加,依赖于人际交流互动的强化。得不到积极互动的婴儿会逐渐趋于淡漠。

三、气质

气质是与生俱来的,一些婴儿比较随和,另外一些则容易苦恼;一些生来善于社交,另外一些则比较害羞。

根据世界许多地区的研究发现,1岁内婴儿的气质可划分为三种类型,这三种类型是儿童日后个体差异发展的根源:

(1)容易型(约占40%)   这类气质的儿童脾气平和、情绪积极、生活有规律,而且喜欢接近新鲜事物,也容易适应新环境。

(2)困难型(约占10%)   这类儿童适应能力差,容易发脾气,生活习惯难以建立,对生活常规的改变常有过度反应,对新鲜事物十分敏感但接受较慢,对陌生人更为警惕,交往困难。

(3)迟缓型(约占15%)   这类儿童行动缓慢,表情平淡,对新环境和陌生人适应较慢,表现得漠不

关心,愿意独自玩耍。但是与困难型儿童不同,他们对新异刺激的反应比较温和,自主性强。

有一些儿童不能简单的划分在某一类型中,而是具备以上几种气质特点,成为一种混合类型(约占35%)。

儿童气质虽然受遗传的影响,但父母和成人适当的养育方式和抚养方式的调整,也会对儿童气质特征的形成起作用。由于遗传因素和发展环境的不同,儿童在成长过程中表现出来的原本的(先天的)差异在恒定的社会影响下会有所掩盖或改变。

四、亲子依恋

(一)什么是亲子依恋

亲子依恋是婴儿在生命之初的第一年与自己的主要照料人(通常是母亲)之间形成的亲密的情感纽带。亲子依恋对人的一生都有重要影响。

尽管婴儿刚出生时就会向外界传达他们的感受,但当他们与养育者建立起亲密的情感依恋之后,他们的生活就将发生巨大的变化。安全型依恋的个体在与养育者的交往中会感到愉悦,当他们感受到压力或不安时,养育者的出现会是一种安慰。真正的情感依恋是在主要照料人(通常是母亲)和婴儿最初几个月的交往中逐渐形成的最亲密的情感联系。

鲍尔比(Bowlby J,1988)认为,婴儿有关依恋的内部工作模式一旦形成,就会相对稳定,成为人格的一部分,对个体终身与他人的亲密关系产生影响。依恋与依赖不同,依赖是指儿童缺乏独立性而过多依靠成人的心理行为;依恋则是婴幼儿与养育者双方在感情上相互感染和同步互动中形成的情感联结。婴儿与成人共处时,他们共同分享欢乐和痛苦,双方感情经常处于同一状态中。这种成人对婴儿感情的共鸣以及对婴儿生理和感情需要的满足,使婴儿对成人产生一种信赖感和安全感。依恋关系的建立促进了婴儿的积极探索行为,婴儿会变得更加好奇并引起探索行为。

(二)依恋质量的重要影响因素

研究表明,母婴依恋关系可分为几种不同的类型(详见本书第六章第三节相关内容),在不同类型中还存在着依恋建立的质量问题。

母亲的抚养质量、家庭的情感气氛、婴儿自身的健康状况和气质特点是影响婴儿依恋质量的几个重要因素。有研究者(De Wolff、van Ijzendoorn,1997)回顾了66项相关研究后发现,安全型亲子依恋的抚养方式的主要特征是:养育者对婴儿的积极态度;能够及时、准确地回应他们的需要;能与婴儿建立同步的互动关系;能为婴儿提供情感支持并引导婴儿的行为。但这并不意味着母亲是照料婴儿的唯一角色,也不意味着必须由一个人照料婴儿。婴儿能否得到情绪上健康的发展,关键在于替代母亲的照料质量。

(三)分离焦虑

在婴儿与养育者建立起亲密的情感纽带的同时,他们会表现出一种分离焦虑与陌生人焦虑。这是婴儿典型的心理社会行为,它们出现在明显的依恋类型建立之前。

长期处于母婴分离而又严重缺乏"感情补偿"的婴儿,会产生如下后果:① 最初婴儿反抗、哭泣、呼唤母亲,拒绝他人,极端痛苦;② 接着表现为冷漠、伤心、失望;③ 最后则表现为超脱。这时他会接近其他人,并显示出似乎与存在着的分离无关,表明婴儿以防御策略来避免由分离带来的焦虑。

长期被严重剥夺亲子之爱带来的伤害性后果,在一些案例中有所显示。在6~36个月的婴幼儿中,先后出现智商分数低,社会性成熟晚,言语技能差,很少内疚等表现。而在一些具有早期家庭分裂、父母早逝的精神病患者中,表现为缺乏情感反应,不会照料和同情他人,学习成绩差等。这种"感情缺乏人格模式"可能与早期感情剥夺经验有关。也就是说,儿童早期的情感经验对以后的行为和人格发展可能具有持久的影响后果。

相关链接:当前的争论

抚养方式和气质对婴儿依恋形成的交互影响

Kochanska(1998)试图检验一种关于婴儿-养育者依恋的整合理论。该理论认为:① 抚养质量是决定婴儿依恋是否有安全感的最重要因素;② 如果婴儿形成的是非安全型依恋,他们的气质会决定他们的非安全依恋的类型。Kochanska首先测量了婴儿在8~10个月以及13~15个月时母亲的抚养质量(母亲对婴儿的敏感性、母婴间积极情绪的同步性)。同时Kochanska也测量了婴儿气质中的胆怯性维度。胆怯的婴儿面对陌生和不确定的环境时会有Kagan称为"抑制性行为"的表现;而胆大的婴儿,在面对陌生的环境和人,或和熟悉的人分离时,会有Kagan称为"非抑制性行为"的表现。Kochanska还用"陌生情境法"考察了婴儿在13~15个月时和母亲的依恋关系。这些数据可以帮助研究者确定,抚养方式和气质哪一个对婴儿依恋的安全性和具体类型有更大的影响。

该研究得出了两组有趣的结论。首先，抚养质量可以准确预测婴儿与母亲建立的依恋关系是否安全；积极负责的抚养方式与安全型依恋相关。但是，抚养的质量却无法预测非安全型依恋的婴儿的具体依恋类型。

什么可以预测非安全依恋的类型呢？正是婴儿的气质。胆怯的儿童很可能形成拒绝型依恋，而胆大的儿童往往表现出回避型依恋。该研究的结论同Thomas和Chess的吻合度理论很接近：安全型依恋是由于婴儿得到的抚养质量和他们自身的气质相吻合而产生的；而非安全型依恋的形成，很可能是由于抚养者压力过大或比较粗心，或过于死板而无法适应婴儿的气质。事实上，敏感的抚养方式会使婴儿形成安全型依恋的一个原因是，敏感性本身就是抚养者能够依照婴儿的气质特征调整自己的养育方式的一种能力（van den Boom，1995）。

第三节　童年早期儿童的心理及社会性发展

3～6岁以前多被称作学前期，但大多数孩子在6岁或更早就已经入学了，因此国际上越来越普遍的把这个阶段称作童年早期，也称作游戏期，因为这个阶段的儿童酷爱游戏。

儿童在这个时期，语言迅速发展，词汇量激增，也基本掌握了本族语言的语法结构。在与同伴或成人的互动及游戏中，他们能更快地学习如何更好地调节情绪。

一、情绪发展

对情绪表达的控制叫作情绪调节（表7-2）。情绪调节是童年早期儿童心理及社会性发展的重要任务，它始于3～5岁的童年早期。

这一时期的儿童处于埃里克森的心理社会性发展的第三阶段，既主动对内疚。儿童会主动且充满喜悦地去表达自己的新观点、去学习一个新技能或开始一个小计划，根据自己的行为结果所获得的反馈，他们会感到自豪或内疚。

大脑的成熟、儿童的经验和家长的引导可以帮助儿童控制和调节情绪，达到情绪平衡，避免情绪的极度外化（情绪不受控制的激烈爆发）或极度内化（恐惧或内缩，把痛苦转向内部，可能表现为头痛或肚子痛）的反应。但在情绪控制和情绪表达方面，有着显著的文化差异。

表7-2　儿童情绪发展总结

年龄	情绪表达与调节	情绪理解
出生至6个月	所有基本情绪出现；积极情绪的表达受到鼓励并更为经常地出现；通过吮吸和回避方式调节消极情绪	婴儿可以对快乐、愤怒、伤心等面部表情加以区分
7～12个月	愤怒、恐惧和悲伤等消极的基本情绪更经常地出现；婴儿通过滚动、撕咬或远离令人不安的刺激物等方式对情绪进行自我调节	能更好地再认他人的基本情绪；社会参照的出现
1～3岁	出现次级（自我意识的）情绪；婴儿通过转移注意力或者控制刺激物的方式调节情绪	幼儿开始谈论情绪和掩饰情绪；同情反应出现
3～6岁	出现了调节情绪的认知策略并不断细化；对情感的掩饰以及对一些简单表达规则的遵守开始出现	儿童开始从躯体动作中识别情绪；对情绪产生的外在原因和后果的理解能力增强；移情反应更为常见
6～12岁	进一步遵守表达规则；自我意识的情绪与行为"对错""好坏"标准的内化联系更加紧密；自我调节策略（包括适当的时候对情感的激发更加多样和复杂）	儿童整合内外部线索来理解他人的情绪；移情反应增强；儿童意识到不同的人对同一事件会有不同的情绪反应；知道他人会有矛盾的情感体验

二、游戏是儿童获得社交技能最重要的途径

游戏是早期儿童最重要的活动，对儿童的心理健康及社会性发展至关重要，是儿童发展积极的社交技能的最重要的方式之一。到6岁时，他们已经能够解决如何加入一个同伴群体、如何解决冲突、要遵守游戏轮流替换的规则、如何维持玩伴的关系等社交问题。从不同年龄儿童的游戏类型特征及游戏中的认知及社会互动复杂性的变化中（表7-3），可以看出游戏对儿童心理及社会性发展的重要意义。

表7-3　儿童游戏的类型及认知复杂性变化

游戏类型	出现的年龄	描述
平行游戏	6～12个月	两个儿童进行相似的活动，彼此不关注
平行意识游戏	大约1岁	儿童进行平行游戏，偶尔互相看看或监控彼此的游戏
简单假装游戏	1～1.5岁	儿童进行相似的活动，同时谈论、微笑、分享玩具或者互动
互补和互惠游戏	1.5～2岁	儿童在追跑游戏或藏猫猫这样的社交游戏中进行行为的角色调换

游戏类型	出现的年龄	描　述
合作性社交假装游戏	2.5～3 岁	儿童玩互补的假装角色游戏（例如，扮演妈妈和婴儿），但是对角色的意义和游戏的形式没有任何计划和讨论
复杂的社交假装游戏	3.5～4 岁	儿童积极计划他们的假装游戏，给每个游戏者分配角色并命名，并提出游戏脚本，当游戏中断时可能会停下来修改脚本

续　表

三、教养方式对儿童心理及社会性发展的影响

诸多研究者多年的研究表明，父母的教养方式对儿童的心理发展有着重要且长远的影响。温暖和鼓励、良好的沟通以及高期望的照料风格（权威型），对于促进儿童的自信、自主性和自我控制是最有效的。许多国家的研究者都发现了不同教养方式对儿童的长期影响。具体如下：

1. **专制型**　成人对孩子感情冷漠而态度严厉将导致两种结果：使儿童内心痛苦而萌生敌意，内在的愤怒使他们在心理和行动上趋于片面、极端，情绪偏激而缺乏友善；儿童受到压制而产生忧郁和焦虑，怨恨自己导致个性上的怯懦而缺乏自信。

2. **放任型**　成人无限度地满足儿童的要求，代替他们克服困难。这样的儿童常表现为缺乏自律能力，没有坚持性和自觉性，独立性和自助力也很差，还容易助长自私心理，只索取不给予，不会想到他人和帮助他人，缺乏同情心和内疚感。

3. **权威型**　成人按儿童的年龄向他们提出必须遵守的规则，对孩子有引导和约束力；在遵守一定规则的限度内，对孩子的自主性给予尊重和鼓励，使他们有独立处理问题的余地，鼓励他们的创造性。这样的儿童就会严格要求自己，容易取得成功，自信并具有较大的创造能力。儿童与成人之间的感情也比较容易沟通，能平等友善地相处，有亲和力。在潜移默化中学习成人的待人准则，变得宽厚而热情。

4. **忽视型**　还有研究者（Steinberg，2001）提出了第四种类型——忽视型。忽视型父母无视孩子的行为，他们似乎不在乎孩子，也不关心孩子将来会成为什么样的人。这些父母几乎没有任何规则和要求，对孩子的需要也不予理睬。忽视型父母会养育出不成熟、悲伤、孤独、心理有创伤的孩子，这些负面影响会持续孩子的一生。

第四节　童年中期儿童的心理及社会性发展

学习是童年中期儿童的主要任务，儿童上学后会变得更加成熟，更有责任感。根据埃里克森的理论，在儿童试图达到学校、家庭和文化所期望的要求时，勤奋对自卑危机会产生自信感或是自我怀疑。学习上的成功与失败，得到肯定或遭到挫折，受到奖励或惩罚等，均成为他们获得自信、勤奋或自卑、积极或懈怠的制约条件。他们发展了自我概念、道德观和价值观。并在与同伴交往中，学会各种社交技能。

一、自我概念的发展

自我概念是个体对自我独特属性的知觉。自我概念的形成和发展过程是儿童不断自我发现的过程。

婴儿在 2～6 个月时逐渐将自己和外界区分开来，18～24 个月时，真正地获得自我意识，这也是最初的自我概念。3～5 岁儿童的自我描述一般非常具体，主要聚焦于自己的身体特征、拥有的物品以及能参与的活动等。

随着儿童认知和社会意识的发展，童年中期的儿童自我概念也日益成熟，他们对自己的智力、人格、能力、性别等的自我认识更加客观。大概 8 岁时，儿童开始用内在、持久的心理属性来描述自我。而且，他们开始对自己所具有的品质加以评价，从而做出对自我价值感的认定，形成自尊。自尊是自我概念最重要的组成部分。

自尊始于婴儿与养育者在互动中形成的积极或消极的自我内部工作模式。温暖的、积极回应的权威的教养方式有利于儿童高自尊的形成，而冷漠的或控制的教养方式会损害儿童的自尊。在童年期，同伴会通过社会比较影响彼此的自尊。

二、道德的发展

童年中期的儿童对道德问题非常感兴趣，他们试图区分是非对错，并做出相应的行为。同伴的价值观、社会标准及家庭实践是儿童道德观的重要影响因素。

认知的发展和社会经验可以帮助童年中期的儿童发展和丰富对规则、法律及人际责任等意义的理解。当儿童对此获得新的理解后，他们会按照道德阶段的固定顺序发展，每个新的阶段都是前一个阶

段的延伸。

皮亚杰的道德发展理论认为,道德推理要依次经历三个水平:前道德阶段、他律道德阶段和自律道德阶段。这一理论成为儿童道德发展研究的基础,并引出了著名的道德认知发展理论——科尔伯格的道德发展理论。

科尔伯格通过道德两难问题,对儿童的道德推理进行了研究。对应皮亚杰提出的儿童认知发展阶段,他提出了儿童道德推理的三水平六阶段理论,具体如下:

1. 前习俗道德水平　相对于前运算思维阶段,儿童以自我为中心,最关注的是个人的快乐或避免被惩罚。

阶段一:惩罚与服从定向。根据结果判断行为的好坏,并为逃避惩罚而尊重权威。

阶段二:天真的享乐主义。遵守规则是为了获得奖赏或个人满足。

2. 习俗道德水平　相对于具体运算思维阶段,儿童观察他们的父母、老师和同伴的行为,并试图效仿。

阶段三:"好孩子"定向。道德判断主要是根据获取赞赏的意愿。

阶段四:"维持"社会秩序的道德。

3. 后习俗道德水平　相对于形式运算阶段,超越了具体事务,儿童乐于质疑"是什么",以确定"应该是什么"。

阶段五:社会契约定向。

阶段六:以个人良心即伦理和公平为原则的道德。

科尔伯格的理论被批评缺乏对多元文化的理解,但不可否认的是6～11岁确实是道德评价发展阶段。儿童发展出自己的道德标准并努力践行,尽管这些标准可能不同于成人的道德价值观,部分原因是,当价值观发生冲突时,儿童常常选择忠于朋友,保护同伴,而不是遵守成人的道德标准。

三、同伴对童年中期儿童社会性发展的重要作用

同伴在童年中期越来越重要。儿童在与同伴的交往中,学会理解彼此的观点、互相协商、妥协、合作等,因此与同伴的平等交往,有助于儿童重要的社交技能的发展,这是在与父母和其他成人进行的不平等的互动过程中很难获得的。

所有儿童都希望受到同伴的接纳和欢迎。但随着年龄的增长,往往兴趣、价值观和社会背景相似的同伴会成为彼此的亲密朋友。他们一起玩耍,分享秘密和快乐,当友谊破裂时,会变得心烦意乱。

在儿童的社会生活中,被同伴接纳是他们最受关注的。研究者通过社会测量法把儿童分为受欢迎儿童和三种不受欢迎的儿童,后者分别为:被忽视的儿童(同伴对其视而不见)、攻击-拒绝型(充满敌意和对抗性的儿童)、孤僻-拒绝型(胆小、怯懦且焦虑的儿童)。这后两种被拒绝的儿童常会对社会情境产生误解,缺乏情绪调节能力,甚至遭受父母虐待。他们可能会成为被欺凌者或欺凌者。

欺凌在学龄儿童之间是很常见的事,大多数儿童都经历过暂时的被同伴排斥,但有些儿童总是被排斥,没有朋友,他们承受着同伴在身体上、言语上或关系上的欺凌。不管是对欺凌者还是受害者而言,欺凌都会造成长期的影响。他们可能会出现社会理解能力受损、学业成绩下降、社交困难、心理疾病增加等风险。

第五节　青少年的心理及社会性发展

青少年时期的心理及社会性发展通常被认为是一种对稳定的自我认同感的追寻。自我表现和自我概念在青春期变得愈发重要,每个年轻人都想知道"我是谁"。根据埃里克森的理论,人生第五个心理社会性危机是同一性对角色混乱。寻找自我同一性(身份认同,自我认同感)是青春期面临的主要任务(Erickson, 1968)。

一、自我同一性的发展

青春期是儿童走向成年的过渡期,由于体格的急剧生长、知识经验的增加以及活动领域的扩大,青少年经常会遇到感情困惑和概念冲突。他们因经历单纯而易受伤害,考虑问题因疏于周密而易走极端。因此,从儿时起,在对父母的无意识认同的基础上进一步发展自我同一性是青少年的核心。

(一)自我同一性

青少年经常思索"我是谁""我是个什么样的人""我会成为一个什么样的人"等问题。青少年自我同一性是指他们的需要、理想、情感、能力、目标、价值等特质整合为统一的人格框架,形成随时间和条件的变化而相对不变的、连贯一致的整体人格。

埃里克森尤其强调四个方面的同一性:职业认同、政治认同、宗教认同和性认同。以此为基础,詹姆斯·马西娅(James Marcia)研究发现,青少年自

我同一性的发展有四种状态。① 角色混乱:个体既未形成自我认同又不去投入地思考和探索;② 早闭:青少年没有经历过探索,直接接受传统的角色和价值观;③ 延缓:青少年正在经历认同危机,正在积极探索;④ 达成(获得):获得自我同一性的青少年,通过努力探索,解决了认同问题,确立了坚定的目标、信仰和价值观,达成积极的自我认同状态。

与埃里克森提出同一性的时代(1968 年)相比,现在的青少年个人同一性的建立更加困难了,尤其是在职业认同和性认同方面。现在同一性危机持续的时间比 50 年前长得多,在 18 岁之前,很少有青少年能够对自己是谁和将来将走什么样子的路建立起明确稳定的认识。还有研究者认为,同一性是一个贯穿终生的过程。

(二)自我同一性对青少年发展的重要意义

自我同一性的形成要经过一个较长的过程,并要求具有一定的自身成熟和一定的教育教养条件,通常发生在青少年早期并贯穿到成年。在青少年认知能力发展和个性一定程度的成熟的基础上,父母的民主权威的教养方式,经常接触到与个人取向较一致的社会影响,被适合于自己定位的社会环境所接纳和鼓励,这一切是青少年自我同一性顺利形成的外部条件。获得自我认同的青少年,能够得到成人和社会的肯定,自身的愿望及其实现比较顺利,并能循着设定的目标与时俱增,有机会发展自身独立的处世能力等。在这样的生活条件下,就意味着青少年的自我同一性将得到顺利成长。他们将与日俱增地更加乐观和自信,理智和富于热情,并善于进取和勇于创造。他们也经常会遇到困难,但能从困惑中逐渐变得坦然,从冲突中得到疏解,在挫折中成熟起来。

未能顺利建立起自我认同感的青少年在遇到多变的情境时,没有恒定的观点和处理方式而表现出自我混乱,内心往往充满矛盾。如果得不到及时、正确的引导,他们将难以确立明确的目标。他们的需要和愿望往往变幻不定,经常盲目行动而不顾后果,或放弃期望而不敢面对世界。他们不知道自己将来会成为一个什么样的人,生活冲突和思想矛盾使他们的自我发展变得幼稚或混乱,个性得不到健康的发展。多数有行为问题的青少年常常具有这种矛盾的或混乱的自我同一性,他们往往在外界寻求感情上的认同时,由于不能判断正确与谬误而走入歧途。

二、人际关系对青少年心理及社会性的影响

青春期常被认为是一个弱化成人影响的时期,青少年会逐渐疏远成人而更加重视与同学、朋友的友谊。

但是,青春期亲密的亲子关系对青少年的健康发展至关重要。父母的指导和持续有效的沟通能够促进青少年心理及社会性的健康发展。父母极端的忽视或过度的控制都可能使青少年叛逆。坚定而灵活的权威性教养方式仍旧是最有效的。

青少年更愿意依靠同伴的帮助来应对青春期的身体变化、学习压力及各种成长的烦恼。他们会选择那些与自己的价值观和兴趣接近的同学做朋友。快乐的、精力充沛的、优秀的青少年通常拥有高成就且情绪稳定的亲密朋友。反之,那些调皮捣蛋或被疏远的孩子,都会选择与自己相容的伙伴。

(张秋凌)

参考文献

[1] David Shaffer, Katherine Kipp. 发展心理学[M]. 9 版. 邹泓,张秋凌,侯珂,等,译. 北京:中国轻工业出版社,2016.
[2] Kathleen Stassen Berger. 毕生发展心理学[M]. 9 版. 邹泓,张珠江,译. 北京:中国轻工业出版社,2021.
[3] 陶国泰,郑毅,宋维村. 儿童少年精神医学[M]. 2 版. 南京:江苏科学技术出版社,2008.

第八章

影响儿童少年心理行为发展的因素

一、概述

儿童青少年的身心发展受生物、心理和社会诸多因素的影响。一个生命个体的形成,从受精卵到发育成由亿万相互依存的细胞组成的、拥有复杂器官以及化学物质(如内分泌因子、体液、蛋白质和离子)的复杂人体,其进展是个值得深思的奇迹。

一个心理健康的儿童应具备以下特征:① 智力发展正常;② 情绪稳定且反应适度;③ 心理行为特点与年龄相符,如进入学龄期能集中注意力,通过青春期发育形成自身的心理行为模式,确立社会责任感和现实的生活目标;④ 人际关系的心理适应,能与人和睦相处,悦纳自己,认同他人;⑤ 个性稳定和健全,表现出健康的精神风貌,客观积极的自我意识,行为符合社会道德规范,能适度耐受各种压力和应激。

儿童在心理健康方面存在的偏倚统称心理卫生问题;若其严重程度、持续时间超过相应年龄的允许范围,称为心理障碍(mental disorder)。现实生活中,主要根据儿童在行为、认知、情感或躯体等方面的表现和症状模式来界定心理障碍,它通常包含以下特征:① 个体自身忍受不同程度痛苦体验,如恐惧、焦虑或悲伤;② 个体在躯体、情感、认知上受到的功能损害,通过情绪、行为表现出来;③ 这些困难和障碍若得不到及时疏解和治疗,可能进一步加重损害,导致身心痛苦、伤残甚至死亡。

心理卫生问题在儿童群体中极为普遍,他们不擅或不会表述精神痛苦,或缺乏代言者,因此其精神问题容易被掩盖、遭忽视。联合国儿童基金会(UNICEF)执行主任亨丽埃塔·福尔于2019年9月18日在《致全世界儿童的一封公开信》中指出,近30年来,心理卫生问题在18岁以下人群中呈逐步上升的趋势,抑郁症已成为导致年轻人残障的主要原因之一,在低收入国家,患有严重心理障碍的年轻人通常得不到治疗和支持。反映出儿童青少年心理卫生

问题呈现的疾病负担严重、低龄化趋势和服务能力不足的三个特征。联合国儿童基金会报道全球范围内约20%的儿童青少年存在心理障碍;全球人群中,半数的心理疾病始于14岁,3/4始于25岁以前。美国(2009)13%~20%的儿童曾出现心理卫生问题,每年用于儿童心理卫生问题及障碍的花费估计高达2470亿美元。我国早期大样本调查发现,儿童心理行为问题检出率为12.97%。男童的外向性心理障碍(如冲动、攻击、破坏、敌视)发生率显著高于女童;相反,女童的某些内向性心理障碍(如抑郁、恐惧等)高于男童;提示两性有着不同的易感素质。德国儿童青少年健康访谈与体检调研心理健康模块(BELLA)研究也提示儿童青少年心理问题在7~12岁和19岁之后发生风险更高。与此同时,学龄前儿童的心理健康问题也不容忽视。德国一项研究表明,11%的学龄前儿童存在心理问题。挪威的一项调研也显示,4岁儿童精神障碍的患病率为7.1%,其中最常见是注意缺陷多动障碍(ADHD,1.9%)、对立违抗性障碍(1.8%)、品行障碍(0.7%)、焦虑障碍(1.5%)和抑郁障碍(2.0%),且共患病较为常见。2000—2007年加拿大3~9岁ADHD儿童治疗处方从43%增加到59%。我国一项调查研究显示,70%的农村学龄前儿童至少有1种及以上的心理问题。

儿童青少年精神障碍患者其他身体健康问题的风险更高,导致其比普通人早10~20年死亡,同时自杀行为导致每年接近80万人死亡,给全球造成一万亿美元的损失。然而这些儿童青少年患者中,一半以上没有任何形式的高质量、可承受经济负担的心理/精神卫生保健。WHO报道,在使用初级保健服务的儿童中,心理/精神障碍的患病率为12%~29%,但是初级保健医师只能识别其中的10%~22%,意味着大部分儿童并没有得到适当服务。德国的一项研究显示,基线时5.9%的7~17岁儿童青少年在近12个月使用了精神卫生保健,29.5%存在一般心理卫生问题的人寻求了专业心理卫生保健,

只有少数报告基线时使用过精神保健的参与者随访期寻求了专业心理卫生保健。有长期随访结果显示,约有25%被诊断为精神障碍的儿童青少年没有接受治疗。我国深圳市的一项调查研究显示,18.1%的0～14岁儿童青少年接受心理卫生服务,随迁儿童接受心理卫生服务的比例(13.0%)低于本地儿童(20.7%)。一项Meta分析表明,7.28%的一般儿童青少年接受过学校心理卫生服务,对于有较多心理症状或诊断的青少年,22.1%接受了学校心理卫生服务。美国大多数青少年是在非教育环境中接受心理卫生服务,只有1/3多一点的人在教育环境中接受心理卫生服务。

儿童青少年心理健康问题有低龄化趋势。若仅从当前时期影响因素的探索入手,只能解释病因的"冰山一角"。越来越多的研究发现,生命早期因素与儿童青少年期心理健康问题密切相关,基于生命历程理论可阐明生命不同阶段暴露的短期和长期效应机制。识别生命早期不良经历与不同时期心理健康结局间的关联,可为干预方式、时间和效果提供理论依据。因此,应从生命历程观探讨生命不同阶段或不同代际的社会与生物因素,对儿童期心理健康与疾病发挥着怎样的效应。须考虑不同年龄段,生命历程研究试图理解生命不同阶段的暴露或生长发育特征对疾病结局的影响,拓展成年期疾病的发育起源观,从而更关注胚胎期前、胚胎期、童年期、青春期等潜在敏感期。

由于50%的成人精神障碍起病于14岁之前,加强儿童期心理健康工作对促进终身健康、全面提高我国国民整体素质具有重要而深远的意义。WHO倡议:将儿童心理卫生工作纳入初级卫生保健体系,以人群需要为根据,强调社区、家庭、精神卫生工作者积极参与,全面开展儿童青少年心理卫生服务,及早发现和治疗各种儿童心理卫生问题和障碍。《2013—2020年精神卫生综合行动计划》是WHO所有会员国采取具体行动的承诺,以改善精神健康并促进实现全球目标。该行动计划的总体目标是促进精神健康,预防精神疾患,提供关护,增进康复,促进人权并减少死亡率、发病率和精神障碍患者的致残率,其中有专门针对儿童青少年精神障碍的评估与管理单元,涵盖儿童青少年发育障碍、行为情绪评估和管理。

二、因果模型解读与警示

儿童精神障碍可由多种复杂原因引起,迄今精神医学界认为,尚无单一公认的或是一致的原因诱发某种精神障碍,因此在疾病因果探索方面,采取某些风险模型予以解释,或者通过较折中的认识,予风险因素赋值排序,得到相对合理理解。如孤独症的致病因素既有遗传,亦有环境诱因,甚至包含早期养育经历,抑或不排除依恋剥夺。个体生物学方面的易感素质(包括基因问题),很可能在后天某些诱发因素作用下产生行为/症状表型。当代西方主流精神病学的思想体系,本身包含了生物学、心理和社会因素的医学模型,但即使在解释某些单病种成因上,仍显得操作性较差,而复杂的复合型疾病,则更难以由特异性的成因获得解读。

生物精神病学试图遵循一种生物医学模型解读儿童青少年精神疾病,许多精神障碍的定性,被概念化为可能是由遗传、环境因素、养育经历等复杂因素相互作用,最终形成发育过程引起的脑功能障碍。较为共识的假设是,精神疾病可能是生存压力,例如先天素质-压力模型中所暴露的遗传和发育脆弱性协同而造成的,其中不排除个体差异。例如,即便是同卵双生子,同时罹患孤独症的概率仍达不到百分之百,其他类精神障碍亦然。

鉴于上述,以及学术发展,学界开始应用进化心理学理论模型,试图给出整体解释,但非完满,争议不少。例如,依恋理论本身就是一种儿童精神障碍发病中不断被引用的,带有进化心理学思想的见地。再如,躁狂和抑郁症可通过季节性变化而受益,依据是前者发作期间能帮助身体提升能量水平,而后者发作时,能够帮助恢复身体能量与活力。通过这种方式,春季和夏季激活躁狂,以促进和提升狩猎成功率。而抑郁多在冬季发作,类似进入休眠状态以恢复体能。这可能解释了昼夜节律基因与躁郁症之间的关系,亦可解释轻度的与季节性情感障碍发生的关系。再如,新派精神分析理论认为,个体行为和原生家庭系统的交互作用,可作为解读病因及探寻方法,不断衍生出新理念,据称得到了一定的循证依据。

自20世纪80年代以来,学界一直关注儿童精神病学诊断的主观性成分偏多,是因为不断修订的诊断指标,仍以临床症状而非生物学指标予以界定,这必然受到医师经验、诊疗风格、来自儿童本身的信息量、父母的态度、病耻感等诸多因素影响,导致儿童就医延迟、误诊漏诊,其诊断的准确性也容易被打折扣。例如,2013年,精神病学医师Allen Frances在其论文《精神病诊断信心的新危机》中开宗明义地提到:精神病的诊断仍然仅依靠容易犯错的主观判断,而不是客观的生物学测试。因此,他提到,精神疾病领域存在着"无法预测的过度诊断"。不难看出,美国的《精神障碍诊断与统计手册》(DSM)可使精神科医师过度专注于狭窄的症状清单,而较少考虑哪些风险因素导致了该疾病。正如 2002 年《英国医学杂志》的社论警告,不适当的医疗化行为会导致疾病递增,疾病的定义范围会扩大到包括许多个体及其家庭的问题,同时强调医疗问题或疾病风险,显然会加大医药市场投入、追逐药企的利益。

在儿童精神病学领域对儿童心理行为问题进行诊断界定时,尚须注意以下几个方面的问题:① 对儿童少年心理行为问题的诊断或界定必须慎重,要围绕"问题"儿童所表现的行为、认知、情绪或生理症状来判定,且描述和界定是对行为而不是对人,避免给儿童贴上"标签",这种情况对非住院儿童尤为重要。儿童所表现的行为问题可能是适应异常或特殊环境的一过性表现,如慢性疾病、遭受虐待、创伤经历、考试焦虑、分离焦虑等;最终还须专业医师根据医学观察和权威诊断标准做出诊断。② 发展中的儿童的心理和行为具有可塑性和易感性特点,亲子关系、同胞关系、伙伴关系及师生关系在其行为塑造中起着关键的作用。因此,儿童心理问题的诊断和干预则必须考虑和协调这些关系,如对看护者、教师的咨询与指导。③ 必须考虑"问题"儿童自身的能力特点和背景,特别是其适应环境的能力和发展性能力(如阅读障碍的儿童很可能具有音乐、舞蹈或体育方面的天赋),也须考虑儿童的传统文化、信仰、语种及价值观(如少数民族)等。④ 对那些难以诊断或疾病程度较严重而复杂的患儿,有必要及时转介至更专业的专科或医师就诊。说到底,儿童精神心理障碍的识别与诊断,迄今大都缺乏特异性生物学标记物,病因和行为表征间很难获得线性和确定的因果关系。因此,医师在注重临床观察的同时,获取来自儿童本身、养育者提供的足够信息,以及了解原生家庭实际状况尤其重要。

值得注意的是,儿童心理发展的特点和异常行为具有多样性,优势和不足常常共存,很多行为问题或障碍并不是由简单清晰的因果关系所导致。因此,儿童心理行为障碍的病因是复杂多样的,同样的心理障碍也可能表现形式不同(如品行障碍既可以表现攻击和诈骗,也可表现偷窃和毁物),导致特定障碍的途径是多样的、交互的,而非线性静态的。同时,评估和治疗上应该识别不同年龄阶段男女儿童的发展功能和能力差异,因为儿童期精神心理障碍的发生率和表现形式是存在性别差异的。一般而言,外显的多动和攻击行为较多见于男童,故此就诊率相对要高;而女童表现问题的方式通常不易被发现,因此行为问题容易被忽视。

儿童心理障碍中约 20% 可持续至成年期,并且会影响到他们的社会适应、婚姻、人际交往、就业乃至人格等,有的可演化为严重的成人期精神障碍。长期的心理问题不仅影响儿童或成人的生存质量,也会给经济和社会管理方面带来巨大压力,如康复治疗投入、司法介入、生产力丧失、家庭功能失调、长期的干预治疗等。须强调,只要积极建构适宜的儿童生存环境与条件,他们的健康适应能力就会提高,可以预防和克服主要的心理障碍。

三、主要影响因素

儿童心理问题或障碍的发生,是遗传与环境因素交互作用的结果。但临床观察发现,儿童心理障碍的病因机制极为复杂,且各种解释的权重不一、归因困难。事实上,许多儿童精神病理学可探索到部分遗传和生理机制,但更多的机制仍不甚清楚,如各类情绪障碍、孤独症、ADHD、智力低下等,尚难查到明晰的发病机制或因果关系,如果合并两种以上共病,病因探索将变得十分棘手。加之,儿童不擅表述病情或自身感受,或来自家长或学校的信息有限,这就意味着,临床上界定或诊断儿童精神病理学将是项艰巨的任务。同时,须考虑儿童自身的发育进程、规律以及环境压力、竞争等诸多因素。

概括而言,儿童精神心理障碍受遗传、环境、气质、家族史、养育经历等诸多因素交织影响。有研究报道,世界各国有众多儿童精神心理障碍被误诊或漏诊,甚至被错误的治疗,使得这些儿童叠加或合并其他精神疾病,预后结局不良,如 Asperger 综合征、情绪障碍等。

(一)遗传

大量研究证实,通过家系和双胞胎研究发现,儿童许多精神疾病的形成、发展中存在着明显的遗传因素作用。但是迄今为止,儿童精神疾病很难用单基因遗传予以解释,而是多基因的复杂交互作用引发的,如孤独症、精神分裂症、注意缺陷多动障碍等。意味着,在某些隐性遗传作用下,使得儿童个体本身存在遗传易感素质,亦可被家庭、养育方式以及环境因素诱导发病。最新研究的共识是,儿童精神障碍更多是由于基因、环境事件和早期发育问题共同促发的复杂疾病,它可为相关生物机制的研究提供思路与策略,而非一味地探寻单纯遗传基因问题。目前,研究越来越关注基因与内表型之间的联系,且结合包括神经生理学、生物化学、内分泌学、神经解剖学、认知或神经心理学介入,从更宏观角度认识或揭示儿童精神疾病的发病机制。如对精神分裂症,科学界认为是多个基因罕见突变,最终影响到神经发育异化,导致发病。而且,这些基因的罕见结构突变也会因人而异。

多基因的遗传表现形式是多态性变异。主要涉及那些基因的内显子(intron)、外显子(exon)的多态性变异。它们共同作用表达一些远端、累积性或是间接的效应,并连带其他功能,如关联的生化效应与机制,它可在神经生化、神经元分化、神经心理表型中起到级联式复合作用。这些效应除了一些直接作用,亦可在个体发育过程中各个环节,受环境因素的影响与“扳机”样控制,使得表型多元化,这在无论是功能还是形态学方面均有表现。同一种疾病在不同个体,可能由一个主要基因组和多个关联因素交互作用或为介导,产生不同的多态性变异,最终诱畸致病。这意味着,同种疾病,既有共性干预治疗措施,亦有个别化治疗原则,尤其在儿童精神心理疾病凸显和显得重要。

分子生物学领域的信息爆炸性增长,增加了关于发育基因在人体发育中作用的认识。现已发现数百个基因,与大脑神经发育有着极为密切的关联。如:已发现了脑神经网络联结相关的部分基因,其功能调控左右着神经元分化与移行,甚至影响行为表型。某些基因突变,可促使胚胎期神经发育异化,可致前脑无裂畸形或是小头畸形。某些基因的编辑、修饰,同样可导致与基因变异相同的畸形。例如,中央管闭合至少由五个等位基因的启动,其中每个双链的复制均由不同的基因调控,故此出现不同致畸结果或是神经功能障碍。

(二)气质

气质(temperament)是婴儿出生后最早表现出来的一种较为明显而稳定的个人特征。气质类型是指表现在婴幼儿身上的一类共同的或相似的心理活动特性的典型结合。研究发现,儿童的气质是诱发各种心理障碍的重要因素之一。例如气质类型中的困难型儿童约占总体的10%,他们难以形成有规律的进食、排便和睡眠。他们对环境不良因素更具易感性,从而易出现适应困难和行为问题。这类气质特点的儿童,若经历父母争吵、分居和离异,则更容易罹患抑郁症和其他精神心理障碍。他们同样易受创伤、虐待、移民、迁徙等因素影响,更容易出现各种精神障碍。这种气质特点也使儿童更早、更容易出现分离焦虑,在以后的成长中容易导致ADHD、睡眠障碍、焦虑、反社会行为以及抑郁症。研究发现,困难型气质儿童在5岁时出现攻击行为和同胞竞争障碍的比率显著高于对照组正常儿童;也容易“诱发”父母的养育排斥或虐待(Muris P,2005)。在一些药物依赖青少年中回顾调查发现,他们自幼表现出特殊气质类型及情绪不稳定,因此在家庭中的亲子间形成不良依恋的恶性循环(Jaffee SR,2017)。不同气质特点亦可发展为不同的人格特质,有些成人人格障碍与早年的困难型气质存在关联。

(三)产前因素

胎儿在母体内发生的任何损害均被视为产前损害。研究证实,母孕期药物滥用、酒精依赖、暴露于环境毒物、病毒感染、罹患疾病等均会影响到胎儿神经发育,导致产后儿童精神心理问题。甚至,母孕期的精神压力、营养不良、生活事件、产程异常等亦可造成胎儿或新生儿脑损伤,或上述因素不同程度限制胎儿/新生儿神经发育的可塑性。在严重精神疾病儿童中发现,其总体健康状况较差,多为直接和间接负面因素造成,包括饮食、母孕期感染、环境毒素暴露、家庭社会经济地位劣势、家庭寻求帮助或治疗依从性低下,或医疗保健条件不足等。

产前环境毒物暴露,对产后儿童认知及行为的影响是个极为复杂的过程,因为很难界定一个母亲暴露于有害物质的严重程度和持续时间,除非是急性毒物接触或暴露。大多数药物单纯过量对胎儿造成的后果,通常与母亲的心肺系统和代谢状态有关,如果母亲在警戒线以下保持稳定,则不大可能对胎儿造成负面影响。

研究发现,长期暴露于一定剂量的有害物质、药物及环境毒物,通常与已知的胎儿畸形和产后儿童的神经认知不良效应有关。不排除新生儿畸形是母孕期接触有毒有害物质所致的结果。可致畸的药物包括睾酮、孕激素、抗惊厥药(卡马西平、苯妥英、丙戊酸)、抗肿瘤药物(环磷酰胺、苯丁酸氮芥、甲氨蝶呤)、香豆素、乙醇、碘、铅、甲基汞、多氯联苯、电离辐射、类维生素A、尼古丁(吸烟)、四环素、萨力多胺、甲氧苄啶等。

孕期母亲或父亲的物质滥用,是最常见的产前慢性毒性暴露形式。多数研究发现,这类产前物质滥用对产后儿童认知与行为造成的危害是显而易见的,如果加上产后环境毒物的暴露,则可产生叠加效应。物质滥用母亲通常可能合并有其他社会心理问题,如贫穷、社会经济地位低下、营养不良、吸烟酗酒、潜在的继发于物质依赖的医疗问题、婚姻危机、单亲母亲、少女怀孕、遭受虐待、家庭功能失调等。所有这些因素都可能对胎儿、新生儿脑发育构成威胁,而母亲的角色行为失范,则加重儿童已形成的神经系统的损害,且具有隐性持续特点。鉴于个人因素(如逃避法律追究、病耻感等),临床观察中很难察觉或控制这些因素,即使对养育者采用临床访谈或是问卷调查也不太容易获得准确信息。

（四）颅脑损伤

儿童任何发展阶段的颅脑损伤,均可能导致精神障碍。研究发现,癫痫、创伤性颅脑损伤均可引起儿童认知发展障碍、情绪紊乱、人格障碍以及其他类型精神障碍。通常,颅脑损伤程度和癫痫发作频率,与症状的严重程度成正比。

颅脑损伤的认知残留症状与损伤的类型(开放性或闭合性损伤)以及被破坏的组织数量有关。闭合性颅脑损伤的症状往往是抽象推理能力、判断力和记忆力方面的损害,并且还会出现明显的人格变化。开放性颅脑损伤的症状,往往是经典的神经心理综合征,如失语症、视觉空间障碍、半侧忽视、记忆力或知觉障碍等类型。脑内占位性病变(如肿瘤),也会引致患儿出现幻听、幻视、意识模糊、理解能力下降,甚至认知能力低下。额叶损伤,还可引起患儿执行功能损害、无法判断行为顺序、冷漠、注意力下降、工作记忆障碍等。

研究还发现,儿童精神分裂症等严重疾病与其脑干结构和功能异常有关,且罹及注意功能的损害。某些精神障碍与大脑皮质某些区域的大小或形状的异常有关,间接反映了调控神经发育的基因异常所致。影像学研究说明,部分儿童精神疾病存在脑室增大、海马体积和形态改变现象。有趣的是,最新研究表明,孤独症、双相情感障碍等存在杏仁核体积的变化。脑容积的改变,也与认知歪曲、情绪应激、药物滥用等有关。一些研究还发现,重度抑郁症患者海马体积缩小,并有可能随着时间推移而恶化。

早产和低出生体重同样损害脑发育。与足月儿相比,早产儿在以下方面出现更高的患病率:脑瘫、认知障碍、视觉障碍、注意缺陷障碍、语言和言语障碍、执行功能障碍、工作记忆缺失、视感知觉损害、运动障碍等。在早产的新生儿中,随着胎龄和出生体重的降低,脑瘫、认知障碍、学校行为问题、学习困难、视觉损害和复杂的其他疾病的发生率则会升高。虽然体重低于 1500 g 的早产儿在美国只占 1%～2%,但却是造成 47% 新生儿死亡的原因,其中 22% 的儿童有大脑瘫痪,36% 有新生儿住院记录。

研究表明,精神分裂症等疾病患者脑干结构功能异常,也与保持持续注意力障碍有关的疾病关联。精神分裂症、发育性运动协调障碍较多出现脑室扩大、大脑面积和海马体积相对缩小,而在双相情感障碍研究中发现,患者杏仁核增大。重度抑郁症患者海马体积缩小,且可能随着时间的推移而恶化。

另外,胼胝体发育不全(agenesis of the corpus callosum,ACC)是一种较罕见的先天性缺陷,主要为胚胎期脑胼胝体完全或部分发育缺陷。ACC 可在儿童 5 岁前引发睡眠障碍,从而引发更多更复杂的其他精神障碍。ACC 可致学龄期患儿思维、注意功能和社会功能退化。有些 ACC 儿童会表现社交障碍和退缩行为,易被误诊为孤独症,但他们的刻板和重复行为没有孤独症明显。ACC 也可出现视力障碍、肌张力低下、运动协调差、运动里程碑延迟(如坐和行走)、如厕训练延迟、咀嚼和吞咽困难等。

（五）不良养育经历

大量研究证实,儿童早期不良养育经历会造成诸多精神心理障碍。例如依恋剥夺、忽视与虐待、社会隔绝、过早丧亲、目睹灾害与伤害、重大生活事件等不一而足。如:育儿不良是儿童抑郁和焦虑症的危险因素,家庭分离、丧亲和童年期创伤是儿童精神病和精神分裂症的危险因素。

由于发育中的大脑更具脆弱性,故此儿童比成人更容易遭受创伤事件造成的心理伤害。对创伤事件的反应,与儿童年龄相异而有所不同。并且,儿童伤害的程度与这些事件的类型、危害暴露时间长短、原生家庭状态、家人/朋友的影响等因素有关。例如经历动荡时期的童年,人为造成的创伤,如母子分离、虐待、遗弃等,对儿童的影响要远大于自然灾害。虐待与忽视具有家族聚集性,施虐父母通常具有不幸的个人童年。

研究发现,童年期的不良经历会影响大脑的结构和功能发展,从而在以后的生活和成年期造成脑结构和功能异常。不良童年经历具有剂量效应,早期伤害越大、经历时间越长,对儿童个体造成的后果越严重。它是儿童期社会行为问题的严重程度、频率、自杀、健康状况、寿命与暴力攻击等行为的重要参量。童年期的许多不良经历会产生不同程度的压力或应激反应,持续的应激状态会不断干扰神经系统的发展及其功能,称为毒性应激(toxic stress)。慢性应激不但影响儿童的情绪,也会损害一般认知能力,形成特定思维定式,对周围容易采取各种错误的应对方式及不良生活方式。

（六）社会保障及其他

影响儿童精神心理健康发展的因素远不止于上述。研究陆续证实,如下因素亦是导致精神疾病的风险因素。如家庭功能失调、家庭关系破裂、父母离异、暴力管教、社会保障及支持资源匮乏、同辈欺侮与霸凌、朋友关系破裂、早期超负荷学习、静坐少动生活方式、应试教育、竞争压力、电子产品依赖、物质滥用、贫困、父母期望值过高、同胞竞争、隔代养育、移民、种族歧视等。宗教信仰的潜在因素亦不可忽视。某些宗教信仰，或是"超人"经历与信念，符合妄想或精神疾病的许多标准。有证据表明，某些信仰或经验，会拒绝承认精神症状，抑或干扰对某些残疾或是精神疾病的诊断标准。早期文献报道，某些宗教确与精神分裂症之间存在联系，如精神分裂症患者通常会报告某种宗教上的妄想。

战争、难民、社会动荡、传染病流行（如 COVID-19 大流行）等均容易给儿童青少年造成精神创伤，引发各类精神心理障碍，如创伤后应激障碍（PTSD）。另外，大数据显示，人群精神障碍发病率与总体的社会、经济和文化体系有关。社区或文化问题包括贫穷、失业、就业不足、缺乏社会凝聚力、移民、歧视与排斥等，都与精神障碍的发生、发展有关。再如，社会经济地位（socioeconomic status，SES）有关的压力与严重精神障碍的发生有关；而教育、职业、经济收入或社会地位较低，则与缺乏安全感有关的精神障碍发病密切相关。当然，SES 因素的作用及其结果，因国家、文化和种族差异不同而异。随着全球移民潮的递增，发现少数族裔群体，包括第一代或第二代移民中发生精神疾病的风险更高。这与社会适应困难、沟通不畅、缺乏安全感、生活压力以及种族歧视等因素有关。

数据显示，加强学校、家庭、社区的保护因素以及提高青少年的心理卫生保健质量，有助于改善脆弱青少年的发展结局。鉴于全球儿童青少年心理健康现状，世界卫生组织和联合国儿童基金会发起了儿童青少年心理健康促进行动地图（mapping actions）项目，对 2000—2010 年间，所有旨在改善青少年心理健康的国际组织，包括联合国机构、国际调查机构和非政府组织（NGO）进行一次概览。目标主要包括：获取相关国际合作行动的基线数据，了解在政策、训练工具和干预设施方面存在的差距，探索政策实施、扩大干预所面临的挑战及提供未来服务的机遇，为不同机构提供信息交流的机会。

结果，各种国际组织的主要目标人群为暴露于危险因素的青少年（96%），其次为社区、家庭、老师及非专业机构，针对心理障碍患者的干预行动较少。这些行动主要在社区和学校开展。与行动开展场所一致，心理社会支持的提供主要来自社区和家庭，其次为非专业支持和基础服务与安全（图 8-1）。

行动地图还指出，NGO 开发了一系列的训练材料和能力建设工具包，并将其运用于不同的行动项目中。86% 的 NGO 开发了适用于特定行动范围和

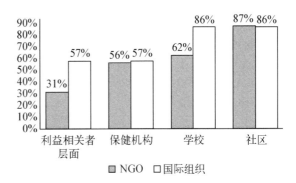

图 8-1　青少年心理卫生行动的开展场所

当地文化背景的训练工具包，88% 的 NGO 采用自行开发的或者其他国际组织开发的工具包。最常使用的技术材料包括：联合国儿童基金会和联合国教科文组织（UNESCO）的生活技巧教育，世界卫生组织精神卫生差距行动计划干预指南等。35% 的组织与其他国际组织在过去 10 年有过合作或正在合作，将近 1/3 的国际组织是国际会计准则委员会（IASC）的活跃成员或观察员。还有一些国际性组织，如儿童保护工作组（CPWG）是在人道救援环境中协调儿童保护的全球论坛，工作组联合了 NGO、联合国机构、专家学者及其他人士，寻求各方的合作，还有儿童保护监测和评估参考组等。

（静　进）

参考文献

［1］陶国泰，郑毅，宋维村.儿童少年精神医学［M］.2 版.南京：江苏科学技术出版社，2008.

［2］AACAP."What is Child and Adolescent Psychiatry?"［EB/OL］.［2021-03-19］.https://www.aacap.org.Retrieved.

［3］Anderson EL，Steen E，Stavropoulos V.Internet use and problematic internet use：a systematic review of longitudinal research trends in adolescence and emergent adulthood［J］.Int J Adolesc Youth，2017，22（4）：430-454.

［4］静进.教授与你面对面：儿童青少年心理健康读本［M］.广州：暨南大学出版社，2020.

［5］陶芳标.儿童少年卫生学［M］.8 版.北京：人民卫生出版社，2017.

［6］Clark LA，Cuthbert B，Lewis-Fernández R，et al.Three approaches to understanding and classifying mental disorder：ICD-11，DSM-5，and the National Institute of Mental Health's Research Domain Criteria［J］.Psycho Sci Public Interest，2017，18（2）：75-145.

［7］Sellers R，Collishaw S，Rice F，et al.Risk of psychopathology in adolescent offspring of mothers with psychopathology and recurrent depression[J]. Br J Psychiatry, 2013, 202(2):108-114.

[8] Pilgrim D, Rogers A. A Sociology of Mental Health and Illness[M]. 3rd ed. Milton Keynes: Open University Press, 2005.

[9] 爱德华·肖特. 精神病学史[M]. 韩健平, 胡颖翀, 李亚明, 译. 上海:上海科技教育出版社, 2017.

[10] Varese F, Smeets F, Drukker M, et al. Childhood adversities increase the risk of psychosis: a meta-analysis of patient-control, prospective-and cross-sectional cohort studies[J]. Schizophr Bull, 2012,

38(4):661-671.

[11] Fee D. PATHOLOGY AND THE POSTMODERN: Mental Illness as Discourse and Experience [M]. London: Sage Publications Ltd, 2000.

[12] Lipsedge Maurice, Littlewood Roland. Aliens and Alienists: Ethnic Minorities and Psychiatry[M]. 3rd ed. New York: Routledge, 1997.

[13] 戴维·迈尔斯. 社会心理学[M]. 8 版. 张智勇, 乐国安, 侯玉波, 译. 北京:人民邮电出版社, 2016.

[14] 埃里克·J. 马什, 戴维·A. 异常儿童心理学[M]. 3 版. 徐浙宁, 苏雪云, 译. 上海:上海人民出版社, 2009.

第九章

流行病学基础

中外远古时代的医学已经有了疾病群体现象的概念,认识到人类疾病与自然环境和社会环境的关系。从19世纪开始,西方医学家在对疾病的诊疗过程中逐渐形成在人群中以描述疾病分布的方法探讨病因的流行病学的基本概念和研究方法。20世纪中叶,流行病学的原理和方法得到长足发展。随着医学模式的转变,流行病学研究的范围由传染病扩展到非传染病,由躯体疾病扩展到精神疾病,由研究疾病扩展到研究健康以及其他卫生相关事件,特别是对原因不明性疾病的调查分析,成为探索性医学研究的方法学体系。在儿童少年精神医学各相关领域的研究中,现代流行病学的方法越来越多地得到广泛应用。1989年Earis正式提出"儿童及青少年精神疾病流行病学"(child and adolescent psychiatry epidemiology),发展至今,已经成为儿童少年精神病学与流行病学的一门交叉学科。

第一节 概 述

一、流行病学的概念

现代流行病学的定义是"流行病学是研究人群中疾病与健康状况的分布及其影响因素,并研究防制疾病及促进健康的策略及措施并评价其效果的科学"。这一定义表述了现代流行病学的几个基本概念:首先,流行病学是以群体研究的方法观察和描述疾病和健康现象。"流行"(epidemic)一词本身有群体的含义,因此流行病学就是关于疾病和健康状况在人群中的现象的学科,流行病学要求从事流行病学研究跳出传统医学立足于单一病例的立场,时刻把握它的研究对象不是个人而是群体。其次,定义中说明流行病学不仅研究疾病,同时也研究健康,洞察疾病的全貌是流行病学的重要特征。流行病学家看到所谓有病与无病之间本无明显界限,只是临床

医师依据某一诊断标准将一部分人划为患者,而另一部分划为非患者,如同北冰洋上漂浮的一座冰山,临床医师看到的是浮在海平面上边的一部分,而流行病学工作者力求看到的是整个冰山的全貌。这一概念在儿童少年发育、精神与行为障碍的研究中尤为重要,因为在流行病学调查分析时所谓"障碍"就是研究者依据一定规则设定的"标准"所判定的某一部分儿童少年。由于儿童少年处于生长发育期,许多"障碍"可能仅是生命周期中一过性的现象,有人建议对这类性质的流行病学研究称为发育流行病学(developmental epidemiology)。第三,流行病学是应用群体研究方法,研究疾病和健康的全过程,从时间、地区、人群的分布入手,探索造成不同分布的原因,最终目的是提供防制疾病和促进健康的策略和措施并进行科学系统的评价,这可以归结为:揭示现象、分析原因、提出措施、评价效果四个步骤。准确地描述疾病和健康的真实状况是这一过程的基础;采用正确的数据统计分析方法,以辩证唯物主义的逻辑推理方法进行分析是这一过程的核心;而提供的措施的效果仍然需要采用流行病学研究的方法加以验证。特别强调的是,流行病学采用"防制"而不用"防治",就包括了预防和控制两层含义,治疗患者在流行病学研究中是控制疾病流行的手段之一。

二、流行病学的基本原则

现代流行病学是以描述疾病和健康状况在不同时间、地区、人群的分布,探讨病因和危险因素,制订预防控制措施并评价其效果的独立学科。近半个世纪以来,流行病学的基本原理不断发展完善,经过几代流行病学家的总结和凝练,概括为以下几个方面:

1. **基于人群的观念** 流行病学是以人群为研究对象的学科,有别于临床医学以个体为研究对象。从宏观到微观的研究,都是群体研究方法,即使研究深入到生命现象的分子水平,最终目标仍然是探讨微观现象的宏观分布特征。流行病学研究的对象是

人群,研究结论也适用于群体。例如,流行病学研究结论认为母亲孕期碘缺乏可以导致子代精神发育迟滞,即是从群体意义上讲碘缺乏孕妇引起子代精神发育迟滞的危险增高;而就某一个体而言,可能长期生活在缺碘地区,其子女并未发生精神发育迟滞,而不缺碘的母亲也有可能生出精神发育迟滞的子女。

2. 描述分布的研究起点　流行病学研究始终把描述疾病和健康状况在不同时间、地点及人群的分布作为起始点,从分析造成该分布特点的原因中找到预防和控制疾病流行或增进人群健康的方法。描述分布是流行病学研究有别于其他各类研究的突出特点,从宏观的立场出发,站在全局的高度,审视疾病与健康的人群分布特征。流行病学家必须具备实事求是的精神,采用正确的研究方法,客观地反映事件的本质,描述分布的精髓是真实地展现事件的本来面目,基于失真的信息无论采用何等精确的统计分析方法都不会得到有价值的结论。

3. 对比的原则　对比的方法是流行病学研究的基本方法,可以毫不夸张地说,任何流行病学结论均来自对比资料。流行病学的重要目标是揭示医学事件在人群中分布特征的原因,由于影响事件发生和转归的因素如此之多,如果不采用对比的方法很难说明是哪一个因素对事件的转归发生了作用。流行病学研究对比的方式可归类于两种:一类是按结局分,例如比较有病与无病,有效与无效,康复与死亡等组间因素是否有差别。另一类是按因素分,例如暴露与非暴露,干预与非干预,治疗与对照,以及不同地区、不同人群、不同时间疾病或健康状况的差别。对照的形式可以千变万化,对比的原则却始终如一。

4. 概率论与统计学的原则　流行病学研究的思维方式、分析方法都是建立在概率论的基础之上。一方面流行病学研究大多是基于样本的研究,由样本的经验推论到总体就存在真实性的问题,通常人们称之为外部真实性。另一方面即使是对一个局限的甚至是同质的相对总体进行研究,由于生物学指标变异性的作用,该人群中每一个体或每一个体重复测量值亦不可能恒定不变,研究对象得到的结果是否为该人群的真实结果,这称为内部真实性。在此基础之上流行病学研究收集资料和统计分析,经逻辑推理最终得到的很少有绝对肯定或绝对否定的结论。流行病学研究常常采用各种概率作为指标,其真实含义是可能发生某事件的群体中已发生该事件的概率。无论是绝对值或是相对数,流行病学一般均以可信限(confidence limits)或置信区间(confidence interval)表述其概率特征,而为了排除生物学指标变异性对结果的影响,在流行病学推理之前都要对数据进行统计学处理。

5. 预防为主的原则　流行病学从一开始就把研究目标定位在预防疾病,流行病学研究的各种方法围绕着的一个核心内容是探讨疾病流行的原因,而探讨病因的目的在于控制病因,预防疾病。流行病学的病因概念不同于临床医学,当一个临床医师知道引起儿童注意缺陷多动障碍的原因之一是中枢神经递质儿茶酚胺(catecholamine,CA)水平不足就已经满足,因为采用哌甲酯和苯丙胺增加 CA 在突触结合点的有效性就可以改善儿童注意缺陷多动障碍的症状,但流行病学家必须知道什么原因导致 CA 水平不足,因为预防类似病例发生首先应当控制导致 CA 水平不足的原因。当一种疾病病因明确时可以针对病因采取措施,当病因不明确时,流行病学仍致力于探索使疾病发生概率增高的相关因素,针对这些因素采取措施,同样可以控制疾病流行。对具有危险因素的人群即高危人群采取积极的预防手段,同样可以达到疾病早期预防的目的。

三、流行病学的研究方法

流行病学研究是在现场进行的,这个"现场"可以是一个医院,一个社区,一个城市,一个或数个国家。基本的流行病学研究方法可概括为以下三类,即观察法、实验性研究、理论性研究。

(一)观察法

1. 描述性研究　又称描述性流行病学(descriptive epidemiology),是通过调查或观察的方法将疾病、健康或其他卫生事件真实地展现出来,不但描述事件在不同时间、地点、人群分布的特点,同时提供影响分布因素的线索,为进一步探索病因,提出防治疾病保障健康的措施提供依据。描述性研究一般包括以下六种方法:

(1)横断面研究(cross-sectional study)　又称现况调查,是在某一卫生事件发展过程中的某一时点或某一期间进行的调查,目的是将事件调查当时的断面现况展示出来,它所反映的是事件从过去发展到调查当时的累加现象。如果是对疾病调查,则反映的是调查当时存活的新老病例的总和。具体实施的方法依据研究的目的和工作条件又可分为普查抽样调查、筛查等。

(2)个案调查(individual survey)　又称病例调查,是对个别病例及周围环境进行的调查研究,目的是查明该具体疾病或卫生事件的来龙去脉,从而找到发生该事件的原因和影响因素,为避免类似事件再次发生或促进健康提供线索,特别是对于"传染性"疾病,个案调查是追溯传染来源,防止疾病蔓延流行的重要方法。临床医师进行的特殊病例个案报告,可以看作是本类研究的特殊形式。

(3)暴发调查(outbreak survey) 是对局部地区短期之内出现大批相同性质患者或其他卫生事件的调查,常常是预防医学及公共卫生的一种紧急情况,要求调查人员在最短的时间内查明原因,提供有效控制措施,防止疾病蔓延或事态扩大。近年来各地学校学生疾病暴发时有发生,已经引起社会广泛关注。暴发调查考核流行病学工作者和相关部门的快速反应能力,反映研究者是否熟练掌握流行病学基本知识和基本技能。

(4)生态学研究(ecologic study) 又称相关研究,是在自然状态下对疾病、健康或卫生事件与某些相关因素之间的相关关系进行的观察性研究,其观察对象一般应为某一生态环境下的自然群体,比如对于环境污染与儿童少年发育、精神与行为关系的调查,它可以提供疾病流行的病因线索或提出健康促进措施的依据,但是最大缺点是无法判定因果关联的时间顺序。

(5)卫生监察(surveillance of health) 指长期地、系统地收集某种疾病或卫生事件资料,描述其发展和变化的态势,找出规律,分析原因,提出控制疾病流行、保障人群健康的措施并评价措施效果的一种流行病学研究方式,比如对精神发育迟滞、孤独症、强迫症、自杀、儿童少年发育状况等的监测。和现况调查不同,监测资料的性质是纵向资料,重点探讨事件随时间变化的趋势。

(6)档案研究(archival study) 描述性研究的数据可以来源于现成资料,如医院的病历、防疫部门的疫情报告、卫生管理部门的疾病及死亡报告、统计或公安部门的人口资料、计划生育部门的出生记录、社区居民或学校健康档案等。此类研究,原始数据不是专为某研究目的而设立,并且省时、省力、省费用,关键在于原有数据必须系统完整,而这一点原始记录往往难以做到。

2.分析性研究 又称分析流行病学(analytical epidemiology),是流行病学病因学研究的主要方法,在描述性研究提供信息的基础之上建立的病因假设,需要通过分析性研究加以验证,其基本研究方法可分为病例对照研究和队列研究两类。

(1)病例对照研究(case-control study) 基本方法是选择一批有代表性的病例(或某一卫生事件),再选择一批和病例相匹配的对照,调查病例组和对照组以往对某一可疑致病因素的暴露情况,比较病例组和对照组暴露该可疑致病因素比例的差异,从而推论该因素是否与疾病(或事件)有关。可疑致病因素的暴露史大多数由病例或对照回忆得出,因此称此类研究为回顾性研究(prospective study)。

(2)队列研究(cohort study) 又称群组研究,基本方法是按照可疑致病因素接触将特定人群分为暴露与非暴露两组,随访追踪观察两组人群疾病或健康状况,比较暴露组与非暴露组人群疾病(或卫生事件)发生频率的差别,从而确定该因素是否为疾病或事件发生的原因。此类研究开始时,结局尚未发生,在研究的较长时期观察过程中,研究的结局陆续出现,其性质是前瞻性的,因此称为前瞻性研究(retrospective study)。

(二)实验性研究

实验性研究又称实验流行病学(experimental epidemiology),它通过人为控制研究因素在人群中进行实验,以最终证实研究的事件(病因)是否为结果(疾病)的原因。和描述性与分析性研究不同的是,实验性研究在人为控制条件下进行,和一般实验室进行的实验不同的是实验研究的对象是人群。此类研究大体可分以下三种:

1.临床试验(clinical trial) 在医院中以临床患者为研究对象,主要观察某一药物或治疗、康复措施效果的一类试验,特别是在针对某一疾病新开发药剂上市之前,在毒理、药理等基础研究完成之后在一定范围和条件之下在人群中进行的系列试验。基本方法是将患者随机分为治疗组和对照组,经过一段疗程后,比较两组之间治疗效果的各项指标并进行评价,从而判定该药物或治疗手段是否有效。临床试验设计的关键是遵循随机、对照和盲法的原则。

2.预防试验 在人群中对某项预防措施效果进行评价,可基于某一现场、社区、社团或学校。基本方法是在控制条件下将人群分为实验组和对照组,经一定时期之后,比较两组之间指标的差异并进行分析,从而判定该预防措施是否确实有效。

3.干预研究(intervention study) 特指在人群中通过改变可疑致病因素观察该人群疾病或健康状态是否发生变化的一种实验设计,它是流行病学病因研究最终的最强有力的证据。干预研究同样遵循随机、对照的原则,但在实际工作中,往往不能完全符合理论上的要求,此时研究者称此类研究设计为"准实验"或"类实验"。

(三)理论性研究

理论性研究又称理论流行病学(theoretical

epidemiology)，是流行病学研究的高级阶段，它是在已知疾病流行或卫生事件发生全过程中各因素相互关联的基础之上，采用数学语言定量表述该过程各主要环节变化规律的一种方法。用数学方程表达疾病流行过程可以在实验室内或计算机上进行模拟，一方面可以预测可能发生的流行，另一方面可以筛选和检验不同预防措施的效果。目前比较成熟的数学模型有 Reed-Frost 模型、催化模型、多水平模型。

第二节　病因及因果推断

儿童少年发育、精神与行为障碍大多原因不明，这给治疗及预防工作带来困难，流行病学从自身学科特点出发，从病因推断到疾病预防都有其独到之处。

一、病因的特征及因果关联的类型

在远古时代，人们把疾病看作是神的意志或上帝的惩罚。随着社会的发展，人们对环境的物质基础和人与环境的关系有了一定的认识，逐步形成朴素的唯物主义观，把人类疾病的发生发展和自然界的金、木、水、火、土、气的变化相联系。19 世纪微生物被发现，人们注意到，疾病（特别是传染性疾病）的发生似乎总是和与人类共存的、小的、活的微生物有关联，从而产生了生物特异病因学说。20 世纪下半叶，人们更加清醒地认识到，人的进化源于自然，人与自然界共生，但人又不同于自然界的一般生物，即人有思维、有语言、有社会活动等，从而产生了社会-心理-生物医学模式，形成了发病的环境、宿主、病因的生态失衡学说。这里的环境包括自然环境和社会环境，病因指与发病具有密切关系的某些环境因素和宿主因素的总和。

根据近年来人们对病因的理解和认识，目前流行病学的病因定义如下：能使人群某病发病概率增加的因素，称为该病的病因因素（causal factor of disease）或病因因子，简称病因（cause of disease）。在流行病学研究中，通常把尚未最后确定的可能病因因素称为危险因素（或危险因子，risk factor），把带有危险因子的人群称为高危人群或危险人群（risk population）。从上述定义可以看出，一方面流行病学病因是一个具有广阔含义的概念，对于一种疾病或一个事件而言，其所有病因因素的集合构成了这种疾病或事件的全病因。另一方面，对于其中一个患者或事件的受害者来说可能仅仅具备全部病因因素的一部分而导致发病。某个人或某个群体，包含

（或暴露）的病因因素越多，他（他们）发病的概率就越大。

（一）按照病因的作用分类

在病因研究和疾病控制的实践中，按照病因的作用分为：

1. **必要病因**　任何一种事件的发生，都具有一定的原因和条件，而且往往是多因素的交叉重叠，在诸多因素中有些因素是必须的，也就是说，结果发生必具有该因素。将某种疾病的发生必然具有的这个（些）因素称为该病的必要病因因素，简称必要病因（necessary of cause）。在实际工作中，往往不是所有病例都能找到必要病因，这里所谓"必然具有"可以理解为"几乎都具有"。

2. **促成病因**　在疾病的发生过程中，有些因素不是必要病因因素，但它们的存在可以引起疾病发生概率增加，比如儿童少年焦虑症的主要原因是各种心理社会方面的应激因素。结核杆菌是肺结核的必要病因，但并非暴露于结核杆菌的人均患肺结核，其他因素如机体免疫状态、营养不良、过度疲劳、遗传因素等都可能影响肺结核的发生。再如 SARS 暴发流行期间，并不是所有密切接触者全部都发病，暴发流行早期，病原体毒力较强，密切接触者中发病人数较多，到流行晚期，这种冠状病毒经不断更迭宿主之后毒力逐渐减弱，促成因素的作用逐渐明显。对此类病因因素，即如果某个（些）因素存在，可能导致某病发生的概率增加，但该病发生并非一定具有该因素，这个（些）因素称为该病的促成病因因素，简称促成病因（contributory cause）。可以这样认为，除必要病因因素以外，其他任何能引起发病概率增加的因素都是促成病因因素，只是它们在决定疾病发生概率中的作用大小或出现频率不同而已。

在疾病预防控制中，如果我们能找到并消除或有效控制某病的必要病因因素，可以防止或有效地控制该类疾病的发生。但是，当尚未找到必要病因因素，或者知道必要病因因素（如传染性疾病），但暂时无法消除或有效控制它（们）时，如果能发现足够多的促成病因因素，并设法对重要的促成病因因素予以消除或控制，同样可以极大地降低人群疾病发生频率。

（二）因果关联的类型

1. **单因单果型**　即一种（组）因素仅可引起一种疾病或结局，而且该疾病或结局只由该因素引起，儿童少年精神疾病的此类因果关联目前尚未看到。

2. **单因多果型**　即一种（组）因素可以引起几

种疾病或结局。如心理应激与许多疾病有关,既可以导致情绪障碍、睡眠障碍、适应障碍,也可以导致饮食与排泄障碍等。

3. 多因单果型　这种类型比较常见,可有如下几种方式:多种(组)因素都可独立引起一种疾病或结局;多种(组)因素协同作用引起一种疾病或结局;多种(组)因素因果相连引起一种疾病或结局(图9-1)。

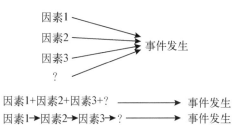

图9-1　多因单果模式图

4. 多因多果型　即多种(组)因素可以引起多种疾病或结局。事实上,在各类儿童少年精神疾病和行为障碍发生的过程中多个病因因素之间的作用方式及相互关系常常错综复杂,因素交叉重叠形成病因网(web of causation)。如一项对青少年自杀意念产生原因的调查分析结果显示,仅各种社会心理因素就相互关联形成一个错综复杂的网状结构(图9-2)。

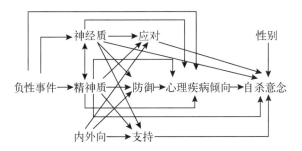

图9-2　自杀意念产生原因网状结构模式图

二、病因的分类

病因因素按照性质可以分为环境因素和机体因素两大类。其中环境因素包括生物因素、物理因素、化学因素、社会心理因素等;机体因素包括遗传因素、内分泌和免疫因素等。

(一)环境因素

1. 生物因素　已知各种病毒、细菌、真菌、螺旋体、寄生虫等可以导致某些儿童少年精神和行为异常,尚未见到立克次体、衣原体、支原体致精神疾病的报道。

2. 物理因素　物理因素中有些是直接的作用,如脑外伤;有些是诱变遗传效应,如电离辐射等。

3. 化学因素　环境中各种化学元素,如碘、铁、钙、锌、氟、铅、砷等含量过低或过高均可导致儿童精神发育障碍。这些元素可能是存在于外环境中人体所必需的微量元素,也可能是由于工农业生产对环境造成的污染。有机化学物质如各种蛋白质、氨基酸及维生素比例失调也是造成儿童精神发育障碍的重要原因之一。

4. 社会心理因素　以往认为社会心理因素在疾病发生和流行中往往是辅助因素,近年来的大量研究表明,许多疾病流行的主因就是社会心理因素,特别是精神和行为障碍的致病因素中社会心理问题,包括家庭和父母的情感均占据重要地位。

(二)机体因素

来源于机体的因素称内源性病因,包括遗传、内分泌和免疫功能等。不同机体或同一机体在不同的环境和时间的代谢过程、免疫功能均有所不同,不同机体对内外环境的适应性也有所不同,相同的环境刺激对不同个体会有截然不同的反应。比如癔病大多发生在青春期后的女性,具有癔病人格、有疾病的家族史,这类人群就成为癔病发生的高危人群。

三、病因的推断

流行病学病因推断是一种逻辑推理的过程,基本的思维方式是从判断可疑因果关联是否有统计学的联系到判断是否有直接的因果关系。与医学统计的相关(correlation)概念不同的是,流行病学因果关联(association)是指一类事件或某一范畴之间的联系,而并非两组定量研究数据之间的关联,这种关联可以分为以下几类:

(一)无统计学关联

表面看来似乎有联系,但这种联系纯属机遇所致,两个完全独立的事件偶然碰在一起,医学统计学的作用就在于排除这种偶然性导致的联系。

(二)有统计学关联

有统计学关联的情况又分为两类:

1. 非因果关系的关联　经统计学处理的关联并非一定具有真正意义上的关联,经常发生的一种情况是:如果事件A是事件B的原因或互为因果关系,同时事件A又是事件C的原因或互为因果关系,如果先有A出现,则必然会出现B与C之间的关联,这种关联往往有统计学意义,但是这种关联是一种非因果的虚假关联。流行病学研究中将可以影响欲研究的因果之外的第三个因素称为效应修饰因素（effect modifier），医学统计则将其定义为协变量（covariate），如果在研究分析时欲将其控制，则称为混杂因素（confounder），如果要了解并分析它们之间的关系，则称为交互作用分析（interaction analysis）。

2. 因果关联　具有因果关系的一系列事件可能形成链，或者更加复杂形成病因网，链或网中的每一个节点都与事件发生有关，则因果关联又可分为：

（1）间接因果关联　大多数指病因链（网）上的中间环节，从疾病预防和控制的意义上看，当我们尚未发现最终意义上的病因或虽已发现但无法控制时，控制这些中间环节仍然可以有效控制事件发展。

（2）直接因果关联　指病因链（网）上的终末环节，不明原因疾病的处置应当以确定直接病因为最高目标，因为只有针对直接病因采取措施才是最有效的防控措施。但是一次研究有时不能明确事件的真正原因，往往提供的是病因线索。另一方面，直接原因的探索随时间的推移不断深化，比如儿童少年反社会行为最初的研究是因为与社会团伙联系，以后发现主要原因是儿童少年丧失自尊，进一步发现是因为厌学、失学，新近研究其根源在于学习困难。事件的因果关系就是在不断深化的研究中越来越清晰，对直接病因的探索也永无止境。

（三）因果推断的原则

在人类探索未知原因疾病流行的进程中，总结了大量推断可疑病因的理论，研究者称其为证据法则（laws of evidence），主要包括：

1. 关联的强度（strength of association）　一般用相对危险度、比值比或其他效应值来衡量。相对危险度越高，则关联的强度越大，研究因素和结局的因果关系可能性越大。当相对危险度很高时，一般可以认为研究因素与结局之间有因果联系，因为这种情况由各种虚假联系和间接联系而致的可能性较小。

2. 关联的时间顺序（temporality of association）　如果可疑因素是疾病的病因，则暴露应在疾病发生之前，如果一时找不到这种时间顺序的证据，至少应当找到有这种前因后果时间顺序的可能性。在这个问题上前瞻性的研究证据最有说服力。

3. 剂量反应关系（dose-response relationship）　当研究的可疑致病因子（或特征）可以定量或分级，而且这些因子量的变化可引起人群中疾病频率的相应变化，暴露程度越重，出现事件的概率越大，则可疑致病因子与疾病二者之间可能存在因果关系。但在医学事件与可疑病因之间的剂量反应很可能仅在暴露剂量适中的情况下才会出现，剂量反应

关系不可能出现在全部暴露范围之中而无法辨别。

4. 关联的一致性（coherence of association）　如果在不同人群、不同地区、不同场合由不同的研究者所得到的研究结果相同或类似，即某（些）因素与某病有关联，则这种联系可能是真实的，但是如果对同一批研究对象采用不同研究设计得出相同结论，其论证强度更高于前者，也有将关联的一致性称为关联的可重复性。

5. 分布的相符性（distribution accordance）　如果研究的可疑致病因子的分布（即人群分布、时间分布和地区分布）与疾病的分布相符合或基本符合则将加强因果关联的证据。

6. 关联的特异性（specificity of association）　主要体现在病种的特异性，在传染病的病因探索中，常可确立特异的病原体和特异的疾病暴发流行间的关系。对于非传染病来说，大多情况下不易确立研究因素与疾病关联的特异性，因为大多非传染病的病因常常是一种原因与多种疾病有联系，或一种疾病、一个事件与多种因素有关，此时如能证明某一因素在暴露时间或所致疾病的发病部位具有特异性，将大大加强因果关联的证据。

7. 关联的生物学合理性（plausibility of association）　在判断因果关系时，应根据已知的生物学和医学知识，以及其他研究证据，来论证研究所得的可疑病因和疾病的因果关系是否具有生物学上的合理性和可诠释性。

8. 实验证据（experimental evidence）　可疑致病因子的减少或去除将会引起疾病频率的下降，进一步支持因果关联，现场进行的这类实验称为干预实验，这种证据由于因果的时间关系明确，较少受到偏倚的干扰，所以论证强度较高。

四、病因研究和预防

流行病学预防策略分三级，其中一级预防为病因预防，是为避免某一特定障碍（疾病）或几组障碍（疾病）的出现而设计的预防手段，是一种积极的、主动的预防策略。流行病学干预一词主要用于针对病因和危险因素采取的措施，因此所谓早期干预属于一级预防；对于障碍或疾病的早期发现、早期诊断、早期治疗属于二级预防；至于病后采取措施预防残疾（通常此类措施称为康复）则属于三级预防范畴。从预防的实践出发，人们不可能一定要在找到真正的直接病因之后才采取措施。如前所述，只要对儿童少年反社会行为因果链中任何一个环节采取措施，都可以达到减少儿童少年反社会行为发生的目标。流行病学病因研究的重要价值就在于可以提

供一级预防的具体措施的依据。

第三节　流行病学研究方法

近年来,科学的发展和社会的进步促使流行病学研究的方法快速发展,为了适应各类流行病学研究的需要,传统的、经典的方法不断丰富和完善,新技术、新方法不断涌现,流行病学研究要根据目的采用不同的方法。

一、常用指标

（一）按指标的性质分类

1. **计量资料**（measurement data）　对每个观察单位用定量方法测定某项指标的大小,如实验室化验结果大多为计量资料,心理和行为评定结果相当多数也采用计量指标。计量资料的表述要有集中趋势(如平均数),又要有离散程度(如标准差)。

2. **计数资料**（enumeration data）　将观察单位按某种属性或类别分组,所得各组的观察单位数。除用绝对值表示之外,使用最多的是相对数,如各种率和比。率是发生事件人数和有可能发生该事件人数之比,使用时应当和相同事物内部不同组成部分的构成比相区别。流行病学研究有时使用率比,表明暴露组的率(如发病率)与非暴露组的率相差的倍数;有时使用比值比,是病例组含有某因素的比例与非病例组含有该因素比例的比值,表明该因素与疾病关联的强度。

3. **等级资料**（ranked data）　将观察单位按某种属性的不同程度分组,所得各组的观察单位数。与计数资料不同的是属性的分组有程度的差别,各组按大小顺序排列;与计量资料不同的是,每个观察单位不是确切定量,只是一种半定量资料,定性研究数据常采用等级资料表述。不同类型的指标要采用不同的统计分析方法。

（二）发病指标

1. **发病率**（incidence rate）　指一定时间内(一般指一年内)人群中某病新病例出现的频率。

$$发病率＝\frac{一年之内某人群新发病例数}{年平均人口数}×比例基数$$

由于观察期内(如一年之内)人口可能有所变动,分母中的人群可以用(年初人口数＋年末人口数)÷2计算,也可用观察期中(如7月1日0点)实有人数估计。依据比例基数的不同,可以有百分率、

千分率、万分率或十万分率等。

发病率常用于描述疾病分布,探讨发病原因,提出病因假设或评价防治措施的效果。发病率的高低受致病因素的强弱、人群易感性的高低的影响,所以常用于评价预防措施的效果。此外,发病率还可以受诊断标准和诊断水平以及漏报、错报等因素的影响。

2. **罹患率**（attack rate）　指观察期内暴露人群中新发病例所占比率,计算公式为:

$$罹患率＝\frac{观察期内某病新发病例数}{同期暴露人口数}×比例基数$$

罹患率可以百分率或千分率表示,罹患率所指观察期比较灵活,一般指一个较短的时期,几个月、几天甚至几个小时,适合于对那些一过性的暴发或流行疾病的描述。

3. **患病率**（prevalence rate）　指观察期内观察人群中某病例所占比率,计算公式为:

$$患病率＝\frac{某一期间内某人群中现患病例数}{同期观察人口数}×比例基数$$

患病率的分子包括新老病例的总和,常用于对慢性病的流行病学研究,用于某病流行的现况调查,因此又称现患率或流行率。由于患病率反映的是现患患者在观察人群中的比率,因此它可用以评价某地预防与治疗两方面的情况,患病率(所有病例)随着发病率(新病例)增高而增高,并随着疾病恢复的加速或死亡的加速而下降。患病率与发病率、病程的关系可用公式表述为:患病率＝发病率×病程。

4. **病(伤)残率**（disability rate）　指观察期内因病(伤)致残人数在观察对象中所占比率,计算公式为:

$$\frac{病(伤)}{残率}＝\frac{调查期内因病或因伤致残人数}{同期暴露人口数}×比例基数$$

残疾指病(伤)后长时期失能状态,有时甚至持续终身。目前国内外对各类残疾均制订了相应的标准,但是针对儿童少年残疾的标准往往概念模糊,诊断时随意性较大。特别是儿童少年正处于生长发育期,过早给予"残疾"的诊断常常带来负面影响,因此不少学者建议使用发育残疾（developing disability）这一术语。

（三）死亡指标

1. **死亡率**（mortality rate）　指一年之内死亡人数在当年平均人口数中所占比率,计算公式为:

$$死亡率＝\frac{一年之内某人群总死亡人数}{年平均人口数}×比例基数$$

死亡率一般以年为单位,因此有人称年平均死

亡率,分母中的年平均人口数可以用(年初人口数＋年末人口数)÷2计算,也可用观察期中(如7月1日0点)实有人数估计。死亡率可用千分率、万分率或十万分率表示。人群死亡原因有多种,不分原因的死亡率称全死因死亡率;按疾病的种类、人口特征等分类的死亡率称死亡专率。如婴儿死亡率＝年内周岁内婴儿死亡数÷年内活产数;新生儿死亡率＝出生四周内新生儿死亡数÷年内活产数等。

死亡率与人群的年龄、性别、职业、种族、生活习俗等密切相关,由于各地人口构成不同,可能导致死亡率不同,因此在地区间死亡率比较时往往需要进行标准化,又有标准化死亡率的概念。死亡率可用以衡量某一时期、一个地区人群死亡危险性大小,可以反映一个地区不同时期人群的健康状况和卫生保健工作的水平,为该地区卫生保健工作的需求和规划提供科学依据,可以探讨病因和评价防治措施。

2. 病死率(fatality rate) 指一定期间之内某病死亡人数在患该病人数中所占比率,计算公式为:

$$病死率 = \frac{一定期间内因某病死亡人数}{同期患该病人数} \times 比例基数$$

病死率表示某确诊疾病的死亡概率,表明该疾病的严重程度,反映医疗水平和诊断能力,通常多用于急性传染病或其他严重突发公共卫生事件,较少用于慢性病。如果某病死亡专率和病死率处于比较稳定的状态,死亡率与病死率、患病率的关系可以表述为:某病死亡率＝该病患病率×该病病死率。

3. 生存率(survival rate) 指一定期间之内某病存活人数在患该病人数中所占比率,计算公式为:

$$n\ 年生存率 = \frac{随访满\ n\ 年存活某病病例数}{随访满\ n\ 年该病病例数} \times \frac{比例}{基数}$$

生存率又称存活率,它从积极的方面反映疾病的终末结局,存活可以是疾病自然的转归,但是更多的是临床救治或康复的效果。生存率是一个动态变化的指标,可以是1年生存率、3年生存率、5年生存率或10年生存率。为了计算生存率通常需要一个纵向观察的数据,在长期随访中观察对象可因各种原因退出观察,为充分利用观察期不等数据的信息,通常采用寿命表分析或Cox回归分析。

(四)疾病负担指标

近年来研究者对疾病负担(burden of disease)高度重视,由于儿童少年精神疾病从第一次发现到完全康复需要较长时间,儿童少年较一般人群在社会生存时间更长,因此对家庭和社会的负担更重。描述疾病负担的指标主要有:

1. 潜在减寿年数(potential year of life lost, PYLL) 某病某年龄组人群死亡者的期望寿命与实际年龄之差的总和,计算公式为:

$$PYLL = \sum_{i=1}^{e} a_i d_i$$

e 为预期寿命(岁);i 为年龄组(组中值);a_i 为剩余年龄＝$e-(i+0.5)$,意义为当死亡发生于某年龄组时,至活到 e 岁时还剩余的年龄;d_i 为某年龄组死亡人数。用潜在减寿年数除以当地相同性别的人口总数即为减寿率,潜在减寿年数和减寿率将死亡和死亡年龄结合在一起分析,更能全面表示疾病或某一事件对人群伤害的严重性。比如儿童少年精神分裂症和成人精神分裂症人群死亡率虽然相同,采用减寿率分析会得出前者较后者对人群威胁更大。

2. 质量调整生命年(quality adjusted life year, QALY) 是描述生存质量的指标,表明从发病(或发生某有损健康事件)到死亡(或康复)的健康生命年,计算公式为:

质量调整生命年＝某措施能延长的生命年×效用值

效用值(utility)是依据生理或心理功能对每一种疾病或残疾状态进行量化的指标,完全健康为1,死亡为0,因此效用值是介于0~1之间无量纲的比值。质量调整生命年考虑了病残对生命质量的影响,既能描述疾病或事件对社会、家庭带来的负担,又能全面评价实施某项措施后的效果。

3. 伤残调整生命年(disability adjusted life year, DALY) 是指从发病到死亡所损失的全部健康生命年,包括因早死所致的生命损失年(year of life lost, YLL)和疾病所致伤残引起的健康生命损失年(year lived with disability, YLD)两部分。DALY是一个定量计算因各种疾病造成的早死与残疾对健康生命年损失的综合测量指标。

(五)因果关联指标

流行病学研究相当多数是进行因果关联的推断,表述因果关联强度的重要指标是危险度,主要包括:

1. 相对危险度(relative risk, RR) 是反映暴露与发病(死亡)关联强度的指标,也叫危险比(risk ratio)或率比(rate ratio),计算公式为:

$$RR = I_e / I_0$$

它表明暴露组发病或死亡是非暴露组的多少倍。$I_e = a/n_e$ 为暴露组的率(发病或死亡),a 为暴露组发病或死亡人数,n_e 为暴露组总人数;$I_0 = c/n_0$ 为非暴露组的率(发病或死亡),c 为非暴露组发病或死亡人数，n_0 为非暴露组总人数。

2. **归因危险度**（attributable risk，AR） 也叫特异危险度，或叫率差（rate difference，RD），是表明暴露组与对照组发病危险相差的绝对值，即危险特异地归因于暴露因素的程度，计算公式为：

$$AR = I_e - I_0 = I_0(RR - 1)$$

RR 说明对于个体暴露比未暴露情况下增加相应疾病的危险是多少倍，AR 则是对于人群来讲，暴露比未暴露情况下增加超额疾病的数量，如果暴露因素消除，就可以减少这个疾病的数量。

3. **需要处理（治疗）的人数**（number needed to treat，NNT） 计算公式为 1/比较组间之率差。如果比较组为暴露组和非暴露组，表明暴露多少对象可能出现一例患者，如果比较组为试验组和对照组，表明用某种防治措施需处理多少病例可防止一次不利结局出现。例如有铅暴露史儿童行为障碍发病率 15%，无铅暴露史儿童行为障碍发病率 5%，铅暴露增加罹患行为障碍危险 3 倍（RR），因铅暴露实际增加儿童行为障碍发病率 10%（AR），如果有效控制铅暴露，每控制 10 个人可避免出现 1 例儿童行为障碍患者（NNT）。

二、横断面研究

横断面研究（cross-sectional study）又称现况调查，是流行病学描述性研究的基本方法，可以在短时期之内调查了解人群中疾病或健康状况，调查的方法包括普查、抽样调查和筛查。

（一）普查（census）

普查是在特定时间对一定范围内人群的全面调查。普查可以达到对疾病早期发现、早期治疗的目的，可以掌握疾病的分布及患者的需求，以便合理配置卫生资源，有时普查是为了建立生理、心理正常值标准。普查质量的一个重要指标是普查率，普查率＝实查人数/应查人数。一般普查率应当达到 95% 左右，最低不低于 90%，如果普查率太低，就失去了普查的意义。

（二）抽样调查（sampling survey）

普查工作费时、费力，由于工作量大而不易控制质量，有时由于条件限制，不可能实现，所以常常采用抽样调查代替普查，即在总体中抽取一个样本，依据样本调查的结果推论总体的特征。抽样调查的基本原则是保证总体中的每一个成员都有同等机会进入样本。为此，抽样必须随机，抽样对象必须均匀，样本必须够大。抽样调查前，首先应当确定目标人群，即样本所代表的那个"总体"。具体抽样方法包括：

1. **单纯随机抽样**（simple random sampling） 随机化需要一定的技术来实现，利用随机数字抽取研究对象是最基本的方法。可以采用随机数字表或从程序计算器或计算机选取随机数，然后依据一定规律抽取样本（比如按随机数大小排序，抽取前若干名）。

2. **系统抽样**（systematic sampling） 依据原有的序号，按照一定顺序，机械地每隔一定数量的单位抽取一个单位。进行系统抽样时先要决定按什么样的比例抽样以及从哪个单位开始抽起。例如总体有 2500 个单位，决定抽取 100 个，则比例为每 25 个中抽 1 个，然后采用单纯随机抽样法从 1～25 号中随机抽出 1 个作为起点，以后每隔 25 号再抽一个。

3. **分层抽样**（stratified sampling） 抽样前按照某些人口学特征（如年龄、性别、住址、职业、教育程度等）将研究人群分为若干组、类型或层，然后从每层抽出一个随机样本，如此可保证每个层内对象的特征充分均匀。为了保证样本内各层的构成和总体一致，常常采用从每层中按总体中各层的比例随机抽取出相同比例的样本，称为按比例分层随机抽样。

4. **整群抽样**（cluster sampling） 单纯随机抽样是理想的抽样方法，但对大样本人群调查时会遇到困难。比如对某市 10 万名儿童抽样调查，按照单纯随机抽样设计需跑遍全市进行调查，此时可采用从要调查的总体中抽出一些群体如某个学校、某个街区、某些住宅或某种特殊人群等的抽样方法，这些群体必须是从相同类型的群体中随机抽出的，被抽到单位的所有成员都是研究对象。此法要求各群内变异和整个研究对象变异一样大（考虑到所抽到的群能充分代表总体），而各群间的变异越小越好。整群抽样的优点是，在实际工作中易为人们所接受，抽样和调查都比较方便，也可节约人力、物力，因而多用于大规模调查，其缺点是抽样误差较大，分析工作量也较大。

5. **多级抽样**（multistage sampling） 一般采用先分层后整群抽样的方法称整群二级抽样，这是大型调查时常用的一种抽样方法。例如 2004 年北京市 2～6 岁儿童精神障碍抽样调查，首先按照北京市 18 个区/县分为 18 个层，按照每个层的人口在全市人口中的构成比例在每个层内随机抽取 1～5 个街道/乡镇，对抽中街道/乡镇的全部符合条件的儿童进行调查。此外还可以采用多级分层整群抽样。二级和多级抽样的优点是节省人力和物力，可以充分利用各种抽样方法的优势，克服各自的不足；缺点是在抽样前要掌握各级调查单位的人口资料及其特点，有时是十分困难的。

抽样调查样本大小主要取决于两个因素：① 对调查结果精确度的要求，即容许误差的大小；② 预期患病率或标准差的大小。

数值变量的样本量计算公式：

$$n=\frac{4s^2}{d^2}$$

公式中 n 为样本量，d 为容许误差，即样本均数与总体均数之差，由调查设计者根据实际情况规定，s 为样本标准差。

分类变量的样本量计算公式：

$$n=\frac{t^2PQ}{d^2}$$

当容许误差 $d=0.1P$，$\alpha=0.05$ 时，$n=400\times Q/P$。

上式中 P 是估计的总体患病率，$Q=1-P$，n 即样本量。此公式适用于患病率不太高或不太低的情况。

抽样调查和普查相比具有省时、省力、省材料和省经费的特点。由于调查样本相对较小，因而较易集中人力、物力和器材设备，调查结果也易做到细致、准确。但是抽样调查的设计、组织实施以及资料分析等方面比较复杂，缺点是重复和遗漏不易发现，也不适用于变异过大的人群。

（三）筛查（screening）

筛查又称筛检，是通过快速的检验、检查或其他方法，将患病或可能患病但表面上健康的人，同那些可能无病的人区别开。在大多数情况下，筛检试验不是诊断试验，而仅是一种初步检查，对筛检试验阳性者还需进一步确诊。对确诊的患者，要进行治疗，同时对筛检试验阴性者，还要定期进行筛检，因此筛检是一个连续的过程。筛查主要用于对某种疾病的早期发现、早期诊断及早期治疗，这是对疾病二级预防的主要措施。筛查可以用一种筛检试验检查某一种疾病，也可以用多项筛检试验发现多种障碍或疾病。筛查程序的设计可以选用"筛查-诊断"，称二阶段调查；也可采用"初筛-细筛-诊断"，称作三阶段调查。比如在学龄前儿童中发现精神发育迟滞患儿，先用10题问卷（Stein，1989）初筛，可疑者再用丹佛发育筛查测验（Denver Developmental Screening Test，DDST）细筛，最后进行智力测验和适应能力评定以确定诊断。

1. 筛查标准的真实性（validity） 又称效度或准确性（accuracy），指测量值与真实值符合的程度。评价真实性的基本指标为灵敏度和特异度，其他指标则是在灵敏度和特异度基础上产生的一些相关指标，如假阳性率、假阴性率、似然比等。

对一个筛检试验的真实性进行评价，实质上是

将筛检试验的结果与"金标准"（gold standard）的诊断结果进行比较，从而判定筛检试验真实性的优劣。所谓"金标准"是一种被广泛认可的真实性最好的疾病诊断方法，包括活体组织检查、手术发现、病理解剖或尸体解剖、X线摄片、CT、长期随访以及其他一些令人信服的检查结果。其计算方法是首先从调查对象中抽取一部分人群（一般10%左右），采用筛查和诊断程序同时进行，所得结果如表9-1所示。

表9-1 两阶段筛查试验结果

筛查	诊断		未诊断	合计
	患者	非患者		
阳性	A	B	C	N_1
阴性	D	E	F	N_2
合计	A+D	B+E		N

灵敏度 $S_e=\lambda_1\pi_1/(\lambda_1\pi_1+\lambda_2\pi_2)$
特异度 $S_p=(1-\lambda_2)\pi_2/[(1-\lambda_1)\pi_1+(1-\lambda_2)\pi_2]$

上表中，λ_1 为筛查阳性者中患者比率 $A/(A+B)$，λ_2 为筛查阴性者抽样人群中患者比率 $D/(D+E)$，π_1 和 π_2 分别为筛查阳性和阴性者占总筛查人群比例，$\pi_1=N_1/N$，$\pi_2=N_2/N$。灵敏度是筛查可疑的人占诊断患者总数的比例，是真阳性率 $A/(A+D)$，特异度是筛查阴性的人占无病人群总数的比例，是真阴性率 $E/(B+E)$，和其相对应的 $D/(A+D)$ 是漏诊率，$B/(B+E)$ 是误诊率。由于一般只是从总样本中抽取一部分（比如10%）进行诊断试验，在对总样本计算灵敏度和特异度时需要考虑未做诊断试验那部分人群的情况，于是就产生了上述公式的计算方法。根据调查目的，比如为了筛查患者，应当提高灵敏度以减少漏诊；为了确诊病例，应当提高特异度以减少误诊。某地对一个县0~12岁儿童精神发育迟滞（mental retardation，MR）进行筛查，结果如表9-2所示。

表9-2 某地0~12岁儿童精神发育迟滞筛查结果

筛查	诊断		未诊断	合计
	患者	正常人		
阳性	47	4	0	51
阴性	3	173	785	961
合计	50	177	785	1012

$\lambda_1=47/(47+4)=0.922$，$\lambda_2=3/(173+3)=0.017$，$\pi_1=51/1012=0.05$，$\pi_2=961/1012=0.95$

$S_e=(0.922\times0.05)/(0.922\times0.05+0.017\times0.95)=0.741$
$S_p=(1-0.017)\times0.95/[(1-0.922)\times0.05+(1-0.017)\times0.95]=0.996$

将灵敏度和特异度联合在一起进行评价的综合指标是似然比（likelihood ratio，LR），阳性似然比

（LR⁺）是真阳性和假阳性之比，表明筛检试验正确判断阳性的可能性是错误判断阳性可能性的倍数，用 $S_e/(1-S_p)$ 计算；阴性似然比（LR⁻）是假阴性和真阴性之比，表示错误判断阴性的可能性是正确判断阴性可能性的倍数，用 $(1-S_e)/S_p$ 计算，以表 9-2 资料为例，$LR^+=0.741/(1-0.996)=185.25$，$LR^-=(1-0.741)/0.996=0.26$。

2. 筛查标准的可靠性（reliability） 又称信度，即两次或多次筛检试验结果的稳定程度。常采用符合率或粗一致性（observed agreement），以 P_0 表示。评分者间的一致性称评分者信度，同一批对象重复测查的一致性称重测信度。最简单的评定是采用 0,1 评分两次，测查结果见图 9-3。

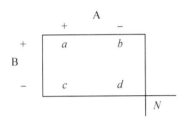

图 9-3 信度示意图

图中 A、B 代表两次测查或两位测试人员，a 代表两次（人）测查结果均为阳性的人数，b 代表第一次（人）测查结果阴性而第二次（人）测查结果阳性的人数，c 代表第一次（人）测查结果阳性而第二次（人）测查结果阴性的人数，d 代表两次（人）测查结果均为阴性的人数，N 为两次（人）测查总人数。

3. 患病率的估计 筛查所得患病率需用公式 $P=\lambda_1\pi_1+\lambda_2\pi_2$ 求得，以表 9-2 资料为例，患病率为 $P=(45/51)\times(51/1012)+(3/177)\times(961/1012)=6.23\%$。

4. 筛查的效益 一般用预测值（predictive value, PV）作为指标，阳性预测值（PV⁺）表示筛查阳性者中患病的可能性，用 $a/(a+b)$ 计算，阴性预测值（PV⁻），表示筛查阴性者中非患病的可能性，用 $c/(d+c)$ 计算。以表 9-2 资料为例，$PV^+=47/51=92.2\%$，$PV^-=173/177=98.3\%$。

三、病例对照研究

病例对照研究（case-control study）又称回顾性研究（retrospective study），选择某人群内患有某种疾病的患者作为病例组，以未患该病的具有可比性的个体作为对照组，根据研究目的，对照组可以选择健康人或未患研究疾病的患者，通过某些方式（询问、查阅记录和实验室检查等）收集病例组和对照组过去某些因素的暴露史，包括有无暴露和暴露程度（剂量），比较病例组与对照组的暴露率或暴露比例。如果病例组暴露比例在统计学上显著高于对照组，则认为这种暴露与所研究疾病存在统计学关联，进而分析暴露与疾病的关联强度，并估计各种偏倚对研究结果的影响，从而推断暴露因素与疾病的关系。这是一种由果及因的研究，利用这种方法，可以广泛地探索、深入地研究疾病的可疑危险因素及保护因素，并为进一步研究提供明确的研究线索。

病例对照研究中的病例应代表目标人群中病例的总体，即病例所具有的特征能够反映目标人群中全部病例的特征。制订选择病例的标准至关重要，如果有明确诊断标准，可按国际及国内统一标准执行，但应注意要明确规定出适合本次研究的具体的诊断标准。如无统一诊断标准，则需要反复讨论以明确界定"病"和"非病"的标准。研究所收集的病例包括新发病例、现患病例和死亡病例等。新发病例发病时间短，暴露史的回忆比较真实、可靠，但收集病例花费时间长，费用大，尤其是对发病率低的疾病。现患病例指既往已诊断的某种疾病的患者，优点是收集病例花费的时间较短，可缩短研究时间，出结果快，但现患病例暴露史的回忆因患病时间较长而记忆不清，资料欠可靠，而且很难将疾病病因和疾病后果以及存活因素区分开。病例可以来源于医院，病例易得，配合度高，有时是唯一可采用的方法。但是医院病例的代表性较差，因为住院患者通常是该病患者中病情较严重的一部分，而且患者入院受许多因素的影响，门诊患者比住院患者的代表性更好。若以医院为基础进行病例对照研究，选择一所或若干所医院一定时期内诊断的全部病例（包括门诊和住院病例），是一种增强病例代表性的较好方法。病例也可来源于人群，对社区及社会团体等人群进行普查或抽样调查所获病例，或从疾病报告登记机构所选病例代表性好，从城乡社区医疗服务机构获取病例也是一个很好的有代表性的来源。

在病例对照研究中，所谓对照就是研究中包括的未患该研究疾病的个体。设立对照的目的是用来估计产生病例的人群中暴露的分布情况，提供比较的基础。可用于评价在病例组中暴露的分布与对照人群暴露的分布有多大差异，用以平衡研究因素之外的其他因素对研究结果的干扰。对照的原则首先是代表性，所选择的对照应能代表目标人群暴露的分布情况；其次是可比性，所选择的对照应在一些因素或特征上与病例保持一致。除研究因素之外，对照组中影响疾病发生的主要因素（即可能起混杂作用的非研究因素）与病例组相同或一致。比如 1999 年美国 Belgian 市发生学校学生群体癔症发作事件，最初为寻找"致病因子"，以某学校癔病发作的学生为病例，以同班、同性别、同年龄未发生癔病的学生为对照。选择研究对象通常要求年龄和性别的分布在病例组和对照组的构成差别无显著统计学意义。

病例对照研究样本大小的估计通常有查表法和公式法。简化的估计样本量的公式为：

$$n = 2\overline{pq}(U_\alpha + U_\beta)^2/(p_1 - p_0)^2$$

在此 p_0 与 p_1 分别为对照组及病例组某因素的暴露率（或暴露史的比例），如果只有 p_0 时，p_1 可用 $p_0 RR/[1 + p_0(RR - 1)]$ 求得；$\overline{p}$ 为两组发病率的平均值，即 $\overline{p} = (p_1 + p_0)/2$；$\overline{q} = 1 - \overline{p}$；$U_\alpha$ 和 U_β 分别是 α 和 β 的标准正态差，其数值可以从相关表中查得。以一组学龄前儿童行为问题危险因素的病例对照研究为例，经文献检索母亲具有某危险因素导致儿童行为障碍的相对危险度 $RR = 3$，在一般人群中具有该因素的比例 $p_0 = 10\%$，$p_1 = 10\% \times 3/[1 + 10\% \times (3 - 1)] = 25\%$，$\overline{p} = (10\% + 25\%)/2 = 17.5\%$，设 $\alpha = 0.05$，$U_\alpha = 1.96$（双侧），$\beta = 0.1$，$U_\beta = 1.28$，代入公式：$2 \times 0.175 \times 0.825 \times (1.96 + 1.28)^2 = 135$，即病例和对照各需 135 人。

病例对照研究资料的分析，首先是描述性统计分析，即描述病例组和对照组的一般特征，如性别、年龄、职业、出生地、居住地、疾病类型等在两组的分布情况，一般以均数和构成比表示，同时进行均衡性检验，目的是考察病例组和对照组在研究因素之外的一些因素和特征是否一致和齐同，即是否在两组间有可比性，一般通过 χ^2 检验、t 检验来分析。对两组间确有统计学差异的一些因素或特征，分析时要考虑对研究结果的影响。其次是推断性统计分析，即对于一般的病例对照研究的资料分析，首先将病例组和对照组按某个因素的暴露史的有无整理，如上述学校学生群体癔病发作事件，最初怀疑和饮用可乐有关，病例对照研究结果见表 9-3。

表 9-3　1999 年 Belgian 学生群体癔病发作与饮用可乐
相关的病例对照研究

可口可乐	病例	对照	OR	95%置信区间
饮	34(a)	8(b)	36.8	7.8，220.1
不饮	3(c)	26(d)	—	—
合计	37	34	—	—

分析暴露与疾病有无关联，检验病例组与对照组某因素的暴露率（暴露比例）的差异是否具有统计学意义。一般采用 χ^2 检验，常用公式为：

$$\chi^2 = \frac{(ad - bc)^2 n}{(a+b)(c+d)(a+c)(b+d)}$$

本例 $\chi^2 = 34.27$，表明该校学生癔病发生与饮用可乐有关。

关联的强度采用比值比（odds ratio，OR），又称比数比、优势比，或称估计相对危险度，是病例组的暴露比值与对照组的暴露比值之比，用公式表示为：

$$OR = \frac{ad}{bc}$$

本例 $OR = 36.8$。

同其他抽样研究一样，一项病例对照研究所得 OR 是暴露与疾病关联强度的一个点值估计，故需用样本 OR 推测总体 OR 所在范围，这个范围称为置信区间（confidence interval，CI）或称可信限（confidence limit，CL）。可采用 Miettinen 提出的公式算：$OR 95\% CI = OR^{(1 \pm 1.96/\sqrt{\chi^2})}$，用 OR_U 和 OR_L 分别表示 $OR 95\% CI$ 的上限和下限。本例 OR_U 和 OR_L 分别等于 7.8 和 220.1。

四、队列研究

队列研究（cohort study）又称定群研究、前瞻性研究（prospective study）、发病率研究（incidence study）、纵向研究（longitudinal study）、随访研究（follow-up study）等。为了研究某因素（或某种因素）是否和某病（或异常）有关，将一个范围明确的人群分成暴露于该因素和未暴露的两组，随访观察一定时期内各自某种（或某些）疾病的发生或死亡情况，通过两组人群发病率或死亡率差别的比较，判断该暴露因素与该疾病之间有无因果关联及关联强度的一种观察性研究方法。队列研究中研究对象包括暴露组和非暴露组（对照组），两组人群均应由未患所研究疾病的个体组成。有时候研究者利用历史资料（疾病或死亡报告、病案记录等）获得研究的结局，通过两组研究结局发生率的比较，推断暴露因素与疾病等事件的因果关系。这种研究从过去某一时点开始前瞻性地收集到目前为止的历史时期内的研究资料，方向为前瞻性，工作性质为回顾性，因此又称其为回顾性队列研究（retrospective cohort study）或历史性队列研究（historical cohort study）。可提供研究所需的完整可靠的有关记录或档案材料是选择该研究最主要的前提。

暴露人群可以选择：① 特殊暴露人群，指对某因素有较高暴露水平的人群。如果暴露因素与疾病有关，则高度暴露人群中疾病的发生率或死亡率可能与其他人群有较大差别，这将有利于探索或验证暴露与疾病的联系。如在研究铅中毒与儿童行为障碍关系时，研究者选择铅冶炼厂造成严重污染地区的孕妇作为暴露人群，观察所生子女行为障碍情况。② 社区人群，从某行政区域或自然地理区域内选择暴露于所研究因素的人群作为暴露组。这种设计的目的是为了观察一般人群的发病情况,观察环境因素与疾病或健康的关系,此时所研究的暴露因素与疾病应当在该人群中常见;选择一般人群作为暴露组代表性好,但由于所需样本量大,工作量大,要求较高,因此执行起来难度较大。③ 有组织的人群团体,这种队列可看作是一般人群的特殊形式,如某一幼儿园或学校的成员,某社会团体的成员等。选择这种形式的人群作为研究对象便于有效地随访观察,减少失访偏倚。

选择对照时应注意与暴露人群的可比性,即对照组除未暴露于所研究的因素外,其他各种因素或人群特征(如年龄、性别、职业、文化程度、经济收入等)的构成都应尽可能与暴露组一致或相近。要选择恰当的对照人群往往比暴露组的选择更困难。对照人群的选择是否合适直接影响着队列研究结果的真实性,故其重要性与暴露组相同。选择的方式包括:① 内对照,指非暴露组(对照组)与暴露组来自同一人群,将没有暴露或暴露水平最低的人员作为对照的形式,选择内对照具有可比性好、对照易选取、工作实施较容易等优点。前述关于铅污染与幼儿行为障碍关系的队列研究就采取在铅污染地区幼儿队列中自然形成的高血铅组和正常血铅组比较的方法。② 外对照,以特殊暴露人群为暴露组时,常需要在该人群之外选择对照,即暴露组与非暴露组来自不同的人群,选择外对照时要特别注意与暴露组之间的均衡性和可比性。③ 一般人群对照,将暴露人群与全人群的资料作比较,即利用整个地区(如全国或某省、市、区县等)已有的发病、死亡等统计资料作比较。这种对照的优点是对比资料容易得到,可节省大量的时间、人力和经费,但存在资料比较粗糙,常常缺乏意欲比较的项目,有时由于与暴露组在人口特征方面的可比性差,或由于时间上的不一致等原因可能导致偏倚的产生。④ 多重对照,同时设立两种或两种以上的对照组,以减少单一对照带来的偏倚,如在设一个内对照或外对照的同时,可以再与一般人群作比较。

估计队列研究样本量可采用病例对照研究相同的公式,只是 p_1 和 p_0 分别代表暴露组和非暴露组的发病率,如果只有 p_0 时,p_1 可用 $RR \times p_0$ 求得。$\overline{p}$ 为两组发病率的平均值,即 $\overline{p}=(p_1+p_0)/2; \overline{q}=1-\overline{p}$。如对一组低出生体重婴儿精神发育追踪观察,经文献检索正常出生体重婴儿精神发育异常发生率 $p_0=1\%$,低出生体重婴儿发生精神发育异常的相对危险度(RR)是正常婴儿的 5 倍($RR=5$),$p_1=5\times1\%=5\%$,$\overline{p}=(1\%+5\%)/2=3\%$,设 $\alpha=0.05$,$U_a=1.96$(双侧),$\beta=0.1$,$U_\beta=1.28$,代入公式:$2\times(0.03\times0.97)\times(1.96+1.28)^2/(0.05-0.01)^2=382$,即低出生体重和正常出生体重婴儿各需观察 382 例。

队列研究资料分析一般有两种情况,当观察人群流动性小,比较稳定时,不论观察时间的长短和发病频率的高低,以观察开始时的人口数作为分母,整个观察期内发生的病例数作为分子,可计算得到该观察期内的累积发病率(cumulative incidence,CI),或累积死亡率(cumulative mortality,CM),CI$=n/N$,式中 n 表示观察期内的发病或死亡人数,N 表示观察开始时的人数。例如,1995 年美国开展的"美国青少年健康纵向调查"(The National Longitudinal Study of Adolescent Health,Add Health)对逾万名少年儿童健康问题进行纵向研究,在随访一年之后结果显示超过 9% 的少年儿童被报告患有中重度抑郁症状,就是基于这样一种统计分析的方法。

当观察人群的流动性较大时,由于研究对象进入研究队列的时间先后不一,或由于各种原因造成研究对象的失访,每个对象的随访时间不同,用观察开始的总人数作分母计算率就显得不够合理。此时以人时(person-time,PT)为单位进行率的计算比较合理,即以观察人数乘以观察时间作为分母。因为以人时为单位计算的率带有瞬时频率的性质,称为发病密度(incidence density,ID)。观察时间可以为年、月、日等,一般以年为单位,即以人年(person year)为单位计算发病率或死亡率。ID$=n/PT$,式中 n 表示观察期内的发病或死亡人数,PT 表示观察人时的总和。比如 300 个对象观察了 3 年,就可算做 900 人年,精确计算方法可参考有关书籍。

五、实验性研究

(一)概念

1. **定义** 实验流行病学在历史上原义特指传染病在动物群流行的实验研究,流行病学实验研究包括临床试验和社区试验,设计方法主要有真实验和类实验。研究因果关系的实验是指在受控条件下,研究者有意改变一个或多个因素(处理),以前瞻地确定其效应的研究。

2. **分类**

(1)按照研究场所分类 包括实验室实验、临床试验、社区试验。

(2)按有无对照组和是否随机分配分类 ① 真实验:有对照组并且随机分配,受控条件好或较好。实验室实验和临床试验一般能达到真实验设计。狭义的流行病学实验就是指真实验(true experiment)

设计。② 类实验(quasi-experiment):又称为准实验或半实验(semi-experiment),有对照组但没有随机分配,或完全没有对照组,受控条件较差。社区试验由于可行性问题,常常难以达到真实验设计,因此一般为类实验。

(二)临床试验设计原理

临床试验(clinical trial)是用来判定新药或新疗法是否安全和有效的医学研究,严格设计并认真实施的临床试验,是发现有效疗法的最快和最安全的途径。临床试验设计的原理包括设计的原则、分期、分类、对照组类型、盲法和对象选择。

1. 试验设计的原则

(1)设立对照　生物学或医学的研究对象过于复杂,很难仅仅通过实验室或其他外在条件来控制干扰,因此需要将一部分研究对象设置为对照组(control group)。干扰作用(背景或基线)或自发变化体现在对照组上,通过与实验组比较,这些非处理因素的作用就可加以排除。

(2)随机化　指对实验对象的选择和分配,以及实验程序的先后顺序由研究者随机决定和安排。① 统计分析方法要求观测值和误差应当是独立分布的随机变量;② 随机化分配能很好地保证组间可比性,避免实验结果的偏倚;③ 由此可获得原因变量所引起的结果变量的平均值及其差异的恰当估计量。

(3)可比性　根据实验(处理)组与对照的比较,可以得到处理净效应或净效应差值,但还需要假定各组的干扰(非处理因素)效应是相等的,以及各组效应测量的准确度是相等的,即各组除了处理因素不同,所有其他因素应尽可能相同。

(4)盲法　当研究对象和疗效观察者了解试验的分组和处理情况时,会产生主观因素的影响,即信息偏倚。因此,采用研究对象和研究者盲法的手段可以消除非特异性的疗效作用,以利于正确评价研究因素的效果。

(5)样本量　生物或人的个体存在随机变异,不能用单一个体的情况来反映群体,而只能用多数个体的样本来反映。样本量大能反映不受随机变异影响的真实情况,所得结果的稳定性好;但样本量过大也会造成困难或浪费,因此需要根据统计学的要求来估计合适或足够样本量。

1)对于随访观察的疗效为分类资料(如"有效""无效"),假定检验水准(假设检验结果"差异显著"可能是错误的概率)$\alpha=0.05$(双侧),检验效能(真实存在的"显著差异"能被发现的概率)$1-\beta=0.9$,则试验组和对照组分别需要的样本例数 n 可以用下式计算:

$$n=\frac{2(z_\alpha+z_\beta)^2\pi(1-\pi)}{(\pi_1-\pi_2)^2}$$

上式中 π_1 和 π_2 分别为试验组和对照组的有效率(估计,后同),π 为合并有效率,$\pi=(\pi_1+\pi_2)/2$,$2(z_\alpha+z_\beta)^2=2(1.960+1.282)^2=21.0211\approx21(z_\alpha$ 和 z_β 可查表)。如 $\pi_1=80\%$,$\pi_2=60\%$,则 $\pi=70\%$,$1-\pi=30\%$,代入公式计算得:$n=110.25\approx111$(例)。

2)对于随访观察的疗效为定量资料(如血压测量值),假定检验水准 $\alpha=0.05$(双侧),检验效能 $1-\beta=0.9$,则试验组和对照组分别需要的样本例数 n 可用下式计算:

$$n=\frac{2(z_\alpha+z_\beta)^2S_c^2}{(x_1-x_2)^2}$$

上式中 x_1 和 x_2 分别为试验组和对照组的观察值均数(估计,后同),S_c^2 为两组方差(标准差 S 的平方)S_1^2 和 S_2^2 的合并方差,$S_c^2=(S_1^2+S_2^2)/2$。如 $x_1=120$,$x_2=130$,$S_1=12$,$S_2=10$,则 $S_c^2=(12^2+10^2)/2=122$,代入公式计算得:$n=256.2\approx257$(例)。

2. 临床试验的分期　根据研究的阶段和深入程度可以分为四期。

(1)Ⅰ期临床试验　初次在一小组(10～30)人身上的临床药理学和人体安全性评价,观察人体对药物的耐受程度和药物代谢动力学,确定安全剂量范围以及副作用,为制订给药方案提供依据。当实验室和动物研究显示新药(新疗法)具有前景的结果后,才能开始Ⅰ期临床试验。

(2)Ⅱ期临床试验　随机盲法对照临床试验(100～300人),初步评价药物的有效性,并进一步评价安全性,推荐临床用药剂量。

(3)Ⅲ期临床试验　扩大的多中心(≥3)临床试验(1000～3000人),进一步确定有效性,监测副作用,同标准疗法比较,以及收集安全用药的信息。

(4)Ⅳ期临床试验　新药批准上市后监测,收集广泛使用后不同人群的用药效果以及远期或罕见的副作用。

3. 临床试验的分类　临床试验按接受处理或成为对照的方式,可以分为四类:平行设计、交叉设计、析因设计和序贯设计。

(1)平行设计(parallel design)　两组或多组对象同时由同一研究者给予不同的处理(治疗或安慰剂等)并进行随访,各组除了给予的处理不同,其他条件均始终保持相同。如果受试者按随机分配到各组,则能很好地保证受试者特征在各处理组间相同。平行设计是一种最简单也是最常用的设计。

（2）交叉设计（cross-over design）　每个受试者顺序接受两种或两种以上的处理,在不同处理之间有退出间期,即每个受试者先后作为不同处理组的成员（如既接受治疗又作为对照）。受试者接受不同处理的顺序如果由随机化决定,则可以很好地保证受试者特征等在各处理组间相同。交叉设计常用于同一药物两种或多种不同配方的临床试验。

（3）析因设计（factorial design）　多处理因素交叉形成不同的处理组合组,对它们同时进行评价,称为析因设计。如有 A 和 B 两种药,交叉形成 4 种处理组合:A、B 两药合用,单用 A 药,单用 B 药,以及 A、B 两药均不用,将受试者分配到这 4 个处理组中,可以同时评价 A 或 B 药的独立作用以及 A、B 两药的交互（联合）作用。

（4）序贯设计（sequential design）　相对于事前固定样本的试验而言,序贯设计对陆续（序贯）进入的每一批受试者获得结果数据后,及时对主要指标进行分析,一旦可以作出结论就停止试验,因此既可以避免样本浪费,又不致因样本过小而得不到应有的结论。

4. **对照组类型**　临床试验的对照组设置有五种类型:安慰剂对照、空白对照、阳性对照、剂量-反应对照和外部对照。前四种对照称为内部对照（internal control）,可以是平行的,也可以是交叉的;可以是盲法的,也可以是非盲法的。同一个临床试验可以根据试验目的或具体情况,采用一个或多个类型的对照。

5. **盲法**（blinding、masking）　指临床试验中,不让受试者、研究者或其他有关工作人员知道受试者接受的是何种处理（试验药物或对照药物）,从而避免他们干扰试验结果的行为或决定。受试者知道自己接受的是何种药物后,会产生各种心理作用,影响对治疗效果的准确测量。研究或观察治疗结果者知道受试者接受的是何种处理,会自觉或不自觉地干扰他们对治疗效果的判定。资料的统计分析人员知道受试者接受的是何种处理,也可能影响他们对资料的取舍、整理或分析方法的选择等。根据盲法的使用情况,可以将临床试验分为开放试验、单盲试验、双盲试验和三盲试验。

6. **临床试验的对象选择**　临床试验的对象包括试验组和对照组的受试者,选择对象时一般要考虑应有入选和排除标准,符合纳入标准的受试者应按顺序尽量纳入,而且受试者应能获得健康效益,同

时应获得受试者的知情同意书,这是必需的伦理要求。

（三）临床试验设计类型

随机化对照试验（randomized controlled trial,RCT）指在有对照的试验中,受试者进入处理组或对照组是随机分配的,也就是前述的真实验。不论受试者接受处理或成为对照的方式是平行设计或交叉设计,只要受试者进入处理组或对照组是随机分配的,都属于 RCT,可分别称为平行随机化对照试验、交叉随机化对照试验。

1. **平行随机化对照试验**　指受试者随机分配进入试验组和对照组,同时给予不同处理,并且在试验中始终处于相同条件的试验。各组比较方式可以是成组比较,也可以是配对或配伍比较。

2. **交叉随机化对照试验**　指每一个受试者既接受试验处理（治疗）,又接受对照处理,其先后顺序通过随机化来确定的试验。同平行试验比较,交叉试验的试验期至少延长 1 倍（治疗和对照两次处理）,但可以节约一半的样本量。

第四节　流行病学研究中的质量控制

流行病学研究的目的是为了探索存在于医学客观世界的真理。但是医学事件如此复杂,往往使人眼花缭乱甚至被假象所迷惑,特别是精神和行为障碍的研究受社会心理因素影响更大,如不注意质量控制,将会导致研究结果与真实情况不一致。一般把研究所得到的实际值与真值之间的差异称为误差,显然误差越大研究者所获得的信息就距离真理越远,流行病学与医学统计学为发现和控制各类误差提供了理论基础及实用方法。

一、误差

1. **随机误差**　流行病学研究是对群体进行的研究,生命科学的基本规律之一是同质总体中个体之间存在变异,不同质的总体其变异性相对固定。由于这种变异性的存在,即使采用最真实、最可靠的生物学指标,在同质总体的个体之间以及同一个体不同时间所测得的结果仍然会出现不一致。随机误差就是一类无法控制的、目前尚不明确的原因造成的误差,归因于机遇。此类误差无固定方向,随机产生。理论上的真值对群体而言是计算出总体中全部个体测量值的平均值,对个体而言是无数次测量结

果的平均值。现实的临床研究是对样本个体一次测量结果进行的研究，是从样本的均值估计总体均值。样本均值和总体均值之间的误差称抽样误差。随着抽样样本人数的增加，抽样误差减少，如果将总体中全部个体均抽为样本，即普查，就不存在抽样误差。由于随机误差符合正态分布的原则，医学统计学采用概率统计的方法用标准差及标准误估计误差对真值的影响，随机误差是不可避免误差，只能控制，不能完全消除。

2. 系统误差 又称偏倚（bias），多数由人为因素造成，对结果的影响更大。此类误差是有一定来源、使研究结果按照一定规律偏离真值的误差。系统误差有多种来源，可来源于受试者，如抽样不均匀、分配不随机或观察单位本身的变化所引起；可以来源于观察者，所谓个人误差；可以来源于测量仪器，所谓仪器误差，可以来源于测试环境及其他非实验因素，所谓条件误差；还可以来源于统计分析方法使用不当或理论上的不完善等各个环节。规律性的偏离可以是恒向、恒量的，也可能是周期性的。医学科学研究中一个随机误差很小的实验会因偏倚导致结果完全失真，而偏倚不能采用统计分析手段消除。

3. 真实性和可靠性 流行病学研究获取研究数据实际值的变异包括与测量目的无关的偶然因素引起而又不易控制的变异（随机误差）、与测量目的无关但恒定的可以控制的变异（偏倚）及与测量目的有关的真实变异三部分。儿童少年精神医学的流行病学研究常常使用各种心理测量，在测量理论中，信度的本质被定义为一组测量值的变异数（包括与测量目的有关的真变异数和与测量目的无关由偏倚引起的变异数）与总变异数（实测值的变异数）的比率。这个比率越高说明随机误差越小，所以信度是一种可靠性指标；效度被定义为与测量目的有关的真实变异数与总变异数的比率，比率越高说明真实性越高。在总变异中随机误差主要影响可靠性（信度），系统误差则主要影响真实性（效度）。

二、常见偏倚的种类

偏倚的分类有多种，根据偏倚的性质、来源和控制分为选择偏倚、信息偏倚和混杂偏倚三种。

1. 选择偏倚（selection bias） 是指由于选择对象的方法有问题或缺点而导致结果偏离真实情况，即选入的对象与未选入者之间出现了某些特征的系统误差。这种偏倚常产生于研究设计的阶段，比如在利用住院患者作研究对象时，病例只是该医院或某些医院的特定病例，由于患者对医院及医院对患者双方都有选择性，所以作为病例组的病例不是患者全体的随机样本。某些大医院有较多转诊病例，多为重病或有较多并发症，其病因可能与一般病例不尽相同，如果住院患者中有较多转诊的病例作为研究对象也可能造成偏倚。如果对照是选用医院的某一部分患者，而不是全体人群中的一个随机样本，同样会产生偏倚。这称为住院偏倚，也叫 Berkson 偏倚。选择的研究对象可以因各种原因失访或退出观察，在病例对照研究中，病例组一般对调查热心、积极配合，对照组则认为自己身体健康，常常借故躲避调查。又如在前瞻性队列研究时，在较长的追踪观察期内，总会有对象迁移、外出、死于非终点疾病或拒绝继续参加观察而退出队列。在历史性队列研究时，有些人可因档案丢失或记录不全等造成资料缺失，这称为无应答偏倚（non-response bias）。临床研究的对象应为目标人群的随机无选择偏倚样本，但在实验设计时总会以各种原因排除部分对象，比如在现场干预实验中，研究者往往对某些受试者的反应有倾向性，对效果最差的研究对象的实验结果特别注意，从而较易发现这些对象不合标准，而使之被排除在实验之外，将效果较好的研究对象留在实验组中，由此获得的结论往往使干预效果偏高，此类偏倚称排除偏倚（exclusion bias）。

2. 信息偏倚（information bias） 也称观察偏倚，指收集资料阶段由于测量暴露或结局的方法有缺陷，致使各比较组之间产生了系统误差，它可来源于被研究者、测查工具及研究者本身。

信息偏倚主要表现在：

（1）回忆偏倚和报告偏倚 ① 回忆偏倚大多由于研究对象的某些特征不同，造成某些对象对过去的事件回忆不准确而引起偏倚。例如病例因患某病，故其本人或家长能详细回忆出以往的暴露史，而健康人则常遗忘以往的暴露，或因某些事件发生频率很低，或时间间隔过久，被研究对象遗忘，造成提供信息与实际情况不符，称回忆偏倚。② 当调查某些敏感性问题或个人隐私时，调查对象可能隐瞒事实不愿作正确答复，这种有意说谎而造成的偏倚称报告偏倚。当调查涉及个人福利待遇如索赔、劳保等问题时，又可能夸大某些暴露因素的信息；在病例对照研究中病例组容易受后来发病的影响，使病例回忆时偏于多提供"暴露"的信息。

（2）不依从所致偏倚 同样来源于被研究者，现场干预试验中研究对象随机分配之后不遵守试验规定。如试验组的受试对象不遵守规定的试验进程，则相当于退出试验组；若是对照组的对象私下接受试验组规程，则相当于加入试验组，此时从两个组提供的信息成为互换的相反信息，自然影响了结果的真实性。

（3）因果颠倒的偏倚 有时暴露事件的发生很难判断是在发病前或后，尤其是当某病的早期表现未被及时发现或不易被发现时，更易于将疾病引起的结果误认为是原因。

（4）测量偏倚 由于仪器不准，试剂不统一，实验条件不同造成测量结果不正确，可使调查结果偏离真值，比如使用了未经修订或标准化的心理测量量表，调查项目措辞不严谨，致使被调查者或调查人员误解，造成收集信息偏离真实。在多中心联合试验中，几个医院长期随访对象时，诊断标准有时不一致，以致得出错误的判断，这种偏倚也叫错分偏倚。比较组间调查环境与条件不对等也可造成系统误差，如病例对照研究时病例在医院住院期间调查而对照在家中调查，病例与对照使用不同的调查表调查等。无论自己研制或是引用成熟的量表，测试项目的选定、结果的解释、项目分析、信度和效度评价等均是判定量表优劣的重要依据。

（5）调查人员偏倚 如调查人员有意识地对有某些特征的对象深入调查，如对病例组、暴露组、试验组调查较认真，对于对照组、非暴露组则不愿花费同等精力，轻描淡写地调查一番。特别是当调查者怀疑某病与某因素有关联时，有意追问暴露史，甚至诱导式提问。队列研究中在测量以取得结局的信息时，如果医师认为暴露会导致疾病，可能在暴露组诊断时会掌握诊断标准偏松，以致出现较多假阳性，或将较多的无病判断为有病。此外，如果不同调查员衡量标准不同，甚至同一人在不同情况下对某结果的理解不同也会造成系统误差。

3. 混杂偏倚（confounding bias） 当研究暴露与疾病因果关系时，往往有许多其他因素与所产生的效应干扰着欲研究的那一个危险因子与其所产生的效应，该因素与暴露有关，同时与研究的疾病也有关，由于它的存在，将本来无关的两个事件联系起来，夸大或缩小暴露与疾病之间的关联，这种现象称为混杂，这个外部因素就叫混杂因素，由混杂引起的偏倚称混杂偏倚。

混杂与暴露及与疾病之间可以是因果关系，也可能仅仅是相互关联。混杂因素与暴露因素之间应当相互独立，如果某因素是暴露与疾病之间的中间变量，或是病因链上的一个环节，该因素就不可能成为混杂因素，因为控制了这个因素，暴露与疾病之间的关系亦随之消失。另一方面，在病因网中的两个具有交互作用的危险因子可能会互相成为混杂因素，因为当一个因素存在时会影响另一个因素与疾病关联的强度。当混杂因素存在时暴露与疾病关联强度增加，称为正混杂；当混杂因素存在时暴露与疾病关联强度减少，称为负混杂。

三、偏倚的控制

消除或防止产生偏倚的有效办法是针对产生偏倚的原因采取措施，防止偏倚的关键是能够清醒地预见到或估计出本研究可能出现的偏倚，根据设计阶段、实施阶段和资料分析阶段发生偏倚分别予以控制。

（一）设计阶段

1. 选择适宜的研究方案 不同类型研究偏倚影响程度不同，描述性研究偏倚的来源广泛，质量控制难度较大，受偏倚的影响也最大，结论泛推时应当十分慎重。病例对照研究和队列研究偏倚的影响逐渐减小，实验研究受偏倚的影响最小，目前临床试验以随机对照设计被认为是较好的设计类型。

2. 随机化原则 为防止选择偏倚，一般的研究设计都遵循随机化原则。随机主要体现在两个方面，一是在抽取研究样本时保证样本人群中的每一个体都有同等机会从目标人群中得来，以使样本人群有比较好的代表性；二是在分配研究对象时保证研究对象有同等机会进入实验组和对照组，以使样本人群有比较好的可比性。病例对照研究尽量在多个医院选择对象，或在社区选择研究对象，以减少入院偏倚。队列研究特别是实验研究通过随机化可以保证研究人群中非研究因素的分布与一般人群中该因素的分布一致，达到控制混杂的目的。

3. 限制 严格按规定的标准选择研究对象，是控制混杂偏倚的有效方法。在病例来源广泛时，为排除年龄的混杂作用，可以仅选择某一年龄组进行研究。病例对照研究尽量选用新发病例，不选用死亡病例，为防止和减少失访和不依从者的出现，如研究许可，不选用流动性大的人群。实验研究期限不宜过长，尽量简化干预措施。

4. 配比 为保证比较组间可能的混杂因子分布一致，设计时常采用配比的方式，按照可疑混杂因子列出匹配条件，可以个体配比（配对），也可以成组配比。为防止某些意想不到的因素产生混杂作用，常选择多种对照的形式。队列研究和实验研究要保证暴露组（实验组）与非暴露组（对照组）非研究因素的一致。

（二）实施阶段

1. 严格遵守设计方案 研究方案一经确立就不能随意更改，实施过程中如遇与原方案相悖之实际情况,需要认真讨论寻取应对办法。在设计中明确规定为随机样本的必须严格遵循随机化的原则。为防止选择偏倚,项目实施时要尽量设法提高抽中对象的受检率,最好是一个不漏地检查或调查,特别要弄清愿意加入和不愿加入到研究里面来的两组人有什么不同点,了解这些特点有助于全面解释研究的结果。

2. 培训调查人员 一项研究不可能仅由一个人完成,特别是大型协作研究项目,项目实施前,应当精心挑选调查员,认真培训,使其充分了解调查的意义和工作中应具备的科学态度,训练观察、询问和填写调查表的要领和技巧。尽量减少使用调查人员的数目,必要时使用盲法,使收集信息者不知被调查人的属性与研究中的作用。项目实施中应随时对调查人员进行监督和质量控制,要求严格按调查员守则进行工作。

3. 注意各种类型的无应答 一旦发生无应答,应当分析原因以便补救,现况调查时可设法普查一部分无应答者并作分析,如果无应答者的特征与应答者无甚区别,则可仅根据应答者的资料进行分析。但在调查报告中必须交代清楚应答率、影响因素分析及对无应答者的处理方法等,各类研究无应答率一般应控制在 5% 以下。队列研究与实验研究要尽可能提高研究对象的依从性,对失访者和已随访者的特征做比较分析,从各种途径了解失访者最后的结局,并与已随访者的最后观察结果做比较。病例对照研究中尽量说服动员研究对象合作,争取最良好的配合。实验性研究应对受试者说明实验的意义、规程及预期结果,以取得他们的合作与支持。为防止失访,在随机分配之前,应将实验开始以后的失访者排除。在实验中若有失访者,尽量用电话、通讯或随访进行调查。

4. 尽量选用精良的仪器设备并事先做好校准 在整个调查中所用试剂力求一致。特别是应当选用信度和效度均高的量表进行心理和行为测量以消除可能引起的测量偏倚。

(三)资料分析阶段

1. 核实数据 为了避免过失误差,在资料分析前审查未按照原设计完成的研究对象情况,或排除、或失访,或不依从等都应有明确交代。如果被排除的研究对象较多,结论的推广将受到限制。一项研究的失访率需控制在 5% 左右,否则应重新比较研究组间各相关指标间的差异,同时慎重考虑结果的解释和推论。

2. 分层分析 在资料分析时采用分层分析手段是最基本的控制偏倚的方法。如果按可疑混杂因素分层后分析指标(如 OR 值)与分层前有较大差别,说明可能存在混杂作用,此时应对各层 OR 值进行齐性检验,如果齐性检验差异有显著统计学意义,则不宜合并,需单独进行评价分析。如果差异无显著统计学意义,可以采用 Mantel-Haenszel 提出的公式进行合并,计算总 OR_{M-H} 值,若此 OR_{M-H} 值与未分层的 OR 值相比差异有显著统计学意义,说明确实存在混杂,而此时的 OR_{M-H} 值已消除了混杂的作用。

3. 多因素分析 如果欲控制的混杂因素较多,多级分层后可能会出现层内样本含量过少影响统计学检验效能的情况,此时采用多因素数学模型处理是一种较理想的手段。随着计算机技术的发展,各种应用型统计软件层出不穷,研究者可以依据数据的特点、研究的类型选用不同的程序,诸如逐步回归分析、多元协方差分析、典型相关分析、logistic 回归分析、Cox 回归分析等。

(黄悦勤)

参考文献

[1] 王晓华,曲成毅,施继良,等. 北京市 0~6 岁残疾儿童现况调查[J]. 中华流行病学杂志,2005,26(8):569-573.

[2] 朱中平,沈彤,俞翠莲,等. 环境铅污染对 2~3 岁幼儿行为问题影响的队列分析[J]. 中国学校卫生,2005,10:830-832.

[3] 黄悦勤. 临床流行病学[M]. 5 版. 北京:人民卫生出版社,2020.

[4] 詹思延. 流行病学进展(第十二卷)[M]. 北京:人民卫生出版社,2010.

[5] 李立明. 流行病学(第三卷)[M]. 3 版. 北京:人民卫生出版社,2014.

第三篇

儿童少年精神障碍分类学

第十章

儿童少年精神障碍分类原则和相关问题

医学分类从表面上看是一种程序的编制和应用的过程。其目的是为了化繁为简，把各种疾病或障碍中性质、表现和结果相似的内容作为一个诊断类别，然后再细分为病种和病型。然而，医学分类的科学概念和价值并不简单，是一项综合了临床现象、科学理念和医学研究进展的医学分支。随着对精神疾病研究的深入，疾病的内涵也会发生一些变化，这些变化可以理解为将这些新的临床现象、科学理念和医学研究进行综合形成的补充或者更替。从临床的角度来看，最重要的可能就是由此引起的疾病的诊断标准的变化。

第一节　儿童少年精神障碍分类概念及发展

科学的诊断性分类概念的形成反映了医学的进步和发展。虽然对物体的分类和分类概念的形成与人类发展同步，但是人类最早对医学和心理现象的描述与分类主要体现在 2500 年前希波克拉底和亚里士多德的著作中。有趣的是，这两位基本上是同一时期的科学家，对于分类的问题竟然选择了两种截然不同的方式。而他们不同的分类方式的影响一直延续至今。希波克拉底开创了将他看到的或别人描述出来的疾病和症状进行简单罗列的方法。亚里士多德则努力想要做到根据疾病产生的理论概念对所有的现象谱分类（Shaffer，2001）。根据理论分组无疑具有一定的启迪作用，而且是部分地发现探索过程。但是当用于实践性的医学，而不是一种被经验和假设决定的事物时，它又带来了潜在的误导作用。人们争论着，正是基于理论系统的概念的泛化，使生理学和医学停滞不前，更使得需要不断验证理论和病因不清的精神医学进入了更加黑暗的年代。精神疾病患者被当成鬼魂附体，甚至当成魔鬼来对待。然而，美国精神医学学会（APA）的非理论化的疾病诊断

与分类手册（DSM）第 Ⅲ 版、第 Ⅲ 版修订版和第 Ⅳ 版（DSM-Ⅲ，1980；DSM-Ⅲ-R，1987；DSM-Ⅳ，1994），成为循证精神医学新世纪革命性的里程碑。

我国目前使用的精神疾病诊断系统主要有美国精神疾病分类与诊断标准（diagnostic and statistical manual，DSM）、国际疾病分类（international classification of diseases，ICD）、中国精神障碍分类与诊断标准（the Chinese classification of mental disorder，CCMD）。

美国《精神障碍诊断与统计手册》（DSM）以及国际疾病和相关健康问题分类（ICD）的较近期版本拥有了大多数精神现象学的证据。这些精神现象学的研究发起在 19 世纪末和 20 世纪初，其主要代表人物是 E. Kraepelin（1883）、E. Bleuler（1911）和 K. Jaspers（1913）。他们睿智的发现明显地影响了诊断分类的主流概念，推动了现代精神医学的交流和发展。

儿童期精神障碍的诊断性分类，可追溯到 Leo Kanner 1935 年第一本英文儿童精神病学教科书。Kanner 最初将所有障碍均归入"人格问题"条目中。在 1957 年教科书的第三版，Kanner 强调当时诊断性分类的局限性，特别是描述性条目的不全面，在 Kanner 的精神现象学描述中，将泛指的人格问题分解和归为躯体疾病、身心问题和行为问题相关障碍。行为障碍是最大一组，其中包括进食行为（如神经性厌食、神经性呕吐）、睡眠行为（如梦魇、睡行、发作性睡病）、语言习惯、学业表现、性行为、生气、嫉妒、恐惧、焦虑发作、疑病、强迫、歇斯底里、青少年行为不良、敌意、精神分裂（包括 Kanner 的早期婴儿孤独症概念）和自杀等条目。在这一版，精神动力学理论的影响明显地显现出来，显示出观察、临床意识和咨询指导的价值。这一分类系统主要是现象学的，很少有概念的框架。

儿童精神疾病系统的分类始于 DSM。DSM 第 Ⅰ 版由 APA 在 1952 年出版，28 名 APA 委员负责编制 DSM-Ⅰ，当时尚没有专门的儿童和青少年精

神病学分类。只有四个条目与儿童或青少年有关，① 与出生创伤有关的慢性脑综合征；② 精神分裂症样反应的儿童型；③ 特殊症状反应，如学习障碍、遗尿和睡行症；④ 适应反应（习惯不良、品行障碍、神经质）。在 DSM-I 应用过程中，对于普通精神病的实际应用，特别是应用于儿童、青少年时有些问题并不奇怪，因为在具体编制过程中存在两个问题：当时对于儿童精神医学既没有坚实的现象描述也没有系统的概念研究。

精神病学发展组织（GAP）儿童精神病学委员会，1966 年出版了有关儿童精神病学的专门分类（GAP，1966）。其主要兴趣注重于分类的附录，含有 24 个以前的分类系统未详细描述的、不同程度的障碍。GAP 分类提供了广泛的、包括生物精神病学和发育性问题的框架，包括交互作用、病因学和现象学内容。GAP 分类的创新在于设立了新的条目，强调健康反应和在成熟程度或发育方面的偏差，使用了症状清单，并且将诊断按急性或者慢性以及轻、中、重度进行了重新修订。

此后，儿童和青少年精神病学诊断和分类被广泛重视，无论在美国 DSM 系统还是在国际 ICD 系统都越来越详细地对儿童和青少年精神疾病进行分类。1968 年的 DSM-Ⅱ 和 1969 年的 ICD-8 反映了儿童和青少年精神障碍分类的进展，合理地归类了儿童和青少年时期会出现的一些疾病，特别是确立了"特发于儿童和青少年时期的精神障碍"。

尽管中医对精神疾病的描述和分类可追溯到公元前 3 世纪前后的《内经》，但是现代中国精神疾病分类开始于 1958 年 6 月第一次全国精神病防治工作会议。当时并没有特发于儿童和青少年时期的精神障碍的条目。到 1979 年公布了《中国精神疾病分类试行草案》，采用十分法，儿童精神疾病被单独提出，排为第十类。1989 年出版的《中国精神障碍分类与诊断标准（第二版）》（CCMD-2）和 2001 年出版的第三版（CCMD-3），体现出与国际接轨的原则，都强调了"特发于儿童和青少年期的精神障碍"随着医学的进步，精神障碍分类与诊断系统也在不断地发展。目前 ICD 系统分类已经发展到第十一版；DSM 系统分类已经发展到第五版；CCMD 系统已经发展到第三版。儿童和青少年精神疾病的诊断与分类越来越受到重视。

2013 年 5 月 DSM 第五版（DSM-5）正式出版（其版次号改用阿拉伯数字），被《自然》杂志预测为 2013 年度科学界的重大事件："美国精神医学学会在 2013 年 5 月出版其第五版的《精神障碍诊断与统计手册》，这是这一诊断精神障碍的标准参考指南在

19 年来的第一次全面更新，这将为临床和研究方案带来有争议的变化"。DSM-5 对精神障碍的定义进行了更新：精神障碍是一种综合征，其特征为个体临床上明显的认知、情绪调节或行为紊乱，表现为心理的、生物学上的或发育过程中潜在的精神功能障碍。精神障碍常与社会的、职业的或其他重要活动显著的压力或失能相关。DSM-5 取消了 DSM-Ⅳ 的五轴诊断系统。DSM-5 仍采用描述性分类。DSM-Ⅳ 疾病为 17 类，DSM-5 变为 22 类。DSM-Ⅳ 收录的疾病为 172 种，DSM-5 变为 157 种，二者病种净差异减少 15 种。DSM-5 与 DSM-Ⅳ 相比，新增 15 种，删除 2 种，合并 28 种。22 类精神障碍分别为：神经发育障碍，精神分裂症谱系障碍与其他精神病性障碍，双相障碍与其他相关障碍，抑郁障碍，焦虑障碍，强迫性障碍与其他相关障碍，创伤和应激相关障碍，分离性障碍，躯体症状障碍及相关障碍，喂养和进食障碍，排泄障碍，睡眠-觉醒障碍，性功能障碍，性别焦虑，破坏性、冲动控制和品行障碍，物质相关障碍与成瘾障碍，认知神经障碍，人格障碍，性欲倒错障碍，其他精神障碍，药物所致的运动障碍及其他药物的不良反应，另外包括其他可能成为临床关注焦点的问题。与 DSM-Ⅳ 相比，DSM-5 更简洁，操作性强，与 ICD 系统趋于统一，更贴近临床；DSM-5 也纳入多项生物学研究证据，注重疾病客观诊断和疾病谱的连续性。如：DSM-5 将广泛性发育障碍中的孤独症、阿斯佩格综合征、儿童期瓦解性障碍、非特定的广泛性发育障碍统一归类为孤独症（自闭症）谱系障碍。因为这四种疾病的区分不明确，同一个患者由不同医师诊断可能会得到不同的结果，据统计至少有 12% 的患者曾被误诊，且这些疾病具有共同的生物学基础。因此，DSM-5 将其视为一类疾病。又如：在 DSM-5 中，强迫性障碍不再归入焦虑障碍章节，而是作为一个新的疾病分类出现。增加了一些新的诊断如囤积障碍、破坏性心境失调障碍等。DSM-5 与重新修订出版的国际精神障碍与行为问题诊断标准（ICD-11）基本保持一致，凸显了其在今后较长时间的重要地位。对于部分变化，也有学者存在一些争议，需要进一步的研究和实践来验证。

《国际疾病与相关健康问题统计分类》（international statistical classification of diseases and related health problems，简称 ICD），是在世界卫生组织（WHO）的领导下由全球多个国家的研究中心共同起草的疾病分类标准，旨在为不同医疗资源下的广大医务工作者在临床诊断及治疗方案选择上提供有效的工具。2019 年 5 月 25 日举行的第 72 届世界卫生大会审议通过了第 11 次修订版本（ICD-11），并

决定从 2022 年 1 月 1 日开始在全球范围内投入使用。与 ICD-10 相比，ICD-11 中"精神、行为及神经发育障碍"在疾病分类方面有较大变化。ICD-11 关注疾病的分类，而非疾病的全面评估和治疗。ICD-11 与 ICD-10 相比，该部分拆分 13 类疾病，整合与重组 3 类疾病，新增 3 类疾病，删除 2 类疾病。ICD-11 尝试按发育观点对诊断分组进行排序，其 21 种疾病分别是：神经发育障碍，精神分裂症与其他原发性精神病性障碍，紧张症，心境障碍，焦虑及恐惧相关障碍，强迫及相关障碍，应激相关障碍，分离，喂食及进食障碍，排泄障碍，躯体痛苦和躯体体验障碍，物质使用和成瘾行为所致障碍，冲动控制障碍，破坏性行为和反社会障碍，人格障碍及相关人格特质，性欲倒错障碍，做作障碍，神经认知障碍，未在他处归类的妊娠、分娩及产褥期伴发精神及行为障碍，在他处归类的心理或行为因素影响的障碍或疾病，与归类于他处疾病相关的继发性精神和行为综合征。DSM-5 和 ICD-11 的内容约 90% 是同质的，仅有少量差异。ICD-11 可以说是一个诊断指南，因为它的诊断都是描述性的；DSM-5 更贴近诊断标准，因为其中的诊断均是分条目列出的，可操作性较强。如对比分析显示，两套诊断系统在智力发育障碍的分类基本相同，但 ICD-11 描述性的文字比较抽象，DSM-5 的诊断条目更加详细，两者结合起来研读有助于更好地理解。

第二节　儿童少年精神障碍分类

研究疾病分类学的目的是把种类繁多的疾病按各自的特点和从属关系，划分为病类、病种和病型，并归结为系统。这可以加深对疾病之间关系的认识，为诊断、治疗和临床研究提供参照依据。精神障碍分类学也不例外。在诸多精神障碍中，除器质性精神障碍、精神活性物质和非成瘾物质所致精神障碍和心因性精神障碍外，多数病因和病理机制不明，缺乏实验室诊断手段。特别是儿童和青少年精神障碍的病因和发病机制更为复杂，并且学派众多，观点不一。

目前儿童和青少年精神障碍分类主要按症状、现象和经验进行分类诊断，并兼顾病因分类和诊断。ICD-11、DSM-5 和 CCMD-3 均是按这一原则进行精神障碍分类的。

一、合理分类需具备的标准

一个理想的疾病分类应按病因分类，但由于多数精神疾病病因不明，常由多因素引起，其治疗和预后常与疾病的性质等因素有关，所以精神疾病根据临床特点、病程和结局进行分类仍然比较科学。

不同学者对制订一个合理的儿童少年精神和行为障碍的分类曾提出不同的意见，但是 Rutter 在 1965 年提出的 10 条标准至今仍然为大多数人所接受：

1. 分类不是仅凭概念，而必须根据事实，描述用词规定为操作用词，须具备术语汇编，或者提供一套被一致接受的规则和操作标准。

2. 分类是对精神和行为障碍，而不是对儿童本身。

3. 儿童时期不同阶段并无截然划分的界限，故无需对不同年龄阶段再作不同分类。

4. 分类必须是临床和科研的可靠依据，应用的描述用词也必须一致。

5. 分类对精神障碍之间提供合适的划分依据。

6. 分类必须有足够的覆盖面，将精神障碍和有关问题全部包括在内，不能遗漏。

7. 分类必须有足够的信度和效度。

8. 分类须具备逻辑上的一致性，故必须建立在一致接受的规则基础上，并在一定年限内稳定不变。

9. 分类为临床工作提供科学依据，对临床诊断有帮助。

10. 分类在日常临床工作中切实可用，且便于统计处理。

就 Rutter 所提出的分类要求，目前尚无任何分类系统能够满足所有标准。但是现今我们已积累了相当多的资料，相信制订一个符合以上标准的分类已为期不远。

二、分类的一般程序

分类把种类繁多的不同精神和行为障碍按各自的定义、临床特征、病程和结局进行分类，然后将分类中的每一诊断类别，根据其从属关系细分为病类、病种和病型。现以 ICD-11 为例，举例如下：

病类：6A00~6A06 神经发育障碍。

病种：6A02 孤独症谱系障碍。

病型：6A02.0 孤独症谱系障碍，不伴智力发育障碍，功能性语言能力无损害或轻度损害。

病类：6B20~6B2Z 强迫及相关障碍。

病种：6B21 躯体变形障碍。

病型：6B21.0 躯体变形障碍，伴一般或良好自知力。

ICD 是世界卫生组织的国际疾病分类，美国的 DSM 和我国的 CCMD 分类中也是如此，临床医师和研究者在对某一疾病进行分类时,首先要明确这一疾病的性质,然后再确定病种和病型。

需要强调的是,不论是流行病学、临床医学研究,还是以人体为研究对象的实验室研究,首先需要确定研究对象的临床诊断,在临床样本选择过程中,统一诊断标准十分重要。例如,有研究比较了美国 Blooklygn 医院与英国 Nethene 医院诊断的 250 例患者。Blooklygn 医院诊断精神分裂症者为 65.2%(163 例),心境障碍者为 8.0%(20 例);在统一标准后,诊断精神分裂症者为 32.4%(81 例),心境障碍者为 36.4%(91 例)。Nethene 医院诊断精神分裂症者为 34%(85 例),心境障碍者为 32.8%(82 例);统一标准后,诊断精神分裂症者为 26.0%(65 例),心境障碍者为 47.2%(118 例)。显然,如果诊断标准不统一,诊断不准确,研究结果也就没有价值了。特别是对大多数病因都不明确的精神疾病更是如此。

因此,有科学的分类为基础,对各种疾病才能有统一的命名认识,才可能对病因、发病机制、流行病学、临床表现、防治、预后等方面作进一步的探讨和相互间的交流,了解其规律性。

三、分类的意义与价值

人类的生活实践和医学科学研究显示,对各种群体进行了解和研究,必须先按群体中各个体的特性和从属关系作科学的分类,才能作相互间的比较和恰当的对待和处理。因此,疾病的合理分类是科学防治疾病和研究的基础,意义重大。

1. **临床意义**　按照病类、病种和病型进行分类,才能作为诊断和鉴别诊断的基础,才能使合理的治疗和预防成为可能。

2. **研究与交流**　不论是症状学诊断的研究还是病因诊断的研究,研究方法主要包括流行病学研究、临床研究和实验室研究三种。流行病学研究是研究群体中同类障碍发病的共同因素,并与健康人群进行比较,以确定发病因素;临床研究以个案为对象;实验室研究则着重探索患者体内各种生物学变化过程及特征,通过实验来验证各种病因学假设,以获得病因学证据。

3. **启发与探索**　科学的诊断和分类系统常常是医学术语和概念产生的启发和推动者。在 DSM-5 修订过程中就显示出新知识和新概念的发现。DSM-5 中增加了破坏性心境失调障碍的诊断术语,其目的是为存在易激惹及有破坏性的儿童或青少年提供一个诊断亚型,减少儿童或青少年过度诊断为双相障碍及不适当地给予抗精神病药物治疗。在注意缺陷多动障碍(ADHD)的诊断方面,DSM-5 中起病年龄由 7 岁前改为 12 岁前,这是由于在学龄前期,多动冲动症状先出现,对于有的个体该症状很难与正常行为相鉴别。很多个体在小学阶段同时伴随显著的注意缺陷症状而最早被识别出来。同时 DSM-5 对于 17 岁以上的青少年和成人诊断条目由 6 条减少至 5 条。在排除标准方面,DSM-5 中在进行 ADHD 的诊断时必须排除广泛性发育障碍也就是 ASD 的诊断,在 DSM-5 中允许 ASD 和 ADHD 共病的诊断。

4. **教学训练**　合理分类以使各种疾病有明确的概念也是教学培训工作中所必需的,精神障碍内涵广泛而复杂,分类方法各异。在大的类别方面若按病因来分,有气质性与功能性两大类;按疾病特点来分,有精神病与非精神病性精神障碍两大类;按年龄来分,有儿童少年期、成年期和老年期精神障碍等类别。从各个病种来说,则就更为复杂,如:阿尔茨海默病按病理改变来分类,苯丙酮尿症按代谢障碍来分类,Klinefeher 综合征按染色体畸形来分类,反应性精神病以精神因素作为病因来分类,情感性精神障碍、精神发育迟滞以症状表现来分类,儿童孤独症以年龄和症状来分类,转换性障碍以弗洛伊德的病理心理机制学说来分类,甚至还有按发病环境和条件来分类的,如"旅途精神病"。虽然有不少分类已获得公认,但分类学中还有大量的问题尚有争议,并且有待进一步探讨。随着时代和科学的不断发展,精神疾病分类学也在不断地修改和完善。

四、诊断与分类系统的问题与思考

1. **误诊和标签化**　精神疾病的诊断是一项复杂的、科学性和实践性都很强的综合过程,因此以临床实践为主的原则不能改变。切忌只用分类和诊断条目去套诊断和盲目地贴诊断标签。要按照前面谈到的诊断原则认真和谨慎地做出诊断。对任何事物的评价都有其两面性,大家对一件事情的评价也是见仁见智,同样也不会满足所有人的预期。有学者认为,除了孤独症,DSM-5 的所有其他更改都放宽了诊断标准,这有可能使我们当前的诊断过度变为诊断极其过度;DSM-5 忽视误诊风险,扩大了精神疾病诊断范围,为某些可能实际上存在日常问题的患者贴上了精神疾病的标签。

2. **共病问题**　儿童精神疾病共病问题近年来越来越被关注。过去绝对的单一化诊断和现在出现的三种甚至五种病共同诊断的共病诊断泛化现象,都应该引起我们的注意。疾病的发生和发展有复杂的联系,绝不是简单的"有和无"的规律,甚至难以确定彼此之间的因果关系。儿童精神障碍的共病问题是需要不断探索和研究的重要问题。

3. 修订问题的思考 关于精神疾病的分类和诊断问题，随着研究的不断深入，也不断被修订。每一步修订都是人们对精神疾病认识步步深入的结果。如经过上千名精神病学专家多年的艰苦努力才有了 DSM-5 的最终出版。在精神疾病的分类与诊断方面，有了很多修订和新的变化，如：① DSM-5 强调共同的病理机制与疾病谱系。将临床表现相似（或相近）、发病机制有共同特征的精神障碍分类在一起，如将原来归于躯体型障碍的躯体变形障碍，原来归于冲动控制障碍项下的拔毛症，以及新增加的具有相类似行为特征的囤积障碍、抓痕障碍均归于强迫及相关障碍的章节中，主要理由是它们在行为特征方面共同具有重复行为的表现，是强迫症谱系部分。② 简明与良好的实用性。DSM-5 的简明、适用性增强，主要体现在二级分类减少，疾病单元由原来的 172 个减少到 157 个。躯体症状及相关障碍和双相障碍明显缩减，双相Ⅰ型和双相Ⅱ型都是通过记录目前发作类型、严重程度、是否伴精神病性特征、缓解程度、是否伴有焦虑特征等的标注形式来表示，既完整又清晰，还简洁明了，有较强的临床应用价值。③ 其他主要变化，如取消了以往专门为儿童和少年群体设立的"通常在婴儿、儿童或少年期首次诊断的障碍"和"人为性精神障碍"及"适应障碍"这三个一级分类。还取消了五轴诊断系统。

4. 制订统一的国际标准的趋向 在 2010 年 ICD-11 出版前，由 WHO 牵头，与世界精神病协会（WPA）、美国精神医学学会（APA）、中国精神病协会（CSP）等联合建立研究项目，通过国际多中心合作的科研，减少目前分类与诊断标准之间存在的差异。制订 ICD-11 时，注意了各国的社会环境与文化差异，使分类与诊断标准具有全球性可操作性。通过这一研究项目不仅减少了各国分类与诊断标准之间在诊断信度方面的差异，更减少了在诊断效度方面的差异。

尤其在诊断效度方面，强调了三方面效度：① 针对病前因素的效度，如分类、诊断标准、诊断工具应能反映病前的相关社会因素、家庭因素、人格特征、人口学资料等的真实性。② 针对当前因素的效度，如反映病因与病理机制、临床特征、实验室检查数据的真实性。③ 针对预测因素的效度，如诊断与疾病演进的一致性、与社会功能演变的一致性以及与治疗效果的一致性等。

5. DSM-5 的争议 任何诊断标准都可能有其历史和认知进展的局限，DSM-5 也不例外。在一些疾病的诊断与分类方面，不可避免地存在争议。以孤独症谱系障碍为例：

一直以来，孤独症史上一个持续存在的争论主题是，哪里才是它的边界。虽然，DSM-5 明确地指出孤独症是个谱系障碍，从历史的观念来看，DSM-5 被视为一种欲将症候群定义得更加清晰，为孤独症谱系划定界限的努力。

Volkmar 则是 DSM-Ⅳ 孤独症及广泛性发育障碍工作组的主要作者。Volkmar 提出主要关注点如下：DSM-5 可能使正在进行的纵向比较研究产生困难；一些高功能个体将不再符合孤独症谱系障碍诊断标准，而可能因此不再符合接受服务及治疗的资格；将 Asperger 障碍移除行为太极端。当 Asperger 障碍的信度本该再经稍稍改进就能得到改善时，应该保留它的临床价值，而不是将它完全删除。针对争议，DSM-5 特别提到了诊断的过渡问题。

6. 目前诊断系统的局限 DSM-5 和 ICD-11 两个系统都采取步骤进行维度症状评估，具有不同的实际操作流程。然而 DSM-5 和 ICD-11 都没有将神经生物学或遗传因素引入精神病的分类中。随着研究数据的积累，上述诊断体系的其他局限性也逐渐凸显。例如，诊断类别之间以及疾病与健康之间的界线并不明确，诊断类别内部存在相当大的异质性，患者常具有多种疾病的临床特征；并且，随着时间的推移，特定个体的主要临床相会发生显著变化。即使最严格地应用诊断标准，也无法避免以下事实：临床特征都不是"特征性"的。当前操作性诊断体系并非旨在反映病因和发病机制，而是精神病学家认可的临床综合征的最佳描述。

缺乏病因学分类会导致精神病学诊断的不稳定性随着时间的推移而变得明显。一方面，诊断过于宽泛，具有相同诊断的患者在临床症状、严重程度、病程和临床结局方面可以迥然不同；另一方面，诊断又过于狭窄，许多不同诊断的患者可以表现为共同的症状，疾病之间的界线往往模糊不清；不仅诊断类别之间的界线不明确，疾病和健康之间的界线也是如此。精神病性症状，如幻听和偏执思维，亦会在 5%～8% 的健康人群中以弱化的形式出现，诊断在很大程度上显得主观而武断。诊断类别之间症状的重叠也意味着很难将患者精确匹配到特定诊断类别，并且患者的诊断可能随时间而改变。

7. 未来展望 2008 年美国国立心理健康研究所（NIMH）发布 NIMH 战略计划，要求 NIMH"出于研究目的，开发基于可观察行为和神经生物学测量维度对精神障碍进行分类的新方法"。战略计划的主要观点：目前，精神障碍的诊断基于临床观察——识别倾向于聚集在一起的症状，确定症状何时出现，以及确定症状是否消退、复发或变成慢性。然而，在当前诊断系统中定义精神障碍的方式没有结合来自综合神经科学研究的当前信息，因此对于通过神经科学方法获得科学成果来说并不是最佳的。很难解构复杂行为的集群，并试图将这些行为与潜在的神经生物学系统联系起来。许多精神障碍可能被认为属于多个维度（例如，认知、情绪、社交互动），其特征存在于从正常到极端的连续统一体中。为了阐明精神障碍的根本原因，有必要定义、测量和联系正常和异常功能的基本生物学和行为成分。这项工作需要整合遗传、神经科学、成像、行为和临床研究。通过将基本的生物学和行为成分联系起来，就有可能为精神障碍构建有效、可靠的表型（可测量的特征或特征）。这将有助于我们阐明障碍的原因，同时澄清精神障碍之间的界限和重叠。为了从神经生物学和行为的维度和（或）组成部分理解精神障碍，重要的是启动一个过程，将临床和基础科学领域的专家聚集在一起，共同确定可能跨越多种障碍（例如，执行功能、影响调节、人的感知）并且更适合神经科学方法的基本行为成分。制订可靠和有效的精神障碍基本组成部分的测量方法，用于基础研究和更多临床环境。确定基本成分之间从正常到异常的全部变化范围，以提高对典型与病理的理解。整合构成这些精神障碍的基本遗传、神经生物学、行为、环境和经验成分。

NIMH 基于四个假设启动了研究领域标准项目（Research Domain Criteria，RDoC）：① 基于生物学和症状的诊断方法不得受当前 DSM 类别的限制；② 精神障碍是涉及大脑回路的生物学障碍，涉及认知、情绪或行为的特定领域；③ 每个级别的分析都需要跨功能维度来理解；④ 绘制精神障碍的认知、回路和遗传方面的图谱将产生新的更好的治疗目标。

RDoC 方法区别于传统的诊断标准系统。与使用分类的传统诊断系统（如 DSM）不同，RDoC 是一个"维度系统"——它依赖于"跨越从正常到异常的范围"的维度。传统诊断系统会逐步修改并建立在其预先存在的范式上，"RDoC 对当前的疾病类别是不可知的。"官方文件解释了这一特征，写道："RDoC 不是从疾病定义开始并寻求其神经生物学基础，而是从当前对行为-大脑关系的理解开始，并将它们与临床现象联系起来。"RDoC 并非设计为替代 DSM 的诊断标准，而是作为未来发展的研究框架。

总之，儿童精神障碍的诊断分类标准一直随着人们对这一类障碍认识的加深以及科学技术的发展，朝着积极的方向不断完善。从事于精神障碍的

分类与诊断标准的专家共识是要通过不断的努力，使精神障碍分类与诊断标准具有更好的病因学、病理学基础，以改进诊断的信度与效度，进而改善精神障碍的预防和治疗。

（郑　毅　崔永华）

参考文献

[1] American Psychiatric Association. Diagnostic and Statistical Manual of Mental Disorders Fourth Edition[M]. Washington DC：APA，1994.

[2] Bonanno GA，Malgaroli M. Trajectories of grief：Comparing symptoms from the DSM-5 and ICD-11 diagnoses[J]. Depress Anxiety，2020，37(1)：17-25.

[3] Buxbaum JD，Baron-Cohen S. DSM-5：the debate continues [J]. Mol Autism，2013，4(1)：11.

[4] Clark LA，Cuthbert B，Lewis-Fernández R，et al. Three approaches to understanding and classifying mental disorder：ICD-11，DSM-5，and the National Institute of Mental Health's Research Domain Criteria (RDoC)[J]. Psychol Sci Public Interest，2017，18(2)：72-145.

[5] Cuthbert BN，Insel TR. Toward the future of psychiatric diagnosis：the seven pillars of RDoC[J]. BMC medicine，2013，11(1)：126.

[6] Kraemer HC，Kupfer DJ，Clarke DE，et al. DSM-5：how reliable is reliable enough？[J]. Am J Psychiatry，2012，169(1)：13-15.

[7] Maj M. DSM-5，ICD-11，RDoC and the future of psychiatric classification[J]. Eur Psychiatry，2017，41：31.

[8] Reed GM. Toward ICD-11：Improving the clinical utility of WHO's International Classification of mental disorders[J]. Prof Psychol Res Pr，2010，41(6)：457-464.

[9] Regier DA，Kuhl EA，Kupfer DJ. The DSM-5：Classification and criteria changes[J]. World Psychiatry，2013，12(2)：92-98.

[10] Regier DA. Potential DSM-5 and RDoC synergy for mental health research，treatment，and health policy advances[J]. Psychological Inquiry，2015，26(3)：268-271.

[11] Stein DJ，Szatmari P，Gaebel W，et al. Mental，behavioral and neurodevelopmental disorders in the ICD-11：an international perspective on key changes and controversies [J]. BMC medicine，2020，18(1)：1-24.

[12] 毕小彬，范晓壮，米文丽，等. ICD-11 和 DSM-5 中孤

独症谱系障碍诊断标准比较[J].国际精神病学杂志,2021,48(2):193-196.

[13] 李功迎,宋思佳,曹龙飞.精神障碍诊断与统计手册第5版解读[J].中华诊断学电子杂志,2014,2(4):310-312.

[14] 郑毅.神经发育障碍分类引发的争论与思考[J].中华精神科杂志,2019,52(1):3-4.

[15] 郑毅.全生命周期健康与儿童精神医学[J].中华精神科杂志,2017,(6):399-400.

第十一章

国内外儿童精神障碍诊断和分类系统

第一节 国际疾病诊断与分类（ICD）系统

世界卫生组织编著的《国际疾病与相关健康问题统计分类》(international statistical classification of diseases and related health problems)，简称国际疾病分类(ICD)。

在1948年《国际疾病分类》第六版(ICD-6)首次以第五章作为精神疾病分类，但过于简单，只包括精神发育迟滞、精神分裂症、躁狂抑郁症和其他障碍。1955年ICD-7出版，仅做了细小改变。1969年出版的ICD-8做了重大修改，该方案建立起了儿童精神障碍的多轴诊断分类系统，其信度和临床实用性良好，是国际合作的一大成果。1977年ICD-9出版，1989年又出版了ICD-10，其中所包括的精神障碍的内容比ICD-9增加了三倍。在精神科文献中ICD-10就是指ICD-10第5章的简称。

ICD-10即精神和行为障碍分类，实际上分为"临床描述和诊断指南"(1989年)和"研究用诊断标准"(1990年)两部分。前者为一般临床工作、教学和服务所用，有较大的实用价值。

ICD-10的编码一位数为病类(F0～F9)，两位数为病种(F00～F99)，三位数为病型(F00.0～F98.9)。在ICD-10中，精神障碍主要共有如下11种分类：

1. F00～F09 器质性(包括症状性)精神障碍。
2. F10～F19 使用精神活性物质所致的精神及行为障碍。
3. F20～F29 精神分裂症、分裂样状态及妄想性障碍。
4. F30～F39 心境(情感性)障碍。
5. F40～F49 神经症性、应激性及躯体形式障碍。

6. F50～F59 伴有生理障碍及躯体因素的行为综合征。
7. F60～F69 成人的人格和行为异常。
8. F70～F79 精神发育迟滞。
9. F80～F89 心理发育障碍。
10. F90～F98 通常起病于儿童及少年期的行为和情绪障碍。
11. F99 待分类的精神障碍。

在ICD-10中儿童和少年期精神和行为障碍(包括精神发育迟滞)列为F7～F9，具体见表11-1。

表11-1 ICD-10儿童和少年期精神和行为障碍（包括精神发育迟滞）

F70～F79	精神发育迟滞
F70	轻度精神发育迟滞
F71	中度精神发育迟滞
F72	重度精神发育迟滞
F73	极重度精神发育迟滞
F78	其他精神发育迟滞
F79	未特定的精神发育迟滞
F80～F89	心理发育障碍
F80	特定的言语和语言发育障碍
F80.0	特定的言语构音障碍
F80.1	表达性语言障碍
F80.2	感受性语言障碍
F80.3	伴发癫痫的获得性失语症
F80.8	其他言语和语言发育障碍
F80.9	言语和语言发育障碍，未特定
F81	特定学校技能发育障碍
F81.0	特定阅读障碍
F81.1	特定拼音障碍
F81.2	特定计算技能障碍
F81.3	混合性学校技能障碍
F81.8	其他学校技能障碍

续 表

F81.9	学校技能发育障碍,未特定
F82	特定性运动功能发育障碍
F83	混合性特定发育障碍
F84	广泛性发育障碍
F84.0	儿童孤独症
F84.1	不典型孤独症
F84.2	Rett 综合征
F84.3	其他儿童期瓦解性障碍
F84.4	多动障碍伴发精神发育迟滞和刻板动作
F84.5	Asperger 综合征
F84.8	其他发育障碍
F84.9	发育障碍,未特定
F88	其他心理发育障碍
F89	未特定性心理发育障碍
F90～F98	**通常起病于童年及少年期的行为和情绪障碍**
F90	多动性障碍
F90.0	多动和注意障碍
F90.1	多动性品行障碍
F90.8	其他多动性障碍
F90.9	多动性障碍,未特定
F91	品行障碍
F91.0	局限于家庭的品行障碍
F91.1	未社会化的品行障碍
F91.2	社会化的品行障碍
F91.3	对立违抗性障碍
F91.8	其他品行障碍
F91.9	品行障碍,未特定
F92	品行与情绪混合性障碍
F92.0	抑郁性品行障碍
F92.8	其他品行与情绪混合性障碍
F92.9	品行与情绪混合性障碍,未特定
F93	特发于童年期的情绪障碍
F93.0	童年离别焦虑障碍
F93.1	童年恐怖性焦虑障碍
F93.2	童年社会性焦虑障碍
F93.3	同胞竞争障碍
F93.8	其他童年情绪障碍
F93.9	童年情绪障碍
F94	特发于童年和少年期的社会功能障碍
F94.0	选择性缄默症
F94.1	童年反应性依恋障碍
F94.2	童年脱抑制性依恋障碍

续 表

F94.8	童年其他社会功能障碍
F94.9	童年社会功能障碍,未特定
F95	抽动障碍
F95.0	一过性抽动障碍
F95.1	慢性抽动或发声抽动障碍
F95.2	发声和多种动作联合抽动障碍(Tourette 综合征)
F95.8	其他抽动障碍
F95.9	抽动障碍,未特定
F98	通常起病于童年或少年期其他行为情绪障碍
F98.0	非器质性遗尿症
F98.1	非器质性遗粪症
F98.2	婴幼儿和儿童进食障碍
F98.3	婴幼儿和儿童异食癖
F98.4	刻板动作障碍
F98.5	口吃
F98.6	言语急促杂乱
F98.8	其他特定性行为与情绪障碍
F98.9	未特定行为与情绪障碍
F99	**未特定精神障碍**

ICD-10 较 ICD-9 和 ICD-8 的最大进步就是增加了"临床描述"和"诊断指南"。前者对每一障碍的主要临床特征和任何重要却较少的特性均加以描述,因此对这一特定障碍就有了清楚的概念,有利于与其他障碍相区别。"诊断指南"则提示要做出确定无疑的诊断需要多少个稳定的症状组合,其中的要点在多数精神病学教科书中均可查到,这不仅对临床诊疗有很大作用,而且对临床教学也有很大帮助,ICD-10 的内容比 ICD-9 要多很多,并且扩大了将来能利用的类别数,也就是说已经"留有余地"。在儿童少年部分的改进尤其大。如 ICD-9 列出的发生于童年期的障碍,如婴儿孤独症和解体性精神病,在 ICD-10 中更恰当地归入广泛性发育障碍中,改变过去错误地将婴儿孤独症等看作精神病的观点。

ICD-10 为欧洲国家和日本等国所采用,它代表了当前分类学的发展趋向。我国 CCMD-3 主要参考 ICD-10 版本,所以 ICD-10 对我国同样有很大影响。

随着对精神障碍的认识不断加深,世界卫生组织从 2000 年始、2007 年正式部署,经过漫长的修订完善,2019 年正式发布 ICD-11 英文版。由 ICD-10 中的第 5 章变为 ICD-11 中的第 6 章,名称由"精神与行为障碍"更改为"精神、行为或神经发育障碍"。ICD-11 包括 22 节,涵盖 163 个分类单元,从症状、病因、发病过程和结果、治疗反应、与基因的关系、与交互环境的关系六个方面来结构化定义每个分类单元。

与此同时产生编码上的革新,编码范围由 ICD-10 中的 F00～F99,变为 ICD-11 中的 6A00.1～6D0Z。

ICD-11 根据疾病的同质性将原有分类单元进行拆分、整合、删除和新增,形成了"神经发育障碍"(分类见表 11-2)在内的 22 节。ICD-10 中"精神发育迟滞""心理发育障碍""通常起病于童年及少年期的行为和情绪障碍"相关内容重组成"神经发育障碍",强调该类疾病起病于童年和青少年时期,但是具有疾病的终身性。如原归于 ICD-10"通常起病于童年与少年期的行为与情绪障碍"中"品行障碍"的相关内容形成 ICD-11 中新的一节,节名为"破坏性行为和反社会障碍"(与 DSM-Ⅳ 类似)。"排泄障碍"由 ICD-10"通常起病于童年与少年期的行为与情绪障碍"中的"非器质性遗尿症和遗粪症"而来。

表 11-2　ICD-11 神经发育障碍的分类

6A00	智力发育障碍
6A00.0	智力发育障碍,轻度
6A00.1	智力发育障碍,中度
6A00.2	智力发育障碍,重度
6A00.3	智力发育障碍,极重度
6A00.4	智力发育障碍,暂定
6A00.Z	智力发育障碍,未特定
6A01	发育性言语或语言障碍
6A01.0	发育性言语语音障碍
6A01.1	发育性言语流畅障碍
6A01.2	发育性语言障碍
6A01.20	发育性语言障碍伴感受和表达功能损害
6A01.21	发育性语言障碍主要为表达功能损害
6A01.22	发育性语言障碍主要为语用学语言损害
6A01.23	发育性语言障碍,其他特定语言功能损害
6A01.Y	其他特定的发育性言语或语言障碍
6A01.Z	发育性言语或语言障碍,未特定
6A02	孤独症谱系障碍
6A02.0	孤独症谱系障碍不伴智力发育障碍,功能性语言能力无损害或轻度损害
6A02.1	孤独症谱系障碍伴智力发育障碍,功能性语言能力无损害或轻度损害
6A02.2	孤独症谱系障碍不伴智力发育障碍,功能性语言能力明显损害
6A02.3	孤独症谱系障碍伴智力发育障碍,功能性语言能力明显损害
6A02.4	孤独症谱系障碍不伴智力发育障碍,功能性语言能力完全缺失
6A02.5	孤独症谱系障碍伴智力发育障碍,功能性语言能力完全缺失
6A02.Y	孤独症谱系障碍,其他特定的

续　表

6A02.Z	孤独症谱系障碍,未特定
6A03	发育性学习障碍
6A03.0	发育性学习障碍伴阅读功能损害
6A03.1	发育性学习障碍伴书面表达功能损害
6A03.2	发育性学习障碍伴数学能力损害
6A03.3	发育性学习障碍伴其他特定功能损害
6A03.Z	发育性学习障碍,未特定
6A04	发育性运动协调障碍
6A05	注意缺陷多动障碍
6A05.0	注意缺陷多动障碍,主要表现为注意力不集中
6A05.1	注意缺陷多动障碍,主要表现为多动冲动
6A05.2	注意缺陷多动障碍,混合表现
6A05.Y	注意缺陷多动障碍,其他特指的表现
6A05.Z	注意缺陷多动障碍,未特定的表现
6A06	刻板运动障碍
6A06.0	刻板性运动障碍不伴自我伤害
6A06.1	刻板性运动障碍伴自我伤害
6A06.Z	刻板性运动障碍,未特定
6A0Y	其他特定的神经发育障碍
6A0Z	神经发育障碍,未特定

ICD-11 在修订过程中,以临床实用性为首要目标,在诊断单元上充分考虑疾病特征的同质性并趋于精简,如强调神经发育障碍的终身性,这些改进会提高临床诊断效率,减少精神疾病之间的共病;研究领域标准促进了 ICD 和 DSM 系统的一致性。经过大量严谨的全球多中心临床研究验证分类的有效性和实用性,为临床实践提供更好的思考方式和诊断思路。

第二节　美国精神疾病诊断与分类(DSM)系统

一、DSM 系统简介

美国精神医学学会(APA)编制的《精神障碍诊断与统计手册》(diagnostic and statistical manual of mental disorders,简称 DSM)是另一个影响很大的分类系统。APA 根据对精神障碍的调查研究及对住院精神患者的统计分析,于 1952 年颁布了 DSM-Ⅰ,以与 ICD-6 相平行。但由于受当时盛行的 Adolf Meyer 精神生物学说的影响,DSM-Ⅰ 将各类精神障碍均作为个体对环境做出的反应,故称之反应类型,如神经症性反应类型、精神分裂性反应类型等。但精神分裂症和其他不少精神障碍的病因不明,不能简单地归为反应类型,故这一提法未能被普遍接受。但 DSM-Ⅰ 的特点是包含了诊断类别和定义汇编,其中未包含儿童精神障碍,可见当时对儿童精神障碍重视不够。

1968 年 APA 出版 DSM-Ⅱ 与 ICD-8 同时并存,是两大分类系统的互通产物,DSM-Ⅱ 以描述为主,而很少涉及病因问题。例如,废除非器质性以及反应类型等用词,鼓励多种诊断,并第一次加入"儿童和少年期行为障碍"一节,共提出六种障碍,包括非特定性儿童期反应。

APA 为准备于 1980 年出版 DSM-Ⅲ 特地组织了命名统计工作组,其目标是根据现有知识出版手册,为临床和科研工作提供大的支持作用,并尽可能与 ICD-9 保持一致。DSM-Ⅲ 出版之前,经过了现场测试。DSM-Ⅲ 体现了精神障碍的总体概念,并对每一障碍做出了全面描述,提出特定诊断标准、诊断类别的等级以及多轴系统。它列出了"通常最初显现于婴儿、儿童和少年期的障碍",其类别较 DSM-Ⅱ 增加四倍之多。1987 年 APA 出版了 DSM-Ⅲ-R(即修订版),较之 DSM-Ⅲ 有很大进步;1994 年,又对 DSM-Ⅲ-R 进行修订,出版了 DSM-Ⅳ,为广大学者所引用。

DSM-Ⅲ-R 和 DSM-Ⅳ 均将"通常最初显现于婴儿、儿童和少年期的精神障碍"放在整个系统的前列,表示对此的重视,这也是美国分类学的创举,即按年龄段从婴儿开始的分类方法,而 ICD-10 则将最初显现于婴儿和儿童期的精神病行为障碍放在分类学的最后部分。

由于精神医学的迅速发展,DSM-Ⅲ-R 已不能适应形势的需要,故从 1987 年开始 DSM-Ⅳ 出版的准备工作,重新分析已有的资料数据。起草后,向近百位顾问征求意见,同时与 WHO 的 ICD-10 编制小组协调看法。然后,对此进行 12 次现场测试,涉及 6000 余病例,经过 7 年之久的酝酿,才在 1994 年正式出版。

1999 年,APA 基于新出现的不支持一些精神障碍已经建立的边界的研究,开始了对 DSM 优点和缺点的评估,此后开始一系列的前期准备,2006 年成立 13 个工作小组,负责 DSM-5 的发展修订,经过十多年的漫长的修订,2013 年 5 月 DSM-5 出版发行。为了提高临床实用性,DSM-5 是在发育和生命周期的考量基础上组织的。DSM-5 反映了生命早期阶段的发育过程的诊断,随后是青春期和成人早期的诊断,最后以成人期和生命晚期的诊断结尾。首次引入"疾病谱系"诊断,如孤独症谱系障碍。将"精神发育迟滞"改为"智力发育障碍"。DSM-5 与 ICD-11 基本保持一致。

以上是 DSM 分类系统修订过程的概括,由此可见 APA 对分类修订所持的谨慎态度。

二、DSM-Ⅳ中有关婴儿、儿童或少年期起病的精神障碍的分类

现将 DSM-Ⅳ 有关"通常在婴儿、儿童或少年期首次诊断的障碍"加以介绍(表 11-3)。

表 11-3 DSM-Ⅳ通常在婴儿、儿童或少年期首次诊断的障碍

精神发育迟滞(编码于轴Ⅰ)	
317.	轻度精神发育迟滞(F70.9)
318.0	中度精神发育迟滞(F71.9)
318.1	重度精神发育迟滞(F72.9)
318.2	极重度精神发育迟滞(F73.9)
319.	严重度未注明(F79.9)
学习障碍	
315.00	阅读障碍(F81.0)
315.1	计算障碍(F81.2)
315.2	书面表达障碍(F81.8)
316.9	学习障碍未注明(F81.9)
动作技巧障碍	
315.4	发育性协调动作障碍(F82)
交流障碍	
315.31	表达性语言障碍(F80.1)
315.31	感受表达混合性语言障碍(F80.2)
315.39	语音障碍(F80.0)
307.0	口吃(F98.5)
广泛性发育障碍	
299.00	孤独性障碍(F84.0)
299.80	Rett 障碍(F84.2)
299.10	儿童瓦解性障碍(F84.3)
299.80	广泛性发育障碍未注明(F84.9)
299.80	Asperger 障碍(F84.5)
注意缺陷及破坏性行为障碍	
314.	注意缺陷多动障碍(F90)
314.01	混合型(F90.2)
314.00	主要注意缺陷型(F98.8)
314.01	主要多动冲动型(F90.0)
314.9	注意缺陷多动障碍,未注明(F90.0)
312.8	品行障碍(F91.8)
313.81	违抗性障碍(F91.3)
312.9	破坏性行为障碍未注明(F91.9)
抽动障碍	
307.21	短暂抽动障碍(F95.0)

续　表

307.22	慢性运动或发声抽动障碍(F95.1)
307.23	Tourette综合征(F95.2)
307.20	抽动障碍未注明(F95.9)
婴幼儿期喂食和饮食障碍	
307.52	异食癖(F98.3)
307.53	反刍障碍(F78.2)
307.59	婴幼儿喂养障碍(F98.2)
排泄障碍	
307.6	遗尿症(F98.0)
307.7	功能性大便失禁(F98.1)
婴儿、儿童或少年期其他障碍	
309.21	离别性焦虑障碍(F93.0)
313.23	选择性缄默症(F94.0)
313.89	婴幼儿反应性依恋障碍(F94.1或2)
307.3	刻板运动障碍(F98.4)
313.9	婴儿、儿童或少年期障碍未注明(F98.9)

注:括号内为相应的ICD-10编码。

常起病于青少年或常见于成人的精神和行为障碍,如情感性精神病和精神分裂症等则未包括在上述分类中。DSM-Ⅳ与DSM-Ⅲ-R、DSM-Ⅲ一样,为避免各种学说的影响(各种学说常认识不一致,并常带倾向性),诊断类别主要用症状描述,仍坚持DSM-Ⅲ的一贯主张,即贯彻发展的观点,故仍将"通常在婴儿、儿童或少年期首次诊断的障碍"排在首位。DSM-Ⅳ以广泛性发育障碍替代DSM-Ⅲ-R的"孤独性障碍",原因是这种障碍不仅发生于婴幼儿期,也可见于成人,并将婴幼儿期发生的"孤独性障碍"称为"婴幼儿孤独症",更接近Kanner的"婴儿孤独症",并将DSM-Ⅲ-R所述的"未在他处特定的广泛性发育障碍"明确为Rett障碍、Asperger障碍等,但未列入不明确且争议很大的"不典型孤独症"[将不典型孤独症列入非典型自闭症(PDD-NOS)之中]。

DSM-Ⅳ、DSM-Ⅲ-R和DSM-Ⅲ三者对照,诊断类别的框架基本相同,只是DSM-Ⅲ中的注意缺陷障碍在DSM-Ⅲ-R和DSM-Ⅳ均改为注意缺陷多动障碍,并归之于破坏性行为障碍之内。其原因是DSM-Ⅲ认为只有注意缺陷障碍是基本的,后来发现多动也是基本的。DSM-Ⅲ-R将精神发育迟滞、特定发育障碍和广泛性发育障碍统归为发育障碍。

分类的设置、诊断类别的确定、每一类别描述用词和诊断标准的选择等在DSM-Ⅳ都要考虑到实用性和可靠性。其目的之一是为了方便临床、科研和教学,基础是建立在广泛经验之上的,最优先考虑的是为临床工作提供指南。为了使DSM-Ⅳ实用和有

效,力求诊断标准明确、用词准确和叙述清楚。另一目的是为推进科研的发展,增进临床和科研工作者之间的沟通。DSM-Ⅳ也是便于临床资料搜集和心理病理学教学的工具,应用的术语适合于各种不同倾向、各种医学专业以及不同文化背景的人。DSM-Ⅳ的制订,有1000多人参与,分为13个工作组,每一个工作组负责一部分,并且有熟悉这一部分的专家参与。他们坚持一个原则,即保证有足够的宽容性,以反映现有的依据和意见,又不受既定人物观点倾向性的影响。

从儿童少年精神疾病分类学的历史发展上讲,DSM-Ⅲ可以说是精神障碍诊断方面的一大进步,大大推进了以组织为根据的诊断研究。DSM-Ⅳ得以发展是借助于DSM-Ⅲ和DSM-Ⅲ-R在诊断研究中所取得的实质性进展,也借助于工作组的三步工作法:① 对已发表的文献资料进行全面和系统复习;② 对已搜集到的资料重新进行分析;③ 广泛进行现场测试。

为制订DSM-Ⅳ和ICD-10,美国精神医学学会和世界卫生组织紧密合作、协调关系,使两大分类系统最大可能相互平行,但也允许保留各自独特的观点。如DSM-Ⅲ称之为注意缺陷障碍,直至DSN-Ⅲ-R,才认为多动也是基本的,故改称为注意缺陷多动障碍(ADHD)。而ICD-10至今仍认为多动是基本的,而称之为多动障碍。ICD-10称之为情绪障碍,而DSM-Ⅳ则认为儿童情绪障碍以焦虑为核心,故仍以焦虑障碍为一大类别来替代情绪障碍。

DSM-Ⅳ较DSM-Ⅲ-R一大进步在于采用维量模式替代了类别模式。DSM-Ⅳ临床现象分类是根据属性的量化,而DSM-Ⅲ-R则将临床现象归属于什么类别作为最好的描述,并无明确的界限。虽然前者的信度增加了,更易于交流,但有它的局限性,在临床工作和促进研究方面的应用较后者为少。

三、DSM-5中神经发育障碍的分类

现将DSM-5有关"神经发育障碍"加以介绍(表11-4)。

表11-4　DSM-5神经发育障碍

智力障碍	
F70	轻度
F71	中度
F72	重度
F73	极重
F88	全面发育迟缓
F79	未特定的智力障碍(智力发育障碍)

续 表

交流障碍

F80.2	语言障碍
F80.0	语音障碍
F80.81	童年发生的言语流畅障碍（口吃）
F80.82	社交（语用）交流障碍
F80.9	未特定的交流障碍

孤独症（自闭症）谱系障碍

| F84.0 | 孤独症（自闭症）谱系障碍 |

注意缺陷/多动障碍

F90.2	组合表现
F90.0	主要表现为注意缺陷
F90.1	主要表现为多动/冲动
F90.8	其他特定的注意缺陷/多动障碍
F90.9	未特定的注意缺陷/多动障碍

特定学习障碍

F81.0	伴阅读受损
F81.81	伴书写表达受损
F81.2	伴数学受损

运动障碍

| F82 | 发育性协调障碍 |
| F98.4 | 刻板运动障碍 |

抽动障碍

F95.2	抽动秽语综合征
F95.1	持续性(慢性)运动或发声抽动障碍
F95.0	暂时性抽动障碍
F95.8	其他特定的抽动障碍
F95.9	未特定的抽动障碍

其他神经发育障碍

| F88 | 其他特定的神经发育障碍 |
| F89 | 未特定的神经发育障碍 |

虽然 DSM-5 依旧是对不同障碍的类别划分，但我们意识到精神障碍并不总能完全被某个单一的障碍所界定。DSM-5 中所包括的障碍被进行了结构式的重组，旨在启发新的临床视角。这些新的结构和计划与 ICD-11 中对精神障碍的结构性安排相对应。以下是有关儿童障碍方面进行的一些其他增补和强化，以提高在不同场所中使用的便利性：① 与诊断相关的发育性问题的表述。各章节组织上的改变更好地反映了生命的过程，手册开始处是通常在儿童期诊断的障碍（例如，神经发育障碍），到手册结尾处则是更多的适用于老年人的障碍。② 孤独症、Asperger 综合征及未特定广泛性发育障碍综合归位为孤独症谱系障碍。这些障碍的症状体现了在社会

沟通和限制性重复行为/兴趣两个领域从轻度至重度损害的单一连续性，而并非不同的障碍。这一变化旨在提高对孤独症谱系障碍诊断标准的敏感性和特异性，并为确定的特定损害制订更有针对性的治疗目标。③ 在线功能强化，DSM-5 拥有在线补充信息，可在网上获取其他有关交叉性及严重程度的诊断测量，这些信息会链接到相关的障碍。

四、多轴评价

分类中提出的各种诊断类别，可作为学术交流时的共同语言，在设计治疗方案时也必须从正确的诊断估计开始。但为估计诊断、预测预后以及制订完整的治疗方案，还必须明确患儿的发育水平、人格特征、身体状况、疾病的程度以及 1 年前适应功能的水平，同时多轴评价也体现生物-心理-社会新的医学模式。为此，ICD 和 DSM 均发展多轴评价。

（一）DSM-IV 多轴系统分类

DSM-IV 的轴 I、II、III 构成正式诊断评价，轴 IV 和轴 V 为前三轴补充资料，为便于制订合理治疗计划和正确预测结局之用。

轴 I：临床综合征，以及那些不属于精神障碍，但需注意或处理的重点问题，并外加代码。

轴 II：人格障碍或精神发育迟滞。

轴 III：一般躯体健康状况。

轴 IV：心理社会紧张刺激严重程度。

轴 V：功能的综合评价。

（二）DSM-IV 多轴系统的使用说明

1. **轴 I 和轴 II** 组成整个精神障碍分类，加上编码 V，即那些情况不属于某一精神障碍，但需要集中注意和治疗的状况。轴 II 的发育障碍和人格障碍通常从儿童或少年期开始，呈稳定形式，持续至成年期。轴 I、轴 II 在评价儿童期的障碍时，着重于认知、社交和动作技能发育的差别。如：轴 I 为品行障碍，轴 II 为语言发育障碍。如果情况需要的话，在轴 I 和轴 II 上可作多个诊断。如一个患儿 I 上有孤独性障碍，同时又有重度精神发育迟滞，在轴 II 上也可有精神发育迟滞和人格障碍。有多种诊断时应注明哪一个是主要诊断。也可以轴 I 无诊断，患者寻求治疗的理由限于轴 II 上状况。不论轴 I 还是轴 II 上有无诊断，医师均应注明。

2. **轴 III** 一般躯体健康状况，这与理解和处理病例有关。在某些病例，躯体状况可有病因学意义（如一种神经科疾病伴有痴呆），或与处理有关（如糖尿病儿童患有品行障碍）。也有临床医师对体格检

查的阳性体征,如神经系统软体征,为重视其意义,在轴Ⅲ上注明。

3. 轴Ⅳ　是指在当前进行评价的一年内所发生的心理社会紧张因素的严重程度。与下列问题有关:① 发生一种新的精神障碍;② 原有的精神障碍复发;③ 已存在的精神障碍加重,如在重性抑郁症期发生亲人死亡,或慢性精神分裂症期离婚。对紧张因素严重度的评定需根据一个临床医师对处于相同环境和相同社会文化价值的"平均人"对特定紧张因素的反应评价而定。要进一步注意的是,这里所指的紧张因素是特定的,即:① 居支配地位的急性事件(时期少于 6 个月);② 居支配地位的持久事件(时期在 6 个月以上)。

4. 轴Ⅴ　功能的综合评价是由临床医师对患儿的心理、社会和职业功能的综合评价。

功能的评价反映当时所需要的照管和治疗,对过去功能最高水平的评价常有预后的意义。

尽管被广泛使用以及被某些保险公司和政府机构采用,但进行精神障碍的诊断时 DSM-5 不再需要多轴系统。非轴性的评估系统,也包括那些列在相应的轴Ⅰ和轴Ⅱ和轴Ⅲ的障碍和疾病,没有轴的区分。DSM-5 已经改为非轴性的诊断记录(原轴Ⅰ和轴Ⅱ和轴Ⅲ),伴有分别的对重要的心理社会和背景因素的注解(先前的轴Ⅳ)。本次修订与 DSM-Ⅳ 行文的申明一致,"轴Ⅰ和轴Ⅱ和轴Ⅲ中多轴的区别并不表明它们在概念化方面有根本的不同,也不表明精神障碍与生理或生物因素或过程无关,或也不表明一般的躯体疾病与行为或心理因素或过程无关"。分别注明来自心理社会和背景因素的方法是与已经确立的 WHO 的 ICD 指南一致,分别考虑个体的功能状态及其诊断或症状状态。在 DSM-5 中,轴Ⅲ与轴Ⅰ和轴Ⅱ合并。临床工作者应该继续列出对理解和管理个体精神障碍来说重要的躯体疾病。

DSM-Ⅳ 中轴Ⅳ包括了那些影响精神障碍的诊断、治疗和预后的心理社会和环境问题。尽管该轴提供了有用的信息,即使没有像预期那样被频繁使用,DSM-5 工作组建议 DSM-5 不应该发展有关心理、社会和环境问题的自己的分类,而是使用一些包含在 ICD-10-CM 中新的 Z 编码。ICD-10 的 Z 编码被检验以决定哪些与精神障碍最相关、哪些还存在差距。

DSM-Ⅳ 的轴Ⅴ是由整体的功能评估(GAF)量表组成,它代表了临床工作者对个体的总的精神卫生疾病的假设的连续性的功能水平的判断。由于几个原因,DSM-5 建议停止使用 GAF,包括其概念缺乏清晰性(即包括症状、自杀风险和残疾描述)和日常实践中有问题的心理测量。为了提供残疾的整体评估,以及进一步的研究,在 DSM-5 的第三部分包含了 WHO 残疾评估量表(WHODAS)。WHODAS 是基于国际功能残疾和健康的分类(ICF),可在所有的医学和卫生保健领域使用。WHODAS(2.0 版)和针对儿童/青少年及其父母的修订版,以及被损害和残疾研究工作组包含在 DSM-5 的现场试验中。

DSM-5 是 APA 十四年来第一次重大更新,意义深远。首次提出与诊断相关的发育性问题:神经发育障碍(儿童);首次引入"疾病谱系"诊断,如"孤独症谱系障碍";将"精神发育迟滞"重新改名为"智力发育障碍";DSM-5 与 ICD-11 基本保持一致。

第三节　中国精神障碍分类与诊断标准(CCMD)系统

一、CCMD 系统简介

1958 年卫生部在南京召开第一次全国精神病防治工作会议时,提出了一个精神病分类方案,在这个方案中,将精神疾病分为 14 类。但是没有特发于儿童和青少年时期精神障碍的条目。

1989 年在中华神经精神科学会精神科常委扩大会议上通过了《中国精神障碍分类与诊断标准》第二版,即 CCMD-2。在应用过一段时间以后,发现 CCMD-2 与我国精神医学迅速发展的需要已不相适应,于是中华医学会精神科学会分类制订工作组根据各方面对 CCDM-2 的意见和一些现场测试,结合 ICD-10 和 DSM-Ⅲ-R 某些优点,制订了 CCMD-2-R 正式文本,并于 1994 年 4 月的中华医学会精神科学会泉州会议正式通过。

CCMD-2 的修订进一步向 ICD-9、ICD-10 靠拢,多数疾病的命名、分类方法、描述、诊断标准都尽量与 ICD-10 保持一致,甚至整段原文照译,同时参考 DSM-Ⅲ-R 的某些优点,也结合中国国情与传统经验,保留一些传统分类分型方法与诊断或诊断名称,省略我国少见而国外多见的疾病内容,增补我国常见而国外少见的疾病内容,显示了 CCMD-2-R 的特色及价值。为与我国精神病学现状相适应,对儿童少年精神障碍则继续采取删繁就简的原则。这对普通精神病工作者也许更易于使用,但对儿童医学专业人员就大大不够了,不利于我国儿童少年精神医学的发展,为此我们应借鉴 DSM-Ⅳ 修订时采取的工作经验。

二、CCMD-3 简介

我国精神疾病分类正式公布是在 1981 年,1989

年出版了 CCMD-2。随着 20 世纪 90 年代 ICD-10
及 DSM-Ⅳ 出版,于 1995 年我国又出版了修订版
CCMD-2-R。中华医学会精神科学会鉴于 CCMD-
2-R 编写和应用过程中存在的一些争议以及与国际
接轨的需要,于 1995 年成立了 CCMD-3 工作组,在
1996—2000 年的科研期间,全国 41 个单位的 114 位
主要研究人员分成成人组(67 位)和儿童组(47 位),
对 17 种成人及 7 种儿童少年精神障碍分类与诊断
标准进行了现场测试。

根据中华医学会精神科学会儿童精神病学组现
场测试结果,参考 ICD-10 分类,出版的 CCMD-3 中
起病于婴儿、儿童及少年期的精神障碍的分类见表
11-5。

表 11-5　CCMD-3 婴儿、儿童及少年期精神障碍

7	精神发育迟滞与童年和少年期心理发育障碍
70	精神发育迟滞(F70～F79)
70.1	轻度精神发育迟滞(F70)
70.2	中度精神发育迟滞(F71)
70.3	重度精神发育迟滞(F72)
70.4	极重度精神发育迟滞(F73)
70.9	其他或待分类的精神发育迟滞(F78;F79)
第四位编码用来指明相关行为障碍的程度	
70.X1	无或轻微的行为障碍(F7X.0)
70.X2	显著的行为障碍,需要加以关注或治疗(F7X.1)
70.X9	其他或待分类的行为障碍(F7X.8;F7X.9)
71	言语和语言发育障碍(F80)
71.1	特定言语构音障碍(F80.0)
71.2	表达性语言障碍(F80.1)
71.3	感受性语言障碍(F80.2)
71.4	伴发癫痫的获得性失语(F80.3)(Landau-Kleffer 综合征)
71.9	其他或待分类的言语和语言发育障碍(F80.8;F80.9)
72	特定学校技能发育障碍(F81)
72.1	特定阅读障碍(F81.0)
72.2	特定拼写障碍(F81.1)
72.3	特定计算技能障碍(F81.2)
72.4	混合性技能发育障碍(F81.3)
72.9	其他或待分类的特定学校技能发育障碍(F81.8;F81.9)
73	特定运动技能发育障碍(F82)
74	混合性特定发育障碍(F83)
75	广泛性发育障碍(F84)
75.1	儿童孤独症(F84.0)
75.2	不典型孤独症(F84.1)

续　表

75.3	Rett 综合征(F84.2)
75.4	童年瓦解性精神障碍(Heller 综合征)(F84.3)
75.5	Asperger 综合征(F84.5)
75.9	其他或待分类的广泛性发育障碍(F84.8;F84.9)
8	童年和少年期的多动障碍、品行障碍和情绪障碍
80	多动障碍(F90)
80.1	注意缺陷与多动障碍(儿童多动症)(F90.0)
80.2	多动症合并品行障碍(F90.1)
80.9	其他或待分类的多动障碍(F90.8;F90.9)
81	品行障碍(F91)
81.1	反社会性品行障碍(F91.0;F91.1;F91.2)
81.2	对立违抗障碍(F91.3)
81.9	其他或待分类的品行障碍(F91.8;F91.9)
82	品行与情绪混合障碍(F92)
83	特发于童年的情绪障碍(F93)
83.1	儿童分离性焦虑症(F93.0)
83.2	儿童恐惧症(F93.1)
83.3	儿童社交恐惧症(F93.2)
83.9	其他或待分类的童年情绪障碍(F93.8;F93.9)
83.91	儿童广泛焦虑症(F93.8)
84	儿童社会功能障碍(F94)
84.1	选择性缄默症(F94.0)
84.2	儿童反应性依恋障碍(F94.1)
84.9	其他或待分类的儿童社会功能障碍(F94.8;F94.9)
85	抽动障碍(F95)
85.1	短暂性抽动障碍(F95.0)
85.2	慢性运动或发声抽动障碍(F95.1)
85.3	Tourette 综合征(发声与多种运动联合抽动障碍)(F95.2)
85.9	其他或待分类的抽动障碍(F95.8;F95.9)
86	其他童年和少年期行为障碍(F98)
86.1	非器质性遗尿症(F98.0)
86.2	非器质性遗粪症(F98.1)
86.3	婴幼儿和童年喂养障碍(F98.2)
86.4	婴幼儿和童年异食癖(F98.3)
86.5	刻板性运动障碍(F98.4)
86.6	口吃(F98.5)
89	其他或待分类的童年和少年期精神障碍(F98.8;F98.9)

注:括号内为相应的 ICD-10 编码。

根据我国的社会文化特点和精神障碍的传统分
类,某些列入国际分类的精神障碍暂不列入 CCMD-3,
如 ICD-10 的 F52.7 性欲亢进、F60.31 边缘型人格
障碍、F64.2 童年性身份障碍、F66 与性发育和性取

向有关的心理及行为障碍的某些亚型、F68.0出于心理原因渲染躯体症状、F93.3同胞竞争障碍等均未纳入CCMD-3。由上可见,CCMD-3没有全盘照搬ICD-10分类和编号,但已尽量向ICD-10靠拢,并将ICD-10编码和名称在后缀的括号中列出,以便对照。

三、CCMD系统的多轴诊断简介

多轴诊断是指从不同维度进行疾病诊断的一种方式。CCMD-3工作组参考DSM-Ⅳ的多轴诊断系统,提出临床工作七轴诊断系统。

轴Ⅰ:精神障碍。原则上一个精神障碍患者通常只诊断一种精神障碍,但不排斥必要时一个患者同时诊断多种精神障碍。此时,应注意严重和急需治疗的精神障碍排列在前。根据CCMD多轴诊断系统要求,在主要诊断后面必须用括号列出本次病程,供临床诊治参考。

轴Ⅱ:人格特征,即人格障碍或人格改变。CCMD多轴诊断系统的人格特征是指先天素质与后天获得习性综合形成的心理行为动力定型。

轴Ⅲ:躯体疾病。

轴Ⅳ:应激原。指对发生在本次病前1年内因生物、社会、心理因素与环境因素的刺激或日常生活方式改变的程度作出评估。

轴Ⅴ:社会功能(病前近两年最佳社会功能、病中最重社会功能损害、目前社会功能)。

轴Ⅵ:现状总评。CCMD多轴诊断系统编者结合我国1958年公布的疗效分级标准,将现状总评予以标准化分级,即:① 痊愈;② 基本痊愈;③ 显著进步;④ 进步;⑤ 无效;⑥ 恶化;⑦ 其他。现状总评需综合四个变量即疗效、症状变化、自知力及目前社会功能进行评定。

轴Ⅶ:轴际关系。CCMD多轴诊断系统的编者设计了公式法表达各诊断轴间关系,用-()→表示。二轴之间共有3种关系:"1"表示二者之间无关,不必用公式法表示;"2"表示二轴之间的关系可疑或为诱发的关系;"3"表示二轴之间的关系肯定,有因果关系。几乎所有酒精所致精神障碍患者均为因果关系。DSM-Ⅳ的五轴诊断编制者指出处理轴间关系时感到困难,CCMD多轴诊断系统的七轴较好地解决了这一问题。通过测试表明,用公式法表达轴间关系简便适用,易于掌握。它可以将社会心理因素、人格特征等与精神障碍或躯体障碍的关系,以及疾病对社会功能的影响予以简明、准确地表达,显示了各诊断轴间的既独立又统一的有机整体关系,较好地将医学的生物、心理、社会模式应用于临床诊断工作。但是,此多轴诊断并未在临床推广使用。

第四节　其他诊断标准与分类系统

为了特殊患者群体和为一些没有经过DSM或ICD训练的专家服务,两个相应的诊断系统已被逐渐完成。一个是由美国儿科学会和美国精神医学学会(包括美国儿童和青少年学会)合作发展、专门给初级保健人员使用的诊断与统计手册(DSM-PC)儿童和青少年版(AAP,1996)。该手册专为儿科医师和家庭医师使用,帮助他们诊断常见的儿童和青少年情绪和行为问题。它包括一个用于与其他标准统一的编码系统。"这种情况"可能有利于将一种儿童的症状和"儿童表现"的三方面内容即发育的变化、需要干预的问题和障碍分类与诊断包括在内,达到DSM-Ⅳ标准的精神障碍的诊断。

DSM标准对于婴儿和幼儿用途是非常有限的。因此,美国国家临床婴儿项目中心于1994年也为3岁以下婴幼儿出版了一套专门适用于低龄儿童的诊断分类标准系统。

科学的诊断性分类概念的形成反映了医学的进步和发展。随着儿童少年精神医学的发展,儿童精神疾病的诊断和分类系统将会不断发展,必定会越来越完善。

(郑　毅　何　凡)

【参考文献】

[1] American psychiatric Association. Diagnostic and statistical Manual of Mental Disorders[M]. 4th ed. Washington DC: American Psychiatric Association, 1994.

[2] Organization WH. ICD-10: international statistical classification of diseases and related health problems[M]. [S. l.]: Acta Chirurgica Iugoslavica, 2010.

[3] The Lancet. ICD-11[J]. Lancet, 2019, 393(10188): 2275.

[4] 美国精神医学学会. 精神障碍诊断与统计手册[M]. 5版. 张道龙, 刘春宇, 张小梅, 等, 译. 北京: 北京大学出版社, 2019.

[5] 中华医学会精神病学分会. 中国精神障碍分类与诊断标准第三版(精神障碍分类)[J]. 中华精神科杂志, 2001, 34(03): 184-188.

[6] 中华医学会精神科学会编. CCMD-2-R[M]. 南京: 东南大学出版社, 1995.

第四篇

临床评估及辅助检查

第十二章

临床资料收集与检查

儿童少年精神心理障碍的临床诊断是由临床医师依据诊断标准做出的,通常的诊断过程包括:病史采集、精神检查、体格检查、心理评估和其他辅助检查。本章将重点介绍临床资料收集、精神检查和体格检查。尽管从流程看从病史到检查评估,再到诊断过程是清晰的,但真正的临床实践远非如此简单。因为无论是病史采集过程还是临床评估过程都具有很强的主观性,由此而带来的差异和争议也十分突出,临床医师需要高度重视这个环节,锤炼自己的临床基本功。

从临床医学角度,病史采集和临床心理评估是诊断过程中的不同部分。但从心理测量学角度,临床心理评估通常包括三个部分:① 访谈(interview),是指专业人员通过谈话的方式,向儿童少年和(或)其家长、照管者了解主诉、病史以及相关背景资料的过程。② 精神检查(mental state examination, MSE),是指专业人员通过访谈、直接观察、间接观察等方法对儿童少年精神状态进行全面评估的过程。③ 心理评估(psychological assessment),包括访谈法、观察法以及测验法。非常重要的是,我们需要理解虽然病史采集、精神检查以及基于访谈法的评估都需要使用访谈技术,但各自的目的是不同的。

第一节 病史收集与临床访谈

收集病史资料是进行临床诊断的先决条件,根据真实可靠的病史资料,和医师对患儿进行检查的结果加以综合分析,才能得到正确的结论。因此,病史采集是临床医师的基本功。儿童少年精神科医师需要具备三种不同性质的能力:① 通过病史采集和精神检查客观而准确地收集临床资料,并能对这些资料进行系统而均衡地组织、评判、综合分析;② 能把每个患儿视为独特的个体并对该个体有直觉的理解;③ 能从发育的角度看待患儿。儿童少年精神科医师必须如同传记作家了解传记主人翁那样了解患儿,这对于治疗方案的制订、预后的判断都有着关键的影响。因此,收集一份真实完整的病史资料是十分重要的。为了在收集过程中力求准确、完善,避免遗漏,特将收集病史的内容、来源、要点、书写格式以及注意事项逐一陈述。

一、病史资料收集内容

(一)一般资料

包括患儿姓名、性别、年龄及出生年、月、日;身份证号码、籍贯、民族、文化程度;学校名称及地址、电话号码;家庭地址、电话号码、邮政编码;联系人姓名及联系方式;入院日期:年、月、日、时;记录日期:年、月、日、时;供史者:姓名、身份证号码、与患儿的关系、对患儿病情了解的程度、可靠程度。医师对病史资料可靠性、完整性的评估等。这些资料的收集有利于今后的随访调查,病例分析,以及科研总结。

(二)(代)主诉

是医师对现病史所做的简明概括。其内容是诊断的重要线索,包括起病形式、主要症状与病程。是对现病史的发病异常表现、发病形式、病程特点、持续时间等的高度概括,充分表达出本次就诊的理由,一般以不超过 20 字为宜。

(三)现病史

包括目前所患疾病的原因、形式、症状演变经过。

1. **起病因素** 可能的病因与诱因,有生理的、心理的、社会的因素,也可无明显发病因素。

2. **起病形式** 临床工作中一般按照从精神状态大致正常到出现明显精神障碍的时间长短分为急性、亚急性和慢性起病,时间在 2 周之内者为急性起病,2 周到 3 个月为亚急性起病,3 个月以上为慢性起病。起病急缓对疾病的诊断和预后判断有提示意义。家长介绍病史时往往从病情十分明朗时谈起,需仔细询问再确定。

3. **起病时间**　从发病到住院(就诊)相距几日、几个月,还是几年。

4. **疾病症状**　为现病史的主要内容,首发症状或哪些症状首先引起父母注意,病情发生、发展与演变过程。了解病情每个阶段转折的原因及情况,如症状加重或缓解时的具体表现和时间,症状的发展和波动情况,需按时间顺序描述现病史的全过程。了解病程是持续性还是发作性的,有无一定周期、规律。了解不同场合、不同时间的症状表现。与周围环境的接触情况、对自身异常的认识态度等都对疾病的诊断有重大意义。了解患儿的学习成绩,与教师、同学的关系等情况。对病中有无自伤、伤人、毁物、出走等情况亦需要询问,以便今后护理防范。了解患儿饮食、睡眠、排便等一般情况有无异常,生活是否能自理或需督促料理。

疾病症状记录应注意以下几点:① 根据病程的不同,可按时间先后顺序逐日、逐月、逐年地描述疾病发展和演变过程,应按时间的顺序描述症状的先后;② 分清症状的性质是原发性的还是继发性的,这对于疾病的诊断和鉴别诊断有重大意义;③ 把握住特征性症状;④ 注意症状与病因之间的关系,症状与症状之间的关系;⑤ 有无冲动、伤人、毁物、自伤、自杀、出走、懒散、迷恋电子产品等行为;⑥ 病程变化和发病次数,其病程是持续性的还是发作性的,有无一定的周期规律。如为多次发病,应依次将发病因素、发病时间、症状特点、病程长短、治疗经过及疗效作详细记录。间歇期有无残留症状。如第一次发病经治疗症状没有完全消失,或多或少遗留一些症状,精神症状再度明显称为恶化,其病程应从最初发病算起。若首次发病后,经治疗或自发缓解,症状完全消失,经过一段时期后又重新出现症状,应称为复发,为第二次发病,病期应从本次出现精神症状算起。

5. **就诊史**　以往的诊断治疗经过,历次就诊的时间、地点、做过哪些检查、评估,诊断是什么(有变化者应了解诊断改变的理由),曾经过何种处理与治疗,用过的药物名称、剂量大小、疗程长短、疗效与不良反应。停止治疗或换药的原因、治疗反应与症状的发作、缓解形式,既往有无住院治疗等,对于指导以后的治疗方案十分重要。

(四)个人史

从胎儿期到发病前的整个生活经历对患有先天缺陷或神经精神发育异常的患儿尤为重要。

1. **母孕期**　孕母年龄,妊娠反应程度,营养状况,胎动开始时间等。注意询问有无异常情况,如有无先兆流产和异常胎动。若有,应询问妊娠第几周发现先兆流产,是否保过胎、用何种方法保胎。若用药保胎,应询问药物名称、用量,用药多长时间。有无患过感染、中毒、外伤或其他躯体疾病,如全身出皮疹、糖尿病、癫痫发作、精神疾病。是否接触过化学制剂、重金属或X线。母亲有无酗酒、吸烟等不良嗜好。妊娠中、晚期有无妊娠毒血症等异常情况。母亲妊娠次数,每次妊娠的经过与反应(包括反应程度、流产、早产、过期产、堕胎、死胎等)。若有小儿死亡,应问明在几岁时因何故而死。询问患儿兄弟姐妹的学习能力及智力水平。

2. **出生史**　患儿是第几胎、第几产,是否为双生子,是双卵双生子还是单卵双生子。是否自然妊娠。足月产或早产、顺产或难产、剖宫产,是否有胎盘异常、脐带绕颈。新生儿有无窒息,如有窒息,持续多长时间,是否产程延长,有无颅脑损伤,肢体有无瘫痪或畸形。了解新生儿体重,出生后健康状况,有无青紫、黄疸、颅内出血、惊厥、呼吸困难。与父母之间有无血缘关系,有无遗弃。

3. **养育史**　出生后喂养情况,是母乳喂养或人工喂养,何时添加辅食。主要照管者,了解家庭环境、气氛、养育方式,父母养育方式是溺爱还是过分严厉,父母态度是否一致等。

4. **发育史**　身高、体重、头围、营养状况;行为发展、运动、语言、情绪认知发展情况,包括何时会笑、抬头、认人、坐、爬行、翻身、站立、行走、说话,何时出牙、何时自控大小便,以及睡眠情况等;生活自理的能力,例如,何时自己能穿脱衣服、进食、料理大小便;与父母的关系是否亲密,何时入托、入园、入学,集体生活的适应能力如何,与他人交往时情感反应如何;年长女孩应询问月经史,了解月经是否来潮、初潮年龄、月经周期以及行经方面情况,是否有月经不调、月经过多、经前紧张等,是否了解有关月经的知识等。曾经做过哪些预防接种,接种反应情况如何。

5. **学习情况**　包括入学(园)年龄、学习成绩,是否遵守校纪校规。有无留级、休学,原因是什么。是否在校寄宿,适应集体生活的情况怎样,与老师、同学的关系如何等。

6. **个性特征**　病前性格是病史中重要的内容之一,具体描述病前性格对诊断具有重要意义。患儿的性格是孤僻、不合群、沉默少语、胆小怕事、爱哭,还是开朗、胆大、热情、反应敏捷、活动能力强;是性情粗暴、爱斗殴、易冲动、好攻击、不服管教、不守纪律，还是沉着稳重、对事不慌不忙应付自如、情感不易外露。要了解家庭教育方式及环境因素对患儿性格形成的影响。病前有无特殊兴趣爱好、特长、习惯或异常的癖好。

7. 不良经历 心理是否经历过创伤，有无重大生活事件，有无校园霸凌。如有，患儿态度如何，有无情绪反应等。了解最近一年内家庭是否发生重大的生活事件，若有，要询问对患儿的影响程度。

（五）既往病史

了解既往的健康状况，曾患过哪些疾病，特别是中枢神经系统疾病，如颅脑外伤、感染、中毒等，有无传染病接触史。对既往重大疾病的情况应详细了解，如当时病情的性质、诊断、治疗经过。如曾有颅脑外伤，则需进一步了解病因、外伤程度，有无昏迷、抽搐，有无颅内血肿，经何种治疗，转归如何，有无后遗症等。有无食物、药物过敏史，对何种食物、药物过敏等，如有，应详细记录具体食物、药物名称。

（六）家族史

家庭成员的姓名、年龄、职业、文化程度、经济状况、健康状况、性格特征，与患儿的关系，对患儿的关心程度。家庭成员与患儿是否同住，患儿父母有无离异、分居。了解父母双方直系三代亲属中有无精神病、癫痫、智力发育障碍、性格异常、自杀、犯罪、酗酒、吸毒、药瘾。是否有与患儿类似的精神疾病患者。了解家族中精神疾病患者的症状，可能的诊断、治疗及转归。家族中如有两人以上患精神疾病，可做家谱图标记。

二、病史收集的资料来源

病史资料的采集，主要是对患儿的父母（或主要照管者）、患儿的教师或其他知情者以及患儿本人。

（一）对父母（或主要照管者）的访谈

临床上，很多受疾病影响的患儿往往否认有病，不主动求医，接触、交谈困难；有的患儿因年龄小，语言表达能力有限也同样存在交流困难。因此，需要由父母或主要照管者提供病史。在进行系统提问以前，应当鼓励父母自由谈话。收集一般问题的实例，引出客观性事实以及评定患儿的体验、态度。首先需要了解为什么带患儿来就诊？确定父母最关心的是孩子的什么行为、表现，以及是什么促使了就诊？为什么是现在来？谁建议或转介来的，希望得到什么样的帮助？或想解决什么问题？问题是怎么产生

的？问题的由来与演变，曾经的诊疗情况等。通常会使用开放式提问。

最好将对家庭进行的访谈安排在第一阶段的评估期间或紧随其后，即在尚未与患儿或其父母之一建立起密切的关系之前进行，否则有可能对访谈其他家庭成员形成阻碍。医师向家庭成员解释时应强调：家庭中每个人对问题的观察都非常重要，同时，每个人对问题的解决都会有帮助，以取得家庭其他成员的配合。访谈开始时可以这样提问："谁最适合来告诉我这个问题？"另一有用的问题是："您认为家中其他人对这一问题怎么看？"父母访谈的重点是儿童表现的问题、既往史、个人史（早期发展、学业和同伴关系）和家族史，以及收集关于家庭和家庭环境的信息，包括父母的育儿技术和教育方式。

通过与父母访谈，临床医师可获得儿童及其家庭的信息，父母不仅可提供儿童的行为表现，还能提供有关家庭整个系统的功能状况。对于儿童的既往史、家族史以及出生、发育等个人史，当前的功能和症状，家长都是重要的信息来源，尤其是年幼儿童。关于儿童生长发育的详细资料，除需家长提供外，还可参考儿童保健的健康档案。总的来说，年龄越小，父母提供的信息比儿童提供的可能更可靠，年长儿童和父母报告的信度差别很小。但是，与父母进行访谈时，也要考虑他们所提供信息的有效性和准确性，必要时需综合多方面的信息，以做出全面而准确的判断。

在访谈的最后，儿童少年精神科医师应向家长（儿童参与与否取决于儿童的年龄和智力发展水平）解释其下一步的计划，并在征得家长的同意后与其他的相关人员（如老师、同学、社会工作者、邻居等）接触，以获得更全面的信息资料，应当向家长解释清楚初步的诊断和治疗计划，知情同意，并鼓励他们提问，与他们沟通，以便形成治疗同盟。而且医师、父母之间有机会建立良好的信任关系，有利于开诚布公地澄清事情，解释儿童的病情，并可提出进一步诊断措施和制订合理的干预计划，如心理行为干预、改善亲子沟通、调整家庭功能、药物治疗等。临床医师在治疗计划过程中不要忽视家庭独特的文化和宗教背景。

总之，儿童少年精神科医师与父母的访谈是临床诊治疾病必不可少的环节。这不仅因为父母可以提供孩子的详细情况，还体现在医师可以通过家长的言谈举止初步了解他们的脾气、个性、情感反应、思维方式、处事风格、养育观念、对子女的期望等，对下一步干预方案的制订有帮助。

与家长进行访谈时要注意以下事项：

1. 家长访谈的内容　正如上文所提到的,大部分儿童和少年是被家长带来访谈的,取得家长的合作对评估很重要,因此家长访谈也是儿童少年全面访谈中必不可少的一部分。临床访谈的主要目的是收集信息,可能会引发很多家长的强烈焦虑,因此在访谈中让家长相信他们的观点,对于了解儿童非常重要,不要让家长觉得是在责怪他们。家长访谈可以帮助临床工作者得到父母对孩子症状的描述,孩子的发育史,家族史及家庭功能信息。例如,父母可以提供怀孕时情况,生产时情况,家庭中重大事件的发生,孩子的既往疾病史等。在访谈中临床经验及研究均证实家长比儿童少年更多报告孩子的破坏性行为,如多动、注意力不集中、冲动、对立违抗或攻击性行为,而儿童少年比家长更多报告被家长忽略的焦虑或抑郁情绪等。研究提示家长在报告与时间有关的事实性信息时比孩子更准确,而孩子在报告自己的心情及态度时准确性高。因此,与家长访谈时取得事实性及时间性数据,如孩子什么时候会独走、什么时候会喊人、什么时候会讲成句的话,等等,非常有用。临床工作者还应探索家长的养育方式、家庭的氛围,对儿女的期望等以便了解家庭环境、养育方式与儿童少年问题行为之间的相关联系。

2. 与家长建立良好关系　家长访谈的目标除了获取信息外还要与家长建立亲善和睦关系。保持理解及非批评态度,但也并非一味奉承家长,可以让家长体会到真实的共情从而自由谈论孩子的问题。临床工作者的表里如一及对家长的悦纳可以促进良好关系的建立。

3. 父母应共同参加访谈　由于与孩子交往的时间及形式上存在差别,父亲和母亲对孩子问题的观察层面可能存在差别,如果有可能,访谈应包含父母双方。

4. 结束家长访谈　在结束家长访谈的时候,记得要感谢家长分享他们对于儿童少年的观点和感受,然后简短地总结所得到的信息。

(二)对儿童少年的访谈

因为年幼儿童不能用言语表达他们的想法和感受,或有的儿童不愿意说出其想法和感受,因此对其行为及其与临床儿童少年精神科医师互动进行观察就显得尤为重要。对于合作的年长儿童,可采用与成人类似的访谈程序,但应注意需使用与儿童少年发育年龄相适应的语言。一般说来,儿童少年也可以较为准确地回忆过去的事情,但相对于成人而言,他们具有很强的暗示性,因此在访谈过程中应注意不要使用诱导性的问题。在访谈结束时,临床医师应该与患儿一起回顾他们就诊的原因以及患儿对此的感受。

1. 儿童少年常用的访谈技巧　一个成功的访谈往往需要医师能够很好地掌握及运用一些咨询技巧。对成人适用的一些咨询技巧同样也适用于儿童少年,观察、倾听,用言语及非言语姿势传达共情,陈述,善于提问等均可以提高访谈质量。在与儿童少年访谈时更需要灵活运用各种技巧来适应儿童少年的发育、认知、语言发展水平。值得注意的是,访谈技巧的获得是一种学习、实践过程,技巧是在与儿童少年用心交往中逐步提高及掌握的。

(1)共情　是指医师能够设身处地地理解患者,能感受到并分享患者的感情。医师应把自己放在患者的位置和处境上来尝试感受对方的喜怒哀乐,而不是以自己为参照物。当医师不太肯定自己的理解是否正确时,可请患者检验并做出修正。例如,在某一青少年叙述了自己遇到失恋不想上学后,医师说:"从你刚才的叙述来看,女朋友提出分手让你很困扰,这种困扰让你不想上学,对不对?"青少年就会说:"不完全对。还有一些原因。"医师可接着说:"是吗?那你能不能再详细谈一谈?"这样来访者就会进一步说明自己不想上学的原因,从而使医师更好把握。丰富的人生经验、社会阅历及学识可以帮助医师更深刻地理解他人的内心体验。而乱下保证,如"没事的,睡一觉情绪就会好了"及简单作批评,如"你这样做太不懂事了",均会影响共情。

(2)观察　在评估来访者的表现时非常有用。观察时需要注意儿童少年的外表,如儿童少年的穿着是否整洁,外貌上有否异常,躯体发育及营养状况如何;应该注意儿童少年的行为,如是否是个多话的孩子,是否吵闹,是否易于分心,是否欲言又止;还需要注意儿童少年的心情及情绪,如是高兴还是悲伤,是激动还是淡漠;注意语言,如注意儿童少年倾向于语言交流还是非语言交流,语言发展能力,儿童少年说了什么,怎样表达的。敏锐的观察可以帮助医师决定怎样进行访谈。

(3)倾听　是一项非常重要和基本的技术。倾听不仅仅是用耳朵去听,而且是用心去听,即集中注意听来访者的陈述。倾听不仅要听懂来访者用言语和非言语行为表达出来的东西,而且要听出在交谈中所省略和没有表达出的内容。倾听可以鼓励来访者继续交谈。医师可以通过适时的目光对视,点头,重复来访者叙述的内容及对来访者说的话做总结等方式让来访者体会到医师在真正参与谈话,在用心听。

(4)善于提问　毫无疑问,提问是访谈重要的一部分。但使用提问时不能一个接一个,给儿童少年造成步步紧逼的感觉。熟悉儿童少年的人会发现儿童少年游戏中极少互相提问,反之他们经常对所做的事做陈述。另外,儿童少年与成人既往的交往经验使得儿童少年习惯于被提问,很多儿童少年已经非常熟练于给出他们认为大人期望得到的所谓"正确"答案。这种答案既不一定是儿童少年认为正确的,也并非符合他们内心想法或生活经历。因此,提问数量应控制。提问主要有两种方式:开放性提问与封闭性提问。封闭性提问的答案常常非常简短,如"是"或"否"。封闭性提问的例子为"你是乘汽车到这儿来的吗?"开放性提问的答案则相对丰富及扩展,儿童少年回答问题有较多自由。开放性提问的例子为"你是怎么到这儿来的?"在访谈中应尽量选择开放性提问。另外一种循环提问方式对儿童少年来说也特别适用。循环提问方式是较少威胁性及有建设性的提问,提问不直接指向儿童少年的想法或态度,而询问其他人的想法。例如,"你爸爸对你妈妈带你来这儿看病有什么想法?"在循环提问后,医师再询问儿童少年自己的想法常常会比较顺利。恰当及少量使用提问可以提高儿童少年对重要问题的意识水平,同时帮助临床工作者获取重要信息。

(5)陈述 由医师所做的陈述对儿童少年非常有价值,可以帮助儿童少年继续交谈及意识到重要事件及相关情绪。陈述就是医师说出来访儿童少年的想法及行为。例如,医师可能怀疑一名儿童正在经历悲伤,医师就可以说:"假如我是你,我会感到难过。"陈述可以不带主观判断地给来访者以反馈,例如医师说:"我看见你双手紧紧握着。"陈述同样可以强化儿童少年的优点,例如医师:"你这样做是很勇敢的。"

(6)使用简单、具体言语 与儿童少年访谈时,必须充分考虑他们的语言发展水平,用词应适合儿童少年的年龄及能力。尽量用简短的句子,如"告诉我令你害怕的东西",而不是"你妈妈说你有很多害怕的东西,她举了很多例子。你能告诉我你害怕的东西,以便让我比较你妈妈说的话和你所说的吗?"避免模糊的时间概念,如"上个月"或"几周以前"。避免复杂结构句子,如"他不是不喜欢你,对吗?"当指向特别人物时应用姓名而不要用代词。选择儿童少年容易理解的词汇,尽量不要使用术语,如"我非常想知道你社会化时和同伴玩什么?"对非常年幼及学龄儿童来说,词的概念一定要明确,尽量少用主观句以免引起困惑,如"这样做可能会……"

(7)使用媒介 儿童少年用清晰言语表达他们情感及社会交往的能力较成人差。恰当使用艺术材料如布偶或玩偶、玩具、沙盘等媒介物可帮助儿童少年集中注意力,保持对访谈的兴趣及直接或间接传递个人信息。对学龄儿童来说,与玩偶或医师的想象性游戏可提供儿童的关注点、理解能力及情绪调节方式等的信息。医师需要根据儿童少年的年龄来选择合适的媒介物。举例来说,带图画的故事书对年幼儿童非常适合,对青少年就不合适。绘画对学龄前儿童可能是困难的工作,对年龄大一些的儿童少年却可能是非常好玩的活动。绘画可以帮助他们释放情绪(如愤怒、仇恨等),可以帮助他们表达秘密及期望。绘画活动可以有主题,也可以让孩子自由绘画。

(8)投射 在与儿童少年访谈时运用投射技巧可以帮助儿童少年放松,帮助医师打开探索之门。最常用的投射技巧是让儿童少年画画,内容可以是自由画,或画自己的家,画房子、树、人等。对这些图画有一些评估系统。常用的投射提问有:"假如你可以实现三个愿望,你想实现什么?""你会带谁跟你一起到荒岛上去?""你最喜欢变成什么动物?"等。如图 12-1,一个 15 岁女孩画的,女孩准备下午去看男生踢球,人物穿着运动服。

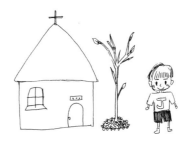

图 12-1 一个 15 岁女孩画的房、树、人

(9)使用视觉帮助 视觉形式比语言形式更为具体,因此儿童少年理解视觉形式较为容易。视觉帮助包括用尺度评定事件或感情,如将发生的事件在线上做标记(父母离异、奶奶去世、不去上学),一系列高兴或悲哀的脸谱等。视觉帮助有助于儿童少年回答复杂问题。

总之,一方面访谈技巧对于访谈的成败起着至关重要的作用;但另一方面,又不能过分强调技巧。因为再好的技术,如果运用不当,都会形同虚设。初学者应该在资深医师的指导下,经过一段时间的培训及实践练习才能真正学会有效沟通。在与年幼儿访谈时,观察婴幼儿与父母的交往,观察他们的行为及情绪反应可以为临床工作者提供大量信息。因为婴幼儿的非言语行为如微笑或哭泣是他们与人交往的主要方式,所以应注意观察婴幼儿的非言语行为。对婴幼儿各方面的发育水平进行评估是访谈中应完成的重要工作。与学龄儿童访谈时,临床工作者需要结合游戏和谈话。与青少年访谈时,临床工作者应对青少年的意见及观点表示尊重,强调保密原则,探查青少年的同伴小组也对访谈有帮助。

2. 不同年龄段儿童少年访谈策略

(1)婴幼儿期儿童 婴幼儿的访谈通常需要父母在场,临床医师坐在地板小垫子上或小椅子上。提的问题不能太长、太复杂,使用儿童能听得懂的词语和短语,可以使用玩具、道具等,对三岁以下的婴幼儿避免使用代词。要给儿童充足的反馈时间,避免只能用"是""否"来回答的问题,不要一个问题接着一个问题来提问。

(2)学龄期儿童 通常可以忍耐 45 分钟左右的谈话。访谈房间,最好有空间让儿童走动走动,但也不能太大。临床医师访谈时应注意倾听,避免评论性言语,谈话以儿童为中心,使用开放性问题,避免太多直接提问。如果儿童没有理解或给予反馈时简化问题,应避免抽象问题,可以提供多种选择答案的问题。

(3)青少年 语言交流能力较好,但青少年日益增长的自我意识与同一性身份的不确定,使得在访谈早期建立信任和良好的关系变得困难,因此要尽可能地表达尊重,当青少年感到他们不被尊重时,他们很快就会停止讲话,变得抗拒和好斗。清楚地告知保密的局限性也很重要,清楚地讨论哪些信息需要报告,这样当有信息分享时,青少年不会感到被背叛。临床医师要对青少年情绪变化有准备,青少年比儿童有更高的自杀风险,当受访者提出暗示自杀的问题时,临床医师应该直接问自杀的想法和企图。青少年访谈时还需要注意避免使用心理学名词。

(三)对家庭其他成员的访谈

对家庭其他成员的访谈有助于临床医师对家庭成员的相互作用进行评估,有时儿童的症状是家庭问题的反映。研究显示,在家庭生活的不同层面中,家庭不和谐和没有组织性与儿童精神障碍发病的关系最为密切。因此,对家庭进行访谈时评估这些特征性的方面尤其重要。此外,对家庭成员间互动模式的观察也非常重要。

(四)对教师及其他人员的访谈

对儿童来说,教师是重要的知情者,有时甚至比父母了解的信息更多。他们可以描述儿童的课堂行为、学业成就及其与其他儿童的关系,也可以对儿童的家庭成员和家庭环境做出有价值的评论。如果隐私和保密性可以得到保证,通过电话或互联网直接联系可能会有很大的好处,并可获得额外信息。此外,社会工作者的家访很有意义,他们可以对家庭的物质生活条件、家庭成员间的相互关系及其共同生活的方式提供有用的信息。另外,同学、朋友、邻居和以前为之诊治过的医务人员也可提供有价值的相关信息。

三、病史收集与临床访谈的注意事项

病史收集与临床访谈是精神卫生工作中至为关键的一部分工作,它是有效评估和诊断的基础。与其他临床医学类疾病不同,精神科疾病的诊断相对缺乏有效的客观标准,如实验室检查结果或影像学报告来帮助确认或排除诊断。因此,精神障碍的诊断更多程度上依赖病史收集与临床访谈。

精神科访谈必须对患者的羞辱感敏感。精神科医师在访谈时应该做这样一种假设,寻求精神科专业的帮助对所有患者来说都是一个令人沮丧而且充满矛盾的事件。精神科访谈可能需要分次进行。异常的精神活动可以通过人的外显行为,如言谈、举止及表情表现出来,然而对感知、思维、情感和意志行为异常的深入了解常常需要通过语言交流。处于精神障碍急性期的患者,可能不能忍受仔细和长时间的访谈,临床医师应学会中断访谈,待患者病情改善后再继续访谈。强迫患者忍受不舒适的访谈是徒劳无益的。精神科访谈需要获得多渠道信息。家人、老师、同学、朋友均可提供有价值的信息,医师应该仔细评估这些信息。值得注意的是,提供病史者可能缺乏精神病专业知识,接触患者可能有局限性,可能带有主观或某些偏见,可能较多提供情绪和行为异常而忽视患者思维和内心体验的异常。精神科访谈比其他临床医学访谈更复杂。精神科访谈不仅关注访谈内容,也关注访谈过程,关注到可能未在访谈中谈及或缺失的信息。

1. 病史收集特别注意事项

(1)了解儿童的生理及心理特征 儿童是处于发展中的个体,应根据年龄和发育水平了解不同阶段的生理心理特征。详细了解生长发育全过程,与正常儿童发育水平相比较进行评定。

(2)病史收集的主要来源 儿童的病史常常由父母、近亲属等人提供,在校情况可向教师、同学询问。如发现学校与家长间有不一致时可分别询问,避免相互干扰。在询问时,首先取得家长的信任,向家长说明病史对诊断的意义。以温和的态度让家长叙述子女的问题,鼓励家长尽可能准确回忆真实的情况,从而获得全面资料。

（3）患儿是否参与　医师询问病史时儿童不宜在场，也可根据询问内容的性质等具体情况，以及儿童年龄决定是否需要儿童参与。尽量避免对儿童产生不良影响。

（4）搞清病史的真实性及可靠性　在询问病史的过程中，医师应耐心听取病史，注意家长送儿童就医的目的，所提供病史是否有夸大或隐瞒的成分。须仔细询问，了解疾病真实的情况，做出正确判断。要了解供史者对患儿关心的情况以及对病情了解的程度，搞清所供病史的真实性和可靠性。如患儿自幼在祖父母或外祖父母家中长大，有必要请抚养者来补充病史，而不能只根据父母所提供的情况下诊断。

（5）询问病史的顺序应灵活掌握　不一定按照病历书写的顺序逐项进行。因家长送孩子住院，迫切希望医师了解患病的情况和发展过程，所以应先询问现病史，包括起病形式、发病的原因、病情经过以及影响因素等。再将病史材料与检查的资料按病历书写格式进行记录。采集病史时，医师应将家长描述病情的原始语句记录下来，尽可能采取如实记录原话的方法，有助于保持记录的客观性与真实性。如果家长供史过程叙述零乱离题太远，医师应善于启发诱导，将话题引回到主题上来。

（6）住院及再入院患者病史采集　住院患者采集病史前应认真阅读门诊或急诊病历及转诊记录，以便掌握重点，但不应受上述资料的限制而影响独立思考。对于再入院患者应认真复习既往病历，以免过多的重复，重点询问末次出院后至此次住院前的情况。此外，也可补充既往病历中的不完整部分。

（7）后续补充病史　如果一时不能得到完整的病史，应设法继续收集，加以补充。或采用个案调查的方法到患儿所在的学校、幼儿园、街道居民委员会及邻居处进行了解，也可用电话、邮件及互联网通讯软件等方式向在外地的亲属或抚养者进行调查。此外，还可用收集患儿以往的日记、作文、学习作业、绘画、成绩报告单、来往信件等进行补充，直至所收集的资料比较完整，可做出正确诊断为止。

2. 在儿童少年精神科访谈时特别注意事项

（1）针对年龄段及不同个体进行有效访谈　儿童少年处于持续而且迅速发育的时期。为了对各个年龄段的儿童少年进行有效访谈，临床医师必须熟悉儿童少年正常的发育史，需要熟悉生长发育、情感发育及认知发育里程碑，如同样爱发脾气，在3岁儿童和15岁少年身上的含义是不一样的；与父母分离时的担心害怕，在2岁儿童和8岁儿童身上的含义也是不一样的。儿童少年的认知和言语能力没有完全发展成熟，这些能力的发展速度各不相同。儿童

少年的理解水平、语言能力、注意持续时间与成人相比存在明显差别，婴幼儿的发展水平有别于儿童，同样儿童的发展水平亦有别于青少年。同年龄段儿童少年的发展水平有差别也很常见。如认知能力有限的儿童，往往对症状的时间顺序很难表达清楚，有时儿童会揣测医师的意图，试图给予正确答案，因此儿童少年精神科访谈对临床工作者来说更具有挑战性，有效的儿童少年访谈必须是充分考虑发展水平的访谈。对儿童和少年访谈而言，在访谈过程中恰当使用媒介物，如画画材料、布偶或玩偶、玩具、黏土、沙盘等，可促进儿童少年与医师之间的交流。这些媒介物的使用会提高评估的深度及准确性。年龄很小的儿童往往不能用语言表达他们的经历，在游戏情景中展示他们的感受和想法会更好。

（2）全面访谈　大部分来参加访谈的儿童少年是"非自愿来访者"，儿童少年的精神评估很少是由他们主动提出的，儿童少年即使处于很大的麻烦中亦很少主动到医疗机构就诊。大部分的儿童少年是被家长、教师或认为他们有问题的其他成人带至门诊。因此，全面的儿童少年访谈应包含家长访谈、教师访谈及与儿童少年面对面的访谈。在访谈中更要注意激发儿童少年与医师合作的意愿，让儿童少年能体验到医师对他们的尊重。

（3）访谈应考虑儿童少年环境系统　儿童少年与成人相比更易受家庭及社会环境因素影响。临床医师要重视家长及老师提供的信息，在某些情况下法院或儿童保护机构也可能会启动儿童少年精神疾病评估。家庭是儿童少年适应外界社会的小社会。很多研究证实，分离及有问题的家庭关系对儿童少年期精神障碍的形成有重要影响。同样，学校、文化背景及社区对儿童少年亦有重要影响。已有研究证实，学生的行为在具有高比例学业问题及行为问题学生的学校中会有恶化倾向。因此，在与儿童少年访谈时应考虑儿童少年环境系统。

（4）信息共享问题　儿童少年评估中的保密程度与儿童的年龄有关。在大多数情况下，几乎所有的具体信息都可以适当地与婴幼儿父母共享，而对于分享学龄儿童和青少年访谈信息之前，临床医师需征得他们的同意，如果临床医师发现学龄儿童和青少年有伤害自己或他人的危险或处于危险环境中，可以适当分享信息。

第二节　精神检查

精神检查是儿童少年精神疾病诊断中最基本也

是最重要的方法,包括与患儿交谈和对患儿进行观察两种方式。是儿童少年精神科医师的基本功。通过观察与交谈可以了解掌握患儿当前的精神状况,弄清哪些心理过程发生障碍,与症状之间的关系如何。

儿童的心理发展水平,所受的教育与生活环境,言语功能的完善程度,以及知识范围等方面都随着年龄的不同有所差异。尽管儿童精神检查的基本项目与指导原则和成人大致相仿,但在检查技巧、方式、方法和观察内容上都有它独特之处,不等同于成人。

儿童的精神检查在以下方面与成人有所不同: ① 检查方法的灵活性。对于儿童而言,很难在精神检查中遵循特定的程序,因此尽管在检查中需要系统记录所有的观察及信息,但灵活的检查技巧必不可少。精神检查的资料应结合儿童在学校的行为及其学业成就综合考虑。还应该考虑到经济环境、社会文化等背景的影响。② 家庭的参与。不同的儿童少年精神科医师所采用的精神检查方法各异,但一致认为在某一阶段一起访谈所有的家庭成员非常重要。有些医师喜欢在一开始就进行家庭访谈,有的则认为可先单独访谈父母和儿童,然后再进行家庭成员的联合访谈,以观察家庭成员间的互动。对于年幼儿童来说,主要的病史提供者通常是他们的父母或主要照管者,但对于 10 岁以上的儿童则应进行单独访谈。当然,对于怀疑存在儿童虐待者,对儿童的访谈尤为重要。无论存在什么问题,都应当使父母感到访谈是支持性的,他们是今后治疗的同盟者,而不应使他们有挫败感。

一、儿童少年精神检查注意要点

1. 掌握不同年龄段儿童少年的特点　从事儿童少年精神病专业工作的医师,应熟悉正常儿童少年在不同年龄阶段的生理心理特征,即在生长发育过程中的里程碑,掌握各年龄阶段,如幼儿期、学龄前期、学龄期、青少年期等特点,在生理发育上的情况,心理上产生的变化,以及如何适应周围环境的变化,如何处理相互间的关系等特点,用适合患儿发育水平、文化习俗、生活背景的语言与其交流。同时还必须熟练地掌握儿童精神病学专业知识,充分了解患儿病史,根据具体情况,制订精神检查的内容、方法和步骤,做到心中有数。但也不应受其限制,要机动灵活地处理在检查中发现的新情况和新问题,不断加以补充。在检查过程中,借助所具备的专业知识及时地对所获得的内容进行全面的综合分析,判断其精神状态是否正常,有何疾病。

2. 建立良好的医患关系　医师要关心体贴患儿,以和蔼可亲、平易近人的态度与患儿交流。理解、尊重和关爱患儿。在访谈一开始就建立一种友好的气氛,并获得儿童的信任,非常重要,可以问他喜欢别人怎么称呼自己。在友好关系建立后,得到了患儿的信赖,可以询问儿童的当前问题,如他自己感到烦恼、担心的事情。然后,深入接触患儿,可获得更多信息。住院的患儿对医护人员感到陌生,产生拘束、怀疑甚至恐惧的心理是很常见的。加之没有父母的陪伴,更加惶恐不安,所以更加需要关心、爱护。医师要主动和患儿接触,关心体贴他们,给以温暖和爱护,带他们游戏,听音乐,给他们讲故事,消除他们对新环境所产生的惶恐和惧怕。从而让患儿平静下来,对医师感到亲切、值得信任和尊敬。只有这样,才能很好地进行精神检查。

例如:一名 6 岁男孩,表现孤僻,不与别人说话,经常自言自语,自行发笑,有时哭闹、烦躁。入院后医师主动关心其生活,与他共同做游戏,带患儿去花园散步、赏花,给他讲故事,送给孩子喜欢的食品。不久患儿告诉医师"肚子里有一机器人,会与他说话谈天,很好玩,有时不高兴会打他,所以着急才哭"。

3. 掌握与患儿交谈的技巧　与患儿接触、交谈时医师提问要明确,言语清晰易懂,问话的词句要适合不同年龄和文化程度,还可配合手势,注意与儿童交谈时的语气、表情等,以便于儿童的理解。应该体现出发自内心的对患儿的尊重和关注。提问的问题不要过长、过快,先从一般性谈话开始,而后深入涉及有关病情问题。但是,不能让患儿有被审讯的不良感觉,要耐心倾听患儿诉说,不宜随意打断患儿,不陷入争辩,如有疑问,可待患儿说完后慢慢询问。倾听时,应分析患儿诉说的内容是否与病情相符。尽可能将患儿的谈话内容生动记录下来。交谈时不对患儿进行法律和道德评判,保持中立和情绪的稳定。

4. 选择合适的环境　检查时要选择适当的环境,诊室需安静、温馨,避免干扰,分散患儿注意。患儿在陌生环境中易紧张,难以与医师很好地接触,为适应儿童特点,可将检查室分为诊察室和自由活动室两间,中间安装单向镜玻璃,医师可通过单向镜观察活动室内儿童的行为表现。活动室内应布置一些画报、连环画、积木、木马、纸笔,各种小型玩具,如布娃娃、汽车、炊具、卧具等。患儿进入活动室后即产生兴趣,轻松自由地玩耍,可很快消除紧张、恐惧情绪。

有些患儿在医院有恐惧心理,则可带到院子里或到公园去玩,开展一些集体活动,如爬山、郊游、击鼓传花、老鹰捉小鸡等,在这些活动中或活动的间歇,有意识地观察患儿的表现,与其交谈,常会发现一些在病房不愿意暴露的精神症状。

在实践中,尽管只有少数患儿存在暴力危险,但在精神检查时,检查者应保持足够的警惕性防范可能出现的暴力行为。

5. 选择适当时机和合理的时间 有些患儿刚入院,对医院不适应,不安心住院,甚至还在哭啼,不能勉强进行检查,需经过一定的时间后,待患儿情绪稳定、心情较好的时候,抓住时机询问,效果较好。

每次检查时间不宜过长,约一小时为宜,否则患儿注意力易涣散。精神检查不是一次就能全面了解患儿的精神症状,需多次反复,仔细观察,甚至追踪观察才能确定诊断,不能急于求成。

6. 选择合适的方式 儿童精神检查常采用询问和观察两种方式。询问法是以谈话或问答的方式进行,重点了解患儿的言语、思维、感知、意识、定向力、智能等有无障碍。观察法是对患儿的情绪、行为举止、语言、认知水平、社会行为运动异常等表现进行仔细观察。大多数情况下,可以边询问边观察。如与患儿初次见面,其外貌、衣饰、表情及举止等会给人以鲜明的印象。在随后与患儿的交谈中,逐渐由浅入深地了解患儿的思维、感知、智能等方面的情况。同时要观察患儿说话的语气,语速的快慢,声音的高低,情感的流露,有无刻板、重复、模仿或怪异动作行为等。对于不合作患儿主要采用观察法。观察、倾听、提问是常用的沟通技巧。最好多问开放性问题,不要让患儿感到命令或被审问,凡是可能引起患儿疑虑不安的问题,一般放在最后提问,在没有与患儿建立良好的沟通关系前,不应冒昧地提出。

二、儿童少年精神检查的格式和内容

在详细了解病史的基础上,应根据精神检查的格式,有侧重地逐项进行检查。由于患儿年龄、个性和病情不同,对于无法按照精神检查的内容和格式进行系统检查的患儿,在不遗漏检查内容的情况下应选用不同的格式。

(一)合作患儿的精神检查

1. 一般表现

(1)日常生活表现 观察外表、姿态、面色和身材、体质状况,衣着是否整洁;仪态是自然大方还是拘谨畏缩、胆小紧张;对新环境能否很快适应,日常生活是否能自理,是否参加病房集体活动及康复治疗,进餐时有无挑食、拒食、偏食、暴食;睡眠情况如何,有无失眠、夜间惊叫、噩梦、遗尿等。女性要注意其经期个

人卫生的情况。

(2)接触情况 注意接触周围环境态度、是否关心周围的事物。患儿与医师及周围人员的接触情况,是主动接触还是畏缩逃避;是否能配合检查,是合作还是拒绝、对抗;对外界刺激的反应是灵活还是迟钝,是强烈还是无动于衷。

(3)意识状态 判断意识是否清晰,是否存在意识障碍,其范围、程度、内容如何,意识障碍的程度有无波动,这对于明确诊断、鉴别诊断和制订治疗方案具有重要意义。

鉴于此,首先观察患儿对外界的刺激有无反应,是无意识反应还是有意识防御;通过患儿回答问题的情况了解意识清晰度,并结合患儿对时间、地点、人物的定向力加以判断。轻度意识障碍的即时发现比较困难,需要多次仔细地检查方可辨别。

(4)定向力 包括时间、地点、人物定向及自我定向。主要观察儿童对时间、地点、人物的定向方面有无障碍,自我定向包括姓名、年龄,所上学校的名称、年级等,通过定向力检查可以判断意识状态,定向力正常与否。年龄较小或智力低下的儿童,回答定向力方面的问题可能会显得困难,这时应根据具体情况进行分析,不能被误解为意识障碍。

2. 认知活动

(1)注意力 注意力的检查主要依靠观察,观察患儿注意力是否集中,可持续多久(正常学龄儿童持续 15～20 分钟)。患儿在交谈中是否易于分心,提问时目光是否注意周围。还可让患儿读一本画报,逐页讲述其中内容,或用拼板积木完成指定的图形拼凑。对于注意力容易分散的患儿难以完成上述任务。

(2)知觉障碍 包括有无错觉、幻觉及感知综合障碍。属于何种类型,出现的时间、频率,与其他精神症状的关系。要根据病史提供的内容进行询问,询问时应循序渐进地试探,不可直接询问,结合观察患儿有无怪异的行为,是否受幻觉支配,进行综合判断。如发现确有知觉障碍,应详细询问以上的内容,还应了解患儿对知觉障碍的认识态度。

(3)思维障碍

1)言语方面 正常情况下思维常以言语形式来表达,思维和言语是不可分割的统一体。儿童时期思维障碍也表现出言语表达的障碍。检查时注意患儿语速的快慢,语量的多少,声音的高低,吐字的清晰度,对答是否切题,有无自言自语及重复、模仿、刻板语言,有无口吃,言语功能减退、缄默症。

2)思维形式 根据病史提出些问题,让患儿自由叙述,可以暴露精神症状,根据叙述分析有无思维

奔逸、思维迟缓、思维中断、思维贫乏、思维破裂、语词新作等。

3）思维内容　儿童出现的妄想较少见且内容不稳定、不系统，多为片段、零乱荒谬的思维，有时出现病理性幻想。少年时期可有妄想出现，如发现有妄想，应分清种类，如被害、关系、罪恶、疑病、夸大、非血统等。同时要了解妄想的内容、性质、出现时间、涉及范围、是否固定、荒谬程度、是否系统，以及与其他精神症状之间的关系。

4）思维逻辑　有无象征性思维、逻辑倒错、诡辩、矛盾。

5）其他方面　有无强迫观念，种类、内容、发展动态如何，与情感意向活动的关系如何。儿童时期常见有细菌恐怖、黑暗恐怖、死亡恐怖、被害恐怖、见人恐怖等。

（4）记忆力　记忆力的检查包括远、近记忆与瞬间记忆。远记忆的检查，可询问患儿的出生年、月、日，在幼儿园或小学里发生的有趣的事情和经历。近记忆检查，可询问患儿，是谁送他来就诊的，什么时候来的，昨天晚餐吃什么菜。瞬间记忆，可告诉患儿三位医师的姓名，并告诉他要记住，过一会还要问他。然后继续交谈其他的内容，5分钟后再问他要记住的内容能回忆多少。观察患儿的记忆力是否增强或减弱，有无遗忘。

（5）智能　了解患儿目前的发育水平，检查时根据不同的年龄、性别、文化水平、生活经历等具体情况进行检查。可从一般常识、语言、理解、言语的复杂性、分辨能力、计算力等内容进行检查。应注意智能障碍与知识贫乏的区别。此外，严重的记忆障碍往往伴有智能障碍，因此在判定智能程度时，一般还要检查记忆和知识程度。

（6）内省力　也称为自知力。内省力的检查放在其他认识活动检查之后。询问患儿对精神状况异常有无认识，观察对自身认识持什么态度。与成人相比儿童往往缺少内省力，或内省力不全，需结合患儿平时的表现进行综合分析。

内省力判定不只是简单的"有"或"无"，还应包含完整程度等内容。一般应检查以下内容：① 是否意识到自己目前的这些变化；② 是否承认这些表现是异常的、病态的；③ 是否愿意接受医师、家人等对他的处理方式；④ 是否接受并积极配合治疗。

检查自知力时应注意，有的患儿为了出院而对自身症状作的"假批判"。

3. 情感活动　情感活动检查是精神检查的难点，主要依靠观察患儿的外在表现，如表情、姿态、声调、行为等，结合精神活动其他方面的信息来了解其

内心体验，还可以直接提问"你的心情怎么样？"等问题，重点评估精神活动中居于优势地位的情感反应的性质、强度、稳定性、协调性以及持续时间。情感活动通常从外在表现和内心体验两个方面评估。

情绪与情感心理活动密切相关，临床症状学中术语"情绪"和"情感"常相互兼用。儿童精神障碍情绪和情感的变化，往往是重要的症状，而且最容易被家长发现异常征象而求助于医师。检查和评估儿童的情绪和情感状态，须根据其不同年龄阶段心理发展特征、所处环境、教育方式、社会适应能力、智力水平、诱发因素和情感反应协调性等情况来进行。情感和情绪表现通常需要保持适当的强度和稳定性，并与外界保持协调性。与儿童情绪障碍关系最密切的是家庭因素和学校因素。

仔细观察患儿情绪高涨还是情绪低落，情感是否淡漠、贫乏，有无情绪不稳、情感爆发、情感倒错、情感幼稚、情感迟钝，有无傻笑、强制性哭笑、呆滞、激动、易激惹、暴怒，有无矛盾情感、敌对情绪，有无紧张、恐惧、焦虑、抑郁等。此外，还应注意观察患儿在讲话时的表情、姿势、声调，以及情感与其精神活动是否吻合，对亲人及周围事物是否有相应的情感反应等。

4. 意志及运动行为方面　检查时应注意意志活动的指向性、自觉性、坚定性、果断性等方面的障碍。还要注意行为障碍的种类、性质、强度、出现时间、持续时间、出现频度、对社会功能的影响及与其他精神活动的协调程度等。

儿童动作、行为的发展与大脑神经系统以及肌肉运动功能的发展密切相关。运动和行为障碍是儿童期精神疾病优先的、常见的症状之一，也是精神状况检查的重要组成部分，患儿的外表和行为、活动过多或过少、步态或姿势的异常、离奇古怪不可理解的动作和行为，往往易被家长或教师所发现。评定儿童运动功能和行为是否异常，须结合不同年龄阶段生理心理特征加以诊查，以确定其性质和特征。

儿童期精神疾病在意志、运动行为方面表现异常甚为多见，患儿常有怪异行为，如孤僻、被动退缩、生活懒散、重复动作、模仿和刻板行为等。另外还要注意有无精神运动性兴奋或精神运动性抑制症状、木僵，有无冲动、违拗、乱发脾气、破坏、攻击、伤人、出走、迷恋网络、自伤、自杀等行为。有无多动、抽动、强迫、作态等表现。

（二）不合作患儿的检查

对于有孤僻、缄默、兴奋、躁动、违拗、木僵或攻击行为的患儿，无法按照合作患儿精神检查的格式和内

容进行系统查询,只能采用观察法了解精神状况。

1. 一般情况　日常生活表现和接触情况与合作患儿大致相同,但还包括是否步行、被约束送入病房或诊室,个人卫生如何,年貌是否相符,饮食、洗澡、大小便是否能自理等。

（1）意识状态　根据生活自理能力与周围接触情况,结合对外界刺激反应的表现以及一些特殊体征进行综合分析。有这样一个患儿,女,10岁,入院后整日啼哭,生活需要照顾,要帮助穿衣,要喂饭,要督促大小便及睡眠等,与病房人员无任何接触和交往,检查神经系统未发现阳性体征,在做意识状态检查时,我们采用三个方法:① 拿药品及苹果给她,观察她选择什么,患儿选择苹果,拿起后就大口大口地吃下,而当喂药时,用舌头顶出或吐出;② 当给予针灸治疗时,患儿极力反抗,把针拔掉,起床跑到治疗室外;③ 带她到活动室玩时,停止哭泣,玩拼图等游戏。根据这一系列的检查和观察,可以判断患儿的意识状态基本是清晰的。

（2）定向力　对于哭闹不合作的患儿,可带到病房门口,看他是否出去,出病房后又往何处去。并可问一些问题,如:"你想到哪里去?""这里是什么地方(指医院)?""你的家住在哪里?""你爸爸叫什么名字? 妈妈叫什么名字?""你吃过早饭了吗?""今天是几月几日? 星期几?"等。

（3）与周围环境的联系　周围环境的变化能否引起患儿的注意,目光与检查人员的对视,有无故意回避。有无眼神呆滞。对提问能否回答,或以手势表示。与父母分离时反应如何,是哭闹紧张不愿分开,还是冷淡、无动于衷,独自玩耍。观察患儿在病房内与其他小朋友有无接触和交谈,是否参加病区内的集体活动等。

2. 面部表情及情感反应

（1）面部表情　注意患儿的面部表情,是否呆板、淡漠、焦虑、忧愁,是否紧张、焦虑、警惕、惊恐、愤怒,是否傻笑、欣快。与医师的询问和周围小朋友的谈论活动是否有关。

（2）情感反应　注意患儿对外界事物的变化有无情感反应,医师问及生活、娱乐活动的情况是专心倾听还是茫然、凝视。父母探视时患儿有无情感反应,观察与家人接触时的情况。此外,还应注意患儿有无与环境不协调的情感变化,如无故哭笑、病理性激情等。

3. 动作与行为

（1）姿势　是否自然,有无强制性体位,姿势是否固定不变,持续多久。步态是否怪异,被动运动肢体时肌张力如何。

（2）精神运动症状　有无违拗、木僵、蜡样屈曲、动作减少等精神抑制症状,有无冲动、攻击、自伤、伤人或破坏等精神运动性兴奋症状。

（3）怪异行为　有无掩耳、捂眼、摇头、扮鬼脸、对空跪拜、无目的来回奔跑、躺地、爬行等怪异行为。

（4）强迫行为　有无违拗、被动服从行为,有无刻板、模仿、重复、持续强迫动作。这类症状多在患儿散步、吃饭、睡觉、上课或游戏时表现出来,医师可在自然环境下侧面观察。

4. 言语及书写物

（1）兴奋患儿的言语　注意患儿言语的连贯性,有无言语零乱、思维破裂,有无自言自语,内容如何。有无重复模仿、刻板言语,有无大喊大叫、吵闹不休。还应观察其自语的清晰度、音调高低、语速快慢。

（2）抑制患儿的言语　不说话的患儿要观察是缄默还是失语,缄默的患儿能否进行笔谈,让他将回答的内容写在纸上,观察笔谈时回答问题是否配合,文句是否通顺。

（3）书写物　将患儿患病前、患病后所写的日记、练习、信件、QQ、邮件、微信以及在校学习成绩报告单等进行比较分析。

三、影响精神检查效果的主要因素

1. 医患关系　对患儿以平等、亲切、关注的态度,能够充分理解和尊重对方,是建立良好医患关系的基础。让患儿相信医师可以帮到他。

2. 环境因素　精神检查需要有安静、安全的环境,同时也需要较为充足的交谈时间。

3. 检查者的专业理论知识、临床经验和技巧　专业理论知识是精神检查的基础,同时开放性提问、适当的引导、认真观察特别是观察患儿的非言语信息都会对成功的精神检查起到至关重要的作用。

4. 对病史的了解程度　做精神检查之前,检查者应充分了解患儿的病史,做到心中有数、有的放矢。同时,应以病史中提供的异常现象和可能的病因为线索,有重点地进行检查,从而提高精神检查的效率,使精神检查能顺利完成。

5. 患儿的性格特点、合作程度　对性格外向、开朗、健谈、合作的患儿,精神检查比较容易进行。反之,对平素性格内向、沉闷、话少、怀有敌意患儿检查较困难,因此要有耐心、技巧和花费更多的时间。

总之,儿童少年精神病的症状并不像成人那样明显典型,他们的大脑发育尚未完善,精神活动与成人有很大差别,加上他们言语表达能力有限,常给临床诊断带来一定困难。因此,对儿童少年进行精神检查,不是一次两次就可以获得全面资料的,而应该多次反复地检查和分析才能掌握全面的、正确的资料。

第三节　一般检查和神经系统检查

儿童少年处于身心发展阶段,随着年龄的增长,身体各脏器系统及神经系统均不断成熟和逐渐完善,临床体格检查是全面评估儿童少年发育及发现疾病的重要环节,全面而仔细地进行神经系统检查以了解儿童少年感知能力和运动功能的发育程度,循序渐进明确其发育和生长的状态,结合不同年龄段生理心理特征,判断神经系统是否异常,病变可能涉及的部位、范围和性质,以便明确诊断或进一步深入检查。

儿童少年发育障碍及精神心理疾病,与中枢神经系统发育和损害密切相关,因此神经系统检查在儿童少年精神科尤为重要,临床医师需要掌握全面的检查方法。作为全身体格检查的重要部分,患儿的意识状态、神经系统状态、体貌外形、骨骼、皮肤、毛发以及其他各系统的临床表现,都可能与神经精神发育疾患有关,需要我们进行全面检查和综合分析。在临床中,一些儿童少年病例会表现出特异性的躯体或症状表现,如苯丙酮尿症患儿的头发呈黄褐色,尿有鼠臭味;皮肤血管瘤、褐色斑或色素减退区提示神经皮肤综合征;21-三体综合征(Down综合征)有典型的特殊面容:眼裂小、眼距宽,双眼外眦上斜,可有内眦赘皮,鼻梁低平,外耳小,硬腭窄小,常张口伸舌,流涎多,头小而圆,前囟大且关闭延迟,颈短而宽;脆性X染色体综合征具有窄脸,面中部发育差,前额突出,下颌前突,还有耳部特殊改变,如大耳、耳外翻、招风耳、单耳轮等。眼角膜周围的棕绿色K-F环是肝豆状核变性的特异性体征,甲状腺功能减退可导致神经精神发育迟缓。

儿童少年神经系统检查原则上与成人的检查相同。只是由于出生后神经系统尚在继续发育,不仅运动与感知能力需要逐步获得和发展,社会心理水平也在逐渐成熟与提高。神经系统检查有可能表现为不配合,特别是患有精神疾病的患儿尤其表现为检查不合作,故不能要求儿童少年对检查完全理解与合作,需要检查者选择各种时机、利用各种条件进行观察与检查以达到目的,需要采取合适的技巧与方法。对于新生儿及幼婴尚需检查一些原始无条件反射,作为分析、判断神经系统发育与疾病的依据之一。婴幼儿的检查有时不能一次性完成,必要时可以分次进行,检查顺序也可灵活调整,既要注重重要

项目也要兼顾全面要求。所有的检查结果必须结合患儿的年龄特点分析,并须考虑到发育过程中的一些特点,如阶段性与连续性,内外因素的影响以及个体差异等。

医师在做检查之前应主动与患儿建立良好的关系,关心体贴,消除患儿的紧张、恐惧心理,取得患儿的合作。同时也要与家长详细沟通检查的目的和需要,以取得家长的配合与理解。

一、一般检查

除儿科通常应检查的内容(呼吸、脉搏、血压、发育营养情况及心、肺、腹部、四肢)以外,还应重点检查以下内容:

1. **观察一般神情、症状与体征**　在询问病史与家长访谈时,最好给患儿自由活动的机会(诊察室内尽可能布置一些能引起患儿兴趣的东西,如有玩具、图片、书籍、小桌椅等)。医师可一面谈话,一面观察患儿的神情、对父母及医护人员的态度、活动的积极性及内容、活动能力等,这对判断其神经精神状态很有帮助。对于年幼婴儿,可任其醒着在母亲怀抱中活动,从而观察其症状与体征。询问病史之余,更可逗引患儿,观察其反应。对于较年长患儿,建议首先建立合作关系,从其感兴趣的话题谈起,逐步取得信任与合作后再进行系统观察和检查,深入检查。

2. **哭声**　婴儿往往用哭声来表达自己的情绪。但作为儿科医师应该了解婴儿的哭声,必须细致查找其原因,根据其哭声做出不同的判断,以免延误诊断及治疗。哭声分生理性哭声和病理性哭声,按机理又可分为内源性和外源性。长时间剧烈啼哭且性质异常者多为病理性,如婴儿颅内压增高时哭声尖调。哭声嘶哑可能有喉返神经损伤。孤独症谱系障碍或智力发育障碍小儿从刺激到引起啼哭的时间较长,甚至反复刺激才会出现啼哭。

3. **皮肤和毛发**　皮肤和神经系统在胚胎发育过程中都来自外胚层,有些疾病(如神经皮肤综合征)在神经系统及皮肤均有异常改变,故应重视检查皮肤。脑面血管瘤病(Sturge-Weber综合征)在一侧面部可见红色血管痣。面颊部血管纤维瘤是结节性硬化症的一个独特症状。神经纤维瘤患儿常在躯干或四肢发现一些浅褐色、界限清楚的"咖啡牛奶斑",这是诊断该病的一个重要体征。检查皮肤还要注意皮肤色素有无异常沉着或减少。色素失调症有暗褐色色素增生,分布呈片状、条状、旋涡状或其他特殊形状。全身皮肤、毛发色素消失见于白化病,苯丙酮尿症小儿皮肤色泽较淡,结节性硬化症皮肤有时可见散在单个的色素脱失斑。对背部中线的皮肤要仔

细查看有无凹陷的小窝,有时还伴有异常毛发增长,常见于隐性脊柱裂、皮样窦道或椎管内皮样囊肿。

还要注意头发色泽。苯丙酮尿症头发呈黄褐色,Menkes综合征(脆发综合征)是一种铜代谢障碍疾病,头发常表现卷曲、色浅、易折断。

4. **面容** 某些疾病根据其特殊面容即可大致做出诊断,如21-三体综合征、智力发育障碍、克汀病、染色体相关遗传性疾病等,许多染色体疾病及一些综合征常表现为特殊面容异常。对面容异常的患儿需仔细全面查看,包括:前额大小、眼裂大小、眼距(两眼内眦距离)是否过宽,内眦赘皮是否增生,角膜大小、鼻的形状、耳的位置、形状及大小、人中长短、下颌是过小、口腔异常也要注意,如高腭弓、舌体大而厚、牙齿发育不良等。

5. **气味** 一些先天性代谢病除有神经系统症状外,往往有某些特殊气味,可为诊断提供线索,如苯丙酮尿症有尿骚或鼠尿味等。

6. **皮纹** 一些遗传性综合征常具有特殊的皮纹。如21-三体综合征患儿的掌纹出现高位轴三叉(t''或t'''),atd角增大(可$>70°$)。还需要检查是否有皮肤赘生物等。

二、意识状态

(一)按意识障碍轻重分类

根据患儿对外界的反应(语言、疼痛刺激)来判断有无意识障碍及轻重程度。意识障碍按觉醒度轻重程度可分为嗜睡、意识模糊、昏睡、昏迷等。

1. **嗜睡** 是最轻的意识障碍,表现为多而深沉的睡眠,可被唤醒,并能正确回答和作出各种反应,缺少刺激后又会很快再入睡。

2. **意识模糊** 意识水平轻度下降,用无痛刺激可以唤醒,但反应迟钝,回答问题不完善,能进行简单的精神活动,但对时间、地点、人物的定向能力发生错误,常有错觉,而且不能维持清醒状态。

3. **昏睡** 接近于人事不省的意识状态。患者处于熟睡状态、不易唤醒。强烈刺激下(如压迫眶上神经,摇动患者身体)可被唤醒,但很快又再入睡。醒时答话含糊或答非所问。

4. **昏迷** 意识活动完全丧失,是严重的意识障碍,表现为意识持续的中断或完全丧失。按其程度可分为三个阶段:

(1)轻度昏迷 意识大部分丧失,无自主运动,对声、光刺激无反应,对疼痛刺激尚可出现痛苦的表情或肢体退缩等防御反应。角膜反射、瞳孔对光反射、眼球运动、吞咽反射可存在。

(2)中度昏迷 对周围事物及各种刺激均无反应,对于剧烈刺激可出现防御反射。角膜反射减弱,瞳孔对光反射迟钝,眼球无转动。

(3)深度昏迷 全身肌肉松弛,对各种刺激全无反应。深、浅反射均消失。无自主动作,对大声呼唤无反应。

(二)按意识障碍内容分类

1. **意识模糊** 为意识水平下降的一种状态,患者的基本反应、简单的精神活动仍然保持,但对客观环境的认识能力及反应能力轻度受损,注意力涣散,记忆减退,对事物的理解和判断有失常态,在对于时间、地点、人物的定向力方面,会发生完全或部分的错误。

2. **谵妄状态** 主要表现为意识模糊,伴有知觉障碍,伴有幻觉、错觉和注意力丧失、精神运动性兴奋等。患者常表现烦躁不安、活动增多、语无伦次、幻觉、错觉、焦虑、恐怖,对刺激反应增强,而且常常是错误的,可表现彻夜不眠或者嗜睡。

3. **精神错乱** 是一种严重的意识障碍,患者对自己的处境和周围情况不能认识和分析,定位错误,难以回答别人的问题,对周围环境缺少反应,难以引起其注意,思维联想散漫,言语不连贯,有杂乱的幻觉,有时有运动性兴奋,康复后不能回忆。

4. **朦胧状态** 常常突然发生,时间短暂,患者表现意识狭窄,定向障碍,对周围事物经常有歪曲的反应,可以出现妄想、恐怖性幻视及激烈的情感反应,暴力行为容易出现,难以被理解。有时候患者在症状发作时,外表看似常人,能做出复杂的动作。恢复后不能回忆或只能部分回忆。

(三)意识障碍患者的快速查体

在意识障碍或昏迷的情况下,体格检查不可能做得面面俱到,但应当强调快而准确。

1. **意识状态** 应迅速确定有无意识障碍以及临床分类和分级。

2. **生命体征**

(1)体温 增高或降低均提示可能存在躯体器质性疾病。

(2)脉搏 不齐、微弱、过速、过缓可以提示心脏或与心功能相关的器质性疾病。

(3)呼吸 深浅、快慢可以提示存在呼吸中枢、心肺疾病、中毒等相关疾病。

(4)血压 过高、过低可以提示心脏、颅内、代谢等方面的疾病。

3. **气味** 不同气味可以提醒酒精中毒、肝脏疾患、代谢、中毒等疾病。

4. 皮肤黏膜 黄染、发绀、多汗、苍白、潮红、瘀斑、黄色瘤等均有相应的疾病对应。

5. 头面部 瘀斑、血肿、溢液、出血、双瞳孔缩小或双瞳孔散大、双瞳孔不等大、视神经乳头水肿等均为异常表现。

6. 胸部 胸部外观、叩诊、听诊、心律异常需要重点关注。

7. 腹部 肝、脾是否大，是否有腹水、腹部膨隆，是否有压痛等。

8. 四肢 指甲外观，震颤、扑翼样震颤，四肢形状，是否有水肿。

9. 神经系统 重点检查感觉、运动、各种病理征等。

三、高级认知功能检查

1. 认知活动 常包括感知觉思维、注意力、记忆力、智能及自制力等。

2. 情感活动 包括情感高涨、低落、焦虑、易激惹、平淡或不协调。

3. 意志和行为 观察患儿意志行为是否有增强或减退，有无怪异行为，是否有冲动行为，精神活动的协调性。

四、神经系统检查

（一）头颅和脊柱

观察外形及大小，测量头围，触摸颅缝与囟门，根据年龄判断脑发育的情况，是否有头围过大、过小或形态异常。如是否有脑积水、颅缝早闭、小头畸形、智力发育障碍、脑萎缩等。检查时首先观察头颅有无畸形。颅缝早闭可引起头颅畸形，矢状缝早闭时，头颅向左右两侧增大困难，只能向前后增长，形成舟状头畸形（头形有如一倒扣的舢板）；冠状缝早闭时，头颅向前后增长受限，只能向左右两侧增长，头颅前后径短，形成扁头畸形；如矢状缝、冠状缝均早闭合，则形成尖头畸形。观察头部外形时还要注意头皮静脉是否怒张，头部有无肿物及瘢痕。还应在眼球、颞部及耳后乳突处作听诊，如有粗而响的杂音则提示脑血管瘤，但要注意辨别心脏杂音的传导与正常的比较轻而柔和的血管音。甲状腺是否有血管杂音，可提示脑动脉血管瘤及甲状腺功能亢进，可检查口腔硬腭是否高、尖，舌是否宽而平，常提示唐氏综合征。观察眼球角膜边缘是否有 K-F 环，提示肝豆状核变性。

检查脊柱时注意脊柱部位皮肤有无异常毛发增生、色素痣、深的小陷窝、肿物等。观察伸屈、侧弯、旋转身体时活动是否自如，有无畸形，脊柱部位有无压痛或用叩诊锤轻敲棘突时是否疼痛。

（二）脑神经

1. 嗅神经 婴儿出生 6 个月左右能比较明显地辨别气味，检查时可利用牙膏、香皂等带香味的物品观察其表情获得初步结果。嗅觉传导障碍一般见于颅底骨折、炎症、额叶底部肿瘤。嗅觉过敏常见于癔病。试一侧嗅觉时应用手指压闭另侧鼻孔。避免用刺激性强烈的物品检查，如醋、氨水等，以免导致鼻黏膜刺激被误认为是嗅觉反应。

2. 视神经

（1）视力 视敏度测定对于年长儿可用标准视力表。新生儿可用光照其瞳孔，观察是否有瞬目反射或躲避行为。可观察游戏时活动情况；或在一定距离内拿取大小不等的物件，让其辨认图片中大小不同的物体，也可用带有黑白相间条纹的旋转物或小鼓在患儿眼前旋转，观察是否有追视能力。对幼儿可以用图片或实物在不同距离检查视力。

（2）视野 可以选择色泽鲜艳的物品自其背后各方向缓慢伸出，观察是否有注视反应。年龄较大的儿童少年可以使用专门的仪器检查，如视野计等。

（3）眼底检查 很有临床意义。检查时需要耐心，婴幼儿检查比较困难，必要时可以扩瞳。疑有颅内压增高时最好避免扩瞳，以免干扰临床病情观察。检查时应注意视神经乳头的颜色、形状、边缘及生理凹陷，有无视神经乳头水肿、视神经萎缩，视网膜有无色素沉着、出血、渗出，动静脉比例、反光度等。正常婴儿的视神经乳头色泽较淡，不要轻易诊断为视神经萎缩。视神经乳头水肿反映颅内压增高。

年长儿的视野检查粗测：让患儿背光与检查者面对面坐，相距 60 cm，此时患儿左眼视野与检查者右眼视野相同，检查者用手指或白色物件在两人中间分别从上内、下内、上外、下外的周围向中央移动，以自己的视野作为正常来对照患儿的视野有无明显异常。检查时应各自遮住相对的一目，反之测另一目。精确测定要用视野计。对婴儿只能做较简单的观察：让患儿坐在母亲腿上，用两个颜色、形状相同的物品从患儿背后缓缓向前移动，左右移动方向对称，视野正常的儿童少年就会先朝一个物体去看，然后再去看另一个，同时用手去抓，若多次试验只向一侧凝视，可能为对侧视野缺损。

3. 动眼神经、滑车神经、展神经 注意眼裂是否等大，有无眼睑下垂、眼球突出，安静时眼球的位置，眼球运动神经的麻痹可使眼球转向健侧，形成不同位置的斜视。如展神经麻痹,引起内斜视,检查时使患儿随移动的手指或玩具向左、右、上、下各方向转动,注意有无眼球运动受限、斜视。同时观察有无眼球震颤,注意其快相方向及速度。视力严重减退时亦可见眼球钟摆样颤动。双侧眼球向下并有上眼睑下垂与瞳孔扩大("落日"征)常是颅内压增高的表现,因四叠体受压致使上视中枢受损,婴幼儿比较容易见到。

观察瞳孔大小、形状、直接对光反射、间接对光反射、调节反射、辐辏反射,注意区别埃迪瞳孔(强直性瞳孔),用聚光电筒检查效果较好。

4. 三叉神经 三叉神经以接受面部感觉为主,其周围部分有三个分支,分别接受面部上、中、下的深、浅感觉;三叉神经核的纤维排列改变为同心圆的层次排列。鼻与面中央部的感觉传入至核的中心位置,检查时应注意区别。面部的感觉障碍是周围支还是神经核受损所致,注意有无压痛点,角膜反射检查可观察三叉神经眼支是否受损。注意应使用细而软的棉纤维束从侧面轻触角膜边缘以避免视觉反应与角膜损害。

三叉神经的运动纤维支配颞肌、咀嚼肌的运动。观察两侧颞肌、颊肌有无肌萎缩,按触颞肌、咬肌的紧张度,嘱患儿作咀嚼动作,感觉收缩是否有力,两侧是否对称,下颌是否偏斜,张口、闭口有无困难。一侧运动支的麻痹使下颌斜向患侧,并伴有颞肌萎缩。下颌反射:半张口位叩击下颌时口即闭合,核上性损害时反射亢进。

5. 面神经 主要检查面部表情肌,观察其哭、笑、闭眼、露齿、鼓腮等动作。两侧面肌是否对称,注意观察是面神经下运动神经元受损还是核上性麻痹。一侧面神经麻痹表现为面部两侧不对称,口角斜向健侧。日久可见患侧面肌萎缩。舌前三分之二的味觉检查,可用甜、苦溶液涂在一侧舌上,分别观察其反应。

6. 前庭蜗神经 新生儿对大声或突然铃声刺激,可出现惊跳、哭叫和拥抱反射,或睁开眼、转动眼球等。一般在生后2个月左右眼睛已能转向声音方向,5~6个月时可转头向声音方向。对幼儿与较年长的儿童少年,可俯其耳旁轻语或听钟表声,再让其复述。分别测试左、右两侧。通过上述方法可以观察患儿的听力情况。年长儿童少年可使用音叉检查,进一步较精确的听力检查可用电测听、诱发电位等检查,并鉴别传导性耳聋和神经性耳聋。

前庭功能测试对幼婴可做旋转试验。检查者面对婴儿。将其从腋下竖直抱起并向一侧旋转数圈,观察婴儿眼动方向。正常时小儿在旋转时出现眼震,旋转停止后眼震消失。这对幼婴,尤其是新生儿颇有意

义,如前庭神经或脑干病变时,不能引起眼震。年长儿可用冷、热水耳内灌注试验,一般仅在必要时进行。

7. 舌咽神经、迷走神经 舌咽神经及迷走神经损害时可表现为吞咽困难、声音嘶哑、鼻音等现象,检查时可发现咽后壁感觉减退或消失。一侧舌咽、迷走神经麻痹时,该侧软腭变低。发"啊"音时,正常情况下可见软腭两侧均上提,若一侧舌咽、迷走神经麻痹时,则该侧软腭运动减弱或消失,悬雍垂被拉向健侧。

急性延脑麻痹(又称"球麻痹")时,表现为舌咽、迷走及舌下神经麻痹,咽反射消失,若病变在大脑或脑干上段时,由于两侧锥体束受损,也有吞咽、软腭及舌的运动障碍,但咽反射存在,而且下颌反射亢进,称为"假性球麻痹"。

8. 副神经 主要支配胸锁乳突肌及斜方肌上部,可通过耸肩、转头检查胸锁乳突肌和斜方肌功能。斜方肌瘫痪时,患侧耸肩无力,手举不能过头。一侧胸锁乳突肌瘫痪时,头不能向对侧转动,双侧胸锁乳突肌无力时,则头不能保持直立。

9. 舌下神经 观察舌静止状态时在口腔内的位置,伸舌时有无偏斜,舌肌有无萎缩或震颤,并分别向两侧运动,如舌下神经麻痹,须区分核上性或核下性损害。下运动神经元受损时,舌萎缩明显,核上性麻痹时,萎缩不明显。

(三)运动

儿童少年随年龄增长,运动机能逐渐发展完善,准确评定运动和动作技能,有助于明确诊断。运动的检查应包括肌力、肌张力,动作的协调与平衡,观察有无异常的体位、姿势、步态,如有无肢体瘫痪、脑性瘫痪患儿往往脚尖落地,两下肢交叉呈"剪刀"步态,胆红素脑病后脑损害常有肌扭转和其他异常的姿势。观察有无不自主动作,如痉挛、抽动、手足徐动、舞蹈样动作、肌震颤等。

1. 肌力 检查患儿在主动运动时肌肉收缩力。常规的检查方法是让患儿努力做最强的主动运动,检查者用力对抗之。按需要对不同的肌肉检查,应注意两侧对比。对哭闹不能合作的婴幼儿可初步利用他的挣扎反抗了解其一般肌力。

肌力评定的结果按0~5级的6级来记录。

0级:无肌纤维收缩,完全瘫痪。

1级:轻度肌纤维收缩。

2级:肢体能在床面上移动,但不能抬起肢体。

3级:肢体能抬离床面,但不能抵抗阻力。

4级:能对抗阻力,但较正常差。

5级:正常肌力。

评价年幼儿童的肌力较困难,也可以结合游戏等活动来粗略估计,要注意比较双侧,并结合不同年龄和平时的活动表现。

2. **肌张力**　是指维持正常姿势时的肌紧张度。可令患儿肌肉放松,由检查者做其肢体的被动运动,从中体会其紧张度。正常肌张力应该是不费劲的自由活动,又能够维持姿势的张力。做两侧对比检查。肌张力增高时表现有折刀样肌张力增高,常见于锥体束损害;铅管样肌张力增高或齿轮样肌张力增高则常见于锥体外系损害。

上运动神经元性麻痹时肌力减退而肌张力增高,下运动神经元性麻痹时肌力与肌张力均减退并可见肌萎缩。

3. **协调与不自主动作**　锥体外系的损害以肌张力变换障碍为主,故出现动作协调障碍与不自主动作。患儿做拍手、手旋前旋后、足背伸屈等动作时显得笨拙不协调。同时观察快步行走、跳跃上台阶时的姿势,步态是否顺利,或有无行走不稳、困难。观察患儿的坐、立姿势有无异常的不自主运动,有无手足徐动、扭转痉挛或舞蹈样动作。

对协调动作的判断应注意结合年龄特点。

4. **共济运动**　主要观察患儿各种动作有无不协调、辨距不良、轮替失常。指鼻试验:小脑半球病变可看到同侧指鼻不准。接近鼻尖时动作变慢或出现震颤,常见超过目标(辨距不良)。感觉性共济失调时,睁眼做时困难,闭眼做时发生障碍。跟-膝-胫试验:小脑病变时,抬腿触膝时呈辨距不良和意向性震颤,下移时常摇摆不稳。感觉性共济失调时患儿难寻到膝盖,下移时也不能和胫骨保持接触。快速轮替动作:让患儿两手反复旋前、旋后或以一侧手快速连续拍打对侧手背,或以足趾叩击地面,观察运动速度及节律是否正确,两侧对比。小脑性共济失调患儿动作笨拙,节律慢、不匀。闭目难立征:嘱患儿两足并拢站,两手向前平伸,闭目。感觉性共济失调时睁眼站立稳,闭目时不稳。小脑性共济失调还表现有直线行走或并足站立时向患侧倾跌。

(四)感觉

新生儿已具有痛、触觉,但对刺激的定位能力很差,只能给予不同刺激以测知其大概,了解深、浅感觉是否存在,大致是否灵敏。应测试不同部位进行比较。在感觉缺失区常有皮肤干燥、温度较低的体征,用手掌抚摸便可测知。年长儿可进行常规检查,包括痛、温、触觉及深感觉。感觉检查很大程度依赖于患儿的主观性,即便是年长儿有时也不易准确辨别两侧感觉有何不同,须多次比较。检查前应向患

儿作明确的解释与指导,使患儿充分理解检查的目的与要求,以便取得患儿的配合。

(五)反射

反射检查比较客观地反映神经系统的功能状态,检查时使肌肉充分放松,保持对称和位置适当,须两侧对比。结合年龄特点分析。在儿童少年有些反射是暂时性的,随大脑皮质的发育成熟而消失,如拥抱反射、吸吮反射、寻觅反射等。反应不对称(一侧增强、减弱或消失),或出现病理反射,是神经系统损害有意义的体征。

1. **浅反射**
腹壁反射上:胸7～8
腹壁反射中:胸9～10
腹壁反射下:胸11～12
提睾反射:腰1～2

2. **深反射**
肱二头肌反射:颈5～6
肱三头肌反射:颈6～7
膝反射:腰2～4
跟腱反射:骶1～2

3. **病理反射**　正常婴儿可出现巴宾斯基征(Babinski 征)。2 岁以后检出 Babinski 征阳性,提示锥体束损害的可能,也可见于深昏迷或熟睡时。类似的反应还有查多克征(Chaddock 征)和奥本海姆征(Oppenheim 征),其临床意义与 Babinski 征相同。另外,还有霍夫曼征(Hoffman 征)为阳性亦为锥体束损害之一。

(六)脑膜刺激征

包括颈强直,屈髋伸膝试验(Kernig 征)及抬头屈腿试验(Brudzinski 征)。多见于脑膜炎、颅内压异常升高及蛛网膜下腔出血等。婴幼儿囟门及颅缝未闭,当颅内压增高时可以膨出,脑膜刺激征可能不明显。

(七)神经系统软体征

神经系统软体征是指一种轻微脑功能障碍的体征,它无特殊的定位意义或病因学的特异性意义,可能与中枢神经系统整合作用有关。软体征可见于儿童少年注意缺陷多动障碍、特定学习能力障碍、抽动秽语综合征、儿童精神分裂症等。临床用来检查评定软体征的检查项目较多,检查时常观察一些动作的灵巧程度(一般在达到学龄期时应能顺利进行)。

1. **正反翻手**　先试单手,比较双侧,再双手同时进行。

2. **拍击动作**　双手对拍,快速拍击物件或自己

腿部。

3. **对指动作** 拇指对示指、中指、环指、小指，轮番进行。比较两手，并观察有无过多的连带动作，例如当一手在进行时，另一手出现相似动作。

4. **握手** 一手紧握（物件或检查者的手）时，另一手是否不自主地也出现紧握现象。

5. **直线行走** 足跟对足尖沿直线前行，一般5岁以上儿童少年都能顺利进行。

6. **单足原地跳跃** 试双侧，比较异同。

7. **左右协调** 用右手拍自己左侧膝部，用左手拍右侧膝部，可左右交替进行。观察是否无误。7～8岁儿童少年应能顺利连续进行。

8. **构音是否清楚** 一般无口腔结构异常的儿童少年到入学年龄时应已清晰正确。

这类"软体征"虽然常可见于一些有注意缺陷或行为障碍的患儿，但并不一定提示诊断，同时也不一定与智力或学习有关。对于"软体征"的意义必须结合临床来考虑，不能单独作为诊断依据。

（八）新生儿及幼婴儿的特点

新生儿运动、感知能力以及对外界的反应基本上尚处于皮层下控制状态，大脑皮质的功能比较薄弱，但发展迅速。要根据此阶段神经系统发育特点，观察患儿自然姿势与自发运动，衡量肌张力与肌力。检查一些原始反射的出现、消退，这是主要的几个方面。通过这些检查，可以了解神经系统的发育状况、运动与感知能力。

1. **肌张力与肌力** 正常新生儿在安静时四肢屈曲，稍加牵引可使之伸直，但放松后又回复原状。醒觉时四肢有较大幅度的自发活动，但不协调，亦无目的。双手可能间歇性地放松与握紧。有时呈现一时性不对称性颈紧反应。随着日龄的增加，这种屈肌张力优势及协调不良现象逐渐代之以更为协调的随意运动，手指的动作亦日趋精细。新生儿四肢呈现松软现象，运动过少、过多或双侧运动显著不对称都属异常，应定期随访检查。随着自主运动的发展，应观察婴儿抬头、握取、独坐、开步与独行的时间与姿态。婴儿期大脑尚未出现明显定侧现象，故不见明显的左利右利。若婴儿在开始能伸手握取时即明显地偏向一侧，常提示另一侧的功能障碍。

在婴儿安静时也可做其肢体的被动运动以体会其肌张力。将患儿的一手拉至对侧肩部，正常肘部不越过身体中线，而肌张力过低者则肘部可越过中线，称为"围巾征"。检查下肢肌张力可先使髋关节与膝关节均屈曲呈直角位置，然后握住双膝轻而快地将腿向左右分开，正常在一开始时可因内收肌反

射性收缩而出现轻微阻力，随后可向左右分开直至与床面成 $10°～15°$ 角。肌张力过高者不易分开，而肌张力过低者则双腿可无阻力地向两侧摊平。

颈部肌力与肌张力检查亦是常用的有意义的检查。在婴儿平卧位时握住其手及腕部轻轻拉起，正常3个月以内婴儿能屈曲"握住"检查者拇指（握持反射），同时肘部稍屈，颈肌亦稍屈以致头能暂时地竖起，拉到坐位时头亦能暂时竖直，其持续时间依周龄而增加。肌张力低下者，不能被拉起，上肢无屈曲反应，头向后仰，扶至坐位时头又向前倾下。颈伸肌张力过高者头向后仰，甚至呈角弓反张姿势。自腋下将婴儿抱起，正常幼儿肩胛部能稍支撑，下肢稍屈曲。若抱起时肩部即上抬，身体自检查者手中下滑，下肢下垂，这是肌张力低下的表现。下肢明显的伸展甚至交叉则是肌张力过高的现象。若将婴儿自俯卧位自腹部托起，正常新生儿头已可短暂地抬起与躯干平，下肢稍屈曲。肌张力减低者头及四肢均无力地下垂。

2. **原始反射** 新生儿有许多受皮层下中枢调节的原始反射。随着大脑皮质功能的发展，这些原始反射逐渐被抑制，而各种随意运动得以发展。研究这些原始反射的出现、性质与消退对于了解婴儿发育有很大的意义，同时也帮助测知婴儿的运动功能。以下介绍几种临床上比较实用的检查，可根据临床工作需要选择性地运用：

（1）**不对称性颈紧张反应** 在平卧位将婴儿的头转向一侧，可见该侧上、下肢伸展，而另一侧则屈曲，犹如击剑姿势。6个月以内的婴儿可以不规则地出现此种现象，可以是自发的、一时性的。若持续出现这种不对称性反应，或在6个月后仍能见到，都属异常。注意两侧对比检查。

（2）**觅食反射** 用手指尖轻触婴儿面颊部并移向口角，可见婴儿头转向该侧，并作张口动作。注意两侧对比检查。连续反复检查易引起疲劳而不再能引出，在刚喂饱奶后亦可能不出现。

（3）**吸吮反射** 将手指或乳头等伸入婴儿口中触及舌尖时，即引发婴儿的吸吮动作，并可感觉到吸吮的力量。

（4）**握持反射** 用拇指轻压婴儿手掌的掌指关节，婴儿即反射性地紧握。两侧同时检查，比较握力的强弱。新生儿最为明显，甚至可借此将其拉起。新生儿期后逐渐减弱，4个月后消退。不对称或与月龄不相称的表现应视为异常。足底的握持反射一般比手掌的为弱，但需注意与跖反射相区别。

（5）**交叉伸展反射** 按住婴儿一侧膝部使腿伸直，轻轻刺激其足底，可见婴儿另一腿抬起，并交叉到

对侧膝部,然后向下移动,似乎要推开这个刺激。比较双侧之异同。新生儿时期可引出,1个月以后消失。

(6)Moro反射 又称拥抱反射。从背部托起婴儿,一手托其腰部,另一手托住枕颈部,然后使婴儿的上半身突然向下倾降。正常婴儿,可见其上肢突然外展并伸直,手指张开,过后缩回,并常伴哭声。重复出现的不对称或和月龄不相称的反应提示病理情况。检查时还应注意哭声是否响亮。疑及颈椎病变或有臂丛神经麻痹时应避免作此项检查。Moro反射在生后即出现,3个月以内表现明显,4~5个月时逐渐消失,6个月时如持续存在属异常。

突然的响声可使婴儿产生惊吓反应,也可有类似表现。

(7)放置与开步 将婴儿竖直抱起使其足被触及桌边下缘(给予一种阻挡),新生儿即能提足越过障碍而"踏"到桌面上,称为放置反应。足踏到桌面时因阻力突减,身体可能略蹲下,但旋即又能挺直似"站立"状。双侧交替的这种挺伸反应使婴儿出现"开步"的现象。明显而固定的不对称应引起重视,应重复检查以明确。

(8)Galant反射 即躯体侧弯反射。刺激脊椎旁皮肤,可用手指沿脊椎一侧自头端向尾端轻划,可见身体弯向该侧。注意两侧是否对称。生后即出现,3个月消失,如持续存在,说明脑部有弥漫性疾病。有脊髓病变时,此反射有助于定位诊断。

以上所述仅为在婴幼儿及儿童少年期的神经系统体检要点及一些应予注意之处。详细的神经系统定位诊断应再参阅有关的专著。对异常体征的评价必须结合年龄特点考虑。对最后的发育评价与疾病诊断更必须综合各方面的检查结果,才能作出临床结论。

(九)自主神经系统检查

主要检查患儿的脉搏、体温、血压、呼吸、皮肤颜色、皮肤温度、出汗和瞳孔大小的情况,并了解饮食、排便、睡眠等情况。

(虞 琳 焦公凯 王晨阳 张久平)

参考文献

[1] Anita Thapar, Daniel S. Pine, James F. Leckman, et al. Rutter's Child and Adolescent Psychiatry[M]. 6th ed. New Jersey: Wiley-Blackwell, 2015.

[2] Benjamin J. Sadock, Virginia Alcott Sadock. Kaplan & Sadock's Concise Textbook of Child and Adolescent [M]. Philadelphia: Lippincott Williams & Wilkins (LWW), 2008.

[3] 陶国泰,郑毅,宋维村. 儿童少年精神医学[M]. 2版. 南京:江苏科学技术出版社,2008.

[4] 柯晓燕. 儿童青少年心理障碍评估与诊断要点[J]. 中国实用儿科杂志,2017,32(4):249-252.

[5] 陆林. 沈渔邨精神病学[M]. 6版. 北京:人民卫生出版社,2018.

[6] 麦克马克. 儿童青少年临床访谈技术:从评估到干预[M]. 徐洁,译. 北京:中国轻工业出版社,2008.

[7] 苏林雁. 儿童精神医学[M]. 长沙:湖南科学技术出版社,2014.

[8] 汤宜朗,许又新. 心理咨询概论[M]. 贵阳:贵州教育出版社,1999.

第十三章

临床心理评估

精神科的临床心理评估（psychological assessment）常包括心理访谈、观察法以及心理测验。本章除了介绍临床心理评估的基本概念外，还将重点介绍儿童少年精神科常涉及的儿童发育评定和行为评定。

第一节 心理测验

一、心理测验的定义

一个人的身高和体重分别可以用长度（cm）和重量（kg）单位来衡量，一个学生的学习成绩可以用分数来评价，这样的测验是物理测评。而一个人的行为表现和心理特征则不是用简单的词句可以描述的，人的心理行为现象是针对复杂多变的环境发生的心理活动和做出的应对反应，既反映了个人应付环境改变能力的大小，又反映了个人的内在心理活动、个人行为性状和行为倾向。心理测验（psychological test）就是要把人的行为和心理特征进行定量描述，也就是把人的行为和心理特征用一定的方法测量出来，用数量来表示，像物理测量一样给某个行为或心理特征一个"数据"。这样，测验的结果既可以验证行为和心理特征，也可以对不同人的行为和心理特征进行比较，使不同的研究者有一个共同的比较标准。

心理测验是指对反映心理品质的行为样本进行定量化分析和描述的一种方法。所谓行为样本，包括各种反映心理功能的行为（认知功能和个性等）。这样的行为千差万别，实际上不可能全部测量，只能测验部分有代表性的行为。通常心理测验是在一种标准情景下进行的，其施测和评分有其严格的规则，所以也叫标准化测验。心理测验的结果一定要加以描述才有实际意义，一般采用数量化方式，例如智商（IQ）、各种形式的标准分及百分位等，都是一些量数。有些描述指标采用划类，但一般这种划类都是由量数范围划界而来。各种心理测验都采用一定的数量化描述方式。

二、心理测验的分类

心理测验方法很多，分类也不统一，现在最通常的分类是按测验的功能来划分的。根据测验的功能可以将心理测验分为以下类别：发展量表、智力测验（包括适应行为量表）、成就测验、人格测验、神经心理测验等。表 13-1 所列出的心理测验在国内、外都有广泛的使用，也具有较好的心理测量学指标（包括常模、信度和效度等）。

表 13-1 儿童少年精神医学常用心理测验

测验名称	适用年龄	我国应用情况
发展量表		
贝利婴儿发展量表（BSID）	2 个月至 6 岁	我国修订，区域常模
格塞尔发展诊断量表（GDDS）	4 周至 6 岁	我国修订，区域常模
丹佛发育筛查测验（DDST）	2 个月至 6 岁	我国修订，全国常模
儿童发育筛查测验（DST）	出生至 7 岁	我国编制，全国常模
格里菲斯精神发育量表（GMDS）	出生至 8 岁	我国修订，全国常模
智力测验		
韦氏学前儿童智力量表（WPPSI）	4 岁至 6.5 岁	我国修订，全国常模
韦氏儿童智力量表（WISC）	6 岁至 16 岁	我国修订，全国常模
斯坦福－比奈智力量表（S-B4）	2 岁至成人	无我国常模
麦卡锡儿童智能量表（MSCA）	2.5 岁至 8.5 岁	我国修订，全国常模
考夫曼儿童成套评价测验（K-ABC）	2.5 岁至 12.5 岁	无我国常模
戴斯的认知测验（CAS）	5 岁至 17 岁	无我国常模

续　表

测验名称	适用年龄	我国应用情况
瑞文渐进模型测验(RPM)	5 岁至成人	我国修订,全国常模
图片词汇测验(PPVT)	3 岁 3 个月至 9 岁 2 个月	我国修订,区域常模
绘人测验	4 岁至 12 岁	我国修订,区域常模
智力测验 40 项	7 岁至 14 岁	我国修订
中小学团体智力筛选测验	小学 3 年级至高中 2 年级	我国修订,区域常模
适应行为量表		
儿童适应行为评定量表	3 岁至 12 岁	我国编制,全国常模
婴儿-初中学生社会生活能力量表	6 个月至 14 岁	我国修订,全国常模
儿童社会适应行为评定量表	3 岁至 7 岁	我国编制,区域常模
成就测验		
韦氏个别成就测验(WIAT)	5 岁至 19 岁	无我国常模
考夫曼教育成就测验(K-TEA)	6 岁至 18 岁	无我国常模
斯坦福成就测验(SAT)	幼儿至高中生	无我国常模
广泛成就测验(WRAT)	5 岁至成人	无我国常模
多重成就测验(MAT)	12 岁至 22 岁	我国编制,区域常模
人格测验		
艾森克个性问卷(EPQ)	7 岁至成人	我国修订,全国常模
明尼苏达多项人格问卷(MMPI)	14 岁至成人	我国修订,全国常模
洛夏测验(Rorschach Test)	5 岁至成人	我国修订,全国常模
儿童统觉测验(CAT)	4 岁至成人	无我国常模
儿童气质量表(CTQ)	3 岁至 12 岁	我国修订,全国常模
神经心理测验		
Bender 格式塔测验(BGT)	5 岁至成人	我国修订,区域常模
快速神经学甄别测验(QNST)	7 岁至 15 岁	无我国常模
HR 神经心理成套测验(HRB)	5 岁至成人	我国修订,全国常模
鲁利亚神经心理成套测验(LNNB)	8 岁至成人	我国修订,区域常模
Benton 视觉保持测验(BVRT)	8 岁至成人	我国修订,区域常模
威斯康星卡片分类测验(WCST)	6 岁至成人	无我国常模
韦氏记忆量表(WMS)	7 岁至成人	我国修订,全国常模

临床上可供使用的测验很多,选择时应注意以下几点:

1.**考虑选用的测验是否与临床目的相符** 如临床目的是对智力低下儿童作出诊断和分类,则应选择智力测验和适应行为评定量表;如需了解儿童的人格特征,就应选择人格测验;如需确定受试者是否有脑损伤及其损伤程度,则应选择对脑损伤敏感的神经心理测验。

2.**选用的测验应有常模资料及可靠的心理测量学指标** 常模资料包括常模适用的年龄、地区、文化环境等,常模样本儿童的父母职业、文化程度分布通常也应说明,受试儿童的背景资料应符合这些情况,否则最好改选其他测验,或者在解释结果时慎重地加以说明。心理测验学指标包括测验的信度和效度等。信度是指测验的可靠性和稳定性,用信度系数表示,一般信度系数越大,测得的分数就越可靠,不管采用何种信度检验方法,信度系数应达到 0.8 左右。效度是指测验的有效性,即测出了所要测量的心理功能的程度。效度检验方法较多,临床诊断与测验诊断的符合率就是其中的一种,这种符合率一般要求在 70% 以上。测验的信度和效度指标越好,测验结果的误差就越小。

3.**选用的测验最好是公认较好的并应用较为广泛的测验** 以便于将收集到的资料与别人的研究作比较。

4.**测验的选用** 应选用自己有使用经验的测验。

三、心理测验在儿童少年精神医学中的作用

1.**了解个体间的差异** 从心理发展和教育的角度来看,每一个个体在成长的过程中,受遗传和外界环境等因素的影响,在心理特征上显示出各不相同的特点。在教育的过程中,应根据每个个体的特点,给予适合他(她)的最佳教育方案,使他们的潜能得到最大限度地发挥,以实现他们各自理想的目标。

2.**医学诊断和评估** 心理测评的最早功能就是鉴别并诊断出精神发育迟滞的儿童。目前,在心理测评方面具有诊断功能的工具还是韦氏智力量表,包括适用于幼儿、儿童和成人的三种工具。当然,被用于医学临床的心理测评方法还有很多,根据它们的功能分别用于评估智力水平、情绪状态、行为问题、家庭环境、人格特征、适应行为等。精神科医师、心理治疗师等专业人员,可以根据测评的结果,对服务对象给出建议和指导。

心理测验在儿童少年精神医学中最常见的用途是临床诊断和评估。包括医学上各类疾病的诊断和

心理特征的诊断。用于各类疾病的诊断是指测验的结果直接作为疾病诊断的主要指标，如智力低下的诊断需要智商显著低于平均和适应行为受损两项指标，学习障碍的诊断要同时考虑智力在正常范围和成就测验成绩明显低于同年级儿童水平才能成立。用于心理特征的诊断是对各类儿童心理特征作一全面了解，如对学习困难儿童的智力、人格、神经心理特征作一全面评估等。

3. **评估心理治疗的依据**　心理测验的结果既可以是制订治疗措施的依据，也可以是观察疗效的较好指标。由于测验结果相对客观可靠，故常作为各种临床研究的指标，尤其在大样本研究时，测验的适当应用可使研究更具可比性，同时省时、省物和省力。

四、如何提高儿童少年心理测验的效用

有效地利用心理测验，最大限度地发挥心理测验的作用，与使用者的个人素质和专业技术水平以及受试儿童合作的程度均有密切关系。就测验使用者而言，其人格应健全，应具有与儿童心理评估有关的背景知识，特别是对儿童生长发育和心理发展方面知识有全面深入的了解，并受过系统的心理测验技术专业训练，熟悉所选用的测验施测和评分、解释方法。同时，应建立和保持与受试儿童友好信任的关系。受试儿童合作程度直接关系到测验能否顺利进行和测验结果的可靠程度。要建立这种关系，需要一定的与儿童相处的经验。对不同年龄的儿童应采用不同的方法。

1. **年幼儿童**　与父母分离，年幼儿童在陌生场合会有相当的焦虑，可能抑制测验反应，此时测试者应耐心细致，适当改变测验形式，或者采用类似游戏的方式进行，以增加受试儿童对测验的兴趣。必要时父母可在一边协助，以减轻儿童的焦虑情绪。

2. **学龄儿童**　可能更关心测验时回答的正确与否，关注父母对其测验结果的态度（如赞扬和惩罚），此时测试者在测验开始前应将测验的目的、意义告诉儿童的父母，最好让父母离开测验室。对儿童则应采用中性态度，既不将每个项目正确答案告诉受试儿童，又不能使儿童感到自己回答得正确还是错误。通常要这样告诉受试儿童："你做得很好，每个题目有各种各样的答案，你所答的是其中的一种……"

3. **儿童少年**　开始关心自己的隐私是否受到侵犯，在测验中会抱怨父母或其他权威，同时担心测验成绩会对其将来的前途造成影响。这方面过多地考虑肯定会影响测验成绩。因此，在测验开始前测试者应将测验的目的和作用直截了当地告诉受试者，对受试儿童少年非现实的想法需保持通情达理的态度，必要时耐心给予解释，这样，测验才有可能顺利进行下去。

总之，发挥心理测验的效用，就是要充分调动有利因素，尽量减少影响测验的不利因素。要做到这一点，测验使用者需要良好的专业知识和经验，在实际工作中多体会，积累经验，多学习新的有关知识，才可能真正发挥测验的效用，为临床和科研解决更多的问题。

（唐秋萍　杜亚松）

第二节　心理访谈

一、心理访谈的定义

访谈是指2个或2个以上的人见面交谈和当面交流。有效的医师和患者交流是医疗活动中不可缺少的核心部分，这种交流是不能被实验室检查、心理学测验和体格检查所代替的。精神科访谈的目的不仅在于搜集信息以便建立可能的诊断，而且在于建立医师和患者之间亲善和睦关系以便提供治疗性干预。与患者建立尊重、真诚、安全和信任的关系是访谈成功的重要因素，好的沟通技巧可促进访谈。对儿童和青少年的精神科评估，包括确定就诊原因，评估就诊者心理行为问题的性质，确定可能影响儿童青少年心理健康的家庭、学校、社会和发展因素，是对儿童和青少年进行全面评估的第一步，以获得对目前主要引起关注问题的全面描述，以及儿童和青少年的既往史、家族史。评估的这一部分，通常需要与就诊者父母一起进行，临床医师可以优先和青少年进行这一部分的访谈，但是对于儿童来说，临床医师常常应先和父母访谈，再和儿童访谈以及对儿童进行行为观察。临床访谈是获得诊断必备信息的重要途径。与儿童少年进行访谈是一项有挑战性但意义重大的工作。通过与儿童少年访谈，临床工作者可以对儿童少年发育及精神状态进行直接评估，可以了解儿童少年对现存问题的理解；通过与其家长或其他成人和教师的访谈，临床工作者可获得补充信息。在临床上有时会发现来自不同来源的访谈，如家长、老师或其他成人及儿童、青少年可能会提供不同甚至矛盾的信息。当面对相互矛盾的信息时，临床医师必须确定表面上的矛盾是否真正反映了儿童青少年在不同环境下的真实情况。对于情绪和内

心体验有关的症状,如恐惧、悲伤、焦虑、忧愁等,儿童青少年可以是很好的信息提供者,对于外在行为,如:发脾气,反复洗涤、检查,好动等,家长、老师也常常是好的信息提供者。通过访谈获得完整病史,对儿童青少年进行检查及心理测试,评估儿童青少年目前在家庭、学校的功能,临床医师就可以利用所有获得的信息作出最佳诊断,然后提出临床治疗建议。

二、心理访谈内容、形式及步骤

(一)心理访谈内容

作为取得信息、解决问题及传递建议的一种人际交流方式,精神科访谈主要包括三个方面的内容:

1. 评估目前问题 目的在于了解疾病的起始及其发展、演变史;了解目前的一般工作、学习及生活情况,了解既往与之有关的诊断及治疗情况,了解既往所患疾病史,如传染性疾病、外伤、药源性过敏等,了解家族史,如家庭背景、家庭功能、家庭特殊事件、家族疾病及精神疾病史等;了解个人史,如母孕期及生产情况,儿童的发育史、喂养史等;了解学校史,如儿童在几年级,在学校学习成绩怎样,与同学相处怎样,是否换过学校等;了解社会文化背景,如经济及社会地位、生活环境等。这部分内容可以帮助临床工作者理解目前症状的持续时程、症状间的相互联系及症状意义。

2. 探索问题发生者的个体情况及环境情况 在精神科访谈中需要了解来访个体的心理组成,有意识的或无意识的求治动机,优势及弱点,应对策略,防御机制,态度等。同样,精神科访谈非常重视来访者与他们生活环境的关系,需要了解社会文化对个体的影响;需要了解来访者社会支持系统,了解环境压力及其他不良刺激。

3. 建立治疗联盟 在医疗实践中,良好的治疗关系是有效治疗的保证。治疗联盟是指医师和患者在相互亲善及信任的基础上达成协议共同进行治疗。除了医疗技术之外,治疗成功与否很大程度上依赖于患者的依从和信任。在访谈中,医师通过倾听、共情、陈述、鼓励、尊重、表达等方式建立治疗关系,目标在于为来访者提供安全环境,加强来访者的顿悟及改变来访者行为。

(二)心理访谈形式

精神科访谈的形式主要有结构化访谈、开放式访谈及半结构化访谈三种。

1. 结构化访谈 有一系列标准化的问题和探测问题,聚焦于诊断的具体问题。结构化访谈的特点为:访谈遵循提纲进行,访谈提纲或提问表及评分系统在访谈之前已设计完成,访谈提问均指向明确,提问与症状有关,对所有参加访谈者的提纲及提问表相同。结构化访谈因此又称主动询问法,在此种访谈过程中,医师占主导作用。运用结构化访谈,可以帮助访谈者系统地收集所需资料。其优点表现在:重点突出,方法固定,针对性强,节省时间,并可将不同对象进行比较,可靠性及一致性强,答案比较精确。尤其适宜于经验缺乏的初学者使用。结构化访谈广泛应用于科学研究中及评估危机状态。但结构化访谈也有明显不足之处,如单调、刻板,往往只能得到"是"或"否"的简单回答,容易引起被访谈者的阻抗。因为提纲及问题都是事先设计好的,因此在访谈中可能会忽略关键信息。美国国家精神卫生研究所儿童访谈(NIMH diagnostic interview schedule for children version Ⅳ,NIMH DISC-Ⅳ)是一个高度结构化访谈量表,包含30个DSM-Ⅳ诊断因子。家长访谈适用对象是子女为6～17岁儿童,儿童版访谈适用对象是9～17岁儿童。电脑算分,这是完全的结构化访谈量表,每一个问题都有固定的指导语,访谈者可以是没有儿童精神科背景的人员。Reich W. 等1997年修订编制的"儿童少年诊断访谈"(the diagnostic interview for children and adolescents,DICA)也是标准的结构化访谈,主要用于评估6～17岁儿童少年常见的DSM-Ⅳ精神疾病和症状。目前也可用于半结构化访谈,耗时1～2个小时。精神疾病综合征儿童访谈(ChIPS),同样是高度结构化的访谈量表,访谈者需要接受培训,访谈适用对象为6～18岁儿童,它包括5个部分,根据DSM-Ⅳ的标准,针对20种精神疾病的症状和社会心理压力因素提供信息,通常需要40分钟。精神疾病综合征儿童访谈,常用于临床筛查及流行病学调查,应用于临床评估的结构化访谈量表,还有Sheehan DV编制的简明儿童少年国际神经精神访谈(MINI international neuropsychiatric interview for children and adolescents,简称MINI-KID)。

2. 开放式访谈 又称非结构化访谈,是根据儿童少年及其家长的需要,不拘于固定问题的格式或顺序,由医师和参加访谈者互动交流。这种访谈形式侵略性较小,参加访谈者比较容易放松,比较容易吐露内心真情,比较容易涉及敏感话题。因此,开放式访谈可以提供丰富的甚至出人意料的信息。但开放式访谈耗时较多,而且容易顾此失彼,遗漏一些有价值的信息。访谈中取得的信息难以用于科学研究。开放式访谈虽然较为灵活,却不易被初学者掌握。

3. 半结构化访谈　是将前述两种访谈形式交叉结合运用。半结构化访谈依循预先设计的提纲进行,但不拘泥于固定的顺序或某种提问方式,主要根据参加访谈者的具体情况,伺机提出问题。例如儿童习惯于一问一答,青少年则喜欢自由轻松地漫谈;对家长可以主动提出问题,而后再自由漫谈。有些问题是在访谈过程中创造的,半结构化访谈允许医师灵活地运用提问方式,允许医师和参加访谈者讨论问题,访谈中可以离开预先设计的问题及允许访谈者提问。因此,半结构化访谈是一种相对开放的访谈,访谈鼓励双方交流,从半结构化访谈中得到的信息不仅仅包括答案,而且包括给予特定答案的原因,即不仅得到问题的答案而且了解参加访谈者为什么会这样回答。J Kaufman 等 2016 年编制的"儿童少年情感及分裂障碍半结构化访谈"(the Kiddle schedule for affective disorders and schizophrenia present and lifetime version DSM-5,K-SADS-PL-V)和 Kestenbaum 等 1978 年为 6～12 岁儿童编制的"心理卫生评估表"(mental health assessment form,MHAF)均是广泛应用于临床实践的半结构化访谈。在进行 K-SADS 访谈时,先需要完成 10～15 分钟的开放式访谈,内容主要涉及儿童少年的一般情况、兴趣爱好、同伴及家庭关系等,然后再进行结构化的诊断访谈。主要评估 6～18 岁儿童少年常见精神疾病,目标在于引出目前的诊断和症状。K-SADS 访谈已经被广泛使用,特别适用于心境障碍,而且对症状所致损害作出的评估,有家长版和儿童版,访谈者需要接受过儿童精神科培训。相似地,MHAF 也同样包含开放式访谈及结构式访谈两部分。

总之,访谈时应根据患儿的年龄、个性特征、疾病种类、病情程度、儿童少年对谈话的反应、家长的文化程度、访谈环境及访谈目标选择恰当的访谈形式。

(三)心理访谈步骤

1. 访谈开始前的准备工作

(1)考虑访谈目标　此次访谈主要是评估性访谈还仅仅是评估的一部分?访谈的目的在于探查可识别的疾病还是在于干预?此次访谈是否是咨询性访谈?选用何种访谈形式,开放式的还是结构化的?正如前面所提到的,访谈有时不仅仅是搜集信息,还有可能是干预的一部分。医师和参加访谈者之间建立亲善和睦关系是任何目的、任何形式访谈成功的关键。所问的问题,对患者做出的反应,无一例外地会影响交流的方向。

(2)考虑参加访谈者　谁是来访者,是儿童、少年还是家长?谁应该参加访谈,儿童或少年独自参加还是和家长一起参加?应先与家长访谈还是先与儿童少年访谈?儿童少年的年龄对决定谁参加访谈有影响吗?在某些案例中,要选择先与家庭成员共同访谈以便观察家庭成员间的相互交往。对年幼儿童而言,有些临床工作者喜欢先单独与家长访谈以便对儿童的问题有初步印象。有些青少年对和家长共同参加访谈非常抵触,因此需要单独访谈。

(3)访谈场所的布置　访谈场所应该让孩子感觉到友善,场所布置应该让孩子感到他们是受欢迎的人。有合适的图画、玩具、小椅子、画笔和色彩鲜艳的纸张等。在访谈场所最好不要有昂贵的家具、易碎的物件等。在和小年龄儿童或者过度好动、有攻击性的儿童访谈时,要确保房间里没有危害儿童的东西,要收好剪刀。玩具等应放在受访者接触不到的地方,以免分心,应避免坐在儿童对面的桌子后面,可以坐在儿童的对角线位置。儿童少年的访谈场所空间应大一些,因为有些孩子喜欢动来动去。场所最好隔音,这样外界的声音较少使儿童分心,同时儿童发出的吵闹声亦较少干扰其他临床工作人员。隔音的环境帮助儿童少年感到他们所说的话能被保密。需要注意的是,太正式的场所布置会使儿童少年感到沮丧,而太凌乱的场所会让家长产生不信任感。

(4)仪表与态度　得体的仪表和态度是取得患者信任的第一步。穿正规职业装的工作人员对儿童少年来说有时显得有威胁性,因此与儿童少年访谈时应尽量穿得休闲一些。与年幼儿童访谈时,衣着尽量鲜艳一些。当然,与青少年访谈时,穿着打扮得像少年一样是不必要的,也是对访谈无帮助的。在与儿童少年接触时,医师的态度不宜过于严肃,以免让孩子们感到你是另外一个"无趣的家长",同样医师的态度又不宜过于嘻嘻哈哈,令儿童少年误以为你仅仅是个"有趣的玩伴"。合适的态度来自学识与经验,需要反复实践才能真正掌握。

(5)考虑访谈内容　在访谈开始前临床工作者应考虑在此次访谈中希望得到何种信息,内容包括哪些?临床工作者可能希望得到孩子的发育史、目前问题的发展史和症状表现,临床工作者也可能希望得到家族史、儿童少年自己对问题的看法。总之,访谈为临床工作者提供机会来获得信息,观察来访者,与来访者建立亲善和睦关系,帮助来访者做出改变。初期的访谈总体来说是对当事人的评估,帮助临床工作者形成对靶问题的全面了解和得到治疗的主意。后期的访谈较多咨询性质,目标在于促使当事人的环境改变及功能改变。

2. 访谈开始阶段 儿童少年常常是被家长带至精神科诊室的,儿童少年对见精神科医师常常感到惶恐不安,他们不知道医师会对他们做什么。他们可能担心医师是他们不好行为的惩罚者,他们可能很警觉,生怕精神科医师说他们疯了。因此,医师在访谈开始阶段的首要任务是让来访者情绪放松下来。让儿童少年可以参与进来,与医师建立起一种舒适的关系,医师应该问儿童少年是否知道访谈目的,并且应该沟通父母是如何告知儿童少年要进行的访谈,如果儿童少年对为何要进行访谈深感困惑,临床医师可以选择以一种适合年龄发育特点的支持性的方式告知父母或他们的担忧,例如你爸妈担心你不去上学的问题。应注意以下内容:

(1) 自我介绍与称谓 对初次就诊者,简单介绍一下自己的背景状况和工作特长、工作经验、自己的姓名和告诉儿童少年可以怎样称呼你等,是非常有用的。因为通过这种介绍方式,儿童少年及家长对医师就形成了初步概念。

(2) 介绍访谈目标及过程 当儿童少年获知访谈的目标是什么,例如医师说:"我想了解一下你和父母相处得愉快吗? 你们经常闹矛盾吗? 我们将要一起说些什么或做些什么,这样我可以了解并知道你喜欢什么,不喜欢什么。"医师想从访谈中获知什么及访谈时间大约有多长等信息后,儿童少年会更愿意参加访谈。尽量用一些简单而且具体言语传达这些信息。

(3) 设立行为界线和保密原则 在访谈开始阶段应该花几分钟时间讨论行为界线、保密原则及对在访谈中取得信息的处理。举例来说,医师应告知儿童少年在访谈过程中不允许打人。应告知儿童少年保密也有界线,例如患儿明显的自杀计划可能得告知家长,访谈中取得的信息可能会告知上级医师。医师坦诚的态度可以促使访谈顺利进行。

(4) 从中立或愉快的话题开始访谈 对儿童少年来说,特别是对年幼儿童访谈时不应从靶问题开始。举个临床常见的例子,当孩子刚刚落座,医师常常以这样经典的问话开头:"为什么你会到这里来?"家长接着就开始叙述孩子怎么怎么不好,孩子则表现得要么如同家长叙述的一样坏,要么一动不动沉默不语。为了避免这种情况,医师可以从中立性话题或愉快的话题开始访谈,如询问孩子喜欢做什么,有什么特长等,让孩子玩玩具或画画。从封闭性问句开始再过渡至开放式问句,来帮助儿童少年克服焦虑,例如:先问"你喜欢画画吗?"再问"你喜欢什么?"这些吸引孩子参加访谈的方法也能提供有用信息,例如医师可以了解孩子处理焦虑的模式、娱乐、

兴趣、语言流畅度等。

简而言之,在访谈开始阶段,医师应通过坦诚接纳、共情、开放的风格及自然的方式让来访者放松并为来访者创造出一个安全及自由表达的环境。

3. 访谈深入阶段 该阶段的主要任务是探查症状,了解症状的发展及相关影响因素。访谈深入阶段应注意以下内容:

(1) 以开放性交谈为主 开放性交谈较易让来访者谈出自己的想法,如问孩子这样的问题:"你为什么来看医生?"可以为医师提供主诉,帮助医师更好地理解儿童少年就诊原因。开放性交谈比答案仅为"是"或"否"的封闭性交谈更能鼓励来访者自由表达。

(2) 注意细节询问 在访谈深入阶段,医师运用倾听、重构、共情、尊重等沟通技巧来详细了解症状。症状细节包括症状发生的时间及发展,患者对症状的主观感受,患者的家人、朋友对症状的感受,患者的判断力及治疗动机,症状的诱发及恶化因素,患者个体素质,精神病家族史及以往诊断治疗史等。

4. 访谈结束阶段 在访谈临近结束时,医师应和参加访谈者共同总结就诊的原因及感受,并且询问来访者是否还有未提及的问题。对于来访者的提问医师应做出回答。医师应告知来访者初步的治疗计划,并与来访者商定下一步的治疗方案。在与儿童青少年的访谈接近尾声时,医师可以用开放式的方式询问儿童少年是否还想说些什么。医师应尽可能称赞儿童少年在访谈中的合作性行为及态度,并感谢他们参与访谈。访谈应在积极的气氛中结束,结束的话最好简明扼要,要适合儿童少年的发展水平,采取和访谈时一样的表达方式。

(王晨阳)

第三节　儿童发育评定

儿童少年发育行为心理和体格生长一样,随年龄增长而不断发育和发展。发育行为心理表现主要包括感知觉、认知、情感、各种能力、意志品格等现象。在不同年龄阶段中,大多数儿童都能达到相应的程度和水平,总体上呈正态分布,偏离正常(偏低或超群)者仅为少数。即使在正常范围内,也存在着个体差异。个体儿童少年发育是否正常,是家长和儿童少年工作者非常关心的问题,也是政府制订教育、卫生规划所必需的资料和依据,为此对儿童少年发展水平必须有客观的评定方法。

发育行为心理评定是一种测量技术,是被用来

取得儿童少年发育行为心理变化的数据，是比较、鉴别和评定不同个体之间的差异，或同一个体在不同时间、不同条件或不同情景下差异的一种测量技术。随着我国儿童少年发育行为心理专业学科的开展，对评定量表的知识需求不断增加。现在多数专家认为，儿童的发育是个体先天遗传因素与后天环境相互作用的结果。相互作用是动态变化的，因此评定发育必须全面了解儿童少年的遗传特点（包括气质）、围生期状况以及评定时的环境因素（包括社会因素、家庭因素及学校环境）。在环境不受控制的情况下，评定的结果难以准确地预判将来，但评定现状可以发现存在的问题，结合临床做出诊断并制订干预治疗计划，并可用于判断干预的效果。

一、发育行为心理评定量表的目的、性质、任务与应用价值

（一）目的

对儿童进行定期监测，及时发现问题与异常，从而保证儿童的发育在正常范围或趋向正常，是发育行为心理评定量表的目的所在。全面的了解不仅用作一次性评定的手段，还应作为经常性预防保健的内容。英美国家主张由儿科工作人员随时聆听家长的意见和质疑，利用一切接触的机会进行仔细观察，对儿童少年的发育行为进行监测与评定。

（二）性质

评定（rating）是指在发育行为心理理论研究和临床实践中，常常需要对群体或个体的发育行为心理和社会现象进行观察，并对观察结果以数量化方式进行评价和解释的过程。

经过长期的实践研究，绝大多数学者认可心理现象是可以通过测量得到的。在心理测量学上，评定量表是用来量化观察中所得印象的一种测量工具，是发育行为心理评定中收集资料的重要手段之一。临床评估包括能力评定、人格评定、行为评定、精神状态评定等。

进行发育行为心理评定应以相关的主要理论为指导。评定方法是按照标准化程序编制进行的，这个程序称为量表（测验）。例如《儿心量表》《婴幼儿社会认知发展筛查量表》《孤独症行为量表》等。

评定量表分为"他评量表"与"自陈量表"两大类。实际上，现在对评定量表的理解要广泛得多，各种行为问卷、调查表、检核表、测验也归类于评定量表。当前，评定量表的应用也越来越广泛。

（三）评定量表的任务

发育行为心理评定任务包括如下方面：

1. 描述儿童少年个体的健康状况，全面地从生理、发育行为心理、社会等方面对构成健康的各要素进行评定，为研究增进儿童少年的健康机制和方法提供依据。

2. 评定儿童少年日常行为习惯、生活习惯及生活方式以及对其健康的影响。

3. 评定儿童少年健康和疾病状态下的认知、行为、言语、社会情感与交往等行为心理表现，以及其对发育的影响。

4. 评定环境因素（社会、学校、家庭）对儿童少年增进健康和防治行为心理疾病的影响。

5. 评定疾病康复过程中的各种教育康复训练干预方法的效果，及其与环境因素的相互作用。

6. 评定个体对不同应激刺激的反应，主要指在实验室控制条件下，观察个体对各种应激事件的心身反应性质和程度。

（四）评定量表的应用价值

评定量表之所以广泛使用，主要在于其具有以下的应用价值：

1. 根据客观标准进行评定，所得结果比较客观、真实。

2. 评定量表使用统一的数字量化，便于比较、分析和研究。

3. 评定量表的内容全面而系统，等级清楚，结果可用于研究课题。

4. 对发育行为心理问题及疾病可作为协助性诊断的依据。

5. 评定量表操作方法简便，易于学习，省时、省力、省钱。

6. 评定者和受评者均容易接受。

（五）评定量表与观察相结合

直接观察可以获得询问与检查不能获得的信息，对评定儿童的发育有很大帮助。尤其对于年龄较小、量表由父亲或母亲填写者，往往在填写时带有一些主观印象，使量表的真实性受到一定影响。因此，建议每个儿童行为门诊都应配备一间带有摄像和（或）单向玻璃的儿童行为观察室，医师可以直接观察到的信息对于诊断具有同样的诊断意义。

婴儿接受发育测验的得分可能受一时的情绪状态所影响，故贝利（Bayley）婴儿发育量表要求同时

注意并记录测验时婴儿的行为反应,供评定时参考。Caldwell 的"估量环境的家宅观察"也采用谈话与观察结合的步骤,对家中养育条件,母子相互作用模式,以及儿童自由玩耍等诸方面进行观察,可用以了解儿童的品格。

但是有时观察到的内容及结果可能受观察者偏见的影响。Bornstein 在一次研究中让母亲和研究组人员同时观察 5 个月婴儿的气质,发现母亲倾向于看到婴儿的"难弄"方面,研究人员则评价婴儿的活动程度和他对新鲜刺激的反应。因此,规范化的(有限定的观察范围及项目)观察应比随意观察更为有效。

Brazelton 的"新生儿行为评估量表"(neonatal behavioral assessment scale,NBAS)也有很多观察项目。

通常,应将心理行为量表测查与观察两者结合起来,才能比较准确地得出一个判断,这样可以提高诊断准确率,使误差减到最低程度。

根据评定结果做出医学诊断,如神经发育障碍、孤独症谱系障碍等,可使被测者因此而获得法律规定的医疗、教育服务或福利待遇。但疾病诊断也可使儿童产生自卑心理或遭到同伴疏远,或父母、教师以此为推卸责任的借口,反而产生不良后果。因此,特别对那些法律规定的疾病(包括发育落后、孤独症),不宜随便给以疾病标签。对患儿最好是在告知不足之处的同时,也要指出可能存在的长处,指导家长如何进行干预,发展患儿的长处。

二、评定者应具备的条件

(一)专业知识

必须掌握相应的儿童发育行为规律及医学心理学基础知识,要熟悉临床评定技术,具有分析结果和应用结果的能力,同时熟悉各个评定量表使用的注意事项。

(二)心理素质

良好的评定人员要具备适合本工作的心理品质,包括:

1. **能力** 具备敏锐的观察能力。
2. **通情** 能懂得人的思想感情和性格,会设身处地地同情受评者。
3. **理解与判断力** 善于利用线索及经验去判断。
4. **自知之明** 正确认识自己与他人,评定时要做到无偏见,不盲目自信、不轻信,才能得到恰如其分的评定结果。

5. **技能** 评定人员要保持稳定的情绪,良好的人际沟通能力,和蔼的态度,娴熟的测查技术,方可成为好的评定人员。

三、发育评定的分类

儿童少年常用的评定方法根据其性质可以分为以下几类:用作发育偏离的可分为粗筛(监测)、筛查和诊断性测查等三类。

(一)发育偏离的粗筛(监测)

在人口众多的地区或人力有限时进行儿童发育筛查,Frankenburg 主张采用二级法。Durkin 等采用"发育障碍初筛 10 问"(表 13-2)作为发展中地区残疾儿的初步调查参考,以了解有无盲、聋、智障、运动障碍和癫痫的症状,然后根据症状提示再做进一步检查。

表 13-2 发育障碍初筛 10 问

1. 与其他儿童比较,该小儿是否坐、立、行走曾严重落后?
2. 是否有日间或夜间视觉障碍?
3. 是否有听觉障碍?
4. 你要他做事时,他了解你说什么吗?
5. 这孩子走路或运动手臂时,是否有腿或臂无力或僵硬?
6. 孩子是否有时抽搐或强直或失去知觉?
7. 孩子同其他儿童一样学做事吗?
8. 孩子说话吗?说的话能让别人听懂吗?能说一些使人听懂的词吗?
9. 若儿童 2 岁,问:能说出至少一件东西叫什么吗?若儿童为 3~9 岁,可问:孩子说话与同龄儿童有不同吗?(如口齿不清,家人、外人都听不懂。)
10. 与同龄儿童相比,该小儿看来有些不聪明或不懂事吗?

近年由中华医学会儿科分会发育行为学组编制的"儿童孤独症谱系障碍(ASD)常用的监测方法",通过询问"五不",做到 ASD 患儿早期发现(表 13-3)。

表 13-3 儿童 ASD 常用的监测方法

1. 不(少)看	指目光接触异常,ASD 患儿早期即开始表现出对有意义的社交刺激的视觉注视缺乏或减少,对人尤其是人眼部的注视减少
2. 不(少)应	包括叫名反应和共同注意。幼儿对父母的呼唤声充耳不闻,叫名反应不敏感,通常是家长较早发现的 ASD 表现之一
3. 不(少)指	缺乏恰当的肢体动作,无法对感兴趣的东西提出请求
4. 不(少)语	多数 ASD 患儿存在语言出现延迟
5. 不当行为	指不恰当的物品使用及相关的感知觉异常

为了便于基层社区卫生人员早期筛查出残疾或高危儿童,由中国疾病预防控制中心儿童保健中心王惠珊牵头,组织国内专家编制的"儿童心理行为发育问题预警征象筛查问卷"(表 13-4),该问卷适用

于 0～6 岁儿童。在儿童发育每个里程碑年龄通过询问 4 个项目,任何一条预警征象阳性,都提示该年龄有发育偏异的可能。利用该问卷可以初步筛查出 0～6 岁儿童的五项残疾(视觉障碍、听觉障碍、智力发育障碍、脑瘫和孤独症谱系障碍)。

表 13-4 儿童心理行为发育问题预警征象筛查问卷

年龄	预警征象		年龄	预警征象	
3个月	1. 对很大声音没有反应	☐	2岁半	1. 不会说2~3个字的短语	☐
	2. 逗引时不发音或不会微笑	☐		2. 兴趣单一、刻板	☐
	3. 不注视人脸,不追视移动人或物品	☐		3. 不会示意大小便	☐
	4. 俯卧时不会抬头	☐		4. 不会跑	☐
6个月	1. 发音少,不会笑出声	☐	3岁	1. 不会说自己的名字	☐
	2. 不会伸手抓物	☐		2. 不会玩"拿棍当马骑"等假想游戏	☐
	3. 紧握拳松不开	☐		3. 不会模仿画圆	☐
	4. 不能扶坐	☐		4. 不会双脚跳	☐
8个月	1. 听到声音无应答	☐	4岁	1. 不会说带形容词的句子	☐
	2. 不会区分生人和熟人	☐		2. 不能按要求等待或轮流	☐
	3. 双手间不会传递玩具	☐		3. 不会独立穿衣	☐
	4. 不会独坐	☐		4. 不会单脚站立	☐
12个月	1. 呼唤名字无反应	☐	5岁	1. 不能简单叙说事情经过	☐
	2. 不会模仿"再见"或"欢迎"动作	☐		2. 不知道自己的性别	☐
	3. 不会用拇示指对捏小物品	☐		3. 不会用筷子吃饭	☐
	4. 不会扶物站立	☐		4. 不会单脚跳	☐
18个月	1. 不会有意识叫"爸爸"或"妈妈"	☐	6岁	1. 不会表达自己的感受或想法	☐
	2. 不会按要求指人或物	☐		2. 不会玩角色扮演的集体游戏	☐
	3. 与人无目光交流	☐		3. 不会画方形	☐
	4. 不会独走	☐		4. 不会奔跑	☐
2岁	1. 不会说3个物品的名称	☐			
	2. 不会按吩咐做简单事情	☐			
	3. 不会用勺吃饭	☐			
	4. 不会扶栏上楼梯/台阶	☐			

备注:适用于0～6岁儿童。检查有无相应月龄的预警征象,发现有相应情况在"☐"内打"√"。

(二)发育偏离的筛查

1. 筛查的目的 筛查是对整个儿童群体或个体在规定的年龄或月龄进行测查,以检出未被怀疑而实有重要偏离正常儿童的保健措施。发育筛查可以作为基层保健的一个内容,但不是准确评定发育

水平的手段。筛查的目的是为了进一步的证实被粗筛出有发育异常或可疑异常的儿童,是否需要及时得到后续的诊断性检查和针对性的干预。如果单凭此结果告知家长儿童是否正常,甚至给出疾病诊断及治疗,则是对筛查性量表的滥用和对儿童的不负责任。

2. 发育筛查量表的要求 发育筛查用的量表应有较高的测试人之间的符合率和二次测查结果的稳定性(信度),其结果(正常或异常)必须与诊断性检查结果或日后儿童的发展相符合(当前及预测性效度)。此外,还应当简单易行,符合地方文化特点。由国外引进的量表,必须在国内进行标准化,所得的再标化常模才能推广使用。

3. 量表性能的分析 一般将筛查与诊断结果用四格表进行比较,计算各种指标的百分率。假设:筛查阳性与诊断符合的人数为 a,筛查阴性而实为异常的人数为 c,筛查阴性与诊断符合的人数为 d,筛查阳性而实为正常的人数为 b,那么:

$$灵敏度 = \frac{a}{a+c} \times 100\%$$

$$特异度 = \frac{a}{d+b} \times 100\%$$

$$假阳性率(误诊率) = \frac{b}{a+b} \times 100\%$$

$$假阴性率(漏诊率) = \frac{c}{c+d} \times 100\%$$

$$筛查阳性的预测效率 = \frac{a}{a+b} \times 100\%$$

一般要求量表灵敏度及特异度为 75%～80% 为宜。

虽然按上列公式计算一般量表的阳性预测效度似乎偏高,但因人群中实际异常者很少(智力障碍者约 3%),故事实上在整个人群中筛查的命中率是低的。一般而言,发育筛查的灵敏度不高,易发生漏诊。

4. 我国常用的发育筛查量表

(1)丹佛发育筛查测验(Denver developmental screening test,DDST) 由 W. K. Frankenberg 等编制。该测验 1967 年正式出版,1990 年原作者对其进行了重新修订,并命名为 Denver II 发育筛查测验。DDST 的适用年龄范围为 2 个月至 6 岁,主要用于婴幼儿心理发展的诊断,便于早期筛查出有发育迟滞或发育异常可能性的幼儿,属于个别实施测验,具有易于实施、评分和解释方便、检查时间短等特点。一般需 10～30 分钟。适合作为一般医务工作者,特别是儿童保健人员的常规临床检查工具。

原版 DDST 共 105 个项目,测查四个方面的行

为能力。① 个人社会技能:测查早期社会交往及自助行为,如对大人挑逗的反应,寻找物品等;② 精细运动:测查手的操作及手眼协调等;③ 粗大运动:测查坐、立、走、跑、跳等身体粗大运动控制能力;④ 语言:测查婴幼儿的语言表达和理解能力。每通过一项得 1 分,将各方面得分累加成总分,据此分数划分出正常、可疑、异常及无法解释四个等级。修订后的 Denver Ⅱ 发育筛查测验增加到 125 项,比 DDST 减少了 20% 的父母报告项目,从而减少了家长汇报的主观性,提高了筛查的准确性和客观性。

我国于 20 世纪 80 年代引进 DDST 量表,并在北京和北方六市进行常模标准化后推向全国使用。但在实际应用中,研究者发现 DDST 中 4 岁儿童以上项目存在明显不足,导致筛查假阴性率高,且部分项目受文化差异的影响较大。1996 年由上海牵头在卫生部"七五"攻关项目资助下,国内研究者完成了我国自行编制的适用于 0～6 岁儿童智能筛查测验量表(developmental screening test for child under six)的编制和标准化工作,并制订了全国城市常模。2008 年陈佳英等对 Denver Ⅱ 发育筛查测验在上海地区也进行了标准化研究,其重测信度为 0.87,以格塞尔发展诊断量表作为标准进行效度分析显示其正确诊断指数为 0.83。也有研究者使用 Denver Ⅱ 发育筛查测验对学龄前儿童认知-运动发育迟缓进行筛查并与其母亲产前因素进行了相关性研究。Denver Ⅱ 发育筛查测验在国内部分地区的适应性研究发现其适用于我国儿童,但由于 Denver Ⅱ 测验在国内尚无全国常模,其应用受到了限制。

(2) 儿童发育筛查测验量表(developmental screening test,DST) DST 是由华健等于 1992 年参照 20 多种国内外智能发育量表结合我国国情编制,并于 1996 年完成了全国城市常模的制订。该量表包括 120 个项目,分为运动、社会适应、智力等三个能区,适用于 0～84 个月的儿童,但项目编排从 0～96 个月,使 5～6 岁儿童超过平均水平的发育也能得到合理的评分。量表还增加了新生儿组项目,克服了常用的一些发育量表难以对新生儿进行有效评价的不足。本测验把语言与操作结合在一起,结果以发育商数表达三个能区的总分,以智力指数(mental index,MI)表达智力能区得分。得分在 85 分以上为正常,70～84 分为可疑,<70 分为异常。本测验强调不用于诊断的前提下,用定量结果表达,可使本测验具有定量和定性两方面的信息。DST 筛查方法比较简单,每次测试大概 15 分钟,测试者间信度及重测信度分别为 0.94、0.90,效度分析 DST 的 DQ、MI 与 Gesell 发育诊断量表总 DQ 相关

系数为 0.60、0.57,呈中度相关。中国自我研发,难度适中,符合我国儿童发展特点。

近年来我国应用的还有自行设计、地方标准化的发育筛查量表,其中包括"0～6 岁儿童智力发育筛查测验";重新标准化的适于 3 岁 3 个月到 8 岁 5 个月的"图片词汇测试量表"、筛查智商并判断智商等级的"瑞文智商测试量表"(适于 5～75 岁)等,均已被基层保健人员广泛应用。另外,世界卫生组织提倡、上海市儿科研究所制作的家庭用生长发育监测图(卡)也是一种初筛工具。上述这些量表均作为正规的筛查。为节省人力和扩大覆盖面,通常粗筛后仅 25% 儿童需作全部筛查。

(三) 诊断性测查

1. 诊断性测查的分类 美国心理学家阿那斯达希(Anasitasi)认为:心理测验实际上就是行为样本的客观的和标准化的测量。标准化的诊断性量表目前很多,总数已达 5000 种之多。诊断性量表有多种分类方法,如以沟通方式划分,按每次测验的人数划分、按测验目的和按量表的性质划分,以及按测验材料的严谨度划分等。但总体来讲,诊断性测查有两大类:

(1) 评定儿童的最佳表现 如智能测验和学业成就测验。

(2) 测量儿童的典型表现 如品格量表。

测验对象一般为个体,也可用于集体。集体测验需要被试者有阅读及顺应情境的能力,故 8 岁以下儿童以个别测验为宜。

2. 常模 心理测验所使用的各种工具,称为量表(norm)。编制量表的内容,一般都是经过慎重选择的,是一些能够反映人某些方面的心理特点的问题和任务,用标准化的加以组织编制后形成"常模",这种常模,就是一把标尺。

多数标准化测验结果的评定是以常模为基准,将被测者的表现与他所属的人群作比较。常模必须来自有充分代表性的人群,常模是一种可供比较的标准量数。常用的有均数常模、标准分常模、T 分常模、百分位常模、划界分常模、比率常模、年龄常模及各种疾病诊断常模。用于测验时,要根据实际需要选用适当的常模。

3. 信度 诊断性标准化常模应具有一定的信度。信度是指同一受试者在不同时间用同一测验(或用另一套相等的测验)重复测验,所得结果的一致性程度。常用信度 Cronbach's α 系数来表示。系数越大,说明一致性越高,测得的分数越可靠。信度的高低与测验的性质有关。信度测验常用的方法有

重测信度、正副本相关、分半信度、同质信度、评估者信度等。通常要求能力测验在 0.80 以上，人格测验在 0.70 以上。

4. 效度　是指测验的准确性和真实性，即一个测验确能测出它所要测量的特征、功能或程度。如智力测验。通常确定效度的方法有内容效度、效标效度、结构效度和实证效度。

通常效度以 Kappa 表示，Kappa＞0.8 表明两种方法筛查结果一致性极强，0.6＜Kappa≤0.8 为高度一致，0.4＜Kappa≤0.6 为中度一致，Kappa≤0.4 为一致性差。

5. 标准化　是指测试应有固定的测验内容、方法、统一的答案和记分方法。测验必须符合客观、正确、经验、实用的原则。

从可比性上看，常模越特异越有效，区域的比全国的精确；从适应性上，以通用常模使用方便。常模分为全国性常模和地方性常模。

凡标准化的测验手册，都应说明各种方法所测得的信度和效度。

诊断性测验结果需用数量表示差异，应注意在从 1～100 的连续分布线的不同阶段上，相邻近等距离位置并不代表相同的测验分差距。例如第 50 与第 55 百分位的原始分间，相差很少，而第 85 与第 95 百分位的分数相差较大，也就是说儿童从第 50 百分位进步到第 55 百分位较易，从第 85 进步到第 95 百分位则较难。

智力是儿童精神医学领域涉及较多的心理品质。大多数心理学家赞成智力包括以下四个方面内容：① 抽象思考和推理能力；② 学习能力；③ 适应环境的能力；④ 解决问题的能力。智力测验是对智力水平进行量化的一种心理测量工具。世界上第一个标准化的智力测验工具是 1905 年出于诊断异常儿童智力的需要而编制的比纳-西蒙量表。L. M. Terman 在 1916 年修订的比纳-西蒙量表中首先采用智商（intelligence quotient，IQ）的概念。IQ 是智力的数量化单位，用于衡量个人智力水平的高低。最初，IQ 被定义为智龄（MA）与实龄（CA）之比，再将商数乘以 100（为了避免小数），即 IQ＝100（MA/CA），这种方式所获得的 IQ 叫比率智商，但人的智力到了一定的年龄阶段后（有人定为 18 岁或 20 岁）并不与年龄的增加呈直线关系，而且人的智力发展起步、速度及停止年龄因人而异，因而采用比率 IQ 估计智力不很准确，以致受到批评。直到 Wechsler 1939 年编制韦氏智力量表时，才用离差智商代替比率智商。离差 IQ 是将被试的测验分数与同龄组的人比较所得到的标准分数。计算公式为，离差 $IQ = 100 + 15Z$，或离差 $IQ = 100 + 15(X - \overline{X}/SD)$（$Z$ 为标准分，X 为某被试得分，$\overline{X}$ 为标准样本均数，SD 为其标准差）。这样，离差 IQ 作为一个数值，代表被试的测验成绩在标准化样本中与同龄者相比所处的相对位置，并以此对被试的智力水平进行分级。智力水平分级的通常方法是将 IQ 在智力均数（100）加减一个标准差（韦氏量表为 15，比纳-西蒙量表为 16）的这一区间称为平均级或平常级，以后依次按与均数相差的标准差数来划级。表 13-5 列出了韦氏智力量表智力水平分级标准。

表 13-5　智力水平分级标准*

项 目	评 定 情 况							
标准差数	＞+2SD	+2SD～+1SD	+1SD～−1SD	−1SD～−2SD	−2SD～−3SD	−3SD～−4SD	−4SD～−5SD	＜−5SD
IQ值	＞130	129～115	114～85	84～70	69～55	54～40	39～25	＜24
智力分级	超常	高常	平常	边界	轻度缺损	中度缺损	重度缺损	极重缺损
人数(%)	2.26	13.59	68.26	13.59	2.14	0.18	0.01	＜0.001

注：* 表中分级是指智力水平分级，不要与智力低下（ID）程度分级相混淆。ID 程度分级依据要结合适应行为缺损程度来进行（见适应行为评定量表内容所述）。

多数智能测验需要将原始分转换为标准分，用它表示得分的均数和分布。0～6 岁的儿童智能水平目前使用发育商、智龄表示，因为在大脑快速发育阶段，所测的数值只代表当时的发育情况，并不能代表以后，因此不用"智商"。另外，尽管这样，也不能说明测查结果完全代表儿童的真实水平，因为测查结果受很多因素影响，如儿童情绪、测试注意程度、前一日睡眠情况，以及是否紧张等。

6. 诊断性测验的技术要求　① 测试人员必须经过严格培训，并持有测试上岗证。② 测试人员必须对测验内容、方法、评分熟悉掌握。③ 测试人员必须严格按指导语施行，不允许作不必要的解释和暗示，用不同的指导语可改变被试者的得分。④ 遵守道德，要求测验结果必须真实，不能任意更改，应清楚地告知家长，并提出处理的意见。⑤ 测验结果应对被测者负责，对他人则必须保密。在告知家长发育商结果时，最好只谈儿童测查结果所在的等级，而不要告知具体分数。

7. 心理测验应当注意的问题 人的心理行为是很复杂的,难以用直接测量的方法取得结果,而均是采用间接方法进行的,这必然会受到评定的主客观因素的影响,因此测验时应注意以下几个问题:① 慎重选择测验量表。任何量表都有应用的适应范围,都应有一定的信度和效度,不能乱用。② 与被测者建立协调关系。如被测者对测验产生"阻抗"、不予合作,会影响测验结果。或者被测者出现"测验性焦虑",使测验分数达不到真正应有的水平。③ 控制实施测验的误差。因主客观因素的影响,可能出现一些误差,应尽量控制误差,应在操作中严格按规定和要求实施(如韦氏的计时需用秒表)。并要善于安定被测者的情绪,掌握其他有关注意点。④ 正确解释测验结果。标准化的测验常用分数来表示结果,此分数只是一个相对的数值,通常不应将这种结果告诉被测者或他们的家长、领导,只需告诉他们对测验结果的解释。如 IQ 为 100 分,只告诉他智力一般。⑤ 遵守测验的道德。从事心理测验的人员,决不能用测验作为压制人的工具,搞不正之风,应保持公正的态度,避免成见的影响。⑥ 全面评估心理测验提供的信息。要强调全面评估心理测验提供的各种信息,不能机械地依赖这些信息或使用测验结果。⑦ 保密。注意测验保密,包括对测验内容保密和对测验结果保密。⑧ 尊重人权。主试要尊重人权,与被试平等相处,保护受试者的合法利益,特别在实验报告、提供证词、回答有关的机关的查询等。

8. 我国常用的发育诊断性量表

(1) 贝利婴儿发展量表(Bayley scales of infant development,BSID) 贝利婴儿发展量表为 Nancy Bayley 于 1933 年编制,1969 年由美国心理协会公布,并开始正式推广和应用,是国际上应用较广泛的发展诊断量表。原作者在 1993 年、2006 年分别对 BSID 进行过两次修订。目前被广泛应用的是贝利婴幼儿发展量表第 3 版(Bayley-III)。此量表属于个别测验,其适用年龄范围为 2～30 个月婴儿。BSID 的最初原版主要用于婴幼儿的认知功能、运动及社会技能发展水平,确定偏离正常水平的程度,诊断发展迟滞,并帮助制订相应的早期干预措施。我国于 1991 年完成了 BSID 最初版本的修订,1993 年又对 BSID-II 进行了修订和标准化,修订后的量表命名为贝利婴幼儿发展量表-中国城市修订版(BSID-CR)。

2006 年版 BSID 即 Bayley-III 包括 3 个子量表(认知量表、语言量表、动作量表)和 2 个问卷(社会情感问卷、适应性行为问卷)。量表的项目按难度排列,每项目按通过和不通过二级评分。认知量表(91 个条目)、语言量表(49 个条目)和动作量表(97 个条目)由受过专门训练的施测者实施;另外 2 份问卷由受测婴幼儿照护者填写。完成测验实施一般需 45 分钟左右。测验结果:认知量表、语言量表和动作量表计分方式根据被试婴幼儿测试通过总条目数和年龄得出粗分,将粗分换算成等值的认知能力发展指数、语言发展指数和运动发展指数。评分等级:≥130 分,为非常优秀;120～129 分,为优秀;110～119 分,为中上水平;90～109 分,为中等水平;80～89 分,为中下水平;70～79 分,为边缘水平;≤69 分,为发育迟缓。社会情感问卷(35 个条目)以 Liket 6 级计分;适应性行为问卷(10 个条目)以 Liket 4 级计分。Bayley-III 在国外的临床实践中虽已得到广泛应用,但各国研究者对 Bayley-III 量表的评测界值至今仍未达成一致。

我国学者对此量表的 3 个版本都进行过区域性常模及心理测量学特征研究,并较广泛地应用于国内及国际合作研究中。BSID 我国修订版的心理量表分半信度为 0.79～0.98,重测信度为 0.73～0.90;动作量表分半信度和重测信度分别为 0.69～0.95 和 0.83～0.94。效度考验上,应用 BSID 我国修订版和 Gesell 量表对 108 名 2～30 个月婴幼儿进行测试,两种量表得分的相关系数为 0.70。国内由于缺乏 Bayley-III 大样本的常模,且存在测评时间较长,测评操作及分析较复杂且受测对象为注意力短暂、不稳定的婴幼儿,有必要针对该量表的临床测评过程展开严格的质量控制,以期为该领域进一步的研究提供参考。尽管 BSID 是一较为全面精确的发展量表,但大量研究表明其主要用途在于评估婴幼儿现在的发展水平和特征,而非预测其未来的智力或行为。

(2) 格塞尔发展诊断量表(Gesell development diagnosis scale,GDDS) 该量表系美国耶鲁大学医学院儿科医师 Gesell 及其同事所编制,自 1940 年正式出版以来,于 1947 年和 1974 年进行过两次修订。GDDS 的适用年龄是 4 周至 6 岁,主要用于婴幼儿心理发展的诊断。

GDDS(1974)包括五个行为领域。① 适应行为:包括对物体和背景的精细感知觉及手眼协调能力,如观察婴幼儿对摇晃的环、图画和简单形板的反应;② 大运动行为:主要涉及对身体的粗大运动控制,如头和颈的平衡,坐、爬、走、跑、跳等运动协调能力;③ 精细运动行为:包括手指的抓握和操纵物体的能力;④ 语言行为:观察语言表达及理解简单问题能力;⑤ 个人-社会行为:包括婴儿对居住的社会文化环境的个人反应,如观察喂食、游戏行为和对人的反应等。具体在量表评分时,有的项目根据检查者的观察来进行评定,有的项目则以父母报告的为准。根据五个行为领域所得分数与实际年龄的关系,计算出各领域的发育商(developmental quotient, DQ)。其中适应行为能区 DQ≤75 分,应怀疑有智力低下。根据适应行为 DQ 结果,也可将智力低下分为 4 级:智力低下轻度 55≤DQ≤75;中度 40≤DQ≤54;重度 25≤DQ≤39;极重度 DQ<25。GDDS 最大的特点为重视发展过程中的顺序,其实施方法也较为简便。大多数研究表明其信度可接受,但效度较混杂。有研究者报道 40 周时 GDDS 成绩与 3 岁时斯坦福-比奈量表成绩相关只有 0.28,但也有研究者报道 4 岁以上儿童的 GDDS 成绩与中国韦氏幼儿智力量表成绩相关达 0.85~0.89。可以看出,同其他发展量表一样,受试者的年龄越小,预测效度越低。这是由于婴儿早期发展出的能力与成长后智力的发展性质有所不同之故。

我国 1985 年和 1992 年于北京儿童保健所等单位完成了对 GDDS 的修订和标准化工作。GDDS 中国修订版主要用于 0~6 岁婴幼儿发展水平的诊断、智力残疾的评定等。2006 年中国第二次全国残疾人抽样调查时,GDDS 中国修订版就被用于 0~6 岁儿童智力发育水平的评估。该量表主要评价中枢神经系统的功能,如识别神经肌肉或感觉系统是否有缺陷,发现存在的可以治疗的发育异常。GDDS 中国修订版主要对四个方面的发育水平进行诊断:动作能力、应物能力、言语能力、应人能力。动作能力分为粗动作、细动作。GDDS 中国修订版确定 1 岁内以每 4 周为一个阶段,而以 4 周、16 周、28 周、40 周、52 周作为枢纽年龄;1~3 岁间则以 3~6 个月为一个阶段,以 18 个月、24 个月、36 个月为枢纽年龄;新修订版的 GDDS 适用的年龄范围延长到 6 岁。GDDS 中国修订版也以发育商来评价幼儿的发展水平。根据 DQ 可以将个体的发展水平分为正常、可疑、异常及无法解释等四种结果。该量表具有操作简便、花费时间少、工具简单等特点,能从多个维度(能区)评价儿童的心理行为发育。

(3) 格里菲斯精神发育量表(Griffiths mental development scales, GMDS)　1953 年,在英国和澳大利亚工作的儿童心理学家 Griffiths 研究并发布了一套适合 0~2 岁儿童精神发育状况评估工具,用于对脑瘫、聋哑、先天愚型等患者进行早期评估。格里菲斯精神发育量表是在该发育评估工具的基础上发展而来。1960 年 Griffiths 在英国对其进行了标准化,并将其扩展到可以用于 0~7 岁儿童精神发育状况的评估。作为儿童常用的发育评估工具,GMDS 自发布以来就被世界各地的专业人员广泛应用于临床及调查研究之中,并在医疗实践过程中体现了优异的信度、效度和反应度,且逐步成为全球儿童发育评估黄金标准和诊断工具之一。2006 年该量表在英国被重新进行了标准化,重新被标准化的量表命名为格里菲斯精神发育评估量表延伸修订版(Griffiths mental development scales-extended revised, GMDS-ER)。修改和调整后的 GMDS-ER 的测试材料和项目都更加符合当今儿童的行为和发育特点。Griffiths 发育评估量表中文版(Griffiths development scale-Chinese version, GDS-C)是基于 2006 年的 Griffiths 发育评估量表英文版修订的,在 2011—2013 年修订完成,并制订了国内常模。

Griffiths 发育评估量表中文版分为 0~2 岁和 0~8 岁两个部分,共有 6 个分测验分别评估儿童的 6 个领域的功能,如运动(locomotor development)、个人-社会(personal-social development)、听力和语言(hearing and speech)、手眼协调(hand and eye coordination)、表现领域(performance skills)和实际推理(practical reasoning)。其中 0~2 岁量表由"A 运动""B 个人-社会""C 听力和语言""D 手眼协调"和"E 表现"5 个领域组成;0~8 岁部分在此基础上增加了"F 实际推理领域"。每个分测验用于检测儿童发育中的一个能区。6 个分测验分别测量的功能如下:① 运动,评估儿童粗大运动技能,如平衡性和协调控制动作能力等;② 个人-社会,评估儿童日常生活的熟练性、独立程度以及与其他孩子的交往能力等;③ 听力和语言,评估孩子理解和应用语言的能力;④ 手眼协调,评估孩子精细运动的技巧,手部灵巧性和视觉追踪能力等;⑤ 表现领域,评估孩子视觉空间能力等;⑥ 实际推理,评估孩子实际解决问题的能力,对数字基本概念及有关道德和顺序问题的理解等。该量表共有 228 个项目,按照通过 1 个项目得 2 分的原则,计算其各领域的粗分及总粗分。参照 2006 年英国 GMDS-ER 量表评分标准,得出其与发育相当的年龄,即心理年龄(mental age, MA);生理年龄(chronological age, CA)用评估日期与出生日期之差来推算,精确到月龄;用比率智商来表示发育商。其计算公式为发育商(DQ)=(心理年龄/生理年龄)×100。6 个分量表的发育商的均值即为总发育商(general quotient, GQ)。

Griffiths 发育评估量表中文版信效度良好。王慧琴等采用 Griffiths 精神发育量表在 5~7 岁儿童中的应用结果显示:量表的重测信度在 0.798~0.948 之间,主试者信度在 0.905~0.970 之间,各分测验之间相关以及与总测验之间的相关在 0.676~0.912 之间;各分测验均负荷高水平的 g 因子,方差贡献率达 79.36%。朱芳等在 0～3 岁版本主试者之间评定一致性达到 0.95 以上；2 周后重测的总发育商相关系数为 0.92；6 个分测验的内部一致性信度指数为 0.80。吕丛超等研究显示 3～7 岁 Griffiths 发育评估量表中文版的 6 个领域项目的整体难度在 0.66～0.78 之间；儿童 6 个领域心理年龄与生理年龄之间均呈正相关，整体心理年龄与生理年龄之间的相关系数为 0.922；3～7 岁儿童总发育商平均为 110 分±11 分。毛振中等评估了该量表在孤独症谱系障碍儿童康复效果的应用价值，结果显示该量表可以适用于语言发育迟缓儿童的神经发育评估。中文版 GMDS 不仅具有良好的信效度，也具有文字少等特点，可在很大程度上排除文化差异产生的影响，使该量表的使用范围更广，如该量表可以用于视力缺陷、聋哑等残疾儿童等。

（4）韦氏儿童智力量表（Wechsler intelligence scale for children，WISC）和韦氏学前儿童智力量表（Wechsler preschool and primary scale of intelligence，WPPSI）　WISC 和 WPPSI 是 Wechsler 分别于 1949 年和 1967 年编制的，是目前国内外使用最为广泛的智力测验量表，其测量结果所得的智商也是目前国际上公认的评判智力水平高低的客观指标及诊断智力残疾严重程度的主要参考依据。① 韦氏儿童智力量表自 1974 年以来，先后经历过多次修订，如 WISC-R、WISC-Ⅲ、WISC-Ⅳ，适用于 6～16 岁儿童少年。WISC-Ⅳ 之前的版本都是两因素结构，分为言语量表和操作量表，而在 WISC-Ⅳ 中测验可以得到总智商和"四指数"分数，即言语理解指数、知觉推理指数、工作记忆指数和加工速度指数。该量表的最新版本是 2014 年修订的 WISC-Ⅴ，共分为言语理解、视觉空间、流体推理、工作记忆和加工速度五个分量表，每个分量表包括两个子测验。该量表可以提供关于儿童认知能力的更为细化的信息，一些分量表可以更有效、准确地用于学习障碍儿童的测量和评估。② 韦氏学前儿童智力量表自 1967 年出版以来也经过了多次修订，2012 年发行的韦氏学前儿童智力量表第四版是目前的最新版本（WPPSI-Ⅳ），适合于 2.5～4 岁和 4～7 岁 7 个月两个年龄段。

我国于 1986 年、1991 年分别在北京和长沙完成了对 WISC-R 的修订，前者称为韦氏儿童智力量表中国修订本（WISC-CR），后者称为中国韦氏儿童智力量表（C-WISC）。之后，也有研究者对 WISC-R、WISC-Ⅲ 分别于 1986 年和 2006 年在上海的小样本中进行了试用。长沙版本的 C-WISC 适用的年龄范围是 6～16 岁 11 个月的儿童，分别建立了全国性的农村和城市常模。C-WISC 主要目的是测查儿童的

一般智力水平、言语和操作智力水平，以及各种具体能力，如知识、计算、记忆、抽象思维等。我国韦氏儿童智力量表最新版是 2008 年在北京完成的 WISC-Ⅳ 中文版，包括 14 个分测验，其中有 10 个核心分测验和 4 个补充分测验。10 个核心分测验涵盖了认知领域的四个方面即言语理解、知觉推理、工作记忆和加工速度。测验结果由总智商和四个认知领域指数组成。总智商（FIQ）反映儿童的总体认知能力；言语理解指数（VCI）主要测量学习语言的能力、概念形成能力、抽象思维能力、分析概括能力等；知觉推理指数（PRI）测量儿童解决视觉信息构成的问题时所具有的能力，包括空间知觉、视觉组织以及逻辑推理等对非言语信息进行概括、分析的抽象思维能力，也可以很好地反映儿童的"流体推理"能力；工作记忆指数（WMI）测量儿童的记忆能力和对外界信息的理解应用能力；加工速度指数（PSI）测量儿童处理简单而有规律的信息的速度、记录的速度和准确度、注意力、书写能力等。C-WISC 与 WISC-Ⅳ 中文版在全国范围内有广泛应用。有研究显示，C-WISC 与 WISC-Ⅳ 中文版在 6～16 岁精神发育迟滞及边缘智力儿童智商测查结果具有较好的一致性。WISC-Ⅳ 中文版在注意缺陷多动障碍儿童、癫痫患儿中也进行了应用。

韦氏学前儿童智力量表由龚耀先主持于 1986 年在长沙修订完成，命名为中国修订韦氏幼儿智力量表（C-WYCSI）。该量表适用于 4～6 岁 9 个月幼儿，有农村和城市的全国常模供使用。也有研究者对 WPPSI 在上海进行了修订，并制订了上海区域常模。C-WYCSI 同 C-WISC 一样，也是测查儿童的一般智力水平、言语和操作智力水平，以及各种具体能力，如知识、计算、记忆、抽象思维等。

中国韦氏儿童智力量表即 C-WISC 包括下列两个分量表和 11 个分测验：

1）言语量表　① 知识测验：要求受试者回答涉及不同方面知识的问题，测查一般知识兴趣及长时记忆的能力；② 领悟测验：要求受试者回答有关社会价值观念、社会习俗的理由等问题，测查对社会适应程度，尤其对伦理道德的判断能力；③ 算术测验：要求受试者心算加、减、乘、除运算，测查心算、注意力和短时记忆能力；④ 分类测验：这是 C-WISC 新编的一个分测验，用来代替 WISC 的相似性测验，要求受试者在三个或四个事物中找出一个最不相同的，并说明其理由，测查抽象和概括能力；⑤ 背数测验：要求受试者复述数字，包括顺序复述和反向复述，测查注意力和短时记忆力，此分测验为备用测验；⑥ 词汇测验：要求受试者解释一些词汇

的词义,测查词汇解释、言语表达和长时记忆等能力。

2) 操作量表　① 译码测验:C-WISC采用的是图形-符号形式,要求受试者在未印符号的图形下填上各自的符号,测查学习联想的能力、手眼协调能力、注意力及短时记忆力等;② 填图测验:要求受试者指出一些图画中缺失的要点名称和所在部位,测查视觉辨认能力和对组成物体要素的认知能力等;③ 积木图案测验:要求受试者用有色的木块拼出规定的平面图案,测查空间关系、空间结构和视觉运动协调能力等;④ 图片排列测验:要求受试者将一些打乱的图片重新排列,使其成为有意义的故事,测查部分与整体和逻辑联想能力等;⑤ 拼物测验:要求受试者将一物的碎片复原,测查想象力、利用线索能力和手眼协调能力。

中国修订韦氏幼儿智力量表(C-WYCSI)的结构与C-WISC相同,包括两个分量表和12个分测验。两套测验内容大部分相似,仅难度不同。但在言语量表中,C-WYCSI采用图片概括(PG)和图词测验(PV),而不是C-WISC的分类测验和词汇测验;在操作量表中,无拼物测验,用动物下蛋测验(AE)替代译码测验,另有迷津(Ma)、几何图测验(GD)或视觉分析测验(VA)。

此两套测验均为个别测验,由受过专门训练的专业人员按测验手册规定的标准方法实施。测验各项目得分记录后,将各分测验得分累加得粗分,将各分测验粗分转换为量表分,进一步将言语量表和操作量表的各分量表分分别相加得言语量表分、操作量表分和全量表分,再分别查表可得言语智商(VIQ)、操作智商(PIQ)和总智商(FIQ)。总智商为受试者总智力的估计值;言语智商和操作智商为受试者言语能力和操作能力估计值;分测验量表分反映了受试者各个方面智力功能的强弱。

C-WISC和C-WYCSI信度和效度检验结果均为满意。国内外很多研究者利用因素分析方法证明各套韦氏智力量表各分测验因素负荷值相似。以C-WISC为例,知识、分类、词汇、领悟四个分测验较多负荷言语理解因素(VC),填图、图片排列、积木图、拼物四个分测验较多负荷知觉组织因素(PO),算术、背数和译码三个分测验主要负荷不分心/记忆因素(FI/M)。研究者还发现,有些分测验的因子负荷值在不同年龄阶段表现不完全相同,C-WISC的某些分测验与C-WISCI的也有些不同,尤其在某些疾病及某一段病期具有一些特征。例如慢性精神分裂症出现智力衰退者及慢性脑器质性精神病患者的知识测验在言语理解因素上负荷相当高。此外,脑

损伤患儿也会在韦氏智力量表成绩上反映出特征性改变,如FIQ、VIQ、PIQ均普遍下降。智力低下儿童:当左右大脑半球损伤程度不同时,可出现VIQ与PIQ不平衡(相差15以上);言语优势半球损伤时,VIQ明显低于PIQ,非优势半球损伤时则相反;急性脑损伤时可出现保持得住的测验(如知识、词汇等)成绩相对不变,而保持不住的测验(如译码、背数、积木图等)成绩则明显下降。因此,临床上韦氏智力量表也常作为神经心理测验来使用。

韦氏智力量表测查的智力面广,将多种能力集中测验,可得出言语和操作两类智商,从而可进行多层次能力差异性比较,结果精确,适合临床使用。缺点是测验时间较长(1.5小时左右);量表的起点较难,不便于测验低智力者;结果分析解释也较复杂,需要较长时间的专门培训才能掌握。

(5) 麦卡锡儿童智能量表(McCarthy scales for children's abilities, MSCA)　MSCA由美国D. McCarthy于1972年编制,是幼儿智力测验中最具有代表性的一种,适用年龄范围为2.5~8.5岁,主要目的在于测查受试者的认知和行为发展水平,协助诊断精神发育迟滞和学习无能儿童。尽管其中某些内容具有发展量表的性质,但与发展量表有所不同,MSCA可以有效地预测学前儿童的未来学习能力。

李丹等于1992年完成了MSCA的修订和标准化工作,命名为麦卡锡儿童智能量表-中国修订版(MSCA-CR)。MSCA-CR适用于2.5~8.5岁儿童,也可用于8~14岁智力发育障碍儿童的评定。MSCA-CR包括六个分量表和18个分测验,有些分测验分属于两个以上分量表。① 言语分量表:由图画记忆、词语知识、词语记忆、词语流畅性和反义类推五个分测验组成,测查言语表达、词语概念及词语理解能力;② 知觉-操作分量表:包括积木、拼图、连续敲击、左右方向、图形临摹、画人和概括归类七个分测验,测查知觉、操作和非言语概括、推理能力;③ 数量分量表:包括数的问题、数字记忆和数的区分三个分测验,测查数的概念和对量词的理解;④ 记忆分量表:包括图画记忆、连续敲击、词语记忆和数字记忆四个分测验,测查短时记忆力;⑤ 运动分量表:包括腿的动作、手臂动作、动作模仿、图形临摹和画人五个分测验,测查精细动作的整体协调性;⑥ 一般智能分量表:由言语、知觉-操作和数学三个分量表构成,评估儿童整体的认知功能水平。该量表许多测验材料近似玩具,测试类似游戏活动,对受试幼儿有很大吸引力,便于对幼儿行为的观察。

MSCA为个别智能测验,包括五个分量表和18

个分测验,完成施测需 1 小时左右。施测者必须经过专门训练,并按手册规定方法进行。测验结果采用离差智商和 T 分形式来表达。普通认知量表成绩转换成普通认知指数(general cognitive index, GCI),反映受试者总的认知功能水平,其性质与智商相同,但 McCarthy 却特意避免使用"智商"一词,以示与智商概念不同。五个分量表各产生一分量表指数,以评估认知活动各方面功能。所有指数和 18 个分测验粗分均可转化成相应的年龄当量。

MSCA 的信度、效度研究结果显示此量表成绩与 S-B 和韦氏智力量表成绩呈中度相关。另有研究发现正常儿童的 GCI 与传统的智商无显著性差异,但对特殊儿童如智力发育迟滞、学习无能及智力超常儿童,GCI 值比传统智商低 5～10 分。我国的修订本 MSCA-CR 间隔 2 周的重测信度在 0.71～0.91,全量表的分半信度在 0.91。但 MSCA-CR 特别适用于智力低下儿童,对高智商年长儿童测试结果则不太准确。目前很多研究者认为该量表对学习无能诊断功能还有待于进一步研究。

(6)考夫曼儿童成套评价测验(Kaufman assessment battery for children, K-ABC) K-ABC 是 1983 年考夫曼夫妇所编制的,用于评估 2.5～12.5 岁儿童的智力加工。K-ABC 全量表包括智力量表和成就量表,智力量表使用同时性加工和继时性加工来评估智力,测验结果可以得到四个综合分数即同时性加工分数、继时性加工分数、心理加工组合分数(为两种加工方式的联合分数)以及成就分数。各分数以标准分数表示,均数为 100,标准差为 15。K-ABC 智力量表部分包括 10 个分测验,其中同时性加工包括 3 个分测验:动作模仿(hand movements)、数字背诵(number recall)和词语背诵(word order);继时性加工包括 7 个分测验:图形辨认(magic window)、人物辨认(face recognition)、完型测验(gestalt closure)、三角拼图(triangles)、图形类推(matrix analysis)、位置记忆(spatial memory)和照片排列(photo series);成就量表包含 6 个分测验。测验中不需要做所有分测验及项目,按照儿童年龄选用 7～13 个分测验。

K-ABC 在国外使用频次较高且得到了广泛认可。目前该量表的最新版是 2004 年发行的考夫曼成套儿童评价量表第二版(K-ABC-Ⅱ)。K-ABC-Ⅱ适用于更广泛的年龄范围,可以测量 3～18 岁 11 个月之间的儿童少年的处理能力和认知能力。K-ABC 属于个别智力测验,学前儿童测试需时 45 分钟左右,学龄儿童平均耗时 70～75 分钟。2005 年,丁伟、金瑜对原版 K-ABC 进行翻译和修改,制作形成了

适合在我国使用的 K-ABC 中文试用版,发现其有较好的效度,但目前尚无该量表的国内常模可供参考。K-ABC 主要应用于学前儿童的心理评价、缺陷儿童的心理评价、临床诊断、人员选择以及研究等方面。

(7)戴斯-纳格利尔里的认知测验(Das-Naglieri cognitive assessment system, CAS) 戴斯和纳格利尔里等基于 PASS 理论模型(即计划-注意-同时性加工和继时性加工, planning-attention-simultaneous-successive processing)编制了戴斯-纳格利尔里认知评估系统。CAS 于 1997 年出版,适用于 5～17 岁儿童。CAS 包含 12 种任务类型,构成四个分测验,分别对智力的计划、注意、同时性加工过程、继时性加工过程进行测量。每个分测验有三种任务。计划分测验包括数字匹配(MN)、计划编码(PCd)和计划连接(PCn)三种任务;注意分测验包括表达性注意(EA)、数字察觉(ND)和接受性注意(RA)三种任务;同时性加工分测验包括非言语矩阵(NvM)、言语空间关系(VSR)和图形记忆(FM);继时性加工分测验包括单词序列(vSR)、句子重复(SR)和言语速率(SPR,适用于 5～7 岁)或句子问题(SQ,适用于 8～17 岁)三种任务。

目前 CAS 在美国、加拿大、芬兰、法国等国家已经应用于临床,尤其是学习障碍儿童的认识性操作领域。研究显示 PASS 模型能对儿童问题作出更精确、更全面的解释,如计划过程是智力落后儿童最严重的缺陷;阅读障碍儿童的缺陷可能体现在计划、同时性或继时性加工的一个或多个缺陷上。另有研究显示 CAS 对阅读障碍儿童与一般儿童的诊断正确率可达 77.5%。我国有研究者对 CAS 在我国背景下的适用性进行了研究,得出 CAS 在我国学前儿童和中小学生群体中有良好的测量学特性。

(8)瑞文渐进模型测验(Raven's progressive matrices, RPM) RPM 系 J. Q. Raven 于 1938 年编制的一种非文字智力测验。该测验自出版以来进行过多次修订,目的是评估受试者的非言语智力功能;测试对象不受文化、种族与语言等条件的限制;既可做个别测验,又可当团体测验用;适用年龄范围广,从 5.5 岁直至老年,特别适用于儿童和老年人。RPM 可以作为智力筛查手段。该测验由系列图案项目组成,每一幅图案缺少某一部分,要求受试者在 8 个或 6 个类似的备选碎图中选择一个填补所缺少的部分。按从易到难又分三个水平的版本:①瑞文彩色渐进模型(CPM),适用于幼儿和智力水平较低者;②瑞文标准渐进模型(SPM),适用于所有年龄在 5.5 岁以上且智力发展正常的人;③瑞文高级渐

进模型(APM),适用于在 SPM 上得分较高或智力水平较高的人。

受试者成绩用百分位表示。与同龄组的百分位常模比较,百分位高于 95% 的属高水平智力;75%～95% 的属高于平均智力;25%～74% 的属平均水平智力;5%～24% 的属低于平均水平智力,低于 5% 的提示可能存在智力缺陷。

RPM 于 20 世纪 80 年代被引进国内。李丹等将瑞文测验色彩型前三单元和标准型后三单元合成六单元 72 题的测验,称为联合型瑞文测验(combined Raven's test, CRT),并于 1987 年建立了 5～16 岁儿童上海常模;1986—1988 年期间国内研究者进一步建立了 CRT 的中国城市和农村儿童智商常模;1997 年、2006 年研究者先后对 CRT 进行了第二次和第三次的修订;同时期,张厚粲组织全国协作组也对瑞文测验标准型进行了修订,获得 5.5～70 岁以上的 5108 人全国样本,建立了中国城市常模(R'SPM-CR)。联合型瑞文测验国内版本常模团体年龄为 5～76 岁,其城市和农村的分半信度分别为 0.83、0.91;15 天和 30 天重测信度分别为 0.82 和 0.79;与 WISC-R 的中国修订版分量表和总智商相关系数为 0.54～0.71,与高考分数的相关系数为 0.45。瑞文测验标准型国内版本的项目分析、信度和效度等技术指标达到或超过国外同类研究。另有研究结果表明,该测验也能测查部分智力因素,尤其涉及知觉准确性、思维明晰性和空间关系能力,但值得注意的是该测验不适合进行能力差异比较或智力结构特点分析。

(四)个别能力评定

除了整体评估发育水平外,还有针对语言、运动等个别能力的专项评估,这里简要介绍几个常用工具。

1. 汉语沟通发展量表(Chinese communicative development inventory, CCDI) CCDI 的修订和标准化由北京大学第一医院梁卫兰、张致祥主持完成,适用于 8～30 月龄儿童,分为普通话和广东话两个版本。该量表由两个量表组成:① 词汇和手势,适用于 8～16 月龄,包括第一部分:早期对语言的反应(听懂短语、开始说话等);第二部分:动作和手势(初期沟通手势、互动动作、假扮游戏及模仿动作等);② 词汇和句子,适用于 16～30 月龄,包括第一部分:词汇量表(24 个类别的 799 个词汇);第二部分:从词汇到句子(怎样使用词汇、句子和短语、最长句子的平均值及复杂性等)。汉语沟通发展量表为我国婴幼儿早期语言发育水平提供了较为完善的评估

工具,并可用于评估存在语言发育迟缓的较大儿童以及干预效果的评价。

2. 语言发育迟缓检查法(Sign-Significance, S-S 法) 该法由日本国立康复中心小寺富子等制作而成,于 1981 年在日本开始使用。中国康复研究中心(China Rehabilitation Research Center, CRRC)语言科从 1990 年开始引进并使用至 1993 年重新修订,主要是依据日本的测查法,按照中国儿童语言发育的规律及中国汉语的语言体系,制作成 CRRC 版 S-S 检查法,适用于 1～6.5 岁的语言发育迟缓儿童。S-S 法从正常儿童语言发育特征出发,将正常儿童语言发育分为五个阶段,每个阶段对应着儿童的实际年龄水平。测试项目选择有代表性的内容,以理解和表达为主,结合交流能力(手势符号、言语符号等)和操作能力(匹配物品、功能性动作等)制成标准检查表。

通过 S-S 法可以检查出儿童语言发育迟缓的水平与实际生理年龄的差距,以及语言发育迟缓的状况,为诊断和评价提供客观依据;可以结合检查结果及临床表现制订训练程序及选择训练方法,并可按照 S-S 法各大项的阶段逐步全面提高其语言发育水平。

(五)适应行为评定量表

确定智能发育障碍的诊断,一定要同时满足智商明显低于平均水平 2 个标准差以上和适应行为缺损两项指标才能成立。事实上,早期心理学家如 E. Doll 等很早就提出了社会能力的概念。到了 20 世纪 60 年代,美国智力低下协会(AAMD)将适应行为定义为"个体适应自然和社会环境的有效性",以后又进一步精确为"个人独立处理日常生活与承担社会责任达到他的年龄和所处社会文化条件所期望的程度"(Lambert 等, 1981),并将适应行为受损正式纳入精神发育迟滞(MR)诊断标准,使这一概念更加受到重视,并极大地推动了适应行为评估工具的研制。近 20 年来,新的标准化程度较高的适应行为评定量表不断出现。其中,美国的 Vineland 适应行为量表(adaptive behavior scales, ABS)和美国智力低下协会适应行为量表(AAMD ABS)系列版本就是其中的代表。我国自 20 世纪 80 年代中期开始了这一项工作,编制或修订了一些标准化的适应行为评定量表,这里就我国临床上常用的适应行为评定量表介绍如下:

1. 儿童适应行为评定量表 该量表是由姚树桥、龚耀先于 1990 年编制,并在湖南城乡共取 920 名儿童为样本,建立了城乡两套区域常模。后研究

者继续在全国六大地区经 18 个单位协作完成了该量表的全国城乡常模的制订,并于 1993 年发表。该量表的适用年龄范围为 3～12 岁,主要用于评定智力正常或智力低下儿童的适应行为发展水平,协助诊断或筛选智力低下儿童以及帮助制订智力低下儿童特殊训练计划。该量表的结构类似 AAMD ABS,共由 59 个项目构成,分三个因子和八个分量表:① 独立功能因子,由感觉运动、生活自理、劳动技能及经济活动四个分量表组成,评定与自助有关的行为技能;② 认知功能因子,包括语言发展和时空定向两个分量表,评定言语功能和日常认知应用技能等与认知功能关系密切的行为技能;③ 社会/自制因子,含个人取向和社会责任两个分量表,评定个人自律、遵守社会规范等方面行为。

评定应按手册规定的方法实施,根据知情人(对被评定儿童最了解的人,如父母、兄弟姐妹等)的报告和评定者现场观察进行每个项目评分,评定结果采用适应行为离差商(ADQ)、因子 T 分及分量表百分位来表示,其中 ADQ 是均数为 100,标准差为 15 转换而来,反映儿童总的适应行为水平。三个因子 T 分分别反映受评定儿童适应行为三个方面水平,以此判断其适应行为内部功能的优势和缺陷特征。根据受评儿童的分量表百分位,可以画出其百分位剖图,标明各领域适应行为的强弱,帮助制订详细训练计划。此外,该量表还建立了一个各年龄儿童适应行为发展界碑,其意义在于为临床工作者提供一种快速判断儿童适应行为水平和智力低下的筛查标准。儿童适应行为评定量表 ADQ 的分级标准见表 13-6。

表 13-6　儿童适应行为离差商(ADQ)分级标准

分级	极强	强	平常	边界	轻度缺损	中度缺损	重度缺损	极重度缺损
ADQ	≥130	129～115	114～85	84～70	69～55	54～40	39～25	<25
人数(%)	2.27	13.59	69.26	13.59	2.14	0.13	0.02	<0.001

儿童适应行为评定量表具有较好的信度和效度。研究显示该量表的重测信度在 0.90～0.99 之间;效度检验结果表明该量表的独立功能、认知功能及社会/自制三个因子结构合理,在正常儿童中量表因子 T 分与韦氏智力测试三个分量表之间的相关为 0.25～0.51,与儿童语文、算术成绩相关分别为 0.23～0.50 和 0.24～0.44。该量表在全国范围内得到了广泛应用。当要全面评估儿童智力水平时,一般将智力测验和适应行为评定量表结合使用。

2. 婴儿-初中学生社会生活能力量表(infants-junior high school students' social development screening test,简称 S-M 量表)　儿童社会生活能力指的是儿童与他人相处,进行共同活动的人际关系以及个人独立处理日常生活事件等方面的能力。社会生活能力发展迟缓很可能是精神发育迟滞、孤独症谱系障碍等多种发育障碍的早期表现。S-M 量表是日本心理适应能力研究所等单位在美国 E. Doll 编制 Vineland 社会成熟量表基础上修改而来。S-M 量表中文修订版是由北京医科大学儿科左启华主修,中国心理学会林传鼎和龚耀先监修,并由国家"七五"攻关课题"中国 0～14 岁儿童智力低下流行学调查"协作组在八省市进行量表的标准化工作后完成。1987 年首先在北京试点,之后在全国推广使用。1995 年完成了该量表的第二次修订,标化出适合我国城乡儿童社会生活能力评定的量表。该量表的适用年龄范围为 6 个月至 14 岁。量表编制后,经过了国内外专家的评估,一致认为此量表是一个较好的儿童社会生活能力评价量表,可以用于评定儿童社会生活能力,协助智力低下诊断。

婴儿-初中学生社会生活能力全量表共 132 个项目,分为六个领域:① 独立生活能力(self-help),评定进食、衣服脱换、穿着、料理大小便及个人与集体卫生情况;② 运动能力(locomotion),评定走路、上台阶、过马路、串门、外出能力等;③ 作业能力(occupation),包括抓握东西、乱画、做家务及使用工具等技能;④ 沟通能力(communication),评定言语反应、言语表达和理解、日常言语应用技能;⑤ 社会化(socialization),包括游戏、日常交往、参加集体活动等方面;⑥ 自我管理(self-direction),评定独立性、自律、自控、关心别人等方面。各领域项目混合,按难度从易到难排列,并设七个年龄起始点。测验时,从相应的年龄阶段开始评定。如连续 10 项通过,则认为这以前的项目均已通过,可继续向后面检查,直至连续 10 项不能通过时终止评定。因此,每个年龄阶段儿童评定的项目数不多,完成评定时间很短。评定后将通过项目数累加得该量表的粗分,再转换成一标准分(标准化九级分制),根据受评定儿童的标准分判断其社会生活能力水平。

研究显示该量表的信度和效度均可接受。临床使用经验表明该量表简便易行,耗时短,比较适合用于筛查适应行为缺损儿童,尤其适用于大面积智力低下流行病学调查。但该量表涉及适应行为领域和实评内容均较少,难以对儿童适应行为作全面评估。

(杨玉凤　洪　琦)

第四节 儿童行为评定量表

一、概述

近年来,尽管分子生物学、神经影像学、脑电生理学以及神经生化学等实验室和特殊检查技术快速发展,但是对于儿童情绪及行为评价以及疾病诊断仍缺乏直接的生物学指标,对于精神障碍诊断依然要依靠现象学,量化评估是精神科诊断和评估的主要方式,根据症状的严重程度和功能损害程度判断病情,指导治疗。精神科量表可观察和记录病情,协助疾病诊断,追踪评价药物治疗和训练教育效果,评定预后,也用于流行病学调查,具有客观化、细致化、标准化和量化等特点,已成为临床、教学和科研必不可少的工具。根据评定者的不同,儿童情绪及行为量表可以分为自评量表及他评量表。评定量表具有以下的优势:

1. **有利于系统、全面收集标准化资料** 信息采集、评价标准的标准化,使不同时间、不同评定者的评定结果有可比性。

2. **提高临床资料客观性** 由于不同的检查者或评定者存在文化水平和认识标准不同,对同一对象进行研究和比较就可能得出不同的结论,量表对条目及评分可给予限定或标准化,使资料收集记录较为客观。

3. **细致化** 量表内容更丰富,特别是诊断量表,其项目会覆盖特定诊断系统的主要内容。

4. **数量化,便于统计、分析和交流** 临床资料数量化,不仅很大程度上方便资料统计分析和处理,更有利于收集更多资料,以提高临床和科研水平,便于不同研究之间比较和交流。

5. **经济、方便、省时,易于掌握** 筛查量表多采用纸笔填写或较简单的用品,量表条目比较明确、易懂,一般只要具有基本的理解能力,能阅读使用说明,或经过短期培训即可使用。完成量表费时少,花钱少,也不需特别场地,尤其便于大规模流行病学筛查或调查之用。特别是近年来电子化量表使用,也大大提高了量表使用的便捷性和广泛性。

二、量表使用和注意事项

量表使用应按使用手册的步骤进行。概括起来,评定量表的使用应包括准备阶段、量表填写、评定结果换算和结果解释。

(一)准备阶段

主要指对评定者进行训练。事先选择合适的评定工具,然后组织评定员对量表内容进行全面学习,并对量表操作方法(主要指他评量表)和结果解释进行反复练习,达到熟练掌握并能较准确地解释评定结果。在使用前最好经过预试,进行一致性检验,合格者方能成为评定者。评定量表一般均为纸笔形式,即一些表格和填表用笔(近年来越来越多采用电子表格形式),但少量他评量表有时还要求准备一些供评定用的物品,尤其评定儿童的某些行为动作、反应能力和反应水平时需要使用。

评定者除了需要熟悉评定量表使用方法和评定标准外,还注意要遵守心理测量道德,保护患者隐私。

(二)填表评定过程和结果解释

1. **自评量表填写** 自评量表填表前应详细阅读填表说明和注意事项、指导语,包括评定的时间范围(如评定一周内还是一月内的现象,是现在还是过去等)、频度或评定标准以及记录方法。填表方法和指导语虽用文字写成,但使用时最好口头加以说明。即便是具有一定文化水平的人,或进行过类似评定的人,也常常会发生对填表说明不清楚而影响评定结果。如自评者文化程度低,对一些项目不理解,评定者可逐项口述(照原题读出),并以中性态度给予解释。

2. **他评量表由评定者使用** 评定者一般都是专业人员或受过训练的工作人员,评定的资料来源大多数通过知情者提供,所谓知情者是指最了解受评者日常生活、学习、工作、内心状况和外在行为的人,一般为受评者的父母、兄弟姐妹等亲属或者是长期与受评者生活在一起的人,如慢性康复机构、福利院、养老院的工作人员,或者是十分了解情况的邻居、同事、老师等。这种通过知情者提供资料的评定方法亦称间接评定法,相对应的是评定者使用量表对被查者通过自己的观察和评分来完成的,称为直接评分法。

3. **结果换算** 无论是自评还是他评,各项目得分均为原始分,需将各项目所得分累加成因子分或量表分。一般来说,原始分转换成量表分比较有意义。许多量表使用手册上提供各种换算表,使用者只需查表即可。

4. **结果解释和报告** 量表评定具有间接性和相对性,也存在测量误差,因此解释结果应该谨慎,要考虑到影响量表评定的各种因素。首先要判断信息的可靠性及全面性,对于儿童青少年行为问题的观察,不同的照料者会有不同的判定,最后给出的评定结果可能截然不同,例如对于 ADHD 的患者,母亲评定的症状很严重,但是父亲评定的结果可能在正常范围以内。儿童青少年自我的感受与照料者之间的评定结果也可能存在巨大的差异,因此要判断信息来源对于量表评定结果的影响。其次,量表评定一般限定于一定时间范围内的情况,因此结果是反映这个时间段内的状况,避免过度延伸。另外,最重要的是,量表的评定不能代替临床诊断,特别要注意不能将量表提供的部分信息当作疾病诊断向患者或其家属做出报告。

(三) 量表使用的其他注意事项

量表效用的高低不仅取决于量表本身的性质,还与使用者能否正确使用有关。使用量表时同样要注意以下事项:量表的选择、测试人员的培训、与被测者建立协调关系、控制实施测验的误差、遵守测验的道德、保密和尊重人权等。

临床工作者应正确认识评定量表在症状评定中的作用和局限性,使用量表时也要全面收集资料进行分析,做出临床诊断,切不能仅依赖量表便做出诊断。关于量表评估作用和局限性理念,也要让被试者或其家属有正确的认识。

三、常用的儿童行为评定量表

(一) Achenbach 儿童行为量表

Achenbach 儿童行为量表(Achenbach's child behavior check list,简称 CBCL)是目前使用较为广泛的评定儿童行为和情绪量表之一,适用于 4~16 岁儿童,主要用于评定儿童的社交能力和行为问题。本量表一般用作筛查,分为家长用表、教师用表和自评用表(智龄在 10 岁以上儿童用)。本量表按儿童年龄、性别不同分为三个年龄组(4~5 岁组、6~11 岁组、12~16 岁组)和两个性别组,共 6 组标准分及剖面图,以便于分析和使资料看起来更直观。量表内容分为三部分:第一部分为一般资料,第二部分为社会能力,第三部分由 113 项行为问题组成。一般资料不评分,只作背景资料。社会能力的内容归纳为三个因子,即活动情况、社交情况及交友情况。将这三个因子从左到右排列在横轴上,把各因子的总分从少到多、按百分位数或 T 分大小从下向上排列在纵轴上,就可以构成"儿童社会功能廓图"。社会能力的分数越高越好,但绝大多数分数处在 2~

69 百分位之间(T 分 30~55)。低于 2 百分位者(T 分<30)被认为可疑异常。此部分评分系统较繁杂,国内应用经验较少。113 项行为问题是量表的重点部分,按每条项目的英文第一个字母依次排列,采用 0、1、2 三级评分制:无问题评"0"分,轻微评"1"分,肯定存在评"2"分,把 113 项的得分相加为总原始分。分数越高行为问题越严重,分数越低行为问题越轻微。4~5 岁组、6~11 岁组、12~16 岁组男孩组三组总分上限分别为 42、40~42 和 38;同年龄组的女孩三组总分上限分别为 42~45、37~41 和 37。当总分超过上限应做进一步临床评定。

113 项行为问题经统计学处理后可归纳为 8~9 个因子(依年龄组或性别组略有不同)。有时同一条目可出现在不同的因子之中。这些因子有:① 分裂样;② 多动;③ 抑郁;④ 体诉;⑤ 焦虑;⑥ 违纪;⑦ 攻击性;⑧ 交往不良;⑨ 退缩;⑩ 性问题;⑪ 不成熟;⑫ 残忍;⑬ 敌意性;⑭ 强迫性。把每一个因子所包括的条目得分加起来就是该因子的分数。第三部分评分解释与第二部分正好相反,分数越高问题越大,分数越低越好。原作者把因子分的正常范围定在 69~98 百分位之间,即 T 分在 55~70 之间,因子分超过 98 百分位即认为可能异常,应进一步进行临床评定和检查。因子分低于 69 当属正常。如果把各因子分的分数从左到右排列成横轴,分数值按百分位或 T 分的高低排列成纵轴(高分在上,低分在下),则可以把每个儿童的因子分连成一条曲线,称为"儿童行为问题廓图"。

儿童行为量表可按简单的内向行为和外向行为来分析。原作者在上述儿童行为图的因子排列上把内向特征最明显的因子排列在横轴的最左边,把外向特征最明显的因子排列在横轴的最右边,而中间的一个因子既不作为内向也不作为外向计分。左边几个因子的总分作为内向分,右边的作为外向分。每位儿童都有内向分和外向分,但只有当因子分超过 90 百分位(或相应的 T 分),并且内向和外向的 T 分相差至少 10 分时,才可以归为内向或外向,即内向分大于外向分 10 分为内向,外向分大于内向分 10 分为外向,否则即不分内外向。本量表内向及外向粗分均可通过查表获得 T 分。20 世纪 90 年代,本量表经过全国取样制订常模,在一般地区可以使用。在边远地区或少数民族人群中使用应进一步商榷。

量表 113 项行为问题条目介绍如表 13-7。

表 13-7　Achenbach 儿童行为量表（CBCL）（家长用，适用于 4～16 岁儿童）

第一部分：一般项目

儿童姓名：

性别：男□　女□

年龄：＿＿＿，出生日期：＿＿年＿月＿日

年级：＿＿＿，种族：＿＿＿

父母职业（请填具体，例如车工、鞋店售货员、主妇等）

父亲职业：＿＿＿

母亲职业：＿＿＿

填表者：父□，母□，其他人□

填表日期：＿＿＿年＿月＿日

第二部分：社会能力

Ⅰ

(1) 请列出你孩子最爱好的体育运动项目（例如游泳、棒球等）：

无爱好□

爱好：a. ＿＿＿

　　　b. ＿＿＿

　　　c. ＿＿＿

(2) 与同龄儿童相比，他（她）在这些项目上花去时间多少？

不知道　较少　一般　较多

□　　□　　□　　□

(3) 与同龄儿童相比，他（她）的运动水平如何？

不知道　较低　一般　较高

□　　□　　□　　□

Ⅱ

(1) 请列出你孩子在体育运动以外的爱好（例如集邮、看书、弹琴等，不包括看电视）：

无爱好□

爱好：a. ＿＿＿

　　　b. ＿＿＿

　　　c. ＿＿＿

(2) 与同龄儿童相比，他（她）花在这些爱好上的时间多少？

不知道　较少　一般　较多

□　　□　　□　　□

(3) 与同龄儿童相比，他（她）的爱好水平如何？

不知道　较低　一般　较高

□　　□　　□　　□

Ⅲ

(1) 请列出你孩子参加的组织、俱乐部、团队或小组的名称：

未参加□

参加：a. ＿＿＿

　　　b. ＿＿＿

　　　c. ＿＿＿

(2) 与同龄儿童相比，他（她）在这些组织中的活跃程度如何？

不知道　较差　一般　较高

□　　□　　□　　□

Ⅳ

(1) 请列出你孩子有无干活或打零工的情况（例如送报、帮人照顾小孩、帮人搞卫生等）：

没有□

有：a. ＿＿＿

　　b. ＿＿＿

　　c. ＿＿＿

(2) 与同龄儿童相比，他（她）工作质量如何？

不知道　较差　一般　较好

□　　□　　□　　□

Ⅴ

(1) 你孩子有几个要好的朋友？

无　1个　2～3个　4个及以上

□　　□　　□　　□

(2) 你孩子与这些朋友每星期大概在一起几次？

不到1次　1～2次　3次及以上

□　　　　□　　　　□

Ⅵ. 与同龄孩子相比，你孩子在下列方面表现如何？

	较差	差不多	较好
a. 与兄弟姊妹相处	□	□	□
b. 与其他儿童相处	□	□	□
c. 对父母的行为	□	□	□
d. 自己工作和游戏	□	□	□

Ⅶ

(1) 当前学习成绩（对 6 岁以上儿童而言）：

未上学 □

	不及格	中等以下	中等	中等以上
a. 阅读课	□	□	□	□
b. 写作课	□	□	□	□
c. 算术课	□	□	□	□
d. 拼音课	□	□	□	□
其他课（如历史、地理、常识、外语等）：				
e. ＿＿＿	□	□	□	□
f. ＿＿＿	□	□	□	□
g. ＿＿＿	□	□	□	□

(2) 你孩子是否在特殊班级？

不是 □

是 □，什么性质？＿＿＿＿

(3) 你孩子是否留级？

没有 □

留过 □，几年级留级的？＿＿＿＿

留级理由：＿＿＿＿

(4) 你孩子在学校里有无学习或其他问题（不包括上面三个问题）？

没有 □

有问题 □，问题内容：＿＿＿＿

问题何时开始：＿＿＿＿

问题是否已解决？

未解决 □

已解决 □，何时解决：＿＿＿＿

第三部分：行为问题

Ⅷ

以下是描述你孩子的项目，只根据最近半年内的情况描述。每一项目后面都有三个数字(0、1、2)，如你孩子明显有或经常有此项表现，圈 2；如无这些表现，圈 0。

1. 行为幼稚与其年龄不符　　0　1　2
2. 过敏性症状（填具体表现）　0　1　2
3. 喜欢争论　　0　1　2
4. 哮喘病　　0　1　2
5. 举动像异性　　0　1　2
6. 随地大便　　0　1　2
7. 喜欢吹牛或自夸　　0　1　2
8. 精神不能集中，注意力不能持久　0　1　2
9. 老是想某些事情，不能摆脱，强迫观念（说明内容）　0　1　2
10. 坐立不安，活动过多　　0　1　2
11. 喜欢缠着大人或过分依赖　0　1　2
12. 常说感到寂寞　　0　1　2
13. 糊里糊涂，如在云里雾中　0　1　2
14. 常常哭叫　　0　1　2
15. 虐待动物　　0　1　2
16. 虐待、欺侮别人或吝啬　0　1　2
17. 好做白日梦或呆想　0　1　2
18. 故意伤害自己或企图自杀　0　1　2
19. 需要别人经常注意自己　0　1　2
20. 破坏自己的东西　　0　1　2
21. 破坏家里或其他儿童的东西　0　1　2
22. 在家不听话　　0　1　2
23. 在学校不听话　　0　1　2
24. 不肯好好吃饭　　0　1　2
25. 不与其他儿童相处　0　1　2
26. 有不良行为后不感到内疚　0　1　2

27.易嫉妒	0	1	2	68.经常尖叫	0	1	2
28.好吃不能作为食物的东西(说明内容)	0	1	2	69.守口如瓶,有事不说出来	0	1	2
29.除怕上学外,还害怕某些动物、处境或地方(说明内容)	0	1	2	70.看到某些实际上没有的东西(说明内容)	0	1	2
30.怕上学	0	1	2	71.感到不自然或容易发窘	0	1	2
31.怕自己想坏念头或做坏事	0	1	2	72.玩火(译注:包括玩火柴或打火机)	0	1	2
32.觉得自己必须十全十美	0	1	2	73.性方面的问题(说明内容)	0	1	2
33.觉得或抱怨没人喜欢自己	0	1	2	74.夸耀自己或胡闹	0	1	2
34.觉得别人存心捉弄自己	0	1	2	75.害羞或胆小	0	1	2
35.觉得自己无用或有自卑感	0	1	2	76.比大多数孩子睡得少	0	1	2
36.身体经常弄伤,容易出事故	0	1	2	77.比大多数孩子睡得多(说明多多少。译注:不包括赖床)	0	1	2
37.经常打架	0	1	2	78.玩弄粪便	0	1	2
38.常被人戏弄	0	1	2	79.言语问题(说明内容。译注:例如口齿不清)	0	1	2
39.爱和惹麻烦的儿童在一起	0	1	2	80.茫然凝视	0	1	2
40.听到某些实际上没有的声音(说明内容)	0	1	2	81.在家偷东西	0	1	2
41.冲动或行为粗鲁	0	1	2	82.在外偷东西	0	1	2
42.喜欢孤独	0	1	2	83.收藏自己不需要的东西(说明内容。译注:不包括集邮等爱好)	0	1	2
43.撒谎或欺骗	0	1	2	84.怪异行为(说明内容。译注:不包括其他条已提及者)	0	1	2
44.咬指甲	0	1	2	85.怪异想法(说明内容。译注:不包括其他条已提及者)	0	1	2
45.神经过敏,容易激动或紧张	0	1	2	86.固执、绷着脸或容易激怒	0	1	2
46.动作紧张或带有抽动性(说明内容)	0	1	2	87.情绪突然变化	0	1	2
47.做噩梦	0	1	2	88.常常生气	0	1	2
48.不被其他儿童喜欢	0	1	2	89.多疑	0	1	2
49.便秘	0	1	2	90.咒骂或讲粗话	0	1	2
50.过度恐惧或担心	0	1	2	91.扬言要自杀	0	1	2
51.感到头昏	0	1	2	92.说梦话或有梦游(说明内容)	0	1	2
52.过分内疚	0	1	2	93.话太多	0	1	2
53.吃得过多	0	1	2	94.常戏弄他人	0	1	2
54.过分疲劳	0	1	2	95.乱发脾气或脾气暴躁	0	1	2
55.身体过重	0	1	2	96.对性的问题想得太多	0	1	2
56.找不到原因的躯体症状:				97.威胁他人	0	1	2
a.疼痛	0	1	2	98.吮吸大拇指	0	1	2
b.头痛	0	1	2	99.过分要求整齐清洁	0	1	2
c.恶心想吐	0	1	2	100.睡眠不好(说明内容)	0	1	2
d.眼睛有问题(说明内容。译注:不包括近视及器质性眼病)	0	1	2	101.逃学	0	1	2
e.出疹或其他皮肤病	0	1	2	102.不够活跃,动作迟钝或精力不足	0	1	2
f.腹部疼痛或绞痛	0	1	2	103.闷闷不乐,悲伤或抑郁	0	1	2
g.呕吐	0	1	2	104.说话声音特别大	0	1	2
h.其他(说明内容)	0	1	2	105.喝酒或使用成瘾药(说明内容)	0	1	2
57.对别人身体进行攻击	0	1	2	106.损坏公物	0	1	2
58.挖鼻孔、皮肤或身体其他部分(说明内容)	0	1	2	107.白天遗尿	0	1	2
59.公开玩弄自己的生殖器	0	1	2	108.夜间遗尿	0	1	2
60.过多地玩弄自己的生殖器	0	1	2	109.爱哭诉	0	1	2
61.功课差	0	1	2	110.希望成为异性	0	1	2
62.动作不灵活	0	1	2	111.孤独、不合群	0	1	2
63.喜欢和年龄较大的儿童在一起	0	1	2	112.忧虑重重	0	1	2
64.喜欢和年龄较小的儿童在一起	0	1	2	113.请写出你孩子存在的但上面未提及的其他问题:			
65.不肯说话	0	1	2	＿＿＿＿＿＿＿＿＿	0	1	2
66.不断重复某些动作,强迫行为(说明内容)	0	1	2	＿＿＿＿＿＿＿＿＿	0	1	2
67.离家出走	0	1	2	一、请检查一下是否每条都已填好			
				二、请在你最关心的条目下划线			

(二)中文版注意缺陷多动障碍 SNAP-Ⅳ 评定量表-父母版(Chinese version of Swanson Nolan and Pelham, version Ⅳ scale-parent form,SNAP-Ⅳ)

SNAP 量表由 Swanson 等依据《美国精神障碍诊断与统计手册》的 ADHD 诊断原则制订,目前最常使用的是第Ⅳ版。该量表由 26 个条目组成,每条目按 0~3 四级评分:0,完全没有(0＝无);1,有一点点(1＝偶尔);2,还算不少(2＝常常);3,非常多(3＝总是)。有三个分量表:1~9 项为注意力不集中量表,10~18 项为多动/冲动量表,19~26 项为对立违抗量表。临床上 SNAP-Ⅳ 26 项常使用简易评分法:对于注意缺陷、多动/冲动两个分量表分别计算总分、平均分或记录每个分量表得分为 2 或 3 的项目数。如果某一分量表的总分＜13 分为"正常",13~17 分为"轻度异常",18~22 分为"中度异常",23~27 分为"重度异常";或者某一分量表得分为 2

或 3 的项目数≥6 项,则为异常。以此分别判断为注意缺陷为主表现、多动/冲动表现和混合表现。对于对立违抗分量表,如果得分 2 或 3 的项目数≥4 项,则判断为"异常"。SNAP-Ⅳ量表是根据 DSM-Ⅳ 标准,尤其是依照 ADHD 和 ODD 的诊断标准编制的,其项目与 DSM-Ⅳ 诊断项目直接对应,在临床上,对 ADHD 的使用针对性强。其中 SNAP-Ⅳ 26 项涉及三个分量表,不仅对注意缺陷及多动障碍有很好的对应,对于对立违抗障碍也能有较好的反映。该量表在中国的运用亦有相关研究。周晋波等引进该量表,对其信效度进行研究,提示该量表的内部一致信度(0.95)及重测信度(0.68)均好,具有良好的校标效度(0.30~0.74)。SNAP-Ⅳ家长版量表见表 13-8。

表 13-8 注意缺陷多动障碍评定量表(SNAP-Ⅳ)(家长版)

注意:请根据你孩子最近 <u>6 个月</u>的情况在每一条相应的答案上打钩(单选);各项评分应参考同龄儿童的正常行为。

症 状	0=无	1=偶尔	2=常常	3=总是
1. 不注意细节,粗心出错(如做作业时)				
2. 做事时很难保持注意力				
3. 别人与他谈话时不注意听				
4. 不能始终遵守指令,不能完成任务(不包括孩子拒绝遵守或不理解指令)				
5. 很难组织好任务或活动				
6. 回避、不喜欢或不愿意做需要持续用脑的任务				
7. 把完成任务或活动必需的东西弄丢(如玩具、作业本、笔或书)				
8. 容易因噪音或其他外界刺激分心				
9. 日常生活中容易忘事				
10. 坐不住,手脚动作多或身体扭来扭去				
11. 在需要坐着的场合离开座位				
12. 在需要坐着的场合跑来跑去或爬上爬下				
13. 在休闲活动中很难安静地玩耍				
14. 精力充沛,活动不停(像"装了发动机一样")				
15. 说话太多				
16. 在问题没有问完之前就抢答				
17. 难以按顺序等待				
18. 干扰或打断他人的谈话和(或)活动				
19. 与大人争执				

续 表

症 状	0=无	1=偶尔	2=常常	3=总是
20. 容易发脾气				
21. 公然反抗或者拒绝服从大人的要求或规定				
22. 故意惹恼别人				
23. 自己失误或做错事时却指责别人				
24. 暴躁或者容易对别人发火				
25. 生气或者不满				
26. 怀恨,想报复他人				

(三)Rutter 儿童行为量表

由英国儿童精神病学专家 Rutter 设计,20 世纪 80 年代初引入我国。本问卷分家长用(表 13-9)和教师用两种。前者包括 31 个项目,后者包括 26 个项目。分析时将行为问题分为两大类:第一类称为 A 行为;第二类称为 N 行为。A 行为即为违纪行为或反社会行为,N 行为即为神经症行为。评分为三级:从来没有此种行为评"0"分;有时有或每周不到 1 次或症状轻微评"1"分;症状严重或经常出现或每周至少 1 次应评"2"分。父母用表最高分为 62 分,教师用表最高分为 52 分。前者临界值为 13 分,后者为 9 分。总分高于或等于临界分时,该儿童被视为有问题。在此基础上,当所有标有 A 行为项目评分总分大于标有 N 行为项目评分总分时,即可认为该儿童有反社会行为;反之,是神经症行为。假如 A 行为与 N 行为总分相等,则为 M 行为,即混合性行为。

本量表项目不多,易于掌握,所以较适合于学龄儿童行为问题的流行病学调查使用,也可作为临床诊断儿童情绪问题和行为问题的参考。

表 13-9 Rutter 儿童行为量表(父母问卷)

请根据您的孩子最近 <u>1 年</u>的情况选择对应的选项。

Ⅰ 健康问题	1=没有	2=有时出现,不是每周 1 次	3=至少每周 1 次
1. 头痛			
2. 肚子痛或呕吐(N)			
3. 支气管哮喘或哮喘发作			
4. 尿床或尿裤子			
5. 大便在床上或在裤子里			
6. 发脾气(伴随叫喊或发怒动作)			
7. 到学校就哭或拒绝上学(N)			
8. 逃学			

续 表

Ⅱ 其他行为问题	0=从来没有	1=轻微或有时有	2=严重或经常出现
9. 非常不安，难于长期静坐			
10. 动作多，乱动，坐立不安			
11. 经常破坏自己或别人的东西(A)			
12. 经常与别的儿童打架或争吵			
13. 别的孩子不喜欢他/她			
14. 经常烦恼，对许多事都心烦(N)			
15. 经常一个人待着			
16. 易激惹或勃然大怒			
17. 经常表现痛苦，不愉快、流泪或忧伤			
18. 面部或肢体抽动或作态			
19. 经常吸吮拇指或手指			
20. 经常咬指甲或手指			
21. 经常不听管教(A)			
22. 做事拿不定主意			
23. 害怕新事物和新环境(N)			
24. 神经质或过分担心			
25. 时常说谎(A)			
26. 欺负别的孩子(A)			
Ⅲ 日常生活中的某些习惯问题	**0=从来没有**	**1=轻微或有时有**	**2=严重或经常出现**
27. 有没有口吃(说话结巴)			
28. 有没有言语困难而不是口吃(如表达自己或转别人的话有困难)			

	是	否
29. 是否偷东西(A)		
29.1.1 不严重，偷小东西，如钢笔、糖、玩具及少量的钱		
29.1.2 偷大东西		
29.1.3 上述两类全偷		
29.2.1 在家里偷		
29.2.2 在外边偷		
29.2.3 在家里及外面都偷		
29.3.1 自己一个人偷		
29.3.2 与别人一起偷		
29.3.3 有时自己，有时与别人一起偷		
30. 有没有进食不正常		
30.1 如果有，是：偏食　进食少　进食过多，其他(请描述)________		
31. 有没有睡眠困难(N)		
31.1 如果有，是：入睡困难　早晨早醒　夜间惊醒，其他(请描述)________		

（四）Conners 儿童行为量表

Conners 儿童行为量表是筛查儿童行为问题广泛使用的量表之一，尤其多用于对 3～17 岁多动注意障碍儿童的筛查。包括父母问卷和教师问卷。父母问卷(表 13-10)包括 48 项问题，可归纳为品行问题、学习问题、心身障碍、冲动多动、焦虑、多动指数六个因子，概括了儿童常见的行为问题。评分方法采用 0、1、2、3 四级评分。教师问卷包括 28 个儿童在学校中常见的行为问题，归纳为品行问题、多动、注意缺陷-冲动、多动指数四个因子。评分也是采用 0、1、2、3 四级评分法。如问卷总分大于 15，即被认为有注意缺陷多动障碍的可能。以上两个问卷的信度、效度已经做过比较广泛检验，能满足一般需要。

表 13-10　Conners 儿童行为量表问卷(父母版)

以下有一些有关您的孩子平时或一贯表现情况的描述，请您仔细阅读，并对适合您小孩情况的答案进行选择。

	0=无	1=稍有	2=相当多	3=很多
1. 某种小动作(咬指甲、吸手指、拉头发、拉衣服上的布毛)				
2. 对大人粗鲁无礼				
3. 在交朋友或保持友谊上存在问题				
4. 易兴奋、易冲动				
5. 爱指手画脚				
6. 吸吮或咬嚼(拇指、衣服、毯子)				
7. 容易或经常哭叫				
8. 脾气很大				
9. 白日梦				
10. 学习困难				
11. 扭动不安				
12. 惧怕(新环境、陌生人、陌生地方、上学)				
13. 坐立不安、经常"忙碌"				
14. 破坏性				
15. 撒谎或捏造情节				
16. 怕羞				
17. 造成的麻烦比同龄孩子多				
18. 说话与同龄儿童不同(像婴儿、口吃、别人不易听懂)				
19. 抵赖错误或归罪他人				
20. 好争吵				
21. 噘嘴和生气				

续　表

	0=无	1=稍有	2=相当多	3=很多
22. 偷窃				
23. 不服从或勉强服从				
24. 忧虑比别人多（忧虑孤独、疾病、死亡）				
25. 做事有始无终				
26. 感情易受损害				
27. 欺凌别人				
28. 不能停止重复性活动				
29. 残忍				
30. 稚气或不成熟（自己会的事要人帮忙，依缠别人，常需别人鼓励、支持）				
31. 容易分心或注意力不集中				
32. 头痛				
33. 情绪变化迅速剧烈				
34. 不喜欢或不遵从纪律或约束				
35. 经常打架				
36. 与兄弟姊妹不能很好相处				
37. 在努力中容易泄气				
38. 妨害其他儿童				
39. 基本上是一个不愉快的小孩				
40. 有饮食问题（食欲不佳、进食中常跑开）				
41. 胃痛				
42. 有睡眠问题（不能入睡、早醒或夜间起床）				
43. 其他疼痛				
44. 呕吐或恶心				
45. 感到在家庭圈子中被欺骗				
46. 自夸或吹牛				
47. 让自己受别人欺骗				
48. 有大便问题（腹泻、排便不规则、便秘）				

（五）Weiss 功能缺陷量表父母版（WFIRS-P）

Weiss 功能缺陷量表父母版（WFIRS-P）为注意缺陷多动障碍（ADHD）社会功能评估工具，简便易填，可反映 ADHD 患儿社会功能损害的情况，还可灵敏反映药物治疗的疗效。Weiss 功能缺陷量表父母版（WFIRS-P）含 50 个条目，由父母评定孩子最近 1 个月情况，包括家庭、学习/学校、生活技能、自我观念、社会活动和冒险活动等 6 个分量表，Likert 4 级评分，相加后得各维度量表分和总分。国外研究显示信效度良好。由北京大学精神卫生研究所王玉凤团队引进，钱英等对 Weiss 功能缺陷量表父母版（WFIRS-P）在我国文化背景下的信效度进行研究。研究发现，WFIRS-P 量表中文版重测信度为 0.61～0.87，内部一致性 0.70～0.92。WFIRS-P 与功能大体评定量表（global assessment function，GAF）相关系数为 -0.59～-0.29，与 ADHD 评定量表-Ⅳ父母版（ADHD RS-Ⅳ）和执行功能行为评定量表（BRIEF）父母版的相关系数为 0.32～0.50 和 0.23～0.71。Lisrel 验证性因素分析显示 WFIRS-P 量表因子结构合理，病例组及正常组相对拟和指数分别为 0.97 和 0.89，近似均方根误差均 <0.08。研究认为，WFIRS-P 中文版信效度良好（表 13-11）。

表 13-11　Weiss 功能缺陷量表父母版（WFIRS-P）中文版

指导语：在过去的 1 个月里，您的孩子在情绪和行为方面存在什么问题，请认真阅读下面每一项的描述，然后在相应程度下打"√"。

	0=从不	1=有时	2=经常	3=总是或频繁	不适用
A 家庭					
1 和兄弟姐妹有矛盾					
2 因患儿使父母间产生矛盾					
3 家人常因为患儿的事情请假					
4 在家庭中引发纠纷					
5 由于患儿的原因，家人难以与朋友交往或参加社会活动					
6 患儿使家人在一起难有欢乐					
7 不听父母的话，教养困难					
8 因为患儿而难以照顾其他家庭成员					
9 因为触怒他人而遭打骂					
10 因他/她家庭花费了很多钱					
B 学习/学校					
学习					
1 很难跟上功课					
2 需要学校的补课（在校需要额外的帮助）					
3 需要请家教					
4 能力虽好但却得不到好的分数					

续 表

		0= 从不	1= 有时	2= 经常	3=总是 或频繁	不适 用
行为						
1	在课堂上给老师找麻烦					
2	被中途停课或逐出教室					
3	在学校课外活动时出问题					
4	在校期间或放学后被滞留受罚					
5	被学校停课或开除					
6	旷课或迟到					
C 生活技能						
1	过度地看电视、玩电脑、打游戏					
2	保持清洁,刷牙、梳头、洗澡等					
3	上学前的准备工作做得不好					
4	睡觉前的准备做(得)不好					
5	饮食习惯不好(挑食、喜食垃圾食品)					
6	睡眠有问题					
7	常常受伤					
8	不喜欢体育锻炼					
9	常常需要去诊所或者医院					
10	吃药、打针或看医生/牙医有麻烦					
D 自我观念						
1	孩子的自我感觉不好					
2	孩子缺乏足够的乐趣					
3	孩子对自己的生活感觉不幸福					
E 社会活动						
1	被其他孩子取笑或欺负					
2	取笑或欺负其他的孩子					
3	和别的孩子相处不好,常有矛盾					

续 表

		0= 从不	1= 有时	2= 经常	3=总是 或频繁	不适 用
4	参加课外活动(如运动、音乐、兴趣小组等)有问题					
5	很难交上新朋友					
6	很难和朋友长期保持友谊					
7	不能很好地参加社交聚会(如不被邀请,不愿参加、在聚会时举止失当)					
F 冒险活动						
1	很容易听其他孩子的指挥(迫于同龄或同伙孩子的压力)					
2	弄坏或损坏东西					
3	做违法的事情					
4	招来警察					
5	吸烟					
6	用一些非法的药物如毒品					
7	做一些危险的事情					
8	伤害他人					
9	说一些刻薄或不恰当的话					
10	(对同性或异性)有不当的骚扰行为					

（六）改良婴幼儿孤独症量表（modified checklist for autism in toddlers，M-CHAT）

M-CHAT 是由美国学者 Robins 将婴幼儿孤独症量表（CHAT）改编而来,适用于 18～24 个月婴幼儿的儿童孤独症筛查。M-CHAT 是美国官方机构推荐用于儿童孤独症早期筛查的工具,在国际上应用前景良好。M-CHAT 共有 23 个条目,包括 17 个普通条目和 6 个核心条目（表 13-12 中 2、7、9、13、14 和 15）。每个条目根据症状有无选择"是/否",条目 11、18、20 和 22 选择"是"为阳性,其余条目选择"否"为阳性。筛查标准有两个,只要符合下述两个标准中的任何一个,筛查结果即为阳性。标准 1:在 23 个条目中,≥3 个条目评定为阳性;标准 2:在 6 个核心条目中,≥2 个条目评定为阳性。

北京大学精神卫生研究所刘靖团队于 2008 年引进,龚郁杏等进行改良婴幼儿孤独症量表中文版

（M-CHAT 中文版,表 13-12)的信效度研究。研究显示,M-CHAT 中文版单项评分者信度 Kappa 值为 0.24～1,总分评分者信度相关系数为 0.79;单项重测信度 Kappa 值为 0.27～1,总分重测信度相关系数为 0.77。M-CHAT 中文版内部一致性检验 Cronbach α 系数为 0.85。M-CHAT 中文版各条目与总分之间的相关系数为 $-0.21\sim0.73$;M-CHAT 中文版总分与 ABC、CARS 总分之间的相关系数分别为 0.34 与 0.53。M-CHAT 中文版的灵敏度为 0.96,特异度为 0.60。研究认为改良婴幼儿孤独症量表中文版的总体信效度较好,灵敏度较高,可用于我国儿童孤独症的早期筛查,但其特异度偏低,有待进一步修订完善。

随后,龚郁杏等进行了改良婴幼儿孤独症量表中文修订版(M-CHAT 中文修订版)和改良婴幼儿孤独症量表中文简化版(M-CHAT 中文简化版)的信效度研究。① M-CHAT 中文修订版:是在引进 M-CHAT 基础上,对该量表的评分方法进行修订。保留量表原来所有条目内容,将其中的 22 个条目的"是/否"二级评分改为"从不/偶尔/有时/经常"四级评分,分值相应地设定为 3、2、1、0 分。条目 11、18、20、22 为逆向条目,分值设置方向相反;条目 16 评分"是/否",设定为 0 和 1 分,从而形成 M-CHAT 中文修订。研究显示,M-CHAT 中文修订版单项评分者信度的组内相关系数(ICC)为 0.41～1,总分评分者信度相关系数为 0.89。单项重测信度 ICC 为 0.15～1,总分重测信度相关系数为 0.83。内部一致性检验 Cronbach α 系数为 0.90。M-CHAT 中文修订版总分与 CARS 量表总分之间相关系数为 0.49。当总分界限分定为 17 分时,M-CHAT 中文修订版灵敏度为 0.91,特异度为 0.81。研究表明,M-CHAT 中文修订版的信效度均优于 M-CHAT 中文版,更适用于儿童孤独症的早期筛查。② M-CHAT 中文简化版:在 M-CHAT 中文修订版基础上,删去既往研究显示效度或信度较差的 5 个条目(1、3、11、16 和 18),剩余的 18 个条目重新编号,各条目的内容和评分方法不变,形成 M-CHAT 中文简化版。信效度研究显示,当筛查界限分为 13 分时,M-CHAT 中文简化版的灵敏度和特异度分别为 92% 和 83%。阳性预测值 82.7%,阴性预测值为 89.2%。M-CHAT 中文简化版单项评分者信度 Kappa 系数为 0.41～0.75;总分评分者信度 Kappa 系数为 0.90。总分重测信度 Kappa 系数为 0.81。内部一致性检验 Cronbach α 系数为 0.94。研究认为,M-CHAT 中文简化版的效度和信度可能优于 M-CHAT 中文版及 M-CHAT 中文修订版,值得在早

期孤独症筛查工作中推广。

表 13-12 改良婴幼儿孤独症量表(M-CHAT)中文版

请根据孩子的实际情况,选择最能够反映出孩子真实情况的选项(只选一项),尽量不要遗漏任何问题。

条 目	是	否
1. 您的孩子喜欢被您放在膝上做摇摆、蹦跳之类的事情吗?		
2. 您的孩子对其他孩子有兴趣吗?*		
3. 您的孩子喜欢爬上爬下(像上楼梯)吗?		
4. 您的孩子喜欢藏猫猫或者捉迷藏的游戏吗?		
5. 您的孩子会假装做事吗? 如:打电话或照顾洋娃娃,或者假装其他别的事情?		
6. 您的孩子曾用示指指着东西,要求要某样东西吗?		
7. 您的孩子曾用示指指着东西,表示对某样东西有兴趣吗?*		
8. 您的孩子会正确玩小玩具(例如车子或积木),而不是把它们放在嘴里、随便乱动或是把它们丢掉?		
9. 您的孩子曾经拿东西给您(父母)看吗?*		
10. 您的孩子看着您的眼睛超过一两秒吗?		
11. 您的孩子曾经看起来像对噪音特别敏感吗?(比如捂住耳朵)?		
12. 您的孩子看着您的脸或者您的笑容时,会以微笑回应吗?		
13. 您的孩子会模仿您吗? 例如您做鬼脸,您的孩子也会模仿吗?*		
14. 当您叫孩子的名字时,他(她)会有反应吗?*		
15. 如果您指着房间另一头的玩具,您的孩子会看那个玩具吗?*		
16. 您的孩子会走路吗?		
17. 您的孩子会看您正在看的东西吗?		
18. 您的孩子会做一些不同寻常的手指动作吗?		
19. 您的孩子会设法吸引您看他(她)自己的活动吗?		
20. 您是否曾经怀疑您的孩子听力有问题吗?		
21. 您的孩子理解别人说的话吗?		
22. 您的孩子有时候会无目标地凝视或者无目的地走来走去吗?		
23. 您的孩子碰到不熟悉的事物时会看着您的脸,看看您的反应吗?		

注:* 为核心条目。

（七）孤独症行为检查表(autism behavior checklist，ABC)

孤独症行为检查量表中,有 57 项描述孤独症儿

童的感觉、行为、情绪、语言、自理等方面表现的项目,可归纳为五个因子:感觉(S)、交往(R)、躯体运动(B)、语言(L)、生活自理(S)。每项的评分按其在量表中的负荷大小分别评为1、2、3、4分。

本量表在1989年引进后,经过多年的研究表明其信效度均较好。问卷项目数量适中,评定只需10~15分钟便可完成。患儿父母或与其共同生活达两周以上的人即可参与评定。原作者使用样本的年龄跨度从8个月到28岁,引进试用中还发现该量表在不同年龄、不同性别的使用上无差异。根据研究和临床应用确定ABC量表(表13-13)筛查界限分为31分,诊断界限分为53分。

表13-13 孤独症儿童行为量表(ABC)

本量表中列出患儿的感觉、行为、情绪、语言等方面异常表现的57个项目,请根据您孩子的真实情况在每项做"是"与"否"的判断。(注:填报人指患儿父母或与患儿共同生活达两周以上的人。)

项 目	1＝是	2＝否
1. 喜欢长时间的自身旋转		
2. 学会做一件简单的事,但是很快就"忘记"		
3. 经常没有接触环境或进行交往的要求		
4. 往往不能接受简单的指令(如坐下、来这儿等)		
5. 不会玩玩具等(如没完没了地转动或乱扔、揉等)		
6. 视觉辨别能力差(如对一种物体的特征——大小、颜色或位置等的辨别能力差)		
7. 无交往性微笑(无社交性微笑,即不会与人点头、招呼、微笑)		
8. 代词运用的颠倒或混乱(如"你"说成"我"等)		
9. 长时间的总拿着某件东西		
10. 似乎不在听人说话,以致怀疑他/她有听力问题		
11. 说话无抑扬顿挫、无节奏		
12. 长时间的摇摆身体		
13. 要去拿什么东西,但又不是身体所能达到的地方(即对自身与物体距离估计不足)		
14. 对环境和日常生活规律的改变产生强烈反应		
15. 当他和其他人在一起时,对呼唤他的名字无反应		
16. 经常做出前冲、脚尖行走、手指轻捏轻弹等动作		
17. 对其他人的面部表情或情感没有反应		
18. 说话时很少用"是"或"我"等词		
19. 有某一方面的特殊能力,似乎与智力低下不相符合		

续　表

项 目	1＝是	2＝否
20. 不能执行简单的含有介词的指令(如把球放在盒子上或把球放在盒子里)		
21. 有时对很大的声音不产生吃惊的反应(可能让人想到儿童是耳聋)		
22. 经常拍打手		
23. 大发脾气或经常发点脾气		
24. 主动回避与别人进行眼光接触		
25. 拒绝别人接触或拥抱		
26. 有时对很痛苦的刺激(如摔伤、割破或注射)不引起反应		
27. 身体表现很僵硬很难抱住(如打挺)		
28. 当抱着他时,感到他肌肉松弛(即他不紧贴着抱他的人)		
29. 以姿势、手势表示所渴望得到的东西(而不倾向于语言表示)		
30. 常用脚尖走路		
31. 用咬人、撞人、踢人等来伤害他人		
32. 不断地重复短句		
33. 游戏时不模仿其他儿童		
34. 当强光直接照射眼睛时常常不眨眼		
35. 以撞头、咬手等行为来自伤		
36. 想要什么东西不能等待(一想要什么就马上要得到什么)		
37. 不能指出5个以上物体的名称		
38. 不能发展任何友谊(不会和小朋友来往、交朋友)		
39. 有许多声音的时候常常捂着耳朵		
40. 经常旋转碰撞物体		
41. 在训练大小便方面有困难(不会控制大小便)		
42. 一天只能提出5个以内的要求		
43. 经常受到惊吓或非常焦虑、不安		
44. 在正常光线下斜眼、闭眼、皱眉		
45. 不是经常帮助的话,不会自己给自己穿衣		
46. 一遍一遍重复一些声音或词		
47. 瞪着眼看人,好像要"看穿"似的		
48. 重复别人的问话和回答		
49. 经常不能意识所处的环境,并且可能对危险情况不在意		
50. 特别喜欢摆弄并着迷于单调的东西或游戏、活动等(如来回地走或跑,没完没了地蹦、跳、拍敲)		
51. 对周围东西喜欢触摸、嗅和(或)尝		
52. 对陌生人常无视觉反应(对来人不看)		

续　表

项　目	1＝是	2＝否
53. 纠缠在一些复杂的仪式行为上，就像缠在魔圈子内（如走路一定要走一定的路线，饭前或睡前或干什么以前一定要把什么东西摆在什么地方或做什么动作，否则就不睡、不吃等）		
54. 经常毁坏东西（如玩具、家里的一切用具很快就弄破了）		
55. 在二岁半以前就发现该儿童发育延迟		
56. 在日常生活中至今仅会用 15 个但又不超过 30 个短句来进行交往		
57. 长期凝视一个地方（呆呆地看一处）		

该儿童还有什么其他问题请详述：

（八）孤独症谱系障碍筛查问卷（high-functioning autism spectrum screening questionnaire，ASSQ）

ASSQ 主要用于高功能患儿（Asperger 综合征）的筛查，由 Ehlers 等于 1999 年编制，共包括 3 个因子和 27 个条目，每个条目按照 0、1、2 分三级评分（0 分表示没有该项行为，1 分表示有一些问题，2 分表示有明显问题），筛查界限分为 17 分（家长填写，表 13-14）或 22 分（教师填写）。该量表由 Guo 等引进，普通话版本具有良好的信效度。

表 13-14　孤独症谱系障碍筛查问卷（ASSQ）（家长版）

根据您的了解，与其同龄孩子相比，您的孩子是否在以下一些方面与众不同？（请选择对应的项目：0＝不/无，没有这种情况；1＝有些；2＝是）

项　目	0＝不/无	1＝有些	2＝是
1. 不合时宜或古怪			
2. 被其他同龄儿童当成"怪教授"			
3. 有些生活在自己的世界里，个人兴趣独特且有限			
4. 专门收集针对某些物体的资料（死记硬背的能力很强），但并不真正理解其意义			
5. 对一些含义双关或具有比喻含义的语言仅理解字面上的含义			
6. 言语交流方式异乎寻常，比较正式、夸张、老套或使用机器人样语言			
7. 自行发明一些别人难懂的字词或表达方式			
8. 声音或说话的方式不同寻常			
9. 不由自主地发声，如咳嗽（清嗓子）、咂嘴、嘟哝或尖叫等			
10. 令人吃惊地擅长某些事情，而在其他事情上又令人吃惊地差			

续　表

项　目	0＝不/无	1＝有些	2＝是
11. 可自由使用语言，但不能根据场合及对象进行调整			
12. 缺乏设身处地理解别人的能力（共情能力）			
13. 说一些幼稚且令人难堪的话			
14. 注视事物的方式异乎寻常			
15. 希望进行社会交往，但不能与同伴建立关系			
16. 可以与其他人相处，但得按照他/她独特的方式			
17. 缺乏知心朋友			
18. 缺乏常识性理解能力			
19. 游戏能力差：在集体中不会合作，只顾自己			
20. 动作及姿势笨拙、不协调，迟缓			
21. 面部或身体有不自主的运动			
22. 由于对某些活动或想法的强迫性重复，难以完成简单的日常活动			
23. 有自己特殊的常规：坚持不变			
24. 对一些物体具有独特的迷恋			
25. 受其他儿童的欺负			
26. 面部表情显著异乎寻常			
27. 身体姿势显著异乎寻常			
其他上述未提到的表现 1： 其他上述未提到的表现 2： 其他上述未提到的表现 3：			
总分：			

（九）儿童孤独症评定量表（childhood autism rating scale，CARS）

CARS 为半定式量表（表 13-15），由评定者使用。本量表包括 15 个评定项目，每一项都附加说明，指出检查要点，让评定者有统一的观察重点与操作方法。本量表适用于有临床经验的人员使用。

表 13-15　儿童孤独症评定量表（CARS）

1 分＝与年龄相当的行为表现；2 分＝轻度异常；3 分＝中度异常；4 分＝严重异常。

项　目	评分标准
一、人际关系	1 分：与年龄相符的害羞、自卫及表示不同意 2 分：缺乏一些眼光接触，不愿意、回避、过分害羞，对检查者反应有轻度缺陷 3 分：回避人，要使劲打扰他才能得到反应 4 分：强烈地回避，对检查者很少反应，只有检查者强烈地干扰，才能产生反应
二、模仿（词和动作）	1 分：与年龄相符的模仿 2 分：大部分时间都模仿，有时激动，有时延缓 3 分：在检查者极大的要求下才有时模仿 4 分：很少用语言或动作模仿他人

续 表

项　目	评分标准
三、情感反应	1分：与年龄、情境相适应的情感反应（愉快、不愉快）和兴趣，通过面部表情姿势的变化来表达 2分：对不同的情感刺激有些缺乏相应的反应，情感可能受限或过分 3分：不适当的情感的示意，反应相当受限或过分，或往往与刺激无关 4分：极刻板的情感反应，对检查者坚持改变的情境很少产生适当的反应
四、躯体运用能力	1分：与年龄相适应的利用和意识 2分：躯体运用方面有点特殊，如某些刻板运动、笨拙、缺乏协调性 3分：有中度特殊的手指或身体姿势功能失调的征象，摇动旋转，手指摆动，脚尖行走 4分：如上述所描述的严重而广泛地发生
五、与非生命物体的关系	1分：适合年龄的兴趣运用和探索 2分：轻度的对东西缺乏兴趣或不适当地使用，像婴儿一样咬东西，猛敲东西，或者迷恋于物体发出的吱吱叫声或不停地开灯、关灯 3分：对多数物体缺乏兴趣或表现有些特别，如重复转动某件物体、反复用手指尖捏起东西、旋转轮子或对某部分着迷 4分：严重的对物体的不适当的兴趣、使用和探究，如上面描述的情况频繁地发生，很难转移其注意力
六、对环境变化的适应	1分：对环境改变产生与年龄相适应的反应 2分：对环境改变产生某些反应，倾向维持某一物体活动或坚持相同的反应形式 3分：对环境改变出现烦躁、沮丧的征象，当干扰他时很难被吸引过来 4分：对改变产生严重的反应，假如坚持把环境的变化强加给他，该儿童可能逃跑
七、视觉反应	1分：适合年龄的视觉反应，可与其他感觉系统反应整合 2分：有时必须提醒儿童去注意物体，有时全神贯注于"镜像"，有时回避眼光接触，有时凝视空间，有时着迷于灯光 3分：经常要提醒儿童正在干什么，喜欢观看光亮的物体，即使强迫他也只有很少的眼光接触，盯着看或凝视空间 4分：对物体和人存在广泛严重的视觉回避，着迷于使用"余光"
八、听觉反应	1分：适合年龄的听觉反应 2分：对听觉刺激或某些特殊声音缺乏一些反应，反应可能延迟，有时必须重复声音刺激，有时对大的声音敏感或对此声音分心 3分：对听觉不构成反应，或必须重复数次刺激才产生反应，或对某些声音敏感（如很容易受惊、捂上耳朵等） 4分：对声音全面回避，对声音类型不加注意或极度敏感
九、近处感觉反应	1分：对疼痛产生适当强度的反应，正常触觉和嗅觉 2分：对疼痛或轻度触碰、气味/味道等有点缺乏适当的反应，有时出现一些婴儿吸吮物体的表现 3分：对疼痛或意外伤害缺乏反应，比较集中于触觉、嗅觉、味觉 4分：过度的集中于触觉的探究感觉，而不是功能的作用（如吸吮、舔或磨擦），完全忽视疼痛或过分地作出反应

续 表

项　目	评分标准
十、焦虑反应	1分：对情境产生与年龄相适应的反应，并且反应无延长 2分：轻度焦虑反应 3分：中度焦虑反应 4分：严重的焦虑反应，儿童在会见的一段时间内可能不能坐下，或很害怕，或退缩等
十一、语言交流	1分：适合年龄的语言 2分：语言迟钝，多数语言有意义，但有一点模仿语言 3分：缺乏语言，或有意义的语言与不适当的语言相混淆（模仿言语或莫名其妙的话） 4分：严重的不正常语言，实质上缺乏可理解的语言或运用特殊的离奇的语言
十二、非语言交流	1分：与年龄相符的非语言性交流 2分：非语言交流迟钝，交往仅为简单的或含糊的反应，如指出或去取他想要的东西 3分：缺乏非语言交往，不会利用非语言交往，或不会对非语言交往作出反应 4分：特别古怪的和不可理解的非语言的交往
十三、活动水平	1分：正常活动水平，不多动亦不少动 2分：轻度不安静，或有轻度活动缓慢，但一般可控制 3分：活动相当多，并且控制其活动量有困难，或者相当不活动或运动缓慢，检查者很频繁地控制或以极大努力才能得到反应 4分：极不正常的活动水平，要么是不停，要么是冷淡，对任何事件很难得到儿童的反应，差不多不断地需要大人控制
十四、智力功能	1分：正常智力功能，无迟钝的证据 2分：轻度智力低下，技能低下表现在各个领域 3分：中度智力低下，某些技能明显迟钝，其他的接近年龄水平 4分：智力功能严重障碍，某些技能表现迟钝，另外一些在年龄水平以上或不寻常
十五、总的印象	1分：不是孤独症 2分：轻微的或轻度孤独症 3分：孤独症的中度征象 4分：非常多的孤独症征象

　　本量表是按1、2、3、4四级标准评分，依次为"1分：与年龄相当的行为表现""2分：轻度异常""3分：中度异常""4分：严重异常"。每一级评分又有具体的描述性说明，以便不同评分者之间尽可能一致。

　　本量表最高分为60分，当总分大于30分可考虑为孤独症，30～36分为轻至中度孤独症，大于36分并且5项以上达3分或大于3分时为重度孤独症。其评定结果完全是一种心理评估报告，不能等同于临床诊断。

（十）儿童抑郁障碍自评量表（depression self-rating scale for children，DSRSC）

　　DSRSC由Birleson根据Feighner成人抑郁症诊断标准而制订，用于儿童抑郁症的评估，其信度和效度较好，可为临床儿童抑郁障碍诊断提供帮助。该量表共有18个项目，共计0、1、2三级评分：0，没有;1,有时有;2,经常有。该量表为负性评分,得分高表示存在抑郁;其中第1、2、4、7、8、9、11、12、13、16项为反向计分(表13-16)。国内建立了该量表8～16岁的常模,并进行信效度检验,提示其具有好的内部一致信度和重测信度,较好的效度,对抑郁障碍诊断的灵敏度为86%,特异度为82%。

表 13-16　儿童抑郁障碍自评量表(DSRSC)

根据你最近1周的实际感觉,请在最符合你情况的选项上打"√"。

	0=没有	1=有时有	2=经常有
1. 我像平时一样盼望着许多美好的事物			
2. 我睡得很香			
3. 我感到我总是想哭			
4. 我喜欢出去玩			
5. 我想离家出走			
6. 我肚子痛			
7. 我精力充沛			
8. 我吃东西很香			
9. 我对自己有信心			
10. 我觉得生活没什么意思			
11. 我认为我所做的事都是令人满意的			
12. 我像平常那样喜欢各种事物			
13. 我喜欢与家人一起交谈			
14. 我做噩梦			
15. 我感到非常孤单			
16. 遇到高兴的事我很容易高兴起来			
17. 我感到十分悲哀,不能忍受			
18. 我感到非常烦恼			

(十一)儿童焦虑性情绪障碍筛查量表(the screen for child anxiety related emotional disorders,SCARED)

SCARED由美国精神病学家Birmaher于1997年编制,共41个条目,通过平行于DSM-IV对焦虑障碍的分类,分析提取五个因子,分别为:躯体化/惊恐(13个条目)、广泛性焦虑(9个条目)、分离性焦虑(8个条目)、社交恐怖症(7个条目)和学校恐怖症(4个条目)。该量表评定过去3个月的情绪。评分为0、1、2三级评分:0,没有症状;1,部分有;2,经常有。所有得分相加得到总分,得分越高提示焦虑越严重。

王凯等对SCARED量表(表13-17)进行了信度、效度检验,并建立了中国城市常模,提示该重测信度(0.567～0.608)、内部一致信度(0.43～0.89)均好,对焦虑障碍诊断的灵敏度为0.74,特异度为0.79。

表 13-17　儿童焦虑筛选量表(SCARED)-自评版

请根据您自己过去3个月的情况进行评估。0=没有或几乎没有,1=部分存在,2=有或经常有。

	0	1	2
1. 当害怕时会感到呼吸困难			
2. 在学校里感到头疼			
3. 不喜欢与自己不太熟悉的人在一起			
4. 不敢在外面过夜			
5. 害怕喜欢自己的人			
6. 受惊吓时有一种昏厥感			
7. 易紧张			
8. 爸爸妈妈走到哪儿会跟到哪儿			
9. 别人说我看上去紧张			
10. 与自己不太熟悉的人在一起感到紧张			
11. 在学校里胃疼			
12. 受惊吓时觉得自己要发疯			
13. 害怕独自睡觉			
14. 为成为一个好孩子而担心			
15. 受惊吓时觉得周围事物不真实			
16. 做关于父母碰到不幸的噩梦			
17. 担心去上学			
18. 受惊吓时心跳厉害			
19. 经常发抖			
20. 做关于自己碰到不幸的噩梦			
21. 担心某些事情会使自己筋疲力尽			
22. 受惊吓时大汗淋漓			
23. 是个"担心虫"			
24. 无缘无故地害怕			
25. 害怕自己单独待在家里			
26. 很难与自己不太熟悉的人交谈			
27. 害怕时会有喉咙塞住感			
28. 别人说我担心太多			
29. 不喜欢离开家			
30. 害怕出现焦虑或惊恐发作			
31. 担心不幸的事情会发生在父母身上			
32. 与不太熟悉的人在一起会感到害羞			

续　表

	0	1	2
33. 对即将发生的事情担心			
34. 受惊吓时有一种被上抛的感觉			
35. 对自己做事的能力担心			
36. 害怕上学			
37. 对已经发生的事情担心			
38. 受惊吓时觉得头晕目眩			
39. 跟别的儿童或成人在一起感到紧张,当他们看我时我必须做点什么(如:大声朗读、讲话、游戏或体育活动)			
40. 对参加有许多不熟悉的人在场的聚会、舞会或其他场合感到紧张			
41. 害羞			

（十二）长处和困难问卷（strengths and difficulties questionnaire，SDQ）

英国心理学家 Goodman R. 于 1997 年编制了儿童 SDQ，并于 2001 年再次进行修订。用于评估 3~7 岁儿童少年的情绪和行为问题，具有良好的信度和效度。该量表被翻译成多种语言，在世界范围内得到广泛认可和应用，同时被世界精神病协会（WPA）儿童心理卫生主席项目（WPA-PPCMH）的《儿童青少年情绪和行为治疗手册》推荐用于对儿童青少年情绪行为的评估。该问卷由上海市精神卫生中心的杜亚松团队引进和修订，完成信效度检验和制定 SDQ 三种版本（家长版、教师版和自评版）的中国常模。

长处和困难问卷（SDQ）（家长版）共有 25 个条目，由此评估出情绪症状、品行问题、多动/注意缺陷、同伴交往问题和亲社会行为等五个因子及困难总分（困难总分是由情绪症状、品行问题、多动/注意缺陷和同伴交往问题构成）。此外，根据量表的附加问题，评估相应的影响程度，得出影响因子即该量表的第七个因子。25 个条目的每个条目按 0、1、2 进行三级评分：0 分，不符合；1 分，有点符合；2 分，完全符合。其中第 7、11、14、21 和 25 这五个条目为反向记分。影响因子包括困难对孩子的困扰和对孩子造成的社会功能缺陷 2 个条目，按 0、1、2 进行三级评分，均为正向评分。由家长和老师根据平时对孩子的观察，评估孩子近 6 个月的情绪、行为、交往等的情况。11~17 岁的孩子可以自评近 6 个月的情况。

SDQ 问卷中国常模见表 13-18。

表 13-18　SDQ 问卷中国常模

根据 3~17 岁中国儿童样本的原始分数制订的划界范围。

填表人	量表	正常	边缘水平	异常
家长	困难总分	0~14	15~16	17~40
	情绪症状	0~3	4	5~10
	品行问题	0~2	3	4~10
	多动/注意缺陷	0~6	7	8~10
	同伴交往问题	0~4	5	6~10
	亲社会行为	10~6	5	4~0
教师	困难总分	0~13	14~17	18~40
	情绪症状	0~3	4	5~10
	品行问题	0~2	3	4~10
	多动/注意缺陷	0~6	7~8	9~10
	同伴交往问题	0~4	5	6~10
	亲社会行为	10~5	4	3~0
自己	困难总分	0~14	15~17	18~40
	情绪症状	0~4	5	6~10
	品行问题	0~3	4	5~10
	多动/注意缺陷	0~5	6	7~10
	同伴交往问题	0~4	5	6~10
	亲社会行为	10~6	5	4~0

长处和困难问卷（strengths and difficulties questionnaire，SDQ）

【指导语】请你根据过去 6 个月内对孩子的观察，回答以下问题。请你从题目右边的 3 个选项"不符合""有点符合""完全符合"的空格中勾选出你觉得合适的答案。请你不要遗漏任何一题，即使你对某些题目并不是十分确定。

孩子的名字：_____孩子的性别：_____孩子的出生日期：_____

	0=不符合	1=有点符合	2=完全符合
1. 关心别人的感受			
2. 坐立不安,过度活跃,不能长时间保持安静			
3. 经常头痛、肚子痛或身体不舒服			
4. 常与他人分享东西(食物、玩具、笔等)			
5. 经常发脾气或脾气暴躁			
6. 经常独处,通常独自玩耍			
7. 通常依照吩咐做事			
8. 经常担忧,心事重重			
9. 如果有人受伤、难过或不适,很乐意帮忙			
10. 经常烦躁或扭动			
11. 有 1 个以上好朋友			
12. 经常跟其他孩子打架或欺负他们			
13. 经常不快乐、心情沉重或流泪			

续表

	0＝不符合	1＝有点符合	2＝完全符合
14. 一般来说,被其他孩子喜欢			
15. 容易分心,难以专注			
16. 在新环境中感到紧张或黏人,容易失去信心			
17. 友善地对待年少的儿童			
18. 经常撒谎或不老实			
19. 被其他孩子捉弄或欺负			
20. 常自愿帮助别人(家人、老师、其他孩子)			
21. 做事前会先想清楚			
22. 在家、学校或别处偷窃			
23. 与大人相处比与同辈相处更融洽			
24. 有很多恐惧,易受惊吓			
25. 做事有始有终,注意力良好			

填写人签名:＿＿＿＿＿ 填表日期:＿＿＿＿ 填表人:家长/老师/其他人(请注明):＿＿＿＿＿

【附加问题】

1. 概括而言,你认为孩子/自己在以下这些方面是否有困难?情绪方面、注意力方面、行为方面,还是和别人相处方面?

A. 否　　　　　　　　　B. 有少许困难
C. 有困难　　　　　　　D. 有很大困难

2. 如果存在困难,这些困难持续了多久?

A. 少于1个月　　　　　B. 1～5个月
C. 6～11个月　　　　　D. 1年以上

3. 如果存在困难,这些困难造成的困扰如何?

	0＝没有	1＝轻微或颇微	2＝非常
这些困难是否困扰着你的孩子、学生或自己			
这些困难是否对你在下列的日常生活造成干扰 家庭生活			
与朋友关系			
上课学习			
课外休闲活动			
你的这些困难是否成为你身边其他人(家人、朋友、老师)的负担			

(曹庆久)

第五节　气质、个性、神经认知及其他测验

一、婴儿行为评定

婴儿期是生长发育的第一高峰期。随着神经系

统的快速发育,婴儿的感知觉、大运动及精细动作、社交沟通及语言技能快速发展,其中运动发育评估从20世纪90年代以来更加关注婴儿非反射性运动行为及演变特征。即通过观察婴儿的自主运动、运动模式、姿势控制等发现婴儿微小的运动行为变化,作为敏感的评估工具测评婴幼儿的运动技能,判断其运动功能的速率和顺序是否出现异常。由于部分婴儿在围产期和出生后存在各种高危因素,影响到婴儿的发育进程。正确评价婴儿期神经行为发育水平,早期识别发育过程中的异常,采取预见性干预和早期促进尤为重要。

1. **新生儿神经行为评估**　1961年Brazelton首先提出了"新生儿行为评分法"(neonatal behavioral assessment scale, NBAS)。NBAS包括27个行为项目和20个神经反射。行为项目又分为四个方面:① 相互作用,新生儿对简单或复杂环境因素的反应能力,包括对非生物或生物性声音的定向能力、情绪反应等;② 状态控制,如何维持其安静或觉醒状态对各种刺激的习惯形成;③ 运动能力,肢体的肌张力、活动范围、活动成熟度等;④ 生理应激反应。神经反射项目包括足抓握、踝震挛、自动踏步、侧弯反射、四肢被动运动、手抓握、拥抱反射、吸吮反射等。此法最初用于产妇用药对新生儿行为的影响和高危儿预后的估计。

NBAS重点在行为方面,该测验评分和分析方法不易掌握。20世纪80年代初北京协和医院鲍秀兰吸取了NBAS和法国Amieltison新生儿神经运动测定方法的优点,结合自己的经验编制了新生儿20项行为神经测定(neonatal behavioral neurological assessment, NBNA),于1988年完成了全国常模:从新生儿的行为能力(视、听觉定向反应)、被动肌张力、主动肌张力、原始反射、一般状态五个方面评估新生儿行为神经发育。共有20个项目,每项评分为三个分度,即0分、1分和2分。满分为40分。结果判定:生后7天<35分为异常,生后12～14天≤35分为严重异常。应用新生儿行为神经评定能及早发现围产期高危因素导致脑损伤所引起的神经行为异常,为早期干预提供客观依据。在做新生儿行为神经评定时应注意,当存在围产期高危因素导致新生儿肌张力增高时,会使NBNA评分出现偏差,此时对评分结果的解释应慎重。

2. **婴儿运动发育技能评定**　婴儿运动发育技能评估主要目的:① 判断其相对于同龄儿的运动发育水平;② 可动态观察儿童运动发育的轨迹;③ 将该年龄段内未得分项目作为近期训练目标,对干预治疗方案的制订提供依据;④ 对粗大运动和精细动

作发育商进行比较,判断儿童运动能力是否存在相对的分离;⑤ 通过对婴儿运动技能质和量的评估,可以预测婴儿后期的运动发育结局、并对早期干预效果评价。

(1)Alberta 婴儿运动量表(Alberta infant motor scale,AIMS) AIMS 是由加拿大 Alberta 大学 Martha C. Piper 和治疗师 Johanna Darrah 于 1994 年创制的。创制的初衷正是为了满足对日益增长的高危婴儿群体进行检测以发现粗大运动发育异常并给予尽早干预的需求。AIMS 几乎不要求检查者对婴儿进行各种操作,而是通过观察婴儿的自发运动发育模式,从负重、姿势和抗重力运动三方面特征进行分析和评估。对 0~18 个月这一发育中的婴儿运动行为的演变及成熟过程进行观察性测量。量表最初设置了 84 个项目,这些项目根据婴儿被评估时所处的四种体位被分为四组:俯卧、仰卧、坐位和站立位。画家对每一个项目制作了一幅图。每一个项目组成包括所画婴儿特定体位的图式和在该体位下对所观察的负重、姿势、抗重力运动等细节的描述。2009 年北京大学第一医院黄真、李明完成了《发育中婴儿的运动评估——Alberta 婴儿运动量表》一书的翻译并出版。

(2)婴儿运动表现测试(test of infant motor performance,TIMP) TIMP 是一种功能性的运动能力测验,适用于矫正胎龄 34 周至 4 个月的婴儿,主要针对婴儿的姿势协调和运动控制等进行评估。原作者为 Suzann K. Campbell,中文版修订主要负责人为张雨平。目前已更新的第五版 TIMP 包括 42 项评估项目:第 1~13 项为观察条目,包括头部控制、四肢运动、不安运动等方面;第 14~42 项为诱发条目,评估者通过手法让婴儿保持坐位、仰卧位、侧向翻身、俯卧位、站立位等,以观察婴儿对头部的控制、躯干及四肢的运动,以及对视觉和听觉刺激的反应等内容并进行评估。TIMP 可以早期预测高危婴儿日后不同的神经运动发育结局。

3. 婴幼儿情绪行为评定 情绪是人类的生物-社会现象。婴儿一出生就具有基本的情绪反应,情绪产生的顺序和规律,服从于婴儿的生理成熟和社会适应的需要。情绪的表达有面部肌肉运动模式、声调和身体姿态三种形式,其中尤以面部表情所携带的情绪信息具有特异性。婴幼儿的情绪反应可分为正性和负性两类:正性情绪中最基本的有兴趣(生后 4~7 天出现)、快乐(生后 3~6 周出现)、笑(生后 5 周出现);负性情绪有痛苦与悲伤(生后 1~2 天出现)、愤怒(生后 4~8 周出现)、啼哭等。儿童发展心理学家的研究表明,婴幼儿的情绪表现有以下特点:

① 情境、外部性,即随外部情境、条件的改变而变化;② 激动、冲动性,即高兴时马上会手舞足蹈、笑逐颜开,愤怒时马上会咬牙切齿、暴跳如雷;③ 暂时性,即指某种情绪持续时间不会太长;④ 与生理需要有关,特别在婴儿时期更明显,饥饿或身体不舒适时会哭泣,吃奶时会笑。

情绪是一种具有内在性的心理现象,行为是情绪的外在表现,因此可以通过观察婴幼儿的行为模式判断他的情绪状态,也可以通过他的情绪状态来推断其行为。2005 年由华中科技大学同济医学院石淑华和张建瑞等对美国 2004 年版《12~36 月龄儿童情绪和社会性评估量表》进行了修订和标准化,编制了《中国城市幼儿情绪和社会性评估量表》。该量表由 146 个条目组成,包括四个领域:外显行为域、内隐行为域、失调域及能力域。能够早期识别儿童情绪及社会性相关问题,为早期干预提供依据。

二、儿童气质量表

气质是一个人心理活动的动力特征,主要表现为心理活动的强度、速度、灵活性与指向性,并以反应的外部特质表现出来,使每个人的心理活动带上个人的独特色彩,制约心理活动的进行。每个人的气质从出生时就有个别差异,而婴幼儿的气质特点较青年和成人更加明显,掩蔽性小,易被观察。20 世纪 40—50 年代,就有许多学者从不同角度研究婴幼儿气质,认为气质影响儿童的成长发展,也影响家长对子女的态度。因而提出不同气质婴幼儿,需给予不同的照顾和教育方式,这对培养儿童的良好个性具有重要的理论与实践意义。

1. 新生儿气质评定 从出生的那一刻开始,新生儿就具有各自独特人格特征,表现为睡眠的节律性、活动水平的高低、是否爱哭、哭声大小等。这些与生俱来的行为特点或状态代表了新生儿的气质。美国儿科医师布雷泽尔顿(Brazelton,1978)把新生儿分为三种类型:活泼型、安静型、中间型。其行为模式大致为:① 活泼型,出生后立即哭叫,穿衣、睡醒、喂奶前均大哭大叫,手脚乱动乱踢。主要在刺激激惹性上得高分。② 安静型,出生后不活跃,少哭闹、动作缓慢、安静地环视周围。在状态稳定、可安慰性、自我安静等项目上得高分。③ 中间型,介于上述两型之间。

2. 婴幼儿气质评定 婴幼儿时期是社会化和社会交往模式形成的时期,对个性的塑造起奠基作用。近年来儿童发展心理学的研究提示,气质很可能是婴幼儿社会化的个体内在依据,它可能对婴幼儿社会行为个体差异提供解释。Thomas 和 Chess

(1977、1984)对婴儿进行了长期研究,其所描述的气质特征在对婴儿发展的预测方面受到人们的重视,他们的解释具有鲜明的教育意义和临床价值。Carey 和 McDevitt 等依据 Thomas 和 Chess 的儿童气质理论陆续编制了:① 小婴儿气质问卷(early infancy temperament questionnaire,EITQ),适用于 1～4 个月婴儿,共有 76 个项目;② 婴儿气质问卷-修订版(revised infant temperament questionnaire,RITQ 或 ITQ-R),适用于 4～11 个月婴儿,共有 95 个项目;③ 幼儿气质量表(toddler temperament scale,TTS),适用于 1～3 岁幼儿,共有 97 个项目;④ 3～7 岁儿童气质问卷(behavioral style questionnaire,BSQ),共有 100 个项目;⑤ 8～12 岁儿童气质问卷(middle childhood temperament questionnaire,MCTQ),共 99 个项目。后面的四个气质问卷由西安医科大学发育行为儿科研究室进行了修订和标准化,建立了全国常模。修订后的系列气质问卷重测信度均>0.70,效度检验 Cronbach α 系数各量表均>0.6。

20 世纪 80 年代初,中国台湾徐澄清等对 Thomas 和 Chess 等编制的婴幼儿和儿童气质量表进行过翻译和修订。1983 年张瑶曾在北京试用其中的儿童气质量表。1996 年、1998 年我国研究者分别将 8～12 岁和 3～7 岁儿童气质量表引入国内,并进行了修订。王玉凤等研究者 1997 年也曾应用儿童气质量表研究华人儿童气质类型分布以及与各种相关因素相互作用的关系。可以看出,儿童气质量表已经在国内得到较广泛的应用。张凤等修订的 3～7 岁儿童气质量表包括九个维度,每个维度有 8 个条目,共 72 个项目,其中九个维度分别命名为活动水平、预测性、趋避性、适应性、反应强度、心境、注意分散度、持久性以及反应阈。洪琦等修订的 8～12 岁气质问卷由 99 个项目组成,同样测查上述的九个维度内容。得出结果后与常模进行比较,根据均值在正常值范围或高于、低于 1 个或 2 个标准差,可以将儿童的气质类型划分为如下五种:容易抚育型(E 型)、抚育困难型(D 型)、发动缓慢型(S 型)、中间近抚育困难型(1-D 型)、中间近容易抚育型(1-E 型)。

应用婴幼儿气质评定所提供的信息,可以深入了解儿童的气质类型及特征,有针对性地给家长提供个体化的抚育方案,充分发挥环境因素对气质在一定程度上的塑造作用,使婴幼儿的气质向着良好适应的方向发展,促进婴幼儿社会化的进程和质量。

三、成就测验

成就或教育成就,是指个体经一定的教育或训练后所学到的东西。这种学习的成就具有个体差异性,和智力一样属于一种心理特质。成就测验就是测量各方面学习成就程度的一种心理测验手段。成就测验种类很多,例如标准化测验、教师自编测验、筛选性测验与诊断性测验等。过去这类测验主要在教育领域使用,近 30 年来开始应用于儿童精神医学领域,尤其在学习无能或学习困难儿童诊断和安置中起着重要作用。在我国,目前非常需要成就测验的评估方法,但适合我国儿童少年临床使用的成就测验还很少。

(一) 韦氏个别成就测验(Wechsler individual achievement test,WIAT)

WIAT 是一套综合性的成就测验,用于评估 5～19 岁儿童少年的知识和学习技能。WIAT 有八个分量表,分别是基本阅读(basic reading)、数学推理(mathematic reasoning)、拼写(spelling)、阅读理解(reading comprehension)、数字运算(numerical operations)、听觉理解(listening comprehension)、口头表达(oral expression)和书面表达(written expression)。韦氏个别成就测验第三版(WIAT-Ⅲ)发行于 2009 年,适用于 4～19 岁的儿童少年,可用于教育、临床和研究领域。

WIAT-Ⅲ包括 16 个分测验。这些分项测试结合在一起形成了七个合成分数:口语、总阅读、基础阅读、阅读理解和流利性、书面表达、数学、数学流利性和总成绩。测试时间为 30～145 分钟。分测验和复合测验都提供了标准分数和百分位数,年龄和年级的等值也提供了标准分数和百分位数。

WIAT-Ⅲ除字母书写流利度内部一致性信度为 0.69 外,其他所有分测验的内部一致性信度系数都在 0.83～0.97 之间。所有的综合得分都有很好的内部一致性信度,得分在 0.90～0.98 之间。重测信度 16 项分项测试中有 14 项的信度得分在 0.82～0.94 之间;听力理解和句子写作得分的重测信度分别为 0.75 和 0.79;综合得分的重测信度为 0.87～0.96。

(二) 考夫曼教育成就测验(Kaufman test of educational achievement,K-TEA)

K-TEA 是为 6～18 岁的学校儿童设计的个别施测的成就测验。K-TEA 有 5 个分测验:阅读译解(reading decoding)、阅读理解(reading comprehension)、数学运用(mathematics application)、数学计算(mathematics computation)、拼写(spelling)。测验结果可以合成阅读分、数学分和量表总分。K-TEA 有简版和全版两种形式。K-TEA 第三版

(KTEA-3)是修订和更新的综合学业成就测验,发行于2014年,适用于4~25岁的个体。KTEA-3以阅读、数学、书面和口头语言等广泛领域的学术技能评估的临床模式为基础,遵循卡特尔-霍恩-卡罗尔(CHC)或信息处理理论评估方法。最新版本根据《残疾人教育改善法》(IDEA,2004)或《精神障碍诊断与统计手册(第五版)》(DSM-5,2013)标准评估学习障碍。核心单元的格式与前几版类似,包括阅读、数学、书写、口头言语和语言处理。K-TEA的信效度都较高,简版各年龄段数学、阅读、拼写的分半信度在0.87~0.91之间。

（三） 斯坦福成就测验（Stanford achievement test，SAT）

SAT是一种团体施测的综合性成就测验,最初版于1923年发表。SAT是一种组合式测验,适用于幼儿到高中生。SAT有两个配套测验,分别为斯坦福早期学校成就测验和斯坦福学业技能测验,前者用于幼儿园和小学一年级学生,而后者则适合于初中二年级到大学一年级学生。SAT包括11个科目内容:词汇、阅读理解、拼写、听觉理解、词汇学习技能、语言、数学概念、数学计算、数学应用、社会科学常识、自然科学常识等。测验用时3~5小时,通常分几天完成。测验可以提供量表分、百分等级、年级当量等,有学年初常模和学年末常模,具有良好的信效度。2003年发行的第10版同时提供简单的评语,反映成绩的变化等信息。

（四） 广泛成就测验（wide range achievement test revised，WRAT-R）

WRAT-R系Reinehr 1987年的修订版,为个别实施的测验,适用于测查5岁至成人的阅读、拼写和算术学业成就水平。其结构简单,花时较少,是临床上协助诊断学习无能儿童的较好工具。该量表由三个分量表组成,即拼写、算术和阅读分测验。拼写分测验主要测查拼写自己姓名、单词等的拼写水平;算术分测验主要测查加、减、乘、除运算水平;阅读分测验主要测查阅读量及阅读速度。量表的测试结果采用各分量表年级水平、标准分及百分位表示,由此判断儿童学业成就的高低。如与智力测验成绩结合分析,当智商在平均水平而成就测验成绩明显低于实际年级水平,则学习无能的诊断可能性就较大。但作出学习无能诊断,还需结合其他指标。

（五） 多重成就测验（multiple achievement tests，MAT）

2003年马慧霞、龚耀先等编制了一个包括多学科、适用于多年级的、可以进行团体施测的多重成就测验。MAT分甲、乙两套,各包括五个分量表18个分测验,甲套265道、乙套263道测验题。MAT五个分量表分别是语文、化学、物理、历史和数学。语文、历史和数学分量表用于初一至大一年级;物理分量表用于初二以上年级,化学分量表用于初三以上年级。研究者在太原市取样1448人,被试年龄范围在12~22岁。研究获得了太原地区中学各年级和大学一年级学生在各分量表上的区域常模。36个分测验中,35个分测验的难度值在0.20~0.80之间;绝大部分分测验区分度达优良水平。信效度检验结果也符合测验学的要求。

四、人格（个性）测验

在精神医学中,许多儿童少年精神病理情况涉及人格或人格形成问题,都很有必要了解不同时期人格特征及其变化。人格测验的种类繁多,大致可以分为两大类:结构明确的自陈问卷测验和结构不明确的投射测验。自陈问卷测验是一种自我报告式问卷,即对想要测量的人格特征编制许多测题(问句),测量对象只需要对测题做出选择式判断,主测者再根据答案来衡量被测者的人格特征。投射测验是选用意义不明确的各种图形或数字,让被测量者在不受限制的情境下,自由地做出反应,然后再通过对被测者的反应来分析、推测其人格。这种评定方法,其原理来自精神分析理论的外投射机制:一个人的人格结构大部分处于潜意识中,通过明确的问题很难表达出自己的感受,而任其对各种事物(刺激物)随意反应时,可以使潜意识中的欲望、需求、态度、心理冲突流露出来。现对儿童少年常用的人格测验加以介绍。

（一）艾森克个性问卷（Eysenck personality questionnaire，EPQ）

EPQ系英国心理学家H. J. Eysenck及其夫人于1975年在其之前编制的多个人格调查表的基础上编制而成。Eysenck提出人格的基本维度包括精神质、外倾性和神经质,且据此观点编制了由四个分量表构成的艾森克个性问卷。四个分量表分别是精神质、外倾性、神经质以及说谎量表。EPQ主要测量受测者在精神质、外倾性、神经质人格维度上的特征;说谎量表是一个效度指标,主要用于识别受测者回答问题时的诚实程度。EPQ的最新版本是Eysenck等针对1975年版EPQ中的P量表信度较低的缺点,于1985年再次修订的EPQ-R。EPQ有儿童和成人两种版本,其中儿童版本由97个项目组成,适用的年龄范围为 7～15 岁。

陈仲庚、龚耀先先后对 EPQ 进行了修订。目前国内共有三种版本的 EPQ。陈仲庚等修订的 EPQ 由 85 个项目组成;龚耀先等 1984 年完成了由 88 个项目构成的 EPQ 的第一次修订,1999—2000 年又对其进行了重新修订。钱铭怡等对 EPQ 简式量表(EPQ-RS)进行了修订形成了艾森克人格问卷简式量表中国版(EPQ-RSC),由 48 个项目组成。EPQ-RSC 适用年龄范围为 16 岁以上。国内修订的 EPQ 无论是 85 个项目或 88 个项目的版本,均有儿童问卷和成人问卷之分,儿童问卷适用的年龄范围为 6～16 岁。以龚耀先修订的 88 个项目的 EPQ 版本为例,EPQ 由三个人格维度和一个效度量表组成:① 神经质(N)维度,测查情绪稳定性,高分反映易焦虑、抑郁和较强的情绪反应倾向等特征;② 内-外向(E)维度,测查内向和外向性人格特征,高分反映个性外向,具有好交往、热情、冲动等特征,低分则反映个性内向,具有好静、稳重等特征;③ 精神质(P)维度,测查一些与精神病理有关的人格特征,高分儿童可能具有残忍、敌意、好攻击、缺乏同情心、无是非感等;④ 掩饰(L)量表:测查掩饰自己朴实,遵从社会习俗、道德规范的特征,高分表明掩饰。结果采用 T 分表示,根据各维度 T 分高低判断人格倾向和特征。通常将高于 60 分或低于 40 分认为是具有某种人格倾向。超过 70 分或低于 30 分为具有某种人格特征。还可将 N 维度和 E 维度组合,进一步分出多种人格特征。典型的有外向稳定(多血质)、外向不稳定(胆汁质)、内向稳定(黏液质)和内向不稳定(抑郁质)四种类型。

EPQ 为自陈量表,实施方便,既可以个体也可作团体测验,是临床应用较广泛的人格测验。研究者获得了该量表在全国范围内的信度和效度资料,并分别制订了儿童和成人的全国常模。但 EPQ 条目较少,反映的信息量也相对较少,难以对患者进行全面的人格评估。

(二)明尼苏达多相人格问卷(Minnesota multiphasic personality inventory,MMPI)

为帮助临床工作者对精神障碍患者进行全面客观检查和快速准确地作出诊断分类,Hathaway 和 McKinley 于 20 世纪 40 年代共同编制了 MMPI。后来经过临床实践的反复验证和修订,到 1966 年最终形成由 566 个项目构成的 MMPI 版本。1989 年 Butcher 等对 MMPI 重新标准化,通过修改或增减部分条目、重建美国常模、新的标准分算法等建立 MMPI-2。编制该测验的目的是用于精神病理学症

状的调查,以此作为精神疾病的鉴别诊断工具。精神疾病患者大多具有某种不健全的人格特点,该问卷能够反映出这些特点,因此 20 世纪 60 年代后 MMPI 成为精神疾病患者的一项常规检查,用以了解患者的情绪状况、心身问题、社会问题以及病理性人格特征等情况,并判断其病情严重程度。除此以外,MMPI 也在司法鉴定、犯罪调查、教育与职业选择等其他领域被广泛地使用,成为世界上占主导地位的心理测量工具。宋维真、纪术茂、邹义壮等多位学者将 MMPI/MMPI-2 引进国内并进行修订。目前国内临床工作中应用较多的版本是宋维真等从 1980 年开始主持修订的 MMPI,于 1989 年完成了标准化工作,并制定了全国常模。1990 年、1999 年邹义壮、张建新等研究者开始把 MMPI-2 引进国内,并进行了修订。MMPI 适用年龄范围为 14 岁以上的儿童少年和成人。尽管 MMPI 是精神医学临床中使用频率最高的一种心理测验,但其内容主要针对 16 岁以上精神疾病人群特点,且受测者需要具有初中或初中以上文化程度,故在正常人群和儿童精神医学中适用对象较少,在此仅作简要介绍。

MMPI 由 566 个项目组成,临床诊断中只使用前 399 个项目即可。MMPI 由四个效度量表和十个临床量表组成。无回答(Q 或?)、说谎(L)、效度(F)、校正(K)是 MMPI 中的四个效度量表。十个临床量表包括疑病症、抑郁症、歇斯底里、精神病态偏倚、男性化-女性化、妄想症、精神衰弱、精神分裂症、轻躁狂、社会内向性格。

首先,观察四个效度量表,评价本次测试是否能真实反映受检者的情况,如果其中一些量表得分过高,那么整个测验结果就不可信。

(1)"疑问量表"用"?"表示　也称为"无回答",是对测题无反应或对"是"与"否"都进行反应的项目总数。通常情况下,漏答和回答自相矛盾的题数很少超过 5 个,如果在前 399 个题目中"无回答"原始分超过了 30,则提示临床量表的结果不可信。

(2)"说谎量表"用 L 表示　L 量表是由一组与社会认可有密切关系的项目所组成,涉及那些所有人都可能存在的细小缺点或弱点,而那些想让别人把自己看得理想些的受测者,往往连这样细小的短处也不承认。其用途在于去识破那些受测者故意想让别人把自己看得理想些的意图。L 量表上得分越高,这种意图越明显。

(3)"诈病"或"伪装"用 F 表示　这是一组有关身体或心理异常的项目,目的是为了发现那些"离题"的反应或"胡来"的做法。如果得分过高,就表明他不像一般正常人那样认真切实进行回答,或是在

有意装病,或是有精神方面的问题。

(4)"修正"或"防御"用 K 表示 这一量表与"说谎"和"诈病"分数有关。正常人可能会故意装病,而真正有问题的人也可能故意掩饰自己的异常,故意表现出健康。K 分数可以克服这些因素的影响,当 K 分数高时,受测者可能努力掩饰自己的不健康情况;而当分数低时,则可能表现为一种诈病倾向。

其次,观察各个临床量表的得分。如果在某临床量表上受测量者得分过高或过低,则可能反映出受测者存在这个方面的心理异常或障碍。

(1)疑病(Hs) 高分提示受测者有许多述说不清的身体上的不适。得分较高时提示有疑病症的表现。高分者一般有不愉快、自我中心、敌意、需求同情、诉苦及企图博得同情的表现。

(2)抑郁(D) 高分者往往表现出抑郁倾向、易怒、胆小、依赖、悲观、苦恼、嗜睡、过分控制及自罪等。

(3)癔病(Hy) 得分特别高提示具有经典的歇斯底里特征的病理条件。高分者表现出依赖性神经症的防御,用否认和压抑来处理外界的压力。他们多表现为依赖、天真、外露、幼稚及自我陶醉。他们的人际关系经常被破坏,并缺乏自知力,在高度的精神压力下经常伴有身体症状,并把心理问题作为躯体问题来解释。

(4)精神病态偏倚或病态人格(Pd) 得分高者很难接受社会的价值观和社会规范,而往往热衷于各种非社会的或反社会的行为。得分特别高时提示有典型的反社会人格、病态人格倾向。他们表现外露,善于交际,但却是虚伪、做作的;爱享受,好出风头,判断力差,不可信任,不成熟,有敌意,好攻击,爱寻衅;在婚姻及家庭关系中,经常处理不好,并违反纪律等。

(5)性度或男性化-女性化(Mf) 两性越是得分高,就表示越偏离自己原来的性向。高分的男性表现敏感、爱美、被动、女性化,他们缺乏对异性的追逐;低分的男人好攻击、粗鲁、爱冒险、粗心大意、好实践及狭窄。高分的女性被看作男性化、粗鲁、好攻击、自信、缺乏情感、不敏感;低分的女性被看作被动、屈服、诉苦、吹毛求疵、理想主义(不现实)、敏感。

(6)偏执或妄想狂(Pa) 首先,得分高的受测者表现出明显的精神病性行为,也许有思维混乱、被害妄想,也常有牵连观念;他们常想到自己被虐待、被欺负,并且易怒、反抗、怀恨在心;投射是他们通常的防御机制;极端高分者可被诊断为偏执型分裂症和偏执狂状态。其次,高分受试者也可表现为过度

的敏感、疑心、敌意,也常见究根究理的态度;他们往往将自己的问题合理化,并归因于他人,所以心理治疗预后不佳,并难以与治疗师建立信任关系。

(7)精神衰弱(Pt) 高分者往往表现紧张、焦虑、反复思考、强迫思维、强迫行为、神经过敏、恐怖、刻板。他们经常自责、自罪、感到不如人和不安。

(8)精神分裂症(Sc) 高分者表现出异乎寻常或分裂的生活方式。他们是退缩的、胆小的、感觉不充分的、紧张的、混乱的以及心情易变的;可有不寻常或奇怪的思想,判断力差及怪癖。极高分者可能表现接触现实差、古怪的感觉体验、妄想和幻觉。

(9)轻躁狂(Ma) 高分者被看作善于交际、外露、冲动、精力过度充沛、乐观、无拘无束的道德观、轻浮、纵酒、夸张、易怒、绝对乐观及不现实的打算,过高地估计自己,有些造作,表现性急、易怒。极高分者可能表现情绪紊乱、反复无常、行为冲动,也可能有妄想。

(10)社会内向(Si) 高分者表现内向、胆小、退缩、不善于交际、屈服、过分自我控制、过于慎重、速度慢、刻板、固执及表现自罪。低分者表现外向、爱社交、富于表情、好攻击、健谈、冲动、不受拘束、任性、做作,在社会关系中不真诚。

各量表结果采用 T 分表示,并且可在 MMPI 剖析图上标出。一般某分量表 T 分高于 70 时则认为存在该分量表所反映的精神病理症状。但实际上不能只看某一个 T 分,而应综合各量表 T 分高低情况来解释。例如:精神疾病患者往往是 D、Pd、Pa 和 Sc 分高,神经症患者往往是 Hs、D、Hy 和 Pt 分高。为了表达方便,这种解释常借助编码系统来进行,即按剖析图上的临床量表顺序从左到右依次用 1~10 数字编号,这样 Hs 为 1,D 为 2,依次类推。T 分最低的量表号写在最后。各类患者通常具有各自的编码特征,例如临床上发现神经症患者编码常为 1237 型。根据各分量表之间的相关系数的大小,也可将除"? 量表"外的 13 个量表大致分为四大类:L 和 K 为一类,分数高代表受测者不愿意暴露自己的不足之处;Hy、D、Hs 为一类,分数高表明受测者具有一定程度的神经症性格特点;Pd、Pa、Pt、Sc 和 Ma 为一类,分数高代表受测者具有一定程度的精神病态性格特点;D 和 Si 为一类,分数高代表受测者具有内向、倾向抑郁的性格特点。MMPI 结果分析时只要将受试者编码与各类患者编码系统比较,就能迅速地报告出患者的精神症状和人格特点,从而协助临床诊断。除了手工分析方法,现在还出现了多种计算机辅助分析和解释系统。

由于 MMPI 项目较多,因而测试所需的时间较

长，一般在 1 小时左右。研究显示，MMPI 中国版具有较可靠的同质性信度和重测信度，对不同精神疾病都具有较好的诊断效果，且 MMPI 的内部结构与国外研究的结果基本一致。

（三）洛夏墨迹测验（Rorschach inkblot test，RIT）

RIT（又简称洛夏测验、罗夏测验）在现代心理测验中是最主要的投射测验，与人格自陈量表一样，也是研究人格的一种重要方法。所谓投射测验，通常是指观察个人对一些模糊的或者无结构材料所做出的反应，在这些反应中自然包含了个人的行为特征模式。投射测验有多种，洛夏测验只是其中一种。瑞士精神病学家洛夏（H. Rorschach）经过长期的试验和比较研究后于 1921 年正式发表 RIT。当时设计和出版该测验的目的是为了临床诊断，对精神分裂症与其他精神病做出甄别，也用于研究感知觉和想象能力。直到 20 世纪 40 年代，RIT 才被作为人格测验在临床上得到了广泛应用。自 1921 年出版以来，RIT 又经过 Exner、Beck、Klopfer、Piotrouski 等的进一步发展。Exner 等将 RIT 基本发展成了一个标准化的心理测验，从测验的实施、计分再到测验的解释都按照统一的标准进行，最后计分项目确定为 84 个。第一版公布于 1990 年，被试数量为 700 人。第二版常模是 Exner 在 2003 年出版的《罗夏测验综合系统基本解释原则》一书中首次公开，由 600 名美国正常成人样本组成。第三版美国成人常模发表于 2005 年，样本数量为 450 人。目前，第二版本的常模被广泛使用。我国在 20 世纪 40 年代后期便引进了该套测验，并建立了正常成人的大样本常模。后来，孟宪璋等翻译了《罗夏测验综合系统工作手册》和《罗夏测验入门解释》。这两本书的出版使该测验在中国施测、编码和解释方面都比以前的研究更加标准化和科学化，同时也使初学者的学习变得更加便捷。尽管在临床上大多数测验对象为成年人，后来也逐渐用于 5 岁以上儿童。

洛夏测验有多种版本，但现在主要应用的还是原来版本（瑞士版），由 10 张结构模棱两可的墨迹图组成，其中 5 张全为黑色，2 张是在黑色和灰色图外加了红色墨迹，另 3 张全为彩色。施测过程主要有联想和询问两个阶段。联想阶段时施测者按 10 张图片顺序一张一张地交给受测者，让其对所看到的墨迹图的内容进行自由联想，不限时间，尽可能多地说出来，施测者记录受测者的所有言语反应；询问阶段则是看完 10 张图，再从头对每一回答进行询问，问受测者看到的是整图还是图中的哪一部分，为什么这些部位像所说的内容，并记录回答内容。

下面介绍一种常用的记分和解释方法：

1. 定位（location） 受测者的每个反应关注于墨迹的哪一部分。① 整体（W），对墨迹的整体或几乎整体做出反应；② 部分（D），受测者的反应着眼于墨迹中较"明显"的一部分；③ 小部分（d），受测者的反应只关注于墨迹中较小但仍可"明显区别"的一小部分；④ 细节（Dd），受测者呈现出的反应仅仅为墨迹中"极小"或"不同于一般区别方式"的极小部分；⑤ 空白（S），受测者反应的是墨迹中的背景部分。一般 W 分高，表示个体具有高度的组织能力和抽象思维的能力，但有独创的 W 和一般的 W 的含义又有所不同；D 分数表示有具体的、实际的、少创见性的心理能力；Dd 表示有特殊的知觉，有时表示有精确的批评能力，有时则表现为极端、注意琐事，是个刻板而有规则的人；往往先有 W，而后有 D，接着 Dd，最后有 S，精神疾病患者的反应往往先后次序凌乱。

2. 决定因素（determinants） 决定受测者反应的因素包括：

（1）形状（F） 常见感知的形状为 F，少见而很清楚的形状为 F+，莫名其妙的形状为 F-。受测者如有 F+ 或 F，表示他有良好的自我控制能力；分裂型的人行为无组织，曲解，故常有 F- 分；F 分过高，表示在情绪上和社会适应性上会受限制。

（2）黑白光度（K） 往往认为与受测者的情感满足有关；对于黑白光度的反应，表示受测者有情绪上的需求，但也可以视为与焦虑、压抑以及不满足感有连带关系。

（3）色彩（C） 仅做对色彩的反应而不对形状做反应为 C，对形状反应较色彩显著者为 FC，对色彩反应较形状显著者为 CF。受测者只对色彩反应（或色彩和形状结合），则表示其冲动行为以及情绪上对环境的关系。FC 表示具有情绪上的控制和社会适应的能力，CF 表示冲动和自我中心，C 则表示情绪激动。此外还有色彩震惊（color shock），这表示受测者由于焦急、神经症或受严重的损伤而致的情绪的不平衡，心理上出现严重失常的现象。

（4）运动（M） 即受测者将墨迹看成动物的动作、人的动作、抽象的或非生物的动态。有 M 分表示有丰富的社会生活和理想生活；若单有运动反应而无色彩反应，表示有内心的生活，而对外在的事物无感情，即内向的人格；除精神病外，适应有困难的人有 M 分表示幻想生活；躁狂症的人有 M 则表示自我中心的愿望满足。

3. **内容**（content）　即反应的内容。H 表示看到的是人，表示可能与他人关系密切；A 表示看到的是动物，提示正常，但看到太多动物表示不成熟；AT 表示看到的是解剖学上的答案（骨、器官等类似的东西），可能意味着焦虑或用身体不适来进行心理防御的倾向。

4. **独创和从众**（original and popular）　反应若和一般人的反应相近为从众，若不平常，则为独创。洛夏主张有 1/3 的受测者对一墨迹做出同一反应，则为"从众"反应，提示与一般人有许多雷同的地方，可能表示智力一般或社会适应良好；如果在一般人群的 100 次反应中只出现一次，则可视为独特反应，可能提示受测者见解独特，智力高，或有意歪曲，不易与社会相融的倾向。

一般来说，洛夏测验的记分和解释应遵循以下原则：

1. **结构总结**　总结以上相应类别的记分，并与常模进行比较，可对受测者认知模式进行概括，包括知觉的精确性、习惯性思维、歪曲观念程度；还可提示情绪调节质量、应激耐受性及应付方式（内倾、外倾、模棱两可）、自我中心程度等。对儿童，有经验的测验者可区分哪些是儿童某一发展阶段的特征，哪些是情境引发的暂时状态，哪些才是相对稳定的人格特征。

2. **顺序分析**　集中评估贫乏回答，注意贫乏回答恢复的能力、组织活动变异性、流行回答等。其目的是提出有关应激源以及认知、情感或行为异常的原因假说。

3. **内容分析**　受测者回答内容多种多样，但常见的只有 30 余种，通过此项分析进一步证实前面的分析结果。

4. **结果总结**　即将前面分析材料再综合分析，了解受测者心理活动的整个面貌，包括个人力量、易感性、行为潜力等；重点是对提出测验申请的要求作出回答，并提出可能的治疗建议。

虽然洛夏测验结果主要反映了个人人格特征，但也可得出对临床诊断和治疗有意义的精神病理指标，主要有抑郁指数、精神分裂症指数、自杀指数、应付缺陷指数及强迫方式指数等。这些病理指数都是经验性的，但却很有作用。例如抑郁指数，对成人可帮助诊断抑郁症，对 14 岁以下儿童只能作为未来暴露的信号，对儿童少年则是高危因素；精神分裂症指数则对精神分裂症诊断很有帮助。

洛夏测验在临床上是一很有价值的测验，但其记分和解释方法复杂，经验性成分多，需要长期的训练和经验才能掌握。

（四）儿童统觉测验（children's apperception test，CAT）

主题统觉测验（thematic apperception test，TAT）是 C. D. Morgan 和 H. A. Murray 于 1935 年编制，且与洛夏墨迹测验齐名的另一种人格投射测验，其基本原理是向受测者呈现一系列有意义相对模糊的图片，并鼓励其按照图片不假思索地编述故事，施测者从受测者编述的故事中可以分析出其需要、情绪状态和情感等人格状态和特征。Bellak 根据主题统觉测验原理设计了适合儿童和老人使用的主题统觉测验，其中儿童统觉测验（CAT）适用于 3～10 岁的儿童。1956 年 CAT 被引入日本。刘宇等将华东师范大学翻译的《CAT 动物版本》在国内进行过试用研究。

Bellak 为 CAT 设定了新的评分和解释的体系，但大致和 Murray 的解释体系相近，但 CAT 与 TAT 的区别在于：第一，考虑到孩子的注意力不能集中的情况，CAT 图片缩减为 10 张；第二，把 TAT 中的图片角色全部替换成了动物；第三，CAT 为了试图充分了解儿童对最重要的人的态度，以及在发生冲突的情况下的反应倾向，将刺激的图片主要围绕进食、口唇需要、同胞竞争、亲子关系等内容，使受测者产生统觉形象。总之，通过图片可以了解孩子对成长问题的反应、应对方式、心理动力性的技能和构造等信息。测验实施过程中有两张表格来记录 CAT 的数据。第一张用来记录和分析每个故事各方面的主要情况；第二张用于进一步分析自我机能，包括现实检验、判断、关于世界和自己的现实感觉、驱力情感及冲动的调节和控制、人际关系、思维过程、自我的作用下的适应性倒退、防御机能、刺激障碍、自主机能、综合-整合的机能、熟悉-有能力感等 12 个方面。从这些指标来分析从故事的内容中隐含的受试者的人格特征。Bellak 也提出了可以用于解释和分析 CAT 的十个着手点：即主要的主题、主人公、主人公主要的需要和驱力、环境的概念、其他人物、重要的冲突、焦虑的性质、主要的防御、由对"罪恶"的"惩罚"所表示的超自我的适当机能和自我的统一。

CAT 是一个专门适用于儿童的投射性人格测验，但其记分和解释方法较复杂，需要接受较长期的训练和足够的精神分析理论以及实践经验才能掌握。

五、儿童神经心理测验

神经心理测验（neuropsychological test）是在现代心理测验基础上发展起来的可以用于脑功能评估

的一类心理测验方法的总称,是神经心理学中研究脑与行为关系的一种重要方法。神经心理测验评估的心理或行为的范围包括感觉、知觉、运动、言语、注意、记忆和思维,涉及脑功能的各个方面。完整的儿童神经心理测验是通过一系列检查来理解、描述儿童的能力或缺陷的模式。该测验的施测内容有:① 感知觉反应的信息(触、听、视感知过程);② 运动和心理运动技巧(握力、运动速度、上下肢的心理运动速度);③ 心理语言能力(感觉语言、表达语言、联系语言技巧);④ 概念形成和问题解决能力等。测验的基本目的包括诊断形成,儿童缺陷和残余能力的描述,有些病例的预后以及指导康复措施的制订等。

当怀疑患儿有脑肿瘤或其他严重脑损害时,有必要对患儿进行全面的神经心理检查。这不仅有助于临床医师的诊断,更有利于对脑功能进行全面的评估,指导治疗计划、康复措施的制订以及估计预后等。对于学习困难儿童,成套的神经心理检查有助于确定困难的原因,以及为治疗、特殊教育提供依据。儿童的认知发展有一个过程,神经心理测验将有助于确定儿童是否有认知发展缓慢,或在某发展阶段是否有恒定的缺损存在,故在儿童心理发展水平的监测方面也有其重要意义。

儿童的神经心理测验比成人困难,其困难之一就是它只是评量了测验时儿童的操作反应,但儿童的作业成绩会随着年龄的增长而有变化。因此,测验只反映了一个时期儿童的作业特征,且年龄越小,评估神经心理状态越困难,故在对测验结果进行解释时一定要慎重考虑。不管是用筛选方法或成套测验,结果提示儿童有某种缺陷时,有必要定期进行全面的神经心理成套检查,以确定这种缺损是否稳定,干预方法是否有效。系列测评对于追踪缺损的性质、追踪缺损对儿童的影响是至关重要的。大多数儿童神经心理测验工具只有8岁左右儿童才能提供稳定的常模资料。

以下将介绍一些常用的儿童神经心理测验,具体分三个方面:① 神经心理筛选测验,如 Bender 格式塔测验、快速神经学甄别测验、失语甄别测验等;② 神经心理成套测验,Halstead-Reitan 神经心理成套测验;③ 其他测验,如智力测验、记忆测验等。这些测验可单独使用,以测量某一特定的心理功能,也可以根据临床需要组合起来使用。

(一)神经心理筛选测验

筛查患儿有无神经学问题,即了解患儿的行为问题是器质性还是功能性的,以决定患儿是否要进行更详细的检查。

1. Bender 格式塔测验(Bender gestalt test) 此测验是 L. Bender 1938 年为研究儿童智力发展而设计的,后来很快就作为器质性精神疾病和精神发育退滞的评估方法而用于临床。Bender 认为用一定的刺激群可研究在不同病理状态下的综合功能。此测验由九个图形组成,实施方法有 Hutt 三个阶段法(临摹阶段、精心描绘阶段、联想阶段)、加压法和记忆法。此测验主要作为脑器质性疾病的筛选方法,也有的用作投射测验来研究人格。目前尚无统一的记分系统。我国已有该测验的较大样本常模。

2. 快速神经学甄别测验(quick neurological screening test,QNST) Margaret Mutti 等所编的快速神经学甄别测验主要用于测量与学习有关的神经学综合功能。但 QNST 只是一种甄别工具,并不能为神经学缺损的诊断提供足够的信息,也不是标准的神经学检查或心理学评估。此测验适用于5岁以上儿童,包括15个项目:① 手的技巧;② 图形认识和再生;③ 手心形状辨认;④ 眼跟踪;⑤ 声音型式;⑥ 指鼻测验;⑦ 手指成圆;⑧ 手和颊同时刺激;⑨ 手掌迅速翻转运动;⑩ 伸臂和伸腿;⑪ 跟尖步;⑫ 一脚独立;⑬ 跳跃;⑭ 辨别左右;⑮ 行为反常。主要测查运动发展、控制粗大与精细肌肉运动的技巧、运动和计划的顺序性、速度和节奏感、空间组织、视知觉和听知觉技巧、平衡和小脑前庭功能、注意障碍等与学习有关的功能。该测验在我国初步应用结果表明 QNST 对学习困难儿童具有较好的鉴别作用。

3. 失语甄别测验(aphasia screening test) Halstead-Reitan 神经心理成套测验中用的 Halstead-Wepman 失语甄别测验,可用于5~14岁儿童。用于测查有无失语、失语性质,包括对常见物品命名、拼音、识别字和数、读、写、计算、发音、理解说出的语言、辨认身体部位、区别左右等内容。

(二)Halstead-Reitan 神经心理成套测验(儿童版)(Halstead-Reitan neuropsychological test battery for children,HRNTBC)

HR 神经心理成套测验是美国 W. C. Halstead 首先设计出来,后经 Ralph M. Reitan 加以发展,最后形成了用于成人、儿童少年和幼儿三套成套的神经心理测验。用于儿童的 HR 神经心理成套测验主要有两套:9~14岁的儿童少年本和5~8岁的幼儿本。龚耀先于1983年将 HR 神经心理成套测验儿童版引入中国;1983—1986年首先在长沙市分层取样5~8岁儿童213例制订了 HR 神经心理成套测验幼儿版的长沙常模,在此基础上进一步在全国15个省市范围取样1002例5~8岁儿童,制订了HR神经心理成套测验幼儿本的全国常模;1985—1988年对HR神经心理成套测验儿童少年本进行修订,在全国22个省市范围取样9~14岁正常儿童914例和脑损伤儿童111例,制订了HR神经心理成套测验儿童少年本的全国性常模,并于1993年发表。此处介绍的以我国的修订本为主。

1. HR神经心理成套测验(儿童少年本)　修订的HR神经心理成套测验(儿童少年本)保留了原测验的结构,包括10个分测验。主要内容有:

(1) 侧性优势检查(the test of lateral dominance)　要求受测者示以自己的左(右)手表示投球动作、书写自己的姓名、作瞄准姿势等,以此了解大脑功能的侧性分化、判断其利手,进而判断言语优势半球。

(2) 失语甄别测验(aphasia screening test)　采用修订的Halstead-Wepman失语甄别测验以甄别失语性质。具体做法是要求受测者回答问题、复述问题、临摹图形和执行简单命令等,测查言语接受和表达功能以及有无失语障碍。

(3) 握力测验(measurement of strength of grip)　采用握力计测查左右手的握力,测查上肢肌力和运动功能。

(4) 连线测验(trail making test)　甲式为15个数字,乙式为8对数字和字母,要求受测者认识数和字母的符号意义,依次从一个到另一个连接起来。主要测查受测者的空间能力和顺序化能力。

(5) 触摸操作测验(the tactual performance test)　采用修改的Seguin形板测验,要求受测者在蒙着双眼的情况下将木块放入相应的木槽中并记忆木块形状和位置;分利手、非利手和双手三次操作;最后要其回忆这些形块的形状和位置。主要测查触觉运动知觉、空间知觉、形状记忆、位置记忆能力。

(6) 音乐节律测验(the rhythm test)　采用Seashore的音乐节律测验,有30个项目,要求受测者判断每组两次出现的节律是否相同。测量区别节律形式的能力。

(7) 手指敲击测验(the finger tapping test)　用敲击器,比较双示指的敲击速度,检查手指精细运动速度。

(8) 语音知觉测验(the speech-sounds perception test)　用一特制中国词表,受测者听发音后从三个相近词中找出来听到的这一词,测量辨认语音和匹配字的能力。

(9) 范畴测验(the category test)　要求受测者对6组共107张刺激图卡的形状和颜色特征进行分析和概括,通过尝试错误发现图片中隐含的数字规律,并在反应仪作出选择反应,测量抽象思维、概括推理能力和解决问题的能力。

(10) 感知觉检查(test of sensory perceptual disturbances)　包括听觉、视觉、手指认识、指尖数数、触觉辨认等方面的检查,分别检查左右听觉、视野缺损、手指符号辨认、指尖识别数字、形块辨认、触知觉的能力等。

2. HR神经心理成套测验(幼儿本)　幼儿本与儿童少年本有很大不同,为将此测验适应幼儿的年龄特征,修订时在形式上作了一些改变,并省掉了儿童少年本中的一些分测验,另增加了一些分测验。最终形成的HR神经心理成套测验(幼儿本)仍然保留了原量表的结构,包括12个分测验。其中侧性优势检查、失语检查、握力测验、感知觉检查、范畴测验、触摸操作测验和手指敲击测验与HR神经心理成套测验(儿童少年本)是相同的。

HR神经心理成套测验(幼儿本)的主要内容有:

(1) 侧性优势检查(the test of lateral dominance)　要求受测者示以自己的左(右)手表示投球动作、书写自己的姓名、作瞄准姿势等,以此了解大脑功能的侧性分化、判断其利手,进而判断言语优势半球。

(2) 失语甄别测验(aphasia screening test)　采用修订的Halstead-Wepman失语甄别测验以甄别失语性质。具体做法是要求受测者回答问题、复述问题、临摹图形和执行简单命令等,测查言语接受和表达功能以及有无失语障碍。

(3) 握力测验(measurement of strength of grip)　采用握力计测查左右手的握力,测查上肢肌力和运动功能。

(4) 感知觉检查(test of sensory perceptual disturbances)　包括听觉、视觉、手指认识、指尖数数、触觉辨认等方面的检查,分别检查左右听觉、视野缺损、手指符号辨认、指尖识别数字、形块辨认、触知觉的能力等。

(5) 范畴测验(the category test)　要求受测者对80张图片的形状和颜色特征进行分析和概括,通过尝试错误发现图片中隐含的数字规律,并在反应仪作出选择反应。测量抽象思维、概括推理能力和解决问题的能力。

(6) 触摸操作测验(the tactual performance test)　采用修改的Seguin形板测验,要求受测者在蒙着双眼的情况下将木块放入相应的木槽中并记忆木块形状和位置;分利手、非利手和双手三次操作;最后要其回忆这些形块的形状和位置。主要测查触觉运动知觉、空间知觉、形状记忆、位置记忆能力。

（7）手指敲击测验（the finger tapping test） 用敲击器，比较双示指的敲击速度。检查手指精细运动速度。

HR 神经心理成套测验（幼儿本）中的以上几个分测验与 HR 神经心理成套测验（儿童少年本）中的分测验基本是相同的，只是把这些测验中内容为文字和数字的都用颜色或图案代替，或者进行了省略，或者把有些分测验项目（如范畴测验、触摸操作测验等）内容减少了，以更适应幼儿年龄阶段的特征。

（8）图画配对测验（matching picture test） 图画配对测验是幼儿本特有的测验，要求受测者将卡片上下两行图片按相似性一一配对，测查儿童分析综合能力（包括视觉的和语言的）。

（9）个别操作测验（individual performance test） 包括图形配对、V 形配对，临摹星形、方形等，测量视觉-空间关系、视觉-空间结构能力。

（10）前进测验（marching test） 要求受测者分别用笔（第一步）和手指（第二步）在两行排列不相称的圆形内按指定顺序前进，测查随意运动控制能力、协调能力和节律运动能力。

（11）色形和渐进测验（color form test, the progressive figures test） 色形测验要求受测者将颜色和形状相同的图形依次相连；渐进测验要求受测者从散在大小重叠的图形中找出形状相同的图形相连，用以代替儿童少年本中的连线测验甲、乙式，测查视觉-空间能力和顺序化能力。

（12）靶测验（target test） 该测验是幼儿本又一特有的测验，施测者向幼儿呈现印有 9 个排列规则黑点的刺激图，施测者按一定顺序敲击黑点，要受测者观察敲击路线变化并复述出来，主要测查幼儿的视觉-空间能力、注意力和记忆力。

HR 神经心理成套测验儿童少年本、幼儿本的常模，均未采用划界分和损伤指数方式，而是采用正常组及各种脑病组各项分测验的均数和标准差。幼儿本各分测验在间隔 4～6 周后平均重测相关系数为 0.61；儿童少年本各分测验在间隔 1 个月后各分测验的重测相关系数在 0.40～0.98，平均重测相关系数为 0.72。效度研究结果显示，HR 神经心理成套测验幼儿本各分测验成绩与年龄呈显著的正相关，正常幼儿各分测验成绩明显优于脑损伤儿童，幼儿本各分测验成绩与幼儿智力测验的言语量表、操作量表和全量表 IQ 均有显著相关。HR 神经心理成套测验儿童少年本测验结果能有效地区分正常和脑损伤儿童，对正常和脑损伤儿童的判别正确率为 90.7%。这些结果提示，综合利用多项神经心理测验指标能有效区分儿童有无脑损伤，也有助于发现儿童的强项和弱点，利于指导治疗、康复和疗效评估。

（三）其他测验

1. 威斯康星卡片分类测验 威斯康星卡片分类测验（Wisconsin card sorting test, WCST）是一种单项神经心理测验。该测验最初由 Berg 于 1948 年提出，是为评估个体的抽象推理和改变认知策略以应对不断变化的环境突发事件的能力而开发。该测验也被认为是对大脑执行功能（executive functions）的测查，同其他执行功能测查工具一样，完成 WCST 测验需要个体有战略规划、有组织的搜索、利用环境反馈改变认知、引导行为实现目标和调节冲动反应的能力。1963 年 Milner 将其作为评估脑损伤患者前额叶功能障碍的工具。1981 年 Heaton 对其进行了修订，认为其能够较敏感的检测大脑额叶的功能，如抽象概括、认知转移、注意、工作记忆、信息提取、分类维持、分类转换、刺激再识和加工、感觉输入和运动输出等。WCST 可以用于 6 岁以上的儿童和成人，也可用于精神疾病和脑损伤患者。

WCST 共有 4 张刺激卡片和 128 张反应卡片，也有较短版本的 WCST 仅包含 64 张卡（WCST-64）。每张卡片的大小为 8 cm×8 cm，卡片上分别以红、绿、蓝、黄四种颜色，画有 1～4 个三角形、星形、十字形或圆形。其中 4 张刺激卡分别画有 1 个红三角、2 个绿星、3 个黄十字、4 个蓝圆的图片。具体做法是主试将刺激卡置于前方，被试将反应卡依次放在刺激卡下方。测试前，告知被试，反应卡出现时需要其根据不同的规律将其归类到 4 张刺激卡中，分类依据可能是形状、颜色或是数量。主试掌握分类原则（颜色→形状→数量），被试每选完一次，主试提示其对或错，被试需要根据主试反馈的信息调整其分类策略。每个原则有 10 张卡片；测验无时间限制，完成连续正确分类 6 次后会更换分类规律。

WCST 可测量的常用指标有以下 13 个：

（1）总应答数（total trials） 为完成 128 张卡片或完成 6 个分类所用的应答数，正常值 60～128，提示认知功能的程度。

（2）完成分类数（categories completed） 测查结束后所完成的归类数，其值范围为 0～6，用来反映认知功能及被试掌握分类到不同类别的概念的程度。

（3）正确应答数（correct trials） 指符合所要求应对原则的所有应答数目。

（4）错误应答数（number of errors） 即不符合所要求应对原则的所有应答，反映个体的认知转移能力。正常值≤45。

（5）正确率（percentage of right responses）　即正确应答数占总应答数的百分比，反映个体的抽象概括能力。

（6）完成第一个分类所需的应答数（trials to complete first category）　高分提示个体的抽象概括能力差，特别是最初概念形成能力差，正常值为10~20。

（7）概念化水平百分比（percentage of conceptual level responses）　整个测查过程中连续完成3~10个正确应答的总数，占总应答数的百分比。低分提示概念形成的洞察力较差，正常值≥60%。

（8）持续性应答数（perseverative responses）指明知根据某一属性来分类是错误的，但还是继续用这一属性来分类，反映个体的认知转移能力。持续性应答是WCST所有指标中最能提示有无脑损害以及是否有额叶局灶性损害的指标。正常值≤27。

（9）持续性错误数（perseverative errors）　指在分类原则改变后，被试不能放弃旧的分类原则，固执地继续按原来的分类原则进行分类；它可反映概念形成，校正的利用和概念的可塑性等方面的问题。提示大脑额叶功能损伤。

（10）持续性错误百分数（percentage of perseverative errors）　持续性错误占总应答数的百分比。正常值≤19%，高分提示大脑额叶功能损伤。

（11）非持续性错误（nonperseverative errors）总错误数与持续性错误数之差。正常值≤24，高分提示注意力不集中或思维混乱。

（12）不能维持完整分类数（failure to maintain set）　指在测试过程中被试能连续完成5~9个正确应答的次数，即已发现分类规则但不能坚持完成分类的次数。正常值≤2，高分提示有一定的概念形成能力，但不能成功运用已经形成的概念进行操作。

（13）学习到学会（learning to learn scores）　完成三个或三个以上的分类才能计算该指标，即相邻两个分类阶段错误应答百分数差值的平均数。正常值≥-10，低分提示不能有效应用以往经验，提示学习能力有一定障碍。

WCST测验具有较好的信度和效度。Steinke等对375名年轻志愿者进行了WCST的自助管理的计算化评估，对其分半信度进行了考察，结果显示持续性错误数的分半信度为0.9。谭云龙等研究者把WCST在精神分裂症、神经症和酒依赖患者中进行了应用，结果显示间隔1周两次的完成分类数、错误应答数、持续性错误数、持续性错误百分比、非持续性错误数、持续性应答数，完成第一个分类所需的应答数，概念化百分比8个常用指标的相关系数均值为0.606；WCST在正常人和上述疾病人群使用时，持续性错误应答数和完成第一个分类所需应答数的稳定性更好。何淑华、张伟等研究者分别对注意缺陷多动障碍儿童进行了WCST测查，结果均发现注意缺陷多动障碍儿童的持续性错误数显著多于健康对照组，而完成分类数则显著少于对照组。关念红等研究显示12~16岁儿童精神分裂症患者的正确分类数少于正常儿童，总错误数和持续性错误数高于正常儿童。张慧丽等研究显示脑损伤患者非持续性错误数和概念化水平异常率最高（61.36%），总应答数、完成分类、错误应答数均在50%以上；且不同脑损伤患者在总应答数、完成分类数、错误性应答数、概念化水平、持续性错误数、学习到学会等指标上的差异显著。傅一笑等对59对6~16岁双生子的研究结果显示，在6个常用指标如正确应答数、错误应答数、持续性错误数、非持续性错误数、完成分类数、完成第一个分类所需的应答数中，只有持续性错误数受遗传的影响最大，可以将其作为内表型指标。中国台湾学者For-Wey Lung采用WCST对来自社区的53名5岁儿童进行了测试，结果显示平均完成分类数为2.02±1.41，概念化水平百分比为29.85，概念化水平百分比与持续性错误数、持续性错误与非持续性错误均呈显著负相关。张清洁等研究显示WCST的总应答数、持续性错误数与年龄、Hamilton抑郁量表总分及迟缓、日夜变化两因子呈显著正相关，正确应答数和完成分类数与年龄、Hamilton抑郁量表迟缓因子分呈显著负相关。王传升等研究已经显示抑郁症患者总应答数、持续性错误数等指标同正常人相比均有显著性差异；抑郁症患者治疗前后总应答数、持续性错误数等指标与Hamilton抑郁量表减分率呈显著正相关。这些结果均提示WCST测验已经被广泛应用于临床，能够反映出不同疾病患者大脑执行功能损害的特征，且具有良好的稳定性。

2. 视觉-运动整合发育评定　视觉-运动整合能力是指个体在有目的的操作过程中视觉感知和手部运动间的协调能力，是影响个体活动过程和动作技能水平高低的重要内在因素。几乎所有目的性活动的完成，如写字、画画、手对物品的抓取等都需要视觉运动整合的参与。神经心理学研究表明儿童的智能和学习成就、行为发展是建立在感觉运动基础之上的，较高水平的思维和行为必须通过大脑感知觉信息输入和活动反应整合而实现，视觉-运动整合是感觉反应整合发育最早的。视觉-运动整合能力异常的儿童可能会存在动作笨拙、协调不佳和认字、阅读、书写等方面的困难。

视觉-运动整合发育测验（the developmental test of visual-motor integration,简称 VMI）是美国学者 Keith E. Beery 在 1967 年编制的一种早期预测儿童学习和行为问题的筛查测验,由 24 个从简单到复杂按顺序排列的几何图形组成,可用于 2～14 岁儿童,但最适使用对象为学龄前儿童和低年级学龄儿童。VMI 自 1967 年发表以来,经过多年使用,已成为国际上评估儿童视觉运动发育技能的常规筛查工具。该测验分别在 1981 年、1997 年完成进一步的修订。修订后的 VMI-4R 测验扩展了测试年龄,增加了视知觉（VP）、运动协调（MC）两个补充测验,有利于观察感觉输出、运动输出以及整合过程中的问题。我国从 1993 年开始由西安医科大学发育行为儿科研究室的李公正和史雪川等对引进的 VMI 进行了修订和标准化研究,对其在我国儿童中的使用信度、效度进行了研究,在标准化基础上编制了常模。VMI 测试工具简单,可集体测试或个别测试,很少受地域和文化背景影响,尤其对于有言语发育障碍或有退缩行为的儿童,亦可用于聋哑儿童。适用于在幼儿园对学前儿童进行发育评估,通过对视觉-运动整合技能的测评,对学龄前期 ADHD、LD 等行为发育疾病的早期甄别和早期干预有积极的作用。

3. 记忆测验 是另一类神经心理评估不可缺的测验。可用于儿童神经心理评估的记忆测验有修订韦氏记忆量表（WMS-R）、图形记忆测验（MFD）、Benton 视觉保持测验（BVRT）等。

（1）韦氏记忆量表（WMS）及中国修订本 原量表只用于 20 岁以上的成人。1980 年龚耀先等修订此测验时把成人本推前至 16 岁,后又制订了 7～15 岁的常模,建立韦氏记忆测验的儿童本。

修订的韦氏记忆量表（儿童本）内容有 10 个分测验,分甲、乙两式。测长时记忆的包括 3 个分测验:个人经历、关于时间和空间的定向、数字顺序关系（从 1 顺数至 100,从 100 倒数至 1,从 1 上累加 3 或 4 至 49 止）;测短时记忆的包括 6 个测验:视觉再认、图片回忆、视觉再生、联想学习、触摸测验、理解记忆等;测瞬时记忆为顺背和倒背数目分测验。仿 Wechsler 的离差智商计算方法将各分测验的原始分换算成量表分,再将各年龄组的总分换算成标准分（均数取 100,标准差取 15）,即离差记忆商数（MQ）。

（2）图形记忆测验 此测验系 1946 年 F. Graham 和 R. S. Kondal 所创,适用于 8 岁半以上儿童,是器质性问题较常用的测验之一,主要用于测量视知觉

记忆方面的功能。本测验有 15 张图卡,每卡有一简单或复杂图形。每次给受试者一卡呈现 5 秒,要求受试者凭记忆画出图形。

（3）Benton 视觉保持测验（BVRT） 此测验系 A. L. Benton 于 1955 年所创,可适用于 8 岁以上儿童。本测验有三种不同形式的测验图（C、D、E 式）。每式有 10 张图卡,每卡上有一个或一个以上的图形。实施方法分四种:A 法,每一图卡呈现 10 秒后立即要受测者默画出来;B 法,每一图卡呈现 5 秒后立即要受测者默画出来;C 法,将每一图卡放在受测者面前,让受测者临摹下来;D 法,每一图卡呈现 10 秒,间隔 15 秒后再要求受测者默画出来。A 法和 B 法（即时回忆）测查视觉记忆的保持能力;C 法测查视觉结构能力;D 法（延迟回忆）主要用于在即时回忆测验中未表现出有意义缺陷的脑病患者。BVRT 有两套记分系统,一是记录正确分,一是记录错误分。错误的特殊类型可分为 6 个范畴:遗漏、变形、持续、旋转、位置错误和大小错误。1991 年龚耀先等将此测验引入国内,1992 年已有研究者将此测验用于 8～15 岁儿童并制订了儿童常模。此测验主要用于脑损害后视知觉、视觉记忆、视觉空间结构能力的评估。

神经心理测验是心理测验中的一个重要分支,测量患者在脑病损时所引起的大脑功能变化特点,为临床工作者在临床诊断、制订干预及康复计划时提供重要的参考。脑功能检测技术如计算机正电子扫描（PET）和功能性磁共振脑成像技术（fMRI）与传统的神经心理测量技术的紧密结合,正日益成为神经心理评估的发展方向。

（唐秋萍 洪琦 杜亚松）

参考文献

[1] Britto PR, Lye SJ, Proulx K, et al. Nurturing care: promoting early childhood development[J]. Lancet, 2017, 389(10064):91-102.

[2] Du Y, Kou J, Coghill D. The validity, reliability and normative scores of the parent, teacher and self report versions of the Strengths and Difficulties Questionnaire in China. Child Adolesc Psychiatry Ment Health, 2008, 2(1):8.

[3] Guo YQ, Tang Y, Rice C, et al. Validation of the autism spectrum screening questionnaire, Mandarin Chinese Version (CH-ASSQ) in Beijing, China[J]. Autism, 2011, 15(6):713-727.

[4] Steinke A, Kopp B, Lange F. The Wisconsin card sorting test:split-half reliability estimates for a self-administered computerized variant[J]. Brain Sci,

2021，11(5)：529.

［5］Tso WWY，Wong VCN，Xia X，et al. The Griffiths development scales-Chinese（GDS-C）：a cross-cultural comparison of developmental trajectories between Chinese and British children［J］. Child Care Health Dev，2018，44（3）：378-383.

［6］Wang Y，Li X，Zhou M，et al. Under-5 mortality in 2851 Chinese counties，1996-2012：a subnational assessment of achieving MDG 4 goals in China［J］. Lancet，2016，387(10015)：273-283.

［7］戴海琦，张锋.心理与教育测量［M］.3版.广州：暨南大学出版社，2018.

［8］龚郁杏，刘靖，李长璟，等.改良婴幼儿孤独症量表中文修订版的信效度［J］.中国心理卫生杂志，2012，26(06)：476-480.

［9］黄小娜，张悦，冯围围，等.儿童心理行为发育问题预警征象筛查表的信度效度评估［J］.中华儿科杂志，2017，(06)：445-450.

［10］钱英，杜巧新，曲姗，等.Weiss功能缺陷量表父母版的信效度［J］.中国心理卫生杂志，2011，25(10)：767-771.

［11］徐秀，邹小兵，李廷玉.孤独症谱系障碍儿童早期识别筛查和早期干预专家共识［J］.中华儿科杂志，2017，55(12)：890-897.

［12］杨玉凤.儿童发育行为心理评定量表［M］.北京：人民卫生出版社，2016.

［13］杨玉凤.创建适合我国儿童孤独症谱系障碍的评估工具和干预方法［J］.中国儿童保健杂志，2020，28(01)：1-2.

［14］张厚粲，龚耀先.心理测量学［M］.杭州：浙江教育出版社，2009.

［15］张厚粲.韦氏儿童智力量表第四版（WISC-Ⅳ）中文版的修订［J］.心理科学，2009，32(05)：1177-1179.

［16］张明园，何燕玲.精神科评定手册［M］.长沙：湖南科学技术出版社，2015.

［17］郑日昌，吴九君.心理与教育测量［M］.3版.北京：人民教育出版社，2015.

［18］周晋波，郭兰婷，陈颖.中文版注意缺陷多动障碍SNAP-Ⅳ评定量表-父母版的信效度［J］.中国心理卫生杂志，2013，27(06)：424-428.

［19］朱芳.0～3岁Griffiths精神发育量表中国常模修订及儿童精神发育影响因素研究［D］.山西医科大学，2011.

第十四章

临床辅助检查

第一节 免疫生化检查

免疫系统和神经系统之间的相互作用在神经精神疾病领域受到越来越多的关注。例如,在一些精神疾病(如精神分裂症、抑郁症和阿尔茨海默病)患者的脑组织和脑脊液中,存在炎症反应和不同类型的自身免疫反应;另一方面,某些自身免疫系统疾病(如红斑狼疮、硬皮病等)患者可出现精神症状。本节主要阐述现有研究进展中儿童少年精神疾病与神经免疫系统的关系及其对应的临床检查应用,以便于能深入理解儿童少年精神疾病的发病机制,为未来的基础和临床转化研究提供新的方向。

一、免疫、生化异常与儿童少年精神疾病

儿童的脑在发育过程中不断地经历着结构和神经化学的变化。在这一过程中,免疫系统发挥了重要作用,直接影响和调节神经发育这个高度可塑性的过程。在儿童精神疾病的过程中,免疫系统表现出的功能异常,参与这些疾病的发生过程并与其临床表现有着密不可分的关系。

(一)孤独症谱系障碍

流行病学数据表明,母亲孕期感染与子代患孤独症谱系障碍(autism spectrum disorder, ASD)的风险之间存在联系。有多种病原体感染被认为是ASD发病的可能触发因素。目前已知的相关病原体有风疹病毒、巨细胞病毒、水痘-带状疱疹病毒、单纯疱疹病毒、梅毒螺旋体和弓形虫等。此外,还有一些与ASD相关的免疫功能改变的临床证据,包括外周血中细胞因子的改变:TGF-β1减少、IL-1β增加和大脑基因表达异常等。与ASD相关的多个基因在免疫功能中发挥重要作用,例如磷脂酰肌醇-3-激酶(phosphoinositide-3-kinase, PI3K)通路中的蛋白,包括MET、PTEN、TSC1和TSC2编码的蛋白,在调节髓系细胞的IL-12产生中起主要作用,并参与巨噬细胞表型从炎症型(M1型)转变到激活型(M2型)。又如,ASD相关基因MHC-Ⅱ单倍型,以及补体4B(C4b)和巨噬细胞移动抑制因子(macrophage migration inhibitory factor, MIF)在指导和控制免疫反应中起重要作用。在啮齿类动物母体免疫激活模型中的研究发现,IL-6可能是影响胚胎大脑发育期炎症反应的关键介质;母体免疫激活导致参与大脑发育过程的基因表达失调。此外,B细胞介导的免疫反应和抗体的产生也影响了神经系统的发育。

ASD发病的另一种机制可能是由于抗体攻击一种或多种神经系统蛋白所致。流行病学研究发现ASD儿童的母亲血清可以检测到胎儿脑组织抗体等。此外,ASD儿童血清中存在抗脑组织抗体,基底节区和前额叶同时有自身免疫复合物。另外,ASD儿童体内相关神经递质及调质的受体抗体含量均高于正常对照组。并且,ASD患者的额叶、顶叶和小脑皮质中胶质纤维酸性蛋白含量上升,同时存在抗额叶、颞叶、尾状核及小脑的IgG和IgM类型抗体的增多。

ASD患者同时存在例如胃肠道炎症、免疫系统功能失调、新陈代谢异常和线粒体功能障碍等。ASD儿童病理解剖提示脑组织有大量的炎性细胞浸润,尤其在软脑膜和大脑半球的稀疏血管周围有淋巴袖套形成。在ASD患者的中枢神经系统中,炎症反应能激活小胶质细胞,导致促炎细胞因子的释放,比如IL-1β、IL-10、IL-6及TNF-α;反之,促炎细胞因子会导致神经炎症扩散,使健康的神经元退化并损伤大脑功能。很多ASD儿童都合并一种或多种自身免疫性疾病,几乎涵盖了所有常见的自身免疫性疾病,如自身免疫性淋巴组织增生综合征、青少年系统性类风湿关节炎、系统性红斑狼疮等。

（二）注意缺陷多动障碍

注意缺陷多动障碍（attention deficit hyperactivity disorder，ADHD）的感染免疫学因素很久之前就引起了研究者们的关注，早在提出 ADHD 这一疾病概念的时候，研究者就发现 ADHD 与"流行性脑炎"有关；有研究者注意到一些脑炎恢复期的患儿表现出持续的注意力障碍、冲动和脱抑制行为，其他的一些脑损伤的患儿也表现出类似的行为。近年来关于 ADHD 与感染免疫学的研究，主要集中于各种病毒（如疱疹、麻疹、人类免疫缺陷病毒等）及细菌（如链球菌）感染。

导致 ADHD 危险度增加的因素有母亲孕期、围产期和儿童早期病毒感染。有研究发现，孕期患有出疹性病毒感染的母亲所分娩的儿童罹患 ADHD 的危险度增加。人类免疫缺陷病毒感染也增加了 ADHD 的患病风险：感染人类免疫缺陷病毒的青少年组罹患神经精神疾病的概率高于未感染组，且以 ADHD 最为常见。此外，有学者发现 ADHD 的起病和病情加重与链球菌感染有关。ADHD 儿童组链球菌感染率显著高于对照组。链球菌感染引起 ADHD 发病的具体免疫学机制目前认为可能是具有遗传易感性的个体在链球菌感染后，机体免疫应答产生的抗链球菌抗体通过受损的血脑屏障进入大脑，与脑基底膜区神经细胞产生交叉免疫反应，形成特殊的抗原抗体复合物并引起了细胞因子的活化，从而诱发疾病。

（三）抽动障碍

抽动障碍（tic disorder，TD）在近年的免疫学研究中主要集中于各种病原体和链球菌的感染，如肺炎支原体、沙眼衣原体、溶血性链球菌等。有部分抽动障碍被认为是由于 A 族 β 溶血性链球菌感染后引发的自身免疫疾病，当此类儿童少年受到链球菌感染后，机体会产生与自身基底节区神经细胞发生交叉免疫反应的抗基底节神经元抗体，它们通过受损的血脑屏障进入大脑再与相应区域抗原形成抗原抗体复合物，引起细胞因子活化进而诱导疾病发生。通过进一步研究发现，入侵人体的链球菌中含有一种非常强的抗原物质 DNA 酶 B，能刺激机体产生高滴度的抗 DNA 酶 B 抗体，其与宿主基底神经节抗原表位发生反应导致神经元传导异常，从而出现抽动障碍的典型症状：无意识、重复、快速、无目的的肌肉运动或发声。

另一方面，抽动障碍患儿也可能存在如下一些异常：① 皮质-纹状体-丘脑皮质通路异常；② 多巴胺过度敏感、突触前异常和调控失衡；③ 纹状体 γ-氨基丁酸功能的中断；④ 谷氨酸信号增强；⑤ 神经化学干扰，多种功能失调的神经递质系统，包括去甲肾上腺素能、胆碱能、5-羟色胺能、组胺和大麻素系统等。有研究发现，多巴胺能神经元的过度活跃会导致尾状核的活动受到抑制，进而使机体产生过多的不自主运动和发声。

（四）精神分裂症

产前感染暴露及慢性感染可能引起免疫系统紊乱从而增加早发精神分裂症（early onset schizophrenia，EOS）的患病风险。研究发现约 30% 的精神分裂症发病危险因素归因于母亲孕期感染，研究关注较多的是流感病毒、刚地弓形虫和 2 型单纯疱疹病毒等。研究发现，精神分裂症患者血液和脑脊液中的一些抗病毒抗体（如抗疱疹病毒抗体、抗肥大细胞病毒抗体、抗 EB 病毒抗体和抗麻疹病毒抗体等）以及抗脑组织抗体显著增加；血液中的细胞因子和循环免疫细胞也出现异常。

精神分裂症患者血浆和脑脊液中多种细胞因子的水平，包括 TNF-α、IL-2、IL-4、IL-6、IL-8、IFN-γ 等出现显著变化；免疫系统功能出现异常，细胞免疫功能受损。此外，研究发现抗精神病药物可以使部分细胞因子水平趋向正常化，如精神分裂症患者显著升高的 IL-2 水平在使用利培酮（Risperidone）或氟哌啶醇（Haloperidol）治疗 12 周后均可显著降低。免疫系统功能失调经抗精神病药物治疗后显著恢复，例如治疗后的 T 细胞总数、Th 和 Ts 细胞均明显上升，而 B 细胞显著下降，即治疗前减弱的 T 细胞功能和增强的 B 细胞功能在治疗后有恢复正常的趋势。

近年来，利用全基因组关联研究方法在全基因组水平鉴定到 100 多个与精神分裂症显著相关的风险基因和位点，其中与免疫功能相关的主要是 MHC-I 位点，该位点包含大约 250 个免疫基因。MHC 位点上的另一个基因-补体蛋白 C4 的获得功能型等位基因（gain-of-function alleles）导致了精神分裂症风险的增加。

小胶质细胞通过影响突触数量，在改善神经环路的结构和功能中发挥作用。精神分裂症的修剪假说认为，青春期人类大脑中所观察到的突触数量的生理减少代表了一段时间内对多余的突触连接进行修剪，而过度的突触修剪导致精神分裂症患者的前额皮质灰质的进行性损失。在出生后的早期发育过程中，小胶质细胞会吞噬补体标记的突触，这是精神疾病中不适当修剪的候选分子机制。虽然还不清楚补体的作用是否超出了这种早期的、无经验依赖的突触吞噬,但在神经退行性变和病毒感染过程中,补体缺乏与突触丢失密切相关。

(五)抑郁障碍

对抑郁障碍(depressive disorder)患者免疫功能改变的早期研究发现,这些患者出现明显的免疫抑制,主要表现为淋巴细胞对有丝分裂原的增殖反应减少,自然杀伤细胞活性降低,以及淋巴细胞亚群数目的改变等。中枢免疫微环境是影响神经发育和功能的重要因素。研究表明,小胶质细胞参与了中枢免疫失调导致的突触可塑性障碍和神经递质代谢紊乱,是慢性精神心理应激等诱导抑郁样行为的重要机制。胶质细胞-神经元相互作用的紊乱是精神情绪异常的重要基础,并可增加中枢对于后续刺激的敏感性。中枢代谢环境的改变是影响小胶质细胞等免疫调节细胞的重要因素。应激状态下,糖皮质激素、谷氨酸和 ATP 等内源性物质水平出现变化,引发胶质细胞形态改变和功能异常,最终导致区域性炎症信号的过度激活和突触功能的异常。其次,外周免疫细胞与脑内胶质细胞的相互作用也参与了中枢炎症反应和行为情绪的调控。

下丘脑-垂体-肾上腺轴(HPA轴)的活化被认为是压力等情绪因素调节外周免疫系统的主要途径。研究发现,精神应激因素可以通过糖皮质激素、肾上腺素受体等调节免疫细胞的表型和应答功能。例如,抑郁障碍患者外周皮质酮水平显著升高,Th17细胞、Treg细胞和自然杀伤细胞构成比例的改变及细胞因子分泌功能的异常,与单核细胞的高度活化状态相关。另外,近年来"细胞因子学说"提出 IL-1β、IL-6、TNF-α 以及炎性细胞因子可能是抑郁障碍的生物标志物。抑郁障碍患者外周血中粒细胞、单核细胞、IL-1β、IL-6 以及 TNF-α 等水平都较健康人群明显上升。三环类抗抑郁药治疗的部分患者血液 IL-6 水平明显下降,进一步证实了外周免疫系统与抑郁行为的密切联系。

近年来神经免疫研究发现经典抗抑郁药物,如氟西汀(Fluoxetine)、米帕明(Imipramine)等具有免疫调节作用,包括中枢和外周炎症调节作用等,如小胶质细胞表型转变、T细胞增殖和分泌功能的改善、血清 IL-6 水平的降低。氟西汀等药物可调节抑郁障碍患者外周血液中的炎症和免疫指标。

二、免疫生化检查在儿童少年各类精神疾病中的应用

各种精神疾病的病因极其复杂,生物遗传因素、家庭环境因素以及社会心理因素等都有可能是导致精神疾病的成因。尽管现阶段很难依靠免疫生化指标来判定是否患有或潜在患有儿童少年精神疾病,然而免疫系统的各种调节过程始终伴随着儿童大脑结构和神经化学的变化,免疫生化检查在儿童少年精神疾病的检测和预测方面有着重要的意义。越来越多的研究证据表明,患有或潜在患有相关精神疾病的患儿机体与健康儿童之间存在着免疫生化指标的差异。尽管目前尚未有统一的相关标准来明确儿童是否患有或潜在患有孤独症谱系障碍、注意缺陷多动障碍、抽动障碍、早发精神分裂症以及抑郁障碍等精神疾病,但仍有大量与之相关的免疫生化检查临床应用研究在进行相关探索。

1. **孤独症谱系障碍的免疫生化检查**　ASD患儿血浆/血清中许多免疫系统蛋白质的水平发生了改变,研究相关蛋白质的表达水平是检测和预测的方向之一。研究表明,与对照组相比,ASD患者血浆中 C1q、C3、C4b 和 C5 的水平以及脑中 C1q、C2、C3、CR3、C4、C5 和 MASP1 的表达发生了改变,此外还有其他细胞因子,比如干扰素 Th1/Th2 比值、肿瘤坏死因子、神经营养因子等,其表达也有相应的变化,可以作为确定 ASD 风险或协助诊断的生物学标志物。

2. **注意缺陷多动障碍的免疫生化机制**　ADHD与自身免疫疾病具有高并发表现,提示存在一系列的潜在机制,但迄今为止尚未有重大发现确定哪些因素在这种并发症中起因果作用。有研究显示早期发育过程中的免疫炎症因子的增加与ADHD表型有关,比如血清 IL-6 和 IL-10 水平升高,在 ADHD 患者体中也能检测到抗基底神经节抗体和针对多巴胺转运蛋白的抗体水平升高等,但也有研究表明已经测试的生物标志物之间存在高度异质性,这使得早期的研究结果受到挑战,仍需要进一步地研究和验证。

3. **抽动障碍的免疫生化检查**　多项研究表明多巴胺 D2 受体与抽动障碍的发作或恶化有关,与健康儿童少年相比,抽动障碍患儿多表现为抗多巴胺 D2 受体的抗体阳性。受致病菌感染等因素的影响,白介素、肿瘤坏死因子、免疫球蛋白等多种免疫相关细胞因子也纳入相关检测。

传染性病原体是抽动障碍中免疫反应过度活跃的首要潜在致病因素,A族链球菌感染会产生相关的儿童少年自身免疫性神经精神疾病抽动障碍,表现为由这种病原体引发的强迫症状、抽搐、情绪不稳定、焦虑和退化行为。此外,肺炎支原体、衣原体、EB病毒、伯氏疏螺旋体也常作为相关的免疫生化检

查指标。

4. 精神分裂症的免疫生化检查 研究表明，至少有两种白介素在对精神分裂症神经递质系统的影响中发挥重要作用：IL-1β 和 IL-6，其异常增加与儿童少年患精神分裂症密切相关。与对照组相比，慢性精神分裂症患者的 IL-1β 和 IL-6 水平显著升高。另一则研究表明，与对照组相比，急性精神分裂症患者的 TNF-α 升高，并且在治疗后仍然如此。

5. 抑郁障碍的免疫生化检查 免疫调节信号分子，尤其是促炎细胞因子的过度分泌，在抑郁障碍的发生和维持中发挥作用，现有研究发现 IL-6、γ 干扰素和肿瘤坏死因子在抑郁障碍患者中表达增加，这些炎症表型也被认为是导致抑郁障碍治疗抵抗的重要因素。此外，还有其他多种免疫信号分子浓度增加，比如一些趋化因子和黏附分子，如人类巨噬细胞趋化蛋白1、可溶性细胞内黏附分子1和E-选择素等。循环辅助T细胞、细胞毒性T细胞以及B细胞的数量也会有相关异常，这与抑郁障碍患者糖皮质激素和压力暴露异常调节T细胞和B细胞反应有关。

（张志珺）

第二节 遗传学检查

一、遗传学基本概念

遗传指亲代表达相应性状的基因传递给后代，从而使后代获得其父母遗传信息的现象。父母的性状是通过DNA遗传给子代。DNA含有四种碱基，特定DNA碱基的排列序列决定了遗传信息。亲代生殖细胞经减数分裂产生精子和卵细胞，然后结合成受精卵，因此子代携带来自双亲的DNA序列，可能表达双亲的遗传性状。

染色体是基因的载体，是细胞核内DNA紧密卷绕在组蛋白周围，并被包装成的一个线状结构。

基因是DNA分子中具有功能单元的一部分序列。多数基因通过转录后翻译成具有生物活性的蛋白质。基因发生变异或突变时，因发生变异的位置和类型不同，其后果存在差异；有害的遗传突变可造成基因转录的异常，或导致编码的氨基酸改变，进而导致蛋白质的改变，增加个体对疾病的易感性，并参与疾病发生的过程。

二、遗传学检查的意义

基因是生命的密码，基因不仅可以通过复制把遗传信息传递给下一代，还可以使遗传信息得到表达。更为重要的是，基因与疾病密切相关。除了外伤，几乎所有的疾病的发生都有基因不同程度的参与。遗传筛查检测遗传物质、探寻与疾病相关的基因突变及可能的致病风险，有助于检测遗传性疾病、先天畸形、患遗传性疾病风险性，是简单可行的方法。

遗传学检测具有重要意义，包括：① 疾病易感基因检测：从遗传的角度判定其对疾病有无易感性，在健康和亚健康时预测疾病的风险。预知未来患病的风险，对受检者进行常见疾病的风险预警，进行针对性健康干预指导。② 疾病预防及健康管理：通过基因检测，了解个体是否存在疾病的易感性，即可主动的改善环境和生活习惯，做好自身的健康管理。③ 个性化医疗服务：通过基因检测，尤其是药物基因组检测，选择疗效好且副作用小的药物，有助于提高疗效。④ 辅助临床：进行某些疾病的诊断，并可针对易感基因的携带情况，部分弥补易感基因造成的功能缺陷，从而进行相应治疗和预防。⑤ 风险基因检测：有助于评估疾病的遗传风险度，可以及早规避诱发疾病的危险因素，延缓或阻止某些疾病的发生。

三、遗传检测内容

（一）染色体检查

细胞遗传学是遗传学的一个分支学科，是遗传学研究和细胞学方法结合的产物。在细胞水平，染色体是最重要的遗传结构。细胞遗传学主要从染色体的结构研究遗传现象，找出遗传机理和规律。进行高分辨率的细胞遗传学研究，发现染色体可见的断裂点、易位、重复和缺失，有助于定位那些潜在与疾病有关的基因或染色体区域，使研究范围集中。G显带染色体核型分析技术仍然是细胞遗传学产前诊断的"金标准"，但是核型技术只能发现大于5MB的异常，过小或不明显的异常不能被识别。该技术也有局限性，如细胞培养耗时长、分辨率低以及耗费人力。

荧光原位杂交法（fluorescence in situ hybridization, FISH）是将一段特定染色体区域的一个短DNA片段进行荧光标记制成探针，用此探针与患者染色体进行原位杂交，在荧光显微镜下观察。荧光原位杂交法与核型分析相比，可检测到更小的异常，还可根据不同的位点设计探针。荧光原位杂交技术虽然具有快速及特异性高的优点，但还不能做到染色体组的全局分析。荧光原位杂交法需要使用新鲜细胞，而且分辨率虽然有所提高但仍有限。

染色体异常是染色体数目和结构的突变,可通过染色体核型分析检测,如21号染色体三体导致的唐氏综合征。

(二)拷贝数变异检查

拷贝数变异(copy number variant,CNV)是指基因组中的片段发生了重复或者缺失,片段长度介于1 KB至3 MB。CNV可导致符合孟德尔遗传的单基因病与罕见疾病,同时与复杂疾病也相关。其致病的可能机制包括基因剂量效应、基因断裂、基因融合和位置效应等。对CNV的深入研究,有助于认识人类基因组的构成、个体间的遗传差异以及遗传致病因素。

染色体微阵列分析(chromosomal microarray analysis,CMA)技术又称为"分子核型分析",是在全基因组水平进行扫描,可检测染色体不平衡的拷贝数变异(CNV),尤其对检测染色体组微小缺失、重复等不平衡性重排具有突出优势。根据芯片设计与检测原理的不同,CMA技术可分为两大类:基于微阵列的比较基因组杂交(array-based comparative genomic hybridization,aCGH)技术和单核苷酸多态性微阵列(single nucleotide polymorphism array,SNP array)技术。比较基因组杂交可以发现和定位特异基因组序列拷贝数的改变。将待测样本DNA与正常对照样本DNA分别标记不同的荧光染料,与探针(含有基因组特异片段的序列)杂交,进行竞争性杂交后获得定量的拷贝数检测结果,两者荧光强度的比值就揭示了DNA拷贝数的变化。患者DNA荧光较对照高,提示存在重复;荧光较对照低,提示有缺失。这项技术所需的基因组DNA相对少,分辨率可达到10~20 KB。

SNP array技术只需将待测样本DNA与正常基因组进行对比即可获得诊断结果。通过aCGH技术能够很好地检出CNV,而SNP array除了能够检出CNV外,还能够检测出大多数的单亲二倍体(uniparental disomy,UPD)和三倍体,并且可以检测到一定水平的嵌合体。

CMA技术的适应证包括:产前超声检查发现胎儿结构异常,建议在胎儿染色体核型分析的基础上进行,如核型分析正常,则建议进一步行CMA检查。对于胎死宫内或死产等需行遗传学分析者,建议对胎儿组织行CMA检测,以提高其病因的检出率。当胎儿核型分析结果不能确定染色体畸变情况时,建议采用CMA技术进行进一步分析以明确诊断。CMA技术(特指具有SNP探针的平台)对于异常细胞比例≥30%的嵌合体检测结果比较可靠,反之,对异常细胞比例<30%的嵌合体结果不可靠。

2010年,国际细胞基因组芯片标准协作组(International Standards for Cytogenomic Arrays Consortium,ISCA Consortium)研究21698例具有异常临床表征,包括智力低下、发育迟缓、多种体征畸形以及孤独症的先证者,发现aCGH技术对致病性CNV的检出率为12.2%,比传统G显带染色体核型分析技术的检出率提高10%。因此,ISCA Consortium推荐将aCGH作为对原因不明的发育迟缓、智力低下、多种体征畸形以及孤独症患者的首选临床一线检测方法。如16p11.2微缺失综合征(OMIM 611913),其关键区域是位于16p11.2的550 KB的DNA片段,这一区段的缺失会导致智力障碍、孤独症、肥胖等多种表型。近年来,CMA技术在产前诊断领域中的应用越来越广泛,很多研究也证明该技术具有传统胎儿染色体核型分析方法所无法比拟的优势。CMA对非整倍体和不平衡性染色体重排的检出效率与传统核型分析方法相同,但具有更高的分辨率和敏感性,有助于发现新发且有临床意义的基因组CNV。对于产前超声检查发现胎儿结构异常者,CMA是有效的遗传学诊断方法。

CMA从2010年开始被多国的医学遗传学会推荐为智力障碍的一线检测手段,诊断率在8%～22%之间。2016年中国医师协会医学遗传学分会、中国医师协会青春期医学专业委员会临床遗传学组及中华医学会儿科学分会内分泌遗传代谢学组联合发布了《染色体基因组芯片在儿科遗传病的临床应用专家共识》,推荐将CMA作为以下临床表型和疾病的一线检测手段:不明原因的智力落后和(或)发育迟缓,非已知综合征的多发畸形,孤独症谱系障碍。

但CMA检测也存在局限性,主要表现在以下几个方面:① 不能检测染色体平衡易位、倒位及复杂性重排;② 无法检测出低比例的嵌合体(<10%);③ 无法检出基因点突变和小片段插入缺失;④ CMA的阳性检出率仍然较低(并非所有病例都能发现具有临床意义的拷贝数变异),可能检出临床意义不明的CNV。对于超声检查发现结构异常但胎儿染色体核型正常的病例,目前CMA增加检出致病性CNV的比例<10%。

目前,全基因组或全外显子组测序也可用于CNV的发现,但由于该测序技术是将DNA片段化,测序后需将小片段测序结果拼接到一起,故结果可能具有一些假阳性,需要进一步采用经典Sanger测序对结果进行验证。

（三）罕见突变检测

罕见突变是指最小等位基因频率小于1%的基因组DNA序列改变，包括单个碱基改变的点突变（如同义、错义和无义突变等）和长度小于1 KB的DNA片段的插入、缺失和重排等。无义、移码和剪切位点的突变由于可能会导致蛋白质截短、基因功能异常而被称为可能对基因有破坏性（likely gene-disrupting，LGD）的突变。发生在编码区的突变可能造成氨基酸的改变，影响蛋白质的结构和功能，进而导致疾病的发生。位于非编码区的突变，尤其是位于启动子区、增强子区等重要功能位置的突变，可能通过调控基因的转录、剪切等过程造成基因表达异常，参与疾病的病理过程。

1. 单基因检测

（1）Rett综合征　是一种严重影响儿童精神运动发育的疾病，属于神经发育障碍类疾病。Rett综合征是由于基因突变所导致的，约95%的患儿由位于X染色体长臂上的甲基CpG结合蛋白2（methyl CpG binding protein 2，MECP2）基因突变所导致。MECP2基因在人体内广泛存在，主要要在神经系统内进行表达，该基因在调控中枢神经系统成熟、学习及记忆等功能方面具有重要作用。当MECP2发生基因突变，功能丧失后，就会导致中枢神经系统成熟障碍，产生一系列中枢神经系统症状。Rett综合征并不全是由MECP2基因所引起，一些不典型或变异型的Rett综合征与其他基因突变有关。

（2）脆性X综合征　是一种不完全外显性的X连锁显性遗传病，其致病基因为FMR1，在神经细胞和睾丸精原细胞中高表达，具有选择性RNA结合功能。FMR1基因的5′非编码区第1外显子内含有CGG三核苷酸重复序列，CGG重复数目异常是导致该综合征主要原因（约为95%），患病男孩的CGG重复数超过200，而健康人的此CGG重复数在52以下。基因内的点突变或1~2个碱基的缺失也可导致该综合征发生（约<5%）。

既往多采用脆性X染色体分析进行检查。采用低叶酸、低胸苷的培养基加氟尿嘧啶脱氧核苷、甲氨蝶呤等药物可诱导X脆性部位表达，一般有3%~5%以上的细胞表达脆性X染色体为阳性。

目前主要采用CGG三联体重复序列DNA分析，应用聚合酶链反应扩增DNA片段，经毛细血管电泳分析，确定重复序列长度进行诊断，可用于产前诊断和携带者的检测。由于FMR1基因5′非翻译区遗传不稳定的（CGG）n三核苷酸重复序列，（CGG）n在正常人中为8~50拷贝，而在正常男性

传递者和女性携带者增多到52~200拷贝，同时相邻的CpG岛未被甲基化，称为前突变（premutation）。前突变者无或只有轻微症状。女性携带者的CGG区不稳定，在向后代传递过程中拷贝数逐代递增（即动态突变），以致在男性患者和脆性部位高表达的女性中，CGG重复数目达到200~1000拷贝，相邻的CpG岛也被甲基化，称为全突变（full mutation）。几乎所有患者不表达或只有低表达FMR1的mRNA，从而出现临床症状。

家系分析时，要特别注意本病前突变的传递方式。表型正常的男性传递者的前突变基因传递给女儿时，重复片段不变或减少，而无临床症状的前突变女性携带者在传递给下一代时，重复数目明显增加，后代可出现男性患者。通常前突变发生动态扩增为全突变的概率约80%，前突变的重复数目越多，女性配子减数分裂过程中动态扩增的可能性越大，即越容易产生全突变。这一规则在产前诊断和遗传咨询中非常重要。

（3）结节性硬化症　是一种常染色体显性遗传的神经皮肤综合征，多于儿童期发病。发病率约为1/6000，男女之比为2∶1。该病可出现脑、皮肤、周围神经、肾等多器官受累，典型临床表现为面部皮脂腺瘤、癫痫发作和智力低下、孤独症样表现。头颅CT或MRI平扫可见室管膜下、脑室边缘及大脑皮质表面多个结节状稍低或等密度病灶，部分结节可显示高密度钙化，为双侧多发性，增强扫描显示结节则更清楚。大脑皮质和小脑的结节有确诊意义。

家族性病例约占三分之一，即由父母一方遗传突变的TSC1或TSC2基因；散发病例约占三分之二，即出生时患者携带新突变的TSC1或TSC2基因，并无家族成员患病。家族性患者TSC1基因突变较为多见，而散发性患者TSC2基因突变较常见。

2. 全基因组/外显子组测序

基于高通量测序的靶向测序、全外显子组测序和全基因组测序在精神疾病的分子诊断方面有很好的应用，有助于发现拷贝数变异、突变及小片段的插入缺失。临床医师应该根据患者的临床症状及可能的突变类型来选择相应的检测技术，结合实验室分子诊断结果，识别疾病，以利于后续治疗和病程管理。

目前，基于高通量测序的检测方法主要有三种：靶向捕获测序、全外显子组测序（whole exome sequencing，WES）和全基因组测序（whole genome sequencing，WGS）。

靶向捕获测序是选择关注的区域设计特异性捕获方法，进而进行测序。基因组内的一些重复区域，高GC含量区无法通过基于短片段高通量测序

的技术进行检测。靶向测序探针是根据经验和文献设计的捕获疾病相关基因，检测区域小，价格低，且分析简单。此外捕获测序对捕获的等位基因存在偏向性，当所捕获的区域存在与探针差异较大的突变时，可能会因捕获欠佳而漏检。目前第三方检测公司提供如智力障碍、癫痫的靶向测序检测，供临床选择，但靶向捕获测序只能测到探针区域基因，无法检测探针以外的基因突变。WGS 是对全基因组 DNA 序列进行测序，检测范围全面。人类基因组共有 3 GB，WGS 价格高且数据量极大，一般 30X 的数据量为 100 GB/样本，较难分析处理。故可采用捕获测序，通过探针将感兴趣的区域从基因组分离出来进行测序，这样可以极大地减少测序量从而降低成本，目前在临床分子诊断中应用较多的是靶向测序和 WES。

WES 是对全部外显子组进行捕获，继而结合高通量测序方法，有助于发现影响编码氨基酸的突变，导致基因所编码的蛋白质发生异常，进而参与疾病的发生。全外显子组测序技术并非完美，虽然它能够检测"所有"编码区的突变、小的插入缺失以及 CNV，但是基因组内的大部分非编码区未检测，并且也存在捕获偏向性，因此也存在假阴性的问题。

WGS 是在提取基因组 DNA 后，随机打断，电泳回收所需长度的 DNA 片段（0.2～5 KB），加上接头，进行 DNA 簇（cluster）制备，最后进行测序。然后对测得的序列组装、拼接，进而和参考基因组序列进行比对。组装效果与测序深度与覆盖度、测序质量等有关。全基因组测序可以检测编码区和非编码区的序列，有助于发现位于调控区的突变和小片段插入缺失。全基因组数据量巨大，对于数据分析能力和算法要求较高，尚未用于临床检测。随着数据分析能力的提升及测序价格的降低，WGS 有助于发现更多突变位点及插入缺失，有望在今后的研究中进一步应用。

WES 和 WGS 的结果均需采用传统 Sanger 测序法进行验证。测序检测所发现的突变位点和小片段插入缺失与疾病的关系，及其可能的致病机制尚需要进一步深入研究。

（四）表观遗传学检测

表观遗传学是研究基因核苷酸序列不发生改变的情况下，基因表达的可遗传变化的一门遗传学分支学科。在生殖、发育或疾病的某些特定时期，细胞可通过 DNA 甲基化水平改变、组蛋白尾部修饰（甲基化、乙酰化、磷酸化、ADP-核糖基化、泛素化等）、染色质重塑等影响基因的表达调控，被称为表观遗

传修饰。目前研究最深入且为已知最重要的表观遗传修饰形式是 DNA 甲基化和组蛋白乙酰化。

DNA 甲基化主要指以 S-腺苷甲硫氨酸（SAM）为甲基供体，在 DNA 甲基化转移酶的作用下，基因 DNA 特异区域 CpG 岛胞嘧啶第 5 碳位共价键结合一个甲基基团，成为 5-甲基胞嘧啶，进而改变基因表达水平。人类基因组中长短为 100～1000 bp 且富含 CpG 二核苷酸的 CpG 岛则总是处于未甲基化状态，并且与 56% 的人类基因组编码基因相关。DNA 甲基化在基因表达调控中扮演着重要的角色，参与生物体多种重要的生命活动。此外，DNA 甲基化异常及其对基因表达的影响会导致人类许多复杂疾病的发生。

DNA 甲基化经典检测方法是亚硫酸盐处理后测序：重亚硫酸盐（Bisulfite）使 DNA 中未发生甲基化的胞嘧啶 C 脱氨基转变成尿嘧啶 U，而甲基化的胞嘧啶保持不变，进行 PCR 扩增后尿嘧啶 U 全部转化成胸腺嘧啶 T，通过测序与原本具有甲基化修饰的 C 碱基区分开来。亚硫酸盐转换、PCR 扩增的基因组 DNA 测序已成为分析特殊位点甲基化的金标准。

为研究甲基化在人体内的重要作用，加速甲基化研究的临床进展，Illumina 推出了新一代升级版甲基化芯片，简称 850K 芯片。该芯片可检测人全基因组约 853307 个 CpG 位点的甲基化状态，其中包含了原 450K 芯片 91% 的位点，并增加了 413745 个位点。850K 芯片不但保留了对 CpG 岛、基因启动子区的全面覆盖，还特别加强了增强子区（来源于 ENCODE 及 FANTOM5 的最新研究进展）及基因编码区的探针覆盖。

全基因组亚硫酸氢盐测序是将序列经亚硫酸氢钠转化，再结合高通量测序技术，可绘制出单碱基分辨率的全基因组 DNA 甲基化图谱。

现有研究表明表观遗传学部分参与了某些精神疾病的发病过程。DNA 甲基化对胚胎正常发育和等位基因的选择表达至关重要，甲基化异常可能导致疾病。表观调控机制在认知功能改变的过程中起着一定作用，其中组蛋白去乙酰化酶可影响神经突触可塑性，在调控神经元发育中起关键作用。表观遗传学从基因转录调节方面进行研究，可以补充传统遗传学仅重视 DNA 序列的局限性，且能将遗传与环境联系起来。虽然表观遗传因素在精神疾病中的重要性已经受到重视，但此方面的研究仍然较少。表观遗传修饰如 DNA 的甲基化和组蛋白修饰能否在代间进行稳定传递尚不明确。此外，表观遗传学具有组织特异性，因此外周血白细胞的表观遗传特

征是否能在一定程度上反映大脑中的表观遗传特征,或者是否与疾病的某些表型有直接的联系值得进一步研究探讨。

四、产前筛查及新生儿筛查

(一)产前筛查

产前筛查是指采用经济、简便和无创伤的检测方法,通过孕早、中期妇女血清或超声检测、遗传检查,筛选出可能患某些先天性疾病和(或)遗传性疾病胎儿的高危孕妇,以便进一步明确诊断,最大可能地减少异常胎儿的出生率。唐氏综合征产前筛查是产前筛查中比较广泛应用的筛查之一。

1. **无创 DNA 产前检测**　近年来无创 DNA 产前检测在产前遗传学检查方面发挥了重要作用。无创 DNA 产前检测,又称为无创产前 DNA 检测(non-invasive prenatal testing)、无创胎儿染色体非整倍体检测等。母体血浆中含有胎儿游离 DNA,胎儿染色体异常会带来母体中 DNA 含量微量变化,通过深度测序及生物信息可分析检测到该变化。无创 DNA 产前检测技术仅需采取孕妇静脉血,利用新一代 DNA 测序技术对母体外周血浆中的游离 DNA 片段(包含胎儿游离 DNA)进行测序,并将测序结果进行生物信息分析,得到胎儿的遗传信息,从而检测胎儿是否患三大染色体疾病,即 21-三体综合征(唐氏综合征)、13-三体综合征(帕托综合征)、18-三体综合征(爱德华综合征)。无创 DNA 产前检测的无创伤性可以避免因为侵入性诊断带来流产、感染风险。而 DNA 测序技术的成熟能保证技术的准确率,妊娠 12 周以上即可检测。适用人群包括有介入性产前诊断禁忌证者(如先兆流产、发热、出血倾向、慢性病原体感染活动期、孕妇 Rh 阴性血型等);孕 20 周以上,错过血清学筛查最佳时间,但要求评估 21-三体综合征、18-三体综合征、13-三体综合征风险者。产前诊断也应用染色体微阵列分析技术,对产前诊断中核型分析结果异常但无法确认异常片段的来源和性质者,进行 DNA 水平更精细的分析,以及对产前超声检测异常而染色体核型分析结果正常的胎儿进一步进行遗传学检测。

2. **羊水穿刺**　医学上称为羊膜腔穿刺,是一种创伤性产前取材进行的产前诊断方法。严格消毒后,在超声定位和超声引导下,将一根细长的穿刺针穿过孕妇的腹壁和子宫壁,刺入羊水腔抽取少量羊水,离心获取羊水中的胎儿细胞进行细胞培养、染色体核型分析,从而进行产前疾病诊断。

羊水存在于羊膜腔内,受精卵于受精第 7 天形成羊膜腔,开始产生羊水,妊娠 12 周时羊水量为 50 ml,20 周时为 400 ml,36～38 周时为 1000～1500 ml,接近预产期羊水量稍有下降。羊膜穿刺主要筛查唐氏综合征,而一些基因疾病也可通过羊水细胞的基因检测获得诊断,如地中海贫血、血友病等。

产前诊断穿刺抽取羊水时间一般为妊娠 16～24 周,多在孕 16～20 周(即孕 4～5 个月)进行。因为此时胎儿小,羊水相对较多,胎儿漂在羊水中,周围有较宽的羊水带,用针穿刺抽取羊水时,不易刺伤胎儿,抽取 20 ml 羊水,不会引起子宫腔骤然变小而流产,而且这个时期羊水中的活力细胞比例最大,细胞培养成活率高,可供制片、染色,作胎儿染色体核型分析、染色体遗传诊断和性别判定,也可用羊水细胞 DNA 做出基因病诊断、代谢病诊断。测定羊水中甲胎蛋白,还可诊断胎儿开放性神经管畸形等。羊水穿刺的准确率超过 99%。孕 24 周后进行羊膜腔穿刺,羊水中胎儿细胞活力明显下降,死亡细胞数明显增加,影响诊断结果。

35 岁以上的高龄孕妇易发生胎儿染色体异常,主要是染色体(常染色体及性染色体)数目或结构异常,如常染色体异常有先天愚型(21-三体综合征)、性染色体异常有先天性卵巢发育不全(45,XO)等。此外唐氏综合征筛查高风险者、无创 DNA 检测高风险者、具有遗传病或染色体异常等家族史,家族史有唐氏综合征、颈部透明带异常者、超声波检查存在严重畸形者,医师则会建议进行羊水穿刺诊断。必须进行羊水穿刺的人群包括:① X 连锁隐性遗传病,血友病、红绿色盲、假性肥大型肌营养不良症等家族史的胎儿,可根据国家相关规定,及早确定胎儿性别,男胎必要时应终止妊娠。② 前胎为先天愚型或有家族史者,可以从羊水细胞提取胎儿 DNA,针对某一基因做直接或间接分析或检测,如诊断地中海贫血、苯丙酮尿症、进行性肌营养不良等。③ 前胎为神经管缺陷或此次孕期血清甲胎蛋白(AFP)值明显高于正常妊娠者,开放性神经管畸形脑组织或脊髓外露的情况下,孕期血清甲胎蛋白常比正常值高 10 倍。④ 孕妇有常染色体异常或具有由于遗传密码发生突变而引起某种蛋白质或酶的异常或缺陷造成的疾病,如先天代谢障碍、酶系统障碍的家族史者。

(二)新生儿筛查

新生儿疾病筛查是预防医学领域的一项重要措施,是儿童保健的内容。医疗保健机构在新生儿群体中,用快速、简便、敏感的检验方法,对一些危害儿童生长发育、导致儿童智力障碍的一些先天性疾病、遗传性疾病进行群体筛检,从而使患儿在临床上尚未出现疾病表现,而其体内代谢或者功能已有变化时就做出早期诊断,结合有效治疗,避免患儿重要脏器出现不可逆性的损害,保障儿童正常的体格发育和智能发育。

我国新生儿疾病筛查起步于 20 世纪 80 年代。1994 年 10 月《中华人民共和国母婴保健法》以法律的形式确定了新生儿疾病筛查和遗传保健在疾病预防方面的地位。我国主要筛查苯丙酮尿症和先天性甲状腺功能减低症。出生后 72 小时针刺足跟内侧或外侧采血。研究报道,我国对 580 多万新生儿疾病筛查结果表明,苯丙酮尿症发病率为 1：11144、先天性甲状腺功能减低症发病率为 1：3009。按照出生率与上述两种疾病发病率估算,每年 2000 万名新生儿中,新增苯丙酮尿症患儿约 1700 例、先天性甲状腺功能减低症约 6600 例。苯丙酮尿症是一种常染色体隐性遗传的氨基酸代谢疾病,由于苯丙氨酸代谢途径中的酶缺陷,使苯丙氨酸不能转为酪氨酸,导致苯丙氨酸及其酮酸蓄积,并从尿中大量排出。一旦诊断明确,应尽早开始饮食疗法,越早治疗,效果越好。饮食限制苯丙氨酸,给予无苯丙氨酸的特殊奶粉,不含苯丙氨酸的蛋白替代物。通过筛查发现的苯丙酮尿症患儿,由于早期就开始饮食治疗,预后良好,生长发育可同正常儿童一样,不受影响。如果没有及时得到治疗和饮食控制,患儿会发育迟缓,影响智力发育,造成不可逆的影响。先天性甲状腺功能减低症是一种临床发病率较高的致残性内分泌系统疾病,患儿在病情影响下可出现不同程度的生长速度缓慢、智力水平下降等表现,若未能给予患儿有效的治疗干预,则可对其正常生长发育带来较大的不良影响,从而不利于患儿的机体健康水平。由于先天性甲状腺功能减低症患儿在新生儿期可无特异性临床症状或者症状轻微,对新生儿进行群体筛查是早期发现该病的主要方法。一旦确诊也应立即进行甲状腺素替代治疗,治疗越早对脑发育越有利。此两种疾病的早期发现,继而进行早期干预,有助于减少可治性的智力发育落后。

五、我国精神疾病相关出生缺陷的防治目标和策略

出生缺陷是指婴儿出生前发生的身体结构、功能或代谢异常,是导致早期流产、死胎、婴幼儿死亡和先天残疾的主要原因。出生缺陷病种多,病因复杂,目前已知的出生缺陷超过 8000 种,基因突变等遗传因素和环境因素均可导致出生缺陷发生。据估算,我国出生缺陷总发生率约为 5.6%。出生缺陷

严重影响儿童的生存和生活质量,给患儿及其家庭带来巨大痛苦和经济负担。妊娠期精神障碍可能涉及抗精神病药物的使用,药物可以通过胎盘对胎儿造成影响,如围产期综合征,重者可致胎儿畸形,对新生儿的神经发育也可能产生影响。精神症状也会对妊娠期妇女和胎儿造成影响。对计划妊娠或者妊娠期精神疾病患者进行治疗时,充分体现优生优育,科学合理地使用抗精神病药物非常重要。针对患有精神障碍疾病的女性,在妊娠期和产后进行综合管理可能会使她们的后代长期受益。

预防和减少出生缺陷、把好人生健康第一关是提高出生人口素质、推进健康中国建设的重要举措。落实国家"十三五"规划纲要和《"健康中国 2030"规划纲要》,全面加强出生缺陷综合防治工作,国家卫生健康委员会组织研究制订了《全国出生缺陷综合防治方案》。

全国出生缺陷综合防治总目标包括构建覆盖城乡居民,涵盖婚前、孕前、孕期、新生儿和儿童各阶段的出生缺陷防治体系,预防和减少出生缺陷,提高出生人口素质和儿童健康水平。国家启动实施了免费孕前优生健康检查、增补叶酸预防神经管缺陷、贫困地区新生儿疾病筛查等重大公共卫生项目,广泛开展出生缺陷防治社会宣传和健康教育,着力推进出生缺陷综合防治。具体目标为到 2022 年,出生缺陷防治知识知晓率达到 80%,婚前医学检查率达到 65%,孕前优生健康检查率达到 80%,产前筛查率达到 70%;新生儿遗传代谢性疾病筛查率达到 98%。唐氏综合征、耳聋、神经管缺陷等严重出生缺陷得到有效控制。

具体防治措施包括:

1. **广泛开展一级预防**　大力普及防治知识,减少出生缺陷发生。针对不同婚育阶段人群统筹落实婚前检查、孕前优生健康检查、增补叶酸和孕期保健等服务,减少出生缺陷发生。

2. **规范开展二级预防,减少严重出生缺陷儿出生**　广泛开展产前筛查,普及应用产前筛查适宜技术,规范应用高通量基因测序等新技术,逐步实现妊娠妇女孕 28 周前在自愿情况下至少接受 1 次产前筛查,对高危孕妇要指导其及时到有资质的医疗机构接受产前诊断服务,对确诊的严重出生缺陷病例,及时给予医学指导和建议,减少严重出生缺陷儿的出生。

3. **深入开展三级预防,减少先天残疾发生**　全面开展苯丙酮尿症、先天性甲状腺功能减低症等新生儿疾病筛查,逐步扩大筛查病种提高确诊病例治疗率。有条件的地方可将先天性肾上腺皮质增生症、葡萄糖-6-磷酸脱氢酶缺乏症等遗传代谢性疾病

等纳入新生儿疾病筛查范围,促进早发现早治疗,减少先天残疾。

(王力芳)

第三节　脑电生理检查

一、脑电图

人体组织细胞总是在自发地不断地产生着很微弱的生物电活动。脑电图是通过电极记录下来的脑细胞群的自发性、节律性电活动,当大脑的细胞群受到病理影响时,可产生脑电波改变。脑电图检查在儿童主要用于惊厥、意识障碍、癫痫、智力障碍、精神行为异常等,有利于颅内病灶的发现和定位。

对小儿做脑电图检查时,要向他解释清楚,以减少恐惧,取得合作。记录时要分别描记四个导联,20分钟以上,这样可提高阳性率。记录脑电背景活动时,最好让患儿保持清醒、安静、闭眼。闭眼描记易捕捉到癫痫患儿的痫样放电波。

（一）小儿脑电图的特点

小儿脑电图因年龄而异,并随年龄不断成熟变化,但无明确的年龄界限。小儿年龄越小,则慢波越多,随着年龄的增长,慢波逐渐减少,3岁时可出现α波活动,6岁时两枕部可见α节律,12岁时已趋向成人脑电图活动。儿童脑电图中有不少正常图形在成人可能被视为异常,应予以注意。

1. 新生儿和3个月内婴儿

（1）交替性背景节律　新生儿睡眠(尤其静态睡眠)时的脑电图中易见交替性背景节律,此型在早产儿清醒描记中也可见到,并于受孕龄44周前先后从清醒、动态睡眠和静态睡眠记录中消失。与暴发抑制图形的主要区别是:交替性节律图形中交替后期间的背景波幅大于 5 μV,而暴发抑制的间歇期无脑电波或低电压持续 20 秒以上。

（2）正常尖波、棘波　未成熟儿脑电图中易见散在分布的尖波、棘波,但不应局限于某一区域。

2. 儿童期

（1）清醒记录　头后部慢活动。学龄前期及学龄期儿童顶枕区α节律常有慢活动插入,甚至两者重叠在一起,类似棘慢综合波。此时必须在其他部位看到典型棘慢综合波,才能肯定为异常。这种正常的慢波活动类型特点为:

1）多相位慢活动　又称幼年后位慢波。主要表现为高波幅,2～4 Hz 阳性波为主的多相位慢波,反复出现在枕部α节律中。一般从3岁后增多,9～10岁达高峰,13岁后明显减少。约占儿童的30%。

2）后位慢波节律　间断出现在枕区α节律中,为 2.5～4.5 Hz 中、高波幅慢活动,持续 1～3 秒或更长时间,见于 25% 左右的正常小儿,多集中于4～7岁,以后渐渐减少,有的 11 岁时仍可出现。上述慢活动睁眼时减少,在过度换气时减少更明显,背景节律常有一过性两侧不对称,双颞或枕区较多见。

过度换气,此方法主要为诱发在一般描记中不易出现的全面性棘慢波或局限性棘波。正常小儿过度换气时常有明显 θ 波或 δ 波慢活动,甚至有 3 Hz 慢波暴发,也可在一侧明显。有时慢波形态很尖,甚至难与尖波区别。因此,小儿过度换气时慢波的数量以及有无慢波暴发的出现,皆无病理意义。停止过度换气后 1 分钟慢波仍持续存在,可疑有异常。

（2）睡眠记录　小儿睡眠各期脑电图均与成人不同。

1）思睡与觉醒中慢活动　从 14～18 个月起,正常思睡和觉醒期均有显著慢波活动。思睡期主要表现为弥漫性中、高波幅 θ 节律。7 岁后这种现象显著减少,但可持续到 11 岁。同时,正常慢波暴发将随睡眠的进一步加深而消失,真正的慢波常持续存在到中度睡眠期。

2）顶尖波　儿童顶尖波波幅较成人高,时限短,呈棘波状。位相呈阳性、阴性或双向,有时几个顶尖波连续出现,或非固定地显示在一侧,均不应误为是痫样放电波。

3）纺锤波　月龄 3 个月后,正常婴儿浅睡中均应见到纺锤波,若在一次睡眠周期的整个浅睡过程中或 10 分钟以上连续记录中始终不见纺锤波应视为异常。

生后 1～2 年内纺锤波常有半球间不对称,只要不是恒定地在一侧缺失,应视为正常。正常小儿纺锤波波幅较高,形成棘样纺锤波,均属正常波形。当纺锤波高达 200～400 μV,且分布广泛,持续存在时,应视为异常。

4）深睡中头后部慢活动　4 岁前正常小儿中度和深度睡眠时的脑电图中,枕区可出现非节律性尖形高波幅双位相 δ 波,4 岁后这种现象逐渐消失。

5）14 Hz 和 6 Hz 阳性棘波　7%～58% 的正常儿童于思睡或浅睡期出现 14 Hz 和 6 Hz 的正相棘波,青少年期达高峰,此种波形与癫痫、人格变态或自主神经疾患无确切关系。

6）6 Hz 良性棘慢波　或称快的棘慢波,主要在思睡阶段发生,常以全面性暴发形式出现,持续 1～2

秒,很少超过 4 秒。此种波无肯定临床意义,与病理性棘慢波的主要区别在于,6 Hz 良性棘慢波的棘波成分矮小,随睡眠深度加深而消失,而病理性棘慢波不但持续存在,而且数量更为增多。

(二)小儿异常脑电图

1. 非特异性异常

(1)异常慢波活动 有 θ 波为主和 δ 波为主的两种异常慢波活动,可为弥漫性,也可为局限性。

(2)不对称 指两半球对应区的波幅不对称与频率不对称,当两枕部波幅持续相差 50% 以上,其他部位持续相差 20% 以上,和(或)持续性脑波频率不对称,则提示相应部位为异常部位。

(3)过量 β 活动 未用镇静剂的清醒记录中,背景活动明显增多,多数波幅 $\geqslant 30\ \mu V$(≤3 岁)或 $\geqslant 20\ \mu V$(>3 岁)。

(4)低电压 清醒记录中,任何部位波幅均不超过 $20\ \mu V$。

(5)脑波严重抑制 暴发抑制指以 θ 波和 δ 波为主的暴发图形,间以相对静息的间期。脑电静息为所有头区均无肯定的自发或能经生理性的药物性诱发的大脑电活动。

(6)异常睡眠图形 纺锤波消失指足月后 3 个月以上的小儿,全过程或 10 分钟以上浅睡记录中无睡眠纺锤波;极度纺锤波指波幅高达 $200\ \mu V$ 以上,分布广泛,且持续时间达 3 秒以上。

2. 痫样放电或发作波 可为全面性、局限性或多灶性。表现有:① 棘波或尖波放电;② 棘慢波、尖慢波和多棘慢波放电;③ 3 Hz 棘慢波放电;④ 高峰节律紊乱;⑤ 阵发性节律性放电:指突出背景的 α、β、θ 或 δ 样节律性发放。

3. 其他 ① 昏迷图形:可为 α、β、θ 或纺锤波型。② 三相波。③ 周期性复合波:在慢波背景活动中,全脑反复出现一个或多个尖波,或高波幅 δ 波组成的暴发波群,持续 0.5~3 秒,间歇 3~30 秒,通常见于亚急性硬化性全脑炎。

(三)常见的小儿疾病的脑电图改变

1. 颅内肿瘤的脑电图 小儿脑肿瘤的特点为:① 小脑天幕下肿瘤多于大脑半球肿瘤;② 以中线结构部位的肿瘤为多;③ 主要为胚胎残留组织肿瘤和胶质瘤,而转移癌极少。不同部位肿瘤的脑电图改变不同。大脑半球凸面肿瘤的脑电图异常率可达 90% 以上,定位诊断的正确率可达 80%~90%,而大脑深部结构肿瘤、中线结构肿瘤及颅后窝肿瘤的脑电图,一般早期可呈正常,但当出现颅内高压时,

可出现弥漫性慢波化异常脑电图。大脑凸面肿瘤的脑电图一般特征如下:

(1)局灶性慢波 系肿瘤引起周围脑组织水肿所致,最为常见。

(2)局限性低电压或平坦波 系大脑表面巨大肿瘤,或浸润广泛的胶质瘤,或大量脑细胞破坏和死亡引起。

(3)懒波灶 大脑有肿瘤时有时可呈同侧 α 波变慢,振幅变低或 α 指数减少,睡眠纺锤波减慢或消失。多见于顶枕部皮质直接侵犯的浅表肿瘤。

(4)局灶性和一侧性基本波的波幅增高 可见于脑膜瘤、星形细胞瘤等生长较慢的肿瘤,病灶侧 α 波增强,易被误认为对侧 α 波减慢。

(5)慢波位相倒置 对大脑皮质及皮质下肿瘤的定位颇有价值。

(6)病灶周围的棘波放电 为肿瘤刺激该部或其周围较正常的脑组织结构。

大脑深部及幕下肿瘤的脑电图可以正常,但大多数不正常。大脑皮质深部或皮质下病变可有一侧 θ 节律,中线深部病变多引起两侧的广泛性异常,重者可见基本电活动变慢,或 α 节律消失,取而代之的为 θ 波或 δ 波,常呈阵发性出现,波幅一般较高,有时在双侧额部间歇地出现 2 Hz 左右的高波幅 δ 波,一般两侧对称,称额部间歇性节律性 δ 活动或枕部间歇性节律性 δ 活动。这两种 δ 活动主要见于脑室系统肿瘤、小脑蚓部及半球肿瘤等导致的颅内压增高。但脑桥小脑角肿瘤或脑干肿瘤的脑电图大多正常,当肿瘤晚期有颅内压增高征或昏迷时,脑电图可以异常,呈非特异性弥漫性慢波化表现。

2. 中枢神经系统感染时的脑电图 无论是脑炎、脑膜炎还是脑膜脑炎,都有广泛性弥漫性脑实质及脑膜的损害,从而成为弥漫性慢波异常脑电图的病理基础。脑电图改变与感染的病程及病情有密切关系。病期不同,脑电图也不同;病情严重,脑电图改变也明显,严重者呈高波幅大慢波;病情好转时,大慢波减少,代之为 θ 波,最后为 α 波;若病情恶化,则 δ 波增多变慢,甚至成为平坦脑电图。

(1)脑膜炎脑电图 一般来讲,脑膜炎患儿的脑实质受累较脑炎轻,所以脑膜炎的脑电图异常程度多较轻。由腮腺炎病毒、柯萨奇病毒、埃可病毒等引起的无菌性脑膜炎,在急性期脑电图异常率高,有时可高达 70%,主要表现为基本电活动的慢波化,多为枕部高波幅。一般随临床症状改善后这种脑电图变化减轻或消失。结核性脑膜炎的早期或病情较轻者,脑电图变化较轻。在急性期及病情较重者显示非特异性广泛性 θ 波及 δ 波。发生惊厥时,可有

痫样放电。若病情严重,颅内压增高,可见广泛性 0.5~3 Hz δ波活动,有时为额部间歇性节律性δ波活动或枕部间歇性节律性δ波活动,随病情好转,慢波减少,快波增加。若为结核瘤或局限性结核性蛛网膜粘连时,脑电图可见局限性改变。化脓性脑膜炎的脑电图异常程度与病情轻重有关。急性期病情较轻者,脑电图可以正常或轻度异常;严重病例,可呈广泛性δ波或θ波活动;当合并脑脓肿时,可在广泛性异常的基础上有局灶性δ波;临床有惊厥发作者,可有尖波、尖慢波放电。

(2)脑炎的脑电图 脑炎的脑电图改变较脑膜炎明显,临床症状愈明显,脑电图异常率愈高,可达90%~100%。脑炎的脑电图异常多呈弥漫性异常,两侧基本电活动变慢,α节律消失,呈弥漫性θ波或δ波活动,有时呈一侧性慢波活动,有时在弥漫性慢波活动基础上呈局灶性改变。若有惊厥发作,可有痫样放电存在。

(3)脑寄生虫病的脑电图 寄生虫病如脑囊虫病、脑棘球蚴病、脑血吸虫病、脑肺吸虫病等,脑电图主要表现为广泛性慢波活动,或在广泛性异常基础上呈局限性慢波。慢性期有惊厥发作时可有尖波、棘慢波放电。脑寄生虫病的脑电图无特异性改变,不具有定性诊断价值。

3. 癫痫的脑电图 癫痫的诊断最主要是临床上有癫痫发作,排除了其他进行性脑部疾病后作出的。临床发作时脑电图上出现相对应的暴发性异常波。暴发性异常波的主要类型有:

(1)棘波 周期为20~70毫秒,是兴奋性过高的表现,见于各种类型的痫样发作。Gibbs认为前额部棘波、一侧性棘波、多棘波与临床密切相关,可达90%左右,中部或额部棘波为80%,枕部、顶部棘波为70%左右。颞中部与中央区的棘波放电灶或棘慢波放电灶是诊断小儿良性局灶性癫痫不可缺少的脑电图改变。

(2)尖波 周期为70~200毫秒。与棘波一样,多为负性波,少数为正性波,呈单相性或双相性,偶为三相性,可见于各种类型的癫痫。

(3)棘慢波与尖慢波 棘慢波综合,由一个棘波与其后的一个慢波综合而成,尖慢波由一个尖波与其后一个慢波组成,可见于各种类型癫痫发作。发作期可见弥漫性棘慢波或尖慢波;发作的间歇期可有棘慢波或尖慢波阵发,或局灶性改变。3 Hz棘慢波见于典型失神发作,发作开始时可能为双侧对称同步的3.5~4 Hz棘慢波放电,最后可能为2.5 Hz棘慢波。若为3 Hz多棘慢波放电应考虑失神发作伴有强直阵挛性发作的可能。中部或中央区

的棘慢波放电灶或尖慢波放电灶可见于良性局灶性癫痫。

(4)高峰节律紊乱 特征为高波幅的棘波、尖波、棘慢波、多棘慢波和慢波阵发。有时有间歇现象,有时为持续性发放,有时左右不对称。可分为:① 典型高峰节律紊乱;② 不典型高峰节律紊乱;③ 周期性高峰节律紊乱;④ 非对称性高峰节律紊乱,主要见于婴儿痉挛。

(5)高波幅慢波暴发 有3 Hz高幅波或6 Hz波阵发。

脑电图检查如能适当地根据癫痫的发作类型选用诱发试验,通常可使癫痫波的检出率提高至80%~90%。过度换气较易诱发3 Hz棘慢波发放,常伴临床失神发作。对于夜间发作或精神运动性发作病例,若常规脑电图阴性,可做睡眠描记,能大大地增加阳性率。

(6)癫痫发作与非癫痫发作 在临床上经常遇到发作性疾病,其可分为癫痫发作与非癫痫发作,而小儿非癫痫发作占小儿人群的10%左右,是前者的10~20倍。非癫痫发作的病因有生理性因素、脑血管疾病如暂时性脑缺血发作(TIA)、昏厥、偏头痛、心血管病变如阿-斯综合征、Q-T延长综合征、睡眠障碍,多发性抽动等和心理性因素(心理障碍如情感性擦腿、屏气发作、癔病性发作、精神病性发作、非痫性强直性发作等)。因此,在碰到发作性疾病时应区别是癫痫发作还是非癫痫发作。诊断癫痫发作时,应仔细询问病史,认真体格检查,并做规范的脑电图检查,有条件者应进行视频脑电图(Video-EEG)检查,达到明确的诊断。

规范的脑电图检查是区别小儿癫痫发作与非癫痫发作的重要方法,Video-EEG检查可见临床发作同时的发作期脑电图改变:痫性放电和放电后电压变平、电活动变慢,是区别两者的最有力证据。

(7)非惊厥性癫痫持续状态 癫痫持续状态(ES)指的是一次发作持续30分钟以上,或反复多次发作,而发作间期意识不能恢复。平时诊断ES往往是惊厥性痫持续状态,而对占ES中25%的非惊厥性癫痫持续状态认识不足。非惊厥性癫痫持续状态可见于失神状态、不典型失神状态或颞叶癫痫持续状态等,其临床上的共同特点为意识障碍,呈木僵样,伴有定向障碍,脑电图对诊断起重要作用。癫痫持续状态时EEG背景活动变慢,伴有痫性放电,而持续状态停止后,背景活动增快,同时有较典型的痫样放电,不少可误诊为病毒性脑炎或精神疾病,因此及时检查脑电图和正确判断对正确诊断非惊厥性癫痫持续状态是非常必要的。

（8）睡眠慢波相脑电持续状态 有些患者有脑电图改变而未见临床上典型的癫痫持续状态发作，而在睡眠慢波相时见到持续性慢波发放或棘慢波发放占整个描记时程的80%以上，可见于颞中部中央区棘慢波放电的癫痫发作、获得性癫痫性失语综合征，对此也应给予药物治疗。

4. 非特殊性脑电图异常 儿童智能低下、脑瘫及其他系统性疾病而影响脑功能时，也可以出现非特殊性脑电图异常。智能低下者脑电图大多正常，不正常者可有痫样放电或弥漫性慢波化。脑瘫的脑电图可以正常，也可以表现为弥漫性慢波化，或局灶性慢波，有20%～30%病例有痫样放电。智能低下与脑瘫有时可表现为高幅β波活动或睡眠波的异常。肝性脑病大多可见三相波。风湿病、类风湿性关节炎、红斑狼疮、过敏性紫癜及脑膜白血病者，都可以出现非特殊性脑电图异常：弥漫性慢波化，或在弥漫性基础上呈局灶性改变。

5. 精神障碍时脑电图改变

（1）发作性睡病 主要表现为长期的警觉程度下降和日间有不可抗拒的发作性睡眠，大多数患者伴有一种或多种的其他症状，如猝倒、睡眠瘫痪和入睡幻觉症。而脑电图检查，觉醒时的脑电图大多数表现正常波形，仅有少数病例有慢波增多，可为阵发性慢波活动或散在慢波，而大多数病例有明显入睡倾向，20～30分钟即可描记到睡眠脑电图，且睡眠发作时脑电图在入睡初期即可进入快速眼动睡眠相（REM睡眠），而正常人在入睡时先非快速眼动相（NREM睡眠）开始，经过60～100分钟后才进入REM睡眠。目前为了明确诊断多采用多导睡眠描记图，可显示睡眠潜伏期短，REM睡眠潜伏期短，在日间睡眠中即使短至10分钟睡眠，也可见到REM。经多导睡眠潜伏期试验也可显示睡眠潜伏期短于5分钟，睡眠初期REM周期在日间睡眠发作和夜间睡眠时均增加。

（2）孤独症谱系障碍 是一组起病于婴幼儿期的神经发育障碍，主要为人际交往和沟通模式的异常，有部分病例可伴有癫痫发作、先天性风疹、结节性硬化和脑内脂肪沉积病等。尽管脑电图检查对诊断孤独症谱系障碍无特别的诊断价值，但有部分病例脑电图检查可见异常发现，如α节律不规则，慢波活动增加，甚至有痫样放电、阵发性活动或睡眠慢波相的脑电持续状态。

（3）注意缺陷多动障碍 患儿智能正常或接近正常，其主要表现为注意力集中障碍，不分场合的过度活动，易激惹、冲动、坐立不安等，常伴有认知障碍和学习困难。注意缺陷多动障碍的脑电图检查结果各家报告不一，异常率高低不一，异常波形也不一，其主要是由于对于注意缺陷多动障碍的诊断标准认识不一，伴发症不一，同时对脑电图操作与判断标准不统一，造成了异常率明显差异。应认识到绝大多数患儿的脑电图是正常的，可有少数伴有α节律不规则、慢波增高或α波高耸等非特异性改变。对于出现尖波或尖慢波阵发或散在病例，应注意是否存在惊厥病史以供治疗参考。

（4）抽动障碍 脑电图异常率高低不一，其主要表现为α波节律不规则、慢波活动增多，甚至出现高幅θ波、δ波的阵发活动，与尖波很相似。对于氟哌啶醇治疗后的患儿，更易出现高幅θ波、δ波阵发，且背景慢活动增加。少数多发性抽动病例可伴有癫痫发作，脑电图检查可出现尖波、尖慢波阵发性活动。

（5）睡眠障碍 可为原发性（梦游症、夜惊、梦魇等）和继发性（睡眠不安、入睡困难、睡眠过度等），易与癫痫相混淆，对于这些患儿做脑电图检查，一般无痫样放电或痫性放电。对疑似癫痫发作者，可做Video-EEG检查，若为癫痫发作者，发作时Video-EEG可有同步的痫性放电；若无同步痫性放电，则多为非癫痫性发作，因此有睡眠障碍的患儿应做Video-EEG检查。

6. 抗精神病药物对脑电图的影响 非典型的抗精神病药物中，无论是氯氮平还是利培酮，均可引起脑电图的异常改变，尤其是氯氮平更为突出，可表现两枕部的α波抑制，成群或散在的θ波增多，或呈短程的θ波阵发，或成群或散在δ波增多，特别在氯氮平应用的病例可出现尖波、尖慢波、棘波、棘慢波散在或阵发，应结合病史、服药史作出临床诊断。

总的看来，脑电图是目前检查脑功能，特别是大脑功能不可缺少的检查方法。

二、脑电地形图

随着电子计算机技术的发展，傅里叶（Fourier）转换用于脑电图分析，得到了脑电功率谱图，从而使脑电活动的研究能定量化、客观化，且形象直观。脑电地形图对头皮上测得的脑电信号按不同的频段以功率谱及相应的图像方法显示脑电活动。

（一）基本原理

脑电功率谱及其地形图的获得程序分三个部分。

1. 信号获得系统

（1）脑电信号 由头皮电极引起，电极放置方法与 10~20 国际安置系统相仿,可根据需要作些变动。

(2)电位差　由某个电极与公共参考电极之间获得并经前置放大器放大。

(3)脑电信号经模数转换　从而将离散数据的模拟信号数字化。

2. 信号处理系统　实时快速傅里叶转换将常规脑电图的时间-振幅关系转变为功率谱的频率-功率关系。因为任何有节律性的重复信号都可分解为在所给信号内的或多或少存在的一组正弦曲线。

由快速傅里叶转换得到的功率谱经选择再平均化后,其结果储存于磁盘中备用。

3. 信号表达系统

(1)坐标图　按脑电图常用的头颅分区,以频率为横坐标,脑电功率为纵坐标,画出直方图,观察时较为直观。

(2)数字行列图　按行列打印出每个电极部位及每个频率的绝对功率值和相对功率,具有定量分析的作用。

(3)头颅模拟图　在图像表达中需要选择一定的频带进行分析,功率的大小可在灰阶图上或彩色图上以不同的色度表示,灰阶越淡表示功率越低,越深则功率越高;彩色图由红色渐变为蓝色,表示功率由高到低。

(二)临床应用

脑电地形图主要用于脑肿瘤、脑血管病、中枢神经系统感染、癫痫及缺氧缺血性脑病等的应用研究。

1. 颅内肿瘤　CT 的应用,使颅内肿瘤的形态学异常的诊断率大大提高,但 CT 有一定的损伤性,且不能对脑功能损害作出估计;常规脑电图虽能反映脑功能损害,但对损害范围和程度的判断不够形象和准确。脑电地形图正弥补了 CT 和常规脑电图的这些不足,所以在颅内肿瘤的研究上得到了一定的重视。

Duffy 用脑电地形图研究了一批经 CT 诊断为幕上肿瘤患者手术前的脑电活动,发现其异常表现具有相似性,在肿瘤部位 δ 功率、θ 功率明显增高,病侧枕部的 α、β 功率降低,且脑电地形图的病变范围大于 CT 损害的范围,这是由于脑细胞任何代谢和机能的改变均影响脑细胞的生物电,所以在脑肿瘤灶周围发生的脑功能损害可在脑电地形图上清楚地反映。由于慢波频率在肿瘤诊断上具有特殊意义,所以 δ、θ 功率对脑肿瘤的诊断深受重视。δ 和 θ 功率谱在 4 个灰阶以上者为病变,病灶区数值越高,面积越大,则表明肿瘤引起的脑损害程度越严重,病变

范围也越大。

大脑半球肿瘤的脑电地形图特点为:① 背景脑电活动基本节律出现慢波化,慢波功率增加,α 功率尤其在病灶侧明显降低;② 左右不对称,病灶侧的 δ、θ 功率值明显增加呈灶性增高;③ 病变侧的 δ、θ 功率呈弥漫性或局灶性增高。脑电地形图对大脑半球肿瘤的定侧率达 95% 以上,定位准确率为 98% 以上。

大脑中线及深部肿瘤常出现中线分布的广泛的弥漫性 δ、θ 功率增高。颅后窝肿瘤常出现弥漫性 δ、θ 功率的增高,两侧分布可大致对称或一侧偏胜。

2. 脑血管疾病　近年来,用脑电地形图对脑血管疾病,特别是暂时性脑缺血发作(transient ischemic attack,TIA)及脑梗死作了一些研究。

(1)暂时性脑缺血发作　为发作性,某些神经功能一过性障碍,而发作后形态学检查往往无异常发现。所以,客观的脑电功能的检查显得更有意义。Nagata 研究了颈动脉分布区的 TIA,将脑电地形图和常规脑电图进行比较:① 68% 的患儿即使临床症状消失,脑电地形图上还仍有病侧 δ、θ 功率增高,并随病情好转,出现慢波功率降低,α、β 功率逐渐增高并恢复至正常;② 脑电地形图对背景活动的电压不对称的发现比常规脑电图更敏感。因此,脑电地形图对提高 TIA 发作的诊断率及病情随访均有较大意义。

(2)脑梗死　常由脑血栓形成和脑栓塞引起。其脑电地形图特点为损伤局部的局限性慢波功率增高,可呈香蕉形改变,主要为高功率的 δ、θ 灶,且背景脑波中的 α、β 频带在两半球分布不对称,病侧功率降低,同时脑电地形图的损伤范围比 CT 要大,阳性率比 CT 略高。

(3)颅内外血管吻合术前后脑功能的评价　术前脑电地形图显示病侧高电压的 δ 灶和 α 活动明显抑制,吻合术后 δ 灶消失,病侧 α 频带的功率增高。当压迫吻合侧的前动脉时 δ 灶又重新出现,α 频带的功率又重新降低。

(4)急性偏瘫综合征　其脑电地形图的阳性率高于常规脑电图异常率。脑电地形图可示一侧性局灶性 δ、θ 频带的高功率区,随病变好转可见 α、δ 频带功率的增高。

(5)对脑出血后脑功能障碍的诊断和评价　脑电地形图可见病侧 α 频带功率明显降低而 δ 频带的功率也明显高于健侧。

(6)偏头痛　脑电地形图的异常率明显高于脑电图异常率,主要表现为双侧相应对称区域有较大功率差,不论 δ、θ 功率还是 α 功率都较对侧高出 2~3

灰阶以上,且δ、θ功率增高主要表现为枕、颞部,同时范围较弥散,且功率增高侧与偏头痛患侧多为同侧。

3. 精神病学研究

(1) 精神分裂症　脑电地形图在精神分裂症患者的脑功能的应用研究中发现有δ和θ频带的功率增加,双侧额区明显,而快的β频带的功率增加表现在额后的广泛区域,顶、枕区最多,左前颞部也增加。这说明了精神分裂症存在广泛的双侧异常和左前颞部持续β活动增加而致的持续性单侧病变,额部的δ、θ高功率提示存在额叶病变,左前颞部β活动增加也提示此病的颞部功能紊乱。

(2) 智力发育障碍　患儿脑电地形图显示两半球前部有广泛的α功率谱增加,睁眼不减弱。而正常人的α优势在两枕部,睁眼时减弱,其睁闭眼时α功率不论是绝对值还是相对值均有显著区别。智能低下患儿有时见到α畸形,睁眼时慢波功率增加,尤其两半球后更明显。

(3) 学习困难　脑电地形图在学习困难儿童听录音、心算、快速记忆时,α抑制现象比正常对照组明显减弱,由于学习困难儿童的注意力有缺陷,而顶、枕部α抑制却与注意力有关,所以注意力的缺陷可能与α抑制的紊乱有关。

4. 新生儿缺氧缺血性脑病脑电地形图的研究

我们将孕龄在37～42周,出生体重在2500～4000 g的足月新生儿分两组,一组为窒息新生儿,一组为正常对照组,对每个新生儿分三个时相(清醒、动态睡眠、静态睡眠)进行脑电地形图描记,并于生后5～12个月进行丹佛发育筛查测验(DDST)随访测查,结果发现:

(1) 窒息新生儿与正常新生儿脑电地形图的不同　正常新生儿脑电功率谱随着清醒与睡眠周期的改变而不同,静态睡眠时脑电功率高于清醒和动态睡眠时的脑电功率值,且具有极显著性差异。而窒息新生儿三个时相的脑电功率值的差异消失或出现倒置(即清醒状态时的脑电功率值高于静态睡眠时)。

(2) 不同频带脑电功率谱研究　正常新生儿于清醒与各睡眠时相以及头颅任何部位,占优势的是δ功率,其次为θ、α、β功率。对于窒息新生儿的脑电功率值,其总功率及δ、θ、α功率值均降低。

(3) 左右两侧半球的脑电功率的比较　正常新生儿脑电功率值右半球的总功率高于左半球,呈固定差异。而在窒息新生儿,这种右半球脑电总功率高于左半球的差异消失。

(4) 前瞻性研究　窒息新生儿三个时相变化的消失或倒置,会给小儿今后的智力发育和运动发育

带来明显影响,因此脑电地形图是判断窒息时新生儿脑功能损伤的早期敏感方法。

三、诱发电位

诱发电位(evoked potential,EP)是对周围神经或外周感觉器官给以适宜刺激,在中枢神经系统相应部位记录相关的"锁时"生物电位活动的电生理技术,诱发电位可在功能上判断病变部位、病变程度,此类诱发电位属于感觉性诱发电位。另外,通过瞬时脉冲经颅电刺激(transcranial electric stimulation,TES)或经颅磁刺激(transcranial magnetic stimulation,TMS)刺激运动皮层、脊髓等,在其靶肌记录肌电活动的技术称为运动诱发电位(motor evoked potential,MEP),分别称为TES-MEP和TMS-MEP。感觉性诱发电位反映感觉传入通路及大脑皮质感觉区的功能,MEP则反映运动传出及大脑皮质运动区的功能,两种诱发电位可为临床充分提供中枢神经系统功能状况和病灶的解剖定位,以利于提高临床诊断的准确性。常用的感觉性诱发电位包括:① 脑干听觉诱发电位(brainstem auditory evoked potential,BAEP);② 体感诱发电位(somatosensory evoked potential,SEP);③ 视觉诱发电位(visual evoked potential,VEP)。运动诱发电位(MEP)分为单脉冲TES-MEP和TMS-MEP,主要用于评价中枢运动通路传导功能、皮质脊髓束兴奋性、胼胝体传导功能等;成对脉冲TMS(paired pulses TMS,pp-TMS)-MEP主要用于评价皮质脊髓束易化性和抑制性。感觉性诱发电位的基本原理是通过对听觉、浅感觉、视觉等感觉器官或皮层运动区刺激,在各自效应部位产生的生物电活动,电压很低,仅为0.10～0.5 μV,完全被淹没在波幅高达二十至数百μV的自发脑电活动中。因此,只能通过计算机处理信号的叠加平均技术,滤掉背景脑电活动,再加以放大,得到稳定的图形。事件相关电位(event related potential,ERP)是在感觉性诱发电位技术基础上,根据心理学原理发展起来的一种与刺激任务呈"锁时"关系的脑电活动分析技术,临床常用ERP包括P300、关联性负变(contingent negative variation,CNV)、失匹配负波(mismatch negativity,MMN)和N400等。

(一) 脑干听觉诱发电位

1. 脑干听觉诱发电位(BAEP)的起源　BAEP系起源于耳蜗、蜗神经和脑干听觉结构的生物电反应。1970年Jewett等首先报道从头皮表面可记录到BAEP,不久便开始应用到临床,现已成为临床有

用的无创伤性检查手段。BAEP 为一客观检查方法，受影响因素少，重复性强，结果可靠，故在儿科听力检查和神经系统检查中应用较广泛。BAEP 由相继出现的七个正向波组成，各波起源与脑干听觉通路中各中继核一一对应，Ⅰ波来源于同侧蜗神经，也可能与听神经颅外段电活动有关；Ⅱ波来源于同侧蜗神经核，也可能与听神经颅内段电活动有关；Ⅲ波来源于同侧内上橄榄核群；Ⅳ波来源于同侧外侧丘系腹核群；Ⅴ波来源于对侧中脑下丘；Ⅵ波来源于内侧膝状体；Ⅶ波来源于听辐射（图 14-1）。其中临床意义最大的为Ⅰ波至Ⅴ波的峰潜伏期（peak latency，PL）和峰间潜伏期（interpeak latency，IPL），它代表听觉电信号在通过脑干听觉通路时所用的传导时间。其中，Ⅰ-Ⅲ波 IPL 反映听觉通路外周段（蜗神经至脑干）的传导，Ⅲ-Ⅴ波 IPL 反应听觉通路中枢段（脑干内）的传导，Ⅰ-Ⅴ波 IPL 代表整个脑干听觉通路的传导。婴儿 BAEP 的主要特点是各波潜伏期和波 IPL 较长，随年龄增长而逐渐缩短，一般到 2～3 岁达成人值。听力疾病与神经系统疾病的 BAEP 改变各具特征，可以判断病变性质。

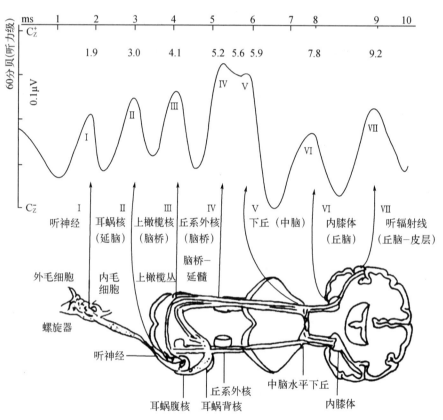

图 14-1 BAEP 的各波神经发生源

2. 刺激声音强度对 BAEP 潜伏期的影响

BEAP 各波随声音强度增高而缩短，随声音强度降低而延长（图 14-2），从而描记出强度-潜伏期（intensity-latency，I-L）曲线，当声音强度降低到一定程度，不能引出可重复的Ⅴ波，以此确定 BAEP 的Ⅴ波阈值。

除Ⅰ波外，其他波和Ⅴ波斜率类似，强度减弱时，Ⅰ波潜伏期变动较大，特别是在中等强度范围内，不同的声音对Ⅰ-Ⅲ、Ⅲ-Ⅴ、Ⅰ-Ⅴ波 IPL 影响并不显著（图 14-2）。

3. 刺激率对 BAEP 潜伏期的影响

BAEP 为突触后电位，其潜伏期依赖于脑干听觉通路神经纤维传导速度和神经元突触传递效能的高低，脑干神经纤维和神经元因缺血缺氧及代谢受损等可致 BAEP 潜伏期延长，低刺激率主要反映脑干听觉通路神经纤维传导速度，即神经纤维髓鞘功能，而随着刺激率的提高，BAEP 的潜伏期更依赖于神经元突触的传递效能，而突触效能最易受缺血缺氧等因素的影响，因此高刺激率 BAEP 较低刺激率有更显著的异常表现（钟乃川，1992；陈明媛，1995）。实际检测时，刺激率应错开与 50 Hz 成整数倍的交流电频率（工频），常选择低刺激率 11 Hz，高频选择 51 Hz，以免引起与工频干扰共振而影响检测效果。一般而言，正常人高刺激率 BAEP 潜伏期不超过低刺激率的潜伏期 0.4 ms。

4. 临床 BAEP 的检查内容

（1）主观听阈 3 岁以下＜30 dB nHL，3 岁以上＜20 dB nHL，可粗略估计患者听力水平。

（2）BAEP 检查时 常固定某一 dB 作为标准声

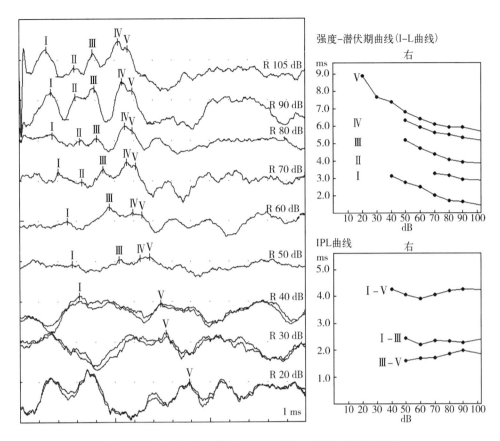

图 14-2 声音强度对正常人 BAEP 潜伏期的影响及 V 波阈值测定

音强度(如 90 dB nHL),也可在主观听阈基础上增加 50～75 dB nHL 检查(即 50～75 dB SL),如波形分化差可采用仪器最大 dB 检查,使 BAEP 波形最大程度地分化出来。

(3)峰潜伏期与峰间潜伏期 一般而言,正常情况下 I、Ⅲ、V 波绝对应当出现,早产儿可不出现 I 波;BAEP 潜伏期随着年龄的变化而变化,侧间差应小于 0.4 ms,正常情况下,I-Ⅲ波 IPL＞Ⅲ-V 波 IPL,I 波与 V 波波幅(I/V 波幅度)比值应大于 0.52。不同实验室应建立各自的正常参考值。

5.脑干听觉诱发电位临床应用

(1)脑干听觉诱发电位在听力疾病中的应用

1)脑干诱发电位在听力检查中的应用 主要为 I 波潜伏期延长,表示信号在周围听觉器官和前庭蜗神经中传导受阻。I 波后部的各波潜伏期均值随 I 波潜伏期的延长而相应延长,但波 IPL 保持不变,整个曲线似乎右移。I 波在听力受损时,其振幅迅速减少,甚至消失,致使难以确定其潜伏期。而 V 波较恒定,甚至在刺激强度很低时仍可辨认出来,而且 V 波反应阈和主观听阈很接近。因此,在听力疾病检查中一般采用 V 波潜伏期作为测定听功能的指标,而不是 I 波潜伏期。中枢传导时间,即 I-V IPL 仍基本不变。听力丧失的 BAEP 改变的另一特

征是反应阈值提高。

2)传音性聋与感音性聋的区别 传音性聋是指由外耳或中耳病变所致的聋,感音性聋是指内耳病变所致的聋。耳聋时 V 波不仅潜伏期延长,而且强度-潜伏期曲线的斜率和形态也发生变化,根据 V 波强度-潜伏期曲线的特征,可将传音性聋与感音性聋区分开。传音性聋曲线斜率正常,与听力正常的曲线斜率平行,但曲线右移,其程度相当于听力损失的程度(即阈值提高程度);感音性聋曲线斜率增大,在高强度刺激时 V 波潜伏期轻度延长,而在低强度刺激时显著延长,随刺激强度而提高,患儿曲线与正常人曲线趋于会聚。

3)其他 BAEP 还可应用于:根据阈值确定听力水平,作为婴幼儿的客观测听;区别听力障碍与孤独症、语言不能及智力落后,后三者 BAEP 一般正常;围产期高危儿常存在不同程度的听力障碍,可用 BAEP 进行听力筛选;区别真聋与诈聋。

BAEP 在听力疾病诊断中应用时应注意以下两个方面:进行 BAEP 测试所用声刺激是时限为 100 μs 的短声(click),主要由 0～10 kHz 频率成分组成,因此主要反映高频听力,这意味着 BAEP 仅测试耳蜗的基底部(该处接受高频音),而不能提供耳蜗顶部(该处接受低频音)的信息;听力是大脑皮质较高

级听觉中枢的功能，BAEP 不测试听力本身，仅测试听觉系统外周部分，与听力的某些功能方面高度相关，故不能全面反映听力情况。

（2）脑干听觉诱发电位在神经系统疾病中的应用 神经系统疾病的 BAEP 表现为各波潜伏期和波 IPL 延长、振幅降低、波形缺失等。主要特征是波 IPL 延长，提示信号在脑桥或中脑传递过程中发生障碍。与听力障碍时相反，神经系统疾病时 BAEP 常常是唯一仍保留的，即最后消失的电信号。BAEP 测试可为儿科的神经系统疾病的诊断、病情判断、疗效评定及预后估计，提供有价值的资料。临床上根据各波的改变，如振幅降低、波形消失以及潜伏期延长等，可判断病变所在部位。在正常小儿，Ⅰ、Ⅲ、Ⅴ波出现率高，且较恒定；Ⅱ、Ⅳ、Ⅵ、Ⅶ波出现率低，变异较大。故临床主要观察Ⅰ、Ⅲ、Ⅴ波。Ⅰ波反映蜗神经功能，Ⅲ波反映脑桥功能，Ⅴ波反映中脑功能。若Ⅰ波正常，其他波均异常，提示弥散性脑干病变；若仅Ⅰ、Ⅱ波正常，提示病变在脑桥和中脑；若Ⅲ波以后的波均异常，提示病变在中脑。BAEP 波形完全缺失是最严重的异常，一般见于脑死亡。Ⅰ～Ⅲ波 IPL 延长、Ⅲ～Ⅴ波 IPL 正常提示下位脑干或脑干听觉通路外周段病变；Ⅰ～Ⅲ波 IPL 正常、Ⅲ～Ⅴ波 IPL 延长提示上位脑干或脑干听觉通路中枢段病变；Ⅰ～Ⅲ波 IPL 延长、Ⅲ～Ⅴ波 IPL 延长示弥漫性脑干病变。鉴于Ⅰ～Ⅴ波 IPL 较易测量，故临床常用Ⅰ～Ⅴ波 IPL 延长作为脑干功能障碍指标。

1）脑干外病变 脑干外最常见的肿瘤是小脑脑桥角肿瘤和小脑肿瘤。可疑的小脑脑桥角肿瘤的患者，BAEP 异常是确定诊断的有力依据，BAEP 常常比 CT 检查更早发现异常，因此具有早期诊断价值。BAEP 变化表现为Ⅰ波潜伏期或 IPL 延长，直至一个波或更多的波缺失，呈非对称性，病变侧异常程度较严重，但有时在肿瘤的对侧异常程度更严重，可能为肿瘤压迫脑干，将之挤到对侧颅底部的骨结构上，使之受压。小脑肿瘤 BAEP 的 IPL 常延长。

2）脑干内病变 如肿瘤、脑炎、缺氧及创伤等，BAEP 常表现为中枢传导时间延长，波形缺失。Ⅰ～Ⅲ波 IPL 延长提示弥漫性脑桥病变，Ⅲ～Ⅴ波 IPL 延长提示中脑病变，两者均延长提示弥散性脑干病变。

3）脱髓鞘病变 如多发性硬化、脑白质营养不良、感染性多发性神经根炎、亚急性硬化性全脑炎等，BAEP 改变主要表现为潜伏期或 IPL 延长，重者波形缺失。

4）昏迷 当怀疑昏迷是由脑干功能障碍或是由脑干结构病变所致时，BAEP 是一有力的鉴别手段。脑干以外功能障碍引起的昏迷，BAEP 一般正常；脑干结构病变所致的昏迷，BAEP 异常。因此，BAEP 正常，提示昏迷为功能性的，预后较好；BAEP 异常，提示昏迷为脑干结构异常所致，预后不良。

5）脑死亡 当去大脑状态发展为脑死亡时，首先有Ⅴ波消失，然后为Ⅲ波消失，最后为Ⅰ波消失。此可作为脑死亡的客观判断指标之一。

（二）视觉诱发电位

1. 视觉诱发电位（VEP）的刺激方式 VEP 是通过多种离散的视觉刺激激活视觉皮层所引起的电生理反应。VEP 是通过信号平均从不间断的脑电图背景活动（ongoing EEG background activity）中提取出来的，并由放置在头后部的表面电极记录下来。自 20 世纪 50 年代初以来，人们就记录了弥漫性、非结构性、频闪的闪光所引发的闪光 VEP（flash VEP），但直到 20 世纪 70 年代初，VEP 才被确立为可用于评估从视网膜到视觉皮层的视觉通路完整性的临床检测。由于闪光 VEP 具有复杂的波形，并存在显著的个体间和个体内变异性，对 VEP 的临床应用的信度具有显著的局限性。闪光 VEP 对轻度但有临床意义的视力障碍相当不敏感，仅在严重的视觉功能障碍时才出现波幅和（或）潜伏期异常。Halliday 等（1972）引入棋盘格作为视觉刺激的一种方式来产生模式 VEP（pattern VEP，PVEP），使得 VEP 在临床中的应用显著增加，由于模式 VEP 具有简单的形态和较小的异质性，并且检测非常敏感，可以检测到细微的或"亚临床"的异常，特别是涉及视交叉前的视觉通路。

图形 VEP 根据刺激给予方式的不同，又分为图形翻转 VEP（pattern reversal visual evoked potential，PRVEP）和图形给/撤 VEP（pattern onset/offset visual evoked potential）（图 14-3、图 14-4），闪光

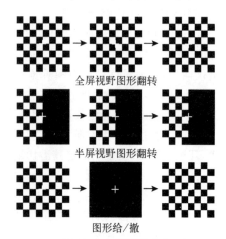

全屏视野图形翻转

半屏视野图形翻转

图形给/撤

图 14-3 图形刺激方式

VEP 采用发光二极管(light emitting diode，LED)眼罩式闪光刺激(图 14-5)或全视野 Ganzfeld 球刺激(图 14-6)，LED 眼罩式闪光刺激可对双眼和单侧眼分别刺激。

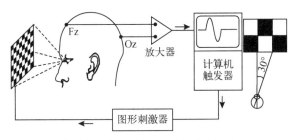

图 14-4　图形视觉诱发电位记录方式

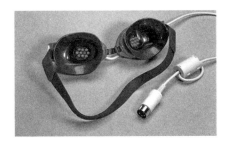

图 14-5　LED 眼罩式闪光刺激器

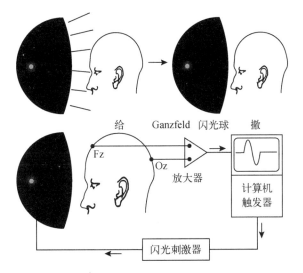

图 14-6　Ganzfeld 全视野闪光视觉诱发电位记录方式

模式 VEP 的一个重要要求是需要患者的充分配合。在测试过程中，患者必须保持警觉，并持续关注棋盘模式。闪光 VEP 则不需要患者的配合，因此在患者无法配合时仍然有用。表 14-1 总结了两类 VEP 的比较。

表 14-1　闪光和模式翻转 VEP 比较

特征	闪光 VEP	模式翻转 VEP
起源	20 世纪 50 年代	20 世纪 70 年代
刺激	无结构的，持续时间短的闪光	反转的棋盘图案

续　表

特征	闪光 VEP	模式翻转 VEP
患者配合度	不需要	十分需要
波形	具有多个正-负峰的复合	通常是简单的三个主要波峰
个体之间的可变性	大	非常小
随着时间推移，个体之间的可变性	大	非常小
检测微小异常情况的敏感度	差	好
用途	不常用，为无法合作的患者准备	通常被用来评估视觉通路的完整性

2. 模式翻转视觉诱发电位

(1) 患者管理　患者坐在椅子上，眼睛平对显示器，测试前不使用散瞳或缩瞳剂等药物，测试期间患者可使用矫正眼镜或隐形眼镜。应根据距离眼睛 20 英尺(约 6 米)的 Snellen 视力表和(或)距离眼睛 9～12 英寸(1 英寸＝2.54 厘米)的阅读卡来确定患者每只眼睛的视力。应记录明显的瞳孔不对等、瞳孔扩大或缩小或明显的视野缺损。在整个测试过程中，嘱患者看着屏幕上棋盘图案中心的点，在整个记录过程中监控患者对棋盘图案的视觉注视情况，并保持其持续关注。单眼刺激时用不透光的眼罩罩住不受刺激的眼睛。使患者处于舒适的体位，以减少肌肉和运动伪影。

(2) 记录参数　视频显示器通常放置在距离眼睛 75～150 厘米的距离，采用全视野刺激，在少数特殊情况下采用半视野刺激，白色和黑色的方格需要高对比度(推荐的 Michelson 对比度为超过 80%)，图形反转率<4 次反转/秒，每只眼睛都通过两种不同的方格大小进行测试：40′～60′视觉弧的大方格和 10′～15′视觉弧的小方格。方格的总视角至少为 15°，宽度与高度之比保持在 4∶3 以下。系统带通应设置在 1～300 Hz。分析时间通常设置为 250 毫秒，对于婴幼儿或 VEP 潜伏期延长的患者，分析时间需要增加到 500 毫秒，此时反转率需要降低到<2 次/秒。每次重复通常需要 100～200 个刺激呈现(扫描)。必须记录至少两个平均值，以保证 PRVEP 的可重复性。

(3) 电极位置和记录组合　标准皮肤电极，如圆盘电极、镀金杯电极或氯化银电极，用电极胶或火棉胶固定在皮肤上，类似于常规脑电图的技术。电极阻抗保持在 5 kΩ 以下，电极之间的阻抗差保持尽可能低(<1 kΩ)，以确保高共模抑制比。

美国临床神经生理学会(2006)建议使用 Queen Square 电极放置系统，但国际临床视觉电生理学学会(2016)建议采用国际 10～20 电极放置系统。尽管研究表明这两个系统之间只有微小的差异,但在调查半视野缺陷时,Queen Square 系统具有一定的优势(Holder,2010),如图 14-7 所示:

MO:枕骨隆突上 5 cm;左右枕骨(LO 和 RO):左、右侧分别距 MO 5 cm;左右颞部(LT 和 RT):分别距 LO 和 RO 5 cm。顶中部(MP):MO 上方 5 cm;额中(MF):鼻根上方 12 cm;枕骨隆突(I):枕骨隆突。其中,LO-MF、MO-MF、RO-MF 和 MF-A1 四个通道组合对全视野 PRVEP 进行记录(图 14-7)。图中实线连接输入终端 1,虚线连接输入终端 2。处于输入终端 1 的正极引起向下的偏转。最显著 PRVEP 来自第二通道的记录,如果 PRVEP 的 P100 波峰值缺失或波幅偏低,推荐使用 MF-A1＋A2、MP-A1＋A2、MO-A1＋A2、枕骨隆突-A1＋A2 组合中的中线组合以确保 P100 不会在 MO 位点向上或向下移位。

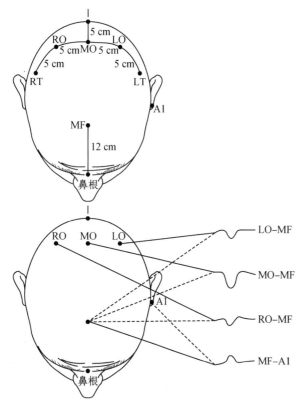

图 14-7　美国临床神经生理学会推荐用于
PRVEP 测试的四通道记录组合

图 14-8 显示了大棋盘格记录的正常 PRVEP,它由简单的三峰波形构成,MO 极记录到最明显的反应。首先出现的是一个负峰,平均潜伏期在 75 ms 左右,因此用极性-潜伏期术语系统记为 N75。随后紧跟着最突出的反应记为 P100,是一个平均潜伏期为 100 ms 的较大的正向波形。第三个波峰(N145)是一个圆形的负波,与前面两个波峰相比变异性更大。

平均潜伏期约为 100 ms 时,第四个通道(MF-A1)通常会记录到一个波幅较小波宽较大的负相波,记为 N100。尽管枕骨中部的 P100 与前额的 N100 有着相似的潜伏期,这两个波峰不是由同一个水平方向上的神经发生源发出,它们是相互独立的。前额的 N100 可出现在 P100 稍微前面、同步或者稍微后面些的位置。其中,N100 和 P100 波可相互参考和补充,可能出现前额 N100 缺失而枕部 P100 被记录的情况,也可以出现相反的情况,P100 缺失 N100 保留的情况下,MO-MF 会显示出下行的波峰。因此必须通过 MF-A1 记录 MF 的活动,并将其与通过枕骨后部(MO-MF)记录的活动相比较。在 VEP 的三个组成部分中,P100 是临床上最有价值的,因为其波幅最大,受试者之间的变异性较小,双眼不对称性最小,随时间的长期变异性也最小。

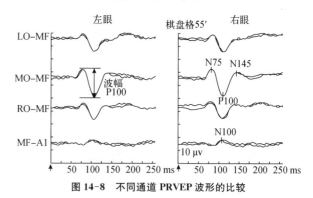

图 14-8　不同通道 PRVEP 波形的比较

3. 闪光视觉诱发电位　在给予 1～3 次/秒的慢速频闪刺激后,在常规脑电图的枕骨通道经常可以看到诱发反应。1950 年代信号平均的引入和 1960 年代利用计算机进行平均后,信噪比得到提高,使得在所有正常受试者中都可以记录到闪光 VEP。目前它们很少用到,可供那些不能进行 PRVEP 的患者使用,例如:婴儿和其他不能合作以保持视线固定在棋盘图案的患者;当唯一目的是评估患者在眼眶/头部创伤后或术中从视网膜到枕叶的视觉通路的完整性时;当视力损伤程度非常严重以至于模式 VEP 记录不佳或根本无法记录时。

(1)记录参数　闪光 VEP 的记录参数与 PRVEP 中描述的非常相似,但闪光 VEP 有几个要点,具体总结见表 14-2。

表 14-2　闪光 VEP 的具体记录参数

技术因素	闪光 VEP 记录参数
1. 刺激类型	来自频闪灯、LED 护目镜或 Ganzfeld 刺激器的闪光
2. 强度	每平方米 3 坎德拉秒(cds/m²)
3. 刺激方式	单眼或双眼

续 表

技术因素	闪光 VEP 记录参数
4. 视野大小	≥20°
5. 距离	距离患者 30～45 cm
6. 刺激频率	≈1 次/s
7. 每次重复的扫描速度	> 50 Hz

闪光 VEP 通过频闪灯（类似于常规 EEG 中用于光刺激的灯）、发光二极管（LED）眼罩或 Ganzfeld 刺激器发出短暂的白色闪光（5 ms 或更短），频闪灯或 LED 护目镜是最常用的。闪光强度（亮度）应在每平方米 3 坎德拉秒（cds/m²）左右；刺激频率约每秒 1 次；单眼刺激是首选，但如果没有反应，则进行双眼同时刺激以评估沿视觉通路是否存在任何视觉完整性；刺激光源距离患者眼睛 30～45 cm；闪光刺激应对应至少 20°的视野，放置在眼睛上的 LED 护目镜具有产生极大视野的优势，这可以减少注视方向的任何变化。

（2）闪光 VEP 的形态　与 PRVEP 一样，最显著的闪光诱发反应是从枕中电极记录的多相波形，通常在刺激的前 250 ms 内由六个连续的正负峰组成。这些波由不同的人以不同的方式命名，但使用罗马数字 Ⅰ～Ⅵ 的 Cigánek's 术语（1961）最为普遍。任何主峰都可以被多个较小的峰代替。图 14-9 显示了几个从正常受试者 MO-MF 通道中记录到的闪光 VEP。与 PRVEP 类似，在大约 100 ms 的潜伏期处有一个大的正波（Cigánek's 的 Ⅳ 波），但与 PRVEP 相比，闪光 VEP 的潜伏期变异更大，第一个通道中还显示了用 Cigánek's 命名法命名的主要峰，第二个通道显示了另一种方法的命名（图 14-9）。

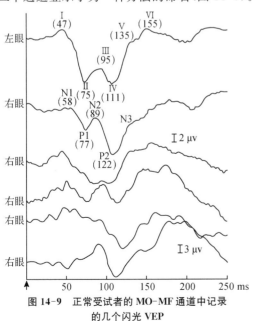

图 14-9　正常受试者的 MO-MF 通道中记录的几个闪光 VEP

（3）枕区 PRVEP 的基本波形及临床意义　婴幼儿各波潜伏期较成人长，且随年龄增长而变化，故对小儿 PRVEP，大多主张按顺序命名，即 N1、P1、N2 和 P2。一般认为，P1 主要起源于皮质 17、18 和 19 区，而 N2 和 P2 可能由 18 及 19 区产生。与成人相同，小儿 PRVEP 也总是以 P1（成人 P100）波的波幅最高和最稳定，是临床判断的主要依据。PRVEP 具有波形稳定，自身和个体间变异小，以及可分别进行左、右半侧半屏视野检查，以明确视交叉和交叉后病变等重要优点。然而，PRVEP 要求受检者充分合作，专一地注视荧光屏，并要求受试人视力基本正常，因而 PRVEP 难以用于婴幼儿、智力低下等不合作者，以及视力极差者。

（4）影响 PRVEP 测试结果的主要因素　① 刺激视野和棋盘样方格大小：视网膜中心，即中央凹是接受视觉刺激的最主要部位，年幼儿该区及枕叶视皮层发育皆不成熟，对过小的图像不能清晰感受。如果用 60′大方格模盘刺激时，从生后 1 个月婴儿即可诱出肯定 P1 波，2 个月时还可引出 N1 和 N2。但当用 15′小方格时，生后第 2 个月才见 P1。故不同年龄最好使用不同尺寸的方格，婴儿期宜用 60′～120′，幼儿期 30′～70′，5 岁后与成人相似为 25′～30′。半屏视野刺激时，应增大方格尺寸达 50′～90′。② 年龄：生后头两年，尤其头 6 个月是人类视觉系统发育的关键年龄期。波潜伏期与孕龄呈负相关，孕 32～35 周概念年龄（conceptual age，CA）P1 潜伏期 280 ms，足月新生儿 270 ms，较成人长 160 ms。生后头 3 个月，P1 潜伏期每天平均缩短 1 ms，3～6 个月间约缩短 0.5 ms。当刺激方格视角为 32′时，P1 潜伏期于 2 岁后达成人值。若改用 50′～60′，1 岁即达成人水平。相反，用 12′～15′小方格时，5 岁才与成人相同。③ 视力：视力太差将延长波潜伏期并使波幅降低，小方格刺激或对比度不良时尤为突出。故屈光不正者应戴眼镜测试。

（5）婴幼儿 PRVEP 测试方法的研究　①间断刺激与叠加法；②睡眠中描记。

（6）异常 PRVEP 的判断

1）全屏视野刺激下　除第④条属可疑异常外，以下任何一条均为肯定异常：① PRVEP 波全部性缺失；② P1 潜伏期延长；③ 左、右眼间 P1 潜伏期差值异常；④ 可疑性异常：N1 潜伏期延长和两眼间 N1 潜伏期差值异常；单眼刺激下 PRVEP 异常低波幅。但若增大方格尺寸或佩戴眼镜可使波幅增高，则提示由屈光不正或视力减退引起。

2）半屏视野刺激下　同侧及对侧 PRVEP 波全部性缺失，而另一侧半屏视野刺激下 PRVEP 正常。

若仅有波潜伏期或波形异常,属可疑异常。

(7) 注意缺陷多动障碍 患儿最突出的表现就是主动注意减弱,被动注意亢进。Loisene 等认为,检查 ADHD 的脑诱发电位时应将注意状态分类。Prichep 报道,主动注意时,ADHD 患儿 P2、N2 波幅较正常儿童低,主动-被动注意间变异率亦小,他认为 P2 是反映主动注意的良好指标。还有学者还发现主动注意时,ADHD 患儿的 N1、P3 波幅亦低,而服用兴奋剂后能增加其波幅。

(8) PRVEP 在儿科临床应用

1) 神经系统疾病 ① 球后神经炎:PRVEP 波消失或患侧波幅显著降低。② 肿瘤:肿瘤可能压迫视通路的任何一段,尤以颅咽管瘤、垂体瘤最常压迫视交叉,引起全屏视野和半屏视野刺激下 PRVEP 的异常。③ 脱髓鞘性疾病:一些全身性或神经系统髓鞘脱失病如急性播散性脑脊髓炎、视神经脊髓炎或多发性硬化等,常因累及视神经致 PRVEP 异常。有时,PRVEP 异常是神经系统受累的唯一证据。许多遗传性神经系统疾病常因累及视神经或脑部弥漫性病变也引起 PRVEP 改变。④ 皮质盲:脑炎、血管病变或外伤等多种病因均可引起皮质盲,PRVEP 多有异常。但正常者也不能排除其存在。⑤ 协助高危新生儿脑损伤诊断:较 BAEP 敏感。脑室周围出血者,P1 波潜伏期常有延长。

2) 眼科疾患 ① 视力评价:婴幼儿不合作难以完成标准视力测试,PRVEP 可提示有无视力损伤。② 弱视:是小儿眼科和神经科常见眼疾。早期治疗可使许多患儿得到矫正。PRVEP 是发现弱视的敏感检查,主要表现为对小方格刺激反应波幅降低,甚至 P1 潜伏期延长。

4. 光视觉诱发电位(FVEP) FVEP 是用瞬现的弥散性闪光刺激诱发的 VEP。对视觉通路病变的敏感性远不及 PRVEP,目前主要用于:① 婴幼儿或不合作患者无法注视荧光屏者;② PRVEP 无反应波者;③ 严重屈光不正或眼球本身病变致视力明显丧失者。

(1) FVEP 基本特征 大多数 FVEP 由 6～7 个波组成。其中闪光刺激后 500～1000 ms 内常有一个大的阳性波(波Ⅱ),100～250 ms 间又有一大的阴性波(波Ⅶ),250 ms 后常为一连串节律性快波,与枕区脑电节律相近。然而,在正常人群中,无论 FVEP 的波形、极性、潜伏期或波幅值,均存在不同个体或同一个体不同测试间的很大差异。

(2) 年龄对 FVEP 的影响 足月后,FVEP 波群随年龄增长而增多,潜伏期继续缩短,早期波群潜伏期约于幼儿期达成人水平,而后期成分要到青春期

才达成人值。实验室仍应按不同年龄期建立小儿 FVEP 正常值。

(3) 异常 FVEP 的判断 判断异常的唯一可靠条件是单眼闪光刺激下,FVEP 波的全部性缺失,但需除外技术因素影响。此外,枕区记录的阳性或阴性主波潜伏期显著延长,或左、右眼间潜伏期存在显著差异者,也可作为可疑性异常。

(4) FVEP 在儿科临床的应用 小儿 FVEP 各波潜伏期或波幅的个人及个体差异较成人更明显,检测视通路病变的敏感性较成人差。仅当无法进行 PRVEP 测试时,才考虑作 FVEP 检查。对视交叉前病变而言,当 PRVEP 缺失却仍有 FVEP 波时,至少能提示视网膜至枕区间视通路的某些纤维依然完好。各种病因引起的大脑弥漫性病变可有 FVEP 异常。双侧枕区病变者存在皮质盲,可导致 FVEP 波消失或潜伏期延长。但儿童皮质盲常常引出正常或轻度异常 FVEP,很少有完全消失者。对因眼部疾病视力受损而不能完成 PRVEP 的患者,FVEP 有一定价值。但对弱视的发现,FVEP 远不如 PRVEP 敏感。单一做 FVEP 检查临床意义有限,建议将视觉诱发电位检查与视网膜电图联合应用,更能全面反映视觉功能情况,必要时还需要与眼电图、多焦视网膜电图、图形视网膜电图等检查项目联合应用。

(三) 感觉门控电位 P50

感觉门控(sensory gating,SG)是大脑的一种正常功能,指大脑能抑制无关的感觉刺激输入,使大脑更高级的功能不被无关感觉刺激所超载。SG 缺损能导致无关刺激超载,大脑受到大量无关刺激的超载可导致与注意有关的各种精神症状,如思维云集、大脑不能安静、思维不能集中等(图 14-10)。SG 的机制具有两方面的内容:对新奇刺激(novel stimulus)的出现或在连续刺激中发生变化时进行反应;使进入的无关刺激(indifferent stimulus)最小化或停止反应。

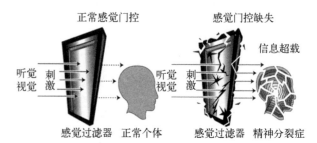

图 14-10 正常与异常感觉门控

1. 感觉门控电位 P50(sensory gating P50,SG-P50) 通过完全相同的条件-测试(condition-test)成

对短声 S1-S2 重复序列刺激,S1 与 S2 刺激间隔 (interstimulus interval, ISI)为 500 ms,每对短声间隔 10 s,在颅顶头皮记录到 P50 电活动信号,通过信号叠加而成为一对 S2-P50 和 S1-P50 波形。P50 潜伏期在 30~90 ms 之间,多为 50 ms 左右,故称为 P50,属于中潜伏期反应,这种重复刺激对 P50 波幅的影响被认为是反映大脑 SG 排滤无关刺激的一种自动抑制能力,其中 S2(test)诱发的 P50 波幅与 S1(condition)诱发的 P50 波幅比值,即 S2-P50/S1-P50 波幅比值称为 P50 抑制率,可看作是反映大脑的基本抑制性门控功能。在 S1-S2 刺激模式中,S1 是在较长周期之后的重复出现,属于连续刺激中变化的新奇成分。正常人大脑的感觉门控通道对 S1 刺激呈开放状态,感觉信息可以全部进入高级皮层中枢。而 S2 是在 S1 之后短暂时间内的重复,且两者特征相同,结果 S2 没有带入新的信息,成为无关刺激而受到抑制,这种现象在试验中表现为 S2-P50 反应的抑制(波幅降低)和更小的 S2-P50/S1-P50 波幅比。正常人 S2 引起的 P50 波幅值相对于 S1 引起的 P50 波幅值要降低 60%~80%(至少>50%),而精神分裂症、抑郁症等患者,S2-P50 绝对波幅和 S2-P50/S1-P50 波幅比增高(图 14-11)。S2-P50/S1-P50 波幅比增高可由 S2-P50 波幅增高或 S1-P50 波幅降低所引起,不同的疾病可能有不同的表现。由于 S2 诱发的 P50 降低是 S1 预先刺激的结果,因而 P50 抑制属于前脉冲抑制(prepulse inhibition, PPI)。

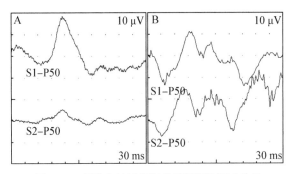

图 14-11　正常人(A)和精神分裂症患者(B)个体的 P50 波形比较

2. P50 抑制缺陷的生物学与遗传因素　SG 功能可能与多巴胺、乙酰胆碱(作用于 α7-烟碱乙酰胆碱受体)、γ-氨基丁酸(作用于 GABA$_B$ 受体)、多巴胺(作用于 D2 受体)、去甲肾上腺素、5-羟色胺(作用于 5-HT3 受体)和腺苷等有关。目前,较一致的观点认为 P50 抑制的缺陷与胆碱能受体的 α7-烟碱样受体亚型(α7-AchR)存在基因连锁有关(Freedman,1997)。α7-胆碱能受体基因(cHRNA7)是精神分裂症三个证据最多的候选易感基因之一,定位于

15q13-14(Waternor, 2002)。cHRNA7 编码的 α7-AchR 属于中枢型烟碱样乙酰胆碱能受体,分布于大脑的海马、纹状体、丘脑和皮质等脑区。海马锥体细胞是听觉诱发电位发生的脑区。神经生物学研究发现,激活投射于海马的胆碱能神经元的是 α7-AchR。当胆碱能神经纤维兴奋时,释放 GABA,GABA 激发中间抑制性神经元,抑制海马锥体细胞对第二次刺激的反应。如海马 α7-AchR 功能缺陷,则 GABA 释放减少,不足以激发中间抑制性神经元而出现感觉门控缺陷。P50 抑制现象是听觉过程中形成的,李量等(2003)在总结分析精神分裂症的听觉运动门控障碍的三种模型,认为听觉中脑下丘是产生听觉神经通路上的第一个中继站,在产生听觉前脉冲抑制(PPI)上起了关键的作用,上丘深层发出投射纤维到脑桥脚被盖核,后者也是一个重要的形成 PPI 的中脑结构,各种递质相互调节的平衡,对维持正常的 PPI 有重要的作用。但听觉 P50 抑制并非只是大脑对刺激的物理属性,开颅手术研究发现人类的颞叶、嗅区和海马等新旧皮层也存在 P50 抑制(Boutros, 2005、2008)。许崇涛等(1997)在大鼠苔藓纤维上施以双脉冲刺激,可在海马 CA3 区锥体细胞层记录到双脉冲抑制电位现象,去甲肾上腺素(NE)可消除这种抑制,而 NE 的拮抗剂氟哌啶醇和酚妥拉明可消除 NE 的去抑制作用,因而支持 P50 感觉门控起源于 CA3 区(许崇涛,1992)。苯丙胺或苯环己哌啶也可消除 SG 的抑制(Stevens,1991)。

3. 感觉门控电位 P50 的临床研究与应用

(1) 精神分裂症　信息处理和注意障碍是精神分裂症(SCZ)的一个重要特征,研究发现无论是首发 SCZ 患者还是慢性 SCZ 患者,S2/S1 波幅比值百分比、100(1-S2/S1)数值与对照组比较均具有显著差异性,P50 指标同阳性与阴性症状量表(positive and negative syndrome scale, PANSS)评分无相关性,且与治疗前比较 P50 的各项指标均不受药物影响。目前研究发现 P50 的抑制缺损也可发生在 SCZ 患者未患病的一级亲属中,并与常染色体显性遗传相一致,推测 P50 抑制缺损可能是 SCZ 的一个遗传学标志物。

(2) 抑郁障碍　江开达等(2006)发现抑郁障碍组 S2-P50 波幅低于 S1-P50 波幅,但高于健康对照组;患者组 S2-P50/S1-P50 波幅比值高于对照组,而 S1-S2 波幅绝对差值低于对照组;患者组 P50 抑制度也低于对照组,提示抑郁症首发患者感觉门控抑制存在明显缺损。王勇等(2012)对照健康对照组(healthy control, HC)研究难治性抑郁(treatment-

resistant depression，TRD)与首发抑郁(first episode depression，FED)的 P50 差异，发现 TRD 组的 S2-P50 波幅以及 S2/S1、S1-S2 和 100(1-S2/S1)指标均高于 HC 和 FED 组。TRD 患者的总智商、操作智商、长时记忆和短时记忆与 FED、HC 组存在显著性差异。TRD 患者的 P50 异常指标与其短时记忆中的图片、再生和触觉功能损害显著相关($P<0.05$)。王勇等发现 TRD 患者比 FED 患者存在更为显著的感觉门控电位 P50 异常和认知功能损害，其 P50 异常与患者的短时记忆损害存在显著的相关性。Wang 等(2009)的另一个研究发现，抗抑郁剂治疗 TRD 不能改变 P50 抑制。抗抑郁剂治疗不能改变 P50 的 S1、S2 波幅和 S1/S1 比值，而重复经颅磁刺激(TMS)治疗 2 周后能降低 S2 波幅，但 TMS 停止 4 周后 S2 波幅即基本复原(郑博，2013)。

(3) 双相情感障碍 Olincy 等(2005)发现具有精神病史的双相情感障碍(BAD)患者较正常者的 P50 抑制率低，且其 P50 抑制率介于精神分裂症患者与正常对照者之间;不具有精神病史的 BAD 患者 P50 抑制率与对照者比无统计学意义，提示具有精神病史的 BAD 患者存在 SG 缺损。Marijn 等(2009)通过比较双相障碍 I 型与正常人之间的差异，发现 BAD 组 S1-P50 波幅显著低于正常对照组。孙倩等(2011)发现躁狂相 BAD 患者 S1/S2 比值高于抑郁相和正常对照组，提示躁狂相患者存在明显的听觉编码、储存和信息处理的紊乱。Schulze 等(2007)首次发现具有精神病性症状的 BPD 患者及未发病一级亲属组均存在感觉门控 P50 缺损，亲属组的 P50 抑制介于患者组和对照组之间，但又显著高于对照组，提示 P50 缺损可能在具有精神病性症状的 BAD 患者中具有家族性或具有稳定的遗传性。Hall 等(2008)将双生子研究和家系研究相结合后进行分析发现，BAD 患者 P50 缺损的主要影响因素是遗传，个体环境的影响并不显著。

(4) 焦虑障碍 楼翡璎等(2008)研究焦虑障碍患者 SG 功能，发现患者组 S1 波幅降低和 S2 波幅增高，S1-S2 波幅差降低($P<0.01$)，提示焦虑障碍患者存在 SG 缺失。焦虑障碍患者经治疗后，尽管症状得到缓解，但随访复查 P50 无显著改善，提示焦虑障碍 P50 缺失具有一定的跨状态稳定性。有研究显示，父母罹患精神性疾病与后代 SG 缺失有关(O'Connor，2002;Herndon，2009)，在美国有超过 8% 的妊娠妇女接受抗抑郁和焦虑的药物治疗，而药物治疗是否对后代产生不良影响有不同的甚至矛盾的报道。Hunter 等(2012)选择 242 例妊娠期焦虑、抑郁障碍患者与无焦虑、抑郁障碍患者进行随机对照研究，考察妊娠期服用或不服用抗抑郁剂对新生儿睡眠中 P50 的影响(图 14-12)发现，焦虑、抑郁障碍孕妇所生的后代与正常孕妇的后代相比，存在显著的 SG 缺陷;焦虑、抑郁障碍孕妇服用抗抑郁剂后，新生儿的 S1/S2 波幅比、S1-P50 波幅和 S2-P50 波幅，较无焦虑、抑郁且未用抗抑郁剂孕妇的新生儿 P50 指标显著降低($P<0.05$);无焦虑、抑郁障碍孕妇服用抗抑郁剂后，新生儿的 S1/S2 波幅比和 S2-P50 波幅与无焦虑、抑郁且未服用药物孕妇新生儿的指标无显著差异($P>0.05$)，但 S1-P50 波幅显著低于后者($P<0.05$)。研究认为无焦虑、抑郁障碍孕妇服用抗抑郁剂对新生儿的 SG 功能并无明显不利影响。

(四) 事件相关电位

人脑通过感觉、知觉、记忆、思维等过程反映客观事物的特征、联系或关系的心理过程，也就是识别和恰当处理复杂任务(信息的接收、编码、储存、提取和使用)的能力，它取决于复杂的相互联结神经网络的功能，并反映人脑机能结构的功能。人脑在接受内部和外界众多复杂刺激时都会使脑电活动产生相应改变，事件相关电位(ERP)就是根据现代心理学原理发展起来的一种与刺激事件呈"锁时"关系的脑电活动分析技术。其中，记忆的产生、增强和消退/遗忘在认知过程中非常重要，瞬间记忆仅存在 0.25～2 s，短时记忆仅存在 1 min 以内，经过反复刺激和大脑对信息的编码归类及再提取等认知过程，才能形成长时记忆。如没有记忆的产生、增强和消退/遗忘，不仅人脑认知过程和功能会受到严重影响，ERP 检测也不能实现。

1. 人脑认知过程中的自动加工与控制加工过程及其加工通道 人脑对外界信息的认知过程，具有自动加工和控制加工过程及相应的加工通道，即自动加工通道进行自动加工，选择性注意通道进行控制加工。自动加工是指快速的、非主动的、不费心神的、不受短时记忆容量限制的信息自动提取过程。控制加工是一种缓慢的、主动的、费心神的、容量有限的深度加工过程。人脑对外界信息通过非随意的自动加工初步提取出有关信息，通过随意的控制加工提高加工深度，并以系列整合方式将诸特征加以整合，形成有关客体的知觉。外来信息到达短时记忆经过过滤和模式识别，通过对信息特征与记忆痕迹比较进行编码和评价，如二者匹配则记忆痕迹得以巩固，如为不匹配的新奇刺激或要求作出反应的刺激则导致记忆痕迹更新并引起定向反应，信息经过比较，定向地指向准备机制:感觉机制指向输入信息的进一步分析,将其整合到已有的表征中形成新的表征,并对现有场合进行相应修正,以调整应付未来的策略;运动机制指向输出器官作出运动反应(杨文俊,1998;郑重,2014)(图14-13)。

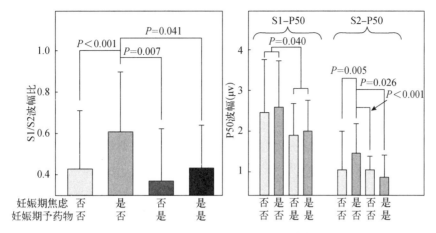

图 14-12　焦虑、抑郁障碍孕妇与无焦虑、抑郁障碍孕妇服用抗抑郁剂对新生儿 P50 的影响

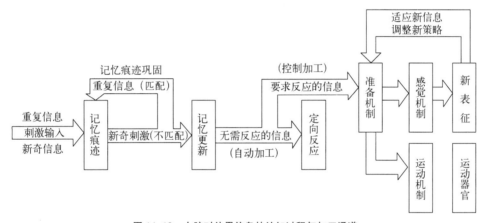

图 14-13　人脑对外界信息的认知过程与加工通道

2. 失匹配负波和 P300

(1) 失匹配负波(MMN)　MMN 是在非主动注意状态下由"新异刺激"(Oddball,奇球)听觉刺激模式诱发,它是通过微机程序给出一系列出现概率较高(80%)、声压较低、声音频率较低的短纯音标准刺激中,随机插入一系列出现概率较低(20%)、声压较高、声音频率较高的短纯音偏离刺激,通过低概率事件(偏离刺激)诱发的 ERP 波形减去标准刺激诱发的 ERP 得到的一个负相波形(相减后由标准刺激和偏离刺激诱发的听觉原发皮层反应被相互抵消,从而显示出差异波),MMN 潜伏期 150~250 ms 范围内(图14-14)。MMN 最重要的特性为自动加工,并反映"认知前"(precognitive)的信息处理过程。MMN 可能与记忆痕迹、感觉疲劳、模型调整、局部神经元适应性和预编码假说等有关。一般认为,听觉 MMN 与颞叶和额叶功能有关,颞叶具有感觉记忆机制,额叶对外来信息与原来的信息进行比较,或进行自动的注意开启加工,MMN 的波形异常提示

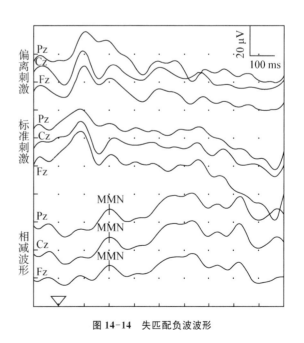

图 14-14　失匹配负波波形

大脑皮质相应局部区域认知激活功能受损。由于

MMN 没有主动意识参与，是目前唯一能客观评价听觉识别和感觉记忆的技术手段。

（2）P300　P300 是在主动注意状态下由 Odd-ball 听觉刺激模式诱发，受试者在一系列标准刺激（非靶刺激，NTS）中辨认偏离刺激（靶刺激，TS）并作出按键反应或默记过程中，头颅表面可记录到由 DS 诱发的一系列认知电位反应 P300。P300 包括 N100（N1）、P200（P2）、N200（N2）和 P300（P3）。N100 为外源性成分，与刺激物理变量和大脑生理机制有关，N200 和 P300 主要为内源性成分，与主动的心理活动有关（图 14-15）。而 N2 波又可分为 N2a 和 N2b 波亚成分，P3 波又可分为 P3a 和 P3b 亚成分，P3 波以后的上升波成为慢波（slow wave，SW），为大脑对信息更为深度的加工（图 14-15）。P300 反映的是主动意识参与下的控制加工过程，是目前应用最广的认知电位，可测定注意、记忆、感觉、学习、决策等高级心理活动的电生理指标。其中外源性成分 N1 及 P2 受生理因素、刺激的物理学特性影响，而内源性成分 N2 和 P3 受心理因素影响较大，与个体的认知过程相关，其潜伏期反映大脑在识别刺激时进行的编码、分类和识别的速度。

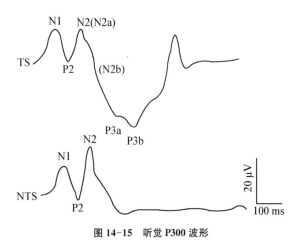

图 14-15　听觉 P300 波形

N100 反映调控大脑皮质感觉传入通路"阈值门限"开放程度，并受外源刺激量（刺激强度、刺激频率、刺激方式、刺激间隔）影响，反映感觉功能。尽管 N100 波被认为是外源性的，但近来研究证明也是选择性注意的指标，其原因是，选择性注意可诱发初级低频负波，与 N100 波重叠，称为"N100 效应"。此外，还可能是感觉记忆所形成的，刺激作用在脑内形成记忆痕迹，N100 反映这种痕迹。急性精神分裂症患者对外界刺激信息感知能力处于"饱和"状态，因而 N1 波降低。P200（P2）在一定程度上反映了感知过程的结束，并与靶刺激的识别加工密切相关。N200 的主要早成分 N2a 不受注意的影响，而是刺激偏离所引起，反映大脑对刺激物理特性的自动加工

过程，N2a 可能来源于颞上回和额叶皮质。N200 的主要晚成分 N2b 可能是刺激偏离被主动注意时诱发的反应，可能反映对选择性注意事件（刺激特征性改变）的辨别加工过程。很多实际检测过程中，在正常人 N2a 与 N2b 波往往相互融合，而精神疾病患者因 P3 波群的延后出现两者分离。P300 包括两个亚成分，P3a 和 P3b，P3a 位于 P3b 之前，后者即狭义的 P300，是一种认知事件相关电位，被认为是靶刺激过程中认知和记忆功能的"索引"，可用于认知功能评估。P3a 与定向反应有关，是信号进入初级皮质的非主动注意反应，也是较早阶段的信息加工。

P300 任务执行反应时（reaction time，RT）和反应准确率/错误率是实验心理学执行功能的常用指标，反应时是指机体从接受刺激到作出反应，包括感知、认知、反应选择和反应执行所需要的时间，其主要用途包括：作为某种作业熟练程度的指标；作为某一行动产生以前所进行的心理活动复杂性的指标。在实际应用中，通过控制某一心理或认知因素，可间接推测与该因素有关的心理活动或认知加工过程的耗时。尽管反应时间不是纯粹的"认知"的指标，但反应时仍可辅助测试受试者的心理定向。

3. 事件相关电位的临床应用

（1）精神分裂症

1）P300 研究　精神分裂症（SCZ）患者多存在 N100、P200、N200 和 P300 潜伏期延长，以及 P300 和 N100 波幅的下降。

A. N100 波幅改变特点　急性 SCZ 的 N100 降低，而慢性 SCZ 患者可能就缺乏这种保护性机制（张明岛，1998）。有研究认为，N100 波幅的升高或降低反映调控大脑皮质感觉传入通路的"阈值门限"开放程度，并受外源刺激量（刺激强度、刺激频率、刺激方式、刺激间隔）影响，反映感觉功能。N100 波幅除了受刺激强度影响外，还受一些人格因素影响。N100 波幅升高与对刺激的寻求、冲动、外倾等呈正相关；N100 波幅降低则与对刺激的回避、内倾呈正相关，与冲动呈负相关（张明岛，1998）。有理论认为，急性 SCZ 患者对外界刺激信息的感知已经处于饱和状态，启动了某种保护性机制以免感知信息溢出，偏执型 SCZ 患者未见有这种保护性的波幅下降，是因为患者需要持续注视周围。

B. P300 潜伏期和幅度改变特点　Pfeferbaum（1984）发现，痴呆的 P3 波潜伏期延长，波幅降低最明显，精神分裂症其次，而抑郁症则介于精神分裂症和正常范围之间，而且这几组患者的 P3 潜伏期与其简易精神状态检查（mini-mental state examination，MMSE）评分呈负相关。因此，P3 潜伏期基本上反

映了认知功能障碍。Pfeferbaum 发现有少数精神分裂症患者(约 25%)的 P3 潜伏期异常延长(超出了正常范围的 2 个标准差),但精神分裂症患者的 P3 潜伏期改变远不如 P3 波幅变化明显。王彦芳等(2003)发现 SCZ 患者组 P3a、P3b 双峰波出现率与正常对照组无差异,但 P3b 波幅低于正常对照组,与 Mathalon(2000)和 Frodl(2002)等的结果一致,王彦芳认为 P3b 波幅的下降是 SCZ 患者最强有力的生物学发现,可能代表了精神分裂症的一个素质标记。

C. 认知功能损害与 P300 改变 目前较为一致的认识是,认知功能损害是 SCZ 的核心症状之一,主要涉及注意、记忆(包括工作记忆、瞬时记忆、短时记忆和长时记忆)、抽象思维(主要表现在执行功能)和信息整合等方面的障碍,认知功能损害是 SCZ 的原发症状而非疾病的结果,因此正确评测认知功能对临床工作有重要指导意义,近年来,ERP 逐渐成为探讨该病神经电生理机制的重要手段。

D. 不同脑区 P300 变化 Salisburg(1998)对照分析首发 SCZ 及情感障碍时,发现 SCZ 组在左颞区 P3 波幅降低,而情感障碍及对照组无此改变,指出首发 SCZ P300 不对称性对于该病是特异的,也提示其存在左颞叶障碍,Salisbury(1999)在进一步研究 SCZ 及情感障碍 P300 波形差异时,发现两组 P300 波幅均减低,但 SCZ 组显示后区和左颞区 P300 明显降低,而情感障碍组则前区 P300 减低,即左侧高于右侧的不对称性,认为波形差异提示不同的神经发生源,SCZ 组脑后区 P300 降低可能反映左颞上回发生源异常,情感障碍者额区 P300 降低可能反映额叶发生源异常,与躁狂症额叶机能改变相吻合。

E. 幻听与 P300 的关系 幻听是精神分裂症的一种常见临床症状,对患者的精神活动有较大的影响。理论上认为幻听可能与听觉皮层、颞叶相关皮质的神经元异常活动有关(Eaplan,1995)。MeCarley 等报道左侧电极所测的 P300 波幅低与左侧颞叶皮层的体积减小显著相关,而 Shenton 等发现幻听的严重程度和 P300 波幅低相关,认为这可能是精神分裂症的状态性标记(李心天,1998)。倪明等(2001)等比较有无幻听的阳性精神分裂症患者听觉 P300,发现有幻听的患者左颞侧(T7 脑区)P300 波幅明显低于无幻听组,幻听组各点的潜伏期明显长于无幻听组,认为这可能是 SCZ 患者幻听的病理生理基础之一。Shajahan(1997)等通过脑影像学与脑诱发电位相关研究提示左侧颞叶 P300 异常是左侧颞上回后部电位异常所致。

F. 精神病症状与 P300 的关系 段慧君等(2003)研究发现患者组 Cz、C3、C4 脑区的 P3 波潜伏期与正常对照组无显著差异,P2、N2 波潜伏期和 P2-N2 波间潜伏期延长,N2-P3 波间潜伏期缩短,P3 波幅降低。与 PANSS 相关性比较发现:P3 波幅降低与阴性症状分呈负相关,P2-N2 波间潜伏期延长 PANSS 总分、阳性症状、思维障碍、激活性等多种症状分呈负相关,N2-P3 峰间潜伏期缩短,在 Cz 脑区与 PANSS 总分和一般症状分呈负相关。P2、N2 分别属于 P300 波群的外源性成分和内源性成分,P2-N2 是两者相衔接部分,代表了大脑对外界刺激初级摄取与高级信息处理之间的转换。SCZ 可能存在初级认知紊乱,由于脑的自身纠错及代偿功能使 N2 潜伏期延长。如果代偿比较充分则 P2-N2 间期延长,阳性症状轻微;如果代偿不充分则 P2-N2 间期缩短,阳性症状则严重。Kayser 等(2001)认为,刺激后 80~280 ms 负相波的异常,反映了 SCZ 患者对刺激分类障碍,这种分类障碍可能被后来的信息处理所弥补,从而出现 N2-P3 波间潜伏期缩短,Başar-Eroglu 等(1991)发现猫脑的类 N2-P3 波在海马 CA3 区最明显,本研究提示 N2-P3 波间潜伏期缩短可能源于患者海马受损,与 PANSS 总分和一般症状分呈负相关。据此推测,N2-P3 缩短可能代表了 SCZ 脑信息处理紊乱造成的多种认知功能障碍。

2) 失匹配负波(MMN)研究 MMN 是近年在 SCZ 患者中发现的又一事件相关电位,它与 SCZ 越来越多的联系使它有望成为这一疾病的生物学标记。MMN 对听觉处理缺陷有极高的敏感性,Horton 等(2011)发现在任何频率偏差刺激下,慢性 SCZ 患者的 MMN 都表现出振幅降低和潜伏期缩短,同样对于任何持续时间的偏差刺激,MMN 也都呈现出振幅的降低,不仅证实了 SCZ 患者存在听觉缺陷,更重要的是反映了 MMN 对于听觉处理缺陷具有相关性和极高敏感性。在临床实际检测时发现,部分急性期患者 MMN 潜伏期和波幅并没有发生明显变化,Devrim-Uçok 等(2008)研究认为,急性期患者 MMN 波幅与健康受试者没有区别,但后急性期时的 MMN 波幅与健康受试者和急性期患者相比都有所降低,认为感知记忆功能在 SCZ 早期发作时没有受到影响,但在疾病的后急性期有所恶化,而且研究者认为在 SCZ 的后急性期 MMN 的波幅降低可能发生于开始使用抗精神分裂药物时。Urban 等(2008)发现视觉 MMN 缺陷与患者社会功能下降有关,Jonathan 等(2009)发现额叶中央区 MMN 降低与工作和独立生活能力降低呈正相关。Toyomaki 等(2008)发现 MMN 的低波幅与患者较差的执行功能(威康斯星卡片分类,Stroop 测试和连线)有很强联系。这些发现证明了 MMN 与社会感知有关。

A. MMN 与精神分裂症阳性症状的关系 目前普遍认为 MMN 波幅降低和潜伏期延长与精神分裂症阳性症状有关,楼翡璎等(2006)发现首发精神分裂症患者 MMN 潜伏期延长、波幅降低与 PANSS 评分及思维障碍得分呈负相关,治疗后波幅增大,潜伏期缩短,这也说明患者认知功能损伤是部分可逆的,但慢性患者无论是否使用药物,都可观察到 MMN 的异常。

B. MMN 与精神分裂症阴性症状的关系 Näätänen 等(2009)发现左、右额叶 MMN 与 MMN 脑磁图(MMNm)波幅降低与患者的情感淡漠和社会退缩有关,同时额叶 MMN 波幅降低也显示出额叶注意转换功能的缺陷。高存友等(2007)发现慢性 SCZ 较非慢性 SCZ 患者 MMN 潜伏期的延迟,慢性 SCZ 患者大脑兴奋性低,信息加工过程慢,即浅度水平加工效率差,信息整合能力差,说明慢性 SCZ 功能损害程度重于非慢性 SCZ。MMN 是由感觉系统对偏差刺激的非主动辨认(即自动加工)所产生,MMN 潜伏期延长及波幅降低,则可能导致患者对外界信息的接收和适应性减退,造成认知、情感、意志和周围环境间的不协调,同时这种衰退也可能解释了 SCZ 患者的情感淡漠、思维贫乏和社会退缩等阴性症状。

(2) 抑郁障碍

1) 共性研究

A. P300 研究 抑郁障碍既可能存在 N2、P3 延迟和波幅降低,也可累及 N1、P2,提示除了有较高水平的认知功能异常外,还存在警觉、选择、注意的障碍(左玲俊,2001)。在执行任务时,靶刺激反应时间延长,正确率明显下降,错误率明显增加,ERP 潜伏期明显延长,提示前额叶的执行和抑制能力减弱(李敏,2003)。

B. MMN 研究 抑郁障碍 MMN 潜伏期延迟,波幅降低,而 P300 潜伏期通常无显著延长,提示抑郁症患者听觉初级皮层功能降低,认为 MMN 变化有可能较其他认知性电位如 P300 更早(张新凯,2006)。在双相情感障碍研究方面发现,虽然抑郁相和躁狂相患者的临床症状截然不同,有研究显示两者的 P300 和 MMN 特征基本一致,并未出现极向分化倾向,从电生理学角度支持临床上将这处于两种状态的患者归属于同一个疾病单元(王继军,2000)。

2) 特征性表现

A. 迟滞症状 Schlegel 等(1991)研究 P300 与反映抑郁患者精神运动性抑制的贝克抑郁量表(Beck depression inventory, BDI),发现 P3 潜伏期与患者的精神运动性抑制有关。Annick 等(1996)

研究发现抑郁障碍迟滞症状组的 P1-N1、N2b-P3a 定向成分、P3b 波幅均降低,反应时间比激越症状组显著延长,激越症状组仅 P1 波(N1 波前的一正相波)延迟,P1-N1 成分降低和 P3b 波幅增大,认为迟滞症状组失去了部分自动加工功能,对信息的加工主要依赖控制加工过程以弥补其自动加工过程的缺损,迟滞症状组反应时间延长是由于迟滞症状组 P1 和 P3b 一起延长所致;激越症状组 P1 延迟被反应选择水平的 P3b 加速所补偿,P3b 波幅的增大提示激越症状组患者用于反应选择的能量消耗增加。

B. 精神病性症状 Santosh 等(1994)发现精神病性抑郁组 P3 波幅较非精神病性抑郁降低显著,而精神病性抑郁组与非精神病性抑郁组的汉密尔顿抑郁量表(Hamilton depression rating scale, HAMD)分值无显著差别。Fatih 等(2003)发现精神病性抑郁组和非精神病性抑郁组 P3 均延长,但前者 P3 波幅降低,认为 P3 波幅与妄想观念有相关性。Kaustio 等(2002)发现精神症状与左侧头部 P300 波幅降低和延迟具有相关性,而情感症状与右侧颞部 P300 波幅降低具有相关性,提示精神和情感症状与不同类型 P300 具有相关性,可能存在不同的神经生理机制。

C. 自杀、绝望观念 Hansenne 等(1996)发现有自杀企图的抑郁患者 P2、P3 波幅较没有自杀企图的抑郁患者降低显著。P3 的波幅与自杀危险及无助呈负相关,而与 HAMD 分值无关,并发现具有自杀企图和无自杀企图的患者 P300 波幅存在显著差异,P300 与自杀危险率(suicidal risk)和无助(hopelessness)量表分值呈负关系,但与 HAMD 分值无相关关系,提示抑郁障碍可能存在不同亚型。

D. 典型抑郁与非典型抑郁、单相与双相抑郁 Pierson 等(1991)发现典型抑郁组 P3 潜伏期较对照组显著延长,而非典型抑郁组与对照组无显著区别。但 Muir 等(1991)发现精神分裂症和双相抑郁的 P3 比单相抑郁组及对照组显著延长,单相抑郁组 P3 潜伏期与对照组无显著差别,从而支持单相抑郁与双相抑郁存在电生理的差异(Pierson,1991)。

E. 躯体症状 Bruder 等(1998)发现正常对照组 P300 波幅右侧大于左侧;躯体快感缺乏量表分值降低,则 P300 不对称性降低;躯体快感缺乏量表分值低下,则 P300 波幅左、右侧对称,从而支持躯体快感缺乏的抑郁患者大脑右侧可能存在异常。

F. 人格特征 N100 波幅升高与对刺激的寻求、冲动、外倾等呈正相关;N100 波幅降低则与对刺激的回避、内倾呈正相关,与冲动呈负相关。王旭梅等(2003)采用气质性格量表个人人格纬度与听觉

P300 进行对照研究,并探讨参与实验自愿者对实验报酬金额的依赖,发现 P3a 的潜伏期与自我超越性(self transcendance)人格纬度呈正相关,P3b 的振幅与报酬依存人格纬度呈正相关,P3b 潜伏时与自我超越性人格纬度呈正相关,认为 P3b 潜伏期反映了大脑对信号的注意和记忆过程所需要的时间。因此,自我超越性分数越高,大脑从接受刺激达到觉醒状态,对信号注意和记忆所需要的时间越长,即对外界刺激分类速度越慢。

G. 治疗前后及预后的研究　Vandoolaeghe 等(1998)发现,与抗抑郁药有效的重型抑郁患者相比,抗抑郁药无效的重型抑郁患者治疗前的 P3 潜伏期较长,P2 振幅较高,提示重型抑郁患者 P3 潜伏期延长和 P2 振幅增高可能预示着对随后的抗抑郁治疗不起反应。有研究证实情感性障碍的 P50 可随着症状的减轻而恢复,而 SCZ 无此特性。

(郑　重　孙道开)

第四节　颅脑影像学检查

颅脑影像学包括常规 X 线平片、计算机体层成像(CT)、磁共振成像(MRI)、超声成像(USG)、数字减影血管造影(DSA)、单光子发射计算机体层成像(SPECT)、正电子发射体层显像(PET)、脑磁图(MEG)和介入神经放射等。目前广泛应用的功能磁共振(fMRI)提高了影像诊断水平。

儿童青少年颅脑影像学是神经影像学的重要组成部分。中枢神经系统多种疾患可产生精神症状,而很多精神症状又有其神经系统器质性病变的基础。儿童青少年神经精神疾患的症状、体征比较隐蔽,发病常常带有突袭性,加之病史采集困难,所以往往给临床诊断带来较大的困难。神经影像技术的飞速发展,具有无创、无痛、安全、快捷、准确等优势,对儿童精神疾病的诊断起着越来越重要的作用,受到神经精神病学家的极大重视。本节重点介绍 CT、MRI 临床应用的基础知识。

一、儿童颅脑 CT 和 MRI 的检查方法与正常表现

颅脑病变的 CT 和 MRI 检查最基本的方法是轴位平扫。检查时患儿仰卧,眶耳线与检查台面垂直。CT 扫描线一般与眶耳线平行或向脚成 10°～20°角。脑脊液、脂肪、空气的密度低于脑组织,肌肉、血管、脑膜的密度与脑组织相近,骨质、钙化灶的密度高于脑组织。

儿童颅脑 MRI 检查常用的序列有 T_1WI、T_2WI、FLAIR(液体抑制反转恢复序列)、DWI(弥散加权成像)、DTI(弥散张量成像)、SWI(磁敏感加权成像)、MRA(磁共振血管成像)、MRS(磁共振波谱)、ASL(动脉自旋标记)。MRI 可以在不改变体位的情况下进行任意方向的扫描。由于 2 岁前的婴幼儿脑组织含水量高达 88%,又缺乏髓磷脂,因此 2 岁前的婴幼儿脑组织的 T_1 和 T_2 弛豫时间长于成人,也就是说脑组织的 T_1、T_2 信号的反差较成人强烈,其中以脑白质为最。2～3 岁时,全脑的含水量与成人相近,白质髓鞘的高速形成,脑组织的 T_1 加权像上白质信号开始高于灰质,脑结构的形态与成人相近了。

二、正常颅脑 CT 及 MRI 的基本表现

颅内解剖结构复杂,各层面所见的脑结构均不同,但也有一定的规律。

1. **中线结构**　均在矢状正中面上,如透明中隔、第三脑室、松果体、导水管、第四脑室、大脑纵裂、大脑大静脉、大脑镰等。

2. **中线旁结构对称**　包括形态、大小、位置、密度及信号的对称,如侧脑室、尾状核、豆状核、内囊、丘脑、大脑脚、四叠体等。

3. **脑组织界面清晰**　特别在 CT 增强及 MRI T_2 加权像上,灰白质和各种神经核团的界面非常清晰。

4. **CT 值和 MRI 信号强弱**　脑组织有恒定的 CT 值的规律和 MRI 的信号强弱变化的规律(主要指平扫)。

5. **增强效应**　脑组织有自身正常的增强效应。

此外,脑组织各部位的解剖结构的形态、大小的特点也是不可忽视的。

三、先天性颅脑发育畸形

先天性颅脑发育畸形有 40% 为遗传和宫内不良环境的共同影响所致,如染色体变异、显性或隐性遗传、宫内缺氧、宫内感染等;约 60% 的致病原因复杂,机制不详。但一般认为,不良因素作用于妊娠前 6 个月以内的胎儿,常致各种颅脑发育畸形。

先天性颅脑畸形的分类,各家意见很不一致,一般均按 Demeyer 的分类法,将其分为器官源性和组织源性两大类。

(一)脑神经元移行异常

脑神经元移行异常包括脑裂畸形、无脑回或巨

脑回畸形、灰质异位和多微脑回畸形,是儿童难治性癫痫、智力发育障碍等的重要病因。

脑发育包括神经管形成、原始细胞分化增生、神经元移行和髓鞘形成等过程。其中以神经元移行过程最为复杂。在胚胎第 2 个月末,大部分套层的神经元开始沿放射状排列的胶质纤维移行,在此过程中,任何原因所致的基质缺损或移行受阻均可导致神经元移行中止,从而引起一系列畸形发生。损害发生越早,畸形就越严重,而且呈对称分布。基质损害和移行中止的原因可能与缺血、病毒、理化及遗传因素有关。此症的 X 线平片难以发现病变,诊断价值不大,一般应首选 CT 或 MRI 检查。

1. 脑裂畸形

(1) CT 表现　可见横贯大脑半球的裂隙,该裂隙的蛛网膜下腔侧的软脑膜与脑室侧的室管膜在裂隙内相连,形成软膜-室管膜缝。裂隙的周围衬以增厚而异位的灰质,裂隙的宽度 1～12 mm 不等。裂隙的蛛网膜下腔侧形成"喇叭口"状。而脑室侧形成小"憩室"状。裂隙以单侧居多,以右侧大脑半球为多,也可两侧对称存在,可伴发透明中隔缺如等其他畸形。

(2) MRI 表现　在 T_1WI 像上与 CT 表现相仿,裂隙为长 T_1 的低信号,在 T_2WI 像上裂隙则为长 T_2 的高信号,而其周围增厚的异位灰质与白质相衬,非常醒目。弥散张量成像(DTI)上可见脑裂部位的白质纤维束断裂。

2. 无脑回或巨脑回畸形

(1) CT 表现　可见大脑皮质增厚,表面及内面光滑,脑回及脑沟消失,脑白质区缩小,灰白质对比强烈,脑室常扩大。无脑回畸形是重度神经元移行异常所致。巨脑回畸形可见局部脑回宽大,皮质增厚,相邻的白质区缩小,脑沟深长,邻近的蛛网膜下腔增宽。多见于颞、顶叶,以右侧多见,有时可见同侧的神经颅腔狭小,可伴发其他畸形。

(2) MRI 表现　在 T_1WI 上基本同 CT 所见,光滑的大脑皮质为略低信号,无正常的沟回结构,白质区缩小,灰白质对比鲜明;在 T_2WI 上上述改变更为明显,甚至可见异位的脑回和细微脑回等。DTI 上白质纤维束走行失常、短小,弓形纤维排列紊乱。

3. 灰质异位

(1) CT 表现　可见神经元在非灰质部位异常聚集,异位的灰质团块直径为 10～25 mm,密度稍高于正常大脑皮质,孤立存在,可见于额、顶区的白质中。如邻近脑室,可致脑室局部受压。

(2) MRI 表现　为灰质异位最有效的检查方法。可见侧脑室室管膜下、侧脑室旁或半卵圆中心

结节或团块影,信号与灰质一致,大小不一,无钙化,无占位效应,少数可呈孤立的结节位于白质区,称为灰质小岛。DTI 上可见病变区内白质纤维束受压、推移。增强扫描病灶无强化。

4. 多微脑回畸形

(1) CT 检查　常无阳性发现。

(2) MRI 表现　大脑脑回细小,失去正常解剖结构和分布,由于脑回细小,故脑沟在脑表面呈现为浅凹形。

(二)中脑导水管狭窄

中脑导水管狭窄是较常见的脑发育畸形,是儿童脑积水的重要病因,狭窄常出现在导水管的中段。X 线片上可见头颅增大,颅骨变薄,颅缝分离增宽,囟门敞开,颅后窝狭小等。但如为慢性积水,X 线平片改变则不明显。

1. CT 表现　可见中脑导水管以上的脑室系统对称性的扩大,脑室周围可见火焰状低密度区,此为脑脊液室管膜下渗出所致;幕上中线结构无异位,第四脑室正常或略小。

2. MRI 表现　此症的 MRI 检查远较 CT 优越。在矢状面上可清晰地显示导水管狭窄的部位和形态,残端多呈线状、鸟嘴状、漏斗状或隔膜形成,扩大的侧脑室周围在 T_1WI 上有火焰状略低信号,在 T_2WI 上呈高信号,第四脑室正常或略小。

(三)第四脑室中孔、侧孔闭锁综合征

又称 Dandy-Walker 综合征,系第四脑室顶盖部发育异常。在病因方面有四种主要观点:① 胎生期第四脑室孔闭锁;② 胎生期小脑蚓部融合不良;③ 胚胎期神经管闭合不全;④ 脑脊液动力学异常。80%～90%患者有脑积水,50%患者合并其他畸形。如果没有 CT 和 MRI 的临床应用,手术前诊断几乎不可能。

1. CT 表现　小脑蚓部缺失,第四脑室由此向后上方呈囊袋状、扇形、三角形扩大膨出;小脑半球向两侧分离、变小,向后退缩,两侧可不对称;脑干受压;天幕及窦汇上扩,颅后窝扩大,第四脑室偶可从后囟门处疝出;幕上脑室系统一般呈对称性极度扩大。

2. MRI 表现　在 T_1WI 矢状位正中面上清晰地显示缺失的蚓部、第四脑室、导水管及颅后窝囊肿的全貌及相互关系;可见小脑退缩而被包埋在巨大的囊肿之中。

CT、MRI 检查是目前诊断本病的最简便最权威的检查方法,能清晰地显示 Dandy-Walker 综合征的

病变全貌。该综合征 CT、MRI 表现非常相似。本症要与枕大池蛛网膜囊肿鉴别。前者是蚓部缺失，后者是蚓部前移。

（四）胼胝体发育不良

胼胝体发育不良是儿童癫痫、智力发育障碍的常见原因之一。脑血管造影可见大脑前动脉下移，其分支垂直上行及静脉角和大脑内静脉随第三脑室上提。有时伴发脂肪瘤。

CT 和 MRI 表现　CT 可见两侧侧脑室分离并远离中线，在轴位像上狭窄的前角和体部与相对扩大的三角区几乎在同一矢状面上，第三脑室提升上抬，可移行至两侧侧脑室之间，在冠状位上此征更明显。MRI 所见与 CT 完全一致，但在矢状位正中面上可见胼胝体细小。还可以见到大脑半球内侧面的脑沟随上移的第三脑室顶部呈放射状排列，顶、枕叶和距状裂的交会点消失。

（五）透明中隔缺如

透明中隔缺如是癫痫、精神发育迟滞、痴呆等的重要病因之一。透明中隔缺如可形成单腔脑。

1. CT 和 MRI 表现　正常的透明中隔在 CT 与 MRI 图像上清晰可见。它的缺失使两侧侧脑室前角融为一体，呈正方形，形成所谓单腔脑。冠状位上前角的解剖层次消失，无透明中隔可见。

2. 鉴别诊断　此症主要与透明中隔囊肿、第五脑室鉴别。前者透明中隔腔呈椭圆形扩张，其中充以脑脊液，两侧侧脑室前角受压变窄、外移，不呈正方形，透明中隔显示囊肿的外缘，与前角分野清晰；后者透明中隔腔扩大，其宽径不超过 4 mm，其中充以脑脊液，透明中隔仍然可见。

（六）脑小畸形

脑小畸形也称小头畸形，是常见的脑发育障碍，病因十分复杂。凡能在胎生期或出生后使脑发育中止的因素均可致病。脑小畸形不但有脑组织的减少，而且有脑组织质地的低劣。头颅 X 线平片可见颅腔小，前额平坦，颅板增厚，颅骨相互重叠，脑回压迹消失，鼻窦、乳突过早过度气化等。

1. CT 表现　幕上脑室扩大，但第四脑室正常，蛛网膜下腔扩张，脑池扩大，脑沟增宽增深，脑回细小，有时可见脑的沟回稀少，重症者可见空洞脑，神经颅腔变小或左右不对称，颅板增厚，内板光滑，常可有其他畸形存在。

2. MRI 表现　对蛛网膜下腔、脑回、脑沟、脑池的观察明显优于 CT，但对颅骨病变的显示不如常规

CT 检查。

在 CT 和 MRI 诊断时，要注意正常偏小的头颅与轻度脑小畸形的鉴别。

（七）脑贯通畸形

先天性的脑贯通畸形是脑发育障碍、癫痫的病因之一。病理上为在脑内形成一个囊腔，内衬以室管膜。囊腔多数与蛛网膜下腔相通，故囊腔为等压性的，不形成占位效应。

1. CT 表现　可见到一倒扇形或倒三角形的囊腔与蛛网膜下腔相通，与脑室相通者可呈圆形或类圆形，有一瓶颈状通道与侧脑室的一部分相连，相应部位脑室扩大。囊腔内容为水密度，无占位效应。囊腔附近的脑组织常有萎缩，因而中线结构常向病侧移位，病侧的神经颅腔变小。

2. MRI 表现　在 T_1WI 像上囊腔为长 T_1 的低信号，境界清晰；在 T_2WI 像上囊腔与脑脊液的信号同步增高，并可显示贯通畸形与蛛网膜下腔、脑室及相邻解剖结构的细微关系；囊腔周围无水肿信号可见。如胚胎期脑出血吸收形成的贯通畸形，可见含铁血黄素的遗迹，在 T_2WI 像上囊腔壁上有低信号环。

3. 鉴别诊断　此症主要与囊性肿瘤、肿瘤囊变和囊肿鉴别，主要鉴别点是本症无占位效应，无增强效应，无颅内高压影像特征等。必要时可借助磁共振波谱（MRS）及弥散张量成像（DTI）进行鉴别。

（八）结节性硬化症

结节性硬化症为显性或隐性遗传性疾病，可有家族史，也可散发。智能低下、癫痫、面颊部皮脂腺瘤及影像学显示的钙化灶为其四大特征。

1. CT 表现　颇具特征。可见沿侧脑室壁周围有小点状高密度灶，直径在 10 mm 左右，有的"镶嵌"在侧脑室壁上，形成小的压迹；有时也可见于皮质，呈多发、散发分布，但不对称。幕下结构钙化灶很罕见。未钙化的结节可以被造影剂强化。

2. MRI 表现　位于脑室周边的病灶显示良好，但由于 MRI 对钙化灶尤其是小的钙化灶结节显示不敏感，所以易发生漏诊。可是结节性硬化灶并非全部钙化，在 T_2WI 上那些未被钙化的病灶呈长 T_2 的高信号。增强后的 MRI 可发现早期病变。

先天性颅脑病变还有 30 多种，由于与儿童精神医学关系不密切，或神经影像学检查的诊断价值不大，本文就不再赘述。

四、颅脑损伤

儿童青少年颅脑损伤有其自身特点：损伤的原

因与损伤的程度不成比例，一般全脑损害的症状常较明显，自主神经功能紊乱较多见，预后一般较好。但有极少数重症脑损伤的患儿，可留有各种程度不同的后遗症，加之精神病患儿的自我保护能力较差，自伤和误伤所造成的脑损伤也不少见，所以借助影像学的检查了解伤情至关重要。除开放性损伤外，影像学检查主要是了解脑损伤的存在。

（一）慢性硬膜下血肿

由于儿童颅骨较薄，蛛网膜下腔宽大，代偿能力相对较强，一般小的新鲜硬膜下血肿，症状和体征可不明显。但是两周后血肿一旦形成包膜，由于血肿液化，脑脊液渗出，血肿壁上新鲜毛细血管的血清渗出，致使血肿体积逐渐增大，脑组织受压缺血而萎缩，会出现相应的临床症状和体征。

1. CT 表现 可见脑组织与颅骨内板之间有低密度区存在，常呈新月形、瓜皮形等，相应的脑皮质及脑回脑沟内移，中线结构向对侧移位，血肿附近的脑组织少有水肿反应，脑内无异常密度区，有时可见大脑纵裂前部增宽。血肿多为一侧性，以额、顶、颞叶多见，偶见双侧血肿。

2. MRI 表现 血肿存在的时间决定 T_1WI、T_2WI 信号的改变，比 CT 密度改变更为敏感。在 T_1WI 上可见脑组织与颅内板间有较长 T_1 的低信号，但高于脑脊液，呈新月形或瓜皮形，脑皮层受压向内移位，中线移位，这种改变在 T_2WI 上更为明显。

（二）颅脑损伤后遗症

1. 脑软化 为脑内血肿及脑挫裂伤演变过程中的一个特定阶段，极易引起癫痫，导致神经功能缺失。CT 显示为低密度区，CT 值大于水，小于正常脑白质。软化区可以单发也可见于多处，其部位和数目取决于受伤时头部的着力部位和受力方式及有无对冲伤。MRI 显示为 T_1WI 低信号和 T_2WI 上高信号，但信号本身无特征，要密切结合病史。

2. 脑萎缩 儿童重度脑外伤约 30% 以上可发生脑萎缩，可以是全脑，也可以是一侧，还可以是局部脑叶。CT 和 MRI 均可显示脑沟增宽，脑池扩大，脑裂增大，脑室扩大，幕下脑室常无改变。

3. 脑积水 儿童重度脑外伤可致出血进入蛛网膜下腔，导致发生蛛网膜粘连，引起交通性脑积水。如血肿阻塞在脑脊液通路上，可引起梗阻性脑积水。CT 和 MRI 上可见对称性的脑室扩大，脑池、脑裂、脑沟不但不扩大，反而变窄。严重的梗阻性脑积水可出现脑室周围脑脊液渗漏。

4. 外伤性脑贯通畸形 脑内血肿和脑组织吸收囊变可形成脑贯通畸形，常与脑室某一部分相通。其 CT 和 MRI 的表现与先天性的脑贯通畸形相仿，只有通过病史进行鉴别诊断。

五、颅内感染

颅内感染是儿童青少年常见的颅脑疾病之一。病原体侵入颅内的主要途径有：① 经血行感染；② 由颅外邻近的感染灶扩散所致；③ 迁入性感染。儿童的颅内感染可在脑外（包括硬脑膜内、外），也可在脑内，还可同时存在。不管哪种形式，其病程较凶险，后遗症多。

（一）脑脓肿

化脓性致病菌进入脑内首先引发炎性病变，进一步即可形成脓肿。

1. CT 表现 平扫为境界清晰的低密度区，约 33% 的病例可见脓肿壁，厚度为 5～6 mm，内容物的平均 CT 值为 11 HU，病灶周围有大片的水肿带，占位效应极为明显。儿童脑脓肿多为单发，增强时脑脓肿壁强化明显，而脓肿腔则不强化。但应注意脓肿前期即所谓局限性脑炎期，CT 无特征。

2. MRI 表现 在 T_1WI 上显示脓肿边缘清晰的低信号区，而水肿呈中度的低信号改变；在 T_2WI 上脓肿腔可呈中度高信号改变，比脑脊液的信号高，DWI 上 75% 呈高信号，脓肿占位效应显著，周围水肿明显，脓肿壁可为高信号的环，慢性脓肿的壁为低信号。MRI 增强，脓肿壁显著增强，但要与环形病灶鉴别，如慢性脑内脓肿、囊虫病、炎性肉芽肿等。MRI 对坏死、液化和脑炎的诊断比 CT 更有价值，更利于早期诊断和治疗，故建议 MRI 检查为首选。

（二）颅内结核性病变

颅内结核多见于儿童青少年，即使及时治疗，也易留下神经精神方面较严重的后遗症。儿童颅内结核感染几乎均由血行播散而来。

1. 结核性脑膜炎

（1）CT 表现 平扫可见幕上脑室系统轻度至中度扩大，无中线移位，颅底附近可有散在的小点状高密度灶，鞍上池、侧裂池等较大的脑池不清、变形。增强后可见基底池广泛强化。有时可见脑内有小的梗死灶，此为血管狭窄所致。

（2）MRI 表现 T_1WI 上可见鞍上池信号增高，T_2WI 鞍上池信号更高。增强后可见脑膜异常强化，脑内白质区出现弥漫性异常信号，交通性脑积水常见，但脑室多无极度扩张。

2. 结核瘤

（1）CT 表现　平扫为多种密度的结节灶，可单发，也可多发。病灶周围有轻度至中度水肿，随病灶的大小、多少的不同有不同程度的占位效应。结节内出现高密度钙化点是结核瘤的特征之一。增强扫描可见未钙化的部分病灶明显增强，呈点状、环状、少数呈小块状，此时若有蛛网膜下腔尤其是鞍上池部位的钙化，加上轻度至中度的脑积水，定性诊断不难做出。

（2）MRI 表现　在 T_1WI 上结核瘤呈略低信号，T_2WI 上多为不均匀信号。结核瘤的包膜在 T_1WI 上为略高信号，而在 T_2WI 上为略低信号。大结核瘤的钙化呈"碎核桃"状低信号团。与 CT 一样，未钙化的病灶可显著强化。应注意的是 MRI 对小结核瘤的钙化（小于 5 mm）可能漏诊，SWI 序列可提高钙化灶的发现率。

（三）颅内病毒感染

病毒感染在儿童中较常见，但在 CT、MRI 临床应用之前，很难观察到人脑受病毒损害的严重程度。

1. 水痘-带状疱疹病毒脑炎　水痘-带状疱疹病毒是引起散发性脑炎最常见的病毒之一，儿童患者多为水痘感染，成人多为带状疱疹感染。

（1）CT 表现　早期可无发现。出水痘 10 天左右可出现多发性散在分布的不对称的低密度区，境界不清。这种低密度区均在白质区，既呈不对称分布，也与血管分布无关，常出现在两侧颞叶，很快向额底、额上、枕叶扩散，有轻度占位效应，偶有病灶区内点状出血。增强扫描约有半数病灶可强化，脑池及脑膜也可累及。病变的晚期主要是脑萎缩、囊变、钙化。

（2）MRI 表现　早期亦可发现双颞叶在 T_1WI 上的低信号区，T_2WI 上呈高信号。可有小灶性出血，SWI 序列特别敏感。

2. 单纯疱疹病毒脑炎

（1）CT 表现　早期可无阳性发现，约在 10 天后出现双颞叶低密度损害，对称分布。随着病情的进展，病灶逐渐扩大，CT 值下降，偶可累及额底及颞叶后部和岛盖部。晚期，病变区脑萎缩，尤其是颞叶和岛盖。

（2）MRI 表现　早期在 T_1WI 上远较 CT 敏感，出现双颞对称性的低信号区，T_2WI 上除见病变区为高信号外，还可见到水肿反应，结合病史可早期确诊；增强不强化或脑回样强化，主要位于病变边缘部分；病变可出现典型的"刀切征"。MRI 能即时反映病变的演进，因此各种病毒脑炎应首选 MRI 检查。

3. 接种脑炎　实际上也是病毒性脑炎，常在天花、麻疹等预防接种后 3～5 天内出现脑部症状。

（1）CT 表现　与单纯疱疹病毒脑炎相仿，但进展迅速，晚期也是脑萎缩、囊腔形成。

（2）MRI 表现　在 T_2WI 上病灶检出率高，但无特异性。病毒性脑炎的影像诊断，宏观上看很少有特异表现，所以为了避免误诊和漏诊，应密切结合临床。MRS 有助于诊断和鉴别诊断。

六、颅内肿瘤

颅内肿瘤是儿童期最常见的肿瘤之一，发病率仅次于白血病而居第二位。小儿颅内肿瘤占各年龄段全部颅内肿瘤的 15%～20%，以学龄儿童发病率最高，中线肿瘤居多。要特别提示的是，神经影像学的主要任务是肿瘤的定位及定性诊断。现就常见者分述如下：

（一）毛细胞型星形细胞瘤

毛细胞型星形细胞瘤是儿童最常见的原发性脑肿瘤，占儿童脑肿瘤的 85%，主要见于幕下小脑半球及颅内中线结构。

1. CT 表现　平扫时 85% 为边缘清楚的囊性病变，圆形或椭圆形，囊可为小囊或大囊，CT 值低于脑实质为 20～25 HU，但较单纯囊肿高，10% 可见钙化，周围水肿及占位改变轻。如位于颅后窝则可见第四脑室移位。有的亦可呈实质性，但密度较正常脑实质低。增强后病灶可不强化，延迟扫描可见少量对比剂进入囊内。

2. MRI 表现　呈长/等 T_1 与长 T_2 信号改变，无水分子弥散受限改变；Gd-DTPA（二乙三胺五醋酸钆）增强后肿瘤强化明显但不均匀。不典型的毛细胞型星形细胞瘤可位于大脑皮质，呈实质性肿块或多囊状改变，增强后可见厚壁不规则的环状强化，强化程度轻。

（二）髓母细胞瘤

髓母细胞瘤好发于颅后窝，主要见于小脑蚓部，约占儿童颅后窝肿瘤的 18.5%。

1. CT 表现　平扫时小脑蚓部可见稍高密度团块，境界清楚，第四脑室受压前移或闭塞，肿块周围水肿不明显，颅后窝张力高，幕上脑室扩张，增强时瘤体可见中等或轻度强化。髓母细胞瘤可有多种不典型的 CT 表现，如钙化、囊变等，要仔细比较分析。

2. MRI 表现　肿瘤位于小脑蚓部，呈长 T_1 和长 T_2 的异常信号，类圆形，境界清晰，DWI 上肿瘤有轻度水分子弥散受限改变，第四脑室受压前移，幕上脑积水。增强后肿瘤可轻度至明显强化,尤以矢状位正中面观察最佳,常有扁桃体下疝表现。MRS可见NAA(N-乙酰天门冬氨酸)峰消失,而胆碱峰明显升高。

(三) 脑干肿瘤

脑干肿瘤好发于儿童青少年,起病隐匿,早期诊断困难,影像学检查有重大价值。儿童最常见的脑干肿瘤为弥漫内生性脑桥神经胶质瘤(DIPG)。

1. CT表现　平扫见脑干增粗变形,外形不规则,多为低密度或混杂密度改变。多见于脑桥,但可侵犯整个脑干,也可通过桥臂向小脑半球生长,颅后窝张力增高。增强扫描可见瘤体不规则强化。桥前池及第四脑室的占位效应可能是弥漫内生性脑桥神经胶质瘤在CT上的唯一表现。

2. MRI表现　可见脑干粗细不均,呈长 T_1 与长 T_2 信号改变,瘤体境界清晰,水肿甚少,第四脑室受压后移,尤以矢状正中切面观察最佳,增强可见不均匀强化。MRI检查有助于定性诊断。MRS可见NAA峰减低,而胆碱峰升高。

(四) 颅咽管瘤

颅咽管瘤是良性上皮肿瘤,起源于垂体-Rathke管残余的鳞状上皮。多见于8~12岁。

1. CT表现　平扫时见鞍区有点状、壳状、絮状钙化;鞍区囊肿,但CT值高于水;第三脑室前部充填残缺,进而使前角受压分离;梗阻性脑积水;一般无中线移位。

2. MRI表现　不如CT敏感,表现为鞍区囊性或囊实性占位,呈类圆形或分叶状,多数为长 T_1 和长 T_2 信号,SWI或 T_2^* GRE序列有助于识别钙化;冠、矢状位扫描,可以很好地显示肿瘤侵犯范围与相邻结构的关系。

颅内肿瘤由于病理类型和生长部位的不同,影像诊断要求血管造影、CT、MRI、MRS、DTI等检查综合应用,从而相互补充,才能提高诊断的正确率。

七、其他颅内病变

(一) 肝豆状核变性

肝豆状核变性(Wilson病)是一种常染色体隐性遗传的铜代谢障碍性疾病。有家族史,好发于儿童青少年。有些患儿的精神症状颇为突出。

1. CT表现　双侧基底节区对称性低密度改变,最常受累的核团是豆状核,包括壳核及苍白球,表现为两者体积缩小伴软化灶及空腔形成,从而出现豆状核条状或新月形低密度区;还可累及尾状核、丘脑、脑干、小脑齿状核及大脑皮质。早期局部脑肿胀,晚期可见脑沟脑裂增宽等脑萎缩性改变;增强扫描无强化。

2. MRI表现　典型表现为双侧豆状核对称性信号异常,以壳核为著。 T_1WI 病变部位多表现为低或稍低信号; T_2WI 则多表现为高信号,形态呈八字征表现,增强无明显强化。中脑可见熊猫脸征,表现为被盖高信号,红核低信号;MRI 表现能反映本病临床严重程度。

3. 鉴别诊断　双侧豆状核对称性低密度改变还可见于维生素 B_1 缺乏、一氧化碳中毒等,要结合病史及体征进行鉴别。

(二) Sturge-Weber 综合征

又称脑三叉神经血管瘤病,通常是散发的先天性畸形,儿童皮质静脉不能正常发育;影像特征取决于进行性静脉阻塞、代偿性侧支静脉通路、慢性静脉性脑缺血。

1. CT表现　平扫脑回/皮质下钙盐沉积(电车轨道样表现)。颅骨增厚和鼻窦过度气化。

2. MRI表现　萎缩区域髓鞘化异常。 T_2WI 可见扩大的深部/穿支静脉中的流空信号; T_2FLAIR 可见萎缩的脑叶、受累软脑膜,表现为脑沟高信号; T_1WI 增强可见强化的软脑膜血管瘤;MRV 可见病变区缺乏正常的皮质静脉。

(三) MELAS 综合征

线粒体脑肌病伴高乳酸血症和卒中样发作综合征(MELAS)是最常见的线粒体脑肌病亚型,常见于儿童、青少年卒中样起病,可有偏头痛、智力低下、身材矮小、神经性耳聋、反复癫痫发作,常有不耐疲劳。可有阳性家族史。

1. CT表现　30%~70%苍白球钙化,皮质低密度影,不局限于单个血管区,慢性期软化、萎缩,脑室扩张。

2. MRI表现　平扫皮质层状异常,呈长 T_1 长 T_2 信号,进展快,可多发、对称、迁移性脑梗死样改变;增强:病变局部血脑屏障完整或不完整,增强无强化或线状强化;DWI:呈高信号,ADC 值上升或者下降;MRS:高大 Lac(乳酸)峰;ASL:新发病灶中 CBF(脑血流量)的增加,区域性高灌;MRA/CTA:病变与动脉血管分布不一致,无狭窄;SWI:基底节矿物(钙或铁)沉积。

(肖朝勇)

参考文献

[1] Al-Haddad BJS, Jacobsson B, Chabra S, et al. Long-term risk of neuropsychiatric disease after exposure to infection in utero[J]. JAMA Psychiatry, 2019, 76(6):594-602.

[2] Bennett FC, Molofsky AV. The immune system and psychiatric disease: a basic science perspective [J]. Clin Exp Immunol, 2019, 197(3):294-307.

[3] Boutros NN, Mears R, Pflieger ME, et al. Sensory gating in the human hippocampal and rhinal regions: regional differences[J]. Hippocampus, 2008, 18 (3):310-316.

[4] Chung WK, Roberts TP, Sherr EH, et al. 16p11. 2 deletion syndrome [J]. CurrOpin Genet Dev, 2021, 68:49-56.

[5] Dale RC. Tics and Tourette: a clinical, pathophysiological and etiological review [J]. Curr Opin Pediatr, 2017, 29(6):665-673.

[6] Gilissen C, Hehir-Kwa JY, Thung DT, et al. Genome sequencing identifies major causes of severe intellectual disability[J]. Nature, 2014, 511(7509): 344-347.

[7] Hall MH, Schulze K, Sham P, et al. Further evidence for shared genetic effects between psychotic bipolar disorder and P50 suppression: a combined twin and family study[J]. Am J Med Genet B Neuropsychiatr Genet, 2008, 147B(5):619-627.

[8] Khandaker GM, Meyer U, Jones PB. Neuroinflammation and Schizophrenia[M]. Cham: Springer International Publishing, 2020.

[9] Leffa DT, Torres ILS, Rohde LA. A review on the role of inflammation in attention-deficit/hyperactivity disorder[J]. Neuroimmunomodulation, 2018, 25(5-6):328-333.

[10] Lijffijt M, Moeller FG, Boutros NN, et al. The role of age, gender, education, and intelligence in P50, N100, and P200 auditory sensory gating[J]. J Psychophysiol, 2009, 23(2):52-62.

[11] Masi A, Quintana DS, Glozier N, et al. Cytokine aberrations in autism spectrum disorder: a systematic review and meta-analysis[J]. Mol Psychiatry, 2015, 20(4):440-446.

[12] Näätänen R, Kähkönen S. Central auditory dysfunction in schizophrenia as revealed by the mismatch negativity (MMN) and its magnetic equivalent MMNm: a review[J]. Int J Neuropsychopharmacol, 2009, 12(1):125-135.

[13] Sun Y, Ruivenkamp C, Hoffer M, et al. Next generation diagnostics: gene panel, exome, or whole genome[J]. Hum Mutat, 2015, 36(6):648-655.

[14] Troubat R, Barone P, Leman S, et al. Neuroinflammation and depression: a review[J]. Eur J Neurosci, 2021, 53(1):151-171.

[15] Barkovich AJ, Koch BL, Moore KR. 儿童神经影像诊断学[M]. 2 版. 马军, 卢洁, 彭芸, 译. 南京:江苏凤凰科学技术出版社, 2019.

[16] Merrow Jr A C, Hariharan S. 儿科影像学[M]. 李海歌, 朱建国, 栾云, 译. 北京:科学出版社, 2020.

[17] 蔡宗尧, 刘文, 肖朝勇. 磁共振成像读片指南—中枢神经系统[M]. 3 版. 南京:江苏科学技术出版社, 2013.

[18] 龚启勇. 中华影像医学-中枢神经系统卷[M]. 2 版. 北京:人民卫生出版社, 2016.

[19] 黄清玲, 刘文, 肖朝勇, 等. 毛细胞型星形细胞瘤的影像学特点[J]. 临床神经外科杂志, 2012, 9(01): 43-44.

[20] 楼美珍, 吴亦, 马顺天, 等. 焦虑症患者治疗前后感觉门控电位 P50 动态观察[J]. 上海精神医学, 2008 (02):85-87.

[21] 染色体微阵列分析技术在产前诊断中的应用协作组. 染色体微阵列分析技术在产前诊断中的应用专家共识[J]. 中华妇产科杂志, 2014, 49(8):570-572.

[22] 中国医师协会医学遗传学分会, 中国医师协会青春期医学专业委员会临床遗传学组, 中华医学会儿科学分会内分泌遗传代谢学组. 染色体基因组芯片在儿科遗传病的临床应用专家共识[J]. 中华儿科杂志, 2016, 54(6):410-413.

第五篇

儿童少年神经发育及精神障碍

第十五章

婴儿精神医学

婴儿精神医学(infant psychiatry)兴起至今50多年,是一门新兴学科。1980年在葡萄牙举行的第一届世界婴儿精神医学大会,与会者一致赞同使用婴儿精神医学命名,为儿童少年精神医学开辟了新领域。会议上学者们成立了世界婴儿心理卫生协会(The World Association for Infant Mental Health, WAIMH),促进全球婴幼儿心理卫生领域的发展。该协会制订的具体目标包括:增加对从受孕到三岁儿童心理发育和障碍的认知;传播有关照料、干预和预防婴幼儿精神障碍的科学知识;传播有关父母养育和为婴幼儿提供有益的看护环境等方面的循证知识;促进婴儿最佳发育以及早期精神障碍预防和治疗的专业人员的国际合作。协会还出版了《婴儿心理卫生》专业杂志,定期举办学术学会。此后,美国、英国、日本、拉美、西欧等多个国家和地区先后成立了各自的婴儿精神医学会。我国在近30年中,先后在中华医学会精神病学分会、中华医学会儿科分会、中国心理卫生学会、中华预防医学会、中国医师协会等专业学会组织下,成立了相应的学组并出版了与婴幼儿精神医学密切相关的《中国儿童保健》《早期儿童发展》等专业期刊。

第一节 婴儿精神医学的兴起和发展由来

一、婴儿心理研究的深入

1. **婴儿期界定的发展** 以往婴儿期界定为0~1岁,近些年许多学者将婴儿期界定为0~3岁(即儿科所指的婴幼儿期),从而为人们提供了新的理念,特别是对婴儿的思维、认知、语言交流、情感和个性特征的认识以及研究模式均发生了变化,如由单纯心理学研究,扩大到心理-教育-社会-精神医学等多学科合作的研究模式。

2. **扩大研究内容** 研究涉及整个婴儿期身心发展和健康。如:婴儿早期心理发展的重要性,早期心理发展的遗传、生理、环境和教育的相互作用,早期教育、潜能开发等有效方案,儿童生理学、医学,儿童社区卫生保健与婴儿期生理发育、精神、行为和发育障碍,以及身心疾病的发生原因、诊断和矫治,对发育异常的评估和预防。

婴儿时期心理发展研究经过长期沉寂后,于19世纪下半叶,德国生理学家、实验心理学家William Thierry Preyer对婴儿从出生至3岁的心理发展进行长期系统的观察而写成《儿童心理》一书,为婴儿心理学奠定了科学体系。

3. **特殊贡献者** 精神分析创始人Sigismund Freud建立了无意识和压抑作用的概念,以及探讨被压抑至无意识的未满足的本能欲望、需求与冲突,创伤记忆与早期经验所伴有的情感可以影响个人对当前事件的反应,通过梦、情绪和行为等表现出来。这一分析学说还认为成人精神障碍的根源在于婴儿期的挫折与困难。分析学派用自由联想、移情及梦的解释等深入探讨无意识内存在的压抑本能、冲突和矛盾,应用精神分析法为婴儿治疗精神疾患。精神分析学说重视婴儿的情绪和社会性问题,对理解婴儿生存、生活、心理和行为比其他年龄段具有更大作用。婴幼儿从2岁开始,将自己作为主体与周围人分开,形成自我意识。该学说同时提出母婴间的联结、依恋、分离等概念。当时,弗洛伊德精神分析学说在美国和欧洲盛行,已成为婴儿精神医学理论基础之一,继后进行不断修订。Sigismund Freud女儿Anna Freud提出的防御机制至今仍为学者所引用。

婴儿心理卫生领域的最重要的理论框架有二,一是发展框架,二是关系框架。精神分析领域的许多主要人物都明确指出了关系框架。如:至今仍常被引用的Donald Winnicott(1960)所说的:"没有婴儿这样的东西，这意味着无论何时发现婴儿都会发现母亲的照顾，没有母亲的照顾就没有婴儿"。John Bowlby（1953）也曾说："……对心理健康至关重要的是，婴幼儿应该与其母亲（或母亲替代者）体验一种温暖、亲密和持续的关系，在这种关系中，双方都能找到满足感和乐趣"。Selma Fraiberg 和她的同事（1975）在对与母婴关系紊乱相关的婴儿适应不良行为的案例进行系统研究后，提出了关系病理学的临床观点，认为母婴关系紊乱起源于母亲在童年时期的冲突关系，或"托儿所里的鬼魂"。这些先驱中的每一个都认为关系框架对于理解婴幼儿的心理发展是必要的，并为干预提供了途径。

行为学鼻祖 Ivan Pavlov 认为建立高级神经活动的基本过程是神经细胞之间建立暂时性联系，即条件反射学说。这种神经细胞之间暂时性联系既是生理现象，又是心理现象。由于各种暂时性联系的形成和消失受环境所制约，足以说明环境也影响心理的发生和发展。反射不仅是兴奋性的，也可是抑制性的。兴奋与抑制过程的平衡及其对外界的适应程度，决定着动物和人的全部行为。可见人的行为形成或消失随环境而改变。这对婴儿早期教育有启迪，也为行为矫正疗法、实验性神经症的解释及病理生理提供理论基础。普遍使用的应用行为分析法（ABA）治疗孤独症和潜能开发，也是基于行为的建立和消失是由环境决定这一学说的。人和其他动物的不同在于人有第二信号系统，即语言。语言刺激可以代替感知觉刺激而形成条件反射。巴甫洛夫学派认为没有语言就不能有人的思维活动。语言系统是最高级部位即大脑的功能。他们还指出婴儿时期暂时联系是从最简单、最基本的开始，逐渐发展到较为复杂的和高级的。如果早期的联系未能形成或形成不好，则以后的发展会有缺陷。巴甫洛夫条件反射学说至今仍是行为分析和行为矫治的主要理论根据。感知、运动、注意、学习能力和社交能力等也是在无条件反射基础上，在养育中不断强化而形成的。婴儿的言语掌握、概念形成等也是根据操作性条件反射原理而发展起来的。这对开发婴儿的潜能和智力提供了科学依据。

皮亚杰是认知心理学家，他也认为婴儿发展是机体遗传、环境相互作用的复杂过程的产物，但同时他主张相互作用的形成和次序取决于人类的生物特性，而发展的个别差异主要是先天因素作用的结果。他进一步阐述了婴儿认知能力发展的过程、阶段、特点以及内部机制。皮亚杰还认为儿童智力发展的速度和水平取决于成熟、经验和社会环境的作用，并按阶段进行，拔苗助长式教育是不可行的。他的认知心理研究对婴儿精神医学的兴起也有重大贡献。

二、脑科学研究的发现

（一）婴儿时期是脑、心理和身体发育最快的时期

新生儿脑重约 390 g，占出生体重的 8%，而成人脑重约 1400 g，占体重的 4%。新生儿脑重为成人脑重的 1/3。9 个月时脑重为 660 g，2 岁时脑重 900～1000 g，至 7 岁时脑重已接近成人脑重量。大脑皮质细胞的分化从胎儿第 5 个月开始，3 岁时已大致分化完成。出生以后，脑重量的增加主要与神经细胞体积的增大、突触数量和长度的增加及神经纤维的髓鞘形成有关。

（二）环境丰富刺激对完善脑结构和促进脑发育必不可少

在婴儿早期，环境丰富刺激在脑的发育中起着重要作用：

1. **影响脑结构**　环境中的刺激能够影响脑结构，可极大程度影响脑部复杂的神经网络结构，从根本上改变大脑的微观结构和整个大脑的性能。

2. **开发感官潜能**　各感官的潜能靠丰富的刺激来开发，如 1～3 岁是智力开发的关键期，如果及时开发，可取得事半功倍的效果。印度的狼孩儿和李鸣杲（1997）报告的猪孩儿，因得到解救时已错过关键期，即使加强训练、教育也不能恢复至常态。

3. **感官功能**　如对刚出生的猫做实验，将一只眼蒙住，过 6 个月打开，已失去视觉。

4. **生物体潜能开发**　每一种生物体内都有自己的潜能，出生时与生俱来的大量无条件反射，对维持生命、防御危险、探索世界和适应环境等至关重要。经过训练、日常应用和针对性的早期教育，使其得以保存，并变为有意义的行为，促进婴儿动作和智能的发展及语言的掌握，甚至更高级复杂的功能。反之，如不加强化，在短期内即可消失。

（三）动作和行为的发展

婴儿期是一特殊时期，在心理、动作和行为方面发展很快，并随年龄增长而出现改变（表 15-1），如违反年龄增长规律，则视为异常。

表 15-1　小儿智能（精神神经）发育的基本规律

年月龄	感知（视觉、听觉、知觉）	粗细动作	言语思维	应物和应人
新生儿	视觉还不敏锐，但听觉、味觉、嗅觉等（胎儿期）已基本成熟	动作无意识、不协调、紧握触手物	能啼哭，能发很小喉音	对周围反应较淡漠，铃声会使全身活动减少
2 月	开始出现头眼协调，对痛觉反应更加敏感	俯卧位时能抬头，能短暂留握如拨浪鼓一类的眼前物体	开始发出喉音	开始注意（喜欢看）母亲的脸、颜色鲜艳的物体，开始微笑
3 月	头眼协调较好，眼水平方向可随物移动180°	垂直位时能抬头、但控制尚不稳定，两手放松，能用手摸东西	开始能发 a(啊)o(哦)等元音	开始能认识母亲，面部有表情，注意自己的手
4 月	头转向声源（定向反应），能区别好闻和难闻的气味	扶着髋部时能坐，可在俯卧位时用肘支撑抬起胸部，手能握持玩具	听悦耳声音或逗引时会微笑，能笑出声	当母亲离去或不在时会表现不愉快，较有意识地哭和笑
5 月	对食物味道已很敏感，应适时添加辅食，习惯不同味道	扶腋下能站直，两手能各自握一玩具，手碰到物体会随手抓起	开始能喃喃地发出单调的音节	会同镜中人微笑，开始认识母亲和常见物品，如奶瓶
6 月	可以注视远距离的物体，能分辨父母的声音	能独立坐一会儿，喜欢在扶腋下跳跃，能用手摇玩具，自己捧奶瓶	开始咿呀学语，能讲清楚某些音节	唤其名有应答反应，开始区别熟人和陌生人，怕羞，害怕陌生人
7 月	嗅觉更灵敏，喜爱芳香的气味	会翻身，能自己坐，能将玩具从一手换入另一手	开始能发"爸爸""妈妈"等复音，但无意识	开始注意周围人的行动和表情，能较长时间单独地玩玩具
8 月	手眼协调较完善，能咀嚼固体食物	开始学爬，会自己坐起来，试扶着栏杆站起来，会拍手	能模仿大人发出的简单音节，如 ma-ma 等	对大人的要求有反应，开始能体会大人说话时的语调（如斥责语调）
9 月	能短时间看相距 3 m 内的人物活动，喜欢鲜艳的颜色	扶着栏杆能站立，会从抽屉中取出玩具，能用示指拨弄小物件	能懂几个较复杂的词句，如"再见"等	看见熟人会手伸出来要人抱，对外人表示疑惧，开始认识周围事物
10～11 月	两眼能转向声源	能独站片刻，扶椅或推车能走几步，能用拇、示指配合对指拿东西	开始能用单词，一个单词表达很多意义	开始能模仿成人的动作，会招手表示"再见"
12 月	能听懂自己的名字，开始有空间和时间的知觉	约 1/2 小儿能独自行走，尝试弯腰拾东西，会将圆圈套在木棍上	约有半数小儿能有意识地叫"爸爸""妈妈"	能配合大人穿衣，指出自己的手和眼，叫出某些物品的名字（鞋、碗）
15 月	眼睛能注视 3.5 m 远处的小玩具，能区别形状，喜欢看图画	能独走，能躺着玩，开始试叠方木，能将小丸放入小瓶中	能知道自己的名字，能说出几个词，如"谢谢"	对人和事物开始有喜憎之分，能表示同意或不同意，尝试自己脱鞋
18 月	两眼调节较好，视力 0.5	行走时很少跌跤，能爬台阶，有目标地丢皮球，用笔在纸上乱画	尝试认识和指出身体各部分的名称	开始会大小便，会用语言或手势表示要求，尝试自己进食
2 岁	通过触摸能区分物体的软、硬、冷、热，区别垂直线和横线	能双脚跳，手的动作更准确，会模仿画竖线、横线，试用勺子吃饭	会说 2～3 字构成的句子，能说出姓名和性别	开始能表达喜、怒、怕、懂，能听懂简单的吩咐，能基本控制大小便
3 岁	能较准确分辨不同的声音，有分辨上和下的知觉	能跑，会骑三轮车，会洗手，穿脱简单衣服，会画圆圈、"十"字	能唱简单的短儿歌，能数几个数，词汇增加	认识画上的东西，认识男女，表现同情心、怕羞，开始与其他孩子同玩
4 岁	能区别基本颜色，听觉发育完善，有分辨前和后的知觉	能双足交替登楼，爬梯子，尝试奔跑，会穿鞋，会画方形，试画人	能唱歌，能听懂说话内容，能简述一件事情	喜欢提问，好奇心强，能初步思考问题，记忆力强，能自己上厕所
5 岁	视力 0.6～0.7，已有早、晚、今、明、昨天的时间概念（知觉）	能单腿跳，会系鞋带、脱衣服，能画人像	开始认字，能数十个数，会讲较长的故事	能分辨颜色，喜欢集体游戏，常扮演想象中的角色，知道物体用途
6 岁	视力 1.0，能辨左和右，有前天、后天、大后天的时间概念	参加简单劳动，如扫地、擦桌子等，试跳绳，会画三角，能折纸	说话流利，数几十个数，会简单加减，开始写字	能独立自主，形成性格，参与简单家务劳动，知道一年四季的名称

（四）脑发育的可塑性

可塑性指脑在外界刺激下发生结构和功能重塑的巨大潜能。婴儿出生后，所处的环境和经历仍然可以修饰脑的发育状况。研究表明，虽然脑发育的物质基础是由遗传学特征所决定的，但脑的结构和功能在出生后并非一成不变，而会因外界刺激的影响发生变化。群居、饲料保证供给的幼鼠，较独居、饲料缺乏的幼鼠大脑中神经突触数明显增加。

婴儿大脑的研究也表明，0～3 岁是婴儿大脑自我建构阶段，是脑的结构与功能发育最迅速时期，无论是脑重量的增长，还是树突发育、突触产生和髓鞘的形成发育均是最快的关键期，未成熟脑的可塑性最强。婴儿出生后大脑皮质表面沟回不明显，大脑成百亿细胞必须通过与环境反复交往（接受刺激）后才有功能。随着育儿刺激增多，婴儿大脑的沟回逐渐显现并加深，大脑皮质表面积增大，婴儿运动、思维等功能区才得以扩大。表观遗传学的研究发现，在胚胎形成时期已经具有信息调控能力，并具有接受外界刺激的能力。给婴儿提供均衡的营养和科学的养育，可以改变基因的表达方式，从而决定儿童潜能能否充分发挥、基因是否打开，以及基因的表达方式。

0～3 岁也是一个人心理和智力发育的关键期。2000 年世界卫生组织提出了儿童早期发展，是对儿童的营养、卫生、教育、环境和保护等方面开展科学的综合干预，使儿童达到健康完美状态。经过 20 多年的项目开展，发现良好的养育照护是儿童早期良好发展的关键。2018 年世界卫生组织、联合国儿童基金会、世界银行集团共同发布《养育照护促进儿童早期发展——助力儿童生存发展，改善健康，发掘潜能的指引框架》意见征集稿，广泛收集意见，并于2019 年初正式发布该框架。WHO 提出了养育照护框架中五个不可分割的基本元素：足够的营养，良好的健康，安全和保障，回应性照护及受教育机会。2019 年 5 月 9 日，我国国务院办公厅发布《关于促进3 岁以下婴幼儿照护服务发展的指导意见》，该指导意见将作为纲领性文件，指引我国促进婴幼儿照护服务的发展。通过良好的养育照护促进儿童的早期发展，其最终目标是帮助儿童发挥最大潜能，通过提高人口综合素质最终达到国家发展的目标和人类全程健康。

孕产期受到损害的婴儿，早产、极低体重儿，窒息缺氧缺血性脑病、颅内出血等婴儿，往往存在脑发育不良或脑功能损害。另外，在生命早期有不良经历（包括贫穷、疾病，营养、教育缺乏，遭遇忽视与虐待等）对儿童发育损伤不仅在儿童时期，而且会有长期影响。目前我国社区卫生院在进行 0～3 岁儿童健康查体的同时，普遍免费开展了 0～3 岁儿童的发育筛查，对于胎儿期到 3 岁，具有可能影响身心发育的各种高危因素（生物、心理、社会环境等因素）的高危儿童进行健康管理，并在儿童保健三级网中进行双向转诊。特别强调要早期发现和早期干预。如果高危儿童能够在 1 岁内得到有效的干预，其长期的脑发育预后往往较好，否则，会导致终身的后遗症，产生永久性损害。

（五）内隐学习的理论对改进幼儿教育方法有重要启示

儿童具有惊人的学习能力。近年的研究指出，儿童学习到的知识并非在课堂上，大量的来自日常生活的随时随地之中，这种学习称为内隐学习。说明在非注意状态下，儿童也可以对周围环境中的信息保持敏感，并逐步习得大量的知识和技能。通过内隐学习这种方式，不仅占用的资源少，而且习得的内容能保持较长时间。如母语的习得，极少通过专门的学习，而大量的语言是在玩耍及生活交往过程中获得。以词汇量为例，在社会交往中获得的占80％左右。可见在重视常规的有意识学习的同时，应充分发挥婴儿大脑的自动加工能力。父母通过日常抚育婴幼儿生活的大量活动，提供足够的直接活动经验，这对于提高儿童的学习效率、减轻学习负担具有重要价值。内隐学习的理论对改进当今幼儿教育方法有重要启示。

三、婴儿精神医学兴起的社会背景

第一次和第二次世界大战造成许多家庭被毁，致使父母和儿童流离失所。亲人的死亡和无母爱的关怀又给婴儿造成严重精神创伤。另一背景是 20 世纪 60 年代初期，由于美国的妇女解放运动，妇女进入社会工作，因而使婴儿的养育、托儿方式、早期教育等发生了改变，给婴儿心身健康带来许多新的问题。此外，随着现代科学技术的发展，适用于婴儿的仪器设备、测量方法和工具不断更新，也促进婴儿精神医学的兴起和发展。

第二节　婴儿精神医学特点与实施

婴儿精神医学包括婴儿心理卫生和婴儿精神病学两方面的内容。两者相辅相成，共同的目标是以预防为主,早期防治婴幼儿各种心理和精神障碍,可以促进婴幼儿身心健康,全面发展。

一、婴儿心理卫生

(一)服务对象

为婴儿个体或群体。研究影响婴儿心理发展因素,以减少婴儿发育偏异、行为和精神障碍的发生,培养健全的人格和提高社会功能。

(二)婴儿心理卫生的范例

根据婴儿心理发展的原理,评述哪些因素促进其健康发展或妨碍其发展,以及如何塑造符合我国建设所需要的人格。分述如下:

1. **父母共同承担抚养和教育** 我国以往有"男主外,女主内"的传统观念。但随着市场经济的建立、妇女参加工作增多、家庭结构小型化和独生子女占优势等变化,更多的则是由父母共同承担子女的养育。从妻子临产时开始丈夫在场,减轻妻子分娩的紧张并给予精神上支持,当婴儿一出生就与父母亲接触,加强感情连结及增强一家人的亲密关系。父母共同承担对婴儿的照管,可使男人的阳刚之气和女人的柔情之美融合于婴儿个性的塑造中。

2. **母爱的伟大** 婴儿出生后以母乳喂养最有利成长,不仅提供适宜的营养,也让婴儿与妈妈紧贴在一起,母亲的爱抚动作、亲切语声和肌肤接触,都给婴儿带来了安全和幸福感。同时妈妈洋溢着微微笑容望着婴儿,获得愉快和满足感。同样,婴儿最初发出的咿呀声和各种交往的行为,会越来越积极。这就是母婴之间的情感和行为交流。这种深切的母爱和亲密交往,对婴儿心理发展极为有利,可以称是精神营养剂和生长的激发剂。陶国泰曾见到美国一著名的儿童心理卫生中心墙上有一条标语"今天你抱了孩子没有?"这一中心的婴幼儿身心非常健康。而另一处育婴院则让婴儿整天躺着,结果婴儿的死亡率高得惊人。的确,在20世纪40年代前,青霉素尚未发明,婴儿患有严重传染病而垂危时,靠母亲的精心护理而得以挽救不乏其例。

母爱受社会因素的制约。母爱的充分发挥首先要得到丈夫的理解和支持,并且与丈夫共同承担婴儿的养育比单亲养育更有利。

人既是生物的人,又是社会的人。若是妇女非计划中怀孕,夫妻感情破裂,或婴儿被遗弃等,出生的婴儿成了怨恨的种子、被报复的替罪羊。这种忽视和虐待,必然极大地影响婴儿的心理发展。从一些录像中可观察到,怀着感情的抚养动作与怀恨的动作截然不同,前者动作柔和、协调和具有保护性,而后者则粗暴、杂乱和具有伤害性。

3. **建立健康的和稳固的感情依恋** 婴儿6、7个月开始对亲人喜爱和接近,而对陌生人回避或拒绝接近,对他们的反应有了区别。婴儿对依恋对象(主要是母亲或抚养者)会亲近,与她们在一起时就显得愉快和满足,能安心地玩,不愿离开,并敢于探索周围环境。如与父母分离或抚养者时常变动,就建立不起情感依恋,显得空虚、无所依靠和缺乏安全感,从而表现情绪不乐、孤独、淡漠、抑郁和恐惧不安等。这种早期缺乏母爱和从未建立过情感依恋的婴儿成年后会产生学习困难和品行障碍,甚至为填补内心的空虚去寻找刺激而走上犯罪的道路。

依恋是心理发展必不可少的,但与母亲或抚养者关系过于密切至不可分离程度也是有害的。为此,要培养二级依恋者,如爷爷奶奶和哥哥姐姐等。并培养三级依恋者,如教师、小伙伴或毛绒玩具,还应培养他们对外界的兴趣与爱好。

4. **隔代养育或过早送外寄养的危害性** 当今城市儿童的父母多为双职工,农村父母双双离家外出打工,因忙于工作无暇照料子女,而交给老人抚养的相当普遍,这已成为一种社会现象。老人大多文化较低,传统观念深,不知如何与孙辈交往,更缺乏科学育儿知识,一味迁就、娇惯,因而这类儿童容易出现适应困难和交往能力低下,也影响智力开发,因此对婴儿的心理发展不利。有不少父母将子女过早寄养至亲戚家,被寄养儿童的需要常被忽视,更得不到母亲爱的温暖与教养,因而出现发育偏离或品行障碍的为数不少。为此,要尽可能地避免上述养育方式。

现今,美国和日本等国,为了精心抚养和教育好子女,母亲常停工和请长假直至子女3岁进幼儿园。这对子女、家庭和国家而言,确实利多于弊,值得政府有关部门研究。

5. **培养能力和开发智力** 家教中过分保护和娇纵,单亲和隔代养育等,极大地限制了能力培养和智力开发,并且这时婴幼儿处于发展关键期,错过了就难以弥补。为此,应大力开展儿童早期发展和养育照护知识的宣传教育,并为受虐待的或母亲患精神病的婴儿建立庇护和养育机构等。

6. **运动和感官的激励** 在婴儿期,由于言语交往能力有限,心理发展可有效地通过各种运动、动作的发展起到促进作用。我国首都儿科研究所开发的"儿心量表"常模,如10.3月龄会爬,14.5月龄独走自如,11.4月龄发一字音和15.0月龄说3～5个字等,只说明到此月龄生理的成熟水平,而能力仍需培养。我国不少抚养者在动作发展上倾向于"静"，即长时间抱、躺或坐，而西方则倾向于"动"，即在抚养人的保护下，鼓励婴儿爬、站、走或跑等。现研究已证明，婴儿动作发展与其心理发展存在相互作用。事实也证明，活泼好动的婴儿比呆坐少动者身体更健壮，适应及交往能力更强。

7. 感官功能的发展　视、听、触等感官功能也在刺激的激励下得到发展，所以从出生开始，可在婴儿摇篮上挂些铃铛和彩球，还要抚摸婴儿，给婴儿做肢体被动运动等。当然，婴儿最感兴趣的莫过于父母经常出现在面前，这时婴儿发出咿呀声更为积极，以及成人主动与婴儿逗着玩笑等。成人还可带子女到大自然环境中，看色彩缤纷的花卉和鸟兽，以及闻和尝试各种味道。以上种种可以给予子女各种各样的感官刺激，促进大脑的发育和相应区域的生长，并激发智能的开发。

8. 游戏和伙伴关系　游戏是婴儿的工作。游戏可帮助婴儿学习遵守规则和团结合作，也是训练技能和培植友谊的好方法。在游戏中，子女与小伙伴一起既互相学习，又互相竞争，对学会社会交往技能、促进健康发展非常重要。当然，游戏离不开玩具，适合年龄的玩具可以促进婴儿认知的发展。

以上种种丰富的教育环境刺激促进了脑部复杂神经网络结构的建立以及认知的发展。0~3岁是开发脑发育和心智潜能的关键期。母爱与感情依恋等是心理发展的营养剂，各种教育环境刺激又是心智和潜力的开发剂，游戏和伙伴关系又是最初与社会交往的桥梁。三者的联合作用构成婴儿的早期经验，也符合心理发展规律，尤其是人脑发育的规律。

（三）力求塑造健全的人格

健全的人格，简单地说，就是在人格结构中的各个方面都得到平衡发展的完整的人格。人们一向认为，人格是由遗传、教育和环境因素相互作用而形成的。婴儿期正处于开发身心潜能的关键期，最容易受到教育和环境的影响。

婴儿主要生活在家庭环境中，接触最多的是父母和其他养育者。父母或其他人既是儿童赖以生存的抚养者，又是他们的第一任教师。他们的一言一行既被视为榜样，又潜移默化成为儿童品质的一部分。父母、教师和社会要培养儿童具有什么样品质的人格，才符合时代的精神？其中最基本的简述如下：

1. 培养成快乐的人　婴儿出生后，父母的温暖为他们建立一个融洽和宽松的环境，充满着关怀、爱护和融洽气氛。父母在管教时，既指出错误，又加以鼓励，儿童才能不断成长。如独自走路等无不经过"尝试—失败—再尝试"而成功。以走路为例，西方国家子女跌倒后，几乎100%父母鼓励子女自己爬起来，当爬起来后父母称赞并鼓励继续向前走，子女试走成功后会有成就感。反观我国，很多父母会将子女抱起，还会责怪地不平。前者，儿童参加小伙伴游戏，在欢乐中成长，即使他们失败了，大人应指出改正方向，又加关爱和鼓励，养成快乐品质。

2. 培养自信的人　幼年时期受人喜爱的儿童，从小就感觉到是自己善良、聪明，因此才获得别人的喜爱，于是他们就尽力使自己的行为名副其实，造就自己成为自信的人。他们总是本能地竭力以真善美的自信改造自己的形象。在周围人的不断鼓励、认定和自己的追求下，就真的养成了真善美品质。相反，失去父爱母爱和从未建立过依恋情感的子女，经常遭到训斥和辱骂，会养成自卑的心理。有的一蹶不振堕落下去，有的进行反抗而走上犯罪道路。我们每个人的心目中都有各自为人的标准，且常把自己的行为同这个标准对照，并据此去指导自己的行动。可见，人的品行的基础取决于自信。有人调查过高考取得状元的同学，他们有一个共同的特质，就是独立自信。

3. 做一个正直的人　儿童经常犯错，正直的儿童会承认自己的错误而决心改正，他们从来不为逃避大人的责打而说谎。正直也意味着严格要求自己，决不为私利去伤害别人、造假和违反自己的良知，在这方面，大人的榜样和教导是重要的。儿童尚小，需要大人实际行动的教育，身教大于言教。

4. 早期发现儿童的天赋特长　如子女很早动作就很优美，唱歌时音阶很准，喜欢扮演角色，提问含有哲理等，这些天赋特长要看成是人生宝贵的财富和成才的催化剂。要为他们创造环境与条件，以及由辅导老师指导，使他们的特长得到充分发挥。我国已有为特长儿童设立的特教机构。但一般父母却将这些看成怪癖而未加重视。这些儿童的超常潜能得不到正确的引导和培养，不但不能成才，反而容易走上歧路，更有甚者发展为精神病态。

要想早出人才，对超常儿童既要创造条件进行特殊教育，使天才得到充分发挥，又要正确引导，防止走上歧途，造成国家人才的浪费。

二、婴儿精神病学

（一）概念和内容

婴儿精神病学是研究和治疗婴儿精神疾患的一门新兴的临床学科。重点是研究婴儿精神疾患的临床特点、病因和发病机制以及诊断和治疗，以达到防治婴儿期各种精神和心理障碍的目的。

（二）婴儿心理和行为障碍分类

婴儿心理发展尚处于萌芽阶段，心理和行为障碍表现的症状不充分或不典型，因此通常的精神和行为障碍的分类和诊断标准对婴儿均不适用。最早1977年美国精神病学家 C Justin 提出《婴儿发育、心理和行为障碍分类（建议性方案）》，详见表15-2。

表15-2　婴儿发育、心理和行为障碍分类（建议性方案）

一、正常反应	2. 慢性依恋障碍
凡申请心理评估的婴儿，即使没有病征，也得对认知、社交、情绪、适应和语言等功能进行强度和应付能力的评估，若婴儿有病症指征，需作更为完整的评估 　1. 发育危象　可为婴儿正常反应的一部分，常为一过性，如分离性焦虑、正常和睦关系危机等 　2. 境遇性危象　与过分焦虑父母交往，对一般性环境紧张的反应 二、反应性障碍 　与照料人痛苦和难忘地分离、亲人死亡、生病住院、创伤性诊断检查等时发生的反应性障碍，可以是急性或慢性，一部分婴儿自己可化解，一部分迁延，一部分成为以后发生人格障碍、神经症、创伤后紧张状态的因素或增加易感性的因素 三、发育偏异 　1. 成熟形式偏异　并无脑或躯体功能可见的缺陷，如动作和语言发育迟缓、孤独症、环境性迟滞，其他婴儿期起病的广泛性发育障碍，不适宜的性别认定 　2. 发育障碍伴有脑结构或功能障碍如唐氏综合征、抽搐发作 　3. 发育障碍伴有身体疾病或躯体残疾　中枢神经系统并无结构或功能缺陷，如因盲、聋、关节病变、先天性心脏病或肾脏病引起 四、心理生理障碍 　如支气管哮喘、湿疹、胃溃疡、反胃、神经性呕吐、肥厚性幽门狭窄 五、依恋障碍 　1. 婴儿早期原发性依恋障碍 （1）无器质因素而不能茁壮成长 （2）伴有身体发育良好 （3）由于母乳喂养技术错误、乳头问题和（或）乳汁不足	（1）未发现症状或症状轻微而延伸至6~18个月者 （2）由于失去母亲替代者或重要辅助人员而延伸至婴儿中期或晚期，可与依恋障碍情感附型重叠 3. 依恋障碍情感依附型　起病于婴儿6个月后 （1）典型，并无并发症（Spitz, 1946） （2）因分离后心理上缺乏母亲形象，可由母亲患抑郁症、精神病、衰弱性躯体疾病、搬迁、离婚、死亡，以及其他成员严重疾病，改变照料常规等引起 （3）婴儿照料替代者或辅助者离去 4. 依恋障碍伴有拒食　起病于8个月或以后，指神经性厌食症 5. 依恋障碍共生型 （1）原发性　从早期的母婴互依关系障碍延伸至婴儿后期（超过18个月），由于母亲病态 （2）继发性　经一时期分离后重建母婴互依关系困难 （3）局灶性互依关系　母婴互依关系局限于身体器官的部分或其功能 六、亲子关系障碍 　如关系不融洽、父母未好好照管、母爱剥夺、虐待等 七、婴儿期行为障碍 　如婴儿激惹综合征、注意缺陷、睡眠问题 八、环境障碍（超过婴儿适应能力） 　如胎儿环境障碍、胎儿酒精综合征、婴儿风疹等 九、遗传性障碍 十、交往障碍 　言语发育迟缓、倒退，用手势代替言语，异乎寻常句法，语言象征功能缺乏或迟滞

（三）《DC：0-5 婴幼儿与儿童早期心理及发育障碍诊断分类》

婴幼儿时期患有的影响发育的心理健康和发育障碍是较难识别和诊断的，如何使用与婴幼儿发展和经历相关的诊断标准正确识别这些疾病，是有效治疗的前提。在1994年《DC：0-3 婴幼儿精神健康与发育障碍诊断分类》（DC：0-3）发布之前，临床医师和研究人员缺乏任何系统的、被广泛接受的对婴幼儿心理卫生和发育障碍进行诊断分类的工作手册。现有的分类系统，如世界卫生组织的《国际疾病分类手册》（ICD）和美国的《精神障碍诊断与统计手册》（DSM），均没有充分注意到婴幼儿独特的发展和关系经历。在过去几十年中，随着《DC：0-3》《婴幼儿精神健康与发育障碍诊断分类修订版》（DC：0-3R, 2005）和2016年发布的《DC：0-5：婴幼儿精神健康与发育障碍诊断分类》（DC：0-5™）的发展，学术界在描述和分类婴幼儿特定精神健康障碍方面取得了很大进展。迄今为止，DC 系统仍是世界上本领域唯一的一套诊断分类系统。

与之前的版本以及 DSM 和 ICD-11 相比，DC：0-5™ 定义了一些新的障碍，包括早期非典型孤独症谱系障碍、幼儿期过动障碍、新异刺激抑制障碍、童年早期愤怒与攻击调节障碍和婴幼儿特定关系障碍；增加了感觉信息处理障碍章节，包括感觉反应过度障碍、感觉反应低下障碍和其他感觉信息处理障碍。下面重点介绍一下这些新增疾病：

1. 早期非典型孤独症谱系障碍（early atypical autism spectrum disorder，EAASD）　EAASD 是指9~36个月的婴幼儿表现出严重的社交沟通异常及限制性和重复性行为，但尚未完全满足孤独症谱系障碍（ASD）的诊断标准。EAASD 的诊断标准是三种社交沟通症状中的两种，以及四种限制性和重复性症状之中的一种。通过对 ASD 患儿同胞婴幼儿期的研究，一致性的研究结果提示早期即要求完全的 ASD 诊断标准存在弊端。新增加 EAASD 的诊断可识别出具有严重、持续性的 ASD 症状，却没有达到 ASD 诊断标准的婴幼儿。虽然 EAASD 的相关数据尚不清楚，但基于对 ASD 病程发展的研究发现，EAASD 婴幼儿的发展轨迹存在个体差异。社交沟通和重复限制性行为都可能出现在一岁前。即使有些症状可能在一岁前出现,但发病年龄具有差异性。社交和沟通相关的一系列缺陷出现的方式有明显的差异。一些幼儿在社交和语言技能方面表现出明显的丧失或退化,而另一些幼儿则表现出渐进的发病模式,其特征可能是未能获得与年龄相适应的社交技能,或逐渐减少社交活动。应监测符合EAASD标准的婴幼儿是否出现其他症状,因为他们患ASD的风险非常高。

要注意的是,EAASD仅适用于年龄为9～36个月,且因症状而功能受损但症状数量不完全符合DSM-5中ASD诊断标准的婴幼儿。该诊断不适用于其行为可以用语言或智力上的发育迟缓/残疾/障碍或其他心理病理学更好地解释的婴幼儿。

2. 幼儿期过动障碍(overactivity disorder of toddlerhood,OADT) OADT是一种幼儿出现的普遍的、持续的、极端的、发育不当的多动和冲动综合征。作为一个群体,正常发育的幼儿比大龄儿童具有较高的运动活动和较少的冲动控制,但是有一小部分幼儿会表现出更高水平的活动,这种活动在学龄期间是持续的,并预示着高水平的活动。多动本身并不构成临床症状。患有OADT临床综合征的幼儿活动量高、正常生活受影响,如被排除在活动之外,与他人的关系问题或对安全行为的担忧。这种障碍的有效性主要来自使用连续活动评估而不是分类评估的研究。但已有研究清楚地表明,对于少数有极端症状和功能受损的幼儿来说及早识别是很重要的。活动过度和冲动且功能受损是诊断OADT最重要的依据。这些行为具有明确的神经发育轨迹,这个轨迹可能始于幼儿期。对于采用以家庭为中心的干预措施,症状可能有效减轻并且可能对发展轨迹产生积极影响的幼儿来说,早期识别尤其重要。

OADT的诊断年龄范围非常窄,下限为24个月,作为一类诊断这是研究这些症状的最低年龄,上限为36个月,对于超过36个月的儿童则应考虑注意缺陷多动障碍(ADHD)的诊断。

3. 新异刺激抑制障碍(inhibition to novelty disorder,IND) 与个体正常性格倾向的慢热型或行为抑制型气质不同,IND定义了损害婴幼儿功能的极端行为抑制现象。患有这种障碍的婴幼儿通常被基层卫生保健人员和婴幼儿心理卫生临床医师转诊。这种障碍似乎会增加后来出现焦虑障碍的风险,例如广泛性焦虑障碍和社交焦虑障碍。患有IND的婴幼儿在接触新的情况、玩具、活动和人时表现出全面而普遍的困难,这会造成困扰并干扰其发展预期的活动和常规时的人际关系或参与度。IND的本质特征是,当婴幼儿遇到新的人或情况时会表现出恐惧的症状,而这些新的人或情况不能被解释为创伤或恐怖事件。婴幼儿表现出的这种恐惧和抑制是极端的,导致婴幼儿和家庭的功能受损。该疾病的主要功能性影响是通过抵制新的经验和支持探索的努力来限制婴幼儿的探索行为和学习。

一些行为抑制的先兆在生命的最初几个月已经可以被观察到,诊断IND的婴幼儿年龄必须小于24个月。超过24个月龄仍未诊断出该疾病,是因为超过该年龄仍然有症状的幼儿似乎表现出其他焦虑障碍的症状(如广泛性焦虑症、社交焦虑症)。

4. 童年早期愤怒与攻击调节障碍(disorder of dysregulated anger and aggression of early childhood,简称DDAA) 部分幼儿在发育早期时,情绪和行为调节能力发展困难,导致儿童出现功能受损、感到羞耻、被排除在年龄相当的游戏活动之外。这些儿童会出现严重的、频繁的、剧烈地发脾气,伴随着持续的易怒情绪。这种同时出现的情绪和行为调节障碍在3～5岁的儿童中被观察到,且得到深入研究,它与对立违抗性障碍,共患心境/焦虑障碍,破坏性行为障碍和易怒不同。DDAA始于对童年早期情绪和行为调节异常以及童年后期和成人的破坏性情绪失调障碍的研究。DDAA的核心症状是易怒和对生气的调节异常,由于对情绪的调节异常导致行为调节异常,包括脾气的爆发。这个核心症状是DDAA愈后不良的重要预测指标,包括功能受损和大年龄的临床诊断。

DDAA在幼儿中表现为心境和行为存在广泛性的、受损的问题。DDAA包含四组症状:愤怒、不顺从、反应性攻击行为和主动性攻击行为。尽管在小于24个月的幼儿中会出现DDAA中所表现出的脾气和行为的调节异常,但这个疾病必须等幼儿满24个月时才能确诊,因为需要发育能力来支持疾病的诊断。较弱的愤怒和攻击行为的调节能力所带来的影响会随着儿童年龄的增加而增大。

5. 婴幼儿期复杂性哀伤障碍(complicated grief disorder of infancy/early childhood,简称CGD) 依恋对象的死亡或永久丧失对于婴幼儿来说是一种严重的情绪性应激源。婴幼儿尚未对死亡的永久性和大多数死亡的非自愿性质有所理解,他们为所爱之人的缺失赋予意义的努力反映了他们的认知能力及发展阶段的局限性。对于婴儿来说,痛苦的情绪和躯体症状——例如在喂养、睡眠、消化过程中出现紊乱——占据主要表现。幼儿会为死亡做出解释,其中可能包含自我归因,例如他们会认为是自己的愤怒或行为导致了依恋对象的死亡。婴幼儿难以基于事实对死亡做出理解，这会导致病理性信念，例如自己是不讨人喜欢的。或者危险的消极情绪，这也会对婴幼儿的健康发展产生有害影响。死亡的细节以及能否获得一致且支持性的替代依恋对象是婴幼儿哀伤过程的重要因素。在其他主要照管者的支持下，大多数婴幼儿能够忍受剧烈的痛苦，对死亡做出合理的解释并且将他们的依恋转移到替代性成人身上。婴幼儿复杂性哀伤障碍是适用于在死亡发生30天后，仍旧表现出明显且普遍的功能损害的婴幼儿，并且干扰了正常发育活动。

如果症状存在的时间多于30天，就可以诊断为婴幼儿期复杂性哀伤障碍。这种普遍性和持久性的特征可以将婴幼儿复杂性哀伤障碍与婴幼儿常见悲伤模式区分开来，后者可能也会表现出强烈的悲伤、执着地关注死亡之人的下落或其他哀伤表现，这些可能会持续一段时间但是不会明确地干扰婴幼儿的发展过程和日常功能。对于处于前语言阶段的婴幼儿，症状会集中表现在身体上、行为上或情感反应上。哀伤的性质和严重性必须超过了婴幼儿发展阶段及文化群体的预期标准，并且对婴幼儿造成了伤害。没有明确的婴幼儿期复杂性哀伤障碍最小年龄的限制，但是考虑诊断9个月以下的婴儿时要谨慎（应该明确建立首选依恋对象的发展年龄）。

6. 反应性依恋障碍（reactive attachment disorder，RAD）　RAD描述了尽管在发育进程中有能力形成依恋关系，但是却缺乏依恋对象的婴幼儿的状况。除了在与照管者缺乏充分社交互动的少见情况下，婴幼儿天生具有和照管者建立依恋关系的强烈倾向。此障碍的表现包括缺乏预期依恋行为及异常的社交和情感反应。通过详细的病史和在临床评估中对婴幼儿行为的观察即可诊断此障碍。此障碍的本质是经历严重的社会忽视的婴幼儿对任何照管者依恋关系的缺乏。婴幼儿必须足够大时才能形成选择性依恋，即认知年龄至少达到9个月。依恋行为的缺乏，例如寻求安抚、支持、养育和保护，也会表现为对陌生人缺乏警惕（因为婴幼儿可能对所有成人都是警惕的）并且缺乏分离抗议。此外，婴幼儿也会表现出社会互动的减少或缺乏以及情绪调节失常，包括积极情绪的减少和不明原因的恐惧、易激惹或悲伤。总体而言，与预期应该在各种背景下出现的依恋行为相比，婴幼儿表现出全面的退缩和抑制的品质。

患有ASD和EAASD的婴幼儿均有异常社交行为、积极情绪表达有限、认知和语言迟缓以及社交互动障碍的表现。另外，两种障碍都可能与发育迟缓和刻板行为有关。在诊断RAD之前，必须排除这两种障碍的诊断。尽管存在很多相似之处，但是可以通过多种方式将RAD从这些神经发育障碍中区分出来。首先，ASD和EAASD通常不涉及被忽视的背景。其次，RAD通常不存在限制和重复的行为；过度遵守仪式和常规；受限制的、固定的兴趣以及异常的感觉反应。第三，尽管RAD可能会伴有发育迟缓，但ASD和EAASD都涉及社会沟通行为（例如交流意图）的选择性迟缓，以及相比较整体的智力功能，假扮游戏能力受损更严重。然而，患有RAD的婴幼儿应该具有与认知功能相匹配的社会沟通能力。最后，有研究表明，患有ASD的幼儿通常会表现出依恋行为，而患有RAD的婴幼儿在依恋行为上的表现是稀少的或是不一致的。

7. 脱抑制性社会参与障碍（disinhibited social engagement disorder，DSED）　DSED是指婴幼儿在受到严重社会忽视后的一种异常社交行为模式，它的特点是与陌生成人接触和交往时减少或缺乏含蓄。在正常发育婴幼儿，通常在生命的第一年后期出现对陌生人的警惕，在第二和第三年程度有明显变化，在学龄前逐渐减弱。在DSED中，没有或几乎没有对陌生人的警惕，并且事实上是有与陌生成人的积极地寻求接触并互动。尽管过去认为，DSED是一种依恋障碍，但可能发生在对任何人缺乏依恋或已建立依恋关系的婴幼儿中。通过详细地询问病史和临床观察评估婴幼儿的行为，可以对这种疾病作出诊断。目前尚无可以确认或支持诊断的特定测试或程序。该障碍的本质是婴幼儿在养育环境中遭到严重的社交忽视后，缺乏与陌生成人主动接触与交往时应有的含蓄。婴幼儿的年龄必须足够大，以发展出对陌生人的警惕性，即认知年龄至少达到9个月。患有该障碍的婴幼儿通常表现出的社交参与被认为是具有侵入性的和不受欢迎的"过度友好"。婴幼儿表现出违反了社会界线的过分的肢体接触和言语上的唐突。临床上DSED易与ADHD混淆，ADHD的幼儿表现出的冲动行为，可能也会在社交互动方面有所表现。详细的评估幼儿的冲动行为应结合包括认知（例如，难以控制的问题）、行为（例如，在街上跑却不看路）或社交非抑制（例如，要求坐在陌生成人的大腿上）。尽管有可能合并ADHD，但DSED幼儿不会出现非社交性冲动。

第三节　婴儿精神医学展望

婴儿精神医学范围广阔，内容丰富，本文只是简

介。婴儿精神医学正式命名仅 50 余年,因发展的迅速、影响之大和意义深远,已引起人们的关注。究其原因:

1. 发病率的上升　婴儿精神医学是研究婴儿心理卫生和发生于婴儿期的各种障碍。随着社会改革,家庭结构及养育观念、方式的改变,以及各类压力性因素增加,其发病率已呈现上升趋势。

2. 人们认识的提高　当前人们已经认识到,对才智开发、心理素质的提高及防治各种障碍的发生,都应从婴儿抓起。

3. 发展的需要　现今认为国家的兴盛在于人才,国与国之间的竞争也体现人才的竞争,欲早出人才,应从婴儿期加强潜能开发和培植。若从战略高度出发,婴儿期是开发的关键期。从婴儿精神医学发展来看,现在对婴儿心理发展的研究不断深入,脑的科学研究已有诸多发现。对婴儿期心理卫生和多种发育偏离、情绪、行为障碍和心身疾病也有了防治措施,这些都是好的开端,但存在的问题仍很多。日本学者曾应用新技术检测又有一些新发现,如 Kobayashi 应用计算机印象法发现新生儿的动作与母亲的语声之间,以及与母亲咀嚼动作之间存在同步。他们还发现,婴儿在与母亲分离时,会因紧张情绪使前额和鼻区的温度下降。这方法不仅可用于研究最初亲子关系建立在心理和生理上的问题,还可用于心理和行为问题的临床检查。有关母婴之间存在感应、传导机制尚不清楚。不少学者对婴儿时期心理和行为问题进行的长期追踪观察,是研究途径之一。婴儿的心身疾病为何部分好发于呼吸系统、消化系统、皮肤等处,其病因机制也未明。这些说明婴儿脑的结构和功能存在研究空间,其奥妙远未被揭开。

我国对婴儿精神医学的研究不多,重视不够,当前应根据我国实情,组织精神、心理、教育、社会和儿科医学等有关学科共同协作进行综合研究,从实际到理论,从实验到临床,从治疗到预防,以探索婴儿精神医学中尚未阐明的问题。

(杨玉凤　柯晓燕)

参考文献

[1] Daelmans B, Black MM, Lombardi J, et al. Effective interventions and strategies for improving early child development[J]. BMJ, 2015, 351:h4029.

[2] Krishnan P, Muthusami P, Heyn C, et al. Advances in pediatric neurimaging[J]. Indian J Pediatr, 2015, 82(2):154-165.

[3] Tian Y, Zhang C, Yu G, et al. Influencing factors of the neurodevelopment of high-risk infants[J]. Gen Psychiatr, 2018, 31(6):140-145.

[4] Wagenaar N, Chau V, Groenendaal F, et al. Chinical risk factors for punctate white matter lesions on early magnetic resonance lmaging in preterm newborns[J]. J Pediatr, 2017, 182:34-40.

[5] 李玉艳,吴俊青,姜楠,等. 不同干预方案对 0~3 岁婴幼儿早期综合发展能力的影响[J]. 中国儿童保健杂志,2020,28(12):1333-1337.

[6] 杨玉凤. 我国早期发展面临的挑战[J]. 中国儿童保健杂志,2016,24(3):225-227.

[7] 中国妇幼保健协会婴幼儿养育照护专业委员会. 婴幼儿养育照护专家共识[J]. 中国儿童保健杂志,2020,28(9):1063-1069.

[8] 鲍秀兰. 0~3 岁婴幼儿早期教育和早期干预[M]. 北京:人民卫生出版社,2018.

[9] 金星明,静进. 发育和行为儿科学[M]. 北京:人民卫生出版社,2014.

[10] 刘湘云,陈荣华,赵正言. 儿童保健学[M]. 4 版. 南京:江苏科学技术出版社,2011.

[11] 美国 0-3 团队. DC:0-5 婴幼儿与儿童早期心理及发育障碍诊断分类[M]. 柯晓燕,译. 南京:江苏凤凰科学技术出版社,2021.

[12] 庞丽娟,李辉. 婴儿心理学[M]. 杭州:浙江科学技术出版社,1993.

[13] 杨玉凤,杜亚松. 孤独症谱系障碍康复训练指导[M]. 北京:人民卫生出版社,2020.

[14] 张霆,吴建新,李廷玉. 儿童营养表观遗传学[M]. 北京:科学出版社,2019.

第十六章

智力发育障碍

第一节 概 述

一、概念

智力发育障碍(intellectual developmental disorder, IDD)也称智力障碍(intellectual disability, ID),2013年,美国精神医学学会出版的《精神障碍诊断与统计手册》第五版(DSM-5)将智力障碍定义为发育阶段出现的障碍,包括智力和适应功能缺陷,表现在概念(conceptual)、社交(social)和实用(practial)的领域中。这是目前国内外广泛认可的定义。

诊断需符合全部3个标准:① 缺陷在发育阶段发生。② 总体智能缺陷:包括推理、解决问题、计划、抽象思维、判断、学业和经验学习等,由临床评估及个体化、标准化的智力测试确认。智能缺陷通常对应智商(intelligence quotient, IQ)低于平均值2个标准差,国内目前已有用于智商评定及筛查的标准化测试量表。③ 适应功能缺陷:是指适应功能未能达到保持个人的独立性和完成社会责任所需的发育水平和社会文化标准,并需要持续的支持。在没有持续支持的情况下,适应缺陷导致患儿一个或多个日常生活功能受限,如交流、社会参与和独立生活,且发生在多个环境中,如家庭、学校、工作和社区。标准化测试得分低于平均值2个标准差时,则定义存在适应功能损害。

二、概念的历史演变

多年来,有几个术语常被用来描述早年就有智力损害的情况。1534年 Fitzherbert A. 提出了智力发育障碍的早期的定义。19世纪末人们倾向于使用白痴、痴愚称呼有智力缺陷的人,然而这些字眼带着轻蔑,随即被智力低下、精神发育迟滞等所取代。

1905年 Binet A. 与他的学生 Simon T. 在法国发展了首个智力量表,3年后这个量表传到美国被广泛用作诊断精神发育迟滞的工具,为准确判断精神发育迟滞提供了量化标准。从1921年开始,美国精神发育迟滞协会(AAMR)定期出版手册讨论精神发育迟滞的诊断和分类,其诊断界值定为低于平均智商的2个标准差。1959年,手册的第5版问世,其中阐述了精神发育迟滞不仅仅智力低下,而且适应行为存在缺陷,这一概念沿用至今。该障碍在英国则被称为学习能力低下、学习困难或学习障碍。

20世纪30年代我国即开始使用智力测验,该障碍先后被称为大脑发育不全、精神幼稚症、精神发育不全(mental deficiency)、智力低下、精神发育迟滞。至2013年 DSM-5 改称为 intellectual disabilities,国内译作智力障碍,又称智力发育障碍。

ICD-11、DSM-5 都采用智力发育障碍。本章采用国际上通用术语智力发育障碍。对于18岁以后任何原因导致的智力低下,皆不能称为 IDD,而归属于神经认知障碍。

ICD 是国际标准化的疾病命名工具。WHO 在2018年发布的 ICD-11 中采用"智力发育障碍"(disorders of intellectual development, IDD)取代之前 ICD-10 版本中使用的"精神发育迟滞"(mental retardation, MR)。IDD 是一组病因各异的临床情况,在生长发育期出现,表现为智力功能和适应行为显著低于均值。患者经过合适的、标准化智能测量,结果低于均值2个标准差,或小于2.3百分位。在无条件实施合适的标准化智能测量的情况下,诊断 IDD 更依赖对可进行比较的行为指标进行合适的评估,并在此基础上进行临床判断。

IDD 不是一种单一疾病,而是一大类在病因学方面具有高度异质性的神经发育障碍性疾病,其病因复杂,涉及遗传和环境等多种因素。IDD 是一种常见的临床现象,其临床表现复杂多样,常共患孤独症谱系障碍、注意缺陷多动障碍等多种精神行为障碍,是造成人类残疾的主要原因之一。IDD 不是一个单纯的医学问题,还与教育、民政、管理等部门有关。随着医学的发展,特别是遗传、生物化学和行为科学的发展,IDD越来越受到医学、心理学、社会学、教育学及司法学界的共同关注。精神科医师的工作重点也从单纯的诊治转向预防为主和综合防治,多学科合作进行综合研究和干预已成趋势。

三、流行病学

IDD是神经发育障碍性疾病中最常见的类型,在不同的国家和地区,因研究者采用的调查方法和诊断标准不完全一致,IDD患病率有所差异。

世界卫生组织报道,在任何国家或地区IDD的患病率一般为1%~3%。美国关于IDD流行病学研究的综述报道:轻度IDD患病率为0.37%~0.59%,中度、重度和极重度IDD患病率为0.3%~0.4%(McLaren、Bryson,1987)。在学龄期IDD患病率高,到成年期IDD患病率下降。1994—1995年的调查显示IDD与其他发育障碍的共患率为1.58%,美国Minnesota大学研究报道单一IDD患病率约为0.78%(2000)。IDD在全世界人群中的患病率约为1%,严重IDD的患病率约为0.6%。IDD在美国患病率为1.2%,在欧洲的患病率小于1.0%,其中严重IDD患病率为0.3%~0.4%,在亚洲患病率最高的是我国香港地区,为1.0%~1.4%。

我国于1985—1990年对8个省市0~14岁儿童进行的智力低下流行病调查报道:IDD患病率为1.20%;城市0.70%,乡村1.41%;男性1.24%,女性1.16%。其中,轻度最多,占60.6%,中度、重度和极重度占39.4%。1987年,我国进行了全国29个省(自治区)市智力残疾调查,结果显示IDD患病率为1.268%,其中男性1.315%,女性1.220%。1990年全国5个地区0~12岁儿童IDD患病率调查结果为:南京2.187%,厦门0.450%,四川平武白马藏族区12.234%,山西柳林4.644%,安徽旌德县5.798%。1993年全国7个地区精神疾病流行病学调查9~14岁儿童19223人,IDD患病率为2.84%,较1983年全国精神疾病流行病学调查的IDD患病率3.33%呈下降趋势。2001年全国0~6岁残疾儿童抽样调查结果显示:儿童智力残疾的现患率为0.931%,根据2000年第五次人口普查的人口数推断,全国0~6岁智力残疾儿童95.4万。据我国1987年和2006年的两次全国残疾人抽样调查的数据,IDD患病率为0.43%~0.96%。在年龄＜5岁的儿童中,全面发育迟缓的患病率不详。值得注意的是,并非所有全面发育迟缓患儿日后均会发展为IDD。影响因素包括严重程度、性别、社会经济情况、人种、收入等。

IDD患病率男性高于女性,男女之比约为1.5∶1。性别差异的原因包括男性胎儿染色体易感性、遗传异常、产前及新生儿期损伤易感性增加等诸多因素。调查同时发现该障碍农村患病率明显高于城市,这可能与农村医疗卫生条件较差,造成脑损害的因素较多,以及近亲婚配、碘缺乏等因素有关。各年龄组的患病率显示学龄期儿童患病率最高,因为婴幼儿期对于轻度精神发育迟滞的早期诊断较为困难,只有在入学后其智力活动较其他儿童明显落后才被发现;而部分轻度患者成年后适应社会较好,具备一定劳动能力,在一般人群中难以识别。近年来,随着时代的变迁,IDD患病率呈下降趋势,这主要与预防措施的加强和医疗水平的提高有关。

第二节 病因及危险因素

智力发育障碍(IDD)的病因复杂,涉及范围广,多数还无法明确病因。从围产期开始到18岁以前影响中枢神经系统发育的各种因素都有可能导致智力发育障碍,主要包括遗传等生物学因素,以及环境中各种影响心理发育的因素。目前,即使使用现代医学检查技术和方法,58%~78%轻度IDD患者、23%~43%重度IDD患者都难以发现和确认具体的病因。一般而言,重度IDD以生物学因素为主,轻度IDD除生物学因素外,心理社会因素也可能导致。世界卫生组织对IDD的病因分类为:① 感染、中毒;② 脑机械损伤、缺氧;③ 代谢、营养、内分泌因素;④ 肉眼可见的脑部疾病;⑤ 先天脑畸形及其综合征;⑥ 染色体病;⑦ 围产期因素;⑧ 伴发于精神病;⑨ 社会心理因素;⑩ 特殊感官缺陷及其他因素。可以将上述因素概括为生物医学因素和社会心理文化因素两个方面。

从IDD病因作用的时间看可分为产前、产时和产后三个时期。其中,产前因素包括染色体病、遗传代谢病、先天畸形、宫内感染、宫内窒息、母孕期接触有害理化因素、孕妇患严重疾病等。产时因素包括早产、低体重儿、未成熟儿、窒息、颅内出血、产伤等。产后因素包括颅内感染、颅脑外伤、胆红素脑病、中毒、脑变性病、脑血管病、营养不良、文化剥夺以及特殊感官缺陷等。IDD病因也可以分为遗传因素和非遗传因素。需要指出的是还有相当一部分IDD的病因尚不明确。

一、遗传因素

国内外的大量研究表明,IDD病因中遗传因素是很明显的。家系研究、双生子研究、寄养子研究均支持这一观点。

遗传因素估计占不明原因智力障碍的50%，在中重度智力障碍患者中尤为突出，比例达2/3甚至更高。遗传因素包括染色体数目和结构异常、单基因病、线粒体病、多基因和(或)表观遗传异常等。据统计，染色体数目和结构异常占整个遗传因素的25%～30%。通过常规的染色体核型分析可为5%～10%的患者找到遗传学病因。随着荧光原位杂交、多重连接探针扩增技术等细胞分子遗传学技术被应用于染色体亚端粒区异常的检测，诊断率有所提高。染色体微阵列芯片分析(CMA)是目前检测全基因组拷贝数变异(CNV)的经典方法。国内外数据报告，10%～19%智力障碍或全面发育迟缓患者可通过CMA找到病因。因此，自2010年起，CMA和脆性X综合征检测已经被推荐作为寻找或排除潜在不明原因智力障碍遗传性病因的一线诊断手段。

截至2016年4月，通过对在线人类孟德尔遗传数据库(OMIM)及美国国立生物技术信息中心(NCBI)中"智力障碍"等相关词汇的搜索，共确立了与智力障碍或全面发育迟缓相关的818个编码致病基因。其中，常染色体显性遗传占智力障碍或全面发育迟缓的比例为13%～39%，新生突变是导致重度智力障碍或全面发育迟缓的重要病因。常染色体隐性遗传占智力障碍或全面发育迟缓的比例为10%～20%，在近亲婚配的家庭中比例增加。另外，先天性代谢缺陷疾病多为常染色体隐性遗传的单基因病，占智力障碍或全面发育迟缓病因的1%～5%。X连锁智力障碍占男性智力障碍患儿的10%～12%。脆性X综合征是最常见的X连锁智力障碍类型，以男性发病为主，而MECP2基因是另一个常见的X连锁智力障碍基因，其突变导致Rett综合征，以女性发病为主。

遗传因素导致的智力障碍可进一步分类为综合征型智力障碍和非综合征型智力障碍。综合征型智力障碍是指除智力障碍外，患者还存在特定临床表型或已知共患病，如唐氏综合征、Rett综合征等。随着遗传学研究的深入和对临床表型认识的提高，越来越多综合征型智力障碍被发现。

(一)染色体数目异常

可见于常染色体和性染色体，分为单体型、三体型、四体型、非整倍体等。以三体型最为常见，发生的主要原因是生殖细胞在减数分裂时染色体不分离，不分离也可发生在第二次减数分裂时，即两个染色体单体在分裂末期未能分离，共同进入一个配子细胞，形成合子后即为三体型。

1. 常见的常染色体数目异常 有21-三体综合征(又称唐氏综合征、先天愚型)、13-三体综合征、18-三体综合征、8-三体综合征、22-三体综合征等，大多为中度或重度IDD。

2. 常见的性染色体数目异常 有45,X综合征、47,XXY综合征、47,XYY综合征、47,XXX综合征、48,XXXY综合征、48,XXYY综合征、48,XXXX综合征、49,XXXXY综合征等，大多为轻度IDD。

(二)染色体结构异常

有倒位、缺失、易位、重复环形染色体和等臂染色体等。常染色体结构异常可见5p-综合征(猫叫综合征)等，性染色体结构异常最常见者为脆性X综合征。

(三)单基因遗传疾病

染色体是基因的载体，主要成分是DNA和组蛋白，DNA是遗传物质，贮藏着大量遗传信息。如果基因发生突变，也就是DNA分子结构上有关碱基在组成或排列顺序上发生变化，遗传信息的"转录"和"翻译"将发生紊乱。其结果使蛋白质、氨基酸的组成或排列顺序发生相应的变化，从而引起遗传性状的改变，导致遗传性疾病。

引起IDD的单基因遗传疾病一般可分为以下几类：

1. 先天性代谢缺陷及分子病 包括苯丙酮尿症、半乳糖血症、同型胱氨酸尿症等。这类疾病大多数为常染色体隐性遗传，智力受损比较严重，少数为X连锁遗传。

2. 其他遗传性综合征 ① 常染色体显性遗传疾病：结节性硬化症、神经纤维瘤病、三叉神经血管瘤病等。② 常染色体隐性遗传疾病：除先天性代谢缺陷及分子病之外，还有小头畸形、无β脂蛋白血症、颅缝早闭等。③ 与X连锁隐性遗传疾病：家族性脑积水、卷发病、黏多糖Ⅱ型、Lesch-Nyhan综合征(高尿酸血症)眼-脑-肾综合征(Lowe病)等。④ 与X连锁显性遗传疾病：较少伴有IDD。

(四)多基因遗传

由两对或多对基因病变引起，无显性或隐性的特点。多基因各自起作用，虽每个基因的作用微小，但有积累效应，再加上环境因素的影响，就决定了个体的性状或疾病的易患性。大多数人具有中等程度的易患性。如果易患性高，超过该病的阈值，就导致患病。亲缘关系越近，发病率越高。发病率随性别和种族的不同而有差异。人的智力是多基因控制的数量性状，受600多对基因(且不等值)控制。常见的伴有智力低下的多基因遗传病有：① 无临床症状的智力低下：是指不伴有明显器质性征候的家族性轻型智力低下。② 神经管畸形：此类病有明显的器质性和生化异常。

二、非遗传因素

非遗传因素对轻度智力障碍或全面发育迟缓影响很大。产前常见的因素包括先天性感染、接触致畸物或环境毒物（如药物、酒精、铅、汞、辐射等）；产时因素包括早产、低出生体重、产伤、窒息、缺氧、颅内出血等；产后因素有中枢神经系统感染、低血糖、脑外伤、惊厥后脑损伤、佝偻病、甲状腺功能低下、碘缺乏、营养不良、脑血管疾病、胆红素脑病、听力障碍、肿瘤以及社会文化经济心理因素等。

（一）母孕期损伤

1. 感染 母孕期感染包括病毒、细菌、螺旋体、寄生虫等的感染，以病毒感染为最常见，目前认为至少有 12 种病毒可以通过胎盘感染胎儿。以风疹病毒、巨细胞病毒、单纯疱疹病毒、弓形虫对胎儿的影响最大，引起胎儿的发育异常或死胎。在妊娠头 3 个月损害最为严重，如风疹病毒、巨细胞病毒、单纯疱疹病毒感染，病毒可侵及三个胚层，抑制细胞的增殖或分化。研究发现病毒影响 DNA 的复制，阻碍胚胎发育和器官的形成，最常累及的器官就是脑。

（1）风疹病毒感染 风疹病毒被公认为是造成胎儿畸形和智力低下的主要感染源之一，可以通过血胎屏障感染胎儿。其影响胎儿器官发育的程度与感染时妊娠时间有关，如妊娠第一个月感染发生先天性风疹综合征的可达 50％，第二个月达 30％，而第四个月仅为 5％。风疹病毒感染后可引起白内障、耳聋或听力减低、发育迟缓和智力低下等。风疹症状轻微，诊断方法是在妊娠早期作孕妇血清学检测。

（2）单纯疱疹病毒感染 传染方式主要通过皮肤、黏膜的直接接触。如在妊娠头 6 周感染可引起先天畸形，如小头、宫内发育迟缓、脑积水和脑发育不良等。根据临床表现很难确诊，诊断主要靠病毒学和血清学检查。如 IgM 抗体阳性，常提示为原发感染，应进行羊水检查。

（3）弓形虫感染 感染弓形虫的猫和其他猫科动物是主要的传染源，一些鸟类和几乎所有哺乳动物均为自然宿主。孕妇通过吃生肉，吃家禽带虫卵的粪便污染过的水和食物以及与动物密切接触等途径而感染。临床表现严重程度取决于胎儿感染时所处的孕期。如果发生在妊娠早期，可发生流产或胎儿严重畸形，如脑积水和重度智力发育障碍；如果发

生在妊娠晚期，也可引起智力发育障碍，但程度较轻。

（4）巨细胞病毒感染 多数感染于胎儿晚期，常见为小头畸形、脑积水、癫痫发作，IDD 发病率约为 0.033％。

2. 毒性物质和药物 随着工业和交通的发达，空气、食物和水的铅污染日益严重。经常接触铅的妇女不孕、流产、死胎、早产及婴儿死亡率较高。有机汞是由农药污染食物而侵入。汞进入人体后与酶蛋白及细胞膜中巯基结合，可抑制多种酶的活性，影响细胞的正常功能。汞蒸气具有脂溶性，可通过血脑屏障进入脑组织，影响脑功能，而致智力低下。

孕妇服用某些药物有时可导致胎儿畸形，其中一部分出现智力低下。这些药物一般在妊娠最初 3 个月影响最大，4 个月后较安全，但仍有一定的影响。妊娠早期服用某些药物可影响胎儿发育，因此原则上一般在妊娠期除非危及生命不宜服药。易致畸的药物有：水杨酸类、地西泮（安定）、氯氮䓬（利眠宁）、苯妥英钠、三甲双酮（抗癫痫药）、甲氨蝶呤（抗肿瘤药）、碘化物（治疗先天性甲状腺肿药）、黄体酮（保胎药）等。

3. 烟和酒 孕期吸烟过度易引起早产，且生下的婴儿体重过轻。葵碱可降低子宫内绒毛间隙中对胎儿的供氧，进而影响胎儿脑的发育，引起智力低下。酗酒对胎儿发育影响较大，所生的婴儿常发育差、小头和智力低下。母孕期长期过度饮酒易引起胎儿酒精综合征，导致脑回小和发育不全，出生后常有轻至重度注意缺陷和活动过度，智力发育也受影响。

4. 物理因素 从受精卵到卵裂期是胚胎对放射线最敏感的时期，放射线可使 DNA 断裂而危害发育中的胚胎，产生畸形，影响中枢神经系统的发育。妊娠期特别是最初 3 个月，以直接照射盆腔危害性最大。

5. 妊娠期疾病 如孕妇患有高血压、心脏病、严重贫血、缺碘、肾脏病、糖尿病、癫痫、严重感染以及多次堕胎等，均可引起胎儿缺氧、中毒、代谢障碍，从而影响胎儿脑发育。地方性单纯性甲状腺肿，由于缺碘直接影响胎儿甲状腺素的合成，导致中枢神经发育受阻，引起智力低下。

6. 孕母的年龄 某些类型 IDD 的发生与妊娠年龄有一定的关系，少女怀孕或孕母年龄超过 40 岁均易导致染色体畸变，父亲超过 50 岁由于精子老化也可引起染色体畸变。唐氏综合征（21-三体综合征）的发生率与孕妇的年龄密切相关，母亲 25 岁、35 岁、45 岁生育的婴儿唐氏综合征的发生率分别为

0.074%、0.5%和2%。

7. 营养不良 大都发生于经济贫困地区,曾有报道新生儿体重不足(少于2500 g)常因孕母营养不良所致。孕母营养不良可使胎儿脑细胞总数发育受限和体积较小。如果营养不良发生在妊娠期最后3个月,对脑细胞数量的影响较小,而对脑细胞大小的影响则较大。妊娠后期,胎儿的生长很快,孕妇需为胎儿供给足够的蛋白质、氨基酸、脂质、无机盐和维生素,且供给的营养素需保持平衡,过多过少均不适宜。

8. 胎盘功能低下 一般为继发于其他原因而直接影响胎儿发育,导致初生婴儿体重小于2500 g。这样的新生儿称"足月小样儿"。

9. 情绪因素 长期的情绪压抑、焦虑、忧郁或急性精神创伤等应激因素,可引起孕妇代谢功能失调和免疫功能降低,影响其体内激素水平而影响胎儿发育,以致神经系统发育缺陷率增高,其中不少伴有IDD。

（二）围产期有害因素

围产期通常指胎龄12周至出生后28天这一阶段。围产期儿易受内外环境因素的影响,重者可发生死胎,较多的是脑损伤引起IDD或其他残疾。

围产期危险因素包括产前出血、前置胎盘、胎盘早期剥离、妊娠高血压综合征、妊娠贫血、早产等。

1. 围产期缺氧 胎儿和新生儿脑细胞正处于快速分化和发育期,对缺氧特别敏感,如果发生宫内窘迫和出生时窒息,可导致日后智力发育障碍。

2. 产伤 因产妇骨盆狭窄、胎儿过大、胎位不正,经产道分娩时采取挤拉、吸产、产钳助产等,可造成胎儿颅脑损伤或颅内出血。神经元受损伤后不能再生,从而可导致IDD。

3. 胆红素脑病（核黄疸） 新生儿血液中胆红素浓度过高,重者易并发胆红素脑病,即核黄疸,从而影响智力发育。原因多而复杂,常见为母亲与胎儿之间ABO血型或Rh血型及其他血型不合,引起溶血。其他可见于新生儿肝炎综合征、败血症、严重病毒性感染及阻塞性黄疸等。

（三）出生后有害因素

出生后是指从出生到18岁左右,这一阶段可能接触到的致病因素较多,其中以学龄前期最重要,其次为学龄期。

1. 婴幼儿期感染 各种中枢神经系统感染,如化脓性脑膜炎、流行性乙型脑炎、流行性脑脊髓膜炎、结核性脑膜炎、中毒性脑病和疫苗接种性脑炎后

神经系统损害等,均有可能导致IDD。

2. 严重颅脑外伤 一般指较严重的颅脑外伤并伴有意识障碍,可能造成神经系统损伤或继发智力障碍。外伤程度越重,受伤时年龄越小,后遗损伤也就越重,部分患儿伴有癫痫发作。

3. 各种原因引起的脑缺氧 尤以3岁以内婴儿为多见,由于其中枢神经系统处于迅速发展时期,任何原因引起的小儿惊厥、小儿癫痫,以及窒息、缺氧持续时间较长等均有可能造成婴幼儿IDD。

4. 婴幼儿期营养不良 婴幼儿的脑神经元处于快速分化时期,需要丰富的营养供应,如果母乳不足、喂养不当、慢性腹泻或呕吐等会造成严重营养不良,影响智力的发育。

5. 内分泌和代谢障碍

（1）甲状腺功能低下 是造成智力低下的重要病因之一,发生越早,对中枢神经系统的影响越大。我国1993年报道,缺碘地区颇为广泛,累计查出地方性甲状腺疾病患者为3.7亿,地方性甲状腺功能减低症（克汀病）患者有20多万。地方性克汀病均伴有IDD,其中以中度为多。

（2）促性腺激素功能低下 可引起Laurence-Moon-Biedl综合征,表现为身材矮小、肥胖、夜盲,常伴有IDD。

（3）先天性代谢障碍 以苯丙酮尿症引起重度智力低下最为严重。几乎所有的先天性代谢异常都有神经系统障碍,主要表现为智力低下和惊厥发作。

6. 重金属问题 汞、铅等重金属污染、超标,也会影响儿童少年的神经系统的发育,从而造成IDD。

7. 心理社会因素 人是社会性动物,儿童智力发育不仅需要丰富的营养,还需要良性的社会环境刺激。从孕期母亲的情绪变化到出生后的母爱缺乏;从早年缺乏文化教育机会到社会交往的不足;从亲子关系不良到虐待儿童,都不同程度地影响着儿童智力发展。如果儿童早期被隔离,缺乏与人的交往和情感沟通,缺乏良性环境刺激,缺乏学习模仿的机会,其智力和社会适应能力的发展必然受影响,从而表现为IDD。

第三节 临床表现

一、早期症状和表现

IDD患儿早期往往有以下表现:① 喂养困难,吸吮能力差,咀嚼晚,吃固体食物容易出现吞咽困难和呕吐。② 睡眠过多,不易唤醒,不爱哭闹,显得很

乖。③ 哭声异常，哭声尖锐或尖叫，也有表现哭声无力。④ 3~4 个月后才会笑，对外界刺激缺乏反应，表情呆滞。⑤ 注视手和玩手的动作在 6 个月后还持续存在。⑥ 对周围事物缺乏兴趣或兴趣短暂，反应迟钝，注意力不集中，无目的地多动，不喜欢与人交往，无依恋情感；似乎听力、视力异常，但客观检查无异常。⑦ 精细动作和大动作较正常儿童落后 2~3 个月以上。⑧ 语言发育落后，发音不清，1 岁半还不会说出有意义的词。⑨ 具有特殊的外貌，如眼距过宽等。

二、心理活动特征

主要表现在以下几个方面：

1. 感知方面　感受缓慢、肤浅，范围狭窄，很难区分相似的物体。

2. 言语和思维方面　语言发育迟缓，理解力、抽象概括能力、推理判断能力差，计算能力差，甚至难以建立数的概念。

3. 注意力和记忆力　注意力不集中、不持久，注意广度狭窄；记忆力差，识记速度慢，再认不准确。

4. 情感方面　幼稚、不成熟，情感体验简单肤浅，易兴奋、激动，自控力差，有的表现胆小、孤僻、害羞、退缩。

5. 运动和行为方面　运动功能发育迟缓，动作笨拙或过度活动，有的可伴自伤行为、刻板动作。

6. 个性方面　依赖、自信心不足、忍耐性差、不成熟、易受暗示。

三、主要临床表现

围产期病因所致的患者在出生以后即表现出躯体各个方面不同程度的发育迟缓或躯体畸形。在出生以后有害因素致病者，病前智力发育正常，病后智力发育停滞不前或倒退。智能损害程度较轻者多数在入学以后因学习困难而就诊和诊断。

IDD 的主要临床表现是智力低下和适应能力缺陷。DSM-5 和 ICD-11 根据智力低下和适应能力缺陷程度将 IDD 分为轻度、中度、重度、极重度四个等级。智商在 70~86 为边缘智力，属于 IDD 与正常智力之间的过渡状态，严格地讲不应归入 IDD。

1. 轻度智力发育障碍　较常见，占 IDD 总数的 85%。智商在 50~69，有轻度适应能力缺陷。临床表现言语发育及适应能力的获得迟缓，但日常生活用语及实际生活能力问题不突出，关键是学习能力差，运算困难，特别是对抽象概念理解困难，难以达到小学毕业程度。一般入学后才被发现。通过特殊教育可获得实践技术和实用的阅读和计算能力，在

不需要学术知识的社会背景下，适应良好。但主动性、积极性较差，遇到不良刺激易产生应激反应或心理障碍。

2. 中度智力发育障碍　约占 IDD 的 10%。智商为 35~49。言语理解及使用能力发育明显迟缓，最终达到的水平也很有限，不能完整表达意思。运动技能的发育也出现迟缓，有时情绪不稳，易冲动。学习能力低下，词汇贫乏，理解力很差，略识数，但只能完成 10 以下的简单计算。生活自理差，经过特殊训练可学会简单的人际交往、基本卫生和安全习惯，可从事简单非技术工作，但需要大量、持续的支持。

3. 重度智力发育障碍　占 IDD 总数的 3%~4%。智商 20~34。普遍合并器质性疾病，运动功能受损明显，仅能学会极简单语句，理解力极差，没有数的概念，不能自理生活，虽可能通过大量训练掌握部分简单的自我照顾技能，但个体日常生活的所有活动都需要支持，无社会行为能力。

4. 极重度智力发育障碍　仅占 1%~2%，智能损害明显，智商<20，理解和遵从要求或指令的能力也受到严重损害。大多数无法活动或活动严重受限，大小便失禁，无言语能力，不认亲人，仅有原始情绪反应，哭闹、尖叫、冲动。全部生活需人照料。在特殊训练下仅可获得极其有限的自助能力。大多数患儿因生存能力弱及严重疾病而早年夭折。

四、其他症状

除以上主要临床表现外，IDD 患儿常常伴有以下症状：

1. 躯体发育及功能的异常　由于各种致病因素的影响，IDD 患儿常常存在各种躯体发育的异常，包括头颅畸形、面部畸形、唇裂或腭裂、四肢及性器官畸形、先天性心脏病等。部分致病因素所导致的 IDD 还存在一些特殊的提示该病因的躯体特征，如：① 唐氏综合征患儿，头小且前后径短，双睑裂向外上方斜，眼距宽，内眦赘皮，鼻梁低，张口伸舌，舌体厚，舌沟裂深，耳位低，小耳垂，耳郭畸形，双手短而宽厚，常见通贯掌，小指末端向内侧弯曲，足第一、第二趾间距明显增宽，可见多指（趾）和指节缺如等；② 脆性 X 综合征患儿，头大，脸长，前额突出，下颌大而突出，嘴大、唇厚，虹膜颜色变淡，耳大且向前，巨睾等；③ 苯丙酮尿症患儿，金发，皮肤白皙，蓝色虹膜等。

受到各种致病因素的影响，IDD 患儿还常常合并各种躯体功能的障碍，最重要的是视听觉障碍、运动障碍、大小便失禁，这类问题在重度、极重度患儿中存在较多。

2. 伴发其他精神障碍　IDD 患者中发生精神

障碍的概率比普通人群高。近年来许多流行病学调查资料显示,IDD 儿童共患其他精神障碍(comorbid psychopathology)的发生率为 30%～70%,比一般人群高 3～4 倍。

研究表明,所有精神障碍均可发生于 IDD 这一人群,如孤独症谱系障碍、恐怖症、强迫症、多动障碍、品行障碍、精神分裂症、心境障碍、器质性精神障碍以及自残行为等。而且,发生率与智力发育障碍的程度呈正相关,智力损害程度越重,出现各种精神障碍的情况越多。在轻度 IDD 患者中,出现各种障碍及其临床表现与非 IDD 人群相类似。但在重度、极重度 IDD 患者中,幻觉、妄想、强迫等症状少见,而刻板、自伤等行为更为常见。

IDD 患者之所以易于伴发各种精神障碍,与以下因素有关:① 患者存在多种躯体和神经系统疾病,如甲状腺功能低下、癫痫、脑损伤、感觉系统的损害等,这些疾病易于导致精神方面的异常。② 各种遗传综合征常常有与之相联系的行为异常。③ 患者的社会适应能力差,当出现不利的心理社会因素时易出现精神方面的障碍。神经系统发育障碍、遗传缺陷、不利心理社会因素是导致 IDD 共患其他精神障碍的关键,因此 IDD 的防治涉及整个精神卫生工作,需引起全社会广泛的重视。

第四节　诊断和鉴别诊断

一、诊断过程

(一) 询问病史

1. **详细了解发病情况**　何时发现患儿与正常儿相异,包括智能和躯体表现异常。

2. **家族史**　双亲是否近亲结婚,家族中是否有智力低下、各种先天畸形、精神神经疾病、退行性疾病、学习困难者或其他遗传病史等。

3. **孕产史**　胎次、母妊娠时年龄、出生季节、性别;孕妇既往有无不明原因的流产史、死胎及出生过智力低下儿;母亲是否有先兆流产、保胎或拟堕胎,是否服避孕药中受孕,母孕期是否受过重大心理创伤,情绪状况如何;母孕期有无感染、服药、接触过放射线及有毒物质,有无烟、酒嗜好及吸毒史;母孕期是否定期健康检查,有无躯体疾病,有无妊娠并发症的表现;有无母子血型不合,有无羊水过多、过少,是否早产/过期产,是否难产;出生时胎位、产式、产程如何,有无宫内窒迫、窒息史;出生时体重、肤色、哭

否,有无产伤和感染,新生儿 Apgar 评分,是否足月小样儿,生后有无先天畸形等。

4. **个人生长发育史**　发育标志,如:何时能微笑、坐、爬、走、讲单词、讲短语、再见时招手等;何时会眼神对视,被抱着时的情绪及躯体反应,要人抱的姿势、眼神,对声音的反应,对成人面部不同表情的反应;特别哭闹或不吵不闹;有无特殊爱好或才能。

5. **既往史**　婴幼儿期有无高热惊厥、昏迷和头部外伤史,有无核黄疸等重大病史,既往的评估情况。

6. **家庭对儿童的照管和教育及社会心理因素**　父母养育方式如何,早期教育情况如何,有无被忽视和虐待,家庭环境及儿童所处的当地社会文化背景如何等。

(二) 精神检查

1. 一般情况,包括衣着是否整洁,年貌是否相当,时间、地点、人物的定向力情况等。

2. 接触交往情况和适应情况,包括患儿与周围环境的接触情况,社会交往能力发展情况,对诊室等环境的适应情况等。

3. 语言发展情况,语言及非语言交流水平,语音清晰度如何,是否有刻板重复语言或其他怪异语言,有无失语等。

4. 认知能力发展水平,包括注意力、记忆力、理解力、抽象概括能力等发展情况,阅读能力、计算能力如何。

5. 面部表情和情感反应有无异常。

6. 有无异常行为,如幼稚行为、多动、呆滞少动、行为刻板重复、冲动或其他怪异行为等。

7. 学习能力如何,能否接受教育训练指导。

(三) 体格检查

全面的体格检查包括:

1. 生长发育指标,如身高、体重、头围。

2. 皮肤、掌指纹等,如有无皮肤白斑,有无通贯掌。

3. 有无先天畸形,颜面五官有无特殊面容,如有无指(趾)畸形,有无卷耳、塌鼻梁、二目间距宽、蓝色虹膜等。

4. 有无神经系统阳性体征,如肢体瘫痪、共济失调、震颤、肌张力异常、特殊姿势等。

5. 心、肺、肝、脾等内脏有无异常体征。

6. 听力、视力等,包括眼底检查。

(四) 实验室及辅助检查

除血、尿、粪便常规外,进行生化、内分泌及代谢

等检查,如苯丙氨酸、甲状腺功能测定等。尚需检查视力、听力(仪器检测),头颅 X 线片、头颅 CT、头颅 MRI、脑电图、脑地形图。遗传学检查,如考虑疾病可能与染色体相关,如唐氏综合征、猫叫综合征,需作染色体核型分析以确诊,脆性 X 综合征、Rett 综合征可进行基因检测。

对仍不能明确病因的智力障碍或全面发育迟缓患儿,推荐 CMA 和脆性 X 综合征检测作为一线检查。目前常用的 CMA 平台为比较基因组杂交芯片(array. CGH)和单核苷酸多态性基因芯片(SNP. array)。CMA 不能检测平衡易位,荧光原位杂交技术(FISH)、多重连接探针扩增(MLPA)、定量 PCR(qPCR)、低深度全基因组测序(CNV. Seq)、断裂点分析均可以作为必要的辅助检测手段。因为脆性 X 综合征的患者在低年龄阶段常表现为非特征性全面发育迟缓,建议将脆性 X 综合征检查作为所有中到重度不明原因的智力障碍或全面发育迟缓患儿,特别是男性患儿的一线检查。尚无单一技术可以全面检测脆性 X 综合征,PCR 仅对正常或较低重复数(一般不超过 120 次重复)的前突变敏感,重复次数更多的前突变和全突变需 Southern 基因组印迹来检测。部分患儿可能存在嵌合的情况,影响对脆性 X 综合征相关疾病再发风险的评估,推荐同时使用 PCR 和 Southern 基因组印迹两种技术,即使通过 PCR 已经检测到前突变。经过以上遗传学评估仍然没有明确诊断,则再次对患儿的临床及实验室检查结果进行评估。在这一阶段,应考虑单基因缺陷导致的智力障碍或全面发育迟缓,推荐使用基于二代测序的相关方法进行检测,如基因包、全外显子测序(家系)、全基因组测序等相关检查。

(五)心理评估

1. 智力测验　是诊断 IDD 的主要依据之一,目前常用的智力测查量表包括:韦氏学龄儿童智力量表修订本(WISC-R)及韦氏学龄前儿童智力量表(WPPSI)。中国斯坦福-比奈智力量表(S-B)也是常用的智力测查量表。对于语言发育差、交流困难的儿童,可选用 Peabody 图片词汇测验(PPVT)、瑞文渐进模型测验(RPM)等。需要时,还可选用其他量表,如 50 项提问智能测验、绘人测验(draw a person test)等。

对于幼儿或难以配合智力测查的低龄儿童,可使用丹佛发育筛查量表(DDST)对心理发育水平是否存在异常进行筛查,还可使用贝利发育量表(BSID)、格塞尔发展诊断量表(GDDS)、儿心量表等对心理发育水平进行诊断评估。

2. 适应行为评定量表

(1)婴儿-初中学生社会生活能力量表(S-M)　1988 年从日本引进并修订,适用于 6 个月至 14 岁儿童,用于评定儿童社会生活能力。

(2)儿童适应行为评定量表(CABR)　1990 年由我国姚树桥编制,适用于 3～12 岁儿童,用于评定儿童适应行为发展水平,协助诊断 IDD,并可帮助制订特殊训练计划。

(3)Vineland 社会适应量表　通过与知情者访谈完成,可在不合作儿童的测试中使用,从量表中可获得总体社会年龄,在比较心理年龄和实际年龄时有用。

3. 心理行为状况的评估　可作为诊断和鉴别诊断的辅助测验。常用的有 Achenbach 儿童行为量表(CBCL)、Rutter 儿童行为量表、孤独症评定量表(CARS)等。

4. 注意事项　患儿的年龄、社会文化背景、感觉受损、运动受损、交流能力、行为因素、相关的躯体或精神障碍、检测者的因素、测试环境等都会影响到智力测验及适应功能的评定,需要加以注意。

(六)诊断原则与方法

1. 确定 IDD 的存在。

2. 评定其严重程度。

3. 在确诊 IDD 的同时,应积极寻找病因,尽可能做出病因学诊断。

4. 对同时存在的其他躯体疾病和精神疾病,也应单独列出诊断,如苯丙酮尿症、孤独症谱系障碍、精神分裂症等,从而使患儿得到更全面更合理的治疗。

5. 横纵结合,综合诊断。

目前没有一种量表可以评定全部智能水平,没有一种仪器设备可以探查全部的病因,临床医师也不可能单凭经验来确诊。智力发育障碍的诊断既要确定当前临床状况,还要结合生长发育纵向的情况,既要有详细的临床诊断,也不能忽视各种实验室及辅助检查。总之,必须全面评定,综合判断。

(七)诊断要点

1. 病史

(1)家族遗传病史　家族中有无先天畸形、脑性瘫痪、智力低下、癫痫或精神病史。

(2)父母婚育情况　是否近亲婚配;母孕期有无高危因素,如孕龄在 16 岁以下或 40 岁以上,孕期患过多种病毒性感染(风疹、流感等),孕期肾性高血压、糖尿病、甲状腺疾患、妊娠中毒症、服用化学药物、先兆流产、出血性休克及羊水过多症;围产期有无窒息、早产并发症、胆红素脑病等。

（3）生长发育史　喂养状况，走路及开始讲话的时间，早期教育情况，幼儿园及学校中的表现、学业情况，气质特征及个性特点等。

（4）既往的躯体健康情况　有无颅脑感染及外伤，有无抽搐病史，有无一氧化碳中毒及严重营养不良等病史。

（5）家庭经济文化背景　家庭经济情况，父母职业、父母文化水平，亲子关系及居住地的社会风气和养育孩子习惯等。

2. **临床表现**　显著智力发育落后和适应能力缺陷。一般以智力评定得分和适应能力缺陷情况，将本病分为轻度、中度、重度、极重度四个等级（表16-1）。病因明确者，还有其特殊疾病表现。

表 16-1　IDD 临床分级表

分级	智商（IQ）水平	相当智龄	适应能力缺陷	从特殊教育中收益水平
轻度	50～69	9～12岁	轻度	通过特殊教育可获得实际技巧及实用的阅读和计算能力，并能在指导下适应社会
中度	35～49	6～9岁	中度	可学会简单的人际交往、基本卫生习惯和简单手工技巧，但阅读和计算方面不能取得进步
重度	20～34	3～6岁	重度	可从系统的训练中受益
极重度	<20	<3岁	极重度	对于进食、大小便训练有反应

3. **体格检查**　特别注意身高、体重、头围与年龄的关系；有无与精神发育迟滞有关的指掌纹、面容及体态；认真检查有无神经系统体征，特别要注意共济及协调动作，了解神经系统软性体征，必要时反复检查确保无误；部分患儿有某些躯体疾病及先天畸形等。

4. **精神检查**　要重点了解语言、认知、情感及行为表现，注意有无多动、自伤、重复刻板、幼稚行为，必要时要求家长或老师提供院外的表现情况，以对心理发育状况进行初步评估。患儿可有表情呆滞、反应迟钝、口齿不清、言语落后以及理解力、计算能力、抽象概括能力差等表现。

5. **心理评估和实验室及辅助检查**

（1）智力及社会适应能力评定　采用相关量表进行评定。韦氏儿童智力量表测查结果，智商低于70；社会适应能力相关量表评定存在缺陷。

（2）有关的内分泌、代谢及遗传学检查　部分患儿可见血清蛋白结合碘缺乏或血中苯丙氨酸 >120 μmol/L 等异常，部分患儿血铅、免疫学检查、病原学检查、染色体核型分析、基因检测等可见异常。

（3）脑电图、头颅 X 线片、CT、MRI 检查异常如 MRI 检查可有额叶萎缩、胼胝体发育不良、脑室扩大等。

（4）心电图、心脏彩超　部分患儿可发现异常。

（5）其他　由于病因各异，实验室检查多有不同的阳性发现。随着科技日益发达，相信今后将会有更多的辅助检查有助于查明尚未全知的病因，从而促进 IDD 的治疗。

二、诊断标准

ICD-11 智力发育障碍（disorders of intellectual development）诊断标准

智力发育障碍是一组病因各异的临床情况，在生长发育期出现，表现为智力功能和适应行为显著低于均值。患者经过标准化智能测量，结果低于均值2个标准差，或小于2.3百分位。在无条件实施合适的标准化智能测量的情况下，诊断智力发育障碍更依赖对可进行比较的行为指标进行合适的评估，并在此基础上进行临床判断。

注：如需要，可使用附加编码标注已知的病因。

6A00.0 智力发育障碍，轻度（disorder of intellectual development，mild）

是在生长发育期出现的一种临床情况，表现为智力功能和适应行为显著低于均值。患者经过合适的、标准化智能测量，结果低于均值2～3个标准差（为百分位 0.1～2.3），或在无条件实施合适的标准化智能测量的情况下，通过可比较行为指标得出等同的结论。受影响的个体通常表现为在获取和理解复杂语言概念上的困难，以及学业技能上的困难。一般能掌握基本的自我照顾、家务和做工实践的能力。轻度认知障碍的个体基本可以达到作为成人相对独立的生活和工作，但可能需要适当的支持。

6A00.1 智力发育障碍，中度（disorder of intellectual development，moderate）

是在生长发育期出现的一种临床情况，表现为智力功能和适应行为显著低于均值。患者经过合适的、标准化智能测量，结果低于均值3～4个标准差（为百分位 0.003～0.1）。或在无条件实施合适的标准化智能测量的情况下，通过可比较行为指标可得出等同的结论。中度智力发育障碍的患者语言和学业能力各不相同，但一般仅限于基本水平。患者可能掌握自我照顾、家务及做工实践的技能。大多数情况下，患者需要大量、持续的支持，才能达到作为成人独立地生活、工作。

6A00.2 智力发育障碍，重度（disorder of intellectual development，severe）

是在生长发育期出现的一种临床情况，表现为智力功能和适应行为显著低于均值。患者经过合适的、标准化智能测量,结果低于均值 4 个以上的标准差(约在百分位 0.003 以下)。或在无条件实施合适的标准化智能测量的情况下,通过可比较行为指标可得出等同的结论。重度智力发育障碍的患者仅有极少的语言和学业能力。他们可能也同时存在运动性功能损害,为了得到适当的照顾,通常需要在受监管环境下每天得到他人的支持,但也可能通过大量的训练掌握基本的自我照顾技能。由于现有的标准化智力测试无法可靠、有效地对智力低于 0.003 百分位的个体进一步划分,划分重度或极重度智力发育障碍患者完全根据适应性行为的差异。

6A00.3 智力发育障碍,极重度(disorder of intellectual development, profound)

是在生长发育期出现的一种临床情况,表现为智力功能和适应行为显著低于均值。患者经过合适的、标准化智能测量,结果低于均值 4 个以上的标准差(约在百分位 0.003 以下)。或在无条件实施合适的标准化智能测量的情况下,通过可比较行为指标可得出等同的结论。极重度智力发育障碍的患者交流沟通的能力极其有限,仅具备最基本的学习能力。他们可能也同时存在运动性和感觉性功能损害,为了得到适当的照顾,通常需要在受监管环境下每天得到他人的支持。由于现有的标准化智力测试无法可靠、有效地对智力低于 0.003 百分位的个体进一步划分,划分重度或极重度智力发育障碍患者完全根据适应性行为的差异。

6A00.4 智力发育障碍,暂定(disorder of intellectual development, provisional)

适用于尽管存在智力发育障碍的证据,但患者为婴儿或 4 岁以下的儿童,或由于下列原因无法进行有效的智力及适应行为的测定:存在躯体性功能损害(视力障碍、语言前听力障碍等)、运动性功能障碍、严重的行为问题或同时存在其他精神行为障碍。

6A00.Z 智力发育障碍,未特定(disorder of intellectual development, unspecified)

是指评估个体确实有智力落后的问题,年龄也足够完成智力测试,但由于信息不足,暂时诊断为未特定的智力发育障碍。

与 ICD-10 精神发育迟滞的诊断标准相比,ICD-11 智力发育障碍的诊断标准稍有变化。在 ICD-11 中,诊断 IDD 要求个体的智能和适应性行为显著低于平均水平(低于均值 2 个标准差,或小于 2.3 百分位)。与此同时,ICD-11 保留了 ICD-10 严重程度的四个分级(轻度、中度、重度、极重度),但是不同于 ICD-10 以智能测试值来划分严重程度等级,ICD-11 以智能和适应行为水平低于平均值的标准差值来划分不同严重等级,并将智力功能和适应行为功能按照三个年龄段(儿童早期、儿童青少年期和成人期)和四种严重程度(轻度、中度、重度、极重度)进行详细描述。除智商外,ICD-11 更强调适应行为的功能水平测试。当智力和适应行为功能在不同水平时,必须进行全面的临床评估及判断。当没有可以使用的适应行为和智能的标准化测试时,在恰当观察评估基础上做出临床判断非常重要,也可以使用 ICD-11 不同严重程度患者的智力和适应行为功能的表现来协助判断智能与适应行为功能水平。ICD-11 还增加了智力发育障碍暂定型,以更好地满足临床工作的需要。

与 DSM-5 智力障碍诊断标准相比,ICD-11 智力发育障碍诊断标准更加基于以智能和适应行为水平低于平均值的标准差值来划分不同严重等级。DSM-5 也对不同严重程度的智力障碍患者从概念、社交、实用三个领域进行了详细描述。ICD-11 以智力发育障碍暂定型(PIDD)替代了 DSM-5 全面性发育迟缓(GDD),两者诊断标准的描述基本相同,但诊断年龄有所不同,PIDD 诊断年龄为 4 岁以下,而 GDD 为 5 岁以下。

DSM-5 中 IDD 的严重程度见表 16-2。

表 16-2　IDD 的严重程度分级

程度	概念领域	社交领域	实用领域
轻度	对于学龄前儿童没有明显的概念化区别。对于学龄儿童和成人,有学习学业技能的困难,包括读、写、计算、理解时间或金钱方面,在一个或更多方面需要支持,以达到与年龄相关的预期。对于成人,抽象思维、执行功能(即计划、策略、建立优先顺序和认知灵活性)和短期记忆,以及学业技能的功能性使用(如阅读、财务管理)是受损的。与同龄人相比,对问题和解决方案有一些具体化	与正常发育的同龄人相比,个体在社交方面是不成熟的。如,在精确地感受同伴的社交线索方面存在困难。与预期的年龄相比,交流、对话和语言是更具体和更不成熟的。在以与年龄相匹配的方式调节情绪和行为方面可能有困难;在社交情况下,这些困难能够被同伴注意到。对社交情况下的风险理解有限;对其年龄而言社判判断力是不成熟的,个体有被他人操纵(易上当)的风险	个体在自我照料方面,是与年龄相匹配的。与同伴相比,个体在复杂的日常生活任务方面需要一些支持。在成人期,其支持通常涉及食品杂货的购买,交通工具的使用,家务劳动和照顾儿童,营养食物的准备,以及银行业务和财务管理。有与同龄人相似的娱乐技能,尽管在判断娱乐活动的健康性和组织工作方面需要帮助。在成人期,能参与不需要强调概念化技能的有竞争性的工作。个体在做出健康服务和法律方面的决定,以及学会胜任有技能的职业方面,一般需要支持。在养育家庭方面通常也需要支持

续　表

程度	概念领域	社交领域	实用领域
中度	在所有的发育阶段，个体概念化的技能显著落后于同伴。对于学龄前儿童，其语言和学业前技能发育缓慢。对于学龄儿童，其读、写、计算、理解时间和金钱方面，在整个学校教育期间都进展缓慢，与同伴相比明显受限。对于成人，其学业技能的发展通常处于小学生的水平，在工作和个人生活中一切使用学业技能的方面需要支持。完成日常生活中的概念化的任务需要每天、持续的帮助，且可能需要他人完全接管个体的这些责任	与同伴相比，个体在整个发育期，社交和交流行为表现出显著的不同。通常社交的主要工具是口语，但与同伴相比，其口语过于简单。发展关系的能力明显地与家庭和朋友相关联，个体的成人期可能有成功的朋友关系，有时还可能有恋爱的关系。然而，个体可能不能精确地感受或解释社交线索。社会判断和做出决定的能力是受限的，照料者必须在生活决定方面帮助个体。与同伴发展友谊通常受到交流或社交局限的影响。为了更好地工作，需要显著的社交和交流的支持	作为成人，个体可以照顾自己的需求，涉及吃饭、穿衣、排泄和个人卫生，尽管需要很长的教育和时间，个体才能在这些方面变得独立，并且可能需要提醒。同样，在成人期，可以参与所有的家务活动，但需要长时间的教育，如果要有成人水准的表现通常需要持续的支持。可以获得那些只需要有限的概念化和交流技能的独立的雇佣工作，但需要来自同事、主管和他人的相当多的支持，以应对社会期待，工作的复杂性和附带责任，如排班、使用交通工具、健康福利和金钱管理。个体可以发展出多种不同的娱乐技能。这些通常需要较长时间的额外的支持和学习的机会。在极少数人中，存在不良的适应行为，并引起社会问题
重度	个体只能获得有限的概念化技能。通常几乎不能理解书面语言或涉及数字、数量、时间和金钱的概念。照料者在个体的一生中都要提供大量解决问题的支持	个体的口语在词汇和语法方面十分有限。演讲可能是单字或短语，可能通过辅助性手段来补充。言语和交流聚焦于此时此地和日常事件。语言多用于满足社交需要而非用于阐述。个体理解简单的言语和手势的交流。与家庭成员和熟悉的人的关系是个体获得快乐和帮助的来源	个体日常生活的所有活动都需要支持，包括吃饭、穿衣、洗澡和排泄。个体总是需要指导。个体无法做出负责任的关于自己和他人健康的决定。在成人期，参与家务、娱乐和工作需要持续不断的支持和帮助。所有领域技能的获得，都需要长期的教育和持续的支持。极少数个体存在适应不良行为，包括自残
极重度	个体的概念化技能通常涉及具体的世界而不是象征性的过程。个体能够使用一些目标导向的物体，进行自我照顾、工作和娱乐。可获得一定的视觉空间技能，如基于物质特征的匹配和分类。然而，同时出现的运动和感觉的损伤可能阻碍这些物体的功能性使用	在言语和手势的象征性交流中，个体的理解非常局限。可能理解一些简单的指示或手势。个体表达欲望或情感，主要是通过非语、非象征性的交流。个体享受与自己非常了解的家庭成员、照料者和非常熟悉的人的关系，以及通过手势和情感线索启动和应对社交互动。同时出现的感觉和躯体的损伤可能阻碍许多社交活动	个体日常的身体照顾、健康和安全的所有方面都依赖于他人，尽管也能参与一些这样的活动。没有严重躯体损伤的个体可能帮助做一些家庭中的日常工作，如把菜端到餐桌上。使用物体的简单行为，可能是在持续的、高度的支持下，从事一些职业活动的基础。娱乐活动可能涉及如欣赏音乐、看电影、外出散步或参加水上活动，所有的活动都需要他人的支持。同时出现的躯体和感觉的损伤，常常是参与家务、娱乐和职业活动的障碍（除了观看）。极少数的个体存在适应不良行为

三、鉴别诊断

1. 暂时性智力发育迟缓　各种心理或躯体因素，如营养不良、慢性躯体疾病、学习条件不良或缺乏、视觉听觉障碍等都可能影响儿童心理发育，包括智力的正常发育，使儿童的智力发育延迟。当这些原因去除或纠正以后，心理发育速度在短期内加速，赶上同龄儿童的智力水平，据此与智力发育障碍鉴别。

2. 分离-转换性障碍　发作时，可有痴呆样表现，如：不语，呆滞，不能听懂别人讲话等；或虽讲话，却又显得什么也不懂。但是，未发作时，患者无明显异常，各方面表现皆如常人。发作时间短，查不出相应体征，无痴呆史，发育正常。

3. 脑部病变或脑外伤　发病年龄可在各个年龄段，病前健康，病后有病变部位的相应体征和临床表现，相关检查提示病变部位及性质，并不均会导致智力低下或永久智力低下。

4. 孤独症谱系障碍　多数孤独症谱系障碍患者共病不同程度的智力低下，临床上容易误诊为智力发育障碍。鉴别要点是：孤独症谱系障碍患者的语言发育水平、交流能力及社会交往能力明显落后于与患者智力相对应的水平，并有兴趣狭窄和刻板重复的行为方式。智力发育障碍患者的语言发育和交流水平及社会交往能力与智力水平相称，无兴趣狭窄和刻板重复的行为方式。但是，当孤独症谱系障碍伴智力发育障碍时，两个诊断应予以并列。

5. 特定性发育障碍　特定性言语和语言发育障碍主要表现为语言表达或理解能力的发育落后，特定性学校技能发育障碍主要表现为阅读、拼写及计算等技能的发育障碍。这些特定性发育障碍均会影响患者的社会功能，但是通过对这些儿童心理发育水平的全面评估，可发现特定性发育障碍患儿除了特定领域的发育障碍以外，智商在正常或接近正常水平（智商≥70），心理的其他方面发育也正常，在不涉及这些特定技能的时候，可以完成学习任务。

6. 注意缺陷多动障碍 智力发育障碍患者常伴有注意缺陷和活动过度，易被误诊为注意缺陷多动障碍，特别是轻度智力低下患者。鉴别要点为注意缺陷多动障碍患者是由于注意力不集中和多动影响学习和社会适应，但病史中发育迟缓不明显，智力检查一般正常，经教育训练或服用改善注意力的药物等综合性治疗，注意缺陷和多动症状改善以后，患者的学业成绩能够明显提高，并可能达到与智力相当的水平。而智力发育障碍患者，即使注意缺陷和多动症状减轻，但学业成绩无明显提高，同时患者的语言和运动发育迟缓，判断能力、理解能力差和社会适应能力低等特点也难以改善。

7. 儿童精神分裂症 患儿的精神状态可影响到正常学习、生活、人际交往等社会功能。精神分裂症患者病前智力正常，病后虽然有学习成绩下降、反应迟钝、淡漠、环境适应不良，但有起病、症状演变等疾病的发展过程，存在确切的精神病性症状，主要特征是思维、情感与行为的不协调，并不是真正的智力低下。根据这些特点与智力发育障碍相鉴别。

8. 神经认知障碍 18 岁以后，任何原因导致的智力低下，皆不能称为智力发育障碍，而归属于神经认知障碍。神经认知障碍的程度不同，症状各异。

第五节 智力发育障碍的一些特殊类型

一、唐氏综合征

唐氏综合征（Down syndrome）又称 21- 三体综合征、先天愚型或伸舌样痴呆。Sequin（1864）首先报道，Langdon Down（1866）全面描述此病，此后 Lejeune（1959）证实其病因是 21 号染色体异常为三体。1960—1961 年，Lejeune 和 Clarke 又发现存在罗伯逊移位及嵌合体。约 95% 的患者是由于 21- 三体造成的，这源自减数分裂时染色体不分离，与母亲的孕龄增长有关，年龄越大危险性越大，这可能与卵细胞的质量有关。其下一代子女的再发风险为 1%。约 5% 的 Down 综合征患者是由于 21 号染色体易位或嵌合体造成的，由易位造成的常会遗传，再发风险约为 10%。受精后的任何细胞在分裂期间如出现不分离情况就会产生嵌合体。正常细胞和三体细胞可以在同一患者中并存，其对认知发育的影响不尽相同。此病的病理机制被认为是由 21 号染色体上基因"剂量"增加所致。

Down 综合征国外报道发生率为 0.032% ~ 0.3%，国内为 0.056% ~ 0.064%，是导致 IDD 最常见原因，占 IDD 的 10% ~ 32%。通常智力低下仅为轻度或中度，但有时也为重度。以下体征通常被认为是诊断 Down 综合征的强有力证据：

1. 特征性面容 圆脸，双眼间距宽，眼裂外上斜，内眦赘皮，高腭弓，耳朵小且位置低，塌鼻梁，舌体宽厚，口常半张或舌伸出口外，且舌面沟裂深而多，俗称阴囊舌。

2. 手掌、足趾异常 手掌厚而宽短，掌纹异常，40% 患儿有通贯掌，掌纹 atd 角＞45°，指短粗，末指短小内弯或只有两指节；跖纹中，拇趾球区胫侧弓状纹，拇趾与第二趾趾间距大。

3. 关节 关节韧带松弛或肌张力低下，关节可过伸过屈。

4. 枕部 较平。

5. X 线表现 X 线显示髋臼角和髋角过小。

6. 其他异常表现 10% 的患者有多种残疾，约 5% 的患者有先天性心脏病、十二指肠梗阻、听力损害，免疫缺陷使得患者易受感染，还有急性白血病、甲状腺功能低下等。

以往患 Down 综合征的婴儿死亡率较高，但随着医疗水平的提高，患者的存活率提高，约有 25% 的患者寿命超过 50 岁。到中年，患者的大脑会出现类阿尔茨海默病改变。

本病患者在智力低下的程度上有很大差异，但大多数表现安静、温顺，Down 综合征儿童的气质常被描述为讨人喜欢和随和，为特殊教育训练提供较好条件。经过训练，患者在文化技能上很难达到小学 1 ~ 2 年级水平，但适应能力可得到明显提高，具有一定的生活自理和劳动能力。

二、脆性 X 综合征

脆性 X 综合征（fragile X syndrome）是另一个常见的导致 IDD 的特殊病因，是一种 X 连锁遗传性疾病，1969 年确定为家族性连锁智力发育障碍，其 X 染色体长臂远端有一缩窄区，位于 Xq27 或 Xq28。近年来随着分子遗传学的发展，发现脆性 X 综合征的 FMR-1 基因存在 CCG 三核苷酸扩展重复异常，正常人重复小于 30，而患者达 230，甚至达到 1000 以上。若大于 200 则可疑为本病。本症患病率为 0.1% ~ 0.2%，是仅次于 Down 综合征的又一涉及智力低下的疾病。南京脑科医院陈建芳等（2004）报道在 1088 例 IDD 患者中共发现 112 例脆性 X 综合征患者，其中 97% 有 FMR-1 基因突变。脆性 X 综合征是可遗传的，通常男性是纯合子，为发病者，女性通常不表达，为杂合子携带者。X 连锁 IDD 大约为 1/600,而至少 1/4 是脆性 X 综合征。

本症患者主要表现是:① 智力低下,一般为中度(占 80% 以上);② 特殊面容:高前额、眉骨突出、面长耳大、颧骨突出、颌骨突前;③ 巨掌症、扁平足、身材较高,青春期后还可见大睾丸;④ 语言发育迟缓和异常,如重复言语、模仿言语,或冲动地喋喋不休;⑤ 行为异常:有的活动过度或被动消极,有的有自伤行为和类似孤独症症状;⑥ 神经系统异常,如合并癫痫等。

由于脆性位点在缺叶酸的培养基中容易发现,由此使用大剂量的叶酸治疗本症,治疗后可见患儿的行为、情绪及神经系统症状得到改善,如活动过度减少,注意力、协调运动和语言能力有提高,当停用叶酸后症状又恶化。实验室检查可见行为改善与血中染色体脆性位点的阳性率下降相平行。但叶酸治疗尚在研究阶段,对其安全性还需观察。

三、苯丙酮尿症

苯丙酮尿症(phenylketonuria,简称 PKU)是一种氨基酸代谢病,为常染色体隐性遗传所致的一种代谢障碍。该病患者由于先天缺乏苯丙氨酸羟化酶,使日常饮食中的苯丙氨酸羟化为酪氨酸的过程受阻,以致大量苯丙氨酸积蓄在血液和脑脊液中,引起一系列代谢紊乱,从而影响大脑的正常发育,造成一系列神经系统损害,表现智力低下,并在尿中出现大量苯丙氨酸和苯丙酮酸等物质,故称为苯丙酮尿症。I. A. Folling(1934)首先描述此病,目前报道该疾病患病率在新生儿中约为 0.01%,占 IDD 的 1%。

该疾病患儿刚出生时尚无异常,3 个月后随着苯丙氨酸的不断摄入,症状逐渐明显,出现发育延迟、反应迟钝、智力障碍,多为重度智力低下,以语言障碍最为严重,可伴有神经系统体征如肌张力增高、共济失调、震颤、腱反射亢进,甚至瘫痪,情绪不稳,易兴奋,多动,烦躁、易激惹。90% 的患儿外观皮肤白皙,淡黄色的头发和蓝色的虹膜,形象地称之为金发碧眼。1/4 患儿合并癫痫发作,随年龄增长发作减轻。不少患儿合并严重湿疹,尿中有特殊的鼠臭味。

检测血、尿中苯丙氨酸及其代谢产物是诊断的关键。若想早期诊断,可在新生儿出生 48 小时后取足跟血滴于滤纸上用细菌移植法进行检测,如血中苯丙氨酸含量>120 μmol/L,可视为阳性结果,轻度 PKU 为 120~360 μmol/L,中度 PKU 为 360~1200 μmol/L,经典性 PKU>1200 μmol/L。另有两种筛查方法为三氯化铁试验(反应呈绿色)和 2,4-二硝基苯肼试验(反应呈黄色),一般后者较前者的

敏感性高,最好两者同时做可提高敏感性。但这两个实验不宜用作新生儿筛查。

治疗的最佳时期是 3 个月以内,最好不超过 6 个月。治疗本症的方法是严格限制苯丙氨酸的摄入,由于苯丙氨酸又是身体生长发育必需的氨基酸,因此应使血中苯丙氨酸维持在合适的水平。治疗用低苯丙氨酸水解蛋白来喂养患儿,但价格昂贵,一般难以维持。此时,可用饮食治疗,如食用羊肉、大米、大豆、玉米、淀粉、糖、蔬菜、水果等低苯丙氨酸食物,同时限制小麦、蛋类、肉、鱼、虾、乳类等富含苯丙氨酸的饮食,定期根据血浓度调整饮食。如出生后及早发现,给予低苯丙氨酸食物,发育可望正常。

但如在 6 个月以后才开始治疗,日后仍可能存在智力低下;在 4~5 岁以后才开始治疗者,智力不会改善。影响疗效的另一个因素是治疗前血苯丙氨酸浓度的原始水平,血中浓度越高,控制就越难,日后智力越差。目前对异常基因携带者可采用苯丙氨酸耐受试验来识别,这样有利于优生,从根本上预防疾病的发生。

因此,早期诊断,早期采用饮食疗法即限制含苯丙氨酸的食物摄入,对预后具有重要意义。

预防本病的根本办法是避免有可能患本症的患儿出生,运用分子生物学技术,通过采集患儿父母外周血,得到 DNA 分析图谱,获得该家长的 RFLP(限制性片段长度多态性)信息,再通过羊膜穿刺抽取羊水细胞分离提取,取得胎儿 DNA 图谱,通过胎儿与家庭成员的苯丙氨酸羟化酶基因的 RFLP 位点多态性的连锁分析,便可对胎儿作出产前诊断,适时流产。我国已有成功的病例报道。对于已有 PKU 患儿并再想生一个健康宝宝的家庭,做出早期精确诊断,具有实际意义。

四、地方性克汀病

地方性克汀病(endemic cretinism)又称地方性呆小病,是甲状腺功能不足性疾病中的一种。该病发生在地方性甲状腺肿(endemic goiter)流行区。世界各国(除冰岛外)都有高低不等的患病率报道。我国除广西、江苏及浙江三省外,亦有轻重不同的流行区。地方性克汀病的患病率与地方性甲状腺肿患病率明显相关,凡地方性甲状腺肿患病率高的地区,其地方性克汀病的患病率也高,如湖北省某地的调查发现,克汀病患者的母亲 76.6% 患有地方性甲状腺肿。

甲状腺功能不足分先天和后天两种,按流行趋势又分为地方性和散发性两类。先天性甲状腺功能低下研究较多,大多数是遗传及代谢缺陷所致。可

能原因为：① 甲状腺不发育或发育不良，胚胎发育缺陷，妊娠期内母亲用放射性碘；② 甲状腺激素合成缺损（非地方性的甲状腺肿）：碘化物运输、有机化障碍，碘酪氨酸结合、转化、分解异常，血清内碘化聚合物异常；③ 甲状腺对垂体前叶促甲状腺激素不敏感；④ 妊娠期内母亲服用药物：促甲状腺肿的药物，如丙烷基硫尿嘧啶、碘化物等；⑤ 缺乏碘化物（地方性呆小病）；⑥ 特殊的遗传性缺损：家族性甲状腺肿（Pendred's syndrome）、过度的蛋白结合碘（PBI）、甲状腺功能不足和脊椎异常综合征。

地方性呆小病是由缺碘影响甲状腺功能导致内分泌障碍所引起。发生于碘缺乏地区，主要分布于内陆山区和远离海洋地区。也称甲状腺肿流行区。

世界卫生组织估计 6 亿至 10 亿人口有缺碘危险。在缺碘地区新生儿中 1/10～1/4 出现 IDD，智能低下以中度为多，占 60% 以上。躯体发育不良是本病另一特征：患者身材矮小，下肢短于躯干，腹部膨隆，骨骼及牙齿发育延迟，性器官发育不良，不少患者合并聋哑。检查发现：血清蛋白结合碘及丁醇提取碘（BEI）大多减低；甲状腺吸碘率增高，呈碘饥饿曲线；血清胆固醇正常或稍低；X 线检查骨龄落后，颅骨脑回压迹增多，蝶鞍偶见增大；脑电图可见低频率，节律不整，大多出现阵发性双侧同步 θ 波，可见 α 波，重者心电图可见低电压，T 波低平或双相，QT 间期延长及不完全右束支传导阻滞。

轻者临床症状不突出，有人称之为"地方性亚临床克汀病"（简称亚克汀病）。此病实际患病率很高，但极易漏诊，缺碘地区的所谓正常人中，有的实际不正常，表现为：① 轻度智力低下；② 轻度身体发育落后和神经系统损伤：如协调运动差，运动灵活性、准确性、速度均差，听力和前庭功能障碍；③ 身材矮小，体重轻于正常同龄人，轻度骨发育落后。国内调查见亚克汀病患病率高于克汀病多倍，防治中切勿疏忽，临床上应重视，以免延误治疗。

五、半乳糖血症

该病是由于 1-磷酸半乳糖转变成 1-磷酸葡萄糖的过程受阻，大量的半乳糖积聚在血液和组织中，对脑、肾、肝等器官的细胞产生损害，导致智力低下和多器官损害。

临床上患儿出现恶心呕吐、黄疸、营养不良、白内障、肝脾大及智力发育障碍等症状。尿半乳糖测定等有助于确诊。如能在新生儿期停用乳类食品，症状即可消失。

六、胎儿酒精综合征

胎儿酒精综合征（FAS）是由于孕期，尤其是前 3个月过量摄入酒精引发的疾病，以智力发育障碍、中枢神经系统症状、生长迟缓、颅面及心脏畸形为特点。发病率为 0.19%，美国高达 0.22%，是智力发育障碍常见原因之一，目前已列在 Down 综合征和脊髓侧裂等症之前，成为公共健康的大问题。随着生活节奏的加快和竞争的激烈，借助于酒精来排解焦虑、愤怒、烦恼的妇女越来越多。因此，要大力宣传孕妇饮酒的危害，引起全社会的重视，以预防此病的发生。

七、Angelman 综合征

Angelman 综合征（AS）又称愉快木偶综合征，最早由 Angelman（1965）报道，患者被称为"木偶样儿童"。Bower 等（1967）称之为"安琪儿"（Angelman）。其特点为严重运动障碍、智力低下、共济失调、急速的上臂运动类似于"本偶样"动作、肌张力低下、癫痫、语言障碍和以巨大下颌、张口露舌、一逗就笑为特征的特殊面容。患者有特征性脑电图改变：EEG 图形的构成为高振幅双侧峰与波活动，呈对称同步并常为单一性节律，且有每秒两个循环的慢波成分。

AS 也为非孟德尔遗传现象—基因组印记的典型代表，可能具有一显性突变，有家族史的病例中呈常染色体显性遗传。既往研究证明该综合征是由于 15q11-13 区间母源印记基因的缺失或下调而导致，绝大多数病例为散发。

如个体存在父源染色体 15q11-13 缺失，则为Prader-Willi 综合征（PWS）。患者临床特征为婴儿期生长障碍，饮食无节制导致肥胖。常伴身材矮小、手足异常（手足小）、特殊外貌及性腺发育落后。婴儿早期呈严重的肌张力减退。常伴不同程度的智力低下、行为问题、易怒、倔强和强迫。

AS 诊断主要依据临床表现、细胞遗传学检查、基因诊断和 EEG 的检查结果。治疗主要为对症处理和康复治疗。

八、猫叫综合征

猫叫综合征（cri-du-chat syndrome，CdCS）临床表现：① 喵叫样哭声为婴幼儿期特征性表现。② 特殊面容：小头，圆月脸，眼距宽，鼻梁宽，眼角下斜，白内障，视神经萎缩。③ 神经系统：新生儿期肌张力低下，明显的智力低下和中枢神经系统异常；成年期后多动及破坏性行为。④ 其他：先天性心脏病，生长发育落后等。

诊断依据染色体检查，患者 5 号染色体短臂缺失（5p-）。治疗主要为对症和康复治疗，部分患儿存活至成年。

九、18-三体综合征

18-三体综合征（18-trisomy syndrome、Edwards syndrome）发病率为1/8000，是发病率仅次于21-三体综合征的第二个三体征，其临床表现为：

1. **头面部**　小头畸形伴枕部突出，耳位低，小下颌，可有 Pierre-Robin 综合征表现（小下颌、腭裂和舌后垂）。

2. **胸腹部**　胸及胸骨短，疝（膈疝、脐疝和腹股沟疝）和隐睾。

3. **四肢**　特征性握拳姿势，第2、5指固定重叠交叉于第3、4指上，指间横纹消失，髋关节脱位等。

4. **内脏畸形**　先天性心脏病（室间隔缺损），肾脏异常（马蹄形肾、肾积水、多囊肾、肾发育不良），消化系统异常（肛门闭锁、胰腺异常、Meckel 憩室）。

5. **中枢神经系统异常**　出生后先肌张力低下后肌张力增高。

6. **严重智力低下**

诊断基于染色体核型分析，90%的患者为18-三体征，10%为嵌合体。治疗主要为对症处理。预后不佳，30%的患者一个月内死亡，90%一岁内死亡。

十、性染色体畸变

1. **先天性卵巢发育不全**（Turner 综合征）　为常见的染色体疾病之一，患者具有一条完整的 X 染色体，而另一条 X 染色体完全或部分缺失。发病率为1/2500（女婴）。常见染色体组型为45,X，尚有不少嵌合型。患者多因身材矮小、青春期无性征发育、原发性闭经等而就诊。其临床表现包括颈蹼、身材矮小、第二性征发育不良、卵巢缺如、原发性闭经、无生育能力等，部分患者轻度智力低下，有的患者伴有心、肾、骨骼等先天畸形。

诊断基于染色体核型分析，60%的患者为45,X，25%为一条 X 染色体部分缺失或等臂 X 染色体，15%为嵌合体。

治疗：① 外科手术治疗先天畸形，如嵌合体中含有 Y 染色体，应行性腺切除术（因有恶变可能）。② 激素治疗：生长激素治疗矮小，性腺激素诱导月经和促进第二性征发育及预防骨质疏松。③ 心理治疗等。

2. **先天性睾丸发育不全**（Klinefelter 综合征）如性染色体比正常男性多了一个 X，则为先天性睾丸发育不全。临床表现：① 男性外貌，女性乳房，无睾丸或睾丸小，无精子，阴茎小，胡子稀疏，喉结不明显；② 性格温和，智力低下者约占25%。该疾病在男性中发病率约为1/1000，在男性不育症中占10%。因青春期前症状不明显，故难早发现。对智力低下者可行颊黏膜细胞检查，可助诊断。该疾病染色体核型最常见者为47XXY，约占本型的80%。染色体核型为48XXXY、49XXXXY 者病情更重。

第六节　治疗和康复

智力发育障碍是导致精神残疾的重要原因，因此早期发现、早期诊断、早期干预非常重要。虽然到目前为止，除了少数病因所致的智力发育障碍可以通过早期发现、早期干预取得较好疗效外，其他大多数病因所致的智力发育障碍尚缺乏有效的治疗措施。尽管如此，医学界仍在从各个角度出发，尽最大努力治疗和帮助这些患儿。这些角度涉及多个方面，包括智力发育障碍的病因治疗，改善和促进脑细胞功能的药物治疗，促进智力和社会适应能力发展的教育训练，针对患儿存在的心理行为问题的心理行为治疗，针对合并存在的精神及躯体疾病的对症治疗等。这些治疗从不同的侧面给予患儿所需要的各种帮助，因此智力发育障碍的治疗是一种充分考虑到患儿的各种需要，并包括药物治疗、心理干预、教育训练等多种方法在内的综合治疗。只有早期发现、早期诊断、早期治疗，才有可能最大程度地改善患儿症状、促进患儿智力和社会适应能力的发展。在此过程中，政府和社会各阶层都需要建立包容性政策，充分保障智力发育障碍患者的权益，医疗部门、康复机构、学校和社区应充分发挥其职能，为智力发育障碍患者提供全面性的医疗、康复、教育等服务，从而最大程度地促进智力发育障碍者的康复。

一、治疗原则

智力发育障碍的治疗原则是早期发现、早期诊断、早期干预，应采用病因治疗、家长指导、教育训练、康复治疗、药物治疗等综合措施，促进患儿智力和社会适应能力的发展。在此过程中，医师、家长、教师、康复治疗师等的良好合作非常重要。因多数患儿病因不明确，无法进行针对病因的治疗，故教育和康复训练是最主要的治疗方法。对于伴随精神症状或存在精神共患病的患儿，心理行为治疗或精神药物治疗有所必要。对于存在听力障碍、癫痫等躯体和神经系统疾病的患儿，也应予以相应的治疗，以满足患儿的治疗需求，促进患儿更好的康复。

在具体治疗干预时，可基于《国际功能、残疾和健康分类(儿童青少年版)》(international classification of functioning, disability and health for children and youth version, ICF-CY)建立多学科、跨领域的 IDD 儿童干预体系;应用 ICF-CY 理论架构和方法,建立 IDD 儿童的功能评估、干预和效果评估系统,涉及认知、运动、语言发育、心理行为和环境因素等。根据 IDD 的病因、严重程度,制订个别化干预方案。

二、治疗方案

(一)病因治疗

病因已明确者,应考虑针对病因的治疗,对某些病因比较清楚的代谢或内分泌疾病,要早期诊断,及时限制饮食或补充必需的元素,如苯丙酮尿症患儿最好在出生后 3 周内开始给予低苯丙氨酸饮食,半乳糖血症患儿应及早停止进食乳类食物,先天性甲状腺功能低下患儿应及时给予甲状腺激素替代治疗,地方性克汀病患儿要及时补碘等。对先天性脑积水、神经管闭合不全等颅脑畸形可实施相应外科治疗。对一些单基因遗传性疾病,国外已开展基因治疗。

(二)家长指导

对家长进行指导的主要内容包括:① 疾病知识教育;② 康复训练指导;③ 患儿合理安置;④ 合理选择治疗并积极配合;⑤ 家长心理支持等。应让患儿生活在欢乐的环境中,切忌以嫌弃、打骂、冷落或讽刺的态度对待患儿,但亦不能过于溺爱迁就,导致患儿因畏惧学习而逃避训练而致失去改善病情、提高适应能力的机会。强调家长参与,利用适当的干预方法让患儿主动与丰富的家庭环境互动来开发患儿自身的潜能。将康复训练与日常生活活动、生活自理能力相结合,以解决儿童实际生活需要。

利用自然生活的情景进行训练也是指导家长的关键,要为 IDD 儿童提供游戏平台,因为游戏是儿童生活的自然本性和社会性的最佳融合。利用儿童喜欢游戏的天性,将游戏作为一个平台,将其他的干预方法融入游戏之中,引导和激发患儿的兴趣,让患儿在欢乐愉快的游戏中主动接受语言、运动、交流、认知和行为等各种功能训练。儿童在游戏中伴随着微笑、喊叫、大笑等兴奋情绪能增强传入大脑的生物电信号及稳定脑区神经环路的连接。良性刺激越频繁,神经回路就越容易建立。因此,游戏被称为是儿童情绪经验的"调节解码器"。特别是游戏使他们能在与老师和其他孩子的反复互动过程中学习,并使运动能力、认知能力和交流能力等得到全面提高。游戏是目前国内外公认和推崇的最新的康复理念和原则。

(三)教育训练和行为指导

教育训练和行为指导是目前最有效的治疗方法之一。早期康复干预是基于神经可塑性和表观遗传学理论而建立的。神经可塑性是指发育中的大脑在结构和功能上有很强的适应和重组能力,即大脑具有改变结构或功能以适应内外环境变化的特性,主要表现为变更性和代偿性,使受损脑细胞得到修复,可形成新生神经回路。早期康复干预通过在脑发育的关键期给予适宜刺激,促进受损大脑修复和功能的康复。表观遗传学理论强调环境因素的影响,认为脑可被环境或经验所修饰,适宜的环境刺激可促进脑的健康发展和脑功能的运用。在 IDD 儿童的教育训练中,不同程度、不同年龄的患者训练目标有所不同。应根据患者的具体情况,制订短期和长期的康复训练计划,有步骤地进行训练。对于轻度或部分中度 IDD 患者,应尽早接受康复训练、特殊教育。中重度 IDD 患者应在康复机构接受以基本生活技能训练为主的特殊教育。通过长期、耐心、科学的教育,轻度及部分中度 IDD 患者成年后基本上可以接近正常地生活。对于重度、极重度 IDD 患者,重点训练基本生活技能,这些患者需要终身照顾和监护。

1. 教育训练的基本原则

(1)早期发现,早期干预 国内外研究一致认为,儿童早期是智力发展的关键期,对 IDD 儿童来说也是如此,因此提出了早期干预的概念。研究发现,对 IDD 儿童如果在 6 岁以前开始实施早期干预,可以取得事半功倍的效果。所以,一旦发现儿童发育迟缓,就应该立即开始给予相应的早期干预。

早期干预在其自身的发展过程中,产生了许多早期教育训练的方式方法,其中较为著名的是美国的 Portage 早期教育计划(简称 Portage 计划)。它应用于对智力年龄在 0～6 岁的儿童进行早期教育,包括六个领域:婴儿刺激、社会行为、语言、生活自理、认知和运动。它的主要特点是以家庭为基础,注意发挥家长对儿童发展的重要作用。由于其内容安排富有科学性、趣味性和连贯性,被各国广泛采用,并且取得很好的效果。

(2)提供最少限制的学习环境 近年来,随着人们对发育障碍的理解,针对 IDD 儿童的特殊教育理念,也逐渐由"机构化""隔离式"教育理念,向"非机构""回归主流""全纳"教育发展。

1994 年联合国教科文组织在西班牙萨拉曼卡召开了"世界特殊需要教育大会",并通过了《萨拉曼卡宣言》,其中首次正式提出了"全纳教育",并号召世界各国广泛开展全纳教育。

全纳教育是一种新的教育理念和持续的教育过程,它的主要特点是:① 倡导普通学校接纳所有的儿童,只要可能,所有儿童都应该在一起学习,不论他们在身体的、智力的、社会的、情感的、语言的、文化的、种族的差异或可能存在的障碍。强调人具有受教育的平等权利。② 主张学校要通过集体的合作和相互的帮助,促进所有学生积极参与学校的学习和生活。③ 承认人是有差异的,倡导教育必须适应儿童的不同需要,而不是不同的儿童去适应固定的学习过程。④ 这是一种持续的教育过程。全纳教育是要向所有儿童提供高质量的教育。随着全纳教育的推广,必将改变社会存在的歧视和排斥的现象,创造人人受欢迎的社区和建立一种人人参与的全纳社会。

对于 IDD 儿童而言,全纳教育使他们获得最少限制的学习环境成为可能,使他们在身心发展过程中,日益增加与正常社会接触的机会,有利于他们提高适应正常社会生活的能力。

(3)从实际出发,因材施教　在开始进行系统教育训练之前,应该对 IDD 儿童进行系统的评估,了解他们的学习潜能及本身内在的各种能力存在的"个体间差异",以及这些差异对儿童的学习活动产生的影响,把握教育起点,因人而异,制订个别化教育训练方案,最大限度地以"个别化"原则实施有针对性的教育训练,使每一个接受教育训练儿童的潜能得到充分的发展。

(4)教育内容注重实用性和系统性　IDD 儿童的教育训练内容应该涉及儿童日常生活实际的方方面面,包括基本独立生活技能、语言、动作、感知觉、交往、认知等,充分强调实用性。根据儿童不同的需求,选择相应的教育训练内容和方法。应该确保每一项学到的东西都是有用的,并将新掌握的技能运用到实际生活中去。

(5)激发动机,体验成功喜悦　IDD 儿童的学习积极性和主动性经常由于挫折和失败受到挫伤,因此教育训练时,要依据儿童自身发育能力水平提供合适的教材、教具与学习任务,减少遭遇挫败的机会,更多地提供获得成功的机会,满足其成就感的需求,从而激发其学习新技能的兴趣和积极性。

(6)教学方法　IDD 儿童通常学习速度比较缓慢,记忆力薄弱,掌握抽象概念有困难。所以,教学中要运用各种教学手段,增加学习内容的直观性、重复性和趣味性,帮助他们概念形成,获得知识,增加效能。具体做法如下:① 利用操作性体验和游戏开展教学活动。IDD 儿童学习积极性不高,容易分心,故在教育训练时,在尽量减少干扰的前提下,还须注意调动身体各感觉器官,利用日常生活中有关经验资料,组织多种活动和游戏,尽量使教学生动活泼,有趣味性,多样化。儿童通过亲身体验,不但增强学习动机与注意力,又从中获得实际经验,提高学习效果。② 运用形式多样的教具和教学资源。如实物、图片、图像、模型、幻灯、投影仪、电视和电影等直观手段,使其留下深刻印象与记忆,加深对学习任务的理解。应用与日常生活有关事例作为教材,使其感到与自己相关,学会灵活运用,有所变通,逐步提高。③ 强调任务分解式学习。将学习训练任务分解为若干细小的任务目标,按一定的顺序,一个步骤一个步骤有计划地进行训练,最终达到总体任务目标。对轻度 IDD 儿童,分解的步骤可以粗一些,注意其接受程度;对中、重度与极重度儿童,分解步骤要细小一些,以便他们容易理解和掌握,减少挫败感。④ 适度练习,不断巩固。IDD 儿童的心理特征之一是记忆保持不巩固,遗忘快。因此,要在其注意力可以维持的时间范围之内,提供各种不同情境的学习机会,同时运用多种方法,通过对同一学习任务反复练习,加深记忆,巩固学到的知识,使其留下鲜明印象。练习应该适度,避免产生疲劳,失去学习兴趣,影响学习效果。⑤ 提供反馈,增强正确反应。反馈(feedback)形式包括教师让其知道学习结果的正误,以及按其学习成果给予必要的强化。IDD 儿童亦应了解自己的反应是否正确,如是正确的,教师给予正性强化,该行为再度出现的频率将会提高;反应错误,则需耐心指导,简明地予以纠正。强化必须及时、明显,通过强化掌握新的概念、技能等,也可以逐渐培养良好行为或消除不良行为。⑥ 教师在教学中言语表达要形象化、具体化。教师在教学中言语表达要既生动,又有趣,同时还可应用手势和身体动作加以示范,帮助儿童理解与掌握所学的内容。

(7)确实督导,严格执行　教学过程中,凡是教学计划内应当进行的学习活动和任务,均应严格要求,督促完成,不能随意减少或降低要求。同时,针对 IDD 儿童学习上会遇到许多困难,行为上出现各种问题,情绪和个性方面也常出现一些不适当表现,教师应当充分理解,耐心和细心地循循善诱,启发和教育,杜绝厌恶和嫌弃。当儿童确实不能完成某些任务和要求时,要分析具体原因,及时对教学计划和教学方法进行适当调整。通过教学互动,使 IDD 儿童体会到教师的爱与关怀。

(8)鼓励家长合作和参与　家庭是所有儿童成长的中心,对 IDD 儿童也是一样。若要使 IDD 儿童的教育训练取得最好效果,家长的合作和参与不可缺少。家长参与教育训练活动,不但增加 IDD 儿童的学习机会与学习经验,而且使家长能够清楚地了解到子女的学习潜能,提高教育信心。为此,教师应该鼓励家长共同参与其子女的教育训练计划,与学校配合,以获得最大效果。

2. 教育训练的目标和重点

IDD 儿童教育训练的重点应充分考虑到儿童个体的发展需要和当代社会生活的需要。根据 IDD 儿童的智力水平分级,教育训练的重点应从简单到复杂,从易到难,循序渐进地进行。具体如下:

(1) 轻度 IDD 儿童　教育重点与普通儿童十分接近,即培养其将来在社会上能有效地生活、工作的态度和技能,更强调实用性与生活化内容。具体内容包括:语文、数学、社会、沟通、安全、职业、动作与休闲等方面的技能。就课程安排和学习阶段而言,学龄前的课程重点在语言、动作发展和感知觉训练等方面;小学阶段应培养读、写、算、自然、美术、劳作、体育等基本技能,加强社会适应、语言、知觉、动作与自理生活能力训练;初中阶段除强化小学基本学习与应用之外,应给予职业前培训;高中阶段则以职业训练为主,并对所学的技能付诸实施。老师和家长在教育过程中应采用形象、生动、直观的方法,同一内容反复强化。要重视日常生活能力和社会适应能力的培养和训练,包括辨认钱币、购物、打电话、到医院就诊、乘坐公共交通工具、基本的劳动技能、回避危险和处理紧急事件的方法等。当患者成长到少年期以后开始对他们进行职业训练,使其成年后具有独立生活、自食其力的能力。

(2) 中度 IDD 儿童　由于受到低智力水平的限制,在掌握文化知识方面有很大困难,多数中度 IDD 儿童还伴有躯体上的缺陷,教育训练的重点应为提高社会适应能力和劳动技能,尽量使之达到生活自理,在监护下有效地生活与工作。在学前与小学阶段,应以生活自理和感知、动作技能训练为主,兼顾社会适应、沟通与实用技能的培养。如洗漱、换衣,同时进行在人际交流中常用语言的训练,人际交往中的行为举止和礼貌、正确表达自己的要求和愿望等内容的训练。职业技能发展须在前述技能具备一定基础时方可进行。Gearheart 和 Litton(1979)曾将中度 IDD 儿童的课程分为自理、语言、社会适应、感知功能、实用技能、职业与经济技能及休闲活动技能等 7 个领域。

(3) 重度与极重度 IDD 儿童　这些儿童常常伴有许多躯体方面的障碍,迫切需要医疗服务。曾有许多人认为这些儿童不具备学习能力,只需终身养护。随着应用行为分析技术的实践,在重度 IDD 儿童的行为训练方面取得成效,激起人们对其教育与

训练的信心。因此,对重度与极重度 IDD 儿童的教育训练目标是:尽量使之达到基本的、简单的生活自理或减少他人的监护程度。学前阶段,训练方案应包括注意力、感知觉、肢体动作,头部与手、脚的控制;针对特殊缺陷,选择适当的辅助器材,如便于拿/握的特制餐具、沟通板、行为辅助器等。同时,注重给予必要的激励,积极培养适当的行为习惯,学习饮食、穿着、梳洗等生活自理技能。使患者能表达饥饱、冷暖、避免受外伤。可采用将每一种技能分解成几个步骤,再逐步反复强化训练的方法进行训练。总之,重度与极重度 IDD 儿童也具有一定的学习潜力,只是学习过程有赖于精细地分步骤进行。训练时教师必须具有极大的耐心与毅力。

(四)心理治疗

只要患儿具有基本的言语或非言语交流能力,就能够从各种不同形式的心理治疗中获益。治疗方法包括支持治疗、认知治疗、精神分析治疗、小组治疗、家庭治疗、行为治疗等。如当患儿出现自伤、攻击、不服从、刻板、多动等不适当行为时,可采用行为治疗。心理治疗的目的与普通人群中心理治疗的目的相似,并不在于促进患儿的智力发展,而在于解决内心冲突,培养自信心,提高患儿的能力,增加其独立性,扩大其交往。IDD 患儿有建立良好人际关系的动机,有增强自身能力的愿望,并渴望独立。但 IDD 患儿常暴露于各种不良的社会心理因素之中,如被歧视、被拒绝、经常的失败、无助感、对他人的依赖等,这些会使他们更易于出现内心冲突,并产生低人一等、矛盾、焦虑或愤怒的情绪。因此,心理治疗对他们有所必要。

(五)对症及共患病的治疗

病因尚未明确者,只能对症治疗。IDD 患者若共患其他精神障碍或精神症状,将加重其社会适应能力的缺陷,并导致患者接受教育和康复训练的困难。两病同治,效果较好。因此,应根据患者共患的精神障碍选用相应的药物治疗。例如,对于共患注意缺陷多动障碍的患者,当这些症状严重干扰患者接受教育和康复训练时,可选用中枢兴奋剂哌甲酯或托莫西汀等药物实施对症治疗。共患重性抑郁障碍、双相障碍、焦虑障碍等可分别选用抗抑郁药、心境稳定药、抗焦虑药物。对于智力发育障碍患者伴有的幻觉、妄想等精神病性症状,或严重的易激惹、攻击行为和破坏行为可选用抗精神病药,如利培酮、阿立哌唑、奥氮平、奋乃静等,一般选用一种即可,最好用非典型抗精神病药,以免加重认知损害。伴有

癫痫发作者要采用抗癫痫药物治疗。若患者有刻板行为、强迫行为可选用抗强迫药物治疗。具体治疗药物的选择、用法用量及治疗中注意事项可参见本书相关章节。

IDD患儿可能共患其他的神经发育障碍，如孤独症谱系障碍，也需同时积极治疗。

（六）促进认知发展药物

常用的有：γ-氨基丁酸（GABA、γ-氨酪酸）、吡拉西坦（Piracetam、脑复康）、茴拉西坦（Aniracetam、阿尼西坦、三乐喜）、醋谷胺（乙酰谷氨酸）、脑活素（Cerebrolysin）注射液、吡硫醇（Pyritinol、脑复新）、赖氨酸（康脑灵）、阿米三嗪萝巴新（Duxil、Duxaril，又名都可喜）、石杉碱甲，其他还有叶酸、脑磷脂、脑氨肽，以及中医中药如银杏叶制剂等。最近有人应用神经生长因子治疗智力发育障碍，取得一定效果。虽然，这些药物对患儿的智力发展具有一定的促进作用，但是不可能使智力发展有质的飞跃。因此，要对该类药物有一个客观的认识，对其疗效有合理的期待。

第七节　预后和预防

一、预后

智力发育障碍呈慢性持续性病程，预后因病因、病情严重程度而异。一般而言，轻、中度智力发育障碍患儿随年龄增加，经过合理的治疗康复训练，智能和适应能力会有所改善，但仍低于同龄人的平均水平。预后可能与以下因素有关：

1. **病因、病程及病情**　预后的好或差与病因、病程及病情严重程度相关，病情轻者预后相对好，病因可治愈者早期治疗可能获得良好预后。

2. **诊疗**　早期发现、早期诊断、早期干预、治疗及时者，预后相对好；延误治疗者，预后差。因此，对于存在宫内发育迟缓、宫内缺氧、新生儿窒息等高危因素的高危儿，密切观察其运动、语言及认知等方面的发育情况，定期追踪随访，争取早期发现、早期诊断、早期干预，对改善其预后有重要意义。

3. **治疗康复**　有各种恰当治疗康复措施者预后相对好，无恰当治疗康复措施者则预后差。如：苯丙酮尿症患者出生后即开始低苯丙氨酸饮食治疗、先天性甲状腺功能低下症患者及早使用甲状腺素终身治疗，患者可能取得良好预后；接受早期教育干预和康复训练的患者预后也较未接受或较晚接受教育

干预和康复训练的患者好。对于脆性X染色体综合征，有报道称Trofinetide、AFQ056、Arbaclofen和Gaboxadol，可以用于靶向治疗，并可改善症状。

4. **家长因素**　家长的敏感性、责任心及对患儿的态度很重要，家长重视、能够积极配合治疗训练康复的患儿，预后好于家长不重视者。

二、预防

智力发育障碍病因复杂，呈长期慢性病程，对社会功能影响大，一旦发生难以逆转，因此重在预防。需积极做好三级预防工作。一级预防是消除病因，防止IDD发生。措施有遗传咨询，加强宣传教育，禁止近亲结婚，适当晚婚晚育，避免高龄妊娠，做好婚前检查，加强产前检查，做好妊娠期保健和儿童期保健。预防妊娠并发症及婴幼儿中枢神经系统的损伤和感染，并注意加强早期教育。二级预防是早期发现可能引起IDD的疾病，早期诊断，及早干预，防止脑损伤。包括产前诊断、新生儿遗传代谢病筛查、遗传病检测、出生缺陷监测、高危儿监测，可疑患儿定期随访，及早强化训练，促进康复。三级预防是对疾病采取综合治疗措施，减轻损害。包括对患者的生活辅导、康复训练以及各种情绪和行为问题的处理，以帮助患者克服各种困难，增强社会适应能力。尽量使其不发展为智力残疾或减少残疾程度。具体方法：

1. **从源头抓起把好优生关**　加强婚前教育，禁止近亲婚配，做好婚前检查、监测遗传性疾病，避免有明显遗传疾病者生育，适当晚婚晚育，避免高龄妊娠，对高龄孕妇或有遗传病家族史的夫妇应进行遗传咨询服务和产前诊断，广泛宣传科普知识，提高优生意识。

2. **加强母孕期保健**　注意营养，避免接触有害化学物质，禁烟戒酒，防辐射，防病毒感染等，保持愉快的情绪，多听轻松愉快的音乐。碘缺乏区孕妇注意补碘，做好产前检查，避免病理分娩。

3. **注意围产期保健**　做好围产期保健、避免围产期并发症，防产伤、窒息、感染等。

4. **做好优育、优教工作**　合理喂养，加强护理，防意外脑伤害，防感染、中毒，预防和尽早治疗中枢神经系统疾病，注意心理发展和健全人格的培养，注意对儿童的早期智力开发，重视因材施教，培养良好的学习习惯。

5. **注意新生儿筛查**　某些先天性代谢障碍（如苯丙酮尿症）及甲状腺功能低下等可以在产后早期检查出来，给予及时治疗能大大减少智力发育障碍的发生或减轻智力损伤程度。

6. 做好儿童保健工作 一些城市和地区已经开展对所有新生儿实施常见遗传代谢性疾病的生化检查,尽早筛查出患者,为病因学治疗提供依据,早期实施干预和治疗,有效预防智力发育障碍的发生,或阻止智能损害程度的进一步加重。

对有高危因素者早期发给家长智能发育问卷和行为核查表,家长可根据自己日常所观察到的小儿发育情况,回答问卷,及时反馈给专业人员,以便及早发现问题,通常出生后 6 个月至 2 岁是非常重要的观察期。

对高危儿童,如存在母亲妊娠期异常和分娩时难产、早产、出生时窒息、足月小样儿及中枢神经系统损伤的儿童应进行追踪观察,定期检查,一旦发现问题,及时进行早期干预。

应积极开展儿童保健工作,不仅注重儿童身体发育情况,而且要关注其心智发育状况,对所有婴幼儿进行定期发育评估和筛查。目前国内常用的筛查工具主要有丹佛发育筛查量表(DDST),该发育筛查量表快速、简便,可以在基层单位进行。也可采用国家卫健委颁布的发育障碍预警征进行筛查。对筛查出的发育异常婴幼儿必须做进一步的检查和诊断。如果确诊为 IDD 儿童,必须立即进行干预和治疗;对于可疑为 IDD 的儿童,应该进行追踪,并对家长进行养育指导,及早干预,1 个月后复查。为了尽可能地早期发现异常,对儿童最佳评估筛查时间为 1、3、6、8、12、15、18、24、30 及 36 月龄,因为在这些关键发育年龄上易出现可早期评估的特点和特征。因此,要注意这些发育的里程碑。

7. 创造良好的环境 给予必需的适宜刺激,包括感官的刺激和情感的交流。否则,容易产生轻度的智力发育障碍。

8. 科学用脑 人脑潜力大,早期全面开发对成年后的智力有很大影响。要注意左右脑全面开发,只有科学用脑才能人尽其才,全面发展。

(焦公凯 刘 靖)

参考文献

[1] 陶国泰,郑毅,宋维村.儿童少年精神医学[M].2 版.南京:江苏科学技术出版社,2008.

[2] 陆林.沈渔邨精神病学[M].6 版.北京:人民卫生出版社,2018.

[3] 苏林雁.儿童精神医学[M].长沙:湖南科学技术出版社,2014.

[4] Anita Thapar, Daniel S. Pine, James F. Leckman, et al. Rutter's Child and Adolescent Psychiatry[M]. 6th ed. Oxford: Wiley, 2015.

[5] 中华医学会儿科学分会神经学组,中国医师协会神经内科分会儿童神经疾病专业委员会.儿童智力障碍或全面发育迟缓病因诊断策略专家共识[J].中华儿科杂志,2018,56(11):806-810.

[6] Joseph M. Rey. IACAPAP e-Textbook of Child and Adolescent Mental Health[M]. [S. l.]: Elsevier, 2012.

[7] Protic D, Salcedo-Arellano MJ, Dy JB, et al. New targeted treatments for fragile X syndrome[J]. Curr Pediatr Rev, 2019, 15(4):251-258.

第十七章

孤独症谱系障碍

第一节 概　述

孤独症谱系障碍(autism spectrum disorder, ASD)是 DSM-5 中正式提出的诊断名称,并归入神经发育障碍的范畴,这个概念距离人们最初对这个"孤独症"术语或疾病的了解已经过去了一百余年,其间医学界对孤独症及其相关障碍的认识发生了众多变化;对孤独症的临床诊治也发生着深刻的影响。

一、历史

将"孤独症"(autism)这一术语最早引入到医学界是瑞士的精神病学家 Eugen Bleuler,"孤独症(autism)"是他从希腊语 autos(意思是"自我")中派生出来的,1911 年他在描述精神分裂症的社会退缩行为时用了这个词来形容精神分裂症"闭关自守"到自己的世界、与外界拒绝接触的现象。1925 年苏联儿童精神病学家 Grunya Sukhareva 使用"孤独症"一词,来描述她所观察到的 6 个与众不同的古怪男孩,遗憾的是她的发现并没有引起业界的关注。1943 年美国的儿童精神病学家 Leo Kanner 发表了题为《情感连接的孤独性紊乱(Autistic disturbances of affective contact)》的论文,开启了医学界广泛地对这个疾病进行临床诊治的历史。文中详细描述了 11 例儿童的一组行为特征。他们未满 2 岁即发病,且具有下列 5 项行为特征:① 极端的孤独,缺乏和别人情感的接触;② 对环境事物有要求同一性的强烈欲望;③ 对某些物品有特殊的偏好,且以极好的精细动作操弄这些物品;④ 没有语言,或者虽有语言但其语言似乎不是用来人际沟通;⑤ 孤立的才能,呈沉思外貌,并有良好的认知潜能,语言者常表现极佳的背诵记忆力,而未具语言者则以良好的操作测验表现其潜能。Leo Kanner 将这组症候群称为

"婴儿孤独症"(infantile autism)。尽管 Kanner 在文章的结尾中就谈道:"我们假设这些孩子来到这个世界时,就带着先天的通常是生物学因素所致的与他人建立情感连接的缺陷,就像另外一些孩子会与生俱来有智能的或躯体的残疾一样。如果我们的假设是正确的,进一步研究这些患儿将有助于我们完成精确的诊断标准。"但是随后的很长一段时间里,孤独症还是被人们认为是儿童期精神分裂症的一种早期表现,是由于亲子精神动力学因素导致的情感紊乱,没有形成明确的定义。直到 20 世纪 70 年代人们才开始不再从精神病理学的角度看待孤独症,而把它理解成一个生物源性的疾病,并与智力障碍区别开来。1944 年奥地利医师 Hans Asperger 发表了关于"儿童期孤独性精神病质(autistic psychopathy in childhood)"的研究论文,文中描述了 4 个高功能的男孩,称之为"孤独症精神病性"的行为和能力模式,具体包括"缺乏同理心,缺乏建立友谊的能力,片面的谈话,对特殊兴趣的强烈专注以及笨拙的动作"。之后这种行为综合征被人们称为"阿斯佩格综合征"。1966 年 Andreas Rett 描述了 22 例女孩在其出生后 5～6 个月出现了严重的孤独性行为。这些工作丰富了人们对孤独症及相关障碍的了解。

1966 年英国著名儿童精神病学家 Michael Rutter 发表了题为《研究综述:孤独症的概念》的论文,对 1943 年 Kanner 最初关于婴儿孤独症的描述以及后续的相关研究进行了系统综合,概括出婴儿孤独症的临床特征为:起病于 30 个月龄之前、突出的社交损害、语言异常和不寻常的行为。同时也详细讨论了孤独症与精神分裂症、智能障碍、脑损伤综合征、异常的生理唤醒以及对语言的感知异常等的区别。可以说这是最接近现代孤独症诊断标准的描述,在推动孤独症及其相关障碍成为一类独立的疾病中起了十分关键的作用。下面,就孤独症及其相关障碍在不同疾病分类诊断系统中的变迁做逐一介绍:

（一）美国《精神障碍诊断与统计手册》系统

在美国精神医学学会的《精神障碍诊断与统计手册》（DSM）系统中，直到 1980 年出版的 DSM-Ⅲ 中才彻底将孤独症与精神分裂症区别开来。在 DSM-Ⅲ 之前，DSM-Ⅰ（1952）中"孤独症"被定义为"精神反应"，放在"儿童期精神分裂症性反应"标题下。而 DSM-Ⅱ（1968）中"早发婴儿孤独症"则放在"婴儿期和儿童早期精神障碍"之中。DSM-Ⅲ 将婴儿孤独症（infantile autism）等归属于广泛性发育障碍（pervasive developmental disorders，PDD）的范畴，婴儿孤独症的诊断标准共 6 条：A. 30 个月龄前的起病；B. 普遍对他人缺乏反应（孤独症）；C. 语言发育有严重缺陷；D. 如果存在语言则具有特殊语用模式，如即时和延迟的模仿、隐喻性语言和人称代词错用；E. 对环境各种奇怪的反应，如拒绝改变、对有生命或无生命的物体有特殊的兴趣或依恋；F. 缺乏妄想、幻觉和精神分裂症中的思维松散和不连贯。DSM-Ⅲ 中清楚地描述了 PDD 的临床特征应包括下列三个临床症候群，即：对他人缺乏反应、交流技巧的显著受损和对环境各个方面的奇怪反应。当然，那时的 PDD 还没有完整的谱系的概念，主要关注了起病年龄的不同，包括了婴儿孤独症（起病于 30 个月龄之前）和儿童期起病的孤独症（30 个月至 12 岁起病）。当多种基本的心理功能发展歪曲同时又不符合婴儿孤独症或儿童期起病的孤独症时，诊断为不典型广泛性发育障碍。1987 年在 DSM-Ⅲ 的修订版 DSM-Ⅲ-R 中，首先去除了"儿童期起病的广泛性发育障碍"的诊断，同时使用孤独性障碍（autistic disorder）替代婴儿孤独症的概念。这个新的诊断概念，包含了更为全面的、基于不同发育水平的临床表现。DSM-Ⅲ-R 中给出了有关孤独性障碍诊断的更为具体的条款，要求在三个主要领域的 16 条标准中必须符合 8 条以上（至少 A 类 2 条、B 类 1 条、C 类 1 条），这三个领域分别为：A. 社会互动质的损害；B. 言语、非言语交流和想象能力质的损害；C. 局限刻板的活动和兴趣。关于起病年龄 DSM-Ⅲ-R 中孤独性障碍的表述为起病于婴幼儿或儿童期，如果起病年龄大于 36 个月，需特别标注。同时，DSM-Ⅲ-R 中还增加了一个新的诊断分类"广泛性发育障碍-非特定型（pervasive developmental disorder，not otherwise specified，PDD-NOS）"，用于那些不能完全符合孤独性障碍诊断标准的 PDD 患者。总之，孤独症相关的诊断标准从 DSM-Ⅲ 到 DSM-Ⅲ-R 发生了很大的变化，诊断标准变得更具体、更特定，这次变迁使得临床上孤独症的诊出率快速增加。

1994 年 DSM-Ⅳ 出版，其中的广泛性发育障碍保留了 DSM-Ⅲ-R 中的孤独性障碍和广泛性发育障碍-非特定型，同时增加了《国际疾病分类-第 10 版》（ICD-10）中的三个亚型：雷特综合征（Rett syndrome）、儿童期瓦解性障碍（childhood disintegrative disorder）和阿斯佩格综合征（Asperger syndrome），这样共包括了五个临床亚型。DSM-Ⅳ 关于 PDD 诊断标准修订时的主要目标是提高专业人员诊断的精确性，因此它一方面强调了不同临床亚型具备共同的症状特征，另一方面又细分了五个临床亚型以说明这类患者在严重程度等方面具有显著的差异。在 DSM-Ⅳ-R（2000）版本中术语"孤独症谱系障碍（autism spectrum disorders，ASD）"第一次被使用，当作 PDD 的同义词；同时"不典型孤独症（atypical autism）"也被作为 PDD-NOS 的同义词。

在 2013 年 DSM-5 版本中的 PDD 的概念就正式被 ASD 替代了。由于随着 DSM-Ⅳ 和 DSM-Ⅳ-R 的出版，世界范围内对这一类以严重社会交往障碍、语言沟通障碍及局限和刻板重复的兴趣行为为三大核心症状的发育障碍的关注显著增加，越来越多的不同智能水平的 PDD 被诊断出来，人们对 PDD 的理解也越来越全面。逐步发现 PDD 诊断标准中五个亚型的界限并不是十分清楚，尤其是关于孤独性障碍与 Asperger 综合征诊断条目的描述十分类似，使得临床医师间诊断的一致性较差。同时，随着雷特综合征病因的明确，人们又在思考另一个问题：一个明确的单基因病放在"精神类"疾病中是否合适。关于儿童期瓦解性障碍，人们的争议主要集中在家长报告"退化"的可靠性。DSM-5 与 DSM-Ⅳ-R 相比的主要改变有：① DSM-5 将原来症状标准中的三个维度，合并成两个维度，即社会/交流障碍与刻板重复的兴趣行为。② 在症状学标准中合并了若干社会/交流症状的标准，使得现在的条目更符合不同年龄段的患者的临床表现。这样的改变不仅提高了诊断的清晰性与特异性，也提高了 ASD 随时间变化诊断的稳定性。③ 根据需要帮助的程度也就是病情的严重程度提出了将 ASD 分为轻、中、重三级。④ 不再认为语言发育迟缓是 ASD 的核心症状。⑤ 将对感觉的异常反应放入了症状学标准。⑥ 关于起病年龄 DSM-Ⅳ 在孤独性障碍的诊断标准中明确地限制了起病年龄为 3 岁之前，而在 DSM-5 中 ASD 的起病年龄要宽松很多，只是谈到了要起病于儿童早期。DSM-5 中提出的 ASD 包含了 DSM-Ⅳ 中的孤独性障碍、Asperger 综合征、儿童期瓦解性障碍和广泛性发育障碍未特定型的四个亚型。

（二）《国际疾病分类》系统

世界卫生组织的《国际疾病分类》(ICD)系统中孤独症及相关障碍被正式纳入诊断标准始于ICD-9(1977)，但当时还是归属于"特定的起源与于儿童期的精神病"，包括了婴儿孤独症、瓦解性精神病等。继DSM-Ⅲ-R之后世界卫生组织修订了ICD-9，1990年ICD-10出版，在ICD-10中孤独症及相关障碍的诊断分类与DSM-Ⅲ-R不同，且提供了临床和研究两套标准。在ICD-10采用了广泛性发育障碍的概念，包含儿童期孤独症、不典型孤独症、雷特综合征、其他儿童期瓦解性障碍、伴智力低下和刻板运动的多动障碍和阿斯佩格综合征六个亚型。在ICD关于儿童期孤独症的诊断标准中强调了4类特征：A. 起病于3岁之前，在下列三个领域中至少有一个表现显著的异常或发育受损：用于社会交流的语言理解或表达、选择性社交依恋或有来有往的社交互动、功能或想象性游戏。B. 在社交互动中存在质的损害（5条标准）。C. 交流质的损害（5条标准）。D. 局限、刻板的行为、兴趣和行为（6条标准）。诊断标准

中要求要达到儿童孤独症的诊断，必须符合A类标准中至少1条，B类标准中的3条以及C、D标准的各2条。还值得一提的是，尽管早在1944年阿斯伯格综合征就已经被描述，但它到底是一个独立的临床亚型还是轻微的孤独症，一直饱受争议。ICD-10是最早将阿斯佩格综合征列为独立的临床亚型的诊断系统。

ICD-11诊断系统中与DSM-5一样采用了"孤独症谱系障碍"这一术语，ICD-11中关于ASD的描述为：ASD的特征是在启动和维持社会互动和社会沟通的能力上持续存在缺陷，伴有一系列的局限的、重复的和不灵活的兴趣和行为模式；障碍发生在发育期，通常在儿童早期，但症状可能要到后来社会需求超过其有限的能力时才会完全显现出来；障碍严重到足以造成个人、家庭、社会、教育、职业或其他重要功能领域的损害，而且通常是个人功能的普遍特征，在所有环境中都可以观察到，尽管它们可能因社会、教育或其他环境而异；并认为ASD的个体可以表现出各种智能和语言能力。ICD-11强调ASD目前的临床表现，并根据是否伴有智能障碍以及功能性语言损害的严重程度组合了八种临床亚型（表17-1）。

表17-1　ICD和DSM诊断体系中与ASD相关的诊断分类及编码的中英文对照表

ICD-9(1977)

299	特定的起源与于儿童期的精神病	psychoses with origin specific to childhood
299.0	婴儿孤独症(＝儿童期孤独症，婴儿期精神病，Kanner综合征)	infantile autism（＝childhood autism, infantile psychosis, Kanner's syndrome）
299.1	瓦解性精神病(＝Heller综合征)	disintegrative psychosis(＝Heller syndrome)
299.8	其他(＝非典型儿童期精神病)	other(＝atypical childhood psychosis)
299.9	未特定的(＝未特定的儿童精神病，未特定的儿童期精神分裂症)	unspecified(＝child psychosis NOS, childhood schizophernia NOS)

ICD-10(1989)

F84 广泛性发育障碍	pervasive developmental disorders
F84.0 儿童期孤独症	childhood autism
F84.1 不典型孤独症	atypical autism
F84.2 雷特综合征	Rett syndrome
F84.3 其他儿童期瓦解性障碍	other childhood disintegrative disorder
F84.4 伴智力低下和刻板运动的多动障碍	overactive disorder associated with mental retardation and stereotyped movements
F84.5 阿斯佩格综合征	Asperger syndrome

ICD-11(2022)

6A02 孤独症谱系障碍	autism spectrum disorder
6A02.0 孤独症谱系障碍不伴智能障碍没有或有轻度的功能性语言	autism spectrum disorder without disorder of intellectual development and with mild or no impairment of functional language
6A02.1 孤独症谱系障碍伴有智能障碍没有或有轻度的功能性语言	autism spectrum disorder with disorder of intellectual development and with mild or no impairment of functional language

ICD-11（2022）

6A02.2	孤独症谱系障碍不伴智能障碍且有功能性语言损害	autism spectrum disorder without disorder of intellectual development and with impaired functional language
6A02.3	孤独症谱系障碍伴智能障碍且有功能性语言损害	autism spectrum disorder with disorder of intellectual development and with impaired functional language
6A02.4	孤独症谱系障碍不伴智能障碍且缺乏功能性语言	autism spectrum disorder without disorder of intellectual development and with absence of functional language
6A02.5	孤独症谱系障碍伴智能障碍且缺乏功能性语言	autism spectrum disorder with disorder of intellectual development and with absence of functional language
6A02.Y	其他特定的孤独症谱系障碍	other specified autism spectrum disorder
6A02.Z	未特定的孤独症谱系障碍	autism spectrum disorder, unspecified

DSM-Ⅲ（1980）

	广泛性发育障碍	pervasive developmental disorders
299.0X	婴儿孤独症	infantile autism（IA）
299.9X	儿童期起病的广泛性发育障碍	childhood onset pervasive developmental disorder（COPDD）
299.8X	不典型广泛性发育障碍	atypical pervasive developmental disorder（APDD）

DSM-Ⅲ-R（1987）

	广泛性发育障碍	pervasive developmental disorders
299.00	孤独性障碍	autistic disorder（AD）
299.80	未定型广泛性发育障碍	pervasive developmental disorder-not otherwise specified（PDD-NOS）

DSM-Ⅳ（1994）DSM-Ⅳ-TR（2000）

	广泛性发育障碍	pervasive developmental disorders
299.00	孤独性障碍	autistic disorder（AD）
299.80	雷特综合征	Rett disorder
299.10	儿童期瓦解性障碍	childhood disintegrative disorder（CDD）
299.80	阿斯佩格综合征	Asperger disorder
299.80	广泛性发育障碍-非特定型	pervasive developmental disorder-not otherwise specified（PDD-NOS）

DSM-5（2013）

299.00		autism spectrum disorder（ASD）

（三）《中国精神障碍分类与诊断标准》系统

我国对于儿童孤独症的认识，始于陶国泰于1982年首次报告了4例儿童孤独症。而在诊断分类上，最早于《中国精神障碍分类与诊断标准（第二版）》（Chinese classification of mental disorders-2，CCMD-2）版本中有了"儿童孤独症"的诊断名称，虽然归属于"儿童精神病"的分类名目下但其后注明为广泛性发育障碍。到了1995年CCMD-2的修订版CCMD-2-R中已经将其明确归属于广泛性发育障碍之中了。2001年出版了CCMD-3，在广泛性发育障碍诊断标准制订时直接借鉴和吸收了ICD-10和DSM-Ⅳ的经验，达到了与国际诊断标准并轨的目的，但是尚缺乏对国内儿童孤独症研究验证的证据支持。

二、流行病学资料

早期的流行病学数据显示，典型孤独症的患病率很低，为万分之2～5人。近20～30年全球范围内ASD的患病率普遍升高，系统综述提示：自2014年以来欧洲、北美的患病率报告分别在（4.2～31.3）/1000和（8.7～18.5）/1000之间，男女性别比为3∶1。2018年美国的数据高达2.5%，较19世纪40年代人类认识该病时增加了数百倍。尽管存在调查年代、研究方法学等多种因素影响，世界卫生组织提出 ASD 在全球范围内平均患病率为 1%,2019 年 Sun X. 等发现我国的患病率与西方国家相似。

关于 ASD 患病率上升的原因可能有:① 诊断概念的变迁。从最初的孤独症到目前的 ASD,诊断条件已经比最初宽泛了很多。② 疾病意识的提高。随着时间的推移,人们对 ASD 越来越了解。尤其 2007 年 12 月 18 日,联合国大会通过第 62/139 号决议,从 2008 年起每年的 4 月 2 日被定为"世界提高孤独症意识日(World Autism Awareness Day)",倡导各国在这一天举行活动,提高人们对孤独症的认识,宣传早期诊断和干预治疗的重要意义。在各国的持续努力下,社会大众对 ASD 的疾病意识普遍提高,增加了就诊概率。③ 诊断水平的提高。随着医学的发展,专业人员对 ASD 的特征认知提高,诊断能力也在不断提高。④ 早期筛查的实施。近年来,部分国家已经广泛实施对 ASD 的早期筛查工作,甚至纳入正常儿童的常规体检项目,也会提高 ASD 患病率。即便考虑到上述因素,仍然无法全部解释 ASD 患病率的上升,还有一些导致 ASD 患病率上升的原因是未知的,有研究认为可能是环境中的某些因素,但尚未有定论。

Leo Kanner 最初的论文中强调患儿多数来自高知家庭,但近年来的数据表明 ASD 平均分布于各个社会经济阶层。值得注意的是,有研究的确显示在数学、物理、工程等专业人士身上有较多孤独症特质(autistic traits),因此孤独症和社会经济阶层如果有关,也是间接的关系。

第二节 病因与病理机制

一、病因

ASD 是由多种因素导致的、具有生物学基础的神经发育性障碍,遗传因素是 ASD 的主要病因;环境因素,特别是在胎儿大脑发育关键期接触的环境因素也会导致发病可能性增加。

(一)遗传因素

双生子和家系研究表明,同卵双生子 ASD 共患病率高达 77%,而异卵双生子 ASD 共患病率不到 31%,2016 年发表的一项 ASD 双生子的 Meta 研究指出,64%~91% 的 ASD 风险是由遗传因素引起的;ASD 患者与广泛孤独症表型(broad autism phenotype, BAP)存在明显家族聚集性,遗传因素在 ASD 病因中所扮演的重要作用不言而喻。同胞共

患 ASD 可能性为 7%~20%,如果一个家庭已有两个 ASD 患者,同胞再患率会进一步增加。现有研究发现,ASD 不符合单基因遗传的特征,存在着多种遗传变异,如核型异常、罕见和新发拷贝数变异、罕见和新发单核苷酸变异以及常见变异等都被发现与 ASD 相关。

目前认为核型异常在 ASD 患者中所占的比例为 1%~3%,包括染色体的重复、缺失、异位和倒位。报道频率较高的主要有 5p15、15q11-q13、17p11 和 22q11.2。15q11-q13 异常是孤独症谱系障碍最常见的染色体异常。通过对携带异常核型患者的断裂点定位或候选突变筛查,已经鉴定了多个 ASD 的候选致病基因,如:NLGN4、NLGN3、SHANK3、CNTNAP2 和 NRXN1 等。

自 2007 年 Science 杂志发表文章认为拷贝数变异(CNV)与孤独症相关联,CNV 的研究被认为是 ASD 遗传研究中显著的进展,通过 CNV 的研究发现 ASD 人群中 CNV 发生比例为 6%~10%,高于正常群体的 1%~3%,且发现了一些与 ASD 相关的新的 CNV,但是这些结果在后来的研究中没有得到重复,且进一步的功能研究发现起作用的可能不是 CNV 的数量和大小,而是 CNV 所在位置(如:16p11.2、7q11.23、22q11.2、1q21.1、15q13.3、15q11-q13、PTCHD1/PTCHD1AS、NRXN1、SHANK2、SHANK3、NLGN3、NLGN4X 等)和它们所参与的功能,如突触发育、轴突生长、神经元运动等。同时,值得注意的是这些 CNV 与多种临床表型相关联,除了 ASD 的临床特征之外,还与发育畸形、面部畸形、严重的神经系统疾病等相关,这些均增加了对 CNV 结果解释的难度。自 Weiss 首次报道孤独症全基因组关联分析(genome-wide association study, GWAS)至今,国内外共有 6 份大样本研究,但是与其他复杂疾病相比,ASD 的全基因组关联分析发现的变异较少而且难以重复。有分析认为可能是病例组临床特征的异质性和人群遗传的异质性降低了 GWAS 的统计效率。2011 年 O'Roak 等利用外显子组测序对 20 个散发 ASD 的核心家系进行了研究,发现了 21 个新生突变与 ASD 相关,且后续的基因功能研究证实其中的 11 个变异导致了蛋白的改变。2016 年,基于中国人群的候选基因靶向测序也发现,约 4% 的患者携带了 29 个基因的新生突变。Sanders 等利用全基因组外显子测序(whole exome sequencing, WES)的方法寻找 ASD 相关的新生突变,至今国际上已有 10 份大样本研究共检测了 10609 例散发患者,研究发现新生突变主要影响了与突触可塑性、β-连环蛋白、染色质重塑等神经发

育相关的基因,还有一些突变则位于 SCN1A、SCN2A、GRIN2B 等已知的与智能低下相关的基因上,同时研究还发现新生突变的数量与父母的生育年龄呈正相关,这些与 ASD 其他领域的研究发现相互验证。

尽管遗传学研究已有不少发现,所累及的 ASD 易感或致病基因已达 100 多个基因 400 多个位点,但这些发现仍然只能够解释 30%～40% 的 ASD 患者,绝大部分患者的遗传病因仍然不明。

(二)环境因素

ASD 的病因研究重点除了寻找潜在的遗传原因外,研究人员还在关注潜在的环境触发因素或原因,这些环境因素可能通过炎症、免疫激活、氧化应激、缺氧和内分泌干扰等机制产生或促成 ASD 的临床表现,也可能是促成非典型神经发育的关键因素。一项定量评估 ASD 环境危险因素的综述,将与 ASD 相关的环境因素等级划分如下:

1. Ⅰ类　确定相关的因素:产妇年龄≥35 岁、产妇慢性高血压、孕妇妊娠高血压、孕妇超重怀孕或怀孕期间超重、孕妇先兆子痫和怀孕期间使用 5-羟色胺选择性再摄取抑制剂(SSRI)。

2. Ⅱ类　高度危险的因素:产妇年龄 30～34 岁、产妇自身免疫性疾病、怀孕期间使用对乙酰氨基酚、高父龄(≥40 岁)。

3. Ⅲ类　危险的因素:任何自身免疫性疾病的家族史、银屑病家族史、类风湿关节炎家族史、1 型糖尿病的家族史、5 分钟 Apgar 得分<7、听力受损、孕妇糖尿病(任何类型)、孕妇因感染需住院治疗、父亲年龄为 35～40 岁。

4. Ⅳ类　证据不充分的因素:汞在产前或产后的接触(按最高剂量报告)、出生后的 NO$_2$ 暴露量、怀孕期间 O$_3$ 暴露量、产前或产后 PM10 暴露、产前产后 PM2.5 暴露、甲状腺功能减退家族史、先天性巨细胞病毒感染、极低的出生体重、新生儿黄疸、高流量氧疗、视力障碍、孕期发生母体自身免疫性疾病、孕期产妇感染、孕期孕妇肥胖、母亲患精神障碍但未使用 SSRI、怀孕期间使用抗抑郁药、使用辅助生殖技术、剖宫产父亲年龄 30～35 岁、产妇年龄 25～29 岁以及胚胎或婴儿早期的硫柳汞暴露。

5. Ⅴ类　不重要因素:怀孕期间 NO$_2$ 暴露(每增加 10ppb)、出生后的 O$_3$ 暴露(每增加 10ppb)、出生后的 PM10 暴露(每增加 10 $\mu g/m^3$)、怀孕期间 PM10 暴露(每增加 10 $\mu g/m^3$)、怀孕期间 PM2.5 暴露(每增加 10 $\mu g/m^3$)、新生儿酸中毒、低龄孕母、孕母患自身免疫性甲状腺疾病、怀孕或怀孕期间母体低体重、怀孕期间吸烟、麻疹、腮腺炎和风疹疫苗、硫柳汞暴露(疫苗接种)。

二、病理机制

(一)神经生化研究

研究发现 ASD 患儿中存在多种神经递质的异常,但只有 5-羟色胺水平增高是较为一致的结果,在 ASD 患者中有 25%～50% 存在全血或血小板中的 5-羟色胺水平增高。对多巴胺、去甲肾上腺素和内源性阿片与 ASD 的研究结果相互矛盾,没有定论。催产素(oxytocin, OT)和精氨酸加压素(arginine vasopressin, AVP)是重要的复杂社会行为的调节因子,已经有一些报道 ASD 儿童和年龄匹配组比较,存在外周 OT 和 AVP 水平的差异。还有学者认为 ASD 中存在神经递质的失衡,主要假设是兴奋性神经递质系统和抑制性神经递质系统(excitatory-inhibitory, E/I)的失衡。

(二)神经电生理研究

与正常人群相比 ASD 更易共患癫痫,同时 EEG 异常的比例较高,有 4%～86% 的 ASD 个体存在癫痫样或非癫痫样 EEG 异常,但无特异性。Christian O'Reilly 等综述 ASD 的 EEG 和 MEG 研究认为,现有的证据支持 ASD 中的远程连接不足,但局部连接的状态仍不清楚。同时 ASD 的异常偏侧化和 E/I 的失衡,在研究中也有较为一致的报道。

(三)神经病理学研究

Varghese M. 等综述了 ASD 患者尸检脑的病理报告显示:整体上脑灰质和白质的组织无序、神经元数量增加、神经元胞体体积减小和神经纤维网络增加,最后反映树突棘、脑血管系统和神经胶质密度的变化。皮层和非皮层区域都显示出神经元形态和细胞组织结构的区域特异性改变,前额叶皮层、梭状回、额叶岛叶皮层、扣带皮层、海马、杏仁核、小脑和脑干处的报道相对一致。

(四)神经影像学研究

采用正电子发射体层摄影(PET)、功能性磁共振成像(fMRI)以及单光子发射电子计算机体层扫描(SPECT),发现孤独症的边缘系统、脑干和小脑以及相关皮层存在结构和代谢方面的异常。MRI 研究认为 ASD 患者出生时脑体积正常,但在其出生后前 1～2 年内的脑生长速度过快,提示脑发育轨迹的异常,推测与突触的形成与修剪有关。但后续的研究认为这种脑发育轨迹的异常仅出现在特定的亚组中，并不是所有的 ASD 患者都呈现这样的规律。利用弥散张量成像（DTI）等研究发现，ASD 患者脑的短程连接增加而长程连接减少，存在中枢连通性的异常。脑功能成像（fMRI）的研究发现则主要集中在 ASD 与心理理论等"社会脑"功能异常之间的关系。默认网络（DMN）的异常也被反复证实，DMN 被认为与"归因推理"（即推断出人的意图、情感、信念、欲望和社会背景）有关。研究还发现，ASD 的模仿行为或同理心的障碍是由镜像神经元（MNS）和杏仁核的功能失调引起的。Uddin 等的研究表明，由扣带-岛盖组成的突显网络（SN）超连接可能是 ASD 患儿的一个显著特征，该网络的血氧水平与局限/重复行为评分相关；SN 参与处理各种类型的重要信息，如有害的信息、社会情感的信息，因此 SN 的异常引起超敏反应，与 ASD 的感知觉障碍有关。

（五）心理学假说

从心理学角度，主要有以下几个假说来理解 ASD 的心理病理机制：

1. 心理盲点理论（the mind blindness theory）这个假说是在心理理论（theory of mind，ToM）的基础上提出来的。ToM 是指一种从他人的角度出发，体会他人的想法和感受的能力。心理盲点理论假设 ASD 患者在心理理论的发展上有发育的迟缓，使得他们在一定程度上存在"心理盲点"，导致他们对别人的行为常感到困惑和不可预见，甚至感到惊慌失措，出现社交障碍。ASD 患者存在心理理论发展里程达成的落后，例如，一个正常 14 个月龄的孩子能够表现出联合注意（joint attention）的能力，即跟随并注视他人的注意或指点的能力，而 ASD 患儿则普遍表现出联合注意的缺陷。心理盲点理论的优势在于它可以解释 ASD 在社交和言语交流方面的缺陷，但是"心理解读"只是理解和感受他人意图的一个方面，更重要的是如何对他人传达过来的情绪信息做出反应，该理论不能提供很好的解释，同时也不能解释 ASD 的另一组核心症状如刻板、局限的兴趣和行为。

2. 中枢协调缺陷理论（weak central coherence theory，WCC）**和执行功能异常理论**（executive dysfunction theory，ED）这两个理论分别是由 Frith 于 1989 年以及 Rumsey 和 Hamberger 等最早于 1988 年提出。中枢协调缺陷理论和执行功能异常理论都假设 ASD 患者存在被动或者消极地对细节信息或者局部的加工。认为 ASD 患者在社交和刻板行为方面的障碍源于他们迷失于杂乱无章的细节加工而无法形成整体的认识。这在一定程度上解释了 ASD 患者的临床症状特点，如对物体的某一部分而不是整个物体感兴趣的刻板行为等。

3. 共情力和系统化两维理论（the empathizing-systemizing theory，E-S）**和极端男性化大脑理论**（the extreme male brain theory，EMB）共情力是指一种通过推断别人的心理状态以及对此做出合适的情绪反应来预测个体的行为和进行反馈的能力。系统化是指通过分析信息输入-加工-输出的关系和系统组织的规则来预测个体的行为和进行反馈的能力。在正常群体中，女性比男性在共情力方面更具优势，而在系统化方面男性更突出。共情力和系统化的两维度理论认为，这两个维度上的差异正是孤独谱系障碍的特异性特征，因为 ASD 患者在共情力方面的测验得分低于正常平均值，而在系统化方面的测验得分接近或高于正常平均值。E-S 的优势在于它是第一个两因素分析的理论，并且能够较好解释孤独症谱系障碍的三大临床特征行为，因为低于平均水平的共情能力和平均水平甚至高于平均水平的系统化能力分别体现在 ASD 患者在社会交往和言语交流方面以及刻板行为方面的缺陷，但其分析不够全面和深入。鉴于在共情能力和系统化能力方面男女性别的差异以及临床上孤独症谱系障碍患者日趋明显化的男性趋势，特别是之前的心理学假说在解释 ASD 心理机制方面的不全面性和不系统化，Baron-Cohen 于 2002 年在共情力和系统化的两维度理论的基础上将其延伸为极端男性化大脑理论。

（六）其他

ASD 患者相对于正常发育人群更容易患有胃肠道功能紊乱的症状，虽然各个研究报道的患病率差异大，但是科学界一直认为 ASD 患者患有胃肠道功能紊乱现象更为普遍，并且胃肠道功能紊乱可以加重 ASD 患者行为方面的症状。ASD 患者相对于正常发育人群肠道菌群结构发生改变。并且目前通过人类和动物实验验证了"微生物-肠-脑轴"的存在，肠道菌群可以通过影响迷走神经功能，调控免疫细胞因子的释放，调控氨基酸和具有神经肽活性的短链脂肪酸的分泌和产生神经递质等途径来影响大脑的发育。肠道菌群与免疫系统相互作用，而 ASD 患者免疫系统失调，这可能与肠道菌群的失调有关。虽然 ASD 患者菌群结构发生改变，但是 ASD 与肠道菌群结构变化的因果关系还不明确。

肠道菌群与免疫系统相互作用。大量的研究显示 ASD 患者免疫系统失调。ASD 患者循环系统，脑细胞因子,趋化因子和其他炎症因子发生改变,同时各种白细胞亚型的功能也发生紊乱。许多ASD患者免疫相关的研究都一直认为ASD患者长期处于慢性炎症的状态,通过检测发现细胞因子和趋化因子,包括γ干扰素、IL-β、IL-6、IL-12p40、TNF-α、单核细胞化学引诱物蛋白-1(monocyte chemoattractant protein-1,MCP-1)、转化生长因子-β(transforming growth factor-β,TGF-β)、趋化因子配合基2(C-C motif)和极度活跃的细胞免疫应答相对于正常发育人群都显著升高。

总之,除了少数已知病因继发性ASD,绝大多数特发性ASD的病理机制尚不明确。

第三节　临床表现与分型

一、起病年龄和起病形式

ASD起病于儿童早期。综合已有研究,可以发现绝大多数ASD出生后不久就可能表现出视觉追踪、社会定向、眼神交流和模仿能力等诸多异常,大概在12个月之后这些差异变得凸显,18～24个月间的差异具有显著的临床意义。部分ASD儿童从出生后至生命早期有一个正常发展阶段,约在出生后一岁半至两岁半之间首先出现语言和(或)社交技能的倒退,继而发展成完整的ASD的临床表现,它是ASD患者中一种较为严重的临床亚型。荟萃分析提示:倒退型ASD的比例为32.1%,平均发病年龄在1.78岁。

二、临床表现

1. 社会交往障碍　ASD患儿在社会交往方面存在质的缺陷,他们不同程度地缺乏与人交往的兴趣,也缺乏正常的交往方式和技巧。具体表现随年龄和疾病严重程度的不同而有所不同,以与同龄儿童的交往障碍最为突出。

(1)婴儿期　患儿回避目光接触,对他人的呼唤及逗弄缺少兴趣和反应,没有期待被抱起的姿势或被抱起时身体僵硬、不愿与人贴近,缺少社交性微笑,不观察和模仿他人的简单动作。

(2)幼儿期　患儿仍然回避目光接触,呼之常常不理,对主要抚养者常不产生依恋,对陌生人缺少应有的恐惧,缺乏与同龄儿童交往和玩耍的兴趣,交往方式和技巧也存在问题。患儿不会通过目光和声音引起他人对其所指事物的注意,不会与他人分享快乐,不会寻求安慰,不会对他人的身体不适或不愉

快表示安慰和关心,常常不会玩想象性和角色扮演性游戏。

(3)学龄期　随着年龄增长和病情的改善,患儿对父母、同胞可能变得友好而有感情,但仍然不同程度地缺乏与他人主动交往的兴趣和行为。虽然部分患儿愿意与人交往,但交往方式和技巧依然存在问题。他们常常自娱自乐,独来独往,我行我素,不理解也很难学会和遵循一般的社会规则。

(4)成年期　患者仍然缺乏社会交往的兴趣和技能,虽然部分患者渴望结交朋友,对异性也可能产生兴趣,但是因为对社交情景缺乏应有的理解,对他人的兴趣、情感等缺乏适当的反应,难以理解幽默和隐喻等,较难建立友谊、恋爱和婚姻关系。

2. 言语交流(语用)障碍　表现有:

(1)非语言交流功能障碍　患儿很少使用体态语言和面部表情进行交流,如不使用点头、摇头、摆手等表达自己的意愿,面部表情也较同龄儿童呆板,显示出非言语沟通技能的障碍。

(2)语言发育延迟或不发育　大部分患儿语言发育迟缓,甚至不发育。少数患儿在2岁前有语言表达,起病后语言逐渐减少、消失。

(3)语言内容及形式的异常　即使有语言功能的患儿,在语言的应用上也存在很多明显的问题,不会恰当地运用语言进行交流。常有刻板重复性语言或模仿性语言,又称为鹦鹉学舌,也有自言自语、哼哼唧唧,自得其乐。除有什么需要外,一般不会主动与人交谈,难以提出或维持话题,往往是自顾自地讲话。还有的表现为语音、语调和语速的异常,缺乏抑扬顿挫的感情色彩。

3. 兴趣狭窄、刻板动作及强迫重复性行为

(1)兴趣狭窄或异常的兴趣　对一般儿童喜欢的玩具和游戏不感兴趣,而专注于一些重复性较多的事物,如圆的可以旋转的物体等。依恋某些无生命的物体,如小棍子、木块等,整天拿在手上,如果强行拿开则烦躁不安。有些高功能的患儿会对数字、认字、天文、地理或绘画等表现出特殊的兴趣和才能。

(2)刻板重复动作　常反复扑翼样振动手臂,旋转,蹦跳;将手置于眼前,长时间凝视。扑打、撞击自己的头部和身体,兴奋和烦躁时更频繁。

(3)固定的仪式行为　拒绝改变自己的生活习惯和环境,如走固定的路线,东西摆放在固定的位置,不愿意吃新的食物、换新的衣服等,不得以改变时往往焦虑不安。

4. 感知异常　ASD儿童表现为各种感知觉过弱、过强或不寻常。如:对痛觉的感受迟钝;触觉的

敏感和异常,不愿意用手或脚接触到沙子、泥土或水,反复触摸光滑的物体;听觉上对很强烈的声音感觉迟钝,但对某些特定的声音却很敏感;视觉上喜欢看光亮的或旋转的物体;味觉上经常用舌去舔某些物品,偏食明显;有的喜欢用鼻子来探索周围的世界,不论给他们什么东西都要先闻一闻;有的患儿平衡能力特强,怎么转也不晕。

5. 智能障碍　原本认为约有 75% 的典型孤独症儿童伴有智力低下,其中 45% 为重度至极重度,30% 为轻度至中度。当应用了 ASD 的诊断概念后,认为仅不到 50% 的 ASD 儿童伴有智力低下。此外,患儿还表现出智能发育的不平衡性,操作智商优于语言智商。也有少数患儿在个别能力上表现超常,称为"岛状智力"。

6. 其他伴发的行为和情绪障碍　多数患儿伴有行为和情绪问题,如多动、注意力涣散、冲动、攻击性、破坏性行为及自伤行为等,青春期的患儿易出现焦虑、抑郁、强迫、偏执等症状;还可以伴有进食和睡眠障碍,如偏食、挑食,入睡困难;少部分还伴有抽动症状。

关于 ASD 的临床特征,北京大学第六医院郭延庆结合自己的临床经验,总结成"ASD 临床表现三字经",收录于此,方便大家记忆和应用。

孤独症谱系障碍临床表现三字经

社会互动
（social interaction）

> 与人交,兴趣消;
> 眼神接,凝或飘;
> 自玩耍,分享少;
> 有不足,人参照;
> 于表情,多寥寥。

言语/非言语沟通
（verbal/nonverbal communication）

> 不主动,少发起;
> 缺搭配,不协调;
> 多工具,少描述;
> 常模仿,常书面;
> 手把手,以身交。

兴趣行为
（behavior & interests）

> 视嗅触,行多异;
> 听过敏,捂耳避;
> 摇转跳,兴奋叫;
> 眼盯手,踮脚走;

> 强同一,变则激;
> 恋细节,迷局部。

三、临床分型

从病因学角度,迄今为止,ASD 仍然是一种行为综合征,绝大多数尚不能找到确切的病因,称为特发性孤独症（idiopathic autism）。也有约 15% 的 ASD 是继发在已知的综合征之上同时具备 ASD 样症状,称为继发性孤独症（secondary autism）,又称症候群性孤独症（syndromic autism）,如脆性 X 综合征、21-三体综合征、Rett 综合征、结节性硬化、朱伯特综合征（Joubert syndrome）和小儿巨脑畸形综合征（Sotos syndrome）等。

从临床表型角度,在 DSM-5 中尽管取消了各个亚型希望提高诊断的同质性,但是 ASD 仍然是一个异质性的群体。英国著名儿童精神病学家 Michael Rutter 在撰文评论 DSM-5 时谈道:"毫无疑问应该放弃 DSM-Ⅳ 中 PDD 的分类,因为它不好用且被大部分临床工作者和研究者所忽略和回避——但是,ASD 将被证实是异质性的,在未来 ASD 可能会被重新分型,只是现在还没有建立很好的方法。"因此,即使是使用了 ASD 这一单一诊断的概念,临床工作者或研究者仍然需要从不同的角度去评估和诊断这些患者,以便更清晰、准确地描述患者的行为特征,为临床和基础研究提供可靠的参考。ICD-11 中根据 ASD 是否伴有智能障碍以及功能性语言损害的程度组合了八种临床亚型（详见表 17-1）。Rebecca Grzadzinski 等在讨论 ASD 的进一步分型时,建议实际工作中可以从以下七个方面来分组:① 核心症状的严重程度。用定性和定量的方法来评估 ASD 患者在交流障碍和刻板的兴趣行为两个维度上的缺陷。② 认知和社会适应能力。除了需要判断 ASD 患者是否伴有智力低下,同时还需要判断各个认知功能维度上的特征,如言语和非言语的能力等,此外社会适应能力也是很重要的部分,比如有些 ASD 患者尽管智力正常,但是他们的生活自理能力却很差。③ 语言功能。需要描述目前语言的发育水平、表达水平,同时也要观察是否存在特定的语言发育障碍。④ 起病形式。描述患者的起病形式,是否有倒退或平台期。⑤ 共患病。如注意缺陷多动障碍、焦虑障碍、心境障碍等。同时,也要考虑哪些共患的问题已经达到了诊断标准,哪些共患并不能完全符合诊断标准。⑥ 伴发的其他疾病。研究者们需要明确患者是否同时伴发其他医学情况,包括遗传性疾病,比如脆性 X 综合征、21-三体综合征等。⑦ 伴发的行为问题。如进食问题、睡眠问题等。

第四节　诊断与鉴别诊断

ASD 是一种预后不良的疾病，早期诊断、早期干预对改善预后非常重要。在 ASD 的早期诊断中，融入儿童保健体系的早期定期筛查对早期发现、早期诊断该类障碍具有重要意义。如果筛查阳性，则应进行进一步的转介，以进行全面评估和诊断。

（一）早期筛查

采用提示发育异常的预警征或适用于婴幼儿的孤独症或孤独症谱系障碍筛查量表可以对 ASD 婴幼儿进行筛查。在我国已采用发育预警征（表 17-2）在儿童出生后 3、6、8、12、18、24 个月对儿童进行筛查，对于可疑患儿，进一步进行改良婴幼儿孤独症量表（M-CHAT）等评估，并及时转介到专科医院进行临床诊断。在国外，使用量表进行筛查相对多，M-CHAT 是使用最为广泛的早期筛查工具。对于筛查阴性的小年龄儿童，依然需要继续定期筛查，以免遗漏倒退起病的孤独症或孤独症谱系障碍儿童。对于筛查阴性，但是家长依然怀疑发育存在问题的孩子，也需进一步追踪、定期评定，以免漏诊，同时注意假阴性问题。

表 17-2　我国 ASD 筛查中推荐使用的预警征

年龄	预警征象	年龄	预警征象
3 月龄	1. 对很大声音没有反应 2. 不注视人脸，不追视移动人或物品 3. 逗引时不发音或不会笑	18 月龄	1. 不会有意识叫"爸爸"或"妈妈" 2. 不会按要求指人或物 3. 与人无目光对视
6 月龄	发音少，不会笑出声	2 岁	无有意义的语言
8 月龄	1. 听到声音无应答 2. 不会区分生人和熟人	2 岁半	1. 兴趣单一、刻板 2. 不会说 2～3 个字的短语 3. 不会示意大小便
12 月龄	1. 不会挥手表示"再见"或拍手表示"欢迎" 2. 呼唤名字无反应	3 岁	1. 不能与其他儿童交流、游戏 2. 不会说自己的名字

常用的筛查量表包括：

1. 交流和象征性行为发展评定量表（communication and symbolic behavior developmental scales-profile，CSBDSP）　该量表用于评估婴幼儿的社会交往和象征性行为的发展水平，分为沟通、语言和象征性行为三个因子，包括 ITC（infant toddler check-list）、CQ（caregiver questionnaire）和 BS（behavior sample）三个量表，前两个量表为父母问卷（24 条与 42 条），后一个为专业人员评定量表（20 条）。适用于 6～24 月龄的婴幼儿，也适用功能水平低于 24 月龄的 5～6 岁以下儿童。如各分量表标准分≤6 分，或百分位≤10 百分位；总的标准分≤18 分，或百分位≤10 百分位，即判断结果为异常。目前尚未引进我国。

2. 婴幼儿孤独症量表（checklist for autism in toddlers，CHAT）　Baron-Cohen S. 等于 1992 年编制，包括 9 个询问父母、由父母回答的项目和 5 个专业人员观察评定的项目，用于 18～24 月龄幼儿的孤独症的筛查，特异性高、敏感性低，不适合作为筛查工具在常规体检中使用。

3. 改良婴幼儿孤独症量表（modified checklist for autism in toddlers，M-CHAT）　为 CHAT 父母报告部分的扩充版，由 Robins D. L. 等于 2001 年完成，共包括 23 个项目，由父母根据儿童的情况予以填写，用于 16～48 月龄幼儿的孤独症筛查，具有较好的灵敏度和特异度，被多国推荐用于孤独症或孤独症谱系障碍儿童的早期筛查。该量表已引进我国，并有中文版、中文修订版、中文简化版三个版本。

此外 CHAT-23、克氏孤独症行为量表等也可用于 ASD 的早期筛查。

（二）诊断

至今为止，虽然有关孤独症生物标记物的研究日益开展，但是还没有实验室检查指标可以用于 ASD 的诊断。ASD 的诊断依然主要基于儿童的发展及行为特征，因此在进行 ASD 诊断时，应采集详细而客观的病史，进行全面的精神检查，进行发育水平、智力、孤独症症状等方面的评定，进行必要的躯体、神经系统检查及 MRI 等辅助检查，最后结合诊断标准，综合分析予以诊断。同时，也应进行共患病诊断。

1. 采集详细而客观的病史　通过采集详细而客观的病史，全面了解儿童的精神心理发展情况及行为特征。

2. 全面的精神检查　通过全面的精神检查，了解患儿的发展水平，确定患儿在社会交往、言语和非言语交流、兴趣行为、认知发展及其他精神活动方面是否存在异常，从而为诊断和鉴别诊断提供依据。

3. 量表评定　对于孤独症患儿，应进行以下几方面评定：

（1）ASD 症状的评定　可了解患儿存在的 ASD 症状，辅助诊断。常用于评定症状的量表包括：家长使用的儿童孤独症行为检查量表（autism behavior checklist，ABC）、社交反应量表（social responsive-ness scale，SRS）等。常用于辅助诊断的专业人员使用量表包括：儿童孤独症评定量表（childhood autism rating scale，CARS）、孤独症诊断访谈量表（autism diagnostic interview，ADI）、孤独症诊断观察量表（autism diagnostic observation schedule，ADOS）。后两个量表与临床诊断一致性高，在 ASD 相关研究的样本入组中均发挥着重要作用。

尽管量表对 ASD 的诊断具有重要作用，但是量表评定只是用于辅助诊断，并不能完全替代临床诊断。

（2）发育水平及智力的评定　可了解患儿各个能区的发展情况及智力水平，对诊断、共患病诊断、干预均具有重要意义。可用丹佛发育筛查量表（Denver developmental screening test，DDST）、格塞尔发展诊断量表（Gesell development diagnosis scale，GDDS）对儿童发育水平进行评定，也可选用心理教育评定量表（psycho-educational profile，PEP）详细评定患儿语言、认知、交往、精细及粗大运动等能区的发展水平，为教育训练计划的制订提供依据。对于能够配合的患儿，可根据患儿的语言水平，选择 Peabody 图片词汇测验（Peabody picture vocabulary test，PPVT）、绘人测验（draw-a-person test）、斯坦福-比奈智力量表（Stanford-Binet intelligence scale，S-B）、韦氏幼儿智力量表（Wechsler preschool and primary scale of intelligence，WPPSI）、儿童智力量表（Wechsler intelligence scale for children，WISC）对患儿的智力发育水平进行评定。

（3）社会适应能力量表的评定　可选用儿童适应行为评定量表、婴儿-初中学生社会生活能力量表对患儿的社会适应功能进行评定。既往研究表明，孤独症患儿的社会适应能力低于其智商应有的水平。

4. 辅助检查　可根据患儿的具体情况，选择适当的辅助检查，以除外可能存在的躯体或神经系统疾病，辅助诊断。如：遗传代谢病筛查，头颅磁共振或 CT 检查，EEG 检查等。

5. 诊断标准　应综合病史、精神检查、评定、辅助检查结果，结合 ICD-11 或 DSM-5 孤独症谱系障碍标准对患儿做出诊断。DSM-5 诊断标准参考下面附录部分。

附2：DSM-5 关于孤独症谱系障碍诊断标准

A. 在多种场合下，社交交流和社交互动方面存在持续性的缺陷，表现为目前或历史上的下列情况（以下为示范性举例，而非全部情况）：

（1）社交情感互动中的缺陷　例如：从异常的社交接触和不能正常地来回对话到分享兴趣、情绪或情感的减少，到不能启动或对社交互动作出回应。

（2）在社交互动中使用非语言交流行为的缺陷　例如：语言和非语言交流的整合困难到异常的眼神接触和身体语言，或在理解和使用手势方面的缺陷到面部表情和非语言交流的完全缺乏。

（3）发展、维持和理解人际关系的缺陷　例如：从难以调整自己的行为以适应各种社交情境的困难到难以分享想象的游戏或交友的困难，到对同伴缺乏兴趣。

标注目前的严重程度：严重程度是基于社交交流的损害和受限、重复的行为模式。

B. 受限的、重复的行为模式、兴趣或活动，表现为目前的或历史上的下列 2 项情况（以下为示范性举例，而非全部情况）：

（1）刻板或重复的躯体运动、使用物体或言语

例如：简单的躯体刻板运动，摆放玩具或翻转物体，模仿言语，特殊短语。

（2）坚持相同性，缺乏弹性地坚持常规或仪式化的语言或非语言的行为模式　例如：对微小的改变极端痛苦，难以转变，僵化的行为模式，仪式化的问候，需要走相同的路线或每天吃同样的事物。

（3）高度受限的固定的兴趣，其强度和专注度方面是异常的　例如：对不寻常物体的强烈依恋或先占观念，过度的局限或持续的兴趣。

（4）对感觉输入的过度反应或反应不足，或在对环境的感受方面不寻常的兴趣　例如：对疼痛/温度的感觉麻木，对特定的声音或质地的不良反应，对物体过度地嗅或触摸，对光线或运动的凝视。

标注目前的严重程度：严重程度是基于社交交流的损害和受限的重复的行为模式。

C. 症状必须存在于发育早期（但是，直到社交需求超过有限的能力时，缺陷可能才会完全表现出来，或可能被后天学会的策略所掩盖）。

D. 这些症状导致社交、职业或目前其他重要功能方面的有临床意义的损害。

E. 这些症状不能用智力障碍（智力发育障碍）或全面发育迟缓来更好地解释。智力障碍和孤独症（自闭症）谱系障碍经常共同出现，作出孤独症（自闭症）谱系障碍和智力障碍的合并诊断时，其社交交流应低于预期的总体发育水平。

注：若个体患有已确定的 DSM-Ⅳ 中的孤独症（自闭症）、Asperger 障碍或未在他处注明的全面发育障碍的诊断，应给予孤独症（自闭症）谱系障碍的诊断。个体在社交交流方面存在明显缺陷，但其症状不符合孤独症（自闭症）谱系障碍的诊断标准时，

应进行社交(语用)交流障碍的评估。

标注如果是:

有或没有伴随的智力损害

有或没有伴随的语言损害

与已知的躯体或遗传性疾病或环境因素有关

与其他神经发育、精神或行为障碍有关

表 17-3 为 ASD 的不同严重程度分级。

表 17-3　ASD 核心症状的不同严重程度分级

严重程度	社会交流	局限重复行为
三级: 需要非常高强度的帮助	严重的言语和非言语社会交流技能缺陷导致严重功能受损;极少发起社交互动,对他人的社交示意很少有反应。例如:患者有少量的可理解的语言,很少主动发起交流,或使用不寻常的方式满足需求,或仅仅只对非常直接的社交交流有反应	固定的行为,应对改变十分困难,或其他局限/重复的行为严重地干扰了各方面的功能。改变其行为或关注点会产生极大的痛苦/困难
二级: 需要大量的帮助	明显的言语和非言语社会交流技巧缺陷;即使给予现场支持也表现出明显社交受损;较少发起社交互动,对他人的社交示意反应较少或异常。例如:患者能讲简单的句子,其互动仅针对狭窄的特定的兴趣,明显的奇怪的非言语交流	固定的行为,应对改变困难,或随时都能观察到的其他局限/重复的行为,明显地干扰了各方面的功能。改变其行为或关注点会产生痛苦/困难
一级: 需要帮助	当现场缺乏支持,社会交流缺陷引起可察觉的功能受损;发起社交困难;对他人的社交示意的反应显得不正常或不成功;可能表现出社交兴趣降低。例如:患者能讲完整的句子并应用到交流之中,但是存在有来有往的交谈困难,其尝试交朋友的方式古怪且不成功	在某一个或多个场合中,其固定的行为显著地干扰了功能;活动转换困难;在组织活动和计划上存在问题,妨碍其独立性

(三) 鉴别诊断

1. Asperger 综合征　该障碍的主要临床表现为社会交往障碍、兴趣狭窄和刻板重复的行为方式,但无明显的言语和智力发育障碍。患儿运动发育落后,动作较笨拙。目前,DSM-5 已取消该疾病分类。但有学者回顾既往研究,提出鉴于既往多数研究显示孤独症和 Asperger 综合征患者在神经心理、脑结构和功能等方面存在差异,应保留该疾病分类,并进一步研究探讨。

2. 童年瓦解性精神障碍(Heller 综合征)　根据 ICD-10,该障碍大多起病于 2~3 岁,起病前发育完全正常,起病后智力迅速倒退,其他各种已获得的能力(包括言语能力、社会交往能力、生活自理能力等)也迅速衰退,甚至丧失。DSM-5 已取消该疾病

分类。

3. Rett 综合征　ICD-10 指出,该障碍几乎均见于女孩,通常起病于 7~24 月龄,起病前发育正常,起病后头颅发育减慢,已获得的言语能力、社会交往能力等迅速丧失,智力严重缺陷,已获得的手的目的性运动技能也丧失,并出现手部的刻板动作(洗手样动作或手指的刻板性扭动),并常伴过度呼吸、步态不稳、躯干运动共济失调、脊柱侧凸、癫痫发作。该疾病由 MCEP2 基因异常所致,DSM-5 已取消该疾病分类。

4. 表达性或感受性语言障碍　该障碍患儿的主要临床表现为语言表达或理解能力的损害,但智力水平正常或接近正常(智商≥70),非言语交流较好,无社会交往的质的缺陷和兴趣狭窄及刻板重复的行为方式,故可资鉴别。但是,对于年龄小、功能水平高的 ASD 患儿,鉴别有时存在困难,需全面了解患儿情况,慎重做出诊断。

5. 社交交流障碍　为 DSM-5 新增分类,归于交流障碍这一大的疾病类别中。患儿具有 DSM 孤独症谱系障碍中的社交交流障碍,但无兴趣狭窄和刻板重复的行为方式。

6. 智能障碍　该障碍患儿无社会交往质的缺陷,社会交往水平、言语水平与其智力水平相一致,无明显兴趣狭窄和刻板重复行为。如果患儿同时存在 ASD 的典型症状,两个诊断均需做出。

7. 精神分裂症　起病于学龄前的精神分裂症患儿,因日趋孤僻退缩,言语交流稀少,自我沉浸,有时难以与孤独症或孤独症谱系障碍相鉴别。以下几点有助鉴别:① 精神分裂症患儿言语没有实质性损害,当其有强烈愿望等时,依然能够较好表达。② 精神分裂症患儿往往存在病理性幻想或幻听,从其稀少的言语或行为中,可以发现患儿存在可疑的感知觉和思维障碍。③ 精神分裂症患儿的怪异行为通常不以刻板重复为主要特征,而是常常反映了患儿所存在的感知觉或思维异常。

第五节　治　疗

一、治疗原则

1. 早诊断、早干预　因 ASD 是一个严重影响患儿社会功能的慢性疾病,因此早诊断、早干预对改善患儿预后具有非常重要的意义。通常来说,患儿 2 岁前,可在专业人员指导下进行家庭干预;2 岁后,可进行医院、专业机构、家庭共同参与的综合系统

干预。

2. 选用科学有效的治疗方法　目前有多种治疗方法被用于 ASD 的治疗,但许多治疗方法尚缺乏良好的循证医学证据或被日益充分的研究所否定。因此,在进行治疗前,应充分了解各种治疗方法的研究现状,选择具有良好循证医学证据的治疗方法进行干预。

3. 采用综合治疗的方法　因 ASD 患儿不仅存在发育方面的广泛落后,也存在情绪行为的异常,并可能存在精神共患病,因此应根据患儿的具体情况,运用多种治疗方法,如:教育训练、行为治疗、药物治疗等对患儿进行综合系统干预。

4. 坚持长期治疗干预　因 ASD 为长期慢性、甚至持续终身的疾病,因此应坚持长期的、持之以恒的治疗干预,从而促进患者各方面能力的发展,改善其社会功能和适应,减轻家庭的负担,提高患者及其家庭的生活质量。

二、治疗方法

1. 教育以及行为途径的干预训练　在现阶段,ASD 的病因机制还未完全阐明、生物技术途径的干预还乏善可陈的尴尬局面下,面对 ASD 人士,教育以及行为途径的干预训练是当下最主流的基础康复措施。美国国立孤独症中心(National Autism Center)2015 年发表了《国家标准工程 2 期数据报告(National Standard Project,Phase 2)》,在这个报告里,提供了干预者需要注意培养和增进的十大类行为技能以及四大类干预者通常需要减少的问题行为或有挑战性的行为。而这些增进或者减少的目标行为,是所有干预者,都作为干预目标所追求的。

干预者可能希望增进的十大类行为技能(发展技能)包括:① 学业技能。与上学或者学前准备有关的行为技能,包括但不限于学前活动(比如排序、颜色、字母、数字的识认等),反应流畅性,反应潜伏期、读、写、计算、科学、历史,以及应试技能。② 沟通技能。包括运用言语和非言语的手段向交流伙伴传递与分享体验、情感和信息的技能,也包括影响交流伙伴的行为的技能以及理解交流伙伴意图的能力。关键变量包括但不限于提要求的能力,命名的能力,语言理解,启动和维持对话,寒暄或打招呼,非言语的交流,言语表达,语用、语法与构音,叙事能力等。③ 高级认知功能。这些目标涉及社会领域之外的解决问题的能力。关键变量包括但不限于批判性思维(比如对热点问题了解别人的观点,也能提出自己的观点)、智商、解决问题的能力、工作记忆、执行功能技巧、组织技巧以及心灵理论任务等。④ 人际交往能力。这些目标包括与一个或者更多个体互动的能力。关键变量包括但不限于联合注意的能力(joint attention),友谊的建立和维护,社会或假扮游戏,社交技能,社交投入以及社会性问题解决的能力,以及参与适当的小组活动的能力。⑤ 学习的准备技能。这些技能包括但不限于模仿能力、听从指令的能力,安坐的能力,对环境中声音的选择性注意能力。⑥ 动作技能。精细运动能力包括但不限于剪东西、着色、书写、打字和穿珠子等;粗大运动能力包括但不限于坐、立、行走、抛接球等。⑦ 个人自理/⑧ 自立能力。包括但不限于吃饭、穿衣、睡觉、刷牙、洗脸、如厕、接电话、家庭或者社区范围内的常规活动、管理时间与钱,以及自我激励。⑨ 个人游戏能力。包括但不限于能够独立地功能性使用玩具玩耍,社会性游戏能力属于人际交往领域。⑩ 自我调节能力。该能力体现为为实现目标而对自我行为进行调整的能力。该能力包括但不限于坚持的能力,努力的付出,任务流畅性,转移注意的能力,依从计划的能力,自我管理,自我监督以及自我激励,时间管理以及对环境改变的适应能力。

干预者可能希望减少或者消退的四大类问题行为或者挑战性行为包括:① 影响到患者心理-教育需求的普通症状;② 问题行为,一般表现为攻击、破坏、自伤或者其他与社会以及环境不相适应的行为;③ 局限的、重复的、非功能性的行为模式、兴趣或活动;④ 感觉或情绪失调节的行为,包括焦虑、抑郁、感觉过敏等。

针对上述在 ASD 教育干预过程中所需要增进的行为技能和希望减少的挑战行为,目前最主流且循证依据比较充分肯定的是应用行为分析(applied behavior analysis,ABA)和结构化教学(treatment and education of autistic and communication-related handicapped children,TEACCH),ABA 中比较成熟的技术有回合试验教学、关键反应训练、随机教学法等。下面就最基本的教学技术做一介绍:

(1) 回合试验教学(discrete trial teaching,DTT)　国内有多种翻译,比如离散式试验教学、分离式试验教学、离散单元教学等。回合试验教学完整套路包括以下六个阶段:摸底-主体试验教学(阶段)-单一呈现教学(阶段)-随机轮换教学(阶段)-扩展试验教学(阶段)-维持阶段。因项目自身特点和儿童发展能力不同,训练中某具体项目未必完全覆盖所有阶段的训练。教学的基本形式,是干预者发出学习指令,观察学习者的行为(并辅以从高到低的辅助教学技术帮助学习者做出正确的行为或辅以从低到高的错误矫正程序帮助学习者矫正错误的行为反应），根据学习者的行为表现，干预者给予强化或者消退学习者的行为措施。回合试验教学比较适合简单桌面的认知教学，有利于学习者在较短的时间内积累较多的表现在行为上的认知概念，并做好学前准备的各项基础技能。

（2）串联行为教学　又称行为链（chain behavior）教学，适合比较复杂的，由一连串的行为动作综合的行为认知概念的教学。一般与自理、自立能力相关的生活能力或者生存能力的项目，比较适合这种教学模式。比如刷牙、洗脸、穿衣服、做饭、打扫卫生，甚至购物等。串联行为教学按照辅助撤出的顺序，又可以分为顺序法（撤出辅助的顺序与从事该行为链的行为顺序一致）和倒序法（撤出辅助的顺序与从事该行为链的行为顺序相反）。以洗手为例，洗手是由打开水龙头-冲手-打洗手液-再冲手-关掉水龙头以及擦干手等6个步骤完成。每次教学首先创造在生活情景下需要洗手的教学机会（比如玩捉迷藏游戏以后用脏手去拿水果吃），然后发出去洗手（或洗手以后才可以吃）的指令，随后辅助孩子完成所有洗手的步骤，让他吃到水果。

（3）自然情景下教学　又称为随机教学（incidental teaching），是与桌面的回合试验教学相对的一种教学技术，强调需要教育者善于在日常生活或者自然情景中去发现、创造和利用各种自然的教学机会。比如，在孩子面前吃他最喜欢的食物，在他产生要吃的要求以后，以适当的辅助教学技术教会他表达这个要求的沟通手段（点头，手势或者语言）。关键反应训练（或者关键反应教学）是该类方法中最具有典型性的教学技术之一。

针对需要减少的挑战性行为，尤其是问题行为，首先应该对问题行为进行功能评估，通过评估，了解维持问题行为的功能所在。在了解问题行为的功能以后，再采取针对性的、一般是综合性的干预措施，减少或者消退问题行为。针对问题行为的功能评估，一般分为三种：① 间接方法，主要通过量表调查，围绕问题行为发生的背景-行为-结果进行信息收集，了解问题行为发生的前后序贯联系，为问题行为的功能提出假设性的意见线索；② 直接方法，就是在问题行为可能发生的实际背景下直接观察问题行为的发生、发展和结果；③ 试验法，就是通过间接方法和直接观察方法所形成的关于问题行为的功能假说通过试验的方法进行验证。一般在临床实践上，采用前两种方法就已经足够。后者主要为发表同行审议的科研文章需要。如果找到了问题行为的功能，那么减少或者消退问题行为的干预措施就有了针对性，主要针对问题行为的功能，或者是该问题

行为之后不再出现它原有的功能（消退），或者树立一个新的被大家接受的行为目标，该行为与问题行为拥有同样的功能，强化新的目标行为，问题行为也会减少或者消失；或者改变引发问题行为的关键背景变量，使问题行为出现的可能性减少。因此，在发现或者找到问题行为的功能以后，针对问题行为的干预就是针对问题行为功能的综合性干预措施。

2. 药物治疗　尽管尚没有药物能够明确有效地改善 ASD 的社会交往障碍和交流障碍，但是既往研究已表明，精神药物能够有效改善患儿存在的情绪行为异常，如情绪不稳、易激惹、自笑、过度活动、刻板重复行为、自语、自伤及攻击行为等。因此，当 ASD 患者存在明显的情绪行为异常时，如行为治疗无效，应及时予以精神药物治疗，以改善患儿的情绪行为症状，同时也为教育训练创造更好的条件。在使用精神药物时，应遵从以下原则：① 权衡利弊，根据患儿的年龄、症状、躯体情况合理选择治疗药物。一般情况下，学龄前儿童不建议使用精神药物。② 做好知情同意。③ 低量起始，根据疗效和药物不良反应逐渐增加药物剂量；达到理想疗效后，可连续服用 6 个月，然后逐渐减药，并视情况决定是否停药。如停药后症状反复，则需继续服药治疗。④ 密切监测和及时处理药物的不良反应。⑤ 同时进行其他形式的治疗干预，如：教育训练、行为治疗等。

ASD 的药物治疗通常是针对 ASD 的伴发症状或共患病，常分为以下几类：

（1）针对易激惹、情感爆发、自伤等行为的治疗　利培酮、阿立哌唑是美国 FDA 批准的可以用于 5 岁以上 ASD 易激惹症状的药物。

（2）针对注意缺陷多动症状的治疗　一般说来，哌甲酯是 ASD 伴 ADHD 的第一选择，但与单纯 ADHD 患儿相比，ASD 伴 ADHD 儿童治疗疗效要差且副作用更多见，包括出现激动等情绪上的副作用。托莫西汀治疗的有效率大概为 50%，较适合同时合并焦虑、抽动症状患儿。胍法辛、可乐定也是可以选择的药物。值得注意的是，当 ASD 伴 ADHD 患儿同时有严重的冲动、易激惹、攻击性行为时，应考虑使用非典型抗精神病药物治疗。

（3）针对焦虑、抑郁以及刻板重复、强迫性症状的治疗　一项 8 周的随机对照试验（RCT）及另一项回顾性研究表明，氟西汀可以显著降低 ASD 患儿耶鲁强迫量表得分。同时也有多份关于舍曲林、氟伏沙明、帕罗西汀等回顾性研究认为对 ASD 的刻板重复行为有效。

（4）针对睡眠问题的治疗　ASD 儿童比正常儿童睡眠障碍更多见（53%～78% 对 26%～32%），现

有研究发现,药物治疗 ASD 伴发睡眠障碍的证据并不多,相对证据最多的是褪黑素(常用剂量为 1~3 mg)。

3. 家庭指导和支持 因 ASD 是一个长期慢性、对患儿社会功能产生严重影响的疾病,因此加强家庭支持,同时使家长能够有能力在家庭中促进患儿的成长非常重要。为此,需加强以下工作:① 家长的心理支持和指导。通过家长的心理支持和指导,使家长能够尽可能地面对现实,保持情绪的稳定,以积极的心态生活。目前,全国各地已成立多个孤独症家长自助团体,这些自助团体对家长间的相互支持、对家长保持良好的心态起了重要作用。② 疾病知识的教育。通过疾病知识的教育,使家长能够较多地了解该障碍,从而更好地理解患儿的症状,并对患儿所需的医疗、康复等服务有较为充分的认识,对患儿的预后有一个相对现实的期望,并能够正确地寻求各种资源对患儿进行治疗和训练。③ 教育训练等方面的指导。通过教育训练等方面的指导,使家长掌握照管、教育训练患儿及行为矫正的基本方法,从而能够与医师、老师较好地配合,使患儿在家庭中得到教育训练和行为治疗。

第六节 预 后

ASD 的儿童症状和能力会随着年龄的变化而变化,一般在 4~6 岁时孤独性症状最为典型,之后会有不同程度的改善,如对父母产生依恋,刻板动作减少,语言、认知等能力也有一定的发展,极少数出现行为衰退。

ASD 普遍被认为是不可治愈的终身性疾病。早期的预后研究发现:只有 15% 的孤独症个体在随访中功能正常,35% 的个体介于"尚可"与"良好"之间,60% 的个体功能严重受损。随着早期诊断以及早期干预项目的不断实施,最新的证据显示,预计有 3%~25% 的 ASD 儿童可以"痊愈",达到正常水平的认知、适应能力和社交技巧。约 50% 的预后相对良好,虽然在社会交往和人际关系方面存在困难,但能接近正常生活。约 50% 的患者预后较差,生活不能自理,需要终身监护。

总体认为,ASD 是可能导致终身残疾的疾病,长期预后较差。预后与是否早期发现早期诊断、疾病的严重程度、病前语言功能、智商高低、共患疾病以及是否得到及时适宜的干预和治疗有关,同时也与家庭参与、社会支持等环境因素密切相关。

(柯晓燕 郭延庆)

参考文献

[1] Deng W, Zou X, Deng H, et al. The relationship among genetic heritability, environmental effects, and autism spectrum disorders: 37 pairs of ascertained twin study[J]. J Child Neurol, 2015, 30 (13):1794-1799.

[2] Kim JY, Son MJ, Son CY, et al. Environmental risk factors and biomarkers for autism spectrum disorder: An umbrella review of the evidence[J]. Lancet Psychiatry, 2019, 6(7):590-600.

[3] O'Reilly C, Lewis JD, Elsabbagh M. Is functional brain connectivity atypical in autism? A systematic review of EEG and MEG studies[J]. PLoS One, 2017, 12(5):e0175870.

[4] Sun X, Allison C, Wei L, et al. Autism prevalence in China is comparable to Western prevalence[J]. Mol Autism, 2019, 10:7.

[5] Varghese M, Keshav N, Jacot-Descombes S, et al. Autism spectrum disorder: neuropathology and animal models[J]. Acta Neuropathol, 2017, 134(4):537-566.

[6] Zwaigenbaum L. Perspectives on regressive onset in autism: Looking forward on looking back[J]. Neurosci Biobehav Rev, 2019, 103:399-400.

第十八章

注意缺陷多动障碍

第一节 概 述

　　注意缺陷多动障碍(attention deficit hyperactivity disorder, ADHD)是一种临床常见的多因素复杂神经发育障碍,患病率在世界范围内相当一致,国外荟萃分析结果显示为学龄儿童的 5.9%(Willcutt, 2012),成人期患病率 2.5%。我国全国儿童少年精神疾病流行病学调查中 ADHD 的患病率为 6.4%(Li 等,2021),主要表现为与年龄不相称的持续注意困难、过度活动和冲动,常伴有认知障碍和学习困难,通常智力正常或接近正常,但学业、职业、人际关系、家庭和经济收入受到损害,常伴有众多的共患病和不良结局。

　　ADHD 症状的描述始于 100 多年前,1845 年,德国医师 Hoffmann 在一本儿童读物中第一次描述了一个多动的孩子。1902 年 Still 描述孩子无法控制自己的动作与活动量,呈现坐不住、冲动、不专心,判断和道德上有缺陷,及学习异常,当时认为可能是器质性因素所造成。一直到 1920 年第一次世界大战流行性感冒及嗜睡性脑炎流行,患者会残留某些和 Still 所描述很相似的严重行为问题,这时才确定这些多动、冲动和注意缺陷的症状可以由于器质性因素所造成。之后,轻微脑损伤症候群(minimal brain damage syndrome)被提出,强调器质性成因。由于无法找到一对一脑部缺陷的关联性,且许多患儿过去并没有脑伤的疾病史,因此逐渐被轻微脑功能失调(minimal brain dysfunction,MBD)所取代。正式诊断开始于世界卫生组织的国际疾病分类第九版(ICD-9)以及美国精神障碍诊断及分类第二版(DSM-Ⅱ),根据行为观察诊断,开始使用儿童多动症(hyperkinetic syndrome of childhood)这个名词。多动综合征(hyperkinetic syndrome)在英国及 ICD-10 的系统仍继续使用,在 DSM 诊断标准则有了改变。DSM-Ⅲ将诊断名称改为注意力缺陷伴有多动症(attention-deficit with hyperactivity,简称 ADDH)或是注意力缺陷不伴有多动症(attention-deficit without hyperactivity,简称 ADD)。以注意力缺陷为主分类,受到许多学者的质疑,尤其是英国等欧洲学者认为多动是不可删除的核心症状,单纯只有注意力缺陷不足以构成 ADHD 的诊断。进一步因素分析的结果发现多动与冲动的相关性相当高,应该放在同一症状群,因此 DSM-Ⅲ-R 将三大核心症状合成两大类(注意缺陷和多动/冲动)14 个症状,只要符合其中 8 个症状,就可诊断成 ADHD,而单纯的 ADD 则移至非特定诊断内。这样的改变引起许多争议,1990 年左右有不少研究者去探讨以注意力不足为主(ADD)的多动症诊断效度。到 DSM-Ⅳ(APA,1994)名称依然维持 AD/HD,增加了三个亚型。其比例:混合型占 45%～55%,注意障碍为主型占 25%～35%,多动/冲动为主型占 10%～20%。诊断分类的如此改变,增加了 ADHD 的患病率。

　　基于已有的研究发现,2013 年出版的 DSM-5 将 ADHD 归类为神经发育障碍,不再在疾病名称上强调特发于儿童,儿童期精神障碍与成人的诊断分类一致,并存在连续性,是可能罹患终身的慢性精神障碍,需要长期治疗。由于近二十年的研究结果显示 DSM-Ⅳ 的三种亚型在病因机制上并无差异,DSM-5 取消了 ADHD 的分型,而仅作为不同的临床表现加以描述。ICD-11 与 DSM-5 使用了同样的诊断名称,在"精神、行为与神经发育障碍"大类下有类似的归类。大数据分析显示近年来 ADHD 的诊断率大幅度提高,反映了临床上对其认识的增加。

　　ADHD 在不同的地区,包括北美、欧洲、亚洲、大洋洲等,患病率并无显著差异;一些不发达地区患病率变异较大,可能与使用的评估方法、工具、诊断系统以及样本来源有关。若以男女比例来看,学龄期儿童的男女比例大约为 9∶1;到青春期比例为(2～3)∶1;在临床案例中,男女比例会差距更大;但社区样本中男女比例接近。可能因通常男生活动量更大,有较多行为问题,如对立违抗障碍(ODD)、品行障碍(CD)等,因此更容易被带来门诊就诊,而女生就诊率低,患有 ADHD 的比例会被低估,也容易被忽略而延误治疗。性别不同在共病症状上也会有所差异,男生在青春期会有较高比例伴有 ODD、CD、抑郁症以及学习障碍,女生会有较多的焦虑症;到成人期,男性会有较多的反社会行为及物质滥用,女性则会有较高比例的抑郁症和焦虑症。

ADHD 存在家族聚集性,以遗传因素为主要病因,由于受到多基因影响,其易感基因尚未完全阐明,已有一些发现提示神经发育相关基因是 ADHD 的易感基因。一些环境因素也与 ADHD 相关。影像学发现患者前额叶及皮质下脑区功能异常,并存在复杂的脑网络失调。

ADHD 需要药物和非药物综合治疗。药物治疗是最有效的方式,有明确的短期疗效,长期用药对提高学业成就和降低意外风险有帮助;但是药物反应存在个体差异,需要针对每一个体开展个体化的治疗,遗传、影像和脑电指标可能用于 ADHD 药物疗效的预测。非药物治疗中父母培训、行为治疗、学校干预是基本的治疗原则,能够改善 ADHD 相关的功能损害。随年龄发展 ADHD 患者可能合并多种共患病,需要针对不同的共患病开展精准治疗。

第二节 临床表现

一、ADHD 的核心症状

ADHD 的主要核心症状是注意缺陷、多动和冲动。

(一)注意缺陷方面

具体可表现为:不能注意到细节,粗心大意,无法持续注意较枯燥重复的内容,注意力分散,别人对他讲话时心不在焉,没耐心听完指示或吩咐,需要不停地提醒日常生活的事情,东西很乱,忘东忘西,丢三落四,弄丢常用的东西,没有时间观念。

(二)多动方面

具体可表现为:跑来跑去,爬高爬低,不怕危险,精力旺盛,不觉得累,坐不住甚至离开位子,坐时身体扭来扭去、动来动去或玩弄手指,在玩时较吵而需要叫他小声点。这些孩子可能动作比较粗鲁,运动协调不佳,常会有意无意地碰触别人,肢体动作多,容易惹人厌或被误会打人。爱讲话,甚至在不该说话时讲个不停。

(三)冲动方面

具体可表现为:没有耐心,不管别人多忙或别人在谈话,他会打断人家或是插嘴;别人对他说话时他也会没有耐心听别人讲完,会接话或急着回答;对于很多事情可能会好管闲事、热心过度,常会替别人出主意,当别人不听他的意见时就会产生冲突或不愉快;不愿意排队买东西或玩,比较难与他人轮流替换,即使不得不排队,他也会表现出比较不耐烦或不高兴的样子。

二、不同年龄段的临床特征

(一)学龄前期

ADHD 通常起病于学龄前,最早受到关注的行为是多动;因为还没有开始大量系统的学习,注意力的问题可能并没有表现出来。学龄前期儿童常表现坐不住、注意集中时间短,可以是发育中的正常现象。然而 ADHD 儿童常表现过分喧闹和捣乱,躯体活动明显比其他儿童多,不能安静下来,奔跑、跳跃、到处攀爬、不能动的东西也要去动,因而不好管理,总是让照顾者担心他们的安危,给照顾者带来麻烦。有些孩子有明显的攻击性行为,经常惹祸,因看护困难无法接受幼儿园教育。

(二)学龄期

学龄期是 ADHD 核心症状表现最为丰富的阶段。好动不安静的症状仍然存在,同时表现出注意力难以集中。此时大运动量的活动较学龄前期有所减少,主要表现为上课不安静,做小动作,玩文具、书本,撩惹邻座同学。下课后在教室内外与别的同学追追打打,高声叫喊。此时冲动和情绪症状也开始变得突出,好发脾气、行为冲动、自我控制能力差。同时可能开始出现与家长和老师对抗、不服从,甚至品行问题。

(三)青春期

早期的研究认为 ADHD 患儿成长到青春期阶段,注意缺陷及多动的症状会缓解。但是近二十年的长期追踪研究发现,有 1/2~2/3 的 ADHD 患儿到青春期时仍然符合 ADHD 的诊断。三个核心症状中的多动症状会随着年龄的增长而减轻,而注意缺陷及冲动的症状则会持续存在,并且注意缺陷的问题会随着功课压力的加重而更加凸显出来。在青春期时,多动的问题会从原本的动来动去、无法安定下来,逐渐变成可以坐在座位上,但坐着时会显得不耐烦,在座位上动来动去,不能够端正地坐着。患儿会从小时候没有目标的烦躁、坐不住、动来动去,转变成有目标的移动,像是热心帮别人捡东西、拿东西或是倒茶,通过某些有目的的行为来避免一直坐在同一个地方。冲动的状况,在青春期会通过情绪来表现,他们会变得情绪烦躁,容易因为一点挫折而变得没有耐心,和别人起冲突,拒绝师长的要求,说话也会变得比较冲,无法接受别人的建议。青春期最大的问题是持续存在注意缺陷,由于课业加重,需要持续专心、耐心地从事枯燥费心力的学习,多动症患儿常常会无法在规定时间内完成功课,因为长期无法专心写作业,这种累积的负面经验很容易造成他们放弃,导致他们不想上课,不想写作业,甚至不写或不交作业的情形会增加。因为他们组织规划的能力较弱,常分不清事情的轻重缓急,无法妥善地分配时间,所以常常无法完成功课。长期这样的虎头蛇尾,做事情有始无终,会让别人认为这孩子不够积极、没有动机、很懒散,这其实是长期恶性循环所造成的错误印象,这样的印象也会让 ADHD 患儿常被他人指责,造成他们自信心不足,挫折感很大,面对的压力会比小时候更大。

（四）成人期

50%～60% 的 ADHD 患儿到成人期仍然符合 ADHD 的诊断。他们普遍觉得自己的成就不高,会感叹没有办法发挥自己的才能,他们很难将自己的想法有系统有组织地呈现在他人面前,组织规划的能力较弱,对于该做的事会一直拖到不得不做才开始,无法如期完成自己的工作,对很多事情都有兴趣,而没办法专注在同一件事物上,可能会同时开始很多事情而没办法持续去完成。无法组织规划的现象也会表现在社交场合上,说话不经思考就会脱口而出,常常不考虑时机和场合,因此在社交上也会遭遇挫折。他们对于冒险刺激的事情相当有兴趣,所以对于一些别人不敢做的事、不敢说的话,甚至是物质的使用,他们常常不经思考就去尝试。他们没有办法忍耐无聊,一定要有事情做,常常会想到什么就做什么。所以若是智力较高的 ADHD 患者,常常会是先驱者,创造力高且相当积极,常会有新点子,也因为点子很多,会给他人很多意见。但注意缺陷的状况还是会常常使他们没有办法将一件事情持续做完,跟别人的约会也容易忘记,或是会迟到,对于一些需要按部就班、有步骤的事情,很难依序将事情完成,会喜欢跳过一些步骤,想走快捷方式。他们没有

耐心,遇到挫折就发脾气或自怨自艾。对于一些没必要烦恼的事情他们可能会过度担心,一般人会担心在乎的部分他们反而不在乎,对于事情的重点他们容易忽略,因此做出不正确的判断。低自尊表现,没有安全感,没有信心,容易心情不好,情绪起起伏伏,有时很热心,有时则会很不耐烦,没有办法等待,可能会有网络成瘾、烟酒成瘾的问题,这些是在成人期有可能被观察到的表现。

三、ADHD 的功能损害

ADHD 的注意缺陷与较冲动的思考方式使患儿学业表现起伏很大,平常时间观念差,较难区别他人的感觉或看法,会被认为不懂礼节。整体来讲,这些孩子因为其特征会造成学业表现不如其能力应有的水平,学习成绩不佳;且有明显的人际关系问题,不管在同伴方面还是与父母、老师,可能会有一些不遵守规定、冲动或干扰别人的行为,由于 ADHD 的孩子情绪控制较差,容易没耐心、发脾气,可能会因为无法控制自己的情绪而被老师和同学拒绝,人际关系较差,会变得不喜欢主动和别人交往,表现较其他同年龄孩子幼稚,低自尊。

四、ADHD 的相关症状

除大家熟知的核心症状外,ADHD 还常常存在情绪失调,其主要表现为情绪冲动和自我调节困难,在 Faraone 等的综述中,对 ADHD 情绪失调的表现进行了分析,可有三种表现形式:① 高情绪冲动性和自我调控障碍,情绪产生的阈值较低,上升的速度快,迅速达到强烈的情绪反应,由于自我调控障碍,需要较长时间恢复;② 无情绪冲动但自我调控障碍,情绪是逐渐产生的,但达到强烈的水平,由于没有冲动,行为表现晚于主观体验,自我调控障碍使情绪反应延长;③ 高情绪冲动性和有效的自我调控[例如情绪不稳(emotional lability, EL)],情绪产生的阈值较低,上升的速度快,迅速达到强烈的情绪反应,但有效的自我调控缩短了反应时间,存在反复爆发的风险。情绪冲动和调节障碍是 ADHD 特异性的,与其他精神障碍中的情绪症状不同,因此曾被建议纳入诊断标准,但尚需更多研究。

五、共患病

ADHD 的共患病较多,75% 以上的患者至少存在一种共患病,50% 以上患者有两种精神共患病,最常见的共患病是对立违抗/品行障碍,其次是特定学习技能障碍、焦虑障碍、发育性协调障碍、破坏性心境失调障碍,再次是抽动障碍、抑郁障碍、孤独症谱

系障碍和物质使用障碍。除精神共患病外，还可有自身免疫病等躯体共患病。不同发展阶段可能有不一样的共患病，儿童期多见的是对立违抗障碍、特定学习技能障碍、发育性协调障碍、言语和语言障碍、执行功能障碍等，到青少年期可合并品行障碍、心境障碍、焦虑障碍等，成年期可有物质使用障碍、反社会人格障碍等。存在共患病加重 ADHD 的症状和相关损害，提示可能有不良结局。共患病也常掩盖原发的障碍，临床表现更为复杂，也影响治疗的选择和疗效。

（一）儿童期共患病

1. 对立违抗障碍（oppositional defiant disorder，ODD）和品行障碍（conduct disorder，CD）
ODD 和 CD 在 DSM-5 归类于破坏性、冲动控制和品行障碍这一类，与 ADHD 的共患率可达 30%～50%，ADHD 患者无论男女，外化性障碍的共患率均高于内化性障碍。ADHD 与 CD 在家族中聚集，提示它们有共同的遗传因素，或受到相关的环境因素影响。共患品行障碍者远期预后不良，学业成就低、容易合并其他精神问题，如物质使用障碍和犯罪行为。

2. 孤独症谱系障碍（autism spectrum disorder，ASD）　近年的研究显示 ADHD 与 ASD 有共同的遗传因素。ADHD 与 ASD 都存在注意障碍，但在视觉定向上二者又存在差异，ASD 患者存在定向异常，而 ADHD 患者是对警觉线索的加工异常。蓝斑肾上腺素系统共同地参与了这两种过程。ADHD 和 ASD 共患的儿童左侧中央后回的体积减小，其相关的躯体感觉异常可能是共患的基础。共患 ASD 的患者后者的诊断常常会晚 3 年。共患者还存在运动协调障碍，需要训练提高日常生活中包括自我照顾、玩具的使用和写字时的精细运动能力。

（二）青少年期共患病

1. 焦虑障碍（anxiety disorder）　ADHD 患者焦虑的患病风险增高。在临床诊断为焦虑的样本中，女性的 ADHD 多基因风险评分更高。焦虑和抑郁都有易激惹症状，在临床需要鉴别，对问卷的因子分析发现二者聚类不同能够区分。脑影像上抑郁的易激惹症状与背外侧前额叶、腹外侧前额叶和顶下小叶、岛叶和尾状核的激活增加相关；而焦虑的易激惹症状与杏仁核与扣带回以及丘脑和中央前回的连接下降相关。

2. 抑郁障碍（depressive disorder）　ADHD 患者抑郁和自杀的风险较一般人群明显升高。在 ADHD 多模式治疗（multimodal treatment of ADHD，MTA）研究中，使用 DSM-Ⅳ诊断标准，共患重性抑郁障碍的频率是 6%。母亲长期重度抑郁者，孩子的自杀观念增加，不仅是在孩子也患有重性抑郁时，ADHD 本身也可能中介这种相关性。在家族中抑郁与 ADHD 存在关联，两者存在共同的家族易感性。ADHD 患者一级亲属有较高比例患ADHD 和重性抑郁障碍，而重性抑郁障碍患者一级亲属也有较高比例患有 ADHD 和重性抑郁障碍。有些医师认为 ADHD 患儿挫折感较重，因经常被指责而情绪低落，将其抑郁情绪合理化，忽略共患的抑郁症，可能耽误治疗的时机，是特别需要注意的。

3. 双相情感障碍（bipolar affective disorder）
流行病学研究显示，双相情感障碍共患 ADHD 和 ADHD 共患双相的患病率均高于单纯的双相情感障碍和单纯的 ADHD 组。ADHD 和双相情感障碍也存在家族聚集性，ADHD 患者的一级和二级亲属双相情感障碍的患病率均增加，提示二者可能存在共同的危险因素。ADHD 和双相情感障碍患儿重叠的症状表现有活动过多、注意力易分散、情绪冲动、易激惹等。严格的共病诊断需要排除重叠的症状。家族史是重要的参考。

（三）成年期共患病

1. 物质使用障碍（substance use disorder，SUD）　ADHD 青少年和成人共患 SUD 的患病率是 15%～50%；SUD 共患 ADHD 的是 25%～40%。最常滥用的物质是烟草，ADHD 症状越重越容易较早开始吸烟，特别是在女性。研究显示，单卵双生子女性注意问题更重的吸烟问题更多，提示注意障碍与吸烟相关，而多动冲动症状不是直接原因。在MTA 研究样本中，尼古丁和大麻的滥用明显高于对照组。ADHD 青少年接受阿片类麻醉药治疗更多，随后容易发展为长期使用。ADHD 与物质依赖患者都有冲动控制障碍，在动物实验中发现二者腹侧纹状体有共同的基因表达网络，与神经可塑性相关，影响树突棘的生长。大量注册队列研究显示早期使用中枢兴奋药治疗可以减少 SUD 的发生。

2. 人格障碍（personality disorder）　ADHD 常共患边缘型人格障碍（borderline personality disorder，BPD），33.7% 的 ADHD 患者自我报告 BPD 的症状，家族聚集性提示二者存在共同的遗传基础。这两种障碍都有冲动性的特点，但是单纯的 BPD 报告的是冲动选择更明显，而单纯的 ADHD 冲动行为和认知障碍更突出。二者都存在反应抑制缺陷，在应激情况下加重，可能是冲动行为的心理机制。

第三节　病因和病理机制

一、病因

目前普遍认为 ADHD 很少由单一的遗传或环境危险因素引起，大多数情况下是由遗传和环境危险因素的共同作用所致，但每个因素的影响都很小。

（一）遗传病因

家系研究显示，ADHD 患儿的一级亲属包括父母和同胞兄弟姐妹患有 ADHD 的风险增高。双生子研究报告 ADHD 的平均遗传度是 0.76，因此 ADHD 是以遗传因素为主要病因的疾病。

ADHD 的分子遗传学研究经历了连锁研究、候选基因研究、全基因组关联分析（GWAS）三个阶段。连锁研究将 ADHD 的遗传风险定位到较大的染色体区间。大量候选基因研究的结果往往很难重复，Meta 分析验证的仅有数个与神经递质合成、释放、传递、代谢相关的基因，包括多巴胺 D4 受体基因（DRD4）、多巴胺 D5 受体基因（DRD5）、多巴胺转运蛋白基因［dopamine transporter gene，DAT（SLC6A3）］、多巴胺 - β - 羟化酶（dopamine beta hydroxylase，DβH）基因（DBH）、5 - 羟色胺受体基因［serotonin receptor（HTR1B）］、5 - 羟色胺转运体基因［serotonin transporter，5 - HTT（SLC6A4）］、突触关联蛋白 25（synaptosomal-associated protein 25，SNAP25）。然而这些基因总体只能解释 ADHD 表型变异的 3.3%，解释平均遗传度的 4.3%。随着 GWAS 方法的引入，近年 ADHD 的遗传学研究取得一些突破。杨莉等（2013）发现编码轴突投射和突触成分的神经元发育相关基因可能构成 ADHD 的致病网络，提示了 ADHD 的病因与神经发育有关。国际精神基因组联盟（PGC，2019）则在超过 2 万的病例和 3 万的对照中发现 12 个全基因组显著性位点，其所在基因包括微管骨架成分、钙黏素家族、转录因子、轴突导向基因等。以执行抑制功能为内表型的全基因组关联分析报告了 7 号染色体上的 MICALL2 基因存在显著关联，该基因在神经发育过程中调节轴突发育。

（二）其他危险因素

1. 怀孕分娩期因素　有越来越多的研究发现，ADHD 的成因也包括母亲怀孕年龄较大，母亲在怀孕过程中暴露于一些物质或药物（例如乙醇、尼古丁、可卡因、对乙酰氨基酚等），或是分娩时的并发症，这些都有可能增加孩子罹患 ADHD 的概率。此外，母亲怀孕前超重、肥胖和糖尿病增加后代的 ADHD 风险。早产/极低出生体重与 ADHD 及其症状相关。

2. 重金属中毒　某些有毒物质可能造成 ADHD。有研究发现铅中毒会造成分心、多动、坐立不安和低智商，并与多动及攻击性的严重度具有剂量反应关系。

二、病理机制

（一）脑影像学机制

结构磁共振影像（MRI）的 Meta 分析纳入了 36 个队列 4100 多名被试，发现多动症儿童的颅内体积较小，总皮层表面积略有减少，额叶、扣带回和颞叶皮层厚度减少；皮下核团包括基底节、杏仁核、海马体积较小。ADHD 患儿也存在小脑体积减小，主要在小脑蚓部，以及右侧小脑体积较小。脑结构的异常仅见于儿童，在青少年或成人中均未观察到差异。发育轨迹的研究显示 ADHD 患儿大脑皮质厚度达峰时间约比正常儿童落后 3 年。ADHD 儿童存在广泛脑区白质微结构异常，该异常与其抑制功能受损有关。Meta 分析发现，ADHD 脑白质异常较一致的结果见于胼胝体、右扣带回，右矢状束和左绒毡层，提示涉及知觉和注意的后顶-颞注意区和远距离额-顶联合束两半球之间的连接存在问题。ADHD 组与正常对照组小脑髓质发育也存在差异，ADHD 组在儿童早期发育较慢，在儿童期晚期加快，左侧髓质的发育更快。脑影像变异受遗传基因的影响，一项在欧洲正常青少年样本中开展的影像遗传学研究发现，与 ADHD 症状评分相关的脑白质各向异性分数（fractional anisotropy，FA）与 ADHD 的多基因风险评分（polygenic risk score，PRS）相关。

功能磁共振影像（fMRI）的 Meta 分析发现，在完成中性刺激任务时左侧苍白球/壳核异常活动；而当完成抑制任务时右额下回、辅助运动区和基底神经节激活减低。额下回激活降低是重复最多的与抑制功能障碍相关的改变。静息态脑功能网络的 Meta 分析在儿童和成人也显示不同的结果。儿童期分别与执行抑制和注意相关的额顶网络和腹侧注意网络与对照组相比呈现低激活，默认网络、腹侧注意和感觉运动网络较对照组呈现高激活；成人 ADHD 额顶网络亦呈现低激活，而视觉、背侧注意和默认网络高激活。在完成持续注意任务时，反应时变异越低，持续注意越好，脑区间负性连接越强，功能越趋向分离，特别是在小脑和运动区、小脑与前额叶、枕叶与运动网络；反应时变异越高，持续注意越差，正性连接越强，特别是在双侧运动网络、运动与顶叶、前额叶和边缘网络。

（二）脑电生理机制

电生理学报告可能有 1/3 的 ADHD 患儿存在定量脑电图（QEEG）异常，脑电 θ/β 比值升高。虽然尚不能用作可靠的诊断手段，但被认为具有评估预后价值。对评估听觉感觉记忆和非自主注意力转换研究的 Meta 分析报道，ADHD 儿童的失匹配负波轻到中度降低。事件相关电位（ERP）的结果比 QEEG 有特异性，但 ERP 的缺点是对空间的分辨率不佳，无法很确定地定位脑部的活动。最常用来研究的 P300，可以和 fMRI 合并使用。由 fMRI 确定空间的所在位置，然后由 ERP 在某个特定的点来测量电活动。

（三）神经心理机制

ADHD 在病理机制上存在异质性，在神经心理层面至少存在四类认知异常，包括执行功能障碍、颞叶信息加工异常、延迟厌恶缺陷以及情绪失调控，分别对应不同的脑回路。ADHD 的执行功能障碍可在学龄前即出现。这些认知回路的异常不仅存在于 ADHD，也见于其他精神障碍，如执行功能障碍在多种精神疾病都有报告，可能构成各种精神障碍共患的基础。

Sonuga-Barke（2002、2005）整合前额叶执行功能缺陷与延迟厌恶两个理论，提出形成 ADHD 的双通路模型。在认知与行为异常发展成 ADHD 的通路中，执行功能缺陷是此通路的核心特质。由这一通路发展来的 ADHD 有明显的认知功能缺陷，包括注意力、抑制能力、工作记忆、计划和行为监控。因此，时间管理能力受到严重的影响。这一通路涉及的高级认知回路包括大脑额叶、前额叶、基底节和纹状体等，近年已得到相当多的研究证实。

另一条与动机相关的 ADHD 发展通路，受到个体奖赏机制与社会化历程异常影响而形成，延迟厌恶是其继发表现。这类 ADHD 行为症状是由于耐受延迟奖励的时间缩短，未来事件的价值在 ADHD 患儿比一般的孩子降低，他们偏好立即的奖赏，导致行为的冲动。由于延迟的厌恶使得个体无法有效地对环境需求做出反应，也使得个体对于失败的情境倾向负向情绪反应。从社会化的历程中，若父母教导的方式是不具耐心且过于要求孩子的表现，而且无法忍受孩子的拖延，也容易养成孩子具有延迟厌恶的特质。从这条通路发展出 ADHD 行为特质的

表现是具有情境变异性的。在有选择的情境下，个体便出现冲动行为；在没有选择的情境下，个体表现的便是注意缺陷和多动的行为。此类型 ADHD 的认知能力缺陷也是属于继发性的，其影响历程便是因为无法投入有效的时间量在解决作业中，导致其认知能力缺损。这条通路与大脑的奖赏机制有很大的关联，主要涉及腹侧纹状体网络和中脑边缘系统（meso-limbic）有关多巴胺系统的神经回路。

如果正如 Sonuga-Barke 所预测的 ADHD 有不同的发展病理模式，ADHD 在执行功能上应该有两种不同表现形式或形态，一部分是执行功能异常，但是动机奖赏功能并没有异常的 ADHD 患者，另外则是相反，有明显动机奖赏功能异常，但执行功能却完整的 ADHD 患者。虽然并没有学者针对这样的议题做广泛性的研究，但是 Nigg 等（2005）在 ADHD 大样本执行功能的研究中发现，即使最能区分 ADHD 与对照组的停止信号任务，也只有近 50% 的 ADHD 有明显的缺损，其他的执行功能任务如色词测验与注意力测验（CPT）或是 Trail making B 也只有 35%～50% 的 ADHD 有明显的缺损，这个结果支持 ADHD 具有多重的发展模式。

第四节 诊断和鉴别诊断

一、诊断要点

ADHD 是一种通常起病于儿童期的精神疾病，DSM-5 和 ICD-11 均要求症状在 12 岁以前出现，存在多动冲动和（或）注意不集中的症状，症状持续 6 个月以上，对学习、社交或家庭功能造成损害，并且不能用其他疾病解释，即可考虑 ADHD 诊断。

要获得可靠的诊断，需要对 ADHD 的症状功能等进行详细的评估。临床评估包括 ADHD 症状、社会功能、共患病等。包括与父母、孩子分别进行访谈，观察孩子在诊室的表现，父母填写行为评估量表评估症状并排除其他行为问题，获得幼儿园或学校的资料，必要时获取老师的报告或填写量表。躯体检查、物理检查可确认有无潜在的生理疾病（例如癫痫病史、听力障碍等）。必要时进行智力、注意力测验。评估时要考虑孩子的心智发展应有的表现，将其行为表现与同年龄的孩子做比较，尽力找出症状出现的原因，并评估是否存在共病，鉴别其他躯体或精神疾病。

（一）与父母临床访谈

主要是系统收集病史。需要澄清主诉，描述精

神症状的发展过程。了解家族史,包括患有 ADHD 或其他神经精神疾病,母亲怀孕和婴儿出生史(母亲怀孕年龄,怀孕时胎儿生长状况,母亲健康状况、有无使用药物、吸烟及被动吸烟、酗酒等,有无生产合并症,新生儿出生体重,有无婴儿期合并症),早期发展史(心理动作发展的里程碑,语言发展、情感依附、睡眠和饮食问题,生长和早期气质特征),是否有不自主抽搐、癫痫或其他身体疾病,服用药物(特别是抗痉挛药、抗组胺药、类交感神经作用药物及类固醇)情况。也需要探讨家庭功能和家庭问题(例如经济、沟通、互动、管教方式及父母可能存在的冲突等),父母亲相处和解决问题的模式,情感表达是温暖或敌意,社会支持网络和其他资源。

(二)与儿童的访谈及行为观察

儿童的自我报告对于了解儿童一般适应和共病症状的帮助大于了解儿童是否具有符合 ADHD 诊断的症状。因此,应将和儿童的访谈放在对儿童家庭、学校和同伴功能的了解之前,对精神病理部分进行一般评估(尤其是情绪问题,自我的了解、看法和自尊,以及儿童对其障碍的态度和适应状况)。当怀疑儿童可能有 ADHD 症状时,在诊室的临床检查、测验进行中,或在候诊间,对儿童的行为进行观察是非常有用的。由于 ADHD 的症状可能不会在陌生或新奇有趣的环境下出现,所以通常需要反复多次的评估。

(三)评估量表与心理测验

父母评估量表是重要的辅助诊断方法,可补充访谈所得的资料,其优点是能够系统性涵盖所要评估的问题。老师的书面报告、电话报告或填写的量表,可以协助了解儿童在学校的行为问题和整体状况,并与同年龄的儿童做比较。儿童的自评报告表可以补充访谈所得数据的不足,特别对于评估 9 岁以上儿童的情绪问题可能有用。然而目前研究显示,老师的报告与父母的报告一致性并不高,可能是因为他们是在不同的情境中观察到孩子的问题,因此父母可能会低估孩子在学校的行为问题,且老师大多不会陪同就诊,因此由老师填写的量表或书面报告是诊断 ADHD 的重要资料之一。另外,父母和孩子的报告一致性也不高,因为孩子会倾向低估其外显性的行为,父母可能倾向低报孩子情绪上的问题,因此若想要知道孩子情绪上的问题,必须与孩子进行访谈或收集自评报告。

1. Conners 父母评定量表(Conners' parent rating scale, CPRS)　CPRS 包含 48 个条目,用于评估多动在内的儿童行为问题,其信效度经广泛检验。问卷可分为六个因子,包括行为问题、学习问题、躯体问题、冲动多动、焦虑问题和多动指数。其中多动指数对 ADHD 有较好的识别能力,也可用于药物疗效的评估。

2. Conners 教师评定量表(Conners' teacher rating scale, CTRS)　CTRS 包括 28 个条目,包括三个因子:品行问题、多动、注意缺陷。还有 10 条目的简明症状问卷(即多动指数),可用于筛查和疗效评估。

3. SNAP 评定量表(Swanson, Nolan and Pelham rating scale,简称 SNAP)　SNAP 较常使用的是 26 个条目的简版,包括 18 条 ADHD 症状标准和 8 条对立违抗症状。按 0~3 四级评分,通常认为平均分<1 为正常。

4. 成人 ADHD 自评量表(adult self-report scale, ASRS)　世界卫生组织配合 DSM-5 的变化发展了成人 ADHD 自我报告表用于筛查,这是 29 个条目的自评量表,现场调查数据显示最后有 6 个问题在鉴别病例和非病例时的表现是最佳的。量表操作特征在两个独立样本中是相似的,敏感度可达 90% 以上。

5. Achenbach 儿童行为检核表(child behavior checklist, CBCL)　CBCL 包括父母、教师报告表以及青少年自我报告表。CBCL 全版包括社会功能和行为问题两部分,临床常用的是行为问题部分,根据不同的性别年龄划分分量表,包括社会退缩、躯体诉述、焦虑/抑郁、注意问题、违纪行为、攻击行为等维度,能较全面地识别儿童的内化和外化行为问题。

6. 长处与困难问卷(strength and difficulties questionnaire, SDQ)　SDQ 用于 4~16 岁儿童少年,共 25 个条目,包括情绪症状、品行问题、多动注意问题、同伴交往问题、亲社会行为五个因子。每个条目按 0~2 三级评分,前四个分量表构成困难总分。该量表既可评估儿童的行为情绪问题,也可评估儿童的长处。

7. 情感障碍和精神分裂症问卷-目前和终生版(schedule for affective disorders and schizophrenia for school-age children present and lifetime version, K-SADS-PL)　该量表为半定式诊断问卷,包含了注意缺陷多动障碍、对立违抗障碍、品行障碍、抑郁障碍、躁狂、精神病、多种焦虑障碍、吸烟、酒滥用、成瘾等 20 种精神障碍。由医师与家长和孩子进行会谈获得信息最后达成综合评分。适用于 6~18 岁儿童青少年,是进行 ADHD 及共病研究的诊断金标准。

8. 神经心理学测验　目前临床较常使用的是

韦氏智力测验第四版（WISC-Ⅳ）、持续性操作测验（CPT）、执行功能测验等，用于评估高级认知功能。这些测验的结果还不能用来决定儿童是否患有ADHD。

二、诊断标准

目前ADHD的诊断较多使用的是DSM-5的诊断标准（表18-1）。世界卫生组织的版本国际疾病分类第11版（ICD-11）基本参考了DSM-5的标准，仅在共病诊断方面，仍未接受孤独症谱系障碍与ADHD的共病诊断。

表18-1　DSM-5注意缺陷多动障碍诊断标准

（一）症状标准：A或B至少有一个维度符合标准

 A. 下列注意缺陷的症状有六项（或以上）常常出现，与其发展阶段不相称，持续至少6个月，且导致适应不良：

 注意缺陷维度(inattention)

 1. 无法专注于细节的部分，或在做学校作业或其他的活动时，出现粗心的错误

 2. 很难持续专注于工作或游戏活动

 3. 对他（她）说话时，好像都没在听

 4. 很难遵循指示做事或无法完成功课、家事或工作（并不是由于对立性行为或无法了解指示的内容）

 5. 组织规划工作及活动有困难

 6. 逃避或不愿意做需要持续性动脑的工作（如学校或家庭作业）

 7. 弄丢工作或活动必须要用的东西（如玩具、学校作业、铅笔、书、工具或文具）

 8. 很容易受外在刺激影响而分心

 9. 在日常生活中容易忘事

 B. 下列多动-冲动的症状有六项（或以上）时常出现，已持续至少6个月，达适应不良并与其发展阶段不相称的程度：

 多动-冲动维度(hyperactivity-impulsivity)

 1. 在座位上手脚动个不停或局促不安地扭动

 2. 在教室或是其他必须持续坐着的场合，会任意离开座位

 3. 在不适当的场合，乱跑或爬高爬低（在青少年或成人可仅限于主观感觉到静不下来）

 4. 很难安静地玩或参与休闲活动

 5. 总是一直在动或是像被马达驱动着一般停不下来

 6. 话很多（在ICD，此症状归纳于冲动）

 7. 在问题还没问完前就冲口回答

 8. 在游戏中或团体活动中，很难等待轮流

 9. 打断或干扰别人（如插嘴或打断别人的游戏）

（二）有些造成损害的多动-冲动或注意缺陷的症状，在12岁以前即出现

（三）此症状造成的某些损害存在于两种或两种以上的情境（如在学校或工作场所及在家中）

（四）必须有明确证据显示社会、学业或职业功能存在着临床明显损害

（五）症状不是出现在精神分裂症或其他精神病性障碍的病程中，也无法以其他精神障碍如心境障碍、焦虑障碍、分离性障碍或人格障碍等来解释

三、鉴别诊断

ADHD与其他多种精神和躯体疾病存在症状重叠，在临床诊断中必须仔细鉴别这些疾病：正常活泼或高智商儿童，睡眠不足，躯体疾病，焦虑和抑郁，学习障碍，心理创伤，儿童虐待，对立违抗障碍和品行障碍，躁狂症，孤独症谱系障碍等。

（一）正常活泼儿童

正常儿童也可能表现活泼好动，但好动多表现在特定的情景下，如课后游戏、户外活动等，在需要安静或有纪律约束的场合多能保持不动，在学习、伙伴交往和家庭中表现良好。

（二）神经发育障碍

1. 智力发育障碍　患儿因学习困难可能出现ADHD症状，智力测验智商＜70可作鉴别。此时的注意不集中症状可能是由于学习内容与认知能力不匹配所致。如果使用智龄相当的材料患儿仍不能集中注意力，可能共病注意障碍。此时可以使用哌甲酯或托莫西汀治疗，注意症状缓解后复查智商分数也可能提高。

2. 孤独症谱系障碍（ASD）　ASD患儿也常存在多动和注意不集中症状，且较ADHD更严重。ASD患儿对于自己感兴趣的事可能表现得特别专注，但是对于社交信息关注少，表现为注意力不集中。典型的社交障碍和重复刻板行为可作鉴别。

3. 特定学习技能障碍　患儿起病年龄常在入学后1~2年，其学习问题以阅读、计算、拼写能力受损为主，阅读、拼写和计算的测验可以作为诊断参考。ADHD儿童的成绩下降常发生在3~4年级，以言语学习和记忆能力受损为主，不完成作业、粗心、在学校行为表现差更突出。

4. 抽动障碍　大多好发于7~10岁，典型表现与ADHD不同，主要表现为不自主的突发、快速、重复、非节律性、刻板的单一或多部位肌肉运动和（或）发声抽动。其中简单的抽动容易识别，复杂抽动可以因患者的掩饰变得非常隐蔽，需要仔细观察并询问患者的体验来澄清。

（三）其他精神疾病

1. 睡眠障碍　研究发现睡眠时的呼吸障碍(obstructive sleep apnea，OSA)或是睡时不停动来动去的症状(periodic leg movement，PLM)，和白天困倦思睡、精神不济、注意力不集中、多动、学业表现较差以及攻击行为等有关。有睡眠呼吸暂停症状的孩子经手术处理，使睡眠呼吸暂停的状况改善后，他们白天ADHD样症状就减少了。

2. 对立违抗障碍/品行障碍（ODD/CD）　早期

欧洲研究认为 ODD 是 CD 的前驱症状。但现在研究发现,CD 患儿通常有 ADHD 和 ODD 的症状,但只有少数 ODD 患儿后来发展成 CD。ODD 需要与 ADHD 的情绪失控鉴别,区分 ODD 的对抗权威。ADHD 是自我控制力差,而 CD 是有意的破坏性行为。

3. 抑郁障碍 患者可以表现出 ADHD 的注意不集中。但儿童抑郁症常起病于 12 岁以后,病前行为表现正常,有明显的起病过程;通过与患儿交谈,可以发现抑郁心境、兴趣下降、烦恼等主观体验;还有精力缺乏和容易疲劳等。

破坏性心境失调障碍(DMDD)是 DSM-5 新增加的抑郁障碍的一个病种,鉴别要点如下:① DMDD 患儿脾气爆发的程度非常严重,恶语伤人、打人、毁坏贵重物品等,次数非常频繁,每周≥3 次;② DMDD 患儿在脾气爆发的间歇期心境恶劣,常诉烦恼、自我评价低、爱生气,感觉大家都对他不好;③ DMDD 患儿家系中焦虑、单相抑郁更多见。

4. 焦虑障碍 有明显的起病过程,常在考试失利或遭遇挫折后发生,通过与儿童交谈,可发现焦虑障碍患儿具有焦虑、烦躁、不快乐的主观体验,并常合并躯体症状。

5. 双相情感障碍 躁狂症是短时间内明显有情绪、食欲以及睡眠习惯的改变,应将纵贯面长期的病程变化也纳入诊断考虑。双相情感障碍与 ADHD 有重叠的活动增多和注意容易分散的症状,以下特点可供鉴别:① 躁狂发作常起病于 12 岁以后,病前社会功能良好;② 躁狂发作患儿有明显的情感高涨、思维奔逸、自我感觉良好、精力充沛、睡眠需要减少等症状和主观体验,其多动、冲动、注意力涣散、易激惹比 ADHD 更严重;③ 双相障碍为反复发作的情绪高涨和情感低落的交替,间歇期社会功能良好;④ 躁狂发作患儿常有情感障碍家族史。

(四)躯体问题

1. 头部外伤 并没有证据显示头部受伤会造成 ADHD,事实上 ADHD 的孩子较容易因注意缺陷、好动和运动协调不佳而发生意外,所以可能会有比较多头部受伤的疾病史。约有 20% 头部严重受伤孩子,在伤后会有认知及行为上的改变,可能会有去意志化的行为,行为控制变差,或是有额叶症候群等状况。对于这些严重脑伤的患者,可以使用中枢神经兴奋剂来改善前额叶症候群。

2. 甲状腺功能异常 甲状腺功能亢进、减退或激素抵抗的人可能会有类似 ADHD 的症状,甲状腺功能检查可资鉴别。

3. 癫痫 一般癫痫患者较易出现 ADHD 症状,或是同时符合 ADHD 诊断。注意缺陷、多动/冲动症状的严重度可能与癫痫的病情控制好坏有关。癫痫病情的控制应优先于 ADHD 症状的改善,必要时,可合并使用治疗 ADHD 的药物。

第五节 治 疗

目前有几百个研究显示 ADHD 的治疗需要药物和行为联合治疗。

一、药物治疗

ADHD 药物的短期疗效已经过大量随机对照研究证实。主要药物分为中枢兴奋剂(哌甲酯、安非他明制剂)和非中枢兴奋剂(托莫西汀、胍法辛和可乐定等)。我国目前经药监局批准用于 ADHD 治疗的仅有缓释哌甲酯和托莫西汀。系统综述和 Meta 分析显示安非他明在儿童和成人的效应值均为最高,哌甲酯在儿童有较高的效应值,托莫西汀在不同年龄段均有中等的效应值。综合疗效和副反应,可接受性最高的在儿童青少年是哌甲酯,在成人是安非他明。此外对 ADHD 的情绪失调症状中枢兴奋剂和非中枢兴奋剂都有效,中枢兴奋剂效应值为低至中等,非中枢兴奋剂托莫西汀效应值为中到高。

在决定使用药物治疗前,首先要明确诊断。如果确诊 ADHD,新的 NICE(英国国家卫生与临床优化研究)指南建议 5 岁以上首选药物治疗。开始时应该使用单一药物。如果一种药物的疗效不满意或不能耐受,首先考虑换用另一种药物单药治疗,其后才考虑合并用药。

(一)中枢兴奋剂

1. 哌甲酯(Methylphenidate,MPH) 作用机制是抑制突触前膜重吸收多巴胺和去甲肾上腺素,同时也会增加突触前神经末梢递质释放。众多的疗效研究支持 MPH 可以明显减少多动和冲动的症状,提高注意力,70%~80% 的患儿症状可明显改善。MPH 还可以明显改善神经心理学功能,包括执行功能、特殊学习技能等,改善社交技巧、人际关系和学业表现。长期的研究显示哌甲酯在治疗剂量下不会成瘾,相反,能显著减少未来物质滥用的发生率。

2. 剂型及剂量 MPH 制剂在国内有三种剂型,速释型、缓释型(Metadate)、控释型(Concerta),其作用时间分别为 4、8~9 及 10~12 小时。速释剂型起始作用快,2 小时可达最高血药浓度,药效持续仅 3~4 小时，新陈代谢快的患儿，可能在早上第三堂下课时就出现不稳定的状况。为了维持症状的稳定性和治疗效果，建议一天服用 3 次。考虑实际服药的便利，至少每天早午服用 2 次。通常从 5 mg、每天 2 次开始服用，然后视反应而增加剂量，直到最佳疗效，或出现不能耐受的不良反应，最大剂量0.7 mg/(kg·d)。缓释剂型作用时间 8~9 小时，仍需要每天服药 2 次。而控释型 MPH 疗效可以持续12 小时，其血浓度呈现上升型，可以更长时间有效控制 ADHD 症状。

3. 药物依从性 由于速释型 MPH 作用时间短，每天至少需要服用 2 次或 3 次，易影响服药的依从性，注意缺陷、健忘的症状会让患儿忘了服药或带药，且在校服药也会影响孩子的隐私和自尊心，增加管制药品外流的风险。长效的 MPH，因为有效时间较长而无需在校另外服药，使得治疗较具隐私性，可避免在学校被贴上标签，因而增加服药的依从性。从学校观点来看，学校不用再承担提醒学生服药的责任，也是此药极大的优点。

4. 副作用 食欲不好是最常见的副作用（30%~40%），大多出现在中午。餐中或餐后服药可以减少对食欲的影响。若食欲影响很大，生长状况也许会受到影响。如果有生长迟缓现象，建议在周末或寒暑假暂停服药，或换药，或采取非药物方式治疗。失眠是最常见的睡眠问题，临床上需区分失眠是药物产生的副作用，还是因为药效消退导致的行为症状复发或恶化。对于前者，降低每天最后一次服药的剂量，或是最后一次服药时间提前可能就可缓解；而对于后者，晚上服用药物可能会有帮助。其他不常见的副作用包括皮疹、恶心、头昏眼花、头痛、体重减轻和血压变化。在治疗任何阶段均可能出现抽动。如果出现这样的行为，就需要判断是否严重到必须停止治疗、降低剂量或改变药物。用药过量会发生中毒现象，包括谵妄、困惑、颤抖、流汗、呕吐和肌肉痉挛。

5. 成瘾性 MPH 对多巴胺转运蛋白的作用比较慢，不像可卡因立即产生作用后马上消失，因此服用后并无愉悦感，在治疗剂量内没有成瘾的倾向。多数研究发现使用 MPH 治疗后，将来发生物质滥用的比例会显著减少。保护效果的可能机制，包括减少 ADHD 症状，特别是冲动行为，降低行为障碍以及日后发生的反社会人格障碍，改善学业和职业表现，改善同伴和家人关系。

6. 禁忌证 精神分裂症、甲状腺功能亢进、心律失常、心绞痛和青光眼，以及此药物曾造成过敏者不得使用。若有高血压、抽动（或有 Tourette 综合征家族史）、药物依赖性或酗酒史，也需要特别谨慎。

（二）非兴奋剂类药物

1. 托莫西汀（Atomoxetine） 是一种选择性去甲肾上腺素再摄取抑制剂，为次于中枢神经兴奋剂被美国及其他洲部分国家批准用于治疗 ADHD 的药物。经由细胞色素 P450-2D6（CYP450-2D6）所代谢，所以可能会和其他药物有交互作用。亚裔有较高比例属于代谢慢者。一天 1 剂即可维持稳定的浓度。随机安慰剂对照研究显示托莫西汀明显改善ADHD 患儿的核心症状。主要副作用为食欲不好（36%）、困倦（22%）。托莫西汀的优点是可以涵盖晚上症状的改善，对合并抽动或焦虑障碍者优于兴奋剂。

2. 三环类抗抑郁药去甲丙米嗪（Desipramine）和丙米嗪（Imipramine） 可能因为能够抑制去甲肾上腺素重吸收而起到治疗 ADHD 症状的作用。若MPH 或其他兴奋剂导致抽动症状恶化或疗效不佳，或使情绪不安情况恶化，除了改用托莫西汀外，通常会考虑使用这些药物。该类药最令人担心的副作用是心血管变化，即使在开始服药 2 年后，心电图还可能观察到恶化迹象。大多数儿童的心电图未发生变化，但有少数猝死个案，可能是因为心律失常所致。开始服用该类药物之前，应记录患儿脉搏、血压和心电图情况，随后在每次增加剂量时以及每三个月均应予以复查。丙米嗪可以用在同时合并有夜尿症、Tourette 综合征、焦虑症的患者。

3. α2 受体激动剂可乐定（Clonidine）和胍法辛（Guanfacine） 是 α2 去甲肾上腺素药物，作用于突触前抑制性自身受体。服用时，应于 2~4 周内逐渐增加可乐定剂量，通常是每天 3~5 μg/kg，分 2 次服用。服用完全剂量 6 周后进行疗效评估，最常见的不良反应是嗜睡和困倦。很少发生体位性低血压和心律失常，但可能会很严重，因此治疗时应监测患儿的血压、脉搏和心电图。禁忌证包括心律失常，肾脏衰竭者应特别小心服用。不应突然停用，因为高血压和抽动可能会再度复发。

4. 安非他酮（Bupropion） 该药的作用机制是抑制去甲肾上腺素和多巴胺的再摄取，没有抗胆碱能或抗组织胺的作用，其半衰期为 20 多小时，由肝脏代谢。双盲随机药物试验结果发现安非他酮疗效优于安慰剂，能够明显改善 ADHD 症状。安非他酮的副作用包括食欲减少、烦躁、颤抖、失眠，也曾报告会恶化抽动和产生精神病症状，最严重的副作用是癫痫，一般在每天 450 mg 的剂量会有危险性。

5. 其他药物 文拉法辛同时具有选择性地抑

制血清素(在低剂量时)和去甲肾上腺素(在高剂量时)再吸收的作用,少许的抑制 CYP450-2D6 和 CYP450-3A4 代谢,由肾排出。其适应证为抑郁症,也被发现可以改善注意力。莫达非尼(Modafinil)的适应证为发作性睡病,对真正因为睡眠异常或是失眠所造成的白天注意力不好的患者可以考虑。抗精神病药物治疗多动症的疗效不如兴奋剂,也无法有效改善认知问题。但是服用低剂量抗精神病药物,对同时罹患广泛性发育障碍或有严重攻击性或情绪不稳定(通常是智障者)的患者是有帮助的。营养补充剂是近年研究的一个热点,一项对多种精神障碍营养补充剂治疗的大型 Meta 分析显示,ω-3 脂肪酸对 ADHD 症状有改善的作用,并且需要高二十碳烯二甲酸(Eicosapentaenoic Acid,EPA)制剂,每天 EPA 摄入量需达到 2513 mg 以上。有少数研究报告还可改善认知指标:如持续操作测试(continuous performance test,CPT)中的遗漏错误和错认错误,以及执行功能。孕期补充 ω-3 脂肪酸的作用也是普遍关注的问题,然而研究分析发现在孕早期服用 ω-3 脂肪酸补充剂反而会增加后代出现 ADHD 症状的风险。

(三)疗效评估

在评估工具中所列的量表,不论是针对 ADHD 症状的评估,还是加上共病症状的评估,都是可用于测量行为变化的工具。评估包括治疗前后,以比较目标行为是否改善。若有相当程度的改善,且无持续性的不良反应,才认为这种疗法对患儿有利。

(四)药物对脑功能的改善

Meta 分析表明,用于治疗 ADHD 的药物与观察到的脑结构缺陷无关,但脑功能得到了改善,并在额下和纹状体最为突出。最早的研究发现 ADHD 患者在基底核上有部分区域脑血流比较差,服用哌甲酯可以增加前额叶背侧、尾状核和下视丘两侧的血流,这也提示药物可以改善这些与 ADHD 可能相关的脑区血流。

(五)合并药物

兴奋剂不得和单胺氧化酶抑制剂(monoamine oxidase inhibitor,MAOI)合用,在停服 MAOI 至少 14 天后才能服用兴奋剂,以避免引发高血压。如果同时服用三环类药物和 MPH,则可能会增加血中三环类药物的浓度,因此若必须并用的,则必须密切监测血中药物浓度和心电图。MPH 也会抑制香豆素抗凝血剂和某些抗痉挛剂如苯巴比妥、苯妥英、扑痫酮和水杨酸盐类(保泰松)的代谢,所以必须降低剂量。可乐定会造成心室内传导延迟及 T 波异常,因此若将可乐定与其他会影响心血管系统的药物合并使用,建议密切监测心电图状态。服用托莫西汀时,需注意肝功能的变化。

(六)药物治疗的长期效应

药物的长期疗效研究非常困难。近年基于瑞典医疗信息和教育考试大数据库,在 6 万多 ADHD 患者中分析了药物治疗与高考成绩之间的关系,ADHD 患者在服药期间考试分数优于未服药阶段,提示药物对提高学业表现有帮助。类似地,在 200 多万 ADHD 患者中的分析显示,用药治疗与车祸等意外伤害风险减少相关。停药的研究发现,哌甲酯治疗 2 年以上停药仍可能导致多动/注意不集中和对立违抗症状恶化,尽管部分患者停药后维持良好状态,仍然建议定期评估用药需求。

(七)个体化治疗

ADHD 的治疗选药需要考虑不同药物的作用机制、疗效、耐受性、药代动力学特点和释放机制。患者对药物反应有很大差异,需要个体化地调整。存在疗效不好的案例,例如仅 71% 的患者对哌甲酯有反应,68% 使用安非他明有效;对托莫西汀的反应通常呈双相,47% 有效,40% 无效。无反应有时与共患病有关。目前尚没有可靠的疗效预测指标。药物遗传学研究的 Meta 分析显示 SLC6A2、ADRA2A、SLC6A3、DRD4 和 COMT 基因变异能够预测哌甲酯的反应性;也有一些研究报告 SLC6A2、ADRA2A 和 DBH 基因变异与托莫西汀疗效相关。用药之前的脑激活指标中,右侧尾状核激活增加预测哌甲酯显效,而运动皮层激活增加预测对托莫西汀有反应。脑电图是临床上简便易行的检查方法,服用单剂量哌甲酯后进行脑电图检查显示额叶-前额叶、额叶-右颞叶功能连接减少与 3 个月时多动症状的改善相关;顶-枕功能连接减少与 3 个月时注意缺陷症状的改善相关。

二、非药物治疗

ADHD 的非药物疗法很多,有些仍需要更多研究验证疗效。在所有非药物治疗方法中循证医学证据支持较多的是父母培训和认知行为治疗。父母培训除了提供 ADHD 相关知识,最主要的是教给父母行为管理方法。经过盲法研究显示其最主要的效果是改善父母教养方式,使正面的教育方式增加,负面的教育方式减少,从而可靠地改善 ADHD 儿童的行为问题,特别是对于学龄前 ADHD 儿童是一种有效的干预方法。认知行为治疗中最有代表性的是执行功能训练,包括电脑化的促进式执行功能训练和补偿式执行技能训练。促进式的执行功能训练提供电脑化的认知训练任务,经 Meta 分析显示能够减少 ADHD 核心症状,特别是注意缺陷症状,提高视觉和语音工作记忆。补偿式执行技能训练通常以小组形式进行,教授儿童时间管理、反应抑制和组织计划方法,辅以注意和工作记忆的训练,国内由王玉凤、帅澜引进美国 Dawson 和 Guare 的训练方案,钱英等进行了随机等待对照研究,结果显示可从两个维度改善患儿执行功能、临床症状及社会功能,一个维度是减轻执行抑制功能缺陷,减少多动冲动症状和冒险行为,另一个维度是改善工作记忆功能、注意缺陷症状,可能提高学校学业表现。

ADHD 的非药物治疗以社会心理治疗为主,有学者曾提过饮食或是其他另类治疗,并没有证据显示其有效。社会心理治疗以行为治疗理论为主,以用外在具体增强物或内在增强物(如称赞、荣誉感、愉快的心情)来增强人们期待的行为,忽略不喜欢的行为。在治疗过程中,可持续看到改善,但停止治疗后已改善的行为可能又会逐渐出现,因此研究发现必须要配合药物治疗效果才会好,因药物可使 ADHD 患儿较能控制自己、注意力较集中、比较不会冲动、思考较有组织性,这些都可协助心理行为治疗的进行。

(一)父母培训(家庭教育)

亲职教育主要是针对父母,让父母了解 ADHD 的成因以及可能的行为问题,了解孩子是无法控制自己的行为,并不是故意或不用心,需要治疗和正面的鼓励。亲职教育也让父母了解孩子的治疗过程与方式,及父母应该如何配合。要注意的是父母本身是否患有 ADHD,若父母本身也有这方面的问题,必须首先治疗父母。

(二)学校教育或辅导教学

在学校由辅导老师或任课老师以行为治疗的原理来干预 ADHD 儿童不适当行为或增进其学业学习是很重要的。ADHD 患儿在课堂上会注意力不集中或坐不住,因此在教室环境的安排上,尽可能让他们的座位靠近老师,当孩子注意力分散时,老师可以适时地提醒。在功课要求上,不适合一次给予他们太多的作业,因孩子可能无法专心完成而失去自信,导致不愿意写功课,建议可将作业分段,让他们

在可专心的时间内完成部分的作业,给予他们鼓励与称赞,分批完成所有功课。对于坐不住的孩子,可在课堂中有短暂的体能活动。对于比较干扰的行为(如上课说话、离开座位、不停提出问题),可先评估会带来哪些正面影响和负面影响,通过跟孩子讨论,利用每天的报告卡或是量表来监测他的行为,当孩子有不错的表现,可以给予贴纸等奖励当作代币鼓励他,当有不恰当行为可将他所得到的代币收回。学校给予的代币可兑换奖品或鼓励,而代币的机制可以延伸到学校以外的情境,如家里或其他场合,由父母来给予奖励。学校的状况也需要父母的参与,所以父母要和老师保持良好的联系与沟通,共同合作来协助患儿改变行为。有些时候老师与父母对于孩子的问题有不同的看法及处理方式,而这些冲突有可能会恶化患儿的行为问题,所以父母和老师之间的沟通相当重要。经由这些调整,帮助 ADHD 儿童培养他们的自信心及良好的习惯。

(三)认知行为治疗

认知行为治疗可以改变认知的方式,用新的想法来取代原先自己不恰当的想法,自己告诉自己如何克服、面对挑战。经由认知治疗,可让患儿学会如何自我调整,增强患儿的问题解决能力,训练患儿处理自己的愤怒或挫折感,改善他们的社交技巧。

(四)社交技巧的训练

ADHD 儿童常用不恰当的语言或肢体沟通方式,造成人际关系上的问题,经由示范和角色扮演等行为训练,可增进他们的社交及沟通技巧。例如患儿可能因为不当的沟通方式导致肢体冲突,在了解情况之后,可通过角色扮演的方式重演当时的情境,让孩子学习更多、更好、更有效的表达方式,当他们学到较好的行为模式后,可经由练习来增进他们的技巧并养成习惯。

(五)其他疗法

小样本荟萃分析提示,限制儿童饮食中综合食物的颜色与小幅 ADHD 症状减轻相关,体育锻炼与中等程度的 ADHD 症状减轻相关。近年来物理疗法备受关注,特别是经颅直流电刺激(transcranial direct current stimulation, tDCS),研究显示能有效改善成人和青少年 ADHD 的注意缺陷症状,但在儿童研究不足,尚未获得显著性结果;所有研究均提示这种疗法不良反应轻微,仅少数患者有头疼的反应。另一种物理治疗方法经颅磁刺激治疗(transcranial magnetic stimulation, TMS)仅有小样本研究,在开

放性研究中显示有效,但随机对照研究未发现治疗组与伪治疗组间存在疗效差异。

第六节 预 后

几个前瞻性的大型研究追踪 ADHD 患儿从学龄期一直到青春期或成人期,帮助了解 ADHD 患儿长大后可能有的行为问题及症状表现。研究显示,ADHD 的病程常持续至成年。患者学业成就低、逃学、被开除、特殊教育、辍学、失业者高于其他儿童。一般来说,ADHD 患儿在青春期的学业成绩会比小学还要差,这时期也容易出现对立违抗障碍、品行障碍、重性抑郁障碍、焦虑症、学习障碍及物质使用(烟、酒、安非他明、可卡因)。ADHD 青少年发生早期性行为、感染性传播疾病、发生物质滥用的风险均高于非 ADHD 者。ADHD 患儿会较早开始尝试抽烟,会有违规、犯罪行为,少数会有入狱的情况。他们比一般人容易发生车祸或受到意外伤害。大多数 ADHD 患儿的家庭会较不稳定,较容易搬家,父母离婚率较高,父亲会有较高的反社会性行为,家庭有较多冲突。长期研究中发现,ADHD 患儿的身高在青春期初、中期会比一般同年龄孩子矮一些,但是到青春期晚期就没有差别,这与是否使用中枢神经兴奋剂没有直接关系。ADHD 患儿到青春期还有 70%~85% 符合 ADHD 诊断,到青春期末期有 30%~50% 符合 ADHD 诊断。比起一般人,ADHD 患儿接受教育的时间会较短一些,可能高中就休学或退学,较少完成大学或研究生学业。若这些孩子没有并发其他精神疾病,也可以像一般人一样进入职场工作,但是可能从事比较不需要专业性或技能性的工作,与同事的相处会比一般人差,有些人会像工作狂一样过度安排工作。ADHD 患者会有较低的自尊,对自己没信心,社交技巧较差,容易被别人看不起。整体来说,多动症状在青春期前期会逐渐改善,冲动症状在青春期略有改善,但是注意力的问题一直持续到成人。

综合目前研究现状,尽管近年来 ADHD 的患病率并无明显增长,但仍然是患病率较高的一类行为障碍,且多数患者预后不良,需要全社会提高认识,加强干预。二十年的研究明确 ADHD 的主要病因是遗传因素,但迄今为止能够明确的遗传基因非常有限,仍需要深入研究。ADHD 的临床诊断随着诊断标准的更新有一些变化,但仍然使用基于主观描述的诊断方法,需要神经生物学研究识别可靠的生物标志物,建立稳定的客观诊断方法。目前国内的治疗药物非常有限,需要引进发展更多的治疗药物,基于患者的个体差异精准选药,同时发展多种非药物治疗方法作为药物治疗的有效补充,在改善核心症状的同时,提高社会功能,减少共患病。

（杨 莉 郑 毅）

参考文献

[1] American Psychiatric Association. Diagnostic and statistical Manual of Mental Disorders, fifth edition [M]. Washington: American Psychiatric Publishing, 2013.

[2] Cortese S, Adamo N, Del Giovane C, et al. Comparative efficacy and tolerability of medications for attention-deficit hyperactivity disorder in children, adolescents, and adults: a systematic review and network meta-analysis [J]. Lancet Psychiatry, 2018, 5(9):727-738.

[3] Faraone SV, Banaschewski T, Coghill D, et al. The World Federation of ADHD International Consensus Statement: 208 Evidence-based conclusions about the disorder [J]. Neurosci Biobehav Rev, 2021, 128:789-818.

[4] Faraone SV, Rostain AL, Blader J, et al. Practitioner Review: Emotional dysregulation in attention-deficit/hyperactivity disorder-implications for clinical recognition and intervention [J]. J Child Psychol Psychiatry, 2019, 60(2):133-150.

[5] Li F, Cui Y, Li Y, et al. Prevalence of mental disorders in school children and adolescents in China: diagnostic data from detailed clinical assessments of 17,524 individuals[J]. J Child Psychol Psychiatry, 2022, 63(1):34-46.

[6] Polanczyk GV, Willcutt EG, Salum GA, et al. ADHD prevalence estimates across three decades: an updated systematic review and meta-regression analysis[J]. Int J Epidemiol, 2014, 43(2):434-442.

[7] Willcutt EG. The Prevalence of DSM-Ⅳ Attention-Deficit/Hyperactivity Disorder: A Meta-Analytic Review[J]. Neurotherapeutics, 2012, 9(3):490-499.

[8] 杨莉. 注意缺陷多动障碍 2017—2019 年研究现状与展望[J]. 中国心理卫生杂志,2020, 34(7):594-601.

[9] 郑毅,刘靖. 中国注意缺陷多动障碍防治指南[M]. 北京:中华医学电子音像出版社,2015.

第十九章

抽动障碍

第一节 概 述

抽动(tic)一词是从法语 Tique 演变而来的，原意为扁虱。形容抽动的症状类似牛马被扁虱叮咬时出现的突发、不自主的、无目的的、重复的、非节律性的和快速的肌肉收缩动作。系统地描述和研究抽动开始于 19 世纪，由 Jean-Gaspard Itard（1825）和 Georges Gilles de la Tourette(1885)首先报道。抽动通常被分为运动性抽动（motor tic）和发声性抽动（vocal tic）两种形式，而且每种抽动形式又根据复杂的程度分为简单的和复杂的两种类型。1998 年 Donald J. Cohen 和 James F. Leckman 的研究指出，抽动障碍的患者除了抽动症状以外还可以出现大量的行为问题，包括讲话粗鲁或品行障碍、冲动行为、注意力不集中、多动和强迫症状。

1. **运动性抽动** ① 简单运动性抽动是指突然、迅速、孤立和无意义的运动，如眨眼、挤眉、皱额、吸鼻、张口、伸脖、摇头、耸肩等；② 复杂运动性抽动表现为突然的、似有目的的复杂的行为动作，如"做鬼脸"、眼球转动、拍手、弯腰、扭动躯干、跺脚等，复杂运动性抽动还包括模仿行为、猥亵行为等。

2. **发声性抽动** ① 简单发声性抽动表现为反复发出不自主的、无意义的、单调的声音，如"嗯""啊"等，或者类似动物的叫声、清嗓声、吸鼻声等；② 复杂发声性抽动是指反复发出似有意义的语词声，包括单词、词组、短句、秽语、模仿性语言和重复性语言等。

3. **感觉性抽动** 抽动是抽动障碍的明显行为特征，其中有一部分患者抽动症状发生前往往会出现先兆性感觉和冲动，James F. Leckman 将此种现象深入研究，提出感觉性抽动这一概念。感觉性抽动或称先兆冲动先于抽动，给患者带来明显的痛苦感，抽动发生后这种痛苦感减轻。随着儿童年龄的增长，他们开始报告他们的抽动与某种先兆冲动（一种在抽动之前出现的躯体觉）以及表达冲动之后紧张减轻的感觉有关，与先兆冲动相关的抽动可能被体验为并非完全地"不随意"，因为冲动和抽动可以被克制。个体也可能觉得需要用某种特定方式完成一次抽动或重复它直到感到抽动完成得"恰到好处"。

抽动障碍(tic disorder, TD)是一种起病于儿童和青少年时期，以不随意的突发、快速、重复、非节律性、刻板单一或多部位肌肉运动和(或)发声抽动为特点的一种复杂的慢性神经精神障碍。并可伴有注意力不集中、多动、强迫性动作和思维，或其他行为症状。抽动障碍病程不一，可呈短暂性的或慢性的，甚至持续终身。抽动通常以眼部、面部或头部的运动抽动为首发症状，而后向颈、肩、肢体或躯干发展，常由简单发展到复杂。以眼部抽动为首发症状者占 $38\% \sim 59\%$，发声抽动为首发症状者占 $12\% \sim 37\%$。各种形式的抽动可受意志短暂控制，通过自身努力可自我控制或推迟发作一段时间。在睡眠时消失，而在情绪紧张、焦虑、激动或疲劳时加重。有部分患者在运动或发声抽动之前有躯体不适感，如感到压迫感、痒感、冷热感等。一天当中由于环境的变化抽动发作频率也会有很大的波动，在几周至几个月里，抽动症状的消长变化也很常见。

抽动障碍按临床特征和病程特征可分为三种类型：

（1）短暂性抽动障碍(transient tic disorder)。

（2）慢性运动或发声抽动障碍(chronic motor or vocal tic disorder)。

（3）发声和多种运动联合抽动障碍，也称 Tourette 综合征[combined vocal and multiple motor tic disorder, or Tourette syndrome(TS)]，国内俗称抽动秽语综合征。

以上三种类型，不是绝对的划分，一般认为三种类型可有连续性。短暂性抽动障碍可能随着病程的发展成为慢性运动或发声抽动障碍，Tourette 综合征中约有半数患儿首发症状为简单运动性抽动或简单发声性抽动。

抽动障碍的诊断分类和诊断标准在不同的诊断分类体系中基本一致,DSM-5将抽动障碍归类在神经发育障碍章节中,主要分为短暂性抽动障碍、慢性运动或发声抽动障碍、Tourette综合征;ICD-11中则将抽动障碍同时放入了神经系统疾病和精神疾病之中:抽动障碍(8A05)归属在神经系统疾病的运动障碍之中,分原发性和继发性抽动障碍,原发性抽动障碍(8A05.0)主要包括Tourette综合征、慢性运动或发声抽动障碍、短暂性抽动障碍;抽动障碍在精神疾病中保留了两个位置,一是原发性抽动障碍列入了神经发育障碍之中,二是Tourette综合征列入了强迫相关障碍之中。

抽动障碍可发生于世界各种民族和各种社会阶层中,但是各种文献中报道的患病率相差很大。主要是由于研究人群的年龄范围不同、来源不同以及诊断、排除标准不同等研究方法的不一致所致。一般估计抽动障碍的患病率为6%～12%,研究还发现年龄、性别、季节、共病以及学校的设置都与抽动障碍的患病率相关。新近的国外研究认为,短暂性抽动障碍约有多达20%的学龄儿童受累;学龄期儿童慢性抽动障碍患病率为0.3%～5.0%;发声和多种运动联合抽动障碍患病率为0.3%～1.0%。我国1992—2010年间的13项流行病学研究进行的荟萃分析显示:抽动障碍的患病率为6.1%,其中短暂性抽动障碍、慢性运动或发声抽动障碍、发声和多种运动联合抽动障碍发病率分别为1.7%、1.2%和0.3%。据估计,中国有1000多万儿童和青少年患有短暂性或慢性抽动障碍,而发声和多种运动联合抽动障碍多达100万。有研究显示,抽动障碍在9～11岁人群中患病率最高;冬季的患病率比春季高;男性比女性高(比例约为4:1);在ADHD患儿中的发生率高;在特殊学校中儿童的患病率要高于普通学校中的。

2001年Bradley S. Peterson等进行了一项十分有意义的长期跟踪研究,他们随机选取了在纽约北部居住的1～10岁的儿童976人,利用结构化诊断访谈进行抽动障碍患病率的调查,并分别在8、10、15年后进行重新评估,他们发现1～10岁阶段抽动障碍的患病率为17.7%,而同样的人群到青春期的患病率变为2%～3%,因此认为大多数儿童期的抽动障碍到青春期可缓解。研究还发现儿童期患抽动障碍的儿童到青春期出现强迫或焦虑症状的较多;青春期的抽动障碍患者更易于出现强迫症状、抑郁症状和品行障碍。

第二节　短暂性抽动障碍

短暂性抽动障碍,又称一过性抽动障碍、暂时性抽动障碍,是儿童期一种最常见的抽动障碍类型。临床表现为突然的、重复的、刻板的一种或多种运动性抽动和(或)发声性抽动。大多数表现为简单性运动抽动,少数表现为单纯的发声性抽动。病程持续不超过1年。

一、流行病学资料

由于短暂性抽动障碍的抽动症状较为局限,程度较轻,对日常活动影响较少,常易被忽视。目前尚缺乏确切的统计学数据,一般认为本症患病率为1%～7%,男孩多见,起病年龄多见于3～8岁。1981年Shapiro AK报道,有10%～24%的儿童在童年的某个时期会出现一过性的抽动症状;2003年瑞典的Khalifa N等调查了4479名7～15岁的在校儿童,根据DSM-Ⅳ的诊断标准发现其中短暂性抽动障碍的患病率为4.8%;我国朱焱等2003年报道湖南长沙市的6～15岁的学龄儿童中,短暂性抽动障碍的患病率为7.70%。最近的流行病学研究显示,高达20%的学龄期儿童受到短暂性抽动的困扰。流行病学数据如此大的变化,首先要考虑诊断标准的变化。短暂性抽动障碍在ICD-10中要求抽动症状至少持续2周不超过1年,DSM-Ⅳ中则限定症状至少持续4周不超过1年,DSM-5则没有规定具体症状持续时间,更强调总病程不超过1年。

二、病因

本症病因尚未明确,一般认为可能与下列因素有关:

1. 遗传因素　短暂性抽动障碍可有家族聚集性,患儿家族成员中患抽动障碍者较为多见,故认为可能与遗传因素有关。

2. 躯体因素　起始往往由于局部激惹而产生抽动。如眼结膜炎或倒睫刺激引起眨眼;或因上呼吸道感染而出现吸鼻、面肌抽动。当局部疾病原因去除后,抽动症状仍继续存在。

3. 社会心理因素　儿童由于家庭生活事件如家庭不和、父母离婚、亲人死亡、学习负担过重等影响,抽动成为心理应激的一种表现。

4. 器质性因素　围产期损害,如产伤、窒息等因素可能与本症有关。

5. 药源性因素　某些药物如中枢神经兴奋剂、

抗精神病药等,长期服用可能产生抽动的副作用。

三、临床表现

短暂性抽动障碍首发症状大多数为简单性运动抽动,较为局限。简单运动性抽动都局限于某一组肌肉,一般以眼、面肌抽动为多见,在数周或数月内症状波动或部位转移,可向颈部或上下肢发展,常见表现为眨眼、挤眉、翻眼、皱额、咬唇、露齿、张口、点头、摇头、伸脖、耸肩等动作。少数可出现简单发声性抽动,如发出类似呼噜声、犬吠声、吸气声、清嗓子或咳嗽等声音或噪音。抽动症状频率和症状严重程度不一,常常表现为此起彼伏。大多对患儿日常学习和适应环境无明显影响,甚至有些患儿没有意识到自己的抽动症状或者已经将症状合理化,如认为自己眨眼是因为眼睛"发炎"。躯体检查包括神经系统检查,通常无异常发现。

四、诊断

根据 DSM-5,短暂性抽动障碍的诊断标准如下:

1. 单一或多种运动和(或)发声抽动。

2. 自第一次抽动发生起持续少于 1 年。

3. 于 18 岁之前发生。

4. 这种障碍不能归因于某种物质(例如可卡因)的生理效应或其他躯体疾病(例如亨廷顿病、病毒后脑炎)。

5. 从不符合抽动秽语综合征或持续性(慢性)运动或发声抽动障碍的诊断标准。起病于童年或少年早期,以 4～5 岁儿童最常见。

五、治疗和预后

本症一般预后良好,大多数可自行好转。可是目前的研究尚不能给出提示,什么样的短暂性抽动障碍将来会缓减,什么样的短暂性抽动障碍会持续存在或逐渐加重。

一般来说,对于抽动症状程度轻、干扰损害少者无须特殊治疗,但是对于每一个已经来就诊的家长及患儿,提供详细的评估、健康教育和社会支持是必须的。对于首次就诊的抽动需要完善相关检查,尤其是与链球菌感染、过敏性疾病之间的关联,心理评估不能仅仅关注抽动症状的严重程度,更需要关注抽动的功能以及对患儿及整体家庭的影响,同时还要评估可能存在的共患问题。

对患儿进行健康教育时,医师需要用与患儿年龄相匹配的沟通方式,解释抽动症状,降低病耻感以及紧张焦虑情绪。对家长、老师的健康教育十分重要,一般可包括以下主要内容:① 应尽早告知家长孩子抽动的症状特点以及病程的波动性。② 与家长探讨抽动症状与社会心理因素的关联。③ 需提醒家长看到抽动对患儿病耻感、家庭互动、同伴关系以及学业等可能的功能损害。④ 讨论可能的治疗选择也可以包括在健康教育中。专业人员需要帮助患儿的家长和老师理解患儿疾病的性质和特征,说明是疾病的问题而不是孩子调皮、故意做作,以取得他们的合作与支持,从而正确教育、耐心帮助。⑤ 合理安排患儿日常的作息时间和活动内容,避免过度紧张和疲劳,可开展韵律性体育活动锻炼。虽然迄今为止体育活动和运动疗法对抽动的影响尚未得到充分研究,但是最近的一项系统综述回顾了 8 项研究,大部分是基于案例报告:与基线相比急性有氧运动后抽动频率显著降低,在运动后的一段时间也有持续效果,体育活动和运动疗法对焦虑和情绪水平也有好处。⑥ 对于有家族遗传史的家庭,有症状的一方常常会觉得是自己把问题遗传给了孩子而感到内疚,事实上这部分家长其自身的经验可以成为理解和帮助孩子的有利资源。⑦ 提供抽动相关的健康宣教材料给家长、老师和同伴,共同为患儿营造理解、接纳和包容的支持性环境。

抽动症状十分频繁或抽动形式越来越复杂多变者可给予系统的心理行为治疗和药物治疗,具体方法参阅本章第四节发声和多种运动联合抽动障碍。

第三节 慢性运动抽动或发声抽动障碍

慢性运动或发声抽动障碍表现为简单或复杂的运动或发声抽动,但运动和发声两种症状不同时存在,一般以运动抽动为多见。慢性运动或发声抽动障碍以病程长,症状往往持久,刻板不变为特点。病程至少持续 1 年以上,有些患者症状甚至可持续终身。

这种类型多见于成人,但常发生于儿童少年期,其发生率 1‰～2‰。其中也有一部分在回顾儿童期时可能符合 Tourette 综合征的诊断,但在青少年后期症状缓解,现在仅残留慢性运动或发声的症状。2003 年瑞典的 Khalifa N 等的调查数据显示,学龄儿童中慢性运动抽动障碍的患病率为 0.8%,慢性发声抽动障碍的患病率为 0.5%;我国朱焱等 2003 年报道湖南的学龄儿童的慢性运动或发声抽动障碍的患病率为 4.72%。最近流行病学研究显示慢性抽动障碍患病率为 1.2%。抽动症状类似短暂性抽动障碍，一般以眼、面肌抽动为多见；慢性发声抽动较少见，常表现为反复清嗓子、吸鼻子、胸或腹肌收缩发声等。

根据DSM-5，慢性运动或发声抽动障碍的诊断标准如下：

1. 单一或多种运动或发声抽动持续存在于疾病的病程中，但并非运动和发声两者都存在。

2. 抽动的频率可以有强有弱，但自第一次抽动发生起持续至少1年。

3. 于18岁之前发生。

4. 这种障碍不能归因于某种物质（例如可卡因）的生理效应或其他躯体疾病（例如亨廷顿病、病毒后脑炎）。

5. 从不符合抽动秽语综合征的诊断标准。

标注如果是：

仅仅有运动抽动。

仅仅有发声抽动。

本症一般无须特别治疗，尤其对于症状已持久固定不变，已形成了习惯如成人清嗓子或眨眼抽动等，对日常生活、学习或工作并无影响者，一般不需要用药治疗。如果抽动症状对患者产生了中度以上的功能损害，同样要给予健康教育（具体方法参阅本章第二节）、系统的心理行为治疗和药物治疗（具体方法参阅本章第四节）。值得关注的是，目前的心理行为治疗和药物治疗主要围绕的是如何减轻抽动症状，但对抽动尤其慢性抽动症状给患者带来心理上的不良影响还缺乏足够的关注。

第四节　发声和多种运动联合抽动障碍

这种类型临床沿用的名称较多，包括抽动秽语综合征、Tourette综合征、图雷特综合征、多种抽动症、多发性抽动症、冲动性抽动症等。该症最早为1825年Jean-Gaspard Itard首先描述，1885年法国医师Georges Gilles de la Tourette报道了9例并作了详细的叙述，故将该症命名为Tourette综合征（TS）。我国1963年林节首次临床诊断了3例男性典型TS患儿，之后TS的诊断、治疗以及基础研究越来越多地受到人们的关注。目前普遍认为，TS是一种起病于童年的慢性神经精神障碍性疾病，特点是在抽动的同时伴有发音肌群的抽动，发出有意义或无意义的声音或骂人的话。TS的患儿还常伴有模仿动作、模仿言语、重复言语、强迫、攻击、情绪障碍及注意缺陷等行为障碍或猥亵行为，可不同程度

地损害认知功能和社会功能，甚至迁延致残。TS又称发声和多种运动联合抽动障碍、抽动秽语综合征，是一种慢性神经精神障碍性疾病，不同程度地干扰和损害儿童的身心发展和认知功能，影响社会适应能力。

TS是抽动障碍中最有代表性，临床表现最复杂、最严重，诊断和治疗最困难的一种类型，患者的始发症状通常在青春期前（5～8岁）出现，起初其症状和短暂运动性抽动障碍相似，抽动较轻且持续时间较短，主要包括脸部、头部和上肢的抽动；随着时间的推移，抽动症状持续存在且症状类型越来越多，分布范围越来越广，通常从身体的上部发展到躯干及腿部（从头到脚发展）。开始时，其运动性抽动多为简单性抽动（如眨眼、皱鼻、甩手、头等），随着时间的推移将出现大量的复杂性运动性抽动如挤眉弄眼、拍打、触摸、旋转、跳跃、弹击等。

一、流行病学资料

大多数研究估计TS在总人口中的患病率为5/万至10/万，儿童多于成人，男性多于女性。一般在儿童青少年中的患病率为0.1%～1%，如：2003年瑞典的Khalifa N等的调查数据显示学龄儿童TS的患病率为0.6%；我国朱焱等2003年报道湖南的学龄儿童的TS患病率为0.37%；Huei-Shyong Wang等2003年报道中国台湾小学生中TS的患病率为0.56%。患病率都比较接近，可是有一些研究者在学校调查时运用行为观察技术后所得到的患病率比现有的要高得多。最近流行病学研究显示多发性抽动障碍患病率为0.3%～1.0%。据Staley D等（1997）的一项跨文化研究显示，TS多见于男性，男女发病之比为（3～4）:1，平均起病年龄为7岁，典型病例起病年龄为2～15岁。该研究还发现不同文化的患儿的临床特征、家族史、伴发症状、并发症和治疗结果十分相似，据此推测TS具有相同的生物学和遗传学基础。Baron-Cohen等认为TS在孤独障碍、Asperger综合征和其他广泛性发育障碍中较常见，但是抽动症状的出现与孤独样症状的严重程度并不相关。

二、病因和发病机制

本症的病因尚未阐明，可能是由于遗传因素以及环境因素在发育过程中相互作用的结果。1999年Leckman JF和Cohen DJ提出了TS发病机制的作用模型，同时认为这个模型可能也适用于解释其他起病于儿童期的神经精神障碍。具体内容为：遗传因素决定了易患性；发育在不同年龄段所受到的

影响因素决定了症状的表达；性别的二态性；压力因素决定了症状严重程度的波动以及环境因素影响了潜在的基因型是否表达成临床表型。

（一）遗传因素

Price RA 等的双生子研究表明：TS 患儿同卵双生子的共患率为 53%，异卵双生子的共患率仅为 8%；如果将各种形式的抽动障碍都计算在内，同卵双生子的共患率为 77%，异卵双生子的共患率则为 23%。这些数据说明遗传因素在 TS 的发病中起了很重要的作用，同时同卵双生子中抽动症状和严重程度的差异说明了非遗传因素决定了具有同样遗传易感性个体的临床表型的表达。Shapiro A 等进行了一项有关 TS 寄养子的研究。研究发现 22 个寄养的 TS 先证者的寄养亲属中 TS 患病为 0，同时对比 641 例抽动患者的一级亲属中的抽动患病率为 35%。不少家系研究表明：TS 患者中至少 60% 有家族史，同时 Pauls DL 等认为这种家族内的传递不仅局限于对 TS 易患性，而是表现出对各种形式的抽动障碍以及强迫症状的易患性。我国张世吉等 1991 年报道 66 例 TS 儿童的一、二级亲属中 15.2% 有抽动症或 TS 病史，而对照组为 0；同时 TS 组中 15.2% 的亲属中患重性神经或精神疾病，对照组为 4%。

以国际 TS 遗传联盟为代表的 TS 多项全基因组扫描研究结果提示 4q、8p、11q 等染色体为易感区域，但尚未能确定真正的致病基因。细胞遗传学研究观察到多种染色体异常，如：6 号 8 号染色体的平衡易位、18q21.1 与 18q22.2 的倒置、2 号 7 号染色体的复杂插入或易位等。Ercan-Sencicek 等针对两代有多个 TS 患者的家系进行罕见基因分析，研究显示组氨酸脱羧酶（histidine decarboxylase，HDC）基因可能参与了 TS 的发生发展，突变部位为 W317X，并认为其机制是罕见基因宏效应。而后续的病例对照研究显示 HDC 基因在 TS 患者中的突变率也高于普通人群，进一步证实 HDC 基因可能参与 TS 疾病的发生发展，但未获得一致性验证。

关于 TS 的遗传模式，目前研究发现用经典的孟德尔遗传不能解释 TS 家系中所表现的性别差异和患病率的性别差异，推测 TS 的传递中可能存在非孟德尔遗传机制，如是否与抽动障碍的垂直传递有关。但是现有的基因组印迹（genomic imprinting）研究的结果互相矛盾，需要进一步地澄清。

总之，各种双生子、寄养子及家系研究均证实遗传因素在 TS 的病因学中具有重要作用，而且越来越多的家系研究和分离分析还发现抽动障碍与强迫障碍可能具有共同的遗传基础。可是迄今为止，还没有确切地了解 TS 的遗传模式和致病基因。

（二）神经生物学

许多直接和间接的证据表明：皮层-纹状体-丘脑-皮层通路参与了 TS 和它伴随神经精神症状的表达。尽管大家普遍承认这个通路存在异常，但是具体的病理生理区域还需要推敲。可能是受基底节的异常与运动相关的疾病有关等知识的影响，许多研究者把焦点集中在纹状体上。然而越来越多的证据提示 TS 的皮层功能紊乱，例如：Harris EL 等和 Mahone EM 等的研究认为 TS 的儿童存在执行功能的异常；Peterson BS 等的一项脑容积 MRI 研究表明 TS 患者在儿童期背外侧前额叶增大而到成年期显著减小；Fredericksen KA 等研究发现 TS 患者的右额叶脑白质增加；Peterson BS 等的功能影像研究认为前额叶皮层参加了抑制抽动的活动；经颅磁刺激（transcranial magnetic stimulation，TMS）研究认为抽动发作是由于运动皮层的抑制功能受损。

在皮层-纹状体-丘脑-皮层通路上存在多巴胺能、5-羟色胺能、胆碱能、去甲肾上腺能、组胺能以及鸦片类系统，增加了各种神经递质都参与 TS 生物学病理机制的可能，但是 Singer HS 认为多巴胺系统可能在 TS 中起了最实质性的作用。PET、SPECT、脑脊液、尸检等多项研究认为 TS 患者的纹状体中的多巴胺异常，如多巴胺受体增加、多巴胺转运体聚集性增高、突触内的多巴胺释放增加等。由于多巴胺神经纤维发生于背侧顶盖区，并与前额叶皮层之间形成兴奋性或抑制性突触，因此推测 TS 患者的前额叶也存在多巴胺的异常。

目前有研究显示内源性大麻素系统（endocannabinoid system，ECS）参与了 TS 的病理生理学，即大麻素假说，假说认为内源性大麻素水平的升高可能是为了补偿其他神经递质系统（如多巴胺能系统、谷氨酸能系统、GABA 系统）的改变，也可能是内源性大麻素系统改变导致了其他神经递质系统的变化。也有研究认为可能只是一种偶发现象。

（三）神经免疫

近年来，有研究认为 20%～35% 的 TS 与感染后自身免疫的病理损害有关。其中研究较多的是与 A 族 β 溶血性链球菌感染的关系。Swedo SE 等于 1996 年将可能是免疫机制造成 TS、OCD、ADHD、肌阵挛等统称为"与链球菌感染有关的儿童自身免疫性神经精神疾病（pediatric autoimmune neuropsychiatric disorders associated with streptococcal infections, PANDAS)"，肯定了免疫因素在 TS 等神经精神疾病发病中举足轻重的作用，同时也预示着这些疾病之间可能存在某种的关联。临床上也发现感染发热可使 TS 和强迫症加重，使用青霉素之后抽动症状减轻，但是有关这方面的研究还有待进一步深入。

（四）社会心理因素

TS 起因可能与应激因素有关，如受到强烈的精神创伤或其他重大生活事件的影响。有人认为母孕期应激事件、妊娠初期 3 个月反应严重是以后发生抽动障碍的危险因素。Leckman JF 等认为出生后的应激也增加有遗传易感性个体的发病。产前母亲吸烟与 TS/CT 以及 TS/CT 伴随精神疾病的风险增加相关，即使在调整了几个重要变量（包括母亲精神病史、社会经济地位和伴侣吸烟）后也是如此，依然提示产前接触烟草和大脑发育改变与 TS/CT 存在相关性。

三、临床表现

（一）症状范围

TS 的症状范围，主要有以下几个方面：

1. 运动

（1）简单性运动抽动　表现为迅速、突然、反复、无意义的运动抽动。

（2）复杂性运动抽动　发作缓慢，可表现为似有什么目的。包括猥亵行为和模仿行为。

2. 发声

（1）简单发声抽动　快而无意义的声音，反复发声。

（2）复杂的发声抽动　言语似有意义，发声如词句，如重复言语、猥亵言语、模仿言语。

3. 行为和发育　包括注意缺陷多动障碍、强迫性障碍、情绪不稳定、易激惹、冲动攻击行为、自伤行为、各种学习能力障碍。

（二）起病形式

通常 TS 起病多数是从眼、面肌开始抽动，如眨眼、歪嘴动作，而后逐步向肢体近端发展，而涉及全身多部位肌肉抽动，从简单性运动抽动发展为复杂性抽动。一般多从头面部发展至颈、肩、上肢、躯干及下肢。抽动形式可能改变，可从一种形式转变为另一种形式。首发症状运动抽动或发声抽动可先后出现或同时出现。这一类症状往往在精神紧张时或躯体疾病后加重，注意集中于某项兴趣活动时可暂

时减轻，主观努力可短暂克制，睡眠时症状消失。

（三）抽动症状的表现

1. 运动抽动　大多数 TS 患儿的运动性抽动要先于发声性抽动 1～2 年出现。症状表现多种多样，简单性运动抽动常见表现为眨眼、眼球转动、努嘴、皱鼻、伸舌、转头、点头、伸脖、张口、耸肩、挺腹、吸气等。复杂性抽动呈奇特的多样的姿态、怪样丑态，如冲动性触摸人或物、刺戳动作、踩脚、似触电样全身耸动、走路回旋、转动腰臀、蹲下跪地或反复出现一系列连续无意义的动作。

2. 发声抽动　少数患儿初始的症状表现为用力吸气或清嗓子。简单性发声的表现有：清嗓、咳嗽，作出鼻吸气声、吐痰声、哼声、吠叫声、啊叫声等。也可表现为复杂性发声，如重复言语或无意义的语音、无聊的语调，重复刻板同一的秽语，至少有 30% TS 患儿出现秽语症。发声抽动症状可以是首发症状，也可在运动抽动后出现，或两者同时出现。一个 TS 患儿可出现多种抽动症状。崔利军 1992 年分析了 88 例 TS 患儿，发现每例平均出现抽动 3.38 项，以出现 2～5 项症状为多。

3. 感觉性抽动　Bliss J.（1980）、Leckman JF 等（1993）经过详细调查发现大多数 TS 患者报告在他们病程的某一段时间抽动症状发生之前有先兆感觉，每次抽动发作做到"正好（just right）"后，这种感觉都会消失。有人将这种在运动性或发声性抽动之前出现的身体局部不适感称为感觉性抽动（sensory tic）。通常是一种非局限性、无特征性的感觉，如冲动、焦虑或其他精神感觉，TS 患者往往是通过产生抽动症状来试图减轻这种不适感。

（四）共病问题

共患疾病及症状是该疾病十分突出的特征，Kimber TE 等研究显示 TS 共患病比率高达 90%。出现共同发生的疾病的易患性随着个体经历不同的共同发生的疾病的风险的年龄而变化，例如，有抽动障碍的青春期前的儿童更可能经历注意缺陷/多动障碍、强迫症和分离焦虑障碍，而青少年和成人抽动障碍的患者更可能经历新发的重性抑郁障碍、物质使用障碍或双相障碍。许多有轻到中度抽动的个体体验不到痛苦或功能上的损害甚至意识不到他们的抽动。有更加严重症状的个体一般在日常生活中有更多的损害，但即使个体有中度或严重的抽动障碍仍然可能功能良好。存在共同出现的疾病，例如注意缺陷/多动障碍或强迫症，对功能有更大的影响。更少见的是，抽动破坏日常活动的功能，导致社交隔

离、人际冲突、同伴欺负、不能工作或上学，生活质量降低。个体也可能经历显著的心理痛苦，抽动秽语综合征的罕见共病包括躯体损伤、眼部损伤（由于击打自己的脸）、骨伤和神经系统损伤（例如与强力的头部和颈部运动相关的椎间盘疾病）。

1. 与强迫性障碍（OCD）的关系　近年来，发现TS伴发OCD较为多见，其发生率为20%～60%，有的报道甚至高达89%，而一般人群中OCD的发生率为2%～3%。TS伴发的OCD症状包括强迫观念或强迫动作，或两者皆有。可表现为反复检查核对、仪式动作、嗅舔、反复洗擦、重复无目的动作，如强迫性触摸、对称性放置物品、强迫计数、重复写字、怕脏、怕细菌、怕自己会突然做出不正当的事等，自身无法克制这些不必要的强迫观念和动作，从而日常活动和学习受到严重干扰。Rauls等报道TS患儿的122个一级亲属中有强迫症者占22%。Robertson MM等分析了90例TS，发现43例先证者有精神病家族史，其中大部分为抑郁症，其次为精神分裂症和OCD。TS患儿的家族成员中OCD的发生率明显增高，提示TS与OCD之间有遗传学的关系。有人认为TS与OCD可能是同一疾病的不同表现型，或者OCD是TS疾病谱中的一部分。可能存在"从典型抽动到抽动伴发OCD，再到典型的OCD"这样一个疾病谱，而且在病因学上有一定的联系。George对10例OCD和15例TS伴OCD的患儿进行了比较研究，发现两组间的年龄和疾病严重程度无显著差异，但强迫症状特征有显著差异：OCD所表现的症状以排泄、分泌、怕脏、怕细菌、怕环境污染、畸形恐怖、怕说错话、强迫清洁行为更为明显，强迫行为发生之前常出现强迫观念，神经功能改变是由于眶额叶皮层活动亢进，以认知形式出现，起源于额叶皮质，继而引起强迫症状。而TS伴发OCD的症状多涉及暴力形象、性观念、追求匀称、担心会说出淫秽言语或作出尴尬的举动，往往有自伤、眨眼、凝视、收藏、触摸、计数的强迫行为，或模仿他人、毁物、侵犯他人、触摸自己身体或物体较为多见，强迫症状是自发的，因皮质下触发点所致，可能由基底节或丘脑引起。King RA等（1999）对比了单纯OCD和TS伴发OCD的特点，认为两者之间的主要差别在于症状特点、神经心理特征和疗效上的不同。TS伴发的OCD比单纯OCD更易出现"正好"现象，而较少出现焦虑症状。

2. 与注意缺陷多动障碍（ADHD）的关系　ADHD的特征是冲动、多动和维持注意的能力减低。这些通常开始于4～5岁，在抽动症状出现前的2～3年前就开始。TS患者中伴发ADHD的约

50%，伴不伴发ADHD与抽动的严重程度之间并没有相关性，但是伴发ADHD的TS患儿更易出现心理问题、破坏性行为、功能损害和与学业相关的问题。

3. 伴发焦虑、抑郁　不少研究表明TS患者中焦虑和抑郁的发生率增加，1997年Lee Coffey等评估了100例TS的儿童青少年，发现其中76%符合情绪障碍的诊断，67%符合非强迫性焦虑障碍的诊断标准。

4. 伴发自伤行为（self-injurious behavior，SIB）　TS伴发SIB的发生率为33%～44%。自伤行为多种多样，如撞头、咬指、挖破皮肤等，严重者导致永久性自残损害。自伤行为与TS严重程度呈正相关。TS伴自伤行为的机制尚未明确。

5. 其他　TS除抽动症状之外，最常见伴发注意力不集中、多动、强迫动作、强迫思想、冲动、攻击行为、自伤行为、学习困难以及情绪障碍等。但是不是所有的这些情绪、行为问题都是由于抽动症状带来的耻辱引起的，事实上这些症状尤其是注意缺陷多动症状甚至先于抽动出现，而且这些情绪、行为问题所导致的潜在的社会和功能损害要大于抽动症状本身。在TS患儿中出现偏头痛的比例要高于普通人群，Kwak C等报道TS患者中约有25%，而普通成人中为10%～13%，儿童中为2%～10%。Kostaneck-Endress T等认为在TS的儿童和年轻人中有20%～50%出现睡眠问题，主要表现为入睡困难。

（五）病程与病情

本症的病程呈缓慢进展，症状起伏波动，新的症状可代替旧的症状。疾病初期有少数患儿可短暂自行缓解。Robertson MM等认为到了青春期，TS症状变得越来越难以预期，估计30%～40%的抽动症状到青春期后期会缓解。症状严重程度不一，轻者不被人们所注意，可照常上学；严重者则干扰日常生活和学习，尤其伴发行为症状，如ADHD、OCD及其他行为障碍，或因发声抽动影响课堂秩序。TS患儿大多数智力正常，一般都自知有病并能配合治疗。

四、诊断和鉴别诊断

TS的诊断需要详细询问病史，认真做好体格检查（包括神经系统检查）和精神检查，直接会谈，观察抽动和一般行为表现，弄清症状的主次、范围及规律以及发生的先后过程。要注意抽动障碍患儿在医师面前，可以短暂控制，易被忽视而漏诊。同时，TS由于常伴发行为症状，如多动、注意力不集中、易冲动

等,也易被误诊。故须注意鉴别疾病的性质。

(一)诊断指征

Shapiro AK 等提出 TS 修正的诊断指征,可作为诊断参考:

1. 诊断的主要指征

(1) 起病年龄 2～15 岁。

(2) 有多发性不自主抽动和发声抽动。

(3) 症状呈慢性过程,但可波动,亦可有周期性改变,或由新的症状代替旧的症状,或在原有症状的基础上增加新的症状。

2. 可助诊断的指征 ① 秽语;② 猥亵行为; ③ 模仿言语;④ 模仿动作;⑤ 重复言语。

3. 伴发症状 ① 儿童多动症或行为问题; ② 非特异性脑电图异常;③ 轻微的神经系统异常体征;④ 器质性功能不全的精神症状。

(二)诊断标准

DSM-5 提出的 TS 诊断标准为:

1. 在疾病的某段时间内存在多种运动和一个或更多的发声抽动,尽管不一定同时出现。

2. 抽动的频率可以有强有弱,但自第一次抽动发生起持续超过 1 年。

3. 于 18 岁之前发生。

4. 这种障碍不能归因于某种物质(例如可卡因)的生理效应或其他躯体疾病(例如亨廷顿病、病毒后脑炎)。

(三)病情评估

对于儿童少年抽动障碍,须进行全面的评估,不仅要对症状进行评估,还要评估抽动的性质、病程、当时的功能状况,以及对社交、家庭、学校生活的影响程度。常用的有关抽动严重程度和疗效评定的量表有:多发性抽动综合量表(Tourette syndrome global scale, TSGS)、耶鲁大体抽动严重程度量表(Yale global tic severity scale, YGTSS)和 Hopkins 抽动量表(Hopkins motor and vocal tic scale, HMVTS)。目前临床常用的是 YGTSS,该量表分别评估运动性抽动和发声性抽动,且对每类抽动进行五个方面的评价:即抽动的数量、频度、强度、复杂性、干扰,每项分六级做 0～5 分判分。并独立评估抽动障碍所致的损害,加入抽动总分中,最后得出量表总分。按<25 分属轻度,25～50 分属中度和>50 分属重度,进行患儿抽动严重程度的判断。同时,该量表还可用于疗效判断:减分率>60% 为显效;减分率在 30%～59% 之间为好转;减分率<30% 为无效。

(四)鉴别诊断

儿童时期常见各种原因所致的运动障碍包括震颤、舞蹈动作、抽动、肌阵挛、手足徐动、肌张力障碍和偏侧颤搐等。某些药物也可引起舞蹈症、抽动症、刻板运动障碍和迟发性运动障碍等。因此,诊断时须与下列疾病加以鉴别:

1. 小舞蹈症 风湿性感染所致的 Sydenham 小舞蹈症,通常也多发生于 5～15 岁的儿童少年,以舞蹈样异常运动为特征,并有肌张力减低等风湿热体征,实验室检查红细胞沉降率增快、抗链球菌溶血素 O 及黏蛋白测定结果增高。风湿性感染所致的小舞蹈症病程呈自限性,无发声抽动,抗风湿治疗有效。

2. Huntington 舞蹈症 大多发生于 30～50 岁成人,偶见儿童型,属常染色体显性遗传病。以进行性不自主舞蹈样运动和痴呆征候为主,CT 检查可见尾状核萎缩。

3. 肝豆状核变性(Wilson 病) 是铜代谢障碍所引起,有肝损害、锥体外系体征及精神障碍。可见角膜色素环(Kayser-Fleischer ring),血浆铜蓝蛋白减低等特征可资鉴别。

4. 肌阵挛 可发生于任何年龄,有多种病因,是癫痫的一种发作类型,每次发作持续时间短暂,常伴有意识障碍,脑电图高度节律异常。抗痉药物治疗可控制发作。

5. 迟发性运动障碍 主要见于应用抗精神病药期间或突然停药后所发生的不自主运动障碍。

6. 急性运动性障碍 表现为突然不自主运动、震颤、张力障碍、扭转痉挛或舞蹈样动作。常为某些药物所引起,如左旋多巴、甲氧氯普胺(胃复安)、中枢兴奋剂以及抗精神病药物等。一般停药后症状可消失,鉴别不难。

7. 癔病与儿童精神分裂症 癔病痉挛发作、儿童精神分裂症装相做鬼脸症状可类似 TS,但具有精神病的特征,一般无发声抽动可加以鉴别。

五、治疗和预后

在每一个患者接受治疗之前,都应该进行深入的评估,包括:分析抽动的形式、共病情况、严重程度和损害度等。常规的治疗主要包括:健康教育(具体方法参阅本章第二节)、心理行为治疗和药物治疗;对于上述治疗无效的难治性抽动障碍,在充分知情同意后可试行物理治疗或外科手术治疗。在治疗前须了解既往曾接受哪些治疗?效果如何?有哪些副反应?治疗不仅是针对抽动症状,还需要对患儿及其家庭进行咨询。除抽动障碍之外,应针对伴发的相关疾病,给予相应的干预措施。在治疗过程中可应用症状评定量表、药物副作用记录表等,根据治疗过程的效应、抽动症状的变化、社会适应情况、在校学习表现等加以综合评定,调整治疗方案。医师在使用评价这些治疗时,必须考虑到 TS 病程本身自然波动的因素和安慰剂效应。TS 的临床表现复杂多样,因此要针对每个患儿及其家庭情况区别对待。

(一)心理行为治疗

轻重不同的抽动障碍可对患儿自身及其家庭的日常生活和学习带来不同程度的干扰和影响。虽然不能确定心理社会因素在 TS 致病中的作用,但是患儿的症状往往易受精神创伤、情绪波动或学习负担过重等因素的影响而加重,抽动症状本身也给患儿及其家庭带来诸多困扰。为了减轻和管理抽动障碍,很多人提出了不同的行为治疗的方法,如:支持性心理治疗(supportive psychotherapy,SP)、集结消极练习(massed negative practice)也称集结练习(massed practice,MP)、反向习惯训练(habit reversal training,HRT)、抽动综合行为干预(comprehensive behavioral interventions for tics,CBIT)、暴露反应预防(exposure and response prevention,ERP)、自我监督法(self-monitoring)、放松训练(relaxation training)和生物反馈治疗等。总体说来,迄今为止精神分析未能证明其对抽动症状的疗效,支持性心理治疗对减少抽动也没有明显疗效,但支持性心理治疗和心理教育均被列入抽动障碍的各国临床指南中,这是因为支持性心理治疗有助于改善个体幸福感和社会功能。MP 是最早用于抽动障碍的行为治疗方法之一,通过在特定的时间段内(15~30 分钟)有意识地、快速和重复一个抽动表现,引起疲劳积累抑制抽动发作,尽管有一些病例报告和研究支持其有效性,但目前已有研究证明 MP 对于抽动症状的干预疗效不如现代的行为干预方法,如:HRT、CBIT和 ERP。相对来说,CBIT 和 HRT 是目前针对抽动障碍循证医学证据较充分的行为干预方法。

1. 反向习惯训练(HRT) HRT 是 1973 年由 Nathan H. Azrin 和 R. Gregory Nunn 发展出来的用于治疗躯体刻板性行为的方法。最初的 HRT 包括 13 个治疗成分,分为四个阶段:① 觉察性训练,教会患者识别、觉察出自己的抽动症状尤其抽动发生前的先兆冲动。这个阶段一般分为两个部分:响应描述和响应检测。在治疗师确定孩子可以充分察觉到他们的目标行为时才可以开始下一个阶段的训练。② 竞争性反应,指导个人使用拮抗肌肉群针对

抽动练习不相容的动作至少 1 分钟,如:针对发声抽动的竞争性反应可能是腹式呼吸,针对"甩手"的竞争性反应可以是将胳膊压向身体两侧。③ 动机,关注抽动行为引起的社会和环境后果。④ 泛化训练,是在现实生活中进行完整的 HRT 的练习。后来经过广泛的研究,形成了简版反向习惯训练(simplified habit reversal,SHR),分为三个阶段:觉察性训练、竞争性反应训练和社会支持训练。SHR 已被证明和更复杂的原版一样有效。

2. 抽动综合行为干预(CBIT) CBIT 是 2008 年由美国的 Woods DW 和 Piacentini JC 等提出的一种综合性干预方法,一般在 8~10 周内进行 8 次每次 1 小时的治疗。CBIT 是目前循证依据最高的行为干预方案,最有力的证据来自两个大型随机对照研究(成人和儿童)比较了 CBIT 与支持性心理治疗的疗效。结果表明,在儿童组,CBIT 的治疗应答率为 53%,而对照组为 19%,且在 6 个月的随访中,87% 的 CBIT 应答者持续有效;在成人组,CBIT 的治疗应答率为 38%,而对照组为 6%,且在 6 个月的随访中,80% 的 CBIT 应答者持续有效。CBIT 的理论基础除了考虑抽动障碍的生物学基础外,还对影响抽动严重程度的环境因素进行功能分析和管理,是 HRT 的补充和延伸。核心技术包括三个部分:HRT(觉察性训练、竞争性反应训练和社会支持训练)、基于功能的治疗(功能性评估和功能性干预)和放松训练。治疗的目的包括:① 教会患者识别抽动和先兆抽动;② 教会患者当抽动出现时或之前使用不相容的行为;③ 教会家庭其他成员提醒和强化患者使用 HRT 的技能;④ 监测和明确平时使抽动症状加重的特定地点、活动、反应和情绪状态;⑤ 教会患者改变其日常生活常规,以尽量减少对抽动波动的影响;⑥ 教会患者放松技巧,以尽量减少可能导致抽动短时间波动的紧张、压力和焦虑情绪。

3. 暴露反应预防(ERP) ERP 是使患儿持续暴露于先兆感觉性抽动或精神性先兆抽动中,通过打破先兆抽动与抽动本身的正强化循环,使个体逐渐适应并习惯这种先兆抽动,从而减少抽动症状的发生。与 HRT 相同的是两者均可使患儿习惯先兆抽动,而不同的是 ERP 不是通过不相容行为减少抽动,而是使患儿容忍抽动前的不适,从而减少抽动产生。

近年来关于抽动的心理行为治疗有一些新的探索,如:团体干预由于成本效益比较高得到关注,2018 年 Dabrowski J 等探讨了 HRT 团体和教育团体治疗 12 个月的远期疗效,结果均为阳性但两组无

差异；传统的 ERP 治疗耗时长（每次 2 小时），van de Griendt 等将会谈缩短一个小时，结果认为短时间的治疗与经典的形式一样有效；2019 年 Andrén P 等采用治疗师在线支持下家长指导的抽动行为治疗，ERP 的应答率为 75% 和 HRT 的为 55%，疗效持续 12 个月，治疗师每周仅花 25 分钟的时间；还有小型开放性研究证明了在 16 岁或以上 TS 或 CTD 患者中使用抽动正念减压（MBSR-tics）治疗的可行性、可接受性和有效性。

（二）药物治疗

目前为止，还没有找到治愈 TS 的药物，所使用的药物治疗还是控制症状的治疗。一般有两大类药物用于控制抽动症状，一类是非精神抑制药物用于轻度抽动的治疗，另一类是典型的或非典型的精神抑制类药物用于严重抽动障碍的治疗。第一类药物包括可乐定、胍法辛、巴氯芬和抗癫痫药；第二类药物中非典型精神抑制药物有阿立哌唑、利培酮、奥氮平、喹硫平等；典型的精神抑制类药物有氟哌啶醇、泰必利、匹莫齐特、舒必利和氟奋乃静等。治疗的总体目标不是为了完全控制症状，而是减轻症状和不再产生进一步的心理社会功能损害。

1. 去甲肾上腺素能药物

（1）可乐定（Clonidine）　又称氯压定，是中枢性 α2 受体激动剂，一种抗高血压药。据临床研究报道，治疗 TS 的有效率为 22%～70%，但起效时间较长。可乐定可以直接作用于中枢多巴胺神经元及去甲肾上腺系统，可缓解 TS 的运动抽动和发声抽动，改善伴发的注意力不集中和多动症状。可乐定疗效虽不及氟哌啶醇和匹莫齐特但较安全，是国外治疗抽动应用最多的药物。可乐定的剂型有口服片剂（速释片每片 0.075 mg；缓释片每片 0.1 mg）和贴片（透皮缓释剂）两种。速释片用药方法：通常口服起始量为每天早晨 0.05 mg（小年龄 0.025 mg），如果可以耐受，每隔一周左右加量，先加在中午，然后加在下午放学后。每次增加 0.025～0.05 mg，逐渐增至最小有效剂量。以后每天分 3～4 次口服，每天总量学龄儿童一般在 0.15～0.25 mg 之间，0.3 mg 以上易出现副作用，一般总量不超过 0.5 mg。可乐定起效慢，通常服药后 4～6 周方显效。缓释片用药方法：可用于 6～17 岁的儿童和青少年，可与或不与食物同服，但必须整个吞咽，不能压碎、切割或者咀嚼。给药剂量，应该根据治疗需要和患者的反应个性化地确定，初始剂量为 0.1 mg，睡前服用；剂量的增加应以周为间隔，每次的增加量为 0.1 mg，直到达到

需要的反应，一般分两次早晚服用。盐酸可乐定缓释片高于 0.4 mg/d（每次 0.2 mg，每天 2 次）的剂量未在儿童青少年的临床试验中评价过，所以不推荐。可乐定贴片，现有 1.0 mg/片和 1.5 mg/片两种规格。敷贴部位：背部肩胛骨下（首选）；上胸部；耳后乳突或上臂外侧等无毛完好皮肤处。每 7 天更换一次，更换新贴片时换不同贴用部位，以利于皮肤呼吸，降低药物对皮肤的刺激性。贴前用清水洗净敷贴部位。用药应从 1 mg/（片·周）的小剂量开始，按体重逐渐增加给药剂量，最大剂量不得超过 2 mg/片×3 片。一般用量为：体重 20～40 kg 者，用 1.0 mg/（片·周）；体重 40～60 kg 者，用 1.5 mg/（片·周）；体重 60 kg 以上，用 2.0 mg/（片·周）。可乐定最常见副作用是镇静，一般有 10%～20% 的患者出现，多出现在治疗早期，几周后会减轻。严重不良反应包括低血压/心动过缓、镇静和嗜睡、反跳性高血压、过敏反应和心脏传导异常。其他副作用有易激惹、口干、一过性低血压、头昏、失眠等。少数病例心电图可出现 P-R 间期延长，有的可加重原已存在的心律失常。在用药过程中应定期检查血压和心电图。

（2）胍法辛（Guanfacine）　又称氯苯乙胍。是一种新型中枢性 α2 受体激动剂，与可乐定同属一类。研究发现该药多动、注意力缺陷及抽动症状均有较好的疗效和耐受性，比较适合 TS 伴发 ADHD 的治疗。由于其大多作用在大脑前额叶，对注意力、工作记忆均有改善，而且镇静、降压作用较可乐定为轻，因此被认为是一个很有前途的药物。胍法辛的起始剂量为 0.5 mg，每 3～4 天加量一次，一般总量在 0.5～3 mg 之间，每天分 2～3 次口服。常见的副作用有轻度镇静、疲劳、头痛。

2. 典型抗精神病药物

（1）硫必利（Tiapride）　属于苯甲酰胺类药物，具有拮抗多巴胺的作用。主要作用于间脑和边缘系统。硫必利在美国、加拿大、英国没有获得临床使用许可，但在欧洲和我国使用较多，少量临床研究包括一份小样本安慰剂对照研究认为该药治疗 TS 有效，不良反应少，较为安全。硫必利的主要不良反应为体重增加、嗜睡以及中度暂时性高催乳素血症。研究表明，硫必利对儿童的认知能力和神经生理参数没有影响，此外它不影响下丘脑-垂体对性激素、促甲状腺激素、生长激素或甲状腺激素的调节。综合以上这些情况，较好的收益风险比，估计是欧洲推荐硫必利作为 TS 一线治疗的依据。硫必利的日剂量范围为 100～900 mg，最大剂量不应超过每千克体重 2～10 mg，分 2～3 次服用。

（2）舒比利（Sulpiride）　同样属于苯甲酰胺类药物，有研究报告了舒必利对抽动的有效性。舒必利最常见的不良反应有嗜睡、镇静、烦躁、睡眠障碍和抑郁。不常见的不良反应有口干、恶心、激越或镇静、失眠、过敏性皮疹和出汗。也有体重增加、催乳素升高引起的溢乳/闭经。舒必利的初始剂量为 $50 \sim 100$ mg/d，最大剂量不应超过 $2 \sim 10$ mg/kg，分 $2 \sim 3$ 次服用。舒必利具有抗抑郁和稳定情绪的作用，可能对伴有强迫症状的 TS 有效。

（3）氟哌啶醇（Haloperidol）　早在 1961 年就开始将氟哌啶醇用于 TS 的治疗，氟哌啶醇为多巴胺受体阻滞剂，是一种非常有效的治疗 TS 的药物，也是在美国、英国、加拿大、欧洲、澳大利亚和亚洲使用最广泛的药物之一。Shapiro 等综述了 41 份有关氟哌啶醇的临床研究认为控制抽动症状的有效率为 $78\% \sim 91\%$。但此药对 TS 相关行为症状如 ADHD、OCD 的疗效不明显。此外，Sallee 等（1997）认为在使用氟哌啶醇患者中约有 84% 出现不能接受的副作用，仅 $20\% \sim 30\%$ 的患者能够长期坚持服药。有 $20\% \sim 30\%$ 的 TS 病例可能因不能耐受该药的副作用（如嗜睡、静坐不能、情绪恶劣、急性肌张力障碍等）而中止治疗。因此，口服氟哌啶醇治疗时要注意调节适当的剂量，使之既能有效控制症状又不至于因药物副作用而影响学习和工作是治疗的关键。通常从小剂量开始，起始剂量 $0.25 \sim 0.5$ mg，每隔 $3 \sim 4$ 天增量，一般每天总量为 $1.5 \sim 12$ mg，分 $2 \sim 3$ 次口服。同时可并用抗震颤麻痹药（如苯海索）以减少锥体外系反应。氟哌啶醇最低有效血药浓度为 2.0 ng/ml，如超过 6 ng/ml 可出现副作用。该药具有较强的阻滞多巴胺作用。常见的副作用为嗜睡、乏力、头昏、便秘、心动过速、排尿困难、锥体外系反应（如急性肌张力障碍、静坐不能、帕金森病样震颤等）。为减少副作用可适当减少用量，急性反应严重者可肌内注射东莨菪碱。

（4）匹莫齐特（Pimozide）　又称哌迷清，是一种选择性中枢多巴胺拮抗剂，阻滞突触后多巴胺受体的钙离子通道。治疗的疗效与氟哌啶醇相当，有效率为 $60\% \sim 70\%$。匹莫齐特半衰期较长（55 小时），每天服药 1 次即可。开始剂量为 $0.5 \sim 1$ mg，每天早晨口服 1 次，少量增加，儿童每天剂量范围为 $0.5 \sim 9$ mg。副作用与传统抗精神病药物相似，但迟发性运动障碍较少见。一份小样本双盲对照研究比较了氟哌啶醇与匹莫齐特治疗 TS 的疗效及副作用，结果显示匹莫齐特疗效优于氟哌啶醇，且氟哌啶醇的副作用是匹莫齐特的三倍，尤其是锥体外系反应；但匹莫齐特对心脏副作用较氟哌啶醇多见，可引起心电图改变（包括 T 波倒置、诱发 U 波出现、Q-T 间期延长的心率缓慢），故在服药过程须监测心电图的变化。

3. 非典型抗精神病药物

（1）阿立哌唑（Aripiprazole）　是首个也是唯一获美国 FDA 批准的多巴胺系统稳定剂。与其他抗精神病药物拮抗多巴胺受体不同，它与多巴胺 D2、D3 受体、5-HT1A 和 5-HT2B 受体具有高亲和力。在多巴胺功能不足的脑区，它作为激动剂而起作用，部分激动多巴胺 D2 受体，使多巴胺信号达到稳定正常水平；在多巴胺功能亢进的脑区，作为拮抗剂起作用，使多巴胺功能恢复到正常水平。既往研究表明，阿立哌唑耐受性良好，阿立哌唑锥体外系不良反应、静坐不能、震颤、肌强直及体重增加不良反应发生率低于其他抗精神病药，但恶心呕吐发生率相对较高。

（2）利培酮（Risperidone）　具有拮抗 5-HT2A 受体、D2 受体的作用，同时有拮抗 α 受体和 H1 受体的作用。该药拮抗 D2 作用较氟哌啶醇及匹莫齐特为弱。近年来，有报道应用利培酮治疗 TS 获得疗效，可减轻抽动症状，其作用可能与阻滞基底节 5-HT、D2 受体有关。Bruun RD 等 1996 年曾用利培酮治疗 38 例 $8 \sim 53$ 岁的 TS 患者 4 周，所有患者都曾接受过多巴胺受体阻滞剂或可乐定治疗，因疗效差或不能耐受副作用而改用利培酮治疗，其中 8 例因不能耐受副作用而中止，30 例经一个月的治疗，开始剂量每天 $0.5 \sim 1$ mg，每隔 5 天增加 $0.5 \sim 1$ mg，22 例病情改善，7 例无变化，1 例恶化，有效率达 73.3%。利培酮平均剂量为 2.7 mg/d。副作用有头晕、镇静、静坐不能、肌张力障碍、头痛、软弱无力、失眠、抑郁心境、焦虑和激越行为。白雪光等 1998 年报道用该药治疗 58 例儿童抽动障碍，每晚服药 1 次（$0.25 \sim 0.5$ mg），采用 Shapiro 症状评定量表进行评定。结果治疗 3 周后其减分率 97%，疗效显著，无不良反应。但也有学者认为利培酮治疗儿童少年抽动障碍出现锥体外系反应较精神分裂症为多见，而且常见有体重增加和疲劳的副作用。

4. 其他 TS 治疗药物　临床上实际用于治疗 TS 的药物种类繁多，有文献报道应用氯氮平、氟西汀、氟奋乃静和奥沙西泮等治疗 TS，但仍处于探索阶段，确切疗效尚待深入研究。有报道联合肌苷、氯硝西泮、托吡酯（妥泰）和丙戊酸钠等治疗难治性 TS 取得很好的疗效。国际上，有使用肉毒杆菌毒素 A 注射治疗青少年和成人 TS 疗效优于安慰剂的报道，也有肉毒杆菌毒素注射改善先兆抽动和发声抽动的报道，但疗效及副作用需要重复验证。

有使用大麻类药物治疗抽动及其合并症的尝试,如 δ-9-四氢大麻酚(δ-9-Tetrahydrocannabinol, THC)和大麻二酚(Cannabidiol,CBD)等。虽然没有证据表明使用基于大麻的药物治疗 TS 可能会导致成瘾,但儿童和青少年应避免使用基于大麻的药物,这不仅是因为证据不足,而且是因为大麻暴露可能有害的认知和情感结果,同时大麻药物不应用于怀孕或哺乳的妇女或精神病患者。医用大麻的处方和获取因各国各地区而异,从业者必须遵守地区法律使用医用大麻。

TS 常用药物的种类及用法见表 19-1。

表 19-1 抽动障碍常用药物的种类及用法

类别	名称	起始剂量(mg)	常用剂量范围(mg/d)
去甲肾上腺素能药物	可乐定	0.025~0.05	0.1~0.4
	可乐定缓释剂	0.1	0.1~0.4
	胍法辛	0.5~1.0	1.0~4.0
典型抗精神病药物	硫必利	50~100(2 mg/kg)	100~500
	舒比利	50~100(2 mg/kg)	100~500
	氟哌啶醇	0.25~0.5	1~4
	派迷清	0.5~1.0	2~8
非典型抗精神病药物	阿立哌唑	1.0~2.5	2.5~15
	利培酮	0.125~0.5	0.75~3.0
	齐拉西酮	5~10	10~40
	奥氮平	2.5~5.0	2.5~12.5
	喹硫平	25	25~200
其他	氯硝西泮	0.25	0.25~3.0

5. 针对伴发行为症状的药物

(1)伴发 ADHD 一般情况下,可乐定和胍法辛是抽动合并 ADHD 的一线选择。中枢兴奋剂用于抽动合并 ADHD 有一定的争议,因初期的研究显示兴奋剂有 20%~30% 的可能加重抽动症状。Gadow 等使用不同剂量的哌甲酯(每天分别为 0.1、0.3、0.5 mg/kg),以双盲法与安慰剂对照观察结果,发现哌甲酯平均剂量每天 0.3 mg/kg,未发现加重抽动症状,故认为 TS 伴 ADHD 者是可以应用中枢兴奋剂以减少多动、攻击行为和破坏行为。

(2)伴发 OCD 既往研究已经充分证明,SSRI 和氯米帕明等药物治疗对儿童 OCD 是有效的。但用于 TS 伴发的 OCD 时,效果并没有那么突出。联合使用抗精神病药和 SSRI 治疗可能对于 TS 伴 OCD 的患者疗效更好,常用的有阿立哌唑、氟哌啶醇、利培酮、匹莫齐特与舍曲林、氟伏沙明、氟西汀、氯米帕明之间的两两组合。

(3)暴怒/破坏性行为 抽动症患者的愤怒爆发并不少见,约 37% 的抽动症患者存在愤怒控制问题,多达 80% 的青少年同时患有破坏性行为障碍。尚没有专门针对抽动障碍伴发暴怒/破坏性行为的药物治疗研究,有使用奥氮平、阿立哌唑和利培酮减少破坏性行为和愤怒控制有效的初步结果,也有使用帕罗西汀减少暴怒发作的报道。

(4)伴发自伤行为 应用氟西汀治疗可减少自伤行为,其机制尚未明确。也有报道应用阿片受体拮抗剂纳洛酮或纳曲酮治疗自伤行为有效。

(三)神经调控治疗和神经外科治疗

对于难治性 TS,药物及行为治疗效果均不佳者,深部脑刺激(deep brain stimulation, DBS)可能有帮助,但是评价上最为困难的是,即使在专门的 DBS 中心,每年用 DBS 治疗难治性 TS 的例数都很有限。脑内 DBS 治疗抽动的最佳靶点尚未达成共识,已使用的区域有中心正中丘脑、苍白球内部(腹侧和背侧)、苍白球外部、脑底核和腹侧纹状体/腹侧伏核区。当 DBS 用于 TS 患者治疗时,必须进行多学科评估,确认 DBS 是其最佳选择,并在术后跟踪随访。

基于功能核磁影像研究和早期的探索性研究,目前重复经颅磁刺激术(rTMS)治疗抽动的靶点主要是针对辅助运动区(supplementary motor area, SMA),初期有两项 rTMS 治疗抽动的研究其结果并不优于安慰剂,近来又有一些阳性的报道。总之,rTMS 用于治疗抽动的靶点、疗效和安全性需要更多的研究来回答。现有经颅直流电刺激(transcranial direct current stimulation, tDCS)治疗抽动的报道,治疗的案例数均小于 10 例,尚无法明确 tDCS 治疗 TS 的疗效及安全性。

目前虽有报道手术治疗 TS 的有效性和安全性,但只能被看成是试验性治疗。外科手术治疗的方法包括有额叶手术、边缘系统手术、丘脑手术及小脑手术等。目前尚无令人信服的证据说明哪一种手术效果最好。对外科手术治疗必须严格选择手术指征。临床医师应通过对 TS 的严重性、药物行为治疗的效果进行慎重评估和筛选,确定手术治疗是否为必须的疗法。

(四)中医中药治疗

从中医辨证的角度来看,抽动障碍存在肝亢风动证、外风引动证、痰火扰神证、气郁化火证、脾虚痰聚证和阴虚风动证。治疗上以息风止动为基本治疗原则,根据疾病的不同证候和阶段,分清正虚与邪实的关系,辨证论治。常用的中成药有:①菖麻熄风片(原名:熄风止动片,药物组成为白芍、天麻、石菖蒲、珍珠母和远志):每片 0.53 g,4～6 岁,每次 1 片;7～11 岁,每次 2 片;12～14 岁,每次 3 片;均每天 3 次。用于肝风内动夹痰证。② 芍麻止痉颗粒(原名:五灵颗粒,药物组成为白芍、天麻、蒺藜、钩藤、灵芝、首乌藤、酸枣仁、醋五味子、栀子、胆南星、黄芩):每袋装 2.5 g(相当于饮片 9.4 g)。冲服。5～12 岁,一次 5 g(2 袋),每天 3 次;13～18 岁,一次 7.5 g(3 袋),每天 3 次。疗程 8 周。用于 Tourette 综合征及慢性抽动障碍中医辨证属于肝亢风动、痰火内扰者。③ 九味熄风颗粒(原名:金童颗粒,药物组成为天麻、熟地黄、龙胆、龟甲、钩藤、龙骨、僵蚕、青礞石、法半夏):每袋 6 g,开水冲服,4～6 岁,每次 6 g;8～10 岁,每次 9 g;11～12 岁,每次 12 g;均每天 2 次,或遵医嘱,疗程 6 周。用于肾阴亏损,肝风内动证。中医治疗中还有一些针灸疗法、推拿疗法的报道。

(柯晓燕　何　凡)

参考文献

[1] Browne Heidi A, Modabbernia Amirhossein, Buxbaum Joseph D, et al. Prenatal maternal smoking and increased risk for Tourette syndrome and chronic tic disorders[J]. J Am Acad Child Adolesc Psychiatry, 2016, 55:784-791.

[2] Cif Laura, Hariz Marwan. Seventy years with the globus pallidus: pallidal surgery for movement disorders between 1947 and 2017[J]. Mov Disord, 2017, 32:972-982.

[3] Essoe JK, Grados MA, Singer HS, et al. Evidence-based treatment of Tourette's disorder and chronic tic disorders[J]. Expert Rev Neurother, 2019, 19(11):1103-1115.

[4] Harvey S Singer. Tourette's syndrome: from behaviour to biology[J]. Lancet Neurol, 2005, 4:149-159.

[5] Khalifa N, von Knorring AL. Prevalence of tic disorders and Tourette syndrome in a Swedish school population[J]. Dev Med Child Neurol, 2003, 45(5):315-319.

[6] Kim KM, Bae E, Lee J, et al. A review of cognitive and behavioral interventions for tic disorder[J]. Soa Chongsonyon Chongsin Uihak, 2021, 32(2):51-62.

[7] Liu ZS, Cui YH, Sun D, et al. Current status, diagnosis, and treatment recommendation for tic disorders in China[J]. Front Psychiatry, 2020, 11:774.

[8] Maia Tiago V, Conceição Vasco A. Dopaminergic disturbances in Tourette syndrome: An integrative account[J]. Biol Psychiatry, 2018, 84:332-344.

[9] Martino Davide, Ganos Christos, Pringsheim Tamara M. Tourette syndrome and chronic tic disorders: The clinical spectrum beyond tics[J]. Int Rev Neurobiol, 2017, 134:1461-1490.

[10] Martino D, Pringsheim TM. Tourette syndrome and other chronic tic disorders: an update on clinical management[J]. Expert Rev Neurother, 2018, 18(2):125-137.

[11] Müller-Vahl Kirsten R, Bindila Laura, Lutz Beat, et al. Cerebrospinal fluid endocannabinoid levels in Gilles de la Tourette syndrome[J]. Neuropsychopharmacology, 2020, 45:1323-1329.

[12] Pringsheim T, Okun MS, Müller-Vahl K, et al. Practice guideline recommendations summary: Treatment of tics in people with Tourette syndrome and chronic tic disorders[J]. Neurology, 2019, 92(19):896-906.

[13] Roessner V, Schoenefeld K, Buse J, et al. Pharmacological treatment of tic disorders and Tourette syndrome[J]. Neuropharmacology, 2013, 68:143-149.

[14] Tsetsos Fotis, Yu Dongmei, Sul Jae Hoon, et al. Synaptic processes and immune-related pathways implicated in Tourette syndrome[J]. Transl Psychiatry, 2021, 11:56.

[15] Wagle Shukla Aparna, Fox Susan. Complex genetics of Tourette's syndrome: Piecing the puzzle[J]. Mov Disord, 2017, 32:1685.

[16] 戎萍,马融,韩新民,等. 中医儿科临床诊疗指南·抽动障碍(修订)[J]. 中医儿科杂志,2019,15(06):1-6.

第二十章

其他神经发育障碍

神经发育障碍是一组起病于生长发育期的行为或认知障碍,表现为获取或执行特定的智能、运动或社交功能上有显著困难,以神经发育为核心特点。神经发育障碍包括智力发育障碍、孤独症谱系障碍、注意缺陷多动障碍、原发性抽搐或抽动障碍、发育性言语或语言障碍、发育性学习障碍、发育性运动协调障碍和刻板运动障碍。智力发育障碍、孤独症谱系障碍等常见神经发育障碍已分别介绍,本章将重点介绍发育性言语或语言障碍、发育性学习障碍和发育性运动协调障碍三类疾病。

第一节 发育性言语或语言障碍

一、概述

语言是人类社会中约定俗成的特定符号系统,是个体学习、思考和与人交往的工具,是体现儿童发育水平的重要组成部分。语言的发展过程分为语言准备期和语言发展期两个阶段。语言准备期也称为前语言阶段,出生的第一年儿童虽然不能产生语言,但却在不同程度地为学习语言做准备。婴儿对言语刺激是非常敏感的,出生不到 10 天就能区别语言和其他的声音,并做出不同的反应。5 个月左右的儿童进入牙牙学语的阶段,出现和语音极为相似的发音,如"ba-ba-ba""ma-ma-ma"等类似于"爸""妈"的音,但这些音并没有意义。儿童通过牙牙学语学会调节和控制发音器官的活动,为以后真正语言的产生和发展提供条件。7～12 个月的儿童开始理解词语的含义,能听懂成人的一些话,并做出相应的反应。儿童在 1 岁左右讲出有意义的词,标志着其进入语言发展期。儿童语言的发展是一个逐渐分化的过程,主要体现在语音的发展、词义的发展、句子的发展和语用技能的发展。语音指语言的声音,和意义紧密结合,具有符号意义。音素是最小的语音单位,所有人类语言都使用音素来编码含义。音素分为元音与辅音两大类。音节指由一个或数个音素组成的语音结构基本单位。1 岁后儿童有意义的音节增多,而无意义的音节减少。1 岁左右儿童说出第一个词后,其词汇量逐渐增多,2 岁及以后词汇量急剧增长,1.5～2 岁开始使用词组,2～3 岁开始讲简单的句子,4～5 岁能掌握语法规则。

发育性言语或语言障碍(developmental speech or language disorders),又称交流障碍(communication disorders),起病于发育期,表现为发音、语言理解或语言表达能力发育的延迟和异常,包括言语、语言和交流的缺陷,这种异常影响儿童的学习、生活和社会交往功能。言语(speech)指表达性的发音,包括个体的构音、流畅性、嗓音和共振的质量。语言(language)是指出于交流的目的,在规则制约的形式下,传统符号系统(如口语单词、手语、书面语单词和图画等)的形式、功能和使用。交流(communication)包括任何影响他人行为、想法和态度言语或非言语行为(包括有意的或无意的)。发育性言语或语言障碍包括:发育性言语语音障碍(developmental speech sound disorder)、发育性言语流畅性障碍(developmental speech fluency disorder)、发育性语言障碍(developmental language disorder)、其他特定的发育性言语或语言障碍(other specified developmental speech or language)和发育性言语或语言障碍,未特定(developmental speech or language disorders, unspecified)。

二、流行病学资料

语音障碍的患病率随着年龄的增加逐渐下降,3 岁儿童的患病率约为 15.6%,而 6 岁儿童的患病率为 3.8%,到了学龄期其患病率降至大概 1%。发展性语言流利性障碍通常是在 2.5～4 岁,5%～8%的学龄前儿童表现出语言流利性障碍,学龄人群的患病率为 0.3%～1%。80%～90% 的病例在 6 岁前发病，9 岁后发病的病例很少。语言流利性障碍的终身发生率约为 5%，而人群患病率约为 1%。由于诊断标准的差异，语言障碍在学龄儿童的患病率为 2%～31%，幼儿园儿童的患病率为 7.4%。合肥 18 月龄儿童表达性语言发育迟缓率为 11.26%，男童迟缓率为 14.70%，女童迟缓率为 7.79%。许瑾等对幼儿园 4～5 岁学龄前儿童进行调查，提示特定型语言障碍儿童的发生率约为 4.41%。发展性语言障碍和发展性语音障碍中男性多于女性。

三、临床表现

1. **语言接受和表达障碍** 指儿童的语言发展明显落后于同龄儿童的发展水平，但其他方面的发展是正常的。词义的理解是儿童正确使用语言和理解语言的基础，有语言障碍的儿童学习单词的速度慢，且词汇量通常比同龄人小，他们在获得词汇的抽象意义或比喻用途方面存在困难。语言障碍儿童开始使用词组的年龄落后于正常发展儿童，通常在 2.5～4 岁才开始使用词组。句子的理解先于句子的表达，有些语言障碍的儿童表现为语言的理解困难，有些语言障碍的儿童则表现为语言的表达存在困难，他们的句子较同龄儿童简单，且语法错误比同龄人多。语言除了句法和语义外，还涉及说话者和听话者双方的语言意图和语言环境。有语言障碍的儿童用于解释、描述、比较和以其他方式呈现事实材料的语言存在缺陷，可能会影响其人际交往及学习成绩。

2. **语音障碍** 指语音产生能力受损，包括构音障碍和语调、音调的异常。有些儿童存在某些发音错误，而有的儿童则存在广泛的发音错误，致使其发音不被别人听懂。常见的有省略语音的某些部分，如省略"an"把"穿衣服"说成"出衣服"；用已知的语音代替一些更困难的声音，如把"兔子"说成"裤子"；或扭曲一些语音，发音与目的音相似，但不正确。在正常发展儿童，这些错误大多数会在 4～5 岁时就解决了，但对于一些儿童来说，它们持续的时间比正常情况长。对于大多数儿童来说，虽然他们可以让自己被理解，但这些持续存在的语音错误使他们在说话时听起来不成熟。对于另外一些人来说，家庭以外的人则可能无法理解他们的言语。

3. **言语流畅性障碍** 俗称口吃、结巴。儿童言语流畅性问题主要表现为说话过程中有停顿，速度、节奏异常以及音素、音节、单词和短语的重复。当个体表达上的要求超出了其认知、语言等方面的能力时，就可能出现语言不流畅的情况。在儿童的言语

和语言发展过程中，也可能存在重复现象，但当重复频率过高时，则需要干预。当儿童说话不流畅时，可能伴随过度紧张、焦虑的情绪，有些儿童则可能伴随一些动作，如眨眼、张大嘴巴、伸舌头或挥舞手臂等。

四、病因和病理机制

1. **遗传因素** 遗传因素在语言障碍的发病中起着重要作用，它增加个体患病的易感性。语言障碍具有明显的家族聚集性。双生子研究提示同卵双生子患有语言障碍的一致性高于异卵双生子。FOXP2 基因突变和 CNTNAP2 的常见遗传变异可能与语言障碍有关，但尚未得出确定的结论。16 号染色体上的 ATP2C2 和 CMIP 基因是与非单词重复测试表现相关的常见变异，但这种关联的机制还不是很清楚。遗传因素对疾病的影响是不确定的，但会以概率的形式增加语言障碍的风险。

2. **神经结构及功能异常** 大多数语言障碍儿童在结构成像上无明显的大脑异常，但语言发育障碍仍可能存在神经生物学风险。语言障碍的影像学研究很少，且由于被试年龄、所采用的诊断标准和可能存在的合并症等方面的差异，很多研究呈现出不一致的结果。言语障碍儿童与感觉运动整合和反馈的关键区域左侧缘上回和双侧小脑后部存在结构和功能的异常。语言障碍儿童颞上回存在结构和功能异常，左侧弓状束的平均和径向扩散率增加。

3. **神经心理因素** 听觉记录表明，患有语言障碍的儿童难以感知快速呈现、持续时间很短的声音。这种缺陷可能会导致对有意义的音位对比的感知和分类出现问题，从而导致语言学习出现问题。虽然听觉障碍在语言障碍儿童中更为常见，但并非所有儿童都会受到影响，一些听觉障碍儿童没有任何语言障碍。语言障碍儿童在处理长句子和复杂句子时会遇到更大的困难。语言障碍儿童在利用程序性记忆系统的内隐学习受到损害。

4. **环境因素** 除了最极端的情况外，几乎没有证据表明仅环境因素就足以导致语言障碍。然而，环境因素可能与早期语言发育迟缓有关，并且可能在调节发育过程和语言障碍对儿童健康的影响方面发挥作用。例如，儿童母亲的文化程度和社会经济地位、幼儿园早期母子互动的质量等与儿童的语言能力发展有关。家长的讲话和语言刺激会影响语言发展的速度和范围。第一照养人的养育知识越高，婴幼儿的语言发展越好。母亲受教育程度与婴幼儿语言发展的关系可能通过母亲的养育知识和养育行为起作用。教会家长如何与孩子进行科学有效的互动，为家长提供养育知识，可以改善婴幼儿的语言发展。

五、诊断和鉴别诊断

（一）诊断要点

1. 临床特征 发育性言语或语言障碍主要表现为儿童的发音、语言理解或语言表达能力在发育期发育明显延迟和异常。一般可根据患儿的言语和语言特征及心理测评结果做出诊断。

2. 诊断过程 应包括：① 向父母（或主要照顾者）和学校教师了解病史和受教育的背景；② 进行体格检查包括口腔器官的检查，如有无牙齿的异常，有无腭裂以及舌系带异常等问题；③ 精神检查，包括行为观察，观察儿童游戏的技巧，自发语言及沟通的能力，注意力和手眼协调等；④ 听力测试，儿童存在构音异常，口吃不清以及讲话迟的儿童应常规行听力测试，判断有无听力损失，可行声阻抗测听法、脑干听觉诱发电位等检查；⑤ 进行言语和语言评估，以及必要的标准化测验。

3. 相关的评估 ① 早期语言发育进程量表（上海标准化版）（early language milestone scale，EIMS），源于美国 Coplan James 编写的第一版《早期语言发育进程量表》（Early Language Milestone Scale）。上海标准化常模是 2005 年由金星明、刘晓牵头编制的，该量表具有较高的信度和效度。② 汉语沟通发展量表的标准化，在 Fenson 等 2000 年出版的《沟通发展量表》（Communicative Development Inventories，CDI）短表的基础上进行，参照了 MacArthur-Bates communicative development inventories（MCDI）的格式，根据汉语语法现象和中国儿童文化背景进行了修改。该量表可用于 8～30 月龄儿童的语言理解、语言表达、动作手势等沟通能力的测评。③ 图片词汇测验，该测验最初作为儿童智力测验的工作，由于其在测试过程中采用的是图片和词汇联系的方式，同时可以反映出儿童的语言感受能力，故也常用于儿童言语和语言障碍的评估。④ 智力测验，常用韦氏学龄前儿童智力测验量表（Wechsler preschool and primary scale of intelligence，WPPSI）和韦氏儿童智力量表（Chinese Wechsler intelligence scale for children，C-WISC）。主要了解儿童认知中语言发展的状况，并根据其中的操作智商进一步鉴别语言障碍和智力发育障碍。

（二）诊断标准

ICD-11 发育性言语或语言障碍诊断标准：

1. 发育性言语语音障碍（developmental speech sound disorder） 表现为获取、产生和感知言语语言上存在困难，导致发音错误。这种发音错误可以是发音数量或类型的错误，或是整体言语质量产生的错误，都低于年龄和智力功能水平的预期，导致言语可理解性下降，并且显著影响沟通。发音错误在生长发育的早期就已经出现，并且不能用社会、文化或其他环境变化（例如方言）来解释。结构性的损伤或神经性异常不足以完全解释这种发音错误。

2. 发育性言语流畅性障碍（developmental speech fluency disorder） 表现为频繁或广泛的言语节律、流利程度的中断，表现为某个发音、音节、单词和词组的重复和持续，以及停顿、言语产生时受阻、过多使用插入词。随着时间的推移，言语不流畅现象持续存在。言语不流畅在发育期起病，且言语流利性明显低于年龄的预期水平。言语流畅性障碍导致社会交流、个人、家庭、教育、职业或其他重要功能领域严重受损。言语不流畅不能用智力发育障碍、神经系统疾病、感觉障碍或结构异常或其他言语或声音障碍等解释。

3. 发育性语言障碍（developmental language disorder） 表现为在获取、理解、产生和使用语言（口语或手势）方面存在持续性的困难，在发育期（通常在早期）起病，导致个体社交能力显著受限。个体理解、产生或使用语言的能力明显低于年龄的预期。语言缺陷不能用某个其他的神经发育性障碍、感觉缺损或神经系统疾病（包括脑损伤或感染）来解释。

（三）鉴别诊断

1. 孤独症谱系障碍 患儿通常会出现语言发展落后的情况，但孤独症谱系障碍儿童在社交互惠中存在更多的困难，且存在兴趣狭窄和重复刻板的行为。而发育性语言障碍的个体通常能对社交和情感线索做出适当的反应，且不存在兴趣狭窄和重复刻板行为。

2. 听力障碍 所有出现语言障碍的儿童都应该对听力障碍进行评估，因为语言障碍可以通过听力障碍更好地解决。有听力障碍的非常小的孩子通常使用非语言交流（例如手势、面部表情、视线）来弥补口语的缺乏。但是，如果语言问题与听力损失的严重程度不成比例，则听力障碍的存在并不排除诊断为发展性语言障碍。

3. 选择性缄默症 该病特征是说话情境的选择性，即儿童在特定的社交场合（通常在家里）表现出足够的语言能力，但在其他社交场合（通常在学校）无法说话。而发育性语言障碍相关的语言困难在所有情况下均存在。选择性缄默症和发育性语言障碍可能会同时发生，并且如果需要，可以同时给出两种诊断。

六、治疗

对言语或语言障碍儿童的干预可直接或间接进行。直接干预侧重于单独或在一组内对儿童的治疗，这取决于需要治疗的儿童的年龄和需要以及可用的设施。在团体治疗中，人们认为儿童受益于相互交流和学习的机会。间接干预往往被认为是更自然的做法，使成人处于儿童的环境中，以促进沟通。这些方法通过促进积极的亲子互动，为儿童创造最佳的沟通环境。在语言和语言治疗的培训中，越来越多地采用间接方法，为最大程度地改善儿童的沟通环境和加强沟通尝试提供方案或建议。父母经常积极参与为年幼的儿童提供干预，但随着孩子年龄的增长，他们往往不太积极地参与干预的管理。许多干预针对使用游戏来增强泛化的行为。大多数干预行动都涉及对特定行为（语音、词汇、句子结构）的培训，并辅之以强化。最常见的情况是某种形式的奖励（贴纸、代币和赞美）。在过去的二十年里，大多数治疗已经从明确的训练模式转向基于社会学习理论的治疗模式，并认为儿童在社会环境中接受训练的学习最有效。

干预目标可能因儿童的年龄和需求而异。大多数随机对照试验侧重于使发展轨迹正常化，通过标准化评估分数的变化来衡量。许多临床医师和教育工作者则可能专注于教授离散的新语言形式，为孩子提供策略以尽量减少沟通障碍的影响，或尽管有言语或语言弱点，通过改变环境（尤其是亲子互动技巧）来改善沟通。无论最终目标是什么，治疗方法的选择都应基于其有效的可靠证据。

1. 当代关于语音障碍的三类干预方法 ① 专注于正确声音产生的实践、概括和维护的方法；② 将声音产生实践嵌入更大的背景中，包括声音感知，将声音整合到语法制作中（如将 /s/ 视为复数结尾而不是简单的声音），或将声音理解为可以用字母表示单词中的单位（简称音韵意识，常用于提高阅读能力）；③ 专注于运动而不是声音本身。

2. 言语流畅障碍（口吃） 病程可能相对较短，大多数儿童在青春期之前无需干预就可以康复。干预以心理治疗为主，包括：心理动力学方法、行为治疗和延迟听觉反馈装置等技术应用。此外，由于言语流畅障碍（口吃）常共患焦虑障碍，药物治疗可以有效改善症状。

3. 语言障碍 缺乏良好设计的随机对照试验来评估对有临床意义的语言障碍儿童的干预措施。针对潜在过程（例如听觉处理）的干预通常无法有效

改变语言特征。由语言病理学家或治疗师对患有持续性和严重语言障碍的学龄儿童进行语义技能或特定语法形式的高度专业的干预则可能是有效的。语言技能的培训则采用更为实用的方法，由明确的指导向"元认知"的方法转变，鼓励孩子反思他们听到的，然后将其转化为自己的技能。治疗师通常会为孩子提供其他选择，并鼓励他们根据他们固有的语法或语音知识做出判断，增加儿童修改其语言或言语表现的机会。鉴于社交交流和实用语言的复杂性，随着年龄的增长以及社交交流和语言的复杂性的增加，这些儿童很可能需要持续的支持。

七、预后

65%～85% 的发育性语言流利性障碍儿童在没有干预的前提下青春期之前可以康复。在这些康复儿童中，康复通常在起病后的前两年。影响发育性语言流利性障碍预后的危险因素有：男性，发育性语言流利性障碍阳性家族史，起病年龄晚，共病语言障碍。约有 75% 的发育性语言障碍儿童其疾病状态可以持续到青春期后期。

第二节　发育性学习障碍

一、概述

发育性学习障碍（developmental learning disorders，DLD）是发生在儿童的神经发育障碍性疾病，这类儿童在倾听、阅读、书写、表达、推理、计算等方面的基本心理过程存在一种或一种以上的特殊性障碍。这类儿童不存在感觉器官和运动能力的缺陷，并且智力正常，学习困难亦非原发性情绪障碍或教育剥夺所致。ICD-11 使用发育性学习障碍的诊断名称替代原来特定学习障碍的诊断名称，指个体在一个或多个学业技能方面呈现出低于实足年龄和一般智力功能水平的预期水平，导致其学业或职业功能显著损害。DLD 并不是由于智力发育障碍、感觉损害（听觉或视觉损害）、神经系统障碍或运动障碍、缺乏接受教育的机会、对教学使用的语种缺乏掌握、社会-心理的逆境等因素所导致。一般在个体进入小学学习学业技能时开始显现。发育性学习障碍包括：发育性学习障碍，伴阅读功能损害（developmental learning disorder with impairment in reading）；发育性学习障碍，伴书面表达功能损害（developmental learning disorder with impairment in written expression）；发育性学习障碍，伴数学能力的损害（developmental learning disorder with impairment in mathematics)；发育性学习障碍，伴其他特定的功能损害（developmental learning disorder with other specified impairment of learning)；发育性学习障碍，未特定（developmental learning disorder，unspecified)。

美国国家学习障碍联合委员会（National Joint Committee on Learning Disabilities，NJCLD）2016年更新学习障碍（learning disabilities，LD）的定义为"学习障碍是一个通用术语，指在听、说、读、写、推理或数学能力的获得和使用方面存在重大困难的一组异质性障碍。这些疾病是个体固有的，推测是由中枢神经系统功能障碍引起的，并且可能在整个生命周期中发生。学习障碍可能存在自我调节行为、社会认知和社会互动方面的问题，但它们本身并不构成学习障碍。尽管学习障碍可能与其他障碍（例如感觉障碍、智力低下、严重情绪障碍）或外在影响（例如文化差异、教学不足或不当）同时发生，但它们不是由这些情况或影响所导致"。Myklebust 等将 LD 分为言语型和非言语型两大类，认为这样分类符合 LD 的神经心理模式和当今治疗教育观点。言语型 LD 包括语言理解障碍、语言表达障碍、阅读障碍、书写障碍和计算障碍等类型，各型又有若干亚型；非言语型 LD 主要指社会认知障碍，这类儿童容易发展为反社会行为，故又称其为"右脑综合征"。有些品行障碍和违法犯罪青少年可能就存在这类生物学背景。

二、流行病学资料

学龄儿童发育性学习障碍的患病率为 5%～15%。特定领域的发育性学习障碍患病率存在差异，阅读功能损害为 5%～17%，书面表达功能损害为 7%～15%，数学功能损害为 6%～7%。男性多于女性，在社区样本中，男女比例为（1.5～3）:1，该比例在临床样本中似乎更大。王忠、静进等报道的学习障碍检出率为 10.3%。因为阅读障碍是最常见的，而且与数学和书写障碍有相当的重叠，所以大多数学习障碍患病率是依据阅读障碍得出的。刘玲飞等对湖北 34748 名小学生的调查提示 3.45% 的儿童罹患阅读障碍，且男女比例为 3:1。黄燕虹团队对汕头 7～12 岁儿童的调查显示阅读障碍儿童患病率是 5.4%，男性患病率是 8.4%，女性患病率是 2.3%，男女比例是 3.7:1。近年来国内外有关报道显示学习障碍发病率似乎有递增趋势。

三、临床表现

发育性学习障碍最常在小学阶段被诊断。阅读、拼写、写作和数学等方面的学习困难，在正式学习这些主题相关的课程时才会变得明显。然而早期的困难如语言迟缓，书写所需要的精细运动技能困难和数数困难则常常出现在小学入学前。发育性学习障碍在不同的年龄段有不同的临床特点。

学龄前儿童没有面临太多的学习任务，但部分儿童已经呈现出一定的趋势。这类儿童往往对语言语音游戏不感兴趣。有发育性学习障碍的儿童不能够识别和书写字母，不能书写自己的名字，或者可能使用自创的拼写。难以将单词分解成音节，幼儿园的儿童难以将字母与它们的发音联系起来。会频繁地使用发音错误的单词，并且记忆姓名、数字或星期几有困难。有些儿童在学龄前期表现出认知偏差，如视觉认知不良、协调运动困难、精细动作笨拙、沟通和书写困难等。

学龄期的儿童开始面临语文、数学等课程的学习，儿童阅读、书写和计算能力等方面的困难就呈现在家长和老师的面前。学龄期发育性学习障碍主要表现在以下方面：

1. 阅读障碍 阅读这种心理加工处理过程是在视觉、语言和记忆中枢相互联系的神经网络系统中进行的，其中任何一部分的一个微小问题都会引起阅读困难。阅读障碍的儿童表现为在学习阅读相关的学业技能方面存在显著而持续的困难，虽然临床表现因损害严重程度的不同有较大的差异，但其困难主要表现在三个方面：阅读的准确性、阅读的流畅性和阅读理解能力。① 阅读的准确性，阅读障碍儿童在诵读时，经常出现字词遗漏或增加，甚至遗漏整行文字，诵读时有的出现语速过急或"语塞"，字词音节顺序混乱；诵读/书写时，字词顺序、字词偏旁或笔画位置颠倒翻转。② 阅读的流畅性，逐字阅读困难，需借助手指逐字指点进行阅读。③ 阅读理解能力，语言理解和表达不良，即使能说出单词，但构音明显困难。部分伴有音乐理解困难，且同时缺乏节奏感。常表现"听而不闻"，对呼唤不予理睬，易被误认为不懂礼貌。部分儿童虽然机械记忆字句较好，而且能运用较复杂的词汇，但对文章理解能力差，常出现语词或文字使用错误，或"鹦鹉学舌"，喋喋不休或多话，用词联想奔逸，他人难以理解。开始说话时常省略辅音，语句里很少运用关系词。语言理解良好但语言表达困难。可模仿说出单音，但模仿说出词组困难。有的患儿可自动反射性说出一两句词汇，但随意有目的性说话十分困难。有类似口吃表现、节律混乱、语调缺乏抑扬顿挫、说话伴身体摇晃、形体语言过多等。智力测验操作智商高于言语智商。

正常读者主要依靠听觉和视觉模式来收集新的信息,但是有阅读障碍的儿童可能偏好使用其他不同的模式来进行学习,如触摸和操作。如果能够充分对这些不同的信息收集和学习模式进行评估,确定其强项或弱项,就可以有针对性地设计另外的学习计划和方法。

阅读障碍的核心问题是单个、短小的单词译码困难,即不能快速地将一个单词分解成若干个部分以便读出整个单词。当儿童不能发现语言的语音结构和自动地识别出单词,阅读的发展就非常容易受损。这种缓慢而费力的单词译码需要付出大量的努力,这样就减损了儿童理解句子意义的能力,同样也会影响对段落或整页内容的记忆。有阅读障碍的儿童缺乏关键的语言技能,而这些技能对基本阅读、阅读理解、拼写和书面表达是必须的。

阅读障碍的儿童经常在书写面的基本单词时表现出困难,尤其是那些发音不规则和必须记忆的单词,这些儿童有他们自己独特的和怪异的阅读方式。典型的错误包括:反转(reversals),如 b/d、p/q;换位(transpositions),一种序列错误,如 was/saw、scared/sacred;倒置(inversions),如 m/w、u/n;遗漏(omissions),如将 palace 读成 place 或把 selection 读成 section。

2. 书写障碍 有书写障碍的儿童尽管他们的粗大运动发展是正常的,但在完成涉及手眼协调任务时,经常出现问题。有书写障碍的儿童往往缺乏主动书写兴趣,手部技巧笨拙(如:使用筷子或执笔困难,系纽扣、系鞋带动作笨拙、困难,不善绘画),笔画潦草,字迹难认,常遗漏偏旁部首或“张冠李戴”,涂改过多,错别字过多;字迹排列不整齐,常溢出格外或难以成行。有书写障碍的儿童较正常书写能力的儿童所写作文篇幅更短,更让人感到没有兴趣和缺乏组织。他们不怎么愿意复习拼写、标点和语法来提高这些方面的水平。如果拼写错误或字写得不好看,没有明显影响其日常活动或学业,则不能诊断为书写障碍。由于元认知过程如计划、自我监控、自我评价和自我矫正的共享,所以书写表达有问题还应考虑存在其他学习障碍的可能。书写障碍常常与其他如阅读障碍或数学等学习障碍同时存在。

3. 数学障碍 数学包含识别数字和符号、记忆资料(乘法法则)、排列数字和理解抽象概念(如位置的意义和分数)等许多技能。有数学障碍的儿童,在这些技能的某些方面或全部存在困难。他们不仅在数学方面有问题,而且在理解抽象概念或视觉空间能力方面也有问题。有数学障碍的儿童,核心的缺陷是数学计算和(或)数学推理能力困难,这些缺陷

意味着数学推理和计算所依赖的神经心理过程发展受阻或受损。

4. 视空间障碍 患儿表现为手指触觉辨别困难,精细协调动作笨拙,顺序和左右认知障碍,计算和书写障碍。有明显的文字符号镜像处理现象,如把 p 视为 q,b 视为 d,m 视为 w,was 视为 saw,6 视为 9 等。计算时常遗漏计算过程中进位,竖式计算排位错误,抄写文字时,经常抄写错误或遗漏,数字顺序颠倒,数字记不住,数量概念建立困难和应用题计算困难。结构性障碍使视觉模型信号无法传入运动系统,从而使空间知觉不良,方位确认障碍,因此易出现空间方位判断不良,判断远近、长短、大小、高低、方向、轻重以及图形等的困难。

5. 情绪和行为 发育性学习障碍常常与其他神经发育障碍,如注意缺陷多动障碍、发育性言语或语言障碍、发育性协调障碍等共同出现。也经常继发性情绪问题,如不良“自我意识”。学习动机缺乏,焦虑或强迫行为动作(啃咬指甲)多见,理解社会情景困难,课堂上骚扰他人,课间攻击或恶作剧,社会适应和人际关系不良,品行问题等。国外报道,学习障碍中左利手比率高,并且过敏性体质者居多。

6. 神经心理特性 学习障碍儿童虽智力正常,但临界智力状态者占相当比例。智力测验多表现结构不平衡,言语智商和操作智商分值差异大;单项神经心理测验成绩低下;投射测验显示不良情绪和欲求不足;神经系统软件征检查多呈阳性,手眼协调困难,视结构不良。有报道,高智商的学习障碍儿童中,在个别领域具有高创造性,他们可能在音乐、美术、运动、数学、物理或理论研究方面取得惊人的成就。

四、病因和病理机制

发育性学习障碍是一种有生物学起源的神经发育障碍,病因可能是遗传学、表观遗传学和环境因素交互作用,影响大脑有效而准确的察觉或处理言语或非言语信息的能力。同时,不排除不利的环境教育因素作用于易感素质儿童所致。一般认为,主要原因是由产伤所导致的轻度脑损伤,以及脑外伤、产伤、早产低出生体重、窒息、新生儿黄疸、某些传染病、铅中毒等。部分儿童生来就有生物学和神经心理方面的脆弱性,对后天不利因素更具易感性和缺乏耐受,因而导致发育性学习障碍。

(一)遗传因素

发育性学习障碍有家族聚集性,特别是影响到阅读、拼写和数学时。有阅读障碍和数学障碍患者

其一级亲属的患病率分别高出没有相应学习障碍患者的一级亲属的4~8倍和5~10倍(DSM-5)。定量遗传研究估计,阅读、数学或拼写结局的差异30%~80%可以由遗传因素解释。在双生子研究中发现阅读障碍的遗传度为0.53。前瞻性研究提示患有阅读障碍的父母所生孩子的识字障碍风险增加。分子遗传学的研究提示,与阅读障碍有关的染色体区域有15q21、6p21、2p、3p、18p11、1p和Xq27。候选基因位点包括6p的DCDC2和KIAA0319和15q21的DYX1C1。染色体15与阅读和拼写有关,染色体6与音位意识有关。教师报告的数学困难的遗传度约为0.65。

(二)神经结构及功能异常

大多数有发育性学习障碍的儿童可能存在早期神经发育的异常。在阅读障碍儿童中,左侧大脑半球额叶、颞枕叶和颞顶叶区域灰质体积减小、白质通路完整性降低以及沟/回模式异常,这与阅读期间活动减少的区域重叠。阅读障碍儿童存在额叶-纹状体-顶叶认知控制系统、胼胝体后部和左弓状束等组成的神经环路异常,这些神经环路异常与半球间神经环路相互交流的功能失调有关。功能性脑成像(fMRI)研究的结果表明,阅读障碍的儿童和成人在阅读时左侧大脑半球阅读网络的颞顶叶皮层通常表现出比对照组更少的活动。在语音阅读任务期间右前额叶更多的激活可以显著预测阅读障碍的阅读结果。虽然现在还不能指导阅读困难的治疗,但研究结果提示右前额叶脑、右侧梭状回可能对阅读障碍的阅读改善至关重要,并且可能有发展补偿机制的能力。有研究提示,书写障碍可能与负责自动化、语言和运动协调的大脑区域之间存在相互关系。在该领域小脑的研究被越来越多的人关注。近似数感(approximate number sense,ANS),一种涉及理解物理量和数字量的能力的前语言系统。ANS系统的神经基质严重依赖于水平顶内沟(the horizontal intra-parietal sulcus,HIPS)的双侧区域。与数学困难与顶叶功能障碍有关的想法一致,与同样早产且没有数学困难的对照组相比,早产有数学困难(没有阅读问题)的青少年左侧HIPS中灰质减少,左侧HIPS的这种差异仅在有计算问题的儿童中发现。

脑波定量分析和频谱分析研究发现,阅读困难儿童α波活动性偏高或恰相反,低频功率相对增加,β波频率减少,这些特征主要表现区域为左脑半球和顶枕区。皮层听觉诱发电位和听觉事件相关电位结果显示,学习障碍组右耳的P2和P300平均振幅以及左耳N1和P300平均振幅显著降低,同时其右耳的P2和P300平均潜伏期以及左耳的P1、N1和P300平均潜伏期延长。提示学习障碍儿童即使听力正常,仍可能存在皮质听觉加工过程的异常。

(三)神经心理因素

1. 正常读写能力发展 学习阅读的过程,这对所有儿童来说都是一个挑战。阅读理解是解码(将文本翻译成语音的能力)和语言理解的产物。如果解码能力有限,文本理解就会受到影响,如果语言技巧弱,孩子就会阅读时不理解。对学习阅读的个体差异有重要作用的三个关键预测因素:字母-声音知识、音素意识(对发音结构和口语词汇反应的能力)和快速自动命名(在需要快速命名字母、数字或物体测试中的表现)。在日常生活中,有阅读(解码)困难的孩子不仅在学习字母名称和发音方面遇到困难,在学习数字和颜色名称方面可能也有困难。这些孩子在找词方面或玩押韵游戏时可能存在困难。解码是理解的第一步,在学习阅读的早期,儿童主要是解码。为了理解文本,需要更广泛的语言技能,包括词汇和语法技能。推理等高级技能对文本理解的某些方面也很重要。

2. 阅读障碍的感觉障碍 尽管大多数有阅读困难的人视力正常,但在进行评估运动过程的心理任务时异常的发生率增加,这与视觉系统的大细胞分裂中的缺陷有关。通常只有30%~40%的阅读障碍患者表现出听觉障碍,表明这可能是一种共同发生的特征,而不是导致该障碍的原因。听觉和视觉缺陷都不是阅读障碍的必要或充分原因。然而,在缺乏纵向数据的情况下,发育早期的感觉缺陷仍然可能在该障碍的病因中起重要作用。

3. 语言延迟和困难是阅读困难的先兆 阅读障碍儿童存在语音缺陷。语音技能为语言短期记忆和更广泛的语言信息的学习提供支持。语音缺陷的早期表现是语音记忆、语音意识和语音学习的发展困难,这些反过来会影响字母知识的获得,这是儿童面临阅读问题风险的最初症状之一。随之而来的是在尝试阅读新单词时最为明显的单词识别问题以及语音解码缺陷。Bruck(1992)将阅读障碍者与相同年龄或相同阅读水平的优秀读者进行比较表明,尽管阅读障碍者最终获得了适当水平的韵律意识,但无论他们的年龄或阅读水平如何,他们没有获得适当水平的音素意识。在沟通障碍的儿童中,快速自动命名(rapid automatized naming,RAN)的表现比语音技能的测量更能表明谁更容易出现阅读问题。

入学时语音技能发育不良(语音意识、语音记忆或命名技能差)的儿童面临解码困难的风险,而语言障碍更广泛的儿童则面临阅读理解问题的风险。他们所表现出的阅读障碍"类型"取决于他们的认知技能和语言弱点，以及他们接受的干预，无论是在正式的学校环境还是非正式的家庭环境中，临床诊断为特定语言障碍的儿童普遍存在阅读障碍。

4. 注意困难和阅读障碍 尽管有人认为注意力问题会导致儿童的阅读问题，自我调节的措施确实可以解释儿童早期阅读技能的差异，但许多患有ADHD的儿童学习阅读没有困难，改善ADHD功能的医学治疗并不能提高阅读技能。阅读障碍和ADHD的共病比较常见，它们共同的风险因素是快速自动命名的处理速度缓慢。一些注意力问题的孩子被认为有阅读理解困难，似乎这些问题可归因于工作记忆和注意力的执行控制问题，这是在处理文本时建立连贯记忆表征所必需的。

5. 数学能力障碍的认知特点 人们针对导致数学障碍的认知障碍，提出了四个困难领域：数字（幅度）表达问题，计数问题，数字-事实存储问题，以及工作记忆/执行障碍。

近似数感（ANS）是一种前语言系统，是后来抽象、象征性数字概念的文化建构的基本组成部分，这些概念反过来又支持算术技能的发展。ANS的缺陷可能是数学障碍儿童学习算术出现问题的根本原因。ANS是一种用于在抽象模拟代码中表示幅度和数量的系统。ANS内编码的精度通常由测量基于对象数量区分对象组的准确性和速度的任务来评估（Piazza等，2010）。这种区分的难度与要判断的数量之间的比例相关。虽然ANS的缺陷是学习算术问题的一个可能原因，但既往研究的结果仍未得到一致的结论。

计数是学习算术的基本技能。学习基本加法通常从孩子们计算答案（如4＋2＝？ 回答：……）开始。患有数学障碍的儿童很难学习计数，并且在计算物体阵列时经常出错。此外，数学障碍儿童的计数通常比年龄匹配的对照儿童慢。尽管早期计数技能和后期算术技能之间的关系仍需要纵向研究，但学习计数的问题是导致数学障碍的一个可能原因。

有数学障碍的儿童在记忆中存储数字有问题（如记住4＋2＝6）。当呈现相对简单的加法时，他们可能会通过计数而不是直接从记忆中检索答案来计算答案。这些儿童也有可能在长期记忆中存储数字信息方面存在特定问题。脑损伤后获得性算术障碍的证据表明，数字事实可能存储在一个部分独立的来自口头长期记忆系统中。这种记忆系统在数学障碍儿童中可能无法充分发育。

工作记忆，是指同时存储和处理信息的能力。在计算过程中，算术问题的子组件必须在处理过程中临时存储。对于多位数问题，必须监控计算过程，阻止开始就计算数字，并牢记计算中不同步骤的结果。因此，算术技能既承载了简单和复杂的工作记忆需求，也挖掘了执行功能。有算术困难的儿童在复杂的工作记忆任务中表现不佳。既往的研究显示数学障碍者存在执行功能缺陷，但这种缺陷是由数学障碍引起还是其共病导致仍需要进一步研究。

（四）环境因素

环境因素能较强地预测发育性学习障碍。这些因素体现在儿童生态系统的各个层面：文化、社会阶层、学校教育的特点、通过印刷材料的可用性和在家阅读的重要性来营造家庭扫盲环境以及邻里和同伴的影响。

1. 家庭和学校背景 环境在塑造儿童阅读发展方面的关键作用不容忽视。父母的教育水平影响儿童的识字技能，这可能也能反映父母在家中提供给儿童的识字相关活动的数量和质量的差异。学校教育可以对阅读成绩产生重大影响。

2. 阅读障碍的跨语言表现 除了家庭和学校环境，影响阅读发展的一个重要宏观环境是孩子学习的语言。阅读障碍的阅读和拼写症状因拼写法而异。在英语中，阅读和拼写准确性差是阅读障碍的主要行为标志。在德语或芬兰语等语言中，阅读困难是由阅读速度慢（很少发生阅读错误）来识别的。最近对大字符集脚本的研究表明，学习基本符号集需要很长时间，而且较差的读者很难掌握它。学习用一种语言进行解码有助于学习第二种语言（至少如果它们都是字母的话）。阅读理解取决于儿童在他们所阅读的语言中拥有熟练的语言技能的水平。

遗传和环境因素的交互效应表明，当某些遗传和环境因素同时发生时，阅读困难会更明显，神经发育和遗传因素是发育性学习障碍的危险因素，有这些危险素质的儿童在一定的环境因素下更容易发生学习障碍。

五、诊断和鉴别诊断

（一）诊断要点

一般可根据临床表现特征和心理测评结果做出诊断。

1. 诊断过程 常规的诊断过程应包括向父母和学校教师了解病史和受教育的背景；与儿童进行诊断性访谈；了解最近的儿科健康检查结果；应用标

准化评定工具进行学习成绩、综合智力和信息加工的测评;排除其他可用社会文化和环境解释的成绩低下以与其他疾病相鉴别;最后还需要考虑可能存在的共患病。

2. 临床评估 学习障碍儿童常用的心理评估有以下几种:

(1) 智力测验 常用韦氏儿童智力量表(C-WISC)和韦氏学龄前儿童智力测验量表(WPPSI)。采用智力测验工具可以排除智力发育障碍,同时也可以了解发育性学习障碍的类型及智力结构,为制订治疗计划、干预方案提供依据。学习障碍儿童其言语智商和操作智商常存在较大差异,智力结构存在问题。

(2) 学习成就测验 评价阅读、书面表达、数学计算等方面学校学习技能所达到的水平。目前国外较为常见的有广泛成就测验(wide range achievement test,WRAT)、Peabody 个人成就测验(Peabody individual achievement test,PIAT)和 Woodcock-Johnson 心理教育成套测验(Woodcock-Johnson test of achievement,WJACH)等,这些属于成套测验,用于评定被试在多个学科领域的知识技能水平。另外有一些专门的阅读技能诊断性测验,如斯坦福阅读诊断测验(Stanford diagnostics reading test,SDRT)、Durrel 阅读困难分析测验(Durrell analysis of reading difficulty,DARD),这些专项测验专门针对阅读技能所涉及的主要成分,目的在于确定阅读技能水平、主要困难所在和错误的类型,主要用于临床和特殊教育领域。

(3) 汉语阅读技能诊断测验(Chinese reading skill diagnostic test,CRSDT) 杨志伟等编制的CRSDT 包括 9 个计分项目,分半信度为 0.77～0.81,重测信度为 0.67～0.94,α 系数为 0.90,测验总分与语文成绩相关为 0.85。

(4) 儿童汉语阅读障碍量表(dyslexia checklist for Chinese children,DCCC) 是武汉科技大学吴汉荣等编制,评估汉语阅读障碍儿童的行为特点和临床表现,适用于小学三至五年级的儿童。由视知觉障碍和视觉-运动协调障碍、听知觉障碍、意义理解障碍、书写障碍、口语障碍、书面表达障碍、不良阅读习惯和注意力障碍八个维度的 57 个条目组成。该量表具有较高的信度和效度。

(5) 中国小学生数学基本能力测试量表(rating scale for basic mathematical competences-Chinese version,C-RSBMC) 李丽等(2004)在德国海德大学小学生数学基本能力测试量表的基础上,制订了C-RSBMC 的全国城市和农村常模。

(6) 学习障碍儿童筛查量表(the pupil rating scale revised screening for learning disabilities,简称PRS) 是美国心理和语言学家 Myklebust HR 等于1981 年编制,我国静进团队修订的用于学习障碍筛查用的工具。

(二) 诊断标准

ICD-11 中关于发育性学习障碍的诊断标准如下:

1. 在学习阅读、写作或数学的学术技能方面存在重大限制,导致该技能水平明显低于预期的年龄。尽管在相关领域进行了适当的学术指导,但学习的局限性仍然明显。限制可能仅限于技能的单个组成部分(例如,无法掌握基本数学能力,或者无法准确、流利地解码单个单词)或影响阅读、写作和数学的全部。理想情况下,限制通过使用适当的规范化和标准化测试来测量。

2. 限制的发生通常发生在学龄早期,但是在有些人中,发生的则比较晚(包括成年后),与学习相关的表现需求超出了有限的能力时才发生。

3. 这些限制并非归因于外部因素,例如经济或环境劣势,或缺乏获得教育的机会。

4. 学习困难不能用智力发育障碍、另一种神经发育障碍或另一种疾病(例如运动障碍或视觉或听觉的感觉障碍)等来解释。

5. 学习困难导致个人的学术、职业或其他重要功能领域受到严重损害。如果功能得以维持,则只能通过大量额外的努力。

发育性学习障碍,伴阅读功能损害

表现为在学习阅读相关的学业技能上的显著而持续的困难,如阅读的准确性、阅读的流畅性和阅读理解能力。个体在阅读技能上的表现明显低于实足年龄和一般智力功能水平的预期水平,导致患者在学业或职业功能上的显著损害。这种发育性学习障碍的阅读功能损害不是以下因素所致的:智力发育障碍、感觉损害(听觉或视觉损害)、神经系统障碍、缺乏接受教育的机会、对教学使用的语种缺乏掌握、社会-心理的逆境。

发育性学习障碍,伴书面表达功能损害

表现为在学习书写相关的学业技能上的显著而持续的困难,如拼写的准确性、语法与标点使用的准确性、书面表达的组织性与连贯性。个体在书面表达技能上的表现明显低于实足年龄和一般智力功能水平的预期水平,导致患者在学业或职业功能上的显著损害。这种发育性学习障碍的书面表达功能损害不是以下因素所致的:智力发育障碍、感觉损害

（听觉或视觉损害）、神经系统障碍或运动障碍、缺乏接受教育的机会、对教学使用的语种缺乏掌握、社会-心理的逆境。

发育性学习障碍，伴数学能力的损害

表现为在学习算数相关的学业技能上的显著而持续的困难，如数觉（number sense）、对数字事实的记忆、计算的准确性、计算的流畅性、数学推理的准确性。个体在数学或算数技能上的表现明显低于实足年龄和一般智力功能水平的预期水平，导致患者在学业或职业功能上的显著损害。这种发育性学习障碍的数学功能损害不是以下因素所致的：智力发育障碍、感觉损害（听觉或视觉损害）、神经系统障碍、缺乏接受教育的机会、对教学使用的语种缺乏掌握、社会-心理的逆境。

发育性学习障碍，伴其他特定的功能损害

表现为在学习阅读、数学和书面表达以外的学业技能上的显著而持续的困难。个体在这种技能上的表现明显低于实足年龄和一般智力功能水平的预期水平，导致患者在学业或职业功能上的显著损害。这种发育性学习障碍的特定功能损害不是以下因素所致的：智力发育障碍、感觉损害（听觉或视觉损害）、神经系统障碍、缺乏接受教育的机会、对教学使用的语种缺乏掌握、社会-心理的逆境。

发育性学习障碍，未特定

注：该分类没有具体内容。

（三）鉴别诊断

发育性学习障碍需与以下疾病进行鉴别诊断：

1. 智力发育障碍　该病是由于出生前、后各种有害因素引起精神发育受阻，表现为以智力低下和社会适应能力缺陷为主要特征的一组疾病。智力发育障碍的人往往存在学业成就方面的困难，但发育性学习障碍多发生在正常智力水平的个体。只有当学习困难明显超出个人智力水平相关的程度时，才在存在智力发育障碍的情况下诊断发展性学习障碍。

2. 发育性语言障碍　在发育性语言障碍中对语言的获得、理解、产生或使用过程中持续存在的缺陷可能会导致学业困难，特别是在识字（包括单词阅读和书写）方面。如果同时满足了发育性语言障碍和发育性学习障碍的所有诊断要求，则可同时给出两个诊断。

3. 注意缺陷多动障碍　许多患有发育性学习障碍的人在自我调节注意力方面存在明显的困难。但发育性学习障碍的儿童获得学习技能的受限不只取决于儿童保持对学习任务的注意力或适当调节其

活动水平的能力。患有注意缺陷多动障碍的人不一定都有学习困难。发育性学习障碍和注意缺陷多动障碍的共患病是常见的，如果满足诊断要求，则可以给出两种诊断。

4. 神经认知障碍　神经退行性疾病或中枢神经系统的损伤可以导致个体失去先前获得的学习技能以及学习新技能的能力。但发育性学习障碍出现在发育阶段，且其学习困难并不表现为从正常状态而出现的显著下降。

六、治疗

1. 防治重点　在于早期预防、早期干预。前者包括加强围产期保健，优生优育，防止烟、酒、毒等有害物质的侵害，正确开展早期教育。要特别关注那些具有高危出生史的儿童，并且及早进行诊断。后者在于一旦发现儿童有语言或其他类型学习问题时及时就诊，指导家长改进养育条件和方法，尽早进行心理咨询与指导。有些发育性学习障碍儿童的双亲（尤其是母亲）容易陷于担心和慢性焦虑，易受不良思维定式影响进而采取不当的教养方式。因此，及早对家长开展心理咨询与指导是防治发育性学习障碍的重要环节之一。

2. 治疗措施　应根据发育性学习障碍儿童的年龄、类型、程度、临床表现以及心理测评结果来确定。尽管教学内容因阅读、写作和（或）数学是否受训而有所差异，但发育性学习障碍有效干预的一般原则如下：① 对发育性学习障碍的干预是明确的，教师通过清晰的解释、示范技能和策略正式呈现新知识和概念，并通过不断地指导和反馈来累积达到实践教授和掌握的目的。② 个体化干预，根据系统监测的数据，对教学形式进行调整。③ 干预应是全面和差异化的，解决需要熟练掌握的技能和合并症背后的多个组成部分。综合方法解决了发育性学习障碍的多方面问题，通常比阅读和数学方面的单独的技能培训更有效。在综合干预的背景下通过个体化进行区分还允许针对特定弱点调整干预的重点。④ 干预根据需要调整强度如增加教学时间、减少小组规模和增加个性化等以确保成功。⑤ 尽早干预，越早干预效果越好。⑥ 发育性学习障碍的干预，要在其学业技能背景的基础上进行。

干预应以接纳、理解、支持和鼓励为主，改善发育性学习障碍患儿不良的自我意识，增强其自信心和学习动机。进而根据障碍儿童的认知特点，采取针对性的教育治疗，并且尽可能取得家长与学校的配合。迄今应用于这类儿童的治疗方法已有多种，但得到公认有效的方法主要是特殊教育、精神（心

理)疗法和药物治疗综合应用。实施矫治时坚持个别化原则,避免高起点、超负荷训练,要及时进行疗效评估,以调整后期训练。

3. 特殊教育体系 常规程序包括:① 制订个别教育计划(individualized education program, IEP);② 进行个别指导计划;③ 在普通学校建立特殊教育班级;④ 时间概念的教育训练;⑤ 中期效果评估等。

特殊教育应侧重于:通过多种途径针对性地教给儿童一些技巧;教授一些补偿策略,提高承受力;调整环境,提高适应力;学校咨询和必要的课程修改。

4. 具体矫治方法 包括:① 感觉统合疗法。② 行为疗法。③ 正负强化。④ 游戏疗法。⑤ 社会技能训练。⑥ 理解规则训练。⑦ 结构化教育训练等。还包括:① 手眼协调训练,如划消实验、触觉辨认训练、计算机操作训练、手语训练、视动训练、书法训练、运动等。② 视觉分析训练,如半视野速示训练、Neker 立方图辨认、点状图定位训练、结构图辨别训练、重叠结构辨认、方向辨认训练、物体体积面积判断训练等。③ 结构化训练,如感知觉训练与检测、视觉理解训练、计算机训练、书写训练、意义理解训练、正确发音训练、注意力(自控)训练等以及计算机辅助学习。表 20-1 列举了不同阶段发育性学习障碍,伴阅读功能损害的指导方法,其他的方法均有相应的理论及操作规程,限于篇幅,不在此赘述。

表 20-1 不同阶段发育性学习障碍的指导方法

阅读阶段	阅读障碍的缺陷	指导方法
学龄前	说出家庭中物体或颜色的速度较慢	训练音位直觉,训练物体命名和发音
1~2 年级(译码阶段)	音位处理技能受限	音位训练,重点是字词和发音相符
2~3 年级(过渡阶段)	阅读不流畅,理解力受限	反复阅读有挑战兴趣的文章,提高流畅性和理解力
流畅的、不受约束的阅读阶段	因较差的理解力和控制力等所致的理解问题	认知和记忆强化策略

5. 药物治疗 目前尚无特殊药物。通常给予促进脑功能、增智类药物,包括吡拉西坦(脑复康)、吡硫醇(脑复新)、γ-氨酪酸等口服治疗。伴注意缺陷多动障碍者可口服哌甲酯(利他林)等中枢神经兴奋剂;伴有冲动和攻击行为者则可给予卡马西平或小剂量抗精神病药物治疗。亦有报道称服用大剂量维生素以及补充铁、锌等微量元素,但疗效究竟如何尚无定论。应加强防止儿童铅中毒和避免食用含添加剂、色素以及防腐剂类食品。应避免那些没有证据支持的和有争议的治疗方法。

七、预后

儿童期发现的阅读、书面表达和数学功能缺陷通常会持续到青春期,约半数以上的发育性学习障碍儿童的症状会随年龄增长而自行缓解或减轻,但有些特殊技能的缺陷可能持续至成年期以后。约20%的患儿可能继发品行障碍和反社会行为,或导致长期社会适应不良,青春期后出现抑郁、自杀或精神疾病的风险高于一般人群。患有发育性学习障碍的儿童经常表现出更多的抑郁、焦虑、恐惧相关的障碍和外在行为障碍,这可能会使评估他们的学习障碍更加困难。预后与障碍的程度、智商、并发症、社会经济水平以及是否早期诊断和治疗有关。

第三节 发育性运动协调障碍

一、概述

发育性运动协调障碍(developmental motor coordination disorder),又称运动技能障碍(motor skill disorder)(ICD-11),或发育性协调障碍(developmental coordination disorder, DCD),其特征为个体获得粗大运动和精细运动能力的显著延迟,且运动协调性差,表现为动作笨拙、缓慢或不准确。个体的协调运动能力明显低于实足年龄和智力水平应达到的水平。大多数运动技能障碍的儿童在婴幼儿时期即存在运动发育的异常,并常与多种障碍并存,如注意缺陷多动障碍、学习困难和社会适应困难。此外,往往伴有抑郁或焦虑情绪和行为问题。运动技能障碍常常给患儿日常生活带来显著困难,并可严重影响到其学业成就,且可能并不会随年龄增长而消失。

二、流行病学特点

欧洲儿童残疾学会(the European Academy of Childhood Disability, EACD)报道目前 DCD 在儿童中的患病率为 2%~20%,文献中报道比较多的患病率为 5%~6%。DSM 报道发育性运动协调障碍的人群患病率为 5%~18%,男性多于女性。上海市学龄前儿童发育性协调障碍的发生率为 4.4%,疑似运动协调障碍为 7.9%,3~6 岁各年龄组发育性运动协调障碍发生率分别为 7.0%、4.7%、3.5%、2.7%,随年龄增长逐渐下降。

三、临床表现

（一）发育性运动协调障碍因运动技能障碍程度轻重不一,表现多样

常表现为在发育的早期存在运动发育的异常,获得粗大运动和精细运动能力延迟、运动协调性差、运动协调能力落后,动作笨拙、缓慢或不准确。

1. **动作笨拙**（clumsiness） 表现为简单动作无异常,但复杂动作组织能力障碍或不成熟,完成技能性动作笨拙,尤其做精细动作慢,动作幅度大,效率低;难以长时间维持静态姿势。投掷时易出现身体失衡,手眼协调能力差。动作笨拙可能会累及一组肌群(如面肌、手和手指、肩带肌)或几组肌群,甚至全身肌肉系统。爬、跑、跳跃或跳绳、拍球或折纸动作不协调。

2. **视觉空间障碍** 涉及立体视知觉、认知作业的操作困难。如走迷宫困难,搭积木、搭模型、玩球、描画和认识地图困难等。他们的社会适应能力和学校学习可能会受影响,表现为书写困难。并常伴有知觉、思维异常,语言障碍或发育迟缓(如口齿不清),咀嚼困难等。

3. **运用障碍**（dyspraxia） 也称协同障碍。运动技能障碍的儿童尽管肌力、感知觉均正常,实施运动的各神经肌肉结构是完整的,但不能组织实施一系列有效的随意动作和完成技巧性动作,或学习技巧性动作有困难。

4. **特殊技能运用障碍**（material-specific dyspraxia） 表现为书写不能或书写困难、绘画和建构障碍、运动性语言障碍等。

（二）发育性运动协调障碍的症状在不同的发育阶段存在差异

1. **学龄前期** 学龄前儿童可能存在一个或多个运动里程碑(例如坐、爬、走)或发展特定技能(例如爬楼梯、扣衣服、系鞋带)的延迟。

2. **学龄期** 在学龄期,可能在手写、玩球或制作拼图或模型等活动时出现明显症状。

3. **青春期和成年期** 在青春期,运动协调上的困难可能体现在尝试掌握新技能时,如驾驶、使用工具或做笔记。

尽管随着时间的推移症状可能会有所改善,有些孩子会完全缓解症状,但在多达50%～70%的情况下会持续到青春期和成年期。在所有发展阶段中,即使掌握了技能,动作的执行也往往比正常发展的同伴显得笨拙和不精确。

患有发育性运动障碍的儿童更容易共患其他神经发育障碍,如注意缺陷多动障碍、发育性学习障碍、发育性言语或语言发育障碍和孤独症谱系障碍等。同时其出现破坏性行为问题,焦虑和抑郁情绪的风险增加。此外,患有发育性运动协调障碍的儿童往往存在较低的自我效能和社交能力,并且有超重或肥胖的风险。

神经软体征（neurological soft signs）发生于年龄幼小的儿童,随着年龄增长而消失。如果超过一定年龄(8～9岁)仍有该体征,则属异常。运动技能障碍患儿常有神经软体征阳性。

四、病因和发病机制

有效的运动技能是完整的神经运动结构功能、环境刺激、遗传、个体的心理动机相互作用的结果。完成一个复杂的运动技巧如写字、喝水等动作,需要一系列复杂的肢体动作或多个部位的肢体动作相互协调配合才能完成。在动作开始运作前,大脑运用已有的认知和经验构想出将要进行的肢体运作,指挥身体器官、骨骼肌肉进行动作,并及时觉察环境改变,随时修正动作幅度的大小、强弱、方向等以达最佳效果。这个过程中的每个环节相互影响,相互协调运作,缺一不可。研究和临床实践证实,导致运动技能障碍的原因与个体神经生理、环境和心理等诸多因素有关,而额叶运动区和辅助运动区、小脑、脑干、基底神经节等部位的轻微损伤被认为是主要原因。

（一）神经结构及功能异常

与正常发育的儿童相比,患有DCD的儿童在神经结构和功能上存在差异。不同的研究数据显示皮层厚度减少,且包括前额叶、顶叶和小脑区域的功能网络激活降低。然而,关于激活降低的证据在不同的研究和任务尚不一致。结构扩散磁共振成像研究表明白质微观结构组织发生改变,特别是在感觉运动束中,包括皮质脊髓束、丘脑后辐射和胼胝体顶叶亚区。镜像神经元系统（mirror neuron system, MNS）可能在DCD的发病中起到一定的作用,但仍需要更多的研究来得到一致的结论。

（二）遗传和素质因素

发育性运动协调障碍与阅读和语言障碍以及ADHD和孤独症谱系障碍的共病表明,与这些其他发育障碍有共同的遗传风险。行为遗传学表明对发育性运动协调障碍和ADHD可能受共同遗传因素的影响。有证据表明低出生体重或早产会增加患发育性运动协调障碍的风险,表明与神经发育不成熟

有关。肥胖也是发育性运动协调障碍的危险因素。

（三）神经心理因素

运动技能的正常发展似乎严重依赖于成熟的变化，但这些变化仍受环境影响（特别是运动技能发展的时间）。知觉过程似乎在成人运动技能和他们的发展中起着关键作用。运动控制取决于来自前庭系统（负责平衡）、本体感觉（身体部位位置的意识）和动觉（身体运动的意识）的输入。然而，最重要的是，大多数运动动作依赖于视觉信息来启动和引导运动。有人提出，在空间中的运动指导取决于将视觉感知位置转换为空间适当动作模式的感觉运动图。这种感觉运动图的缺陷已被提出作为对发育性运动协调障碍儿童运动控制中出现的许多问题的统一认知解释。此类系统发育中的问题，可能取决于一系列感知问题，但最突出的是视觉感知缺陷。

强有力的证据表明视觉感知问题与运动障碍（在没有视力问题的情况下）之间存在关联，在视觉空间任务中可观察到最大的缺陷。可以说，空间信息的视觉感知缺陷将不可避免地导致运动指导的问题以及发展过程中"校准"和"重新校准"感觉运动图的问题。临床上，职业治疗师经常对这些孩子使用视觉感知训练计划。

发育性运动协调障碍可能与平衡和姿势控制、运动计划和准备以及执行和反馈过程有关。此外，记忆力和注意力的限制以及肌肉力量的降低也可能起作用。应该注意的是，原则上其中的一些困难可能是上述感知障碍的结果。

发育性运动协调障碍患者在运动控制（包括运动计划和预期控制）、运动学习的基本过程（包括程序学习）和认知控制（或执行功能）的不同方面存在广泛的缺陷。表现的问题通常会受到任务类型和难度的影响。患有 DCD 的儿童可以在某些任务条件下采取补偿策略/行动，从而启用足以满足所讨论任务目标的响应解决方案，但总体效率可能较低。

决定运动表现的因果机制不是线性的，而是动态的和相互作用的。几个重要的结论主要与预测性运动控制、动作表征、知觉-运动耦合、任务复杂性、共病认知问题、补偿和成年期的持久性等主题有关。

（四）环境因素

社会经济地位低下与运动技能发育落后有关，反过来，运动技能落后可能会影响个体的学业成就。一些特定的环境因素例如环境、刺激性游戏材料的可获得性、睡眠姿势、设备、体育活动的可及性、体育健身教育的质量和性质可以直接影响运动技能的发展。但目前尚没有确切的数据说明特定环境治疗可能在多大程度上有助于降低患发育性运动协调障碍的风险。在不同的国家，发育性运动协调障碍的发病率存在比较大的差异，这可能与跨文化的差异有关。产后类固醇暴露也被认为是发育性运动协调障碍的危险因素。

五、诊断和鉴别诊断

（一）诊断要点

一般通过详细、多方位的病史、体格检查以及与文化相符的标准化测评等做出诊断。儿童在获得许多运动技能的年龄上存在很大差异，由于整个儿童早期运动发育和技能掌握的差异，很难将其与 4 岁以前的正常发育区分开。5 岁前的儿童一般不诊断发育性运动障碍。

1. **病史采集**　应包括向父母询问就诊的主要原因、家族史、既往的医学史、发育史、受教育的情况、对日常活动的影响以及背景因素（包括既往和当下获得的干预/支持的数量和种类、现在的家庭结构、社会网络和关系状态、社会经济状况和个人资源）。还需要从儿童的老师处了解其体育活动的参与情况和水平、环境因素、支持系统等运动功能报告，智商、执行功能、注意力等认知功能报告，以及学业和行为的报告。同时还需要关注患病个体的自评和适应性报告。

2. **临床评估**　应包括神经心理状况（排除其他运动障碍或神经心理障碍，运动功能的快速改变或恶化的其他情况）、医学状态（肥胖症、甲状腺功能减退症、遗传综合征、营养不良、关节问题）、感觉状态（视觉、听觉、触觉和本体感觉功能、前庭功能）、其他神经发育障碍和心理状态（ASD 样行为、自尊、抑郁、焦虑）、认知状态（例如注意力、记忆力、语言和非语言推理、执行功能）（特别在学校有学习困难的历史时），还需要观察个体的运动活动（例如玩耍、绘画、穿衣、脱衣）。

常用的发育性运动协调障碍相关的问卷有儿童发育性协调障碍问卷（developmental coordination disorder questionnaire，DCDQ）、儿童运动协调能力评估量表第 2 版（movement assessment battery for children-second edition，MABC-2）和 Bruininks-Oseretsky 动作熟练度测验第 2 版。

（1）DCDQ　是国际上公认的发育性运动协调障碍的筛查量表，该量表于 2000 年由加拿大学者 Wilson BN 等编制，并于 2007 年进行了修订。该问卷是通过家长报告来识别 DCD 儿童的筛查问卷。

其适用年龄范围为5～15岁,通过运动控制、精细运动技能/书写、粗大运动/计划能力、整体协调性来反映儿童运动技能困难的不同方面。我国花静团队分别对儿童发育性协调障碍问卷中文版(DCDQ-C)和中文版小龄发育性协调障碍问卷(little DCDQ)进行了研究,结果提示这两个工具均具有较高的信度和效度。

(2)MABC　是1992年英国心理学家Henderson SE和Sugden SA开发的评估量表,使用年龄为4～12岁的儿童。2007年修订为第2版(MABC-2)。MABC-2的优点是,适用于评估运动能力、早期发育里程碑、基本运动技能及专业运动技能。该量表的使用年龄范围为3～16岁,分3～6、7～10、11～16岁三个年龄段进行测评。花静团队已经对该量表第一年龄阶段进行了修订和标准化。

(3)Bruininks-Oseretsky动作熟练度测验第2版(Bruininks-Oseretsky test of motor proficiency 2,BOTMP-2)　主要评估儿童大动作和精细动作的发育情况。完整的BOTMP-2共包括53个项目,分八个类别:精细动作精准度、精细动作整合、灵巧动作、双侧协调、平衡能力、跑步速度和敏捷性、上肢协调、力量素质。适用年龄范围为4～21岁的人群。

(4)感觉统合测验　由Jean Aryes博士设计的美国南加州感觉统合测验(Southern California sensory integration test)包括四项测验:① 空间测验(AST),旨在评价知觉速度和空间想象力;② 南加州动作准确性测验(SCMAT),设计出了一项测量细微动作辨别和手眼准确性的客观工具;③ 南加州触觉和动觉测验(SCKT),包括六项子测验,旨在评价儿童身体器官引发的知觉失调状况;④ 南加州图形-背景视知觉测验(SCFG),旨在评价个体从背景中选取图形的能力。这些都是用于评价儿童的感觉统合和运动功能异常的有效工具。

临床上还可以采用神经软体征检查和神经检查量表(physical and neurological examination for soft signs,PANESS)或儿童神经系统微体征检查(the examination for minor neurological signs children,EXAMINS)进行筛查。EXAMINS检查包括计数、视力测试、语言测试、眼震、眼对称、手控制力、手臂和腿的交叉控制、左右自我定向、对检查者的左右定向、双侧手刺激、面-手定位、手指定位、皮肤书写觉、立体觉、连带动作、手指鼻试验、轮替动作和被动头转动等内容。

(二)诊断标准

ICD-11发育性运动协调障碍诊断标准:

1. 粗大或精细运动技能的获取显著延迟,协调运动技能的执行受损,表现为动作笨拙、缓慢或不准确。

2. 运动协调技能明显低于其年龄的预期水平。

3. 运动协调技能困难的发作发生在发育期,通常在儿童早期就很明显。

4. 运动协调技能困难导致日常生活、学校工作、职业和休闲活动或其他重要功能领域的活动受到严重而持续的受限。

5. 运动协调技能障碍不能简单归因于神经系统疾病、肌肉骨骼系统或结缔组织疾病、感觉障碍,或智力发育障碍。

(三)鉴别诊断

1. **智力发育障碍**　该病患者可能会表现出延迟的获取和协调运动技能的执行障碍,并且社会适应不良。如果满足了智力发展障碍的诊断要求,并且协调的运动技能明显低于基于智力功能和适应性行为的预期水平,则可以同时做出两种诊断。

2. **孤独症谱系障碍**　该病个体可能不愿参加需要复杂运动协调技能的任务,例如球类运动,这通常是由于缺乏兴趣而不是运动协调性方面存在任何特定缺陷。

3. **注意缺陷多动障碍**　发育性运动协调障碍和注意缺陷多动障碍的共病是常见的。如果同时满足两个诊断要求,则可以同时做出两个诊断。某些患有注意力缺陷多动障碍的人可能由于注意力分散和冲动显得笨拙(例如撞到障碍物,摔倒东西)。在这种情况下,则不应诊断为发育性运动协调障碍。

六、治疗

1. **干预的一般原则**　① 如果当下存在适应证,诊断为发育性运动协调障碍的儿童应接受干预。当诊断对发育性运动协调障碍儿童大的日常生活活动(如自我照顾、学习、休闲、游戏和其他日常体育活动)造成影响时需要治疗。5岁以下的儿童如果表现出明显的运动问题就算达不到诊断标准,也应进行干预。② 在规划干预计划时,为了改善个体的运动功能、活动和参与,建议应考虑个人在其环境背景下的优势和劣势。③ 在计划干预时,应考虑治疗方案的有效性证据。如果有共病的情况下,应与儿童和其家庭商定干预的优先级。随着干预的进展,不断调整其优先级的设置。④ 针对活动和参与水平的目标,同时考虑孩子和其家庭的观点,制订个性化的干预计划。⑤ 应考虑可能伴随儿童运动障碍的社会心理因素。在适当的情况下,应对这些因素进行评估,必要时转介至专业人员处就诊。⑥ 应评估治疗过程中儿童的自我概念。⑦ 应同时考虑个人功能的运动和非运动方面来确定干预优先级。个体性格和社会心理因素(例如动机、精神疾病的存在)可能会限制治疗的有效性。补偿技术(例如设备、环境调整)和社会支持可能会增强治疗效果。

2. 早期预防或早期干预 早期预防或早期干预 0～3 岁是运动技能发展的主要阶段,其中 0～1 岁是婴儿粗大运动发展的重要时期,1～3 岁是婴幼儿双手的精细运动能力发展的重要时期。指导家长注意婴幼儿动作姿势质量和动作姿势的转换过程的训练,在学习运动技能的过程中避免过早训练与年龄不相适应的动作或跳过某个动作阶段,例如,没有经过爬行就直接进入站立和步行阶段。循序渐进地为孩子创造运动技能发展的机会和条件。

3. 动作治疗(motor therapy) 是一种有效的矫正运动障碍、改善个体动作行为的处方式治疗方法。常采用神经运动技能的目标训练(neuromotor task training, NTT)方法。由治疗师帮助儿童将需训练或特定的任务整合或分解为有效的动作行为模式,进行动作控制、动作学习,以促使儿童完成更加复杂的精细动作和协调动作。具体方法是:① 将要训练的动作分解,以互动形式录制在光盘里;② 让患儿观看互动光盘录像;③ 想象将要模仿的动作;④ 分步骤实施动作。在动作治疗中,根据儿童动作发展和心理发展的理论原则,采用紧张-放松控制练习、身体意识训练、动作想象训练、躯体感知训练等多种方法,向儿童提供系列动作活动训练,帮助其循序渐进地发展走、跑、跳跃等基本动作技能,以提高动作协调、身体平衡、有意识控制身体各部位动作的能力,达到改善动作障碍,提高精细和复杂动作技能,增进心理健康的目的。

4. 感觉统合功能训练 是 4～12 岁运动技能障碍儿童重要的和常用的康复治疗方法。其意义在于,充分提供内耳前庭、皮肤碰触等感觉刺激,并科学、恰当地控制刺激输入的量和环境,促使儿童逐渐自觉地形成顺应和适应,进而激发其自信心和潜能,最终改善协调与控制能力。根据感觉刺激种类分为:触觉刺激治疗、前庭刺激治疗、本体感受刺激治疗、顺应性反应等。由于儿童的个体差异性,感觉统合训练有利于部分运动技能障碍矫正,但并不是对所有运动技能障碍的矫正都有效。

5. 心理治疗 在感觉统合功能训练和动作治疗的过程中,也可同时给予心理治疗。常用行为治疗和心理支持治疗。治疗中注重治疗-游戏-教育三结合的原则,重视家长的参与作用。

6. 活动导向和参与导向 EACD 建议将活动导向和参与导向的方法用作提高对发育性运动协调障碍者个体一般、基本和特定运动技能的手段。如果发育性运动协调障碍者的儿童存在手写问题,则需要给予以活动为导向、以参与为导向的手写干预,如果可能,还需要尽早进行键盘的授课,以提高作业的易读性和整洁度。

七、预后

尽管发育性运动协调障碍的症状可能随着时间的推移而有所改善,有些孩子会完全缓解症状,但其病程通常是慢性的,50%～70% 的发育性运动协调障碍会持续到青春期和成年期。

(方 慧 邹 冰)

参考文献

[1] Anita Thapar, Daniel S. Pine, James F. Leckman, et al. Rutter's Child and Adolescent Psychiatry[M]. 6th ed. New Jersey: Wiley-Blackwell, 2015.

[2] Blank R, Barnett AL, Cairney J, et al. International clinical practice recommendations on the definition, diagnosis, assessment, intervention, and psychosocial aspects of developmental coordination disorder[J]. Dev Med Child Neurol, 2019, 61(3):242-285.

[3] Chung PJ, Patel DR, Nizami I. Disorder of written expression and dysgraphia: definition, diagnosis, and management[J]. Transl Pediatr, 2020, 9(Suppl 1):S46-S54.

[4] Gomez A, Sirigu A. Developmental coordination disorder: core sensori-motor deficits, neurobiology and etiology[J]. Neuropsychologia, 2015, 79(Pt B):272-287.

[5] Grigorenko EL, Compton DL, Fuchs LS, et al. Understanding, educating, and supporting children with specific learning disabilities: 50 years of science and practice[J]. Am Psychol, 2020, 75(1):37-51.

[6] Hensler BS, Schatschneider C, Taylor J, et al. Behavioral genetic approach to the study of dyslexia[J]. J Dev Behav Pediatr, 2010, 31(7):525-532.

[7] Kershner JR. Network dynamics in dyslexia: Review and implications for remediation[J]. Res Dev Disabil, 2016, 59:24-34.

[8] Kujala T, Leminen M. Low-level neural auditory discrimination dysfunctions in specific language impairment-A review on mismatch negativity findings[J]. Dev Cogn Neurosci, 2017, 28:65-75.

[9] Law J, Dennis JA, Charlton JJV. Speech and lan-

guage therapy interventions for children with primary speech and/or language disorders[J]. Cochrane Database Syst Rev, 2017, 2017(1):CD012490.

[10] Liégeois F, Mayes A, Morgan A. Neural Correlates of Developmental Speech and Language Disorders: Evidence from Neuroimaging[J]. Curr Dev Disord Rep, 2014, 1(3):215-227.

[11] Lin Y, Zhang X, Huang Q, et al. The prevalence of dyslexia in primary school children and their Chinese literacy assessment in Shantou, China[J]. Int J Environ Res Public Health, 2020, 17(19):7140.

[12] Liu L, Wang J, Shao S, et al. Descriptive epidemiology of prenatal and perinatal risk factors in a Chinese population with reading disorder[J]. Sci Rep, 2016, 6:36697.

[13] Mirici E, Ocak E, Bayrak S, et al. A noteworthy pathology in children with learning disabilities: late latency response failure in central auditory processing[J]. J Int Adv Otol, 2018, 14(3):404-407.

[14] Morgan A, Fisher SE, Scheffer I, et al. FOXP2-related speech and language disorders[J]. 2016, [Updated 2017 Feb 2]. In: Adam MP, Ardinger HH, Pagon RA, et al, editors. GeneReviews © [Internet]. Seattle (WA): University of Washington, Seattle, 1993—2022.

[15] Oliver B, Harlaar N, Hayiou Thomas ME, et al. A twin study of teacher-reported mathematics performance and low performance in 7-Year-Olds [J]. J Educ Psychol, 2004, 96(3):504.

[16] 崔娓,戴霄天,林森然,等.上海市学龄前儿童运动协调能力现况[J].中国学校卫生,2019,40(01):20-22.

[17] 华丽,郝燕,陈敏,等.儿童语言发育迟缓发育特征及危险因素分析[J].中国儿童保健杂志,2018,26(10):1140-1143.

[18] 李玲,乔艺阁,王方军,等.合肥市区18月龄儿童表达性语言发育迟缓现况分析[J].中国妇幼保健,2017,32(21):5308-5310.

[19] 杨玉凤.儿童发育行为心理评定量表[M].北京:人民卫生出版社,2016.

第二十一章

破坏性、冲动控制及品行障碍

破坏性、冲动控制及品行障碍（disruptive, impulse control, and conduct disorder）包括了一组以情绪和行为自我控制（self-control）障碍为特征的疾病，如对立违抗障碍、间歇性暴怒障碍、品行障碍、反社会人格障碍、纵火癖、偷窃癖等。一般可分为情绪自我控制和行为自我控制障碍两大类，行为自我控制障碍包括对他人权利、对社会规则等行为上控制困难的对立违抗障碍、品行障碍和反社会人格障碍，以及对一些特定行为上控制困难的纵火癖和偷窃癖；情绪自我控制障碍主要包括间歇性暴怒障碍。破坏性、冲动控制及品行障碍在男性中多见，且首次发病年龄大多在儿童和青少年期，很少有对立违抗障碍和品行障碍起病于成年期。不同类型的破坏性、冲动控制及品行障碍之间存在着一定的发展性关系，如大多数品行障碍的患者之前符合对立违抗障碍的诊断，及对立违抗障碍是品行障碍、焦虑障碍和抑郁障碍的危险因素。但是，这种发展性的关系并不绝对，大多数对立违抗障碍的患者最终并不会发展为品行障碍。本章主要介绍对立违抗障碍、品行障碍、间歇性暴怒障碍及纵火癖、偷窃癖。

第一节　对立违抗障碍

一、概述

对立违抗障碍（oppositional defiant disorder, ODD）是指一种反复、持续性的愤怒、易激惹的心境模式，好争辩、对抗行为及怀恨、报复模式。ODD是儿童少年期最常见的障碍之一，多发生于学龄前期，共病多见，如注意缺陷多动障碍、品行障碍、焦虑性障碍，多持续存在，给家庭、学校和社会造成了沉重的负担。该行为障碍造成儿童青少年个体和家人、同伴、同学的显著痛苦，对社交、教育、职业或其他重要功能产生负面影响导致临床意义的损害。

二、流行病学

对ODD发病率的估计取决于人群、诊断标准、使用的工具、考虑的时间（点或寿命）和被检出者。一项2015年的分别对中国五个城市的6~16岁的儿童与青少年进行的分层整群随机抽样的流调显示：ODD的加权患病率为3.6%，在患有ODD人群中，有24%的共病注意缺陷多动障碍。6~11岁的儿童相较于12~16岁的青少年更容易患有ODD。此研究基于DSM-5的标准进行筛查。

在几个国家进行的调查（主要采用DSM-Ⅳ标准）产生了相当一致的结果，总的来说，大约3%的6~18岁儿童在过去的3~6个月里符合ODD或CD（品行障碍）的标准，略低于使用DSM-Ⅲ或DSM-Ⅲ-R标准的早期研究报告的比例。对来自9种文化的6~17岁青少年的问卷数据进行分析发现，文化差异对青少年违法行为（1%）和攻击行为（5%）综合征的影响较小。ODD和CD在男性中的发病率是女性的两到三倍，尽管这可能因年龄而异。早期的研究表明，ODD在儿童中更为普遍（这被纳入了ICD-10，在ICD-10中，10岁以上的儿童不建议被诊断为ODD），而CD在青少年中更为普遍。流行病学数据与这一观点不一致；在这两个年龄组的研究中，患病率是相似的。20世纪后期出生的人比早期出生的人有更高的反社会行为率。相反，随着时间的推移，诊断标准的改变可能导致该疾病逐渐"男性化"。

三、临床表现

1. **ODD行为方面的表现**　主要表现为违抗、不服从和挑衅。患儿倾向于频繁、主动地蔑视成人的要求或规定，如常常对抗或拒绝服从家庭、学校的要求或规定；典型病例中，患儿的行为不断受到父母、老师、同伴的批评、阻止，这又激发了他们的敌对情绪，违抗带有挑衅性质，由此引发对立，从不合作到抵抗权威，不尊重父母、老师，对同伴充满敌意。

ODD 的违抗、挑衅等行为存在一个发展过程,在家庭范围内,这些行为产生的亲子冲突逐渐突破了家庭的"规则",中国家庭普遍子女较少,父母的疼爱和焦虑变成了管教上的退让,这使得其行为得到强化。

2. 情绪、认知方面的表现 主要表现为消极、敌意、愤怒。患儿对挫折的耐受力一般都很差,常感到无助,自尊心易受挫,容易曲解别人的意思,常常对人存有敌意。易怒,常因一点小事而发脾气,常怨恨别人,因自己本身的错误或遇到困难而责备别人、怨恨别人,因而常与父母、老师、同伴产生冲突,甚至出现攻击行为,过后又会内疚和悔恨。

3. 社会功能受损 对学习无兴趣,学习成绩差。父母和老师试图通过增强孩子的努力程度来弥补,却常以失败告终。孩子的学业失败与管教者的批评和严格要求常形成恶性循环。由于孩子常烦扰、怨恨、敌视他人,他们与同伴相处困难,孤傲、不合群,不愿或较少参加集体活动,与父母、教师等缺乏交流,亲子关系、师生关系受损。

4. 共病问题 共病与 ODD 高度相关,经常与其他诊断同时发生。最常见的共病是多动症(ADHD)、重度抑郁症和药物滥用。在类似的情况下,DSM-5 允许做出多种诊断(例如,ODD 和 CD,ODD 和 ADHD,CD 和重度抑郁症)。然而,如果症状只发生在精神病、药物使用、抑郁或双相情感障碍的过程中,且年轻人不符合破坏性情绪失调障碍的标准,则不应诊断 ODD 或 CD。儿童的亲社会冲动在生命的第一年已经变得明显,例如通过合作互动和分享,学习如何处理和容忍挫折是社会化过程的重要方面。在蹒跚学步的孩子中,一定程度的反抗和不服从是正常的,这可能反映了孩子的自信和对自主的追求,或者是不知道父母准备做什么。尽管如此,当幼儿的行为过于强烈、持久或普遍时,可能已经是问题的迹象。然而,区分行为是正常范围内违抗、不服从还是问题的迹象存在相当大的个体差异,是困难的。亲社会行为通常会到 3 岁,然后一种暂时的衰退开始出现。反抗和不服从,特别是在男孩,也可能存在到 2 或 3 岁。ODD 症状比 CD 症状更早出现。攻击性行为(打、咬、砸物体)在 4～8 岁的孩子中很常见,并且随着年龄的增长而减少,尽管严重的攻击性行为通常在青春期之后开始。隐蔽的反社会行为,如侵犯财产和地位(偷窃、逃学、逃跑)随着孩子年龄的增长而增加,在青春期更加普遍。青春期早期通常与叛逆行为的增加有关。教师的报告表明,大多数对立症状,如争吵、尖叫、不服从和蔑视,在 8～11 岁之间达到顶峰,然后频率下降。破坏性行为在儿童中相当普遍,但往往会随着年龄的增

长而消失。ODD 和 CD 之间的关系是复杂的。在一些儿童中,ODD 症状从婴儿期开始,持续到儿童期,通常在青春期后发展为 CD。其他年轻人表现出短期的不服从和反抗或没有进展为 CD;这可能发生在女性比男性更多。其他大多数情况下,ODD 通常始于家庭背景,并随着时间的推移推广到其他背景。大多数针对成人的流行病学研究都忽视了所谓的儿童期发病障碍的患病率。一项针对美国 18 岁以上人群的调查报告显示,在 12 个月内 ODD 和 CD 的患病率各为 1％。因此,ODD 症状可以持续到成年,并显著干扰功能,尤其是在社会或人际环境中。因此,与 ODD 相一致的症状可以在成人中发现,尽管尚不清楚这些症状是新出现的,还是更有可能是儿童时期问题的延续。一些数据表明,易怒的症状(发脾气、易怒或容易被惹恼、生气和怨恨)与后来的内在化问题,尤其是抑郁症之间存在异质性连续性。学龄前的慢性易怒与 6 年后的各种焦虑、抑郁和破坏性行为障碍(DBD)症状、功能障碍有关。在犯罪方面,具有高水平精神病态特征的个体更有可能从事犯罪行为,但从事犯罪活动的个体不一定具有高水平的精神病态特征。然而,具有冷酷无情特征的青少年比他们的同龄人更有可能在更早的时候再次暴力犯罪,而且他们的青少年犯罪似乎更长期化。

四、病因和病理机制

(一)遗传因素

根据一项更早的研究,ODD 有 61％ 的遗传性,ODD 与 CD 有 50％ 相同的基因。然而,它并没有其他精神疾病所不具有的独特的遗传易感性成分。一项关于 ADHD 和共病的家庭关联研究发现了 ADHD 和 ODD,ADHD 和 CD,ODD 和 CD 之间的密切联系。在 8q24 位点获得显著关联。儿童 ODD 共病基因联系提示在 2p21-22.3、6q23.3、14q21.1、17p12、17q25.1、19p13.2,GABRA2 基因的几个单核苷酸多态性与亚临床外在行为相关。主要是多巴胺能和 5-羟色胺能系统基因和激素调节基因已经被探索与攻击性有关联。研究发现,MAOA 启动子上游可变数串联重复序列(VNTR)低活性等位基因 SLC6A4 基因中的 5-HTTLPR 短等位基因与攻击行为有关。

(二)危险性因素和保护性因素

需要强调的是,风险因素和不良结果之间的很大一部分关联可能是非因果关系。风险因素包括:社会经济地位劣势、遭受家庭暴力、智商较低和注意

力困难。风险因素之间的相互作用是复杂的。首先,风险的累积可能不仅是叠加作用,而且是倍增作用。例如,冲动可能会给儿童带来患 CD 的小风险,但结合其他因素(例如,缺乏社交经验,严厉的纪律),反社会后果的风险会变得相当高。其次,虽然基因很重要,但它们与环境变量相互作用,并以复杂的方式受到环境变量的影响。第三,遗传因素影响个体对自身环境的选择和塑造。在这方面,活泼的孩子倾向于参加体育和精力充沛的活动;反社会的人更容易找到有问题的伴侣。第四,同一风险因素在其他情况下可能会产生不同的后果。例如,虽然父母分离增加了孩子患病的风险,但如果分离意味着失去与反社会父亲的联系,则实际上可能会降低这种风险。

1. ODD 潜在危险因素的生物学因素 遗传、低出生体重、产前和围产期并发症、脑损伤、脑疾病、男性等。

2. ODD 潜在危险因素的个体因素 智商低于平均水平、难对付的脾气、攻击性、冲动和多动、注意力问题、语言障碍、阅读问题等。

3. ODD 潜在危险因素的家庭因素 父母反社会行为或药物滥用、家庭暴力、单亲、离婚、严厉管教、虐待或忽视、父母-子女冲突、父母缺乏监督、父母过度控制、母亲抑郁和焦虑、早育等。

4. ODD 潜在危险因素的社会和学校因素 贫困、与离经叛道的同龄人/兄弟姐妹相处、被同龄人拒绝、有受伤害或被欺凌的经历、生活在风气败坏或治安管理差的地区、校风管理混乱的学校、媒体暴力的严重暴露等。

以往鲜有针对 ODD 保护性因素的研究,由前述危险性因素推断 ODD 的保护性因素应包括体格健康、智力正常、父母良好的养育习惯、对学校的依恋、严格的监督,以及与值得信赖的成人的亲密信任关系。

(三)神经心理学

从概念上讲,DBD(破坏性行为障碍)儿童缺乏行为后果(奖励/惩罚)的处理以及问题解决和认知控制,最新研究发现,在 ODD 儿童中存在不同的神经心理疾病。情绪调节也被认为是一个关键的认知组成部分。儿童的主动性和反应性攻击均与情绪调节困难有关。低静息心率,可能反映了自主觉醒不足,是儿童和青少年反社会行为的最佳生物学关联,尽管其含义仍不清楚。

(四)神经影像学

在执行功能任务中,功能磁共振成像(fMRI)始终指向杏仁核和岛叶激活的异常。虽然没有在任何单独的研究中发现,但 Meta 分析表明,左梭状回区有异常激活。针对 ODD/CD 儿童冷 EF(执行功能)的功能研究较少,但仅涉及楔前叶作为激活异常的区域。因此,像杏仁核和纹状体这样的热 EF 区域与 ODD 有最强烈的关联。用一系列成像技术的研究使人们能够推测与 ODD 和 CD 有关的大脑区域。额叶一直是关注的焦点。因此,有人认为,脑电图检测到的非典型额叶激活是 ODD 儿童负性情感风格的基础。正电子发射断层扫描显示,暴力行为与前额叶皮质葡萄糖代谢下降有关,额叶损伤与冲动性攻击有关。

(五)神经生理学

据了解,严重 ODD 儿童的基础心率较低,皮质醇水平较低,但也观察到组间的变异性非常高,焦虑被认为是这种变异性的可能解释,一项研究探讨了这种可能性,并检查了 ODD/CD +焦虑组和 ODD/CD -焦虑组,该研究还评估了皮质醇应激反应的三个阶段:基础阶段(应激源出现前)、反应阶段(应激源出现期间)和恢复阶段(应激源出现后),结果表明,ODD/CD -焦虑组的基础和反应期皮质醇水平低,但 ODD/CD +焦虑组的应激恢复期受损,即皮质醇需要更长的时间才能恢复。在压力源停止后降至基线。这也得到了"内化障碍"研究的支持,6 岁时基础皮质醇水平高预示着皮质醇的高反应性和 9~10 岁时的较差恢复,而这反过来又与内化障碍有关。研究还集中在各种神经递质的作用上,其中血清素最受关注;人们认为攻击性与中枢神经系统中较低水平的血清素之间存在联系。患有 ODD 和 CD 的儿童似乎对惩罚的敏感性较低,这可能会降低他们将不当行为和后果联系在一起的能力(恐惧条件反射受损、皮质醇对压力的反应性降低、杏仁核对负面刺激的反应性降低,以及血清素和去甲肾上腺素神经传递的改变)。他们还表现出对奖励的低敏感性,这是由交感神经系统(对激励的低反应性、低基础心率、额叶皮层对奖励的低反应性和改变多巴胺功能)介导的。与这些变化相关的情绪状态可能会使这些年轻人出现容易违反规则、犯罪和滥用药物等冒险、寻求感觉的行为。而执行功能的损害表明情绪和决策控制能力较差。

五、诊断和鉴别诊断

(一)诊断

1. 诊断过程 由经验丰富的临床医师根据多

种来源的信息,并辅以问卷调查数据,可以非常可靠地做出ODD的诊断。鉴于ODD儿童表现出的一系列问题,重要的是从一开始就应该向所有有关方面澄清评估的目的。评估可能由家长、学校、法院、儿童律师或社会服务机构提出要求。评估目的将影响如何进行评估和面谈的基调。这也可能对保密原则造成限制,应向相关方解释。与这些儿童建立融洽关系和实现合作往往是有问题的,因为他们难以接受自己的行为和对权威人物的敌意。他们常常看不到心理健康专业人员、父母、教师和警察之间的区别。因此,可能不合作和抵制披露信息。由于转诊往往是由家庭和学校引发的,这些儿童青少年与父母和权威人士之间多年的人际关系不和谐,临床医师通常面对压力,如愤怒的家庭和学校,谁也看不到任何积极的一面。来自孩子、家长或老师的报告可能都有差异,但这些信息往往是相互补充的。由于在这些儿童的背景中,性虐待、不一致的养育、母亲的抑郁和父母的婚姻冲突、物质依赖及家庭暴力并不罕见,这些方面的信息需要仔细探索了解。在制订治疗计划和提供治疗时,尽可能多地了解父母的教养方式、亲子互动、孩子的优势和与同龄人的关系将是有价值的。

关于障碍和正常行为之间的界限的问题,强调这些行为的反复与持续性是为了区分儿童青少年发育中正常范围内的行为与有问题的行为。例如对于年龄小于5岁的儿童,此行为应出现在至少6个月内的大多数日子;对于5岁或年龄更大的个体,此行为应每周至少出现1次,且持续至少6个月,并应该考虑此行为的频率和强度是否超出了个体的发育水平、性别和文化的正常范围。虽然ODD表现出特征性的、可靠的行为综合征,但临床实践中它并不容易被纳入传统的"疾病"模型,因为有这些问题的儿童在病因、自然病史、治疗反应和预后等方面存在异质性。这种异质性会造成诊断ODD后制订的治疗计划的有用性是有限性的。例如,一个4岁的孩子会发脾气、经常对抗父母、拒绝遵守规则、抱怨、故意惹恼他人;一个16岁的青少年表现敏感、愤怒、怨恨,会经常辩论、争辩和挑战权威人士,有错误经常指责别人,都接受诊断"ODD",尽管有一个非常不同的表现,可能需要不同的治疗管理。重点是识别每个孩子的问题和个人风险因素,可能是治疗管理这些障碍的最好方式。ICD-10指出,判断ODD/CD是否存在应考虑儿童的发展水平。例如,发脾气是一个3岁孩子成长过程中的一个正常部分,仅仅出现在孩子身上并不能成为诊断的依据。虽然有很多证据表明,反复持续强烈地表现出ODD或CD症状的儿

童会受到严重损害,但很明显,存在连续的症状,符合诊断标准的亚临床综合征水平的儿童也会受到损害。比起身体攻击,女性更倾向于使用间接的、口头的和关系的暴力,如排斥和人格诽谤。对ODD有效诊断的最低年龄尚未确定。在大多数情况下,ODD的症状在学龄前开始出现,在学龄前儿童中可以做出ODD或CD的有效诊断。相反,ICD-10对10岁以后诊断为ODD的限制是没有根据的,因为很多年轻人在青少年时期和童年时期都有可能患有ODD。此外,甚至一些成人也可能符合ODD或CD的标准。DSM-5强调,只有当相关行为是个体内在潜在功能障碍的症状,而不仅仅是对当前社会或文化背景的反应时,才应该对ODD进行诊断,意味着需要考虑症状发生的背景。虽然理论上很难区分,但临床医师在实践中应能够做出这样的区分。

2. 临床问卷和量表评估及实验室检查 临床评估问卷和量表提供可量化的数据,可靠地补充访谈时获得的信息,来帮助诊断ODD,并有助于衡量病情进展和治疗结果。除了一般的问卷,如儿童行为检查表,还有各种特定的评定量表,包括Eyberg儿童行为量表,纽约教师破坏性和反社会行为评定量表,家庭和学校情况问卷。心理测量和教育评估通常作为初始评估的一部分使用;当孩子在学校表现出困难或怀疑有学习问题时,应该进行检查。所有病例都必须仔细询问病史和系统精神检查。除外青少年尿药物筛查,常规生化、脑电图或放射学检查是不必要的。当临床医师发现儿童有身体疾病(如癫痫)的症状时,或发生性虐待、发现性传播疾病时,或怀疑有无保护的性活动时,应进行实验室调查。

(二)诊断标准

在DSM-5中,ODD和CD与间歇性暴怒性障碍、纵火癖、偷窃癖和反社会人格障碍(ASPD)一起被放在"破坏性、冲动控制和品行障碍"一章中。这组障碍的特征是涉及影响他人的自我控制问题的一个疾病连续谱,一端是对立违抗障碍(ODD),另一端是反社会人格障碍(ASPD)。ICD-11将ODD、CD以外的冲动控制障碍单独列在一个章节中。ICD-11提供了疾病的模型描述。虽然ODD的诊断标准没有改变,但在DSM-5中,症状被分为三种类型:愤怒/易激惹的心境、争辩的/对抗的行为和报复,突出了综合征的情绪和行为方面的特征。在DSM-IV中,CD的诊断先于ODD的诊断;这种排除在DSM-5中被删除了。也就是说,个体可以被诊断为同时患有ODD和CD。研究表明,ODD中愤怒/易激惹和争辩/对抗这些行为倾向于一起发生,并分别预示着

随后的内化和外化性症状结局。

根据 DSM-5 对立违抗性障碍（ODD）描述为愤怒、易激惹的心境模式，好争辩、对抗行为及怀恨、报复的模式持续超过 6 个月，发生频率高于在相同年龄和发展水平的个体中通常观察到的，且不限于与兄弟姐妹的互动。其严重程度足以导致社交、教育或其他重要功能显著损害。

A. 一种愤怒的易激惹的心境模式，争辩对抗行为或报复模式，持续至少 6 个月，以下任意类别中至少 4 项症状为证据，并表现在与至少 1 个非同胞个体的互动中。

愤怒的/易激惹的心境：① 经常发脾气；② 经常是敏感的或易被惹恼的；③ 经常是愤怒和怨恨的。

争辩的对抗行为：④ 经常与权威人士辩论，或儿童青少年与成人争辩；⑤ 经常主动地对抗或拒绝遵守权威人士或规则的要求；⑥ 经常故意惹恼他人；⑦ 自己有错误或不当行为却经常指责他人。

报复：⑧ 在过去 6 个月内至少 2 次是怀恨的或报复性的。

B. 该行为障碍与个体或他人在他或她目前的社会背景下（例如，家人、同伴、同事）的痛苦有关，或对社交、教育、职业或其他重要功能方面产生了负面影响。

C. 此行为不仅仅出现在精神病性、物质使用、抑郁或双相障碍的病程中，并且，也不符合破坏性心境失调障碍的诊断标准。

标注目前的严重程度：

轻度：症状仅限于一种场合（例如，在家里、在学校、在工作中、与同伴在一起）。

中度：症状出现在至少 2 种场合。

重度：症状出现在 3 个或更多场合。

（三）共病诊断和鉴别诊断

共病和鉴别诊断评估必须涵盖所有症状领域，以确保共病障碍没有被忽视。家长、教师和临床医师通常只关注比较明显和烦人的行为，而忽视提及或询问不太明显的症状和障碍，但这些被忽视的症状可能对治疗和预后很重要。如前所述，最常见的是 ADHD、情绪障碍和青少年的物质滥用。焦虑障碍、抽动障碍、特定的发展和学习障碍、孤独症谱系障碍和智力残疾等情况也应该考虑。反社会行为在精神分裂症前驱期也并不少见。有研究表明，一些有严重冲动、多动、情绪不稳定、易怒、反抗和行为问题的儿童可能患有双相情感障碍，导致该年龄组双相情感障碍的患病率较高。

共病和鉴别诊断与青春期前儿童双相情感障碍

之间的联系在 21 世纪初受到了广泛关注，并引发了争议，导致 DSM-5 引入了一种新的诊断——破坏性情绪失调障碍，来描述患有严重和慢性负面情绪和脾气爆发的小学学龄儿童。ODD 和破坏性情绪失调障碍有相当多的症状重叠，但根据 DSM-5，当症状特别严重，负性情绪占主导地位时，应该诊断后者，而不是 ODD。这种情况的有效性仍然受到质疑；它可能代表了 ODD 的一种极端形式。当蔑视、发牢骚和不服从只发生在严重抑郁的过程中，或者当父母试图强迫焦虑的孩子（例如有恐惧症的孩子）面对他们的恐惧时，ODD 症状出现时，不应该做出 ODD 的诊断。在诊断抑郁症或 ADHD 时，忽略 ODD 症状也可能发生。如果儿童在其他障碍发作之前表现出蔑视、发脾气等症状，或者在共病症状减轻后仍保持对立争辩违抗症状，则可能出现 ODD。还应考虑间歇性暴怒障碍的可能性。这种情况的特征是冲动的、没有预谋的愤怒和攻击的爆发。这种攻击性发作在 ODD 中并不常见，但与 CD 不同的是，暴怒性障碍的儿童不寻求隐蔽的好处，没有 CD 的非攻击性症状（如说谎、逃学）。智力残疾的存在在诊断时会存在比较大的问题。只有当对立性明显大于智商相似的年轻人时，发育障碍的个体才会被诊断为 ODD。智力残疾的年轻人的攻击性行为很常见，一旦出现，CD 行为会持续一段时间，尤其是男性，在这些病例中，CD 共病诊断是合理的。

六、治疗

在临床治疗实践中，对患有 ODD 的儿童进行单独或联合治疗，针对儿童和（或）家庭采用各种心理、行为或药物治疗方法，专业人士普遍认为，对于精神健康环境中常见的 ODD/CD 患者（更慢性，更紊乱，通常伴有共病），治疗效果有限。虽然在过去 25 年里取得了相当大的进展，但有效的治疗方法很少，也没有出现重大突破。此外，治疗研究虽然规模庞大，但由于目标症状定义不明确、人群混合、样品量小、随机化和致盲性差，以及其他限制，这些都阻碍了治疗研究。很少有试验专门针对 ODD 或 CD 患者，而且通常很难将研究结果转化以应对患者个体的复杂情况。更糟糕的是，社会心理治疗在普通心理诊所的效果不如在学术研究环境下的效果。治疗这些疾病时要牢记的一般原则是：

1. ODD 治疗的第一道防线　ODD 往往是慢性疾病，治疗应相应调整。大多数指南一致认为，有组织的社会心理和行为干预应该是治疗 ODD 和 CD 的第一道防线，即使随后开始用药，社会心理和行为干预也应该继续进行。

2. 早期干预治疗更有可能有效　通常,不适应的行为会不断地被强化;随着时间的推移,负面的认知、情绪和联系模式会变得更加深刻和根深蒂固。一旦 ODD 被确诊,它就变得更难以干预。

3. 治疗需要父母参与　在几乎所有情况下,提高育儿技巧和亲子互动都是核心目标。父母自身的抑郁、精神病或酒精药物滥用也应被注意和治疗。除了关注孩子和家庭的问题外,确定孩子和家庭的优势并在其基础上发展是非常有用的。应对压力、愤怒和绝望,这些很多家庭都经历过,获得一些冷静和控制通常是必要的第一步。

4. 治疗的目标必须是现实的,并随着进展而改变　例如,预防或减少青少年 ODD 患者的物质滥用或参与违法活动可能是比寻求症状解决更合适的初始步骤。由于这些年轻人通常在各种环境中(如学校、家庭)表现出障碍,并在功能的几个方面受到损害,解决他们在各个领域的多重需求可能会提高有效性(多模式治疗)。与离经叛道的同龄人交往是一个确定的危险因素,它增加了行为问题、犯罪和吸毒的可能性,尤其是在青春期。一个目标应该是加强与功能良好的同龄人一起参与活动。就 ODD 而言,治疗的主要目标是增加依从性和减少冲突。因此,治疗计划应该包括通常是在家庭治疗的背景下,帮助年轻人变得更合作,更少争吵,更好地被同龄人接受的方法。共病的情况(ADHD、抑郁症)应该被及时识别与治疗。关于药物治疗,对于 ODD 或 CD 的常规治疗不应提供药物治疗。在对社会心理干预无效的严重攻击行为的情况下,可以考虑在短期内使用利培酮,并采取适当的预防不良反应措施(如监测代谢综合征)。

(一) ODD 急诊

紧急情况通常发生在冲突、法律或纪律危机之后,导致孩子失去控制,对自己、他人或财产变得具有攻击性。在急诊室中,破坏性行为障碍(DBD)与其他精神问题区分开来相当简单,但确定 ODD 或 CD 谁更合适的诊断却比较困难,因为在这种情况下,往往很难进行全面的评估。与没有破坏性行为障碍的儿童相比,急诊服务中患有 DBD 的儿童往往有更严重的情绪失调、更具攻击性、更多的共病情况以及更少的家庭和社会支持。通常需要警察参与。在这些临床案例处理中需要遵循的一些管理原则是:

1. 危机干预　在诉诸药物控制行为之前,应该采用危机干预策略。

2. 最后手段　只有在所有其他办法都失败时,才能使用身体的约束限制和封闭的隔离作为最后的手段。

3. 紧急药物及其风险评估　选择使用紧急("stat"或"p. r. n. ")药物管理应做潜在伤害风险的相应的评估。

4. 对诊断的重新评估　急救人员应意识到急性镇静的风险和副作用,并遵循适当的方案。当对一个临床案例处方"p. r. n. "或"stat"抗精神病药物每天使用几次来管理躁动或攻击时,临床医师应该重新评估诊断和行为及环境干预的充分性,然后重新调整治疗计划和药物方案。

同样在住院治疗期间,也会出现类似于在急诊部看到的急性情况。在这种情况下,躁动或攻击等危机通常会在几天或几个小时内累积起来,而且通常可以预测,虽然处理上同样遵循上述急诊部的管理原则,但在住院部或其他医疗机构工作的临床医师需要具备发现失控的早期症状和预防危机的技能。

(二) 社会心理干预

在减少破坏性行为方面,包括父母因素的社会心理干预,无论是单独的还是与其他治疗相结合的,可能都比那些只包括儿童因素的治疗更有效。

父母管理培训(parent management training,PMT)是基于操作性条件反射和社会学习理论的原则。在 PMT 中,父母被鼓励使用正强化,采用更有效的纪律策略,学习如何与孩子协商。

父母管理培训是这一领域研究最广泛的治疗方法。它有可能在非临床范围内改善儿童在家里和在学校的行为。此外,这些影响可以保持在其他方面的影响,如兄弟姐妹行为、母亲精神病理状况、婚姻满意度和家庭凝聚力等方面也可以得到间接改善。PMT 的主要局限性包括大量没有完成管理培训项目的父母,他们在最不正常的家庭中经常不起作用,另外 PMT 的目标是年幼的孩子。

(三) 多模式干预

鉴于 ODD 症状和功能损害的多样性,人们认为多模式干预能优化治疗成功的机会。例如,PMT 本身通常不能推广到学校环境中,而学校的反社会行为是不良结果的一个预测因素。此外,PMT 并不一定会影响孩子交朋友的能力,而拥有功能良好的朋友是一个保护性因素。因此,在 PMT 中加入解决孩子问题能力的成分或教师培训成分可能会提高效能。这种多模式方法已被证明比单独运用 PMT 能产生更好的结果。多模式干预项目的例子是家庭和学校一起多系统(multisystemic therapy, MST)。家庭主要针对有严重行为问题和犯罪的青少年，而学校的重点是开始上学的行为障碍儿童。MST 也采用了一系列的干预措施，以家庭为基础，以目标为导向和强化。它提供为期约 4 个月的每周 7 天的治疗。一项 Meta 分析报告称，MST 在减少违法方面具有中等效果，但这非常依赖于治疗团队的技能。治疗性寄养是另一种多模式的方法，其中青少年被安置在经过专门训练、严格监督的由一个团队支持的寄养父母家庭，有证据表明这减少了这些年轻人的犯罪活动。关于野外项目、训练营和其他住院治疗的有效性的证据是相互矛盾的，而且研究质量很差。关于这些干预措施的一个担忧是，它们提供了与偏离常规的同龄人交往的机会，而这些收获可能也无法在治疗设置之外的地方推广。

（四）个体干预

解决问题技能训练是研究得最好的治疗，它能带来临床显著的改善。在这种治疗中，孩子们被教导理解人际关系问题，并通过各种技巧找到适应性的解决方案，包括游戏、结构化活动、故事、建模、角色扮演和强化。研究还表明，其他个人干预至少是有适度的好处。例如一项对 82 人对照试验的回顾发现，个人自信训练、愤怒控制和理性情绪治疗"可能有效"。儿童认知行为治疗干预在减少反社会行为方面显示出小到中等的效果。

（五）药物治疗

药物治疗并不是 ODD 和 CD 的主要治疗方法，这一领域的研究存在着不足之处。如果社会心理和教育干预失败，可以使用精神药物来治疗 ODD 或 CD 症状，并作为综合管理计划的一部分，尽管药物通常用于同时患有 ADHD 和一些急诊情况的个人。在开药时，除了在急诊部分中已经强调的原则外，还应遵循一些原则，包括：应遵循"低剂量开始、缓慢增加、缓慢减量"的给药策略，特别是在使用抗精神病药物时。在给患有 ODD 的青少年开兴奋剂处方时，应谨慎小心地进行监测，因为这一人群的药物误用率很高。应常规和系统地监测依从性、副作用和药物相互作用。特别重要的是，要确定患者是否同时使用精神活性物质，可能与处方药物相互作用。在由于缺乏疗效而更换、增加、合并或停止使用药物之前，应确保患者接受了充分的治疗（剂量和持续时间）以及心理社会干预。应尽可能避免多药联合。精神兴奋剂对具有对立行为、行为问题或攻击等显著症状的 ADHD 儿童有效。用托莫西汀、胍法辛和

可乐定治疗也可减轻一些症状。有证据支持利培酮对攻击行为的治疗效果。抗精神病药物经常被用于管理智力残疾个体的破坏性行为。对照试验表明，这些药物，特别是利培酮，至少在短期内对这一人群有益。

七、预防

没有理由认为不能减少发病率，但要做到这一点需要协调一致的努力和大量资源。儿童和青少年心理健康专业人员在给社区和行政管理人员宣传教育预防胜于治疗和惩罚方面发挥着关键作用，尽管治疗和执法也很重要。减少破坏性行为障碍是 21 世纪儿童心理健康面临的挑战之一。然而，仅仅解决行为问题而不解决与这些情况相关的社会、家庭和个人因素，结果令人失望。如果社区不能保护处境不利的人，不能确保所有公民，特别是妇女和有子女的家庭得到有尊严的待遇，不能使其获得最低限度的资源和生活机会，那么社区的成就就微乎其微，还有发育发展上的困难，比如注意力和学习方面的问题，学校可以在这方面发挥关键作用。

许多预防项目通常是临时实施的，没有关于其有效性的大量数据；找到证据应该是研究的首要任务。家访是最广泛使用的一种，尽管评价存在许多差异。通过参与项目可以改善儿童的认知、社会和语言发展，并减少儿童虐待和行为问题。大多数用于治疗 ODD 的疗法都可以用于预防目的。例如，有一些基于 PMT 原则的治疗组合，例如 Triple-P，设计成用于广泛的社区教育、面临风险的儿童群体、临床综合征儿童等不同的层次，但该项目对于学龄前或小学学龄儿童之外的有效性数据有限。

针对 ODD 潜在危险因素的预防干预措施：

1. 针对 ODD 潜在危险因素的生物学因素 遗传、低出生体重、产前和围产期并发症、脑损伤、脑疾病、男性，预防干预措施包括改善的产前、围产期和产科护理、推行未来父母的戒烟和戒毒治疗项目、减少家庭暴力的项目。

2. 针对 ODD 潜在危险因素的个体因素 智商低于平均水平、难对付的脾气、攻击性、冲动和多动、注意力问题、语言障碍、阅读问题等，预防干预措施包括早期识别、为智障家庭和个人提供足够的支持和服务、旨在促进亲密关系和提高育儿技能的高质量家访项目、父母管理培训项目、早期语言和阅读补救项目。

3. 针对 ODD 潜在危险因素的家庭因素 父母反社会行为或药物滥用、家庭暴力、单亲、离婚、严厉管教、虐待或忽视、父母-子女冲突、父母缺乏监督、

父母过度控制、母亲抑郁和焦虑、早育等,预防干预措施包括高质量的家访项目、父母管理培训项目、减少家庭暴力的项目、药物治疗项目、儿童保护计划、母亲抑郁的早期发现和治疗、预防青少年怀孕、支持青少年母亲项目。

4. 针对 ODD 潜在危险因素的社会和学校因素

贫困、与离经叛道的同龄人/兄弟姐妹相处、被同龄人拒绝、受伤害或被欺凌的经历、生活在风气败坏或治安管理差的地区、校风管理混乱的学校、媒体暴力的严重暴露等,预防干预措施包括减少贫困和提供社会安全网的措施、提高学校质量、减少欺凌和预防行为问题的学校项目、减少刀具等危险品获取的倡议,和减少逃学的方案、加强社区凝聚力的举措、提升社会治安管理的执法举措、减少媒体暴力的公共运动,以及关于如何监测和防止儿童接触暴力的教育。

第二节 品行障碍

一、概述

品行障碍(conduct disorder,CD)是指在儿童和少年期反复、持续出现攻击性和反社会性行为。这些行为违反了与年龄相适应的社会行为规范和道德准则,影响儿童少年本身的学习和社交功能,损害他人或公共利益。在青少年时期出现违法犯罪者称为青少年违法(juvenile delinquency)。儿童品行障碍是一个相对独立的诊断类别。在品行障碍这一诊断名称之下包括偷窃、逃学、离家出走、说谎、纵火、虐待动物、性攻击、躯体攻击、违抗与不服从、破坏性行为等一系列异常行为。

美国精神医学学会出版的 DSM-Ⅳ(1994)将品行障碍归在"注意缺陷及破坏性行为"类别下面,根据行为异常是否出现于 10 岁以前而划分为儿童期发病和少年期发病两个亚型。ICD-10(1991)将品行障碍划分为局限于家庭内的、非社会化的、社会化的、抑郁性的和多动性的等亚型。上述这两种分类方案反映了近年来对品行障碍认识的深化,也就是把品行障碍按照不同的起病年龄、不同表现特点以及与多动性障碍和情绪障碍的关系进行分型,这有利于人们更进一步地深入研究疾病的本质。

二、流行病学

据一项对全球范围内儿童和青少年精神障碍患病率的元分析研究(2015)估计,品行障碍的全球患病率为 2%~2.5%,其中男孩患病率为 3%~4%,女孩患病率为 1%~2%。对终身发病率的回顾性研究和累积患病率的前瞻性研究表明,约 10% 的人在儿童和青少年时期的某个时间点受到品行障碍的影响。品行障碍的患病率是否随着时间的推移发生了变化还存在争议。Collishaw(2004)和 Fombonne(1998)等的研究表明近几十年来品行障碍的患病率有所增加。而 Erskine(2013)等的研究则认为这一时期的患病率变化很小。罗学荣等 1994 年以 DSM-R 为诊断标准,调查了 6911 名 7~16 岁城乡儿童少年,总患病率为 1.45%,其中男性是 2.48%,女性 0.28%,农村为 1.38%,城市 1.49%,各年龄组中以 13 岁组患病率最高(2.24%)。发病年龄最早可以是 5 岁,但通常是起病于儿童晚期或青少年早期,16 岁以后发病者很少。因此,本病患病率在青少年期高于少年前期,并且有明显的性别差异,男性高于女性。Nock(2006)和 Erskine(2013)等均报道了在全球范围内多个国家和地区,品行障碍在男性中的发病率大约是女性的两倍。

Wichstrøm(2012)等报告 5 岁以下儿童品行障碍的患病率为 0.7%。品行障碍很少在成人中进行研究,Nock(2006)等报告该人群的患病率约为 1%;然而,这种相对较低的患病率可能反映了一些品行障碍诊断标准与成人不相关(例如,逃学)和反社会行为依赖于自我报告的这一事实。品行障碍的患病率是否会从儿童时期到青少年时期出现增加还存在争议;然而,更有力的证据支持与年龄相关的症状变化。据 Maughan(2004)和 Loeber(2000)等报告,攻击性行为的频率随着年龄的增长而下降,而非攻击性症状,特别是违抗性行为,则在整个青春期增加。因此,尽管品行障碍的发病率可能相对稳定,但符合诊断的儿童的具体行为症状会随着时间的推移而改变。

三、临床表现

攻击性和反社会性行为是儿童品行障碍的主要表现,部分儿童在此基础上伴有注意力不集中、活动过度等多动综合征的表现,一些儿童伴有烦恼、愤怒、抑郁等情绪异常,多数品行障碍儿童自尊心降低,自我评价差。以下介绍攻击性和反社会性行为的几种常见表现形式:

1. 一般攻击性行为 是指侵犯和攻击他人的行为,可以表现为躯体攻击或言语攻击。在 2~3 岁,攻击性行为的表现形式是暴怒发作和吵闹,以后渐渐变为违抗成人的命令,推拉或动手打其他小孩。随着儿童本身社会化的发展,到学龄期时,攻击性行为的表现明朗化,以言语伤害人,打架斗殴,恃强欺弱,甚至结成团伙打群架。一些儿童威胁或恐吓其他弱小儿童,向他们索钱要物,或强迫他们为自己做事。这些儿童也常有残酷地虐待动物的行为。

2. **破坏性行为**　表现为破坏他人或公共财物的行为。年幼儿童多破坏自己家中的物品,最初多半是出于好奇而摆弄、砸坏东西。学龄期以后的儿童则表现为故意破坏家中或别人的东西,或者破坏景物。究其原因,部分是出于报复心理,部分是发泄自己的不满情绪,而另外一些是属于冲动性行为,少数儿童表现为以破坏他人的物品为乐。

3. **违抗性行为**　被认为是一种被动攻击性行为,故意地违抗和不服从他人。学龄期以前的儿童往往在不如意时出现这种行为,当要求得到满足或经过一段时间后自然恢复,是属于一种情绪反应。学龄期以后的儿童则经常与老师或父母对着干,不服从管教。

4. **说谎**　表现为经常有意或无意地说假话。这种行为一般出现于 7 岁以后,最开始时说假话是为了逃避父母的惩罚,渐渐变为经常有意说谎,甚至发展为说谎成性,以至于父母对儿童平常所说的话也难辨真假。

5. **偷窃**　表现为未经同意或别人不在时拿走他人的钱物。这种行为往往开始于学龄期,首先是未经同意拿走父母的钱,或把家里的东西拿到外面去。以后发展为将别人的东西占为己有,再发展为有意地去偷别人的东西。多数为个别性偷窃,常常伴有说谎。少年期以后主要是表现为外出行窃,或为单独行窃,或为团伙行窃。有的儿童通过行窃来寻求刺激,或以偷窃为乐,把偷来的东西当作战利品保存起来,少年期的偷窃往往是构成少年违法的一部分。

6. **逃学或离家出走**　表现为经常旷课,外出游荡不回家。一般开始于学龄期,首先可能是做错了事后怕父母惩罚不敢回家,对学习无兴趣而旷课逃学,外出游玩。倘若此时父母不及时管教,或者管教方法简单粗暴,这些儿童会渐渐发展为经常逃学,离家出走,甚至经过长途旅行而到外地游玩。这种现象可以是单个出现,也可以是与他人结伴而行,常常伴有说谎和偷窃等不良行为。

7. **纵火**　这种行为在我国比较少见,但危害性大。年幼儿童由于好奇而玩火柴、烧纸片,以玩火为乐,这往往发生于家中,其动机是好玩,较少伴有其他反社会性行为。年长儿童则在外面玩火,烧毁的往往是别人的或公共的财物,严重者发展为纵火违

法。纵火原因或为报复心理,或为寻求刺激,或者是其他破坏性行为的一种表现形式。纵火行为可以单独进行,也可以是以集体的形式进行,常常伴有其他反社会性行为。8 岁与 3 岁是纵火的两个高峰年龄,女性纵火者年龄偏大。

8. **吸毒行为**　这种行为国外多见,国内近年也开始出现并逐渐增多,表现为反复使用成瘾性物质。主要发生于青少年时期,初次使用多为出于好奇或受人利用,一旦成瘾后就长期反复使用,并不择手段地获取毒品,甚至发展为参与贩毒。常常伴有其他反社会性行为,形成少年违法。目前在青少年中使用的成瘾性物质有海洛因、冰毒、摇头丸、氯胺酮(K粉)、安定类、麦角酸二乙基酰胺(LSD)、γ-羟基丁丙酯(GHB 或 G 毒)、丁丙诺菲、麦司卡林、苯环己哌啶(PCP)、止咳水、迷幻蘑菇、鼻吸剂等。

9. **性攻击**　在国外较多见,目前国内这种行为也在增加,多发生于青春期以后的男性,表现为强奸、猥亵女性、集体淫乱性性行为。女性一般不出现性攻击行为,而是在受诱骗初次发生性行为后发展为卖淫和淫乱行为。

四、病因和病理机制

品行障碍的病因复杂,生物、心理和社会三方面的因素对疾病的发生和发展共同产生影响,但是可能在不同的个体或不同的时期,各因素的作用大小表现出不同。

(一)生物学因素

遗传因素对品行障碍发病的作用已为许多研究证实。Wesseldijk 等(2017)对基于 DSM-Ⅲ-R 和 DSM-Ⅳ症状评估的 1400～17000 双胞胎进行研究后报告,遗传度在 5%～74% 之间。Jaffee 等(2005)所做的一项更为全面的研究报告,遗传度在 40%～50% 之间。更为重要的是,在 Kendle 等(2013)所进行的多变量双胞胎研究中发现,已经确定可导致品行障碍的两个独立的遗传因素,一个与违反规则有关,一个与明显的攻击性有关。这表明品行障碍的遗传结构并不是一个统一的结构。而 Kendler 等研究者在 2003 年的研究中报告,男性品行问题的遗传度比女性高。Gelhorn 2005 年对 1100 个年龄在 11～18 岁之间的双生子进行研究,结果也显示品行障碍的不同症状及类型的遗传性存在差异性。

气质是由遗传决定的。有人认为在气质的形成中,遗传因素起着 30%～60% 的作用,甚至认为多巴胺 D4 受体基因位点的结构与寻求新奇刺激这一人格特点有关。儿童早期的气质与以后品行障碍的

形成有关，Ortitz 等（2006）的研究表明童年时期的困难型气质可以预测青少年时期的反应型攻击。Vitaro 等（2002）指出，在童年早期，反应型攻击的儿童比主动型攻击和非攻击型的同龄人表现出更多的负向情绪（如易怒）。因为，困难型气质儿童往往与他们的父母及环境呈现负性的相互作用方式，这使得原本存在的一些异常行为变得更为严重。

一些学者认为神经心理缺陷与少年违法之间有相关性。Stevens 等（2001）的研究表明，与典型发育的个体相比，当进行神经认知测试时，患有品行障碍的青少年在面部、声音情感的识别和共情方面受损。但 Schwenck 等（2012）认为，这种受损不同于在孤独症患者中所见到的认知共情缺陷。Fairchild 等（2009）的研究报告指出，无论是男性还是女性，无论是儿童期发病还是青少年期发病，品行障碍患者在情绪识别、情绪学习和决策能力等方面似乎同样受损。此外，Fanti 等（2016）还报告了他们在决策和强化学习等方面的缺陷。有少数研究关注到了品行障碍患者在计划、任务转换或工作记忆等执行功能方面的缺陷。据 Hobson（2011）和 Dolan（2013）的研究显示，即使考虑到共病与执行功能障碍有关的注意力缺陷多动障碍，品行障碍患者也在执行功能方面有一些单独的缺陷。另外，Fairchild 等（2009）和 Sonuga-Bark 等（2016）的研究均指出与对照组相比，患有品行障碍的青少年更容易受到潜在奖励的影响，而更少受到惩罚的影响。目前在这方面比较一致的结果是，低的智商与少年违法相关。

一些研究者认为品行障碍儿童的冲动性和攻击性行为是有生理功能异常的基础，如 Alegria 等（2016）所做的一项容纳了 24 项研究的元分析中报告，与典型发育的对照组相比，青年品行障碍患者的背侧和前喙部扣带回皮层（ACC）、内侧前额叶皮层和腹侧纹状体的激活程度较低。此外，Noordermeer 等（2016）的一项元分析报告也指出，患有品行障碍或对立违抗障碍的青少年在情绪处理和与强化相关的任务中杏仁核和纹状体的激活不足。有少数研究关注了儿童期发病和青少年期发病这两种品行障碍的亚型。Passamonti 等（2010）的研究表明，两种亚型在情绪加工过程中均表现出较低的杏仁核、脑岛、眶额叶和腹内前额叶皮层反应。Fairchild 等（2014）报道，在青少年期发病的品性障碍患者中观察到内侧前额叶皮质和前脑岛对情绪面孔的非典型反应。皮层下区域（如杏仁核）的前额叶调节受损，可能导致品行障碍患者的情绪调节能力出现问题，这些变化有可能反过来增加了品行障碍患者基于威胁而做出的反应性攻击行为的风险。

一些研究显示，儿童的行为问题与激素变化有关，如 Fairchild 等（2008）和 Popma 等（2006）的研究一致表明，患有品行障碍或对立违抗障碍的儿童和青少年对压力表现出皮质醇低反应性。此外，Northover 等（2016）的研究表明，共病品行障碍或对立违抗障碍的注意力缺陷多动障碍儿童也会表现出皮质醇的低反应性；而 Snoek 等（2004）的研究指出，注意力缺陷多动障碍本身并不与皮质醇低反应性相关。Herpertz（2005）和 Fairchild（2008）等报告了在品行障碍患者中，发现了较低的静息皮肤电传导水平和对情绪刺激反应较弱的皮肤电传导性，尤其是在条件性恐惧反射中。Gao 等（2010）所做的一项为期 20 年的重要前瞻性纵向研究表明，儿童时期（3 岁时）的条件性恐惧反射受损与成年后（23 岁时）的犯罪之间存在关联。

近二十年来，许多研究者试图探讨神经递质在品行障碍发病中的作用，比较多的研究提示中枢神经系统 5-羟色胺功能降低与冲动攻击性行为有关，例如动物实验发现雄猴脑脊液中 5-羟吲哚酸降低时容易出现违抗和攻击性行为，对冲动的控制能力差。在人类的实验也发现具有攻击性行为者脑脊液的 5-羟吲哚酸降低。因此，Kruesi 等（1992）建议将脑脊液 5-羟吲哚酸和高香草酸（HVA）水平测定作为预测未来攻击性行为发生的指标。

在品行障碍儿童中，生活早期遭受的各种有害的生物因素明显比正常儿童多。Marcus 等（2010）对早期的高危儿童和临床样本研究进行元分析后报告，接触重金属（如铅）和品行障碍的发生之间存在联系。在产前风险因素中，产妇吸烟、饮酒、吸毒和孕期压力被记录在内。Sandman 等（2018）的研究表明，母亲在怀孕期间的压力影响了后代前额叶皮质的发育，这可能介导了孕期压力和品行障碍症状发生之间的关系。此外，Barker 等（2009）报告，母亲在怀孕最后三个月的焦虑与他们的后代从儿童期开始持续到青春期的品行问题有关。罗学荣等 1994 年以多因素逻辑回归分析方法分析品行障碍儿童的病因，发现母亲怀孕期间情绪不好以及患各种躯体疾病、早产、异常分娩等与品行障碍的发生明显相关。

（二）心理因素

品行障碍儿童具有情绪不稳、好攻击、冲动性和适应不良等心理特点。Thremblay 等（1994）证明，在幼儿园具有高冲动性、低焦虑、低奖赏依赖性的幼儿更可能发展为持续的反社会性行为，而高奖赏依赖性将降低青少年违法的发生。Lee 和 Prentice（1988）认为少年违法男性在角色承担、逻辑认知和道德推理方面表现不成熟。Guerra 和 Slaby(1989)报道高攻击性男孩具有下列特点：① 采用视他人为敌的原则解释社会问题；② 解决问题的办法少而且不奏效；③ 较少考虑攻击性行为的后果。Short 和 Simeonsson(1986)认为高度攻击的少年违法者不太顾及他人的看法。Lindgren(1986)发现在违法少年中，言语智商与操作智商之间的不均衡预示儿童持续存在品行问题。

儿童早期在心理与行为发展上的一些偏离将导致儿童晚期发生品行问题。如困难型气质儿童常令父母不愉快和烦恼，因而父母可能会粗暴地对待或回避儿童，儿童则可能变得更加敌意和违抗，久之发展为品行问题。儿童早期对父母的依恋关系建立不好，也将可能导致品行问题发生的增加。早期的反社会性行为和同伴的排斥是青少年违法的重要前置因素，学业失败是儿童晚期品行障碍的重要前置因素。社会心理学家认为儿童的自尊心很大程度上取决于学业成就，学业失败导致儿童自卑和对学习的厌恶。Kaplan(1980)认为，当儿童获得自尊的正当途径失败后，他们转向以不正当的途径获得自尊。

（三）社会因素

大量研究证明不良的家庭环境与品行障碍的发生明显相关，例如父母婚姻不和、父母离异、大家庭、父母有犯罪史、家庭的社会经济状况差等。Jaffee 等(2012)和 Johnson 等(2017)在有影响力的期刊上发表的综述报告指出，在已确定的儿童和青少年风险因素中，不适应的养育方式，包括严厉、强制(例如，体罚、吼叫、咒骂和威胁)和不一致的纪律要求，以及亲子冲突，是公认的和强有力的导致行为问题和品行障碍的风险因素。此外，Kim-Cohen 等(2006)的综述报告指出，父母虐待是一个重要的风险因素。Jaffee 等(2005)报告了在遗传风险高的儿童中(如一级亲属中有反社会行为者)，父母虐待的风险因素尤其明显。此外，Afifi 等(2011)的研究表明，虐待和品行障碍之间的关联强度在男性和女性中是相似的。父母采用简单粗暴、放任不管、管束过严和忽视等不恰当教育方式，家长在教育中态度上的不一致，不但控制不了儿童的行为，相反会使不良行为恶化，也很容易使多动症儿童出现品行问题。

Piotrowska 等(2015)在一项元分析研究中指出，低社会经济地位和品行问题之间的关联虽小但相关性稳定，且不受性别的影响。此外，低社会经济地位与品行障碍诊断中冷酷无情的特征之间的关联更强。Moore 等(2017)所做的一项流行病学调查显示，较低的社会经济地位使得品行障碍持续终身的风险增加了 3.5 倍。

文化因素对品行障碍的形成具有相当重要的作用。文化传统以及与之有关的思想观念，诸如对攻击性行为的接受性、对权威的尊重性、父母的角色作用和独立价值等影响攻击性行为的表达。在那些崇尚习武和好攻击的民族，或者是在那些讲究"哥们义气"的亚文化团体中，即使不存在其他危险因素，品行障碍的发生率也相当高。如近年国内新闻媒体报道某些地区少年儿童犯罪率高就是受这些环境因素的影响所致。

综上所述，虽然品行障碍的病因仍不很清楚，但总的倾向是有生物学的异常，又有个体心理与社会环境的异常，使那些具有生物学上易损害性的个体，在不良的社会与家庭环境的影响下发展为品行障碍。

五、诊断和鉴别诊断

（一）诊断

品行障碍的诊断并不困难，只要根据儿童行为紊乱的特点，按照诊断标准就可以做出正确诊断。

（二）诊断标准

根据 DSM-5 标准，诊断依据为：

A. 一种侵犯他人的基本权利或违反与年龄匹配的主要社会规范或规则的反复的、持续的行为模式，在过去的 12 个月内，表现为下列任意类别的 15 项标准中的至少 3 项，且在过去的 6 个月内存在下列标准中的至少 1 项：

攻击人或动物：

1. 经常欺负、威胁或恐吓他人。

2. 经常挑起打架。

3. 曾对他人使用可能引起严重躯体伤害的武器(例如，棍棒、砖块、破碎的瓶子、刀、枪)。

4. 曾残忍地伤害他人。

5. 曾残忍地伤害动物。

6. 曾当受害者的面夺取(例如，抢劫、抢包、敲诈、持械抢劫)。

7. 曾强迫他人与自己发生性行为。

破坏财产：

8. 曾故意纵火企图造成严重的损失。

9. 曾蓄意破坏他人财物(不包括纵火)。

欺诈或盗窃：

10. 曾破门闯入他人的房屋、建筑或汽车。

11. 经常说谎以获得物品或好处或规避责任

（即"哄骗"他人）。

12. 曾盗窃值钱的物品，但没有当着受害者的面（例如，入店行窃，但没有破门而入；伪造）。

严重违反规则：

13. 尽管父母禁止，仍经常夜不归宿，在 13 岁以前开始。

14. 生活在父母或父母的代理人家里时，曾至少 2 次离开家过夜，或曾 1 次长时间不回家。

15. 在 13 岁之前开始经常逃学。

B. 上述行为障碍在社交、学业或职业功能方面引起有临床意义的损害。

C. 如果个体的年龄为 18 岁或以上，则需不符合反社会型人格障碍的诊断标准。

（三）鉴别诊断

品行障碍的异常行为可以发生在其他神经精神疾病中，在做出品行障碍的诊断之前需要排除这些疾病。

1. **注意缺陷多动障碍**　患儿由于多动和冲动控制障碍，不遵守纪律，好惹是生非，易被误认为是品行障碍，但是经过兴奋剂治疗后行为症状可以得到明显控制。一些注意缺陷多动障碍儿童的父母在教育儿童时采取粗暴简单的态度，不但控制不了儿童的行为，相反会加重儿童的行为异常，使他们出现反社会性行为和攻击性行为。此时儿童的紊乱性行为已成为需要处理的主要问题，因此对他们要下注意缺陷多动障碍与品行障碍的双重诊断。万国斌等1993 年报道，68% 的品行障碍儿童同时可以诊断为注意缺陷多动障碍，13.8% 的注意缺陷多动障碍儿童伴有品行障碍。Mannuzza 等（2004）对 207 名 6～12 岁不伴品行障碍的注意缺陷多动障碍儿童的行为问题随访至 18 岁，结果说明注意缺陷多动障碍儿童的行为问题有可能将来发展为反社会性行为障碍，即使早期并未共患对立违抗障碍或品行障碍。

2. **情绪障碍**　儿童期焦虑症和抑郁症都可以伴有烦恼、激惹性增高、攻击性和破坏性行为，甚至是以这些症状为主要表现，躁狂发作时也表现易激惹和攻击性。但是，情绪障碍的病程为发作性的，患儿或多或少表现出焦虑、抑郁和恐惧等异常情绪，行为异常和情绪异常密切相关，经过抗焦虑或抗抑郁治疗后行为异常会逐渐恢复。少数品行障碍儿童可以同时伴有情绪异常，对于这种以反社会性行为和攻击性行为为主要表现，同时又伴有情绪问题的儿童应该诊断为品行障碍。如果两种表现同时存在，都比较明显时，ICD-10 将其诊断为品行和情绪障碍混合型。

3. **抽动秽语综合征**　患儿具有强迫性或冲动性骂人、秽语，也可以伴有攻击性行为。近年来许多文献报道 10%～30% 的该综合征儿童伴有品行障碍的表现，因而常常造成两种疾病诊断的混淆。但抽动秽语综合征主要表现为多发性的运动和发声抽动，使用氟哌啶醇等药物治疗以后，行为异常可以随着抽动症状的控制而消失，根据这些特点不难鉴别。

4. **儿童精神分裂症**　患儿在病前、病初和病后都可以出现明显的行为紊乱，甚至以这些现象为主要表现而被误诊为品行障碍。但精神分裂症儿童或多或少有思维障碍、感知觉异常和言语异常等精神分裂症的基本表现，经用抗精神病药物治疗后行为异常可以改善。

5. **癫痫**　在颞叶癫痫、癫痫大发作后朦胧状态和癫痫性精神病等情况下，可以发生冲动性伤人、杀人和暴怒发作，因而需要与品行障碍鉴别。根据发作时有意识障碍，既往有癫痫发作史，可能有智力障碍以及脑电图上有癫痫性放电等特征来鉴别。

6. **脑器质性精神障碍**　由于脑组织的损害，脑功能受影响，冲动控制减弱，容易出现攻击性行为和反社会性行为。他们可能以冲动伤人、毁物、难以管理而就诊，一些儿童可能表现为说谎、偷窃和性攻击而类似于品行障碍的表现，但可以根据脑损害的病史和神经系统的阳性体征与品行障碍鉴别。

7. **智力发育障碍**　由于智力低下，患儿思维判断能力降低，语言和情感表达困难，自我控制能力差，也容易出现攻击性行为，有的儿童易受他人引诱而发生偷窃、性攻击，女性儿童受他人引诱出现卖淫行为。根据智力低下和社会能力差的特点容易与品行障碍鉴别。

六、治疗

品行障碍的治疗比较困难，目前还缺乏单一有效的治疗方法，必须强调早期发现和早期干预，并且是从生物、心理和社会等多方面、长期地进行。目前多采用教育与心理治疗的方法处理，药物治疗效果不明显。干预措施包括以下几方面：对父母进行心理教育；调控品行障碍的各种行为问题，如反社会行为等；训练父母的行为治疗技术来增加儿童的正性行为；家庭交往及问题解决技能训练；针对在校行为问题及学业不良进行家校联络和补充治疗指导；儿童社交技能训练；为父母提供咨询，如针对婚姻问题及心理障碍等。

1. **行为矫正治疗**　这是一种较常用的治疗方法，也是直接对患者进行治疗的方法，治疗的目的是改变患者的不良行为。包括阳性强化疗法和惩罚疗法,两者都是利用操作性条件反射的原理,改变儿童的行为方式,逐渐减少不良行为。近年来发展了一种称作"问题解决技巧训练"的治疗方法,其理论原理是认为品行障碍儿童存在认知缺陷,例如交流技巧、解决问题的技巧、冲动和情绪控制技巧的缺陷。这种方法包括四个步骤:① 帮助儿童理解问题,将问题在头脑中以恰当的形式再现出来;② 订出获得结果的计划;③ 实施计划;④ 检验结果。此方法在降低反社会性行为和增强亲社会行为方面的作用比其他心理治疗的效果要好。

2. 家庭治疗 这种治疗的目的是通过各种各样的方法改变家庭功能结构,继而改变儿童的行为。在各种方法中,以行为模式、结构模式、策略模式和交流模式的方法较为有效。许多研究显示,家庭治疗比其他方法更为有效,特别是对家庭应激较高者更为实用。本治疗以家庭成员一起作为治疗对象,因此治疗的成败与家庭成员的合作程度有关。家庭功能治疗和父母管理训练是近年发展起来的两种有代表性的方法。

(1)家庭功能治疗 这种方法的理论基础来源于系统论和行为心理学理论,从家庭功能的整体上来分析存在的问题。治疗目的是增加家庭成员之间的直接交流和相互支持。对于那些问题多、功能明显紊乱的家庭,因为家庭成员难以合作,相互之间很难保持一致,因而治疗效果相对较差。

(2)父母管理训练 此方法的理论假设是品行障碍儿童的父母不能注意和培养儿童的适当行为,或者采取过度粗暴的惩罚来处理异常行为,从而不知不觉中强化了儿童的不良行为。因此,本治疗是以改变父母和儿童之间异常的相互作用方式为治疗目的。治疗内容包括训练父母以适当的方法与儿童进行交流,采用阳性强化的措施奖赏儿童的亲社会行为,必要时采用一些轻微的惩罚措施消退不良行为。本方法对处理攻击型品行障碍效果最好,治疗效果受治疗持续时间的长短、家庭功能紊乱的严重性以及社会支持强度等因素的影响。

3. 社区治疗 许多品行障碍儿童的家庭不愿意采用家庭治疗形式,一些家庭功能严重紊乱的患者也不适合使用家庭治疗形式,因此应当发展一些社区干预计划,借助社会的力量来帮助这些儿童。例如雇佣一些大学生或成人志愿者作为他们的伙伴,与他们建立朋友关系,作为行为榜样引导他们改正不良行为。另外,可以实施一些学校干预计划,如社会技能训练计划和学习技能训练计划,以改善伙伴关系,提高学习成绩,增加儿童的自尊心,进一步改善儿童的不良行为。

4. 药物辅助治疗 目前还无一种药物能有效地治疗儿童的品行问题,药物治疗主要是用来处理其他伴随症状。例如用哌甲酯等中枢兴奋剂治疗伴随的多动表现,用碳酸锂治疗情感症状,用各种抗抑郁剂治疗抑郁症状。某些药物对抑制攻击性行为有一定的效果,如氟哌啶醇、碳酸锂和普萘洛尔(心得安)等药物对控制部分儿童的攻击性行为和暴怒发作有效,可以作为严重攻击性行为的辅助治疗方法。近年来,有使用选择性去甲肾上腺素再摄取抑制剂及 5-羟色胺再摄取抑制剂治疗品行障碍的研究报道,如 Mozes 等 2005 年报道运用瑞波西汀(Reboxetine,一种选择性去甲肾上腺素再摄取抑制剂)治疗高动力型品行障碍及其相关症状如攻击、冲动、焦虑、抑郁等有效。

七、预防

儿童品行障碍的形成有较长时间的发展过程,它的产生具有生物性的基础,但各种社会心理因素的作用更为明显,诸如不良的家庭环境,父母管教方法不当,学业的失败,个性心理特征的异常,受到社会与同伴的歧视,不良的社会环境等。本病的治疗效果较差,且该病所伴随的各种精神障碍,如反社会人格障碍,抑郁与焦虑等情绪障碍,以及攻击性行为和暴怒发作所致的青少年违法等问题,都成为一系列的社会问题,将消耗政府大量的卫生经济资源。如 Foster 等 2005 年曾在美国四个贫穷的社区中,对品行障碍青少年就其精神健康状况、一般躯体健康状况、学业以及公平待遇等进行调查,结果表明,品行障碍青少年的公共卫生经济资源耗费比同样环境条件下生活的其他青少年要大得多。因此,预防本病有着重要的意义,预防的时期越早效果越好,其工作重点包括下列几个环节:

1. 创造良好的家庭环境 良好的家庭环境是儿童健康成长的温床,正确的管教方法是儿童健康成长的催化剂。作为父母要为儿童的行为发展树立良好的榜样,要使自己成为儿童尊敬与模仿的对象,避免发生家庭冲突,在出现家庭矛盾时应以正确的方法解决。发展正常的依恋关系,让儿童感觉到家庭的温暖和父母的爱。父母要与儿童建立良好的情感交流与思想交流关系,从而架起儿童与父母沟通的桥梁,以便能及早发现并解决儿童发生的各种危机。父母教育儿童的方法要正确,行之有效,要让他们明辨是非,知道什么可以做,什么不能做。对正确的行为要鼓励强化,对不良行为要及时纠正。对儿童的各种兴趣与特长要引导和培养,让他们能从正确的途径获得自尊和自信。要加强对儿童品德和行为的修养。

对于高危家庭，如家庭矛盾冲突多、家庭功能紊乱、父母离异，父母有违法犯罪行为、精神疾病或人格异常等，要进行家庭干预，采用心理咨询和心理治疗的方法帮助处理家庭危机，尽可能地减少对儿童的影响，必要时把儿童与家庭分离开来，寄养到正常家庭中去。

2. 干预高危儿童 自尊是维持儿童心理与行为正常发展的一个重要因素，而学业的成功与否又是影响儿童自尊的一个重要方面。一般儿童都是通过学业的成功等正常途径获得自尊，一些儿童在学业上的失败影响了他们自尊心的发展，渐渐变为以攻击性行为等不正常的途径获得自尊。儿童注意缺陷多动障碍、儿童学习困难和儿童抽动障碍等多种儿童期精神障碍都可能出现学业上的失败，再加上儿童本身疾病的存在，对他们与同伴及老师之间的交往产生不良影响，使他们受到歧视和排斥。另外，他们与父母之间可能形成负性的相互作用方式。这些情况对儿童的自尊和自信均会产生严重的影响，因此对于这些高危儿童要进行及时干预。首先，在教育这些儿童时要有所不同，对他们的要求与期望不能过高，要与儿童的实际情况一致。要根据儿童的心理特点，进行一些趣味性教学，尽可能地提高儿童的学习兴趣，抑制不良行为。其次，及早治疗这些疾病，打断影响儿童正常发展的恶性循环，使他们的多动行为或运动障碍得以控制，并采用一些学习技巧训练方法提高学习成绩，培养他们的自尊和自信，帮助他们建立正常的人际关系。Ohannessian 等2004 年对 665 名 13～17 岁青少年及其父母进行研究表明，父母有酒依赖或抑郁症时，他们的子女发生物质滥用、品行障碍、抑郁障碍的可能性增大，因此对这部分高危儿童的干预应引起重视。

3. 树立良好的社会风范 发扬中华民族的优良传统，树立良好的社会风范，教育人们以良好的行为规范与行为准则要求自己，让人们以正确的思想观念和认知模式调节个体行为，约束不良行为，从而降低儿童品行障碍的发生率。

八、预后

儿童品行障碍的预后在不同的患者表现不同，有的患者随着年龄的增长，或者经过适当的教育与治疗逐渐恢复。一些患者的行为异常持续到少年期，形成少年违法，部分患者进一步发展为成年期的违法犯罪和反社会人格。Zoccolillo 等（1992）在英国的随访研究发现，儿童期品行障碍在男性有60％、在女性有 54％ 发展为成年期人格障碍。成年

以后发生其他精神疾病的机会增多，一些患者成年后在婚姻和职业适应上有较多的问题，婚姻冲突多，人际关系障碍。本病预后的好坏受下列因素的影响。

1. 病情严重程度 轻度病例大部分完全恢复正常，严重病例多发展为慢性过程。

2. 发病年龄 一般发病年龄越早预后越差。Robins 等 1991 年的研究显示，随着发病年龄的提前，发展为成年期反社会人格的比率增加。起病于6 岁以前的轻、中、重度病例发展为成年期反社会人格的比率分别为 3.2％、24％和 71％，6～12 岁起病者分别为 1.9％、16％和 53％，12 岁以后起病者分别为 0.9％、10％和 48％。

3. 行为类型 攻击型品行障碍比非攻击型预后差，违法型比非违法型差，多动性品行障碍比单纯的品行障碍预后差，多种反社会行为同时存在比单个反社会行为差，在家中、学校和社会等多种场合存在行为紊乱者预后差，有纵火、智力低下、神经系统受损体征、药物依赖和其他精神症状者预后差，而智商高和学业成就高者预后好。

4. 家庭环境 家庭矛盾冲突多、缺乏家庭温暖以及存在家庭暴力者预后差，出生于小家庭、第一胎、家庭矛盾冲突少者预后好。

第三节 间歇性暴怒障碍、纵火癖及偷窃癖

一、间歇性暴怒障碍

间歇性暴怒障碍（intermittent explosive disorder，IED）是一种以与情景不相符合的、突发的、无法控制的、极端的暴怒为特征的行为障碍。这种冲动与攻击性往往是不能预知的、反应过度的，与现实本身或与其所受到的挑衅不成比例。间歇性暴怒障碍作为一个正式的诊断名称，最早出现在 1980 年DSM-Ⅲ中。而在 1952 年的 DSM-Ⅰ中，被称为"被动-攻击性人格，攻击型"放在人格障碍之中，当时描述的临床特征是"对挫折的持续反应，易激惹，对环境中一般的压力反应过度，表现出与其平时行为不一致的暴怒，口头上或身体上的攻击性行为"。

（一）流行病学

间歇性暴怒障碍大多数始于儿童晚期或青少年期，很少始发于 40 岁之后。以往认为间歇性暴怒障碍很少见，但是近期的一些基于社区的流行病学研

究发现间歇性暴怒障碍的患病率并不低。在美国，间歇性暴怒障碍的年患病率约为 2.7%，终身患病率约为 5.4%，男性多于女性，为(1.4~2.3)∶1。间歇性暴怒障碍在年龄低于 30~40 岁人群中的发生率要高于年龄大于 50 岁的人群，且在受教育程度低于高中文化的人群中多见。一般说来，间歇性暴怒障碍的发作呈间歇性，但其核心特征会持续很多年，表现出慢性、持续性病程。

(二)临床表现

间歇性暴怒障碍的发作最常见于受到一个很小的挑衅之后，发作形式为快速发作，没有或者有很短的前驱期，发作持续时间一般少于 30 分钟。部分患者情绪爆发之前可能会有紧张等情绪上的变化。主要表现为语言攻击、有破坏性的或无破坏性的财产攻击、有伤害的或无伤害的身体攻击。间歇性暴怒障碍的患者在发作间隙、平时的行为并没有严重的语言或财产上的攻击性行为。发作造成了患者精神上的痛苦，同时也损害了患者的社会功能，影响其人际关系、工作关系，甚至造成了法律上或经济上的麻烦。

间歇性暴怒障碍的患者往往有很高比例的共病，如其伴发抑郁障碍或焦虑障碍的比例是普通人群的 4 倍，共病物质滥用的比例是普通人群的 3 倍。间歇性暴怒障碍与双相障碍也存在着密切的关系，有临床观察报告两者共病的比例接近 60%。从发作年龄来看，间歇性暴怒障碍的发作年龄平均要比双相障碍早 5 年。临床研究还发现，约有 44% 的间歇性暴怒障碍患者有其他冲动控制障碍的病史，两者同时共病的比例约为 7.3%。

(三)病因和发病机制

1. **遗传因素** 家族性研究显示间歇性暴怒障碍具有家族聚集性。双生子的研究表明，"冲动、攻击性"相当程度上受到遗传的影响。McElory 等报道间歇性暴怒障碍的一级亲属中有 32% 也患有间歇性暴怒障碍。近期的一份对照研究显示：有间歇性暴怒障碍家族史的人群中，间歇性暴怒障碍的患病率要显著高于没有家族史的人群，如果去除掉家族中反社会、边缘型人格障碍的因素后，这种差异仍然存在。进一步分析认为，间歇性暴怒障碍家族中，间歇性暴怒障碍患病率的增加不是由于共病自杀、重性抑郁、物质滥用所致，也不是因为共病精神病性障碍所致。

2. **神经生物学因素** 神经生物学研究已经清楚地揭示攻击性行为与 5-羟色胺系统的关系。间歇性暴怒障碍的研究中也显示，存在 5-HT 功能的异常，如血小板中 5-HT 转运蛋白降低。两项 PET 研究显示，间歇性暴怒障碍患者在盐酸芬氟拉明激发试验中前额叶的葡萄糖利用率较正常对照组降低。另一项 PET 研究显示，在实验室攻击性范式激发的情景下，间歇性暴怒障碍和边缘型人格障碍患者眶额叶皮层和杏仁核的葡萄糖利用率较正常对照组升高，而正常对照组除了这些区域的葡萄糖利用率降低之外还存在着前、内侧和背外侧前额叶区域葡萄糖利用率的升高。配体结合研究则报告了间歇性暴怒障碍患者存在 5-HT 转运体和 5-HT2A 受体的配体结合异常。研究发现间歇性暴怒障碍患者相对于正常对照组来说前扣带回的 5-HT 转运体活性下降，另一项研究发现有身体攻击性行为发作的间歇性暴怒障碍患者与无身体攻击性行为发作的正常对照相比眶前额叶皮层的 5-HT2A 受体的活性增加。功能核磁共振成像研究显示，在愤怒面孔图片的刺激下间歇性暴怒障碍患者与正常对照组相比杏仁核的激活增加而眶前额叶皮层的激活降低。总体来说，目前的神经生物学研究认为间歇性暴怒障碍患者的 5-HT 系统异常，尤其是边缘系统(前扣带回)和眶前额叶皮层等区域。

3. **相关的心理特征** 间歇性暴怒障碍患者与正常人群相比其心理学特征具有敌意归因偏向性高、负性情绪反应大、情绪不稳定性高、情绪强度大等特点，人们认为间歇性暴怒障碍患者的心理学特征可能是情感爆发的"触发器"。同时间歇性暴怒障碍患者具有更多的不成熟的心理防御机制，如表演、解离、投射和合理化。

4. **社会心理因素** 虽然人们普遍认为童年的创伤史与成年后的攻击性行为相关，但是关于创伤与间歇性暴怒障碍关系的研究很少。有一项南美人群的社区调查显示，童年创伤性经历与间歇性暴怒障碍的发生密切相关。

(四)诊断和鉴别诊断

1. **诊断标准**

以下为 DSM-5 关于间歇性暴怒障碍的诊断标准：

A. 反复的行为爆发表现为控制以下任一种攻击性冲动的失败：

(1)言语的攻击(例如，发脾气，长篇大论，言语的争论或对抗)或对财产、动物或其他个体的身体攻击，在 3 个月的时间里，平均每周发生两次。身体的攻击并没有引起财产的损害或破坏，也没有导致动物或他人受伤。

（2）12个月内,有3次行为爆发,包括财产的损害或破坏,以及包括对动物或他人身体伤害的身体攻击。

B. 反复爆发所表现出来的攻击强度,远远超出了激惹或突如其来的社会心理压力引起的强度。

C. 反复的攻击爆发不能被预测[例如,他们基于冲动和(或)愤怒],并且不是为了达到一些具体的目标(例如,金钱、权利、恐吓)。

D. 反复攻击爆发给个人带来显著的痛苦,或者引起职业或人际关系功能的损害,或者带来经济或法律后果。

E. 实足年龄至少6岁(或相当于该发育水平)。

F. 反复发作的攻击爆发不能用其他的精神疾病(例如重度抑郁发作、双相障碍、破坏性情绪失调障碍、精神障碍、反社会人格障碍、边缘型人格障碍)解释,也不是由其他医学问题(例如,颅脑损伤、阿尔茨海默病)或物质(例如,滥用的毒品、药物)引起的生理作用所引起。对于6～18岁儿童,作为适应障碍一部分的攻击行为症状不应该考虑该诊断。

注:该疾病可以在注意缺陷多动障碍、品行障碍、对立违抗障碍、孤独症谱系障碍的基础上诊断。当反复冲动攻击爆发明显超出其在这些疾病的常见表现时,即可作出诊断,并且应该引起临床的高度重视。

2. **鉴别诊断**　在间歇性暴怒障碍的鉴别诊断中,最值得讨论的是当症状学与其他精神疾病的症状重叠时怎么处理。DSM-5系统中明确建议当患者的症状能够用其他障碍更好地解释时,应该不做间歇性暴怒障碍的诊断。如符合抑郁障碍、双相障碍、精神病性障碍的患者同时也符合的间歇性暴怒障碍的症状学标准A时,不应该做间歇性暴怒障碍的诊断。当然,如果情感的爆发是由于躯体疾病、药物或毒品的影响时也不应该做间歇性暴怒障碍的诊断。而在6～18岁的儿童青少年中要特别注意,如果冲动的情感爆发是发生在某种适应障碍的背景下时,也不应该做间歇性暴怒障碍的诊断。

（1）破坏性情绪失调障碍　与间歇性暴怒障碍不同之处在于破坏性情绪失调障碍的患者在情感爆发的间歇期仍处于持续的负性情绪状态之中,几乎整天都有易激惹、愤怒的情绪。破坏性情绪失调障碍的首次发作年龄应该在6岁之后、10岁之前,18岁之后首次发作的不应该诊断为破坏性情绪失调障碍。

（2）反社会性或边缘型人格障碍　这两类人格障碍除了具备各自的行为特征之外,也会表现出反复的、冲动攻击性行为,但是其冲动攻击性行为爆发时的强度要低于间歇性暴怒障碍的患者。

（五）治疗和干预

1. **药物治疗**　随机双盲对照研究显示,氟西汀治疗间歇性暴怒障碍有效,约65%的患者可以降低攻击的程度,29%达到临床缓解。研究发现丙戊酸钠、奥卡西平可以减低患者的冲动性。

2. **非药物治疗**　有研究表明约70%的间歇性暴怒障碍患者使用认知行为治疗(CBT)有效,33%可以达到临床缓解。CBT可以显著减轻患者的冲动和攻击性、愤怒情绪以及自动化的敌意思维。间歇性暴怒障碍的CBT常常包括放松性训练、认知重建和应对技巧训练。研究还认为CBT治疗间歇性暴怒障碍的机制与药物治疗并不相同,如果联合使用效果更佳。

二、纵火癖

纵火癖(pyromania)是一种冲动控制障碍,是指个体反复地、故意地、无法控制地纵火,且纵火并没有别的目的,纵火后往往会有快感,对着火现场及消防相关的东西着迷。而对于那些因为各种原因放火的人,一般称之为纵火者(fire-setter),需要注意两者之间的区别。

（一）流行病学

目前还缺乏充足的资料说明纵火癖常见的发病年龄在哪个年龄段。因为纵火是违法行为,很多人不愿承认,所以很难有基于全部人口的纵火癖的流行病学资料。报道较多的是儿童青少年期的放火行为与成年纵火癖的关系。为数不多的流行病学调查大多来自西方儿童青少年人群的报道,其发生率为2.4%～3.4%,男孩多于女孩,高峰年龄段为12～14岁。据统计美国大城市中发生的火灾有60%是由11～18岁的青少年所为。美国的一项调查显示,普通人群一生中有纵火行为的比例为1.13%,但是大多合并反社会性人格障碍、物质滥用、双相障碍和病理性赌博,纵火癖作为主要诊断的很少。纵火癖的纵火行为常常是间歇性的、波动的,但是其长期的病程规律尚不清楚。

（二）临床特征

纵火癖的人往往是为了缓解紧张或即时的满足,反复地、故意地、无法控制自身冲动地放火,且纵火并没有别的目的,如不是为了赚钱、报仇或达到某种政治目的等,纵火癖纵火后往往会有快感,对着火的现场及消防相关的东西着迷,经常会在旁边悄悄注视现场,看消防车、消防员等救火的场景。纵火癖与物质滥用、病理性赌博、抑郁障碍、双相障碍以及其他冲动控制性及品行障碍有很高的共病率。

(三)病因和病理机制

纵火癖的病因通常分为个体因素与环境因素两大类:

1. 个体因素 如个体的气质类型、可能的神经生物学倾向。纵火癖的青少年往往有犯罪的历史,有反社会的特质,有逃学、离家出走等行为。童年和青少年个体通常与注意缺陷多动障碍和适应障碍有关。患者可能是希望寻求权威或家长的注意,也可能是潜意识中对过去发生的事情进行报复。

2. 环境因素 纵火癖的环境因素中包括:父母忽视、童年期虐待。有报道发现纵火癖家庭中父亲的角色是缺失的。环境因素中也包括患者有看其他人用放火等不当行为作为一种缓解压力的方式的早期经历。

(四)诊断和鉴别诊断

1. 诊断标准

DSM-5 中关于纵火癖的诊断标准为:

A. 不止一次故意地、有目的地放火。

B. 行动前感到紧张或情绪激动。

C. 对纵火或它的情况背景(例如,纵火工具及用法、结果)感到迷恋、有兴趣,好奇或有吸引力;当纵火时,或目睹燃烧或参与处理后果时,有愉悦、满足感或紧张得到解脱感。

D. 纵火并不是为了得到经济利益,表达社会政治观点,掩盖犯罪活动,发泄愤怒或报仇,改善生活环境,也不是幻觉、妄想引起,或者由于判断力受损(例如,严重神经认知障碍、智力残疾或中毒)。

E. 纵火不能用品行障碍、躁狂发作或反社会人格障碍来解释。

2. 鉴别诊断 首先要鉴别故意纵火,这是在做出纵火癖诊断之前一定要充分排除的,故意纵火是为了某种利益、搞破坏、为了隐藏罪证,或者是为了某种政治目的,或者为了获得某种关注。还有一些处于发展阶段的儿童的纵火是因为好玩。诊断纵火癖还需要排除其他躯体、心理的疾患,当纵火行为属于品行障碍、反社会人格障碍、躁狂发作、精神分裂症、智能残疾、癫痫等疾病的一部分时,不做纵火癖的诊断。

(五)治疗和干预

纵火癖患者的年龄不同、严重程度不同,治疗上也有所不同。对于儿童青少年来说,治疗上最常用的是认知行为治疗,帮助患者找到在哪些情景下、哪些因素会导致冲动行为,然后给予持续的治疗会有助于康复,此外,CBT 的治疗中加入冲动行为的预防也很重要。其他的治疗包括:消防安全和预防教育、养育技巧培训、行为矫正、厌恶疗法、行为契约、代币制、问题解决、放松训练、内隐致敏法、家庭治疗等。药物治疗的相关报道很少,有应用丙戊酸钠、奥氮平、西酞普兰治疗的个案报道。

三、偷窃癖

偷窃癖(kleptomania),又称偷窃狂,是一种反复发作的冲动性偷窃行为,常常是入店偷窃,所偷的东西往往是微不足道的、患者并不需要的东西,这种偷窃的冲动令患者自身十分矛盾和痛苦。

(一)流行病学

偷窃癖"kleptomania"这个术语是由 19 世纪初法国的精神病学家 Esquirol 和 Marc 最早使用的。1878 年在美国正式记载了最早的个案报告。因为难为情或担心承担法律责任等原因,很少有患者会主动寻求帮助,因此很少有整体人群患病率的报道。在美国估计为 0.3%~0.6%,女性多于男性,比例约为 3:1。偷窃癖在因盗窃被捕的人群中占 4%~24%。偷窃癖通常起病于青少年晚期和成年早期。很少有关于偷窃癖病程的系统描述,目前认为偷窃癖的病程可能有三种模式:零散的偷窃发作伴有很长的缓解期、持久的偷窃发作伴有间歇性缓解、慢性地不同程度地波动。尽管因为盗窃患者可能被多次判罪,但是偷窃癖还是可能持续很多年。

(二)临床特征

偷窃癖的核心症状包括侵入性的偷窃思维、无效地抵制偷窃冲动后的行为以及行动后的压力释放。偷窃癖的患者也会有很大的压力,感到内疚和自责,或担心自己的行为暴露。因此,偷窃癖在某种层面上具有强迫性障碍的特征。偷窃癖的行为显著地损害了他们的社会功能和职业生涯。偷窃癖与其他精神疾患有很高的共病率,如:其他冲动控制障碍(20%~46%)、物质滥用(23%~50%)、心境障碍(45%~100%)。也可能与进食障碍共病,尤其是神经性贪食。偷窃症状可以触发或加剧伴发疾病的发作。

(三)病因和病理机制

偷窃癖的病理机制尚不清楚。目前尚没有严格对照的家族研究,但是偷窃癖的一级亲属中患有强迫-冲动性障碍的比例要远高于普通人群。同时,偷窃癖的亲属中物质滥用的比例也很高。精神分析理论认为,这种强迫性的偷窃与童年的忽视、虐待和创伤性经历有关,偷窃行为可能象征着收回童年的损失。偷窃癖也可能与性心理的压抑有关。神经生物学因素在偷窃癖中的作用也在被人们所重视,因为偷窃癖与心境障碍、焦虑障碍高度共病,且使用SSRI类药物治疗有效。同时偷窃癖的病理机制,被认为与成瘾行为的病理机制有类似之处。

(四)诊断和鉴别诊断

1. 诊断标准 DSM-5中关于偷窃癖的诊断标准为:

A. 反复有不能控制偷窃物品的冲动,所偷的物品并非个人要用的或值钱的。

B. 在偷窃前紧张的感觉逐渐增加。

C. 偷窃时有愉快、满足感,或紧张得到解脱感。

D. 偷窃不是为了发泄愤怒或报仇,也不是幻觉或妄想引起。

E. 偷窃不能用品行障碍、躁狂发作或反社会人格障碍来解释。

2. 鉴别诊断 临床上做鉴别诊断时,首先要与普通偷窃相鉴别,普通的偷窃不论是有计划的还是冲动性的,都是故意的、因为想得到钱财或物品而为的偷窃行为。当然,有些人尤其青少年偷窃可能是因为挑战或逆反而偷窃。只有符合偷窃癖所有的临床特征,才能诊断为偷窃癖,否则还应该被视作为普通的偷窃行为。事实上,偷窃癖的比例很少,而普通偷窃是很常见的行为。偷窃癖还需要与品行障碍和反社会人格障碍相鉴别,品行障碍和反社会人格障碍存在于整体行为模式上的反社会性,而不会仅仅只有偷窃行为。与诊断纵火癖类似,当诊断偷窃癖时还需要排除其他躯体、心理的疾患,当偷窃行为属于躁狂发作、精神病性症状、智能残疾等疾病的一部分时,不应做偷窃癖的诊断。

(五)治疗和干预

各种心理治疗单独或联合药物治疗被认为可以改善偷窃行为。药物治疗上可考虑心境稳定剂、阿片受体拮抗剂和SSRI类药物。有一项使用纳曲酮(Naltrexone)治疗偷窃癖8周的随机双盲对照研究,剂量为 50～150 mg/d,平均剂量为(116.7±44.4)mg/d,结果认为纳曲酮与安慰剂对比可以显著减少偷窃行为。但是药物治疗的长期疗效还需要进一步探索,如Koran LM等对开放性使用西酞普兰治疗7周有效的患者,给予随机双盲对照的维持治疗,结果发现治疗组和安慰剂组复发的比例分别为43%和50%,并无差异。还有一些小样本的开放性研究或个案报道可以减少偷窃癖的偷窃和冲动行为,如美金刚(10～30 mg/d)、托卡朋(Tolcapone)。当然,因为偷窃癖有很高的共病,治疗上需要充分考虑,曾有哌甲酯、认知行为治疗(DBT)及度洛西汀治疗偷窃癖合并注意缺陷多动障碍有效的个案报道。

(万国斌 卢建平 冯 哲)

参考文献

[1] Aebi M, Plattner B, Metzke CW, et al. Parentand self-reported dimensions of oppositionality in youth: construct validity, concurrent validity, and the prediction of criminal outcomes in adulthood[J]. J Child Psychol Psychiatry, 2013, 54(9):941-949.

[2] Dick DM, Aliev F, Latendresse S, et al. How phenotype and developmental stage affect the genes we find: GABRA2 and impulsivity[J]. Twin Res Hum Genet, 2013, 16(3):661-669.

[3] Huang Y, Liu Z, Wang H, et al. The China Mental Health Survey (CMHS): I. background, aims and measures[J]. Social Psychiatry & Psychiatric Epidemiology, 2016, 51(11):1559.

[4] Johnson A, Hawes DJ, Eisenberg N, et al. Emotion socialization and child conduct problems: a comprehensive review and meta-analysis[J]. Clin Psychol Rev, 2017, 54:65-80.

[5] Laurent HK, Gilliam KS, Wright DB, et al. Child anxiety symptoms related to longitudinal cortisol trajectories and acute stress responses: evidence of developmental stress sensitization[J]. J Abnorm Psychol, 2015, 124(1):68-79.

[6] Liu Z, Huang Y, Lv P, et al. The China Mental Health Survey: II. Design and field procedures[J]. Social Psychiatry & Psychiatric Epidemiology, 2016, 51(11):1547-1557

[7] Andrés Martin • Fred R. Volkmar. Lewis's Child and Adolescent Psychiatry: A Comprehensive Textbook, Fourth Edition[M]. Philadelphia: Lippincotf Williams & Wilkins, 2008.

[8] Pappa I, St Pourcain B, Benke K, et al. A genome-wide approach to children's aggressive behavior: the EAGLE consortium[J]. Am J Med Genet B Neuropsychiatr Genet, 2016, 171(5):562-572.

[9] Piotrowska PJ, Stride CB, Croft SE, et al. Socioeconomic status and antisocial behaviour among chil-

dren and adolescents: a systematic review and meta-analysis[J]. Clin Psychol Rev, 2015, 35:47-55.

[10] Polanczyk GV, Salum GA, Sugaya LS, et al. Annual research review: a meta-analysis of the worldwide prevalence of mental disorders in children and adolescents[J]. J Child Psychol Psychiatry, 2015, 56:345-365.

[11] Polderman TJ, Benyamin B, de Leeuw CA, et al. Meta-analysis of the heritability of human traits based on fifty years of twin studies[J]. Nat Genet, 2015, 47(7):702-709.

[12] Schoorl J, van Rijn S, de Wied M, et al. Neurobiological stress responses predict aggression in boys with oppositional defiant disorder/conduct disorder:

a 1-year follow-up intervention study[J]. Eur Child Adolesc Psychiatry, 2017, 26(7):805-813.

[13] Wesseldijk LW, Bartels M, Vink JM, et al. Genetic and environmental influences on conduct and antisocial personality problems in childhood, adolescence, and adulthood[J]. Eur Child Adolesc Psychiatry, 2018, 27(9):1123-1132.

[14] 陈雷音,罗学荣,韦臻,等. 对立违抗性障碍儿童的父母养育方式、子女教育心理控制源及家庭功能特点[J]. 中国临床心理学杂志,2011, 19(02):209-211, 214.

[15] 柯晓燕. 破坏性、冲动控制及品行障碍:儿童少年精神病学[M]. 2版. 北京:人民卫生出版社,2017.

第二十二章

焦虑障碍

儿童少年在正常的成长发育过程中，都体验过各种情绪状态，合理的情绪状态有助于他们更好地适应环境中的各种要求，也塑造了他们的适应及生存能力。这其中焦虑情绪、恐惧最为常见。但过度的焦虑、恐惧，反而会降低他们的生理及社会功能，就有可能逐渐演变成为病理状态。焦虑障碍指一种病理性的焦虑情绪，主要表现为对于一般不会引起过度焦虑的事物或情景产生过度异常的反应，焦虑持续时间过长或反复出现，严重程度已经超出了相应文化背景下的正常情绪反应范围，同时严重影响患者的社会功能。焦虑障碍在儿童少年期十分常见，症状轻微者由于与正常的情绪难以区分，不易被察觉，常被忽视，甚至很长一段时间以来，人们认为儿童的焦虑是轻微的或短暂的，因而得不到应有的治疗。虽然有部分焦虑和恐惧的表现是短暂的，但大部分儿童的焦虑情绪症状会随着时间的推移呈现出慢性的病程，部分儿童的问题持续到青年和成年，造成更加严重的社会功能受损。因此，儿童期的焦虑障碍越来越受到广泛的关注。女性患病率高于男性，约为男性的2倍。儿童少年焦虑障碍常见的有：分离性焦虑、选择性缄默症、特定恐怖症、社交焦虑障碍（社交恐惧症）、惊恐障碍、广场恐怖症、广泛性焦虑障碍、其他特定的焦虑障碍等。

焦虑障碍的病因目前考虑与遗传因素、个体发育状态、个体差异和环境因素等有关。遗传方面，焦虑障碍常有家族聚集性，具有阳性家族史的家庭中，儿童少年患病率高于正常家庭，双生子的研究也证实了遗传在患病起因中的作用。个人的发育特点、气质特征、认知水平和方式、应对心理应激等心理防御机制的不同对起病有显著影响。环境因素方面，不良的家庭教育方式、家庭成员的交往模式、应对事情的方式方法和观点、学校里面的学习状态、孩子交往互动等也和焦虑障碍产生有关。

第一节 分离性焦虑障碍

一、概述

儿童与父母或主要依恋对象分离后表现出焦虑症状是正常反应，婴儿与主要依恋对象分离后的痛苦是保存最牢固的进化行为之一，但是当这种痛苦超出了常规范围后，即表现为异常状态。分离性焦虑障碍（separation anxiety disorder，SAD）主要表现为儿童少年在与父母、监护人或熟悉场合分离或离家时，表现出不恰当的、过度的、影响功能的焦虑。孩子担心他的父母可能会发生某些事情（例如：父母会消失、迷路或遗忘自己），年龄较小的孩子可能重复出现被绑架、被伤害或父母死亡的噩梦；年龄大的孩子则可能出现亲人离开后自己会发生危险，发生意外的事故，会有大祸临头，使自己与亲人失散或自己被拐骗等幻想。因此，表现出不愿意离开亲人，不去幼儿园或拒绝上学，即使勉强送去，也表现哭闹、挣扎。可出现躯体症状类似于惊恐发作或躯体化障碍，如头晕、头痛、腹痛、梦魇、睡眠困难、恶心、呕吐、痉挛、肌肉疼痛、心悸和胸痛等。严重影响到正常的上学、日常生活等娱乐活动。病程可持续数月至数年，甚至延续到成年期。

二、流行病学

SAD起病年龄比较早，高峰期在7～9岁。如果分离性焦虑的症状与正常发展中的分离性焦虑一起出现，且严重程度达到SAD的诊断则为早发性SAD。一般认为SAD在儿童和青少年中的患病率为3%～5%，并随年龄的增长而降低。有研究报告约有50%的8岁儿童都存在分离焦虑的症状，但并不会导致明显的社会功能受损。世界卫生组织的一项在18个国家38993名成人中的调查发现，各国

SAD 的终身患病率平均为 4.8%，其中 43.1% 的发作发生在 18 岁以后。2006 年 Shear K. 等报告全美的儿童期 SAD 的患病率为 4.1%，成年期为 6.6%。尽管 SAD 的患病率很高，但由于诊断不足，多数患儿并没有得到治疗。

三、临床表现

SAD 的核心症状是对与依恋对象分离表现出过分担心、害怕等焦虑情绪及继发的行为反应，有时还会伴有躯体症状，与个体的发育水平不相称。年龄越小，症状可能越丰富。

1. 情绪、行为方面的变化 在与依恋对象分离前后，个体常表现各种各样的过度情绪和行为，如：烦躁不安、哭闹、反抗、拒绝、不听话、痛苦、伤心、无助、失望，最后会变得无动于衷、冷漠，似乎变得正常，但实质上社会功能是受损的，常表现为无法正常上学或各种身体不适。

2. 过度担心 患儿表现为过分地担心、害怕依恋对象会遇到伤害或各种灾难，如：担心母亲外出会遭遇车祸而死亡；担心与依恋对象分离后自己可能会发生不幸，如自己遇到坏人或是被人杀害，有时会和自己的所见所闻相关联，事情总往坏处想，难以通过解释缓解。

3. 社会功能严重受损 患儿为了能够与依恋对象在一起不愿意上学，甚至完全拒绝上学。也拒绝正常交往，害怕依恋对象不在家或者独自在家。在没有依恋对象陪同时绝不外出，宁愿待在家里。严重影响日常的生活和学习。生活节律变差，晚上要依恋对象陪伴自己才能入睡。若预料自己即将与依恋对象分离，患儿常表现为各种躯体不适，如反复出现胃痛、头痛、恶心、呕吐等，但许多患儿在医院就诊检查后并无躯体疾病证据。

4. 共病 部分 SAD 患者同时共患其他精神心理问题，常见共患病有抑郁障碍约 30%、强迫性障碍约 10%。共患病常常导致分离焦虑障碍治疗难度加大，预后变得更差。

四、病因和发病机制

目前认为儿童 SAD 与多种因素有关，常是多种因素综合作用的结果，包括遗传因素、家庭环境、性格特征等。

1. 遗传因素 SAD 具有家庭聚集性，约有 12% 患者有家族史。如果儿童的父母具有焦虑特质，这类儿童就容易从小表现出内向、害羞、胆小、害怕交往等先天气质特征，在面临陌生的环境或不熟悉的人时，容易出现回避行为，这往往和先天气质特征有关。

2. 依恋模式 具有不安全型依恋模式和拒绝型依恋模式的儿童更容易出现焦虑障碍。因这类儿童在依恋模式建立的过程当中，没有能够建立安全、完善的依恋模式，导致儿童对依恋对象的不信任，从而表现出广泛的焦虑反应。不安全型和拒绝型的依恋模式使儿童的安全感降低，依恋的安全性差，儿童焦虑症状的严重程度与依恋模式的完善程度呈负相关。

3. 教养方式及父母的特征 国内外有多个研究报道父母患抑郁障碍或惊恐障碍的家庭儿童患 SAD 的危险性高，约 12% 的这类家庭的孩子会罹患 SAD。SAD 患儿的父母较正常儿童的父母更多地采用过度控制和过度保护的教养方式；与正常的养育方式不同，这类家长对儿童的回避行为反而给予鼓励；这类家庭中儿童的正常交往自主权很少，安全感缺乏而致焦虑，易造成儿童依赖、任性、懒惰、躲避和过度担心等行为。

4. 生活事件 SAD 常起病于应激性生活事件，常在负性生活事件之后，此类事件包括亲人或宠物的死亡、上幼儿园、转学、个体或亲人患病、父母离异等。有的时候生活事件较轻微，并未对儿童的心理造成严重创伤。但也有研究认为 SAD 和生活事件之间并无显著相关性。

五、诊断和鉴别诊断

（一）诊断要点

1. 当与主要依恋对象分离时，有分离焦虑的儿童可能显示出社交退缩、冷淡、悲伤或难以集中注意力于工作或玩耍中。根据不同年龄，个体可能害怕动物、怪物、黑暗、抢劫犯、窃贼、绑架者、汽车意外事故、飞机旅行和被感觉到能给家庭或他们自己带来危险的其他情境。

2. 当对预期中的分离感到极端心烦意乱时，儿童可能会显示出愤怒或偶尔攻击那些强迫其分离的人。当独处时，尤其在晚上或黑暗中，少儿可能报告不寻常的感觉性体验（例如，看到有人向房间偷窥，害怕有生物接近他们，感到有眼睛盯着他们）。有该障碍的儿童可能被描述为苛求的、侵犯性的，而且需要得到持续的关注，而有该障碍的成人则可能显得依赖和需要过度保护。

3. 有分离焦虑障碍的儿童可能拒绝上学，进而造成学业困难和社会隔离。个体过度的需求通常变成家庭成员挫折的来源，引起家庭内部的怨恨和冲突。

4. 分离性焦虑的现象一般出现在儿童期,但DSM-5中取消了原本要求在儿童或青少年时期首次发作的发病年龄限制,成人也可以诊断。

5. 分离性焦虑的现象已持续1个月以上。

(二)诊断标准

DSM-5中有关分离性焦虑障碍的诊断标准(F93.0):

A. 个体与其依恋对象离别时,会产生与其发育阶段不相称的、过度的害怕或焦虑,至少符合以下表现中的3种:

1. 当预期或经历与家庭或与主要依恋对象离别时,产生反复的、过度的痛苦。

2. 持续性和过度地担心会失去主要依恋对象,或担心他们可能受到诸如疾病、受伤、灾难或死亡的伤害。

3. 持续地、过度地担心会经历导致与主要依恋对象离别的不幸事件(例如,走失、被绑架、事故、生病)。

4. 因害怕离别,持续表现出不愿或拒绝出门、离开家、去上学、去工作或去其他地方。

5. 持续和过度地害怕或不愿独处或不愿在家或其他场所与主要依恋对象不在一起。

6. 持续性地不愿或拒绝在家以外的地方睡觉或不愿在家或其主要依恋对象不在身边时睡觉。

7. 反复做内容与离别有关的噩梦。

8. 当与主要依恋对象离别或预期离别时,反复地抱怨躯体性症状(例如,头疼、胃疼、恶心、呕吐)。

B. 这种害怕、焦虑或回避是持续性的,儿童和青少年至少持续4周,成人则至少持续6个月。

C. 这种障碍引起有临床意义的痛苦,或导致社交、学业、职业或其他重要功能方面的损害。

D. 这种障碍不能用其他精神障碍来更好地解释,例如,像孤独症谱系障碍中的因不愿过度改变而导致拒绝离家,像精神病性障碍中的因妄想或幻觉而忧虑分别,像广场恐怖症中的因没有一个信任的同伴陪伴而拒绝出门,像广泛性焦虑障碍中的担心疾病或伤害会降临到其他重要的人身上,或像疾病焦虑障碍中的担心会患病。

(三)鉴别诊断

1. 儿童正常发育相关的分离性焦虑　儿童与依恋对象分离时往往会出现短暂的分离性焦虑,如入幼儿园、送交他人照看、生病住院等,有哭闹、发脾气、拉住亲人不放等表现。正常的分离性焦虑的焦虑情绪程度与心理发育年龄相符合,持续时间较短,

随着儿童对新环境的熟悉而减轻、消退,对儿童的正常生活和其他社会功能影响较小。

2. 广泛性焦虑障碍　分离性焦虑障碍应与广泛性焦虑障碍区分,前者占主导地位的担心是与依恋对象分离,即使发生其他担忧,也不会成为临床表现的主导。

3. 惊恐障碍　与分离有关的威胁可能导致极端焦虑,甚至引发惊恐发作。在分离性焦虑障碍中,与惊恐障碍相比,焦虑的担心专注于可能离开依恋对象,担忧意外降临到他们身上,而不是担心由于意外的惊恐发作而失能。

4. 广场恐怖症　与有广场恐怖症的个体不同,有分离焦虑障碍的个体并不担心在那种情况下被困住或失能,如在出现惊恐样症状或其他失能症状时感觉难以逃脱的情况。

5. 品行障碍　回避上学(逃学)在品行障碍中很常见,但旷课并不是分离焦虑的目的,有品行障碍的儿童或青少年通常待在家外的某处,而不是回到家。

6. 社交焦虑障碍　拒绝上学可能归因于社交焦虑障碍(社交恐惧症)。在这样的案例中,回避上学是因为害怕被他人负面评价,而不是担心与依恋对象分离。

7. 创伤后应激障碍　在创伤事件例如灾难后害怕与所爱的人分开,这个很常见,尤其在创伤事件中曾与所爱之人分离的情况下。在创伤后应激障碍中,核心症状是与创伤事件有关记忆的侵入和回避,而分离焦虑障碍中,则是担心和回避涉及依恋对象的健康和与其分离。

8. 疾病焦虑障碍　有疾病焦虑障碍的个体担忧他们可能曾罹患过特定的疾病,但主要关注的是疾病诊断本身,而不是与依恋对象分离。

9. 丧亲　对死者强烈的思念或渴望,强烈的悲伤和情感痛苦,持续不断地关注死者或死亡的情况,这是丧痛中预期的反应。而分离焦虑障碍则以害怕与依恋对象的分离为核心。

10. 抑郁与双相障碍　这些障碍可能也存在不情愿离家的状况,但其主要关注的点不是担忧或害怕意外降临到依恋对象身上,而是参与外界活动的动机较低。然而,有分离焦虑障碍的个体可能在分离或预期分离时变得抑郁。

11. 对立违抗障碍　分离焦虑儿童和青少年在被迫与依恋对象分离的情境下可能会表现出对立,只有当存在持久的对立行为,且无关乎分离预期或事实上的分离时,才应考虑为对立违抗障碍。

12. 精神病性障碍　不同于精神病性障碍中的幻觉,发生在分离焦虑障碍中的不寻常的知觉体验

通常是基于某种实际刺激的错觉,仅仅发生在特定情境下(例如夜间),而当一个依恋对象出现时,就会逆转。

13. 人格障碍 依赖型人格障碍的特点是不加选择地依赖他人,而分离焦虑障碍涉及希望主要依恋对象在附近以及对其安全的关注。边缘型人格障碍的特点是害怕被所爱的人抛弃,身份、自我方向感、人际功能和冲动性方面的问题构成了该障碍的核心特点,而它们并非分离焦虑障碍的核心特点。

14. 孤独症谱系障碍 少数孤独症谱系障碍患者可以表现出对母亲的过分依恋。如整天要母亲抱,若被拒绝就会哭闹不止。但是,孤独症谱系障碍患者同时还有其他临床表现,如明显的语音发育迟缓及语言交流障碍,缺乏与同龄儿童的交往技巧,兴趣狭窄、行为刻板等。

六、治疗

(一)治疗原则

在治疗之前应对患儿的病情做全面的评估,充分了解病史、临床表现、家族史、心理发育、既往的治疗、家庭结构等重要信息,制订个体化的治疗方案。年幼患儿可以采用心理治疗,年长患儿或症状较重的患儿可加用药物治疗。总体说来,对于SAD患儿的治疗多采取生物-心理-社会模式相结合的综合干预治疗方案。

(二)心理教育

建立患者(和家庭)与临床医师之间良好的治疗联盟是至关重要的。心理教育也是所有治疗过程的基础。需要教育家庭和儿童(根据他们的发育年龄),增加他们的洞察力和动力。理解焦虑的本质以及儿童是如何经历焦虑的可以帮助父母和教师理解儿童的痛苦。SAD的心理教育一般包括:① 正常化,帮助理解焦虑在所有发展阶段都是一种正常的情绪;② 理解可能导致、触发或维持焦虑症状的因素;③ SAD的病程和预后;④ 可供选择的治疗方案及其优缺点。

(三)心理治疗

1. 认知行为治疗(CBT) 经多项随机对照试验证实CBT对于儿童焦虑障碍具有显著疗效,可使用个别或团体治疗的形式。CBT可以帮助患儿认识焦虑情绪,识别焦虑的想法和情绪,提高患儿识别并表达情绪情感的能力,以及促成这种情绪的环境和认知信息,帮助患儿分清分离性焦虑的不合理或不

现实性,教会患儿一些处理焦虑的技巧,如积极的自我对话,消除不合理的焦虑情绪。采用奖励措施降低哭闹、发脾气的频率和严重程度,用语言表达自己的焦虑、恐惧情绪。鼓励患儿参与社交行为,提高患儿对户外活动及家庭以外的同伴小组活动的参与度,对于良性行为给予表扬鼓励。

CBT治疗SAD的内容通常包括:心理教育、认知重建(减少消极的自我评价和消极思维)、提高解决问题的技能、放松训练(解决躯体症状)、建立榜样、应急管理、暴露和反应预防。暴露和反应预防是CBT治疗焦虑障碍的关键因素,它包含在所有不同形式的操作程序中。首先,儿童在帮助下列出最容易引发焦虑的几种情况。这将作为症状的最初描述,后面会成为治疗进展的衡量标准。儿童需对每种场景的"恐惧程度"和"回避程度"打分,分数从0(一点也不)到10(非常)不等(此打分表的设计要考虑到儿童的发展阶段和认知水平,如"恐惧温度计")。有些CBT操作程序中只给恐惧/焦虑程度打分,但是包含回避程度可能有助于设计暴露经验。治疗师和家长可以协助儿童一起打分。现在已有很多CBT操作手册,如应对焦虑的猫(Coping Cat)。应对焦虑的猫(Kendall,2000)是专用于年龄较小的儿童焦虑障碍(包括SAD)的干预方法。该方案通过逐渐暴露在引起焦虑的情境中,应用学到的处理技巧,进而重建认知和放松训练。它在SAD(也包括广泛性焦虑障碍和社交恐惧症)的治疗疗效已得到验证。随机临床试验的成功率已达到66%。治疗结束后3~7.5年的随访研究也证明其疗效随着时间推移保持不变。

此外,也出现了一些新兴的认知行为疗法,如SUVEG等针对焦虑障碍儿童开发了新的CBT范式,情绪焦点CBT疗法(ECBT)。ECBT与CBT的根本区别在于ECBT认为针对焦虑障碍的干预应该包括对焦虑及其他各种情绪的情绪理解和情绪调节训练。其疗效优势体现在改善儿童对焦虑、悲伤、愤怒的调节和减少消极的认知策略方面。

2. 家庭治疗 首先要了解患儿家庭结构特征和异常功能特点,分析可能引起分离性焦虑的家庭动力学原因,针对患儿与家长之间的不恰当的关注和投入给予纠正,鼓励父母强化患者的自主行为。建立亲子之间的契约,为过度依赖的行为设定界限。同时也要不断改善患儿父母的情绪状态,特别是家长也存在的焦虑症状,若患儿父母同时存在症状,也应积极接受治疗。

(四)药物治疗

当心理治疗方法效果不佳时,可以采用药物治

疗。常见药物有：

1. **选择性 5-HT 再摄取抑制剂（SSRI）** 有研究证实了这类药物在治疗儿童少年焦虑障碍的有效性及短期使用的安全性，是分离焦虑障碍的首选药物，包括舍曲林、氟伏沙明等药物。常见副作用是食欲下降或恶心、呕吐。

2. **三环类抗抑郁剂（TCA）** 早年有一些研究发现丙米嗪比安慰剂更有效，特别是在合并认知行为治疗时疗效尤为明显。

3. **苯二氮䓬类药物** 一般可以在选择性 5-HT再摄取抑制剂和三环类抗抑郁剂起效前几周内合并使用，以尽快缓解症状。由于苯二氮䓬类药物的成瘾性，故不应长期大量使用。特别是既往有药物依赖史的儿童和青少年禁用。

七、预后

患者一般首次发病于上幼儿园、儿童期，病程可迁延，病情容易波动，但是经过及时干预、调整教养环境后可以逐渐减轻。年龄的逐渐增长，有助于患儿增强认知水平，对恢复有利。在遇到生活常规被打乱时（如转学）可再次出现症状。大多数预后良好。约有 1/3 儿童期的 SAD 持续至成年。症状持续的预测因子包括：女性、有童年不良经历和创伤性事件。儿童的分离焦虑障碍可能与增高自杀风险有关，应该给予重视。

第二节 选择性缄默症

一、概述

选择性缄默症（selective mutism，SM）是指已获得语言能力的儿童，受精神因素的作用表现出在某些社交场合持续沉默无语的一种心理障碍，忽视或处理不当可能对幼儿的学习、社交等方面产生不良影响。最早，1877 年 Kussmaul 描述了一种以患儿具备说话能力，却在某些情境下不能说话的功能障碍，提出了"故意性不语"（aphasia voluntaria）的概念；1934 年，Trainer 描述了某些儿童的类似症状，他们仅能同特定人员（如家人或密友）说话，却不能同其他人交谈，称 elective mutism（拒绝说话），强调在某些场合患儿选择不说话；20 世纪 70 年代，Hesselman 提出改"elective mutism"为"selective mutism"，因为在英文中"selective"与"elective"相比，不仅强调了选择性缄默症的情境选择性，更体现出病因学研究观点的转变，即患者并不是"刻意拒绝在特定情境下说

话"，而是内在的心理障碍迫使其缄默。美国精神医学学会（APA）采纳了这一建议。APA 在之后制订DSM-Ⅳ 及 DSM-Ⅳ-TR 时，均采用了"selective mutism"，并将其归在通常最初诊断于婴儿期、儿童期或青少年期的障碍（disorders usually first diagnosed in infancy，childhood or adolescence）；DSM-5 则把它归在焦虑障碍（anxiety disorder）中。

二、流行病学

一般说来，选择性缄默症并不常见，世界范围内小学中的流行率在 0.2% ~ 2% 之间，女孩多于男孩，男女比例在 1:(1.6~2.1) 之间，平均发病年龄在 2.7~4.1 岁。大多数患儿由于在家中与父母交谈时不存在问题，往往直到入学后，与老师和同伴无法正常交谈时，才引起老师及家长的注意，因此患儿通常在入学后才被确诊。DSM-5 诊断系统的描述中认为由于研究所选样本的差异，使得选择性缄默症的患病率差异大，从 0.03% 到 1.00%，但选择性缄默症的流行率可能比现有数据更高，由于说话行为差异大导致了案例被发现得少。起病年龄男孩要早于女孩，虽然女孩发病率高于男孩，但由于社会对女孩的表现容忍度更大（认为女性更加内向、安静等），男孩通常更早就医。

三、临床表现

1. **主要特征** 选择性缄默症主要表现为儿童已获得了语言的正常发展，有正常语言理解及表达能力，但在某一需要进行语言交流的特定环境中无法说话，而在其他场合中其语言理解及表达能力均未受损。最常见的缄默场所是在学校或面对陌生成人时，有的儿童可以与陌生人交流但是面对老师时缄默不语，有的儿童可以在电话中与人交流但面对面则不能说话。在家中通常不存在问题，患者在家人面前甚至可以表现为非常健谈，其交流对象的"选择性"通常十分明显。少部分儿童恰恰相反，在学校期间表现良好，能够正常表达，但回到家中则保持缄默不语。儿童在缄默时，有的表现为完全沉默，有的表现为不完全沉默，比如可以用很小的声音或故意压低的声音讲话。

2. **其他特征** 有的患儿在缄默的环境中表现得十分羞怯及焦虑，在拒绝讲话的时候，有时可以使用手势、点头、摇头等躯体语言代替语言进行交流。在使用非语言交流（眼神交流、手势等）上差别也可能很大，有一些患儿能有效使用非语言交流，而另一些甚至不能在其他人面前笑或咳嗽，后者不能表达自己的基本需求（上厕所、饥饿或疼痛），这可以代表

选择性缄默症潜在的严重程度。部分选择性缄默症的患儿还可能伴随以下行为特征：① 对噪音、人群、触摸等高度敏感。② 难以与父母分离，年幼的孩子甚至很难单独睡觉。③ 在家中表现出与缄默相反的特征：善于表达但往往固执、喜怒无常和哭泣。④ 尿床、遗尿、偶尔大便失禁。⑤ 年长的孩子还常出现过多的担心和恐惧。但这些特征并不发生在同一个孩子身上，可以理解成缄默仅是患儿身上许多特征中的一种。

3. 共病 选择性缄默症也常共病其他疾病。最常见的共病是社交焦虑障碍，其次是分离焦虑障碍和特定恐怖症，此外还有广泛性发育障碍、强迫症、抑郁症、Asperger 综合征等。患儿通常的共患病有：① 社交焦虑。② 分离性焦虑。③ 神经发育障碍（言语问题、运动发育落后、孤独症等）。

四、病因和发病机制

患儿常常伴有胆小、害怕、退缩、社交焦虑。因此，很多人把选择性缄默症看作是一种特殊的社交恐惧现象，但 Kristensen H 等认为选择性缄默症不仅与社交恐惧相关，与发育的迟缓同样也密切相关。目前的主流观点是，选择性缄默症没有单一确定的病因而是源于多种因素，比如遗传、气质、环境因素等相互作用。用发展性精神病理学模型来解释选择性缄默症的病因（developmental psychopathology model for the etiology of selective mutism）比较合适，即没有一个决定性的变量，而是多因素的相互作用。

1. 遗传因素 焦虑障碍的成因与有许多基因组成的连贯的遗传网络相关，选择性缄默症的发生也与家人中的精神状况有关。有随访研究显示，9% 的父亲、18% 的母亲及 18% 的同胞有选择性缄默症病史，51% 的父亲和 44% 的母亲存在极度缄默现象，还有研究发现有社交恐惧症和回避型人格障碍的父母比例在选择性缄默症儿童中明显增加。这些都提示了选择性缄默症的遗传倾向，但需要行为遗传学和基因研究来进一步确认。

2. 气质类型 某些孩子在刚出生时就具有羞怯的气质，天生就倾向于对新环境产生恐惧和戒备。选择性缄默症儿童表现出压抑的气质，而儿童早期的行为压抑与儿童后期的焦虑障碍发展的高危性有关，压抑的气质表现为害怕和逃避陌生的人、事物和环境，这些行为压抑的特征与选择性缄默症的核心症状接近，且符合选择性缄默症的年龄发展特点。反抗的气质也受到关注，一些孩子不是因为他们羞怯内向而是不想顺从规则和条件，而选择性缄默症

儿童不仅有焦虑障碍还有反抗行为，但是这些气质特征究竟是选择性缄默症的病因还只是儿童在害怕的环境中的症状表现还需进一步探究。

3. 环境因素 家庭是儿童成长发展的重要场所，选择性缄默症可能会被不良的家庭环境诱发。当儿童受到父母过分的权威控制、过度保护或严格要求，易养成敏感、畏惧、缺乏安全感的个性，而选择性缄默症儿童的父母往往控制性强和过度保护。家庭冲突在选择性缄默症儿童家庭中也十分常见，超过半数的选择性缄默症儿童的家庭中有明显的家庭内部冲突，比如婚姻问题、同胞之间的敌对等。环境的转变包括移民、转学、入学等，以移民为例，人群中总体的选择性缄默症流行率为 0.76%，而在移民者中是 2.2%，由于忽视的因素，这个数字可能更高，这体现了移民效应对选择性缄默症的作用显著。

4. 神经发育因素 在 DSM-5 中，选择性缄默症被归类于儿童焦虑障碍，这似乎说明选择性讲话由情绪决定，但神经发育因素也被证明是选择性缄默症的重要病因之一，尽管大部分的选择性缄默症儿童智商正常，但仍有部分和孤独症及智力低下有交叉，比如超过半数的患儿语言幼稚或有其他的语言困难，超过半数的选择性缄默症儿童存在交流障碍。除了语言问题，选择性缄默症儿童还缺乏社交技巧，Diana 等发现选择性缄默症儿童社交水平极低，这是因为他们缺乏社交技巧导致焦虑而不愿说话。更有甚者认为他们不仅存在语言和社交问题，还存在发育迟缓，Kristensen 等通过对 54 名选择性缄默症儿童和 108 名正常儿童的评估发现，68.5% 患儿存在发育迟缓，缄默可能隐藏了选择性缄默症背后的发育障碍问题。

五、诊断和鉴别诊断

（一）诊断要点

1. 患儿至少在一种情景下讲话正常但是在另外的情景下不讲话，如在学校或其他社交场合，或在家中或其他感到舒服的场合能够正常讲话。

2. 患儿的不讲话已经干扰了其在学校或其他场合的功能。

3. 在特定的场合孩子表现得呆板、凝固和像雕塑。

4. 上述表现超过 1 个月。

（二）诊断标准

选择性缄默症的 DSM-5 诊断标准（F94.0）为：

A. 在被期待讲话的特定的社交场合（如在学

校)中持续地不能讲话,尽管在其他场合能够讲话。

B. 这种障碍妨碍了教育或职业成就或社交沟通。

C. 这种障碍的持续时间至少 1 个月(不包括入学的第 1 个月)。

D. 这种不能讲话不能归因于缺少社交情况下所需的口语知识或对所需口语有不适感所致。

E. 这种障碍不能用一种交流障碍来更好地解释(如儿童期发生的流畅性障碍),且不能仅仅出现在孤独症谱系障碍、精神分裂症或其他精神病性障碍的病程中。

(三)鉴别诊断

1. **交流障碍**　选择性缄默症应与言语紊乱相鉴别,后者可以更好地用交流障碍解释,例如,语言障碍、语音障碍(先前的音韵障碍)、儿童期起病的言语流畅障碍(口吃)或语用(社交)交流障碍。症状限于某种特定的社交情境,可以鉴别。

2. **神经发育障碍、精神分裂症与其他精神病性障碍**　有孤独症谱系障碍、精神分裂症或其他精神病性障碍或严重智力障碍的个体可能有社交交流的问题,不能在一定场合中恰当地讲话。作为对比,只有当儿童有确定的在一些社交场合是讲话的时(如通常在家里),才应被诊断为选择性缄默症。

3. **社交焦虑障碍(社交恐惧症)**　在社交焦虑障碍中的社交焦虑和社交回避可能同样与选择性缄默症有关,在这些案例中,应给予两种诊断。

4. **学校恐怖症**　患儿主要表现为主观上不愿去学校,并非突出表现为拒绝讲话,而且拒绝讲话的场合选择性不明显。

5. **抑郁障碍**　患儿也可以表现沉默不语,甚至不讲话,但其主要临床表现是情绪低落。

六、治疗

(一)治疗原则

该病治疗较困难,目前尚无统一的治疗方案,一般来说首先考虑采用心理治疗,其次才考虑使用药物治疗。治疗目标是让孩子可以在以往不能说话的地方说话,早期评估和干预对选择性缄默症儿童非常有帮助,目前比较有效和成熟的方法主要有行为干预、游戏疗法和药物疗法等。

选择性缄默症的治疗成功的关键是能够正确识别出"缄默"行为形成的易感因素、触发因素以及导致"缄默"行为持续的维持因素。常见的易感因素有遗传、压抑性气质和神经发育障碍。环境转换、入

学/幼儿园、移民和使用新语言是常见的触发因素。而过于接受非言语沟通和给予过大的讲话压力则是常见的维持因素。

(二)心理教育

父母参与至关重要。提供给父母关于选择性缄默症的心理教育以及如何帮助孩子的信息,如减少不利行为、提供低焦虑场合下的交流机会等是必须的。提供选择性缄默症孩子、家长使用的手册。由于选择性缄默症的孩子往往在学校表现出最明显的症状,教师的广泛参与以及与教师的协调是必要的。需要提供关于选择性缄默症的心理教育、咨询以及设置简单的暴露任务。

(三)心理治疗

1. **支持性心理治疗**　是有帮助的。与患儿建立良好的治疗关系,消除病耻感、发现不良的精神刺激,治疗中弱化语言的重要性,允许患儿通过非语言的方式进行交流。鼓励患儿讲话,鼓励患儿参加活动,强化其正确的行为。

2. **认知行为治疗**(cognitive behavioral therapy,CBT)　是选择性缄默症的推荐疗法。行为治疗是幼儿中最常用的心理治疗,一般为首选治疗方案。在行为治疗中逐步分级暴露,减轻患儿的焦虑是非常重要的步骤。一些随机研究支持了基于逐步暴露于需要口头交流的情况下的心理社会干预的有效性。最常使用的行为治疗技术有强化、系统脱敏技术、行为塑造等。也可以通过同龄人示范的作用,促使患儿进行语言表达。选择性缄默症的综合行为疗法(integrated behavior therapy for selective mutism,IBTSM)目前被认为是有希望的干预措施。值得一提的是,78%的 3.5 岁的儿童治疗后症状消失,而仅有 33%的 6.9 岁的儿童症状消失,这表明了早期干预的重要性。通过角色扮演、观摩等行为治疗方法,逐步提高患儿的社交能力,不断提升适应家庭、学校的能力。正性强化患儿的每一个进步,有动力和勇气来表达自己。对患儿社交技能往往也需要进行训练。认知治疗部分可以帮助患儿纠正对自己的行为错误的认知,可以降低患儿表达时所出现的焦虑。

3. **家庭治疗**　强调整合家庭成员的资源,规划患儿的治疗方案及执行方法。对于疾病发生与家庭关系或家庭功能不良相关者,可以采用家庭治疗方案。

4. **游戏治疗**　国内外均有专家学者认为,治疗选择性缄默症的最佳选择可能是游戏疗法,儿童在游戏中是无压力的、主动快乐的。徐洁等采用沙盘

疗法对 11 岁患儿进行干预,通过治疗,其在亲子关系和学校适应等方面发生了积极改变。心理动力学游戏疗法在用于治疗选择性缄默症时,通过象征性的东西来帮助理解孩子和缄默的行为,游戏作为一种中介来帮助孩子表达和他相关的事。

(四)药物治疗

对于社会心理干预无效的选择性缄默症儿童,可选择药物治疗,目前常选用选择性 5-羟色胺再摄取抑制剂(SSRI)和单胺氧化酶抑制剂(MAOI)来减轻选择性缄默症的症状,但这些药物的副作用和长期疗效还不确定,所以一般不把药物治疗作为首选。对于治疗社交焦虑障碍有效的药物可以用于治疗选择性缄默症,如氟西汀或氟伏沙明,药物治疗多与行为治疗结合进行。

七、预后

选择性缄默症通常起病于 5 岁前,但是该障碍可能到入学后才引起临床关注,因为校园里有更多的社交互动和任务,例如大声朗读。该障碍持续的时间各不相同,尽管临床报告显示,许多个体随着成长不再患有选择性缄默症,但是该障碍的纵向病程尚不清楚。在一些案例中,尤其是在有社交焦虑障碍的个体中,选择性缄默症可能会消失,大部分个体随年龄增长症状缓解,有的社交焦虑障碍的症状还会持续。部分个体仍有部分语言、行为及情绪症状延续至成人,如社交焦虑障碍的症状。一项 45 例选择性缄默症患儿的 12 年随访研究发现,选择性缄默症患儿个体和家庭心理病理问题多,障碍多起病于 3~4 岁,就诊年龄平均在 8 岁;12 年后 39%的患儿完全缓解,其余的仍有某种程度的交流障碍;患者对自我的评价为缺乏独立、对学业成就的动力不足、自信心不足、与同龄人相比不够成熟健康。预后不佳的最显著的预测指征为就诊时"在核心家庭内缄默"。

第三节 特异性恐惧症

一、概述

正常儿童少年在不同年龄段会出现一些轻微的恐惧,其实这是由进化产生的结果,同时很容易通过直接经验获得。另外还存在一种超自然恐惧现象,这不涉及直接经验,但似乎与感官感受或认知偏见以及文化相关的认知、信仰有关。但是当儿童出现与年龄不适当的、持续的、非理性的或夸大的恐惧,

从而引起对事物或事件的回避,并影响到日常的生活时,即成为特异性恐惧症(specific phobia),又称特定恐怖症。特定恐怖症的核心特征涉及对一系列特定线索、情境或物体的恐惧和回避。有一种普遍的看法,认为对象或情境会导致人身伤害。常伴有自主神经系统功能紊乱,表现为呼吸急促、面色苍白或潮红、出汗、心慌、胸闷、血压上升、恶心、四肢震颤或软弱无力,重者可瘫软在地、昏厥、痉挛或有饮食和睡眠障碍等。

根据恐惧对象和回避反应,DSM-5 中将特异性恐惧症分为五种类型:

1. **动物恐惧症**(zoophobia) 儿童 3 岁后开始对动物产生恐惧,学龄儿童逐渐对动物产生恐惧心理,最常见的特异性恐惧对象通常为狗、蛇、昆虫、老鼠等。

2. **自然环境恐惧症** 恐惧对象为自然环境中的物体,如高空、黑暗、暴风雨、水等。

3. **情境恐惧症**(specific situational phobia) 对特定的情境产生恐惧,如飞行、乘电梯、穿越隧道、过桥、在密闭空间里等。

4. **血液-注射-损伤恐惧症** 恐惧看见血、受伤、打针或其他侵入性的医疗过程。

5. **其他恐惧症** 对噪音或其他类似对象的恐惧,对其他可能引起窒息、呕吐或传染病的情境的恐惧。

二、流行病学

特定恐怖症是儿童期常见的情绪障碍。在美国,特定恐怖症在 12 个月内社区患病率估计为 7%~9%。欧洲国家患病率与美国大致相同(大约为 6%),但亚洲、非洲和拉丁美洲国家通常较低(2%~4%)。儿童患病率约为 5%,13~17 岁约为 16%。老年人的患病率较低(3%~5%),可能反映了严重程度降低到了亚临床水平。女性患病率高于男性,女性比男性更易受影响,比例约为 2:1,尽管该比例根据不同恐怖症刺激源的变化而不同,也就是说,动物、自然环境和情境型的特定恐怖症多发生于女性,而血液-注射-损伤型的恐怖症患病率几乎无性别差异。随年龄增长患病率降低。

三、临床表现

1. **过度的恐惧** 儿童过分恐惧日常生活中某些客观事物和情境,但实际上这些事物和情境并不具有危险性,或者患儿所表现的恐惧大大超过了客观存在的危险程度,与社会文化背景、心理发育水平不吻合。当不得不面对自己恐惧的对象时,立即出

现极度恐惧情绪,如大声哭闹、发脾气等。

2. 伴随自主神经系统功能的紊乱 对于特定恐怖症,目前的神经系统模式强调杏仁核和相关结构的作用,像在其他焦虑障碍中那样。当有特定恐怖症的个体在预期或正在暴露于一种恐怖性物体或情境时,通常会体验生理觉醒的增强。当面对自己恐惧的对象时,可能出现心跳加速、面色煞白、出汗、小便不能自主控制等自主神经功能紊乱的症状和体征。有情境、自然环境、动物型的特定恐怖症的个体可能会表现出交感神经系统的觉醒;有血液-注射-损伤型的特定恐怖症的个体经常表现出血管迷走神经性晕厥或近似晕厥的反应,其标志是开始时心跳短时加速、血压上升,随后心跳减慢、血压下降。

3. 回避性行为 部分儿童即使能够认识到自己的恐惧程度有些过分、不合理,但仍旧难以控制恐惧心理,竭力回避或逃离这些事物和情境。由于患者的回避与恐惧引起明显的痛苦,影响了患者的正常生活、学习和社交活动,例如不敢乘坐电梯、不敢去某一特定的地方、怕黑暗的角落等。

四、病因和发病机制

病因不明,要考虑到遗传、先天素质因素和后天的社会生活经验等因素。

1. 遗传因素 家系遗传学研究发现,特定恐怖症患者的一级亲属患病率是正常对照组一级亲属患病率的3~6倍。双生子研究显示单卵双生子同病率高于双卵双生子。许多患者存在性格胆怯、内向、脆弱等先天素质特征。这说明,遗传因素在其中起到一定的主导作用。遗传流行病学研究表明,这些疾病是家族性和中度遗传性的。连锁研究涉及可能带有易感基因的几个染色体区域,但尚未确定特定基因。来自家庭和遗传研究的越来越多的证据表明,这些疾病的基础基因重叠并超越了诊断界限。可遗传形式的焦虑气质、焦虑相关的人格特质和恐惧回路的神经影像学检测可能代表易患惊恐和恐惧症的中间表型。

2. 生活事件和特殊生活经历 儿童经历创伤性事件,如遭受动物攻击、经历地震灾害;接触恐怖内容的信息,如听恐怖故事、看恐怖书籍或影视节目等,使具有胆怯、脆弱等性格特征的儿童对这些特定事物或场景产生异常恐惧而发病。

五、诊断和鉴别诊断

(一)诊断要点

1. 儿童对日常生活中的一般客观事物和情境

产生过分的恐惧情绪,并出现回避、退缩行为,症状超过了社会文化背景、心理发育水平相当的儿童对这些事物和情境的害怕程度。

2. 严重影响了患者的生活、学习和人际交往等社会功能,患者为此而感到痛苦。

3. 上述现象持续6个月以上。

(二)诊断标准

DSM-5中特异性恐惧症的诊断标准如下:

A. 对于特定的事物或情况(如飞行、高处、动物、接受注射、看见血液)产生显著的害怕或焦虑。

注:儿童的害怕或焦虑也可能表现为哭闹、发脾气、惊呆或依恋他人。

B. 恐惧的事物或情况几乎总是能够促发立即的害怕或焦虑。

C. 对恐惧的事物或情况主动地回避,或是带着强烈的害怕或焦虑去忍受。

D. 这种害怕或焦虑与特定事物或情况所引起的实际危险以及所处的社会文化环境不相称。

E. 这种害怕、焦虑或回避通常持续至少6个月。

F. 这种害怕、焦虑或回避引起有临床意义的痛苦,或导致社交、职业或其他重要功能方面的损害。

G. 这种障碍不能用其他精神障碍的症状来更好地解释,包括:在广场恐怖症中的惊恐样症状或其他功能丧失症状;在强迫症中的与强迫思维相关的事物或情况;在创伤后应激障碍中的与创伤事件相关的提示物;在分离焦虑障碍中的离家或离开依恋者;在社交恐怖症中的社交情况等所致的害怕、焦虑和回避。

(三)鉴别诊断

1. 广场恐怖症 情境型特定恐怖症在临床表现上可能与广场恐怖症相似,在所害怕的情境方面有重叠的部分(如飞行、密闭空间、电梯)。如果个体害怕的只是广场恐怖情境中的一种,那么可给予情境型特定恐怖症的诊断。如果害怕两种或更多的广场恐怖情境,则更适合诊断为广场恐怖症。

2. 惊恐障碍 有特定恐怖症的个体可能在面对所害怕的情境或物体时经历惊恐发作,如果惊恐发作仅仅作为对特定物体或情境的反应出现,就将诊断为特定恐怖症;反之,如果个体也会经历意外的惊恐发作(即不是作为对特定恐惧的物体或情境的反应),那么将诊断为惊恐障碍。

3. 社交焦虑障碍 如果害怕这些情境是因为负面的评价,就应诊断为社交焦虑障碍而不是特定恐怖症。

4. 强迫性障碍 如果个体主要的对某种物体或情境的害怕是强迫思维的结果[如:害怕血液,是由于被血液病原体(即 HIV)感染的强迫思维所致;害怕驾驶,是由于伤害到他人的强迫性影像所致],并且如果符合强迫性障碍的其他诊断标准,就应诊断为强迫性障碍。

5. 与创伤和应激源相关的障碍 如果恐怖症出现于一次创伤性事件之后,就应被诊断为创伤后应激障碍。然而,创伤性事件可以发生在创伤后应激障碍和特定恐怖症之前,在这种情况下,只有当创伤后应激障碍的所有诊断标准都不符合时,才考虑诊断为特定恐怖症。

6. 精神分裂症谱系与其他精神病性障碍 当害怕和回避是由于妄想所致时(像在精神分裂症或其他精神分裂症谱系、其他精神病性障碍中那样),就不能诊断为特定恐怖症。

六、治疗

1. 治疗原则 通过家长的心理支持和解释,随着年龄的增长,症状大多能逐步缓解。对于症状改善不明显或者严重的患者,需要心理治疗,仅少数患者需要在心理治疗基础上增加药物治疗。

2. 心理治疗 目前认为最有效的心理治疗方法是行为治疗,包括系统脱敏治疗、示范学习治疗、阳性强化治疗等。可以对引起患儿恐惧的情景进行相应的评价,分析出这些情景的严重程度。对于此类患儿采取逐级暴露等方法,进行系统的脱敏治疗。并且可以让患儿去观察其他儿童的正常的行为方式进行学习。逐渐地减少他们的恐惧情绪和表现出的恐惧行为。帮助他们建立应对恐惧对象的方式。此外,还可选用认知治疗,通过纠正患者对恐惧事物或情境不恰当的认知,帮助其正确认识所处的环境,提高心理治疗的效果。

3. 药物治疗 少数患者焦虑和恐惧情绪非常严重,可以选用抗焦虑药物治疗,如阿普唑仑、劳拉西泮等。此外,具有抗焦虑作用的抗抑郁剂,如舍曲林、氯米帕明等也有一定临床疗效。

七、预后

儿童特定恐怖症一般在 10 岁前发病,与患儿的气质类型、环境的特征以及与遗传、生理方面的个体化因素相关。随年龄增长逐渐减轻,多数到少年期症状消失,仅 10%～15% 患者其病程会延续到成人,因此大部分人预后良好。

第四节 社交焦虑障碍

一、概述

社交焦虑障碍(social anxiety disorder,SAD)也称社交恐惧症(social phobia),是一种显著、持续地对社交或一些自我表现的恐惧。由于相信他人会对自己进行负面评价,因此害怕和回避社交互动或社交表现。因此,他们会回避一系列社交活动或情境,包括在他人面前说话或表演,结识新儿童,与教师等权威人物交谈,以任何方式成为被关注的焦点,以及对青少年来说,对约会的恐惧等;担心其他人的负面评价,包括担心其他人会认为他们没有吸引力、愚蠢、不愉快、过于自信或奇怪;朋友较少并难以结交新朋友;高度的自我意识或自我关注。除了对普通人可能感到焦虑的场合外,他们还会对很多常见到的日常活动感到焦虑,如在班上交作业、买东西等。他们更容易情绪化和感到拘谨、忧愁和孤独。社交恐惧的患儿可伴发躯体的症状,如脸红、口干、出汗、胃部不适、心跳加速甚至惊恐发作。患儿往往会因为这些生理反应将他们的无能感暴露出来而更加焦虑,这种焦虑反过来又会加重躯体的生理反应,形成了一种恶性循环。

二、流行病学

国外流行病学调查社交焦虑障碍终身患病率为 3%～13%,其中儿童患病率为 1%。14～24 岁患病率女性为 9.5%,男性为 4.9%。国内调查发现 6～13 岁儿童社交焦虑障碍患病率为 2.48%。通常在普通人群中,有社交焦虑障碍的女性比男性患病率更高(发生比在 1.5～2.2 的区间内),而且在青少年和成年早期,患病率的性别差异更为明显。患病率随着年龄的增长而降低。社交焦虑障碍的疾病年龄在 13～24 岁,焦虑症状都发生在儿童期,且是一个慢性的疾病过程,一般不能自我缓解。平均病程 20 年左右。青春期早期(11～13 岁)是社交恐惧症的高发年龄段,这是由于青春期自我意识的增强,他们开始在意自己的外表、别人对自己的看法,常表现为对公开演讲的恐惧和对已发生事情的过度忧虑。2/3 的社交恐惧症的儿童少年共患其他的焦虑障碍,如特异性恐惧症或惊恐障碍等,20% 的社交恐惧症共患抑郁。

三、临床表现

社交焦虑障碍的核心特征是属于一个或多个社

交场合时会出现过度的焦虑反应。常表现为：① 极力回避所害怕的社交场景，在无法回避时就会表现出强烈的焦虑抑郁情绪；② 躯体性焦虑反应无相应的器质性疾病；③ 焦虑反应不仅出现在与成人相处的过程当中，也会出现在与同龄人相处当中。

1. 对于社交场合和与人接触表现恐惧 患儿主要表现为极端的和持久稳固的害羞及行为抑制，害怕在公共场合被别人注视，害怕当众出丑、难堪，害怕一个人或多人的社交场合，非常害怕当众讲话、表演及参加社交聚会。不敢到人多的地方。在与陌生人交往的过程中表现过度焦虑和恐惧，如紧张不安、害羞、脸红、不主动说话、独处，或者纠缠父母、尾随父母、与父母寸步不离，有时还会表现哭泣、发脾气。但是，患者与熟悉的亲友或同伴交往正常。患者常不能认识到自己的紧张恐惧是过分的和不合理的。有的患者在焦虑情绪严重时伴有明显的躯体症状表现，如面红耳赤、心悸、出汗、四肢或全身震颤、头痛、腹泻、尿频等。年长儿童或少年患者一般能认识到自己的紧张恐惧是过分的和不合理的。

2. 回避性行为 患儿有回避性行为，常常拒绝或不愿意去自己害怕的地方，不参加集体活动，不愿去学校上课、不敢发言，希望尽快逃离害怕的环境。如果患儿被强求去面对自己害怕的社交场合，则会设法尽早离开。

3. 社会功能损害 患儿因具有社交焦虑，常常不敢正常上学，上课不敢发言，不敢参加抛头露面的活动，无法正常交往，无法正常与别人沟通，严重影响其社会功能。

四、病因和发病机制

目前认为社交焦虑障碍是遗传与环境因素综合作用所致。相关因素如下：

1. 遗传因素 使个体更易罹患社交焦虑障碍的特质，如行为抑制，有极强的遗传影响。遗传影响取决于基因-环境的互动，也就是说，高行为抑制的儿童更易受环境的影响，如受有社交焦虑父母的影响。社交焦虑障碍是可遗传的（但若仅仅是表演型焦虑，则遗传性较小）。一级亲属有 2～6 倍的概率罹患社交焦虑障碍和那些涉及特定障碍（如害怕负性评价）和非特定的遗传因素（如神经质）交互影响的其他障碍。研究发现，社交焦虑障碍有明显家族聚集性，先证者的一级亲属中社交焦虑障碍发生率明显高于对照组，女性社交焦虑障碍单卵双生者的同病率为 24.4%，双卵双生者同病率为 15.3%。

2. 气质的因素 潜在的特质使得个体更易罹患社交焦虑障碍，包括行为抑制和对负面评价的害怕。

3. 环境因素 社交焦虑障碍的产生与儿童期受虐待或其他早期出现的心理社会逆境的概率升高不存在因果关系。然而，社交焦虑障碍患儿多发生于父母采用抑制性或拒绝式教养方式、社会经济地位低、生活质量低的家庭。儿童期受虐待和逆境是产生社交焦虑障碍的危险因素。

4. 文化相关的问题 在同一种文化中，社交焦虑障碍的患病率可能与自我反映的社交焦虑水平不一致，虽然自我报告称自己存在较高水平的社交焦虑，然而其社交焦虑障碍的患病率却较低。

五、诊断和鉴别诊断

（一）诊断要点

1. 儿童在涉及与同伴交往的一种或多种社交场合中存在持续性的、可预期的焦虑和社交回避行为，害怕自己的言行或焦虑状态会导致负性的评价。

2. 该症状的严重程度超过了相应社会文化背景、心理发育年龄容许的范围，使患者的社会交往、包括同伴关系显著受损。但患者在与家庭成员或非常熟悉的同伴交往时基本正常。

3. 上述症状持续 6 个月以上。

（二）诊断标准

DSM-5 中关于社交焦虑障碍的诊断标准如下（F40.10）：

A. 个体由于面对可能被他人审视的一种或多种社交情况时而产生显著的害怕或焦虑。例如，社交互动（对话、会见陌生人），被观看（吃、喝的时候），以及在他人面前表演（演讲时）。

注：儿童的这种焦虑必须出现在与同伴交往时，而不仅仅是与成人互动时。

B. 个体害怕自己的言行或呈现的焦虑症状会导致负性的评价（即被羞辱或尴尬；导致被拒绝或冒犯他人）。

C. 社交情况几乎总是能够促发害怕或焦虑。

注：儿童的害怕或焦虑也可能表现为哭闹、发脾气、惊呆、依恋他人、畏缩或不敢在社交情况中讲话。

D. 主动回避社交情况，或是带着强烈的害怕或焦虑去忍受。

E. 这种害怕或焦虑与社交情况和社会文化环境所造成的实际威胁不相称。

F. 这种害怕、焦虑或回避通常持续至少 6 个月。

G. 这种害怕、焦虑或回避引起有临床意义的痛苦，或导致社交、职业或其他重要功能方面的损害。

H. 这种害怕、焦虑或回避不能归因于某种物质（如滥用的毒品、药物）的生理效应，或其他躯体疾病。

I. 这种害怕、焦虑或回避不能用其他精神障碍的症状来更好地解释，如惊恐障碍、躯体变形障碍或孤独症谱系障碍。

J. 如果其他躯体疾病（如帕金森病、肥胖症、烧伤或外伤造成的畸形）存在，则这种害怕、焦虑或回避是明确与其不相关或是过度的。

（三）鉴别诊断

1. **正常儿童的害羞（社交沉默）**　儿童大约在 6 个月到 1 岁时开始对陌生人产生警惕，4～5 岁开始结交朋友。处于这些发育阶段的部分儿童由于缺乏社交经验和技巧，尤其是胆小害羞的儿童，在面对陌生人或在陌生环境中感到害羞，出现社交焦虑属于正常现象，随着年龄的增长或对环境的熟悉社交焦虑情绪会减轻，最终自然消失，不影响儿童的正常社会功能。害羞（即社交沉默）是常见的人格特质，本身并不是病理性的。在某些社会，害羞甚至被积极地评价。然而，当在社会职业和其他重要领域功能上存在显著的负面影响时，就应考虑为社交焦虑障碍，而当症状符合社交焦虑障碍的全部诊断标准时，就应诊断为社交焦虑障碍。

2. **广场恐怖症**　有广场恐怖症的个体害怕和回避社交情境（如看电影），因为一旦发生失能或惊恐样症状，可能难以逃离或无法获得及时救助，而有社交焦虑障碍的个体更害怕被他人评判。而且，当有社交焦虑障碍的个体被单独留下时，可能会感到平静，而在广场恐怖症中，通常不是这样的情况。

3. **惊恐障碍**　有社交焦虑障碍的个体可能会惊恐发作，但其担心害怕的是负面评价，而有惊恐障碍的个体担心的是惊恐发作本身。分离焦虑障碍患者的焦虑仅出现在与主要依恋对象分离时，只要有依恋对象陪同，即使与陌生人交往或在陌生的社交环境中也不会出现焦虑情绪。社交焦虑障碍患者则不论是否有家长陪同，只要在自己害怕的社交环境中都会表现出紧张焦虑和回避行为。

4. **广泛性焦虑障碍**　在广泛性焦虑障碍中，社交担忧很普遍，但更多地聚焦于持续的关系的问题，而不是害怕负面评价。有广泛性焦虑障碍的个体，特别是儿童，可能极端地担忧他们社交表现的质量，但这些担忧在非社交表现中也存在，而且当个体没有被他人负面评价时仍然持续存在。在有社交焦虑障碍的个体中，担忧则聚焦于社交表现和他人评价。

5. **分离焦虑障碍**　有分离焦虑障碍的个体可能回避社交环境（包括拒绝上学），由于担心与依恋对象分离，儿童需要父母中的一位在场，且与其发育阶段并不匹配。有分离焦虑障碍的个体在依恋对象在场的社交环境中或在家里时，通常感觉舒服，而有社交焦虑障碍的个体当社交情境发生在家里或依恋对象在场时，可能也会感觉不舒服。

6. **孤独症谱系障碍**　该病患者人际交往技巧差，与同龄儿童进行正常交往困难。但是，孤独症谱系障碍儿童还有言语发育障碍、刻板重复行为、兴趣狭窄等临床特征。

7. **特定恐怖症**　有特定恐怖症的个体可能害怕尴尬或被羞辱（如抽血时因晕倒而尴尬），但他们一般不会害怕其他社交情境下的负面评价。

8. **抑郁障碍**　该病患者，特别是少年期患者，可能有社交退缩的表现，但这类患者表现出的是因为兴趣减退、活动减少、自卑等抑郁障碍的核心症状，并非对社交的紧张和恐惧。

六、治疗

（一）治疗原则

儿童少年社交焦虑障碍应首选认知行为治疗等心理治疗方法，病情严重且使用了心理治疗效果不佳者谨慎合并药物治疗。在众多的心理治疗方法中，认知行为治疗和团体形式的行为治疗，被认为是具有确切临床疗效的，具有长期效果的方法。有研究表明，为了防止社交焦虑障碍的慢性表现，需要对社交焦虑进行早期治疗，对于患有社交焦虑障碍的青少年，早期治疗对他们的心理和社会发展（如社会和学术功能）至关重要。

（二）心理治疗

1. **认知行为治疗（CBT）**　CBT 治疗社交焦虑障碍的要点包括：心理教育；建立治疗联盟，帮助患儿提高识别并表达焦虑情绪的能力；暴露、社交技巧训练、治疗后家庭作业等。建立奖励系统或行为契约，强化积极的社交行为。增强对人际关系或小组活动的参与性，发展对同伴友谊的兴趣，增加与正常人交往的机会，增强患儿参与公共活动的能力，增强应急处理的能力等。在儿童青少年社交焦虑障碍的治疗中应注意根据患者的年龄来设计具体内容，如对于年幼的儿童可使用示范、角色扮演、游戏、讲故事等形式。此外，父母应参与心理治疗，帮助父母认识到他们的过度保护方式会强化患者的社交焦虑和过度依赖的行为，教会父母适当地采取奖励机制来强化患者的积极社交行为。

2. **团体治疗** 相对于个别心理治疗,团体治疗的优点在于可以提供模拟的社交场景,有利于提高社交能力,有利于减轻对社交场景的回避,共享成功的经历,并互相鼓励,互相促进,互相帮助,互相反馈有利信息,使患儿能够更全面地提高自我评价,增强社交训练。

(三)药物治疗

在心理治疗疗效不明显或为了增强治疗效果,可使用选择性5-羟色胺再摄取抑制剂中的舍曲林、氟伏沙明等药物,在上述药物效果不明显时,也可以选用三环类抗抑郁剂或苯二氮䓬类药物,同时应密切监测和及时处理药物不良反应,定期体检。

七、预后

多数社交焦虑障碍缓慢起病,少数在应激事件后突然起病,病程迁延。儿童期起病患者多数随年龄增长症状逐渐减轻或消退,少年期起病者可能会持续到成年,对患者的学业、人际关系及将来就业、婚姻都可能造成严重影响。社交焦虑障碍与较高的辍学率和降低的健康水平、雇佣率、工作绩效、社会经济地位和生活质量有关。

第五节 惊恐障碍

一、概述

惊恐障碍(panic disorder,PD)又称急性焦虑障碍或惊恐发作。表现为突然发生强烈的烦躁不安、紧张、恐惧,伴有明显自主神经功能紊乱的症状,常常伴有强烈的大难临头,以及强烈的逃离的欲望。核心症状是经历和害怕意外的惊恐发作,通常包括一些躯体症状和对死亡或发疯的恐惧。惊恐发作时间较短暂,发作10分钟内症状达到高峰,在随后的半小时或几小时内,症状逐渐消退,可在一周或一个月内发作数次。症状通常包括心悸、呼吸困难、头晕、颤抖和胸痛。至少对意外发生或"突然发生"有部分恐慌。

二、流行病学

国外的调查显示:惊恐障碍成人和青少年12个月的患病率估计为2%~3%。亚洲等地患病率报告很低,从0.1%~0.8%不等。儿童惊恐障碍并不常见,在青春期后患病率缓慢上升,在成人期达到顶峰。同成人惊恐障碍一样,女性的患病率要高于男

性。年幼的儿童很少发生惊恐发作,但在青少年中却常见。首次发作的平均年龄为15~19岁。Hayward等认为惊恐发作发生率的上升与青春发育期有关,青春期是惊恐发作患病的高峰期,在青春期出现的身体变化可能是引起惊恐发作的关键因素。

三、临床表现

1. **突然发生的惊恐** 惊恐障碍患者的基本特征是严重焦虑(惊恐)的反复发作,这种突然产生的强烈的害怕或不适感不局限于任何特定的情境或某一环境,即使在安静状态下也可以出现,最常见症状包括发抖、头晕或晕厥、喉部堵塞感、心慌心悸、气促、胸痛或胸部不适、窒息感、恶心、腹部不适、出汗、发冷或发热感、皮肤麻木或针刺感等。害怕死亡,担心失去控制或是要发疯了,周围环境不真实感。主要表现为反复发作的意外的惊恐发作,为突然汹涌而来强烈的害怕或不适,在几分钟内达到顶峰。在美国和欧洲,大约半数有惊恐障碍的个体既有预期的惊恐发作,又有不可预期的惊恐发作。惊恐发作的频率和严重程度各有不同。关于频率,存在中度频率的发作(如每周一次),持续数月;或是更频繁的短暂发作(如每天),但间隔数周或数月无任何发作;或低频率的发作(如每月两次),持续数年。儿童少年期起病的惊恐障碍其症状、病程、伴随症状及其伴随的精神障碍(广场恐怖症、抑郁症)与成人期的惊恐障碍类似。

2. **对惊恐再次出现的恐惧** 惊恐障碍患者在发作间歇期,也会持续地担心再次发作。

四、病因和发病机制

诸多因素参与惊恐障碍的发病,包括遗传、环境以及心理因素等。

1. **遗传因素** 在惊恐障碍的致病因素中起到主要作用。有家系研究显示,一级亲属的患病一致率为15%,而惊恐障碍一般人群的患病率为5%。双生子研究中,单卵双生子惊恐障碍的患病一致率为50%,双卵双生子的患病一致率为3%。提示惊恐障碍与遗传因素有关。

2. **社会心理环境因素** 家庭教育模式不良、早期发育经历创伤、不安全的依恋关系等与惊恐发作有关。与其他焦虑障碍患者相比,惊恐障碍患者中有更多儿童期受虐待经历的报告。

五、诊断和鉴别诊断

(一)诊断要点

1. 患者存在一次以上突发的强烈的害怕或躯

体不适感,不局限于特定的场合,具有不可预测性。

2. 患者存在对惊恐再次出现的恐惧。

3. 由于担心惊恐再次出现而严重影响患者的社会功能。

(二)诊断标准

DSM-5 中惊恐发作的诊断标准(F41.0)如下:

A. 反复出现不可预期的惊恐发作。一次惊恐发作是突然发生的强烈的害怕或强烈的不适感,并在几分钟内达到高峰,发作期间出现下列 4 项及以上症状:

注:这种突然发生的惊恐可以出现在平静状态或焦虑状态。

1. 心悸、心慌或心率加速。

2. 出汗。

3. 震颤或发抖。

4. 气短或窒息感。

5. 哽噎感。

6. 胸痛或胸部不适。

7. 恶心或腹部不适。

8. 感到头昏、脚步不稳、头重脚轻或昏厥。

9. 发冷或发热感。

10. 感觉异常(麻木或针刺感)。

11. 现实解体(感觉不真实)或人格解体(感觉脱离了自己)。

12. 害怕失去控制或"发疯"。

13. 濒死感。

注:可能观察到与特定文化有关的症状(如耳鸣、颈部酸痛、头疼、无法控制的尖叫或哭喊),此类症状不可作为诊断所需的 4 个症状之一。

B. 至少在 1 次发作之后,出现下列症状中的 1~2 种,且持续 1 个月(或更长)时间:

1. 持续地担忧或担心再次的惊恐发作或其结果(如失去控制、心肌梗死、"发疯")。

2. 在与惊恐发作相关的行为方面出现显著的不良变化(如设计某些行为以回避惊恐发作,如回避锻炼或回避不熟悉的情况)。

C. 这种障碍不能归因于某种物质(如滥用毒品、药物)的生理效应,或其他躯体疾病(如甲状腺功能亢进、心肺疾病)。

D. 这种障碍不能用其他精神障碍来更好地解释(如:像未特定的焦虑障碍中,惊恐发作不仅仅出现于对害怕的社交情况的反应;像特定恐怖症中,惊恐发作不仅仅出现于对有限的恐惧对象或情况的反应;像强迫性障碍中,惊恐发作不仅仅出现于对强迫思维的反应;像创伤后应激障碍中,惊恐发作不仅仅

出现于对创伤事件的提示物的反应;或像分离焦虑障碍中,惊恐发作不仅仅出现于对与依恋对象分离的反应)。

(三)鉴别诊断

1. 躯体疾病如甲状腺功能亢进、嗜铬细胞瘤、心肺疾病等 患者的惊恐发作并非某种躯体疾病的直接生理后果,相关实验室检查及体格检查有助于明确。如果判断惊恐发作是其他躯体疾病直接的生理后果,就不能诊断为惊恐障碍。

2. 物质/药物所致的焦虑障碍 如果判断惊恐发作是一种物质直接的生理后果,就不能诊断为惊恐障碍。中枢神经系统兴奋剂(如可卡因、苯丙胺、咖啡因)或大麻的中毒,或中枢神经系统抑制剂(如酒精、巴比妥类药物)的戒断,可以诱发惊恐发作。然而,如果惊恐发作在物质使用范围之外持续发生(如在中毒或戒断已经结束很久之后),可考虑诊断为惊恐障碍。

3. 其他特定的或未特定的焦虑障碍 如果从未体验过完全症状(不可预期)的惊恐发作,就不能诊断为惊恐障碍。如果只有有限症状、不可预期的惊恐发作,应诊断为其他特定的焦虑障碍或未特定的焦虑障碍。

4. 精神分裂症 有些精神分裂症等其他重型精神障碍会伴有惊恐障碍的症状,但是惊恐障碍患者没有幻觉、妄想等精神病性症状,且呈发作性病程,发作间期除对再次发作的担心之外,无任何异常,可与精神分裂症相鉴别。

六、治疗

(一)治疗原则

儿童少年惊恐障碍容易造成患者家庭、学业、同伴交往等社会功能多方面受损,需要早期诊断和治疗。对于儿童青少年患者来说,父母的心理教育、家庭的参与十分重要。一般说来,对于惊恐障碍的治疗既要以药物控制惊恐发作,又要通过心理治疗缓解患者的心理压力,改善不良认知,建立适应性行为。

(二)心理治疗

1. 认知行为治疗 让患者找出躯体症状与惊恐发作之间的关系,重建正确的认知,让患者了解到这些症状虽然很痛苦,但并不是由器质性疾病造成的。通过认知行为治疗改变患者对症状的错误解释。通过认知调整和逐级暴露相结合,改变患者对

症状的错误理解,打破恶性循环,通过控制训练,消除惊恐发作。

2. 家庭治疗　进行家长健康教育,鼓励多和孩子交流,要善于发现和赞扬孩子的优点和能力。家长做好榜样,用具体的行动带领患儿正确认识周边的事物。多给患儿以情感支持,提供一个积极健康向上的家庭氛围,帮助患儿树立良好的情绪观念。

(三)药物治疗

常用的药物包括:选择性 5-HT 再摄取抑制剂,如氟西汀、舍曲林等和苯二氮䓬类药物。在治疗期间应不断去发现患儿病情的变化,实时做出治疗方案的调整,并保证足够疗程,这样才能有助于病情的康复。

七、病程和预后

根据国外调查,惊恐障碍的中位起病年龄是20~24岁。儿童期较少见,但许多成人患者回忆他们症状的首次发作常可追溯到儿童期。如果该障碍未经治疗,通常病程是慢性的,但会加重和减轻。一些个体可能有阵发性的发作,在发作之间伴多年的症状缓解,而其他人可能有持续的严重症状,只有少数个体在数年内完全缓解且无后续复发。惊恐障碍的病程常常由于一系列其他障碍而变得错综复杂,特别是焦虑障碍、抑郁障碍和物质使用障碍。青少年可能比成人更不愿意公开讨论惊恐发作。因此,临床工作者应该意识到不可预期的惊恐发作也会出现在青少年期,就像会出现在成人期一样,而且当青少年报告阵发性的强烈的害怕或痛苦时,需特别注意这种可能性。早期诊断及治疗对预后有利。

第六节　广泛性焦虑障碍

一、概述

广泛性焦虑障碍(generalized anxiety disorder, GAD)是以无法控制的过度担心和紧张为特征的一种精神障碍。患儿的焦虑往往没有特定的对象,倾向于担心各种各样的消极可能性。他们的焦虑是广泛的、全面的,多是针对日常的生活事件。对家庭、友谊、学业、体育表现、自我和家庭健康以及轻微的日常问题等方面反复和广泛的担忧;反复向父母或其他人寻求安慰的倾向;逃避新奇、负面消息、不确定的情况和犯错误;焦虑时出现躯体症状、失眠和烦躁。几乎每天都会对很多事件和活动产生过度的、不可控制的焦虑。患儿常常在看到、听到任何可怕的事情时,都会不由自主地与自己联系起来,总是预期最坏的可能性,而低估了自己处理问题的能力或忽视发生偶然事件极低的概率。对无关紧要的事情不可控制性地过度担忧是广泛性焦虑障碍的重要特征。广泛性焦虑障碍的患儿常伴发躯体的症状,如头痛、胃痛、恶心、呕吐、腹泻和肌肉紧张。此外,许多焦虑的孩子,尤其是那些有很多担忧的孩子,常常会有睡眠困难。

二、流行病学

广泛性焦虑障碍的起病年龄跨度较大,多在青春期之后起病,患病率儿童少年低于成人。国外调查普通社区青少年患病率为 0.9%,成年人为 2.9%。女性患病率约为男性的 2 倍。广泛性焦虑障碍是儿童期最常见的焦虑障碍,多发于儿童晚期和青春期早、中期。平均起病年龄为 10~14 岁,有些症状随着年龄的增长而缓解。但首发症状严重的患儿易复发,且焦虑症状常常是持续的。如有近一半的症状严重的患儿,两年后仍然被诊断为广泛性焦虑障碍。

三、临床表现

儿童广泛性焦虑障碍的临床表现同成人相似。常常有典型的焦虑表现,有时候症状会涉及器官系统,并较为持续。常表现为难以控制的、不切实际的担心和焦虑、运动性不安、自主神经功能紊乱等症状。

1. 焦虑情绪体验　广泛性焦虑障碍患儿担心和焦虑情绪很难控制,持续时间较长,而且症状所涉及的范围比较广,常担心一些成人才会想到的事情,如疾病、经济问题、战争、自然灾害等,并为此而过度担心。在没有对外界环境作出仔细判断思考的前提下,就表现出过度的担心、焦虑。患儿常常因为这些过度担心的表现而导致社会功能受损,学习成绩下降,交往、正常生活受影响。

2. 运动性不安　患儿表现为容易粗心,情绪不稳定,坐立不安,易烦躁,容易发生冲突。年幼的患儿表达能力受限,常表现为发脾气、爱哭闹。年龄大一些的青少年会称自己的学习状态下降了,记忆力不好了,没有以前聪明了,其实常常是因为注意力受损所致。

3. 自主神经功能紊乱　患儿常常表现为心悸、胸闷、口干、出汗、头昏、恶心、呕吐、上腹不适、四肢发凉、便秘、眩晕及浑身不适等。还有因为紧张而表现为四肢酸痛、躯干疼痛等。患儿常表现为躯体主诉多,但常见内科检查无果。患儿常常表现食欲不佳、睡眠质量差、容易疲倦等。

4. **共患病** 广泛性焦虑障碍常与其他焦虑障碍、抑郁障碍等共病。

四、病因和发病机制

1. **遗传因素** 家系研究发现,焦虑障碍儿童的父母患焦虑症、抑郁症、社交恐怖症、广场恐怖症者较多。双生子研究发现,单卵双生子的患病一致率显著高于双卵双生子。广泛性焦虑障碍的遗传度约为30%,提示与遗传有关。遗传的易感性是否能够表达,有时候还取决于环境因素的影响。

2. **神经生化因素** 与焦虑密切相关的神经递质,包括去甲肾上腺素(NE)、5-羟色胺(5-HT)、γ-氨基丁酸(GABA)等,这些激素及神经递质的释放与浓度的变化,直接影响到神经生化方面的表现。有大量的研究提示上述神经递质与焦虑、恐惧有关。

3. **家庭因素** 在家庭的教育因素中,父母教育方式是否存在问题,如:过度保护,期望值是否过高,过分强调成功等这些不良因素直接影响到孩子的情绪。不良的家庭环境因素可能会导致焦虑。焦虑儿童的家长倾向于把不确定的情境理解为具有威胁性的,具有负面认知过多的家长会导致儿童也会产生同样的焦虑反应。这些家长通常鼓励儿童回避困难的事情。因而,家长的行为可能导致儿童的焦虑。

4. **气质** 儿童的气质与焦虑障碍的发生有密切的关系。行为抑制气质可能是儿童发展为广泛性焦虑的潜在危险因素。害羞的儿童更容易有焦虑症状。

五、诊断和鉴别诊断

(一)诊断要点

1. 儿童至少在6个月的大多数时间中,对许多事件反复出现过分的、泛化的紧张或担心(焦虑),个体难以控制。

2. 患儿至少伴随一项自主神经功能紊乱的表现,如坐立不安或紧张、容易疲倦、注意力不能集中或头脑空白、易激惹、肌肉紧张、睡眠障碍等。

(二)诊断标准

DSM-5中广泛性焦虑障碍的诊断标准(F41.1)如下:

A. 在至少6个月的多数日子里,对于诸多事件或活动(如工作或学校表现),表现出过分的焦虑和担心(焦虑性期待)。

B. 个体难以控制这种担心。

C. 这种焦虑和担心与下列6种症状中至少3种有关(在过去6个月中,至少一些症状在多数日子里存在):

注:儿童只需1项。

1. 坐立不安或感到激动或紧张。

2. 容易疲倦。

3. 注意力难以集中或头脑一片空白。

4. 易激惹。

5. 肌肉紧张。

6. 睡眠障碍(难以入睡或保持睡眠状态,或休息不充分、质量不满意的睡眠)。

D. 这种焦虑、担心或躯体症状引起有临床意义的痛苦,或导致社交、职业或其他重要功能方面的损害。

E. 这种障碍不能归因于某种物质(如滥用的毒品、药物)的生理效应,或其他躯体疾病(如甲状腺功能亢进)。

F. 这种障碍不能用其他精神障碍来更好地解释。例如,像惊恐障碍中的焦虑或担心发生惊恐发作,像社交焦虑障碍(社交恐怖症)中的负性评价,像强迫性障碍中的被污染或其他强迫思维,像分离焦虑障碍中的与依恋对象的离别,像创伤后应激障碍中的创伤性事件的提示物,像神经性厌食症中的体重增加,像躯体症状障碍中的躯体不适,像躯体变形障碍中的感到外貌存在瑕疵,像疾病焦虑障碍中的感到有严重的疾病,或像精神分裂症或妄想障碍中的妄想信念的内容。

(三)鉴别诊断

1. **惊恐障碍** 特点是发作具不可预测性和突然性,患者常有濒死感,而终止也迅速。与广泛性焦虑障碍相比,惊恐障碍发作突然、时间短、程度强烈,在发作间歇期,除了担心再次发作外无其他异常。而广泛性焦虑障碍的担心是持续性的,担心对象具有广泛性。

2. **强迫性障碍** 在广泛性焦虑障碍中,焦虑的焦点是即将来临的问题,是对未来事件的非正常的过度担忧。而在强迫性障碍中,强迫思维是不恰当的观念,体现为侵入性或不想要的想法、冲动或画面。广泛性焦虑障碍患者的焦虑是预期性的,指向未来事件的过度担忧。

3. **抑郁障碍** 焦虑是抑郁障碍的常见症状,广泛性焦虑也常伴随抑郁症状。临床上通常根据这两种症状的严重程度以及症状出现的先后顺序诊断。

4. **社交焦虑障碍** 有社交焦虑障碍的个体通

常有预期焦虑,集中于即将到来的社交情境,那时他们必须表演或被他人评判,然而,无论是否被评判,有广泛性焦虑障碍的个体都会担忧。

5. 躯体疾病 由于广泛性焦虑障碍涉及许多躯体症状,需要与躯体疾病相鉴别,包括甲状腺功能亢进、嗜铬细胞瘤等。详细的病史收集、相关实验室检查以及体格检查有助于明确诊断。

六、治疗

(一)治疗原则

目前公认的治疗目标是改善或消除症状(体征)、恢复社会功能、降低复发率和改善预后。宜采用心理治疗和药物治疗相结合的综合干预措施。

(二)心理治疗

广泛性焦虑因常呈慢性过程,单纯的药物治疗效果欠佳,心理治疗在广泛性焦虑的治疗中具有重要的地位,治疗的重点是帮助儿童正确理解潜在的恐惧和担心,缓解内心的冲突和焦虑。在此期间家长应积极参与其中,帮助强化患儿的应激能力及适应能力,不断增强自信。

1. 认知行为治疗(CBT) CBT是治疗儿童少年广泛性焦虑障碍的常用心理治疗手段。认知治疗是通过采取一系列的策略纠正患者的错误认知,通过疏泄情感,调整行为(认知)模式,从而改变情绪反应,控制异常的焦虑情绪。CBT适用于已能独立思考理解问题的儿童。CBT的认知部分,着重于将焦虑思维重新调整至积极状态,从而形成更适应的行为。如父母对话行为部分帮助孩子改变应对引发焦虑情景的反应,如系统脱敏和暴露。多项临床研究说明CBT对于儿童少年情绪障碍具有明确的临床疗效。认知治疗可以帮助患儿充分认识焦虑情绪特征和影响因素,区分自身的症状类别,鉴别可能存在的躯体性的反应,发展出应付情绪问题及症状的治疗策略。通过治疗师和孩子在治疗期间的示范、暴露、角色扮演、松弛训练及强化等,可以帮助患儿不断增强自信,改善情绪症状。

2. 家庭治疗 是将整个家庭成员或部分家庭成员作为治疗对象,帮助患者父母认识患者疾病的发生原因,改善亲子关系。父母参与的治疗方法的近期及远期疗效比没有父母参与的治疗方法更好。应充分了解家庭结构和特点,评估引起患儿情绪问题的家庭因素,纠正家庭成员不恰当的互动模式,鼓励父母改善教育模式,强化患儿的自主行为。

3. 游戏治疗 由于年幼儿童的语言表达不成熟,认知水平处于发育过程中,领悟能力有限,不适合认知治疗,可以用游戏治疗代替。通过游戏建立沟通,宣泄不良情绪,缓解焦虑水平。在游戏治疗中,治疗者还能观察儿童行为,增进与儿童的交流,了解儿童内心的真实想法,为心理治疗提供有效信息。

4. 团体治疗 可以让患儿在小组中找到归属感、被认同感,与同龄人在一起互相支持和帮助能够减轻焦虑情绪,改善社交技能和解决问题的能力。减少因不确定感而造成的焦虑情绪。

(三)药物治疗

对于单纯心理治疗疗效不佳或为了追求更好的疗效,可以考虑使用药物治疗。药物治疗通常包括抗焦虑药和抗抑郁剂。但对6岁以下的儿童,因年龄较小,属于超说明书使用,一定要慎重。抗抑郁药是目前治疗焦虑障碍的首选药物,如选择性5-羟色胺再摄取抑制剂(SSRI)等,常用的有氟西汀、舍曲林等。抗焦虑药如苯二氮䓬类药物是减轻躯体症状、消除紧张和警觉性增高、改善睡眠最常用的有效药物,可短期小剂量合并使用。

一般来说,非药物治疗及药物治疗综合性、联合应用对儿童少年焦虑障碍的治疗是最佳方案。由于广泛性焦虑障碍的慢性、波动性的病程特点,需要长期治疗。

七、病程和预后

广泛性焦虑障碍的起病年龄可能较其他焦虑障碍更晚,病程多呈慢性,症状随时间可能加重或减轻,但是完全缓解的概率较低。大约有一半患儿症状迁延,时好时坏,常持续至成年期,需要长期治疗。发病越早的个体可能伴随更多的共病,造成更多的社会功能损害,因此需要进行早期诊断和治疗。

(张久平 柯晓燕)

[参考文献]

[1] Coelho CM, Zsido AN, Suttiwan P, et al. Supernatural fears[J]. Neurosci Biobehav Rev, 2021, 128:406-414.

[2] Esposito M, Gimigliano F, Barillari MR, et al. Pediatric selective mutism therapy: a randomized controlled trial[J]. Eur J Phys Rehabil Med, 2017, 53(5):643-650.

[3] Figueroa A, Soutullo C, Ono Y, et al. Separation anxiety. In Rey JM(ed), Adolescent Mental Health[M]. Geneva: International Association for Child

and Adolescent Psychiatry and Allied Professions，2012.

［4］Rozenek EB，Orlof W，Nowicka ZM，et al. Selective mutism-an overview of the condition and etiology：is the absence of speech just the tip of the iceberg？［J］. Psychiatr Pol，2020，54(2)：333-349.

［5］Salzer S，Stefini A，Kronmüller KT，et al. Cognitive-behavioral and psychodynamic therapy in adolescents with social anxiety disorder：A multicenter randomized controlled Trial［J］. Psychother Psychosom，2018，87(4)：223-233.

［6］Schiele MA，Domschke K. Separation anxiety disorder［J］. Nervenarzt，2021，92(5)：426-432.

［7］Silove D，Alonso J，Bromet E，et al. Pediatric-onset and adult-onset separation anxiety disorder across countries in the World Mental Health Survey［J］. Am J Psychiatry，2015，172(7)：647-656.

［8］Smoller JW，Gardner-Schuster E，Covino J. The genetic basis of panic and phobic anxiety disorders［J］. Am J Med Genet C Semin Med Genet，2008，(2)：118-126.

［9］陈瑞婕，上官芳芳，闫欣欣，等. 儿童分离性焦虑障碍的认知行为治疗效果及影响因素［J］. 中国神经精神疾病杂志，2018，44(07)：436-440.

［10］周羽西，李赟，宋绪鸣，等. 儿童选择性缄默症的研究进展［J］. 国际精神病学杂志，2018，45(6)：997-999，993.

第二十三章

强迫性障碍

一、概述

强迫性障碍(obsessive-compulsive disorder,OCD)是以强迫观念和强迫动作为主要症状的伴有焦虑情绪和适应困难的一种精神心理障碍。强迫动作常常是为了缓解强迫观念所引起的焦虑,强迫观念或强迫动作会给患者带来烦恼、浪费时间或干扰正常的生活、学习功能。OCD 可见于各个年龄段、各个种族和各种文化背景的人群中。

强迫症状最早在 17 世纪就已有描述,当时这些强迫症状被认为是被外力"附身",是宗教的受难者。1838 年法国精神病学家 Jean Dominique Esquirol 描述了一种与当代 OCD 非常相似的临床障碍,并将其归类为"偏执狂"。后来,强迫症被视为神经衰弱。20 世纪时 Sigmund Freud 和法国心理学家 Pierre Janet 把 OCD 从神经衰弱中独立出来。1903 年 Pierre Janet 提出 OCD 患者具有异常人格(称为"精神紧张症"),具有焦虑、过度担心和怀疑等特征。Pierre Janet 还报告了一例 5 岁有侵入性和重复性的想法的"精神紧张症"的男孩,这也被认为是第一例儿童 OCD 的临床报告。OCD 曾经被认为在儿童时期是罕见的,但最近临床研究进展使人们认识到 OCD 也是造成儿童和青少年精神心理痛苦的常见原因之一。OCD 从初发到明确诊断要经过很多年,早期症状常不典型,强迫动作常在强迫观念之前出现。儿童的症状往往会很长一段时间不表露,然后逐渐表现出不太符合强迫症定义的一些强迫行为,也许是由于儿童认知能力有限所致。当然,迄今为止,关于 OCD 的起病年龄如何界定还存在争议,有人认为应定在症状出现时,还有一些人认为应该定在功能受损时。

早发性 OCD(early onset OCD,EOCD)的概念统指起病年龄在 17 岁之前的 OCD,也有的研究将起病年龄小于 10 岁之前的再细分出,称之为早早发 OCD(very early onset OCD)。尽管儿童期起病的 OCD 与成人期起病的很相似,但两组在性别分布、症状表现、共病模式以及自知力存在很大的差别。儿童青少年 OCD 被认为是一种特定的亚型。一般来说,EOCD 与晚发性 OCD 相比,有家族史的更多、症状更为严重、更多的慢性病程、更差的治疗有效率。EOCD 症状上重复排序、感觉症状多见,共患抽动障碍、焦虑、躯体化症状、进食和冲动控制障碍多见。

二、流行病学

OCD 的终身患病率为 $1\% \sim 3\%$,儿童青少年 OCD 的患病率为 $1\% \sim 2\%$。2005 年 Kessler 等报告 $50\% \sim 80\%$ OCD 患者的症状开始于 18 岁之前,强调了将 OCD 作为一个发育障碍来理解的重要性。2009 年 de Mathis 等在 330 例成年 OCD 的回顾性研究中也发现,49% 的 OCD 患者首发症状在 11 岁之前出现,23% 出现在 $11 \sim 18$ 岁。

儿童青少年 OCD 患者中男性更多见,而成人 OCD 则无明显性别差异。OCD 存在不同性别分布的两个起病高峰:第一个高峰是在儿童期,多为 $7 \sim 12$ 岁,男性较多;第二个高峰在成年早期,平均年龄为 21 岁,女性占多数。18 岁以下的 OCD 患者男女比约为 $3 : 2$。学龄前的儿童 OCD 中男孩多见;儿科的 OCD 中也是男孩更早诊断,男孩的平均诊断年龄是 $9 \sim 11$ 岁,女孩是 $11 \sim 13$ 岁。

三、临床表现

儿童时期发病的 OCD 最早报道出现在 2 岁,但更典型的 OCD 一般发生于儿童期后期或青少年早期。一般来说,虽然儿童 OCD 的症状与成人患者的症状相似,但还是存在一些特点,如:年龄越小出现强迫行为的可能性越大;儿童往往不能认识到他们的症状是自我矛盾的,这使得他们不易出现反强迫行为;儿童青少年患者的自知力较成人差。大多数儿童 OCD 患者有强迫症状和强迫仪式的组合。早发性 OCD 有更多的感觉性症状。担心污染、有侵略性、要求正确性或对称性、重复、按次序排列和反复计数在儿童患者中更常见。儿童患者囤积症较青少年和成年常见。从儿童到青少年期性困扰的比率显著增加,达到了与成人相似的水平。

(一)强迫观念

为不自主重复出现的思想、观念、表象和冲动等。多见有以下数种情况:

1. **强迫性怀疑**(obsessive doubt) 是对自己刚说过的话或做过的事加以怀疑,怀疑是否说过或做过,怀疑有没有说错或做错了。学龄儿童 OCD 的怀疑表现为:怀疑自己将老师布置的家庭作业完成了没有,做错了没有,怀疑自己把上课的书都带齐了没有,因此他们会反复检查练习本,反复检查书包内的课本。一般情况下强迫性怀疑与强迫性动作常同时出现。

2. **强迫性回忆**(obsessive reminiscence) 患儿反复回忆过去做过的事情或看见过的人,回忆考试题目或听过的音乐、故事等。如在回忆过程中被外界刺激干扰,该回忆必须从头开始进行,否则内心烦躁、焦虑不安。

3. **强迫性对立观念**(obsessive contradictory idea) 患儿每出现一种观念,立刻又出现跟它完全对立的另一个观念。例如,听说某人患癌症,认为某人真不幸,与此同时却出现某人应该患癌症。对立观念内容多为不好的。若涉及父母、老人、伟人时,患儿明知不对,但又控制不住,十分痛苦、紧张和害怕。

4. **强迫性穷思竭虑**(obsessive rumination) 患儿在相当长的时间里固定思考某一件事情或某一问题,如"在人世间到底有神没有""人死后有没有灵魂""地球为什么老是围绕太阳转"等。患儿有时明知这种思考是无意义的,也是无法考证的,但却无法控制自己不去思考。

5. **强迫性意向**(obsessive idea) 患儿感到一种强有力的内在驱使,马上就要行动起来的冲动感,实际上并不能直接转变为行动。如想到的行动可以是拿刀砍自己或把电视机砸坏等冲动,这种意向反复出现,无法控制。

6. **强迫性恐惧**(obsessive fear) 是患儿对自己的恐惧。患儿怕自己丧失自控能力,怕自己会发疯,怕会做出出丑的事等。

(二)强迫动作

强迫动作(compulsion)常常是为了缓解强迫观念所引起的焦虑,但缓解常常是暂时的,最终会增加焦虑。

1. **强迫性洗手** 是强迫性动作最多见的症状。

患儿因对细菌、疾病的恐惧,对肮脏的厌恶而产生对抗的行动——反复洗手,洗完手不敢用毛巾擦,怕擦脏了手,为此将双手高高举起让手慢慢地干燥,如果双手稍碰触到其他物体,则必须再洗。有的患儿带有仪式性动作洗手,如洗手时要数一、二、三、四……至五十,若在数数中间被打断,患儿又从头洗手和数数。

2. **强迫性仪式动作** 患儿在原发性强迫观念的促使下,可伴发继发性强迫性仪式动作,有固定的程序。如:检查书带全没有,开始拿书包,打开拉链,一本一本拿出来检查,证实没错,再一本一本放进书包,因强迫性怀疑又按上述顺序再检查一遍,反复多次按程序检查。

3. **囤积或收集** 患儿常常在房间里或自己的口袋里塞满了废纸、笔、空瓶子、罐头、包装纸等,多数是自己用过不愿丢弃的,也有从街上或外面捡回来的。这些行为往往是患儿害怕扔掉或无法决定是否扔掉不重要的物品,相信将来会需要它们。

(三)感觉现象

感觉现象(sensory phenomena)是一个术语,用来定义令人不安的或不舒服的感觉,这种知觉、情感或欲望往往早于或伴随着重复性或抽动性行为的发生而发生。OCD 患者可能会感到一种被迫重复的冲动,从不舒服的感觉开始直到经历一个释然的感觉。感觉现象可以分为生理的和心理的,如皮肤的感觉、"正好(just-right)"的感知、不完整的感觉。评估感觉现象的存在和严重性很有意义,因为已有研究表明,早发性 OCD 和抽动相关的 OCD 表现出更多的感觉现象,这些感觉现象造成的痛苦比冲动更大。

(四)家庭妥协

儿童 OCD 的特点是很高比例的家庭妥协(family accommodation),并因此而改变症状群。儿童 OCD 的症状往往很隐匿或者不易正确识别,患儿的父母可能会无意识地适应患儿的这些症状,导致结果恶化。几乎所有患有 OCD 的年轻人的父母都有一定程度的家庭妥协,几乎有一半的父母每天都参与孩子的强迫性行为,而每天有一半以上的人提供保证。研究表明:家庭妥协调节了强迫症状的严重程度和家长功能损害的程度;父母过高的共情力与对未来后果的担忧的相互作用预测了家庭的妥协能力。妥协行为可能包括:提供保证(>30%)、参与仪式和(或)回避患者的要求(33%~60%)、接管患者的任务(>33%)、修改家庭的活动和常规(>35%)。一项系统综述,综合已有的 41 份研究认为家庭妥协加重了 OCD 症状的严重程度,当然也有不一致的发现。

(五)共患病

OCD 通常与其他疾病合病,特别是与其他焦虑障碍合病。有研究报告 60%～80% 的儿童青少年 OCD 共患各类精神障碍,包括抽动障碍(20%～59%)、注意缺陷多动障碍(ADHD)、焦虑障碍、冲动控制及破坏性行为障碍、进食障碍、拔毛癖、抑郁症、躯体变形障碍和发育障碍等。共患问题有时可以同时多种问题共患,同时患有 ADHD 和抽动障碍的儿童更有可能出现计数、排列和排序的强迫症状,而较少表现出过度清洗和清洁强迫。

四、病因和病理机制

儿童 OCD 的病因学研究相对较少,来自双生子和家族的研究表明遗传因素解释了 45%～65% 儿童 OCD 的发生。同时儿童 OCD 的发生,也明确地存在非遗传因素。事实上,不少 OCD 患者并没有阳性的家族史,被称之为散发病例。

(一)遗传因素

1. 家系研究和双生子研究　OCD 的家系研究发现,OCD 及其相关障碍(包括强迫症状、抽动障碍以及 Tourette 综合征)具有明显的家族聚集性,OCD 同卵双生子的患病一致性高于异卵双生子,OCD 亲属罹患 OCD 的比例明显高于正常对照组,早发性 OCD(8 岁前起病)的亲属中更为突出,是成年期发病者的 2 倍,提示遗传因素在 OCD 发病中具有重要作用。

2. 遗传连锁分析和关联分析　连锁分析发现 OCD 可能的遗传易感位点基因位于染色体 1q、3q、6q、7p、9p、10p、15q 等。已知的众多候选基因关联研究集中在 5-羟色胺、谷氨酸以及多巴胺神经递质系统。

3. 全基因组关联分析(GWAS)　研究发现,BTBD3 基因附近的一个基因的 SNP 与 OCD 存在全基因组意义上的关联,该基因通过编码神经树突可塑性相关蛋白,调控神经元发育;GWAS 的网络分析提示,OCD 众多的遗传风险因素有可能汇集在某些特定的突触神经传导网络,这些具有微小或中等效应基因的遗传变异可能共同增加 OCD 的遗传风险。

4. 罕见遗传变异　采用细胞染色体分析技术和原位荧光杂交技术定位 OCD 患者及其亲属存在的新发染色体异常,发现 OCD 与 TS 家系中存在 7;18 染色体平衡易位区域。进一步对于 18q22 区域基因功能研究发现,该区域对其邻近基因的表达存在表观遗传效应影响。采用拷贝数变异(CNV)检测手段发现,OCD 患者的全基因组 CNV 高于对照组。近年来采用的核心家系全基因组外显子测序技术发现,人体免疫系统和神经系统相关基因的新发突变或罕见变异分别与 OCD 有关。

5. 动物模型　基于临床研究关于皮质纹状体通路参与 OCD 病因学的发现,结合已知的 OCD 病因学假说,目前针对 OCD 建立的动物模型包括:与谷氨酸受体蛋白网络相关的 SAPAP3 基因敲除小鼠、与小胶质细胞发育相关的 Hoxb8 基因敲除小鼠以及与皮质纹状体环路谷氨酸神经元突触发育相关的 Slitrk5 基因敲除小鼠。

(二)非遗传因素

1. 家庭因素　家庭也是 OCD 病因中重要的非遗传因素。研究报道,OCD 患儿的父母具有严厉、过度卷入、缺乏温暖、对孩子期望值高、不鼓励孩子独立性等特点。经常能够在强迫症患儿的父母身上观察到亚临床的强迫症和强迫人格特质,父母的一些特质比如过分完美主义、过分考虑清洁和细节等都被认为与早发型的 OCD 有关。家庭养育过程中可能通过三种途径影响 OCD 儿童的认知:① 责任夸大,儿童在家庭中发展出人际关系影响的信念,并养成了对负性结果负责的习惯;② 高度威胁感,家庭环境中存在高度的焦虑,在这样的环境中儿童对世界的知觉也是具有威胁性的或者危险的;③ 某些严格的道德规范,可能会导致儿童产生强烈责任感和自罪感,从而变得非常害怕责骂和惩罚。

与成年 OCD 不同,儿童期起病的 OCD 更倾向于让家人参与他们的强迫性症状,导致家庭妥协。约 75% 的家庭成员出现某种仪式、避免性行为,或改变自身的行为以适应患儿的症状。多数研究认为,家庭妥协加重了 OCD 症状的严重程度,参与了 OCD 症状的发展过程。

2. 环境因素　一般认为早发性的 OCD 与遗传关系密切,而起病较晚的 OCD 中环境因素和创伤起了更大的作用。目前儿童 OCD 环境因素的研究主要集中在影响个体的产前、围产期和产后因素以及免疫介导的神经精神疾病模型。常见的与 OCD 相关的产前、围产期和产后因素包括:怀孕早期暴露于酒精、可卡因、兴奋剂或激素;母孕期精神压力大、妊娠期间体重超标、产程延长、早产、黄疸、颅脑损伤等。

有研究认为,儿童 OCD 与感染后自身免疫的病理损害有关。其中研究较多的是与 A 族 β 溶血性链球菌(GABHS)感染的关系。认为 GABHS 感染可能与 OCD 中急性起病的部分特定亚组有关。Swedo SE 于 1996 年将可能是免疫机制造成的抽动、强迫、多动、肌阵挛等统称为"与链球菌感染有关的儿童自身免疫性神经精神疾病（pediatric autoimmune neuropsychiatric disorders associated with streptococcal infections，PANDAS）"，肯定了免疫因素在 OCD 等神经精神疾病发病中举足轻重的作用，同时也预示着这些疾病之间可能存在某种的关联。最近，更倾向于使用"儿科急性发作神经精神综合征（paediatric acute-onset neuropsychiatric syndrome，PANS）"这个名称。GABHS 感染后突发性神经精神症状的确切机制尚不清楚。研究认为，GABHS 感染后的免疫反应可能导致了大脑基底节的损伤，从而出现神经行为综合征，包括 OCD、抽动、多动等。临床上也发现感染发热可使 OCD 和 TS 加重，呈现急性起病以及疾病波动与感染相关等特点，部分患者使用抗感染治疗之后症状减轻也是支持性证据之一，但是有关这方面的研究还有待进一步深入。

3. 个体因素

（1）神经心理学 某些神经心理异常是 OCD 的高危因素，如整体认知缺陷、反应抑制功能差、认知灵活性差、视觉空间缺陷以及运动技能受损等。2013 年 Abramovitch 等对 115 项共纳入 3452 例成年 OCD 患者的神经心理测试进行了荟萃分析，结果发现与对照组相比成年 OCD 患者的反应抑制任务的表现受损具有中等程度的效应值（0.49）。OCD 的临床特征提示其症状可能与认知灵活性受损有关。多项研究通过采用多阶段范式，发现 OCD 患者通常能够形成注意力集中，但他们将注意力转移到新的、以前不相关的维度的能力受损。

专门针对儿童期或早发性 OCD 人群的研究较少，且样本量也有限。如：2008 年韩国的 M.-S. Shin 等以 106 名 6～16 岁的儿童（17 名 OCD、25 名 ADHD、21 名抽动障碍、20 名抑郁症和 23 名健康儿童）为研究对象，通过神经心理测试发现 OCD 儿童与其他精神病组相比，言语能力较高，但在时间压力下知觉组织能力最差，OCD 儿童执行功能的转换功能方面存在缺陷，表现出与以前研究中报告过的成年人 OCD 类似的认知特征。2010 年加拿大的 Ornstein 等对比了 14 名 10～15 岁的 OCD 儿童和 24 名健康对照的一系列神经心理学测试结果，研究显示两组患儿在工作记忆、言语流利度、注意力、信息处理速度、概念形成/抽象和反应抑制方面无显著差异，但是在精神运动速度、注意力、认知灵活性、非语言流利性、计划能力、言语记忆和学习方面观察到一些缺陷和表现差异的趋势。L'Encéphale 等对比

分析了早发 OCD 患者（12 岁前出现症状）和晚发 OCD 患者（12 岁后出现症状）和 22 例正常对照组的执行功能，结果提示，无论是早发性还是晚发性 OCD 患者在伦敦塔测试和联想流畅度方面的表现均比对照组差，认知损害在早发性组更显著。Hirschtritt ME 等研究了 67 名 5～16 岁的有强迫症状和（或）抽动症状的 PANDAS 患儿的注意和执行功能，总体上 PANDAS 患儿的表现不佳，PANDAS 患儿表现出的神经心理学临床特征与 OCD 和抽动障碍的表现是相似的。

尽管存在一些不一致的发现，但行为抑制、认知灵活性和执行功能相关的缺陷还是被认为是 OCD 的核心心理损害，在未患病的 OCD 一级亲属中也表现出与患者相似的神经心理异常，这有助于理解从"易感性"到"亚临床"再到"疾病"状态是一个发展性的过程。

（2）神经影像学 在不同层次的脑影像研究中一致性的发现表明眶额-基底神经节神经回路（fronto-cortico striato-thalamic circuits）的异常是 OCD 患者的一个核心特征，这些脑网络被认为是调节疾病、相关认知障碍及其临床表现的关键。

基于多项成组比较的结构性脑形态学研究发现，OCD 患者普遍存在多处脑结构的异常，主要在背外侧前额叶纹状体皮质和颞-顶-枕区。结构 MRI 研究的荟萃分析显示，OCD 患者存在顶叶和额叶区域［额上回、缘上回（BA 40）、背外侧前额皮层（PFC）（BA 9）和前 PFC（BA 10）］的灰质密度降低，以及外侧眶额皮层（OFC）（BA 47）和壳核的灰质密度增加。在未患病的 OCD 一级亲属中，结构 MRI 研究同样发现丘脑、尾状核的尾部和头部的脑表面积增加；外侧 OFC、左内侧颞叶皮层和右侧后扣带回的皮层厚度增加。普遍认为儿童 OCD 特定的亚型与 GABHS 感染有关，但是由于许多儿童感染 GABHS 后未出现 PANDAS，因此有人提出遗传易感性或易感性的假设。Giedd 等对 PANDAS 患者的脑体积进行研究，结果发现其尾状核、壳核和苍白球体积增大。这些结果均与 OCD 的理论模型一致，即皮层下核团的功能激活增加以及皮层抑制减少，表明这些结构变化可能是 OCD 的脑影像学标记。同时影像结果还表明，儿童 OCD 皮层下的异常模式与成人 OCD 不同，强调了神经发育对 OCD 的影响。一份综述了 28 项儿童 OCD 的神经影像学研究提示，存在前额叶-纹状体-丘脑回路的功能障碍，并累及其他基底神经节结构如苍白球和壳核等；而成人 OCD 的研究报告主要涉及尾状核和眶额叶皮层（Huyser 等，2009）。成年 OCD 患者弥散张量成像（DTI）研究主

要发现集中在扣带束、胼胝体和内囊前肢等的白质完整性下降。儿童 OCD 患者 DTI 研究发现,其左背侧扣带束、胼胝体压部,右皮质脊髓束和左下额-枕束的各向异性分数显著增高。而另一项儿童 OCD 患者的 DTI 研究表明,OCD 儿童的某些脑区白质完整性受损,髓鞘形成减少,尤其是胼胝体和连接额叶与广泛皮层及皮层下目标脑区纤维束的完整性受损。2020 年 Kim T 等对比了 49 名早发性 OCD 患者和 52 名晚发性 OCD 患者的神经认知功能和脑体积的改变,结果发现:与晚发性 OCD 患者相比,早发性 OCD 患者中央前回、眶额叶、颞中回的体积增大;早发性 OCD 患者的视觉空间记忆较差且与左额中回体积增大相关。再一次为早发性和晚发性 OCD 之间存在生物学差异提供了证据,并建议针对不同的 OCD 亚型,应根据不同的神经生物学特征、不同的临床表型,而考虑不同的治疗方案。

OCD 的功能成像研究最常用的策略是使用症状激发的实验范式,让患者暴露在能诱发其焦虑或 OCD 症状的个性化刺激下。如 1994 年 Breiter 等开创性地开展了症状激发下的 PET 研究,结果发现 OCD 患者在症状激发期间右侧尾状核、左侧前扣带皮层(ACC)和双侧 OFC 的葡萄糖消耗增加。2015 年 Banca 等设计了一种新颖的实验范式来实现实时定制刺激,具体的做法是在 fMRI 扫描过程中将刺激物(即"受污染的"手套)放在患者的手中,结果提示 OCD 患者的有效症状激发与尾状核和前额叶环路的去激活以及下丘脑和壳核的过度激活有关。静息状态功能磁共振成像(RS-fMRI)研究在理解 OCD 患者脑功能特征中发挥了关键性的作用,其中基底神经节-丘脑-皮质连接特征可能发挥关键作用。如 Harrison 等的研究表明,OCD 患者的额叶-纹状体环路的连接不平衡。而运用基于数据驱动而不是基于种子点的分析方法,则发现 OCD 患者左侧 PFC 整体的连接性下降。一项磁共振波谱研究发现,儿童青少年 OCD 患者的右前额叶白质胆碱和 N-乙酰天冬氨酸(NAA)水平较高,且 NAA、肌酸和肌醇的水平与症状的严重程度正相关。但是另一份 2015 年 Ortiz 等的儿童青少年 OCD 磁共振波谱研究,并没有发现患者组 ACC 中的谷氨酸和谷氨酰胺浓度存在差异,却发现了 OCD 患者的谷氨酰胺浓度因疾病持续时间而异。

(3)神经电生理学 近 20 年里由于各种先进技术如脑电图源定位、脑磁图、脑内脑电图记录、fMRI 联合脑电图等在 OCD 研究中的应用,已有一些有价值的发现。在 OCD 患者中关于"表现监测"和"错误处理"的多项研究显示,他们似乎更仔细地监测自己的思想和行动,以避免失去控制或犯错误。Endrass 和 Ullsperger 等的研究则发现 OCD 患者一直在放大错误信号。OCD 患者中的放大错误信号可能反映了其在动作监测期间的皮质-纹状体回路过度活跃。较为一致的观点认为 OCD 患者存在自我监控的失衡。使用低分辨率电磁断层扫描和独立成分分析对 OCD 患者皮质内脑电图源的活动进行分析后发现,OCD 患者的内侧额叶过度激活。

许多脑电图研究发现,成年 OCD 患者的错误相关负波(error-related negativity,ERN)的波幅增大,且独立于药物或心理干预并出现在所有主要症状维度中。此外,在患有亚临床 OCD 症状的个体和未患病的一级亲属中也获得了相似的结果。因此,人们已经普遍将 ERN 波幅增加视为 OCD 的易感标记物,然而迄今为止,其敏感性和特异性尚未明确。

(4)神经生化及神经免疫学 对 OCD 患者全血及 CSF 中 5-羟色胺(5-HT)、5-羟吲哚乙酸(5-HIAA)水平的测量,以及血小板 5-HTT、5-HT2A 受体结合力特征的研究,发现这些指标的变化可能是 OCD 患者接受 SSRI 类药物治疗是否有反应的预测指标。1980 年 Thoren 等及 1985 年 Flament 等的研究发现:CSF 中 5-HIAA 水平和治疗期间的下降与氯米帕明治疗的疗效相关。儿童和青少年 OCD 中的研究报告很不一致,有研究显示重度儿童和青少年 OCD 患者与正常对照组的血液 5-HT 水平并无差异;Sallee 等则在儿童和青少年 OCD 患者中观察到血小板 5-HT 受体结合力降低的现象。

多项研究表明,OCD 患者与正常对照相比血浆和唾液皮质醇的基础水平或昼夜节律变化没有差异,但也有少数阳性发现者。在一项针对青年 OCD 患者的研究中,发现与健康对照组相比,青年 OCD 患者的清晨皮质醇水平更高。2008 年 Gustafsson 等报道当暴露在压力源(如暴露于可怕的刺激或火灾警报)之下时,OCD 患者的皮质醇水平降低而健康对照组的皮质醇水平升高。2012 年 Kellner 等的研究则显示尽管存在相当大的心理压力,但与对照组相比,OCD 患者唾液的皮质醇增加并没有差异。

与对照组相比,OCD 患者免疫相关的自然杀伤细胞研究结果不一,增加、减少或不变的结果均有。Ravindran 等的研究中发现 OCD 男性患者循环中的自然杀伤细胞升高,且 SSRI 治疗 12 周后仍持续存在,这可能反映了疾病的特征或缺乏真正的缓解。早发性与晚发性 OCD 患者的对比研究发现,儿童期 OCD 患者的自然杀伤细胞明显多于晚发性 OCD 患者。Marazziti 等的研究发现 OCD 患者的 CD8$^+$ T 细胞增加,CD4$^+$ T 细胞减少,CD3$^+$、CD19$^+$ 和

$CD56^+$ 淋巴细胞亚群没有变化。在一些 OCD 患者中的研究表明其 TNF-α 的产生减少。TNF-α 和自然杀伤细胞活性的降低均提示免疫功能改变在 OCD 的病理生理学中具有潜在作用。然而，儿童 OCD 似乎与其他年龄段发生的 OCD 不同，Mittleman 等的研究表明与精神分裂症或注意缺陷多动障碍儿童相比，OCD 儿童脑脊液中细胞介导的细胞因子水平升高。

对于早发性 OCD 人们提出了自身免疫假说，已有研究在一些患者的血清中发现了抗神经抗体，认为与链球菌和基底神经节抗原发生了交叉反应有关。Pavone 等在 64% 的 PANDAS 患者中发现了抗基底节抗体阳性，但在有链球菌感染但没有神经精神症状的对照组中只有 9%。Kansy 等的研究提示糖酵解酶丙酮酸激酶(PK)的 M1 亚型是 Tourette 综合征及其相关疾病的自身免疫靶点，这种免疫反应性可能与 Tourette 综合征、强迫症和相关疾病有关。

(5) 药源性 OCD　部分患儿的强迫症状的出现、加重或减轻直接与使用其他药物有关，称之为药源性强迫。药源性强迫症状的发病机制可能与药物引起 5-羟色胺能系统功能改变有关。各类抗精神病药如氯丙嗪、奋乃静、氟奋乃静、三氟拉嗪、氟哌啶醇、舒必利、奥氮平、利培酮和喹硫平等均有引起药源性强迫的报道。氯氮平既有导致强迫症状的报道，也有氯氮平撤药后出现强迫症状和氯氮平能治疗难治性强迫症的报道。一般来说，药源性强迫症状易在个体对某种药物敏感，或选用药物不当，或增加剂量过快和剂量过大时发生。

总之，儿童 OCD 成因较为复杂，既有遗传性因素又有家庭、感染、药物等非遗传因素，多数患者的起病是两者相互作用的结果，同时又存在高度的异质性，不同患者不同因素的权重各有不同。

五、诊断和鉴别诊断

(一)诊断要点

1. 存在明确的强迫观念或强迫行为(每天大于 1 小时以上)。在诊断儿童青少年强迫障碍时，首先要排除正常发育阶段的因素，许多仪式感行为是正常发展的一部分。

2. 强迫观念或强迫行为引起痛苦或导致显著的功能损害。

3. 诊断 OCD 主要根据诊断标准，一些评估量表例如耶鲁强迫量表、症状自评量表等可以提供严重程度等方面的信息。

4. 诊断与 PANDAS 相关的 OCD 的主要依据包括：① 存在强迫性障碍和(或)抽动障碍；② 起病于童年期(三岁至青春期之间)；③ 症状急性发作和阵发性病程；④ A 族链球菌感染与症状的发作和(或)恶化有时序关系；⑤ 神经病学异常，如肌肉活动过度、舞蹈病样动作或抽动症状恶化。GABHS 感染的确诊比较困难，主要依据咽拭子或皮肤组织培养结果呈阳性，或 PANDAS 恶化开始时的快速免疫原检测。症状起病至起病后四至六周内，抗链球菌抗体显著升高。测定抗脱氧核糖核酸酶 B 和抗链球菌溶血素 O 的浓度非常重要，大约 80% 的 PANDAS 病例表现出抗脱氧核糖核酸酶 B 浓度的升高，抗链球菌溶血素 O 浓度升高的仅占 20%～50%。

(二)诊断标准

儿童和青少年诊断该疾病的基本临床特征与成人相同，但有几个重要的注意事项，强迫性障碍在 DSM-5 和 ICD-10 中都被定义为重复性的入侵性想法、仪式，这些想法和仪式都是不想要的，而且严重干扰了功能或造成明显的痛苦。严重性标准澄清了强迫症状和正常发展的童年习惯之间的差别，DSM-5 和 ICD-10 都指出强迫行为是为了中和与防止一些可怕的事件或根据必须严格执行的规则而设计的。"硬性规定"这一概念对儿童强迫障碍特别有用，大约 40% 的儿童事实上并没有强迫性想法，他们坚定地报告只存在强迫性仪式，并伴随如果仪式不被执行的模糊不适感，有些患者相信他们的强迫性想法，DSM-5 诊断标准包括对"相信"这些想法/行为必要性的一个亚型编码。DSM-5 允许患者在诊断有精神分裂症的情况下，也能被诊断为强迫性障碍。DSM-5 还增加了与抽动障碍相关的强迫性障碍亚型。

ICD-10 中，强迫性障碍属于神经症性、应激相关的及躯体形式障碍，而在 ICD-11 中，强迫及相关障碍是一个单独的诊断单元，不再附属于其他精神障碍，包括强迫性障碍、躯体变形障碍、嗅觉牵涉障碍、疑病障碍、囤积障碍、躯体相关的重复行为障碍、其他强迫及相关障碍、未特定强迫及相关障碍。ICD-11 的强迫及相关障碍与 DSM-5 疾病分类大部分一致，且概念方面也较为相似。DSM-5 对强迫性障碍的诊断要点中，对强迫行为进行了更为严格及细化的规定，强调强迫行为的目的是为了减少焦虑或痛苦，或防止某些可怕的事件或情况，且这些重复行为或精神活动与所涉及的或预防的事件或情况缺乏现实的连接，或者明显为过度的，并强调了强迫症状不能归因于某种物质的生理效应或其他躯体疾病,而 ICD-11 草案则将此部分内容融合在疾病的鉴别诊断部分。

DSM-5 强迫性障碍诊断标准如下:

A. 具有强迫观念、强迫行为,或两者皆有。强迫观念被定义为以下 1 和 2:

1. 在该障碍的某些时间段,感受到反复的、持续性的、闯入性的和不必要的想法、冲动或表象,大多数个体会引起明显的焦虑或痛苦。

2. 个体试图忽略或压抑此类想法、冲动或表象,或用其他一些想法或行为来中和它们(如通过某种强迫行为)。

强迫行为被定义为以下 1 和 2:

1. 重复行为(如洗手、排序、检查)或精神活动(如祈祷、计数、反复默诵字词)。个体感到重复行为或精神活动是作为应对强迫观念或根据必须严格执行的规则而被迫执行的。

2. 重复行为或精神活动的目的是防止或减少焦虑或痛苦,或防止某些可怕的事件或情境;然而,这些重复行为或精神活动与所设计的中和或预防的事件或情境缺乏现实的连接,或明显是过度的。

注:幼儿可能不能明确地表达这些重复行为或精神活动的目的。

B. 强迫观念或强迫行为是耗时的(如每天消耗 1 小时以上)或这些症状引起具有临床意义的痛苦,或导致社交、职业或其他重要功能方面的损害。

C. 强迫症状不能归因于某种物质(如滥用的毒品、药物)的生理效应或其他躯体疾病。

D. 该障碍不能用其他精神障碍的症状来更好地解释。例如,像广泛性焦虑障碍中的过度担心,像躯体变形障碍中的外貌先占观念,像囤积障碍中的难以丢弃或放弃物品,像拔毛癖(拔毛障碍)中的拔毛发,像抓痕(皮肤搔抓)障碍中的皮肤搔抓,像刻板运动障碍中的刻板行为,像进食障碍中的仪式化进食行为,像物质相关及成瘾障碍中物质或赌博的先占观念,像性欲倒错障碍中的性冲动或性幻想,像破坏性、冲动控制及品行障碍中的冲动,像重性抑郁障碍中的内疚性沉思,像精神分裂症谱系及其他精神病性障碍中的思维插入或妄想性的先占观念,或像孤独症谱系障碍中的重复性行为模式。

(三)鉴别诊断

1. 正常儿童的强迫行为和亚临床强迫行为 在正常儿童的特定年龄段也会出现类似 OCD 的行为,在 OCD 的诊断中,必须将幼儿游戏和行为中适合发展的仪式与强迫症状区分开来。学龄前儿童经常参与仪式性游戏,学龄前儿童的仪式感一般在进入小学时会减少,学龄儿童在遇到常规的小变化时,通常不会出现焦虑情绪的波动。而 OCD 的强迫症状是由极端恐惧驱动的,由于耗费过多的时间和未完全完成时的极端痛苦而干扰了正常的日常功能。亚临床强迫行为则是指不损害儿童功能的正常范围内的强迫行为,往往是可以帮助孩子处理经验和获得安全感的仪式,而不是引起压力的行为。

2. 孤独症谱系障碍(ASD) 患有 ASD 的儿童和青少年经常表现出类似强迫症的重复行为。然而,与 OCD 的仪式相比,患有 ASD 的儿童不是在对焦虑作出反应,而是更经常地表现出自我刺激或自我安慰的刻板行为,因此 ASD 患者的强迫症状通常是自我共鸣的,不伴随精神痛苦。而且在 ASD 患者中,对危险或污染的担心很少发生,而这些在 OCD 儿童中很常见。

3. 焦虑障碍 患有焦虑障碍的儿童,会比没有任何焦虑障碍的儿童经历更强烈的担忧,并可能反复表达他们的担忧,但这些担忧与典型 OCD 的强迫症状的区别在于它们的内容不荒谬。

4. 抽动障碍 患有抽动症(如 Tourette 综合征)的儿童和青少年可能表现出复杂的重复性强迫行为,与强迫症中的强迫行为相似。抽动和强迫有时很难区分。抽动的特点是身体紧张;这些行为不是以目标为导向的,也与恐惧或焦虑无关,并且很难或不可能主动抑制它们。事实上,患有抽动障碍的儿童和青少年发展为 OCD 的风险更高。研究显示 20%~80% 的明确的抽动秽语综合征患者有强迫症状,而 24%~67% 的原发性 OCD 儿童被观察到合并抽动障碍。

六、治疗

在治疗开始以前,需要对患者、患者的家庭以及学校做一个全面的评估。对共患病的评估也非常重要。儿童青少年 OCD 的治疗主要为心理治疗、药物治疗以及联合治疗。选择性 5-羟色胺受体再摄取抑制剂(SSRI)和认知行为治疗(CBT)都被多种研究证实对儿童青少年 OCD 有效。

(一)心理教育

针对家长和患儿的心理教育十分重要。心理教育可以帮助家庭避免惩罚性反应,可以预防家庭成员陷入仪式性强迫。OCD 患者的强迫性和破坏性行为以及愤怒的攻击都与家庭适应性有关,心理教育主要向家庭成员介绍 OCD 的定义、病因,强调家庭成员内如何表达强迫症状,以减少患者的愤怒和攻击。注意需要用适合儿童青少年理解的方式解释强迫症的神经行为模式,比如将 OCD 的症状比喻为"大脑打嗝""无效的循环""坏了的闹钟"等,帮助孩子降低病耻感、增加对治疗的信心。又比如,可以用"胎记""团团转"等来解释个体、家庭与强迫症状的交互作用,帮助患儿和家长理解家庭妥协在维持和恶化 OCD 症状中的作用。家长参与(parental involvement)是保证儿童青少年 OCD 治疗成功的重要组成部分,鼓励家庭参与,具体可以通过帮助儿童暴露和减少家庭妥协行为来提高 OCD 治疗的疗效。

(二)心理治疗

认知行为治疗(CBT)是治疗儿童青少年 OCD 有效的循证证据最充分的心理疗法。CBT 最好从轻度至中度的儿童青少年 OCD 病例开始,在更严重的病例中建议 CBT 与药物治疗联合使用,难治性 OCD 可考虑增效治疗和物理治疗。

CBT 治疗主要包括个体和家庭的暴露反应预防(ERP)与认知治疗。已有不少关于儿童青少年 OCD 的 CBT 治疗的操作手册。一般包括下列模块:心理教育;将强迫症状外显化;绘制暴露等级、识别强迫症状中的家庭参与;采取主动回击策略;逐级进行暴露与反应阻止治疗。儿童青少年 OCD 认知行为治疗的基石是 ERP,它的疗效已经在多项开放性研究和随机对照试验中得到证实。ERP 是让患儿暴露到强迫症所恐惧的环境刺激中,逐渐延长暴露时间,主要技术是构建一个有越来越强烈的引发焦虑的情景组成的等级制度,OCD 患者逐渐暴露在这些情景中,并被鼓励不要从事强迫性行为,患者逐渐通过等级制度取得进展,以便在最小的焦虑下容忍这些情景,从而达到不断减少从事强迫行为的冲动。在临床实践中,即在所有的对照研究中,ERP 通常与其他行为技术相结合,如焦虑管理训练和放松。暴露反应组织法对年幼儿童非常有用,而且对污染恐惧和对称性仪式等症状特别有帮助。认知治疗技术是直接调节强迫性障碍的认知功能。

家长的参与在儿童青少年 OCD 的治疗中十分重要,一般要求至少有一个家长出席大部分的治疗,帮助家长识别家庭妥协。治疗师可以与父母合作逐渐减少妥协行为,迫使孩子暴露在可能引发焦虑的刺激之下。在此之前,十分重要的是让家长准备好,孩子可能出现的反应并知道如何应对。治疗师要教会父母孩子处理情绪反应的技能。如,允许父母口头或非语言沟通,他们理解并接受他们孩子的挣扎,他们相信他们的孩子能够克服这种感觉/挑战,并且他们愿意在这段经历中帮助和支持他们的孩子。有研究表明:家长和孩子忍受痛苦的能力是影响儿童

青少年 OCD 治疗的关键。

对于强迫症状较轻、自知力较好、症状较少的外归因和良好的家庭功能患者,应用 CBT 预后较好。认知治疗更适用于有强迫性道德内疚或病态怀疑的儿童患者。虽然 CBT 在整体上是一种强有力的一线治疗方案,但约有 30% 的儿童和青少年人群反应较差,对认知行为治疗反应不佳常常与洞察力下降、家庭适应性不良和合并症有关。

(三)药物治疗

1. 三环类及 5- 羟色胺再摄取抑制剂 在过去 30 年中,可用于儿童青少年 OCD 治疗的药物不断增加。氯米帕明是第一个被证明对儿童 OCD 有临床疗效的药物,紧接着是氟西汀,但随后的试验也证实了氟伏沙明、舍曲林、帕罗西汀、艾司西酞普兰等的疗效。在儿童青少年 OCD 的急性期治疗中,有相对较多的随机对照试验证实氯米帕明和选择性 5- 羟色胺再摄取抑制剂 SSRI(氟西汀、氟伏沙明、舍曲林等)的疗效,当强迫症状较重或有重性抑郁、精神病症状和其他焦虑障碍时,应考虑药物治疗。

药物治疗前及治疗中,需要定期进行身体检查,以便及时发现药物副作用。在儿童 OCD 患者中使用药物,应从低剂量的初始剂量开始缓慢向上滴定。在成人 OCD 患者中,很多研究显示较高的剂量与治疗效果的提高相关,随着治疗剂量提高,疗效增高而不良事件却没有明显增加。但这一点,尚未在儿科人群中进行系统的研究。如果患儿对第一种 SSRI 部分或完全没有反应,应及时合并使用认知行为治疗,并考虑使用另外一种 SSRI。OCD 常常是一种慢性疾病,因此药物应该进行长期的维持治疗,目前的建议是在完全缓解后至少要有 9 个月的治疗期。

2. 强化治疗策略 高达 50% 的儿童患者对最初的 SSRI 的治疗只有部分反应,如果患者对 CBT 无反应,对于两种或两种以上足量足疗程的 SSRI 或氯米帕明治疗无反应者,还应考虑增强策略。使用非典型性抗精神病药物是最常用的增强策略,阿立哌唑是在儿童青少年 OCD 增效治疗中应用最广、报道最多的一种药物。重复经颅磁刺激(rTMS)和深部脑刺激治疗(DBS)也有在临床上应用的报道,但对于儿童和青少年患者来说,并没有对这些方法的随机对照实验。在使用增强策略时,需要考虑增强药物的代谢副作用,在成年患者中可以选择神经外科手术,其目的是通过切除形成永久性病变或通过重复的 DBS 来破坏额叶皮质-纹状体丘脑回路(CSTC 环路),这种物理疗法并不适合儿童,儿童患者常采用 rTMS 等创伤性较小的物理疗法。

3. 对PANDAS患儿的治疗　一些儿童期发病的OCD考虑与A族β溶血性链球菌感染有关。咽拭子/皮肤组织培养或快速抗原检测结果呈A族链球菌阳性的患儿接受抗链球菌治疗，无论他们是否出现了神经精神症状。抗菌治疗用来减轻和减少症状，同时还可减少传染风险。抗菌治疗既往推荐使用青霉素和阿莫西林治疗的较多，近来有研究者建议，头孢菌素比青霉素更好。用法如下：头孢羟氨苄[30 mg/(kg·d)，每天1次，持续10天]；头孢氨苄[30 mg/(kg·d)，每天分为2次服用，持续10天]；头孢呋辛[30 mg/(kg·d)，每天分为2次服用，持续10天]；头孢泊肟[10 mg/(kg·d)，每天分为2次服用，持续5天]；头孢地尼[14 mg/(kg·d)，每天分为2次服用，持续5天]。如使用青霉素或头孢菌素未见明显疗效的PANDAS疑似患者，可考虑使用阿奇霉素和克林霉素治疗。少量研究显示免疫调节治疗可能有效，包括糖皮质激素、血浆置换和静脉注射免疫球蛋白(IVIG)等。总体上免疫调节治疗用于PANDAS的治疗仍存争议。

七、预后

OCD的病程是有异质性的。儿童OCD是一种严重的慢性疾病，其严重程度和结果有很大差异，症状可以突然出现，也可以潜在发生。症状的内容虽然在一段时间内会围绕一定的主题，但症状也会随着时间的变化而变化。个体差异大。1/2~2/3的儿童在起病2~14年后，仍然符合OCD的诊断标准，只有10%的儿童可以完全治愈。

影响预后的因素可以从个体因素和环境因素两个大的方面来看，具体包括：① 家庭或学校的压力会促进或加重OCD的症状。② 治疗的早晚以及治疗是否持续对预后有一定的影响。③ 伴有抽动秽语综合征的OCD患儿，其症状会随着年龄增长而加重，而且OCD的症状会比抽动的症状持续更久。④ 身体疾病常常会促进或加重OCD的症状。⑤ 共患病常常预示着治疗反应差、复发率增高。⑥ OCD对药物治疗的反应有遗传基础，因此OCD家族史和既往药物治疗史是预测转归的参考。一项9年的儿童青少年OCD随访研究表明：大约2/3的OCD症状明显改善；49%的患者需要继续治疗和转衔服务。69.8%的仍符合轴Ⅰ的任何一个诊断；功能结局差异性也很大，有88%在学习或工作；有78.3%的与父母同住；80.3%有朋友；33.3%的有亲密关系。该研究还表明最主要的预后预测指标是病期，疾病初期的严重程度并不具备预测价值。

（柯晓燕　王晨阳）

参考文献

[1] Agarwal V, Yaduvanshi R, Arya A, et al. A study of phenomenology, psychiatric co-morbidities, social and adaptive functioning in children and adolescents with OCD[J]. Asian J Psychiatr, 2016, 22:69-73.

[2] Akyol Ardic U, Ercan ES, Kutlu A, et al. Successful treatment response with aripiprazole augmentation of SSRIs in refractory obsessive-compulsive disorder in childhood[J]. Child Psychiatry Hum Dev, 2017, 48(5):699-704.

[3] Alvarenga PG, Mastrorosa RS, Rosário MC. Obsessive compulsive disorder in children and adolescents. In Rey JM (ed), IACAPAP e-Textbook of Child and Adolescent Mental Health[M]. Geneva: International Association for Child and Adolescent Psychiatry and Allied Professions, 2012.

[4] Anita Thapar, Daniel S. Pine, James F. Leckman, et al. Rutter's Child and Adolescent Psychiatry, Sixth Edition[M]. [S. l.]: John Wiley & Sons, Ltd., 2015.

[5] de Mathis MA, do Rosario MC, Diniz JB, et al. Obsessive-compulsive disorder: influence of age at onset on comorbidity patterns[J]. Eur Psychiatry, 2008, 23(3):187-194.

[6] Johnco C. Managing family accommodation of OCD in the context of adolescent treatment refusal: a case example[J]. J Clin Psychol, 2016, 72(11):1129-1138.

[7] Pinto A, Mancebo MC, Eisen JL, et al. The Brown Longitudinal Obsessive Compulsive Study: clinical features and symptoms of the sample at intake[J]. J Clin Psychiatry, 2006, 67(5):703-711.

[8] Nakatani E, Krebs G, Micali N, et al. Children with very early onset obsessive-compulsive disorder: clinical features and treatment outcome[J]. J Child Psychol Psychiatry, 2011, 52(12):1261-1268.

[9] Nazeer A, Latif F, Mondal A, et al. Obsessive-compulsive disorder in children and adolescents: epidemiology, diagnosis and management[J]. Transl Pediatr, 2020, 9(Suppl 1):S76-S93.

[10] Sigra S, Hesselmark E, Bejerot S. Treatment of PANDAS and PANS: a systematic review[J]. Neurosci Biobehav Rev, 2018, 86:51-65.

[11] Walitza S, Melfsen S, Jans T, et al. Obsessive-compulsive disorder in children and adolescents[J]. Dtsch Arztebl Int, 2011, 108(11):173-179.

第二十四章

分离性障碍

一、概述

分离性障碍(dissociative disorders, DD)以记忆、思维、身份、情感、感觉、知觉等成分正常整合过程中出现非自主扰乱或中断为特征。正常情况下人的心理功能是完整的,当记忆出现病理性状态无法进行整合时会出现分离性遗忘;当身份和意识出现病理性状态无法进行整合时会出现分离性身份障碍;而当认知出现病理性状态无法进行整合时会出现人格解体。

分离性障碍原名歇斯底里症(hysteria),又称癔症,该词源于希腊文,即子宫之意。癔症是精神病学诊断术语中最古老的病名之一,也是争论不休的术语。弗洛伊德认为患者潜意识中出现的冲突不允许进入意识层面,因此十分痛苦就以癔症性症状的形式出现。儿童癔症早在1618年Lepois就作了描述,1873年首次有儿童癔症的文献专论。1988年Charcot描述了14岁少年癔症病例之后,儿童癔症的病例报道显著增多。国内对儿童癔症报道资料不多。1982年我国进行的12地区调查表明,癔症在普通人群中患病率约为3.55%。南京神经精神病防治院住院儿童1155例(1958—1989年)中诊断为儿童癔症的有59例,占住院患儿总数的5.1%。儿童癔症有明显的集体发作特征,可以看到儿童集体癔症发作的多份报道。流行性癔症(epidemic hysteria, EH)又称为群体性癔症,主要用来描述不明原因群体性精神疾病的一种情形,有共同的"暴露"史,相似的临床症状和体征。2014年程庆林等对我国的青少年流行性癔症的罹患率和流行病学特征进行了荟萃分析,共74项研究(n=35476)被纳入Meta分析,4927名青少年罹患流行性癔症,结果提示中国青少年流行性癔症总罹患率为20.5%,男、女的罹患率分别为10.1%和24.6%,女孩的风险是男孩的2.99倍。主要的触发因子有:群体性预防接种、心理暗示、迷信谣传、疑似食物中毒和学习压力。

分离性障碍曾经被称为分离(转换)障碍[dissociative (conversion) disorders],是一种急性或渐进的,暂时或持续的,部分或全部丧失意识感知、记忆或注意的正常整合功能,症状的发展与心理应激有密切关系,并常常突然出现,与躯体疾病或神经系统疾病无关。转换障碍表现为运动障碍和感觉障碍,其特点是多种检查均不能发现相应的神经系统和其他器质性损害。转换障碍极大地说明了精神、大脑和身体之间的复杂关系。症状常常在压力源发生后出现,反映了这些事件对大脑和精神的影响。转换性症状也可能与神经或身体疾病同时出现,或作为一种方式使自己的大脑和心灵受到影响。分离性障碍可能会给儿童青少年带来重大的心理、家庭和社会负担,了解分离性障碍儿童青少年的临床特征、社会文化和环境因素以及人格和精神/心理特征对于早期诊断和治疗以及长期治疗具有重要意义。

相对于ICD-10,ICD-11在分离性障碍诊断上有较大调整。首先,在ICD-10诊断系统中,分离性障碍曾被称为分离转换性障碍,位于神经症性、应激相关的及躯体形式障碍章节中。ICD-11不再纳入转换障碍,ICD-10中转换性运动障碍、分离性抽搐、分离性感觉麻木和感觉缺失、分离性木僵属于独立诊断,而ICD-11中将这4种障碍合并为分离性神经症状障碍。ICD-11不再纳入转换障碍的主要原因有:① 转换障碍仅基于精神分析的概念,该概念目前仅是众多未得到验证的诸多病因假说之一;② 非精神科医师未广泛接受这一概念;③ 患者通常无法接受这个诊断;④ 该障碍应该从脑及精神两个层面来理解,而不是仅从其中某一个方面来阐述;⑤ 需同时满足心因性病因及排除诈病,临床实践中操作难度大。因此,ICD-11工作组建议摒弃转换性障碍概念。

二、流行病学

尚缺乏儿童青少年分离性障碍的患病率报道。

在美国一项小型的社区成人群研究中,分离性身份障碍的年患病率为 1.5%(男性 1.6%、女性 1.4%);分离性遗忘的年患病率为 1.8%(男性 1.0%、女性 2.6%)。在普通人群中一过性的人格解体/现实解体症状通常持续数小时或数天,人格解体/现实解体 12 个月患病率被认为显著低于一过性的症状,尚未获得该障碍的精准评估,美国和其他国家人格解体/现实解体的终身患病率为 0.8%~2.8%,性别比为 1:1。在 2012 年 3 月至 2019 年 7 月南京医科大学附属脑科医院儿童青少年精神科病房住院治疗的 2153 例患儿中诊断为分离(转换)性障碍的共 62 例(2.88%),年龄 6~16 岁,其中男:女为 1.07:1。但在 2010 年梅其霞等报告的重庆儿童医院心理科门诊就诊的 7~17 岁 135 例儿童癔症的患者中女孩明显多于男孩,男:女为 1:1.82。

三、临床表现

(一)转换性症状

转换性症状指找不到生理性或器质性病变的神经随意运动功能或躯体的症状。儿童最常见的转换性症状为随意运动功能异常、感觉的异常、假性癫痫发作、呼吸问题。一般概括为运动障碍和感觉障碍,不同转换性症状可相互转换。其特点是多种检查均不能发现相应的神经系统和其他器质性损害。患儿起病时常有心理冲突或面临社会心理压力。转换性症状极大地说明了精神、大脑和身体之间的复杂关系。症状常常在压力源发生后出现,反映了这些事件对大脑和精神的影响。转换性症状也可能与神经或身体疾病同时出现,或作为一种方式使自己的大脑和心灵受到影响。转换性症状可以发生在任何年龄段,但最常见的是发生在青少年和成年早期。

1. 感觉障碍　患儿可能表现为感觉过敏、感觉缺失、感觉异常;神经功能紊乱,如:腹痛、恶心、头痛、头晕、心悸、气促、肢体麻木、失明、失聪、失声等。

2. 运动障碍　最常见的表现是"类癫痫"样发作,形式多样,如肢体抖动、四肢僵直、局部肌肉的抽动和阵挛等。但与真正的癫痫不同,发作时常常无大小便失禁、咬伤自己,瞳孔对光反射正常。"瘫痪"也是常见的表现,可表现为偏瘫和双下肢瘫痪,常常突然出现、突然好转。

(二)分离性症状

解离体验是正常体验的一部分,是一种用于处理重大精神创伤的适应性防御,正常表现为感知暂时变迟钝或消失,可防止其他的精神机能被创伤经历所压垮。而分离性障碍则表现更极端和更持久。分离性障碍的各个亚型都涉及个体"自我"的多个方面的频繁分裂和脱离。与成人一样,分离性障碍患儿有多种不同症状表现,包括:

1. 遗忘　表现为令人困惑的遗忘,忘记最好的朋友以及老师的名字,忘记最喜爱的活动及重要事件。明显的病理性说谎及对行为的诡辩在分离性障碍患儿中较多见。

2. 恍惚　分离性障碍患儿常常表现为神情恍惚的状态。这些孩子因为表情空洞,白日梦样表现而经常被认为有注意力问题。而孩子自己对此的体验为,老师告诉了别的同学信息而未告知他们。这类孩子普遍存在行为的显著波动。

3. 行为的变化　分离性障碍患儿还可能表现为能力、表现及知识波动。这些患儿不能应用在非离状态下习得的知识。这种表现常被误认为是对立违抗行为(如,他说他不知道怎么做,但他昨天做得很好)。有责骂性及命令性幻听,对抗精神病药物无效。有些患儿大哭大闹,冲砸东西或自伤。

4. 其他　有些患儿表现为间歇性抑郁,睡眠障碍在这类患儿中较常见,很多患儿出现睡行症、梦魇。还有些患儿表现为过度警觉,反复出现创伤意象、意念和惊跳反应。

四、病因和病理机制

病因不明,基本的假设是当存在遗传易感性、神经发育和心理发展脆弱性的个体,面对创伤时可能会导致个体出现分离症状。

1. 创伤　尽管存在争议,"创伤发生假说(trauma-genic hypothesis)"的基本假设在分离性障碍中仍然占主导地位。大多数关于分离症状与创伤性生活事件之间联系的研究都针对早期创伤经历的长期影响,尤其是儿童期性虐待,揭示了早期、慢性虐待史与儿童、青少年和成人广泛的分离性症状之间的密切关联。个体在心理发展阶段的不良经历,如:儿童性虐待、身体虐待;缺乏稳定的客体关系、不安全/被破坏/的依恋关系、D 型依恋;童年时期的人际关系创伤,包括早期分离、情感虐待等是人们关注的重点,大多数研究都集中在严重的创伤、童年经历及其对记忆和认知的影响。

2. 遗传因素　遗传因素的作用不确切,争议很大。分离性障碍患者的父母、子女及二级亲属中精神障碍患病率较高,尚不能排除有些家族存在遗传易感性。同时,患有分离性身份障碍的母亲对孩子更易表现为情感性忽略,他们可能对自己孩子受到的虐待认识不足。

3. 神经系统的脆弱性 有多项研究证实分离性障碍的患者存在神经系统的脆弱性,儿童早期反复轻微脑外伤和头部创伤史,增加了出现分离症状的风险。

4. 神经认知理论 创伤记忆存储于两个系统中:杏仁核的隐式警报系统以及海马和前额皮质的显式片断记忆系统。动物研究显示,当未成年动物面对高应激时,皮质类固醇循环水平升高,海马的糖皮质激素受体细胞死亡,受体数量永久减少。对受到创伤的退伍军人及童年期遭受虐待的成人影像学研究证实,该人群的海马体积明显缩小。

五、诊断和鉴别诊断

(一)诊断

分离性障碍的诊断主要依据病史、精神检查和为了鉴别诊断而必要的物理检查。分离性身份障碍存在两种或两种以上不同的身份或状态,反复控制患儿的行为,在这种状态下患儿不能回忆某些重要的个人信息。分离性遗忘的主要特征是患儿不能回忆重要的个人信息,通常是创伤性的或应激性的事件,这种遗忘不能用正常的遗忘来解释。分离性神经症状障碍起病前常常有明确的社会心理因素,但也可能找不到明确的社会心理因素,为患儿的自我诱发,出现的神经系统症状相对稳定,神经系统检查体征与症状不匹配。在充分排除了精神活性物质或神经系统以及其他疾病导致之后可考虑分离性障碍的诊断。

(二)诊断标准

DSM-5 与 ICD-11 有关分离性障碍的诊断标准一致性较高,仅稍存在差异,如相对于 ICD-11,DSM-5将分离性障碍诊断类别进行了简化,仅列出分离性身份障碍、分离性遗忘、人格解体与现实解体、其他特定的分离性障碍。分离性身份障碍在 DSM-5 中涉及疾病范围广,包含 ICD-11 中附体出神障碍及复杂性解离闯入障碍;此外,DSM-5 将出神障碍归类为其他特定的分离性障碍。

ICD-11 新增加了分离性神经症状障碍(dissociative neurological symptom disorder)的诊断,指一类就诊于综合医院以运动障碍、感觉障碍、抽搐、木僵等神经症状为主诉的患者,但其症状与神经解剖特征不相符,神经科医师多不予干预,认为随着时间可以自愈。但纵向研究显示这些分离性神经症状会持续多年,严重影响患者的社会功能。ICD-11 专家组不再强调个体不愉快矛盾冲突与神经症状的因果关系,同时为了提高 ICD-11 临床实用性并简化诊断流程,ICD-11 将具有此类特征的患者统称为分离性神经症状障碍,可以根据伴发的症状诊断为:分离性神经症状障碍,伴视觉障碍;分离性神经症状障碍,伴听觉障碍;分离性神经症状障碍,伴眩晕;分离性神经症状障碍,伴其他感觉障碍;分离性神经症状障碍,伴非癫痫性抽搐;分离性神经症状障碍,伴言语紊乱;分离性神经症状障碍,伴无力或麻痹;分离性神经症状障碍,伴步态障碍;分离性神经症状障碍,伴运动障碍;分离性神经症状障碍,伴认知症状;分离性神经症状障碍,伴其他特定的症状;分离性神经症状障碍,伴未特定的症状。

1. DSM-5 中关于分离性障碍的诊断标准
(1)分离性身份障碍

A. 存在两个或更多以截然不同的人格状态为特征的身份瓦解,这可能在某些文化中被描述为一种附体体验。身份的瓦解涉及明显的自我感和自我控制感的中断,伴随着与情感、行为、意识、记忆、感知、认知和(或)感觉运动功能相关的改变。这些体征和症状可以被他人观察到或由个体自己报告。

B. 回忆日常事件、重要的个人信息和(或)创伤事件时,存在反复的空白期,它们与普通的遗忘不一致。

C. 这些症状引起有临床意义的痛苦,或导致社交、职业或其他重要功能方面的损害。

D. 该障碍并非广泛可接受的文化或宗教习俗的一部分。

注:对于儿童,这些症状不能更好地用假想玩伴或其他幻想游戏来解释。

E. 这些症状不能归因于某种物质的直接生理效应(如在酒精中毒过程中的一过性黑矇或混乱行为)或其他躯体疾病(如复杂部分性发作)。

(2)分离性遗忘

A. 不能回忆起重要的个人信息,通常具有创伤或应激性质,且与普通的健忘不一致。

注:分离性遗忘症通常具有对特定事件的局部的或选择性遗忘;或对身份和生活史的普遍性遗忘。

B. 这些症状引起有临床意义的痛苦,或导致社交、职业或其他重要功能方面的损害。

C. 这些症状不能归因于某种物质(如酒精或其他滥用的毒品、药物)的生理效应或神经病性或其他躯体疾病(如复杂部分性癫痫、短暂性全面遗忘症、闭合性脑损伤/创伤性脑损伤后遗症、其他精神疾病)。

D. 该障碍不能用分离性身份障碍、创伤后应激障碍、急性应激障碍、躯体症状障碍、重度的或轻度的神经认知障碍来更好地解释。

标注:伴分离性漫游:似乎有目的的旅行,或与遗忘身份或其他重要个人信息有关的困惑的流浪。

(3)人格解体/现实解体障碍

A. 存在持续的或反复的人格解体或现实解体的体验,或两者兼有:

1)人格解体 对个体的思维、情感、感觉、躯体或行动的不真实的、分离的或作为旁观者的体验[如:感知的改变,时间感的扭曲,自我感的不真实或丧失,情感和(或)躯体的麻木]。

2)现实解体 对环境的不真实的或分离的体验(如感觉个体或物体是不真实的、梦样的、模糊的、无生命的或视觉扭曲的)。

B. 在人格解体或现实解体的体验中,其现实体验仍然是完整的。

C. 这些症状引起有临床意义的痛苦,或导致社交、职业或其他重要功能方面的损害。

D. 该障碍不能归因于某种物质(如滥用的毒品、药物)的生理效应或其他躯体疾病(如惊厥发作)。

E. 该障碍不能用其他精神障碍来更好地解释,如精神分裂症、惊恐障碍、抑郁症、急性应激障碍、创伤后应激障碍或其他分离性障碍。

(4)其他特定分离性障碍 这一类别适用于呈现分离性障碍的症状特征,导致临床上显著的痛苦或社会、职业或其他重要功能领域的损害,但不符合解离性障碍诊断类别中任何一种障碍的全部标准的情况。其他特定解离性障碍类别用于临床医师选择说明其表现不符合任何特定分离性障碍标准的具体原因的情况。这是通过记录"其他特定的分离性障碍",然后记录具体原因(如"分离性恍惚")来完成的。

1)混合性分离症状的慢性和复发综合征 这类症状包括与自我和代理感觉不明显的不连续相关的身份障碍,或报告没有解离性失忆症的个体的身份改变或占有发作。

2)由于长期和强烈的胁迫性说服而造成的身份障碍 受到强烈胁迫性说服(如:洗脑、思想改革、被俘时的教化、酷刑,长期政治监禁,被教派/邪教或恐怖组织招募)的个人可能会出现身份认同上的长期改变或有意识的质疑他们的身份认同。

3)应激事件的急性解离反应 这一类是针对通常持续不到1个月,有时只有几个小时或几天的急性短暂状态。这些状态的特征是意识的收缩、人格解体、现实感丧失、知觉障碍(如时间变慢、视物显大)、微小的失忆、短暂的昏迷和(或)感觉运动功能的改变(如痛觉缺失、瘫痪)。

4)分离性恍惚 这种状态的特征是对周围环境的急性变窄或完全丧失知觉,表现为对环境刺激完全无反应或不敏感。这种无反应性可能伴随着轻微的刻板行为(如手指运动),这些行为是个体没有意识到和(或)个体无法控制的,以及短暂的瘫痪或意识丧失。分离的恍惚状态不是广泛接受的集体文化或宗教实践的正常部分。

2. DSM-5中关于转换障碍(功能性神经症状障碍)的诊断标准

A. 1个或多个随意运动或感觉功能改变的症状。

B. 临床检查结果提供了其症状与公认的神经或躯体情况之间不一致的证据。

C. 其症状或缺陷不能用其他躯体疾病或精神障碍来更好地解释。

D. 其症状或缺陷引起临床上明显的痛苦,或者导致社交、职业或其他重要功能方面的损害或需要医学评估。

标注:如果是:急性发作,持续性
　　　如果是:伴心理应激源(标注应激源),无心理应激源

DSM-5中转换障碍有四个亚型:

(1)伴有运动症状或缺损 如:协调或平衡性受损,瘫痪,或局限性无力,吞咽困难或咽部异物感、失声及尿潴留。

(2)伴有感觉症状或缺损 如触觉或痛觉缺失、复视、失明、失聪以及幻觉。

(3)伴有不自主运动或抽搐 包括不自主运动或感觉性的阵发性痉挛或抽搐。

(4)伴有混合性表现 症状明显多于一种类型。

需要强调的是,转换障碍需与颞叶肿瘤、多发性硬化、扭转痉挛、癫痫、吉兰-巴雷综合征、斜颈、垂体肿瘤、诈病等鉴别。

（三）鉴别诊断

在进行诊断时,要充分考虑鉴别诊断和共病诊断,因为分离性障碍时常同其他精神障碍共同出现,如:精神分裂症、惊恐障碍、抑郁,创伤后状况如创伤后应激障碍(PTSD)、急性应激障碍等。对于分离性遗忘症,排除躯体疾病,尤其是神经系统疾病如癫痫,对可能引起显著记忆受损的脑部外伤的评估尤为重要。分离性身份障碍与重性抑郁、物质滥用具有较高的共病,在多达70%的案例中有重叠;有些有创伤的个体既有创伤后应激障碍又有分离性障碍,要求临床医师确定其是否存在分离性症状,同时

该症状不是急性应激障碍或 PTSD 的特征。

分离性障碍还需要注意与做作性障碍和诈病鉴别,后者往往过度报告该障碍广为人知的症状,如分离性遗忘,同时过少地报告不为人知的共病症状,如抑郁。相对而言,假装的个体显得不被障碍所困扰,甚至看似很享受症状。而真正的患者反而对自身的症状感到害羞,难以承受。

六、治疗

对分离性障碍的儿童和青少年的治疗目标包括:① 尽最大可能地为儿童建立安全环境,保护儿童预防创伤和重演;② 促进稳定和情绪调节;③ 为儿童提供处理创伤经历的方法;④ 帮助儿童建立整合分离状态的能力,使儿童得以发展一个完整的自我意识;⑤ 让儿童重新拥有与其年龄相适合的认知、情感、社交和处理关系的能力,使他们有能力掌握他们的思想和身体。

治疗的重点在于:发展有效医患关系,保证患儿环境安全;预防患儿自杀、自伤;管理破坏性行为;帮助患儿解决创伤性焦虑;帮助患儿重建依恋模式;指导父母及照管者。

1. **家庭指导**　对主要养育者进行的工作包括:① 对分离性障碍疾病相关的健康教育,改变家庭对疾病或症状的字面理解,把它们与孩子本身分开,向其解释创伤后的儿童如何发展出分离症状;② 与父母讨论如何促进治疗的具体策略,促使家庭全面接纳孩子的治疗;③ 纠正诱发分离性障碍的互动模式,鼓励儿童直接表达想法和感情,避免他们采用失调的分离方式;④ 帮助父母处理对创伤事件的内疚或否认,承认创伤的存在并对缺乏保护进行道歉往往是治疗的第一步;⑤ 处理安全感和背叛感以建立信任感;⑥ 对父母进行训练,帮助家庭成员识别强化和维持症状的因素,如面对儿童退行时的反应。

2. **心理治疗**　是分离性障碍最主要的治疗方法,有效的治疗旨在帮助患者修通创伤记忆,以及进入和控制进入分离状态。尽管缺乏研究数据,但 Herman 等为治疗成人而开发的“三阶段模型”也在用于治疗分离性障碍儿童。第一阶段是稳定化,孩子需要足够稳定才能面对他的创伤记忆并开始创伤处理。基于大脑的发育,神经序列模型强调稳定阶段的干预需要按特定的顺序进行结构化,与成人的工作相反,没有必要从完整了解孩子的内部世界开始,与人格的一部分工作只是为了重构负性的分离内容。第二个阶段是创伤处理阶段,对创伤记忆进行处理。最后一个阶段是整合,分离状态的整合和发展适应年龄的行为,帮助孩子努力制订更好的应对策略来应对压力,防止未来的创伤并以更有效的方式继续生活。针对分离性障碍常用的治疗技术包括催眠治疗、完形治疗、家庭治疗和认知行为治疗等。

无论哪一种治疗流派,都需要从建立治疗联盟开始,和这类患儿较易建立有效的治疗联盟,但也会有暂时性抵抗。治疗时治疗师应设定严格而清楚的界限。如果没有时间及资源,不要贸然开始治疗,提前中止治疗会给患儿留下被抛弃的印象。建立有效联盟,需要治疗师的冷静、一致、坚持和坚定。随着孩子、照管者、治疗师之间关系的建立,孩子的依恋模式会有所改变,帮助孩子澄清问题,悦纳孩子,帮助孩子认识到感觉与内疚之间的联系,会促进依恋关系重建。对年幼儿童进行游戏治疗,对年长儿及青少年进行精神动力学导向的心理治疗也可帮助患儿触及创伤记忆。一些治疗师主张用催眠术来触及潜意识中的记忆,很多治疗师则明确反对。但是应该注意,催眠不是用来消除解离症状,而是让患者控制情绪压力和心理状态对身体机能的影响。提供一个患者可以接受的合理解释,常常也会对治疗有帮助。例如,告诉患者他们有功能性震颤或功能性步态障碍,这是神经系统功能变化的结果,然后再解释这种功能障碍的治疗应该包括心理因素的解决。认知行为治疗对破坏性行为有效,自我对话、放松技巧及暂停技术较为常用,当患儿认识到创伤性记忆与破坏性行为之间的联系时,破坏性行为得到改善。问题外化、放松、自我对话、系统性脱敏、自信心训练可帮助解决创伤性焦虑。有些患者需要家庭治疗。团体辅导可帮助受虐待的青少年分享问题及讨论解决方案。

3. **药物治疗**　是辅助治疗。可以使用抗抑郁药物减轻抑郁、稳定情绪,如:SSRI/SNRI(去甲肾上腺素再摄取抑制剂)类药物、三环类和单胺类氧化酶抑制剂;丙戊酸钠、碳酸锂和卡马西平对间歇性爆发性行为有效;α2 受体拮抗剂如可乐定被建议用来缓解易激惹;非典型抗精神病药物,如利培酮、阿立哌唑、喹硫平、奥氮平等也可用在过度焦虑、侵入性症状。

4. **住院治疗**　这类患儿应脱离受虐待的环境,加上很多分离性障碍患儿会出现自杀、自伤、离家出走、随意的性行为及冲动行为,因此有时住院治疗也是一个选择。

5. **无抽搐电休克治疗(MECT)**　非常少使用。14 岁以上的患儿,在各种治疗无效的情形下,也会使用 MECT 改善难治性的心境。

七、预后

关于分离性障碍预后的研究很有限。在一项关于转换性运动障碍的系统综述中，报告了平均随访周期为7.4年的结果：首先症状结果的差异性很大，约有39%的患者症状未变或变得更为严重；随访中患者共患各类心理问题的比例很高。有两项随访研究表明，症状持续时间短、早期诊断和对照料的高满意度预测了较好的临床结局；延迟诊断和伴有人格障碍者临床结局较差。

（王晨阳　柯晓燕）

参考文献

[1] Diseth TH. Dissociation in children and adolescents as reaction to trauma-an overview of conceptual issues and neurobiological factors [J]. Nord J Psychiatry, 2005, 59(2):79-91.

[2] During EH, Elahi FM, Taieb O, et al. A critical review of dissociative trance and possession disorders: etiological, diagnostic, therapeutic, and nosological issues[J]. Can J Psychiatry, 2011,56(4):235-242.

[3] Gelauff J, Stone J, Edwards M, et al. The prognosis of functional (psychogenic) motor symptoms: a systematic review[J]. J Neurol Neurosurg Psychiatry, 2014, 85(2):220-226.

[4] Child and Adolescent Committee of ESTD. Guidelines for the assessment and treatment of children and adolescents with dissociative symptoms and dissociative disorders [S/OL]. https://www.estd.org/sites/default/files/files/estd_guidelines_child_and_adolescents_first_update_july_2.pdf.

[5] Reynolds EH. Hysteria, conversion and functional disorders: a neurological contribution to classification issues[J]. Br J Psychiatry, 2012, 201(4):253-254.

[6] Spiegel D, Loewenstein RJ, Lewis-Fernández R, et al. Dissociative disorders in DSM-5[J]. Depress Anxiety, 2011, 28(12):E17-45.

[7] 苏林雁. 儿童精神医学[M]. 长沙:湖南科技出版社, 2014.

[8] 程庆林,谢立,徐勇. 中国青少年罹患流行性癔症人群分布的Meta分析[J]. 中国学校卫生,2014, 35(11):1610-1615.

[9] 胡昊,王振,苏珊珊,等. ICD-11精神与行为障碍(草案)关于分离性障碍诊断标准的进展[J]. 中华精神科杂志,2017,50(6):414-416.

[10] 梅其霞,王敏建,魏华,等. 135例儿童癔症的临床及个性特征等因素分析[J]. 重庆医学,2010,39(16):2119-2120.

第二十五章

应激相关障碍

应激相关障碍是一类与应激源有明确因果关系的精神障碍，其发生时序、症状、病程和预后均与应激因素密切相关。应激相关障碍主要包括急性应激障碍、创伤后应激障碍、适应障碍等。由于儿童青少年大脑及其相关神经环路的功能处于发育过程中，更容易受到内外环境因素的影响，而体内外不利环境因素也极易对儿童尚在发育过程中的大脑或心理保护系统产生损害，构成精神创伤。因此，应激相关障碍是儿童青少年极为常见的一类精神心理障碍。儿童青少年的应激相关障碍与成人诊断标准基本一致，但具有儿童发育水平的一些特征。

第一节　急性应激障碍

一、概述

急性应激障碍（acute stress disorder，ASD）又称为急性应激反应（acute stress reaction），以往称为急性心因性反应。是指在遭受躯体或心理的严重创伤性应激后，出现的短暂的精神障碍，常在几天至1周内恢复，一般不超过1个月。如果应激源及时消除，症状往往历时短暂，缓解完全，预后良好。

"急性应激障碍"最早是由沃尔特·坎农在1920年描述的一种动物实验理论，认为是动物交感神经系统应对威胁的总体排放。急性应激障碍出现与否以及严重程度不仅与应激事件有关，而且与个体的人格特点、对应激源的认知和态度、应对方式以及当时躯体健康状态等因素密切相关。对急性应激障碍的了解，不仅要观察其临床表现和疾病过程，还要分析发病的主要有关因素，以便采取有效的防治措施。

急性应激障碍作为一个诊断类别，在DSM-5和ICD-10中均有列出。因为急性应激障碍一般预后良好，症状缓解完全，因此在新版ICD-11中不再将其列为一类疾病，而将其归类于影响健康状态的因素和需要健康服务的非疾病现象。DSM-5中对于在创伤性事件之后，完整的症状持续少于3天的急性应激障碍也不再作为疾病进行诊断。

二、流行病学

本病可发生于任何年龄，但多见于青少年。但有关在经历严重应激事件后急性应激障碍发生率研究很少，既往报道，13%～14%的车祸幸存者、33%的大屠杀目击者、19%的犯罪行为受害者出现急性应激障碍。多数报道指出，男女患者接近，两性患病率在统计学上无明显差异。在创伤暴露的成人的研究中，报告的急性应激障碍患病率从7%～59%不等，平均患病率为17.4%。儿童少年患病率偏低，为8%～10%。

三、临床表现

本病起病急，在明显的应激事件的影响下，患者可表现出以下三个症状群之一：意识障碍、精神运动性兴奋、精神运动性抑制。

1. **意识障碍**　主要表现为定向障碍中的意识范围狭窄，对周围环境不能清楚感知，注意力狭窄。患者在受精神刺激的情感体验中，紧张、恐惧，难以进行交谈，有自发言语，但缺乏条理，语言凌乱或不连贯，动作杂乱，无目的性，偶有冲动。有的可出现片断的心因性幻觉。约数小时后意识恢复，事后可有部分或全部遗忘。

2. **精神运动性兴奋**　伴有强烈情感反应，情绪激越，情感爆发，有时有冲动伤人、毁物行为。历时短暂，一般在1周内缓解。

3. **精神运动性抑制**　目光呆滞，表情茫然，情感迟钝，呆若木鸡，不言不语，呼之不应，对外界刺激毫无反应，呈木僵状态或亚木僵状态。历时短暂，多数持续几分钟或数小时或数天，但不超过1周，大多有不同程度的意识障碍。有的可转入兴奋状态。

四、病因和病理机制

急性应激障碍发生发展的影响因素有：剧烈的超强精神创伤或生活事件，或持续困难处境；社会文化背景；个体易感性，如人格特点、教育程度、智力水平，以及生活态度和信念等。其中强烈或持久的精神刺激是导致本病发生的直接原因。这些因素既可以是火灾、地震、交通事故、亲人死亡等，也可以是持久而沉重的情感创伤，如家庭不睦、邻里纠纷、工作严重挫折、长期与外界隔离等。当精神刺激因素达到一定的强度，超过个人的耐受阈值，即可造成强烈的情感冲击，使个人失去自控能力，产生一系列精神症状。

（一）应激源

突如其来且超乎寻常的威胁性生活事件和灾难是发病的直接因素，应激源对个体来讲是主观体验，如难以承受的创伤性体验或对生命安全具有严重的威胁性。应激源多种多样，基本上可分为下列几项：

1. **严重的生活事件** 如严重的交通事故、亲人突然死亡、遭受歹徒袭击或家庭财产被抢劫等创伤性体验。

2. **重大的自然灾害** 如强烈地震、特大山洪暴发、大面积火灾等威胁生命安全的伤害。

3. **战争** 如遭受炮击、轰炸等。

4. **社会隔绝状态** 被关进集中营，身受酷刑虐待，有的可发生精神障碍，拘禁性精神障碍较常见。

（二）个体因素

上述各种创伤性应激源，无疑是急性应激障碍发病的关键所在。对于不同的创伤事件，急性应激障碍发生率也有很大不同。因此，在分析具体病例时，要对应激源的性质、严重程度、当时处境和个性特点等进行综合性分析及考虑。另外，事实上并非大多数遭受异乎寻常应激的人都会出现精神障碍，而只是其中少数人发病。这就表明个体易感性和应对方式有一定的差异。

1. **健康状态** 如慢性躯体疾病、月经期、产褥期、过度疲劳等。

2. **内心冲突** 应激事件作用于特定心理社会背景的个体会使之产生严重的内心冲突，这些心理社会背景因素包括个体的受教育程度、爱好、愿望和价值观等。有精神障碍家族史以及个人为易感素质者，在遭受强烈刺激时，较易发生本病。

（三）心理机制

对急性应激障碍发病机制的解释，多数研究者认同分离理论：人们通过抑制对创伤体验的觉察而回避创伤体验，从而把创伤导致的消极情感后果减至最小。具体地说，首先，创伤分离损害了创伤体验的编码；其次，创伤分离阻止了被编码的创伤记忆的提取。如 Kaplan 将应激的反应后果归纳为三期：第 1 期为冲击期，当个体遭受应激后，处于一种"茫然"休克态，表现为一定程度的定向力障碍和注意分散，一般持续数分钟到数小时，这就是本病急性期临床症状的主要发生机制；第 2 期以明显的混乱、模棱两可及变化不定为特点，并伴有情绪障碍，如焦虑、抑郁、易激惹等表现；第 3 期为长期的重建和再度平衡。应激反应可出现两种结果：即一方面为功能的增强及水平的改善；另一方面为心理的、躯体的或人际关系之间的障碍，并可能转为慢性化。

Moulds 和 Bryant 在研究中采用定向遗忘范式，要求急性应激障碍被试、经历创伤事件的非急性应激障碍被试、未经历创伤事件的被试对创伤关联词、积极词和中性词按照指导语的要求进行遗忘或记忆，以比较他们的编码方式。结果，与非急性应激障碍被试相比，急性应激障碍被试较少回忆出要求遗忘的创伤关联词，这表明急性应激障碍个体对创伤相关信息的编码存在缺陷，对创伤相关信息具有优先遗忘的倾向。后来，Moulds 和 Bryant 采用定向遗忘范式中的项目法考察急性应激障碍被试对创伤相关信息的提取模式。结果发现，急性应激障碍被试较少回忆出指定遗忘的创伤词；同时，急性应激障碍被试较少识别出要求记忆的积极词，较少回忆出要求遗忘的积极词。这意味着，急性应激障碍被试提取创伤相关信息和积极信息的能力受到破坏和抑制。

（四）脑机制研究

一项研究探索了正常人在静息状态、接受创伤材料提示、接受中性材料提示等的三种状态脑影像差异。结果发现，在静息状态下，与健康控制组被试比较，创伤组被试显示出局部脑血流量（regional cerebral blood flow，rCBF）在右内侧前额叶皮层/前部扣带回的高灌注（hyperperfusion），在右侧杏仁核的灌注不足（hypoperfusion）；对于创伤组被试，与接受中性材料提示的反应相比，创伤提示导致了局部脑血流量在双侧杏仁核/嗅旁皮质的减少。创伤组被试局部脑血流量变化的功能连通性分析（functional connectivity analyses）表明，发生在听取创伤提示时的杏仁核、嗅旁皮质和右内侧前额叶皮层/前部扣带回之间的功能交互作用可能是创伤个体出现急性应激障碍及其适应或恢复的神经基础。

Tsolakidou 等发现,神经可塑基因(neuroplasticity genes)在大鼠海马区的急性应激调节作用。这些发现对于急性应激障碍个体的脑机制研究将具有一定的启发作用。

五、诊断和鉴别诊断

(一) 诊断要点

急性应激障碍的诊断主要依靠临床特征,实验室及其他辅助检查多无阳性发现。

1. 遭遇过创伤性事件,且很快发病。

2. 有五个类别中的任一类别症状:侵入性记忆、负性心境、分离、回避、唤起。

3. 有明显的社会功能障碍。

4. 症状至少持续 3 天,最多不超过 1 个月;并发生于创伤事件之后的 1 个月之内。

(二) 诊断标准

DSM-5 中有关急性应激障碍的诊断标准如下:

A. 患者以下述一种(或多种)方式接触于真正的或者被威胁的死亡,严重损伤,或性暴力等创伤事件。

1. 直接经历创伤事件。

2. 亲眼看见发生在他人身上的创伤事件。

3. 获悉关系密切的家庭成员或关系密切的朋友接触于创伤事件。

4. 反复经历或极端接触于创伤事件中的恶性细节中(如急救人员收集尸体残骸、警察反复接触虐待儿童的细节)。

注:此标准不适用于通过电子媒体、电视、电影或图片的接触,除非这种接触与工作相关。

B. 在经历创伤性事件之后,患者满足以下五个类别的任一类别:侵入性记忆、负性心境、分离、回避及唤起。并有下列 9 条(或更多)的症状,在创伤事件发生后出现或加重。

B-1 侵入性记忆的症状:

1. 创伤事件反复的、非自愿的和侵入性的痛苦记忆(注:儿童可能通过反复玩与创伤事件有关的主题或某些方面的内容来表达)。

2. 反复做内容和(或)情感与创伤事件相关的痛苦的梦(注:儿童可能做可怕但内容不熟悉的梦)。

3. 分离性反应(如闪回),个体的感受或举动好像创伤事件正在重现(这种反应可能连续地出现,最极端的表现是对目前的环境完全丧失意识)(注:儿童可能在游戏中重演特定的创伤)。

4. 暴露于作为此创伤事件的象征或类似的内心或外界迹象时,产生强烈或长期的心理痛苦或典型的生理反应。

B-2 负性心境的症状:持续性地难以体验到积极情感(如不能体验到快乐、满足或爱的感受)。

B-3 分离症状:

1. 对自身真实感或周围环境的意识发生改变(如从旁观者的角度来观察自己、处于恍惚之中、时间过得很慢)。

2. 不能回忆创伤事件的某个重要方面(通常是由于分离性遗忘症,而不是由于脑损伤、酒精、毒品等其他因素)。

B-4 回避症状:

1. 尽量回避与创伤事件或与其高度有关的痛苦回忆、想法或感受。

2. 尽量回避能够唤起此创伤事件或与其高度有关的痛苦回忆、想法或感受的外部提示(如人物、地点、对话、活动、物体、情景等)。

B-5 唤醒症状:

1. 睡眠障碍(睡眠中断、难以入睡或睡得不深)。

2. 激惹行为或易发怒(在很少或没有挑衅的情况下),典型表现为对人或物体的言语或身体攻击。

3. 过度警觉。

4. 难以集中注意力。

5. 过分的惊吓反应。

C. 此障碍(B 症状)为创伤后的 3 天至 1 个月(注:症状通常在创伤后立即出现,但符合此障碍的诊断标准需持续至少 3 天至 1 个月)。

D. 此障碍产生了临床上明显的痛苦,或在社交、职业或其他重要功能方面的损害。

E. 此障碍并非由于某种物质(如药物、酒精)的生理效应或其他躯体疾病(如轻度的创伤性脑损伤)所致,且不能用"短暂精神病性障碍"来更好地解释。

(三) 鉴别诊断

1. **分离性障碍** 曾称"癔症"或"歇斯底里症",是一类由精神因素,如生活事件、内心冲突、情绪激动、暗示和自我暗示,作用于易患个体引起的精神障碍。分离性障碍首次发病往往有明显的应激因素,尤其在初发病时,可以表现为朦胧状态、假性痴呆等症状,很难与急性应激障碍区别。但是从分离性障碍患者的性格特点,症状丰富多变,在轻微不愉快的生活事件作用下反复发作,且发作具有明显的表演性、做作性、暗示性症状多见等方面可予以鉴别。

2. **创伤后应激障碍**(posttraumatic stress disorder, PTSD) 与急性应激障碍的症状几乎相同,

两者鉴别点主要在病程时间。急性应激障碍在遭遇创伤事件后马上发病,其病程为灾害事件发生的1个月以内。而创伤后应激障碍是在遭遇创伤事件后发病,而症状已经持续1个月以上。

3. **双相障碍**(bipolar disorder)　也可在应激源作用下发病,其主要症状以情感异常占优势,疾病过程以双相为多见,且病程较长,有循环发作趋向。

4. **急性脑综合征**(acute brain syndrome)　即中枢神经系统疾病以及躯体疾病所伴随的精神障碍,由于感染、中毒、脑血管疾病等引起的可以表现为意识障碍、定向力障碍、精神运动性兴奋或抑制等状态,需与急性应激障碍相区别。急性脑综合征有一定的器质性基础,意识障碍往往具有昼轻夜重的波动性特点,且常常伴有丰富生动的幻觉,以幻视多见,另外体格检查的阳性体征和实验室检查的异常结果也可以鉴别。

5. **短暂精神病性障碍**(brief psychotic disorder with marked stressor,BPDMS)　遭遇创伤事件后出现的短暂精神病性障碍,主要症状为妄想、幻觉、言语紊乱、明显紊乱的或紧张症的行为。症状持续至少1天,但少于1个月。最终能完全恢复到发病前的功能水平。

六、治疗

(一)紧急期社会心理干预

急性应激障碍的处理即心理危机干预。治疗干预的基本原则是及时、就近、简洁。治疗的主要目的是尽早消除创伤个体的过度应激反应,减少其随后发展成创伤后应激障碍的可能。治疗干预的基本方法是心理干预为主、药物治疗为辅。灾难发生后24~48小时之间是理想的干预时间,在事件发生后24小时内一般不进行心理危机干预。

心理危机干预,又叫心理急救(psychological first aid,PFA),是一种创伤后即刻干预的方法,旨在帮助受害者度过灾难或恐怖活动带来的直接影响,降低初期的不适,提高短期和长期的适应能力。PFA包括八个核心要素:接触受害者并承诺协助;保证受害者的安全与舒适;如有需要,协助受害者稳定情绪;收集并整理相关信息;提供实用的援助;协助受害者与家人、朋友或其他社会支持系统建立联系;促进受害者有效应对危机,减少适应不良;协助受害者与协同服务机构建立联系,以便目前或将来需要时使用。PFA作为灾后早期干预手段在国际上已有很强共识并广泛应用于心理救援工作中,该方法多为经验累积和专家建议,被多个指南推荐。

心理治疗具有重要的意义。首先是让患者尽快摆脱创伤环境,避免进一步的刺激。在能与患者接触的情况下,建立良好的医患关系,与患者促膝交谈,对患者进行解释性心理治疗和支持性心理治疗可能会取得很好的效果。要帮助患者建立起自我的心理应激应对方式,发挥个人的缓冲作用,避免过大的伤害。药物主要是对症治疗的,但在急性期也是采取的措施之一。适当的药物可以较快地缓解患者的抑郁、焦虑、恐惧、失眠等症状,便于心理治疗的开展和奏效。

社会支持也非常重要,包括减少现实刺激,营造安全环境,对于患者的长期预后有促进作用。为了减弱或消除引起发病的环境不良作用,应尽可能离开或调整所处的环境,消除创伤性体验,对整个治疗有积极意义。环境调整的另一含义,包括对患者康复后生活和工作方面的指导和安排,必要时重新调换工作岗位或就读学校,改善人际关系,建立新的生活作息等。需要根据患者的具体情况,协同有关方面进行安排,有利于对不良预后的预防。

(二)心理治疗

各种形式的心理治疗在急性应激障碍都有应用的报道。常用的心理治疗技术如下:放松技术(relaxation techniques)、严重事件集体减压(critical incident stress debriefing,CISD)、认知行为干预(cognitive behavioral interventions)、眼动脱敏与再加工(eye movement desensitization and reprocessing,EMDR)等。

(三)药物治疗

常用的药物有抗焦虑药、抗抑郁药、非典型抗精神病药、抗惊厥药等,根据患者的主要症状进行选择。用药的原则是小量、短程、及时调整。对那些表现激越兴奋的患者,常用艾司唑仑(舒乐安定)、劳拉西泮、佐匹克隆和三唑仑等抗焦虑药或催眠剂;对精神运动性兴奋,严重抑郁的患者可酌情选用氯丙嗪、氟哌啶醇等抗精神病药,或阿米替林及SSRI等抗抑郁药。

(四)预防性指导

1. **预防基本措施**　急性应激障碍的预防需要采取事前干预、事中干预和事后干预措施。主要是平日培养健康的心理、自我保护意识和提高处理应激事件上的应对能力。根据患者的具体情况,协同有关方面改善环境,进行合理安排,尽快脱离发病当时环境,包括对患者康复后生活和工作方面的帮助、指导和安排,重新调整好患者的生活。

2. 心理健康教育 在应激反应中,认知评价起着关键作用,而教育是改变认知的重要途径。研究表明,心理健康教育对个性特征有积极影响。尤其是对救援人员和军人,平时就要培养积极应对方式,并让个体了解到有些情绪反应并不意味着脆弱或无能。掩饰或回避会阻碍个体对社会支持的利用,不利于心理健康。

3. 提高机体应激对抗水平 食用含有大量酪氨酸的高蛋白食物可明显提高参战人员对应激状态的耐受力,维生素、微量元素锌对机体在应激反应的调节作用中也起一定的作用。睡眠剥夺情况下,短效催眠药对机体认知能力、警觉性的保持也是有较好效果的。选择易发生的急性应激障碍个体或群体,进行系统的、有计划的心理训练。如渐进性肌肉放松训练、想象、生物反馈训练等均能不同程度地提高免疫功能。通过心理训练,可使正性情绪和积极应对分值显著增加,进而提高易感人群的应激耐受力。

七、预后

急性应激障碍发作急骤,经及时治疗,预后良好,精神状态可完全恢复正常。急性应激障碍,一般在异乎寻常的应激源的刺激下几分钟内出现,如果应激性环境消除可在 2~3 天内(常可在几小时内)症状迅速缓解。如果应激源持续存在或具不可逆转性,症状一般可在 2~3 天后开始减轻。通常在 1 周内可缓解,一般不会超过 1 个月。

(黄 颐)

第二节 创伤后应激障碍

一、概述

创伤后应激障碍(post traumatic stress disorder,PTSD)又称为延迟性心因性反应(delayed psychogenic reaction),指因为受到超常的威胁性、灾难性的创伤事件,而导致延迟出现和长期持续的心身障碍。PTSD 最初是用来描述各类创伤性战争经历后的种种结果,称为"战争疲劳"。后来发现,在个体经历威胁生命事件之后,都可能出现。其引发原因可以是自然灾害、事故、刑事暴力、虐待、战争等。这种压力既可以是直接经历,如直接受伤;也可以是间接经历,如目睹他人死亡或受伤。创伤事件造成个

体极度恐惧、无助;引起个体病理性创伤性体验的反复出现、持续的警觉性增高和对创伤性刺激的回避,并造成显著的功能损害。从遭受创伤到出现精神症状的潜伏期为几周到 3 个月,很少超过 6 个月。近年来,随着突发灾难性事件增多,创伤后应激障碍成为社会关注的重点。

PTSD 作为一个诊断类别始见于 1980 年出版的 DSM-Ⅲ。在 DSM-Ⅳ 和 DSM-Ⅳ-TR 中,PTSD 有三大核心症状:创伤性体验的反复重现、持续的回避、持续的警觉性增高。在 2013 年 5 月出版的 DSM-5 中,将"持续的回避"分为两种:"持续回避与创伤事件相关的刺激"及"和创伤事件有关的认知和心境方面的消极改变"。因此,PTSD 现在有四大核心症状。同时 DSM-5 里将 PTSD 的症状根据年龄分为 6 岁以上的 PTSD 症状,以及 6 岁以下的 PTSD 症状。

二、流行病学

PTSD 的流行病学调查因为人群不同,患病率不同;高危人群如美国参与越战的退役军人、火山爆发幸存者的患病率为 3%~58%;来自美国的研究,PTSD 的人群终身患病率为 1.3%~8%。随着儿童暴露于创伤性事件日益增多,儿童 PTSD 患病率有所增加,研究发现超过三分之二的儿童在 16 岁之前至少曾经经历过一种创伤事件,其中 13.4% 出现 PTSD 症状,0.5% 的儿童症状持续存在被诊断为 PTSD。创伤后应激障碍可发生于任何年龄,包括儿童,最常见于青年人。流行病学发现经历相同创伤性事件,患病率存在性别差异,女性的患病率(10%~12%)高于男性(5%~6%)。儿童少年灾害幸存者的 PTSD 发病率因研究人群和评估工具不同而有差异,患病率为 1%~60% 不等,平均发病率约为 16%。美国一项大型流行病学调查发现,青少年患创伤后应激障碍的终身患病率为 4.7%,女性(7.3%)高于男性(2.2%)。大多数患者在遭遇创伤事件一个月后至半年内发病,可在一年左右治愈。少数可持续多年不愈,或转变为持久的人格改变。

三、临床表现

PTSD 表现为在重大创伤性事件后出现一系列特征性症状,主要为四大核心症状:

1. 创伤性体验的反复出现 PTSD 最具特征性的表现是在重大创伤性事件发生后,患者有各种形式的反复发生的闯入性创伤性体验重现(病理性重现)。患者常常以非常清晰、极端痛苦的方式进行着这种"重复体验",包括反复出现以错觉、幻觉(幻想)

构成的创伤性事件的重新体验（flashback，症状闪回、闯入性症状）。频频出现内容非常清晰的、与创伤性事件明确关联的梦境（梦魇），并产生强烈的情感体验。患者面临、接触与创伤事件相关联或类似的事件、情景或其他线索时，通常出现强烈的心理痛苦和生理反应。

2. 持续性回避 在创伤性事件后，患者对与创伤有关的事物采取持续回避的态度。回避的内容不仅包括具体的时间、地点、对话、活动、物体、情景，还包括有关的想法、感受和话题。多数患者往往不愿提及有关事件，避免相关交谈，甚至出现相关的"选择性失忆"。

3. 认知和心境方面的消极改变 在遭遇创伤性事件后，许多患者出现与创伤事件有关的认知和心境方面的消极改变，存在着"情感麻痹"的现象。从外观上看，患者给人以木然、淡漠的感觉，与人疏远、不亲切、害怕、罪恶感或不愿意和别人有情感的交流。患者自己也感觉到似乎难以对任何事物产生兴趣，过去热衷的活动也无法激起患者的情绪，患者感到与外界疏远、隔离，甚至格格不入，难以接受或者表达细腻的情感，对未来感到心灰意冷，听天由命，甚至觉得万念俱灰，生不如死，严重的则采取自杀行为。

4. 警觉性增高（易激惹）或反应性明显改变 患者警觉性过高，易产生惊跳反应、易激惹或暴怒发作，偶尔可见戏剧性的急性爆发恐惧、惊恐或攻击。注意力难以集中，即使集中也不能持久。儿童常表现出难以入睡或出现噩梦及夜惊。因为儿童语言表达、词汇等功能发育尚不成熟，常常无法叙述清噩梦的内容，时常从梦中惊醒、在梦中尖叫，恐惧与无助感明显。遇到与创伤事件相似的情境时，会出现明显的自主神经系统症状如心悸、出汗、肌肉震颤、面色苍白或四肢发抖。此外，多数患者伴有焦虑或抑郁情绪，也可主诉头痛、胃肠不适等躯体症状。行为上表现出对父母极度依恋，拒绝独处，害怕分离，不能单独睡觉，在万不得已分离的情况下会哭闹、发脾气。少数患儿则表现为行为退化。一些患者甚至出现莽撞、对他人或物体的言语或身体攻击，或自我伤害行为。

四、病因和病理机制

创伤后应激障碍的发生一般需要明确的应激源，应激源通常异常强烈，危及个体生命安全。创伤性事件（traumatic event）是指创伤幸存者遭遇真正的或者被威胁的事件：其一，对生命产生极大的威胁；其二，对躯体产生极大的伤害；其三，遭遇性暴

力。但对于儿童而言，一些对于成人而言并非强烈的应激源也可以引起 PTSD 症状。特别是儿童经受慢性创伤比急性创伤更易于发展成 PTSD。慢性创伤主要包括持续遭受性虐待、家庭破裂、缺乏充分的社会支持系统等。创伤性事件是创伤后应激障碍（PTSD）诊断的必要条件，但不是 PTSD 发生的充分条件，虽然大多数人在经历创伤性事件后都会出现程度不等的症状，研究表明只有部分人最终成为 PTSD 患者。PTSD 的发生与心理学、生物学和社会学诸多因素有关。

（一）心理学因素

巴甫洛夫学派的论点认为，急剧超强的应激作用于高级神经活动过程，可以导致交感神经系统被激活。患者出现高警觉性以及恐惧、愤怒和悲伤等负性情绪反应。个体经历创伤之后，往往会出现回避与创伤相关的情境，以尽可能降低重演性事件或情境的发生。模仿是另一个促使 PTSD 症状产生的心理机制，越来越多的证据显示：遭遇应激事件之后父母的应激反应强度可以预测儿童应激反应的强度和 PTSD 症状的表现形式。适应不良的父母经受创伤后表现出的不良反应（回避、退缩、极度的恐惧等），潜移默化地影响了孩子的行为，使孩子的症状固着下来。

个体对事件的认知评价是决定应激反应的主要中介和直接动因。创伤性事件发生后，受害者是否发展成创伤后应激障碍，与个体的认知模式有关。当儿童遭受创伤性事件后，多方面的认知会受到破坏或加强。受害者对创伤事件夸大的负性评估，往往会增加 PTSD 发生的风险。

另外，PTSD 患者个性方面存在性格内向、神经类型不稳定、自卑心理严重、自尊心特强等特点。上述个性特点往往妨碍了个体良好的社会适应，甚至与环境格格不入，因而他们往往比同龄人遭受更多的社会心理应激，且难以有效地抵御这些应激，容易罹患 PTSD。

（二）生物学因素

1. 神经内分泌系统变化 应激状态下的神经内分泌系统变化错综复杂，目前比较肯定的有兴奋性氨基酸系统、GABA 能抑制系统、胆碱能系统、多巴胺系统、神经甾体系统以及其他神经调质、神经肽Y、胆囊收缩素、P 物质的参与，但主要是肾素-血管紧张素系统和下丘脑-垂体-肾上腺（HPA）轴的激活，俗称应激系统。选择性 5-HT 再摄取抑制剂（SSRI）可提高神经突触间隙的 5-HT 浓度，改善

PTSD 症状。

2. 脑影像学研究　主要发现患者的海马与海马旁回、杏仁核、内侧前额叶有某些异常，有学者提出了 PTSD 的前额叶-杏仁核-海马环路：前额叶功能减弱时，对杏仁核的调节和控制作用减弱，导致杏仁核对恐惧性反应的过度增强，而海马本身的损害以及与前额叶、杏仁核之间联系的失调主要参与了 PTSD 患者的陈述性记忆的损害过程。因为缺乏较多的前瞻性研究，脑影像学的改变究竟是疾病发生的基础还是创伤对大脑的影响，目前尚无确切结论。

3. 遗传因素　在该障碍发生中起一定作用。父母患有精神障碍如抑郁、个体自身先前患有焦虑障碍等是 PTSD 发生的高风险因素，具有一定遗传易感素质的个体即使遇到较低强度的应激事件也可能导致应激相关障碍。True 等调查了 4042 对患 PTSD 的男性双生子，结果表明遗传因素对 PTSD 的所有症状均有影响，其中核心症状的 13%～34% 可由遗传因素解释。

近年来，也有学者从神经营养因子、免疫系统、遗传学等方面来总结创伤后应激障碍发生的生物学机制。神经营养因子方面，其产生与分泌的异常增加或减少可能是 PTSD 产生的重要机制；免疫系统方面，PTSD 可能与免疫系统相关的蛋白质细胞的数量和功能变化有关。整合神经生物学与分子生物学表观遗传学蛋白质组学及分子影像学的成果将对 PTSD 的研究产生推动作用。

（三）社会学因素

缺乏充分的社会支持系统往往会使个体面临创伤性事件或情形时 PTSD 发生率增加。面对创伤社区的混乱状态、社区人群及父母对创伤事件的反应情况可能影响着儿童受创伤后的调节水平，一些家庭适应性差、经济水平差的群体是 PTSD 的高发人群。

五、诊断和鉴别诊断

（一）诊断要点

儿童少年获得医疗资源多依靠父母或者照料者，如果照顾者不知道孩子已经遭受过创伤，他们不太可能带孩子就诊，因此建立医疗-社区-家庭联盟很重要。诊断要点归纳如下：① 暴露于某一创伤应激事件；② 有持续地重新体验的症状；③ 持续回避与创伤事件相关的刺激；④ 和创伤事件有关的认知和心境方面的消极改变；⑤ 有警觉性增高的症状；⑥ 症状持续时间至少 1 个月；⑦ 有明显的痛苦或社

会功能障碍。

有许多评估工具可用于协助评估儿童少年的急性应激障碍和 PTSD，最广泛使用的工具是由临床医师使用的儿童和青少年创伤后应激障碍量表（CAPS-CA），这是一个基于访谈的工具，源自成人的 CAPS，由于评估的时间和要求访谈者接受培训，该量表的推广使用受到限制。另一个工具是儿童应激障碍检查表（CSDC）。另外有一些评估一系列疾病的诊断性访谈工具，可以帮助评估创伤后应激障碍，如儿童少年诊断性访谈（DICA）。

（二）诊断标准

DSM-5 的创伤后应激障碍的诊断要点特别指出符合"经历创伤事件"的标准（A1 至 A4），取消原 DSM-Ⅳ-TR 中的 A2 标准："此人的感受包括强烈害怕、无助感或恐怖感受"。将原本 PTSD 三个核心症状共 17 项，修正为四个核心症状共 20 项。其中，"持续地重新体验"仅是症状文字修改及注明（notes）6 岁以上儿童与成人症状的不同；而"回避及麻木症状"在 6 岁以上族群分成"C：持续回避与创伤事件相关的刺激"及"D：和创伤事件有关的认知和心境方面的消极改变（negative alterations in cognitions and mood）"，且增加症状的项目；原来的"警觉性增高"主要症状则加入一项"鲁莽或自我伤害行为（reckless or self-destructive behavior）"。

DSM-5 中有关 PTSD 的诊断标准如下：

注：下述诊断标准适用于成人、青少年和 6 岁以上儿童。对于 6 岁及以下儿童，参见相应内容。

A. 以下述 1 种（或多种）方式接触于实际的或被威胁的死亡、严重的创伤或性暴力：

1. 直接经历创伤性事件。

2. 目睹发生在他人身上的创伤性事件。

3. 获悉亲密的家庭成员或亲密的朋友身上发生了创伤性事件。在实际的或被威胁死亡的案例中，创伤性事件必须是暴力的或事故的。

4. 反复经历或极端接触于创伤性事件的令人作呕的细节中（如急救员收集人体遗骸、警察反复接触虐待儿童的细节）。

注：诊断标准 A4 不适用于通过电子媒体、电视、电影或图片的接触，除非这种接触与工作相关。

B. 在创伤性事件发生后，存在以下 1 个（或多个）与创伤性事件有关的侵入性症状：

1. 创伤性事件反复的、非自愿的和侵入性的痛苦记忆。

注：6 岁以上儿童，可能通过反复玩与创伤性事件有关的主题或某一方面来表达。

2. 反复做内容和（或）情感与创伤性事件相关的痛苦的梦。

注：儿童可能做可怕但不能识别内容的梦。

3. 分离性反应（如闪回），个体的感觉或举动好像创伤性事件重复出现（这种反应可能连续出现，最极端的表现是对目前的环境完全丧失意识）。

注：儿童可能在游戏中重演特定的创伤。

4. 接触象征或类似创伤性事件某方面的内在或外在线索时，产生强烈或持久的心理痛苦。

5. 对象征或类似创伤性事件某方面的内在或外在线索，产生显著的生理反应。

C. 创伤性事件后，开始持续地回避与创伤性事件有关的刺激，具有以下 1 项或 2 项情况：

1. 回避或尽量回避关于创伤性事件或与其高度有关的痛苦记忆、思想或感觉。

2. 回避或尽量回避能够唤起关于创伤性事件或与其高度有关的痛苦记忆、思想或感觉的外部提示（人、地点、对话、活动、物体、情景）。

D. 与创伤性事件有关的认知和心境方面的负性改变，在创伤性事件发生后开始或加重，具有以下 2 项（或更多）情况：

1. 无法记住创伤性事件的某个重要方面（通常是由于分离性遗忘症，而不是诸如脑损伤、酒精、毒品等其他因素所致）。

2. 对自己、他人或世界持续性放大的负性信念和预期（如"我很坏""没有人可以信任""世界是绝对危险的""我的整个神经系统永久性地毁坏了"）。

3. 由于对创伤性事件的原因或结果持续性的认知歪曲，导致个体责备自己或他人。

4. 持续性的负性情绪状态（如害怕、恐惧、愤怒、内疚、羞愧）。

5. 显著地减少对重要活动的兴趣或参与。

6. 与他人脱离或疏远的感觉。

7. 持续地不能体验到正性情绪（如不能体验快乐、满足或爱的感觉）。

E. 与创伤性事件有关的警觉或反应性有显著的改变，在创伤性事件发生后开始或加重，具有以下 2 项（或更多）情况：

1. 激惹的行为和愤怒的爆发（在很少或没有挑衅的情况下），典型表现为对人或物体的言语或身体攻击。

2. 不计后果或自我伤害的行为。

3. 过度警觉。

对于学龄前儿童患者，需要注意：① 闪回症状（即事件的反复和侵入性的令人痛心的回忆），在学龄前儿童不需要"回忆是令人痛苦的"这一条件，因

为一些受创伤的儿童会感受到中性或兴奋的回忆。② 关于回避症状和认知、情绪的消极改变，学龄前儿童的标准只需要满足这两条中的一条症状，因为学龄前儿童通常很难确定是否存在某些相关症状。此外，"对未来有可以预见的感觉"和"无法回忆事件的一个重要方面"这两条症状不是必须的，因为发育中儿童可能并未发展出相应的能力。对活动的兴趣降低在学龄前儿童更容易表现为游戏的形式减少。分离状态则在学龄前儿童更可能表现为社交退缩。③ 关于过度警觉，学龄期儿童更可能表现为"极端情绪或容易发脾气"。

（三）鉴别诊断

1. 急性应激障碍（ASD）　是由于突然而来且异乎寻常的强烈应激性生活事件所引起的一过性精神障碍。ASD 的一些临床症状与 PTSD 极为相似，主要区别在于起病时间和病程。ASD 起病在创伤事件发生的 3 天后至 4 周内，病程短于 4 周。症状持续超过 4 周时，应将诊断改为 PTSD。

2. 适应障碍（adjustment disorders）　是一种短期的和轻度的烦恼状态及情绪失调，常影响到社会功能，但不出现精神病性症状。在适应障碍中，应激源可以是任何类型，而不仅仅是诊断 PTSD 时的创伤性事件。在临床中，有的患者在遭受重大创伤性事件后，虽有明显的精神症状和强烈的精神痛苦，但不能完全符合 PTSD 的诊断标准；也有患者从症状、病程及严重度方面都符合 PTSD 的相应标准，但诱发事件属于一般应激性事件，如失恋或被解雇等。上述两种情况均不应该诊断为 PTSD，而应考虑为适应障碍。

3. 其他创伤后障碍和疾患（other posttraumatic disorders and conditions）　创伤后障碍包括由于明显的创伤事件导致的急性应激障碍（ASD）、短暂精神病性障碍（BPDMS）和创伤后应激障碍（PTSD）。在遭遇创伤事件后的 1 个月内，如果出现重新体验、回避、认知和心境方面的消极改变和警觉性增高四大核心症状的一种或几种，但没有明显的精神病症状，可以考虑是急性应激障碍。如果出现明显的精神病症状，可以考虑是短暂精神病性障碍。如果创伤事件发生在 1 个月以上，出现四大核心症状，无论有无明显的精神病症状，都要考虑是创伤后应激障碍。个人遭遇创伤性事件后的精神病理学并不一定都要归因于创伤后应激障碍。如果患者的临床表现符合另一种精神障碍的标准，则应诊断为其他相应的精神障碍。

4. 重度抑郁障碍（major depressive disorder）患者有兴趣下降、与他人疏远隔离、感到前途渺茫

等表现,也有悲伤的体验,"触景生情"的类似回忆、情绪变化等表现。但重度抑郁障碍不存在与创伤性事件相关联的闯入性回忆与梦境,也没有针对特定主题或场景的回避。抑郁障碍的抑郁心境涉及面广,包括平时的兴趣、日常喜好、个人前途等方面。消极、自卑或自杀企图也常见。

5. 创伤性脑损伤(traumatic brain injury) 在下 PTSD 诊断时需排除器质性的问题,要注意在遭受创伤性事件时是否有头部外伤。遭遇创伤性事件后的头部外伤可能出现创伤性脑损伤,此时也可以出现 PTSD 的症状。有头部外伤史的患者,应进行头颅 CT 或 MRI 检查,以明确有无创伤性脑损伤。

六、治疗

(一)心理治疗

1. 行为治疗与认知行为治疗 目前较为有效的心理治疗技术是行为疗法和认知行为疗法。PTSD 的认知行为治疗是来自对焦虑障碍治疗方式的改进。学习理论结合了经典的和操作性条件理论来解释创伤后应激障碍症状的形成和维持。认知理论进一步对学习理论作了补充,目的是解释为什么个体感知到威胁与真实的威胁相比更能触发 PTSD 的症状。个体对创伤性事件的认知方式是认知行为治疗的焦点。对于儿童 PTSD,研究最全面、使用最广泛的是聚焦创伤的认知行为疗法(TF-CBT),TF-CBT 是一种限时(12～16 疗程)的疗法,结合了暴露、认知处理改造和增强应对技能,按顺序提供 10 个组成部分:心理教育、育儿技能(家长)、放松技能、影响调节技能、认知应对技能、创伤叙述、处理认知歪曲、掌握创伤触发因素、亲子会话和技能,通过这些技能的掌握来提高个体未来再次暴露在创伤中的安全性。学前 PTSD 治疗由 12 个儿童-家长联合课程组成,并使用绘画作为儿童发育上适当的表达方式。

认知行为治疗也是通过改变患者各种不合理的假设、信念,以促进改善其情绪和行为适应功能的心理治疗方式。在相当比例的创伤性事件的幸存者中均有强烈的自责,如:被强奸的幸存者可能责怪自己不够小心;灾害的幸存者可能感到自己未能尽力,对亲友的伤亡负有责任。可采用正性思维(用积极的想法替代消极的想法)、自信训练(学会表达感受、意见和愿望)、想法终止(默念"停"来消除令人痛苦的想法)。

主要的行为治疗技术有肌肉放松训练、呼吸放松训练和生物反馈治疗。暴露疗法是让患者面对与创伤有关的特定的情境、人、物体、记忆或情绪,暴露可以通过想象实现,也可以是真正进入某种情境,如在车祸后重新乘车或驾驶车辆。反复的暴露可以使患者认识到其所害怕和回避的场所已经不再危险,假如患者能够坚持足够长时间暴露而不逃避,害怕的情绪就会逐渐消退。这一过程中要注意避免继发性伤害,尤其是对于小年龄儿童。

2. 眼动脱敏及重整法 眼动脱敏及重整法(eye movement desensitization and reprocessing, EMDR),是一种可以在短短数次晤谈之后,便可在不用药物的情形下,有效减轻心理创伤程度及重建希望和信心的治疗方法。可以被减轻的心理创伤症状包括"长期累积的创伤痛苦记忆""因创伤引起的高度焦虑和负面的情绪"及"因创伤引起的生理不适反应"等。因接受 EMDR 治疗而可以建立起的正面效果,则包括"健康积极的想法"及"健康行为的产生"等。在美国,目前 EMDR 主要用于单一因素(暴力、强奸、车祸等)所致的 PTSD,对复合因素(如战争、灾害等)所致的 PTSD,一般不采用。其循证证据主要来自成人,因此这一疗法主要适用于部分青少年患者。

3. 心理动力学疗法 PTSD 的心理动力学治疗方法是通过对焦虑抑郁障碍的治疗改进而来的。Horowitz 认为应激反应分为三个阶段:① 初始阶段,特征表现为创伤事件的痛苦现实和因愤怒、伤心和悲痛而出现过度换气;② 否认阶段,特征为对创伤事件强制性回忆的防御,受害者对创伤性事件的记忆缺损,对创伤事件的线索不予注意并以幻想来抵消创伤性事件的真实性;③ 强制阶段,特征为高度警觉,过分惊吓,睡眠和梦的障碍,强制性反复出现的与创伤有关的思维内容和迷惑。若这三个阶段未完成,则可出现 PTSD。Horowitz 提出了一个简短的心理动力学治疗模式,治疗是为了发动患者的适应阶段,其目标是否定强制阶段;治疗的有效性取决于对创伤事件的再解释。

4. 其他 各种形式的心理治疗在 PTSD 都有应用的报道。对于急性 PTSD 主要采用危机干预的原则与技术,侧重于提供支持,帮助患者接受所面临的不幸与自身的反应,鼓励患者面对事件,表达、宣泄与创伤性事件相伴随的情感。治疗者要帮助患者认识其所具有的应对资源,并同时学习新的应对方式。慢性和迟发性 PTSD 治疗中除采用特殊的心理治疗技术外,为患者及其亲友提供有关 PTSD 及其治疗的知识也很重要,还需要注意动员患者家属及其他社会关系的力量,强化社会支持。

（二）药物治疗

药物治疗是 PTSD 的重要治疗手段之一。理想的药物治疗是能够消除 PTSD 的四大核心症状的，但目前尚无药物对 PTSD 的各组症状都能产生满意疗效。目前多数关于 PTSD 的药物治疗，还是使用抗抑郁剂和抗焦虑剂，也就是对症治疗。

选择性 5- 羟色胺再摄取抑制剂（SSRI）抗抑郁药疗效和安全性好，不良反应轻，被推荐为一线用药。其他新型抗抑郁药和非苯二氮䓬（BZ）类抗焦虑药疗效较好，不良反应轻，是治疗 PTSD 较有前景的药物。三环类抗抑郁药（TCA）和单胺氧化酶抑制剂类（MAOI）疗效肯定，但不良反应较多，应用要谨慎。在运用抗抑郁剂治疗 PTSD 时，剂量与疗程同抗抑郁症治疗，治疗时间和剂量都应充分。有人建议缓解后还应给予 1 年维持治疗。

由于各种药物的作用机制不同，一种药物治疗无效时可选用其他药物治疗，并给予合适的疗程和剂量。根据患者症状特点，其他可以考虑选用的药物包括：抗焦虑剂、抗惊厥药、抗痉挛药、锂盐等。除非患者有过度兴奋或暴力性的发作，一般不主张使用抗精神病药物。

（三）其他辅助治疗

1. **家庭治疗**　通过家庭治疗的相关原则，促进家庭成员互动模式的改变，采用资源取向、未来取向、循环对话等手段加强或重建 PTSD 患者家庭支持系统，帮助患者摆脱阴影，尽快缓解症状，恢复社会功能。对于小年龄儿童，同时需要给父母提供必要的支持，例如养育技能训练，处理父母本身的心理问题等。

2. **照顾措施**　包括安全和生活照顾、心理护理、康复护理等，对于小年龄儿童的 PTSD，安全照顾始终应该是最为重要的治疗手段。给 PTSD 患者提供安静舒适的环境，减少外界刺激；建立良好的护患关系，用支持性言语帮助患者渡过困境；对于儿童青少年来说，重建规律作息，及早恢复生活的正常化本身就可以给他们提供安全感。此外，要帮助康复期的患者认识和正确对待致病因素和疾病性质，克服个性缺陷，掌握疾病康复途径，从而提高他们的自我康复能力。

3. **健康教育**　使 PTSD 患者及其家属对应激及应激障碍的发生有正确的认识，消除模糊观念引起的焦虑、抑郁。应帮助患者及其家属学习疾病知识，以免担心疾病会演变成精神病。使患者家属理解患者的痛苦和困境，既要关心和尊重患者，又不要过分迁就或强制患者。

（四）预防性指导

由于 PTSD 是延迟性反应，在创伤早期往往不能引起重视，因此专业人员应有足够的估计。在很多情况下，对经历重大创伤者进行早期干预是非常有意义的。危机干预侧重于提供支持，帮助患者接受不幸与自身的反应，鼓励面对、表达和宣泄，帮助患者尽可能利用资源，同时学习新的应对方式，并帮助解决实际存在的问题。

但是，不同人群、不同个体、不同应激事件所致 PTSD 的患病危险性不完全相同，并且 PTSD 会阻碍儿童心理正常健康发展。目前的研究表明，PTSD 的心理危机干预效果不肯定，其可能的影响因素有：缺乏 PTSD 危机干预的经验，即干预技术不成熟，对不同的创伤选择的干预措施不恰当；对 PTSD 干预效果评定项目不全面，PTSD 存在共病，评定不应局限于 PTSD 的特征症状的消失或减少；心理治疗受医患关系的影响而效果不同；有待于研究新的更有效的干预技术。

应激预防训练是一种较好的方法，这种方法包括一个教育阶段和一个应对技能阶段。教育阶段使个体认识到治疗的合理性，并在开始治疗时建立信心以及与治疗者的良好关系。应对技能训练包括松弛技术训练，用于抵消负性思维反刍的思维中断技术，及用自我对话叙述法以提高自我评价和自我控制。

七、预后

一般而言，大约有 50% 的 PTSD 患者在 3 个月之内复原。另有文献指出，约有 30% 的患者可以完全康复，40% 患者持续有轻微症状，20% 患者有较严重的症状，10% 症状持续、不会改善甚至更恶化。

（黄　颐）

第三节　适应障碍

一、概述

适应障碍（adjustment disorder，AD）是指在日常生活存在明显的生活改变或环境变化时所产生的短期和轻度的烦恼状态和情绪失调，个体对该刺激源出现超出常态的反应性情绪障碍或适应不良行为，常有一定程度的行为变化等，但并不出现严重的精神病性症状。需指出的是,个人素质或易感性在发生本症的危险性乃至表现形式方面也起重要作用。引起适应性障碍的精神应激性事件强度较弱,多为日常生活中常见的事件。如儿童青少年最常见的事件有父母不和或离婚、迁居外地、学习环境的改变(如从农村中学升入城市中的学校)。面对这些需要适应的应激性事件,多数人能很好适应,适应能力差的个体可能出现适应障碍。适应障碍的病程往往较长,但一般也不超过 6 个月。通常在应激性事件或生活发生改变后 1 个月内生病,随着应激性事件的消除或经过调整形成了新的适应,患儿的精神障碍也会随之缓解。

二、流行病学

适应障碍病情严重程度相对来说较轻,与患儿的个性和患儿的应对方式关系比较密切,目前适应障碍的发生率也缺少流行病学报道,国外有报道适应障碍的患者占精神科门诊的 5%～20%。适应障碍在综合医院患者中的联络会诊约占到 12%;在精神科门诊中占到 10%～30%;在精神卫生机构中,有约 70%的青少年住院患者符合适应障碍的诊断。

三、临床表现

适应障碍的症状包括:

1. 以抑郁心境为主的适应障碍,如轻度的情绪低落、无望沮丧、悲伤、哭泣等。

2. 以焦虑症状为主的适应障碍,表现为焦虑紧张,不知所措、担心害怕,难以应付环境,神经过敏,心悸气短,胃肠不适等躯体症状;儿童可以表现为对分离的恐惧,害怕离家上学,可出现不愿意与人交往、不讲究卫生等适应不良行为,影响日常生活的进行。

3. 儿童出现适应障碍,主要表现为退行性行为,如尿床、吸吮手指等,或无故躯体不适等含糊不清的躯体症状。

4. 品行问题,青少年常见,如打架斗殴、危险驾驶、物质滥用,往往还会出现盗窃、破坏财产或逃学逃课,可伴有焦虑和抑郁情绪。

5. 混合型情绪表现的适应障碍,表现为抑郁和焦虑心境及其他情绪异常的混合综合症状,从症状的严重程度来看,比重度抑郁和焦虑症为轻。如有些患儿因转换学校或求学从家中离开父母后,出现抑郁、矛盾、发怒和明显依赖表现。

四、病因和病理机制

适应障碍的病因一般认为应激是主要因素,但

是应激后患有适应障碍也有其他不同的调节因素存在;需要考虑的是不论在心理还是生理层面,急性应激和慢性应激存在不一样的地方,应激也和个体自我力量和家庭及学校的支持系统以及既往的经历有关。除了考虑应激源外,也需要考虑患者的童年经历在疾病发展中的作用,如幼年时受到虐待、父母的过度保护、家庭其他严重的负性生活事件等。

五、诊断和鉴别诊断

(一)诊断

诊断适应障碍应注意评价以下关系:症状的形式、内容、严重度;既往病史和人格特征;应激性事件、处境或生活危机;有强有力的证据表明,如果没有应激就不会出现障碍。但是不少精神障碍都可能有应激诱因,所以不能视应激的存在为诊断依据,如果因正常居丧反应就诊,而且出现的反应在个人所在文化中是恰当的,且持续时间不超过 6 个月,则不诊断适应障碍。

由于应激源、负性情绪和功能失调在诊断标准中并没有明确的量化标准,目前适应障碍主要是基于临床访谈和评估。临床可以应用简明儿童少年国际神经精神访谈(mini international neuropsychiatric interview for children and adolescents,简称 MINI KIDS)诊断问卷:源自 MINI 问卷,是为 DSM 和 ICD 中精神疾病的诊断来设定的比较简短的定式诊断问卷,MINI - KIDS 诊断问卷增加了 DSM - Ⅳ 和 ICD-10 中与儿童相关的诊断,适用于 6～16 岁的儿童和少年,中文版信效度较好。如果存在躯体症状,需要排除是否有器质性的疾病,通过详细的体检、血液学检查可以明确。

ICD-10 界定适应障碍的起病时间在应激后的 1 个月内,而 DSM-5 规定在应激生活事件后约 3 个月内出现心理和行为问题。适应障碍的诊断要点如下:

1. 有明显的生活事件为诱因。尤其是生活环境或社会地位的改变(如移民、出国、入伍、退休等)。

2. 有理由推断患儿病前生活事件和具有易感人格基础对导致精神障碍均起着重要的作用,即无应激源时患者一直精神正常,而相同的应激事件其他人都能顺利处理同类事件,说明患者的社会适应能力不强。

3. 以抑郁、焦虑、恐惧等情绪障碍为主,并至少有适应不良的行为障碍,或躯体不适症状。

4. 社会功能受损。

5. 精神障碍开始于心理社会刺激(但并不是灾

难性事件)发生后 1 个月内,符合症状标准至少 1 个月。应激因素消除后,症状持续一般不超过 6 个月。

6. 除外失恋或居丧反应引起的情绪异常,这属于正常心理反应。

(二)诊断标准

DSM-5 关于适应障碍的诊断标准如下:

A. 在可确定的应激源出现的 3 个月内,对应激源出现情绪的反应或行为的变化。

B. 这些症状或行为具有显著的临床意义,具有以下 1 项或 2 项情况:

1. 即使考虑到可能影响症状严重度和表现的外在环境和文化因素,个体显著的痛苦与应激源的严重程度或强度也是不成比例的。

2. 社交、职业或其他重要功能方面的明显损害。

C. 这种与应激相关的症状不符合其他精神障碍的诊断标准,且不仅是先前存在的某种精神障碍的加重。

D. 此症状并不代表正常的丧痛。

E. 一旦应激源或其作用终止,这些症状不会持续超过随后的 6 个月。

标注是否是:

309(F43.21)伴抑郁心境:主要表现为心境低落、流泪或无望感。

309.24(F43.22)伴焦虑:主要表现为紧张、担心、神经过敏或分离焦虑。

309.28(F43.23)伴混合性焦虑和抑郁心境:主要表现为抑郁和焦虑的混合。

309.3(F43.24)伴行为紊乱:主要表现为行为紊乱。

309.4(F43.25)伴混合性情绪和行为紊乱:主要表现为情绪症状(如抑郁、焦虑)和行为紊乱。

309.9(F43.20)未特定的:不能归类为任一种适应障碍特定亚型的适应不良反应。

(三)鉴别诊断

适应障碍需要与抑郁障碍、焦虑障碍或其他应激相关障碍以及躯体疾病所致的精神障碍相鉴别。

1. 抑郁障碍   情绪变化较重,存在严重的情绪低落、明显的兴趣下降及思维活动减慢,主要是患儿体会不到快乐的感觉,并常出现消极念头,甚至有自杀企图和自伤自杀行为,有晨重夜轻的现象,病程可持续时间长,不少患儿可有躁狂相的问题。适应障碍的抑郁和焦虑情绪一般较轻,且脱离应激环境后其症状减轻或缓解。

2. 焦虑障碍   该病存在持续而广泛的焦虑,同时伴有明显的自主神经系统失调的症状,如手心出汗、发抖、心慌、脸红、呼吸急促等,睡眠障碍比较突出,病程往往较长,病史中无强烈的应激源可寻,故可以和适应障碍做鉴别。

3. 人格障碍   如果患儿本身存在一定的人格问题,那么人格障碍可以被应激源加剧,但一个特点是人格障碍早在幼年时期就比较明显,如比较固执、不容易养育等,应激源应不是人格障碍形成的主导原因。

此外,患躯体疾病后也可出现适应障碍,但与躯体疾病的严重程度不一定呈正相关,但其症状大多围绕躯体疾病的现实问题。另外从病程、发作特点可加以鉴别。

六、治疗

对于一些轻症的适应障碍患者,在改变环境或消除应激源后,精神症状可逐渐消失。因此,应尽可能减少或消除应激源。如对住院的儿童应提倡家长陪护,以减少儿童对医院的恐怖感。

(一)心理治疗

当应激源消失后,情绪异常仍无明显好转,则需要进行心理治疗。心理治疗除与患者交谈外,更应帮助他们如何解决应激性问题,也可让他们发泄一下情绪,这对改善社会功能有积极作用。对青少年的行为问题,除个别指导外,还要进行家庭治疗,定期进行心理咨询是必要的。在治疗过程中,给予患儿鼓励、保证等心理支持手段,同时结合适当的环境调整可有助于症状的消除和功能恢复。一般来说,适应障碍是对应激生活事件的过度反应,并损害日常功能或学习生活,最好的治疗方法是以解决问题为导向,帮助患者提高处理应激事件的能力,也就是说,治疗应有助于患者认识和理解应激源背后的含义。治疗要抓住三个环节,即消除或减少潜在的应激源,减轻症状,培养应对和解决问题的技能以增强适应能力和自我管理压力的能力。心理治疗方式包括精神动力学治疗、认知行为治疗、家庭心理治疗、团体心理治疗和支持心理治疗等,临床医师可根据患者特点和要求选择相应合理的治疗方案。

1. 心理-环境治疗   这是应激相关障碍的主要治疗之一,应尽可能去除精神因素或脱离引起精神创伤的环境,转移或消除应激源。通过疏泄、解释、支持、鼓励、指导等,帮助患者摆脱痛苦,认识疾病,面对现实,配合治疗,提高适应能力。

2. 危机干预   当患儿遇到社会心理应激因素

的冲击,其心理稳定性受到破坏而出现心理危机时,危机干预就是从心理层面解决迫在眉睫的危机,使症状得到立即缓冲和持久的消失,使心理功能回到危机前水平,并获得新的应付技能,以预防将来新的危机发生。如在儿童青少年中,转换学校或到新的班级插班,这对患儿都是需要适应的事情,往往面临压力,那就需要教师实际上能关怀插班生,了解他们的转学原因和以往的学习状况,进行交流和沟通,包括在新的班级中的学习状况和心理状态甚至是情感方面的,这样有利于消除适应障碍的进程。同时需要班主任和各科老师配合密切,能使插班生在尽可能短的时间融入新的班级。也需要家校合作,促进插班生的心理健康。

3. 认知行为治疗 应激源消失后,患者情绪行为异常仍无明显好转时需要进行认知行为治疗。任何对应激产生的情绪和行为改变都受思维过程的控制,不良的认知导致不良的情绪,以致产生不良的行为,因此认知行为治疗通过矫正患者的思想、信念和态度,从而达到治疗的目的。认知行为疗法可分三个步骤:① 找出与不良行为有关的错误认识;② 寻找证据,论证这一认知的错误;③ 分析错误认知的根源,帮助患者重建认知。

4. 支持性心理治疗 当应激源停止后支持性心理治疗是最常用的一种,这对适应不良的行为和改善社会功能有积极的作用。

5. 自我调节 无论是离婚、失业、职业变迁还是重大疾病等,自我调节治疗都有助于提高自信,应对压力。支持小组提供一个表达并处理自己感受和经历的平台,有助于获取额外的应对方法。此外,自助手册和基于网络的自助干预也是有益的。养成健康的生活节律,保证充足的睡眠,参加有趣的娱乐和体育活动。其他治疗方法还包括写日记、肌肉和呼吸放松练习、冥想等。

(二)药物治疗

对适应障碍的患儿一般不把药物治疗作为首选的方法,但对情绪异常较明显的患儿,为加快症状的缓解,可根据具体病情酌情选用抗抑郁药或苯二氮䓬类等抗焦虑药。对焦虑、恐惧不安者,可使用抗焦虑药;对抑郁症状突出者,可选用舍曲林、氟伏沙明等抗抑郁药;对有妄想、幻觉、兴奋激动者或出现冲动行为威胁到自身或他人安危时,可酌情给予小剂量短期抗精神病药物治疗,如利培酮、氟哌啶醇等,症状消失后可继续服药数周再停药。以低剂量、短疗程为宜。在药物治疗的同时,心理治疗应继续进行,特别是对那些恢复较慢的患者,可能帮助会

更大。

(三)疾病管理

初高中学生、大学新生、新兵、重大疾病和致残性疾病人群易发生适应障碍。在小学、中学、大学均应设置心理课程,以增加人际沟通和环境的适应能力。设置新兵心理和体能性训练,教授部队的生活节律和方式。

七、预后

只要给予适当治疗,临床实践显示预后良好。当应激源消失后,一般几个月,最长不超过 6 个月即可恢复正常。有报道指出,青少年比成年患者病程要稍长些,并有伴发自杀行为者。还要注意这些青少年来门诊时有无物质滥用或依赖问题。对那些数年不愈的患者,应考虑应激源是否未完全消除,并仔细深入接触,观察有无其他精神障碍未被发现的可能。

(赵志民 杜亚松)

参考文献

[1] LaughalTie J, van der Watt G, Janca A. It is too early for adjusting the adjustment disorder category [J]. Curr Opin Psychiatry, 2009, 22(1):50-54.

[2] Seligman MEP, Schulman P, Tryon AM. Group prevention of depression and anxiety symptoms[J]. Behav Res Ther, 2007, 45(6):1111-1126.

[3] 江开达,周东丰,李凌江,等. 精神病学高级教程[M]. 北京:人民军医出版社,2009.

[4] 靳小勇. 学生群体心理现状分析及教育引导[J]. 中西医结合心血管病电子杂志,2019, 7(4):30.

[5] 刘广增,张大均,莫文静,等. 青少年心理素质对社交焦虑的影响及其性别差异[J]. 西南师范大学学报(自然科学版),2019, 44(2):91-96.

[6] Oei NYL, Both S, van Heemst D. Acute stress-induced cortical elevations mediate reward system activity during subconscious processing of sexual stimuli [J]. Psychoneuroendocrinology, 2014, 39(1):111-120.

[7] Thompson RS, Strong PV, Clark PJ, et al. Repeated fear-induced diurnal rhythm disruptions predict PTSD-like sensitized physiological acute stress responses in F344rats[J]. Acta Physiologica, 2014, 211(3):447-465.

[8] Raio CM, Brignoni-Perez E, Goldman R, et al. Acute stress impairs the retrieval of extinction memory in humans[J]. Neurobiol Learn Mem, 2014, 112:

212-221.

[9] American Psychiatric Association. Acute Stress Disorder：Diagnostic and Statistical Manual of Mental Disorders，5th Edition（DSM-5）[M]. Arlington，VA：American Psychiatric Publishing，2013.

[10] Bryant RA. An update of acute stress disorder[J]. PTSD Research Quarterly，2013，24(1)：1-2.

[11] Lewis SJ，Arseneault L，Caspi A，et al. The epidemiology of trauma and post-traumatic stress disorder in a representative cohort of young people in England and Wales[J]. Lancet Psychiatry，2019，6(3)，247-256.

[12] Rueger SY，Malecki CK，Pyun Y，et al. A meta-analytic review of the association between perceived social support and depression in childhood and adolescence[J]. Psychol Bull，2016，142 (10)：1017.

[13] Cohen JR，Danielson CK，Adams ZW，et al. Distress tolerance and social support in adolescence：predicting risk for internalizing and externalizing symptoms following a natural disaster[J]. J Psychopathol Behav Assess，2016，38 (4)：538-546.

[14] Drabant EM，Ramel W，Edge MD. Neural mechanisms underlying 5-HTTLPR-related sensitivity to acute stress[J]. Am J of Psychiatry，2012，169(4)：397-405.

[15] Rosendal S，Mortensen EL，Andersen HS，et al. Use of health care services before and after a natural disaster among survivors with and without PTSD [J]. Psychiatr Serv，2014，65 (1)：91-97.

[16] Lai BS，Osborne MC，Piscitello J，et al. The relationship between social support and posttraumatic stress symptoms among youth exposed to a natural disaster[J]. Eur J Psychotraumatol，2018，22：9 (Suppl 2)：1450042.

[17] Sara G，Lappin J. Childhood trauma：psychiatry's greatest public health challenge？[J]. Lancet Public Health，2017，2(7)：e300-e301.

[18] Rojas SM，Bilsky SA，Dutton C，et al. Lifetime histories of PTSD，suicidal ideation，and suicide attempts in a nationally representative sample of adolescents：examining indirect effects via the roles of family and peer social support[J]. J Anxiety Disord，2017，49：95-103.

[19] American Psychiatric Association. Diagnostic and Statistical Manual of Mental Disorders，5th Edition (DSM-5)[M]. Arlington，VA：American Psychiatric Publishing，2013.

[20] Poulosa AM，Reger M，Mehta N，et al (2014). Amnesia for early life stress does not preclude the adult development of posttraumatic stress disorder symptoms in rats[J]. Biol Psychiatry，2014，76 (4)：306-314.

[21] Ehlers A，Hackmann A，Grey N，et al. A randomized controlled trial of 7-day intensive and standard weekly cognitive therapy for PTSD and emotion-focused supportive therapy[J]. Am J Psychiatry，2014，171(3)：294-304.

[22] Spiegel D. An ingeneious study of intergenerational transmission of the effects of PTSD. Am J Psychiatry，2014，171 (8)：811-813.

[23] Erickson HJ，Hurley RA，Taber K. Psychotherapy for PTSD：neuroimaging of recovery processes. J Neuropsychiatry Clin Neurosci，2014，26(3)：188-195.

[24] McLaughlina KA，Koenenb KC，Friedmanc MJ，et al. Subthreshold posttraumatic stress disorder in the world health organization world mental health surveys[J]. Biol Psychiatry，2015，77(4)：375-384.

[25] Cloitre M. Alternative intensive therapy for PTSD. Am J Psychiatry，2014，171(3)：249-251.

[26] Rita Wicks-Nelson，Allen C. Israel. Abnormal Child and Adolescent Psychology with DSM-5 Updates，8th Edition[M]. Upper Saddle River，NJ：Pearson Education，2014.

第二十六章

精神分裂症

第一节 概 述

儿童少年精神分裂症(childhood-onset schizophrenia, COS)是指一组病因未明,起病于 18 岁以前,以个性改变、特征性思维障碍、情感和行为异常且与环境不协调为主要表现的精神障碍。病程多迁延,反复发作、加重或呈慢性化衰退的过程,少部分可保持痊愈或基本痊愈状态。由于儿童少年患者词汇量有限及对内心体验描述困难,因此早期不容易识别。相对成年期起病的精神分裂症患者而言,儿童少年的预后较差。

20 世纪初,对这个特殊人群的诊断分类一直存在争论,直到 1968 年 DSM-Ⅱ 才有儿童少年精神分裂症的分类,但指的是儿童少年各种精神病性障碍,包括广泛性发育障碍(pervasive developmental disorder, PDD)等。1971 年 Kolvin 将 PDD 和儿童少年精神分裂症区分开来。这些研究为多轴诊断分类系统 ICD 和 DSM 奠定了基础。儿童少年精神疾病的分类和诊断标准在 ICD-9 和 DSM-Ⅲ 中逐渐得到统一。儿童少年与成年精神分裂症使用相同的诊断标准,同时允许其有一些不同的临床表现,之后发展到 ICD-10(1992)和 DSM-Ⅳ(1995)中,儿童少年精神疾病的分类和诊断标准完全统一。DSM-Ⅳ 将儿童少年精神分裂症分为 13~18 岁发病的早发性精神分裂症(early onset schizophrenia, EOS),与 13 岁以前发病的早早发精神分裂症(very early onset schizophrenia, VEOS)或称青春期前精神分裂症。我国的精神疾病诊断标准在 CCMD-2-R(1995)中将儿童少年精神分裂症包括在精神分裂症-其他型中。虽然根据疾病的病因建立诊断和分类系统是最佳选择,但是大多数精神疾病的病因都不十分明确,故精神疾病的诊断和分类系统是建立在症状学基础之上的。对儿童少年而言,年龄和发育阶段对症状和分类具有重要作用。

目前 ICD-11、DSM-5 和 CCMD-3 均未将儿童少年精神分裂症诊断标准单独列出,许多追踪研究一致认为:① 儿童少年精神分裂症是一个可靠的诊断,应使用与成人相同的诊断标准;② 儿童少年精神分裂症诊断后,到成年后多仍为精神分裂症或精神分裂症谱系障碍,因此支持儿童少年精神分裂症与成年发病的精神分裂症是同一个疾病。

第二节 流行病学

一、患病率

据报道,VEOS 的患病率约为 0.1‰,其中 10 岁以前发病的精神分裂症约占 VEOS 的 20%。EOS 的患病率约为 0.5%,约 1/3 的精神分裂症其首次起病年龄在 19 岁以前。虽然目前有关 EOS 发病率的流行病学资料很少,但多数研究者认为 COS 发病率很低,据 Burd 等的调查,2~12 岁儿童中精神分裂症的发生率小于 0.1‰,但当儿童进入 13 岁后,精神分裂症的发病率呈显著性的增长。

二、起病年龄

有文献报道精神分裂症的最小发病年龄为 3 岁(Russell 等,1989)和 5 岁(张志群,2001),一般认为 6 岁前发病的儿童,因其认知功能发育不完善,必须要谨慎诊断。至 13 岁发病率逐渐增加,直至 18 岁达到高峰。

三、性别差异

儿童少年精神分裂症的性别比例与年龄相关,早早发精神分裂症的患病率男性多于女性,随着发病年龄的增长性别差异逐渐缩小。成人精神分裂症的研究资料显示男性较女性提前 5 年起病。有资料

报告,5～14 岁发病者,男女之比为 2∶1,15～19 岁
男女之比为 1.4∶1。

第三节　临床表现

儿童少年精神分裂症临床表现与成人不完全相
同,因为儿童少年的大脑正处于发育期,认知功能不
完善,思维尚未成熟,以具体形象思维为主,言语功
能和思维过程发展不完善,情感体验不深刻,言语表
达能力不充分。儿童少年临床表现没有成人典型和
明显。妄想比较少见,即使有妄想,也偏简单、不系
统,常以病理性幻想代替妄想。儿童少年期症状以
行为异常较明显。尽管如此,若仔细分析,患儿仍有
个性、思维、感知、情感、运动和意志行为等方面的改
变,并且因年龄、生理、心理的特征不同,各有不同。

一、起病形式

早早发精神分裂症几乎都是慢性隐匿性起病,
早发性精神分裂症部分呈亚急性或急性起病。儿童
少年精神分裂症在逐渐演变为精神障碍之前,有长
期的前驱期症状。Russell 等(1994)对 35 例 12 岁前
起病的精神分裂症进行的研究表明,绝大多数起病
是隐匿性的,一般的精神病样症状发作的平均年龄
为 4.6 岁,精神病学症状发作的平均年龄是 6.9 岁,
而确诊的平均年龄是 9.5 岁。张志群(2001)对 56
例 15 岁前起病的精神分裂症进行研究,63% 为慢性
起病,79% 在前驱期存在非特征性症状。

二、病前特征

大多数儿童少年精神分裂症患儿病前已经有性
格缺陷和发育异常,尤其是 VEOS 病前发育异常的
出现率极高。表现为:① 孤僻,社会性退缩,行为怪
异;② 行为问题;③ 各种发育迟缓,如感觉、认知、运
动和社会适应能力,也可能患有孤独症谱系障碍。
Nicolon(2000)研究发现,儿童少年精神分裂症患儿
病前有社会功能、运动和语言障碍,部分患儿符合孤
独症谱系障碍的诊断标准,60% 符合语言和言语发
育障碍。Masi G(2006)报告 VEOS 中 50% 有神经
心理发育缺陷。

有人将儿童少年精神分裂症病前表现分为三种
情况:① 病前无特殊异常;② 病前有发育障碍;
③ 智力正常,但有特殊异常,尤其表现为离奇怪异
行为。

三、前驱期症状

前驱期症状是指发病初期主要症状出现之前,

患者出现的一些非特异性症状。前驱期症状多种多
样,可归纳为以下几点:

1. **个性改变**　对家人、朋友、同学的态度从亲
热变得冷淡、疏远,从勤快变得懒散,不注意日常个
人卫生,不愿意洗澡换衣服,不能遵守学校的纪律,
不能按时完成作业。

2. **类神经症性症状**　精神萎靡不振,记忆力下
降,注意力不集中,不明原因的焦虑、抑郁,失眠,学
习成绩下降。

3. **行为、情绪症状**　表现为好惹是生非,恶作
剧,调皮捣蛋,不服管教,搞破坏,伤人,不愿意上学,
说谎,逃学,常被家长误认为是品行问题被严加管
教,收效甚微。有的表现为焦虑、紧张,无故恐惧、哭
泣,有的患者情感淡漠,低沉抑郁,傻笑等。还可以
出现一些不可理喻的行为,如无故将家里的东西扔
出去。

李萍等(2005)对 62 例小于 16 岁起病的精神分
裂症早期症状进行分析,50% 以上有学习成绩下
降,怪异想法,注意力下降,孤僻内向,烦躁,敏感多
疑,言语单调,牵连观念,情感淡漠,紧张,失眠,头
痛等。

尽管问题行为可能有多种类型,但精神分裂症
儿童少年通常被描述为"古怪、焦虑和孤僻"(Werry,
1992)。反社会行为和品行障碍很常见,表达和接受
性语言障碍、粗大运动障碍以及学习和学业问题也
很常见。一些儿童少年还表现出短暂的孤独症样症
状,例如手部拍打和回声(Alaghband-Rad 等,
1995)。

由于前驱期症状不具有特异性,并且出现频率
较低,而且患者在其他方面基本保持正常,因而很容
易被忽略。一项研究发现,在中学生中 10%～15%
有前驱期症状。有前驱期症状者有 30%～40% 的
可能性发展为精神分裂症。

四、急性期症状

早发性精神分裂症与成人患者症状基本相似,
而且智商正常或较高者更接近成人的临床表现,但
也有与年龄相关的特点,如幻觉、思维形式障碍、现
实检验能力缺乏多见,典型的一级症状少见,幻觉和
妄想简单,妄想不具有系统性。

(一) 感知觉障碍

主要为幻觉,以视、听幻觉为主。年龄小的患儿
以视幻觉多见,年长儿以听幻觉多见。幻觉特点以
幻想性内容为主,比较具体和形象化。视幻觉的出
现率为 30%～50%。张志群、郭兰婷(2001)的研究

显示有 86% 的患儿出现幻觉。视幻觉表现色彩鲜明，内容多带有恐怖性，如看见可怕的鬼怪、动物和昆虫。听幻觉的出现率为 80%，13 岁以下儿童少年出现率几乎为 100%。听幻觉内容多是命令性、议论性、持续的评论性和被害性，如家庭成员或其他人讲话，动物，含有恶意的力量（恶魔、外星人），流行的恐怖电影、动画片以及特殊事物的声音。少数有触、嗅或味幻觉。幻觉持续时间一般在 1 周至 4 年。

（二）思维障碍

13 岁以下出现率为 40%～100%，包括联想松弛、非逻辑性思维、语言贫乏等。其中联想松弛、非逻辑性思维多见于病程长的患者，要注意与发育迟缓和言语障碍相区别。Caplan 等（1994）对有思维障碍的精神分裂症儿童少年进行研究，发现这些患儿交流缺陷有三个特征：① 不合逻辑思维；② 联想松散；③ 推理能力受损。思维逻辑障碍反映了注意/信息过程受损，推理缺陷是与认知功能相关的一个方面。

儿童少年精神分裂症的妄想出现率为 44%～100%，16 岁以下儿童少年较少见。妄想内容一般与幻觉有关，主要反映患儿的日常生活和儿童少年所关心的事情，如外星人、动物、鬼怪等。被害妄想和躯体性妄想最常见，其次为夸大妄想、关系妄想和罪恶妄想，被控制妄想较少见。学龄前和学龄期儿童的妄想比青少年和成人的妄想更不连贯，包括非理性的恐惧、宇宙威胁、迫害和夸大（Caplan，1994）。年长患儿较年幼患儿的妄想内容复杂、系统、持续、抽象，复杂的妄想一般在 12 岁以上出现。妄想持续时间较幻觉短，1 周至 1 年，且多数是单一妄想，复合性妄想很少见。此外，也可见类妄想性幻想，与患儿思维发育不完善、喜欢幻想的心理特点有关。患病后荒谬思维由生活中常见到的事情再加上幻想的内容发展形成。

（三）情感障碍

非常多见，出现率为 71%～88%。情感平淡或自发性情感波动是精神分裂症特征性症状之一。患儿对任何事物都不感兴趣，孤僻；或无故紧张恐惧，激动，发怒；年龄大的患儿表现为情感与思维不协调。

（四）行为意志障碍

可以有刻板动作、模仿动作、违拗、装相、怪异行为、攻击性行为以及运动性兴奋和运动性抑制。

（五）认知功能障碍

儿童少年精神分裂症与成人相似，有轻度和全面的认知功能损害。认知功能障碍是精神分裂症的核心症状之一，主要表现为：

1. **智能障碍** 患儿平均智商为 81～87，10%～20% 患儿智商低于正常。起病后智商普遍减退，减退程度平均为 24～48 个月。出现信息处理能力的缺陷，抽象思维能力较差。郭俊花、郑毅（2003）对 41 例 13～16 岁精神分裂症者使用韦氏智力测验进行测试，结果总智商为 80.00±17.21，操作智商为 67.41±20.89，言语智商为 92.51±17.54。智商低于常模，以操作智商下降为主，操作智商与言语智商出现分离，智力结构不平衡。

2. **学习与记忆功能损害** 患者有短时记忆功能的损害，如语词记忆、视觉记忆的损害，言语学习障碍，数字记忆损害等。损害的程度与发病年龄、病程、复发次数等因素有关。有研究认为，记忆损害的原因可能和颞叶结构的某些改变有关。

3. **注意的损害** 反应时间减慢（slow reaction time），虽然是非特异性症状，但这是精神分裂症患者所特有的症状。精神分裂症患者的主动注意和被动注意功能均有不同程度的受损，表现为不能集中注意力从事操作性活动，接受外界信息受到影响，对外界刺激的敏感性下降，导致学习成绩下降。

4. **运动协调能力的损害** 回顾性研究发现，精神分裂症儿童少年在患病前已经存在运动发育的迟缓，表现为：走路较晚；学习讲话较晚，并且比一般人存在更多的困难；有较多的非常规行为，如动作不协调、抽动症状等。起病后出现眼球运动的跳跃和不规则等。

5. **言语功能的损害** 与人交谈能力下降，交流时常常词不达意，用词不当。上述情况并非是思维散漫或思维破裂造成，在其部分亲属中也可以观察到类似情况。Caplan 等（1992）的研究发现，与正常儿童少年相比，精神分裂症儿童少年减少了连词、指称衔接和词汇衔接的使用，而增加了省略的使用。

6. **执行功能** 精神分裂症儿童少年在需要持续地注意及视觉运动协调操作中速度较慢，错误较多。

7. **神经系统症状** 可以出现神经系统软体征阳性。还可以出现痛觉减低，瞳孔对光反射迟钝，肌张力增高，腱反射亢进。个别患者可以出现病理反射和自主神经系统改变，如脉搏缓慢、瞳孔扩大、多汗、唾液分泌和皮脂腺分泌增多。

8. 阳性和阴性症状 成人精神分裂症阳性、阴性症状概念已经被广泛应用,Bettes 等对一组年龄在 5～18 岁的患者进行阳性和阴性症状研究,结果表明年龄与阳性及阴性症状有非常密切的相关性。随着年龄的增长,阳性症状增加,阴性症状大多发生于儿童早期和青少年晚期;症状与智商具有相关性,即高智商的儿童青少年阳性症状更多见,阴性症状相对较少,低智商儿童少年则反之。

五、恢复期症状

这是在急性阶段之后,急性期症状开始缓解,继续保持明显的功能减退状态。这一阶段通常有一些持续的精神病症状,其特征是情感平淡,杂乱无章或古怪的行为或言语,以及对活动或社会互动缺乏精力或兴趣。此外,一些患者还会出现以烦躁不安为特征的精神病后抑郁。

六、残留期症状

残留期几乎没有阳性症状,然而患者通常仍会有持续存在的阴性症状,即社交退缩、冷漠、缺乏动力和(或)情感平淡,在这一阶段,大多数患儿都保持内向,行为可能会显得怪异。患儿和其父母可能会担心下一个周期什么时候开始,这种担忧可能会导致相当严重的焦虑。

七、慢性损害

一些患者仍然长期受到持续症状的损害,这些症状对治疗没有足够的反应。

最后,重要的是要注意到,对于正在经历精神分裂症的儿童少年来说,自杀风险会增加。一些自杀企图与迫使患儿自杀的幻觉或妄想有关。然而,大多数人似乎是因为与疾病相关的普遍的沮丧和绝望(Westmeyer,1993)。

第四节 病因和发病机制

精神分裂症的病因和发病机制迄今为止还处在研究阶段,目前没有公认一致的结果,现将各种研究结果归纳如下:

一、遗传学因素

(一)家系研究

研究发现精神分裂症患者家族亲属的发病率高于一般人群。与患者血缘关系越近、亲属中患者数越多,则遗传风险度越高。精神分裂症先证者的一级亲属的平均患病率为:父母 5.6%、同胞 10.1%、子女 12.8%,均较普通人群(0.9%)高。有研究表明,双亲中一方患精神分裂症,其子女发病的危险率为 9%～16%,双亲均患精神分裂症,其子女发病的危险率增加至 40%～68%。一项研究观察了 200 例精神分裂症母亲的子女,有 16.2% 发病,而对照组子代发病率为 1.9%。此外,观察组中另有 21.3% 的人表现为分裂型人格、偏执型人格和分裂样人格。一项利用先证者来估计亲属发病危险性的研究表明,精神分裂症一级亲属中父母发病概率为 5%,兄弟姐妹为 10%。如父母均为患者,子女的患病率为 46%,而一般人群仅为 0.2%～0.6%。

(二)双生子和寄养子研究

Kllman 和 Roth 发现儿童少年前期精神分裂症中双卵双生子的同病率为 17.1%,单卵双生子同病率高达 70.6%。McGufflin 的研究显示,双卵双生子的同病率为 14%,单卵双生子为 46%,后者明显高于前者。

Heston 1966 年将 47 例患精神分裂症的母亲的子女在其出生后 3 天寄养出去,并设立条件相同的对照组 50 例。发现实验组在成年后有 5 人患精神分裂症,4 人智力低下,22 人有人格障碍和神经症性障碍,而对照组没有人患精神分裂症,人格有明显问题者 9 人,两组有明显差异。

遗传度调查研究显示,1951—2000 年芬兰出生的双胞胎样本符合标准的有 31524 对。其中同卵双生子精神分裂症的概率符合率为 33%,异卵双生子精神分裂症的概率符合率为 7%,研究估计精神分裂症的遗传度为 79%,这些数据表明精神分裂症存在相当大的遗传风险。而上述数据也同样提示,基因对精神分裂症的易感性只起了部分作用,即使是遗传基础相同的同卵双生子,同病率也仅为 33%,低符合率表明疾病易感性不仅仅是由遗传因素所致,环境心理因素也可能参与疾病的发生与发展。

(三)分子遗传学研究

一些被引用最多的候选基因是 DISC1、DTN-BP1、NRG1 和 COMT,但候选基因研究进展不佳,它们在精神分裂症中潜在的致病作用仍存在争议。全基因组关联分析(GWAS)是应用基因组中数以百万计的单核苷酸多态性(SNP)作为分子遗传标记,进行全基因组水平上的对照分析或相关性分析,从中筛选与疾病相关的 SNP。到目前为止,GWAS 发现了一些基因位点与精神分裂症有关,见表26-1。

表 26-1 与精神分裂症及双相障碍有关的基因位点

染色体	基因	优势比	
		精神分裂症	双相障碍
2	ZNF804A	1.08～1.38	1.14～1.17
18	TCF4	1.20～1.30	—
11	NRGN	1.13～1.19	1.14
6	Extended MHC region	1.13～1.36	1.09～1.14
12	CACNA1C	1.13～1.15	1.18
10	ANK3	—	1.40
3	PBRM1	1.30	1.14

DNA 片段的亚显微缺失和复制即拷贝数变异(CNV)称为亚显微染色体异常,是个体基因组变异的重要来源。大型 GWAS 使单个 CNV 位点能够被识别为致病风险,这些基因座包括 1q21.1、15q11.2、15q13.3、16p11.2、16p13.1 和 22q11.2(44)等。

据调查,精神分裂症与超过 100 个易感位点之间存在紧密联系,但值得注意的是,尽管常见 SNP 或不常见 CNV 的基因变异与精神分裂症之间的关联存在统计学上的意义,但不一定是因果关系。而且许多已发现的关联实际上并不是精神分裂症特有的,对精神分裂症的 SNP 和 CNV 进行研究后发现某些风险等位基因同样存在于其他精神疾病和神经发育障碍中。

二、神经发育因素

二十多年来,"神经发育模型"一直是主流的病因假设。该假设认为精神分裂症的产生是由于患者在神经发育过程中出现的异常危险因素所导致,这些危险因素导致患者在胚胎大脑发育过程中就出现某种神经病理改变,但其即刻效应并不显著。随着患者进入青春期或成年早期,在外界环境因素不良刺激下,导致精神分裂症状的出现。众多研究表明精神分裂症患者比健康对照更有可能经历过产前或围产期的不良事件。

(一)围产期并发症

一项基于人群的荟萃分析发现三大类产科并发症与精神分裂症的发生之间存在一定关系,分别是:① 妊娠并发症(出血、先兆子痫、糖尿病和恒河猴不相容);② 胎儿生长发育异常(低出生体重、先天畸形和小头围);③ 分娩并发症(窒息、宫缩乏力和紧急剖宫产)。邓红等对 166 个家系中的 310 例精神分裂症患者的神经发育危险因素进行研究,发现高热惊厥和婴幼儿期患严重疾病可能会增加精神分裂

症的易感性。有学者曾对 40 例经过充分治疗的儿童少年精神分裂症进行病因学研究,发现纯心理社会因素占 30%,有中枢神经系统损伤者占 70%。这一研究说明精神分裂症儿童少年的病因与中枢神经系统损伤有一定关系。Schulsinger 研究儿童少年胚胎期和出生时的产科并发症对儿童少年造成的影响,结果发现精神分裂症组并发症得分显著高于边缘精神分裂症组和无精神病组。而 Cannon 发现缺血性损伤会导致颞叶脑区(如海马体)的神经元丢失,而海马体是目前已知与精神分裂症有关的且对缺氧很敏感的区域。Egger 认为边缘系统对缺氧尤其敏感,而边缘系统主要负责情感的协调,这个系统的失调会引起错觉和幻觉。这些结果均提示围产期并发症是精神分裂症的一个危险因素。

(二)神经发育的异常

有研究报道,有些儿童少年精神分裂症患者在发病前就出现神经发育学的改变,包括语言、运动和社会适应能力缺陷。体格检查中发现部分患儿在步态、动作姿势、平衡功能和协调运动、肌张力、多种刺激整合作用等方面出现功能失调,并有中枢神经系统软体征。脑电图检查异常率和抽搐的发生率高于正常儿童。

一项纳入 168 名儿童少年精神分裂症患者和 170 名儿童少年健康对照研究显示,患者组头颅畸形、眉毛融合、眦距过宽、面部不对称、畸形耳、耳座位置过低、腭弓高而窄、第五指弯曲、通关掌的发生率均较健康对照组显著增高,这提示微小躯体异常(minor physical anomalies, MPAs)可能是儿童少年精神分裂症的标志之一。此外,该研究还发现 MPAs 明显的患者认知功能损害更显著,说明儿童少年精神分裂症患者的认知损害与神经发育异常有关。

三、神经解剖学因素

相关研究表明前额叶和颞叶皮质的进行性皮质灰质丢失是精神分裂症的既定特征。儿童少年期首发精神分裂症(COS)的皮质灰质丢失似乎更为严重,在青春期以动态的顶额模式扩散,最终局限于前额叶和颞叶皮质。

脑解剖和神经病理学研究发现,精神分裂症患者有边缘系统和颞叶结构的缩小,半球不对称。精神分裂症患者的海马、额叶皮层、扣带回和内嗅脑皮层有细胞结构的紊乱。美国国家精神卫生研究所研究发现 VEOS 患者到青少年期后有明显的大脑灰质减少,这些患者到成年早期时,脑结构改变与成年期

起病精神分裂症非常相似。并且 VEOS 患者的健康同胞也存在灰质减少,因此认为 VEOS 灰质改变具有特异性。Thompson 对 12 名儿童少年期首发精神分裂症受试者和 12 名健康对照进行了为期 5 年的随访,检查了脑部纵向结构的变化,研究发现最早发生缺陷的部位是顶叶皮质灰质的丢失。Giedd 对 5～18 岁精神分裂症和正常者进行 MRI 的对照研究,结果表明患者组总的脑容积较正常组小 8%,且左侧脑室前角有扩大倾向;此外,患者尾状核容积明显大于正常人,尤其以左侧更明显,通常这个年龄段尾状核容积应该明显减小。左侧脑室扩大,提示脑室扩大可能见于精神分裂症早期,但是儿童少年脑室扩大并不比成人明显。

磁共振影像学研究发现,精神分裂症患者的脑部功能连接方面存在异常。早先有研究发现颞上回参与视听觉信息整合过程,颞下回也广泛参与视觉信息处理过程。相对于健康对照组,早发性精神分裂症患者在颞上回和楔前叶表现出显著降低的功能连接密度。多数研究结果支持精神分裂症患者存在异常的脑区与视觉-听觉系统的信息整合有关。

四、神经生理学因素

神经生理学研究的主要技术是事件相关电位和神经生理测试。有研究显示,儿童少年精神分裂症前额叶皮质功能失调、视觉跟踪功能损害特征与成人精神分裂症相似。

五、神经生化因素

神经生化研究表明中枢介质在调节和保持正常的精神活动方面起着重要作用,而许多抗精神病药物的治疗作用也和某些中枢神经介质或受体的功能密切相关,因此提出了各种精神分裂症神经介质或受体假说,主要有以下几个方面:

1. **多巴胺假说**　该假说认为精神分裂症系多巴胺在脑内的活性过度产生,尤其在伏隔核终纹侧隔和嗅结节。该假说的提出是基于两个基本事实:一是中枢兴奋药多巴胺受体激动剂苯丙胺可以产生类精神分裂症症状,并且苯丙胺可以使精神分裂症患者的病情恶化。二是抗精神病药物的药理作用均和阻断多巴胺受体和拮抗多巴胺敏感性腺苷酸环化酶的功能有关。

尸检研究提供了脑内多巴胺能功能障碍及其解剖定位的直接证据,这些结果显示精神分裂症患者纹状体中的多巴胺、其代谢物及其受体水平升高。正电子发射断层扫描研究显示,与年龄匹配的健康对照组相比,精神分裂症患者纹状体中多巴胺合成的能力略有增加。

2. **5-羟色胺假说**　该假说认为 5-羟色胺(5-hydroxytryptamine,5-HT)功能过度是精神分裂症阳性和阴性症状产生的原因之一。有研究发现 5-HT1A 受体激动剂既能够增加患者前额叶的 DA 释放,又能抑制其释放。同时在尸检中发现精神分裂症患者的大脑额叶皮层的 5-HT1A 受体密度增加。这些均提示 5-HT1A 受体可能参与了皮质 DA 释放的调节过程,并且与精神分裂症的发病密切相关。

3. **谷氨酸假说**　谷氨酸是脑内兴奋性神经递质,其 N-甲基-D-天冬氨酸(N-methyl-D-aspartic acid,NMDA)受体与精神分裂症的发生发展紧密联系。当使用谷氨酸 NMDA 受体阻滞剂苯环己哌啶(Phencyclidine,PCP)作用于人体时,可出现类精神分裂症症状。与此同时,精神分裂症患者尸脑研究证实前额皮层区存在 NMDA 受体数目减少现象,这可能与精神分裂症阴性症状和认知功能障碍密切相关,研究者推测是脑内 NMDA 受体功能低下,最终导致精神病性症状。

4. **γ-氨基丁酸假说**　γ-氨基丁酸(γ-aminobutyric acid,GABA)是脑内主要的抑制性神经递质,是由谷氨酸脱羧酶(glutamic acid decarboxylase,GAD)通过谷氨酸脱羧反应合成,而现有的研究表明 GAD 的失调与多种神经系统疾病有关,其中就包括精神分裂症。一项研究显示,敲除小鼠的 GAD 亚型之一 GAD67,会使得 GABA 显著减少,导致与精神分裂症等神经疾病相关的行为产生。与此同时,精神分裂症患者死后大脑皮质和海马区的 GAD67 转录蛋白水平也相应降低。

六、神经心理因素

儿童少年精神分裂症认知和神经心理学研究显示患者在感觉、知觉、语言功能、精细运动、短期记忆、注意力上均有损害。此外,患儿获得知觉感觉和语言能力差,说明患者信息传递过程的容积明显受损,整体的应变能力受到损害。与成人不同,儿童少年从病前期到疾病发作期间智力发育明显退化,起病后持续下降 24～48 个月,这种状况说明儿童少年精神分裂症可能有持续的脑功能病理性损害过程,而成人精神分裂症可能是固定的损害。

七、社会心理因素

没有证据表明社会心理因素可以引起精神分裂症,但是环境中的危险因素与生物和遗传危险因素相互作用可以影响疾病的发作时间、严重程度、病程以及复发次数。社会心理因素包括应激性社会事件、家庭关系不和谐、社会支持不良等。一般而言，社会心理因素和病理因素之间的相互作用是复杂的和双向性的。

研究显示，遭遇精神创伤事件、人际关系不良、不善情绪宣泄、性格内向等因素可能是精神分裂症的促进因素。同样有研究显示，童年期不良经历与精神分裂症相关，随着童年不良经历数目的增多，精神分裂症的患病风险升高。最新的基因研究、神经影像学研究、家庭关系和危险因素研究、应激性生活事件研究及其相互之间关系的研究得到大量的证据，支持神经发育学观点和基因-环境相互作用模式是儿童少年精神分裂症的主要病因。

第五节 诊断和鉴别诊断

一、临床诊断评估要点

1. 全面收集病史，完成各项评估

（1）发育史

1）围产期并发症（围产期病毒感染、产科并发症等）。

2）认知、运动、感觉、社会适应功能发育情况。

3）起病前的人格特征，如气质、社会性退缩、孤僻、怪异行为等。

4）起病前最高功能水平。

（2）现病史

1）符合诊断标准的症状，前驱期或残留期功能衰退情况。

2）疾病发展，症状的波动情况。

3）对合并症状的评估，特别是情绪紊乱、物质滥用或器质性因素。

（3）家族史

1）家庭成员情绪、交流、社会交往、处理问题的模式和家庭资源。

2）全面收集家族精神病史，尤其是精神分裂症、心境障碍、自杀神经症和物质滥用。

（4）学校情况 学习及学校生活情况。

2. 心理测验与评估
对怀疑有智力、交流能力、运动技能等方面问题者，要做相关的心理测验，如智力测验、投射测验、社会适应能力、学业、言语和语言功能等测试。

3. 全面的体格检查
排除器质性精神疾病，尤其是首次发病的患者；进行儿科和神经科检查。

4. 实验室检查
脑电图、头颅影像检查、血生化、染色体检查等。

二、诊断

（一）诊断标准

符合 ICD-10、DSM-5 任一诊断标准中精神分裂症的诊断标准。DSM-5 中关于精神分裂症的诊断标准如下：

A. 存在 2 项（或更多）下列症状，每一项症状均在 1 个月中相当显著的一段时间里存在（如成功治疗，则时间可以更短），至少其中 1 项必须是（1）、（2）或（3）：

（1）妄想。

（2）幻觉。

（3）言语紊乱（例如频繁离题或不连贯）。

（4）明显紊乱的或紧张症的行为。

（5）阴性症状（即情绪表达减少或动力缺乏）。

B. 自障碍发生以来的明显时间段内，1 个或更多的重要方面的功能水平，如工作、人际关系或自我照顾，明显低于障碍发生前具有的水平（当障碍发生于儿童少年时，则人际关系、学业或职业功能未能达到预期的发展水平）。

C. 这种障碍的体征至少保持 6 个月。此 6 个月应包括至少 1 个月（如成功治疗，则时间可以更短）符合诊断标准 A 的症状（即活动期症状），可包括前驱期或残留期症状。在前驱期或残留期中，该障碍的体征可表现为仅有阴性症状或有轻微的诊断标准 A 所列的 2 项或更多的症状（例如奇特的信念、不寻常的知觉体验）。

D. 分裂情感性障碍或双相障碍伴精神病性特征已经被排除，因为：① 没有与活动期同时出现的重性抑郁或躁狂发作；② 如果心境发作出现在症状活动期，则他们只是存在此疾病的活动期或残留期整个病程的小部分时间内。

E. 这种障碍不能归因于某种物质（如滥用的毒品、药物）的生理效应或其他躯体疾病。

F. 如果有孤独症（自闭症）谱系障碍或儿童少年期发生的交流障碍病史，除了精神分裂症的其他症状外，还需有显著的妄想或幻觉，且存在至少 1 个月（如成功治疗，则时间可以更短），才能做出精神分裂症的额外诊断。

注：在社会功能退化条目中，儿童少年起病者表现为人际交往、学业和社会功能不能达到预期水平。

（二）在做出儿童少年精神分裂症诊断的同时评估

1. 最近发生的行为-心理-社会应激事件。

2. 教育和职业潜能、学业、残疾状况。

3. 同伴、家庭问题和资源。

4. 环境因素，包括是否有虐待或忽视，监护人的心理卫生状况等。

5. 发育异常程度。

6. 患儿人际交往能力，特别是与成人和同伴的交往能力。

三、鉴别诊断

1. 孤独症谱系障碍　鉴别要点如下：

（1）发病年龄　孤独症谱系障碍一般在3岁前起病，精神分裂症幼年期发育正常，起病年龄多在童年期以后。

（2）临床表现　孤独症谱系障碍主要表现为在多种场景中持续地显示出社会沟通和社会交往的缺陷，局限的、重复的兴趣或行为，无幻觉和妄想。儿童少年精神分裂症可以有幻觉或妄想，临床表现为从较正常的功能状态到逐渐衰退。

（3）发育史　所有的孤独症谱系障碍儿童少年包括高功能孤独症都有明确的广泛性发育障碍史，儿童少年精神分裂症一般没有严重的发育缺陷。若过去已经诊断为孤独症谱系障碍，目前出现明显的幻觉、妄想等精神病性症状，持续1个月以上，符合精神分裂症标准，应同时做出两种诊断。

（4）治疗　孤独症谱系障碍药物治疗效果不明显，儿童少年精神分裂症使用抗精神病药物可以有效改善临床症状。

2. 情感性精神病　儿童少年精神分裂症可以有情感障碍，情感性精神病也可以出现幻觉和思维障碍，这些症状的重叠增加了诊断的困难，尤其在起病之初。少年双相情感障碍起病之初大约有1/2被误诊为精神分裂症，鉴别要点如下：

（1）病程　情感性精神病较短。

（2）临床表现　精神分裂症的幻觉和妄想比较怪异，情感性精神病的幻觉和妄想与情绪协调。

（3）家族史　相同的疾病家族史可以作为参考依据。

徐文炜等（2006）对22例起病于1～17岁的精神分裂症进行了平均12.4年的随访，至随访结束时68%依然诊断为精神分裂症，32%诊断为情感性精神病，认为情感不协调、情感淡漠、关系妄想等精神分裂症的核心症状是两者鉴别的症状学指标。

3. 强迫性障碍　儿童少年精神分裂症的强迫症状发生概率高于成人，大约为23%，强迫动作多见于早早发精神分裂症，强迫观念多见于早发性精神分裂症，症状可以在早期、疾病进展期和缓解期发生。儿童少年强迫性障碍可以有插入性思维和重复性仪式行为等类似于精神病性症状的强迫症状，有些强迫性障碍的症状非常严重，以至于难以与妄想相鉴别。

精神分裂症的强迫症状的一般特点：

（1）形式以强迫性思维多见　如强迫性怀疑、强迫性穷思竭虑和强迫性对立思维，尤其儿童青少年更多见强迫性穷思竭虑。

（2）强迫症状的出现　无个性基础和环境背景。

（3）强迫内容　多变化，并且怪诞离奇。

（4）对强迫症状的存在　可能有不同程度的自知力和求治愿望，但不强烈。

（5）缺乏明显的痛苦体验　因为精神分裂症患者的强迫症状是完全独立于其认知能力以外的体验。

4. 躯体疾病所致精神障碍　神经系统疾病、癫痫、某些药物反应等可以出现精神病性症状，所以对所有有精神障碍的儿童青少年都必须注意排除儿科和神经科疾病。

5. 非精神病性情绪和行为障碍　儿童青少年神经发育障碍、品行障碍和情绪障碍可能会出现类精神病样症状，追踪观察其人格缺陷的发生率较高，这些患者如果有被虐待和忽视，可能出现反社会性精神病样症状，需要仔细排除。

第六节　治　疗

在治疗开始前要完成下列工作：① 完成诊断评估，包括神经系统检查；② 确定其他相关问题，如家庭功能失调、学习困难、需要治疗的共病等；③ 药物治疗前的体检和实验室检查；④ 对家长和患儿给予关于疾病的性质、可能的预后、治疗的需要等方面的健康教育；⑤ 制订长期治疗计划，包括药物治疗、恰当的心理治疗、对家长和患儿的心理指导、对家庭的支持服务；⑥ 提供长期的、定期的诊断性再评估，以确保诊断的准确性。

一、药物治疗

抗精神病药物可以缓解精神症状，预防复发，全面改善远期功能。当前抗精神病药物主要分为典型抗精神病药和非典型抗精神病药，大约有40%儿童青少年精神分裂症对典型抗精神病药没有反应，其中至少60%使用非典型抗精神病药后，症状得到改善，且其阴性症状的改善更为明显。与典型抗精神病药相比较，非典型抗精神病药有三个特征：① 锥体外系不良反应（extrapyramidal side effect，EPS或

EPSE)和迟发性运动障碍的发生率较低；② 除了利培酮外，大多数非典型抗精神病药不会引起催乳素升高，而所有的典型抗精神病药均有此作用；③ 大多数非典型抗精神病药缓解阴性症状的作用均强于典型抗精神病药，同时非典型抗精神病药具有情绪稳定作用。

(一) 药物选择的原则

1. 根据患者的年龄、性别、体质量、病史、病情、共患疾病、用药史以及药物吸收代谢、副作用等不同的特点，合理选择药物。

2. 以单一、非典型抗精神病药为主。

3. 联合用药时，应注意药物交互作用，尽量避免合用，确需合并用药时须小心谨慎，以免出现不必要的不良反应。

4. 除氯氮平之外，典型和非典型抗精神病药均可以作为一线抗精神病药。

(二) 药物治疗推荐

相对于成人，儿童青少年在治疗的过程中难度更大。儿童青少年治疗精神分裂症的药物种类与成年患者所使用的药物大致相同。利培酮对阳性症状及阴性症状有相对良好的治疗效果。阿立哌唑是目前药物治疗当中用于临床的一种激动剂，这种激动剂能够刺激多巴胺部分受体，能够有效地改善精神分裂症患者的情感症状和认知功能。奥氮平在治疗儿童少年精神分裂症的抑郁症状和阴性症状上有很好的治疗效果。氯氮平治疗难治性儿童少年精神分裂症的治疗疗效优于氟哌啶醇，不良反应有粒细胞减少、癫痫发作、心动过速、心律不齐、肝功能异常及强迫症状等，所以在临床上多用于难治性精神分裂症。

(三) 药物年龄适应证

美国 FDA 仅批准帕利哌酮、奥氮平、利培酮、阿立哌唑、喹硫平应用于 13～17 岁精神分裂症患者。欧洲仅允许阿立哌唑应用于 15 岁以上患者。而在我国，除了在 2017 年和 2018 年分别批准帕利哌酮、阿立哌唑以及利培酮可应用于 13 岁以上的精神分裂症患者外，绝大多数抗精神病药物均缺乏药物说明书中明确的儿童少年适应证。

(四) 超范围使用注意事项

超说明书使用一直备受争议，一种观点认为有利于一些患儿得到及时、有利的治疗，而另一种观点则认为药品的安全性、耐受性及有效性缺乏大量、科学的临床研究依据，有可能引起严重的不良反应。因此，在儿童青少年患者中超说明书应用药物时，应充分考虑药物治疗的利与弊，并取得患者及其家属的知情同意，必要时可签署知情同意书，且在用药过程中定期随访及监测可能出现的不良反应。

(五) 抗精神病药物种类

1. 非典型抗精神病药

(1) 利培酮　可以改善阳性和阴性症状。儿童剂量为 0.02～0.08 mg/(kg·d)，最大剂量为 4 mg/d，少年最大剂量为 6 mg/d。副作用有体重增加、过度镇静、溢乳和闭经、锥体外系不良反应、心电图 QT 间期延长等。国外一项开放性对照研究显示，利培酮、氟哌啶醇均能显著改善儿童少年精神分裂症阳性及阴性症状，且疗效相当；但利培酮比氟哌啶醇引起更少的锥体外系反应及抑郁症状。另有研究表明，在儿童少年精神分裂症中，利培酮比其他非典型抗精神病药更易发生震颤及肌张力障碍等锥体外系反应。有多项研究发现利培酮在儿童少年患者中的使用频率居于首位。

(2) 阿立哌唑　起始剂量为 2.5 mg/d，最高剂量不得超过 30 mg/d。副作用有胃肠道功能紊乱、激越、焦虑等。阿立哌唑是目前唯一用于临床的多巴胺部分受体激动剂，对体质量及糖脂代谢的影响较小，几乎不会引起血清催乳素的升高，对儿童青少年患儿所产生的不良反应相对较少，锥体外系反应的发生率也相对较低。阿立哌唑在药物合用方面也有优势，有研究显示阿立哌唑能有效减轻奥氮平所致体质量增加和糖脂代谢紊乱。一项 Meta 分析显示，阿立哌唑由于其独特的作用机制，常常与其他抗精神病药联用起到降低催乳素水平的作用，但所纳入文献中研究对象大多数为成年患者，于儿童青少年患者中应用时有效性及安全性还需进一步评价。国外有研究表明，阿立哌唑治疗急性期儿童少年精神分裂症患者具有良好的耐受性，但改善阴性症状时剂量不宜过大。国内李庆方等也发现阿立哌唑、氟哌啶醇疗效显效率相近，但阿立哌唑组阴性症状分显著低于氟哌啶醇组；且阿立哌唑组不良反应少而轻，不易发生 EPS 等。姜淑珍等的研究中显示阿立哌唑能显著改善患者的认知功能。相关研究中显示阿立哌唑在国内儿童少年患者中应用频率呈逐年上升趋势。

(3) 奥氮平　儿童剂量为 2.5～5 mg/d，少年剂量范围为 5～10 mg/d。奥氮平为多受体拮抗剂，在成人精神分裂症患者中对于多维症状的控制显示出较好疗效。虽然儿童少年患者在接受奥氮平治疗时可以很好地控制症状,但奥氮平比其他非典型抗精神病药更易出现过度镇静、体质量增加等反应。Arango C 等的研究中发现奥氮平能显著改善儿童青少年患者精神病性症状,尤其是阳性症状及行为方面,对阴性症状的改善效果不如喹硫平,且更易引起体质量增加。刘靖等的研究中也显示奥氮平能有效治疗儿童少年精神分裂症,且随着治疗剂量的增加及治疗时间的延长,该药物疗效逐渐增强。Wudarsky M 等对 35 例儿童少年精神分裂症患者进行为期 6 周的双盲对照试验,结果发现,70%奥氮平组血清催乳素水平高于正常值上限,而 100%氟哌啶醇组血清催乳素水平高于正常值上限,氯氮平组催乳素水平则在正常范围。国内相关研究中显示在儿童青少年患者中奥氮平应用频率呈逐年下降趋势。

(4)喹硫平 起始剂量为 25 mg/d,少年剂量为 300~500 mg/d。副作用中兴奋、头痛、过度镇静较为常见,还可能出现肝脏酶的升高。喹硫平与奥氮平、氯氮平化学结构相似,临床实践中在治疗成人精神分裂症患者时疗效得到肯定,目前对于喹硫平治疗儿童青少年患者的安全性及有效性研究相对较少。Findling RL 等对 220 例 13~17 岁精神分裂症患者,进行了为期 6 周的随机双盲对照研究,分为低剂量喹硫平组(400 mg/d)、高剂量喹硫平组(800 mg/d)、安慰剂对照组,结果显示高、低剂量组均比安慰剂组显著改善精神病性症状,且早期症状的改善与剂量存在一定关系。赵晶媛等研究也发现,喹硫平、阿立哌唑、利培酮短期治疗均显著有效,且三组药物间疗效无显著性差异。在应用单一抗精神病药治疗儿童少年精神分裂症患者时,喹硫平与利培酮、奥氮平相比使用频率相对较低。

(5)帕利哌酮 起始剂量为 3 mg/d,最高剂量不得超过 12 mg/d。最常见的不良反应是静坐不能和锥体外系反应。帕利哌酮缓释片拥有非常独特的渗透性控释口服给药系统技术,其起始剂量即为有效剂量,不需要经过滴定阶段,每天 1 次给药,服用后 24 h 内缓慢释放,可以有效维持血药浓度的持久性以及稳定性。同时,帕利哌酮缓释片不阻断胆碱能受体,因此抗胆碱能及损害认知功能的不良反应很少发生。帕利哌酮很少在肝脏中代谢,减少了药物与药物、药物和疾病间的相互作用。有研究显示帕利哌酮对肾上腺素能 α2、D3 及 5-HT7 受体的亲和力明显高于利培酮,提示帕利哌酮可能在社会认知、改善精神分裂症伴随的抑郁症状以及改善昼夜节律和睡眠结构方面较利培酮具有一定的优势。有研究显示,与利培酮与阿立哌唑比较,帕利哌酮治疗儿童青少年首发精神分裂症更佳,可更有效改善临床症状,提高生活质量,值得临床推广应用。

(6)氯氮平 已被美国 FDA 批准用于治疗难治性精神分裂症。对其他多种典型和非典型抗精神病药均无反应的患者中,大约 30%使用氯氮平有效。治疗阴性和阳性症状的疗效比氟哌啶醇好,起始剂量为 12.5 mg/d。氯氮平虽然具有较好的临床疗效,且 EPS 较少,但目前仅作为二线用药选择,常见副作用为过度镇静、体重增加、流涎、直立性低血压等,严重副作用为粒细胞减少、抽搐等,从而限制了该药物在临床上的广泛使用。Kumra S 等进行的为期 6 周的氯氮平随机双盲对照研究,研究对象为 21 例儿童少年精神分裂症患者,结果显示氯氮平比氟哌啶醇能更明显地改善阳性及阴性症状。Remschmidt 等研究显示,氯氮平在治疗儿童少年精神分裂症时有如下优点:对急性期有效;对慢性病例的阴性症状有效;锥体外系不良反应明显少,耐受性较好。氯氮平对儿童少年难治性精神分裂症有效,结果与成人相似;且可以肯定地说,氯氮平可明显减少患者的攻击性行为。

(7)鲁拉西酮 起始剂量为 40 mg/d,最大剂量为 80 mg/d。常见的不良反应有嗜睡、静坐不能、恶心、帕金森病和焦虑。鲁拉西酮对体重、代谢参数和催乳素的影响很小,是一种有效且耐受性良好的儿童少年精神分裂症的治疗药物。一项针对儿童少年精神分裂症非典型抗精神病药物的网络 Meta 分析中,与其他口服非典型抗精神病药物相比,鲁拉西酮具有相似的疗效、较少的体重增加和较低的全因停药风险。

(8)齐拉西酮 起始剂量为 10~20 mg/d。副作用有失眠或困倦、胃肠道反应、皮疹、心动过速等。临床应用中应注意监测心电图 QT 间期。在治疗儿童少年精神分裂症方面,无论是在阳、阴性症状上,还是在一般精神病理症状上,均有着比较突出的效果,且安全性高,不良反应少。张昌等研究显示齐拉西酮与利培酮治疗儿童少年首发精神分裂症的疗效相当,但齐拉西酮不良反应少。

2. 典型抗精神病药 氯丙嗪作为第一个典型抗精神病药物,在临床中通常用于妄想以及幻觉等症状的治疗。另外,氟哌啶醇也属于一种典型抗精神病药物,临床中可用于精神障碍的治疗。但值得注意的是,典型抗精神病药的应用有可能诱发帕金森病、迟发性运动障碍以及肌张力障碍等不良反应,以及恶性综合征、高催乳素血症等不良反应。

临床研究表明,氟哌啶醇以及洛沙平等典型抗精神病药在儿童少年精神分裂症患者中有显著的治疗效果,但由于典型抗精神病药物会产生一系列不良反应,因此并不能用作儿童少年精神分裂症的首要治疗药物。

(六)疾病不同阶段治疗原则

1. 前驱期治疗 通过前驱期症状定式晤谈问卷、认知评估及脑影像检查可以识别此类个体,可以提供健康管理、心理治疗、认知训练、家庭支持、监测等干预措施。

2. 急性期治疗 治疗目的是减轻症状和基本控制症状,常需要4~6周。

虽然各种抗精神病药物有一定的相应靶症状,但目前还没有研究证实某种药物的总体疗效明显优于另一种药物。一般将非典型抗精神病药物作为首次发作的儿童少年精神分裂症患者的首选药物或一线药物,而典型抗精神病药作为次选药,或在过去已确定药物对患者有效的情况下才使用。

用药剂量必须个体化。如果从未使用过抗精神病药物,开始剂量宜低;若以前有过治疗史,应参考过去的用药情况。因为抗精神病效果往往需要用药后2~3周才出现,用药早期快速增加剂量只会是欲速而不达,反而容易产生患者难以耐受的药物副作用。最好每周加量一次,最多一周加量两次,每次不要超过增量前药物剂量的50%。儿童少年患者的常用治疗剂量相当于氯丙嗪每千克体重0.5~9.0 mg,或氟哌啶醇2~10 mg/d。不提倡大剂量用药,因为研究已经证实大剂量不比常规剂量效果好,药物副作用却会明显增加。

用药初期一般都会出现一些副作用,这时要耐心倾听患者和家长的诉述,更重要的是告诉他们经过一定时间以后副作用可缓解。但如果出现急性肌张力障碍、直立性低血压及过敏反应等副作用则必须及时处理。若出现急性肌张力障碍,最好将药物剂量减小,或换用非典型抗精神病药,对儿童青少年患者尽量少用或不使用抗胆碱药或β受体阻断剂,以避免这两类药物的副作用。

3. 巩固治疗 目标是巩固已经获得的治疗效果,同时使治疗措施更合理化、个体化,为长期药物治疗奠定基础。并且,还要开始积极的康复措施,使患者尽快重返学校。若能掌握好治疗剂量,在这一阶段的数周至数月内症状将还会继续好转。巩固治疗一般需要6~12个月。在没有明显药物副作用的情况下,这一阶段的初期应维持急性期的药物剂量,才能巩固治疗效果。但是,医师常迫于患者家长和患者的要求,在病情初见改善后即予减量,这样容易致使症状加重或复现。

病情巩固4~8周后,治疗方案可稍做修改以便患者能更好地配合治疗。具体方法一是尽可能单一用药,特别是对于在控制急性症状时采用了合并用药者;二是将用药调整到合理剂量,既能充分维持疗效,同时又没有或仅有很少药物副作用。

这时尤其要当心复发。临床经验和研究表明急性期后的复发较原来的发作更难治疗,往往需要更大剂量、持续更长时间才能再控制症状。对大部分患者而言,药物减量25%~30%后症状不会复发,并且可能进一步好转。但是,更改剂量的频率不要过快,最好一两周调整剂量一次。判断复发的最早、最敏感的指标往往不是精神病性症状,而是一些非特异性症状的再现,如焦虑、激越、易怒、睡眠问题等。如果出现这些症状,应将药物恢复到减量以前的剂量,维持一两个月以后,再做进一步调整。

如果在急性期使用较大剂量的典型抗精神病药物,巩固阶段减少剂量后副作用仍然比较严重,可以换用药物副作用较小的抗精神病药物来长期维持治疗,以提高长期治疗的依从性,防止产生迟发性运动障碍。

4. 维持治疗 这一阶段的目标是保持患者良好的治疗效果和社会功能,一般需要12~24个月,甚至更长。

一旦急性期症状得到控制进入恢复期,患者还有思维混乱、行为无序、动机缺乏,还可能有烦躁不安等,应该继续维持治疗。药物治疗要维持较长时间,防止复发,注意监测症状和药物的副作用。维持期治疗与巩固治疗的着重点不相同,维持期重点是药物剂量尽可能小却能保持患者的最佳状态。要避免不必要地使用较高维持剂量而产生神经系统的长期副作用。许多患者在维持期可能要大幅度减量,但须是渐进达至。如果不减量,医师就无从得知最小维持需要量。

在维持治疗后期,医师、患者及患者家长都会考虑停药的问题,首次发病的患者可能有三种情况:约25%患者疗效不好,因而不可能停药;另有25%患者不会复发或数年后才会复发,并且在未复发期间一直保持良好的社会功能,在充分维持治疗以后可停药随访;其余50%患者的病程为复发与缓解不停地交替,若不继续维持治疗多数会在停药12个月内复发,需要长期维持治疗。

以往曾有过疾病发作的患者需要长期维持治疗,但难以确定维持治疗的时间,其中部分患者将终身服药。很少部分患者的每次复发程度轻,或发作间歇期较长且缓解完全,可以在病情完全缓解后停药,当精神症状出现时才开始用药。另外,精神分裂症每次发作的形式一般与第一次发作相同,若家长对患者的发作形式熟悉,可以在每次发作的前驱症状出现时立即开始药物治疗,能成功地遏制疾病的进一步发展。对这些患者可以在发作间歇期停药。

不管患者是以上哪一种情况,医师都应将精神分裂症的预后、维持治疗的利弊等知识告诉患者家长或患者,与他们一起共同商量,共同做出是否停药的决定。

治疗过程中应对儿童青少年的实验室检查和抗精神病药治疗效果及不良反应进行基线和随访监测。与成人相比,在儿童青少年人群中低剂量的抗精神病药可能在治疗中就有潜在的阳性反应。治疗方案的选择、给药和干预策略的制订必须及时、明智和谨慎,以优化疗效和将不良反应降至最低为目标。在治疗的过程中,需要对患者进行多方位的监测,包括代谢(体重增加以及糖尿病)、锥体外系反应(失能症、运动障碍和肌张力障碍)、心血管问题(QT间期延长)、激素水平(血浆催乳素水平升高)以及其他副作用(包括不愉快的主观体验、与其他药物的相互作用)。若检验结果有异,则应缩短监测的时间间隔。

(七)换药原则

初始抗精神病药物不耐受,或足量足疗程治疗无效/疗效甚微的患儿,进一步治疗考虑换用另一种抗精神病药物,换药时同样需要考虑患儿的个体因素和疾病特征,药物尽量选择作用机制不同的另一种药物。换药过程需要评估精神症状、不良反应及反跳现象。

二、心理治疗

心理治疗可以在疾病的任一阶段由经过专项培训的技术人员在充满希望及乐观的氛围中合作进行。心理治疗时,技术人员需要花时间耐心地建立信任、支持、共情和中立的治疗关系,并致力于维持治疗关系的连续性。在沟通的过程中需要确认患者及其父母能够清楚地理解沟通内容。心理治疗包括认知行为治疗、家庭治疗、支持性心理治疗、人际心理治疗等。

1. 认知行为治疗(CBT) 应由受过培训的技术人员按照既定的、有效的方案实施,并定期督导。CBT主要以一种合作的方式进行,教导患者评估自己的思维、感觉、行为和症状之间的关系;重新评估与症状相关的感知、信念和思维过程;寻找改善症状的有效方法;保护/提高自尊;缓解压力以及改善功能。CBT至少应该包括16次会谈。目前还没有针对儿童少年精神分裂症患者的CBT随机对照试验,大多数证据都与成人研究有关,并侧重于个体CBT。对青少年晚期和青年期首次发病个体的研究已经提

示了CBT对精神分裂症的康复有益。虽然迄今为止还未见研究中将个体CBT与团体CBT的疗效进行比较,但文献提示,团体CBT可能对EOS患者更有益。鉴于个体CBT与团体CBT对EOS相对益处的证据不足,可以在临床实践中将患者的偏好考虑在内,并在可能的情况下提供这两种治疗方式。

2. 家庭治疗 掌握患儿与其家长之间互动的情况,开展系统家庭心理治疗,对患者及其家庭成员中出现的各种可能对病情产生影响的生活事件进行心理干预,如学习成绩不良、家庭气氛紧张、家长面对一系列心理应激所产生的抑郁和焦虑情绪等。在家庭治疗中,激励家人去关注未来,尽量淡化缺点,强调好处。

三、家长指导

家长应改变养育态度和养育方式,处理好与患儿的关系,增进了解和互相支持,当他们有微小的进步时,应及时给予鼓励以帮助他们建立信心。家长要积极参与,多多听取医师的建议,学习科学养育技能,促进患儿身心健康发展。

四、社会支持

社会上相关部门应支持精神分裂症患儿继续完成学业,或在正常的环境中找到能够实现个人目标的工作。因此,对于学龄期的儿童少年应尽可能提供继续教育;对学龄以上的患者应提供就业援助计划,以帮助他们找到工作或重返工作岗位。迄今为止,教育支持模型的研究较少,但其在实现教育/培训目标上显示出了潜力。有研究表明,支持性就业模式是最有效的职业康复方法之一。

五、康复训练

适用于维持治疗期的患者。主要是社会适应能力训练,包括生活自理能力和职业技能训练;主要内容有植树、除草、种花、浇水、手工编织、泥工、折纸、打扫卫生、饲养小动物、制作工艺品等劳作训练或职业治疗;欣赏音乐、参加卡拉OK演唱会、看电影或电视、听广播、组织游戏、跳舞、旅游、参加体育比赛等娱乐活动;以小组形式,采用模仿、预演、实践、反馈及社会强化等方法的人际交往技巧训练。通过康复训练让患者掌握日常生活能力和人际交往技巧,防止社会功能的衰退。

六、物理治疗

1. 改良电休克治疗(modified electroconvulsive therapy,MECT) 适用于少数年龄15岁以上患者,

表现为极度兴奋躁动、冲动伤人,木僵或亚木僵,精神症状所致拒食、出走,精神分裂症疾病过程中或病后严重的抑郁情绪、自杀等情况。但要向患者及其家属详细介绍改良电休克治疗的利与弊,获得他们的签字同意。疗程一般 6～8 次。治疗期间适当减小抗精神病药物的剂量,治疗过程中密切观察疗效和不良事件。儿童少年精神分裂症的治疗是精神科临床上的一个挑战,合并 MECT 治疗是精神科临床治疗中一个较好的增效策略,尤其是对氯氮平抵抗的精神分裂症患者中采用 MECT 增效策略反应良好。

有研究显示,MECT 治疗前后比较,总有效率为 85.3%。MECT 治疗后,阳性与阴性症状量表(positive and negative syndrome scale, PANSS)各项减分程度均较联合 MECT 治疗前显著下降,而治疗伴发症状量表(treatment emergent symptom scale, TESS)评分在治疗前后无明显变化,这说明 MECT 联合抗精神病药物治疗疗效显著,不良反应少,并且安全性高。

2. 经颅磁刺激(transcranial magnetic stimulation, TMS)**治疗** 是一种新兴的神经精神病学工具,主要是通过在大脑中感应微弱电流的快速变化的磁场对皮层神经元进行非侵入性刺激。三种最常见的经颅磁刺激方式包括单脉冲、成对脉冲和重复经颅磁刺激(repetitive transcranial magnetic stimulation, rTMS)。有研究发现,儿童少年精神分裂症患者使用 TMS 治疗后,他们的精神分裂症的阳性和阴性症状均可得到改善。

第七节 病程和预后

一、病程

儿童少年精神分裂症的典型病程分为以下几个阶段:

1. 前驱期 急性起病者前驱期持续数天到数周。慢性起病者可持续数月至数年。前驱期症状使诊断的难度增加,当起病非常缓慢时,特别是 VEOS,很难将病前的人格缺陷和认知等发育异常与疾病发生后的前驱期症状截然区分开。

2. 急性期 症状多持续 1～6 个月,少数达 1 年,持续时间与治疗有关。

3. 恢复期 一般持续数月。

4. 残留期 一般持续数月以上。

5. 慢性病程 少数患者虽然经过规范治疗,但精神症状仍延续多年不能缓解,一般有严重的功能缺陷。有些表现为长期慢性病程,症状反复发作,每发作一次,功能缺陷的严重程度在上一次发作的基础上加重,发作间歇期病情时有波动,主要表现为阴性症状。临床上也发现极少数早早发患者,终身仅有 1 次发作。

二、预后

儿童少年精神分裂症的预后研究发现,缓解率为 14%～25%,社会功能显著受损者占 50%～74%,80%～90% 的患者易复发。若阴性症状持续 6 个月以上者,康复的可能性很小,且病情多逐渐加重,变成慢性病程。

既往 Eggers 等研究认为,儿童少年精神分裂症患者起病年龄越小,治疗难度越大且预后更差,但现在越来越多的学者研究发现儿童少年精神分裂症的预后并不像一般认为的那样严重,只要能够及时发现,系统治疗,并坚持服药抗复发,以及重视家庭、社会对儿童少年精神分裂症康复的影响,其预后是较为乐观的。刘寰忠等对 126 例干预组及 166 例调查组研究发现,经综合干预,儿童少年精神分裂症预后显著改善。

潘多、李泽爱等分别从发病年龄、病程、出院后服药、性格、家庭社会关爱、阴阳性症状、家族史、儿童少年认知功能、首次发病等九个方面探讨了影响儿童少年精神分裂症预后的相关因素,针对性运用于临床治疗中,为临床诊疗提供了十分重要的参考意义。

(刘寰忠 王民洁)

参考文献

[1] Arango C, Ng-Mak D, Finn E, et al. Lurasidone compared to other atypical antipsychotic monotherapies for adolescent schizophrenia: a systematic literature review and network meta-analysis[J]. Eur Child Adolesc Psychiatry, 2020, 29(9):1195-1205.

[2] Croarkin PE, Wall CA, Lee J. Applications of transcranial magnetic stimulation (TMS) in child and adolescent psychiatry[J]. Intl Rev of Psyc, 2011, 23 (5):445-453.

[3] Christensen K, Werge TM, Nordentoft M, et al. Heritability of schizophrenia and schizophrenia spectrum based on the nationwide danish twin register [J]. Biol Psychiatry, 2018, 83(6):492-498.

[4] Howes OD, McCutcheon R, Owen MJ, et al. The role of genes, stress, and dopamine in the development of schizophrenia[J]. Biol Psychiatry, 2017, 81

(1):9-20.

[5] Henriksen MG, Nordgaard J, Jansson LB. Genetics of schizophrenia: overview of methods, findings and limitations[J]. Front Hum Neurosci, 2017, 11: 322.

[6] Ning X, Xia L, Shi Y, et al. Cognitive improvement function of aripiprazole in adolescents with first-episode and repeated-episode schizophrenia[J]. Asian J Psychiatr, 2021, 58:102598.

[7] Straube B, Green A, Sass K, et al. Superior temporal sulcus disconnectivity during processing of metaphoric gestures in schizophrenia[J]. Schizophr Bull, 2014, 40(4):936-944.

[8] Weiss A, Hussain S, Ng B, et al. Royal Australian and New Zealand College of Psychiatrists professional practice guidelines for the administration of electroconvulsive therapy[J]. Aust N Z J Psychiatry, 2019, 53(7):609-623.

[9] Xia L, Li WZ, Liu HZ, et al. Olanzapine versus risperidone in children and adolescents with psychosis: a meta-analysis of randomized controlled trials [J]. J Child Adolesc Psychopharmacol, 2018, 28 (4):244-251.

[10] 阿怀红,柯晓燕. 美国《儿童青少年精神分裂症评估与治疗实践参考》介绍[J]. 中华精神科杂志,2015, 48(05):315-318.

[11] 郝伟,陆林. 精神病学[M].8 版.北京:人民卫生出版社,2018.

[12] 郝蕊,刘寰忠,夏磊,等. 儿童青少年首发精神分裂症认知障碍特征[J].安徽医科大学学报,2018,053 (007):1118-1121.

[13] 刘寰忠,郜见亮,潘多,等. 儿童精神分裂症预后调查及综合干预研究[J].安徽医科大学学报,2014(03): 107-110.

[14] 陆林.沈渔邨精神病学[M].6 版.北京:人民卫生出版社,2017.

[15] 潘多,李泽爱,刘寰忠,等. 儿童期与青少年期首发精神分裂症临床特征比较[J].精神医学杂志,2011,24 (01):28-30.

[16] 苏中华,司天梅,于欣,等. 济宁市精神病专科医院精神分裂症、抑郁症、双相障碍住院患者的超说明书用药现状及分析[J].中华精神科杂志,2019,52(3): 175-180.

[17] 王倩,陈洁,贾继超,等. 儿童青少年精神分裂症药物治疗研究进展[J].精神医学杂志,2017,30(06): 475-477.

[18] 王瑶,柯晓燕. 加拿大《儿童和青少年精神分裂症谱系和其他精神障碍治疗指南》介绍[J].中华精神科杂志,2020,53(06):558-561.

[19] 张文雯. 儿童青少年精神分裂症药物治疗的研究进展[J].世界最新医学信息文摘,2020,20(35):118-119.

第二十七章

抑郁障碍

第一节　破坏性心境失调障碍

一、概述

破坏性心境失调障碍(disruptive mood dysregulation disorder，DMDD)是DSM-5抑郁障碍中一项新的诊断类别，以慢性、严重和持续性的易激惹，反复发作的脾气爆发作为核心症状。而这种极端、频繁的情绪爆发与客观现实的触发因素不符。DMDD共病率很高，常见的共病精神障碍包括抑郁障碍、注意缺陷多动障碍和对立违抗性障碍等，高共病率严重影响了儿童少年的生活、学习和人际交往。

近10年儿童少年双相障碍(bipolar disorder，BD)的诊断率增加了40倍以上，存在过度诊断的趋势。为了促进对非发作性严重易怒及其与双相情感障碍关系的研究，有学者提出了严重心境失调障碍(severe mood dysregulation，SMD)这个新概念。SMD是指起病于12岁以前，以非发作性易激惹为其主要症状的综合征。其中易激惹的定义为频繁、极端的脾气爆发和在脾气爆发的间歇期存在消极情绪这两种表现。为此DSM-5工作组创建了DMDD这个新的诊断类别。

作为DSM-5新增的一个病种，破坏性心境失调障碍有关的流行病学、病因和发病机制、治疗及预后等相关文献较少，一方面由于这一新的诊断类别未能在临床上被广泛了解，另一方面可能是DMDD的低临床发病率导致其在临床实践中被重视不足，从而造成对其的研究仍然处于初步探索阶段，尚未形成完整的疾病临床医学数据。

二、流行病学

作为新增的疾病分类，关于DMDD的流行病学研究较少，目前支持DMDD诊断的科学证据主要来源于对SMD的研究。研究报道在儿童少年中，DMDD的患病率在0.8%～3.3%之间，学龄前儿童的患病率最高，男性学龄儿童的患病率高于女性。另外，有研究发现，DMDD在6～12岁的儿童少年群体中的患病率为1%，在13～18岁群体中的患病率为0.12%。

三、临床表现

破坏性心境失调障碍的核心症状是慢性、严重而持续的易激惹。这种严重的易激惹有两个显著的临床表现：

1. 严重而持续的易激惹　频繁地发脾气，通常是对挫折的反应，可能是言语或行为上的反应，这些情况的发生必须是频繁的，一般每周3次或以上，至少持续1年，至少在2个不同的情境(在学校、在家里、与同龄人一起时)出现，而且必须与发展阶段不适应。

2. 慢性持续性的愤怒心境　在频繁发脾气的间歇期，存在慢性、持续性的易激惹或发怒的心境，儿童少年所特有的易激惹或发怒的心境则必须存在于几乎每一天的大部分时间，且能被情境中的其他人观察到。

四、病因和发病机制

1. 遗传因素　20世纪90年代，一些研究者们将严重的、非发作性的易激惹看作是儿童少年双相障碍的临床特征而导致儿童少年BD的诊断激增。在对SMD和BD患儿的父母进行调查后发现，与BD患儿的家族聚集性不同，SMD患儿很少有BD的家族史。此外，有研究对SMD患儿进行为期6个月的跟踪调查后发现，SMD患儿在以后几乎不大可能转变为躁狂发作或混合发作。并且在对631名SMD患儿的父母进行采访后发现，儿童少年易激惹在20年后更可能发展为重性抑郁障碍、广泛性焦虑障碍和心境恶劣障碍，而不是BD。

2. **气质特征**　和孤独症谱系障碍在婴幼儿期即发病不同,DSM-5明确指出,DMDD首次诊断年龄必须在6～18岁,那么,DMDD患儿在婴幼儿和学龄前是否与正常儿童少年无异,确实是一个值得探究的问题。研究显示,DMDD患儿在童年早期可以表现为各种障碍,一项对665名6～12岁儿童调查发现,许多儿童在符合DMDD全部症状之前,常常存在广泛的慢性易激惹症状,应及时干预和随访。

3. **信息处理缺陷**　许多研究显示DMDD患儿存在信息处理缺陷,如面部情绪识别缺陷、信息整合缺陷及注意转换能力下降等。众多研究提示DMDD患儿存在面部表情识别障碍,和正常儿童少年相比,DMDD和BD患儿在正确识别各种表情之前,具有更强烈的面部表情和更多的变化种类,可能与DMDD及BD患儿不良的社会人际关系有关。此外,有研究者使用面部情绪识别测验要求被试者观看、命名各种表情并评价识别各种表情的水平,结果发现DMDD组和BD组都较正常对照组有更多错误,DMDD组主要表现为凝视能力下降,提示DMDD患儿的注意广度较BD组和正常儿童少年减低,可能与DMDD患儿持续的易激惹情绪有关。

4. **神经影像学**　采用变化的面部表情任务对DMDD和BD患儿进行全脑分析研究发现,面部表情从中性到兴奋的变化过程中,随兴奋程度的增强,BD患儿在顶骨、前额部出现暂时性的活性减弱,而DMDD患儿则活性增强,提示DMDD患儿在对微小情绪变化的处理方面存在不同程度的缺陷。采用功能核磁共振研究患儿对愤怒、害怕和中性表情的反应时发现DMDD和BD患儿都有情绪刺激的加工缺陷,与正常儿童少年相比,两组患儿右侧杏仁核的活性增高,但在扣带回后部皮质、下顶叶和后丘脑,仅有DMDD组患儿对害怕表情活性减低,而BD组则对愤怒表情活性减低,提示DMDD和BD患者在信息监测和整合方面有不同的机制。采用注意力线索任务研究,在面对挫折时慢性易激惹患儿和正常儿童少年转换空间注意能力都减少,DMDD组更明显。和正性反馈相比,DMDD组在负性反馈任务时杏仁核、双侧纹状体、顶叶皮质、后扣带回等脑区的活性减弱,研究提示挫折导致的注意转换能力下降可能是DMDD患儿情绪调节缺陷的病理机制之一,并最终造成患儿频繁的极端脾气爆发。

五、诊断和鉴别诊断

(一)诊断要点

1. **情绪特征**　抑郁心境表现为持久的不安、激惹、易怒和不稳定;频繁发生的严重的"脾气发作(或爆发)",表现为敌对情绪、争吵、躁闹、言语或行为攻击、自伤或自杀威胁等;与发育阶段和所处情境不相符。

2. **年龄特征**　通过检查和病史信息表明,症状发生于10岁以前;其首次诊断不能发生于6岁以前,也不能在18岁以后。

3. **病程特征**　表现的所有症状已超过12个月;从没有超过3个月持续不表现任何症状;从没有持续1天以上存在兴奋、话多等能够符合躁狂发作或轻躁狂发作诊断的症状标准。

(二)诊断标准

DSM-5中关于破坏性心境失调障碍诊断标准如下:

A. 频繁地脾气爆发,其激烈程度与情境或受到的激惹严重不相符,可以是言语(如言语的怒骂)和(或)行为上的(如对人身或物品的攻击)。

B. 脾气爆发与发育水平不相符。

C. 脾气爆发平均每周发作至少3次。

D. 在发作间期,大部分时间,几乎每天情绪都是处于持续的易激惹或愤怒状态,且能被周围人(如父母、老师、同伴)感知。

E. 标准A～D持续至少12个月,期间完全没有A～D症状的持续时间不超过3个月。

F. 标准A和D至少在以下3个情境中的2处存在(如家里、学校、和同伴一起时),且至少在1个情境中有严重发作。

G. 首次诊断不适用于年龄小于6岁或大于18岁者。

H. 病史及观察发现,标准A～E首发年龄小于10岁。

I. 发作期间,存在完全符合躁狂或轻躁狂诊断标准症状(不考虑病程)的时间不超过1天。

注:与发育水平协调的情绪高涨,如有极其让人兴奋的事件或期待,不能视为躁狂或轻躁狂症状。

J. 这类行为不仅限于抑郁障碍发作时存在,也不能被其他精神疾病所解释[如孤独症谱系障碍、创伤后应激障碍、分离性焦虑障碍、持续抑郁障碍(恶劣心境)]。

注:此诊断不能与对立违抗障碍、间歇性爆发障碍、双相障碍等同时诊断。但可与抑郁障碍、注意缺陷/多动障碍、品行障碍和物质滥用等同时诊断,如果儿童少年的症状既符合DMDD,又符合对立违抗障碍,就只能诊断DMDD。如果儿童少年曾有过躁狂或者轻躁狂发作,也不能再被诊断为DMDD。

K. 症状的存在不是由于物质、躯体或神经系统疾病的生理效应所致。

（三）鉴别诊断

1. 双相障碍 双相Ⅰ型和双相Ⅱ型的儿童少年和成人一样，表现为与平时不符的发作性心境紊乱。DMDD 的易激惹是持久的、持续数月的，双相障碍是发作性的。实际上，曾有躁狂或轻躁狂全病程发作（易激惹或情绪高涨）的儿童少年和有躁狂或轻躁狂症状超过 1 天的儿童少年都不能诊断为 DM-DD。双相障碍和 DMDD 的另外一个主要区别是情绪高涨、自我膨胀以及夸大。这些症状在躁狂发作时常见，但并不是 DMDD 的特征。

2. 对立违抗障碍 虽然对立违抗障碍的症状与 DMDD 有重叠，但 DMDD 的情绪障碍却在对立违抗障碍中罕见。如果存在严重、频繁的脾气爆发和发作间期持续的情绪紊乱，就可诊断有对立违抗障碍症状的儿童少年为 DMDD。并且，DMDD 的诊断要求至少在一个情境中的严重发作（如家里、学校和同伴），和另外一个情境的轻或中度发作。因此，大多数符合 DMDD 诊断标准的儿童少年有对立违抗障碍的症状表现，但只有 15% 对立违抗障碍的儿童少年符合 DMDD 的诊断。如果儿童少年同时符合两个诊断，则只能诊断为 DMDD。

3. 注意缺陷/多动障碍、抑郁障碍、焦虑障碍和孤独症谱系障碍 与双相障碍或对立违抗障碍儿童少年不同的是，对 DMDD 的儿童少年可以做出注意缺陷/多动障碍、抑郁障碍和焦虑障碍的共病诊断。但是，仅在抑郁障碍或持续抑郁障碍（恶劣心境）的背景下存在易激惹的儿童少年不能诊断为 DMDD，只能诊断为抑郁症或持续抑郁障碍（恶劣心境）。

如果 DMDD 的儿童少年符合焦虑障碍诊断标准，可同时诊断两种障碍，但如果易激惹仅出现在焦虑障碍恶化时，应诊断为相关的焦虑障碍，而非 DMDD。此外，孤独症谱系障碍儿童少年在其刻板行为受干扰时也会出现情绪爆发。这种情况下，情绪爆发只是孤独症谱系障碍的继发症状，不应诊断为 DMDD。

4. 间歇性暴怒障碍 具有间歇性暴怒障碍症状的儿童少年，有时会出现严重的情绪爆发，同DMDD 儿童少年很相似。但间歇性暴怒性障碍并不要求在两次爆发之间存在持续的情绪紊乱。此外，间歇性暴怒障碍仅要求症状持续 3 个月，而 DM-DD 则要求症状持续 12 个月。因此，不能在同一名个体身上做出这两种诊断。对于存在情绪爆发且发作间期持续性易激惹症状的儿童少年，只能诊断为 DMDD。

六、治疗

DMDD 的治疗包括心理治疗和药物治疗。治疗原则是心理治疗为主，对于症状严重患者可对症选用药物治疗。心理治疗方法中行为治疗、认知行为治疗对于控制 DMDD 的情绪和行为症状有效。

（一）心理治疗

心理治疗，如行为治疗和父母训练干预，是DMDD 治疗的根本。鉴于 DMDD 患者存在明显的社会功能障碍和情绪调节障碍，行为治疗和父母干预应纳入 DMDD 患者的治疗中。如适用于青春期前儿童少年的辩证行为疗法（DBT-C）在患有严重情绪和行为障碍的受试者中取得了约 90.4% 的有效率。此外，在 DBT-C 期间观察到的功能的快速改善可能有助于维持儿童少年对治疗的依从性。有研究显示，父母训练干预的增加可能有助于减少破坏性行为的发生。

（二）药物治疗

1. 抗抑郁药物 鉴于 DMDD 患儿存在严重的非发作性易激惹及悲伤表现，其性质上可能更类似于单相抑郁，DSM-5 亦将其归类于抑郁障碍，故理论上可以考虑使用抗抑郁药治疗。有研究发现，氟西汀和认知行为疗法联合用于 DMDD 治疗，可有效减少发作次数，改善负面情绪，有利于患者尽早回归社会。

2. 心境稳定剂 众多研究显示锂盐可显著降低情感性精神障碍患者的自杀风险，而 DMDD 患儿存在持续的易激惹和悲伤情绪，加上儿童少年对生命的认识和生活经历远不及成人，不排除存在冲动性自杀的可能。DSM-5 亦明确指出，在 DMDD 患儿中，危险行为、自杀观念和企图、严重的攻击性都很常见，故建议对 DMDD 患儿进行评估时，应记录自杀攻击行为的证据。虽然目前锂盐治疗儿童少年DMDD 的疗效尚不确定，但对于存在明显的自杀攻击风险的患儿仍可试用。

3. 抗精神病药物 利培酮可用于治疗 5 岁以上患儿的行为紊乱。有报道显示阿立哌唑（2.5～5 mg/d）单药治疗可显著改善 DMDD 患儿的易激惹和攻击行为，对患儿的体质量指数及催乳素水平无明显影响，提示低剂量阿立哌唑可能对 DMDD 患儿有良好的疗效和耐受性。

4. 其他药物 有个案报道显示阿片受体拮抗剂纳曲酮（25～50 mg/d）可有效改善 DMDD 患儿的

行为失控,提示纳曲酮亦可能对 DMDD 患儿有效。

七、预后

破坏性心境失调障碍的远期预后不容乐观,社会功能普遍受损。一项前瞻性研究调查显示,儿童少年期就被诊断为 DMDD 的患者成年后在健康、教育、人际关系等方面预后不佳,焦虑障碍和抑郁障碍的发生率高,同时,躯体健康状态较差,性传播疾病和吸烟史的自我报告率高,非法行为的风险也更高,这意味着患有 DMDD 的儿童少年面临长期功能受损的风险。

第二节　儿童少年抑郁障碍

一、概述

儿童少年抑郁障碍是指起病于儿童期,以情绪低落、愉快感缺乏或兴趣丧失为主要表现的一类精神障碍,简称儿童抑郁症,具有识别率低、治愈率低、自杀率高等特点。抑郁障碍可由各种原因引起,以显著而持久的心境低落为主要临床特征,重者可发生抑郁性木僵;部分病例有明显的焦虑和运动性激越;严重者可出现幻觉、妄想等精神病性症状。患者常伴有自残自伤行为、焦虑情绪、躯体不适、拒绝上学、脾气暴躁和睡眠障碍等症状,严重的抑郁障碍存在自杀风险,应早期识别,早期正规系统干预治疗。

儿童期起病的抑郁障碍患儿通常不能主动、准确地表达内心抑郁的情绪体验,多通过行为和躯体症状表现出来。当前对抑郁症的识别和干预水平均较低,以成人为例,在中国地级市以上综合医院对抑郁症识别率不足 20%,误诊率高达 50%;有 50%~80% 的抑郁症患者并不主动寻求治疗,50% 的抑郁症患者曾接受治疗,只有 20% 愿意系统、充分地治疗。由于儿童少年的易怒、情绪反应性和波动症状突出,因此儿童少年抑郁症状比成人更容易被忽视。儿童期抑郁障碍的识别水平、干预估计比成年期抑郁障碍的现状还要差。

另外,儿童期抑郁障碍的共病现象非常常见,有 40%~70% 重性抑郁障碍共患一种,15% 儿童抑郁障碍共患两种或两种以上精神障碍。Kiviruusu 等在对门诊青少年抑郁障碍患者进行 8 年的随访中发现,36% 的患者合并其他情绪障碍,48% 合并焦虑,26% 合并人格障碍。

二、流行病学

WHO 和联合国儿童基金会资料(2001)显示,

儿童抑郁症的患病率为 3.8%。2013 年美国疾病预防与控制中心的数据显示,在儿童及青少年人群中,抑郁障碍的患病率为 2.1%~8.1%。2015 年 Shelli 对美国全国共病调查-青少年补充资料(NCS-A)进行分析显示,重度抑郁障碍终身患病率为 11.0%,12 个月患病率为 7.5%。2016 年美国全国儿童健康调查显示,3.2% 的美国儿童和青少年患抑郁症。郭兰婷等研究发现 10~12 岁儿童期抑郁障碍的患病率为 3.1%。2010 年范娟等对上海浦东 3685 名 8~12 岁小学生调查显示,抑郁障碍总体患病率为 1.6%。

国外调查发现,抑郁障碍在低年龄段儿童中的发生率为 0.4%~2.5%,到了青少年期比率上升至 5%~10%。2008 年美国的一项研究显示,学龄期儿童患病率为 2.5%,青春期儿童为 8.3%。2010 年,美国 Merikangas 等对 10123 名 13~18 岁青少年进行了一对一调查,发现抑郁障碍(重性抑郁与恶劣心境)终身患病率为 11.2%。可见,到了青春期,儿童期抑郁障碍患病率比例明显增加。

在抑郁障碍人群的性别分布上,儿童期男女患病率大致相同,随着年龄增长而变化。Salk 等在两项荟萃分析中发现,性别差异在青春期达到顶峰,但随后下降,并在成年后保持稳定。有研究报道,青春期后女性发病率约为男性的 2 倍。

三、临床表现

儿童和青少年期抑郁障碍是指以情绪抑郁为主要临床表现的疾病,和成人有相似的临床特征,但也有其差异性。由于儿童和青少年充分描述自身情绪及感受的语言能力有限,可以通过行为来表达抑郁心情,表现为社交退缩、孤僻、厌学、逃学甚至退学。

抑郁发作的主要临床表现包括为核心症状、心理症状群以及躯体症状群。但在具体的症状分类上,由于很多症状互相联系,互为因果,很难将其严格归类。

(一)核心症状

1. **心境低落**　指自己感受到的或者别人观察到的显著而持久的情绪低落和悲观情绪。患者感到郁闷、低沉,可表现为典型的抑郁面容,终日郁郁寡欢,唉声叹气。部分儿童和青少年患者还可表现为易烦躁、易激惹和情绪爆发。心境呈持续性消极状态,对日常娱乐活动和学习缺乏兴趣,轻症者自述"心里压抑""高兴不起来""时常莫名其妙地想哭",随着抑郁的加重,自杀观念日趋强烈。

2. **兴趣减退**　主要表现为对各种活动均提不

起兴致或兴趣下降,丧失对生活的热忱,对以前热衷的活动和爱好等都提不起劲儿,即使勉强去做,也体会不到太多愉快感,也不关心事情发展的好坏。患儿可表现为对游戏明显失去兴趣,流露出不想上学的愿望,在社交方面退缩被动,拒绝参与集体活动,想要自己一个人独处。

3. **快感缺失** 患者体验快乐的能力下降,很难从平日的活动中感受到愉悦的心情,即使从事以前自己喜欢的事情或者工作,例如踢球、看剧等活动,都很难获得愉悦感。但有部分患者可能仍然能够勉强参加活动,希望能够通过活动摆脱低落悲观的情绪。

(二)心理症状群

1. **思维迟缓** 患者的思维速度缓慢,联想困难,语速明显减慢,主动言语减少,反应迟钝。在事情的决断方面能力下降,在日常小事上面犹豫不决。患儿可能表现为在课堂上注意力不集中,发呆走神,思考问题困难,寡言少语,学习能力和成绩下降,很难高效地完成相关作业和任务。

2. **认知功能损伤** 主要表现为记忆力下降,抽象思维能力差,注意力难以集中,容易分心,信息的处理能力减弱,工作效率低下,负性自我评价和认知等。抑郁障碍患者自我价值感低,觉得自己一无是处,对未来没有信心,认为自己前途渺茫,以悲观消极的态度来看待周围的事物,常常产生"三无"症状,即"无用""无助"和"无望"。对于患儿来讲,认知损伤主要体现在记忆力下降,思考问题缺乏灵活性,学习过程中注意力难以集中,容易分散,做作业花费的时间延长,学习成绩下降明显,也常常出现典型的"三无"症状。过去对自己有信心的儿童和青少年在患病后自我评价低,信心严重不足,在临考前就开始过度担心自己没有做好充分的准备,不相信自己能在考试中取得好的成绩,甚至不敢应考。

3. **自罪自责** 患者经常抓住过去的某些事情不放,而这些事情在患病之前都不曾在意过。认为自己犯下了不可饶恕的错误,自己患病给家庭、朋友带来巨大负担,从而产生严重的自责、内疚感,严重时会认为自己罪孽深重,甚至达到罪恶妄想的程度。

4. **焦虑** 抑郁症常与焦虑同时存在,表现为无缘由的紧张、担心、害怕以及胡思乱想等,常常因为过度的担心和忧虑而使得注意力很难集中,常伴有一些躯体症状。

5. **自杀观念和行为** 此症状是抑郁障碍最危险的症状,患者常常萌生消极自杀的念头,觉得活着没有意义,部分患者会自杀未遂,随着抑郁症状的加重,会发展为自杀行为,这种自杀行为的特征区别于由于爆发性情绪所引起的自杀,患者常常是经过充分的判断、推理以及策划而实施的有目的有计划的自杀行为。而在儿童青少年患者群体中,有研究显示抑郁障碍的青少年发生非自杀性自伤的比例达到44%,而产生非自杀性自伤的患者在之后的一年内实施自杀行为的概率是普通人的100倍。

6. **精神运动性迟滞或激越** 精神运动性迟滞患者主要表现为整个精神活动的明显抑制,思维迟缓,联想困难和寡言少语等。行为迟缓体现在生活上懒散被动,不注重个人卫生,社交上疏远亲友,独处一室。精神运动性激越的临床症状与之相反,常常表现为烦躁不安、静坐不能、紧张和胡思乱想等,过度思考使得注意力难以集中。青少年患者的激越主要表现为易冲动、激惹、脾气暴躁,不听管教,对抗父母甚至出现躯体攻击行为。

7. **精神病性症状** 抑郁患者病情若持续进展,会出现幻觉、妄想等精神病性症状,如罪恶妄想、躯体疾病妄想、无价值妄想或灾难妄想等,部分患者会出现谴责性或嘲弄性听幻觉。

(三)躯体症状群

1. **睡眠障碍** 是抑郁患者最常见的症状之一,表现形式多样,包括入睡困难、早醒、睡眠浅、多梦等。其中以入睡困难最为多见,而早醒表现为比平时早醒2~3小时。有70%~95%青少年抑郁症患者存在睡眠障碍,失眠与抑郁症状存在显著相关性。

2. **自主神经功能紊乱** 抑郁障碍患者的躯体化症状常较为复杂,涉及多个部位的脏器与功能,患者常常主诉"头痛""头晕""肌肉酸痛感""心慌气短""心悸"以及"身上忽冷忽热"等,有研究显示抑郁障碍患者出现躯体慢性疼痛症状的比率达15.24%~43%,而这些症状与自主神经紊乱相关。

3. **进食障碍和体重变化** 常常表现为食欲不佳,无饥饿感,没有胃口,需要家人的督促才能勉强进食,伴有体重下降。进食后常会出现消化系统不适症状,如腹胀、腹痛和便秘等。少数患者会出现食欲增强、贪食和体重增加。

4. **精力丧失** 感到精力不足,疲乏无力、没有活力,常主诉"很累,没有劲儿""没有精神",甚至对日常衣着等小事都感到力不从心。

(四)不同年龄段的临床特点

1. **学龄期** 可表现为注意力不能集中,思维能力下降,不愿意上学,记忆力减退,学习成绩差,对学校和班级组织的各种活动不感兴趣。攻击行为和破坏行为也是抑郁症的表现之一,与伙伴和成人关系不良。严重者部分患儿表现为头疼、腹痛、躯体不适等隐匿性抑郁症状。

2. 青少年期 有自杀意念、非自杀性自伤、酒精和(或)药物使用,情绪上易激惹冲动、不服管教、做事不计后果。出现一些类似于成人的抑郁症状,如自我价值感低、兴趣缺乏等。女孩可有进食障碍的问题。严重者可出现与情绪相适应的幻觉和妄想。

四、病因和发病机制

(一)生物学因素

1. 遗传 家系研究和双生子研究表明,遗传因素在儿童青少年抑郁障碍的发病中起着一定的作用,儿童青少年心境障碍具有家族聚集性,抑郁障碍父母的子女出现抑郁的概率增加。双生子研究表明单卵双生子抑郁障碍的同病率(54%)大于双卵双生子(24%)。儿童青少年抑郁障碍一级亲属抑郁障碍的终身患病率为20%～46%,且血缘关系越近发病率越高,一级亲属的患病率高于其他亲属。家族中有精神疾病史特别是母亲患抑郁障碍与孩子患抑郁障碍的风险相关。儿童青少年抑郁障碍的遗传负荷高于成人抑郁障碍。较早出现抑郁障碍预示着更频繁和更严重的抑郁发作。分子遗传学研究显示与儿童青少年抑郁障碍相关的基因位点主要包括5-羟色胺转运体基因、单胺氧化酶A基因、儿茶酚胺氧位甲基转移酶、多巴胺D2受体等。研究发现5-羟色胺转运体基因连锁多态性区域中的短S等位基因与抑郁障碍相关,抑郁儿童中SS基因型和S等位基因过多。以家庭为基础的研究结果表明,S等位基因优先传递给抑郁儿童。重性抑郁障碍的遗传模式和机制尚不清楚。据估计,抑郁障碍患者子女患重度抑郁症的终身风险在15%～45%之间。当父母双方都有与早发和复发相关的情绪障碍时,这种风险更高。

2. 神经生化 神经生化失调假说认为,抑郁障碍患者的神经递质功能和内稳态功能失衡,抗抑郁药则可通过恢复上述系统的正常调节而发挥药理学作用。人类大脑内主要有三大神经递质系统,分别是多巴胺(DA)、去甲肾上腺素(NE)和5-羟色胺能神经递质系统,它们在抑郁障碍的发病中均扮演了重要角色。此外,其他神经递质如肾上腺素、乙酰胆碱、组胺、γ-氨基丁酸等也与抑郁障碍的发病密切相关。研究表明,儿童青少年抑郁患者存在5-羟色胺系统调节紊乱,主要是功能低下。

3. 神经内分泌 抑郁障碍患者的下丘脑-垂体-肾上腺(hypothalamic-pituitary-adrenal,HPA)轴功能异常,表现为血中皮质醇水平增高、应激相关激素分泌昼夜节律改变以及无晚间自发性皮质醇分泌抑制等。此外,患者脑脊液中促肾上腺皮质激素释放激素(corticotropin releasing hormone,CRH)水平升高。下丘脑-垂体-甲状腺(hypothalamus-pituitary-thyroid,HPT)轴可能也参与了抑郁障碍的发病,该假说的依据主要是相关激素分泌节律的改变,临床中也可以观察到甲状腺功能减退的患者会出现抑郁情绪、易疲劳、精力减退等抑郁症状。不过,甲状腺功能异常与抑郁障碍之间的因果关系和病理生理学基础尚不清楚。生长激素、催乳素、褪黑激素和性激素在抑郁障碍患者中也均可见不同程度的分泌改变,它们在抑郁障碍发病中的作用也有待进一步明确。

对成人抑郁症的生物标志物研究发现,皮质醇水平升高,脑源性神经营养因子(brain-derived neurotrophic factor,BDNF)水平降低。然而,也有一些相互矛盾的报道,如抑郁儿童和青少年皮质醇水平降低,BDNF水平没有变化,血清多不饱和脂肪酸和叶酸水平下降。这表明儿童和青少年在应激和抑郁期间下丘脑-垂体轴的变化可能与成人略有不同。

4. 炎症 外周细胞因子浓度与大脑功能、幸福感和认知能力有关。外周细胞因子可以在穿过血脑屏障后直接作用于神经元和支持细胞(如星形胶质细胞和小胶质细胞),或是通过迷走神经等传入通路介导的信号起作用,这些机制可以解释为什么患有自身免疫性疾病和严重感染的人更有可能患有抑郁症,以及为什么治疗过程中使用的细胞因子(如γ干扰素和IL-2)会引发抑郁症。炎症在抑郁障碍的起因和恶化中的作用也得到进一步的证实,如儿童时期IL-6含量的增多使日后患抑郁障碍的风险增加,以及在死后检查的抑郁障碍患者的大脑中发现了小胶质细胞激活和神经炎症的证据。

5. 神经影像学 磁共振波谱分析(MRS)是一项可检测机体活组织代谢水平的现代影像学研究技术,对人体基本无损伤,是神经科学研究的重要技术之一。Mao等利用MRS研究发现,儿童青少年抑郁障碍患者左侧额叶白质N-乙酰天冬氨酸盐/肌酸和右侧额叶白质胆碱代谢物/肌酸低于对照组,而两组前扣带回灰质无差异。Yang等利用MRS对儿童青少年抑郁障碍患者和健康人的脑部进行对比发现,抑郁障碍组前额叶皮质的胆碱和肌酸存在异常。

功能性磁共振成像(fMRI)通过特定刺激,引起大脑皮质相应部位的神经活动(功能区激活),并通过磁共振图像来显示。儿童青少年抑郁障碍患者脑部多个区域存在异常,特别是左侧梭状回部分,可能是情绪处理和知觉信息接收存在问题。潘奋等认为,青少年抑郁障碍患者负责早期处理视觉信息的脑区在处理情感相关视觉信号时效率更高。Ho等对儿童青少年抑郁障碍患者动态变形面孔的情绪识别能力研究发现左侧梭状回激活显著减弱,这种减弱与更高的知觉处理效率相关。另一项fMRI研究显示,儿童青少年抑郁障碍患者兴趣缺失与面对快乐面孔时前额叶、扣带回和岛叶的兴奋性相关。

6. 神经电生理　对抑郁障碍患者神经电生理的研究手段主要包括脑电图(EEG)、事件相关电位(ERP)等。Grünewald等借助EEG对12～17岁抑郁障碍患者进行对照研究,结果发现患者组左前侧额叶α功率明显小,未有效激活。当前,ERP在儿童青少年抑郁障碍领域的研究主要集中于情绪面孔、听觉注意和反馈等方面。如针对儿童青少年抑郁障碍患者的情绪面孔加工ERP研究发现,面对负性情绪的刺激,抑郁障碍被试的P300幅度减小。Greimel等使用ERP研究儿童青少年抑郁障碍的听觉选择性注意,结果发现,面对目标音调的刺激,N100潜伏期和P200潜伏期更长;Feldmann等也进行类似的研究,结果发现,面对目标音调的刺激,N200振幅降低。Bress等使用ERP研究儿童青少年抑郁障碍,结果发现,消极反馈和抑郁障碍有显著相关,即负面评价使抑郁障碍程度更严重。

(二)心理社会因素

1. 个体因素

(1)气质　研究发现那些恐惧和压抑的儿童在婴儿期唤醒的门槛较低,这表明其气质是儿童焦虑的预兆。此外,患有内化障碍的儿童在适应性和接近/退缩方面得分较低,这表明行为抑制与内化障碍之间存在联系。对Cloninger的心理生物气质模型进行的一项基于人群的纵向研究显示,那些遇到陌生人害羞、多愁善感和有坚持不懈的气质维度的儿童患抑郁障碍的风险增加。有报道称,母亲产前焦虑与婴儿消极的气质特征呈正相关。

(2)性格　研究显示内向、偏颇、孤僻、悲观、多疑等性格倾向的儿童,更容易罹患抑郁障碍。

2. 家庭环境因素

(1)不当的家庭教育方式　当前大部分孩子都是独生子女,导致父母在教育儿童的方式上存在着一定的缺陷,不注重培养孩子的独立意识和集体责任感,甚至溺爱孩子,导致儿童的思维模式不够全面,容易以自我为中心,承受挫折的能力较差,社会

适应能力比较薄弱,遇到困难时,情绪无法及时调整,结果就容易患上抑郁障碍。儿童期虐待(身体、情感以及性虐待)和忽视是发展不安全依恋、情绪和行为自我调节能力差、认知功能减退、学校适应能力差和语言延迟的重要风险因素。

(2)父母的期望过高　大多心理学家认为,儿童抑郁障碍首先应归咎于家长对其独生子女的过高期望。同时越来越多的父母不仅要求孩子学习成绩优秀,还要求他们能够掌握更多的技能,比如舞蹈、弹琴、绘画。这些无形中都会给孩子带来压力,而孩子自身调节压力的能力又有限,结果容易导致儿童抑郁障碍。

(3)父母的性格　父母本身比较内向,不善言辞,很少与周围环境互动,经常愁眉苦脸,忧心忡忡,也会对儿童产生耳濡目染的潜在影响,一旦他们遇到与父母类似的情况时,也可能会仿而效之。

(4)不良的家庭关系　家庭互动中存在冲突、被拒绝的感觉、较少的情感表达和较多的沟通问题与儿童抑郁有关。在儿童和青少年中,适应不良的亲子互动和婚姻冲突与抑郁症状的早期发病和长期性有关。婚姻不和和经济困难导致青少年抑郁的发生率更高。女性较男性更容易在应激家庭环境下发展抑郁。

3. 学校环境因素

(1)过重的学业压力　如今的孩子们面对更多的竞争,努力使自己在学习上出类拔萃。当代父母通常将孩子的学业视为威望和骄傲的问题,因此会将孩子的表现与其他人进行比较,并认为这可以激励自己的孩子追求更高的目标,许多孩子无法应对日益沉重的学业负担,经常感到学业压力过重。孩子们无法表达他们的问题,自身难以调节,而又缺乏外界力量的及时引导,经常陷入情绪问题。一次次的失败也会使儿童对自己的能力产生怀疑,信心不断动摇,并经常感到沮丧、忧愁、自卑,甚至自暴自弃。而这些情绪困惑又会反过来影响儿童的学习动机和热情,最终形成一个恶性循环。有些学习成绩一贯很好的儿童,由于偶然的考试成绩较差或学业失败,没有达到自己的期望,也可能会产生抑郁情绪。那些以学习障碍为主要问题的儿童抑郁障碍患者,他们一旦进入学校,就会烦躁不安、反感,身体上也会出现不良反应,而一离开学校环境,就能很快恢复正常。

(2)不良的师生关系　在当今的学校教育中,存在少数教师直接或间接地对学生使用侮辱歧视性的语言,有体罚或变相体罚学生的不良现象。从近期后果看,它会使学生产生恐惧心理、自卑感和厌学

情绪,疏远教师,回避学校,从而就出现了逃学;从长期影响来看,它将烙印在学生心灵的深处,使幼小的心灵过早遭受到侵蚀,对学生的名誉、人格尊严和心理健康产生永久的影响,严重的会使学生丧失正常的人格,导致抑郁等心理障碍。

(3)校园霸凌　欺凌的形式可分为直接或间接。直接对抗包括身体攻击(如拳打脚踢、掌掴拍打、拉扯头发)、辱骂、威胁以及勒索等,间接对抗包括散布谣言,暗箭伤人,以及将其排除在群体之外。校园霸凌行为不仅伤害被欺凌学生的生理,更严重的是对心理的伤害,后者的影响往往是长期的,难以治愈的。受欺凌的学生经常被发现社会和情绪适应能力差,自尊低下,比不受欺凌的儿童有更高水平的孤独、焦虑、抑郁和自杀意念。

4. 社会环境因素

(1)同龄人群体　同龄人在儿童和青少年的生活中扮演着重要的角色。他们形成了家庭之后的直接社会环境,同龄人之间可以自由讨论自己的问题与想法。青少年中同伴受欢迎程度低与抑郁症状有关。与最好的朋友关系不那么亲密,与朋友接触较少,以及被拒绝的经历越多,抑郁情绪就会随着时间的推移而增加。亲密的同伴关系似乎是抑郁的保护因素,特别是当父母关系在某种程度上受到损害的时候。不良的同伴关系是青春期早期抑郁的风险因素。

(2)社交网络　通过进步的技术手段和通过互联网的社交在青少年中变得相当流行,并导致了虚拟同龄人网络的创建。通过社交网站保持社交联系与更大的社交联系和幸福感相关。沉迷于过度使用互联网和社交网站的儿童和青少年更容易出现情绪症状,更多的使用预示着抑郁症状的增加。一些研究强调了青少年使用社交网络的负面后果,这些行为表现为危险的互联网行为,如网络暴力、色情接触,并可能向性侵犯者泄露个人信息。

五、诊断和鉴别诊断

(一)诊断要点

抑郁障碍的诊断应结合患者的病史、病程特点、临床症状、体格检查和实验室检查等进行综合考虑。儿童青少年发生抑郁障碍的危险因素主要包括:家庭不和,曾被欺侮,躯体和性虐待,遭遇不良生活事件(如居丧、父母离异或分居、重大的失望、情感伤害等),父母有抑郁病史或共患精神疾病(如酒、药依赖)。因此,考虑儿童青少年抑郁障碍的同时,需评估患者是否存在家庭、社交、教育等问题,有无自伤

风险、自杀意念,有无寻求帮助的资源和途径,了解患者父母是否存在抑郁障碍及其他精神疾患,有无共患疾病等。此外,社会功能评估也十分重要,包括学校、家庭及同伴关系方面的情况。

(二)诊断标准

符合 ICD-11、CCMD-3、DSM-5 任一诊断标准中抑郁障碍的诊断标准。DSM-5 中关于"抑郁症"的诊断标准如下:

A. 在同一个 2 周时期内,出现 5 个以上的下列症状,表现出与先前功能相比不同的变化,其中至少 1 项是心境抑郁或丧失兴趣或愉悦感。

注:不包括那些能够明确归因于其他躯体疾病的症状。

(1)几乎每天大部分时间都心境抑郁,既可以是主观的报告(如感到悲伤空虚、无望),也可以是他人的观察(如流泪)(注:儿童和青少年,可能表现为心境易激惹)。

(2)几乎每天或每天的大部分时间,对于所有或几乎所有活动的兴趣或乐趣都明显减少(既可以是主观体验,也可以是观察所见)。

(3)在未节食的情况下体重明显减轻,或体重增加(例如,一个月内体重变化超过原体重的 5%),或几乎每天食欲都减退或增加(注:儿童则可表现为未达到应增体重)。

(4)几乎每天都失眠或睡眠过多。

(5)几乎每天都精神运动性激越或迟滞(由他人观察所见,而不仅仅是主观体验到的坐立不安或迟钝)。

(6)几乎每天都疲劳或精力不足。

(7)几乎每天都感到自己毫无价值,或过分地、不适当地感到内疚(可以达到妄想的程度),并不仅仅是因为患病而自责或内疚。

(8)几乎每天都存在思考或注意力集中的能力减退或犹豫不决(既可以是主观的体验也可以是他人的观察)。

(9)反复出现死亡的想法(而不仅是恐惧死亡),反复出现没有特定计划的自杀意念,或有某种自杀未遂,或有某种实施自杀的特定计划。

B. 这些症状引起有临床意义的痛苦,或导致社交、职业或其他重要功能方面的损害。

C. 这些症状不能归因于某种物质的生理效应,或其他躯体疾病。

D. 这种抑郁症发作的出现不能用分裂情感性障碍、精神分裂症、精神分裂症样障碍、妄想障碍或其他特定的或未特定的精神分裂症谱系及其他精神

病性障碍来更好地解释。

E. 从无躁狂发作或轻躁狂发作。

（三）鉴别诊断

1. 品行障碍 儿童青少年抑郁障碍患者可能出现攻击、逃学或对抗行为。鉴别要点是抑郁障碍为发作性病程，患者有明显的情感低落或易激惹，行为异常仅是一个方面，经过相应药物治疗症状可逐渐消失。而品行障碍是持久的品行模式，药物治疗效果欠佳。

2. 持续性抑郁障碍 鉴别要点：① 抑郁障碍以内因为主，家族遗传史比较明显，血清 DST、T3 和 T4 有改变；而恶劣心境发病是以心因为主，与人格特点密切相关，家族遗传史不明显，血清 DST、T3 和 T4 改变不明显。② 抑郁障碍临床上精神运动性迟缓症状明显，有明显的生物学特征性的表现，如食欲减退、体重下降、性欲减退、早醒及晨重夜轻的节律改变，而恶劣心境这些表现不明显。③ 抑郁障碍可伴有精神病性症状，恶劣心境患者则没有。④ 抑郁障碍多为自限性病程，而恶劣心境病期冗长，至少持续 2 年，且间歇期短。

3. 精神分裂症 鉴别要点：① 精神分裂症以思维障碍和情感平淡为原发症状，虽然情感平淡患者外表有时类似抑郁症状，但缺乏抑郁障碍患者的悲观、绝望、自卑、自责等强烈的负性体验；而抑郁障碍患者则是以情绪低落为原发症状，负性体验较为深刻。② 精神分裂症患者的抑郁情绪多发生在精神病性症状之后，可随精神病性症状改善而缓解；抑郁障碍患者出现的精神病性症状则发生在抑郁情绪基础上，与抑郁情绪共同存在，且多以指责、埋怨、谩骂等幻听或自责自罪妄想为主，不带有精神分裂症的症状特点。③ 精神分裂症的病程多数为持续性或发作性，缓解期会残留精神症状或人格缺损；而抑郁障碍多是间歇性病程，间歇期基本正常。④ 病前性格、家族史、预后和药物治疗反应等可助于鉴别。

4. 精神活性物质所致心境障碍 有些精神活性物质可导致抑郁情绪，患者具有物质的使用史是重要鉴别点，并且心境障碍常出现在物质使用之后。

5. 双相障碍 研究显示，抑郁障碍诊断的主要依据是临床表现及病程，而 50% 以上的双相障碍患者往往以抑郁症状为首发症状；有不少的双相抑郁特别是双相Ⅱ型抑郁患者，最初都会被诊断为单相抑郁。双相抑郁可能的预测指标有：早年（25 岁以前）发病；女性；抑郁频繁发作；双相障碍家族史；情感旺盛气质或循环气质；不典型发作、伴精神病性症状或季节性发作；共病物质滥用或边缘型人格障碍。

当抑郁发作的患者符合上述情况时应慎重诊断。

六、治疗

目前，轻度儿童抑郁障碍患者可接受心理治疗，如认知行为疗法。认知行为疗法致力于个体认知的重构，但对于 9 岁以下的抑郁障碍儿童，因受制于患儿自身的语言及认知能力，基于语言的心理治疗难以发挥疗效。所以药物治疗成为儿童抑郁障碍患者及重度抑郁障碍患者的重要治疗手段。美国更新了儿童青少年抑郁障碍治疗相关原则，对于初发急性期或症状轻的儿童青少年抑郁障碍患者应首选心理治疗，但如在 4～6 周的心理治疗后患者病情无明显改善，或诊断为重度抑郁障碍，则有必要进行药物干预。

（一）药物治疗

1. 新型抗抑郁药物 包括选择性 5-羟色胺再摄取抑制剂（SSRI）、选择性 5-羟色胺-去甲肾上腺素再摄取抑制剂（SNRI）、去甲肾上腺素和特异性 5-羟色胺能抗抑郁药（noradrenergic and specific serotonergic antidepressant，NaSSA）、去甲肾上腺素-多巴胺再摄取抑制剂（norepinephrine-dopamine reuptake inhibitors，NDRI）、5-羟色胺受体拮抗剂/再摄取抑制剂（serotonin receptor antagonist/reuptake inhibitors，SARI）和其他一些新型抗抑郁药如褪黑素 MT1/MT2 受体激动剂凭借在安全性和耐受性方面的优势已经成为推荐药物，大量的循证医学研究验证了这些药物治疗抑郁障碍的有效性，并且不同药物总体有效率之间不存在显著性差异。

（1）SSRI

1）氟西汀 作为选择性 5-HT 再摄取抑制剂类抗抑郁药，是美国 FDA 批准用于治疗儿童青少抑郁障碍的药物。欧洲药品监督管理局推荐氟西汀用于 8 岁以上儿童青少年抑郁障碍的治疗。儿童青少年抑郁障碍常用治疗剂量为 5～60 mg/d。常见不良反应为恶心、头晕、头痛、失眠和视物模糊等。研究显示，氟西汀对抑郁症状的改善情况很明显，且耐受性好，不良反应较少。

2）帕罗西汀 在 SSRI 类药物中，帕罗西汀是抑制 5-HT 再摄取能力最强的药物，但有相关研究显示帕罗西汀与安慰剂比较，对治疗儿童青少年抑郁障碍的疗效并无统计学差异，且不良反应较多。另外，帕罗西汀可能会增加年龄小于 18 岁的儿童青少年的自杀倾向，所以应谨慎将帕罗西汀用于年龄小于 18 岁的抑郁障碍患者。

3）西酞普兰与艾司西酞普兰 西酞普兰在对

儿童青少年的抑郁或焦虑障碍的治疗中,有较好的疗效并且不良反应很轻,近年来逐渐用于儿童抑郁障碍的治疗,常用剂量为 5～40 mg/d。在临床研究中证实西酞普兰对儿童抑郁障碍和情绪障碍有效,并且起效时间快,不良反应少而轻,大部分症状随治疗进展会减轻或消失。艾司西酞普兰是西酞普兰的活性 S 异构体,对 5-HT 再摄取相关的基本位点和异构位点均有抑制作用。相比于西酞普兰,其对 5-HT 再摄取抑制作用更强,选择性更高。艾司西酞普兰与其他药物的相互作用较少,当与其他药物合用时,具有较高的安全性。治疗儿童青少年抑郁障碍常用剂量为 5～20 mg/d,常见不良反应有头痛、失眠、恶心、便秘和口干。

4) 舍曲林 其常用剂量为 25～200 mg/d。相关实验结果显示,舍曲林对儿童青少年抑郁障碍有显著疗效,且具有良好的耐受性,适用于短期治疗,但是会有轻度的腹泻、呕吐等不良反应。舍曲林联合认知行为治疗对儿童青少年抑郁障碍的治疗效果更佳、不良反应轻。

5) 氟伏沙明 对抑郁障碍伴精神病性症状和焦虑、恐惧、冲动、自杀行为及强迫思维有良好的治疗作用,常用于强迫症或伴有强迫症状的青少年期精神障碍。

(2) SNRI

1) 文拉法辛 是去甲肾上腺素和 5-HT 的再摄取抑制剂,由于其对抑郁症状的治疗范围更为广泛,有望成为抑郁障碍治疗的首选药物。但有专家提出文拉法辛虽然对青少年抑郁障碍的治疗可能有效,但其安全性和疗效并不明确。有研究表明,文拉法辛在治疗初期明显增加了抑郁障碍儿童的自杀风险,并有厌食、腹痛、食欲增加等不良反应。然而另有研究指出,对儿童青少年来说,文拉法辛是最安全的,结合其较好的抗焦虑作用,目前临床上的使用率也很高。

2) 度洛西汀 临床研究证实度洛西汀能够很好地改善抑郁障碍患者的抑郁症状,作为一种新型抗抑郁药,由于其对急性期症状控制、维持期、巩固期和疾病复发方面的疗效显著,度洛西汀受到非常广泛的重视。

(3) NaSSA 米氮平:研究显示米氮平在治疗青少年抑郁障碍中有显著疗效,有良好的耐受性,并且能够改善睡眠。对那些对药物较敏感的儿童抑郁障碍患者来说是一种安全有效的药物。米氮平在治疗第一周即有较好的疗效,起效快。治疗青少年抑郁障碍的常用剂量为 15～45 mg/d,不良反应主要为疲倦、头晕和厌食等。

(4) NDRI 安非他酮:是一种新型非典型环类抗抑郁药,可以有效抑制突触对去甲肾上腺素和多巴胺的摄取,增强多巴胺、去甲肾上腺素的功能,但对 5-羟色胺系统没有明显的影响,其作用机制尚不太明确。安非他酮对儿童青少年抑郁障碍的治疗有良好的疗效,并且耐受性良好,但仍需进一步临床试验加以验证。

(5) SARI 曲唑酮:综合其疗效和耐受性,作为二线推荐抗抑郁药。曲唑酮的抗抑郁效果优于安慰剂,逊于 SSRI。低剂量曲唑酮有改善睡眠的作用,但长期使用需注意不良反应和药物耐受性问题。

2. 传统抗抑郁药物 包括三环类抗抑郁药(TCA)和四环类药物,临床上常用的三环类抗抑郁药有丙米嗪、去甲丙米嗪、阿米替林、去甲替林和多塞平。研究显示,TCA 治疗儿童少年抑郁障碍并无显著疗效。TCA 不良反应较大,如口干、视物模糊、便秘等,还具有一定的毒性,口服过量甚至可导致死亡。对于儿童青少年抑郁障碍的药物治疗已不提倡 TCA 治疗,但对于遗尿障碍共病的患者,TCA 仍不失为较好的选择。

(二)心理治疗

不同严重程度的儿童少年抑郁障碍患者均适合心理治疗,有助于改变患者的认知和抑郁症状,降低自杀率。心理治疗主要包括支持性心理治疗、心理健康教育、认知行为治疗、人际心理治疗和家庭治疗等。

1. 支持性心理治疗 采用表扬、保证、鼓励、建议等方法,帮助患者认识问题,缓解心理冲突,提高其治疗疾病的信心,从而促进患者康复。

2. 心理健康教育 主要向患者及其家属解释抑郁障碍相关知识,告知患者及其家属治疗过程中症状变化的规律和可能出现的不良反应,从而提高患者的依从性。

3. 认知行为治疗(CBT) CBT 是一种通过改变思维、信念和行为的方法来改变不良认知,从而消除不良情绪和行为的治疗方法。而抑郁障碍的本质正是不合理的信念和歪曲的认知,已有研究证实 CBT 可以有效治疗儿童少年抑郁障碍。治疗策略包括认知治疗、解决问题训练、社交技巧训练、心理教育和处理抑郁的技巧训练等。

4. 人际心理治疗 又称为人际关系心理治疗,是由 Kleman 及其同事在 20 世纪 70 年代发展起来的,主要用于重性抑郁的急性期治疗。经过近 50 年的发展,人际心理治疗已经应用于治疗多种心理障碍。人际心理治疗是一种有时间限制的、可操作性的、诊断指向的、抗抑郁的心理治疗方法。它强调抑郁是一种医学疾病,而不是患者的过错或性格缺陷,是可以治疗的。它还强调生活事件和情绪症状之间的关联,认为生活事件或是引发和维持着情绪症状,或是情绪症状的结果,这是人际心理治疗的精髓。

5. 家庭治疗 通过分析患者及其家庭成员之间的功能关系,指导家庭成员改变家庭交流模式和解决问题的技巧,从而达到减轻抑郁症状的目的。研究显示,家庭治疗不仅可以促进青少年抑郁症状的减轻,而且可以加快患者家庭及社会功能的康复。

(三) 物理治疗

1. 重复经颅磁刺激术(repetitive transcranial magnetic stimulation,rTMS) rTMS 是一种非侵入性无痛无创的绿色疗法。它是利用电生理治疗技术,使用高频磁刺激大脑左背外侧前额叶,增强局部神经元活动;使用低频磁刺激右前额叶,减弱局部神经元活动,两者均可产生抗抑郁作用。rTMS 可以单独或联合药物治疗,但是对于病情严重,伴有自杀观念的抑郁患者不建议单独使用 rTMS。rTMS 辅助治疗儿童抑郁障碍效果较好,且比药物治疗更安全。低频经颅磁刺激能显著提高儿童抑郁障碍患者的认知功能及生活能力,且不良反应发生率低。

另外,低频经颅磁刺激联合认知疗法对儿童抑郁障碍的疗效显著,可用于早期干预。但是有研究表明,rTMS 治疗儿童青少年抑郁障碍存在短暂的副作用,如头痛、头皮不适、听力损害等。因此,有必要进一步确定 rTMS 在儿童青少年抑郁障碍患者中的临床耐受性、安全性和临床效果。

2. 电休克疗法(electroconvulsive therapy,ECT) 又称电痉挛治疗、电惊厥治疗,是利用短暂适量的电流刺激大脑,引起患者短暂意识丧失和全身抽搐的一种治疗精神疾病的方法,已被发现是一种有效和安全的治疗青少年精神疾病的方法。ECT一般在药物治疗及心理干预均无效时采用,对于难治性青少年抑郁障碍疗效显著,但会导致一些不良反应,并对认知功能有损害。

改良电休克疗法(modified electroconvulsive therapy,MECT)在治疗前使用肌松剂和静脉麻醉药以提高安全性和舒适性,因具有不良反应少、耐受性高、安全性高等优点而逐渐取代了传统的 ECT。临床指南提出:在不进行后续治疗的情况下,尽管是电休克治疗后缓解的严重抑郁障碍患者,6 个月内也有 80% 出现复发,继续进行抗抑郁药物治疗、使用巩固或维持治疗可以预防复发。总之,在使用电休克疗法时应注意适应证、禁忌证及并发症。

七、预后

多数抑郁障碍患者预后较好,经治疗后临床症状可基本或完全消失,社会功能恢复。但抑郁障碍具有明显的复发倾向或趋于慢性化。部分患者慢性化,残留有易激惹、心情不好和躯体不适等症状,社会功能不能恢复至病前水平。儿童期抑郁障碍往往预示着慢性或复发性障碍以及广泛的心理社会困难和健康问题,如果能够得到及时治疗,一般预后良好,若治疗不及时,疾病可逐渐发展,出现适应不良。

第三节 持续性抑郁障碍

一、概述

持续性抑郁障碍,在 DSM-5 中是一类新的诊断,它包含了 DSM-Ⅳ 中的慢性重性抑郁障碍和恶劣心境。

持续性抑郁障碍是一类常见的慢性心境障碍,比重性抑郁发作致残率更高。在 DSM-5 中,几类慢性抑郁形式均纳入持续性抑郁障碍,包括恶劣心境伴或不伴叠加的重性抑郁发作,慢性重性抑郁障碍及反复复燃的发作间期未痊愈的重性抑郁障碍。在精神科及初级保健机构,持续性抑郁障碍很难被早期识别,一般都是叠加一次重性抑郁发作后才被诊断。

20%~30% 的抑郁障碍为慢性病程,与非慢性抑郁障碍比较,常常会导致更为严重的健康问题及更差的预后。既往与其他抑郁形式没有显著区分,在 DSM-5 中,持续性抑郁障碍已成为独立单元。把前期诊断体系中各种类型的慢性抑郁障碍归入持续性抑郁障碍,尤其是恶劣心境容易被患者及临床医师忽略,且较难从患者病前人格特征早期识别出来。故 DSM-5 进行更为详尽的描述。

二、流行病学

针对持续性抑郁障碍的流行病学调查显示终身患病率为 1%~6%。目前仅有 2 项针对持续性抑郁障碍患病率的研究,Murphy 与 Byrne 针对澳大利亚全国的调查显示持续性抑郁障碍患病率为 4.6%。而 Vandeleur 等针对瑞士 35~66 岁的人群研究显示持续性抑郁障碍的患病率为 18%。患病率研究结果不一致的原因主要在于研究设计和评估方法不同。河北省在 2005 年做的关于精神障碍的流行病学调查结果显示,恶劣心境的时点患病率为 2.7%,

终身患病率为 2.31%。

女性慢性抑郁障碍患病率是男性的 2 倍,慢性抑郁障碍与低收入存在相关性,但与不同人种、不同种族及教育的相关性研究结果不一致。

三、临床表现

持续性抑郁障碍主要表现为持久的、慢性的心境低落的状态,无明显的运动性抑制及精神病性症状,可以是主观体验,也可能被别人觉察。儿童少年经常表现为上课注意力不集中,犹豫不决;饮食改变,食欲不振或暴饮暴食;睡眠障碍,失眠或睡眠过多;精力体力不足,疲乏;低自尊;常郁郁寡欢,沮丧,感觉未来无望。在儿童少年人群中有部分无明显心境低落体验,而表现为易激惹,发脾气,对立情绪和行为。在疾病初期对生活、学习无明显影响,容易被患者、家长、临床医师忽略。症状通常持续存在,逐渐引起患者痛苦及学业、人际交往等社会功能受损。在起病两三年以后,约 70% 的恶劣心境儿童少年最终会有至少一次的重性抑郁发作,约 13% 发展为双相障碍。

四、病因和病理机制

大部分病因学研究并没有把慢性抑郁障碍与非慢性抑郁障碍进行区分。抑郁障碍与生物-心理-社会综合因素相关,如遗传、表观遗传、神经质特质、高焦虑特质、自我价值观、躯体健康状况、创伤、生活应激源及影响健康的社会因素等。有研究显示,与非慢性抑郁障碍相比,慢性抑郁障碍患者经历儿童期逆境比例更高(如较差的亲子关系),其一级亲属中心境障碍的患病率更高。

早期研究提示恶劣心境生物学机制存在 5-羟色胺能异常,包括较低的血小板 5-羟色胺摄取率,尿液中 5-羟色胺代谢产物 5-羟基吲哚乙酸浓度降低。另外免疫系统调节异常,如 CD16(FCGR3)或 CD56(NCAM1)、CD4/CD8 比值升高,IL-1β 及 CXCL10 等浓度升高。也有研究显示恶劣心境患者存在神经内分泌异常,如血浆促肾上腺激素释放激素水平、皮质醇水平较高。但上述结果并未得到重复性研究。

另有一些研究发现,心理生理学指标(如 N200 波、P300 波、θ 波、N1-P2)及睡眠相关的生物标志物(如快动眼睡眠比例增加,快动眼潜伏期缩短,第一阶段睡眠比例增加,慢波睡眠减少)与恶劣心境存在相关性。

遗传学研究并未发现与恶劣心境相关的易感基因,有研究显示更多地与家庭环境及社会环境相关。

脑影像学研究显示,早发恶劣心境或抑郁性人格障碍的女性患者与正常对照比较,胼胝体膝部与后部中段体积显著减小。相关研究较多,有些研究结果类似,有些亦未能重复。

五、诊断和鉴别诊断

恶劣心境是在 DSM-Ⅲ 及随后的 ICD-10 里开始纳入的诊断,当时对于该诊断很多学者是持不同意见的,有些学者认为较低水平的持续抑郁(如纯粹的恶劣心境),通常从儿童青少年时期就开始,相对于心境障碍,这些学者认为更可能是一类人格特质。另外一些学者的研究显示与非慢性抑郁障碍比较,慢性抑郁障碍患者共患人格障碍的比例更高,主要包括神经质性人格特质及内向性人格特征。家系研究显示,恶劣心境患者的一级亲属出现重性抑郁障碍的概率明显高于健康个体的一级亲属,而且绝大部分恶劣心境个体最终会发展为重性抑郁发作;另外恶劣心境患者使用抗抑郁药物治疗效果明显优于安慰剂,甚至这种显著性差异比非慢性抑郁障碍患者还明显。所以,尽管与人格障碍相关联,但大量证据仍显示恶劣心境是一类心境障碍。

DSM-Ⅲ-R 加入了慢性抑郁障碍的分类,且纳入了比之前诊断标准更为严重的慢性抑郁障碍。DSM-Ⅳ 进一步扩展了持续性抑郁障碍范围,如加入了重性抑郁发作部分缓解,两次重性抑郁发作间期未痊愈期。DSM-5 进一步巩固了该诊断,且把其他类型的慢性抑郁障碍也纳入了该诊断体系,并统称为持续性抑郁障碍。与 DSM-5 不同,ICD-11 则继续使用较窄和较轻的诊断恶劣心境,没有包括较为严重的慢性抑郁障碍。

(一)诊断要点

持续性抑郁障碍(恶劣心境)的基本特征是一种抑郁心境发生于一天中大部分时间,至少 2 年中的大部分日子,儿童和青少年至少 1 年(诊断标准 A)。这一障碍就是 DSM-Ⅳ 定义的慢性重性抑郁障碍和恶劣心境障碍的综合。重性抑郁障碍可能发生在持续性抑郁障碍之前,重性抑郁发作也可能发生在持续性抑郁障碍间,症状符合重性抑郁障碍诊断标准 2 年的个体,应既被诊断为持续性抑郁障碍,又被诊断为重性抑郁障碍。

持续性抑郁障碍个体将他们的心境描述为悲伤或沮丧。抑郁心境期间,诊断标准 B 的 6 种症状至少存在 2 种。由于这些症状已成为个体日常体验的一部分,尤其在早期起病的案例中(例如,"我一直就是这样"),所以除非个体被直接提示,否则他们可能不报告这些症状,在 2 年间(儿童或青少年在 1 年间),没有任何症状的间歇期不长于 2 个月(诊断标准 C)。

(二)诊断标准

A. 至少在 2 年内的多数日子里,一天中的多数时间中出现抑郁心境,既可以是主观的体验,也可以是他人的观察。儿童和青少年的心境可以表现为易激惹且持续至少 1 年。

B. 抑郁状态时,有下列 2 项(或更多)症状存在:食欲不振或过度进食;失眠或睡眠过多;缺乏精力或疲劳;自尊心低;注意力不集中或犹豫不决;感到无望。

C. 儿童少年在 1 年病程中,无症状期不超过 2 个月。

D. 重性抑郁障碍的诊断标准可以连续存在 2 年。

E. 从未有过躁狂或轻躁狂发作,且从不符合环性心境障碍的诊断标准。

F. 这种障碍不能用一种持续性的分裂情感性障碍、精神分裂症、妄想障碍、其他特定的或未特定的精神分裂症谱系及其他精神病性障碍来更好地解释。

G. 这些症状不能归因于某种物质(如滥用的毒品、药物)的生理效应,或其他躯体疾病(如甲状腺功能低下)。

H. 这些症状引起有临床意义的痛苦,或导致社交、职业或其他功能方面的损害。

(三)鉴别诊断

1. 重性抑郁障碍 如果存在抑郁心境,并存在 2 种及以上符合持续性抑郁障碍诊断标准的症状持续 2 年及更长时间,就应诊断为持续性抑郁障碍。该诊断基于 2 年的病程,以便与不到 2 年的抑郁发作区分开。如果在周期内的任何时候,症状达到过重性抑郁发作的诊断标准,就应记录重性抑郁障碍,并使用持续性抑郁障碍的相关标注。如果目前个体的症状符合重性抑郁发作的诊断标准,那么就标注"伴间歇性重性抑郁发作,目前为发作状态"。如果重性抑郁发作已经持续了至少 2 年,至今保持,那么就标注"伴持续性重性抑郁发作"。如果目前症状不符合重性抑郁发作的诊断标准,但在至少近 2 年的持续性抑郁症状期间,发生过至少一次重性抑郁发作,那么就标注"伴间歇性重性抑郁发作,目前为未发作状态"。如果近 2 年中个体不曾经历过重性抑郁发作,那么就标注"伴纯粹的恶劣心境综合征"。

2. 精神病性障碍 抑郁症状经常是与慢性精神病性障碍(如分裂情感性障碍、精神分裂症、妄想障碍)有关的特征。如果症状只发生在精神病性障碍(包括残留期)的病程中,就不需要额外给予持续性抑郁障碍的诊断。

3. 由于其他躯体疾病所致的抑郁或双相及相关障碍 持续性抑郁障碍必须与由于其他躯体疾病所致的抑郁或双相及相关障碍区分开。如果基于病史、体格检查或实验室结果,得以确定心境紊乱能够归因于一种特定的、通常为慢性的躯体疾病(如多发性硬化症)直接的病理生理影响,就应诊断为由于其他躯体疾病所致的抑郁或双相及相关障碍。如果确定抑郁症状不能归因于其他躯体疾病的生理影响,那么就应记录为原发的精神障碍(如持续性抑郁障碍),而躯体疾病则记录为同时发生的躯体疾病(如糖尿病)。

4. 物质/药物所致的抑郁或双相障碍 当确定一种物质(如滥用的毒品、药物、毒素)与心境紊乱存在病因学上的相关,那么物质/药物所致的抑郁或双相及相关障碍就得以与持续性抑郁障碍区分开。

5. 人格障碍 通常有证据表明同时存在人格紊乱。当个体的表现同时符合持续性抑郁障碍和人格障碍的诊断标准时,应给予两个诊断。

六、治疗

抗抑郁药物与心理治疗,单独或两者联合治疗是目前治疗持续性抑郁障碍最主要的方法。大量研究显示,与非慢性抑郁障碍比较,药物治疗及心理治疗干预慢性抑郁障碍,尤其是持续性抑郁障碍效果相对更差。面对持续性或所谓治疗抵抗的抑郁时,临床医师及持续性抑郁障碍的患者均会感觉无助又无奈。大约 40% 的持续性抑郁障碍患者认为存在治疗抵抗,仅有 33% 左右的持续性抑郁障碍患者坚持足剂量足疗程治疗。

童年期虐待,尤其是情感虐待和忽视是早发抑郁症慢性化的高风险因素,那么在这类持续性抑郁障碍患者的治疗过程中,除了药物治疗,处理创伤的心理治疗是非常有必要的,其中认知行为分析系统的心理治疗(cognitive behavioural analysis system of psychotherapy, CBASP)有益于处理童年早期逆境。基于疾病特征,持续性抑郁障碍的治疗需要更长的时间。

持续性抑郁障碍成因复杂,包括人格特征、行为、认知、情绪及环境与生物学因素等,故单一治疗方法很难取得很好效果。基于其疾病特征,针对持续性抑郁障碍需要模块化治疗,如从 CBASP 中使用结构化模块比独立模块要更有效果,药物治疗需要融入到该治疗模块中。模块化治疗的目的就是针对每个个体自身的危险因素进行制订,只有这样才能降低患者及社会负担。

七、预后

持续性抑郁障碍通常早期隐袭性起病(如在儿童期、青少年期或成年早期),而且是慢性病程。随着时间的推移,在有持续性抑郁障碍和边缘型人格障碍的个体中,一些特征存在相似性,表明它们可能存在共同的病理机制。早发个体更可能合并人格障碍和物质使用障碍。当症状达到重性抑郁发作的水平后,可能返回较低的水平,然而与重性抑郁发作中的抑郁症状相比,持续性抑郁障碍中的抑郁症状在某个特定时期内获得缓解的可能性更小。

预后不良的因素包括较高水平的神经质(消极情感)、更严重的症状、不良的整体功能,以及存在焦虑障碍或品行障碍。儿童期的风险因素包括:丧失父母或与父母分离,虐待等童年逆境。与重性抑郁障碍个体相比,持续性抑郁障碍个体通常有更高风险发生精神疾病的共病,特别是焦虑障碍和物质使用障碍。早发持续性抑郁障碍与 DSM-Ⅳ 中的 B 类和 C 类人格障碍高度有关。

(刘寰忠　何　凡　郑　毅)

【参考文献】

[1] Brown S, Rittenbach K, Cheung S, et al. Current and common definitions of treatment-resistant depression: findings from a systematic review and qualitative interviews[J]. Can J Psychiatry, 2019, 64(6):380-387.

[2] Correll CU, Blader JC. Antipsychotic use in youth without psychosis: a double-edged sword[J]. JAMA Psychiatry, 2015, 72(9):859-860.

[3] Copeland WE, Angold A, Costello EJ, et al. Prevalence, comorbidity, and correlates of DSM-5 proposed disruptive mood dysregulation disorder[J]. Am J Psychiatry, 2013, 170(2):173-179.

[4] Klein DN, Black SR. Persistent depressive disorder. In: DeRubeis RJ, Strunk DR, eds. Oxford Handbook of Mood Disorders[M]. Oxford: Oxford University Press, 2017.

[5] Klein DN. Persistent depressive disorder: commentary on Parker and Malhi[J]. Can J Psychiatry, 2020, 65(1):16-18.

[6] Leibenluft E. Severe mood dysregulation, irritability, and the diagnostic boundaries of bipolar disorder in youths[J]. Am J Psychiatry, 2011, 168(2):129-142.

[7] Malhi GS, Mann JJ. Depression[J]. Lancet, 2018, 392(10161):2299-2312.

[8] Parker G, Malhi G S. Persistent depression: should such a DSM-5 diagnostic category persist? [J]. Can J Psychiatry, 2019, 64(3):177-179.

[9] Rhebergen D, Graham R. The re-labelling of dysthymic disorder to persistent depressive disorder in DSM-5: old wine in new bottles? [J]. Curr Opin Psychiatry, 2014, 27(1):27-31.

[10] Salk RH, Hyde JS, Abramson LY. Gender differences in depression in representative national samples: Meta-analyses of diagnoses and symptoms[J]. Psychol Bull. 2017, 143(8):783-822.

[11] Schramm E, Klein DN, Elsaesser M, et al. Review of dysthymia and persistent depressive disorder: history, correlates, and clinical implications[J]. Lancet Psychiatry, 2020, 7(9):801-812.

[12] Thapar A, Collishaw S, Pine DS, et al. Depression in adolescence[J]. Lancet, 2012, 379(9820):1056-1067.

[13] 崔利军,栗克清,江琴普,等. 河北省 2004—2005 年抑郁症的现况调查[J]. 中华精神科杂志,2007,40(03):140-143.

[14] 郭兰婷,郑毅. 儿童青少年精神病学[M]. 2 版. 北京:人民卫生出版社,2016:144-148.

[15] 郝伟,陆林. 精神病学[M]. 8 版. 北京:人民卫生出版社,2018:106-108.

[16] 陆林. 沈渔邨精神病学[M]. 6 版. 北京:人民卫生出版社,2017:380-422.

[17] Luo B, Yang Y, Zhang D, et al. Sleep disorders mediate the link between childhood trauma and depression severity in children and adolescents with depression[J]. Front Psychiatry, 2022, 13:993284.

[18] Wang X, Li X, Guo C, et al. Prevalence and correlates of alexithymia and its relationship with life events in Chinese adolescents with depression during the COVID-19 Pandemic[J]. Front Psychiatry, 2021, 12:774952.

[19] 钟怡,杨亚婷,张叶蕾. 童年创伤对青少年抑郁症患者非自杀性自伤行为的影响[J]. 中华精神科杂志,2020,53(6):520-526.

第二十八章

双相情感障碍

一、概述

双相情感障碍（bipolar affective disorder，简称 BD）又称双相障碍，是一类既有躁狂发作或轻躁狂发作，又有抑郁发作（典型特征）的常见精神障碍。由于儿童青少年处于发育阶段，脑神经发育不够成熟，临床表现较不典型，常共病其他精神障碍，往往被视为常态发展过程中的情绪反应或个性问题。加上儿童青少年表达能力有限，此障碍难以被察觉或诊断。有不少儿童青少年双相情感障碍被诊断为精神分裂症、注意缺陷多动障碍或品行障碍。随着近年来研究的不断开展，人们对儿童青少年双相情感障碍的认识也越来越深入，目前普遍认为该疾病可在任何年龄发生，临床上的争议也已经从儿童青少年是否会罹患双相情感障碍转到如何诊断、如何与其他常见的儿童青少年期精神障碍鉴别，以及如何治疗和预防。双相情感障碍严重影响了儿童青少年社会心理功能的正常发展，并与自杀、精神疾病、危险性行为、药物滥用以及学业、社会和法律等问题的风险增加有关，因此做到早期发现、早期诊断及持续治疗显得尤为重要。

二、流行病学

由于诊断标准及分类在数十年中不断调整修正，且在一些早期心境障碍流行病学调查中未将单、双相分开，很难加以综合比较得出结论。总体上，儿童青少年期发病的双相情感障碍并不罕见，且患病率从童年到成年呈现增加趋势。系统综述显示，儿童青少年双相情感谱系障碍的患病率为 1.6%～1.8%，男性患病率稍高于女性，但双相情感障碍 Ⅱ 型和青春期起病的双相情感障碍在女性中更为普遍。平均起病年龄为 8.1 岁 ± 3.5 岁，青春期双相情感障碍的终身患病率接近 1%。黄悦勤在首次全国性精神障碍流行病学调查的报告中提示双相情感障碍 12 个月患病率为 0.3%～0.6%。

三、临床表现

（一）躁狂发作

典型的躁狂发作（manic episode），以情感高涨、思维奔逸和意志行为增强"三高"症状为特征。

1. **情感高涨**　这是躁狂发作最主要的原发症状。患儿表现为兴高采烈、快乐、喜悦、欢笑，内心充满幸福感、愉快感。自我感觉良好，自信心膨胀，出现自夸或狂妄。还可表现为亢奋、昂扬或暴躁。值得注意的是儿童青少年的情感高涨可能不明显，可表现为易激惹，愤怒、攻击，容易冲动，当遇到挫折或被限制时，则易怒，乃至出现暴力攻击行为。

2. **思维奔逸**　患儿思维变快，联想多且敏捷，思绪飞跃，思考内容或话题转变快且突兀。语速加快，言语华丽、幽默、空泛。注意力比平日更易分散，无法专注，甚至随境转移。

3. **言语及活动增多**　话量变多，好吹嘘、喜争辩、频繁打电话、音量大且高亢，严重时呈快速量多甚至语无伦次。兴趣及活动量增加，精力充沛，会出现好管闲事、计划多、缺乏组织，喜外出交友、爱上网。患儿常寻找新鲜刺激、鲁莽行事、顽皮、惹是生非、恶作剧、举止轻浮、乱花钱、行为冲动、冒险。青春期出现的躁狂症和成人相比特别具有爆发性和紊乱性，并容易触犯法律。

4. **躯体症状**　睡眠需求减少，晚上只睡 2～3 小时而不感到疲劳，有的出现梦魇。食欲下降、体重减轻，或增加。性意向增强：性关系随便或过多，有时可在不适当的场合出现与人过分亲热、拥抱、亲吻。

5. **精神病性症状**　常见与心境协调的夸大妄想。也可出现与心境不协调的妄想、幻听，如被害妄想、被控制妄想以及怪异的行为等，易误诊为精神分裂症。

大致而言，儿童青少年双相情感障碍躁狂发作的临床表现与成人相近，但仍有些差异。Kowatch等（2005）进行荟萃分析，发现儿童青少年的临床表现与成人相比，差异如下：① 情感症状的主要表现以暴躁易怒最为突出；② 表现较多的精神病性症状；③ 较多出现躁狂与抑郁同时发作的混合状态；④ 发作的频率呈快速或超快速循环；⑤ 两次发作之间很多患儿仍有部分残余症状，且功能无法完全康复；⑥ 病情较成人严重，对治疗的反应也比成年后才发病的患者差。总而言之，儿童青少年患者类似于成人中病情较严重者，呈慢性、伴混合特征、精神病性表现，每次发作持续时间较长，情绪起伏周期以快速循环或超快速循环性（ultradian-cycling）为特点。

国外报道50%～85%的青少年躁狂发作患者伴有精神病性症状。除受疾病严重程度的影响，精神病性症状与躁狂发作的发病年龄成反比，加上若伴随与心境不一致的精神病性症状，导致相当高比例的患儿在初期被诊断为精神分裂症。即使某些不伴有精神病性症状的躁狂发作青少年也会表现出严重的暴力或违反社会规范的行为，容易让人忽略躁狂发作的存在。儿童青少年躁狂发作的临床表现随年龄及疾病严重程度不同而差异很大，除仔细评估外，病程变化或家族史等资料也有助于诊断。

（二）抑郁发作

典型的抑郁发作（major depressive episode）以情绪低落、思维迟缓和悲观、意志行为减退"三低"症状为特征。

1. 情绪低落 这是抑郁发作最主要的原发症状。患儿表现为情绪抑郁、低落、闷闷不乐、没有愉快感、不快活，对玩耍丧失兴趣，有时感到绝望、无助，常诉"心情不好""高兴不起来""长大后什么也干不了"，自信心低、自卑，感到无用。

2. 思维迟缓或悲观 思维联想速度缓慢、反应迟钝。活动量减少，思考动作变慢、迟缓，经常犹豫不决。话量变少，主动言语减少，语速明显变慢，讲话音调低沉。

3. 意志行为减退或行为障碍 患儿常精神不振、易倦怠疲惫，表现寂寞、孤独、退缩，不与小朋友玩。充满负性思维，无望感、无价值感、自责、自暴自弃，有轻生及自杀念头或自杀行动。也可表现为外化的行为问题，如多动，注意力不集中，成绩下降，不爱出门，不愿上学；不听话、不守纪律、冲动、反抗、捣乱、逃学、打架和其他违纪行为，与同伴关系不良等。

4. 躯体症状 年龄越小躯体症状越多，常见食欲减退或体重减低，少数反而增加。失眠或嗜睡。还可出现头痛、头晕、胃痛、疲乏、胸闷、气促、遗尿等。

5. 精神病性症状 可有妄想及幻听，如罪恶妄想、被批评妄想、被害妄想、被控制妄想等。

儿童青少年双相情感障碍在抑郁发作时成重性抑郁障碍的临床表现，与成人抑郁发作表现类似，但不少患者双相情感障碍发作时较一般的重性抑郁障碍患者有更强烈的无愉悦感、无望感，精神反应与动作更迟缓，情绪随日夜呈现不同变化，并有较多的妄想或幻听。儿童青少年重度抑郁发作以烦躁易怒为最常见的情感表现，他们诉说抑郁时，外表未表露出丝毫的抑郁（有时也有所见）。常见于成人中的失眠、食欲下降、精力减退等生理异常症状在某些儿童青少年患者不一定发生，反而吃多睡多。不少抑郁的儿童青少年初期表现为记忆及注意力减退，或时常抱怨各种身体不适，如头痛及肠胃不适等，经常影响生活和学习；或以焦虑、担心成绩欠佳，因害怕遭受同伴排挤等而畏惧或逃避上学，或认为没有人了解或关爱他，与家人疏离或离家出走；或以叛逆、违抗或与权威对立的行为为表现；亦有转变为反社会行为或沉溺于网络或物质滥用。儿童与青少年临床表现稍不同，儿童常表现分离焦虑或幼稚退化的行为，母亲常描述患儿比平常变得黏人、不安、易怒或暴怒。有限的文献曾报道婴儿期抑郁症表现为易哭闹、表情呆滞及饮食睡眠障碍。值得注意的是抑郁发作可能先于躁狂发作，所以一些看起来有单相抑郁症的儿童青少年实际上可能是以抑郁发作为初始表现的双相情感障碍。

虽然大约70%的儿童青少年患者，发作时也有欣快、愉悦或郁闷的情感表现，但是无论是在躁狂或抑郁发作时，青少年患者大多较成人更易显现暴躁，更易被激惹，约80%儿童青少年患者有此症状。暴躁易激惹在各种精神疾病皆可出现，诊断上不具特异性，故极易被忽略，或认为是其他精神疾病的表现。在中国台北某医学中心青少年双相情感障碍住院患者中，约2/3的患者呈现暴躁易激惹；同时也发现70%患者呈现精神病性症状，其中约40%患者的妄想幻听内容与心境不一致，25%曾被诊断为精神分裂症（陈映雪，2001）。烦躁被定义为一种情绪状态，其特点是对负面情绪事件的愤怒反应阈值低。易怒性可以包括异常情绪反应的多种时间特征，包括较低的愤怒阈值、较快的愤怒增加、较高的愤怒"峰值"水平以及较长的愤怒持续时间。几乎所有躁狂的儿童和青少年都有易怒现象,所以它是儿童青少年双相情感障碍的一个敏感标志。它还经常出现在有其他精神病诊断的儿童青少年身上(如注意缺陷多动障碍、孤独症谱系障碍)。因此,易怒对双相情感障碍的特异性较低。如果易怒是严重的、偶发的、非典型的,并导致功能损害,那么有助于诊断双相情感障碍,但不应被视为核心诊断标准(NICE,2006)。

DSM-5在抑郁障碍类别中加入了一种新的疾病,破坏性心境失调障碍(DMDD)。该疾病的特点是频繁、严重、反复的脾气爆发和长期的易怒和(或)愤怒情绪,这两种情况必须至少存在一年,而且不能由其他情绪障碍来解释。由于DMDD的核心症状是易怒,而且这种疾病共病率极高,有时与对立违抗障碍无法区分,所以上面讨论的关于易怒的问题也适用于DMDD。

(三)年龄差异

不同年龄阶段的儿童还具有其年龄所独有的症状学和病程特点:

1. 幼儿期儿童

(1)幼童(3岁以下)的抑郁表现为客观观察到的行为(如幼童显得悲伤或流眼泪,情感平淡或经常发脾气),而不是幼童直接表达的内在痛苦。

(2)以抑郁情绪和易激惹为特征,伴有自主神经症状及对自残、死亡的过度关注,非短暂的。

2. 学龄前儿童

(1)躁狂发作可能表现为不能自控的脾气暴躁、性戏谑、梦魇和暴力行为。

(2)抑郁发作的患儿可能出现经常哭泣、悲伤、言语和眼神交流减少、行为迟缓、对刺激反应缓慢、行动缓慢、眨眼反应减少。

(3)症状易在微小的刺激下诱发,且持续时间延长,慢性病理性情绪唤起状态和伴随轻度抑郁发作的暴力行为很常见。

(4)有的孩子行为出现戏剧性的变化。

3. 学龄期儿童

(1)主要表现为易激惹和情绪不稳,在9岁以下的躁狂发作患儿中更普遍。

(2)年龄越小的儿童其症状越不典型,行为问题和心理生理问题越突出。

4. 青春期及更大的少年

(1)青少年的症状更接近成人的症状和发作性病程的特点,但病程相对于成年患者来说还是表现为更慢性化。

(2)躁狂发作和抑郁发作的冲动性和行为的不可预测性更加突出。

四、病因和病理机制

病因仍不明确,目前研究提示遗传因素、生物学因素和心理社会因素在疾病的发生和发展过程中起重要作用。

1. 遗传因素　家系研究和双生子研究表明遗传因素在儿童青少年情感障碍的发病中起重要作用。双相情感障碍的遗传度高达80%,明显高于抑郁障碍的遗传度(40%)。儿童青少年双相情感障碍较成人有更高的双相情感障碍阳性家族史,且可作为最佳预测因素。双相情感障碍在人群中的患病率为1%～2%,而患有双相情感障碍先证者的一级亲属患病率增加 8～10 倍。双生子研究结果显示,同卵双生子同病的一致率为 33%～90%,大于异卵双生子同病的一致率10%～25%。

2. 神经递质及内分泌因素　双相情感障碍的病理机制可能与中枢神经系统的神经递质功能异常有关。儿童青少年双相情感障碍的患者存在单胺系统和胆碱系统的失衡,特别是单胺系统起了重要作用。目前研究认为,与双相情感障碍相关的神经递质包括5-羟色胺、去甲肾上腺素、多巴胺、乙酰胆碱、谷氨酸、γ-氨基丁酸、神经肽等。

内分泌改变也参与到双相情感障碍的发生及发展当中,其中主要与下丘脑-垂体-肾上腺轴(HPA)、下丘脑-垂体-甲状腺轴(HPT)及下丘脑-垂体-生长素轴(HPGH)有关。

3. 神经影像及神经认知功能　双相情感障碍的影像学改变主要涉及额叶、基底节、扣带回、杏仁核、海马等与认知和情感调节关系较密切的神经环路,也涉及以上脑功能区皮质下白质的微观结构。这些改变可能导致皮层和皮层下连接损害和脑功能连接损害,最终导致双相情感障碍的发生。

在儿童青少年双相情感障碍中,神经影像学发现双侧前额叶皮层(尤其是腹外侧前额叶皮层)-海马-杏仁核情绪处理和情绪调节神经回路的平行功能障碍,加上左侧腹侧纹状体-腹外侧前额叶皮层-眶额叶皮层奖励处理回路的"过度活跃",导致与儿童青少年双相情感障碍相关的特征行为异常:情绪失调、奖励敏感性增强和易躁狂发作。这些功能异常的潜在结构基础是连接前额和皮质下区域的白质束减少,这可能表明这些束中轴突的髓鞘化异常或方向异常,前额和颞叶皮质、杏仁核和海马的灰质减少。静息态研究也支持成人双相情感障碍患者的这些神经回路的内在功能异常。

随着双相情感障碍神经影像学研究的兴起,神经认知研究逐渐引起关注。双相情感障碍患儿在注意力集合转移、视觉空间记忆、工作记忆、认知灵活性和执行功能等神经认知领域显示出缺陷。急性情绪发作的改善可能伴随着神经认知功能的改善(如言语和工作记忆)。也有研究提示神经认知缺陷可能与儿童的情绪状态无关,即使没有躁狂发作或抑郁症的迹象也会存在,并可能对功能能力的降低产生长期影响。

4. 社会心理因素 研究和临床经验也表明,创伤或压力性生活事件可以触发双相情感障碍的发作。低社会经济地位、暴露于负面事件(如虐待)和紧张的家庭环境(即高"情绪表达")与不良预后有关。在双相情感障碍成人中,高情绪表达、负性事件、睡眠卫生差和不规律的日常生活与复发的风险增加有关。

五、诊断和鉴别诊断

(一)诊断要点

1. 临床分类 儿童青少年双相情感障碍诊断标准参照成人双相情感障碍的诊断标准。目前仍以DSM-5诊断标准为主流。英国国家卫生与临床优化研究所(NICE)的双相情感障碍指南曾指出,儿童双相情感障碍的诊断标准应与成人相同。只是:① 必须有躁狂发作(而不仅仅是躁狂发作状);② 欣快感必须在大多数日子里大部分时间出现,至少有7天;③ 如果易怒是严重的、偶发的、非典型的,并导致功能损害,那么有助于诊断双相情感障碍,但不应被视为核心诊断标准(NICE,2006)。

双相情感障碍基本上是指心境情绪上出现持续且显著的起伏波动,严重干扰了正常生活功能。诊断时,患者必须既往曾有或目前正有躁狂或轻躁狂发作。抑郁发作可能与躁狂或轻躁狂发作交替出现,或以混合状态来表现,也有患者从无抑郁发作或抑郁发作很轻或不显著。临床上常用ICD-11及DSM-5的分类,两者内容相近,ICD-11较注重疾病严重程度,而DSM-5偏重临床表现及功能障碍,这些分类同样被运用于儿童青少年患者。DSM-5对双相情感障碍做了一些调整,归入"双相及相关障碍"的标题下(APA,2013)。根据患者是否有躁狂或轻躁狂发作,而将双相情感障碍分为Ⅰ型和Ⅱ型。"Ⅰ型"指患者既往曾有躁狂发作,尚有不少时间为抑郁发作,躁狂或抑郁的发作之间往往有较长的缓解期,少数个案会出现长期慢性躁狂发作。"Ⅱ型"为轻躁狂发作加上大部分时间的抑郁发作,发作之间较少明显的缓解。为了在临床上提高准确性和促

进早期发现,躁狂和轻躁狂发作的主要标准包括强调"活动和能量的变化",而不仅仅是情绪的变化。DSM-Ⅳ的"混合发作"诊断已被取消,并增加了一个新的说明"具有混合特征",可适用于具有抑郁特征的躁狂或轻躁狂发作。ICD-11保留了"混合发作"的诊断,并将其定义为在至少2周的时间内,在大多数日子里,突出的躁狂和抑郁症状之间的混合或非常快速的交替(WHO,2018)。

DSM-5中定义了一个新的"焦虑痛苦"的说明,以确定在情绪发作期间有焦虑症状的患者,而这些症状并不属于双相情感障碍和其他焦虑障碍的诊断标准范畴。取代DSM-Ⅳ中的"BD-not otherwise specified,BD-NOS"诊断,在DSM-5中引入了"其他特定的(other specified)"和"未特定的(unspecified)"双相情感障碍和相关障碍的类别,适用于出现躁狂/轻躁狂但不符合双相情感障碍Ⅰ型或Ⅱ型完整标准的患者。当可以解释不符合完整的双相情感障碍Ⅰ/Ⅱ型标准的原因时(例如,不符合持续时间标准的少于7天),则使用"其他特定的"。当没有提供解释时(例如,在急诊室环境中可以收集到的信息有限),则使用"未特定的"。与DSM-5类似,ICD-11包括"其他特定和未特定"的双相或相关障碍类别(WHO,2018)。

根据严重度及病程 ICD-11及DSM-5皆将躁狂发作与抑郁发作分成轻度、中度、重度但无精神病性表现以及重度伴精神病性表现;同时以严重度加上病程分成部分缓解、完全缓解或慢性三种状态。重度的双相情感障碍无论是躁狂还是抑郁发作时,都可能会出现幻听、妄想等精神病性症状,DSM-5将此精神病性症状进一步区分为与心境一致(mood congruent)或不一致(mood incongruent)的精神病性表现。与心境一致的幻听或妄想内容包括躁狂期的夸大、权势、特殊能力或抑郁期的罪恶或自责;与心境不一致的幻听或妄想包括被害、被控制、思维传播、思维插入、被附身等常见于精神分裂症的幻听和妄想。在儿童青少年患者中,与心境不一致的精神病性表现较成人明显,但会随着年龄增长而减弱。

环性心境障碍的临床表现与双相情感障碍相似,只是严重程度较轻。环性心境障碍以轻度情绪亢奋夹杂情绪低落,情感的转换快速,极易受生活事件影响,没有持续2个月以上的无症状期。对于青少年只要这种异常情感症状起伏长达1年(成人需2年),损害日常生活功能或人际关系,即可诊断环性心境障碍。

DSM-5双相及相关障碍诊断分类见表28-1。

表 28-1　DSM-5 双相及相关障碍诊断分类

编码	诊断
＿＿＿．＿＿（＿＿．＿）	**双相障碍Ⅰ型**
＿＿＿．＿＿（＿＿．＿）	**目前或最近一次为躁狂发作**
296.41(F31.11)	轻度
296.42(F31.12)	中度
296.43(F31.13)	重度
296.44(F31.2)	伴精神病性特征
296.45(F31.73)	部分缓解
296.46(F31.74)	完全缓解
296.40(F31.9)	未特定的
296.40(F31.13)	**目前或最近一次为轻躁狂发作**
296.45(F31.73)	部分缓解
296.46(F31.74)	完全缓解
296.40(F31.9)	未特定的
＿＿＿．＿＿（＿＿．＿）	**目前或最近一次为抑郁发作**
296.51(F31.31)	轻度
296.52(F31.32)	中度
296.53(F31.4)	重度
296.54(F31.5)	伴精神病性特征
296.55(F31.75)	部分缓解
296.56(F31.76)	完全缓解
296.50(F31.9)	未特定的
296.7(F31.9)	目前或最近一次为未特定的发作
296.89(F31.81)	**双相障碍Ⅱ型**
	标注目前或最近发作:轻躁狂、抑郁
	标注其病程,如果目前不符合心境发作的全部诊断标准:部分缓解、完全缓解
	标注其严重程度,如果目前符合心境发作的全部诊断标准:轻度、中度、重度
301.13(F34.0)	**环性心境障碍**
	标注如果是:伴焦虑痛苦
＿＿＿．＿（＿＿＿．＿）	物质/药物所致的双相及相关障碍
	标注如果是:于中毒期间发生,于戒断期间发生
293.83＿＿＿．＿（＿＿＿．＿）	**由于其他躯体疾病所致的双相及相关障碍**
	标注如果是:
(F06.33)	伴躁狂特征
(F06.33)	伴躁狂或轻躁狂样发作
(F06.34)	伴混合特征
296.89(F31.89)	**其他特定的双相及相关障碍**
296.80(F31.9)	**未特定的双相及相关障碍**

2. 访谈及精神检查　儿童青少年情感障碍诊断与其他精神疾病一样,建立于完整的病史搜集及

访谈时的精神状态检查。不管躁狂发作还是抑郁发作,诊断过程需强调对儿童青少年进行个别访谈,并请父母、家长或老师补充相关的发展史、疾病史、家族史、家庭与学校适应情形,尤其在儿童时间感及事情时序记忆不佳时,更是需要他人补充信息。抑郁发作时,除非患者自己表述症状或病情严重者,家长或老师经常不能察觉到。相反地,躁狂发作时,患者常缺乏自知力,甚至因反应变快与灵活,更会辩称没病,此时需参考家长与老师的观察。由于家长仍可能忽略患者思考与睡眠的改变,诊疗时需注意家长与儿童青少年双方对症状描述一致性很低的问题。

病史搜集可分横断面与纵面。横断面重点放在发作时的情感状态及相关行为、思维、认知、知觉及生理等症状,有无自杀与暴力的倾向或企图,特别注意是否有焦躁易怒与心境不一致的幻觉妄想等精神病性表现、混合状态等儿童青少年情感障碍的特点。由于轻躁狂发作、环性心境障碍症状不严重,常被忽略,需着重关注。其他各种可能存在的共病或需鉴别诊断的精神疾病需仔细询问,若时间足够,可运用结构式访谈问卷或辅以症状量表来评估。当察觉患者具自杀观念或企图时,进一步探究自杀的前因后果、直接诱发或潜在的各种因素、想采取的自杀方法、企图自杀的准备或救治经过、再度企图自杀的观念、危险或保护因素、亲友的反应等,是进一步预防与处置自杀的必要步骤。各种压力都在挑战人的情绪和行为,如何分辨情绪和行为异常是常态反应还是疾病表现,可凭借症状的本质、严重度、持续时间以及各方面生活功能损伤的程度来判断。

纵面需了解疾病发作的急慢性与长期病程发展的起伏模式,如:躁狂或抑郁发作的转换与频率,情绪转换与治疗的关系,发作持续或缓解时间的长短,病程间各阶段功能变化、治疗状况与疗效,有无持续维持治疗,患者及其家长对治疗的意见与满意度。这些均有助于鉴别诊断、治疗、康复及预防复发等临床决策。青少年的病程形式较接近成人,但儿童情感调节能力极为不良,情绪转换快速多变或躁郁混合,宜定时请家长记录情绪与各种症状变化供诊断与治疗参考。鉴别诊断时,家族精神疾病史颇有帮助。

Kowatch 等(2005)建议在儿童青少年双相情感障碍诊断时可用 FIND 来评估。FIND 即:频率(frequency)、强度(intensity)、数量(number)以及发作时间(duration)。若 FIND 数值高,被诊断的概率也较高。目前这种方式的评估在诊断上获得了某种程度的信效度,进一步说明如下:

频率(frequency):一周内有症状的日子。

强度(intensity)：症状足以引发生活方面的严重干扰程度。

数量(number)：一天当中出现症状的次数。

发作时间(duration)：发作持续的时间。

3. **评估工具** 关于儿童青少年双相情感障碍常用的评估工具有以下几种：

(1) 精神病学访谈 结构化和半结构化的精神病学访谈，可有助于双相情感障碍的诊断，用于评估每次发作的频率、强度、数量和发作时间以及临床亚型。研究中最广泛使用的两个访谈工具是儿童情感障碍和精神分裂症问卷(KSADS-PL)、华盛顿大学情感障碍和精神分裂症诊断量表（WASH-U-KSADS)。但是，因为这些访谈耗时较长，因此主要在研究中使用。因此，基于 DSM-5 标准的双相情感障碍的症状检查表也是有用的。

(2) 基于临床医师的评分量表 目前有两个基于临床医师的评分量表被用于评估儿童青少年的躁狂发作，即 YMRS 和 KSADS 躁狂评分量表，该量表来自 KSADS-P 躁狂模块(KSADS-MRS)。然而，也有研究提示 YMRS 不是一个有效的儿童青少年双相情感障碍的评估测量工具。

(3) 青少年、家长和教师评分量表 来自家长的报告似乎比青少年或教师的报告更能准确地识别躁狂发作。一般行为量表(GBI)、YMRS 的家长版(P-YMRS)、情绪障碍问卷家长版(MDQ)，以及儿童躁狂发作评定量表家长版(CMRS-P)被证明可用于筛选青少年中的双相情感障碍症状，多渠道的评估有助于增加诊断的有效性。值得注意的是，在使用儿童行为核查量表(CBCL)评估提示攻击性行为、注意力问题、犯罪行为和焦虑/抑郁的因子得分的升高，并不具备双相情感障碍的特异性，可能是严重精神病理学的特征。

(4) 心情时间轴或日记 以时间为轴线，用颜色或 0～10 的评分来记录每天的情绪变化，以及重要的压力、疾病和治疗。这些工具可以帮助儿童青少年、家长和临床医师直观地观察到他们的情绪变化过程，识别可能引发症状的事件，并检查治疗和反应之间的关系。目前有一些电子情绪图表（如网站、移动应用程序）可以评估每天的情绪波动，但在质量和实用性方面差别很大，使用时需甄选。

诊断时，除仔细搜集精神病史外，躯体疾病史及相关的发展及心理社会环境因素，如诱发的生活事件、长期存在的负面压力、患者的人格特质与压力应对方式，以及父母师长对疾病的认知与处理态度等，均会影响疾病的处置、治疗、预后和社会功能状况，皆需搜集。同时需排除躯体疾病、脑部外伤、各种药物或滥用物质等因素所导致的情感障碍。

4. **心理评估** 非诊断的必要步骤。当患者情绪稳定后，各种认知、人格及神经心理的评估，可增进对患儿的学习能力、认知思考模式、社会认知、人格特质、压力应对方式与能力强弱的综合性了解，有助于急性期治疗改善后，后续的心理治疗介入，如进行认知行为治疗、心理治疗、家庭治疗或环境处理，来调整改善患者的抗挫折能力。

5. **实验室检查** 目前无特定的实验室检查可以诊断此疾病，但仍需根据躯体状况做必要的检查，如甲状腺检查、血液或尿液药物筛检等，以排除器质性因素导致此类的精神症状。长期治疗时，若使用第二代抗精神病药物或心境稳定剂，血常规、肝肾功能、血糖、血脂、催乳素的定期检验，可早日发现躯体疾病或代谢综合征等副作用。心境稳定剂血药浓度测定可作为药物依从性及剂量调整的参考。

6. **脑部检查** 借助脑电图检查、计算机断层摄影或核磁共振摄影排除脑部疾病或损伤。但目前尚无足够的资料证明可将大脑影像学检查作为双相情感障碍的诊断工具。

（二）诊断标准

1. DSM-5 躁狂发作标准

A. 在持续至少 1 周的时间内，几乎每一天的大部分时间里，有明显异常的、持续性的高涨、扩张或心境易激惹，或异常的、持续性的活动增多或精力旺盛（或如果有必要住院治疗，则可短于 1 周）。

B. 在心境障碍、精力旺盛或活动增加的时期内，存在 3 项（或更多）以下症状（如果心境仅仅是易激惹，则为 4 项），并达到显著的程度，且表现出与平常行为相比明显的变化。

1. 自尊心膨胀或夸大。

2. 睡眠的需求减少（如仅仅睡了 3 小时，就感到休息好了）。

3. 比平时更健谈或有持续讲话的压力感。

4. 意念飘忽或主观感受到思维奔逸。

5. 自我报告或被观察到的随境转移（即注意力太容易被不重要或无关的外界刺激所吸引）。

6. 有目标的活动增多（工作或上学时的社交，或性活动）或精神运动性激越（即无目的、无目标的活动）。

7. 过度地参与那些结果痛苦的可能性高的活动（如无节制的购物、轻率的性行为、愚蠢的商业投资）。

C. 这种心境障碍严重到足以导致显著的社交或职业功能的损害，或必须住院以防止伤害自己或他人,或存在精神病性特征。

D. 这种发作不能归因于某种物质(如滥用的毒品、药物、其他治疗)的生理效应或其他躯体疾病。

注:由抗抑郁治疗(如药物、电抽搐疗法)引起的一次完整的躁狂发作,持续存在的全部症状超过了使用的治疗的生理效应,这对于躁狂发作而言是足够的证据,因此可诊断为双相Ⅰ型障碍。

注:诊断标准 A~D 构成了躁狂发作,诊断为双相障碍Ⅰ型需要个体一生中至少有 1 次躁狂发作。

2. DSM-5 轻躁狂发作标准

A. 一段明显的持续升高、扩张或烦躁的情绪,以及目标导向的活动或能量的持续增加,至少连续 4 天,并在一天中大部分时间出现,几乎每天都是如此。

B. 与躁狂发作的 B 标准相同。

C. 这种发作与明确的功能改变有关,个体无症状时没有这种情况。

D. 这种心境障碍和功能的改变可以明显地被他人观察到。

E. 这种发作没有严重到足以导致显著的社交或职业功能的损害或必须住院治疗。如果存在精神病性特征,根据定义,则为躁狂发作。

F. 这种发作不能归因于某种物质(如滥用的毒品、药物、其他治疗)效应。

注:在抗抑郁治疗(药物治疗、电休克治疗、光照治疗)间引起的完整的轻躁狂发作,持续存在的全部症状超过了使用的治疗的生理效应,这对于轻躁狂发作而言是足够的证据。然而,需要谨慎的是,1 项或 2 项症状(是使用抗抑郁药物后出现的易激惹的增加、急躁或者激动)足以作出轻躁狂发作的诊断,但也不足以说明个体有双相素质。

3. DSM-5 重性抑郁发作

A. 在同一个 2 周时期内,出现 5 个或以上的下列症状,表现出与先前功能相比的变化,其中至少 1 项是心境抑郁或丧失兴趣或愉悦感。

注:不包括那些能够明确归因于其他躯体疾病的症状。

1. 几乎每天和每天的大部分时间都心境抑郁,既可以是主观的报告(如感到悲伤、空虚、无望),也可以是他人的观察(如表现为流泪)(注:儿童和青少年,可能表现为心境易激惹)。

2. 几乎每天和每天的大部分时间,对于所有或几乎所有的活动兴趣或愉悦感都明显减少(既可以是主观陈述,也可以是观察所见)。

3. 在未节食的情况下体重明显减轻,或体重增加(如一个月内体重变化超过原体重的 5%),或几乎每天食欲都减退或增加(注:儿童则可表现为未能达到应增体重)。

4. 几乎每天都失眠或睡眠过多。

5. 几乎每天都精神运动性激越或迟滞(由他人看得出来,而不仅仅是主观体验到的坐立不安或变得迟钝)。

6. 几乎每天都疲劳或精力不足。

7. 几乎每天都感到自己毫无价值,或过分地、不适当地感到内疚(可以达到妄想的程度,并不仅仅是因为患病而自责或内疚)。

8. 几乎每天都存在思考能力减退或注意力不能集中,或犹豫不决(既可以是主观的陈述,也可以是他人的观察)。

9. 反复出现死亡的想法(而不仅仅是恐惧死亡),反复出现没有具体计划的自杀意念,或有某种自杀企图,或有某种实施自杀的特定计划。

B. 这些症状引起有临床意义的痛苦,或导致社交、职业或其他重要功能方面的损害。

C. 这些症状不能归因于某种物质的生理效应,或其他躯体疾病。

注:诊断标准 A~C 构成了重性抑郁发作。重性抑郁发作虽然常见于双相障碍Ⅱ型,但对于双相障碍Ⅰ型的诊断而言并不需要。

注:对于重大丧失(如丧痛、经济破产、自然灾害的损失、严重的医学疾病或伤残)的反应,可能包括诊断标准 A 所列出的症状,如强烈的悲伤,沉浸于损失,失眠、食欲缺乏和体重减轻,这些症状可以类似抑郁发作。尽管此类症状对于丧失来说是可以理解的或反应恰当的,但除了对于重大丧失的正常反应之外,也应该仔细考虑是否存在重性抑郁发作的可能。这个决定必须要基于个人史和在丧失的背景下表达痛苦的文化常模作出临床判断。

DSM-5 中双相情感障碍Ⅰ型要求存在躁狂发作史,同时有或没有严重的抑郁症发作。双相情感障碍Ⅱ型的特点是至少有一次重度抑郁发作和至少有一次轻躁狂发作(应至少连续 4 天)。在 ICD-11 中,没有规定 4 天的持续时间标准;相反,轻躁狂发作被描述为一种持续的情绪状态,其特点是欣快、易怒或扩张性,以及精神运动过度活跃或能量增加,并伴有其他特征症状,如睡眠需求减少、说话有压力、思绪飞跃、注意力分散、冲动或鲁莽行为,持续数天。

(三)共病诊断与鉴别诊断

双相情感障碍的症状可能呈现在不同的精神疾病之中,而且与其他精神疾病共患十分普遍。考虑到儿童青少年双相情感障碍临床表现的多变性、高共病率、症状与其他精神疾病症状易重叠、发育异常对症状的影响、儿童难以用语言表达自己的情绪以及药物的潜在影响，诊断儿童青少年双相情感障碍存在很多困难。最近追踪 2 年的研究报道，躁狂发作的儿童青少年与注意缺陷多动障碍、行为障碍、抑郁障碍三种疾病共病的比率分别为 32.8%、24% 及 29%。约四成的躁狂发作青少年，被诊断有品行障碍，两者之间可能共病，并非因果。常见的共病包括：注意缺陷多动障碍、对立违抗障碍、品行障碍、反应性依恋障碍、分离焦虑障碍、间歇性暴怒障碍、强迫性障碍、边缘型人格障碍、创伤后应激障碍、精神分裂样障碍、分裂情感性精神障碍、物质滥用，需加以鉴别。

1. 注意缺陷多动障碍　60%～90% 的躁狂发作儿童青少年共患注意缺陷多动障碍，但发生率随躁狂发作的发病年龄稍有不同，儿童期发病者两病共患率较高，青少年期发病者两病共患率相对减低。两病共患者，注意缺陷多动障碍的发病早于躁狂发作。仅有少数（10%～20%）的注意缺陷多动障碍儿童青少年患者伴有双相情感障碍，可通过情绪亢奋、夸大意念、思维奔逸、睡眠需求减少、性活动增多等五种现象来鉴别诊断这两种疾病。至于暴躁易怒、活动量高、说话快以及易被分心等症状为两种疾病共有的现象，无法区别这两种疾病。临床上若出现以下情况，需警惕注意缺陷多动障碍的儿童共患双相情感障碍：① 注意缺陷多动障碍的症状出现的时间较晚（如 10 岁或更大）。② 注意缺陷多动障碍的症状突然出现在一个原本健康的孩子身上。③ 注意缺陷多动障碍的症状对兴奋剂治疗原本有反应，现在没有了。④ 注意缺陷多动障碍的症状容易波动，时好时坏，而且往往随着情绪的变化而发生。⑤ 患有注意缺陷多动障碍的儿童青少年开始出现夸张的言行、好大喜功、睡眠减少，甚至出现不恰当的性行为。⑥ 患有注意缺陷多动障碍的儿童青少年反复出现严重的情绪波动、脾气爆发或暴怒。⑦ 患有注意缺陷多动障碍的儿童青少年出现幻觉和（或）妄想。⑧ 患有注意缺陷多动障碍的儿童青少年有双相情感障碍阳性家族史，特别是如果孩子对注意缺陷多动障碍治疗没有反应者。

2. 焦虑障碍　躁狂发作儿童青少年中有两成至三成共患焦虑障碍，年龄越小共病率越高，7～9 岁患儿有焦虑障碍共患者可高达 76%，各种形式的焦虑障碍都可能共患。Harpold 等（2005）比较躁狂发作与破坏性行为障碍（disruptive disorders）儿童青少年共患各种焦虑障碍的概率优势比（odds ratio），创伤后应激障碍为 5.4，惊恐障碍为 3.2，旷场恐惧障碍为 2.6，分离焦虑障碍为 2.3，广泛焦虑障碍为 2.2，社交恐怖障碍为 2.1，强迫性障碍为 2.0。且双相情感障碍与各种焦虑障碍共患的概率为破坏性行为障碍的两倍以上。两者共患时，焦虑障碍的发病较早，平均为 6～10 岁，躁狂发作平均于 12 岁发病，故有人推论儿童焦虑障碍是双相情感障碍的风险因素之一。

3. 破坏性心境失调障碍　DSM-5 中新增诊断破坏性心境失调障碍（DMDD），在鉴别有功能损害的易怒儿童时应予以考虑。与双相情感障碍不同，DMDD 涉及慢性的、严重的易怒，其特点是：① 与儿童的发育阶段不相称的频繁的脾气爆发，表现为语言（如言语暴力）和（或）行为（如以肢体攻击他人或财物），其强度或持续时间与所处情况或所受的挑衅完全不成比例，并经常发生（如每周 3 次或更多），② 持续的易怒或愤怒情绪。DMDD 被添加到 DSM 的分类中，是基于有研究表明与那些有发作性欣快感的儿童相比，慢性易怒的儿童代表了一个独特的群体。DMDD 的特点是损害性的、慢性的易怒，但并没有明显的躁狂发作，可能被误诊为儿童双相情感障碍。此外，纵向数据研究表明，随着年龄的增长，除了有躁狂发作阳性家族史的严重易怒的儿童青少年外，患有 DMDD 的儿童青少年发展为双相情感障碍的风险不高。

临床医师在将相关临床症状归结为躁狂发作时必须谨慎，除非它们与异常升高的、扩张的和（或）易怒的情绪有明确的时间关联。慢性的疾病症状，如好动或容易走神，一般不应视为诊断躁狂发作的依据，除非它们随着异常情绪的发生而明显加强。精神分裂症在儿童中是罕见的，有时儿童双相情感障碍可能表现为怪异的行为，甚至合并精神病性症状，这与精神分裂症的部分症状有重叠，因此需要仔细鉴别。药物滥用也可能诱发严重的情绪反应，可能与儿童青少年双相情感障碍的情绪不稳定难以区分，如果停止使用相关药物后，躁狂的症状仍然存在，那么诊断为儿童青少年双相情感障碍的可能性就会增加。

4. 重性抑郁障碍及持续性抑郁障碍　重性抑郁障碍儿童青少年共患的精神疾患以内化性障碍（internalized disorders）为主，其中以焦虑障碍，如分离焦虑障碍、强迫性障碍或创伤后应激障碍最为常见，约占 60%。对抑郁障碍儿童青少年的追踪研究也常发现他们续发各种物质滥用疾患及行为障碍。当儿童青少年抑郁障碍与行为障碍共患时，其物质滥用疾患概率上升，至成年时，社会功能出现更严重问题。

青少年持续性抑郁障碍(恶劣心境)较重性抑郁障碍发病早,虽诊断上发病第一年不能有重性抑郁障碍,但发病两三年以后,两者经常会并存,此时称为双重抑郁症(double depression)。恶劣心境是儿童青少年患者反复发作重性抑郁障碍的重要信号,追踪研究发现在患有恶劣心境的青少年中,76%共患重性抑郁障碍,13%共患双相情感障碍。共患重性抑郁障碍的概率优势比为3.4,远高于成人的1.6。

5. 精神分裂样障碍及分裂情感性精神障碍 无论躁狂或抑郁发作,儿童青少年情感障碍常伴有与心境一致的妄想或幻觉等精神病性症状,此时必须与精神分裂症、分裂情感性精神障碍或物质滥用引发的精神病状态做仔细的鉴别诊断。此病与精神分裂症发病年龄皆在青春期前后,若首次发病,缺乏既往病程资料可供参考,鉴别诊断困难。当处于抑郁发作时,患者话少,静默退缩,对事物缺乏兴趣,不易与精神分裂症阴性症状(negative symptoms)相鉴别。极其严重的躁狂发作青少年,除夸大妄想外,往往伴有被害或关系妄想,加上暴躁易怒、思维奔逸及话多所致的语无伦次等,也难与精神分裂症阳性症状(positive symptoms)区分。双相情感障碍青少年中有1/3~1/2在刚发病时曾被诊断为精神分裂症或其他精神障碍。鉴别诊断时,发病快慢模式与病程、功能损坏的程度皆可提供部分参考。情感障碍大多为急性或亚急性发作,症状严重度波动明显,功能的损坏较轻,有些会回复到病前正常状态。若能继续追踪时,情感障碍发作可能出现不同的情感状态,如躁狂发作后有抑郁的发作,反之亦是,而精神分裂症较少有此种变化,除非是分裂情感性精神障碍。

6. 人格障碍 青少年抑郁大约有60%伴有人格障碍,边缘型人格障碍约占共患人格障碍患者的1/3,15%的双相情感障碍青少年伴有边缘型人格障碍。是否伴有边缘型人格障碍对其病程与临床表现并无影响,但伴有边缘型人格障碍的青少年对锂盐及抗精神病药物的疗效显著较差。一些患有双相情感障碍的青少年,特别是患双相情感障碍Ⅱ型的儿童青少年,可能被误诊为患有这种疾病。判断患者是否伴有边缘型人格障碍,需待急性症状改善进入稳定状态后进行评估。儿童虐待与抑郁障碍关系密切,尤其是青少年,两者共患概率高。

在鉴别诊断过程中,需要对儿童及其主要看护人进行仔细的病史调查,了解治疗经过或药物相关使用的情况,有时还需要多渠道(如从教师、初级保健医师等处)收集信息,必要时还需要重新诊断评估。无论躁狂发作或抑郁发作,均需排除脑部疾病(肿瘤及外伤等)、身体疾病、使用药物(中枢神经兴奋剂、甲状腺制剂、类固醇、降血压剂等)或滥用物质的可能性。其中,物质滥用与各种形式的情感障碍关系相当密切,两者之间可为原发性共患,可以为续发关系,临床发病顺序、病程及临床表现可助于鉴别诊断。

六、治疗

双相情感障碍的治疗通常分为急性期、持续期和维持期。急性期治疗目标主要为快速控制症状,以期达到症状缓解。持续期治疗目标主要为预防已经消除的各种症状复燃。维持期治疗目标主要为预防复发。开始治疗时,宜与患儿及其家长就可能适用的治疗计划做仔细的讨论和卫生宣教,包含各种治疗、药物、剂量、疗效与副作用、使用时间、安全性,甚至家人的参与照顾。若家长能记录每天情绪、相关生活事件、生理症状与副作用则更好。治疗以药物治疗为主,其他方法包括有关疾病的心理教育、心理治疗、家庭学校与环境处理、精神康复等,这些均可提高患儿对药物治疗的依从性及治疗疗效,达到疾病缓解及功能恢复的目标。

(一)心理教育

心理教育是最早介入双相情感障碍治疗的心理方法,其内容是具有普遍性的、每个患儿都共有的问题。绝大多数患儿及其家长对双相情感障碍相关知识缺乏足够认识,有些甚至还存在误解和偏见。因此,心理教育的主要内容是为患儿及其家长提供有关疾病及其药物治疗的知识。心理教育目标是帮助患儿及家长通过接受病情,了解症状和治疗方案,采取积极的方法成为管理疾病的角色。心理教育的作用可概括为提高治疗依从性、加强对前驱症状的早期识别与干预、建立规律的生活模式与健康的行为习惯。

心理教育针对患儿及其家长,其内容包括双相情感障碍的相关知识、治疗方式以及预后。家长学习与患儿病情相关的应对策略,尤其是与患儿沟通的技巧以及对患儿的支持和鼓励,有利于更有效地帮助患儿康复及处理患儿的病情。心理教育还包括:了解复发的危险因素,让患儿了解可能的使病情复发的情况,如中断服药、应激事件等;帮助患儿学会应对的技巧和制订对应计划;识别复发的预兆,如脾气暴躁、睡眠减少等迹象;学会识别并多做有助于治疗和改善症状的保护性行为,如多与家人沟通、参与体育活动等。

(二)药物治疗

有关儿童青少年双相情感障碍药物治疗的资料十分有限。患儿用药多借鉴成人的研究结果,而且多为超适应证使用,药物选择可根据同层次的医学实证及指南,特别注重药物的疗效、副作用与安全性。患者既往治疗史中疗效较佳及副作用少的药物,甚至患相同疾病的家属治疗有效的药物,均可作为药物选择的参考。药物治疗随不同的临床相而有所不同,也各自再细分为急性治疗期或慢性维持治疗。急性住院治疗阶段,剂量较门诊要高,调整要更快速,常需合并使用不同机制的药物。疗效欠佳时,需首先检查儿童青少年对药物的依从性,或重新判定疾病诊断,之后再做换药等治疗调整。经急性期治疗症状改善后,应至少稳定 2 周以上,才能逐渐缓慢地调低剂量,并视病情严重程度与病情改善情形,进行半年到 3 年以上的长期维持治疗。

美国得州精神科医师于 2005 年重新修订双相情感障碍的治疗协议方案,他们整合最新医学研究循证依据,对各种药物的疗效、副作用与预防复发等方面进行充分的考虑而达成共识。根据最新的方案,药物治疗可根据病情轻重与发作阶段不同,参考下列流程进行选择,但他们也强调医师的临床判断更为优先。这些原则也经由 Kowatch 等(2005)针对在儿童青少年双相情感障碍的治疗形成治疗指南。基于循证大多来自成人的研究结论,在儿童青少年患者循证证据仍不充分,故引用时,需多考虑与儿童青少年身心发展有关的种种相关因素。

1. 躁狂发作急性期治疗 可分以下四个阶段:

阶段一(单一药物治疗):当处在躁狂发作、轻躁狂发作或混合状态时,如症状较轻,以单一药物治疗为主。适用的药物包括心境稳定剂中的锂盐(Lithium)与丙戊酸钠(Valproate),以及第二代非典型抗精神病药,包括利培酮(Risperidone)、喹硫平(Quetiapine)、阿立哌唑(Aripiprazole)及齐拉西酮(Ziprasidone)。锂盐对混合型疗效较弱,不建议作为混合型的单一用药。奥氮平(Olanzapine)与卡马西平(Carbamazepine)亦可作为此阶段的单一用药,但奥氮平大幅增加体重及可能引发代谢综合征,卡马西平药物间相互作用较普遍,副作用较多,故选择药物时,前述几种药物应较奥氮平和卡马西平优先。单一用药无效时,可尝试换用另一种药物。

阶段二(药物联合治疗):若患者对阶段一的治疗只有部分疗效,且副作用不大时,可同时采用上述药物中的两种继续治疗。以一种心境稳定剂合并一种非典型抗精神病药为原则,不建议同时使用两种非典型抗精神病药。因阿立哌唑合并用药的临床循证证据不足,以及氯氮平(Clozapine)只用于顽固和治疗无效时,故两者未被纳入此阶段用药。在心境稳定剂中,因考虑到卡马西平的副作用,也不建议于此阶段采用。若合并两种药物的疗效欠佳时,可尝试另一组不同药物的组合。依然欠佳者,则进入阶段三。

阶段三:参照阶段二的方式组合两种药物来治疗,但可选择的药物较阶段二广泛,除氯氮平外,各种典型或非典型抗精神病药物,以及卡马西平和奥卡西平(Oxcarbazepine)都包含在内。

阶段四:对阶段三疗效差者,可加上电痉挛治疗,或加上氯氮平,或组合使用三种药物,即锂盐加上任一种的抗癫痫药物再加上非典型抗精神病药物。

2. 最近期躁狂发作维持治疗 经过急性期治疗症状改善以后,建议仍以原本使用的药物进入维持治疗阶段,然后再加以单纯化或逐渐转到维持治疗中被认为有较好疗效的药物。既往病史显示躁狂发作频繁且严重的患者,宜选用锂盐、丙戊酸钠或非典型抗精神病药物。无此病史者,除上述药物外,还可选用拉莫三嗪维持治疗。研究显示锂盐与丙戊酸钠在预防复发上不分上下。锂盐与拉莫三嗪预防新的发作均优于安慰剂,尤其锂盐预防躁狂发作,拉莫三嗪则是预防抑郁发作。非典型抗精神病药物中,数个研究支持奥氮平有预防躁狂发作的疗效,但考虑到副作用,该药宜作为其他药物的替代选择。阿立哌唑最近也被美国 FDA 纳入维持治疗时可以选择的药物之一。

3. 抑郁发作急性期治疗 双相情感障碍患者在抑郁发作时的药物治疗,与单相重性抑郁障碍不同,需要预防躁狂发作。抑郁发作急性期治疗时可采用下列几个阶段的治疗流程:

阶段一:有两种选药方式:① 患者既往躁狂发作程度不严重,最近也无躁狂发作,也未服用治疗躁狂发作的药物,仅目前有抑郁发作,可单独使用拉莫三嗪(Lamotrigine)治疗;② 躁狂发作目前在持续药物治疗中且稳定(其中使用锂盐者浓度已在 0.8 mmol/L 以上),但抑郁仍未改善者,或目前虽未使用治疗躁狂发作药物,但过去有严重躁狂发作病史或最近有躁狂发作的患者,可合用躁狂发作治疗药物及拉莫三嗪来治疗其抑郁,并预防躁狂发作复发。

阶段二:对阶段一疗效差者,可改为单独使用喹硫平,或奥氮平/氟西汀联合用药(Olanzepine Fluoxetine

Combination，OFC)治疗。

　　阶段三：对阶段二疗效差者，从锂盐、拉莫三嗪、喹硫平或奥氮平/氟西汀联合用药四种药物中选择两个相互组合使用。

　　阶段四：对阶段三疗效依然欠佳者，除上述四种药物进行组合外，组合用药范围可扩大到包括丙戊酸钠或卡马西平，同时再并用各种选择性5-羟色胺再摄取抑制剂(SSRI)，或盐酸安非他酮(Bupropion)，或无抽搐电休克(MECT)治疗。

　　阶段五：对阶段四疗效依然欠佳者，上述抗抑郁剂改用MAOI、三环类抗抑郁剂等传统抗抑郁剂，或使用中枢神经兴奋剂或甲状腺素来强化疗效。

　　4. 最近抑郁发作后的维持治疗　这方面的循证证据更为稀少，长久以来常使用锂盐或心境稳定剂来预防双相情感障碍的抑郁及自杀。维持治疗时，有些医师继续使用急性期的治疗药物，仅调整剂量。抗抑郁剂会诱发躁狂发作，需并用心境稳定剂。尤其最近临床试验发现症状缓解后的6个月当中仍持续用药愈久者，复发概率相对减少，且维持缓解时间较停药者来得长久。对于最近曾有躁狂发作或有严重躁狂发作病史者，宜并用心境稳定剂与拉莫三嗪。其他情况的患者，可仅使用拉莫三嗪。

　　5. 药物治疗注意事项　锂盐(第一代心境稳定剂)以及阿立哌唑、喹硫平、利培酮、奥氮平、阿塞那平(第二代心境稳定剂)被美国FDA批准用于治疗患有双相情感障碍的青少年的躁狂或混合发作，而非典型抗精神病药物未被批准用于治疗10岁以下的儿童(奥氮平13岁以下)。鲁拉西酮被批准用于治疗10~17岁儿童青少年双相情感障碍Ⅰ型的重度抑郁发作。

　　(1) 锂盐　美国FDA批准12岁以上儿童青少年使用锂盐，但11岁以下未获批准，是否使用视医师的判断而定。由于儿童青少年肾脏排泄率较成人快，因此锂盐每单位体重的剂量较成人为高。关于锂盐治疗青少年急性躁狂发作或双相情感障碍的预防疗效，不少临床研究结果与成人相似。在急性期治疗中，锂的目标血清水平为0.8~1.2 mmol/L，维持期降至0.6~0.8 mmol/L。锂的治疗范围很窄(血药浓度在0.6~1.2 mmol/L之间)，严重的锂中毒可导致永久性肾脏和神经系统损伤，甚至死亡。剂量应根据每个人的情况进行调整，因为患儿的耐受性不同，有些人在较低的血药浓度下会出现症状，而不一定在血药浓度超过1.5 mmol/L时才会表现出来。应告知患儿及其家长与锂中毒有关的症状(如头晕、笨拙、步态不稳、言语不清、粗大的震颤、腹痛、呕吐、镇静、意识混乱和视力模糊，表现得像个醉

汉)。如果患儿出现难以摄取液体或有过度的液体流失(如恶心、呕吐、腹泻、发热性疾病)，应减少锂的剂量，直到恢复正常的液体摄入。如果除了胃肠道不适外，锂中毒还有其他症状，有必要立即转诊进行评估。调整治疗中，在每次增加剂量后的5~7天内应该检查血药浓度，如果出现毒性的临床症状，应立即检查血药浓度。此外，其他基线实验室检查，如甲状腺和肾功能的检查，在基线和随访期间也需要定期监测。应劝告患儿在剧烈运动时或在天气炎热时保持足够的水分，并避免低盐饮食。此外尽可能不要服用与锂有相互作用的药物，常见的包括大多数非甾体抗炎药(对乙酰氨基酚除外)、酒精和大麻可使血锂水平升高。咖啡因往往会降低血锂的水平。

　　(2) 丙戊酸钠　虽可用于儿童癫痫的治疗，但未被美国FDA批准使用于18岁以下儿童青少年双相情感障碍的治疗。18岁以上青年使用时，血清浓度以50~125 μg/ml为宜。丙戊酸钠疗效与锂盐相似。使用丙戊酸钠时需小心肝脏毒性与急性胰腺损伤，任何在服用丙戊酸钠的患儿如果出现急性发作的恶心、呕吐或急性腹痛，应及时接受医疗评估。青春期女性使用时，有发生月经不调和多囊卵巢综合征(PCOS)的报道，特别是在年轻妇女中。丙戊酸钠与锂盐皆有导致胎儿畸形的可能性，青少年患者使用时需注意是否怀孕。

　　(3) 拉莫三嗪　通常耐受性良好，体重增加和镇静的风险相对较低。对16岁以下的儿童也有黑框警告，因为可能出现两种不同的威胁生命的皮疹，即斯蒂芬-约翰逊(Stevens-Johnson)综合征和中毒性表皮坏死。良性皮疹报道也很常见，一项荟萃分析发现，这种皮疹的风险增加与患者年龄小于12岁或同时服用抑制肝脏代谢的药物(如丙戊酸钠)有关。另外，如果拉莫三嗪停药5天或以上，应从12.5或25 mg/d的起始剂量重新开始滴定。从低剂量起始可以降低严重皮肤病反应的发生概率(如≥12岁的青少年为25 mg/d，每两周增加25 mg，每天2次，直到达到100 mg/d)，如果同时使用丙戊酸钠(拉莫三嗪与丙戊酸钠有协同药物作用，会增加拉莫三嗪的血药浓度，增加皮疹发生的危险，因此在这种情况下，拉莫三嗪的剂量增加应减半)。值得注意的是由于这种缓慢的滴定，需要6~8周才可能达到治疗水平。

　　(4) 托吡酯　不被推荐用于治疗儿童青少年双相情感障碍，但也有报道与非典型抗精神病药合用时，能抵消非典型抗精神病药引起的体重增加的副作用。

　　(5) 非典型抗精神病药　最近的研究表明，非典型抗精神病药物，即利培酮、奥氮平、阿立哌唑和

喹硫平在治疗躁狂和混合发作方面可能比第一代心境稳定剂更有效(改善率为66%),而锂的改善率为38.5%。抗精神病药物在使用前应充分评估风险-效益比,非典型抗精神病药可能引起代谢综合征的风险增高,还可能会引发锥体外系症状、迟发性运动障碍和神经性恶性综合征,需要在基线和常规情况下对儿童青少年进行异常运动的评估。在考虑使用齐拉西酮时,应评估心脏状况,使用过程中存在心脏QT间期延长的风险。

(6)抗抑郁剂 儿童青少年服用抗抑郁药的副作用与成人相仿,主要为肠胃不适、头晕或轻度嗜睡。2004年美国FDA在审核某种SSRI的使用时,注意到青少年服用SSRI或SNRI可能引发自杀而提出警告,引发不少争议。但综合现有在儿童青少年中进行的各种试验的结果,虽与自杀相关事件(包括自杀意念、企图或自杀死亡的风险系数)在服药青少年中出现的比例(4%)为服用安慰剂者(2%)的两倍,但未出现自杀死亡事件,且此风险系数与成人服用该类药物相当。整体而言,仅自杀意念与企图增加,但个案数不多,故美国FDA于2005年修订警告,提醒初始使用时或增加剂量时,宜密切观察抑郁和自杀症状的改变,他们建议首月宜每周一次,第四至第八周每两周一次,然后每月一次追踪诊疗。如患者患双相情感障碍或有双相情感障碍家族史、家人有企图自杀史,均为使用抗抑郁剂后自杀的高危人群,可作为参考。有研究报告使用抗抑郁剂后自杀企图可能稍微上升,但整体死亡率并未上升,反而有减少的趋势。使用抗抑郁药利弊争议仍有待观察。儿童青少年服用SSRI或SNRI药治疗抑郁障碍,约有20%会引发躁狂发作或轻躁狂发作,且复发率也很高,在维持治疗过程中应密切关注,根据变化及时调整用药。使用抗抑郁剂时,儿童青少年和他的监护人应被告知使用抗抑郁药的风险和益处,应该与儿童青少年和他们的家庭共同讨论安全计划,包括如何管理这些风险,如果有必要,在用心境稳定剂稳定了躁狂或轻躁狂发作后,应该逐步减量SSRI或其他抗抑郁药物。三环类抗抑郁药的使用应慎重,它们在临床上使用的有效性仍不足,并且用药过量时毒性很大,存在的风险较大。

6. 共病的治疗 儿童青少年的双相情感障碍通常会有共病,共病越多可能预后越差。建议对每个特定的共病使用最有效的药物和社会心理治疗,对每个共病的治疗应按顺序开始。有时,治疗双相情感障碍的药物也可能对其他精神障碍有效。

一般来说,在治疗共病之前,建议首先稳定双相情感障碍的症状,特别是如果孩子的合并症状(如注意缺陷多动障碍、行为问题)似乎是继发于情绪障碍(躁狂发作,抑郁症,或两者)。如果合并症不能归因于双相情感障碍,或在躁狂/轻躁狂发作状消退后没有改善,则需要对双相情感障碍和合并症同时进行治疗,在治疗过程中也应该尝试使用社会心理治疗。

哌甲酯、托莫西汀是注意缺陷多动障碍的治疗用药,对于共病焦虑障碍的患儿,可以先尝试认知行为疗法。对于那些对治疗没有反应的严重焦虑障碍患儿,可以谨慎地尝试SSRI与心境稳定剂联合使用。

(三)心理治疗与社会家庭干预

支持性的心理治疗对所有双相情感障碍的儿童青少年和他们的家庭都是必要的。且无论采用个别治疗或团体治疗形式,游戏治疗、家庭治疗等心理社会干预均适用于辅助治疗。双相情感障碍治疗以药物为主,辅以心理治疗或家庭卫生宣教,从而促进药物治疗的依从性,改善症状,减少复发。目前有如下几种针对儿童青少年双相情感障碍及其家庭的社会心理治疗方法:

1. 以儿童和家庭为中心的认知行为治疗(child and family focused cognitive behavior therapy) 该疗法专门为8~18岁的儿童及其家庭设计,它将心理教育和认知行为治疗(CBT)与基于正念的干预、积极心理学以及人际治疗结合,由12次60分钟的每周课程组成,为期3个月,涉及个人、家庭、同伴、学校等多个领域,来解决儿童和家庭治疗的需求。在治疗过程中,孩子和他的家人将学习如何识别情绪状态和情绪失调的触发因素,并发展改善情绪稳定的认知行为策略。其关键组成部分用缩写RAINBOW来概括。来自开放性的研究和随机对照试验(RCT)的数据表明,这种疗法能改善功能、情绪症状和治疗依从性。随着研究不断深入,并经过RCT测试,《RAINBOW:以儿童和家庭为中心的双相情感障碍认知行为治疗,临床医师指南》出版,该指南专门为7~13岁的双相情感障碍儿童及其家庭设计(West等,2017),适用于合格的以儿童为重点的心理健康专业人员。RAINBOW每个字母表示:

Routine:常规。

Affect regulation:影响调节。

I can do it:我能做到。

No negative thoughts and live in the now:没有消极的想法,活在当下。

Be a good friend/balanced lifestyle for parent:成为父母的好朋友/平衡的生活方式。

Oh—how can we solve this problem:哦,我们如

何解决这个问题。

Ways to get support：获得支持的方法。

2. 多家庭心理教育团体和个人家庭心理教育（multi-family psychoeducation groups and individual family psychoeducation） 由 Fristad 等于 2006 年开发，作为青少年双相情感障碍和抑郁症的辅助治疗。其目标是增加对双相情感障碍及其治疗的知识和理解，改善对症状和相关疾病的管理，提高沟通和解决问题的能力，并增加儿童和家庭在处理疾病时的支持感，强调对药物作用和应对策略的心理教育。

3. 以家庭为中心的治疗（family focused therapy, FFT） Miklowitz 等（2011）开发了专门针对儿童青少年双相情感障碍的以家庭为中心的治疗方法，由三个部分组成：心理教育、加强沟通训练和解决问题技能训练，其目标是通过提升对疾病的认识、降低家庭情绪表达的水平、提升家庭解决问题及沟通的技巧来减少症状。在一项为期两年的 RCT 中，与强化治疗组相比，接受这种疗法的青少年能更早从抑郁发作中恢复过来，抑郁症发作持续的时间更短，而且抑郁严重程度更低。

4. 辩证行为疗法（dialectical behavior therapy, DBT） DBT 是一种最初为患有边缘型人格障碍的成人设计的治疗方法，Goldstein 等（2007）采用该法用于青少年的治疗。改编后的干预措施包括每周60 分钟连续 6 个月的治疗，随后还有 6 个月的每两个月一次的治疗。一项 RCT 研究显示，与通常的社会心理治疗相比，接受辩证行为治疗的青少年，表现出较轻的抑郁症状和更大改善自杀意念的可能性。

5. 人际社会节奏治疗（interpersonal and social rhythm therapy, IPSRT） Hlastala 等（2010）将人际社会节奏疗法用于患有双相情感障碍的青少年，其重点是解决人际功能的缺陷和管理情感症状，以减少其对社会心理功能的负面影响。该疗法认为，社会心理压力因素通过扰乱社交和睡眠规律，诱发甚至加剧了双相情感障碍的发作。一项为期 20 周的16~18 个阶段的初步研究报告显示 IPSRT 在改善躁狂、抑郁和一般精神症状方面效果显著。

最近的研究已经开始探索早期社会心理干预的潜在益处，以改善甚至预防双相情感障碍高风险青少年症状的发生和发展。Goldstein 及其同事为父母患有双相情感障碍的、尚未出现双相情感障碍的青少年修改了人际关系和社会节奏疗法。一项开放研究表明，该疗法对这一群体是可行和可接受的，并检测到睡眠和昼夜节律模式的改善。

在诊断与治疗过程中，必需渐进地教育患儿及其父母对疾病的认知与治疗概念，建立病识感，增加

他们对整体治疗的配合与适应能力。还需协助父母或家长处理其本身在子女发生重大精神疾病时所伴随的悲伤与情绪反应。对于首次且急性发作的儿童青少年父母来讲子女丧失健康的哀恸会带动他们的新愁与旧哀，若发现父母或家长本身也患有相同疾病，更需建议积极治疗。

（四）物理治疗

当药物治疗效果不佳或药物副作用难以耐受的情况下，结合改良无抽搐电休克治疗（MECT）可改善病情。当然其他的一些治疗方法，例如重复经颅磁刺激（rTMS）治疗，也有有效的报道，但是还需要建立安全性及有效性的循证医学证据。

七、病程和预后

儿童青少年双相情感障碍的病程类似于成人中病情较严重的表现。Geller 等随访了近 90 名躁狂发作儿童青少年，第 1 年随访时康复率仅约为37.1%，其中 38.3% 复发；第 2 年随访时 65.2% 的患者康复，平均约发病 36 周后才康复；在康复的 58名患者中，32 名复发，从康复至复发的时间平均约为 28 周，其中有 10 名患者在纳入研究时为轻躁狂发作，这 10 名中有 8 名在随访 2 年内出现躁狂发作。当这些研究个案随访到 4 年时，发现平均每年有 1.1 次的发作，其中 60% 的时间为躁狂或轻躁狂状态，而 38% 的时间处于不同程度的抑郁状态。他们得出结论：儿童青少年双相情感障碍的预后显著差于成年发病者。至于这些儿童青少年到成年后的发作是否依然为混合型或快速循环型，有待于长期随访研究。

Geller 等报道一些因素，如疾病表现、具有精神病性表现、躁郁混合型、社会功能、共患其他行为障碍等，皆无法用来预测躁狂发作后的康复状况，也无法预测康复后复发的情形。但与生父母同住的患者较其他居住状况者有较高的康复率，前者为后者的2.2 倍，患者母亲关怀度低也可预测其复发状况，其复发率是母亲关怀度高者的 4.1 倍。这些结果在成人中也得到印证，家族低关怀或负面的情绪表达与疾病复发有一定程度相关。作者还对其中 47.2%自起病至康复时或至 2 年研究结束时持续服用一种以上治疗躁狂发作药物的患者进行分析，结果显示持续用药者与其在发病时具有精神病性症状有关，也与其是否具有行为障碍或重性抑郁障碍的病史或症状有关。换言之，用药治疗者，大抵是病情较为严重或伴有精神病性症状及行为困扰的患儿。

有 20%～40% 的成人双相情感障碍患者在儿

童青少年时期发病,首次发病不少为抑郁发作。两成至三成原本诊断为抑郁症的青少年,以后追踪时出现躁狂发作,诊断转变成双相情感障碍。故在儿童青少年抑郁症患者,需仔细回溯病史或持续追踪是否有躁狂发作,或依抑郁症的严重程度来预测是否是双相情感障碍患者,70%双相情感障碍儿童青少年的抑郁发作往往相当严重,一般重性抑郁障碍儿童青少年患者中只有43%属于严重程度。换言之,儿童青少年抑郁症愈严重者,属于双相情感障碍的机会就愈高。儿童青少年抑郁发作时,若呈现明显的精神运动迟缓、较多的精神病性症状、易因使用抗抑郁剂后成为轻度抑郁症以及家族有躁狂发作病史者,以后为双相情感障碍的机会较高。自杀虽非核心症状,但儿童青少年情感障碍,特别是双相情感障碍的抑郁发作、混合发作或精神病状态下,自杀倾向或自杀死亡率皆很高。若有各种精神疾病共存,如创伤后应激障碍、边缘型人格障碍以及行为障碍等,会加重此病的自杀风险。

儿童青少年正处于生命早期的关键阶段,罹患双相情感障碍将严重影响他们的认知、情感和社会功能发展。此外,这种疾病也会对与父母和兄弟姐妹的关系以及家庭经济产生负面影响。因此,儿童青少年双相情感障碍的早期识别、早期诊断、早期治疗,对于改善症状,预防复发,降低病残率是非常重要的。无论哪一种形式的儿童青少年双相情感障碍,在临床上确实可以看到,诊断上虽因临床表现稍不典型,发病时间、持续变化与成人也稍有差异,但皆可延用成人双相情感障碍的诊断概念,略加以调整。然而,与成人比,儿童青少年双相情感障碍病情常较为严重,疗效较差,功能恢复也较差,家族倾向更明显,因此未来临床上的治疗策略与研究皆需要更多地深入探讨。

(储康康 郑 毅)

参考文献

［1］陶国泰.儿童少年精神医学[M].2版.南京:江苏科学技术出版社,2008.

［2］美国精神医学学会.精神障碍诊断与统计手册[M].5版.张道龙,译.北京:北京大学出版社,2016.

［3］郭兰婷,郑毅.儿童少年精神病学[M].2版.北京:人民卫生出版社,2016.

［4］陆林.沈渔邨精神病学[M].6版.北京:人民卫生出版社,2017.

［5］江开达.精神病学[M].3版.北京:人民卫生出版社,2015.

［6］Anita Thapar, Daniel S. Pine, James F. Leckman, et al. Rutter's Child and Adolescent Psychiatry[M]. 6th ed. [S. l.]: WILEY Blackwell, 2014.

［7］Andrés Martin, Michael H. Bloch, Fred R. Volkmar, et al. LEWIS'S CHILD AND ADOLESCENT PSYCHIATRY A Comprehensive Textbook[M]. 5th ed. [S. l.]: Wolters Kluwer, 2017.

［8］Huang Y, Wang Y, Wang H, et al. Prevalence of mental disorders in China:a cross-sectional epidemiological study[J]. Lancet Psychiatry, 2019, 6(3): 211-224.

第二十九章

进食排泄障碍

进食排泄障碍是两类与进食和排泄行为相关的障碍。在 DSM-5 及 ICD-11 中,进食障碍均归于喂养和(或)进食障碍中,主要包括神经性厌食、神经性贪食、回避性/限制性摄食障碍、暴食障碍、异食癖等;与排泄行为相关的障碍归于排泄障碍中,主要包括遗尿症和遗粪症。此章主要对进食障碍中的神经性厌食、神经性贪食及异食癖,排泄障碍中的遗尿症和遗粪症进行较系统的阐述。

相比较排泄障碍,进食障碍对个体的影响更加广泛和严重。基于 2017 年全球疾病负担研究,Jiayuan Wu 等(2020)报道进食障碍的患病率在全球范围逐渐升高,疾病负担也在全球范围内逐渐加重。全球进食障碍年龄标准化患病率 1990 年为 172.53/10 万,2017 年为 203.20/10 万,估计年度百分比变化(estimated annual percentage change,EAPC)为 0.65;伤残调整生命年(DALY)的年龄标准化率 1990 年为 35.75/10 万,2017 年为 43.36/10 万,估计年度百分比变化为 0.66。进食障碍年龄标准化患病率和 DALY 的年龄标准化率均与社会人口指数(socio-demographic index,SDI)相关,均随 SDI 增高而增高。在高 SDI 地区,2017 年的年龄标准化患病率最高,为 449.20/10 万;2017 年 DALY 的年龄标准化率也最高,为 96.08/10 万。在东南亚地区,年龄标准化患病率和 DALY 的年龄标准化率也逐渐上升,年龄标准化患病率 1990 年为 102.47/10 万,2017 年为 140.44/10 万,估计年度百分比变化为 1.10;DALY 的年龄标准化率 1990 年为 21.94/10 万,2017 年为 30.32/10 万,估计年度百分比变化为 1.11。全球范围内增长趋势最高的国家是赤道几内亚、波黑和中国。

进食障碍患病率日益增高,所导致的疾病负担也日益严重,且该类障碍在世界各地的所有年龄段的女性和男性中均有报道,并可能导致死亡风险增加 5 倍或更多,因此近年来关于进食障碍的相关研究报道比较多,而关于排泄障碍的研究进展则比较少。但无论哪一类疾病,予以更多的临床和科研关注均非常必要和重要。

第一节　神经性厌食

一、概述

神经性厌食(anorexia nervosa)是一种主要起病于青少年时期、多见于女性、以患者自己造成和(或)维持的显著的体重减轻为特征的一种精神障碍。该障碍的主要临床特点是强烈地怕胖或恐惧体重增长;有意地减轻体重;与个体的身高、年龄和发育阶段相比,体重明显降低;体像障碍;涉及下丘脑、垂体及性腺轴的广泛的内分泌障碍。在 DSM-5 和 ICD-11 中,作为神经性厌食躯体并发症的涉及下丘脑、垂体及性腺轴的广泛的内分泌障碍不再被列为该障碍的核心症状,也不再是神经性厌食的诊断条目之一。

神经性厌食引起医学界的关注已有 300 余年历史,但是自愿禁食的案例早在古希腊时期即已存在。许多早期的厌食者是禁欲主义者,他们抛弃"邪恶的肉体世界",他们的灵魂被认为是神圣的,而禁食或绝食则是神圣和纯洁的象征。当罗马帝国结束时,自愿禁食的现象减少,在欧洲中世纪早期,只有少数案例。这些案例都是年轻女性,她们被认为是恶魔附体,并用驱魔的方法予以治疗。在文艺复兴时期,厌食行为增加,这些"神圣的厌食者"虐待他们的躯体,拒绝结婚,寻找宗教的救济所,在救济所中死亡而变成圣人。虽然,自愿禁食的案例早已存在,但是直到 1689 年,该障碍才引起医学界的关注。当时,Richard Morton 首次对该障碍进行了医学的描述,他描述患者似穿着皮肤的骨架,但又没有明显的发热、咳嗽、气短等症状,将该障碍与结核病区分开来。1764 年,Robert Whytt 描述了厌食者的心动过缓,并将身体的耗竭解释为"神经萎缩症"。1874 年，英国医师 William Gull 首次提出了神经性厌食这一名称，并对患者的临床特点进行了总结：一种特殊的疾病形式，以极度消瘦的状态为特征，患者大多数为女性，年龄多为 16～23 岁，偶见男性。William Gull 对患者的发病因素也予以了分析，强调心理因素在起病中的重要作用。至此，人们对厌食者的认识开始从宗教神灵转变到医学，对神经性厌食也开始真正从医学角度予以认识。自 20 世纪 50 年代后，关于该障碍的研究日益增多，医学界对该障碍的认识也日益深入。

二、流行病学

因神经性厌食是一种可能对患者躯体和社会功能产生严重影响的精神障碍，因此了解该障碍的流行病学特征非常重要。既往关于该障碍的流行病学调查比较多，研究结果显示该障碍在儿童青少年中的发病率逐渐升高，总体患病率及在年轻女性中的患病率也在逐渐升高。

Becker 等（1999）根据大规模的人口和记录调查，报道神经性厌食的终身患病率为 0.1％～0.7％。van Eeden AE 等（2021）对神经性厌食的发病率进行综述，尽管神经性厌食的总体发病率在过去的几十年显示稳定，但是在 15 岁以下的儿童青少年中，发病率有所增加。基于 2017 年全球疾病负担研究，Jiayuan Wu 等（2020）报道，神经性厌食的患病率在全球范围（包括亚洲）逐渐升高，全球神经性厌食年龄标准化患病率 1990 年为 39.33/10 万，2017 年为 43.87/10 万，估计年度百分比变化为 0.44。由神经性厌食导致的疾病负担也呈现同样的变化特点。伤残调整生命年（DALY）的年龄标准化率 1990 年为 8.49/10 万，2017 年为 9.51/10 万，估计年度百分比变化为 0.45。

神经性厌食主要发生于青少年女性，几乎 90％～95％ 的患者都是女性，但是男性也会累及。van Eeden AE 等（2021）报道，女性中神经性厌食的终身患病率可能高达 4％，男性为 0.3％。Martínez-González L（2020）对女性神经性厌食发病率进行荟萃分析结果显示，神经性厌食的年发病率为（0.5～318.0）/10 万人年，基于门诊医疗保健服务的研究所获得的年发病率高于基于住院的研究（8.8/10 万人年 vs 5.0/10 万人年）；在 10～29 岁女性中，基于门诊医疗保健服务的年发病率更加高于基于住院的研究（63.7/10 万人年 vs 8.1/10 万人年）；无论基于门诊医疗服务的研究，还是基于住院的研究，在所有年龄的妇女和年轻妇女中，神经性厌食发病率均呈现线性上升趋势。

神经性厌食还会更多见于某些特殊职业人群，如芭蕾舞演员、运动员等。Jon Arcelus 等（2014）进行的系统综述和 Meta 分析显示，在芭蕾舞演员中，神经性厌食的患病率为 4％。既往研究尚发现神经性厌食症患者多为白人，主要出生于中等或中上社会阶层。但是，目前研究表明，该障碍可发生于任何种族，但白人较黑人为多。该障碍也可发生于任何阶层。尽管社会经济地位与不健康的饮食行为明显相关，但与具有重要临床意义的进食障碍行为并无明显相关。

近年来，神经性厌食起病年龄有日趋下降的情况。12 岁前起病的患者在临床工作及研究报道中均可见。Stuart B Murray 等（2021）报道，在美国 10～11 岁儿童中，亚临床型的神经性厌食患病率为 6％。Carlos M Grilo（2021）对美国全国调查中具有代表性的起病年龄在 25 岁之前的成人神经性厌食患者进行调查，11.8％在儿童期（<15 岁）起病，39.6％青春期（15～18 岁）发病，48.6％成年后（19～24 岁）起病。儿童期起病组报告了更多的童年不良经历，最低的体重指数，最长的发作持续时间，最小可能性上大学，精神共患病的终身共患率最高，寻求帮助的年龄最早，住院的可能性最大。在调整了社会人口特征和神经性厌食发作持续时间后，组间差异仍然存在。

郑毅等（2021）报道的我国 6～16 岁在校学生中，神经性厌食的患病率为 0.1％。

三、临床表现

神经性厌食通常起病于青春期或成人早期。该障碍很少开始于青春期前或 40 岁后，但早发和晚发的病例均有描述，且早发的案例日益增多，6 岁前起病的案例临床工作中也有所见。该障碍的起病通常与应激性生活事件有关，如：离家上学，学业的失败，也有患者起病前较胖而被人取笑。该障碍有两个起病高峰年龄：13～14 岁和 17～18 岁，但也有报道 15～16 岁组发病率最高。大约 85％ 的患者起病于 13～20 岁。

（一）早期临床表现

目前研究显示，许多个体在完全符合该障碍的诊断标准前就已经有一段时间出现对体重的过分关注和进食行为的改变。包括：过分关注外貌、体重和体型，并对外貌、体重和体型不满；有意控制饮食，饮食量逐渐减少，并有意回避碳水化合物、蛋白质、脂肪类食物；关注减肥食品或药品；一反常态，非常热爱运动,常常花较多时间进行固定的锻炼;诱吐;体重逐渐下降等。如果患者出现以上情况,应予以充分重视,及时就诊,以明确诊断。

(二)主要临床表现

在经历早期发展阶段之后,神经性厌食患者症状日益突出,并以下症状为主要临床表现:

1. 对肥胖的强烈恐惧和对体重、体型的过分关注 这是神经性厌食最为核心的症状。因为强烈怕胖,患者常常会花大量时间和精力关注自己的体重、体型及与体重、体型有关的一切事宜。频繁地测量体重,体重的微小增长即焦虑不已;特别关注自己的体型,常常比较、端详或照镜子,并对自己的某些部位非常不满意;为自己制订明显低于正常的体重标准,并竭尽全力思考各种减少体重的方法以达到此目的;对进食和进食后的体重增长产生强烈的恐惧,每当进食前后,就会产生强烈的焦虑、不安和恐惧;体像障碍,即已经骨瘦如柴或某些部位已经非常消瘦,却做出超出现实的判断和评价,坚持认为自己太胖或某些部位太胖,如腹部脂肪太多、臀部太大、脸太大等。因对胖存在强烈的恐惧,虽然已经骨瘦如柴,生命受到威胁,却依然我行我素,继续为自认为太高的体重和太胖的体型烦恼和焦虑,继续拒绝进食和治疗。

值得注意的是,虽然强烈怕胖是神经性厌食患者的核心症状,但是,在疾病初期,患者的想法常常非常隐蔽,他们不仅可能会找其他借口或用其他理由来解释自己的行为,甚至会断然否认自己怕胖的心理。此外,体像障碍是一个值得关注的问题。目前研究报道体像障碍与患者疾病的严重程度和预后密切相关。体像障碍越重、营养状况越差、治疗时体重增长越少、既往住院治疗失败的情况越多,预后越差。

2. 有意减少体重 因强烈怕胖及存在体像障碍,神经性厌食患者会坚持认为自己体重过高、身体太胖,并为自己制订明显低于正常的体重标准,采用多种方法减少体重。这些方法包括:

(1)竭尽全力减少热量的摄入和吸收 患者会采取多种方法达到该目的,具体方法常包括:① 主动减少饮食量,每天进食量明显少于以往饮食量或维持正常营养所需的饮食量,部分患者甚至极少进食;② 严格限制食物的种类,神经性厌食患者会通过网络等多种途径,研究各种食物的热量,避免进食能量高的食物,如:尽可能少吃或不吃碳水化合物、蛋白质、脂肪类食物,少吃水果和蔬菜,部分患者每天只吃少许蔬菜;③ 严格限制饮水量,多数患者每

天很少饮水;④ 进食后诱吐,避免已经食入的饮食吸收;⑤ 服用泻药或利尿药,避免已食入食物的吸收,减少体重;⑥ 服用减肥药等。甚至还有患者拒绝使用护肤品、担心其中油脂被吸收,或饭后倒立,企图达到减少热量吸收的目的。

(2)竭尽全力采用各种方法消耗已吸收的热量 患者常常采用过度运动的方式达到该目的,包括跑步、跳跃、快步走、做家务等,并有严格的运动计划,如:每晚跑步 20 分钟,跳绳 100 个,其强度和持续时间常常与患者体力非常不符或超出一般常情,但患者却周而复始、非常严格地在执行。还有患者采用少睡、多站立、寒冷天少穿衣服等方式消耗热量。

患者上述行为开始时常常非常隐蔽,之后逐渐发展,日趋严重。为达到以上目的,患者可能会用其他理由掩饰自己的目的、回避他人或用其他合理的理由解释自己的行为。

虽然强烈怕胖,坚决拒绝正常饮食,但是部分患者却对食物有特殊的兴趣。他们非常了解食物的成分,吃饭的时候非常注意细嚼慢咽,并可能出现偷窃食物、储存食物、烹调食物并逼迫家人进食等行为。部分患者因为长期控制饮食,对食物具有强烈的渴望,由此可能出现暴食行为,暴食后患者又担心体重增长,继之又出现诱吐等行为。

3. 显著的体重下降 因竭尽全力减少热量的摄入和增加热量的消耗,神经性厌食患者的体重日益下降,并明显低于正常标准,或持续达不到相应年龄应该达到的水平。患者处于不同程度的营养不良状态,甚至处于重度、极重度营养不良状态,并由此出现严重的躯体并发症。尽管如此,患者仍然强烈地怕胖,并继续采用各种措施达到自己继续减少体重的目的。

4. 内分泌紊乱 由于营养不良,神经性厌食患者会出现多种内分泌紊乱,其中,下丘脑-垂体-性腺轴功能紊乱最为常见,并是 ICD-10 和 DSM-Ⅳ 神经性厌食的诊断标准之一。由于下丘脑-垂体-性腺轴功能紊乱,青春期前起病的女性患者出现第二性征发育延迟、原发性闭经;青春期后起病的女性患者出现闭经。Becker 等(1999)报道,20%~30%的女性患者闭经出现在体重下降之前,体重恢复后仍然存在。男性患者则主要表现为性欲减退及勃起功能障碍。虽然上述情况与营养不良、下丘脑-垂体-性腺轴功能紊乱有关,但是目前研究表明低体重时瘦素分泌的减少及胰岛素样生长因子Ⅰ也与闭经有一定关系,此方面有待于进一步研究和探讨。

目前,ICD-11 和 DSM-5 已不再将内分泌紊乱

作为神经性厌食的核心症状和诊断标准之一。

（三）其他临床表现

1. 暴食行为 随着病情发展,部分神经性厌食患者会出现周期性或间歇性暴食发作。暴食发作时,患者在短时间内摄入大量食物。暴食后,因恐惧发胖,患者又出现诱吐行为。这种情况常常于神经性厌食起病后 10～18 个月后出现。

Riccardo Serra 等(2022)对既往研究进行 Meta 分析,结果显示,在随访过程中,41.84%的限制型神经性厌食患者出现暴食清除行为;暴食清除行为发生的危险因素包括父母对患者表达共情或感情少及对患者更多的批评,患者的自主能力、对身体的不满意、对家庭的敌对态度、存在单相抑郁和发病前较高的 BMI 也增加神经性厌食患者出现暴食清除行为的风险。还有研究显示,长时间限制饮食导致的饥饿也与暴食行为相关,由于怕胖,患者暴食后出现清除行为。暴食清除行为的出现提示临床症状的进一步发展和恶化。

2. 躯体并发症 由于过度限制饮食、过度活动及呕吐等清除行为,神经性厌食患者可出现多种躯体并发症,具体包括:

(1)营养不良 中、重度营养不良,低蛋白血症,水肿。

(2)水、电解质平衡紊乱 低钾血症、低钠血症、代谢性碱中毒等。

(3)心血管系统 心动过缓,低电压,S-T 段压低,T 波倒置,QT 间期延长,心律失常。QT 间期延长及心律失常可能会危及患者生命。因呕吐和使用利尿剂可能导致电解质平衡紊乱,增加发生危及生命的心脏问题的可能性,因此对于存在呕吐和使用利尿剂的患者,应予以特别注意。

Smythe J 等(2021)对神经性厌食患者的心脏结构和功能改变进行系统综述和荟萃分析,结果显示,与正常对照组相比,神经性厌食患者左心室质量、心脏排血量均降低,心包积液发生率增加,随体重恢复,上述异常表现有改善趋势。

(4)血液系统 中度贫血,白细胞减少,部分患者血小板减少。

(5)消化系统 胃肠动力减弱,胃排空延迟,便秘,肝脏转氨酶增高,淀粉酶增高,胰腺炎在个别病例中也有报道。急性胃扩张和破裂,虽然少见,但死亡率高。

(6)泌尿系统 由于脱水,血尿素氮水平有所增高,并有患者出现急性或慢性肾衰竭。

(7)神经系统 10%的患者出现脑电图异常,还有研究发现患者存在大脑皮质的萎缩和侧脑室的扩大。这些改变与体重下降程度密切相关,随着体重和营养状态的恢复而逐渐好转。但是,也有研究发现在体重恢复正常 1 年的患者,磁共振检查仍然显示脑萎缩,提示神经性厌食对患者大脑可能存在长久的影响。

(8)内分泌系统 性腺功能减退,闭经,甲状腺功能低下,皮质醇增高。虽然皮质醇增高,但患者并无皮质醇增高症的临床表现,可能与患者皮质醇耐受或营养不良、代谢物质缺乏有关。此外,还有研究报道,患者生长激素结合蛋白、胰岛素样生长因子、胰岛素样生长因子结合蛋白-3 水平也下降,由此导致患者的生长延迟。当营养恢复正常后,这些物质的水平也恢复正常。血清瘦素水平也明显降低,并存在潜在的严重低血糖风险。

关于神经性厌食对患者成年后生殖系统的影响,Rayane Chaer 等(2020)的系统综述和荟萃分析显示,经过对体重恢复的获得康复的神经性厌食患者进行 6～16 年随访,神经性厌食组和普通人群的分娩率无统计学差异。提示如果患者接受适当的治疗和体重恢复后,生殖健康可能不会受到神经性厌食的影响。但是,由于这一发现仅来自少数研究,故该结论尚需进一步验证。

(9)血脂变化 Alia A Hussain 等(2019)的系统综述和荟萃分析显示,神经性厌食患者总胆固醇、高密度脂蛋白、低密度脂蛋白、甘油三酯、载脂蛋白 B 水平显著高于正常对照组;体重部分恢复的患者总胆固醇和低密度脂蛋白水平仍然较高;体重恢复前与体重恢复后的血脂水平无显著性差异。尽管神经性厌食患者血脂水平和正常对照组不同,但大多数脂质浓度仍在正常范围内。该结果提示神经性厌食患者潜在的适应或调节失调可能不能通过体重恢复而完全逆转。

(10)骨骼系统 骨密度减少在神经性厌食患者中非常常见。Grinspoon 等(2000)报道,92%的患者骨密度减少至少 1 个标准差,38%的患者减少至少 2.5 个标准差。L Robinson 等(2016)的系统综述和荟萃分析进一步证实了低骨密度和神经性厌食之间的联系,神经性厌食患者全身、髋部和股骨颈的骨密度均明显低于正常对照水平。M Solmi(2016)的综述和荟萃分析也显示,神经性厌食患者骨质疏松风险明显高于普通人群($OR=12.59$),其腰椎、髋部、股骨粗隆、大转子、股骨颈骨密度降低。由于成人骨实质的 90%是在青春期形成,因此青春期起病的女性患者出现骨质疏松的风险更大。M Solmi(2016)研究发现病程及闭经与骨密度低相关。以往还有研究发现以下因素对于青少年患者出现骨质疏松具有预测作用:神经性厌食诊断至少已1年,闭经至少6个月,体重指数小于15,钙摄入量每天小于600 mg,躯体运动每周少于3小时。由于骨质疏松,神经性厌食患者易于出现骨折。有研究发现在诊断神经性厌食40年后,该障碍患者的骨折累积发生率为57%,明显高于普通人群。该障碍患者之所以常常出现骨质疏松,与低雌激素水平、高皮质醇水平、营养不良、运动过度等均有关。低胰岛素样生长因子Ⅰ在骨质疏松形成中可能也起一定作用。

(11)再喂养综合征 逐渐恢复体重是神经性厌食治疗的目标之一,但是在通过再喂养恢复体重的过程中,少数患者可能出现再喂养综合征。该综合征是指长期饥饿后再喂养(包括经口摄食、肠外肠内营养)引起的、因液体和电解质转移而引发的临床并发症,包括以低磷血症、低钾血症、低镁血症为突出表现的严重水电解质失衡等,其中低磷血症是再喂养综合征的标志。因为水、电解质紊乱等,患者可能出现心律失常、充血性心力衰竭、心搏骤停、低血压、休克、呼吸肌无力、呼吸困难、呼吸衰竭、横纹肌溶解、癫痫发作、谵妄等,重者可能导致死亡。该综合征在再喂养的最初1~2周发生风险最高,再喂养之前体重指数低,血磷、血钾或血镁的基线水平较低,以及之前5~10天极少或没有营养摄入者,更易发生,需要高度关注和及时治疗处理。

(12)其他 因为营养不良和甲状腺功能不足,神经性厌食患者常常出现低体温、皮肤干燥、毛发脱落、胎毛样毛发等现象。由于诱吐,患者常常出现龋齿、牙周炎。由于抵抗力下降,患者常常易于感染。由于营养不良,患者常常出现生长发育延迟。生长发育迟缓与生长激素结合蛋白、胰岛素样生长因子、胰岛素样生长因子结合蛋白-3水平下降有关。还有研究发现患者生长激素水平增高。生长激素增高的原因可能与胰岛素样生长因子Ⅰ对生长激素分泌的负反馈减弱有关,但摄入胰岛素样生长因子Ⅰ,并没有使生长激素的分泌恢复正常。因此,提示患者可能存在原发性生长激素分泌不足的现象。

3. 精神症状和共患病

(1)精神症状 营养不足和体重下降使患者易于出现抑郁症状,部分患者还会出现情绪不稳、焦虑、易激惹、失眠、注意力不集中、短期记忆下降等情况。存在抑郁症状的神经性厌食个体往往有较高水平的焦虑、内疚、强迫及社交退缩和兴趣减少。

(2)共患病 神经性厌食患者常常易于共患其他精神障碍。共患的精神障碍会使患者的病情更为复杂,同时有共患病的患者神经性厌食的症状也会更加严重。Elise Riquin 等(2021)研究显示,当神经性厌食患者存在终身共患的重性抑郁障碍、广泛性焦虑障碍、社交恐怖症时,神经性厌食症状较无共患病者更加严重,共患重性抑郁障碍和广泛焦虑障碍者,神经性厌食症状最为严重。

神经性厌食常见的共患病如下:

1)人格障碍 神经性厌食患者常常存在人格方面的问题,包括:追求完美,人际交往的不安全感,情感表达明显受限,认同的混乱,过分遵从和内疚,对冲动的严格控制,好竞争,嫉妒心强,低自尊等。有研究报道,在神经性厌食患者中,20.6%存在分裂样人格,10.3%存在回避型人格障碍,13.2%存在强迫型人格障碍,2.9%存在被动攻击型人格障碍,7.4%存在非特定的人格障碍。

2)心境障碍 重性抑郁障碍是神经性厌食患者最常见的共患病。有研究报道在该人群中,重性抑郁障碍的终身患病率为50%~68%。重性抑郁障碍可先于或同时或后于神经性厌食而发生。神经性厌食患者的一级和二级亲属中,心境障碍的患病风险也明显高于正常对照。Maria Grigoroiu-Serbanescu 等(2003)对青春期起病、随访了5~18年的68名限制型神经性厌食患者的一级亲属进行了研究,发现在女性一级亲属中,焦虑障碍(14.6%)、重性抑郁障碍(8.3%)的患病率明显高于对照组;在男性一级亲属中,分裂症谱系障碍(8.3%)和酒依赖(13.1%)的患病率明显高于对照组。这些结果提示神经性厌食、焦虑障碍、重性抑郁障碍、分裂症谱系障碍存在部分共同的遗传易感性。但此方面还有待于进一步研究探讨。

3)焦虑障碍 也是神经性厌食患者常见的共患病。Gabriella Franca Milos(2003)报道神经性厌食患者焦虑障碍的终身患病率为62%。Walter H. Kaye 等(2004)报道,在神经性厌食患者中,55%的患者至少存在一种焦虑障碍,其中:35%存在强迫性障碍,22%存在社交恐怖症,14%存在特定恐怖症,13%存在广泛性焦虑障碍,9%存在惊恐发作,3%存在广场恐怖,5%存在创伤后应激障碍。焦虑障碍多于神经性厌食之前出现。青少年患者较成人患者更易共患强迫性障碍。尽管没有明确的证据表明共患的焦虑障碍会明显影响进食障碍的治疗效果,但是这些共患的问题在治疗计划中也应强调和考虑。

4)强迫性障碍 Laura Mandelli 等(2020)的荟萃分析报道,在全球范围的神经性厌食患者中,强迫性障碍的终身和目前共患率分别为19%和14%,前瞻性随访研究显示终身共患率更高,为44%。Dalainey H. Drakes 的荟萃分析(2021)显示神经性厌食暴食清除型更易于共患强迫障碍。Zeynep Yilmaz 等(2020)的荟萃分析证实了神经性厌食和强迫性障碍之间具有高度的遗传相关性。

5)物质使用障碍 神经性厌食患者还易共患物质使用障碍。Gabriella Franca Milos(2003)报道 22%的神经性厌食患者存在与物质使用相关的障碍。神经性厌食暴食清除型较限制型更易于出现酒精和其他物质使用障碍。Daniel J. Devoe(2021)的系统综述和荟萃分析结果显示,16%的神经性厌食患者共患物质使用障碍,其中暴食清除型共患率为 18%、限制型共患率为 7%。7%的神经性厌食患者共患药物滥用/使用障碍:暴食清除型共患率为 9%、限制型共患率为 5%;10%的神经性厌食患者共患酒精滥用/依赖:暴食清除型共患率为 15%、限制型共患率为 3%;6%的神经性厌食患者滥用大麻或大麻依赖:暴食清除型共患率为 4%、限制型为 0。共患物质滥用或使用障碍的患者可能有更加严重的冲动性和自我伤害问题,包括入店行窃、自杀行为、自伤行为和缓泻药滥用。共患酒精滥用增加神经性厌食患者的死亡风险。

6)注意缺陷多动障碍 Bruno Palazzo Nazar 等(2016)的系统综述和荟萃分析显示,在 ADHD 患者中,神经性厌食的发生风险增高,OR 为 4.28;在临床会谈诊断的 ADHD 患儿中,风险更高。进食障碍患者罹患 ADHD 的风险也增高,OR 为 2.57。

7)孤独症谱系障碍 既往研究显示,神经性厌食先证者共患 ASD 的风险增高,神经性厌食先证者家族中 ASD 聚集的风险也增加。神经性厌食患者较普通人群有更多的孤独症特征。

8)问题网络使用 Francisco-Javier Hinojo-Lucena(2019)的系统综述和荟萃分析显示,多种进食障碍与问题网络使用存在相关,包括神经性厌食、神经性贪食、暴食障碍等。问题网络使用是学生进食障碍的预测因子。问题网络使用的学生群体存在进食障碍的比例也增高。

9)非自杀性自伤 既往研究显示,在神经性厌食患者中,14%~68%存在非自杀性自伤(NSSI)行为,54%~61%有自伤行为的个体目前或既往存在进食障碍。在存在 NSSI 的个体中,进食障碍的症状更加严重,尤其在存在多种自伤行为和更长治疗史的个体中,而且共患神经性厌食和 NSSI 的患者可能会表现出与边缘型人格障碍相关的气质特点和行为特征。与不存在 NSSI 的神经性厌食患者相比,存在 NSSI 的神经性厌食患者暴食清除型更为多见,平均年龄相对高,体重指数相对高,存在更多的抑郁情绪,精神病理特征更加严重。回归分析显示神经性

厌食的暴食清除型可预测 NSSI。

10)自杀 是导致神经性厌食患者死亡的重要原因。Mandelli L 等(2019)对进食障碍的各种亚型的自杀企图进行荟萃分析,结果显示在神经性贪食患者中,自杀未遂发生率最高,为 21%;神经性厌食患者中,自杀未遂发生率为 12.5%,在神经性厌食暴食清除型患者中,发生率高于限制饮食型。Tomoko Udo 等(2019)对美国成人代表性样本进行调查,发现自杀未遂发生率的估计值在神经性厌食患者中为 24.9%(限制型患者中为 15.7%、暴食清除型患者中为 44.1%),在神经性贪食患者中为 31.4%,在暴食障碍患者中为 22.9%;有自杀未遂史的,首次出现自杀未遂的平均年龄和自杀未遂的发生次数在各种进食障碍亚型间无显著性差异;自杀未遂与较早起病的神经性贪食和暴食障碍、较长的神经性厌食持续时间、较短的神经性贪食持续时间、神经性厌食和神经性贪食患者更大的社会心理损害、进食障碍患者显著增加的精神障碍共患病风险相关。

四、病因和病理机制

神经性厌食病因和病理机制尚不清晰。目前研究表明,该障碍与生物学因素和非生物学因素均相关。生物学因素包括遗传因素、围产期不利因素、神经生化因素等,非生物学因素包括人格特征、家庭因素、社会心理因素等,神经性厌食是这些因素相互或共同作用的结果。

(一)生物学因素

1. **遗传因素** 家系调查表明神经性厌食与遗传因素相关,而且与神经性贪食存在交叉遗传现象。如 Michael Strober 等(2000)报道,在 504 名进食障碍患者的 1831 名一级亲属中,95 名女性亲属被诊断为进食障碍或不典型进食障碍。其中,在神经性厌食患者的一级亲属中,神经性厌食的终身患病率是正常对照亲属的 11.3 倍,即 6.6%的神经性厌食患者家系中有另一位亲属患神经性厌食,而对照组为 0.6%。同时,对于神经性厌食的女性亲属,神经性厌食和神经性贪食的相对危险度分别为 11.3 和 4.2;对于神经性贪食的女性亲属,神经性厌食和神经性贪食的相对危险度分别为 12.3 和 4.4。这些结果均提示神经性厌食与遗传因素有关,而且神经性厌食和神经性贪食具有交叉遗传现象,即两种疾病可能存在共同的致病因素,并存在共同的以遗传为基础的家族素质。家族聚集、交叉遗传及不典型病例的存在提示可能存在进食障碍家族易感性的连续

谱。有学者对既往家系调查的文献做了大量的回顾,估计神经性厌食的遗传度为 0.72。

双生子研究也提示神经性厌食与遗传因素有关。有研究报道该障碍同卵双生子同病率为 40%～56%,异卵双生子同病率为 0～9%,遗传度估计为0.58～0.76,与家系研究相似。

目前,关于神经性厌食的分子遗传学研究日益增多,这些研究也提示该障碍与遗传因素相关。Bernie Devlin 等(2002)发现 1、2 和 13 号染色体上的某些基因位点可能与神经性厌食有关,其他研究也为 1p 易感基因位点的存在提供了证据。还有研究报道 5-HT2A 受体基因启动子区域的多态性不仅与神经性厌食相关,还可能与该障碍患者的部分行为特征(如追求完美、强迫特征)相关;5-HT-1D 受体(HTR1D)和阿片肽受体-1(OPRD1)的基因位点与神经性厌食相关。Pan Yan 等(2021)Meta 分析表明,5-HTR2A-1438A/G 多态性的 A 等位基因和 AA 基因型可能导致神经性厌食的风险增高,尤其是在白人。然而,这种多态性与神经性贪食的易感性无关。与多巴胺代谢有关的 COMT 基因的多态性,也与神经性厌食的易感性有关,具有高活性等位基因的纯合子个体比其他个体发生神经性厌食的风险要高两倍。此外,还有研究发现编码 hsKCa3 钾通道基因的 KCNN3 基因在其编码区域存在多态的CAG 重复,而较长重复的等位基因可能与神经性厌食的遗传易感性相关。Hunna J Watson 等(2019)对 16992 名神经性厌食患者和 55525 名非神经性厌食患者进行全基因组关联研究,确定了 8 个显著关联的位点,其中一些位点与其他精神疾病(包括强迫症和抑郁症)、体力活动、代谢(包括血糖)、脂质和人体测量特征显著相关。该研究结果支持将神经性厌食重新定义为一种代谢精神障碍。

除上述研究发现外,既往研究还显示神经性厌食患者存在表观遗传学方面的异常。有研究显示神经性厌食患者存在多巴胺转运(DAT)启动子区域的 DNA 超甲基化。还有研究提示神经性厌食患者存在多巴胺受体启动子区域的 DNA 超甲基化,但是研究结果不一致。Alexandra Neyazi(2019)探讨瘦素(leptin)及其受体基因的 DNA 甲基化与神经性厌食的关系,发现神经性厌食患者的瘦素及其受体基因启动子的 DNA 甲基化水平较正常对照组低,瘦素基因启动子的 DNA 甲基化水平在治疗期间动态上调,与神经性厌食患者的完全康复相关。

2. 围产期不利因素　目前,关于神经性厌食围产期不利因素的研究很少。Angela Favaro 等(2006)报道以下围产期不利因素与神经性厌食显著相关:母亲贫血、糖尿病、先兆子痫,胎盘梗塞,新生儿心脏问题、新生儿反应低下。而且,发生神经性厌食的风险随产科并发症数目的增多而增高。推测神经发育的受损可能与神经性厌食的发病机制有关。

3. 神经生化因素　目前研究表明,人类摄食行为及能量代谢与多种神经化学物质有关:下丘脑 NE通路的激活,增加食物的摄入;5-HT 通路,尤其是下丘脑中部区域的激活,与摄食后的饱满感有关;神经肽 Y 涉及能量的动态平衡;DA 和内源性阿片样物质在食物的奖赏中可能起到一定作用;胆囊收缩素与摄食后的饱满感有关;瘦素被认为是一种减少食物摄入、增加能量代谢的生化物质。在以上物质中,5-HT 与摄食行为关系最为密切。5-HT 和上述其他物质相互作用,对正常进食行为起着重要的调整作用。

目前研究表明在神经性厌食患者中,5-HT 功能存在紊乱,但是此方面研究结果不甚一致。有研究报道在低体重的神经性厌食患者中,脑脊液中 5-HT代谢产物 5-HIAA 水平减低;在体重短期恢复后,5-HIAA 水平恢复正常。还有研究报道在体重长期恢复正常的神经性厌食患者中,脑脊液 5-HIAA 水平增高。服用 5-HT 激动剂 mCPP 后血清催乳素水平的增加幅度可以反映中枢神经系统突触后5-HT2C 受体,可能也包括 5-HT1A 受体的敏感度。低体重神经性厌食患者对 mCPP 引起的血清催乳素反应迟钝,体重恢复后反应明显增加。Kurt Audenaert 等(2003)利用 SPECT 对神经性厌食患者进行研究,发现神经性厌食患者在左侧额叶、左侧和右侧顶叶、双侧枕叶 5-HT2A 受体结合力指数明显低于对照,左侧额叶结合力明显低于右侧。Ursula F. Bailer 等(2005)对体重及月经恢复正常一年以上的女性神经性厌食患者进行了 5-HT1A 受体结合力的 PET 研究,结果发现暴食清除型患者扣带回、侧颞叶和正中颞叶、侧和正中眶额叶、顶叶、前额叶和中缝背核 5-HT1A 受体结合力明显高于正常对照,限制饮食型患者未发现明显异常。这些结果均支持神经性厌食患者存在 5-HT 神经元功能的紊乱。但是,5-HT 功能的改变是原发还是继发于体重和营养的变化目前尚未最后确定。进食的明显减少导致 5-HT 前体色氨酸的不足,从而使患者5-HT 合成减少和功能不足。但神经性厌食患者病前易于发生焦虑障碍的事实及长期恢复后脑脊液5-HIAA 水平增高的现象,支持 5-HT 功能的改变在神经性厌食发生前即已存在,而且在康复后仍持续存在,并且可能与患者体重恢复后持续存在的追求完美、伤害回避和行为的过分自控有关。此方面还有待于进一步研究探讨。除了直接影响进食行为外，中枢神经系统5-HT功能的紊乱与焦虑、强迫、冲动控制也有关，并可能引起与进食障碍相关的其他精神心理障碍，如中枢神经系统5-HT功能的减弱与进食障碍患者抑郁障碍的高患病率有关，强迫是5-HT功能失调的间接反映。

除5-HT外，神经性厌食还与NE、DA和阿片类神经递质系统有关，并且与神经调节物（如促肾上腺皮质激素释放激素）的变化有关，脑脊液中MHPG（3-甲氧基-4-羟基苯乙二醇）、高香草酸、β-促脂素、促甲状腺激素释放激素、皮质醇等的水平也存在变化。但是这些变化与体重和营养不良的关系还需进一步确定。因低体重患者脑脊液中多巴胺代谢产物高香草酸的水平明显降低，体重恢复后，高香草酸的水平恢复正常，因此提示多巴胺功能的降低与饮食摄取减少、低体重状态有关。有报道神经性厌食患者去甲肾上腺素功能正常，还有报道神经性厌食患者去甲肾上腺素功能减低，尚有报道在体重恢复正常20个月后，患者脑脊液NE水平降低。因此，提示去甲肾上腺素代谢的紊乱可能与神经性厌食的产生和持续存在有关。此外，还有研究报道神经性厌食患者脑脊液/血浆精氨酸血管加压素比值的增高会长期存在。

近年来，脂肪因子与神经性厌食的关系引起越来越多的关注。脂肪组织是体内最大的能量储存器官，也是一个内分泌器官，1994年发现脂肪组织分泌瘦素后，继而发现其还分泌脂联素、抵抗素等脂肪因子及细胞因子、炎症因子、凝血因子等。Vasilios Karageorgioua等（2020）通过荟萃分析，证明神经性厌食患者存在瘦素、抵抗素等水平的降低及脂联素等水平的升高，而瘦素、脂联素、抵抗素均与中枢能量调节相关。① 瘦素：主要由脂肪细胞分泌，是研究最为广泛的脂肪因子，是一个由167个氨基酸组成的蛋白质。该激素作为一个从外周到大脑的信号，与其他脂肪因子直接作用于下丘脑核（如弓状核），并通过产生食欲素与厌食肽调节能量消耗及食物摄取，在调节能量消耗、热量摄入中发挥关键作用，从而保持能量的动态平衡，调节体重。瘦素还能够影响由海马区控制的学习与记忆过程，有利于海马CA1神经元突触前、突触后递质释放，从而改善相关的学习与记忆功能。瘦素的受体还广泛分布于垂体前叶、卵巢、子宫内膜等部位，低浓度的瘦素引起神经内分泌轴的广泛变化，包括：生殖能力下降、甲状腺素减少、胰岛素样生长因子Ⅰ水平下降等。神经性厌食患者由于过度节食和脂肪组织减少，瘦素水平迅速下降，因此神经性厌食与低浓度瘦素相

关。但瘦素在神经性厌食中的作用还有待于进一步研究探讨。② 脂联素（APN）：有三聚体、六聚体和多聚体三种形式，血循环中以高分子量形式为主，进入脑脊液的主要是低分子量形式。其受体（APNR）分为受体1和受体2，在外周及在下丘脑等许多脑区均有丰富分布。脂联素能够通过其受体增加下丘脑AMPK（AMP活化蛋白激酶）的活性，而AMPK是下丘脑重要的能量感受器，从而增加食欲并减少能量消耗。与此同时，脂联素激活AMPK抑制GnRH（促性腺激素释放激素）分泌，因而与生殖也密切相关。神经性厌食患者脂联素水平高于正常对照，其在神经性厌食的作用尚待进一步研究探讨。③ 抵抗素：在啮齿类动物仅由脂肪组织分泌，而在人类则主要由单核细胞和巨噬细胞产生。抵抗素有降低胰岛素抑制肝糖输出的作用。神经性厌食患者抵抗素降低，其意义尚待进一步研究探讨。

Seidel M等（2021）的系统综述和荟萃分析还发现，与正常对照组相比，急性期神经性厌食患者血中所有形式的胃饥饿素水平均显著增高，在神经性厌食的两个亚型中均如此。从治疗前到随访，胃饥饿素总体水平显著下降，但随访时胃饥饿素总体水平仍略高于正常对照组，酰基胃饥饿素治疗前后未观察到变化。由于随访设计的异质性以及长期康复患者的数据很少，尽管胃饥饿素可考虑作为急性期神经性厌食的标记物，但是作为治疗成功或恢复状态的潜在指标的价值或其在亚型分化中的作用还有待确定。

神经肽Y是脑中含量最丰富的神经肽，该物质涉及能量的动态平衡和其他过程，其通路的异常可能导致高血压、进食障碍和焦虑。此外，神经肽YY5和YY1受体与食物摄取有关，此方面有待于进一步深入研究。

4. 脑结构和功能异常 既往CT或结构磁共振研究表明，由于严重的营养不良，神经性厌食患者可能出现广泛的大脑皮质萎缩，白质体积也减少。PET、SPECT和功能磁共振研究则提示神经性厌食患者存在脑功能异常。Delvenne V等（1999）和Naruo T等（2001）利用PET和SPECT进行研究，发现患者存在前扣带回、顶叶及额叶代谢和灌注的减少。Ting Su等（2021）对神经性厌食的多模态脑影像学研究结果进行荟萃分析，结果显示在脑结构研究中，神经性厌食患者双侧正中扣带回皮层（延伸至双侧前、后扣带回皮层）、左侧枕中回（延伸至左下顶叶）的灰质体积减小；在静息状态功能磁共振研究中，神经性厌食患者双侧前扣带回皮层和双侧正中扣带回皮层静息态功能活动降低，右海马旁回静息

态功能活动增强。

既往基于任务刺激的功能磁共振研究也发现神经性厌食患者存在脑功能异常。Horndasch 等（2018）基于食物刺激对神经性厌食青少年进行功能磁共振研究，结果发现与正常对照组相比，在看到高热量食物图片时，神经性厌食患者的额下回、内侧前额叶和前脑岛皮层激活增强，小脑激活减弱；在看到低热量食物图片时，神经性厌食患者右侧小脑激活减弱，左侧小脑、内侧前额叶、顶叶激活增强。提示神经性厌食患者对食物的反应存在自上而下和自下而上区域的过度激活。Horndasch 等（2018）研究探讨了神经性厌食青少年对情感刺激的反应，发现与正常对照组相比，对于正性、中性、负性情感刺激，神经性厌食患者激活减弱的脑区分别为：小脑、纹状体、楔前叶、前扣带回、额下回和海马；前扣带回、纹状体和额下回。当给予正性和中性情感刺激时，神经性厌食患者内侧前额叶激活较正常对照组增强。Schulte-Ruther 等（2012）研究探讨了执行心理理论任务时神经性厌食青少年的脑功能改变，发现在观看社交视频和非社交视频时，与正常对照组相比，神经性厌食患者在基线体重较低时，颞上回、颞中回和颞极活动较低；在体重恢复后，颞中回和颞极活动水平仍较低；较低的基线活动与较差的治疗结果相关。Bischoff-Grethe（2013）研究显示，与正常对照组相比，神经性厌食患者在给予奖赏刺激时，前边缘系统的激活无异常，前壳核和运动扣带皮层的激活减弱；在给予惩罚刺激时，后尾状核和认知扣带皮层的激活增强。Tone Seim Fuglset 等（2016）对神经性厌食患者脑功能改变进行综述，总体来说，既往 5 年发表的研究表明，与额叶-纹状体和边缘回路相关的脑区的激活发生了改变，这些区域在神经性厌食的病理生理学中发挥重要作用。

对于神经性厌食患者的脑结构和功能改变是一种与低体重相关的状态特征还是一种与疾病相关的特征标记，以往有研究进行相关探讨。Seitz J 等（2014）对急性神经性厌食患者和体重恢复的神经性厌食患者进行结构磁共振研究的荟萃分析和定性综述，结果显示，与健康对照组相比，急性神经性厌食患者的脑灰质体积减小 5.6%，白质体积减小 3.8%；入院后 2~5 个月的短期体重恢复使得神经性厌食患者的脑灰质体积异常恢复约 50%，白质体积的异常几乎完全恢复；神经性厌食缓解 2~8 年后，神经性厌食患者的脑灰质和白质体积接近正常，尽管不能排除微小的残留变化，但与正常对照组相比无显著差异。该作者 2016 年再次综述指出，虽然成人神经性厌食患者的脑结构改变在神经性厌食缓

解多年后似乎完全恢复，但是对于青少年患者还需进一步研究探讨。此外，脑灰质体积的减小与认知缺陷和临床预后相关。基于局部脑功能的研究也得到部分类似结论。Maria Seidel 等（2020）研究报道，在急性神经性厌食患者中大脑的局部一致性存在异常，但在体重恢复的患者中，异常的局部一致性恢复正常。支持异常的局部一致性是神经性厌食的状态特征而不是特征标记的假设。但小脑和下颞回的异常 fALFF（分数低频振荡振幅）值可能提示为特征表现或长期营养不良所致，尚需进一步的纵向研究。多个任务态或静息态功能连接研究则提示，脑功能改变持续存在，即使体重恢复后仍然存在。

5. 神经心理因素 目前研究显示，执行功能障碍与神经性厌食相关，该障碍患者认知灵活性和工作记忆均受损。还有研究显示，神经性厌食患者存在心理理论能力缺陷。Bora E 等（2016）对神经性厌食患者的心理理论能力进行荟萃分析，结果显示，神经性厌食患者存在心理理论能力的缺陷，神经性厌食与显著的心理理论能力缺陷相关，在急性患者中更为明显，而在缓解的患者中，心理理论缺损较小。

6. 肠道微生物 目前，关于肠道微生物在神经性厌食中的作用的研究结果尚不一致。一项系统综述显示神经性厌食患者的肠道微生物和正常对照组相比存在差异，表现为丁酸生成菌减少，分解黏蛋白的菌增加。另有两项研究试图确定神经性厌食患者肠道菌群对患者的影响，结果有所不同：将神经性厌食患者和正常对照组的粪便样本分别移植到无菌小鼠（在没有微生物关联的情况下饲养的小鼠）中，与以正常对照组菌群定植的小鼠相比，一项研究显示以神经性厌食患者菌群定植的无菌小鼠体重减少，另一项研究则未显示出以两种方法处理的小鼠体重存在差异。故肠道微生物在神经性厌食的发病机制中是否有作用，尚需进一步研究探讨。

（二）非生物学因素

1. 心理社会因素 神经性厌食是一种与心理社会因素关系较为密切的疾病。这种特点首先体现在妇女倾向于瘦的文化压力和追求苗条身材的社会现象上。无论东西方，瘦在媒体和现代文化价值结构中都被过于强调，并被描述为成功和美丽的必要条件，而且是具有较好意志力的证据，因此减肥和追求苗条的身材已被公众所推崇，并成为盛行的社会时尚。与此同时，由于女性在社会中的角色及女性可能遇到更大的职业竞争压力，也使女性更加追求完美，更加关注体重和体型，以使自己有更好的条件适应社会的需要。这些都无疑增加了青少年女性患

神经性厌食的风险。尤其在体重较高的女性中，这种风险更加突出。如已有研究表明希望自己瘦的动力在被同学或伙伴嘲笑过胖的患者或被母亲认为胖的患者中更为突出。某些特殊职业人群，如芭蕾舞演员、男女长跑运动员、体操运动员、滑冰运动员、女模特等，由于社会时尚和职业的需求，迫使他们更加注意体重及外形，从而使得他们有更高的风险罹患神经性厌食。

除了上述文化因素外，临床资料表明神经性厌食患者在起病前，可能存在更多的心理社会应激，如学习受挫、亲人去世、父母离异等。同时，有学者对神经性厌食的临床人群和社区人群进行研究，均发现神经性厌食患者有更多的童年期性虐待史。Romans 等(2001)尚发现童年有性虐待史的妇女，月经初潮早及父亲高度过分的控制，独立地增加了其罹患进食障碍的风险，而且在经历性虐待的妇女中，母亲低水平的照料与神经性厌食的发生相关。Selma Ø. Lie 等(2021)进行病例对照研究，进一步证实性虐待、情感虐待等应激性生活事件与神经性厌食、特别与暴食清除型相关。因此提示，神经性厌食不仅与社会文化因素有关，心理社会应激及儿童期性虐待、情感虐待在神经性厌食的发病中也起一定作用。

2. 家庭因素　不良的家庭环境与神经性厌食的发病可能相关。有研究报道该障碍患者大多有一个支配的、过度干涉的母亲和一个被动、疏远、拒绝患者、不起作用的父亲。家庭结构趋于刻板、过度保护、回避冲突。患者与食物的斗争实际象征着患者与对母亲依赖之间的斗争，而食物则象征着患者的母亲。其他研究认为神经性厌食是一个家庭病理现象的外在表现。在这个家庭中，神经性厌食患者被其他家庭成员认为是个患者，而不是功能失调的家庭中的一员，而功能失调的家庭才是问题的真正所在。

3. 人格特征　与神经性厌食的发生关系较为密切。目前研究表明，部分神经性厌食患者存在回避型人格特征或强迫型人格特征，追求完美，低自信。Sophie C Dahlenburg(2019)的荟萃分析显示，神经性厌食者较非进食障碍患者有更多的非适应性完美主义特征。他们易于产生素质性焦虑，追求尽善尽美，在意他人的评价，倾向回避，这些特点都与神经性厌食的发生有关。Anonymous(2001)对女性进食障碍患者的人格和行为特征进行了分析，提示素质性焦虑、伤害回避、追求完美、强迫行为、自我指向低可以有效地将患者区分为进食障碍的不同亚型。Dufresne L(2020)对青少年进食障碍患者的人格特征进行荟萃分析，结果显示，患有进食障碍的青

少年具有较高的消极情感、冷漠及责任心。此外，神经性厌食患者存在情绪调节方面的问题。Alice-Beatrice Prefit 等(2019)荟萃分析了特定的情绪调节能力(情绪察觉、情绪澄清)和调节策略(接纳情绪、重新评价、解决问题、反刍、回避情绪和抑制情绪)与进食障碍之间的关系，结果显示：缺乏察觉情绪、认识情绪、接纳情绪、重新评价、解决问题等情绪调节能力和策略与进食障碍存在较强的关联，反刍、对情绪的回避和抑制也与神经性厌食和神经性贪食有较强关联。这些发现对预防和干预项目的建立具有重要的理论和实践意义。

五、诊断和鉴别诊断

(一)筛查

1. 关注疾病线索　当个体出现过度恐惧肥胖，并过分控制饮食，导致体重明显下降或不能如期增长时，均应考虑到神经性厌食的可能性，应及时就诊，进行系统的临床评估。

2. 量表筛查　可采用相关量表对儿童青少年的进食行为进行评估，以及时发现可能存在的进食障碍风险和行为。自国外引进、经过信效度研究、可以用于 13 岁及以上青少年及成人的量表包括进食障碍检查问卷(EDE-Q)和进食障碍调查量表(EDI)；可以用于高中及以上学生的量表包括进食态度测试(EAT-26)和 SCOFF(是一种简单实用的自评筛查量表，共包括涉及 Sick、Control、One Stone、Fat、Food 等的五个条目，每个条目评分为"0"或"1"，界限分为 2 分)。

(二)诊断

1. 诊断步骤

(1)采集客观而详细的病史资料，注意患者的症状特点，与发病相关的可能因素，患者的躯体情况，患者的情绪、人格及家庭特点等。

(2)进行详细的精神检查。

(3)必要时进行诊断评估。

(4)进行全面的躯体检查和躯体辅助检查。

(5)综合上述资料，结合诊断标准进行诊断。

(6)如果存在躯体并发症或其他精神障碍，也应同时做出诊断。

2. 诊断评估工具　可采用以下量表进行诊断评估。

(1)简明儿童少年国际神经精神访谈(MINI-KID)(父母版)　为《精神障碍诊断与统计手册》和《国际疾病与相关健康问题统计分类》中精神障碍的

诊断而设计的一个简短定式诊断访谈问卷,中文版信效度良好。随着 DSM-5 的颁布,该量表进行了相应修订。

（2）学龄儿童情感障碍和精神分裂症问卷（KSADS-PL）　由 Kaufman 等基于 DSM-Ⅳ 于 1997 年编制,具有良好的信效度,为一种半定式诊断工具,用于评估 6～18 岁儿童青少年当前和既往存在的精神障碍。随着 DSM-5 的颁布,该量表也进行了相应修订。

3. 诊断标准　可采用 DSM-5 或 ICD-11 神经性厌食诊断标准进行诊断。

（1）DSM-5 诊断标准

A. 相对于需求而言,在年龄、性别、发育轨迹和身体健康的背景下,因限制能量的摄取而导致显著的低体重。显著的低体重被定义为低于正常体重的最低值或低于儿童和青少年的最低预期值。

B. 即使处于显著的低体重,仍然强烈害怕体重增加或变胖或有持续的影响体重增加的行为。

C. 对自己的体重或体型的体验障碍,体重或体型对自我评价的不当影响,或持续地缺乏对目前低体重的严重性的认识。

标注是否是：

F50.01 限制型：在过去的 3 个月内,个体没有反复的暴食或清除行为（即自我引吐或滥用泻药、利尿剂或灌肠）。此亚型所描述的体重减轻的临床表现主要是通过节食、禁食和（或）过度锻炼来实现。

F50.02 暴食/清除型：在过去的 3 个月内,个体有反复的暴食或清除行为（即自我引吐或滥用泻药、利尿剂或灌肠）。

标注如果是：

部分缓解：在先前符合神经性厌食的全部诊断标准之后,持续一段时间不符合诊断标准 A（低体重）,但诊断标准 B（强烈害怕体重增加或变胖或有影响体重增加的行为）或诊断标准 C（对体重或体型的自我感知障碍）则仍然符合。

完全缓解：在先前符合神经性厌食的全部诊断标准之后,持续一段时间不符合任何诊断标准。

标注目前的严重程度：

对于成人而言,严重性的最低水平基于目前的体重指数（BMI）（来自世界卫生组织的成人消瘦程度的范围参见如下）；对于儿童和青少年而言,则基于 BMI 百分比。严重程度的水平可以增加到反映临床症状、功能障碍的程度和指导的需要。

轻度：BMI≥17 kg/m²；中度：BMI 为 16～16.99 kg/m²；重度：BMI 为 15～15.99 kg/m²；极重度：BMI<15 kg/m²。

（2）ICD-11 神经性厌食诊断标准　与 DSM-5 相似,诊断要点主要包括：与个体身高、年龄、发育阶段或体重史不相称的低体重；低体重不能由其他医疗状况或无法获得食物所解释；与对体重增加极度恐惧相关的持续的限制饮食或其他行为模式,以建立或维持不正常的低体重；对体重或体型的过分关注等。

在 ICD-11 中,要求对体重相关的行为模式进行标注,包括限制型和暴食清除型；对于低体重状态也要进行标注,包括显著的低体重、危险的低体重、恢复正常体重。

（三）鉴别诊断

1. 器质性疾病　应注意除外器质性疾病所导致的厌食及体重下降,如糖尿病、克罗恩病、结肠炎、甲状腺疾病、感染性肠病、肠道动力障碍（如失迟缓症）、脑肿瘤等。详细地询问病史,仔细的精神检查和躯体检查,必要的辅助检查,将有助于上述疾病与神经性厌食的鉴别诊断。但需注意神经性厌食也可与上述疾病同时发生。

2. 其他精神障碍　应注意排除可以表现为饮食问题及体重下降的其他精神障碍,如情感障碍、精神分裂症等。详细的病史采集和全面的精神检查将有助于鉴别诊断。

3. 暴食障碍　为 DSM-5 和 ICD-11 进食障碍中新增的疾病分类。该障碍以反复发作的暴食为主要临床表现,暴食发作时患者在一定时间内的进食量大于大多数人在相似时间段内和相似场合下的进食量,患者感到无法控制进食,进食之后感到厌恶自己、抑郁或非常内疚,并对暴食感到显著的痛苦。患者的暴食行为并非仅仅出现在神经性贪食或神经性厌食的病程中,也没有反复出现的不恰当的代偿行为以对抗体重增加。

（四）躯体并发症和共患的精神障碍的诊断

由于神经性厌食患者常常存在各种躯体并发症,并可能共患其他精神障碍,因此对躯体并发症和共患的精神障碍做出诊断也非常重要。

六、治疗

神经性厌食的治疗是一个困难而又富有挑战性的过程。患者常常非常拒绝治疗,常常是直到体重极度下降方来就诊。患者的家庭对治疗也常常犹豫不决,甚至对患者过分依从。这些都使治疗非常难以开展。

神经性厌食的治疗目标包括：① 恢复健康体重，同时对于女性患者，恢复月经和正常排卵；对于男性患者，恢复性功能和雄性激素水平；对于儿童少年，恢复正常的躯体和性的生长发育；② 治疗躯体并发症；③ 提供关于健康、营养和健康饮食模式的教育，增强患者恢复健康饮食模式和参与治疗的动机，恢复健康饮食模式；④ 帮助患者重新评价和改变与进食障碍产生或维持相关的认知、态度、动机、冲突和情感；⑤ 治疗相关的精神心理问题，包括心境和冲动控制调节方面的问题、自信和行为问题等，同时治疗共患的精神障碍；⑥ 争取家庭的支持，提供家庭支持和适当的家庭治疗；⑦ 预防复发。

为达到上述目的，应运用多种方法，从多个角度对患者进行治疗，包括躯体支持治疗、各种心理治疗、药物治疗等。因此，神经性厌食的治疗需要一个团队，包括精神科医师、内科医师、心理治疗师、营养师等。

选择适当的治疗场所是治疗时需要考虑的问题。在考虑患者是否需要住院治疗的诸多因素中，躯体情况最为重要。如果患者存在严重的躯体并发症，应立即住院治疗。情绪状态也很重要，如果患者存在明显的自杀观念或行为，也应及时住院治疗。患者饮食量迅速或持续性下降、体重持续性下降、存在应激影响患者的恢复、在门诊不配合或拒绝治疗、门诊治疗效果欠佳、共患其他需要住院治疗的精神障碍等，也均应该及时住院治疗。对于儿童少年患者，为了避免饮食摄入减少对生长发育可能造成的不可逆影响，应尽可能住院治疗。

无论对患者进行门诊或住院治疗，以下治疗方法都很重要：

（一）针对躯体并发症的对症支持治疗

对于神经性厌食患者，首先需要特别注意是否存在严重的躯体并发症。如果患者存在严重的躯体并发症，如：重度、极重度营养不良，水、电解质平衡紊乱，心律失常，严重低血压，严重的心动过缓等，则应立即住院治疗，对患者进行积极的对症处理和支持治疗，以防患者出现生命危险。如果患者躯体合并症并不严重，如轻度的贫血、白细胞轻度下降、甲状腺功能低下等，常常不需要进行特殊的治疗，随着患者饮食行为的改善和体重的增加，营养状况随之改善，躯体情况也会随之日益好转。对于闭经，当患儿体重恢复到标准体重的90%以上时，一般都可逐渐恢复。

对于骨质疏松患者，体重恢复、营养改善、月经来潮均会使骨密度有所增加。然而，部分患者在完

全康复后骨质疏松依旧存在。这一现象表明青春期骨实质的丢失可能并不完全可逆。目前，并没有发现雌激素能够有效地预防或治疗神经性厌食患者的骨质丢失，也没有发现其他有效的药物治疗，同时没有证据表明补充钙和维生素 D 能够逆转骨密度的下降。但是，如果患者饮食中的钙不足以满足生长发育的需要，可适当补充钙；如果日照不足，也可以适当补充维生素 D。有报道补充锌有助于神经性厌食患者体重的恢复，所以对于缺锌的患者，可予以补锌治疗。

Christopher Hübel（2019）的荟萃分析显示，在治疗前，女性神经性厌食患者脂肪量减少 50%，非脂肪组织减少 4.98 kg。在体重恢复的早期阶段，脂肪更优先储存于躯干区域。体重恢复后，大多数特征都恢复到了健康对照组的水平，但非脂肪组织和骨密度依然显著低于正常对照水平。

（二）行为治疗

行为治疗是神经性厌食的非常重要的治疗方法，通过行为治疗，帮助患者恢复健康饮食模式，消除过度活动，促进患者康复。

1. **针对饮食行为的行为矫正治疗** 是神经性厌食最基础、同时也是非常重要的治疗方法。通过该治疗，改善患者症状，使患者恢复健康饮食模式，恢复体重和营养。因该治疗直接涉及患者的症状核心，因此实施起来并不容易，尤其是在非住院情况下。故在进行行为矫正之前，应首先根据患者的具体情况，制订适合于患者的饮食计划。在制订饮食计划时，应充分考虑患者目前的情况，如：目前的饮食量，饮食种类，患者的胃肠道功能等；明确通过治疗希望达到的目标；明确未来 1~2 周内患者的饮食时间、饮食种类、饮食量；建立相应的奖惩制度等。之后，按照计划对患者饮食行为进行矫正，帮助患者逐渐恢复正常饮食和营养状况。

在此需要注意：① 神经性厌食患者常常可能过于强调腹胀等不适而达到拒绝进食或减少饮食量的目的，此时鼓励患者应坚持进食，慎重减少饮食量。对于确实因为胃排空延迟而腹胀的患者，可服用吗丁啉等胃肠动力药以缓解腹胀症状。② 对于坚决拒食的患者，鼻饲较静脉输液更好。静脉输液只在患者确实需要时进行。③ 饮食的种类和量应与患者的胃肠道功能相适应，不可突然超负荷，且应根据患者体重增长情况和胃肠道功能情况逐渐增加和调整，以使体重每周有所增长。一般情况下，热量的摄入从每天每千克体重 30~40 千卡开始（即 1000~1600 千卡/天）。如果患者胃肠道功能难以承受，也

可以从 600～700 千卡/天开始。之后,可根据体重增长情况和胃肠道功能情况逐渐增加,部分患者的热量摄入可能需要增加到每天每千克体重 70～100 千卡。体重增长速度,住院患者每周 2～3 磅(1 千克左右)为宜,门诊患者每周 0.5～1 磅(约 0.5 千克)。对于体重增长过多的患者,应注意有无水潴留的问题。因有研究表明患者体重恢复到比停经时体重高约 4.5 磅时月经恢复;体重恢复到标准体重的 90% 时,86% 的患者恢复月经。因此,至少将标准体重的 90% 做为目标体重较为合理。④ 因患者常常控制水的摄入量,因此对于患者每天饮水量也应有所计划,并帮助患者执行。⑤ 在治疗初期或患者难以自控藏饭、吐饭等行为时,在患者进食时和进食后,应严密看护患者,防止患者出现藏饭、扔饭、诱吐等行为。同时,应和患者共同制订行为矫正计划,采取一些具体的措施来矫正患者的上述行为。如:对于良好行为予以表扬或其他具体的正性强化;对于违反规定的行为,取消某些资格等以进行惩罚;一旦发现患者藏饭、吐饭时,应补足所少吃的食物等。当患者能够较好进食,并能够较好地控制自己行为后,应逐渐减少对患者的看护,使患者逐渐能够自觉、独立、良好地进食。⑥ 神经性厌食患者常常会借助多种理由达到不吃或少吃的目的,此时治疗者之间应该保持一致,坚持原则,不可随意妥协或更改要求或计划。⑦ 因神经性厌食患者为了避免饮食增加,会在体重测量时多饮水、多穿衣、衣服里藏东西等,以造成体重增长的假象,因此在测量体重时应予以注意。⑧ 随着体重增长,患者的焦虑情绪会明显增加,并有可能出现抑郁情绪,尤其在体重接近或超过患者所规定的体重界限时。此时,应对患者的状况多予理解,对患者的情感多予支持,合并必要的抗焦虑药、抗抑郁药等,坚持饮食计划,帮助患者渡过难关。随着体重的日益恢复,通常患者的上述情况会逐渐减轻。

对于体重低于标准体重 70%、严重营养不良的患者,治疗初始时加量过快的进食可能会导致患者出现再喂养综合征。因此,对于长期进食量很少、体重很低的患者,应避免过快增加每天热量摄入,并且密切监测患者的临床和电解质等生化指标,及时纠正患者所存在的电解质异常(尤其是血磷水平)。如果患者在喂养之前即存在电解质缺乏,建议补充电解质至正常水平后再开始补充营养。是否预防性给予磷补充剂以防止再喂养性低磷血症,目前尚存在争议。如果患者发生了再喂养综合征,应减少营养支持,积极纠正低磷血症、低钾血症和低镁血症,同时积极处理其他躯体及神经系统并发症,防止出现生命危险。

2. 消除过度活动 过度活动是神经性厌食患者常常用于减少体重的一种方法,因此运用行为矫正的原理,消除患者的过度活动非常重要。具体操作时,可与患者共同制订详细的行为矫正计划,运用代币制、正性强化或反应代价的方法,减少患者的过度运动。具体操作方法可参见心理咨询和心理治疗相关章节中有关内容。同时,也应通过合理安排环境或活动内容来间接达到目标。如:减少患者独处的时间,限制患者活动的空间,安排患者做手工活动,组织患者做读书交流等,这些安排都可以帮助医师达到减少患者过度活动的目的。

对于神经性厌食患者来说,可否进行运动锻炼是一个值得探讨的问题。对于体重很低的患者,应严格限制运动,并严格地看护和管理。对于体重日益恢复到正常范围的患者,可根据患者的饮食和体重恢复情况,酌情适量安排。因安排运动的目的是增强患者体质,并使患者从运动中得到乐趣,所以应安排有趣的、有终点的集体活动,如各种球类活动等,以避免患者回到既往的严格控制时间、消耗热量的过度运动之中。

(三)心理治疗

因神经性厌食的发生发展与社会心理因素、患者的个性特点或人格特征、家庭内的冲突或相互作用模式等密切关联,因此对于每一位神经性厌食患者来说,心理治疗都是一种非常重要的治疗方法。通过心理治疗,达到以下目的:① 使患者理解和配合恢复营养和躯体健康的康复治疗;② 使患者理解和改变与进食障碍产生或维持相关的认知、态度、动机、冲突和情感;③ 争取家庭的支持,提供家庭支持和适当的家庭治疗;④ 增进患者的人际交往和社会功能;⑤ 预防复发。

在选择具体的心理治疗方法时,应结合患者的多个方面予以考虑,包括发育过程中的创伤、认知的发展、冲突和防御模式、自尊、自我调节、其他心理方面的缺陷、共患的其他精神障碍、家庭关系的复杂性等。常用的心理治疗方法包括支持性心理治疗、认知行为治疗、人际关系治疗、家庭治疗、精神动力学治疗等,可采用个别治疗或小组治疗两种形式。近年来,辩证行为治疗也逐渐被关注和使用。具体可参见心理咨询和心理治疗相关章节中有关内容。虽然上述方法各自独立,但是具体实施时,有时会多种心理治疗方法同时运用。

目前,关于各种心理治疗方法治疗神经性厌食的对照研究尚较少。既往研究表明人际关系治疗、认知行为治疗都是神经性厌食的有效治疗方法,如:个别化的认知行为治疗能够帮助患者维持正常的饮食行为;认知行为治疗和人际关系治疗能够帮助患者重建认知、增强患者有效的应对;在体重恢复后,认知行为治疗能够预防复发、改善预后。但有个别研究结果与之相反。Mcintosh VVW 等(2005)对 56 名神经性厌食女性成人患者进行认知行为治疗、人际关系治疗和非特异的临床支持治疗(临床处理+支持性心理治疗),结果显示后者疗效优于前两者,认知行为治疗疗效居中。关于辩证行为治疗的疗效研究也很初步。因此,关于各种心理治疗方法治疗神经性厌食的疗效还有待于进一步研究。

对于儿童青少年神经性厌食患者,已有研究表明,在各种心理治疗方法中,家庭治疗是急性期最有效的治疗方法。通过家庭治疗,改善家庭结构和功能,并使家庭主动参与患者的治疗,为患者提供一个良好的、没有指责的环境,帮助患者改善进食行为,减少过度运动和清除行为。

对于体重恢复正常的患者,应继续进行心理治疗,以防止病情复发。目前研究表明,在成人,认知行为治疗可有效预防复发、改善预后。目前虽然尚缺乏其他心理治疗方法防止复发的疗效研究,但是人际关系治疗、精神动力学治疗在临床工作中也常常会被使用。对于儿童青少年,已有研究表明家庭治疗比个别治疗效果更好。

Gan JKE 等(2022)对非药物治疗的有效性进行了系统综述和荟萃分析,来自 8 个不同国家的 19 项随机对照研究被纳入,结果显示:行为家庭系统治疗可提高患者的体重指数,而联合家庭治疗对改善抑郁更为有效;结合家庭治疗和个体治疗的研究以及治疗时间较长的研究治疗效应较大。

近年来,基于互联网的针对神经性厌食的认知行为治疗也开始逐渐有研究报道。Hamatani S 等(2022)的研究显示,基于互联网指导下的认知行为治疗可以有效改善神经性厌食患者的症状。此方面尚需进一步研究探讨。

(四)精神药物治疗

1. 抗精神病药 虽然曾有学者认为神经性厌食患者对体型、体重的先占观念类似于妄想,而用抗精神病药,如氯丙嗪、哌咪清、舒必利等予以治疗,但是由于氯丙嗪的药物不良反应及其在神经性厌食患者中使用的不合理性,哌咪清、舒必利等治疗神经性厌食的双盲、安慰剂对照研究并没有显示哌咪清和舒必利等能够有效治疗神经性厌食,因此上述药物已不再用于神经性厌食的治疗。目前,有部分研究

探讨新型抗精神病药治疗神经性厌食的疗效,其中:有个案报道神经性厌食患儿从利培酮治疗中获益,但是随机双盲安慰剂对照研究并未显示出疗效;有个案报道和开放性研究显示喹硫平能够改善神经性厌食患者的焦虑、抑郁、对体重的恐惧和体像障碍,对体重有一定增加作用,但是缺乏随机双盲安慰剂对照研究;有回顾性和对照研究显示阿立哌唑可改善神经性厌食患者的焦虑和进食行为的刻板,增加体重指数,但是也缺乏随机双盲安慰剂对照研究;有开放性、回顾性或随机双盲安慰剂对照研究报道奥氮平能够缓解患者的焦虑抑郁情绪,改善神经性厌食的症状,对患者体重的恢复和维持具有一定作用。Han R 等(2022)对既往奥氮平治疗神经性厌食的 4 个随机双盲安慰剂对照研究进行系统综述和荟萃分析,结果显示,奥氮平可以有效增加成人神经性厌食患者的体重指数,但在青少年神经性厌食患者中的作用尚不清楚。故关于二代抗精神病药治疗神经性厌食的疗效尚有待于进一步研究探讨。

2. 抗焦虑药 虽然目前并没有抗焦虑药治疗神经性厌食的系统研究报道,但是由于神经性厌食患者常常存在一定焦虑症状,尤其在要求患者进食、阻止患者清除、使患者体重增长时,焦虑情绪更加明显,同时部分患者可能共患焦虑障碍,因此运用抗焦虑药缓解患者的焦虑症状有所必要。只是选择药物时,应注意如果使用苯二氮䓬类抗焦虑药,应选择镇静作用弱的药物,如劳拉西泮,可在患者进食前或在引起患者明显焦虑的情景下使用。同时,由于神经性厌食患者存在物质滥用和依赖的风险,尤其是暴食清除型患者较限制型患者有更多的物质滥用或依赖的风险,因此治疗时间不宜过长。抗焦虑药治疗神经性厌食的疗效尚需系统研究探讨。

3. 抗抑郁药 由于神经性厌食与心境障碍可能存在病因学上的关联,神经性厌食患者易于共患心境障碍和强迫性障碍,因此有学者对抗抑郁药治疗神经性厌食的疗效进行研究探讨。1985 年,Biederman J 等对阿米替林治疗神经性厌食的疗效进行了为期 5 周的双盲安慰剂对照研究,并未发现阿米替林能够有效治疗神经性厌食。1986 年 Halmi KA 等发现阿米替林在短期住院治疗患者的研究中显示了统计学上优于安慰剂的疗效,但其疗效并没有得到充分的肯定。还有研究对氯丙米嗪治疗神经性厌食的疗效进行了研究,也未发现肯定的疗效。因抗抑郁药种类日益增多,而三环类抗抑郁药缺乏肯定的疗效,不良反应也较大,因此该类药已不适于神经性厌食患者的治疗。

虽然神经性厌食患者存在 5-羟色胺功能的紊

乱,但是目前关于 SSRI 治疗神经性厌食的结果却相互矛盾。有开放性研究表明氟西汀能够有效治疗神经性厌食。Attia 等(1998)对住院治疗的神经性厌食患者进行为期 7 周的随机、双盲、安慰剂对照研究,未发现氟西汀对患者体重、进食行为、心理状态有明显疗效。Gwirtsman 等(1990)和 Kaye 等(1991)发现氟西汀能够有效维持体重恢复正常的神经性厌食患者的体重。Kaye 等(2001)对氟西汀治疗体重恢复正常的厌食症患者进行双盲、安慰剂对照研究,也表明该药能够维持疗效,预防复发。但最近一项研究报道氟西汀并不能有效预防神经性厌食的复发。因此,氟西汀治疗神经性厌食的疗效还待于进一步研究探讨。基于上述研究结果,目前一般认为氟西汀对于神经性厌食急性期、对于营养不良和低体重的患者无明显疗效,但是对于体重恢复正常的患者能够维持疗效和减少复发。之所以如此,原因可能在于急性期患者饮食少、体重低、色氨酸缺乏,5-羟色胺合成和释放减少,5-羟色胺受体密度下调,氟西汀难以发挥作用。随着营养恢复,5-羟色胺合成逐渐恢复正常,氟西汀从而发挥作用。Fassino S(2001)对西酞普兰治疗神经性厌食的疗效进行了初步研究,表明该药能够缓解神经性厌食症状,缓解抑郁、强迫、冲动,但对患者的体重没有明显的增长作用。汇总既往 SSRI 治疗神经性厌食的研究,大多数研究并未得到该类药物改善神经性厌食患者进食行为、体重、心境和焦虑症状优于安慰剂的结果,此方面还需要进一步研究探讨。

近几年米氮平在神经性厌食的治疗中使用日益增多,但是到目前为止,尚缺乏该药治疗神经性厌食的系统研究。有个案报道,该药能够有效治疗伴有抑郁症状的神经性厌食,患者抑郁情绪改善,体重增加。陈玉龙等(2005)进行了米氮平和 SSRI 治疗神经性厌食的开放性对照研究,结果表明:治疗 6 周时,米氮平组体重增加大于 SSRI 组;治疗 12 周时,两组体重增加无显著性差异;两组焦虑、抑郁情绪都得到明显改善。米氮平治疗神经性厌食的疗效还有待于进一步研究探讨。

因安非他酮(Bupropion)有增加神经性贪食患者发生抽搐的可能性,因此也不推荐用于神经性厌食、尤其是暴食清除型神经性厌食的治疗。

4. 心境稳定剂　有研究对锂盐治疗神经性厌食的疗效进行了研究,没有发现肯定的疗效。有个案报道卡马西平对神经性厌食暴食清除型患者的症状没有缓解作用。还有个案报道丙戊酸在治疗伴有癫痫的神经性厌食时,患者癫痫和神经性厌食的核心症状都得到改善。因没有充分证据表明情绪稳定剂能够有效治疗神经性厌食,故不推荐用于神经性厌食的治疗。

5. 其他药物　除上述药物外,有研究对纳洛酮治疗神经性厌食的疗效进行了研究,没有发现肯定的疗效。1986 年 Halmi KA 等发现赛庚啶在短期的住院治疗研究中,对不存在暴食的神经性厌食患者有明显疗效,对存在暴食的患者,与安慰剂相比,疗效降低。故其疗效有待于进一步研究探讨。

虽然目前研究显示并没有药物能够有效治疗神经性厌食,但是如果患者存在明显的焦虑、抑郁或强迫症状,则应该选择适当的抗焦虑药或抗抑郁药予以治疗。只是因为患者躯体情况常常较差,所以应尽可能选择不良反应小的药物,同时应充分考虑患者躯体对药物的耐受情况,从小剂量开始服用,并严密监测药物的不良反应。

(五)健康教育

与其他精神障碍的治疗相似,健康教育是神经性厌食整体治疗干预中的重要部分。通过健康教育,使患者及其家属了解该障碍,从而更好地配合治疗。同时,也使家属能够更好地观察患者的躯体和精神状态,改善教育方法和亲子沟通,掌握一定的行为管理能力,帮助患者改善饮食行为,防范患者出现严重躯体并发症和自我伤害行为。

(六)其他探讨中的治疗

McClelland J(2016)采用随机双盲伪刺激对照研究方法,探讨重复经颅磁刺激治疗神经性厌食的疗效,结果显示针对左侧背外侧前额叶的重复经颅磁刺激可减少神经性厌食的核心症状,但该研究结果需要进一步重复验证。Baumann S 等(2021)采用随机双盲伪刺激对照研究探讨经颅直流电刺激治疗神经性厌食的疗效,结果显示经颅直流电刺激可能能够改善患者的基于体重的自我评价,减少对热量摄入的过度控制,但该研究结果也需进一步验证。

(七)共患精神障碍的治疗

因神经性厌食患者易于共患其他精神障碍,因此对于共患的其他精神障碍应予以积极的治疗,以促进患者的全面康复。

七、预后

自 1954 年开始,关于神经性厌食预后的研究日益增多。这些研究从死亡率、康复率、体重、进食态度和行为、月经等方面对神经性厌食患者的预后进行了研究。Seinhausen HC(2002)对 119 个共包括

5590 名患者的神经性厌食预后的研究进行了回顾，发现这些研究的平均死亡率为 5.0%，平均康复率为 46.9%，平均改善率为 33.5%，平均慢性率为 20.8%；平均 59.6% 的患者体重恢复正常，平均 57.0% 的患者月经恢复正常，平均 46.8% 的患者进食行为恢复正常。随访时间越长，死亡率越高。随访少于 4 年，平均死亡率为 0.9%；随访 4～10 年，平均死亡率为 4.9%；随访大于 10 年，平均死亡率为 9.4%。在仅包括青少年的研究中，平均死亡率为 1.8%，平均康复率为 57.1%，平均改善率为 25.9%，平均慢性率为 16.9%；在包括青少年和成人的研究中，平均死亡率为 5.9%，平均康复率为 44.2%，平均改善率为 30.7%，平均慢性率为 23.5%。

Fichter MM 等（2017）对连续住院的神经性厌食患者进行平均间隔 10 年的随访研究，结果显示 30% 的患者缓解；在随访 20 年的患者中，40% 缓解。从神经性厌食到暴饮暴食或肥胖是罕见的。不良预后的预测因子包括：入院时体重指数较低，进食障碍问卷成熟恐惧分量表评分高，随访时间短，住院时年龄较大。

还有研究报道神经性厌食的死亡率为每年 0.56%，是普通人群中年轻女性死亡率的 12 倍。从诊断到死亡间隔时间的中位数为 11 年。随访时间越长，死亡率越高。随访 20 年或以上的研究显示死亡率约为 15%。死亡原因，50% 为躯体合并症，25% 为自杀，25% 死于其他无关原因。Lowe 等（2001）和 Herzog 等（2000）报道在女性厌食症患者中，预测死亡的因素包括：血清白蛋白水平异常低，住院时的低体重，社会功能差，病程长，贪食和清除，共患物质滥用，共患情感障碍。Arcelus J 等 2011 年对 36 项神经性厌食死亡率的研究进行 Meta 分析，结果显示，神经性厌食的加权死亡率（即每 1000 人年死亡人数）是 5.1，标准化死亡率是 5.86，20% 的神经性厌食患者死于自杀，评估时的年龄是神经性厌食患者死亡的一个重要预测因素。

虽然系统的回顾研究均显示神经性厌食青少年患者的预后较成年患者为好，但是正如上述研究所显示，这种差异并不明显，青少年神经性厌食的预后并不像过去认为的那样乐观。但 Inger Halvorson 等（2004）对 51 名少年时期起病、经过系统治疗的神经性厌食患者进行 3.5～14.5 年的随访，结果发现 82% 的患者不再患有进食障碍，2% 患神经性厌食，2% 患神经性贪食，14% 患未在它处分类的进食障碍，无死亡病例；41% 有一个或更多的轴 I 诊断，主要为焦虑和抑郁障碍；患者心理社会功能较好，但仅 48% 对生活满意。

有关神经性厌食的复发情况及其影响因素，Keel PK 等（2005）对 136 名病情缓解的女性神经性厌食患者进行了为期 9 年的随访研究，发现 36% 的患者复发，入组时为神经性厌食限制型的患者，复发时倾向于出现贪食症状；入组时诊断为神经性厌食暴食清除型的患者，复发时倾向于回到过去的暴食模式；体像障碍、心理社会功能、对体型体重的关注均与复发有关，体像障碍是神经性厌食复发的重要危险因素。提示在预防复发时，针对体像障碍的治疗可以促进神经性厌食的长期恢复。Berends T 等（2018）的系统综述和荟萃分析显示，31% 的患者在治疗后复发。复发的最高风险是在出院后的第 1 年，并且这种风险持续长达 2 年。与复发风险显著相关的因素涉及饮食失调变量、共病症状、治疗过程变量和人口统计学变量。其他研究也显示共患的精神疾患（如边缘型人格障碍）明显地影响患者的预后。

目前尚有研究发现在康复过程中最有帮助的因素是与专业人员、朋友和家庭成员间的"治疗"关系。有一个患者信任的人，鼓励患者表达情感，会使患者从孤独的状态中解脱出来，澄清在知觉和想法方面的歪曲，建立对他人的信任，有利于患者的康复。还有研究报道完全康复的预测因子包括较高的住院时体重和较短的住院时间。

因神经性厌食具有不良的预后，因此建立有效的预防措施，探讨更加有效的治疗方法，探索预防复发的模式，对防治神经性厌食和改善神经性厌食患者预后具有非常重要的意义。

第二节 神经性贪食

一、概述

神经性贪食（bulimia nervosa，BN）是一种多起病于青少年时期、女性多见、以反复发作性暴食及强烈的控制体重的先占观念为特征、导致患者采取极端措施以削弱所吃食物的"发胖"效应的一种精神障碍。该障碍的主要临床特点为不可抗拒的强烈的摄食愿望和暴食行为、对肥胖的病态恐惧、为消减大量摄食可能导致的肥胖而采取诱吐、导泻、禁食或过度运动等行为。

bulimia 作为一个术语，源于两个希腊词，即："bous"，意思是"牛或公牛"；"limos"，意思是"饥饿"。bulimia 即为"病态的饥饿"或"贪婪的食欲"。虽然神经性贪食真正被认识到是一种疾病只有半个世纪的历史,但是这种"病态的饥饿"或"贪婪的食欲"可以追溯到公元前 4 世纪。在中古时代,就开始有将"病态的饥饿"或"贪婪的食欲"作为一种症状进行详细描述的案例报道。除 bulimia 外,kynorexia 也是中古时代运用的一个术语,该术语与神经性贪食更为接近,意指对饮食失去控制、大量进食和呕吐,当时还有此类症状的个案报道。18 世纪后,kynorexia 逐渐被 bulimia emetica 所替代,同时人们也开始关注具有饮食失去控制、大量进食和呕吐特点患者的心理特征。虽然神经性贪食的相关症状群引起人们关注已有二千多年历史,但是直到 1979 年英国医师 Gerald Russell 首次提出神经性贪食这一名称,该障碍才真正引起医学界的关注;Gerald Russell 当时报道了 30 例神经性贪食患者,这些患者都已就诊 6 年以上,并且具有 3 个共同的特征,即:不可抗拒的大量进食的强烈愿望,诱吐、导泻等清除行为,对发胖的病态恐惧,由此对神经性贪食的主要临床表现进行了较好的总结。至此,神经性贪食开始被医学界认为是一个独立的疾病实体,并于 1980 年被列入 DSM-Ⅲ 诊断标准。

二、流行病学

作为一种进食障碍,神经性贪食的年龄和性别分布类似于神经性厌食,但起病年龄比神经性厌食稍晚一些,通常起病于青少年后期和成年早期。该障碍的患病率随调查方法及调查人群的不同而有所不同。Charlotte Jaite(2013)研究调查德国 1404 名儿童和青少年(79.9% 为女性,平均年龄为 16.7 岁±3.3 岁),其中绝大多数神经性贪食患者是女性(92.7%),患病率为 0.20%。Tomoko Udo(2018)研究 36306 名美国成人样本,结果显示神经性贪食终身患病率估计值为 0.28%,12 个月患病率估计值为 0.14%;在调整年龄、种族和(或)民族、教育和收入后,女性在终身和 12 个月内诊断为神经性厌食、神经性贪食和暴食障碍的概率均显著高于男性;终生和 12 个月的神经性贪食诊断的调整优势比(AOR)在不同种族和(或)民族间无显著差异。Darby A 等(2009)在澳大利亚社区开展了一项关于进食障碍行为和肥胖在 1995—2005 年间的增长率变化的研究,结果提示肥胖和进食障碍行为之间的相关率从 8.5% 增长至 20%。Marija Bagaric(2020)调查来自南澳大利亚的 2977 名参与者发现,男性和女性的神经性贪食终身患病率分别为 1.21% 和 2.59%。DSM-5 中,年轻女性的神经性贪食的 12 个月患病率为 1%~1.5%。因为该障碍在青春后期和成年早期达到顶峰,所以时点患病率在年轻成人中最高。神

经性贪食患者中,女性患者多于男性,比例在 3∶1。神经性贪食曾被认为多发生于西方中产阶级女性,但也有研究报道该障碍可存在于发展中国家或发达国家的所有社会阶层。郑毅团队对 5 个省份 73992 名 6~16 岁的儿童青少年的调查显示,神经性贪食的患病率为 0.9%。

三、临床表现

(一)早期临床表现

神经性贪食起病隐袭,但是如果既往饮食体重正常的儿童青少年逐渐出现以下情况,应注意是否为神经性贪食的早期表现:对外貌、体重、体型的不满及过分关注;对食物的过分关注和渴望,并间断出现一次性进食大量食物的现象,或开始有意控制饮食,饮食量逐渐减少,但之后逐渐出现一次性进食大量食物的现象;大量进食后诱吐、导泻、过度运动或节制饮食;体重下降,月经失调。如果患者出现以上情况,应及时到专科医师处就诊,尽早明确诊断。

(二)主要临床表现

神经性贪食的主要临床表现为患者对食物存在强烈的、不可抗拒的欲望,不可自制地发作性暴食,在短时间内进食大量的食物。进食后,因恐惧肥胖,又采用诱吐、导泻、禁食,服用利尿药、甲状腺素,过度运动等方式以消除暴食引起的发胖效应。

虽然神经性贪食患者均以上述描述为主要临床表现,但是患者起病时往往经历以下过程:因为对自己体重、体型等不满意,患者常常自青春期早期(对于女性,通常在月经初潮后)即开始限制饮食。因限制饮食和增加运动,使患者常常处于一种半饥饿状态。一段时间后,患者变得脆弱,开始屈服于饥饿的感觉和想吃食物的想法。随着想吃食物的想法日益强烈,患者开始悄悄吃零食,之后逐渐出现吃大量食物的暴食发作。因为患者持续存在对食物、体重、体型的先占观念,所以暴食发作后,患者非常担心体重增加,因此又出现诱吐、导泻、服用利尿药、禁食、过度运动等行为,以消除大量进食造成的体重增长。此后,暴食和诱吐、导泻等行为反复出现,而构成该障碍的诊断。该障碍症状较轻者,没有明显的体重变化和代谢改变;症状重者,每天都有一次或数次暴食、诱吐或导泻等,严重影响患者的躯体功能和正常代谢。

在此需要提及的是,部分患者会报告他们非常喜欢暴食时享受食物的感受。Szydlo(2000)研究发现许多神经性贪食患者,尤其是长期治疗中的患者,

在他们暴食和呕吐发作时,有关于性和攻击的幻想,还有许多患者有指向自己或他人的破坏性情感和攻击冲动。此外,神经性贪食经常发生于有神经性厌食病史的患者。对于部分患者来说,神经性贪食可以被视为持久的神经性厌食的结果(相反的情况也有发生)。在这种情况下,既往存在神经性厌食病史的患者,体重开始增加,月经可能恢复正常,提示病情正在改善,然而随后出现反复发作的暴食和呕吐。反复呕吐会导致电解质紊乱等躯体并发症,随后体重严重下降。Tozzi 等(2005)对神经性厌食和神经性贪食诊断转化现象进行了探讨,88 名神经性厌食患者中 32 名发展为神经性贪食,350 名神经性贪食患者中,有 93 名发展为神经性厌食。诊断的转化多发生在疾病的第 5 年。自我认同低与两种疾病的转化都有关。父母批评多与神经性厌食向神经性贪食的转化相关;酒精的滥用或依赖和低水平的追求新奇与神经性贪食向神经性厌食的转化相关。这些结果表明人格和家庭的特点可能影响到进食障碍的病程,并影响到疾病诊断的变化和发展。

(三)其他临床表现

1. 其他精神症状　由于长期反复的暴食发作、诱吐、导泻及可能存在的躯体并发症,使得神经性贪食患者可能出现其他精神方面的症状,比如焦虑、抑郁、易激惹、强迫、注意力减退、社交退缩和隔离、睡眠障碍、性欲低下等。此外,由于控制暴食和清除行为的失败,患者常常感到很沮丧。当看到自己没有能力得到想要的完美身材,患者经常感到很愤怒。冲动控制的缺乏增加了患者的罪恶感,也使他们对挫折的耐受性更低。

需要注意的是,因神经性贪食患者经常共患抑郁障碍、焦虑障碍等其他精神障碍,故对于存在焦虑抑郁等症状的患者,应注意明确是否有共患病。

2. 躯体并发症　因长期反复暴食及诱吐,神经性贪食患者常常具有特征性外貌,由于唾液腺(尤其腮腺)肿大而两腮肿胀,因此被描述为"花栗鼠脸"。同时,由于体液滞留,也加重了患者的面部水肿。相反,患者的身体通常来说相对要瘦。由于反复多次诱吐,患者手部皮肤可能出现伤口、瘢痕和磨损,特别是在指关节上,此时被称为 Russell's 征,是自我诱吐的一个重要标志。

与神经性厌食相似,由于反复多次的暴食和诱吐、导泻、禁食、过度运动等行为,神经性贪食患者也会出现神经性厌食患者出现的各种躯体并发症,只是往往较神经性厌食患者轻,具体详见神经性厌食。常见的躯体并发症包括:电解质紊乱,低血压,心动

过缓,伴有上腹部饱满感的胃肠功能失调,腹痛,闭经或月经不规律,龋齿,畏寒,体温调节困难,易疲劳,皮肤干燥、弹性下降,多尿,咽痛、食道溃疡等。食道出血、胃破裂、食道破裂是神经性贪食最严重的并发症。部分神经性贪食患者滥用吐根去诱吐,而吐根能够引起心肌病、心律失常和心力衰竭。

因经常呕吐和服用泻药、利尿药等,神经性贪食患者易于出现电解质紊乱,包括低钾血症和低氯血症,而电解质紊乱可能导致严重的心脏并发症。因此,注意监测电解质,及时纠正电解质紊乱非常重要。

此外,因神经性厌食患者可能出现骨密度减低,对可疑存在厌食或既往诊断为神经性厌食的贪食症患者,有必要做骨密度检查。对于闭经 6 个月以上的患者或症状持续 2 年以上的低体重贪食症患者,也应进行骨密度检查,以确定患者是否存在骨质疏松。

(四)共病

神经性贪食患者经常共患其他精神障碍,大多数患者至少共患一种其他精神障碍,也有患者共患多种精神障碍。Jaite 等(2013)对 248588 名德国儿童青少年的调查显示,神经性贪食患者中精神障碍的共患率为 64.1%,共患的疾病不局限于任何特定类别,而是涉及各种精神障碍。A. Keski-Rahkone 等(2016)的研究显示,进食障碍患者中最常见的共患病为焦虑障碍(53%)和心境障碍(43%)。在许多患者中,心境障碍与神经性贪食同时出现或随后出现,并且患者经常将他们的心境障碍归因于神经性贪食。然而,在一些患者中,心境紊乱明显先于神经性贪食而发生。神经性贪食患者还易共患物质使用障碍,酒精或兴奋剂使用的终身共患率至少为 30%,中枢兴奋剂的使用通常始于尝试控制食欲和体重。相当比例的神经性贪食患者还会满足一种或多种人格障碍的诊断标准,其中最常见的是边缘型人格障碍。

1. 抑郁障碍　是神经性贪食较为常见的共患病。A. Keski-Rahkone 等(2016)的研究显示,80%~90%的神经性贪食患者一生中至少经历一次心境障碍发作,其中大部分为抑郁发作。

2. 焦虑障碍　有研究表明焦虑障碍也是神经性贪食常见的共患病。在 A. Keski-Rahkone 等(2016)的报道中,超过 50%的神经性贪食患者共患焦虑障碍。Walter 等(2004)报道,在神经性贪食患者中,68%的患者至少存在一种焦虑障碍,其中 40%存在强迫性障碍,16%存在社交恐怖障碍,12%

存在特定恐怖障碍,8%存在广泛焦虑障碍,11%存在惊恐发作,2%存在广场恐怖,13%存在创伤后应激障碍。而且,焦虑障碍多于神经性贪食之前出现。Laura Mandelli 等(2020)的荟萃分析报道,在神经性贪食患者中,强迫性障碍的终身共患率和目前共患率分别为13%和9%;前瞻性随访研究中终身共患率更高,为19%。尽管没有明确的证据表明共患焦虑障碍会明显影响神经性贪食的治疗效果,但这些共患的问题在治疗计划中也应强调和考虑。

3. 人格障碍　有报道神经性贪食患者容易出现冲动、情绪化、自恋等人格特征。一系列系统研究表明1/4~1/3的神经性贪食患者存在人格障碍,其中与神经性贪食关系最密切的是边缘型人格障碍。Sydney(2019)的研究提示,35%的神经性贪食患者同时合并有边缘型人格障碍。边缘型人格障碍的存在与神经性贪食患者更多的进食态度问题、更频繁的住院次数及自伤自杀行为等相关,也与更差的预后和随访时更多的精神症状有关。

4. 物质滥用　神经性贪食患者较神经性厌食患者有更高的共患物质使用障碍的风险。既往研究报道在神经性贪食患者中,酒精使用障碍的终身共患率为20%~25%。Trace SE(2013)的研究提示,神经性贪食和酒精使用障碍之所以共患,部分原因可能在于一些共同的遗传因素增加了两种障碍的易感性。既往研究还显示神经性贪食患者有更多风险罹患药物使用障碍。Baker JH(2007)研究报道,抑郁、神经质和儿童期性虐待在神经性贪食和药物使用障碍之间起中介作用,神经性贪食和药物使用障碍之间存在遗传因素的重叠。

5. 注意缺陷多动障碍　Nazar BP 等(2016)的系统综述和荟萃分析显示,在注意缺陷多动障碍患者中,共患神经性贪食的风险高于共患神经性厌食和暴食障碍的风险,OR 为5.71。在临床会谈诊断的 ADHD 患儿中,风险更高。在进食障碍患者共患ADHD 的风险也增高,OR 为2.57。

6. 问题网络使用　Hinojo-Lucena FJ(2019)的系统综述和荟萃分析显示,包括神经性贪食在内的多种进食障碍与问题网络使用相关,问题网络使用是学生进食障碍的预测因子,问题网络使用的学生群体存在进食障碍的比例也增高。

7. 非自杀性自伤　既往研究显示,在神经性贪食患者中,25%~55%存在非自杀性自伤行为;54%~61%的有自伤行为的个体目前或既往有进食障碍。Dodd DR(2022)研究报道在女性神经性贪食患者中,边缘型人格障碍症状在童年创伤和非自杀性自伤之间起到中介作用。

8. 自杀　神经性贪食患者有较神经性厌食更高的自杀风险。Mandelli L 等(2019)对进食障碍的各种亚型的自杀企图进行荟萃分析,结果显示在神经性贪食患者中,自杀未遂发生率最高,为21%。Tomoko Udo 等(2019)对美国成人代表性样本进行调查,发现自杀未遂发生率的估计值在神经性贪食患者中为31.4%。

四、病因和病理机制

与神经性厌食相似,神经性贪食的病因尚不明确,可能与多种因素有关,是生物学因素、社会心理因素等相互或共同作用的结果。

1. 围产期不利因素　目前,关于神经性贪食围产期不利因素的研究很少。Angela Favaro 等(2006)研究报道以下围产期不利因素与神经性贪食显著相关:胎盘梗塞,新生儿反应低下,早期进食困难,低出生体重。而且"身长小于所处胎龄正常范围"能够有效地将神经性贪食和神经性厌食或正常对照区分开来。这些结果表明围产期并发症可能与神经性贪食的发病有关。

2. 遗传因素　家系调查和双生子研究均提示神经性贪食与遗传因素有关。Michael Strober 等(2000)对504名进食障碍患者的1831名一级亲属进行了调查,结果发现:在神经性贪食患者的一级亲属中,神经性贪食患者亲属的终身患病率是正常对照亲属的4.4倍;7.0%的神经性贪食患者家系有另一个亲属患神经性贪食,而对照组为1.7%;对于神经性厌食和神经性贪食的女性亲属,神经性厌食的相对危险度分别为11.3和12.3,而神经性贪食的相对危险度分别为4.2和4.4。Watson 等(2021)的系统综述中,回顾以往对于双生子的研究发现,神经性贪食的遗传度范围为28%~83%。Yao 等(2021)的研究发现,神经性贪食和神经性厌食约60%的遗传效应是相同的。近几年,关于神经性贪食的分子遗传学研究日益增多。目前认为神经性贪食是多条神经病理通路的基因异常共同作用导致,其中5-HT信号通路、多巴胺信号通路、去甲肾上腺素信号通路、脑源性神经营养因子(BDNF)等受到较多的关注。越来越多的证据表明,5-HT 系统的改变与饮食行为的改变有关,有研究发现编码 5-HT 的转运体的 SLC6A4 基因与神经性贪食存在关联;5-HT2A 受体基因启动子区 -1438A/G 的多态性与进食障碍的发病风险增高存在相关。目前尚未有对于神经性贪食的全基因组关联分析(GWAS)。

Hubel 等(2019)对进食障碍表观遗传学的研究进行综述,结果发现目前对于神经性贪食障碍的表观遗传学研究尚少,且结果不一致,尚处于初步研究的阶段。

以上研究均表明神经性贪食与遗传因素有关,但遗传方式尚不明确,需要进一步研究。

3. 神经生化因素　正如神经性厌食相应内容中所述,摄食行为与多种神经生化物质有关,而5-HT是与摄食行为关系最为密切的神经递质,因此5-HT也是神经性贪食病因和病理机制研究中的一个重点。目前,虽然已有的研究未能发现神经性贪食患者脑脊液5-HIAA(5-羟吲哚乙酸,5-HT的最终代谢产物)浓度与正常对照比存在差异,但是也有研究发现暴食频率高的神经性贪食患者5-HIAA水平明显低于暴食频率低的神经性贪食患者或正常对照。还有研究表明神经性贪食患者服用5-HT激动剂mCPP(间氯苯哌嗪)后血清催乳素反应迟钝,提示患者中枢神经系统突触后5-HT2C受体,可能也包括5-HT1A受体的敏感度下降。这些研究都表明神经性贪食患者可能存在5-HT功能的不足。5-HT是摄食后饱腹感的神经生化信号,因此5-HT功能不足将使患者在食物摄入过程中相应的神经信号活动减少,进而导致患者缺乏饱腹感,从而使患者饮食摄入增加,使正常的饮食转为大量进食。暴食是神经性贪食的症状核心,而5-HT功能不足与贪食及抑郁均有关,因此有学者提出暴食发作反映了神经性贪食患者在努力地应对他们的抑郁情绪。同时,因5-HT功能不足与冲动攻击的行为模式也有关,可以推测5-HT功能不足与神经性贪食患者的冲动性暴食有关。虽然以上研究显示异常的5-HT调节可能与神经性贪食患者的暴食、抑郁、冲动有关,但这种异常是持续存在还是与状态有关,目前尚难以确定,需要进一步研究探讨。有研究表明5-HT功能异常在患者症状缓解后一直持续存在,是一种与素质相关的异常,但也有研究结果正好相反。

除5-HT外,还有研究发现神经肽Y和肽YY的水平在神经性贪食患者中增高,胆囊收缩素水平在部分女性神经性贪食患者中降低,血浆瘦素浓度在神经性贪食患者中明显高于神经性厌食患者,但仍低于健康对照。Smith等(2021)的综述表明,胃肠肽,包括生长素释放素、胆囊收缩素、胰高血糖素样肽-1等,均与进食障碍行为相关。

虽然神经性贪食患者存在以上神经生化物质水平的变化,但是这些变化是进食障碍的原因,还是进食障碍的结果,目前尚不清楚,还有待于进一步研究探讨。

4. 神经影像学研究　目前关于神经性贪食的神经影像学研究较少,且样本量较小。Mandy Skunde等(2016)对28名女性神经性贪食患者和29名健康对照女性在执行常规的和特定食物的No-Go任务时,进行了事件相关的功能磁共振成像研究,结果发现与对照组相比,神经性贪食患者的右侧感觉运动区(中央后回、中央前回)和右侧背侧纹状体(尾状核、壳核)的激活减少。Li Wang等使用静息态脑功能磁共振和弥散张量成像方法,对神经性贪食患者的脑结构及功能网络进行了系列研究。使用图论方法发现,神经性贪食女性患者的内在功能性大脑结构发生了改变,患者组的脑功能的整体和局部效率异常,感觉运动、视觉、皮质下和边缘系统等部位的节点和网络水平的连接异常,表明神经性贪食患者存在大尺度的脑区间的功能整合障碍(Li Wang等,2017);使用弥散张量成像技术探讨神经性贪食患者全脑白质的相关变化发现,神经性贪食患者在前额叶、中脑边缘奖赏系统、躯体感觉和视空间系统中的白质连接存在异常,大脑半球特异性变化可能是神经性贪食病理生理学的一个重要方面(Li Wang等,2019);对神经性贪食患者纹状体的功能连接研究也发现纹状体与前额叶、丘脑、枕叶皮层、感觉运动皮层等部位的功能连接存在异常,而这些脑区的功能与自我调节、奖赏、躯体感觉等相关(Li Wang等,2020)。

5. 家庭因素　已有研究表明,与正常对照相比,神经性贪食女性患者感受她们的家庭有较小的内聚力,较少的情感支持,较少的沟通表达,更多的冲突,更多的控制。Rorty等(2000)发现神经性贪食患者报告父母对他们有过度干涉。还有患者报道他们的童年有更多的体罚、更严厉和变化无常的纪律。Omer Bonne(2003)比较了神经性贪食患者的家庭和匹配的健康家庭,发现神经性贪食患者对家庭功能的感受差于父母,而在健康家庭中,孩子和父母间感受基本相同;与正常对照相比,神经性贪食患者感受他们的家庭内聚力较小、支持较少、更难以适应。以上研究结果均提示家庭成员沟通和相互关系的异常可能与神经性贪食的发生有关。

6. 人格和气质因素　目前,关于神经性贪食患者人格特点的研究显示,患者追求新奇,冲动,回避伤害,有更多的负性情感和更强的应激反应性,人格障碍(主要是边缘型人格障碍)的共病率也更高。有研究表明部分气质特点在患者康复后依然存在。Stein D(2002)报道,康复1年以上的神经性贪食女性在应激反应性、完美主义、负性情绪、社交不安全感等方面评分仍然高于正常对照。由此提示人格和气质特点可能是神经性贪食患者的发病基础。

7. 社会文化因素 与神经性厌食相似,以瘦为美的社会文化、一些职业的特殊要求、女性追求完美以适应职业竞争等,同样与神经性贪食的发生有关。有报道对体重、体型不满意、进食被家庭成员挑剔评论的早期经历在神经性贪食患者中更为常见。Barnett(1997)通过5年的随访研究证实了以下因素为进食障碍,尤其是神经性贪食的危险因素:文化中要求女性瘦的观念、对体型非常不满意、抑郁、对瘦和饮食作用的不合理信念及认识。

8. 性虐待 既往曾有多个研究提示,童年遭受性虐待是神经性贪食的一个危险因素。Worderlich等提出假设:与限制饮食的神经性厌食相比,儿童性虐待与神经性贪食的关系更为密切。贪食和导泻可能起着使患者从精神、躯体记忆、恐惧及对既往虐待反应中逃脱出来的作用。L. Utzinger(2016)对133名神经性贪食女性患者进行问卷调查及分析,结果显示具有低自尊、抑郁症状、社交焦虑、童年虐待史的个体,罹患该疾病的风险更高。但既往也有研究结果与上述研究结果不同。Pope HG Jr(1994)对美国、奥地利、巴西的神经性贪食女性患者进行研究,未发现三组间童年时遭受性虐待的比例存在差异,也未发现神经性贪食女性患者较普通人群中女性有更高的儿童性虐待史。因此,儿童期遭受性虐待与神经性贪食的关系还有待于进一步研究确定。

9. 其他 有研究报道儿童早期的异食癖是青少年患神经性贪食的重要预测因子。某些躯体疾病,如胰岛素依赖型糖尿病,也被认为是进食障碍的易感因素。

五、诊断和鉴别诊断

(一)诊断步骤

1. 采集客观而详细的病史资料,注意患者的症状特点,与发病相关的可能因素,患者的躯体情况、情绪、人格特点等。

2. 进行详细的精神检查。

3. 进行详细的躯体检查和必要的躯体辅助检查。

4. 综合上述资料,结合诊断标准进行诊断。

5. 如果存在躯体并发症或其他精神障碍,也应同时做出诊断。

(二)诊断标准

DSM-5神经性贪食诊断标准

A. 反复发作的暴食。暴食发作以下列2项为特征:

1. 在一段固定的时间内进食(如在任何2小时内),食物量大于大多数人在相似时间段内和相似场合下的进食量。

2. 发作时感到无法控制进食(如感觉不能停止进食或控制进食品种或进食数量)。

B. 反复出现不适当的代偿行为以预防体重增加,如:自我引吐,滥用泻药、利尿剂或其他药物,禁食或过度锻炼。

C. 暴食和不适当的代偿行为同时出现,在3个月内平均每周至少1次。

D. 自我评价过度地受身体的体型和体重影响。

E. 该障碍并非仅仅出现在神经性厌食的发作期。

标注如果是:

部分缓解:在先前符合神经性贪食的全部诊断标准之后,持续一段时间符合部分的诊断标准。

完全缓解:在先前符合神经性贪食的全部诊断标准之后,持续一段时间不符合任何诊断标准。

标注目前的严重程度:

严重程度的最低水平基于不适当的代偿行为的频率,严重程度的水平可以增加到反映其他症状和功能障碍的程度。

轻度:每周平均有1~3次不适当的代偿行为的发作。

中度:每周平均有4~7次不适当的代偿行为的发作。

重度:每周平均有8~13次不适当的代偿行为的发作。

极重度:每周平均有14次或更多不适当的代偿行为的发作。

ICD-11神经性贪食诊断标准 诊断要点如下:表现为频繁而持续的暴食发作(例如,每周1次或更多,持续至少1个月以上)。暴食发作定义为在独立的一段时间内,体验到对进食行为失去控制,个人进食明显增多,或较平常明显不同,并无法停止进食或对进食类型或数量进行控制。暴食障碍伴有反复的、不适当的代偿行为以预防体重增加(如:自我催吐,滥用泻药或灌肠剂,剧烈运动)。个体存在与体重或体型相关的先占观念,这种先占观念对自我评价有强烈的影响。个体无显著的低体重,不满足神经性厌食的诊断需求。

(三)鉴别诊断

1. 器质性疾病或其他精神障碍所导致的贪食现象 在神经性贪食的诊断过程中,应注意除外器质性疾病或其他精神障碍所导致的贪食现象,如克莱恩-莱文综合征、间脑病变、甲状腺功能亢进等。详细的病史,全面的躯体和精神检查,必要的辅助检查将有助于神经性贪食与其他疾病的鉴别。

2. 神经性厌食暴食清除型　暴食行为只出现在神经性厌食发作期的患者被诊断为神经性厌食暴食清除型,并且不应再额外诊断为神经性贪食。

3. 暴食障碍　该障碍以反复发作的暴食行为为主要临床表现,患者的暴食行为并非仅仅出现在神经性贪食或神经性厌食的病程中,也没有反复出现的不恰当的代偿行为以对抗体重增加。

4. 克莱恩-莱文综合征　又称周期性嗜睡与病理性饥饿综合征,呈周期性发作(间隔数周或数月),每次持续 3～10 天,表现为嗜睡、贪食和行为异常。病因和发病机制尚不清楚,可能为间脑特别是丘脑下部功能异常。因其没有对于体重增加的恐惧和不适当的代偿行为,不应做神经性贪食的诊断。

5. 抑郁障碍伴非典型特征　过量饮食在伴有非典型特征的抑郁障碍中很常见,但是有该障碍的患者没有不恰当的代偿行为,也不会表现出作为神经性贪食特征的过度担心体型和体重。如果符合该两种障碍的诊断标准,则应给予两种诊断。

6. 边缘型人格障碍　作为边缘型人格障碍定义的一部分,冲动行为的诊断标准包括暴食行为。如果边缘型人格障碍和神经性贪食的诊断标准都符合,则应给予两种诊断。

(四)躯体并发症及共患精神障碍的诊断

神经性贪食患者存在多种躯体并发症,并经常共患其他精神障碍。对于患者存在的躯体并发症及共患的精神障碍,也应做出相应诊断。

六、治疗

与神经性厌食相似,神经性贪食的治疗目标为:① 减少和消除暴食和清除行为;② 治疗躯体并发症;③ 增进患者配合恢复健康饮食模式和参与治疗的动机,提供关于健康、营养和健康饮食模式的教育,恢复健康饮食模式;④ 帮助患者重新评价和改变与该障碍的产生和维持有关的认知、态度、动机、冲突和情感;⑤ 治疗相关的精神症状和共患的其他精神障碍,包括冲动控制、焦虑、抑郁、物质使用障碍等;⑥ 争取家庭支持,提供家庭咨询和治疗;⑦ 预防复发。

神经性贪食的治疗涉及躯体治疗、心理治疗、药物治疗等多个方面,因此也需要一个由精神科医师、内科医师、心理治疗师、营养师等组成的联合治疗团队。

与神经性厌食相似,治疗场所的选择也很重要。对于大多数没有合并症的神经性贪食患者,不需要住院治疗。如果患者出现以下情况则需要住院治疗:存在严重的躯体并发症,存在严重的抑郁或自杀企图,存在严重的暴食清除行为。门诊充分治疗效果不佳,存在其他需要住院治疗的精神障碍,如严重的酒精或药物滥用或依赖等。

(一)针对躯体并发症的对症支持治疗

对于神经性贪食患者,首先特别需要注意患者是否存在严重的躯体合并症,如低钾、心律失常等。如果患者存在严重的躯体并发症,应立即住院治疗,进行积极的对症处理和支持治疗,以防患者出现生命危险。如果患者无严重的躯体合并症,其躯体并发症常常不需要进行特殊的治疗,一般随着患者饮食行为和营养状况的改善,躯体并发症也会逐渐得到改善。对于闭经,当患者体重恢复到标准体重的 90% 或以上时,一般都可逐渐恢复。对于存在骨质疏松的患者,其处理请详见本章第一节神经性厌食有关内容。

(二)心理治疗

心理治疗是神经性贪食的一种非常重要的治疗方法。与神经性厌食相似,在选择具体的心理治疗方法时,应结合患者多个方面予以考虑。常用的心理治疗方法包括支持性心理治疗、认知行为治疗、人际关系治疗、家庭治疗、精神动力学治疗等,可采用个别治疗或小组治疗两种形式。

1. 认知行为治疗(CBT)　是神经性贪食治疗中运用早、研究系统并且被广泛运用的一种治疗方法,是被循证医学证明有效的治疗方法,也是被 NICE 指南(2017)推荐的方法。1981 年 Fairbum 即开始运用该方法治疗神经性贪食,之后的随机对照研究表明认知行为治疗能够有效治疗神经性贪食,减少暴食和清除行为,改善对饮食和体型的认知态度,改善整体心理功能,而且疗效较为持久。Daniel(2015)对 130 名青少年神经性贪食患者进行为期 6 个月的个体或家庭认知行为治疗,在治疗结束和 6 个月的随访中,可以观察到患者的暴食和清除行为得到有效改善。但 Marly(2017)在荟萃分析中指出,有 2 篇研究结果提示认知行为疗法对个体减重方面改善欠佳。

认知行为治疗一般分为 20 次,持续治疗 20 周以上。具体实施时,可分为三个阶段:① 第一阶段,重点在于恢复正常的饮食模式;② 第二阶段,重点在于矫正有关身体和饮食的歪曲的思想和信念、重建认知和解决问题的技巧训练;③ 第三阶段,重点在于预期问题的解决以预防复发。也可分为以下几个阶段:

(1)第一阶段 主要对患者进行健康教育,使患者了解神经性贪食的有关知识,同时通过认真记录自己暴食、诱吐等情况及自我监督,帮助患者规律饮食,对抗暴食和清除的冲动。

(2)第二阶段 运用不同的结构化程序和家庭作业,帮助患者扩展饮食选择,识别和矫正存在问题的认知、态度、信念和回避行为。

(3)第三阶段 帮助患者学会识别人际交往中存在的应激源,并运用更加有效的方式予以有效的解决。

(4)第四阶段 当症状减少后,运用预防复发的策略减少复发的可能性,即预期将来可能遇到的应激性情境或挫折,并帮助患者学会处理。

因儿童青少年正处于发展之中,因此该方法用于儿童青少年神经性贪食患者的治疗时,需要做适当的调整。James Lock(2005)运用调整后的 CBT 治疗青少年神经性贪食患者,发现效果与成人患者相似,暴食/清除的频率减少 78%,56% 的患儿不再有暴食/清除行为。此外,在儿童青少年的治疗过程中,父母的参与也很重要。同时,学校环境的问题和学业的困难会使治疗变得复杂化。应了解学校的情况和安排(如吃饭时间、活动等),以便更好地评估学校对患儿饮食态度和行为的影响,适当调整患儿在学校的饮食时间和计划。

认知行为治疗有不同的方式,除了上述经典的 CBT 治疗之外,引导式自助的 CBT 也被证实效果显著。NICE 指南(2017)建议,可以首先进行引导式自助的 CBT 治疗,通常是在 16 周的时间里完成 4~9 次的治疗,如果前 4 次治疗后无明显疗效,建议换用更强的治疗方式。

2. 人际关系治疗(interpersonal psychotherapy, IPT) IPT 是以改善来访者的人际关系为目的、经验性支持的短程心理治疗。Fairbum 等(1993、1995)报道,人际关系治疗是除认知行为治疗之外,唯一一个在治疗后 4 个月、8 个月、1 年和 6 年时能够继续保持较好疗效的治疗方法。McElroy 等(2015)的研究结果也表明认知行为疗法和人际关系治疗是对神经性贪食症患者短期和长期减少暴食的最有效的治疗方法。

Fairburn 和其同事(1991)发现,尽管 IPT 和 CBT 在改善神经性贪食患者的精神病理的表现方面疗效相当,但是在治疗的终点时,CBT 在减轻患者的体重、改善体像障碍,特别是进食行为、诱吐等方面优于 IPT。但是在 1 年和 6 年后的随访中,IPT 和 CBT 改善患者的精神病理症状疗效相当。其他的研究也表明,IPT 和 CBT 的疗效相当,都具有改善患者症状的长期疗效。Fairburn 等(2015)的研究选择排除了神经性厌食的进食障碍患者,发现在 60 周的随访痊愈率 CBT 高于 IPT 组,但是随着随访时间的延长,IPT 组患者痊愈标准达到率不断提高。

3. 行为治疗 也是神经性贪食可以选择的一种治疗方法。已有研究报道,短期治疗时,行为治疗与认知行为治疗在改善患者的暴食和清除行为等方面疗效相当,但行为治疗的疗效却不持久。Fairburn 等(1995)报道在治疗结束时,除了对体重、体型的歪曲态度和极端的饮食方面认知行为治疗疗效优于行为治疗外,其他方面两种治疗方法的疗效无明显差别。但治疗后 4 个月,行为治疗组继续保持良好疗效的比例开始有所下降;治疗后 12 个月,行为治疗组下降到 20%;治疗后 6 年,行为治疗组中 86% 的患者又符合进食障碍的诊断,而认知行为治疗组仅为 37%。提示认知行为治疗中认知的改变对于预防复发具有重要意义。

近些年,行为减肥疗法(BWLT)也广泛应用于神经性贪食患者的治疗中。BWLT 以减重为目的,从而帮助患者改善病情。Hay(2013)的研究结果提示,在一个短程治疗中,对于神经性贪食合并有肥胖症的群体,BWLT 相比于 CBT 是一个更好的治疗选择。Marly(2017)的研究结果也支持上述观点,在对 5 篇关于 BWLT 的治疗效果的文章进行分析后发现 BWLT 治疗后体重下降更有效,但在后期随访的结果中提示情况改善不理想。Munsch 等(2007)做了一项为期 6 年的关于 BWLT 和 CBT 疗效比较研究,CBT 组对于暴食程度和频率有明显改善,BWLT 在 BMI 下降方面有更好的结果,但在 12 个月随访时,暴食情况的缓解和 BMI 下降方面均未见明显改善,在其后的 6 年随访中,也未见明显改善,但相比于基线时,仍有部分改善。

4. 其他心理治疗 还可选用支持性心理治疗、认知治疗、精神分析治疗、家庭治疗或建立自助小组等对神经性贪食患者进行治疗。有研究表明认知行为治疗的疗效优于支持性心理治疗、精神动力治疗。基于家庭的心理治疗对于儿童青少年患者来说非常重要,其效果优于针对个人的支持性心理治疗(GD Ie,2007)。

辩证行为治疗(DBT)近年来更多应用于合并有情绪调节问题的神经性贪食患者的治疗,这类患者往往也具有边缘型人格障碍的特点（EY Chen，2008）。Safer 等（2010）的研究也支持 DBT 对神经性贪食患者的治疗有促进作用，可以有效地减少暴食频次的发生。Rozakou-Soumalia N（2021）的系统综述和荟萃分析显示，DBT 可以有效改善神经性贪食患者的情绪失调。

与传统的面对面的心理治疗模式相比，近年来越来越多的线上治疗得以开展，特别是 COVID-19 疫情以来，由于保持社交距离的要求，线上治疗（远程医疗、视频会议）等逐渐被广泛使用。Raykos 等（2021）的研究显示，约有 65% 的进食障碍患者认为，线上治疗和传统的面对面治疗相比疗效相当。尽管 Plumley 等（2021）的研究纳入的样本量不大，线上治疗仍展示出较好的安全性、耐受性及有效性。目前已经有进食障碍自助 App 可供患者线上使用。这类 App 里面包括对饮食、认知和症状诱发因素的自我监测，疾病的健康教育，建立规律进食行为、减少进食障碍相关症状的策略，以及以周为单位的行为计划。Jane（2021）的研究显示，使用这类 App 可以帮助更多患者获得更好的治疗结局。

（三）药物治疗

1. 抗抑郁药　是神经性贪食药物治疗领域中研究最多的一类药物，尤其是在心理治疗不可及或不接受的情况下。

Agras WS 等（1987）对丙米嗪治疗神经性贪食的疗效进行了双盲对照研究，结果表明该药可有效减少暴食行为。McCann（1990）对去甲丙米嗪治疗非清除型神经性贪食的疗效进行了双盲安慰剂对照研究，也发现该药可有效减少患者的暴食行为和抑郁症状。但是，由于三环类抗抑郁药的不良反应较多，同时由于其他研究表明上述药物缺乏长期疗效，复发率高，该类药已逐渐不再用于神经性贪食的治疗。

有研究报道单胺氧化酶抑制剂也能够有效治疗神经性贪食，只是因为药物不良反应相对较大，尤其是神经性贪食患者难以做到传统的单胺氧化酶抑制剂所要求的饮食方面的限制，所以目前已很少使用。

如前病因部分所述，由于神经性贪食与低 5-HT 功能有关，因此自 1992 年开始有 SSRI 类抗抑郁药氟西汀治疗神经性贪食的研究报道。已有双盲安慰剂对照研究表明，无论患者是否存在抑郁症状，氟西汀都能够有效治疗神经性贪食，减少暴食和清除行为。因此，氟西汀已被美国 FDA 批准用于神经性贪食的治疗。氟西汀治疗神经性贪食的剂量要高于抗抑郁剂量，目前已有研究报道 60 mg/d 氟西汀较 20～40 mg/d 氟西汀有更好的疗效。常见的不良反应主要包括震颤、失眠、恶心，但与剂量无关，高剂量组因不良反应的脱落率与安慰剂组无明显差异。因神经性贪食在完全康复后第 1 年复发风险最高，Romano（2002）对氟西汀 60 mg/d 治疗 8 周、呕吐频率减少 50% 或以上的患者，继续进行氟西汀和安慰剂的双盲安慰剂对照研究，直至 52 周，以确定氟西汀减少复发的疗效。结果表明与安慰剂组相比，氟西汀治疗明显减少了复发。Himmerch 等（2019）推荐使用氟西汀进行为期 2 年的维持治疗。

也有研究发现舍曲林、氟伏沙明和帕罗西汀能够有效改善神经性贪食症状。还有双盲对照研究表明氟伏沙明能够有效预防神经性贪食症状的复发。其他类的抗抑郁药，如 SNRI（文拉法辛、度洛西汀）等的研究数据尚少。尽管安非他酮在改善暴食及清除行为中有明显的效果，但是因为其具有增加癫痫发作的风险，所以被禁用于治疗神经性贪食（及神经性厌食）。

需要注意的是，在儿童青少年患者中使用抗抑郁药可能会增加自杀风险，因此在处方该类药物前需要和患者家长充分沟通并取得知情同意。

2. 抗焦虑药　目前并没有对照研究表明苯二氮䓬类抗焦虑药可以有效治疗神经性贪食，同时由于神经性贪食患者容易共患物质使用障碍，因此苯二氮䓬类药物的使用在神经性贪食的治疗中应该受到限制。但是，神经性贪食患者确实容易共患焦虑障碍，因此对于焦虑症状较为突出的患者选择非苯二氮䓬类抗焦虑药（如丁螺环酮或坦度螺酮）进行治疗可能更为合适。

3. 心境稳定剂　因神经性贪食患者容易存在情绪失调和冲动控制问题，因此有研究探讨了使用心境稳定剂如锂盐、卡马西平等治疗神经性贪食。目前仅对卡马西平以及托吡酯进行过随机双盲安慰剂对照研究。在对卡马西平的随机双盲安慰剂对照研究中，未发现其明显的疗效。对托吡酯的 5 项随机双盲安慰剂对照研究，均证明其对神经性贪食症患者有效，表现为暴食和清除行为的明显减少及体重下降等。

对丙戊酸钠、拉莫三嗪等治疗神经性贪食的研究，也证明其有效，但是研究样本量小，其安全性以及在儿童青少年群体当中的适用性，仍需要进一步研究。

在 Hsu LK 等（1991）的研究中，对 91 例神经性贪食患者的随机双盲安慰剂对照的研究，未发现碳酸锂的疗效优于安慰剂。

4. 其他　在 4 项使用阿片受体拮抗剂环丙甲羟二羟吗啡酮的随机双盲安慰剂对照研究中，样本量均较小,结果尚不一致,有研究发现环丙甲羟二羟吗啡酮可以缩短神经性贪食患者的暴食时间,而非暴食频率。有报道哌甲酯可有效治疗共患注意缺陷多动障碍的神经性贪食患者,但此方面还有待进一步研究探讨,同时中枢兴奋剂也有增加神经性贪食患者物质滥用的风险。有随机双盲安慰剂对照研究表明选择性 5-HT3 受体拮抗剂奥坦西隆(Ondansetron,止呕药)能够明显减少神经性贪食患者的暴食、呕吐行为,暴食行为时间也明显减少,但需进一步研究探讨。还有研究探讨了纳曲酮治疗神经性贪食的疗效,结果未发现明显疗效。

关于药物治疗联合心理治疗是否疗效更佳,Reas 等(2021)的综述中,发现在 12 项联合治疗的随机对照研究中,有 10 项研究发现联合治疗并无优势。

(四)其他治疗

有对照研究表明光照治疗可以减少神经性贪食患者的暴食频率,可能与改善了患者的情绪状态有关。因此,对于上述治疗疗效欠佳的患者,也可以尝试使用该治疗。

(五)共患的其他精神障碍的治疗

为对患者进行全面干预,积极治疗患者的共患病非常重要。可根据患者的具体情况,选择适当的心理治疗或药物治疗等,改善患者的共患病,促进全面康复。

七、预后

在神经性贪食被确立为独立的疾病实体后,关于该障碍预后的研究日益增多。曾有 3 年的随访研究报道,少于 1/3 的患者病情恢复好,多于 1/3 的患者症状改善,约 1/3 的患者进入慢性病程。Herzog(1999)对 30 名神经性贪食患者进行 34～42 个月的随访,发现复发率为 63%。Pamela 等(2005)对 136 名女性神经性厌食患者和 110 名女性神经性贪食患者进行了为期 9 年的随访研究,结果发现:神经性厌食的复发率为 36%,神经性贪食的复发率为 35%;入组时为神经性厌食限制型的患者,复发时倾向于出现贪食症状;入组时诊断为神经性厌食暴食清除型或神经性贪食的患者,复发时倾向于回到过去的暴食模式。Steinhausen(2009)对 4639 名神经性贪食患者进行的预后研究显示,根据三个结果标准(恢复、改善、慢性),发现接近 45% 的患者完全康复,27% 左右的患者有显著改善,接近 23% 的患者进入慢性病程。Kamryn(2017)对患有神经性贪食的女

性在 9 年、20～25 年进行了随访,结果显示,在 9 年随访中,神经性贪食患者的康复率为 68.2% 以上;在 22 年前后的随访中,仍有 68.2% 的神经性贪食患者康复。提示早期康复与神经性贪食长期康复的可能性增加无显著相关。

因神经性贪食复发率较高,因此确定复发的预测因子对预防复发具有重要意义。有研究报道共患边缘型人格障碍与较差的预后有关。Herzog 等(1999)报道严重的体像障碍和心理社会功能差是神经性贪食复发的危险因素。体像障碍越重,复发风险越大;心理社会功能越差,复发风险越大。因此,加强针对体像障碍的认知干预及人际关系等治疗对促进神经性贪食患者的长期恢复、改善患者预后非常重要。D. Rosen 等(2010)的研究显示,良好的预后和发病年龄更早、症状持续时间更短、症状频率更低、亲子关系更佳、未使用导泻剂、治疗第 1 个月疗效更好等有关。

进食障碍的死亡率是所有精神障碍中最高的。Suokas 等(2013)的研究证实,尽管神经性贪食患者的死亡率低于神经性厌食患者,但相较于正常人群,神经性贪食患者的死亡率仍然升高了三倍。在死亡原因中,除了与神经性贪食相关的躯体风险,神经性贪食患者更常见的死亡原因为自杀。Crow 等(2014)研究报道,在神经性厌食青少年中,53.0% 有自杀观念,25.9% 有自杀计划,35.1% 有自杀企图,17.1% 有多次自杀未遂。因此,对神经性贪食的早期识别和系统干预,在降低其死亡风险、改善患者预后等方面,有着积极而重要的作用。

第三节   异食癖

一、概述

异食癖(pica)是一种以持续的进食一种或多种非营养性、非食用性的物质为主要特征的进食障碍。摄入的典型物质通常基于年龄和易得性而变化,如纸、肥皂、布、头发、绳子、羊毛、土壤、粉笔、滑石粉、油漆、口香糖、金属、石子、木炭、煤、灰、黏土、淀粉、冰块等。个体通常没有对食物的厌恶。这些行为与儿童的发育水平不相当,也不符合患儿所处的文化背景。根据 DSM-5 相关内容,该障碍可独立存在,也可能发生于其他精神障碍(如智力发育障碍、孤独症谱系障碍、精神分裂症等)的病程之中,此时只要症状严重、足以引起独立的临床关注,并符合该障碍的诊断标注,也应给予诊断。

二、流行病学

异食癖是一种较为常见、但研究却相对较少的儿童行为方面的障碍。目前研究显示,婴儿将物品放入嘴中的现象非常常见,此现象随着年龄增长明显减少。如一个大样本的临床调查显示,75%的12个月龄的婴儿将非食品类物品放入嘴中,而到2~3岁时,只有15%的幼儿父母报道孩子存在该种情况。但关于异食癖患病率的研究报道却很少。曾有学者对30~33个月的儿童进行调查,发现异食癖的患病率为22%。Hartmann等(2018)对德国804名7~14岁儿童人群的异食癖患病率进行了调查,其中12%的儿童至少有过一次异食癖行为,5%有过反复的异食癖行为。同时,作者观察到异食癖与亲社会行为相关。同样有研究发现不同地区异食癖患病率的不同可能与当地文化对异食行为的可接纳性相关。异食癖还经常发生于有发育障碍(如孤独症或智力发育障碍)的儿童之中。有研究表明在机构中的智力发育障碍患儿中,异食癖的患病率为10%~33%,随着智力发育障碍程度的加重,患病率升高。在我国,尚无全面的异食癖流行病学调查报道,仅在846例发现锌缺乏的婴幼儿中发现97例(11.47%)儿童存在异食癖。

三、临床表现

1. 主要临床表现　异食癖的临床特点为持续食用不可作为食用的非营养性物质,如泥土、纸张、颜料、织物、昆虫、动物毛发、沙子、小卵石、污物、头发、锐利的物品、洗衣粉、香皂、树叶、草、指甲等。患儿可能同时食用多种不可食用的非营养性物质,也可能仅食用1或2种不可食用的非营养性物质。患儿所食用的非营养性物质的种类在不同年龄患儿中有所不同。一般来讲,小年龄儿童可能食用颜料、泥土、绳子、头发或布料等;大年龄儿童可能食用动物毛发、沙子、昆虫、树叶、石子等;青少年和成人可能食用泥土、污物等。还有报道成人食用点燃的香烟、烟灰、樟脑丸、玻璃等。

2. 躯体并发症　因为食用不可食用的物质,因此可能导致出现一些躯体并发症,对患儿身体造成损害,如口咽、食道和胃肠的损伤或穿孔、贫血、腹泻/便秘、寄生虫感染、铅中毒和营养不良等。摄入的物质可能含有多种有毒污染物,如铅、汞、砷、氟化物等。接触此类物品会导致多种毒性作用,例如铅中毒。铅中毒可能会出现神经系统症状,如嗜睡、头痛、颅神经麻痹和视神经乳头水肿,甚至导致癫痫发作。在一些病例中还有可能发生毛发团等造成的肠梗阻。

3. 其他伴随情况　除上述异食症状和由此导致的躯体并发症外,部分患儿可能存在发育障碍,还有部分患儿可能存在一些行为问题,如吸吮拇指和咬指甲。这些行为可能与患儿的情绪或不安全感有关,患儿通过这些行为来缓解压力、自我放松或寻求慰藉。

四、病因和病理机制

异食癖的病因目前尚不明确,可能涉及多个方面,包括躯体因素、家庭因素、社会经济因素、文化因素等。

实验室研究已经显示铁的缺乏和低钙饮食可诱发小鼠异食癖。一些临床研究也证实了缺铁和异食癖之间的关系。但是,有个案报道,异食癖患儿血清铁正常;存在缺铁的异食癖患儿,血清铁恢复正常后,异食癖症状依然存在。还有双盲对照研究显示,肌内注射铁剂对患儿的异食癖症状并无明显改善作用。因此,铁的缺乏可能只是部分异食癖患儿症状产生的原因。除铁的缺乏外,还有研究表明锌的缺乏与异食癖有关。王建国(2008)报道112例异食癖儿童的病因依次是缺铁性贫血(27.7%)、锌缺乏(20.5%)、寄生虫病(18.8%)等。张建军(2007)报道异食癖儿童通过硫酸锌口服治疗2周后68.4%的患儿异食癖症状完全消失,23.7%的患儿停止进食异物,但不久又复发,总有效率为92.1%。其他研究也得到类似结果。提示由于缺锌,患儿含锌的唾液蛋白-味觉素分泌减少,从而导致患儿味觉的紊乱,出现异食癖症状。NS Ivascu等(2001)报道了395名镰状细胞病患者中有134名(33.9%)存在异食癖症状。

除上述躯体因素外,有研究显示异食癖患儿有更多的吸吮拇指和咬指甲现象,与父母分离、更换照料者的更多,因此提示这些患儿可能存在焦虑和不安全感,而异食癖行为是本能地寻求慰藉和由于安全感缺乏而自我防御的一种歪曲形式。还有研究显示母爱剥夺、儿童忽视和虐待、亲子关系不良、瓦解性的家庭结构与异食癖明显相关。因此,提示家庭环境因素与异食癖症状的发生有关。

除上述因素外,还有研究提示某些患者的异食癖行为与文化因素密切相关。如在东非,妇女在妊娠前后会吃土,因为她们相信土壤中有一种魔力能够保佑她们的后代。在秘鲁和玻利维亚,还有一些吃土的部落,他们相信吃土能够消除食物中毒素对健康可能产生的不利影响。此外,在一些发展中国家,泥土还被作为胃的保护剂在食用可能有毒的鱼或其他生物之前食用。

基于既往研究,有研究者提出了异食癖的多因子病因模型,即:异食癖是由多种因素,包括躯体因素、发育因素、家庭及社会心理学因素(如母亲的忽视、离异家庭给孩子的不适当的养育和监护)、文化因素(如接受异食行为的文化传统)、社会经济因素(贫穷)等单独或共同作用导致的结果。

还有学者探讨了异食癖和强迫性障碍及冲动控制障碍之间的关系。异食癖患者会表现出明显的强迫性行为,通常被描述为渴望根据味道或稠度食用某种不应食用的物质,尤其是在极度焦虑的时刻。这使得他们感到羞愧,但缓解了他们的焦虑。Duru Gundogar(2003)报道了 3 例异食癖患儿及成人,经 SSRI 治疗获得较好疗效,因此提出异食癖可能是强迫症谱系障碍的一种表现。

五、诊断和鉴别诊断

(一)诊断

诊断需依据详细的病史和精神检查及必要的辅助检查等。24 个月以下的儿童,咬或者偶尔食用非食品类物品是比较常见的。只有这种情况持续存在、并且与发育水平不相当时才能够诊断为异食癖。

(二)诊断标准

1. DSM-5 诊断标准

(1)持续进食非营养性、非食用性的物质至少 1 个月。

(2)进食非营养性、非食用性的物质与个体的发育水平不相符。

(3)这种进食行为并非文化支持的或正常社会实践的一部分。

(4)如果进食行为出现在其他精神障碍[如智力障碍(智力发育障碍)、孤独症(自闭症)谱系障碍、精神分裂症]或躯体疾病(包括怀孕)的背景下,则它要严重到需要额外的临床关注,才做出异食癖的诊断。

标注如果是:

缓解:在先前符合异食症的全部诊断标准后,持续一段时间不符合诊断标准。

2. ICD-11 诊断标准

ICD-11 诊断要点包括:反复地进食无营养的物质,如非食物的物体或材料(黏土、土壤、粉笔、石膏、塑料、金属和纸等)或未加工的食物原料(如大量的盐或谷物粉),症状持续或严重到需要临床关注;个体的生长发育水平已达到能够区分可食用和不可食用物质的年龄(正常发育

水平在 2 岁左右);异食行为导致健康或功能的损害或显著的风险。这些症状或行为不是其他疾病(如营养缺乏)的表现。

(三)鉴别诊断

在进行异食癖诊断时,应注意与其他精神障碍(如精神分裂症等)导致的异常行为相鉴别。如果进食行为出现在其他精神障碍[如智力障碍(智力发育障碍)、孤独症(自闭症)谱系障碍、精神分裂症]或躯体疾病(包括怀孕)的背景下,则它要严重到需要额外的临床关注,才做出异食癖的诊断。

(四)躯体并发症和共患的精神障碍的诊断

在异食癖患者的诊疗过程中,对于患儿的躯体情况需充分重视,并进行相应的检查,以确定患儿是否存在与异食癖相关的躯体疾病(如缺铁、缺锌等)或躯体并发症(如铅中毒、低钾血症等)。当患者存在腹部症状时,通常需要进行影像学检查(包括腹部平片、钡剂检查)和内窥镜检查以明确有无肠梗阻。如存在,也应做出相应的诊断,并及时处理。对于患儿共患的精神障碍也需做出诊断。

六、治疗

异食癖的治疗应强调综合治疗。在进行治疗之前,应首先充分了解患儿的病史,包括进食物质的类型、数量、接触持续时间、行为通常发生的环境、物质的来源。了解与患儿症状发生有关的可能因素,对患儿的症状进行详细的观察,对患儿、看护人以及环境进行综合性评估。之后制订个体化的治疗方案,根据治疗方案对患儿进行治疗。具体的治疗方法如下:

1. **父母教育** 因异食癖的治疗与家长对待患儿症状的态度及与医师治疗的配合程度密切相关,因此进行父母教育非常重要。通过父母教育,帮助家长了解异食癖的症状特点、可能的原因、对患儿造成的长短期危害、治疗方法等,从而使家长能够用正确的态度对待患儿的症状,用正确的方法帮助患儿,并且与医师很好的配合。

2. **环境的调整** 尽管进行积极的治疗,但异食癖症状的消除仍然需要一定的时间和过程,因此根据患儿的具体情况,为患儿提供一个没有或尽可能少有患儿所食用的非食品类物质的安全环境非常重要。从而使患儿难以得到所食用的非食品类物质,减少患儿的异食癖行为,减少异食癖行为对患儿躯体的损害。

3. 心理治疗

（1）行为矫正治疗　是异食癖的重要治疗方法，可运用行为治疗的原理帮助患儿减少异食癖症状。如可运用矫枉过正（矫正过度）法减少患儿的异食癖行为。即：当发现患儿食用非食品类物质时，让患儿立即吐出，并扔进垃圾桶。然后，刷牙5～10分钟、洗手、洗脸（当患儿食用粪便时，清洗会阴部），倒垃圾桶，打扫垃圾桶周围的卫生。这个过程持续10～30分钟，必要时予以躯体辅助。还可运用正性强化法、代币制来帮助患儿建立不食用非食品类物质的良好行为，或运用差别强化法强化患儿嚼口香糖、喝饮料、吃点心、参加活动等所有与异食行为不相容的行为，同时用反应代价或隔离法减少患儿的异食癖行为，如患儿出现异食癖行为时，不仅让患儿吐出，还取消一次参与喜欢活动的资格或将患儿短暂隔离。

除上述方法外，应注意患儿所食用的非食品类物质的感觉特性，如有可能，用质地、色泽、味道相似的可食用物品进行替代。对于发育障碍严重的患儿，还应加强食物识别训练，以帮助患儿正确识别食物和非食品类物质，从而减少异食癖行为。

（2）其他方式的心理治疗　因社会心理因素、家庭因素与患儿症状的出现可能相关，因此根据患儿及其家庭的具体需要，予以支持性心理治疗、精神动力学治疗、家庭治疗等非常重要。通过心理治疗，消除社会心理因素、家庭因素等对患儿的负性影响，建立父母和孩子之间和谐的交流关系，改善患儿症状。

4. 药物治疗

有学者提出异食癖可能是强迫症谱系障碍的一部分，故有个案报道采用SSRI（氟西汀、艾司西酞普兰）进行治疗，患者病情得到改善。因此，对于年龄较大的或治疗较困难的患儿，可进一步评估他们的异食癖行为是否具有强迫症状的特点，必要时可试用SSRI予以治疗。

5. 躯体疾病或并发症的治疗

因有研究表明缺铁、缺锌、低钙等可能与患儿异食癖行为有关，肠虫症也可能与异食癖行为有关，因此积极治疗这些躯体疾病对缓解异食癖症状可能有所帮助。此外，如果患儿存在异食癖导致的躯体合并症，尤其是存在严重的躯体合并症时，也应进行积极、及时的治疗。

6. 其他治疗

如果患儿存在其他精神障碍，如情绪紊乱、智力发育障碍、精神分裂症等，应予以相应的治疗。

七、预后

异食癖通常被认为是一个自限性疾病，但少数患儿症状可能持续到青春期，偶尔也会持续到成年。有些学者非常强调异食癖对患儿的影响。Millican等（1962）报道了与异食癖相关的精神病理现象：作为一个群体，小年龄儿童语言运用发育稍有迟缓，存在独立需要和攻击情感的冲突；一半的青少年存在抑郁情绪，有些青少年出现人格发展的偏离，主要为被动依赖型和边缘型人格障碍；许多青少年持续存在其他形式的不适当的与口有关的行为，如吸吮大拇指和咬指甲、异常的饮食习惯、吸烟、酗酒、吸毒等。Haoui等（2003）报道108名异食癖患儿均有相关的精神问题，包括严重的精神障碍（48%）和发育障碍（26%），以及孤独症谱系障碍和精神分裂症。异食癖还可与回避性/限制性摄食障碍相关，特别是在其临床表现伴有强烈的感觉偏好的个体中。因此，重视异食癖，积极探讨其病因，尽早对患儿进行干预非常重要。

第四节　遗尿症

一、概述

遗尿症（enuresis）是儿童排泄障碍之一。根据DSM-5中的定义，遗尿症是指5岁以上或智龄相当于5岁的儿童反复出现发生于白天或黑夜的排尿失控现象，该现象与患儿生理年龄及智龄不符，也非服用利尿药或躯体疾病所引起。

根据遗尿症发生前患儿小便自控情况，遗尿症可分为原发性遗尿症和继发性遗尿症。原发性遗尿症指患儿自小一直尿床，从未能够控制小便，直至5岁后，仍有遗尿现象，即是正常婴儿尿失禁的异常延伸。继发性遗尿症指儿童已经能够连续控制小便半年或半年以上，但又出现遗尿问题。原发性遗尿症较继发性遗尿症更为常见。继发性遗尿症常起病于5～8岁，但也可发生于任何时间。根据遗尿症状发生的时间，遗尿症又可分为夜间型、日间型和混合型。夜间型遗尿症：遗尿只发生于睡眠中（即在夜间发生），通常出现在夜间睡眠的前三分之一时间。日间型遗尿：遗尿只发生于觉醒时，有时也被简称为尿失禁。这种亚型的个体可分为两组，有"急迫性尿失禁"的个体具有突发的强烈尿意和逼尿肌不稳定；而有"排尿延迟"的个体有意识地推迟排尿直至失禁发生。混合型遗尿症：兼有上述两种亚型的表现。夜间型遗尿症在上述三种类型中最为常见。无论何种类型，总体讲，严重的遗尿症相对少见。2%～15%的遗尿症患儿每天遗尿，或每周遗尿2次或

2次以上。遗尿可以作为单一症状存在，也可伴有更广泛的情绪或行为障碍。

二、流行病学

遗尿症是一种较为常见的临床现象，该现象引起人们关注已有数个世纪。Glicklich 曾于 1951 年对遗尿症进行了很好的总结和回顾，其资料一直追溯到公元前 1500 年。遗尿症 enuresis 即来自于希腊语 enourein，意即排尿（voiding urine）。遗尿症在儿童中患病率较高，如：Jarvelin 等（1988）对 3206 名 7 岁的斯堪的纳维亚儿童进行调查，发现该障碍的总体患病率为 9.8%，其中夜间型患病率为 6.4%、日间型为 1.8%、混合型为 1.6%。Kanahewari 等（2003）对 3371 名新西兰小学生进行调查，发现夜间型遗尿症的患病率为 8%，其中原发性患病率为 6.2%、继发性患病率为 1.8%。Shoba Srinath 等（2005）对印度的 4～16 岁儿童进行调查，发现该障碍的总体患病率为 6.2%。A. Hamed 等（2016）对埃及南部 12 所城市和农村小学共 4652 名儿童进行调查，发现夜间型遗尿症的患病率为 18%，其中男孩患病率为 17.2%、女孩患病率为 18.66%。患儿中，52% 来自农村，48% 来自城市。

有学者于 2005 年对香港地区 3047 名 6～12 岁小学生进行调查，发现夜间型遗尿症的患病率为 5.1%。唐芳等（2021）对长沙市 17 所中小学 3055 名 6～18 岁儿童少年进行调查，发现原发性遗尿症的患病率为 4.47%，男性更为多见，女性患病率（3.61%）低于男性患病率（5.32%）。缪千帆等（2020）对 26 个省、自治区和直辖市的 225 所学校的 129952 名儿童少年进行调查，发现儿童遗尿症患病率为 4.8%；随着年龄增长，无论男性或女性，患病率均逐渐降低，其中幼儿园、小学、初中、高中人群中遗尿症的患病率分别为 12.1%、5.1%、1.1% 和 1.4%；5 岁儿童患病率为 15.2%，7 岁和 10 岁儿童的患病率分别为 8.3% 和 4.8%，16 岁少年的患病率为 1.1%。

在 DSM-5 引用的患病率中，5 岁儿童为 5%～10%，10 岁儿童为 3%～5%。随着年龄增长和发育成熟，部分患儿的症状会自发缓解，每年的自发缓解率为 5%～10%。大多数有该障碍的儿童到青春期能够控制排尿，但约 1% 的案例持续至成年。

三、临床表现

遗尿症的主要临床表现为患儿在达到能够自行控制排尿的年龄，也即 5 岁后（对于存在发育障碍的儿童，智龄 5 岁后），却不能够自行控制小便，而此现象并不是由于服用利尿剂所引起，也不是由于各种躯体疾病或其他精神障碍所导致。具体讲，遗尿症患儿常常表现为夜间睡眠中尿湿床单，少数患儿表现为白天控制不住小便而尿湿裤子，或两种情况兼而有之。因为遗尿情况较频繁发生，因此会给患儿父母带来一定的烦恼和困扰，给患儿本人造成明显痛苦和压力。同时，由于父母可能斥责或体罚患儿，同伴可能疏远或排斥患儿，患儿还可能出现对父母的对抗或低自尊，从而进一步影响患儿的社会适应性，并使患儿易于出现情绪行为问题。

郭骏等（2017）对 265 名 5～7 岁遗尿症儿童进行心理问题的流行病学调查，结果显示 51% 的患儿存在心理问题，其中以情绪不稳及易冲动（占 61.13%）最为常见，其次为自卑和紧张心理（占 49.43%）及社交焦虑（占 48.68%），且随着年龄增长心理问题发生率呈上升趋势。遗尿症患儿的气质特点也存在较多问题。如马骏（2006）报道在遗尿症儿童中，难养型比例（30%）明显高于正常儿童（11%）；男性遗尿症儿童活动水平较高、节律性差、适应性差、反应强度较强烈、坚持性低、注意较易分散；女性遗尿症儿童活动水平较高、节律性差、适应性差、情绪本质较消极、坚持性较低。此外，遗尿症患儿尚易共患情绪行为障碍。有研究报道，32% 的注意缺陷多动障碍儿童符合遗尿症诊断标准，29.6% 的选择性缄默症儿童存在遗尿症。因此，注意患儿存在的其他症状对全面诊断、充分干预具有重要的意义。

遗尿症为一个自愈性疾病，随着年龄增长，多数患儿自发缓解，至成人时，患病率约为 1%。

四、病因和病理机制

为探讨遗尿症的病因，已有较多学者对该障碍的危险因素进行了调查。如：Hui-Mei Huang 等（2020）发现遗尿症家族史、睡眠障碍、长期使用尿不湿、延迟上厕所训练、饮用含糖饮料、睡前饮水、低经济支持与夜间型遗尿症明显相关。Jian Guo Wen 等（2006）也发现 22.87% 的原发性夜间型遗尿症患儿存在遗尿症家族史，年龄、居住地点（城乡）、睡眠-觉醒障碍、家族史等是严重的原发性夜间型遗尿症的重要预测因子。还有较多学者从膀胱功能、尿动力学、抗利尿激素等角度对遗尿症的发病机制进行了探讨。这些研究提示以下因素与遗尿症的发生有关。

1. 遗传因素　无论是家系调查、双生子研究或分子遗传学研究，其结果均表明遗尿症与遗传因素有关。Jarvelin 等（1988）进行的家系调查报道，75% 的遗尿症儿童，其一级亲属有遗尿症病史。如果父母均有遗尿症病史,其子女 77% 患该障碍;如果父母一方有遗尿症病史,其子女 43% 患该障碍;如果父母均无遗尿症病史,其子女 15% 患该障碍。双生子研究表明,同卵双生子同病率明显高于异卵双生子。如:Bakwin(1971)报道,同卵双生子的同病率为 68%,异卵双生子的同病率为 36%;男孩同卵双生子的同病率为 70%,异卵双生子的同病率为 31%;女孩同卵双生子的同病率为 65%,异卵双生子的同病率为 44%。分子遗传学研究则发现位于染色体 4p、5、8、12q、13q、22 的某些基因位点与遗尿症相关。还有研究提示在原发性遗尿症显示出常染色体显性遗传模式的家系中,可能存在与尿液浓缩有关的水通道蛋白 2(AQP2)基因的突变。虽然以上结果均提示遗尿症与遗传因素有关,但目前研究没有单个基因可以解释所有遗尿症病例,基因型和表型相关性不强。这意味着尽管一个家庭中的几个成员可能患有遗尿症,但他们的预后和潜在的致病机制可能会有很大差异。遗尿症易感基因导致遗尿症的作用机制尚不清晰,需进一步研究探讨。

2. 膀胱功能障碍 因膀胱是排尿的重要器官,因此有关遗尿症(尤其是夜间型)患儿膀胱结构及功能的研究比较多。目前研究发现,遗尿症患儿膀胱功能异常主要是功能性膀胱容量减少、逼尿肌过度活动及尿道功能不稳定等。Wabanabe 等(1997)通过睡眠中脑电图和膀胱内压力的测定,发现 30%~32% 的夜间型遗尿症患儿存在膀胱的脱抑制性收缩。这些患儿的实际膀胱容积与正常儿童相同,但是功能性膀胱容积却小于不存在膀胱脱抑制性收缩的遗尿症患儿和正常儿童。由于膀胱的脱抑制性收缩及功能性膀胱容积少于正常儿童,因此使患儿易于出现遗尿现象。Yeung 等(1999)及 Neveus 等(2001)还报道去氨加压素(DDAVP)及报警器治疗失败、尿量生成正常的夜间型遗尿症患儿,存在膀胱的过度活动。膀胱过度活动使患儿可能存在以下症状:白天小便次数多(多于 7 次/天)、尿急、低或多变的功能膀胱容积、尿量少、遗尿时尿量存在变化、遗尿后立即醒、一夜多次遗尿。陈进军等(2006)报道,在 45 名原发性夜间型遗尿症患儿中,逼尿肌不稳定收缩占 67%(30/45),膀胱最大测量容量下降占 73%(33/45);逼尿肌不稳定收缩患者中,29 例表现为逼尿肌-尿道括约肌协同失调。提示逼尿肌不稳定收缩是遗尿症的重要病理生理改变,虽随年龄增长有减少趋势,但各时期患者均存在长期的逼尿肌不稳定收缩。逼尿肌不稳定收缩可导致膀胱功能容量减少,敏感性增高,膀胱顺应性降低,从而导致遗尿。充盈过程中逼尿肌-尿道括约肌协同失调可

能与尿道功能不全也有关,也是遗尿症患者的部分病理生理改变,两者之间的关系值得深入研究。

3. 精氨酸加压素分泌成熟延迟 目前,关于精氨酸加压素和遗尿症之间关系的研究比较多。精氨酸加压素(arginine vasopressin,AVP)是影响尿液生成多少的重要因素,其分泌存在昼夜节律,夜间分泌增加使得夜间尿液生成减少,从而避免遗尿。目前,已有研究表明,在遗尿症患儿中,夜间 11 点至凌晨 4 点的精氨酸加压素水平明显低于正常对照,因此提示夜间型遗尿症患儿的精氨酸加压素分泌节律可能成熟延迟,由于精氨酸加压素夜间分泌的减少,使得患儿夜间尿液生成增多,当尿液体积超过膀胱容量时,导致遗尿。还有研究表明 DDAVP 治疗有效的患儿精氨酸加压素水平明显低于 DDAVP 治疗无效的患儿,提示在遗尿症患儿中,可能存在一个亚型,该亚型精氨酸加压素水平低于正常,DDAVP 治疗有效。虽然上述结果提示遗尿症与精氨酸加压素水平之间存在一定关系,但是目前研究结果并不完全一致,有些研究结果并未显示遗尿症与精氨酸加压素水平之间存在关系。因此,精氨酸加压素水平与遗尿症的关系尚有待于进一步研究探讨。除精氨酸加压素分泌可能存在不足之外,还有学者提出持续到少年或成年期的难治性遗尿症可能是由于患者对精氨酸加压素不敏感所致,从受体水平解释这些患儿为何会出现遗尿问题,并且对 DDAVP 治疗不敏感。此外,还有学者对血浆心房利钠肽(即心房肽)的昼夜水平变化进行了研究,尚未得到一致结果。

4. 睡眠障碍 因遗尿症状多发生于睡眠之中,因此自 1970 年以后,关于遗尿症和睡眠障碍之间关系的研究日益增多。目前,大多数研究并未发现夜间型遗尿症患儿的睡眠脑电图与正常儿童有所不同。同时,还有研究发现遗尿症状可发生于睡眠的任何阶段,各个阶段的遗尿次数与相应阶段的睡眠时间成正比。但是,夜间型遗尿症患儿的父母坚持认为患儿睡眠存在问题,如与患儿同胞比,患儿睡眠深,更难被唤醒。同时,也有部分研究提示原发性遗尿症患儿存在睡眠-觉醒障碍,如比正常对照更难于被唤醒,并且更易于出现夜惊和睡行症等睡眠-觉醒问题。因此,有学者提出遗尿症与睡眠有关,由于患儿睡眠深、难以唤醒,膀胱充盈时,从膀胱传送到大脑的神经冲动难以将患儿唤醒,因此患儿出现夜间遗尿的问题。我国香港地区研究者通过观察还发现,遗尿症儿童睡眠程度很深,但其睡眠可能实际上受到频繁、低效的觉醒反应的干扰。比利时的相关研究也提供了有力的证据支持遗尿症儿童的睡眠实

际上可能受到干扰的观点,他们发现夜间型遗尿症患者的身体活动-觉醒的标志比正常同龄儿多。因此,遗尿症与睡眠障碍之间的关系还有待于进一步研究探讨。

5. 心理社会因素 已有研究表明落后的环境,如低社会经济状态、大的过分拥挤的家庭均与遗尿症有关。母亲大量吸烟、母孕龄小于 20 岁,也增加儿童发生遗尿症的风险。同时发现在患儿出现继发性夜间型遗尿症之前,有更多的应激性生活事件和精神疾病诊断;家庭氛围不和谐,对患儿的粗暴责骂等也是遗尿症的危险因素(刁宏旺等,2018)。因此提示不良的环境和心理社会应激与继发性遗尿症关系较为密切,尤其在 4~6 岁儿童。应激性生活事件,如搬迁、住院、同胞的出生、父母离异、亲人去世、性虐待等,均有可能导致儿童出现膀胱控制功能的暂时性退化、膀胱的过度活动、精氨酸加压素分泌的减少、睡眠-觉醒方面的障碍,从而产生遗尿症。对于遗尿症患儿,如果处理不当,患儿一出现尿床,便受到家长的责备、打骂,使患儿每天晚上睡前担心,生怕再次尿床,长期处于过度紧张状态之中,也会使遗尿症经久不愈。

6. 其他因素 有研究发现遗尿症患儿的骨龄落后于同龄儿童,因此有学者提出成熟延迟可能与遗尿症有关,即由于患儿大脑在感受和处理自充盈膀胱传送的神经冲动方面发育落后,因此使患儿出现遗尿问题。此外还有研究发现,与夜间膀胱控制获得延迟的有关因素是低出生体重、身材矮小、运动发育延迟、语言和言语发育延迟、视觉-运动和空间知觉差等。吕麟亚等(2006)研究报道原发性遗尿症患儿骶神经兴奋性降低。还有研究表明排尿训练存在问题,如:过早或过晚,或过于严厉,均有可能导致患儿排尿自控管理的紊乱或对入厕排尿产生恐惧,从而出现遗尿问题。

目前尚有研究表明遗尿症患儿易于出现情绪行为障碍,如注意缺陷多动障碍、选择性缄默症等,但这些障碍与遗尿症只是共存,并不存在因果关系。

五、诊断和鉴别诊断

(一)诊断步骤

1. 采集客观而详细的病史。应注意收集患儿症状的特点,如出现时间、出现频率、睡眠情况、症状出现前小便控制情况、是否存在大便失禁、每天液体摄入量和产尿量等;注意收集与患儿遗尿症状发生可能相关的心理因素和情绪行为症状等,并注意患儿是否存在与遗尿症状相关的躯体疾病(如呼吸睡眠暂停、贫血、糖尿病、反复尿路感染、步态异常或神经泌尿系统疾病)。

2. 对患儿进行全面的精神检查、躯体及神经系统检查,以除外其他精神障碍或躯体、神经系统疾病所致的遗尿症状,同时确定患儿可能存在的情绪行为方面的症状及共患病。

3. 必要的辅助检查,如尿常规、腰骶部 X 线平片或磁共振检查、排尿期膀胱尿道造影等,以进一步除外躯体和神经系统疾病所致的遗尿问题。

4. 综合上述结果,结合诊断标准进行诊断。

(二)诊断标准

1. DSM-5 诊断标准

A. 不管是否非自愿或有意识,反复在床上或衣服上排尿。

B. 此行为具有临床意义,表现为至少连续 3 个月每周 2 次的频率,或引起有临床意义的痛苦,或导致社交、学业(职业)或其他重要功能方面的损害。

C. 实际年龄至少 5 岁(或相当的发育水平)。

D. 此行为不能归因于某种物质(如利尿剂、抗精神病药物)的生理效应或其他躯体疾病(如糖尿病、脊柱裂、惊厥障碍)。

标注是否为:

仅在夜间:仅在夜间睡眠时排尿。

仅在日间:仅在觉醒时排尿。

在夜间和日间:兼有上述两种亚型的组合。

2. ICD-11 诊断标准
与 DSM-5 诊断标准基本相同,但是对于症状持续存在的时间和发生的频率,要求不似 DSM-5 明确。分为夜遗尿、昼遗尿、昼夜遗尿和未特定型。

(三)鉴别诊断

1. 躯体疾病所致遗尿症状 隐性脊柱裂、泌尿系统感染(尤其女孩)、糖尿病等均有可能导致患儿出现遗尿或小便控制不良现象,因此在诊断遗尿症之前,应详细采集病史,进行必要的影像学检查、尿常规或其他检查,以除外躯体疾病所导致的遗尿症状。

2. 其他精神障碍所致遗尿症状 严重的精神疾病、严重的发育障碍(智力发育障碍、孤独症谱系障碍)均有可能使儿童出现遗尿症状,此时遗尿症状只是上述精神障碍的症状之一。在应激状况下,儿童也可能出现短暂的遗尿症状。因此,需全面了解病史,并进行全面的精神检查,以除外其他精神障碍所致的遗尿症状。

3. 药物副作用 遗尿症可能发生在能够引起

尿失禁的抗精神病药物、利尿剂或其他药物治疗期间。在这样的案例中，不应单独给予诊断而应记录为药物副作用。如果尿失禁在药物治疗前就存在，应给予遗尿症的诊断。

（四）共患病诊断

如果患儿存在其他精神障碍，也应做出相关诊断。

六、治疗

遗尿症的治疗目标是消除患儿症状，帮助患儿解决共存的其他问题，改善患儿的社会适应。在进行治疗之前，应充分了解患儿的病史，仔细评估患儿的症状，详细了解与患儿症状相关的心理社会因素，充分讨论患儿的治疗需求和具体方法。之后，运用综合治疗的方法帮助患儿改善症状，达到治疗目标。国际小儿尿控协会将遗尿症的治疗效果分为无效（遗尿夜晚数减少＜50％）、部分有效（遗尿夜晚数减少50％～99％）和痊愈（夜间遗尿完全停止）。

（一）健康教育

虽然遗尿症较为常见，但是在我国遗尿症患儿的就诊率较低，因此加强公共健康教育非常重要。与此同时，家长对该障碍可能缺乏正确认识，可能认为孩子懒惰或故意如此，并可能采取不适当的方法，如斥责、体罚来管理患儿。Can 等（2009）也报道，土耳其地区 58.1％～88.8％遗尿症患儿的父母采取了惩罚性措施来解决遗尿症。随着患儿年龄的增长，他们的父母变得越来越沮丧，采取惩罚性措施的比例也随之增加。这不仅会影响患儿的治疗，同时也影响患儿的自尊，并使家长和孩子之间产生冲突和对立。因此，应通过健康教育，使家长和患儿了解该障碍的症状、发生机制及治疗干预方法，使家长能够运用正确的态度和方法对待和管理患儿，同时还能够使家长主动带患儿就诊，积极与医师配合，从而建立起包括医师、患儿家长及患儿在内的良好的治疗同盟，消除不利因素，改善患儿症状，促进患儿康复。

（二）心理治疗

1. 行为治疗　是遗尿症的一种常用并且很重要的治疗方法。该方法主要是运用条件反射的原理及行为治疗的方法帮助患儿逐渐控制小便，减少遗尿。因行为治疗无不良反应，因此应该先于药物治疗而使用。

（1）排尿终止训练　遗尿报警器始用于1938年，是遗尿症患儿常用的治疗方法。其治疗原理是：当患儿尿床时，安装在床垫上的遗尿报警器电路即会接通，警铃响起，尿床的患儿即被唤醒。反复多次上述过程以后，患儿将建立起条件反射，一旦有明显尿意，即会醒来，从而缓解遗尿症状。对于白天遗尿的患儿，可在患儿内裤上放一个小垫子，并将小垫子与衣服内侧的振动器相连接。当患儿尿湿裤子时，小垫子中的电路即会接通，振动器振动，从而提醒患儿入厕小便。反复多次上述过程后，患儿也可建立起条件反射，当有尿意时，便会直接入厕小便。遗尿报警器需要坚持使用才能达到理想效果，大多数需要使用8～10周，有些需要更长时间，连续14晚未尿床，可以认为治愈并停止使用。已有多个研究表明该治疗的有效率为60％～90％，对夜间型遗尿症治疗效果最好。在各种遗尿症的治疗方法中，该方法治愈率最高，为75％；停止治疗后，该方法疗效最为持久，复发率也最低，为41％。但报警器疗法的应用也存在一些限制，如影响睡眠、难以坚持、受季节影响等。日本的一项研究表明，冬季是报警器治疗失败的独立危险因素。复发时，可以进行第二疗程的治疗。

（2）责任训练和奖励系统　对于遗尿症患儿，可通过给患儿一个与其年龄相应的责任，如让小年龄儿童撤去尿湿的床单，让大年龄儿童清洗尿湿的衣服、床单等作为尿床的结果，来增强患儿的自我监控能力。同时，也可运用代币制等方法，建立一个奖励系统。通过奖励系统，强化患儿的不尿床行为，减少遗尿。

（3）延长排尿间隔训练　该训练目的是帮助患儿增加清醒时膀胱的容积。膀胱容积增加，患儿遗尿的可能性即可能降低。在进行训练时，可在安排好的时间里，让患儿摄入一定量液体。之后，当患儿想小便时，要求患儿告诉父母。父母得知后，要求患儿等待一会儿再去小便。通过多次训练，患儿憋尿时间将逐渐延长，膀胱容积将逐渐增加，遗尿可能性也随之逐渐减少。

（4）超量训练　该训练的目的是增加患儿夜间睡眠时膀胱的容积，从而减少遗尿的可能性。在进行训练时，在患儿连续14天没有遗尿情况后，让患儿睡觉前15分钟饮水4盎司（1盎司＝29.57毫升）。如果患儿连续两天没有遗尿，可增加到6盎司。如果仍然连续两天没有遗尿，可增加到8盎司。如果患儿出现遗尿，则退回到6盎司。直至饮水量等于该年龄阶段儿童的正常膀胱容积，即：（年龄＋2)盎司为止。如果在最大饮水量时患儿连续14天没有遗尿，则可停止该治疗。

（5）生物反馈治疗　作为一种行为治疗方法在原发性遗尿症患儿中逐渐得到应用。该方法主要用于存在膀胱功能紊乱、尤其是逼尿肌-括约肌收缩不协调的患儿的治疗。赵海等（2013）对生物反馈治疗和行为疗法治疗原发性夜间型遗尿症的疗效进行了随机对照研究，发现治疗结束时，生物反馈治疗组的治愈率和总有效率分别为63％和91.6％，DDAVP组的治愈率和总有效率分别为36.7％和51.7％；治疗后3个月，生物反馈组治愈率、总有效率和复发率分别为62.1％、88％、5.2％，行为疗法组治愈率、总有效率和复发率分别为32.7％、50.9％、10.9％。表明生物反馈治疗具有较好的疗效，而且疗效较为持久，复发率较低。还有研究报道该治疗对于难治性遗尿症，也具有一定疗效。

2. 其他形式的心理治疗　因心理社会因素与部分遗尿症患儿的发病有关，同时由于各种原因，遗尿症患儿易于出现低自尊、低自信等问题，因此对于遗尿症患儿加强支持性心理治疗有所必要。此外，还应根据患儿及其家庭的具体情况和需要，选择认知治疗、家庭治疗等对患儿及其家庭进行帮助，从而更好地促进患儿的康复。

（三）药物治疗

药物治疗也是遗尿症的一种常用的治疗方法。可选择以下药物进行治疗：

1. 丙米嗪　该药是既往遗尿症治疗中最为常用的一种药物。很多双盲对照研究都证明该药能够有效治疗遗尿症。该药作用机制尚不明确。有学者认为与该药的抗胆碱能作用有关，通过抗胆碱能作用，减少膀胱的收缩性，增加膀胱的充盈，改善功能膀胱容积，减少遗尿。还有研究提示，该药可以减少肾脏钠、钾的排泄，影响夜间抗利尿激素的分泌，从而减少尿液生成，改善遗尿症状。该药使用时，每天服用1次，睡前1小时口服。剂量从12.5～25 mg开始，根据疗效和药物不良反应，每周增加12.5～25 mg。一般来说，6～8岁儿童25 mg，8～12岁儿童50 mg，12岁以上儿童75 mg。最大剂量为0.9～1.5 mg/(kg·d)。服用该药后，多数患儿遗尿次数减少，25％～30％的患儿症状完全消失。有报道，该药疗效与剂量及血药浓度有关，丙米嗪和去甲丙米嗪联合浓度超过60 ng/ml或80 ng/ml时，疗效最佳。但是停止服药后，复发率较高。因遗尿症存在自发缓解现象，因此对于完全缓解的患儿，不应常年服药而忽略自发缓解的可能性，此时可巩固治疗3～6月，之后，每3个月减少一次剂量，以确定是否存在自发缓解的情况，并确定下一步治疗。

虽然丙米嗪能够有效治疗遗尿症，但是由于该药不良反应较多，尤其是心血管方面的不良反应较大，因此已逐渐被去氨加压素（DDAVP）所替代，而成为遗尿症治疗的二线用药。丙米嗪作为二线治疗主要应用于对行为治疗、闹钟训练治疗、DDAVP以及抗胆碱类药物均无效的患儿。Gepertz S等收集了49例对闹钟训练治疗、DDAVP以及抗胆碱类药物均无疗效的患儿，发现应用丙米嗪治疗其有效率可达64.6％，提示丙米嗪可作为难治性遗尿症的选择用药。

2. 去氨加压素（Desmopressin, DDAVP）　该药为精氨酸加压素的合成拟似剂，主要通过增加肾脏对水的重吸收，并调节肾脏离子分泌，如Na^+、K^+和Ca^{2+}等的分泌，从而减少尿液量。同时，还可通过排尿中枢调节膀胱的自发性收缩活动，改善患儿觉醒障碍，使其在夜晚膀胱达到完全充盈时能够觉醒。该药有鼻腔喷雾剂、口服片剂和舌下含片三种剂型，均为睡前1次使用，作用时间持续12小时。鼻腔喷雾剂的剂量为20～40 μg；片剂和舌下含片剂量开始为0.2 mg，之后可根据患儿需要，逐渐增加到0.4 mg，连续服用3个月后停药至少1周，以便评估是否需要继续治疗。一般用于6岁或以上患者。该药不良反应较小，耐受性较好。常见的不良反应包括腹部不适、恶心、头痛和鼻出血。但是，在一项研究中，有6名儿童因情绪方面的紊乱（攻击行为、梦魇）而脱落，停药后情绪紊乱症状消失。还有研究报道，个别患儿长期服用该药后，出现低钠血症，而饮水过多是导致低钠血症的重要因素。因此，有学者建议在服药期间，为避免低钠血症的出现，夜间液体摄入量不可多于240 ml(8盎司)，同时在服药期间，应该定期监测血钠，并注意患儿有无低钠血症、水中毒的症状，如头痛、恶心、呕吐。如果患儿出现这些症状，则应该停药，并进行进一步检查和处理。该药治疗遗尿症疗效较好，治愈率为30％，部分有效率为40％。还有研究提示膀胱容积较大及存在阳性遗尿症家族史的患儿治疗成功率更高。但是，一旦停止用药，复发率很高，为80％～100％。因此，如果治疗有效，应继续治疗3～6个月。同时，为减少复发，药物应该逐渐减少，缓慢停用。因该药治疗遗尿症疗效较好，不良反应较小，故已逐渐替代了丙米嗪，成为治疗遗尿症的一线用药。

Monda等（1995）对遗尿报警器、丙米嗪、DDAVP的治疗效果进行了随访，发现停止治疗后半年，遗尿报警器组遗尿症状完全缓解的比例从治疗时的63％降低到56％，丙米嗪组从36％降低到16％，DDAVP组从68％降低到10％，而不治疗组从

6%上升到16%。以上资料表明遗尿报警器治疗遗尿症具有最好的长期疗效。

（四）其他治疗

对于遗尿症患儿，除了上述治疗外，帮助患儿建立良好的生活习惯，避免白天过度劳累，限制晚餐后液体入量，夜间定期唤醒患儿小便，对防止患儿夜间遗尿都有一定的作用。中医认为遗尿症以虚证居多，实证较少，病位在肾和膀胱，通过中药口服、穴位贴敷、针灸、推拿、耳穴、敷贴等治法，可有效地提高大脑皮质对排尿反射的敏感性，加强其与自主神经及周围神经的联系，因此中医疗法对部分病例可能有效，也可以选择试用。

对于遗尿症儿童，是否进行治疗及进行何种治疗，需综合患儿的整体情况予以考虑。对于症状较轻、有自发缓解可能、对家庭影响小、对患儿自尊无明显影响的患儿，不一定需要特别积极的治疗，可能只需要对患儿加强心理支持，对患儿和其家长加强指导，对患儿进行一般性调整。对于症状严重或症状不重，但对患儿自尊或家庭造成较严重影响的患儿，积极治疗非常必要。治疗时，应首先选择遗尿报警器等非药物治疗。如果效果不明显，可选择药物进行治疗，或进行遗尿报警器和药物的联合治疗。已有研究表明，遗尿报警器合并DDAVP治疗，可提高治疗的有效率，尤其对于病情严重、几乎每晚遗尿的患儿，合并治疗更为重要。

七、预后

遗尿症预后总体较好，随着年龄增长，多数患儿症状逐渐自发缓解。原发性遗尿症有两个自发缓解的高峰年龄，即5~7岁和12岁以后。因此，在选择药物治疗时，应考虑到症状可能自发缓解的情况。少数遗尿症患儿的症状会持续到成年，约有1%的成人患该障碍。

王玉革等（2004）对215例情感性精神障碍患者幼年时的遗尿情况进行了回顾性调查，发现情感性精神障碍患者幼年遗尿的发生率达43.3%，明显高于对照组（5.0%），因此提出幼年遗尿可能是情感性精神障碍的一个素质标志。也有学者通过大量调查数据显示，超过40%的遗尿症患儿存在不同程度的心理行为问题，而既往临床一般多将重点放在遗尿症患儿的遗尿程度、间隔、次数、尿液性状改变等方面，而常常忽略患儿心理行为等伴随表现，这也可能是部分遗尿症患儿临床治疗效果不理想的原因之一。

第五节 遗粪症

一、概述

遗粪症（ecopresis）也是儿童排泄障碍之一。根据DSM-5以及ICD-11的定义，遗粪症是指4岁以上或智龄相当于4岁的儿童反复出现不自主的或者有意的在不适当的地点（如内裤里、地板上）排大便，而此种情况并不是应用缓泻剂等物质或者躯体疾病所导致的。

根据症状出现之前大便自控情况，遗粪症可分为原发性遗粪症和继发性遗粪症。原发性遗粪症患儿在症状出现之前一直不能够控制大便，即是正常婴儿大便失控的异常延伸；继发性遗粪症患儿在症状出现之前，通常能够控制大便至少1年。原发性遗粪症占全部病例的40%~50%，继发性遗粪症占全部病例的50%~60%（Walker等，1988）。继发性遗粪症很少起始于8岁以上儿童。

根据是否存在便秘及有无粪便渗漏流出现象，DSM-5又将遗粪症分为便秘溢出性失禁和无便秘溢出性失禁两种情况。存在便秘和溢出性失禁的患儿主要表现为便秘和粪便渗漏流出。患儿循环出现数天的粪便滞留，即便秘，之后排出大量粪便，并伴有疼痛。在粪便滞留时，在滞留粪便上面的液体粪便量逐渐增多，逐渐产生足够的压力，自粪块周围渗漏流出，从而产生了溢出性失禁。无便秘和溢出性失禁的患儿没有上述粪便滞留和液体粪便渗漏流出现象，仅仅表现为不能控制大便或在不适当的地点排大便，而大便性状正常或接近正常。

当患儿表现为大便控制正常的情况下故意在不适当的地方排大便时，此情况可以只是具有单个症状的遗粪症，也可以是更广泛障碍的一部分，如情绪障碍或品行障碍。

二、流行病学

遗粪症患病率并不低，世界范围内遗粪症的患病率为0.8%~7.8%（Ambartsumyan L等，2013）。遗粪症在男孩中常见，男孩与女孩的比例为（3~6）：1。美国的一项研究对482名至初级保健机构就诊的4~17岁的儿童青少年进行回顾性研究，发现遗粪症的患病率为4%，其中95%为便秘溢出性失禁（Loening-Baucke V等，2007）。遗粪症在年龄小的儿童中更常见，5~6岁儿童的患病率为4.1%，11~12岁儿童的患病率为1.6%。大多数儿童在 7～8 岁寻求治疗(Rajindrajith S 等，2012)。

三、临床表现

4 岁或智龄 4 岁以上儿童经常反复出现不自主的或者有意的在不适当的地点排大便是遗粪症的最主要的临床表现，此种情况可以发生在白天，也可以发生在夜间，并不是应用缓泻剂等物质或者躯体疾病所导致。遗粪症通常发生在白天，如果只表现为夜间遗粪症，应考虑器质性原因(Bellman M 等，1966)。

存在便秘和溢出性失禁的遗粪症在各种类型的遗粪症中最为常见，占全部病例的 80% 左右。该类型患儿或者从未能够控制排便，或者已经能够控制排便，但是由于便秘导致的粪便嵌塞，造成正常生理功能的失调，从而出现液状粪便的渗漏流出，即大便失禁。该类型患儿典型表现为频繁有少量液体样粪便污渍不自主排出，通常每天 2 次以上。同时，周期性地排出大量粪便。排出大量粪便后，大便失禁可能缓解或减轻，但随着粪便滞留和粪块增大，大便失禁症状又会加重，直到下次大量排便。此外，由于大量粪便滞留，患儿可能出现腹痛或腹胀，大量排便后缓解。因便秘和大量排便，患儿可能出现肛裂，因害怕肛裂所引起的疼痛，患儿可能会拒绝排便，从而又有可能加重粪便的滞留。部分患儿可能出现食欲减退、全身不适、头痛、肛门出血等现象。

因遗粪症存在伴有便秘和溢出性失禁及不伴有便秘和溢出性失禁两种情况，因此并非所有遗粪症患儿都能觉察到大便失禁的发生，也有部分患儿虽然觉察到大便失禁，却不能控制大便失禁的出现。对于觉察到大便失禁的患儿，部分患儿为了避免尴尬的处境，会藏起被粪便污染的衣服，并且否认大便失禁的发生，当谈及大便失禁问题时显得窘迫和沮丧。另外一些患儿却习惯于粪便的气味，对于难闻的气味浑然不觉或漠不关心。有研究报道，因大便失禁经常发生于傍晚，因此有 20% 的患儿在学校从来没有出现过大便失禁的情况，但是为了避免窘迫情景的发生，患儿经常会回避课外活动。

由于大便失禁反复出现、难以自控，家长对患儿症状缺乏认识、处罚指责，同伴对患儿冷嘲热讽、拒绝排斥，因此遗粪症患儿可能出现自尊心和人际关系的受损、自卑、自责、孤独、与父母对立等，影响患儿适应，并使患儿易于出现情绪和行为方面的问题。可喜的是，目前研究表明大多数遗粪症患儿并没有出现明显的行为问题。但是，有报道在遗粪症患儿中，注意缺陷多动障碍的患病率为 23.4%，明显高于普通人群。

四、病因和病理机制

遗粪症病因不清，可能与排便训练不良、心理社会因素、生理学因素等有关，或是几种因素共同作用的结果。

1. 排便训练不良　在部分遗粪症患儿的起病中起着重要作用。排便训练过早、排便训练过于严厉、对排便行为从来不予训练或管理，都会导致儿童出现排便功能的紊乱，从而出现大便失禁或在不适当地点大便的情况，使儿童出现遗粪症问题。

一般来说，儿童在 24～30 个月才开始在生理、认知等多个方面具有足够的机能进行排便训练。如果家长缺乏儿童正常发展的知识或家长对儿童存在不现实的期望(尤其当另一个孩子出生时)，都有可能使家长过早地对儿童进行排便训练。而过早的排便训练易于给家长和患儿带来挫折感，而挫折感又有可能使家长在训练孩子排便行为时情绪急躁或态度严厉，这些都有可能使患儿对厕所产生恐惧或对排便行为产生拒绝。此时，患儿一方面可能会在不适当的地点排大便，如便于裤中或非厕所的地点。另一方面，由于拒绝排便，患儿可能产生便秘，长期的便秘又有可能导致粪便的大量滞留，由此导致患儿出现伴有便秘和粪便溢出的大便失禁。

行为主义理论强调不恰当的强化在原发性遗粪症中所起的作用，即：一方面没有将直肠膨胀导致的身体不适的信号转化为需要进行排便的特异性辨别刺激；另一方面，当儿童出现适宜的排便行为时，也没有能够得到充分的强化。同时，还强调回避性条件反射在继发性遗粪症中所起的作用，即不大便可能是一种故意的、习得性的回避行为，以避免排便时体会到的不愉快感觉。之所以如此，可能是由于大便比正常情况下更大或更硬而引起排便疼痛、肛裂或肛周感染，因而儿童将疼痛或其他令人厌恶的事件与排便行为相联系，从而出现排便回避，排便回避导致便秘，继而出现大便失禁的问题。

2. 心理社会学因素和环境因素　三分之一的继发性遗粪症儿童存在心理和行为问题，如焦虑、抑郁、社交退缩、破坏性和对立行为、攻击性行为，以及不良的学业和社交表现(Rajindrajith S 等，2013)。还有研究表明大便失禁与家庭中突发的或长期的应激压力有关，紊乱的家庭使儿童易于出现大便失禁。心理社会应激，如母子分离、父母离异、同胞竞争、学校开学、遭受自然灾害等也可能与部分患儿的发病有关。因此，当已经能够良好控制排便的儿童却在不恰当的地方排便，可能是对应激事件的反应，即应激状态下出现的片断的行为瓦解和退化。同时，也可能是一种有目的的行为,即对于照料者的违抗和报复。还有报道遭受性侵犯后儿童出现创伤后功能性大便失禁(Boon,1991)。此外,孩子在特定环境不排便,也可能与遗粪症有关。如不愿意在学校使用厕所,因为时间有限、缺乏隐私、担心厕所的清洁问题或不希望被打扰,因而不在学校排大便(Colombo JM 等,2015)。

精神动力学分析认为遗粪症与母子关系或者通过自我刺激肛门获得快感的心理症结有关。在母子关系方面,可能的因素包括:严格的、追求完美的父母,强制的排便训练,母亲对于孩子自主需求的矛盾心态。Bemporad 及 Hallowell(1987)曾对难治性患儿进行研究,发现这些患儿具有如下特点:神经发育延迟的历史,早期或严厉的排便训练,疏远的父亲和神经质的母亲。这些结果表明,家庭环境、父母与子女的关系及不当的排便训练与遗粪症的发生均有一定关系。

3. 生理学因素 目前,关于存在便秘和溢出性失禁的遗粪症的生理学基础研究较多,但是遗粪症的生理学机制仍不清楚。Loening-Baucke(1987)报道,在存在便秘和溢出性失禁的遗粪症患儿中,56%不能排出直肠水囊,而且这些患儿大多数还存在肛门外括约肌的异常收缩。同时,上述异常表现还具有估计预后的作用:治疗 1 年后,在不能排出直肠水囊的患儿中,仅 14% 有效;在能够排出直肠水囊的患儿中,64% 症状消失。在不能松弛肛门外括约肌的患儿中,仅 13% 症状有改善;在能够松弛肛门外括约肌的患儿中,70% 症状有改善。这些结果提示遗粪症患儿存在直肠肛门功能的紊乱,而且这些紊乱还与患儿的预后有关。还有研究表明 75% 的遗粪症患儿在排便过程中都会出现肛门痉挛,即排便过程中肛门外括约肌不能松弛,但是这一神经肌肉功能失调是在便秘之前即已存在,还是继发于便秘症状,其产生机制如何,目前仍然不清楚。

便秘在儿童中较为常见,有报道 0.3%~28%的儿童存在便秘,多数儿童的便秘是由非器质性因素所引起,而且原发性遗粪症患儿的便秘症状通常在患儿获得排便控制能力之前即已出现。目前研究表明便秘与遗粪症关系密切:便秘引起粪便滞留和嵌塞,导致粪块上方液体样粪便的蓄积,液体样粪便产生的压力逐渐增大,使液体样粪便从嵌塞的粪便周围渗漏流出。因粪便流出,儿童试图通过收缩肛门来控制不自主排便,这一行为又会进一步加重粪便的滞留。由于粪便滞留,直肠扩张,儿童肛门直肠的感觉运动机能逐渐出现异常。因此,儿童可能意识不到排便需要,并可能丧失粪便通过肛门的知觉,

同时由于肛门内括约肌的敏感性和收缩力下降,也无法控制大便的渗漏流出,从而出现大便失禁现象和遗粪症这一问题。虽然上述研究表明便秘、肛门外括约肌痉挛、肛门直肠感觉运动机能异常与遗粪症关系密切,并涉及遗粪症的治疗,但此方面还有待于进一步研究探讨。

其他与遗粪症相关的器质性病因包括:修复后的肛肠畸形、术后巨结肠、脊髓发育不良、脊髓损伤、脊髓肿瘤、脑瘫以及影响盆底和肛门外括约肌的疾病(Rajindrajith S 等,2013)。

五、诊断和鉴别诊断

(一)诊断步骤

1. 采集客观而详细的病史。应注意收集患儿症状的特点,如发病年龄、出现时间、出现频率、症状出现前大便控制情况、是否存在便秘、失禁粪便的性状(包括量的大小、频率、是否有血便)等;注意收集与大便失禁发生有关的可能因素及与之相关的情绪行为症状,并评估是否有心理创伤史或新出现的生活压力源,如受欺凌、失去亲密家庭成员或与父母分离等。应注意患儿是否存在与大便失禁相关的躯体疾病等,包括由于畸形或先天性残疾而进行的直肠或肛门手术的病史。同时应收集患儿目前和既往饮食的详细资料,以及既往成功或不成功的治疗策略。

2. 对患儿进行全面的精神检查以除外其他精神障碍所致的遗粪问题,同时确定患儿可能存在的情绪行为方面的症状及共患病。

3. 对患儿进行详细的躯体及神经系统检查,为明晰诊断提供资料,并除外其他躯体或神经系统疾病所致的遗粪症状。如:通过腹部检查,可以获得有关粪便嵌塞和气体积聚严重程度的重要信息;通过肛周区域的检查,可以提供皮肤颜色变化、有无肛门畸形、有无肛瘘、痔疮及肛裂等线索;直肠指检的评估可了解肛周区域的感觉变化以及直肠的位置和口径、肛门括约肌解剖和功能;腰骶区检查可发现隐性脊柱裂患儿的骶骨凹陷等体征。

4. 必要的辅助检查,如腹部平片、腰骶部 X 线平片或磁共振检查、肛管直肠测压等,以进一步除外躯体和神经系统疾病所致的遗粪症状。

5. 综合上述结果,结合诊断标准进行诊断。

(二)诊断标准

1. DSM-5 诊断标准

A. 不管是否非自愿或有意识,反复在不恰当的

地方排粪(如衣服上、地板上)。

B. 至少 3 个月内,每月至少发生 1 次这样的事件。

C. 实际年龄至少 4 岁(或相当的发育水平)。

D. 此行为不能归因于某种物质(如泻药)的生理效应或其他躯体疾病,除非涉及便秘的调节机制。

标注是否是:

伴便秘和溢出性失禁。

无便秘和溢出性失禁。

2. ICD-11 诊断标准 诊断要点与 DSM-5 相似,但是对于症状持续存在的时间和发生的频率,要求不似 DSM-5 明确。与 DSM-5 类似,ICD-11 中将遗粪症分为遗粪伴便秘或溢流性失禁,遗粪不伴便秘或溢流性失禁以及未特定型。

(三)鉴别诊断

1. 躯体或神经系统疾病所致大便失禁 诊断遗粪症必须首先除外躯体或神经系统疾病所导致的大便失禁,如无神经性巨结肠(Hirschsprung disease)。同时,还需要同躯体疾病所引起的慢性周期性腹泻相鉴别,如克罗恩(Crohn)病等。此外,还需注意除外肛周疾病或应用缓泻剂所导致的大便失禁等情况。详细的病史、全面的躯体和神经系统检查、必要的辅助检查,有助于上述情况与遗粪症的鉴别诊断。

2. 其他精神障碍所致的大便失禁 严重的精神疾病、严重的发育障碍均有可能使儿童出现大便失禁;在应激状况下,儿童可能出现短暂的大便失禁现象。因此,需全面了解病史,并进行全面的精神检查,以与遗粪症相鉴别。

(四)共患病诊断

对于患儿共患的其他精神障碍,也需做出相应诊断。

六、治疗

遗粪症的治疗需要多学科团队的参与,包括儿科医师、儿童精神科医师、儿童消化科医师等。治疗目标是消除患儿的遗粪症状,帮助患儿建立独立规律入厕排便的行为,解决与遗粪相关的问题,治疗患儿共存的其他症状或共患病。

在进行治疗之前,应充分了解患儿的病史,仔细观察患儿的行为,对患儿的症状和社会心理因素进行评估,并就患儿的症状和需要进行充分的讨论。对于不同类型的遗粪症,可根据患儿的不同特点和具体情况采用不同的治疗方法。对于存在便秘和溢出性失禁的遗粪症,治疗原则主要包括:① 对患儿父母及患儿的教育;② 保持肠道通畅;③ 排便控制训练,建立良好的排便行为;④ 必要的心理治疗。既往曾有报道,在对患儿父母和患儿进行教育,并通过心理治疗缓解症状给家庭造成的紧张和压力后,给患儿进行导泻治疗,之后服用缓泻药或矿物油以保证大便的通畅,同时运用行为治疗培养患儿控制大便的良好行为,该类型的治疗成功率可达到78%。对于无便秘和溢出性失禁的遗粪症,治疗原则主要包括:① 家长教育;② 心理治疗;③ 排便控制的训练。采用行为疗法,结合奖励系统进行入厕排便训练,建立良好的排便行为,是治疗无便秘和溢出性失禁的遗粪症的最关键步骤(Voskuijl WP 等,2006)。

1. 对患儿及其家长的教育 因遗粪症患儿家长常常缺乏有关的疾病知识,同时部分家长可能认为孩子故意如此,从而采用不适当的管理方式,因此对患儿家长及患儿进行教育非常重要。通过教育,使患儿家长和患儿了解该障碍的症状、发生机制及治疗干预方法,建立包括医师、患儿家长及患儿在内的良好的治疗同盟,从而使患儿及其家长能够积极与医师配合,消除不利因素,改善患儿症状,培养患儿控制大便的能力。除患儿家长外,对于可能涉及患儿康复的其他人员,如幼儿园老师及医师、学校的老师及医师,也应同时予以辅导和教育,从而使他们也能够成为治疗同盟中的一员,更好地帮助患儿,缓解患儿症状。与此同时,因维持治疗通常需要 6~24 个月,故在健康教育的同时,详细的治疗计划可以消除患儿父母和患儿的挫折感,并提高延长治疗所需的依从性。

2. 保持肠道通畅 对于存在便秘和溢出性失禁的遗粪症患儿,因粪便滞留与大便失禁密切相关,因此积极处理粪便滞留非常重要。治疗初始,可运用缓泻药或灌肠剂清除患儿的滞留粪便。口服缓泻药比灌肠或手动松解更具成本效益,并安全有效。

在肠道畅通之后,可以采用多种方法防止粪便再次滞留和嵌塞。这些方法包括:① 坚持服用缓泻药,缓泻药的服用应在粪便嵌塞解除后立即开始,根据需要调整缓泻药剂量,以达到所需的大便软硬度和频率。这些药物包括矿物油、渗透性泻药(如乳果糖)等。由于便秘的慢性特点,缓泻药通常需要服用 1 年左右,甚至更长时间。② 饮食调整,推荐健康均衡的饮食,增加儿童膳食中纤维素和水的摄入量,避免加重胃肠道负担等。

通过这些治疗,促进胃肠道功能的恢复,保证粪便柔软、成形,缓解大便时疼痛,防止粪便再次滞留和嵌塞。从而缓解大便失禁症状，并有利于规律入厕大便行为的训练。

Rÿk van Ginkel 等（2000）研究报道，对于不存在粪便滞留（即便秘）的患儿，缓泻剂并无治疗作用。

3. 心理治疗

（1）行为治疗　是遗粪症的一个非常重要的治疗方法，目的是帮助患儿消除不适当行为，建立在规定地点独立大便的良好行为。行为治疗的重点在于以下几个方面：① 对于恐惧上厕所、不愿意或恐惧坐马桶的儿童，应根据患儿的具体情况，运用塑型法或系统脱敏法，制订具体的计划，并结合正性强化，使患儿逐渐能够进入厕所，并坐马桶，从而为下一步训练做好准备。② 当患儿不再拒绝入厕和坐马桶，并具有性状较好的大便后，应帮助患儿增加对大便前出现的躯体感觉的敏感性，鼓励患儿在出现这种感觉时及时上厕所排便，使躯体感觉逐渐成为排便的有效辨别刺激。为了达到上述目的，可通过让患儿定期入厕坐马桶来逐渐实现。如每天定时让患儿入厕坐马桶 3～5 次，每次 3～5 分钟。最好的方法是每餐后 20 分钟，入厕坐马桶 10 分钟（适用于受过上厕所训练的儿童）。如此，可利用胃结肠反射增加排便时的胃肠蠕动。此外，还可选择患儿每天最易排便的时间来对患儿进行上述训练。在上述训练过程中，应运用正性强化法对患儿配合的态度和行为进行及时的表扬和奖励，逐渐帮助患儿建立躯体感觉和入厕坐马桶大便之间的联系。③ 当患儿出现良好的排便行为时，应及时予以表扬或其他奖励等正性强化；对于未出现症状的时间，也应及时予以正性强化。也可运用代币制强化患儿的良好行为。④ 当患儿出现大便失禁时，让患儿自行清理大便失禁所造成的不良结果，如：洗澡、清洗被污染的衣物，或取消患儿享有某项所喜爱活动的资格，以强化患儿的自我监控能力，减少遗粪症状。通过上述方法，逐渐帮助患儿消除遗粪症状，建立定期入厕坐马桶大便的良好行为。

（2）其他方式的心理治疗　除行为治疗外，还可根据患儿及其家庭的具体情况和需要，选择其他的心理治疗方法对患儿进行治疗。支持性心理治疗是常常运用的方法之一，因心理社会应激可能是部分患儿症状产生的原因，同时大便失禁使患儿遭受的挫折会影响患儿的自尊及社会交往，而低自尊可能影响患儿的学业，并进一步引起情绪行为的紊乱。因此，消除不利的心理社会因素，加强支持性心理治疗，对改善患儿症状有所必要。除支持性心理治疗外，家庭指导和治疗也是非常重要并常常运用的一种方法。有研究报道，82％的遗粪症患儿的家庭存在冲突，紊乱的家庭对患儿症状的产生、持续或加重均可能具有一定的作用。因此，加强家庭支持、指导和治疗，消除父母和孩子之间造成症状持续存在的相互作用，对改善患儿大便失禁症状具有重要的作用。

4. 生物反馈治疗

对于排便时存在动力学异常（如肛门括约肌痉挛）的儿童，可以通过生物反馈治疗，帮助他们学会控制肛周肌肉，在排便时放松肛门括约肌，缓解遗粪症状。Loening-Baucke V（1990）曾对具有排便动力学异常的遗粪症患儿进行了常规治疗、常规治疗合并生物反馈治疗的对照研究，结果发现：合并生物反馈治疗组，86％的患儿排便动力恢复正常；治疗后 7 个月随访时，合并生物反馈治疗组有 77％的患儿排便动力依然正常，而常规治疗组仅13％；在治疗后 12 个月随访时，排便动力学的改善与临床疗效明显相关，合并生物反馈治疗组为50％，而常规治疗组为 16％。虽然上述研究提示生物反馈治疗能够有效治疗遗粪症，但是之后的研究并没有显示生物反馈治疗比传统的治疗方法，即保持肠道通畅、饮食调整、教育性干预和行为训练具有更好的疗效。尽管如此，生物反馈疗法至今仍然作为一种辅助的治疗方法，用于遗粪症的治疗。

5. 精神药物治疗

少数精神药物对于非滞留型遗粪症具有一定的治疗作用。有报道，丙米嗪能够有效改善遗粪症的症状，剂量相对较低，为 25～75 mg/d，服药后 2 周内起效。还有个案报道，阿米替林有效治疗一例 6 岁遗粪症儿童。尽管如此，由于以上报道多为个案报道，因此应进行进一步研究，以确定上述药物治疗遗粪症的疗效。同时，由于三环类抗抑郁剂可能加重便秘症状，因此在滞留型遗粪症的治疗中禁止选择上述药物进行治疗。

6. 手术治疗

虽然传统疗法通常可以成功地治疗儿童的遗粪症，但有一小部分儿童仍然存在棘手的症状。手术干预可能使这部分患儿受益，包括肠内注射肉毒杆菌毒素、顺行灌肠和直肠乙状结肠切除术。

虽然上述治疗方法均能够有效治疗遗粪症，但是强调综合治疗非常重要。综合治疗能够提高症状的缓解率，对于存在便秘和溢出性失禁的患儿，更是如此。需要注意的是定期随访同样重要，一般每3～4 周随访一次，直到排便正常，然后每 3～6 个月或根据需要进行随访。

七、预后

一项系统回顾研究发现，在所有遗粪症患儿中，有一半在治疗后 6～12 个月内，在没有使用泻药的情况下表现良好;早期发生便秘和有家族史是症状持续存在的预测因素。Adnan A Mohammed 等(2012)对 132 名遗粪症患儿进行前瞻性研究,结果显示总体治疗成功率为 70.5%,无便秘溢出性失禁的遗粪症患儿治疗成功率为 94.4%,便秘溢出性失禁的遗粪症患儿的治疗成功率为 61.5%;18.2% 的便秘溢出性失禁的遗粪症患者复发;预后良好的预测因素包括父母和患儿的合作、女性、5 岁以上年龄、诊断为无便秘溢出性失禁的遗粪症。

其他研究也显示不同类型的遗粪症预后有所不同。Voskuijl WP 等(2006)研究报道,尽管治疗所需的时间各不相同,而且复发频繁,但是大多数无便秘溢出性失禁的遗粪症患儿在接受治疗后最终都能治愈。Voskuijl WP 等(2006)对于便秘溢出性失禁的遗粪症患儿进行 10 年随访,结果发现经过 2 年的药物和行为治疗后,有 29% 的儿童在 2 周内大便失禁少于 1 次;在 18 岁时,15% 的儿童患者依然存在大便失禁。

(刘　靖　曹庆久)

参考文献

[1] Alexandra F Muratore, Evelyn Attia. Psychopharmacologic management of eating disorders[J]. Curr Psychiatry Rep, 2022, 24(7):345-351.

[2] Ambartsumyan L, Nurko S. Review of organic causes of fecal incontinence in children: evaluation and treatment[J]. Expert Rev Gastroenterol Hepatol, 2013, 7(7):657-667.

[3] Baumann S, Mareš T, Albrecht J, et al. Effects of transcranial direct current stimulation treatment for anorexia nervosa[J]. Front Psychiatry, 2021, 12: 717255.

[4] Boltri M, Sapuppo W. Anorexia nervosa and autism spectrum disorder: a systematic review[J]. Psychiatry Res, 2021, 306:114271.

[5] Devoe DJ, Dimitropoulos G, Anderson A, et al. The prevalence of substance use disorders and substance use in anorexia nervosa: a systematic review and meta-analysis[J]. Eat Disord, 2021, 9(1):161.

[6] Drakes DH, Fawcett EJ, Rose JP, et al. Comorbid obsessive-compulsive disorder in individuals with eating disorders: an epidemiological meta-analysis[J]. J Psychiatr Res, 2021, 141:176-191.

[7] Frank GK, Shott ME, Riederer J, et al. Altered structural and effective connectivity in anorexia and bulimia nervosa in circuits that regulate energy and reward homeostasis[J]. Transl Psychiatry, 2016, 6(11): e932.

[8] Gan JKE, Wu VX, Chow G, et al. Effectiveness of non-pharmacological interventions on individuals with anorexia nervosa: a systematic review and meta-analysis [J]. Patient Educ Couns, 2022, 105(1):44-55.

[9] Han R, Bian Q, Chen H, et al. Effectiveness of olanzapine in the treatment of anorexia nervosa: a systematic review and meta-analysis [J]. Brain Behav, 2022, 12: e2498.

[10] Huang HM, Wei J, Sharma S, et al. Prevalence and risk factors of nocturnal enuresis among children ages 5-12 years in Xi'an, China: a cross-sectional study[J]. BMC Pediatr, 2020, 20(1):305.

[11] Hunna J Watson, Zeynep Yilmaz, Laura M Thornton, et al. Genome-wide association study identifies eight risk loci and implicates metabo-psychiatric origins for anorexia nervosa[J]. Nat Genet, 2019, 51(8):1207-1214.

[12] Jane Paik Kim, Shiri Sadeh-Sharvit , Hannah A Welch, et al. Eating disorders early app use mediates treatment effect on clinical improvement[J]. Int J Eat Disord, 2022, 55(3):382-387.

[13] Jennifer Couturier, Leanna Isserlin, Wendy Spettigue, et al. Psychotropic medication for children and adolescents with eating disorders [J]. Child Adolesc Psychiatric Clin N Am, 2019, 28:583-592.

[14] Jiayuan Wu, Jie Liu, Shasha Li, et al. Trends in the prevalence and disability-adjusted life years of eating disorders from 1990 to 2017: results from the Global Burden of Disease Study 2017. Epidemiol Psychiatr Sci. 2020, 29: e191.

[15] Karageorgiou V, Furukawa TA, Tsigkaropoulou E, et al. Adipokines in anorexia nervosa: a systematic review and meta-analysis [J]. Psychoneuroendocrinology, 2020, 112:104485.

[16] Kamryn T Eddy, Nassim Tabri, Jennifer J Thomas, et al. Recovery from anorexia nervosa and bulimia nervosa at 22-year follow-up[J]. J Clin Psychiatry, 2017, 78(2):184-189.

[17] Nazar BP, Bernardes C, Peachey G, et al. The risk of eating disorders comorbid with attention-deficit/hyperactivity disorder: a systematic review and meta-analysis[J]. Int J Eat Disord, 2016, 49(12):1045-1057.

[18] Puttevils L, Vanderhasselt MA, Horczak P, et al. Reframing anorexia nervosa as a metabo-psychiatric disorder[J]. Compr Psychiatry, 2021, 109:152262.

［19］Riva A，Pigni M，Bomba M，et al. Adolescents with anorexia nervosa with or without non-suicidal self-injury：clinical and psychopathological features［J］. Eat Weight Disord，2022，27(5)：1729-1737.

［20］Rajindrajith S，Devanarayana NM，Benninga MA. Review article：faecal incontinence in children：epidemiology，pathophysiology，clinical evaluation and management［J］. Aliment Pharmacol Ther，2013，37(1)：37-48.

［21］Raykos BC，Erceg-Hurn DM，Hill J，et al. Positive outcomes from integrating telehealth into routine clinical practice for eating disorders during COVID-19［J］. Int J Eat Disord，2021，54(9)：1689-1695.

［22］Crow SJ，Swanson SA，le Grange D，et al. Suicidal behavior in adolescents and adults with bulimia nervosa［J］. Compr Psychiatry，2014，55(7)：1534-1539.

［23］Smythe J，Colebourn C，Prisco L，et al. Cardiac abnormalities identified with echocardiography in anorexia nervosa：systematic review and meta-analysis［J］. Br J Psychiatry，2021，219(3)：477-486.

［24］Stedal K，Scherer R，Touyz S，et al. Research review：neuropsychological functioning in young anorexia nervosa：a meta-analysis［J］. J Child Psychol Psychiatry，2022，63(6)：616-625.

［25］Skunde M，Walther S，Simon JJ，et al. Neural signature of behavioural inhibition in women with bulimia nervosa［J］. J Psychiatry Neurosci，2016，41(5)：E69-78.

［26］Sydney McDonald. Understanding the genetics and epigenetics of bulimia nervosa/bulimia spectrum disorder and comorbid borderline personality disorder（BN/BSD-BPD）：a systematic review［J］. Eat Weight Disord，2019，24(5)：799-814.

［27］Su T，Gong J，Tang G，et al. Structural and functional brain alterations in anorexia nervosa：A multimodal meta-analysis of neuroimaging studies［J］. Brain Mapp，2021，42(15)：5154-5169.

［28］van Eeden AE，van Hoeken D，Hoek HW. Incidence，prevalence and mortality of anorexia nervosa and bulimia nervosa［J］. Curr Opin Psychiatry，2021，34(6)：515-524.

［29］中国医师协会儿科医师分会肾脏疾病学组中国儿童遗尿疾病管理协作组.中国5～18岁人群遗尿症患病率的横断面调查［J］.中国循证儿科杂志，2020，15(2)：81-86.

［30］刁宏旺，邓志梅，李守林，等.儿童原发性单症状夜间遗尿症发病的相关因素分析［J］.精准医学杂志，2018，33(2)：120-122,126.

［31］郭骏，孔院容，王金叶，等.黄冈市黄州区5～7岁儿童原发性遗尿症及其致心理障碍的流行病学调查分析［J］.实用预防医学，2017，24(5)：590-593.

［32］赵海，林涛，李旭良，等.生物反馈和行为疗法治疗儿童原发性遗尿症的对比研究［J］.中华小儿外科杂志，2013，34(8)：595-598.

第三十章

睡眠障碍

睡眠是人体的基本生理需要之一，人类生命三分之一左右的时间是在睡眠中度过的。睡眠障碍不仅影响儿童少年身心健康、生活质量和学习效率，而且更与精神疾病有密切的联系。自20世纪50年代起，应用多导睡眠仪从睡眠被试者的检查记录中已获取了很多有关睡眠与觉醒的构成和规律方面的知识，在睡眠实验室里对睡眠障碍进行的评估也已成为一种对许多临床症状有帮助的诊断工具。此外，近年来有关睡眠的生理、睡眠相关的神经递质、睡眠与遗传以及精神疾病中的睡眠障碍等方面的研究也有许多新的进展，研究睡眠和觉醒障碍对临床有重要意义。

睡眠医学起源于20世纪中期，已发展成为一种边缘交叉学科。我国对睡眠医学的研究起步较晚，欧美等国家十分重视睡眠与健康以及睡眠医学的发展，全美有关睡眠障碍的治疗中心约6000余个，睡眠疾患医院约300多家。可以预测，睡眠医学将成为21世纪生命科学和边缘交叉学科新的研究热点。

第一节　概　述

一、睡眠生理

（一）正常生理睡眠

人类在正常生理睡眠过程中会周期性地出现快速眼球运动，此时脑电图的表现也与其他睡眠时相不同。Aserinsky和Kleitman（1953）是最早对两种睡眠状态进行现代化描述的人，这就是现在广为人知的快速眼动睡眠（rapid eye movement sleep，REM睡眠），其后出现的称为非快速眼动睡眠（nonrapid eye movement sleep，NREM睡眠）。分述如下：

1. **非快速眼动睡眠（NREM睡眠）**　闭眼，平稳入睡，无快速眼球运动，无体动。此期副交感神经兴奋，血压、脉搏、呼吸和新陈代谢均有所降低，肌张力逐渐减弱，又称安静睡眠期。可分四期：

Ⅰ期：入睡期，脑波表现为α抑制，α波减少，波幅降低，节律变慢，此期受刺激后容易转醒。

Ⅱ期：浅睡期，脑波为每秒12～16次睡眠纺锤波及κ综合波。

Ⅲ期：中睡期，脑波在纺锤波的基础上出现中等量的高振幅慢波，即δ波，占20%～50%。

Ⅳ期：深睡期，脑波为大量高波幅δ波，占50%以上，故又称慢波睡眠。

2. **快速眼动睡眠（REM睡眠）**　又称为活跃睡眠（active sleep）或异相睡眠（paradoxical sleep）。脑波为不同节律的低波幅非同步波形，伴有快速眼球运动。此期交感神经兴奋，脉搏和呼吸频率增快，血压增高，全身肌肉松弛。此时的大脑活动程度和各项生理指标与清醒状态很相似。因此，表面看上去个体是处于熟睡状态，但是中枢神经系统却处于高度活跃状态。多数人在快速眼动睡眠期间做梦，并容易被唤醒。新生儿此期可见微笑、皱眉或吸吮等动作。

正常成人入睡后不久即进入NREM睡眠Ⅰ、Ⅱ期，30～45分钟后进入Ⅲ、Ⅳ期睡眠。由于年龄不同，慢波睡眠可持续几分钟至1小时不等，然后睡眠变浅，又返回Ⅱ期睡眠。在开始入睡后75～90分钟，出现第一次REM睡眠，此时伴有快速眼球运动和肢体转动，一般持续5～10分钟，又进入NREM睡眠Ⅱ期。约90分钟以后，又出现第二次REM睡眠，如此周而复始，REM和NREM睡眠交替出现，交替一次为一个睡眠周期，每夜有4～6个周期。

第一次出现的REM睡眠，其眼球转动频率、不规则呼吸和梦境是REM睡眠周期中强度最小者。在睡眠过程中，REM睡眠持续时间和强度逐渐增加，最后一个REM睡眠可持续20～60分钟。相反，

NREM 睡眠第Ⅲ、Ⅳ期逐渐减少,在最后的睡眠周期中常常消失,最终睡眠主要由 NREM 睡眠Ⅱ期和 REM 睡眠组成。

自入睡开始至第一个 REM 睡眠出现,称为"REM 潜伏期"。此期在一些睡眠障碍和一些情感障碍中可出现戏剧性变化,因此在临床上有重要意义。

睡眠的效果既取决于睡眠时间的长短,也决定于睡眠的质量。一般而言,健康成人每天需要 7～8 小时睡眠时间,睡眠质量取决于 NREM 睡眠和 REM 睡眠的比值,良好睡眠的比值大约是 3:1。

(二)儿童各年龄阶段睡眠结构变化特点

1. NREM 睡眠变化

(1)新生儿 NREM 睡眠 REM 睡眠时间大致相等,此时 NREM 睡眠四期之间界限模糊,第 6 周才出现 NREM 睡眠Ⅱ期。

(2)新生儿睡眠和清醒时脑电图无大差别,2 岁时睡眠纺锤波才发育成熟。

(3)新生儿 NREM 睡眠占 50%,至青少年占每天睡眠总量 80%。

2. REM 睡眠变化

(1)REM 睡眠总量随年龄增长而逐渐减少,在妊娠 30～32 周时,胎儿在母体内已建立了较规律的睡眠-觉醒周期,30 周的胎儿 REM 睡眠占全天睡眠时间总量的 80%,36 周为 60%,新生儿为 50%,1 岁时减至 30%,青少年则为 20%。

(2)新生儿入睡第一阶段为 REM 睡眠,而成人则无。

(3)自出生后 4 个月起,睡眠模式渐渐由新生儿的"觉醒-REM 睡眠"模式向成人的"觉醒-NREM 睡眠"模式转变。

(4)REM 睡眠周期逐渐延长,新生儿 REM 睡眠周期短,约 50 分钟出现一次 REM 睡眠,至青少年和成人为 90 分钟一次。

3. 正常睡眠模式的建立

新生儿时期睡眠时间有个体差异,平均每天睡眠时间 16～17 小时,睡眠和觉醒周期相对短。3 个月婴儿睡眠量略减,但周期较长些。70% 3 个月婴儿夜间能顺利入睡,至 6 个月时,85% 入睡顺利;约有 10% 1 岁儿童每晚有夜醒,此时大多数儿童已建立了较稳定的睡眠模式,即长时间夜间睡眠和早、午小睡模式。

(三)睡眠的调节

1. 中枢单胺类神经递质

有关睡眠发生的机制目前还不十分清楚,近年来对睡眠周期中的生理、生化的研究有了重要突破,其中对于相关的中枢单胺类神经递质的作用已成为研究的重点。

(1)多巴胺(dopamine,DA) 一些精神运动兴奋药如苯丙胺(Amphetamine,AMP)和哌甲酯等均可引起觉醒延长并随之产生强烈的代偿性睡眠反弹。这些药物可以促进神经末梢单胺类神经递质 DA、5-羟色胺(5-hydroxytryptamine,5-HT)和去甲肾上腺素(norepinephrine,NE)的释放,阻断递质的重摄取,抑制单胺氧化酶的降解作用,使突触间隙的递质浓度增加。Nishino 等认为上述这些精神运动兴奋剂引起的觉醒效应主要还是通过强化突触的 DA 传递,异化突触后 DA 受体功能产生。由此可见,DA 在觉醒状态中起着极其重要的作用。

(2)5-HT 人体内有 1%～2% 的 5-HT 分布在中枢神经系统,其神经元大部分位于中缝核群,中缝核群的 5-HT 能神经元占总数的 77.5%,其纤维主要投射到前脑,其余的 5-HT 能神经元大部散布于脑干其他区域。

Portas 等在对猫进行的载体微注射研究时发现,中缝背核区域的神经元细胞外 5-HT 的浓度在觉醒期显示出较高的水平,在 NREM 睡眠期该水平有所下降,在 REM 睡眠期最低。Houdouin 等在动物实验中利用电刺激中缝核,由于 5-HT 能神经元兴奋使突触释放 5-HT 增加,动物觉醒时间延长。实验结果说明,在觉醒时,5-HT 能神经元的兴奋性最高,进入 NREM 睡眠期后其兴奋性下降,在 REM 睡眠期其兴奋性最低;相应地降低神经细胞外 5-HT 浓度可以促进睡眠,兴奋 5-HT 能神经元则可使觉醒时间延长。

(3)NE 蓝斑核(locus coeruleus,LC)是脑内最重要的 NE 能神经中枢,蓝斑核内 NE 能神经元占整个脑内 NE 能神经元的一半。中枢去甲肾上腺素-蓝斑核(NE-LC)系统除了参与心血管活动、脑循环等一系列生理功能的调节外,还与睡眠-觉醒周期调节之间存在一定联系。

在动物实验中,毁损猫、大鼠蓝斑核头侧,使脑内 NE 下降,猫觉醒皮质电活动立即减少,大鼠觉醒状态减少。由此可见蓝斑在维持觉醒上的重要作用。此外,蓝斑还有纤维投向中缝背核可调控 5-HT,从而间接影响睡眠和觉醒。

(4)神经肽类 也与睡眠调节有密切关系,如神经肽 Y、脑啡肽以及兴奋性氨基酸等都能对睡眠调节起作用。

2. 睡眠生物节律的调节

(1)视交叉上核(suprachiasmatic nucleus,SCN)及其解剖通路 在生物进化过程中,一天 24

小时的日历时间逐渐内化为所有生物的内在固有时间,这就形成了所谓的生物钟。所有可以测量的昼夜节律都是由脑内的生物钟所驱动的,后者位于下丘脑前部的 SCN,是人体内生物节律的起搏点。生物钟系统也是生物节律产生和输送的源头。人体大部分的生理功能、代谢功能和行为功能都受到昼夜节律起搏点的控制,并且作为生物节律时相的标识。激活睡眠的神经元位于视前区的腹外侧部(ventrolateral preoptic nucleus, VLPO),该部位的 Fos-ir 细胞向结节乳头状核的组胺能细胞和脑干部位的单胺能组织发出投射。VLPO 细胞包含 γ-氨基丁酸(γ-aminobutyric acid, GABA)与甘丙肽,并能抑制由激活觉醒的细胞发出的投射。电生理证明,VLPO 细胞能激活睡眠,因为体外试验表明乙酰胆碱、5-HT 和去甲肾上腺素能抑制这些细胞,而上述神经递质都是有激活觉醒作用的。所以,睡眠可能是 VLPO 区 GABA 投射神经元活动增加的结果,同时抑制了下丘脑后部和脑干部位的觉醒神经元。

内源性生物节律性是一个基因编码的程序化过程,并且有别于 24 小时的日历时间,因此它需要通过授时因子来与每天的 24 小时发生同步化,才能够与人体的生物钟保持一致。授时因子是一种调节计时系统的环境信号,其中最主要的授时因子是光照,它通过新型的光受体在非视觉通路中传递,而不是通过神经节中的视杆或视锥细胞。这种昼夜节律的光受体只计算光子的数目和黎明与破晓的过渡时间,而不涉及正常视觉的任何方面。共有两个神经通路共同介导信号的过程:一条通路是光刺激自视网膜上的光受体开始通过一个直接的视网膜下丘脑干到达 SCN,另一条通路是在外侧膝状体的体间小叶。

(2)参与昼夜节律调控的神经递质 5-HT 通路自中缝核向 SCN 提供非光照的输入信号,而在脑内所有区域中 SCN 的 5-HT 浓度最高。研究发现昼夜节律可能与 5-HT 功能有关,抗抑郁药的疗效可能涉及 5-HT 浓度及昼夜节律的变化。而动物实验提示胆碱能神经递质、神经肽 Y 以及脑啡肽都有可能参与昼夜节律的调节,它们对睡眠周期中 C 稳态和 S 稳态产生相互作用。

5-HT1A 激动剂能够抑制 REM 睡眠,而胆碱能激动剂能促进 REM 睡眠;毒蕈碱受体拮抗剂部分地抑制 REM 睡眠,而中枢 5-HT 神经递质耗竭则会增加 REM 睡眠。

二、流行病学

流行病学调查显示,目前我国儿童少年普遍存在不同程度的睡眠问题,且这一问题越来越严重。国内许多单位对儿童睡眠障碍的流行病学调查做了大量工作,并获取了很多有意义的数据,填补了我国在这方面研究的空白。国外报道儿童睡眠障碍的患病率为 0.5%～10%,而国内由于各单位所采用的诊断标准和问卷不同,调查对象的年龄也不统一,因而调查结果差异很大。例如:上海调查 1812 名 1～6 岁儿童,睡眠障碍患病率为 46.97%,最高;湖南调查 8644 名 4～16 岁儿童少年,得出睡眠障碍患病率为 1.35%,最低(表 30-1)。

表 30-1 我国五省市睡眠障碍患病率调查概况

	北京	上海	广州	重庆	湖南
年龄(岁)	2～6	1～6	2～12	0～5	4～16
人数	3131	1812	1734	1363	8644
患病率(%)	23.54	46.97	35.4	35.22	1.35

我国各地调查结果表明,儿童睡眠障碍患病种类大致相同,但发生率各异,如:鼾症 7.8%～16.84%,磨牙 7.7%～19.0%,梦呓 4.2%～24.83%,睡眠呼吸暂停 0.19%～0.34%,睡行症 0.63%～1.93%,夜惊和梦魇 12.4%,睡眠肢体抽动 1.56%～3.2%。以上各项数据可为今后研究提供参考。

近来,国家对于儿童睡眠不足情况更加重视,关于儿童睡眠情况的调查也呈上升趋势。2010—2012 年的睡眠情况调查显示,我国 70% 左右的青少年睡眠时间不够充分。在全国 8 个城市进行的多中心横断面调查显示,我国学龄儿童睡眠不足(<9 小时)的比例为 38%,日间嗜睡发生率为 64.4%,经常日间嗜睡者占 26.9%。城市儿童睡眠问题的患病率高于农村儿童,城市儿童睡眠时间不足 9 小时者所占比例更高。慢性失眠在儿童中较为常见,我国农村青少年的失眠发生率和持续失眠率分别为 16% 和 41%。根据"2019 中国青少年儿童睡眠白皮书"数据显示,有 62.9% 的青少年睡眠不足 8 小时,其中 13～17 岁青少年的时间严重缩短,睡眠时长低于 6 小时的占比高达 81.2%。

据调查,影响我国儿童睡眠障碍的心理社会因素包括儿童性别、年龄、鼻炎史、脾气暴躁、睡眠环境、父母文化水平、父亲吸烟史、儿童与父母同睡、父母打鼾史、经常更换抚养人、电子产品的使用、学习压力等。

总结以上各地调查结果提示,我国儿童睡眠状况存在问题不少,不容忽视。为进一步提高流行病学研究的科学性、实用性,今后应在严格的设计下,采用统一的问卷、统一的诊断标准和统计学方法,进行一项多中心的儿童睡眠障碍流行病学调查,研究结论将不但具有代表性,且对下一阶段的干预措施提供有价值的参考。

三、睡眠障碍的分类和诊断

（一）睡眠史与睡眠评估

对患有睡眠障碍的儿童进行评估时,调查其详细的睡眠史具有重要意义,同时对有行为问题儿童的睡眠习惯进行询问也同样重要。一些患有注意力不集中、多动的儿童可表现出睡眠障碍,而生长停滞也可能与睡眠障碍有关。睡眠史要求对儿童睡眠的异常表现进行详细说明,同时也要采集其他家庭成员睡眠问题与特点的完整病史数据,如发病年龄、每周或每晚症状发生的频率以及发展的趋势(稳定、恶化、改善)。REM 睡眠或 NREM 睡眠障碍与入睡有关,它们通常在入睡后 90～120 分钟发生。相位延迟综合征入睡通常要比平时发生得晚。夜惊与梦魇不同,因为前者是在 NREM 睡眠Ⅳ期的前 1/3 个睡眠周期发生,而后者则是在夜间晚些时间,也就是在 REM 睡眠为主的时候发生。整个睡眠史还需包括睡眠过程中呼吸方面的资料,如在没有感冒情况下呼吸困难吗,呼吸有响声吗,鼾声大吗,有规律性吗等。最后,通过儿童白天的活动对夜间睡眠情况进行评估。

（二）分类

一些用于划分睡眠障碍的疾病分类系统尽管其中任何一个体系都不能充分满足并适用于儿童的要求,但现今仍在使用。这些体系包括《睡眠障碍国际分类,诊断与编码手册(第 3 版)》(ICSD-DCM-3)(美国睡眠障碍协会)、《精神障碍诊断与统计手册(第 5 版)》(DSM-5)(美国精神医学学会)、《国际疾病与相关健康问题统计分类(第 10 版)》(ICD-10)(WHO)和最新的 ICD-11 有关睡眠障碍分类。

ICSD-DCM-3

1. 失眠。
2. 与呼吸相关的睡眠障碍。
3. 非呼吸睡眠障碍所致的过度睡眠。
4. 昼夜节律睡眠障碍。
5. 异态睡眠。
6. 与运动相关的睡眠障碍。
7. 单独症候群:正常变异和尚未定义项目。
8. 其他睡眠障碍。

DSM-5 中"睡眠-觉醒障碍"的分类

1. 失眠障碍。
2. 嗜睡障碍。

3. 与呼吸相关的睡眠障碍。
4. 昼夜节律睡眠-觉醒障碍。
5. 异态睡眠。

ICD-10 中"精神与行为障碍分类"内有关睡眠障碍的分类

1. 非器质性睡眠障碍
（1）非器质性失眠症。
（2）非器质性嗜睡症。
（3）非器质性睡眠-觉醒节律障碍。
（4）睡行症(夜游症)。
（5）睡惊症(夜惊症)。
（6）梦魇。
（7）其他非器质性睡眠障碍。
（8）未特定的非器质性睡眠障碍。
2. 器质性或非心因性睡眠障碍
（1）睡眠-觉醒节律障碍。
（2）睡眠呼吸暂停综合征。
（3）发作性睡病及猝倒。
（4）Kleine-Levin 综合征。

ICD-11 中"精神与行为障碍分类"内有关睡眠障碍的分类

1. 失眠障碍。
2. 过度嗜睡障碍。
3. 睡眠相关呼吸障碍。
4. 睡眠-觉醒昼夜节律障碍。
5. 睡眠相关运动障碍。
6. 异态睡眠障碍。

上述四种分类归纳如表 30-2 所示。

表 30-2　睡眠障碍分类系统

ICSD-DCM-3	DSM-5	ICD-10	ICD-11
失眠	失眠障碍	**非器质性睡眠障碍**	失眠障碍
非呼吸睡眠障碍所致嗜睡	嗜睡障碍	非器质性失眠症	过度嗜睡障碍
昼夜节律障碍	与呼吸相关的睡眠障碍	非器质性嗜睡症	睡眠相关呼吸障碍
与呼吸相关的睡眠障碍	昼夜节律睡眠-觉醒障碍	非器质性睡眠-觉醒节律障碍	睡眠-觉醒昼夜节律障碍
与运动相关的睡眠障碍	异态睡眠	睡行症(夜游症)	睡眠相关运动障碍
单独症候群 　正常变异 　尚未定义项目		睡惊症(夜惊症)	异态睡眠障碍
		梦魇	
异态睡眠		其他非器质性睡眠障碍	
其他睡眠障碍		未特定的器质性睡眠障碍	

续　表

ICSD-DCM-3	DSM-5	ICD-10	ICD-11
		器质性或非心因性睡眠障碍	
		睡眠-觉醒节律障碍	
		睡眠呼吸暂停综合征	
		发作性睡病及猝倒	
		Kleine-Levin综合征	

第二节　失眠障碍

一、概述

失眠(insomnia)是指入睡或维持睡眠困难,醒后不能使人精神振奋或恢复精力。失眠在青少年成为越来越常见的一种睡眠障碍,而在婴幼儿和学龄前儿童中较少发生。失眠若仅持续几天为短暂性失眠;而失眠超过一个月应考虑为慢性失眠。

二、流行病学

美国大样本的流行病学调查研究表明,近四分之一的青少年有过失眠的经历,而青少年失眠的发生率达4%~5%。对欧洲15~18岁的青少年人群进行睡眠问题调查发现,25%的青少年主诉有过失眠的经历,其中4%满足DMS-Ⅳ诊断标准。李幼辉等进行的高中生失眠状况调查发现,失眠的发生率为18.06%,同时失眠青少年常伴有注意力不集中、记忆困难、厌食等症状。

三、临床表现

主要表现有入睡困难,在床上辗转反侧,过分担心失眠后果,许久不能安睡,或睡眠表浅多梦,睡中醒转增多、早醒等。上述情况可表现为任何一种,有时是几种情况共同存在。

失眠可引起躯体不适,如头痛、头晕、乏力、疲惫、精神不振和注意力涣散等。重者可使工作、学习效率下降,妨碍社会功能。

四、病因和病理机制

1. 急、慢性心理应激　家庭中的矛盾、冲突,父母不和或意外生活事件;学习压力大,作业繁重,升学考试失败等均可导致情绪紧张、焦虑、抑郁而引起失眠。

2. 环境干扰　居住环境不良,喧闹嘈杂,温度过冷、过热,长期影响生活及睡眠的规律性。

3. 躯体疾病影响　一些慢性躯体疾病常引起失眠。如患有关节痛、牙痛、心悸、气促等而使睡眠不安。此外,睡眠呼吸暂停综合征、睡眠-觉醒节律障碍常引起慢性失眠。

4. 继发于精神障碍　如患焦虑症、抑郁症、精神分裂症等可导致失眠。

5. 服用兴奋饮料或药物　睡前喝浓茶、咖啡等兴奋性饮料,或服用中枢兴奋剂苯丙胺、哌甲酯(利他林)等药物。

五、诊断和鉴别诊断

(一)诊断要点

失眠障碍的基本特征是入睡困难或维持睡眠困难所致的对睡眠数量或质量的不满意。睡眠的主诉伴随着有临床意义的社交、学习或其他重要领域的功能损害。睡眠紊乱可以独立存在,也可能发生在其他精神障碍或躯体疾病的病程中。

失眠的不同表现可以发生在睡眠期间的不同阶段。其中,睡眠起始失眠(或初始失眠)表现为入睡困难。睡眠维持困难(或中间失眠)表现为整晚频繁觉醒或长时间觉醒。晚期失眠涉及清晨早醒而无法再返回到入睡状态。尽管这些症状的组合是最常见的临床表现,但维持睡眠困难是最常见的单一症状,其次为入睡困难。

(二)诊断标准

DSM-5对失眠障碍的诊断标准:

A. 主诉对睡眠数量或质量的不满,伴有下列1个(或更多)相关症状:

1. 入睡困难(儿童可以表现为在没有照料者的干预下入睡困难)。

2. 维持睡眠困难,其特征表现为频繁地觉醒或醒后再入睡困难(儿童可以表现为在没有照料者的干预下再入睡困难)。

3. 早醒,且不能再入睡。

B. 睡眠紊乱引起有临床意义的痛苦,或导致社交、职业、教育、学业、行为或其他重要功能的损害。

C. 每周至少出现3晚睡眠困难。

D. 至少3个月存在睡眠困难。

E. 尽管有充足的睡眠机会,仍出现睡眠困难。

F. 失眠不能更好地用另一种睡眠-觉醒障碍来解释,也不仅仅出现在另一种睡眠-觉醒障碍的病程中(如发作性睡病、与呼吸相关的睡眠障碍、昼夜节律睡眠-觉醒障碍、睡眠异态)。

G. 失眠不能归因于某种物质的生理效应(如滥用的毒品、药物)。

H. 共存的精神障碍和躯体状况不能充分解释失眠的主诉。

标注是否是:

伴非睡眠障碍的精神共病:包括物质使用障碍。

伴其他医学共病。

伴其他睡眠障碍。

标注如果是:

间歇性:症状持续至少1个月但少于3个月。

持续性:症状持续3个月或更长。

复发性:1年内发作2次(或更多)。

(三)鉴别诊断

各种精神障碍均可以引起失眠,青少年期是这些障碍的高发年龄,因此遇到失眠患儿,首先要查找病因,对症治疗,一般不轻易下此诊断。需要与以下情况鉴别:

1. **精神障碍** 失眠是各种精神障碍中常见的症状(如精神分裂症)、情感性、神经症性、器质性及进食障碍,精神活性物质所致精神障碍等。大多数失眠者通常过分关注自己的睡眠紊乱,而否认存在有情绪问题,因此必须进行仔细的临床评定方能排除失眠这一主诉的心理基础。

2. **躯体障碍** 失眠也可伴发于躯体障碍,如有疼痛、不适或服用某些药物时。

3. **其他睡眠障碍** 梦魇、睡眠-觉醒节律障碍、睡眠呼吸暂停及夜间肌阵挛,也会导致睡眠的量或质的下降,梦魇会使患儿害怕入睡,需要予以排除。婴幼儿期入睡相关障碍、夜醒等均不诊断为失眠。

4. **一过性睡眠紊乱** 在日常生活中有时遇到一些事情而出现难以入睡,属于正常现象。由于某些心理社会应激,有几夜没睡好,不应诊断为失眠,但如果合并其他有临床意义的征象时,可以考虑为急性应激障碍或适应性障碍的一部分。

六、治疗

(一)心理治疗

包括支持性心理治疗和行为治疗。治疗目的在于消除引起失眠的诱因,清除紧张和焦虑情绪,减轻心理压力,增强信心,以迅速恢复正常睡眠规律。

1. **刺激控制训练** 旨在帮助患者减少与睡眠无关的行为,从而建立规律的睡眠-觉醒周期。

① 只在想睡时才上床;② 只有在睡眠时才用卧室,而且睡前不看书、报,不看电视;③ 若上床15～20分钟后不能入睡,则应起床到另一个房间去,直到有睡意时再回到床上;④ 无论夜间睡眠如何,清晨要定时起床;⑤ 白天不打盹,不瞌睡。

2. **放松训练** 可采用肌肉放松训练、生物反馈及打太极拳等。

3. **认知行为疗法** 重点放在患者错误或歪曲的认知问题上,纠正患者对于睡眠和睡眠不足的错误认识,从而减轻焦虑,改善睡眠。

4. **特殊音乐疗法** Levin等研制出一套方法,将经过分析的各睡眠阶段的EEG转化到音乐中去,80%的失眠患者听了这种"大脑音乐"后,无论是主观感觉、神经心理还是神经生物各方面的客观研究,均显示有明显效果,并且无任何不良反应。

(二)药物治疗

严重失眠时可短期、小量服药改善失眠,药物主要包括苯二氮䓬类受体激动剂如氟西泮、三唑仑等,非苯二氮䓬类受体激动剂如唑吡坦、佐匹克隆、扎来普隆等,褪黑素受体激动剂如雷美尔通,具有催眠效果的抗抑郁药物如多塞平、曲唑酮等和其他类如中医疗法。酒精(乙醇)不应应用于治疗失眠。

七、预后

失眠可能对白天正常学习和生活造成影响,需要及时干预。对于短期失眠者,需要消除失眠诱因,避免短期失眠转为为慢性失眠。失眠症状的复发高危时期是中止治疗后半年,曾经发生过失眠的人群,再次发生失眠的可能性比普通人更高,应该保持良好的睡眠习惯,积极地预防失眠。

第三节 发作性睡病

一、概述

发作性睡病(narcolepsy,NRL)为一种临床综合征,以反复发作睡眠为特征,常伴有猝倒、睡眠瘫痪、入睡幻觉及夜眠障碍等。

二、流行病学

Dement 1972年报道患病率为0.5%～0.67%。2012年来自欧洲6个国家的报道,5岁以下儿童发作性睡眠的发生率为每年0.13/100000,5～19岁为每年0.83/100000。无明显性别差异。多数起病于

10～20岁。Loss 1985年发现59％的患者起病于15岁之前。

三、临床表现

1. 睡眠发作 常为本病的首发症状。发作时不分时间、地点,且多为正常人不易入睡情况下发生,如上课、学习、开会、走路、乘车及文体活动时出现难以抗拒的嗜睡现象,尤其在饱食后更易促使睡眠发作。睡眠的深度和时间不定,有的仅处于蒙眬状态,睡眠浅而易醒;有的睡眠很深,时间也长,每天发作1至数次不等,每次持续5～30分钟,重症可达数小时,睡眠的性质和普通睡眠一样,可以随时唤醒,醒后感到精力充沛。

2. 猝倒发作 常在恐惧、惊骇、愤怒或大笑时突然发生全身无力、肌张力消失,可突然倒地而不能活动,历时几秒钟或几分钟而后缓解。轻症患者只表现垂头、腿软、意识清楚。

3. 睡眠瘫痪 多在入睡或觉醒时发病,表现为全身肌肉弛缓性瘫痪,不能活动,也不能讲话,但意识清楚。一般只持续几秒钟,重症可达10～30分钟。呼唤或轻轻推动患者,即可完全恢复。

4. 入睡前幻觉 出现在入睡前,即REM睡眠开始发作时,有时可在觉醒时,多为幻视和幻听,也可有幻嗅,内容非常恐怖,如看到鬼怪、猛兽等。幻觉可在白天或夜间发生,一般持续几分钟。有10％～15％发作性睡病患者可在无睡眠情况下出现视幻觉,故需与精神分裂症相鉴别。

Parkes 1985年观察100例,发现多个症状联合出现情况为:单一睡眠发作占7％,睡眠与猝倒占20％,睡眠、猝倒及睡瘫占18％;睡眠、猝倒及睡前幻觉占11％,四种症状均有者占44％。

此外,发作性睡病患者常有夜眠障碍,其特点是睡眠短、浅、多梦、易醒,因而更易引起白天睡眠发作。儿童患者可影响学习和智力发展。

四、病因和病理机制

1. 遗传因素

(1) 家系调查 Roth 1962年发现两个家庭中共有12个患者。Kessler 1974年和Baraitser 1978年的调查发现先证者一级亲属中的患病率分别为52％和50％。可见本病与遗传有关。

(2) 发作性睡病与人类白细胞抗原(human leukocyte antigen, HLA)系统基因 自日本学者本多等(1984)报告NRL患者中HLA-DR2可达100％阳性后,很多学者进行大量研究,取得较大的进展,包括以下三方面:

1) 与NRL显示高度相关的HLA的单型是DR15(DR2)/DW2/DQ6(DQ1)。其中,DR15与DQ6是来自DR2与DQ1的一小片段抗原。

2) 在日本人以外的NRL患者中,只有少数HLA-DR15(DR2)是阴性。而HLA-DQ6(DQ1)的阳性率却同日本人一样高。推测DQ6(DQ1)比HLA-DR15(DR2)与NRL患者的更高关联。

3) HLA-DQ6(DQ1)的等位基因之一DQB1＊0602在NRL患者中出现高的阳性率。推测DQB1＊0602是NRL患者的易感性遗传基因之一,有可能是自身或者其近旁的基因。

2. 中枢神经系统疾病 部分病例是由于丘脑下部或中脑被盖部网状结构损害所致,如脑炎、脑外伤、脑肿瘤及内分泌紊乱等。

3. 病理生理机制 Godbout等1974年应用多导睡眠描记发现,发作性睡病患者睡眠潜伏期极短,许多睡眠期发生改变,尤其从REM睡眠到清醒期,到NREM睡眠Ⅰ期,均有改变。结果REM睡眠规律被干扰,按不正常睡眠顺序出现,称为REM睡眠分裂,这一分裂与猝倒发作时间有关。在50％的多导睡眠仪描记中,REM睡眠出现在睡眠发作10分钟之内,即患者一入睡很快就出现REM,昼夜睡眠均如此。据此,许多学者认为发作性睡病是一种REM睡眠障碍,其原因在于同睡眠-觉醒规律有联系的脑干机能障碍(Broughton, 2000)。猝倒、睡瘫、入睡前幻觉均属于REM睡眠有关的症状。猝倒和睡瘫是REM睡眠时肌张力缺乏所致,入睡前幻觉可能是REM睡眠时的梦样活动。

董立羚等2005年对10名发作性睡病患者及13名健康人进行两夜夜间多导睡眠图监测,结果发现患者夜间睡眠结构的特征为快速眼动活动增强,睡眠维持机制紊乱,中枢唤醒水平降低。

五、诊断和鉴别诊断

(一) 诊断要点

在发作性睡病中,困倦的基本特征是反复发作的日间打盹或睡眠。困倦通常每天发生,但每周必须出现至少3次,持续至少3个月(诊断标准A)。发作性睡病通常产生猝倒,最常见的表现为被情感所触发的、突然的双侧肌张力丧失的短暂发作(从数秒到数分钟),通常在大笑或讲笑话时。受累的肌肉包括颈部、下颌、手臂、腿部或全身,导致头部晃动、张大嘴或完全跌倒。个体在猝倒时是觉醒的和有意识的。为符合诊断标准B1(a),猝倒必须被大笑或讲笑话触发,在疾病没有治疗或过去每月必须至少出现数次。

在起病早期的儿童中，真正的猝倒可能是非典型的，主要影响脸部，引起扮鬼脸或下颌张开伴吐舌（"猝倒面容"）。或者，猝倒症状可表现为轻度持续的肌张力低下，产生摇摆步态。在这些案例中，在儿童或快速起病的6个月内的个体中，可符合诊断标准B1(b)。

夜间多导睡眠图检查，或多次睡眠潜伏期试验也可用来确定诊断（诊断标准B3）。这些检查必须在个体停止使用所有的精神活性药物后，接着2周充足的睡眠时间（像睡眠日记和睡眠活动仪的记录那样）。在多导睡眠图中，短的快速眼动潜伏期（睡眠起始的快速眼动潜伏期小于或等于15分钟），足以确认该诊断且符合诊断标准B3。或者，多次睡眠潜伏期试验的结果必须是阳性，显示平均睡眠潜伏期小于或等于8分钟，以及在4~5次打盹中，有2次或更多的睡眠起始的快速眼动周期。

（二）诊断标准

根据病史及典型的睡眠发作和猝倒等症状，诊断不难。多次睡眠潜伏期测定可发现REM睡眠潜伏期缩短，常少于5分钟。DSM-5诊断标准如下：

A. 在同一天内反复的不可抗拒的需要睡眠、陷入睡眠或打盹。在过去3个月内每周必须出现至少3次。

B. 存在下列至少1项：

1. 猝倒发作，定义为a或b，每月至少出现几次：

a. 长期患病的个体，短暂（数秒到数分钟）发作性双侧肌张力丧失，但维持清醒状态，可以通过大笑或者开玩笑诱发。

b. 儿童或个体在起病的6个月内，无意识地扮鬼脸或下颌张开发作，伴吐舌或全面肌张力减退，且无任何明显的情绪诱因。

2. 下丘脑分泌素缺乏，采用脑脊液（CSF）测定下丘脑分泌素-1免疫反应值（使用相同的测定法，小于或等于健康受试者1/3的数值，或者小于或等于110 pg/ml）。脑脊液的下丘脑分泌素-1测试水平低，不能是在急性脑损伤、炎性反应或感染的背景下观察到的。

3. 夜间多导睡眠图呈现出快速眼动睡眠潜伏期小于或等于15分钟，或多次睡眠潜伏期测试显示平均睡眠潜伏期小于或等于8分钟，以及2次或更多次的睡眠发作快速眼动期。

标注是否是：

无猝倒发作性睡病但伴下丘脑分泌素缺乏（发作性睡病，无猝倒症但有下丘脑分泌素缺乏）。

猝倒发作性睡病但无下丘脑分泌素缺乏（发作性睡病，有猝倒症但无下丘脑分泌素缺乏）。

常染色体显性小脑共济失调、耳聋和发作性睡病。

常染色体显性发作性睡病、肥胖和2型糖尿病。

继发于另一种躯体状况的发作性睡病。

此外，猝倒是NRL的特异症状，临床上若有反复嗜睡与猝倒发作时，检查HLA-DR2/DQ1，常常是100%的阳性，有助于诊断。其他组合如反复嗜睡加睡眠瘫痪就常混入HLA-DR2/DQ1的阴性病例中。

（三）鉴别诊断

1. 癫痫小发作 多见于儿童或青年，有短暂意识丧失，但不跌倒，脑电图有癫痫波可资鉴别。

2. 中枢神经系统疾病 如脑炎、脑膜炎、各种脑病引起的脑水肿和颅内压增高等均可出现嗜睡，但这些都是睡眠的时间延长，而非短暂发作的睡眠，可以鉴别。

3. 甲状腺功能低下及低血糖症 易疲劳，可表现嗜睡，测定患者甲状腺功能及血糖有助于鉴别。

六、治疗

（一）药物治疗

1. 哌甲酯 为中枢兴奋剂，可增强觉醒，对睡眠发作效果好，对睡前幻觉也有效，儿童每次5~10 mg，每天1~2次。

2. 抗抑郁剂 文拉法辛、氯米帕明、氟西汀。其中文拉法辛属于选择性5-羟色胺-去甲肾上腺素再摄取抑制剂，氯米帕明属于三环类抗抑郁剂，氟西汀属于选择性5-羟色胺再摄取抑制剂，可能的解释为三者都能阻滞REM睡眠，对猝倒发作效果明显。

3. 莫达菲尼（Modafinil） 一种新型的觉醒促进药物，为肾上腺素受体激动剂，能激活包含orexin（食物激素）的神经元。据报道，该药物比常规兴奋药物更有效，而且副作用少（Chemelli等，1999）。

4. 羟丁酸钠 一种GABA-B受体激动剂和γ-羟丁酸受体激动剂。有研究表明，羟丁酸钠有助于缓解儿童期起病的发作性睡病的白天嗜睡和猝倒，治疗效果良好，无耐受（Maski K等，2016）。

（二）心理治疗

主要对患者及其家长或教师进行支持性心理咨询，解释本病性质和症状内容，消除焦虑情绪，协助安排好学习和生活,并应避免参加危险性体育活动以及登高、游泳、驾驶汽车等。

发作性睡病患者通常难以适应其生理性失调,他们在学习和生活上都出现许多问题,相关的精神障碍有重度抑郁症、焦虑症以及药物滥用。心理行为治疗是主要措施,必须鼓励患者遵循规律的就寝与起床时间,应该有计划地开展每天为时 20～30 分钟的小睡 2～3 次。在制订学校和工作进度表时,需要把患者的睡眠需求考虑其中。

七、预后

部分青少年期发病的患者也可以随年龄增长而逐渐痊愈或症状减轻,成年发病者多数持续终身。

第四节　睡眠呼吸暂停综合征

一、概述

睡眠呼吸暂停综合征(sleep apnea syndrome,SAS)系指在睡眠中多次出现呼吸暂停、打鼾,以及白天过度嗜睡、人格改变等。可发生于各年龄的儿童,以青少年多见。英国小说家狄更斯(Dickens C)所著《匹克威克外传》中所描述的一个肥胖、嗜睡、打鼾的少年乔(Joe),可能就是一个睡眠呼吸暂停综合征的患者,故本病又称为 Pickwik 综合征。

二、流行病学

发生率为 1‰～5‰,峰值患病率发生在 2～8 岁(Marcus CL 等,2012)。男孩多于女孩。

三、临床表现

主要表现为睡眠时多次出现口鼻气流受阻,呼吸暂停。短者每次 10 秒,长者 100 秒以上;轻者每晚发作 30～50 次,重症数百次,常发生在 NREM 睡眠Ⅰ、Ⅱ期。由于呼吸道阻塞,患者发出响亮的打鼾声,是呼吸暂停的明显表现。

由于肺换气不足而产生低氧血症、高碳酸血症和心律失常等症状。重症患者常因心肺功能衰竭而死亡。

生长激素的分泌通常在 NREM 睡眠Ⅳ期,如果这种觉醒对生长激素的分泌造成严重影响时,对一个正处于生长发育的儿童会表现出轻微的生长发育停滞。

此外,由于夜眠不好,引起白天过度嗜睡,患儿可出现晨起头痛、多动、注意力涣散、学习成绩下降、智力和执行功能受损等认知方面的改变;少数可有遗尿

和性格改变。Sangal RB 等(1998)应用事件相关电位研究发现,SAS 患者的视觉 P300 潜伏期延长,表明患者知觉反应迟缓;Valencia-Flores M 等(1998)应用 Rey 盲语听觉回忆测验,发现患者的言语听力下降,一定的时间/空间障碍和语言反应迟缓。

四、病因和病理机制

(一)生理性睡眠呼吸暂停

人类呼吸是通过两个不同的中枢神经系统机制来进行的。一种主动的皮质机制在人清醒时发挥作用,同时将呼吸与发声同步化;另一种不受意志支配的皮质下机制维持睡眠过程中的氧饱和度,当这种不受意志支配的系统在睡眠中失灵时,血氧饱和度便会下降,引起短暂的觉醒,这个唤醒足以使呼吸调控回到主动系统。一旦这种中枢性睡眠呼吸暂停在觉醒之后停止,个体则会重返睡眠,睡眠中的觉醒多数是一种"微觉醒",不会被睡眠者觉察到。但是,呼吸暂停、觉醒与重新回到睡眠的顺序将会在晚上重复发生多次。

正常人睡眠时发生短暂呼吸暂停,多在 REM 睡眠时出现,每晚不超过 30 次。9～13 岁正常儿童每晚睡眠中可有 3～30 次(平均 17～18 次)短暂呼吸暂停,每次持续约 3 秒钟,男性多于女性。有报道本病在低体重儿容易发生,其原因尚不清楚。

(二)病理性睡眠呼吸暂停

1. **中枢型**　胸腹部呼吸运动停止,无口鼻气流,可能是脑干呼吸自动控制系统衰竭所致。

2. **阻塞型**　因胸内压力变化,虽有膈与胸壁的运动,但口或鼻无气流通过,可能是睡眠时上呼吸道口肌肉萎陷、衰退、松弛而导致呼吸道机械性梗阻所致,儿童可因腭扁桃体或腺样体肥大造成梗阻。

3. **混合型**　实际多数患者都伴有呼吸道梗塞,有中枢型呼吸衰竭而无呼吸道梗阻者是极少数,只是某一型占优势而已。

4. **不全阻塞型**　气流减少,呼吸力量增加。

五、诊断和鉴别诊断

(一)诊断标准

在睡眠过程中反复出现呼吸暂停,每次持续 10 秒以上,一夜中超过 30 次,并有粗大鼾声和白天嗜睡,或睡眠呼吸暂停指数(apnea-hypopnea index,AHI,即平均每小时呼吸暂停＋低通气次数)超过 5 次/小时。

目前 DSM-5 未列出具体的睡眠呼吸暂停综合征的诊断标准,列出了阻塞性睡眠呼吸暂停低通气、中枢性睡眠呼吸暂停和睡眠相关通气不足的诊断标准。

ICSD-DCM-3 关于儿童阻塞性睡眠呼吸暂停的诊断标准:

诊断标准必须满足 A 和 B 条件:

A. 存在以下一个或多个症状:

(1)打鼾。

(2)睡眠时出现努力呼吸、矛盾性呼吸或者呼吸阻塞。

(3)嗜睡、多动行为问题或者学习困难。

B. PSG(多导睡眠图)监测结果提示符合以下一条或者全部表现:

(1)每小时有一次或者更多的阻塞性呼吸暂停、混合型呼吸暂停或者低通气事件。

或者(2)存在阻塞性通气不足的模式,定义为最少 25% 的睡眠时间存在高碳酸血症($PaCO_2 >$ 50 mmHg),并且与以下一条或更多症状相关:

1)打鼾。

2)吸气相时鼻腔压力管气流平直。

3)矛盾的胸腹努力呼吸。

(二)鉴别诊断

该病需与其他疾病所致嗜睡相鉴别。

1. 原发性打鼾与其他睡眠障碍　原发性打鼾即没有症状但打鼾,夜间多导睡眠图也无异常;还应与发作性睡病、嗜睡和昼夜节律睡眠障碍相鉴别。

2. 失眠障碍　对那些主诉是难以起始或维持睡眠或早醒的个体,失眠障碍与阻塞性睡眠呼吸暂停低通气可通过没有打鼾和缺少后者的病史、体征以及特征性的症状相鉴别。两者可同时存在,如果如此,两种疾病需要同时处理以改善睡眠。

3. 惊恐发作　夜间的惊恐发作可能包括睡眠时喘气或窒息的症状,可能难以在临床上与阻塞性睡眠呼吸暂停低通气相鉴别。通过发作的较低频率、强烈的自主觉醒以及缺少过度困倦,可以区分夜间的惊恐发作与阻塞性睡眠呼吸暂停低通气。在有夜间惊恐发作的个体中,多导睡眠图不显示阻塞性睡眠呼吸暂停低通气特征性的低通气或低血氧饱和度的模式。阻塞性睡眠呼吸暂停低通气没有日间惊恐发作的病史。

4. 物质/药物所致的失眠或嗜睡　物质使用和物质戒断(包括药物)可以产生失眠或嗜睡。详细的病史通常足以确认相关的物质/药物,随诊可以显示物质/药物停止使用后睡眠紊乱的改善。

六、治疗

1. 消除病因　身体肥胖者应减肥;有腭扁桃体或腺样体增大者可施行手术切除;鼻中隔偏曲或下颌畸形者需采用矫形手术。

2. 对症治疗　有低氧血症者可间断吸氧,合并感染者要抗感染治疗。个别严重病例可考虑做气管切开。

3. 改善环境　安静的睡眠环境、新鲜空气、适宜的温度和湿度都有利于症状的缓解。

4. 药物治疗　可选用三环类抗抑郁剂,禁用安眠药。

七、预后

睡眠呼吸暂停综合征的预后需根据不同的临床情况决定,一般睡眠呼吸暂停综合征患者的预后不错。如果为严重的睡眠呼吸暂停综合征,特别是合并并发症的患者,通常预后不良,一定要及早干预,防止严重并发症的出现,改善患者的预后。

第五节　睡眠-觉醒节律障碍

一、概述

睡眠-觉醒节律障碍是指人体睡眠-觉醒节律与环境所允许的睡眠-觉醒节律之间不同步,患者在该睡眠的时间失眠,该醒的时间嗜睡,导致工作学习效率下降,妨碍社会功能。

二、流行病学

本病多在青春期发作,青少年患病率较高,约为 7%;男女之比为 10:1。

三、临床表现

患者睡眠的正常昼夜节律紊乱,在该睡眠时难以入睡,而在应该清醒时嗜睡,难以清醒。一旦入睡,则可保持睡眠没有问题。患者为此产生忧虑或恐惧心理,并引起精神活动效率下降,学习和工作能力减弱,社会功能明显受损。

四、病因和病理机制

青少年正处于发育阶段,对睡眠的需求相对增加,尤其需要 NREM 睡眠Ⅳ期。这种需求同越来越大的社会压力相矛盾,其中包括繁重的学习或社交直到深夜,以致晚上就寝时间推迟,早晨起床时间晚,睡眠生理节律失调,生物钟发生紊乱等。

五、诊断和鉴别诊断

（一）诊断要点

1. 人体的睡眠-觉醒形式与特定社会中的正常情况或同一文化环境中为大多数人认可的睡眠-觉醒节律不同步。

2. 在主要的睡眠时间失眠,在应该清醒时嗜睡,这种情况几乎天天发生,并持续 1 个月以上,或在短时间内反复出现。

3. 睡眠量、质及时序的不满意状态使患者深感苦恼,或影响了社会功能。

（二）诊断标准

DSM-5 的诊断标准:

A. 一种持续的或反复发作的睡眠中断模式,主要是由于昼夜节律系统的改变,或在内源性昼夜节律与个体的躯体环境或社交或职业时间表所要求的睡眠-觉醒周期之间的错位。

B. 睡眠中断导致过度有睡意或失眠,或两者兼有。

C. 睡眠紊乱引起有临床意义的痛苦,或导致社交、职业和其他重要功能的损害。

标注是否是:

睡眠时相延迟型。

睡眠时相提前型。

睡眠-觉醒不规则型。

非 24 小时睡眠-觉醒型。

倒班工作型。

未特定型。

标注如果是:

间歇性:症状持续至少 1 个月但少于 3 个月。

持续性:症状持续 3 个月或更长。

复发性:1 年内发作 2 次(或更多)。

（三）鉴别诊断

应排除躯体疾病或精神障碍(如抑郁症、双相情感障碍)导致的继发性睡眠-觉醒节律障碍。

六、治疗

主要是调整患者入睡和觉醒的时间以恢复正常节律。可逐步调整或一次性调整立刻达到正常作息时间并需不断巩固、坚持下去。为防止反复发作,常需要结合药物巩固效果。

1. 药物治疗　有报告使用维生素 B_{12} 或抗抑郁剂治疗本病者。

2. 时间疗法　将每天入睡时间连续提前 3 小时,直到睡眠-觉醒周期符合大多数人认可的规律为止。但实施起来较为困难。

3. 光疗　有报道应用傍晚光疗,每天 4 小时,连续 7 天,可使睡眠时相推迟 6 小时。

七、预后

多数患者经过积极合理干预,预后良好,睡眠质量提高。

第六节　异态睡眠

异态睡眠(parasomnia)又称睡眠失常或 NREM 睡眠失常。本病是一种相对少见却又严重的一类睡眠障碍,儿童在睡眠活动中突然或间歇性地中断睡眠,意识蒙眬,难于唤醒,常在这一年龄阶段出现。儿童时期的三大睡眠失常为夜惊(睡惊症)、梦游(睡行症)和梦呓(说梦话)。近年来此三类睡眠失常被认为只有在非快速动眼睡眠Ⅳ期才有的普遍生理特性(Shenck,1998;Stores,2001)。REM 睡眠失常也被称作"快速动眼睡眠行为障碍",该病在儿童中不太常见,而 NREM 睡眠失常则显得较为普遍。它们通常是在睡眠周期的某一特定点发生,即在 NREM 睡眠Ⅳ期的末尾与 REM 睡眠之前。从生理学角度看,NREM 睡眠Ⅳ期是睡眠最深的阶段,感觉阈达到最高,此时熟睡者很难被唤醒。因此,患者从 NREM 睡眠失常中醒来时,感到迷惑,思路混乱,没有判断能力,无法口述精神活动。这与从 REM 睡眠噩梦中醒来的状况形成了鲜明对比。当儿童从 REM 睡眠噩梦中醒来时,显得机警,快速定向,并能清楚地回忆梦境。此外,从 NREM 睡眠Ⅰ、Ⅱ期醒来的状况与从快速动眼睡眠中醒来相似。

除了 NREM 睡眠失常是发生在睡眠周期的一个独特时间(即 REM 睡眠周期之前)外。NREM 睡眠失常的其他普遍特征为:① 男性多于女性,为(6~8):1;② 阳性家族史(沿父系);③ 次晨对夜间发作逆行遗忘。

总之,NREM 睡眠Ⅳ期睡眠失常容易诊断出来。因为此期的睡眠常常是限制在睡眠的前 3 个小时,通常是在进入睡眠状态后的 90~120 分钟发生,故不难诊断。

一、睡行症

（一）概述

睡行症(sleep walking)又称梦游症,为一种

NREM 睡眠异常。表现为患者在夜间睡眠中突然起床,下地走动,是睡眠和觉醒同时存在的一种意识改变状态,多发生在睡眠的前 1/3 阶段。

（二）流行病学

本病 50% 儿童起病于 4～6 岁,男多于女。5～12 岁的儿童中大约 15% 至少有过一次睡行发作,3%～6% 发作超过一次。

国内流行病学调查资料(2005)提示,儿童梦游症患病率为 0.63%～1.93%。

（三）临床表现

发作时患者从熟睡中突然起床,意识蒙眬,双目凝视,在室内或室外走动,有时也做些较复杂的动作,似有目的性,如搬东西、开启门锁、走出室外活动等。患者能躲避障碍物,也可被绊倒、跌伤,甚至发生危险。有时喃喃自语,但不能正确回答问题。发作可持续数分钟至半小时,然后自行上床入睡。次日对昨夜的发作过程完全遗忘。轻症每月发作 1～2 次,重症每周数次,多发生在 NREM 睡眠Ⅳ期。

（四）病因和病理机制

1. **遗传因素**　据统计,有 10%～20% 的患者有阳性家族史。父母有睡行症的小儿患病率要比一般小儿高。Bakwin 1985 年报道,单卵双生子同病率明显高于双卵双生子,并证明双生子之间有很相似的睡眠结构。

2. **神经生理发育不成熟**　根据患者的脑电图改变和临床表现,本症随年龄增长而逐渐消失。Kakes 等认为本病是由于神经生理发育不成熟所致。

3. **疾病和躯体因素**　癫痫、阻塞性睡眠呼吸暂停综合征、发热、过度疲劳等也可以诱发。

4. **心理因素**　家庭中的矛盾与冲突、情绪焦虑、学习紧张等与本病发生有一定的关系。

（五）诊断和鉴别诊断

1. **诊断要点**　睡行症的基本特征是反复发作的复杂的运动行为,在睡眠中起始,包括从床上起来和到处走动。睡行发作开始于非快速眼动睡眠的任何阶段,最常见的是在慢波睡眠时,因此最常发生在夜间的前三分之一。在发作时,个体的警觉性和反应性降低,凝视和对与他人的交流或对他人唤醒个体的努力相对无反应。如果在发作中觉醒(或在次日早晨觉醒),个体对发作的回忆有限。发作后,可能开始有短暂的意识错乱或定向困难,接着完全恢复认知功能和适当的行为。

2. **诊断标准**　目前 DSM-5 未列出具体的睡行症的诊断标准,只列出非快速眼动睡眠-觉醒障碍的诊断标准,将睡行作为非快速眼动睡眠-觉醒障碍的症状之一。

ICD-10 中诊断要点为:

(1) 突出症状是 1 次或多次发作,表现为:起床,走来走去,通常发生于夜间睡眠前三分之一阶段。

(2) 发作中,个体表情茫然,目光凝滞,他人试图加以干涉或同其交谈,则相对无反应,并且难被唤醒。

(3) 在清醒后(无论是在发作中还是在次日清晨),个人对发作不能回忆。

(4) 尽管在最初从发作中醒来的几分钟之内,会有一段短时间茫然及定向力障碍,但并无精神活动及行为的任何损害。

(5) 没有器质性精神障碍(如痴呆)或躯体障碍(如癫痫)的证据。

3. **鉴别诊断**

(1) 睡惊症　本病与睡惊关系极为密切。两者都被看作是唤起的障碍,特别是在最深的睡眠时相(Ⅲ和Ⅳ期)的唤起。许多患者都有这两种之一的阳性家族史及两种状况发作的既往史。基于睡行症及睡惊症在临床上及病因上的相似性,对二者的鉴别诊断通常只不过是判断何者为主,因而近年来两种障碍已被看作是同一疾病分类连续谱中的一部分。

(2) 癫痫　精神运动性癫痫很少只在晚上发作。癫痫发作时,个体对环境刺激完全无反应,而常见吞咽、搓手等持续动作。脑电图中有癫痫放电可助诊断。然而并不除外癫痫与睡行症共存的可能。

(3) 分离性漫游　也应与睡行症鉴别。在分离性障碍中,发作持续时间要长得多,患者警觉程度更高并能完成复杂的、有目的的动作。此外,分离性障碍在儿童中少见,而且典型发作是开始于清醒状态。

（六）治疗

一般轻症患者无需治疗,只需告诉父母不必唤醒患者,在发作时引导其入睡。应关好门窗,搬开障碍物,以免患者夜间跌伤或出现危险。反复发作者,可短期口服地西泮(安定)治疗。

（七）预后

本病预后良好,至青春期可自愈。

二、睡惊症

（一）概述

睡惊症(sleep terror)又称夜惊症,是一种

NREM 睡眠 Ⅳ 期睡眠失常。本病是指儿童在睡眠中突然惊起,伴有强烈的焦虑和自主神经症状。

（二）流行病学

多见于 4～12 岁儿童,4～7 岁为发病高峰。男性略多于女性。Parkes 1985 年报道患病率为 1%～4%,Graham 1986 年报道为 3%。江帆等 2001 年对上海 1812 名 1～6 岁儿童进行睡眠障碍调查,报道夜惊症和梦魇障碍患病率为 12.4%。

（三）临床表现

睡惊症常发生在 NREM 睡眠 Ⅳ 期,在入睡后 90～120 分钟。患者在睡眠中突然惊起,两眼直视或紧闭,哭喊、手足乱动,坐于床上或下地走动,表情十分惊恐。意识呈现蒙眬状态,对周围事物毫无反应,呼之不应,极难唤醒。发作时伴有呼吸急促、心率增快、瞳孔扩大、出汗等自主神经症状。一般持续 1～3 分钟。患者可再次入睡,并转变为快速眼动睡眠状态。次日对发作经过不能回忆。重症患者可一夜发作数次,一次持续约 30 分钟。

（四）病因和病理机制

1. **遗传因素**　Kales 1980 年报道 50% 的患者有家族史。

2. **心理因素**　睡前听紧张、兴奋的故事或看惊险的电影等均可引起本病。家庭气氛紧张、意外生活事件也可引起睡惊症。

（五）诊断和鉴别诊断

1. **诊断要点**　睡惊症的疾病特征是反复出现的从睡眠中急剧觉醒,通常从恐慌的尖叫和大哭开始。睡惊通常在主要睡眠周期的前三分之一开始,持续 1～10 分钟,但也可能持续相当长的时间,特别是在儿童中。发作伴有明显的自主神经唤起和强烈害怕的行为表现。在发作时,个体难以被唤醒或被安抚。如果个体在睡惊后觉醒,关于梦的内容,很少或不能,或只有片段化的、单一的影像能够被回忆。在典型的睡惊发作时,个体突然从床上坐起来尖叫或大哭,伴有惊吓的表现和强烈焦虑的自主神经体征(如心动过速、呼吸急促、出汗、瞳孔放大)。个体可能难以安抚,通常对他人唤醒或安抚他的努力没有反应。

2. **诊断标准**　目前 DSM-5 未列出具体的睡惊症的诊断标准,只列出非快速眼动睡眠-觉醒障碍的诊断标准,将睡惊症作为非快速眼动睡眠-觉醒障碍的症状之一。

ICD-10 中睡惊症的诊断要点为:

（1）突出症状为 1 次或多次发作,表现为惊叫一声从睡眠中醒来,伴以强烈的焦虑、躯体运动及自主神经系统的亢进,如心动过速、呼吸急促、瞳孔扩大及出汗等。

（2）这些反复发作的典型情况可持续 1～10 分钟,通常在夜间睡眠的前三分之一阶段发生。

（3）对他人试图平息睡惊进行的努力相对无反应,而且几乎总会伴有至少数分钟的定向障碍和持续动作的出现。

（4）对发作即使能够回忆,也十分有限(通常只局限于 1～2 个片段的表象)。

（5）没有躯体障碍,如脑肿瘤或癫痫的证据。

3. **鉴别诊断**

（1）梦魇　是普通的"噩梦"引起的焦虑或恐惧发作。与睡惊症相反,梦魇发生于 REM 睡眠,多在后半段,很容易被唤醒,而且对梦的经过能详细、生动地回忆,故鉴别不难。

（2）睡眠相关性癫痫　可以发生于睡眠的任何阶段,发作时有肢体抽动,面色发绀,脑电图上显示癫痫样放电等特点。根据患者对抗癫痫药物的反应、视频脑电图检测和 PSG 可鉴别癫痫发作和睡惊症。

（3）夜间恐惧发作　夜间入睡前或觉醒后突然出现惊恐不安,伴随一系列交感神经功能亢进表现,发作时意识清楚,发作后能回忆发作的过程。

（六）治疗

1. **心理支持**　首先了解是否存在夜惊的心理原因,相应减轻孩子的心理负担,消除睡前各种紧张因素,保持情绪稳定、愉快。夜惊发作时家长不要恐惧害怕,亦无须唤醒患者,要安抚其入睡。

2. **唤醒疗法**　父母连续 5 个晚上观察儿童的睡眠,记录夜惊发作的时间。如果发作的时间相对固定,父母则应在夜惊发作前 10～15 分钟唤醒儿童,并让儿童保持清醒 15 分钟。唤醒疗法要连续进行 5～7 个晚上,如果夜惊发作时间不固定,父母则应当关注夜惊发作前的自动唤起信号,信号一出现就立即唤醒儿童,同样这种唤醒方法也连续进行 5～7 个晚上。唤醒疗法防止夜惊发作的机制可能在于它中断了存在缺陷的慢波睡眠模式。

3. **药物治疗**　发作频繁者可短期应用苯二氮䓬类药物和三环类抗抑郁药,如阿普唑仑 0.4 mg/d,氯硝西泮 1～2 mg/d,丙米嗪 12.5～25 mg/d。国外有报道选择性 5-HT 再摄取抑制剂有效,可酌情使用。

（七）预后

预后良好，患者至青春期可自愈。

三、梦魇障碍

（一）概述

梦魇障碍（nightmare disorder）又称噩梦发作或梦中焦虑发作，是指患者从噩梦中惊醒，回忆恐怖的梦境而引起焦虑或恐惧发作。本病常见于学龄前儿童，实际上所有儿童至少偶尔有过梦魇的体验。

（二）流行病学

有关本病的流行病学研究不多，上海（2001）报道梦魇和夜惊患病率为12.4%。

（三）临床表现

儿童在睡眠中梦见对生命安全或对自尊造成威胁的恐怖事件，例如看到鬼怪或遇见凶猛野兽追赶、落入深渊、自觉全身不能转动等。梦中情景使儿童紧张焦虑、恐怖害怕。患者面色苍白，呼吸心跳增快、出汗、全身肌肉松弛等。相同或相似的恐惧梦魇反复出现是十分常见的。梦魇易被唤醒，醒后定向力迅速恢复，对梦中的情景能清楚地回忆。梦魇常发生于REM睡眠，多在夜里后三分之一的时间，即清晨早些时候出现。

（四）病因和病理机制

1. **心理因素**　由于学龄儿童白天的经历往往是令人兴奋而有刺激性的，因此在晚间就寝时间很难平静下来。有些家庭中的双亲都有工作，和孩子在一起的时间很少，于是电视、电脑便成了他们的伙伴。儿童在白天或夜晚听了内容恐怖的故事；看了惊险、紧张的电视或电影，或因教育方法不当，用恐吓方法哄儿童入睡，均可导致睡眠障碍。

2. **环境及躯体因素**　居室空气污浊、衣被过厚、胸前受压、感染引起呼吸道不畅、晚餐进食过多等均可引起梦魇。

3. **药物因素**　一些抑制REM睡眠的非苯二氮䓬类安眠药突然戒断时，由于REM睡眠反跳，导致做梦增多和梦魇的发生。

（五）诊断和鉴别诊断

1. **诊断要点**　梦魇通常是漫长的、复杂的，梦境的故事样顺序，它看似是真实的，可引起焦虑、害怕，或烦躁的情绪。梦魇的内容通常聚焦于其他回避或应对立即的危险，但可能涉及诱发其他负性情绪的主题。在创伤性经历后出现的梦魇可能重复被威胁的情境（"复制梦魇"），但大多数并非如此。觉醒时，梦魇能够被记忆和详细描述。它们几乎总是在快速眼动睡眠时出现，因此可以贯穿整个睡眠，但更可能在主要睡眠周期的第二部分，当梦更长更强烈时。那些引起夜间较早时候的快速眼动睡眠强度的因素，例如睡眠片段化或睡眠剥夺、时差以及快速眼动睡眠敏感的药物，可能促使梦魇在夜间较早时出现，包括在睡眠起始时。

梦魇通常在觉醒时终止，快速回归完全警醒。然而，烦躁的情绪可能会持续到觉醒期，造成难以回归睡眠和持续的日间痛苦。一些梦魇也被称为"噩梦"，可能不诱发觉醒，只在晚些时候被回忆起来。如果梦魇出现在睡眠起始的快速眼动睡眠期（刚入睡），烦躁的情绪经常伴有觉醒和无法自主运动的感觉（孤立的睡眠麻痹）。

2. **诊断标准**

DSM-5梦魇障碍的诊断标准：

（1）反复出现的延长的极端烦躁和能够详细记忆的梦，通常涉及努力避免对生存、安全或躯体完整性的威胁，且一般发生在主要睡眠期的后半程。

（2）从烦躁的梦中觉醒，个体能够迅速恢复定向和警觉。

（3）该睡眠障碍引起有临床意义的痛苦，或导致社交、职业或其他重要功能方面的损害。

（4）梦魇症状不能归因于某种物质（如滥用的毒品、药物）的生理效应。

（5）共存的精神和躯体障碍不能充分地解释烦躁梦境的主诉。

标注如果是：

在睡眠开始时。

标注如果是：

伴有关的非睡眠障碍，包括物质使用障碍。

伴有关的其他躯体疾病。

伴有关的其他睡眠障碍。

标注如果是：

急性：梦魇病程为1个月或更短。

亚急性：梦魇病程大于1个月少于6个月。

持续性：梦魇病程为6个月或更长。

标注目前的严重程度（严重程度是根据梦魇发生的频率来分级）：

轻度：平均每周发作少于1次。

中度：每周发作1次或更多，但并非每晚发作。

重度：每晚发作。

3. **鉴别诊断**　本病要与睡惊症鉴别。后者在睡眠期的前三分之一出现,以强烈的焦虑、惊叫、过多的躯体运动及自主神经高度兴奋为显著特征。而且,在夜惊症中,无论是刚发作后还是早晨醒后,患者都不能详尽地回忆梦境内容。

(六)治疗

一般轻症无需治疗即可自愈。若存在环境或躯体因素时,应改善环境和消除不良因素。在梦魇发作时可唤醒患者,给予解释、安慰,待情绪好转后再使之入睡。对于发作频繁造成明显困扰者,梦魇的治疗包括药物治疗和心理治疗等。

药物治疗可短期给予氯氮䓬 5～10 mg 或异丙嗪 12.5～25 mg,每晚 1 次,效果较好。心理治疗认知行为疗法(如意象复述治疗)对某些患者有效。系统脱敏治疗、暴露疗法也用于治疗梦魇。

(七)预后

本症预后良好,通常在 6～10 岁后减少。小部分儿童在青春期、成年后甚至终身存在。

第七节　睡眠期其他形式的睡眠障碍

一、夜醒

(一)概述

夜醒(night waking)是指儿童在夜间睡眠时常常醒来,不能持续地整夜睡眠。为婴幼儿时期常见的睡眠障碍,好发于 1～2 岁儿童,无明显性别差异。Richman 1985 年报道,20％年龄为 12～24 个月的婴儿每晚至少需要 1 小时才能入睡或睡后常常醒来。

(二)流行病学

Parkes 1985 年报道,在 3 岁的儿童中 6％每晚有夜醒,4％每周有 4～5 个晚间出现夜醒,28％有 1 个晚间夜醒。国内报道约有 6.32％的儿童夜间睡眠不安,常常醒来。

(三)临床表现

儿童在 1 岁时已初步建立起规律的睡眠模式,并逐渐向成熟方向发展。儿童夜醒由于没能建立昼醒夜眠的节律,表现为夜间不能持续睡眠,容易惊醒,轻则 2～3 次,重则 4～5 次,并伴有哭闹不安。夜醒之后难以重新入睡,常常重复了就寝时入睡的

过程,因而父母每晚要消耗 1～2 小时来照顾半夜醒来的婴儿,这给父母带来很大的烦恼和不安。有时儿童昼睡夜醒,睡眠节律颠倒;有的不愿上床睡觉,要求抱着睡或要听故事等。较大的儿童在就寝前可能表现出莫名的焦虑,或是对黑暗和孤独的恐惧。Parkes 认为儿童最大的睡眠问题不是睡中异常而是反对上床入睡或频繁夜醒。

(四)病因和病理机制

1. 体质或生物学因素　体质因素包括围产期并发症、肠绞痛、哮喘、牛奶过敏,对外界刺激过敏或迟钝以及困难气质。这组因素可能代表了唤起调节的生物学问题。唤起调节困难的婴儿在觉醒后试图平息自己或使自己再次入睡,但他们无法使自己安静下来,因为他们的唤起调节不因自己试图安静的努力而变化,他们对内部外部刺激的觉察维持了自己的唤起水平。

2. 护理方法不正确　儿童发生夜醒的原因有时来自父母不正确的哺育方法,而不是儿童本身。父母对儿童所抱的态度或期望很重要。儿童正常睡眠模式的建立需要始终一致和保持规律性,有些家长给予儿童过多的爱和过度关注,婴幼儿入睡常常不是在床上,而是采取抱着、拍着、摇着,甚至含着乳头使之入睡,这不但影响儿童建立正常的睡眠模式,也使儿童养成不良的睡眠习惯,对儿童的心理发育很不利。Bumham 等(2002)调查发现,有 15％～20％年龄在 6 个月至 3 岁的儿童从就寝到入睡需要采用摇晃和抱的方式。

3. 家庭因素　父母感情不和、家庭气氛紧张、母亲的焦虑或抑郁情绪,均可促使儿童入睡困难和夜醒。睡前精神刺激、打骂、体罚,亦是造成夜醒的原因。

4. 环境因素　睡眠环境喧闹嘈杂,居室温度过冷或过热,婴儿衣被不适、饥饿口渴等,均可引起入睡困难和夜醒。较大儿童睡眠障碍多因睡前过度兴奋、激动,睡眠习惯不良,睡前听故事等。

(五)诊断和鉴别诊断

根据儿童夜间不能持续睡眠,夜醒、哭闹等症状,不难诊断。但要与婴儿因躯体疾病引起的哭闹不睡觉相鉴别,如儿童感冒发热、腹痛等。

(六)治疗

1. 心理治疗　主要通过父母了解家庭环境以及父母对患者睡眠问题所产生的情绪反应。针对这些情况,进行支持性心理治疗,包括解释、安慰、指

导,以消除父母的心理困扰,建立信心,纠正不合理的抚育方法。对家庭中的冲突、不良的环境刺激应适当协助解决。

2. **行为疗法** 首先由父母提供患者睡眠中存在的问题,包括近两周儿童夜醒的频率、持续时间及父母所采取的措施。将所获得的资料加以综合分析,在减少日间睡眠的基础上,建立一个规律的睡眠计划,消除父母的疑虑。其效果较服安眠镇静药为佳。Parkes 认为儿童睡眠的差别关键在于不同的条件和学习模式。若将睡眠良好的儿童和睡眠不好的儿童放在同一张床上睡觉,后者的睡眠问题可以得到改善。

3. **建立良好的睡眠环境** 安静的居室环境,新鲜的空气,适宜的温度,温暖而舒适的衣被,减少睡前过多的刺激,这些都有利于入睡和充分的熟睡。

4. **药物治疗** 一般轻症可不采取药物治疗,对于夜眠太少、哭闹不安者可予地西泮(安定)2.5 mg,或氯氮䓬(利眠宁)5~10 mg,每晚 1 次,以协助建立新的睡眠规律。

(七)预后

本病预后较好,随着年龄增长及神经系统逐渐发育完善,疾病可获痊愈。

二、夜间摇头

(一)概述

夜间摇头(jactatio capitis nocturna)通常起病于婴幼儿时期,睡眠时头部有异常运动发作,少数伴有全身摇动。本病的发病无性别差异。

(二)临床表现

主要表现为儿童睡眠时头部有节律地来回运动,如点头、摇头或全身摆动,动作快速有力。这种异常头部运动常发生在睡眠中或将睡未睡、将醒未醒时,见于 NREM 睡眠 Ⅰ、Ⅱ 期。慢波睡眠时症状逐渐消失。

(三)病因和病理机制

本病病因不明,有人认为与心理社会因素有关,包括智力障碍、应激或母亲的疏忽、兴奋作用以及身体过度受限制等。

(四)诊断和鉴别诊断

1. **诊断要点** 一是发生在睡眠中或将睡着而未睡着、将醒未醒时;二是出现有规律的头部或躯体异常运动。

2. **鉴别诊断**

(1)癫痫 可在睡眠中发作,但有典型临床特征。发作时意识丧失,全身肌肉强直性收缩,历时数十秒钟进入阵挛期,一般持续 1~3 分钟抽搐停止。发作过程中伴有发绀、呼吸暂停、尿失禁等。脑电图可见癫痫波,有助于鉴别。

(2)抽动秽语综合征 起病于 3~12 岁儿童,表现为全身多组肌肉不自主抽动。大部分发生在白天,入睡后症状消失,鉴别不难。

(五)治疗

轻症不需要治疗,但应加强护理,保护头部不受损伤。重症患者可服用地西泮或氯氮䓬,可减少夜间异常运动发作,但疗效并不持久。

(六)预后

该病一般预后良好,至青春期症状消失。

三、磨牙症

(一)概述

磨牙症(grinding teeth)又称睡眠磨牙症,是指儿童在睡眠时咀嚼肌发生节律性运动,使上下牙齿不断摩擦,并发出扰人的响声。为儿童时期较常见的睡眠障碍之一。

(二)流行病学

本病各年龄均可发生,国外报道儿童患病率为 5%~10%,北京和上海(2002)等地报道 1~6 岁儿童患病率为 7.7%~19.0%。陈玉琴等调查上海市 3~6 岁儿童患病率高达 38.6%。但大样本流行病学调查较少,缺乏有效数据支持。本症可随年龄增长而减少,无明显性别差异。

(三)临床表现

磨牙症多发于小儿出牙时,症状可延续到青少年,也可发生在有义齿的年长者。磨牙能发出令人不愉快的摩擦声,干扰他人睡眠,且可引起疼痛,损坏牙齿,损伤组织,导致牙周病。在磨牙同时常伴有身体运动。有报道,增加牙齿摩擦可引起心率加快。磨牙症主要发生在 NREM 睡眠 Ⅱ 期。Satoh 和 Haroda 发现磨牙伴有慢眼球运动。

(四)病因和病理机制

有关病因的说法不一,包括遗传因素、牙齿错秘、心身因素、睡眠相关因素、口腔不良习惯等。在应激情况下,咀嚼肌是首先受累的肌肉之一,可引起肌肉紧张。Yemm 1986 年发现个体受刺激后,肌电图显示咬肌和颞肌活动增多,尿中肾上腺素和去甲肾上腺素含量增高。随着社会-心理-生物医学模式的提出,心理因素在磨牙症致病因素中的作用被重视,有学者提出抑郁、焦虑等情绪问题能够增加磨牙症的发生。

(五)诊断和鉴别诊断

根据儿童在睡眠中经常出现磨牙,伴有肢体运动,扰乱他人睡眠等症状,一般诊断不难。颞颌关节疾病、原发性牙齿牙周疾病、复杂部分性或全面性癫痫发作时伴随的节律性下颌运动等疾病,各自均有其特征性的症状与体征,鉴别诊断并不难。

(六)治疗

目前尚无理想的药物治疗磨牙症,苯二氮䓬类药物有些作用。严重者可服用小量氟哌啶醇。其他疗法包括自我暗示、肌肉松弛练习、厌恶疗法、生物反馈疗法等。重症可使用夜间牙齿保护器,有一定效果。

(七)预后

磨牙症的治疗只能缓解症状,难以完全治愈。轻度的磨牙症对生活影响不大,一般无需治疗。严重者可能会出现牙齿重度磨耗、牙周组织疾患、颌面部肌肉酸痛等症状。

四、梦呓

(一)概述

梦呓(sleep talking)又称说梦话。患儿在睡眠中喃喃自语,言语支离片断,内容含糊不清。同梦游和夜惊的发作一样,多发生在 NREM 睡眠Ⅳ期。本症多出现在学龄儿童和青少年,也可见于健康儿童。

(二)临床表现

儿童在睡眠中讲话,梦呓可仅呢喃一两个字,或为一个完整句子,个别情况下可出现睡眠中唱歌、吹口哨等,性质与梦话相同。言语内容莫名其妙或含糊不清。清晨醒来后对夜间梦呓情况不能回忆。大多数梦话均发生于睡眠安静状况下,与梦境有一定联系。除可能干扰他人外,对身体无任何影响,无须处理。有两种以上言语能力的人,梦话可能易以母语出现。少数患者的梦呓是其他睡眠行为障碍症状

的一部分,如在睡行症、睡惊症和 REM 睡眠行为障碍中均可出现梦话。有些以口面、肢体不自主运动为表现的 REM 睡眠行为障碍,早期症状可仅表现为梦呓,睡眠呼吸障碍患者也易出现梦呓,均应引起警惕。

(三)病因和病理机制

1. 遗传因素,患者的父母常有梦呓史。
2. 与中枢神经系统发育不成熟有关。
3. 精神紧张,白天过于疲劳,睡眠不足,躯体不适和疾病等可为发生诱因。

(四)诊断和鉴别诊断

1. **诊断标准** 诊断至少应该包括以下第(1)、(2)项:

(1)在睡眠时出现讲话或嘟囔声。

(2)发作时主观上没有意识到正在讲话。

(3)多导睡眠图证实在睡眠的任何阶段都可能发生梦语。

(4)梦呓可伴有躯体或精神疾病(如焦虑障碍或发热)。

(5)梦呓可与其他类型睡眠障碍共存,如睡行症、阻塞性睡眠呼吸暂停综合征等。

2. **鉴别诊断** 严重的梦呓应与中断睡眠的觉醒期讲话相鉴别,后者是正常现象,或是某些精神症状的反应。梦呓也经常与其他类型睡眠障碍同时出现,如阻塞性睡眠呼吸暂停综合征或睡行症等。

(五)治疗

NREM 睡眠Ⅳ期出现的睡眠失常具有家族性,并且是由睡眠状态转换机制发育不成熟所造成的。梦呓临床表现短暂,并不严重,一般无须治疗。儿童白天作业繁重,睡眠减少,过于疲劳,都可导致 NREM 睡眠Ⅳ期需求量的增加,从而产生睡眠失常。父母应意识到规律作息习惯的重要性,尤其是夜间充足睡眠的重要性。放学后的小睡可以补充夜间睡眠的不足。

(六)预后

梦呓的病程呈自限性,预后良好。

(梁月竹 何 凡)

参考文献

[1] Barclay NL, Gregory AM. Sleep in childhood and adolescence: age-specific sleep characteristics, com-

mon sleep disturbances and associated difficulties [J]. Curr Top Behav Neurosci，2014，16：337-365.

[2] Luo C，Zhang J，Pan J. One-year course and effects of insomnia in rural Chinese adolescents[J]. Sleep，2013，36(3)：377-384.

[3] Marcus CL，Brooks LJ，Draper KA，et al. Diagnosis and management of childhood obstructive sleep apnea syndrome[J]. Pediatrics，2012，130(3)：576-584.

[4] Wheaton AG，Jones SE，Cooper AC，et al. Short sleep duration among middle school and high school students-United States，2015[J]. MMWR Morb Mortal Wkly Rep，2018，67(3)：85-90.

[5] Wijnans L，Lecomte C，de Vries C，et al. The incidence of narcolepsy in Europe：Before，during，and after the influenza A（H1N1）pdm09 pandemic and vaccination campaigns[J]. Vaccine，2013，31（8）：1246-1254.

[6] Yang QZ，Bu YQ，Dong SY，et al. A comparison of sleeping problems in school-age children between rural and urban communities in China[J]. J Padiatrc Child Health，2010，45(7-8)：414-418.

[7] Zhang J，Ping LS，Xin LS，et al. Longitudinal course and outcome of chronic insomnia in Hong Kong Chinese children：a 5-year follow-up study of a community-based cohort[J]. Sleep，2011，34(10)：1395-1402.

[8] 葛飞飞,张迪,姚惠玲,等.儿童睡眠障碍性疾病的研究进展[J].中国儿童保健杂志,2020,28(02)：165-166,214.

[9] 美国精神医学学会.精神障碍诊断与统计手册[M].5版.张道龙,译.北京：北京大学出版社,2016.

第三十一章

儿童少年心身疾病

心身疾病（psychosomatic disorder）是指由于心理因素引起或与心理因素明显有关的躯体疾病。它们具有器质性病变的表现或确定的病理生理过程。心理社会因素对疾病的发生、发展、治疗和预后起重要的作用，它们是心身医学的主要研究内容。心身医学是研究心身疾病的病因、病理、临床表现、诊治和预防的医学分支学科。

在 ICD 系统中，明确建议不使用"心身的""心因的"专业性词汇，理由是因各国使用的含义不同，并容易误解为只有少数疾病才与行为有心因性影响，故将心身疾病纳入"神经症性、应激相关的躯体形式障碍"和"伴有生理紊乱及躯体因素的行为综合征"之中。心理因素以下列方式之一对疾病产生不良影响：① 心理因素会短暂地影响着疾病的进展、加剧病情或延缓康复，从而与病程有关；② 心理因素干扰治疗；③ 心理因素对个体构成额外的健康风险；④ 与应激有关的生理反应触发或加重躯体疾病；⑤ 应激相关生理因素影响，如应激引起溃疡、加重高血压、心律失常、紧张性头痛等。

精神紧张及由此产生的情绪变化或应激通过自主神经系统、内分泌系统与免疫等中介机制，使躯体器官发生病理生理与病理组织改变而出现心身疾病症状。在各个器官可引起不同的疾病，如支气管哮喘、儿童高血压、儿童糖尿病、儿童肥胖症、消化性溃疡等。

第一节 基本理论

应激（stress），原意是"对刺激的反应"。现代心身医学经常提到的应激概念，主要指各种不良生活事件所致的精神刺激和伴随的心身反应。应激是引起心身疾病的重要因素。

加拿大著名生理学家 Selye 通过大量实验观察，在 1940 年提出了"应激理论"。该理论认为机体为了适应各种刺激（包括理化的、生物的、心理的等刺激），会产生一系列非特异性的生物学变化，引起垂体-肾上腺皮质系统的机能反应。这种对刺激产生生物学反应的征象称为"全身性适应综合征"。所谓"症状"，就是因紧张刺激与个体应变之间的平衡失调而产生的。全身性适应综合征有三个阶段：警觉期（动员阶段）、抵抗期（耐受阶段）和衰竭期（失代偿阶段）。Selye 的应激理论不仅在生物医学和临床实践工作中被证明是正确的，而且经过补充、修改和发展，已成为精神医学的重要理论基础，对阐明心身疾病的发病机制有重要指导意义。

现代精神医学和心身医学的多数学者把应激视为不良心理社会因素和致病因素导致人类机体处于精神紧张和情绪压抑状态，并伴发多种心身症状。造成应激的原因称为"应激源"。Lipowski 将心理社会应激定义为"为个人所接受和理解的内外刺激，引起威胁健康和生存的情感与心理改变"。

一、常见的应激源

（一）环境方面

1. **理化因素** 冷热、环境污染、电磁波、噪声、网络成瘾（internet addiction）等。

2. **意外事故** 天灾人祸、意外伤害、亲人亡故等。

3. **社会因素** 文化教育失当、父母教养不良、营养不良、社会经济地位变动、居住和交通条件差、人际关系不协调、社会不良风气等。

4. **不良行为方式** 饮食不当、生活杂乱、违纪犯罪、性行为紊乱等不良影响。

（二）个人机体方面

1. **生理、病理变化** 各种疾病和心身素质不良所致的不良心理反应，恐惧、焦虑、抑郁等负性情绪引致心身反应等。

2. **个体方面** 个人损失、挫折、心理矛盾等。认知歪曲、自我暗示、适应不良、人格缺陷、智力障碍带来的多种心身问题等。

二、心身疾病的发病机制

应激作为重要的致病因素并非直接导致心身疾病，而必须通过中介机制作用才能致病。心身疾病的发病是生物、心理和社会等多因素影响大脑皮质的功能，大脑皮质通过生理中介如自主神经系统、内分泌系统、神经递质系统和免疫系统影响内环境平衡，使靶器官产生病变。

1. **自主神经系统** 与内脏功能有着密切的联系，由于剧烈、持久的自主神经功能的改变，引起相应脏器产生不可逆的器质性变化。心理因素导致大脑皮质功能改变，进而产生自主神经功能的变化，使器官功能出现异常，最后造成器官的形态学改变。例如，精神紧张或者焦虑的情况下，自主神经系统中的交感神经可以引起个体心跳加快、血压升高、呼吸加速，进食时自主神经系统中的副交感神经可以引起个体胃肠蠕动增加、胃肠腺体分泌增加，出现溃疡症状。

2. **内分泌系统** 是一个非常复杂的系统，从大脑皮质开始，通过下丘脑、垂体，直至各种靶腺（甲状腺、肾上腺、性腺）产生内分泌激素，形成大脑皮质-下丘脑-垂体-靶腺轴。例如，当情绪剧烈变化时，大脑皮质-下丘脑-垂体-靶腺轴的变化结果是甲状腺分泌甲状腺素使个体出现心跳加快、容易激惹；肾上腺分泌肾上腺素使心跳加快、血压升高、情绪焦虑。

3. **神经递质系统** 正常情况下，个体时刻处于神经递质的动态平衡之中。有假说认为，单从单胺类神经递质而言，去甲肾上腺素（NE）、多巴胺（DA）和5-羟色胺（5-HT）处于平衡状态时，个体的精神状态良好。NE升高时，注意力集中、情绪高涨；NE减低时，注意力不集中、情绪低落。DA功能增强会导致行为增多。5-HT降低会出现攻击和冲动行为。社会心理因素是通过神经系统来影响大脑皮质功能的，神经递质的改变也可以导致自主神经系统的功能改变和内分泌系统的改变，在心身疾病中起重要作用。

4. **免疫系统** 动物实验证明，在回避性学习的过程中，动物的被动免疫功能下降。在拥挤环境下生长的动物，对感染的免疫反应降低。抑郁症患者癌症的患病率升高，而且容易患传染性疾病，癌症患者中，情绪乐观、性格豁达者可以调动体内的潜能，使免疫力增强。社会心理因素引起的免疫功能改变在自身免疫性疾病和过敏性疾病的发病中起重要作用。

第二节 支气管哮喘

一、概述

支气管哮喘（bronchial asthma）简称哮喘，是一种异质性疾病，是机体对抗原性或非抗原性刺激引起的一种以气道的变应性炎症和支气管高反应性为特征的一种疾病，临床主要表现：常以慢性气道炎症为特征，包含随时间不断变化和加剧的呼吸道症状病史，如发作性呼吸困难、喘息、气急、胸闷和咳嗽，同时有可逆性呼气气流受限。常自幼起病，反复发作，深秋至次年春季呈发作高峰期。哮喘好发于季节交替时期，好发时间仍以无规律和午夜最多，约50%在青春期后痊愈，其余患者呈程度不等的慢性迁延性病程。

二、流行病学

支气管哮喘是小儿常见的变态反应性疾病，中国儿童哮喘总患病率为3.02%，典型哮喘患病率为2.72%，个别地区高达5%。中国儿童哮喘患病率以每10年增加50%以上的幅度上升，儿童患病以学龄前儿童较高，不同年龄阶段男童患病率均显著高于女童，不同地区及城市以华东地区患病率最高。儿童哮喘患病率上升的相关因素分析：① 城市人口密集、机动车辆增加、居住环境、饮食结构、婴幼儿喂养方式改变、饲养宠物等；② 室内家庭环境普遍进行装修，日用化学品使用增多；③ 独生子女缺少户外活动；④ 严重空气污染；⑤ 入幼儿园后由于生活环境改变而发生反复呼吸道感染。

三、临床表现

婴幼儿及儿童均可发病。多有既往发作史，患儿可先有流涕、咳嗽，进而出现呼气性呼吸困难，端坐呼吸、大汗淋漓、面色苍白，不用借助任何工具就可以听到哮鸣音。哮喘发作严重时，一般治疗不能缓解，持续超过24小时以上则称为哮喘持续状态，属危重急症。肺部体征有两肺叩诊过清音，肺底下移，听诊双肺可闻及呼气性哮鸣音。一般经积极治疗，1周内逐渐平复。缓解期如同正常人，以后再周期性发作。有些患者尤其是青少年，在运动后出现哮喘，成为运动性哮喘。此外，临床上还存在没有喘息症状的不典型哮喘，患者可表现为发作性咳嗽、胸闷或其他症状,对以咳嗽为唯一症状的不典型哮喘称为咳嗽变异性哮喘,对以胸闷为唯一症状的不典型哮喘称为胸闷变异性哮喘。

四、病因和发病机制

(一)病因

1. 致病因素

(1)遗传因素　是一种多基因遗传性疾病,可能与第11号染色体上的哮喘基因有关。

(2)吸入性变应原　种类繁多,主要的有花粉类、尘螨、室内尘土、霉菌、蟑螂和动物皮毛等。变应原被吸入气道后沉积于气道黏膜上,通过局部及全身免疫反应而引起气道变应性炎症。

(3)呼吸道病毒感染　可直接引起气道变应性炎症,在婴幼儿和儿童哮喘的发病中尤为重要。

(4)日常生活中的刺激性或有害气体　日常生活中可接触到的导致支气管哮喘的有害气体包括油漆、杀虫剂、各种烟雾、化妆品(发胶、香水)和天然气所产生的二氧化硫。室内和大气中的空气污染,如装饰材料、工业烟雾、光化学烟雾、汽车废气等。

(5)药物　包括药物过敏和药物反应两种类型。药物过敏是指患者由于某种体质上的变异而对某种药物产生不耐受或变态反应,临床上较为常见,如阿司匹林、青霉素磺胺类药物、碘油造影剂、各种蛋白制剂和血清制剂等。

2. 诱发因素

(1)气候因素　冷空气、空气湿度大、气压低。

(2)运动过度和换气过度　运动过度可诱发气道炎症从而导致哮喘的发作,同时过度运动所导致的过度换气使气道热损失过多,气道内环境变冷从而诱导肥大细胞释放炎性介质。

(3)心理因素　情绪波动、精神紧张、恐慌、忧郁、愤怒和烦恼等均可成为哮喘发作的诱因。Williams研究了487例各种年龄的哮喘患者,发现促发哮喘发作的主要因素中,外源性过敏因素占29%,呼吸道感染占40%,心理因素占30%。72.5%的儿童哮喘有个人过敏史,主要是过敏性鼻炎和湿疹及荨麻疹;45.2%的患儿有家族过敏史,其发病具有家族集聚现象,亲缘关系越近,发病率越高。他进一步研究发现,在不同时期病程中心理因素起重要作用的病例占70%。临床发现不少儿童哮喘仅在家中发作,一到学校后就不再发作或明显减轻,可能是母亲的焦虑情绪和患儿在家受到特殊照顾和注意等心理影响起重要作用。Green曾报道一例对向日葵有过敏的哮喘患者,有一次参观画展,看到一幅田野风景画内有一片向日葵景色,立刻引起哮喘发作。

(二)发病机制

主要是气道迟发型变态反应性炎症,患儿呼吸道对刺激具有高反应性,容易诱发支气管痉挛,黏膜非感染性炎性细胞浸润及黏膜水肿,黏液分泌增加,导致气道广泛梗阻,梗阻发生可自然或经治疗缓解,但又常常反复发作。可归纳如下:

(1)气道免疫-炎症机制　① 气道炎症形成机制:由多种炎症细胞,炎症介质和细胞因子共同作用;② 气道高反应性指的是气道对各种刺激因子呈现出高敏感状态;③ 气道重构,是哮喘的重要病理特征,主要以组织学上的描述为主,其病理学特点包括上皮纤维化、平滑肌增生肥大、黏液化和新血管的生长和增生。气道重构是引起慢性哮喘患者气道不可逆或部分不可逆阻塞的病理基础,是诱发气道高反应和哮喘慢性化的主要原因。

(2)神经-受体调节机制　此前人们一直认为哮喘是神经机制所致,最近由于证实呼吸道广泛存在神经肽网,认为炎症可能影响神经和神经肽调控机制,而神经机制又反过来影响炎症反应。主要涉及肾上腺能胆碱能神经-受体失衡机制和非肾上腺能非胆碱能神经功能失调与神经源性炎症。

五、诊断和鉴别诊断

日本学者曾报道"心因性哮喘",对理解哮喘的心理因素有一定参考价值。其诊断标准为:

(1)患儿有与客观症状不相协调的哮喘发作主诉,但缺乏主观治疗的愿望。

(2)无呼吸道感染,分泌物不多,呈轻度呼吸困难,有呼气样呼吸困难感,并出现剧烈咳嗽症状。

(3)入院后症状迅速消失,出院或外出时又很快引起发作。

(4)患儿在考虑某种要求和愿望时必然引起发作。

(5)对疾病的预后有强烈悲观心理。

(6)发病前后,存在其他心身疾病表现。

典型病例诊断并不困难,但是不同年龄阶段的儿童,其诊断标准也不尽相同。

(一)婴幼儿哮喘诊断标准

1. 年龄<3岁,哮喘发作≥3次。

2. 发作时双肺闻及呼气相哮鸣音,呼气相延长。

3. 具有特异性体质,如过敏性湿疹、过敏性鼻炎等。

4. 父母有哮喘病等过敏史。

5. 除外其他引起喘息的疾病。

具有以上第 1、2、5 条即可诊断哮喘。如喘息发作两次,并具有第 2、5 条,可诊断为哮喘或喘息性支气管炎。如同时具有第 3 和(或)第 4 条时,可考虑给予哮喘治疗性诊断。

(二)儿童哮喘诊断标准

1. 年龄≥3 岁,喘息呈反复发作者(或可追溯与某种变应原或刺激因素有关)。

2. 发作时双肺闻及以呼气相为主的哮鸣音,呼气相延长。

3. 支气管舒张剂有明显疗效。

4. 除外其他引起喘息、胸闷和咳嗽的疾病。

(三)哮喘的分期及控制水平分级

1. **急性发作期** 哮喘症状突然发生或加重,伴有呼气流量降低。可分为轻度、中度、重度和危重等四级。

轻度:症状不明显,可闻及散在哮鸣音,肺通气、血气检查正常。

中度:稍活动即有症状,讲话常有中断,可有三凹征,闻及响亮、弥漫的哮鸣音。

重度:休息时感气短,端坐呼吸,只能发单字表达。常有三凹征,闻及响亮、弥漫哮鸣音。

危重:患者不能讲话,嗜睡或意识模糊,哮鸣音减弱或消失。可出现生命危险。

2. **非急性发作** 指的是虽然患者没有哮喘急性发作,但在相当长的时间仍有不同频度和程度的喘息、咳嗽、胸闷等症状。

(四)实验室及其他检查

1. **痰液检查** 痰涂片显微镜下可见较多的嗜酸性粒细胞。

2. **通气功能检查** 哮喘发作时呈阻塞性通气功能障碍表现,FEV1/FVC%<70%或 FEV1 低于正常预计值的 80%为判断气道受限的重要指标。

3. **支气管激发试验** 用以测定气道反应性。适用于非哮喘发作期,FEV1 在正常预计值 70%以上的患者检查。

4. **呼气流量峰值(PEF)及其变异率测定** 若昼夜 PEF 变异率≥20%,提示存在可逆性的气道变异。

5. **胸部影像** 发作时可见两肺透亮度增加,呈过度充气状态,缓解期多无明显变化。

6. **特异性变异源检测** 通常采用皮内注射或皮肤点刺变应原的方法,15 分钟后局部红肿直径≥0.5 cm 为阳性,方法简便,但特异性不高。

7. **动脉血气分析** 可出现低氧血症,严重时伴二氧化碳潴留,导致酸中毒。

8. **免疫球蛋白测定** 常见 IgE 增高。

六、治疗

(一)治疗原则

哮喘的治疗原则是坚持长期、持续、规范、个体化的治疗。发作期快速缓解症状、抗炎、平喘;缓解期长期控制症状、抗炎、降低气道高反应性、避免触发因素,自我保健,尽可能控制、消除哮喘症状,使哮喘发作次数减少,甚至不发作。保持肺功能正常或接近正常,能参加正常活动。消除各种心理因素的影响。

(二)教育和管理

哮喘儿童的教育和管理是哮喘防治工作中十分重要的组成部分。通过哮喘教育可以显著地提高患儿对于疾病的认识,使之更好地配合治疗,达到减少哮喘发作,维持长期稳定,提高生活质量的目的。可以根据不同对象和具体情况,采用适当的、灵活多样的、用患儿及其家长乐于接受的方式对他们进行系统教育,使患儿及其家长了解和掌握以下内容:相信通过长期、适当充分的治疗,完全可以有效地控制哮喘发作,达到治疗目的;了解哮喘的诱发因素以及避免诱因的方法;了解哮喘的本质和发病机制,熟悉哮喘发作先兆表现及相应的处理办法,学会在家中自行监测病情变化;学会记录哮喘日记,并在日记中谈自己的感受;学会哮喘发作时进行简单的紧急自我处理的办法;了解常用平喘药物的作用、正确用量、用法、副作用;知道什么情况下应去医院就诊;与医师共同制订出防止复发、保持病情长期稳定的方案。

(三)改变家庭养育方式

应重视增强体质,加强户外体育锻炼。过分闭户不出,家长过多焦虑、担忧和庇护,均不利疾病的防治。改变不良家庭养育方式,消除家庭负性气氛,消除患儿的疾病角色,鼓励患儿自信自强,情绪稳定,乐观明达。平时在患儿感到胸闷憋气、出现发作预兆时,鼓励其采用放松方法,做腹式呼吸,可减少和避免发作。

(四)心理治疗

哮喘儿童的家庭养育有其特点,多数儿童在幼年时期就表现为体弱多病,容易感冒。因此父母亲在养育过程中,就会给予过分关注,过度保护。结果是父母亲时刻提心吊胆地担心孩子的健康,而孩子则过分依赖和关注父母亲的行为和表情,能从父母亲的脸上读出他们的喜怒哀乐,从行为上看出他们的目的。

对于父母亲来说,不要因为孩子的哮喘就整日紧张、焦虑、坐卧不安、六神无主。可以采用家庭治疗的方法,让家庭成员认识到家长与孩子关系的过分纠缠,培养和增加孩子的独立意识,增加家长和儿童的安全感。

对于孩子来说,要通过行为干预的方法来纠正他们的过分依赖行为,强化他们的独立意识和行为。从小就培养他们的独立意识,让他们去做自己能做的事情,从中学到知识和积累到经验。父母亲更不能剥夺孩子成长的机会和权利。

(五)药物治疗

1. **糖皮质激素** 目前最有效控制药物,分为吸入、口服、静脉用药。

2. **β2 受体激动剂** 分为短效 β2 受体激动剂(SABA,维持 4～6 小时)和长效 β2 受体激动剂(LABA,维持 10～12 小时);SABA 为治疗哮喘急性发作的首选药,有吸入、口服、静脉三种给药方式,首选吸入给药,常用的有沙丁胺醇和特布他林(不宜持续长期使用)。LABA 常与 ICS(吸入性糖皮质激素)联合使用,目前最常用的控制哮喘的 LABA 药物有沙美特罗、福莫特罗。

3. **白三烯调节** 目前除 ICS 外唯一可单独使用的哮喘控制性药物,尤适用于阿司匹林哮喘、运动性哮喘和伴有过敏性鼻炎哮喘的治疗。常用药物有孟鲁斯特。

4. **茶碱缓释药物** 增强呼吸肌的力量以及增强气道纤毛清除功能。

5. **抗胆碱药** 降低迷走神经张力,舒张支气管,减少黏液分泌,分为短效抗胆碱药(SAMA,维持 4～6 小时)和长效抗胆碱药(LAMA,维持 24 小时);常用的 SAMA 有异丙托溴铵;常用的 LAMA 有噻托溴铵,选择性 M1、M3 受体拮抗剂,目前只有干粉吸入剂,主要用于哮喘合并慢阻肺的长期治疗。

急性发作期的治疗:尽快缓解气道痉挛,纠正低氧血症,恢复肺功能,预防进一步恶化或再次发作,防止并发症。

(1)轻度 吸入沙丁胺醇,第 1 个小时内每隔 20 分钟 1～2 次,随着症状缓解调整为每隔 3～4 小时 1～2 次,效果不佳时加用茶碱缓释片等。

(2)中度 沙丁胺醇,第 1 个小时持续雾化吸入,联合应用雾化吸入抗胆碱药、激素混合悬液,如果效果欠佳,尤其是在控制性药物治疗基础上发生的急性发作,应尽早口服激素。

(3)重度至危重 以上措施之外尽早静脉用激素,改善后继续口服给药,维持水电解质平衡,纠正酸碱平衡;经过治疗症状仍无明显改善者应及时机械通气治疗,主要指征包括呼吸肌疲劳,$PaCO_2 \geqslant 45\ mmHg$,意识改变。此外,应预防呼吸道感染。

慢性持续期治疗:应在评估和监测患者哮喘控制水平的基础上,定期根据长期治疗分级方案作出调整,以维持患者的控制水平。

药物剂量与具体用法请参阅儿科治疗学方面的有关书籍。

第三节 消化性溃疡

一、概述

消化性溃疡主要指发生于胃和十二指肠的慢性溃疡。典型症状为慢性复发性、节律性上腹部疼痛。本病是典型的常见的消化系统心身疾病,与应激性不良心理社会因素有密切关系。

二、流行病学

消化性溃疡是一种全球性常见病,估计有 10% 左右的人,在其一生中患过消化性溃疡。可发生于任何年龄段。

十二指肠溃疡多见于青壮年,而胃溃疡则多见于中老年患者。十二指肠溃疡的发病高峰比胃溃疡的发病高峰早 10 年左右。临床上,十二指肠球部溃疡多于胃溃疡。十二指肠球部溃疡与胃溃疡的发生率比值为 3:1 左右,无论是胃溃疡还是十二指肠球部溃疡均好发于男性患者。

本病在儿童少年时期不常见,但近年发病率有显著增加的倾向。有研究者对南宁市 17 家医院 1992—1997 年间经胃镜检查诊断为消化性溃疡的青少年病例进行回顾性分析。结果显示,6 年间共检出青少年消化性溃疡人数为 10727 例,占同期胃镜检出 24252 例溃疡人数的 44.23%,其中青少年男性溃疡人数 8420 例,青少年女性溃疡人数 2307 例,男女之比为 3.65:1,青少年消化性溃疡男性发病率明显高于女性;发病人群主要集中在 25～29 岁、30～35 岁年龄段,以 30～35 岁为高峰,十二指肠溃疡发病明显高于胃溃疡。

三、临床表现

消化性溃疡的典型症状是上腹部疼痛,其特点为:① 慢性病程,可长达数年或数十年。② 节律性,溃疡疼痛与饮食之间的关系具有明显的相关性和节律性。在一天中,凌晨 3 点至早餐的一段时间,胃酸分泌最低,故在此时间内很少发生疼痛。十二指肠溃疡的疼痛则在餐后 2~4 小时发生,持续不减直至下餐进食或服制酸药物后缓解。一部分十二指肠溃疡患者,由于夜间的胃酸较高,尤其在睡前曾进餐者,可发生半夜疼痛。③ 周期性,上腹疼痛呈反复周期性发作,尤以十二指肠溃疡更为突出。中上腹疼痛发作可持续几天、几周或更长,继以较长时间的缓解。全年都可发作,但以春、秋季节发作者多见。④ 季节性,多在秋冬季或应激后发作。儿童消化性溃疡上述症状很不典型,腹痛缺乏规律,而以上消化道出血症状多见,常成为首发症状,隐痛和不定位腹部不适比典型节律性上腹痛更为常见。

四、病因和发病机制

消化性溃疡是生物、心理和社会因素综合作用的结果。应激性刺激通过中介机制导致中枢神经功能障碍,从而引起胃、十二指肠溃疡,致病的靶器官发生病理改变,产生各种临床症状。而这些临床症状又可成为新的应激性刺激,形成恶性循环,使疾病慢性迁延化,经久难愈。

许多患儿具有性格缺陷,包括情绪不稳定,易焦虑紧张,情绪压抑久久不外露,过分认真带有强迫性,固执等。同时还与学习问题、家庭环境和学校教育等应激因素有密切关系,学习竞争、考试压力、不良家教等皆为形成长期持续性心理应激和精神紧张的重要因素。

五、诊断和鉴别诊断

(一) 诊断

消化性溃疡的诊断以纤维胃镜检查为准。不典型可疑病例更宜早期检查。主要鉴别是早期胃癌和慢性胃炎。

在进行躯体诊断的同时,尚需对患儿进行心理状况的评估,包括艾森克个性问卷(EPQ)、A 型行为量表、情绪状态的评估等。

(二) 鉴别诊断

1. **躯体形式障碍** 儿童少年患有胃部不适时,也需要和躯体形式障碍进行鉴别,区别在于躯体形式障碍的身体不适往往涉及多个部位,形式不固定,多和压力有关,给予适当的改善情绪的药物,症状可以得到缓解,而消化性溃疡有明确的检查结果可以排除。

2. **功能性消化不良** 临床出现上腹不适、胃灼热、嗳气、早饱或餐后饱胀等消化道症状,持续时间超过 4 周,但内镜检查,X 线、超声等影像学检查均未发现异常。

六、治疗

1. **躯体治疗** 以药物治疗为主,有制酸剂、抗胆碱能神经药、H2 受体拮抗剂、胃黏膜保护剂、抗胃蛋白酶、抗胃泌素和抗胃幽门螺杆菌药物。

2. **心理治疗** 治疗时先找出应激原因,力求消除各种不良心理社会因素,进行生活指导和环境调整。减轻学习压力,去除家庭和学校的不良因素,建立良性情绪,注意劳逸结合、动静结合,养成正确的饮食习惯。心理治疗的方式宜采用家庭治疗,改变家庭成员之间的不良沟通方式和过分纠缠的关系,明确家庭成员之间的界限,构建新型的人际关系。放松训练和生物反馈治疗也是较好的治疗方法。

3. **抗抑郁剂应用** 对于患儿存在不良的情绪如抑郁和焦虑时,需要针对性的抗抑郁治疗,可以采用传统的三环类抗抑郁药,如多塞平(多虑平),但目前考虑药物副作用问题,三环类抗抑郁药已经很少使用;目前多使用副作用少的新型的 5 - 羟色胺再摄取抑制剂,可以酌情使用舍曲林、氟伏沙明、氟西汀等药物来改善患儿的情绪问题,对改善患儿情绪状态有较好的作用,从而能够起到改善溃疡的作用。

第四节 儿童肥胖症

一、概述

肥胖症(obesity)是由于能量聚积超过消耗,导致体内脂肪聚积过多而造成的疾病。一般认为体重超过同年龄、同身高小儿正常标准体重的 20% 即可称为肥胖。

二、流行病学

儿童肥胖症的患病率为 3%~5%,大多数属于无明显病因的单纯性肥胖,占儿童肥胖的 99%。单纯性肥胖症已成为全球性的疾病,日益威胁着人类的健康。1986 年我国对八个主要大城市 167065 名儿童的调查显示肥胖症发生率为 0.91%。1991 年天津市儿童肥胖症发病率为 9.6%。1995 年我国的 30 个省市 7~22 岁 30 万人群中肥胖检出率以城市为高。2000 年北京对 3~6 岁学龄前儿童肥胖症调查的结果为 3.9%,且 3、4、5、6 岁各年龄段的检出率分别为 2.2%、2.8%、4.6% 和 6.2%,肥胖症的检出率随年龄有增长趋势。

肥胖儿童是成人期肥胖的危险因素,10%~20% 的肥胖婴儿将成为肥胖儿童,40% 的肥胖儿童将成为肥胖青少年,75%~80% 的肥胖青少年将成为肥胖成人。

三、临床表现

单纯性肥胖可发生在儿童的任何年龄阶段,一般在 1 岁以内,5~6 岁和青春期前期好发。患儿的体重往往超过体重标准的 20% 以上,食欲佳,一般都有过量进食、喜吃油腻荤食和淀粉类食物、甜食和零食的习惯。

单纯肥胖者皮下脂肪虽多,但分布均匀。面部脂肪堆积,形成双下颊,口、鼻相对变小,躯干脂肪及双乳、腹、肩部堆积为多。乳房脂肪堆积,无论男女常被误诊为女性乳房发育。男性往往因阴茎陷入阴阜组织被认为小阴茎,或睾丸陷入腹股沟处被误诊为隐睾。四肢脂肪以上臂和大腿堆积为多,使手足相对变小,指(趾)变细。重度肥胖儿的腹部、臀部和大腿皮肤往往出现粉红和紫红色裂纹。

患儿因肥胖行动不便易受同伴取笑,日久会造成心理障碍,自卑、孤独、不合群、胆怯,影响社交。自我形象和自我意识下降,减少与同伴和周围人群接触和交往,形成内向、孤独和缺乏竞争力的性格,影响学习、自信和竞争能力。

四、肥胖症的病因

1. **社会因素** 在不同社会文化背景中,儿童肥胖症的发生率相差悬殊。发达国家中发病率高,美国有 17% 的儿童患有肥胖症。世界范围内肥胖儿童占全部儿童的 5%,由于中国和印度人口众多,所以肥胖儿童的总数相对较多。肥胖症以女性多见,发病率随年龄增长有上升趋势,社会经济阶层较低者患病率高。也有研究发现母亲的工作时间越长,儿童的体重增加越明显。同时,母亲的健康状况、饮食、分娩及喂养方式也给儿童带来肥胖影响。

2. **遗传因素** 一些人确实存在肥胖的遗传素质。根据对生后即离开父母被收养的 800 名儿童的研究,发现儿童体重指数[BMI,体重(千克)/身高(米²)]与亲生父母 BMI 成明显正相关,并且与母亲的 BMI 相关最显著,与养父母的 BMI 无相关。对同

卵双胎与异卵双胎的研究也指出 80% 的体重变化是由遗传因素产生的。

3. **发育因素** 10 岁以下的儿童发生肥胖时除体内脂肪细胞变大外,数量也明显增加,可 5 倍于正常体重儿童。肥胖症的发生随年龄增加而上升,50 岁左右达到发病高峰,其发病率约为 20 岁人群的两倍。成人的肥胖主要表现为体内脂肪细胞变大,总数量不变。

4. **心理因素** 肥胖与心理因素的关系较为复杂。情绪变化时常常伴有饮食变化,周期性贪食(bulimia)约占肥胖症的 5%,患者常有大量进食的欲望,自己不能控制,进食时速度快且进食量大,而后又感内疚、烦恼。夜间多食症候群,约占肥胖症的 10%,女性较多见,表现为早期厌食,白天情绪波动较大,可有烦恼、抑郁,夜间多食,常有失眠,生活事件常为诱发因素。

5. **体力活动** 能消耗热量,亦能提高基础代谢率。有研究发现,在体力活动停止后几小时内,基础代谢率仍高于平时。动物实验发现,体力活动增加时摄食反而下降,临床观察也发现肥胖者在清闲无事、活动减少的情况下食量与体重增加,而在忙碌与活动增加时食量与体重下降。肥胖儿童多系摄入过高热量和高脂肪物所致,过多能量的摄入超过体内代谢的需要转化成脂肪贮积在体内而导致肥胖。独生子女肥胖儿较多,与食物结构不合理及不良的养育方式有关。运动过少,即使未摄入过多的高热量食物,如小儿活动过少也可引起肥胖。

6. **微生物因素** 有研究者对大量肠道微生物基因(主要是细菌的丰富性)在不肥胖和肥胖的个体之间的差异进行了研究,发现肠道微生物群主要由两个菌门组成,即厚壁菌门和拟杆菌门,它们约占肠道细菌的 90%。在动物和人类的研究中都发现肥胖与肠道微生物群的不同组成有关。许多研究指出,拟杆菌丰度的相对减少以及厚壁菌群的相对增加是"致肥胖微生物群"的一个特征。他们发现两组个体在肠道微生物基因数量和肠道细菌丰富性上存在差异。细菌丰富性低的个体要比细菌丰富性高的个体具有整体上更高水平的身体脂肪(即肥胖);还有,在肥胖志愿者中,那些细菌丰富性低的个体要比细菌丰富性高的个体更容易发胖,说明他们具有与炎症相关的肠道微生物群。这也从另一方面提示肥胖的人群中可能存在肠道微生物的不平衡或缺少。另外,肠道内的微生物(肠道菌群)及其与免疫细胞和代谢器官(包括脂肪组织)之间的相互影响(微生物组-免疫-代谢轴),可能在儿童肥胖中也发挥着至关重要的作用。而母亲的健康状况、饮食、分娩及喂

养方式等因素均可以通过微生物组-免疫-代谢轴给儿童带来肥胖影响。

五、肥胖的病理生理

肥胖可因脂肪细胞数目增多或体积增大引起。人体脂肪细胞数目在胎儿出生前 3 个月（母孕 7～9 个月），生后第 1 年内（婴儿期）及 11～13 岁三个阶段增多最迅速。因此认为若肥胖发生在这三个时期，可引起脂肪细胞增多型肥胖，而不在脂肪细胞增殖时期发生的肥胖，只是脂肪细胞体积增大而数目正常。

六、诊断和鉴别诊断

（一）诊断标准

单纯肥胖症是一个与生活方式密切相关，以过度营养、运动不足和行为异常为特征的全身脂肪组织过度增生性慢性疾病。单纯肥胖症的诊断需要从病史、症状、体征、实验室检查等几个方面综合进行。

1. **体重** 根据不同年龄组体重的正常值来检出肥胖是最简单的方法。将儿童生长发育数值按不同身高值列出相应标准体重值。该体重值可以用均值±标准差（或用百分位）数值来表达。超过该标准值 20%～29% 为轻度肥胖，30%～49% 为中度肥胖，超过 50% 者为重度肥胖。儿童和青少年的 BMI 具有年龄和性别特异性，所以儿童和青少年的 BMI 水平需要参照同年龄和同性别的其他儿童，即年龄别 BMI，而非成人 BMI 分类。

2. **相对体重指数** 将个体的实际体重与标准的平均体重或理想体重相比，所得的比值即是相对体重指数。

3. **皮褶厚度** 用测量皮褶厚度来估计皮下脂肪厚度是直接测量局部体脂的一个方法。常用测量部位有右侧肩胛下、肱二头肌、肱三头肌和髂肌、上腹壁等。目前倾向于做多处测量取其总和（或）均值。

（二）鉴别诊断

1. **继发性肥胖症** 如垂体及下丘脑病变引起的肥胖生殖性无能综合征，又称脑性肥胖，表现为身材矮小，脂肪主要积聚腰部及下腹部，性发育迟缓，可伴眼底异常和尿崩症。

2. **库欣综合征** 呈现身材矮小、皮质积聚呈向心性、满月脸、水牛背、四肢细，可伴性早熟、多毛、痤疮、高血压、低血钾以及其他继发性肥胖症，各具有

原发病的临床特点，可资鉴别。

七、治疗

儿童肥胖症的治疗目的是阻止发展为成人肥胖，因而治疗方案以努力使体重接近理想状态，同时又不对身体健康及生长发育造成影响为原则，对于年龄小的超重儿仅通过维持其体重不增加即可达到此目的。

（一）一般治疗方法

目前主要的治疗方法有药物治疗、外科治疗、饮食疗法。几种疗法都是为了减少热量的摄入，使入少于出，从而使体重减轻。

药物治疗：已有几十年历史，有抑制食欲的药如苯丙胺、芬氟拉明等。亦有三环类抗抑郁剂和单胺氧化酶抑制剂的报道，有一定疗效。

外科治疗：一般用于重度肥胖者，目前最多用小肠旁路技术，使食物通过小肠的途径缩短，吸收减少。

饮食疗法：指有目的地调整饮食，控制高糖类食物和脂质摄入，一般将热量的摄入控制在每天 1200～1500 千卡。肥胖儿的饮食应是用低热能食物代替高热能食物，如以鱼代替肉，以脱脂奶代替全脂奶，以鲜菜清炖代替油炒菜等。尽量杜绝夜宵，养成空腹睡觉习惯。根据工作量，早餐和中餐营养要适当丰富，保证机体能量供应，而晚餐要低热量。

（二）心理治疗

1. **一般心理教育** 以运动处方为基础，以行为矫正为关键技术，饮食调整和健康教育贯彻始终；以家庭为单位，以日常生活为控制场所；肥胖儿童、家长、教师、医务人员共同参与的综合治疗方案，控制饮食，同时增加运动锻炼，纠正不合理的行为习惯，配合耐心地教育、疏导，解除患儿及其家长的精神负担。① 自我监测：记录每天饮食与体重，发现需要矫正的行为，如进食过快等。② 营养教育：弄清人体必需营养及怎样保证热量平衡。③ 加强体力活动：有计划地运动。④ 认知重建：克服适应不良态度及体像障碍，克服体重波动时产生的自我失败感。

2. **改变不良的生活方式** ① 家长的过度爱护：炫富错爱，过度保护，过度喂养。② 西方饮食模式：高脂快餐，软饮料，甜食/冷饮，巧克力等。③ 传统饮食习惯中的陋习：暴饮暴食，大吃大喝，逼迫式劝饮劝食，重肉油，轻菜果，贪食，量大，嗜腻厚。④ 体育运动少：运动量小，运动方式少，运动设施少。⑤ 静坐生活方式：活动空间小，懒，学习负担过重，

过度保护。⑥ 生活行为方式:营养知识欠缺,食物选择不科学,喂养不当,进食习惯不良。⑦ 错误的观念:认为儿童越胖越好,身体越胖,体质越好,越健康。

3. 行为治疗 通过对肥胖者访谈,对家长、教师座谈和观察分析基线行为,找出主要危险因素。制订行为矫正方案:根据肥胖者行为模式中的主要危险因素确定行为矫正的靶行为。制订行为矫正的速度,奖励或惩罚,正性或负性诱导等。肥胖者记录行为日记:内容包括对刺激和刺激控制的第一反应,对行为矫正过程中的体验、困难、体会和经验。

4. 认知行为治疗(CBT) 是一个综合的被证明是有效的治疗方法。这种方法不仅涉及饮食和活动行为,还要帮助患者建立更加健康的生活方式,包括营养学教育、身体锻炼、鼓励教育、进食方式改变、生活态度的改变及自我管理等。增加活动是行为治疗的一个主要目标,活动日志和周计划有助于一这目标的实现。行为调节的另一项工作是要调整患儿的自卑和缺乏自信的心理,为此积极地鼓励和奖赏是很重要的,奖励可以是物质的或口头的。

第五节 神经性呕吐

一、概述

神经性呕吐(nervous vomiting)又称心因性呕吐,是指一组自发或故意反复呕吐为特征的疾病,呕吐物多数为所进食物。一般不伴有其他症状,呕吐常与心理社会因素有关,多与心情差、心理紧张和压力有关,无器质性病变作为基础,可有害怕发胖和减轻体重的想法,但体重无明显减轻。

二、流行病学

本病作为唯一诊断者较少。缺乏患病率的报道。及时治疗预后良好。

三、临床表现

多数患儿的呕吐是由于不愉快的环境或心理紧张而诱发。反复不自主的呕吐发作,一般发生在进食完毕后,出现突然喷射状呕吐,严重时类似颅内高压所致的喷射性呕吐,无明显恶心及其他不适,无内分泌紊乱现象。一般无恶心,呕吐亦不费力。呕吐有周期性,呈现定时以同一方式呕吐。一般有病前应激史,病程较长又未经积极治疗者,心理因素常变得不甚明显和有规律。每次呕吐量多少不一,特点

是不影响食欲、进食量和体重,情绪波动时常使呕吐发作频繁。另一特点是患儿在不呕吐时依然玩耍如常。多数患儿无明显营养障碍。本病虽来势凶猛,但是一般无生命危险,预后较好,通过心身综合治疗可明显缩短病程,但如再次遇到应激因素仍可再度发作。

四、病因和发病机制

1. 病因 神经性呕吐是消化系统常见的心身疾病之一。病前常有明显的应激史和心理因素,儿童期发病率较高。常见应激史有高竞争的学习压力和挫折、恐学、厌学所致的心理矛盾,家长和教师高期望值与患儿本人能力的低下,同学之间的关系紧张,个人愿望无法得到满足等。既往消化系统疾患常起促发作用。本病患儿性格缺陷较为突出,尤其是病前具有癔症性性格缺陷的女性更易患本病。这种性格缺陷常具有暗示性强、好表演、情绪多变、反应强烈而体验肤浅、自我中心以及戏剧化人格倾向。

2. 发病机制 呕吐是一种神经反射,过程极为复杂。由外周各器官和组织接受外源性或内源性生物、物理和化学刺激后,经过体神经、内脏神经和血液循环传入中枢神经系统,在延髓的呕吐中枢(接受来自胃肠道及其他内脏神经冲动)和在第四脑室底部的后极区及化学感受器触发区(CTZ)(接受来自血循环的化学和药物的刺激),反射信号经过迷走神经和脊神经下传至各相应器官引起呕吐反应。多巴胺受体在CTZ对呕吐的介导中有重要作用,CTZ还含有5-羟色胺、去甲肾上腺素、P物质、脑腓肽、γ-氨基丁酸等某些此类内源性神经递质和脑神经肽均能经血液循环或直接对CTZ作用而引起呕吐。

五、诊断和鉴别诊断

(一)诊断标准

神经性呕吐诊断时的参照标准是:① 自发的或故意诱发的反复发生于进食后的呕吐,呕吐物为刚吃进的食物;② 体重减轻不显著,体重保持在正常平均体重值的80%以上;③ 可有害怕发胖和减轻体重的想法;④ 这种呕吐几乎每天发生,并至少已持续1个月时间;⑤ 无导致呕吐的神经和躯体疾病。

(二)鉴别诊断

因为呕吐仅是一种症状,其病因复杂多样,伴发症状不同,表现形式近似,所以要认真地采集病史,仔细地体格检查,必要又有针对性地选择实验室和影像学检查,最后通过客观地分析才能做出鉴别。

对于儿童青少年来说,需要和以下疾病做区别:

1. **癔症**　患儿也可以出现呕吐的现象,但作为癔症的可能症状之一,癔症的症状应该有继发性获益和暗示相关等特征,在日常生活中也会有明显的表演性人格。

2. **神经性贪食**　患儿也会有呕吐的现象,但在神经性贪食中,这种呕吐一般是在短时间内无法控制的过量饮食后,会有强烈的内疚感,再自我诱发呕吐,这是和神经性呕吐的区别之处。

3. **躯体疾病导致的呕吐**　躯体疾病如胃炎或胃溃疡也会出现呕吐,但躯体疾病可以通过病史及体检和各项检查来明确。

六、治疗

1. **药物治疗**　一般的解痉止吐药效果不明显;苯二氮䓬类药物,如安定对减轻焦虑有一定的帮助;部分患儿可以使用小剂量的舒必利,对缓解呕吐有一定的疗效;严重呕吐的患儿,容易引起营养不良,要及时补充液体,以防止造成电解质紊乱和酸碱平衡失调。

2. **行为治疗**　以阳性强化治疗为适宜,当患儿的呕吐行为减少时,要用他(她)喜欢的玩具、活动、游戏等,去取代他已经习惯了的呕吐行为,以强化可以接受的不呕吐行为。忽视所出现的呕吐行为,对缓解呕吐会起到良好的效果。

3. **支持性心理治疗**　在深入了解患儿的致病应激因素的基础上,有针对性地开展支持性心理治疗。在治疗一开始就要注意医患关系的建立,取得患儿及其家长的信任。解除家长的心理困惑和担心,减轻家长对疾病的焦虑情绪。向患儿及其家长讲清楚呕吐的本质、发病机制和预后。只有消除紧张情绪,方能积极配合医师治疗,取得满意疗效。

家长的焦虑和紧张对患儿的症状会起诱发和促进作用,在孩子面前,家长要保持镇静,不应把焦虑的情绪暴露于脸上。不要一见孩子的面就问他症状是否减轻、呕吐的次数和自我感受。更多的是要鼓励他将不呕吐的时间延长下去,鼓励他去游戏、活动,走出局限的家庭和病房环境,甚至带着症状去上学。

4. **森田治疗**　耐心听取患儿的倾诉后,对患儿的痛苦深表理解,并指出患儿的病不是器质性病变(根据各种检查结果),只要愿意配合治疗是完全可以治愈的。言谈中体现医师很有自信心,而且非常愿意帮助患儿摆脱困境。同时,告诉患儿呕吐是人体的一种常见的消化道症状,由精神因素引起的呕吐主要是把注意力固着在胃部不适-进食-呕吐上,每遇进食就恶心、呕吐,以致怕进食。患儿把精力全部集中在自身内部,没有转向外界,如果把注意力转向应该做的事情上,而任其症状存在,老老实实地接受症状,一面要接受症状不予抵抗,一面带着症状从事正常的工作和学习,不把躯体和心理症状当作自己身心内异物,采取"顺其自然"的态度,即"不能被自己的力量所左右的情绪及症状,并不逃避,顺其自然地接受,以行动去做应该做的事","像健康人那样去行动,并坚持下去,心理则健康起来"。告诉患儿森田理论治疗精神交互作用的原则是对症状(情绪)顺其自然,必须以事实为准则,以目的为准则,以行动为准则。

第六节　儿童高血压

一、概述

高血压(hypertension)是一种常见的,以体循环动脉血压增高为主的临床症候群。长期精神紧张与情绪应激、体力活动过少、家庭遗传史、身体超重、摄盐过多等多种病因,均与高血压病的发生有关。儿童高血压是指收缩压和(或)舒张压高于同龄儿童正常标准。正常儿童收缩压(mmHg)的粗略计算公式为:80+年龄×2。舒张压相当于收缩压的2/3。

二、流行病学

既往认为儿童高血压远不如成人高血压发病率高。近年来由于重视儿童高血压的研究,发现儿童高血压发病率并不低。国内外资料显示儿童高血压总体发病率为1%～2.3%。由于我国地域辽阔,民族众多,各民族的生存环境、生活及饮食习惯有很大不同,各地区、各民族儿童高血压发病率亦有差异。个别地区、个别民族儿童高血压的发病率略高。云南儿童高血压发生率为5.8%。有研究者对新疆4379名不同民族学龄儿童调查发现:哈萨克族女童高血压患病率为8.89%,男童为4.79%;维吾尔族女童6.11%,男童为8.93%;回族女童为3.17%,男童为2.25%;汉族女童为2.62%,男童为2.55%。其中,哈萨克族最高,维吾尔族次之,回、汉两族儿童高血压发病率与总体儿童高血压发病率相似。哈萨克、维吾尔两族儿童高血压发病率明显高于总体发病率,认为可能与这两个民族饮食习惯有很大关系。国内少数临床调查资料显示,不同地区儿童高血压的发病率均高于总体儿童高血压发病率。

三、临床表现

早期可有头痛、头晕、胸痛、肌无力、水肿、面色苍白、眼花、心悸、食欲不振、恶心、呕吐。随着病情加重可有烦渴、尿频，体重减轻，眩晕、视力障碍等。晚期发生心、肾、脑等重要器官衰竭，引起相应症状。

体格检查的基础是正确的血压测量。儿童高血压时收缩压和（或）舒张压高于同龄儿童正常标准。

四、病因和发病机制

（一）病因

1. **遗传因素** 可能为多因素的。血压存在着家庭聚集现象，研究表明儿童甚至新生儿血压同父母血压相关联，近亲比远亲明显。

2. **饮食因素** 体重增加可使血压增高，减轻体重使血压降低；每天摄入较多食盐可使血压升高，高钾、高钙食物可能降低血压；高蛋白饮食可能减轻高盐对血压的不利影响。

3. **精神紧张与情绪应激** 使高血压易病倾向的人大脑皮质与边缘系统功能失调，通过自主神经及神经内分泌途径使全身细小动脉痉挛，血压上升。其方式主要有：① 下丘脑功能失调，血管收缩运动神经功能亢进，交感神经兴奋，肾上腺髓质分泌增加，心排血量增加，导致血管痉挛，血压上升；② 下丘脑功能失调，垂体-肾上腺皮质轴活动增加，类固醇使水钠潴留，血压上升；③ 下丘脑功能失调，垂体加压素分泌增加致肾脏缺血，通过肾素-血管紧张素-醛固酮系统导致水钠潴留。长期高血压状态将导致细小动脉硬化，器官供血不足，反过来又加重大脑皮质与边缘系统的功能紊乱，形成恶性循环。

4. **人格特征** 研究显示，高血压患儿的人格特征表现为从童年起就因为害怕失去爱和没有安全感而不敢直接表露自己的不满或愤怒，表面上很好相处，但内心总压抑着不满和猜疑。总是渴望得到赞许，外在的顺从与内在的准备争斗的状态纠缠在一起。过分谦恭、总是抑制愤怒的人，血压总是高于那些能自由表达情绪的人。潜在的敌意使血管收缩，血压上升。

5. **器质性因素** 肾实质性疾病为小儿继发性高血压最常见的原因，约占70%，包括各种急、慢性肾小球肾炎，慢性肾盂肾炎，紫癜性肾炎，多囊肾等。单侧或双侧肾动脉病变可引起肾缺血而致高血压。

（二）发病机制

高级神经中枢功能失调在发病中占主导地位。

体液、内分泌因素与肾脏也参与发病过程。生活事件的发生，社会环境与生活方式的改变，精神紧张与情绪应激，都可使本病发生率上升。

高血压的基本病理基础是全身小动脉痉挛，长期反复痉挛使小动脉内膜因压力负荷增加、缺血缺氧，结果使管壁纤维化、管腔狭窄，促使高血压进一步加重。肾缺血时刺激肾素分泌，肾素可对肝脏合成的血管紧张素原起作用，形成血管紧张素，使血压持续升高。长期高血压致左心室肥厚，主动脉粥样硬化，冠状动脉痉挛、硬化，脑部小动脉痉挛和硬化，最终导致各器官、脏器损害和衰竭。

五、诊断

简单的诊断标准，即婴幼儿收缩压（SBP）>100/60 mmHg，学龄前儿童 SBP>110/70 mmHg，学龄期儿童 SBP>120/80 mmHg，13岁以上者 SBP>140/90 mmHg，即可诊断为高血压。此标准简单易记，是目前临床中应用最广的一个判断标准。但此标准仅考虑年龄因素，难免误诊或漏诊。

高血压的诊断并不困难，重点是查找引起高血压的病因。测量血压升高一定要在3次不同的时间获得才能诊断。确定儿童高血压的诊断，一定要考虑以下三个方面的因素：① 询问过去史、现在史及家族史；② 全面体格检查；③ 选择适当的实验室及辅助检查。

建议儿童青少年从3岁开始规律测量血压，有高血压高危因素的儿童青少年每次就诊时均应测量血压，其他健康儿童青少年每年需测量一次血压；3岁以下儿童患高血压的风险增加时，每次健康体检时均应测量血压。

六、治疗

（一）非药物治疗

1. **改变生活方式** 高血压的发生和发展与不良生活方式有关，从儿童期开始宜注意养成合理、科学的生活方式，避免不良的生活习惯，除注意劳逸结合、避免过度精神负担、坚持经常性运动锻炼、杜绝青少年吸烟及饮酒外，最重要的是限制过多摄入盐、饱和脂肪酸和高热量食物。盐与高血压的关系是比较肯定的。嗜盐多是自幼养成的不良嗜好，生理需要的盐每天仅1克即够，尤其在儿童期肾脏正在发育，易受高盐负荷的损伤。

2. **合理安排日常活动** 一般情况下可适当活动以防止体重增加过快，但在症状明显及症状性高血压时应适当卧床休息，以防意外。做好患儿的心理工作,解除引起精神紧张、焦虑的因素,使之保持情绪稳定愉快,生活规律化。

3. 生物反馈治疗　对轻至中度高血压有一定效果,综合各方面研究结果可见,应用生物反馈治疗可使血压下降(7~37)/(4~22)mmHg。此方法的优点在于措施简单、无副作用、易于被接受,缺点是血压下降幅度很小,且不稳定,常常在中止练习后血压又复原。此外,松弛训练、冥想(meditation)、瑜伽(yoga)、催眠等方法也广泛用于高血压病的治疗中。例如,冥想状态对心率、脉率与血压均有显著的下调作用,认为是下丘脑及交感神经系统兴奋性下降的结果。

(二)药物治疗指征

药物治疗指征有:① 症状性高血压;② 继发性高血压;③ 靶器官损害及合并 1 型或 2 型糖尿病;④ 经非药物治疗血压持续升高者。一般认为,血压持续升高 6 个月,对生活方式调整等非药物疗法无应答,就应考虑接受降压药物治疗。患者如在高血压危象控制后不能祛除病因,也需要接受降压药物的长期治疗。

(三)药物治疗原则

1. 一般原则　无论是原发性还是继发性高血压,降压药物治疗的目标一般是将血压控制在正常范围,即同年龄儿童血压的第 95 百分位值以下,但对有合并症的患儿应将目标血压降至第 90 百分位值以下。

Ⅰ期高血压患儿从单药开始,Ⅱ期患儿可能起始即需要一种以上的药物联合治疗。药物治疗宜从小剂量开始,逐渐增大剂量直至达到满意的血压控制水平。如已达到最大剂量,但疗效仍不满意或出现不能耐受的不良反应,则应考虑联合用药或换用另一类药物。

2. 进一步治疗　起始治疗一般选用血管紧张素转化酶抑制剂(ACEI)、钙拮抗剂(CCB)或 β 受体阻断剂。若血压仍高于同龄儿童第 95 百分位值,则3~4 周后可采用药物联合治疗,常用组合为 ACEI+CCB、ACEI+噻嗪类利尿剂,或 β 受体阻断剂+CCB。若血压控制仍不满意,第三步联合应用 ACEI+CCB+α 受体阻断剂或 β 受体阻断剂或噻嗪类利尿剂;其他可选用的尚有可乐定、拉贝洛尔、肼屈嗪(肼苯哒嗪)或米诺地尔(长压定)等。

3. 特殊病例　原发高血压首选 CCB 或 ACEI,不能耐受者可选用 β 受体阻断剂。慢性肾脏疾病肾小球滤过率(GFR)大于 30 ml/(min·1.73 m²)时首选 ACEI;GFR 小于 30 ml/(min·1.73 m²)时首选 CCB 或 β 受体阻断剂。肾血管性疾病首选 CCB 或 β 受体阻断剂。

第七节　过敏性结肠炎

一、概述

过敏性结肠炎(allergic colitis)是典型的、也是心身医学家最早报道的心身疾病之一,是心理因素导致的慢性结肠功能紊乱,以腹痛不适、腹胀、腹泻或便秘与腹泻交替的消化道症状为主要表现。本病以青壮年多见,儿童期也时常发病,女性稍多于男性。

过敏性结肠炎的名称甚多,如结肠功能紊乱、结肠痉挛、结肠神经症、黏液性结肠炎等。因实际上并不存在炎症,功能紊乱也不局限于结肠,故目前倾向于称之为肠易激综合征。

二、流行病学

Rubin 在 1940 年首次描述过敏性结肠炎这一疾病,随后在 20 世纪 60 年代由 Gryboski 等再次提出。该病是外来食物蛋白引起,大部分为非 IgE 介导的直肠、乙状结肠炎性改变的过敏性胃肠道疾病。多见于母乳喂养,约占 60%。

三、临床表现

腹部症状和便秘反复不断是该病的常见症状(腹痛、腹胀、腹部不适及排便次数减少、排便费力、排便不尽感、硬/块状/颗粒状粪便)。以腹痛、腹部不适、排便异常为主,多以下腹部为主,可游走,常在排便或排气后症状缓解,腹泻常在早晨或餐后出现,大便无脓血,但是常伴有黏液,腹泻次数一般不多,每天数次,很少超过 10 次,显微镜检可见少量白细胞。个别严重病例急性发作时亦酷似菌痢,但是反复粪检和细菌培养,均找不到明确的致病菌。病程常迁延不愈,时好时坏,与情绪波动和心理因素明显相关,两者呈现平行关系。少数患儿呈便秘与腹泻交替症状。

临床上,一般将其分为三类:

1. 痉挛性结肠炎　以结肠平滑肌运动障碍为主要病理基础,钡剂灌肠 X 线检查可见结肠张力过高,显著痉挛和狭窄,左下腹痛症状很明显。

2. 黏液性结肠炎　以结肠分泌功能障碍为主要病理基础,表现为腹痛、腹泻,呈黏液性大便。

3. 结肠过敏　常在饮食不当和情绪波动时引起腹泻，与某些食物过敏似有一定的关系。

四、病因和发病机制

本病虽有反复发作的明显肠功能紊乱和肠道炎症病症，但是始终找不出明确的生物学致病原因。过敏性结肠炎虽以"过敏性"冠名，传统生物医学认为由过敏性变态反应所致，但是临床观察表明，这种所谓的过敏原亦无法证实。本病与不良情绪状态有相关性，表现为精神应激和情绪波动促发本病，而且情绪障碍可使病情加重和呈现慢性化。不少患儿同时患有神经症或其他胃肠神经症，故本病又称为"情绪性腹泻"。早在美国南北战争时，美国军医 Dacosta 就首次提出"黏液性结肠炎"的概念，并指出这是一种心身疾病，其病因源于当时士兵的焦虑恐惧心理。综合起来，可能与以下多种因素有关：

1. 胃肠道动力学异常　在正常的情况下，结肠的基础电节律是慢波频率 6 次/分，而 3 次/分的频率与分节收缩有关，患儿以便秘、腹痛为主要症状的 3 次/分的慢波频率显著增加，腹泻型患儿高幅收缩波明显增加，这种改变是肠易激综合征患儿结肠动力异常的基础，提示肠道动力异常是肠易激综合征的重要致病因素。

2. 肠道感觉异常　有一部分的患儿并不存在肠道动力学异常，因此有学者认为患儿的内脏感觉过敏可能是诱发因素，这些患儿的直肠对扩张刺激呈现明显的高敏感性。在正常人中不引起症状的球囊直肠扩张可让 94% 的患儿感觉腹部不适或疼痛，直肠痛阈的降低是标志性改变。肠易激综合征的肠道感觉异常可能和肠道的 5-羟色胺、炎症介质或细胞、内分泌细胞等有关。

3. 社会心理因素　心理应激方面对患儿的胃肠运动有着明显影响。大量调查表明，这些患儿存在个性异常、焦虑、抑郁等要高于正常儿童，应激事件的发生频率高于其他儿童。转移注意力可以降低空肠扩张时的各种感觉。精神应激导致的焦虑会增强结肠症状的程度，但如果主动放松会使症状得到减轻。对这些患儿有影响的社会心理因素主要包括生活或工作中的打击，学习方面的压力，和同伴的交往方面的压力，父母的压力，受过虐待的经历，性格的异常和恐惧等。

五、诊断和鉴别诊断

罗马Ⅲ标准：反复发作性的腹痛或腹部不适，近 3 个月内，每个月发作至少 3 天，且伴有以下至少 2 个症状：

1. 排便后症状改善。
2. 发作时伴有排便频率的改变。
3. 发作时伴有粪便性状(外观)改变。

诊断前症状出现至少 6 个月，近 3 个月符合上述诊断标准。

支持诊断：

1. 排便频率异常，每周<3 次，或每天>3 次。
2. 粪便性状异常，过干或过稀，干球粪或糊状便/稀水便。
3. 排便费力。
4. 排便急迫感、排便不净、排黏液和腹胀。

本病主要依据应激和情绪波动引发或加重腹泻发作的病史，以及长期反复腹泻，无脓血便，找不到病原体，无营养障碍和并发症的临床特点，诊断并不困难。但肠易激综合征的诊断属于排他性诊断，原则上必须排除所有可能引起腹痛、腹泻、便秘的各种器质性疾病如细菌性痢疾、溃疡性结肠炎和结肠癌等。在检查方法的选择上既不能漏诊器质性疾病，又要尽可能减少不必要的检查，以免增加患儿的痛苦。

六、治疗

本病主要是积极寻找并祛除诱发因素和对症治疗，在临床上强调综合治疗和个体化治疗的原则。

1. 一般治疗　要和患儿进行详细沟通，让患儿了解自己的问题和疾病的性质，打消患儿的顾虑和提高信心，同时和患儿家长进行沟通，分析患儿性格缺陷，力求发现诱发因素，如饮食方面的因素，家庭中有没有应激事件，家庭的养育环境和气氛如何，有无虐待的可能等，并设法祛除。给家长提供膳食和生活方式的调整，避免容易产气的食物如奶制品、大豆等，建议高纤维的食物有助于缓解便秘。建立良好的医患关系是治疗的基础。

2. 药物治疗

(1) 解痉剂　腹痛时一线用药。有抗胆碱药：东莨菪碱即解痉灵，应短期使用；平滑肌抑制剂：美贝维林、阿尔维林；胃肠道选择性钙拮抗剂：匹维溴铵、奥替溴铵；外周阿片受体拮抗剂：曲美布汀。

(2) 止泻剂　腹泻时选用蒙脱石散；洛哌丁胺是阿片类药物，可减慢肠道传递速度，增加肠道内水和离子的吸收，每天 1~4 次，每次 2~4 mg，过量服用易引起便秘。

(3) 导泻剂　便秘时用，但不能长时间使用。

(4) 动力感觉调节剂　①促进胃肠动力的药物：可以促进胃肠道平滑肌的蠕动，加强胃肠排空，缓解患者胃肠动力不足导致的症状。常用药有甲氧氯普胺、多潘立酮、莫沙必利、伊托必利、替加色罗、红霉素等。② 抑制胃肠动力的药物：这一类药物也称内脏感觉调节剂，可提高胃肠道的感受阈值，抑制胃肠道的敏感性，减少内脏疼痛，抑制胃肠运动。常用药有昂丹司琼、格拉司琼、非多托辛、阿西马多林、洛哌丁胺、曲维溴胺、奥替溴铵等。③ 双向调节胃肠动力的药物主要有曲美布丁等。

（5）抗精神病药物　合并焦虑和抑郁患者建议给予干预。

（6）益生菌　调节肠道微生物群生态平衡。

第八节　儿童糖尿病

一、概述

糖尿病（diabetes mellitus，DM）是一种以高血糖为主要特征的全身慢性代谢性疾病。最常见的一类是由于胰岛素 β 细胞受损伤引起胰岛素绝对或部分分泌不足。

二、流行病学

儿童糖尿病全球发病率差异较大，欧美地区发病率较高，东南亚地区较低。美国儿童糖尿病患病率为 0.6%～3.5%。我国 22 个地区 15 岁以下儿童的平均发病率为 0.90/10 万，上海 0.83/10 万，遵义仅 0.12/10 万。儿童糖尿病的发病年龄一般以 10～14 岁较多，婴幼儿糖尿病较少。

三、临床表现

多数由于感染、情绪激动或饮食不当等诱因起病，通常有典型的多尿、多饮、多食和体重减轻的症状。婴儿多尿、多饮不易被发觉，易发生脱水和酸中毒。年幼儿童因尿液增多可发生遗尿。少数患儿无多食症状，表现饮食正常或减少。部分患儿消瘦伴乏力、精神萎靡。胃肠道症状表现有腹痛、恶心、呕吐、便秘。

急性并发症有糖尿病酮症酸中毒、低血糖、感染、休克、胰岛素过敏和糖尿病高渗性非酮症性昏迷。慢性并发症有糖尿病视网膜病、糖尿病肾病等。儿童期死亡的主要原因为酮症酸中毒和低血糖。此外，患有 1 型糖尿病的女孩容易继发宫颈感染。儿童 1 型糖尿病患者症状常进展迅速，在数周内就可出现典型症状，但儿童 2 型糖尿病患者症状进展比较慢。所以，早期发现、早期治疗就显得尤为重要。2012 年，英国糖尿病协会发起了 4Ts 运动，旨在提高公众对儿童 1 型糖尿病症状的认识。4Ts 症状指下述 4 种症状：① Toilet：经常上卫生间、婴幼儿出现尿不湿重、之前不尿床的儿童出现尿床。② Thirsty：虽然饮水量较前增加，但仍诉口渴。③ Tired：乏力。④ Thinner：体重下降。该协会指出，如果儿童出现任何一种 4Ts 症状，父母应及时带其就诊，并要求立即行 1 型糖尿病检查，包括指测血糖，以明确儿童血糖水平。

糖尿病患儿常见的精神症状为情绪问题，18% 的患儿可达到诊断情绪障碍的标准，表现为焦虑、抑郁。Popkin 等发现半数慢性糖尿病患儿出现情绪问题，甚至有些患儿以过量注射胰岛素的方法自杀。出现精神症状、有阅读困难和严重或较多的社会心理因素者预后较差。

四、病因和发病机制

近年来对糖尿病的研究表明，1 型糖尿病的发生与胰岛自身免疫和遗传易感密切相关。没有证据说明心理因素在发病中有特别重要的作用，精神紧张本身并不会引起慢性糖尿病状态。然而，情绪应激同其他因素一样（如发热、感染、肥胖），能加剧病情，影响病程。

突发病例往往与情绪应激有关。Cannon 发现害怕可以引起糖尿，常人亦如此。Hinkle 和 Wolff 发现应激，尤其是可导致灰心、绝望的应激事件可使严格控制饮食的患者产生酮症，如果应激持续存在则出现酸中毒。Miller 发现动物应激时有生长素、皮质类固醇、肾上腺素、去甲肾上腺素与胰高血糖素分泌增加，它们抑制胰岛素的分泌与作用，使血糖上升。Grant 调查患者的生活事件，发现生活变化与病情恶化有关系。社会心理因素对本病的影响可能是经由自主神经系统和神经内分泌途径起作用的。

五、诊断和分型

美国糖尿病协会（ADA）于 1996 年制订了糖尿病诊断标准（修订版），根据 ADA 糖尿病诊断新标准，凡符合下列一条即可诊断为糖尿病：

1. 空腹血糖 ≥7.0 mmol/L（≥126 mg/dl），并有糖尿病症状（多饮、多尿、多食、体重减轻等）。

2. 随机血糖 ≥11.1 mmol/L（200 mg/dl）。

3. 糖耐量试验（OGIT）2 小时血糖 ≥11.1 mmol/L（200 mg/dl）。

同时，ADA 对糖尿病分型提出了新建议，侧重从病因及发病机制进行分型，取消胰岛素依赖型糖尿病和非胰岛素依赖型糖尿病这些医学词语，因为它们是基于治疗而不是发病机制对患者进行分型。

保留 1 型和 2 型,但采用阿拉伯数字 1 和 2,而不写成罗马数字Ⅰ和Ⅱ。

六、治疗

1. **糖尿病的治疗原则** 消除多饮、多尿和多食症状,防止再次发生糖尿病酮症酸中毒,避免发生低血糖;儿童患者应保持正常的生长和青春发育;防止发生肥胖;早期诊断伴发的疾病,以便及早诊治,及时了解患者的心理障碍、情绪变化,并给予精神支持和帮助;防止慢性并发症的发生。

2. **胰岛素治疗** 胰岛素仍是治疗糖尿病的主要药物,近年来随着胰岛素种类和应用方法的改进,在血糖控制和并发症预防方面已有很大提高。

3. **饮食治疗** 儿童糖尿病患儿每天总热量应满足正常生长发育的需要。一般确定个体的能量需求较难,尤其是处于生长期的儿童。提高纤维素的摄入能降低餐后血糖水平。对儿童糖尿病患者推荐每天蛋白质摄入占总热量的 10%～20%。每天脂肪摄入量可占总热量的 30%～35%,其中 10% 的热量可用饱和脂肪酸或多不饱和脂肪酸,单一不饱和脂肪酸可占 20%,不推荐一定要吃鱼油,但可每周吃一条或两条鱼。高血糖、糖尿可使维生素和矿物质从尿中丢失,高纤维素饮食会导致维生素、矿物质吸收不良,尤其是镁、锌的缺乏。

4. **运动治疗** 运动对糖尿病患儿非常重要,运动可使热量平均并能控制体重,又能促进心血管功能。运动使肌肉消耗能量增加,亦增加肌肉对胰岛素的敏感性,从而使葡萄糖的利用增多,有利于控制血糖。主张糖尿病患儿每天有 1 小时球类运动、游泳、跳舞运动。应避免攀高、攀岩和潜水,因为攀高和潜水时如发生低血糖则非常危险。运动前可减少胰岛素用量或加餐以防低血糖。坚持每天固定时间运动,有利于摄入热量和胰岛素用量的调节。

5. **心理治疗** 认识到糖尿病后果的严重性,重视治疗的作用,密切配合医师进行治疗。对青少年患者,教会其根据血糖和尿糖水平来控制药量。鼓励糖尿病患儿树立战胜疾病的信心,去除"病号"角色,像正常儿童一样学习和生活。

针对患儿疾病过程中出现的情绪反应和不良行为方式可采用个体心理治疗,改变其歪曲的认知观点,进而达到改变行为和情绪之目的。

通过家庭治疗可改变患儿家庭成员之间的不利于患儿病情恢复的关系、生活方式、父母的态度等。

对有情绪反应的患儿,在心理治疗的同时,也不要忘记进行相应药物治疗,以免严重焦虑、自杀等情况的发生。

第九节 非特异性疼痛

一、概述

非特异性疼痛指身体某处或几处部位发生疼痛,但找不到相应的病理基础,有时是短暂的,有时持续几个月甚至几年,主要的疼痛类型为头痛、反复发作性腹痛等。疼痛按病程长短分为急性疼痛、慢性疼痛。

二、流行病学

非特异性疼痛患病率在 5%～10%。不同类型的非特异性疼痛患病率不一,如头痛在儿童青少年中是最常见的疼痛形式,大约有 40% 的儿童和 70% 的青少年在过去的某段时期出现过头痛。学龄期儿童中 1 个月以上发生 1 次头痛的为 23%～51%,1 周或以上发生 1 次头痛的为 7.0%～22%,只有 0.3%～1.2% 的儿童每天头痛。紧张性头痛最常见。慢性反复发作性头痛的发生率为 15%,迁移性头痛为 2%～5%。有研究显示大约 80% 的人在一生中会有不同程度的下腰痛,其中非特异性下腰痛患者占 85% 左右。

三、临床表现

1. **头痛** 儿童和青少年最常见的头痛类型是紧张性头痛和迁移性头痛:① 紧张性头痛,通常为隐隐的或急迫的疼痛,多为双侧,不会因为身体运动而加重,不伴有明显的呕吐或恶心,程度一般比迁移性头痛轻。② 迁移性头痛,通常为严重的搏动性疼痛,多为单侧,常常伴明显的恶心、呕吐,身体运动会使疼痛加重,常在发作前半小时眼前有光影。

2. **非特异性腹痛** 性质为弥漫性疼痛,常常为发作性过程,持续数十分钟或数小时而自行缓解;疼痛程度并不剧烈,多数为隐隐作痛,可以伴有恶心、呕吐等症状;疼痛部位不定,以上腹部或者脐周为多见,也可以讲不清具体疼痛部位;临床检查或实验室检查往往没有阳性发现;一般不具备慢性器质性疼痛的特点,如疼痛部位比较局限、常有夜间发作、多数有特殊的体征。

四、病因

病因不明,常见原因如下:

1. **情绪因素** 非特异性腹痛与情绪改变有关,

所有能引起紧张、焦虑、担忧等情绪改变的因素或生活事件都可能会引起非特异性腹痛的发生,如学习压力、家庭成员关系紧张、受到批评、考试来临、生活环境的改变等。

2. 家庭成员的过度焦虑 尤其是母亲多有过度焦虑的性格特征,对孩子的任何躯体变化担心较多,言行举止、家庭氛围都显示出紧张、忧虑,家长的行为和情绪反过来又会影响儿童的情绪,疼痛就会出现并延续下去。

五、诊断和鉴别诊断

(一)诊断要点

发生在儿童青少年的头痛、胃痛等躯体形式的疼痛,经全面详细的体格检查和实验室检查,未发现与主诉相应的躯体疾病。虽然大部分的疼痛是短暂的,对孩子的生命没有影响,但是反复发作的疼痛可能伴有焦虑、恐惧,患儿及其家长会担心患肿瘤或其他威胁生命的疾病。

临床上需要探究疼痛与孩子、家庭、学校、社会环境的潜在关系,确认患儿是否为内部压力(抑郁、焦虑、恐怖)以及环境因素所致的继发性疼痛。了解疼痛的病因、严重程度以及疼痛对于患儿及其家庭的影响。临床评估是十分重要的过程,具体评估内容包括:

1. 病史 仔细询问病史,要了解疼痛发生的时间、部位、性质、持续时间、程度、频度和伴随症状。若以往发生过相同的疼痛,那么是如何缓解的,询问家庭成员是否有类似的疼痛经历。

2. 关键性问题

(1)请告诉我你的疼痛是什么样的?它像什么?让孩子画一张"疼痛像什么"的画图,画上可以为一个人或一个家庭,观察其内容和颜色。

(2)当疼痛开始时你在干什么?你父母的反应是什么?疼痛发作时的情绪或身体的状况也许给寻找病因提供线索。

(3)你做了什么来缓解疼痛?了解孩子自己的应对方式。

(4)你家里其他人有疼痛的经历吗?你的父母是怎样应对疼痛的?

(5)疼痛是什么?疼痛从哪里来的?什么导致了你的疼痛?

(6)疼痛如何影响了你的生活?(问父母,疼痛如何影响了你孩子的生活?)

(7)你的家庭、学校情况以及和朋友的关系怎么样?了解孩子有无来自家庭、学校和社会的压力;

孩子和同学、老师的人际关系;孩子对于家庭作业的反应;父母对于孩子读书的态度。询问父母最后一次和老师谈话的内容,孩子是否在学习?孩子在学校是否快乐?

(8)你认为如何让我们共同努力驱除疼痛?

3. 行为观察 治疗师应该观察父母和孩子的互动,当孩子疼痛出现时父母表现出怎样的担心?孩子的行为是否和他(她)年龄的发育水平相符?父母是否允许孩子回答问题?

4. 体格检查和实验室检查 全面详细的体格检查是非常重要的。实验室检查包括血、尿常规,以及相应的必需的检查(如脑电图、CT、X线检查等)。务必做到不要误诊、漏诊。

(二)鉴别诊断

对于患儿主诉头痛时,首先需要排除器质性疾病,如三叉神经痛、夹层动脉瘤、蝶窦炎、自发性低颅压、急性高血压等,主诉腹痛时,要排除是否有阑尾炎、肠梗阻、肾结石、胆囊炎等,甚至也要考虑癫痫的可能。这都可以通过详细的病史询问和体格检查及影像学检查予以明确。

六、治疗

1. 放松训练 对于紧张性头痛的孩子,教其学会放松身体,可以取得明显的效果,能有效减少儿童迁移性头痛的发作频度和大部分头痛活动。训练可以教会孩子聚焦于选择愉快的想象。放松训练和运用想象(含或不含生物反馈)可有效地缓解疼痛,这是简单安全的治疗方法。

2. 认知行为治疗 对于疼痛的认知行为治疗一般包括对患者进行心理教育,使他们了解疼痛和社会心理压力相关。具体的步骤如下:疼痛和社会心理压力之间关系的基本理论;学习识别负性想法,并用积极的想法取代之;检查有无非现实的信念;分散注意力的策略;想象;问题的解决。

疼痛日记是一种有效的方法,对于大年龄的孩子要求他们记。可以画一个疼痛的图表,包括日期、疼痛的分级(按强度分0~10级,0表示没有疼痛,10表示极度疼痛)、相伴的症状、持续时间、如何应对,并记录在疼痛的时候发生在患儿或患儿家庭中的任何有压力的事件。这个练习也许会鼓励父母和孩子讨论引起疼痛的环境因素的扳机点,促使父母和孩子增加相互交流。

3. 生物反馈治疗 治疗时放松训练的优点在于可以客观地检测到放松的反应。患儿处于坐位或卧位,让身体尽量舒适,使疼痛降低到最低点。躺着时在膝下放一个枕头,让脊柱舒适,减少绷紧感和恐惧感。侧卧时用枕头垫在靠上的手臂下,可以使胸部疼痛减轻。应该向患儿解释这个设备的实质作用,并给患儿作示范指导,让他们熟悉这个声调和方法。注意指导语的声音应该被动些,因为声音太主动会吸引患儿的注意力。一般15~30分钟,中间让患儿休息一会儿。

4. **家庭治疗** 反复发作性疼痛及慢性疼痛的患儿通常会影响整个家庭,实际上家长也可能会强化疼痛行为。一方面家庭能够为治疗师提供有用的信息,另一方面在治疗计划中家长也能起重要作用,给他们一些任务可以缓解他们的焦虑,来改变儿童的情绪表达方式,间接地治疗儿童的腹痛症状。

5. **药物治疗** 针对非特异性腹痛的紧张、焦虑情绪,应用抗焦虑剂和抗抑郁剂效果都比较好。例如,可以考虑使用氟西汀10~20 mg,每天早餐后顿服;氟伏沙明25~50 mg,入睡前服用,既可以改善情绪症状又可以帮助睡眠。

(赵志民　杜亚松)

参考文献

[1] 刘传合,洪建国,尚云晓,等.第三次中国城市儿童哮喘流行病学调查[J].中华儿科杂志,2013,51(10):729-735.

[2] 杜亚松.儿童心理障碍治疗学[M].北京:人民卫生出版社,2013.

[3] 刘传合,陈育智.儿童哮喘流行病学及防治现状分析[J].中国实用儿科杂志,2013,28(11):809-811.

第三十二章

儿童少年常见的器质性精神障碍

第一节　器质性精神障碍

一、概述

儿童精神障碍可分为器质性精神障碍和功能性精神障碍。器质性精神障碍可分为脑器质性精神障碍和躯体疾病所致精神障碍,前者指继发于脑部明显病理改变的精神障碍,包括各种原发于脑部的疾患;后者指继发于躯体疾病或中毒伴发的精神障碍。功能性精神障碍指根据目前医学科技水平,还未能发现脑部有明显形态改变或肯定的生理生化改变的精神疾患。

以往脑器质性和躯体疾病所致的精神障碍都叫作症状性精神病。器质性与功能性的区分只能看作是相对的,有条件的。随着科学技术的发展,如分子生物学和正电子发射断层扫描技术等的应用,使过去无法发现的脑部病理改变能够逐渐明确。精神病学发展史也表明,过去曾被认为是功能性的许多疾患,有一部分如麻痹性痴呆、癫痫、小舞蹈病等,已被列入器质性疾患之中。因此,所谓功能性精神病的范围必然会日益缩小,功能性与器质性的区分,也将会趋于消失。但在临床实践中沿用器质性精神障碍这一概念,对于诊断及治疗仍有实用意义。

二、流行病学

对于器质性精神障碍的流行病学来说,目前关于这方面的资料较少,器质性精神障碍的发病率很难估计,尤其对于儿童少年方面的研究更加缺乏。

儿童器质性精神障碍因为就诊情况不同,又可分成两组:一组是有明显的精神症状和器质性疾病的病史、症状及体征,这组患儿常去儿科或神经科诊治,诊断较容易,治疗重点是针对原发病灶;另一组是以精神症状为主,但病因及体征均不明显,首发精神症状的症状性精神病有时的确很容易误诊,如以行为紊乱为首发症状的急性肝功能衰竭所致的脑性脑病,如果不能意识到器质性问题,会造成严重后果,因为这组患儿常到精神科诊治,不易诊断,所以精神科医师在面对这些症状时,首先要排除器质性问题,临床上治疗以对症为主。鉴于两组患儿分散在各科诊治,至今仍无法统计出儿童器质性精神障碍的发病率或患病率。

三、临床表现

器质性疾病引起的精神障碍,就其表现来说,可分为两大类:① 以智能缺陷为主,这一类很常见,详见本书"智力发育障碍"章节内容。② 以其他症状为主,虽也有智能缺损,但主要表现为其他症状,其中最基本的为意识障碍及认知功能障碍,即谵妄或意识模糊综合征、遗忘综合征等。这些综合征可单独出现,也可在病程中相继出现,如在意识模糊综合征以后可出现遗忘综合征,最后可能进入痴呆状态,也有的直接缓慢地发展为痴呆,也有的在进行性痴呆病程中出现发作性意识模糊。在这些基本精神综合征的基础上,可出现某些特殊症状和体征,如额叶或顶叶综合征,表现为有时可见由于失去大脑高级控制的"释放"症状和继发于脑器质性损害的情绪症状。这些临床表现也常受患儿病前性格、年龄、社会文化背景及家庭环境的影响。

器质性精神障碍常见的症状有:

(一)意识模糊综合征

意识模糊(delirium)又称谵妄。意识障碍是急性脑器质性反应最基本的表现,是查出急性脑功能紊乱和断定其严重程度的标志。其中核心症状是意识混浊,即对周围事物的认识清晰度降低。患儿的注意不能持续集中,有感知障碍及思维障碍,有睡眠-觉醒节律的混乱及精神运动性障碍。但意识障碍的变化幅度很大,可从轻度感知迟钝和理解困难,经过错乱、谵妄直到昏迷。轻度意识障碍时意识波动性很大,常在傍晚疲劳及环境刺激减少时加重。这种意识波动是鉴别器质性和非器质性精神障碍的标志。在极轻微意识障碍时,患儿可能仅诉述乏力和迷惑感,只有在回顾病史时发现对这一阶段的经过全部或部分遗忘,才能推测当时可能有意识障碍的存在。严重意识障碍时,外界刺激不能唤起患儿的注意,患儿也不能理解和执行对其提问的内容与要求。进一步发展,可出现嗜睡,昼夜节律紊乱,表现为白天嗜睡而夜间兴奋激动。

早期意识障碍的患儿,主观上感到迟钝,构思与注意力集中困难。以后出现推理逻辑障碍,联想减少,对过去与现在的体验不能结合与联系,精密的分辨能力和回忆也有减退。这些认知功能缺陷常导致对时空和人物的定向障碍,出现错觉、幻视、奇异幻想和思维,出现生动的梦境,结合病前性格可产生历时短暂、组织松散的被害妄想。

随着意识障碍的加深,精神运动性兴奋行为逐渐减少,行动变得缓慢迟钝而重复。有时呈现吵闹不宁、活动过度、行为紊乱的谵妄状态,如不停地摸索和无目的的动作。有些行为是幻觉妄想的反应,或模仿日常的工作(职业性谵妄)。有时可出现危险的攻击性行为或突然因恐怖而产生的逃避行为,可伴有兴奋激动、狂叫哭笑、胡言乱语。有时从活动过度突然转入淡漠少动状态。

该综合征除意识障碍外,常伴有情感障碍,包括焦虑、恐惧、抑郁、易激惹、发怒、欣快及淡漠等。轻度意识障碍患儿,多见轻度焦虑、抑郁、易怒。当疾病加重时,情绪则变得平淡。当伴有精神运动兴奋时则恐惧激越、迷惑,并可随着幻觉和错觉引起逃避或防卫性攻击反应,或哭闹不休。

谵妄可以发生在任何年龄时期,但更多见于儿童及60岁以后的老年人(前者因为脑尚未发育成熟,后者可能因脑功能衰退)。谵妄被视为儿童期器质性精神障碍中特别重要的症状。

本综合征可突然发生或先经一段时间的不宁、失眠、生动梦境的先驱状态,再进入典型的谵妄状态。持续时间一般为3~5天,也可继以昏迷、死亡或残留遗忘-痴呆综合征。

(二)痴呆

儿童期的痴呆(dementia)主要是指出生后并无智力障碍症状,只是在18岁之前的儿童生长发育过程中,因某种病因引起脑部损害,严重影响智力发育,无法回复原有智力水平。但在具有器质性精神障碍的儿童中,如果发现有明显的智力低下现象和

适应功能不良,应考虑有痴呆和智能发育不全两种疾病的可能。

痴呆的其他诊断标准,还包括记忆缺损、思维判断错误和人格改变,但一般意识状态并不像谵妄那样具有模糊现象。以往痴呆被认为是不可逆的,但事实上有些患儿如脑外伤及颅内压正常的脑积水,可经适当治疗而好转。痴呆综合征的含义应理解为以全面的脑功能障碍作为诊断标志,而不是弥漫性脑组织损害。如黏液性水肿患儿可呈明显的痴呆,但尚未发现脑组织损害。又如局灶性脑损害的患儿除了局灶性症状外,可有智能、记忆、人格的全面障碍,额叶综合征即为一典型例子。故痴呆综合征一词仅作一组临床症状的描述,并不包含有病因和预后的含义。临床上一旦明确为痴呆综合征,即应查明病变及其病因是局灶性还是弥漫性,是颅内的还是颅外的,并采取有效的治疗措施。

(三)遗忘综合征

遗忘的定义是:在意识清晰的情况下,发生近事或远事记忆缺损。遗忘综合征(amnestic syndrome)在儿童中比较少见。主要表现为一种选择性或局限性的认知功能障碍,以严重的近事记忆障碍为主要临床特征。患儿不能记住周围所进行的事情或事后不能回忆,因此常导致对时间、地点的定向障碍。意识清晰度及合作程度常保持完整。患儿试图掩盖自己的记忆缺陷,用杜撰虚构的内容作答。如医师已向患儿介绍自己的名字,但事后请他讲出医师名字时,则答以另一不相关的人名,因此往往被误认为痴呆。但也有些患儿已存在某些痴呆症状,而被严重的记忆障碍所掩盖,不易被觉察,直到后期才发现有明显的痴呆。也常见始动性减退,情感平淡,并偶呈欣快状态。

儿童遗忘综合征的致病因素可能是头部外伤、中毒、脑炎和维生素B缺乏等。系各种原因损及间脑(乳突体、穹隆、海马及丘脑内侧核群)和颞叶结构所致。可突然起病,也可缓慢起病,伴发的Wernicke综合征和Korsakoff综合征可分别作为本综合征突然与缓慢起病的例子。根据病理基础和治疗的及时与否,本综合征可获部分或全部缓解,并不一定都会进入痴呆阶段。

(四)器质性错觉症

当错觉是主要症状,而且没有意识混浊现象和智能缺损时,可以诊断为器质性错觉症(organic illusional disorder)。在儿童期,滥用药物、误服药物、服用有副作用的药物,可引起器质性错觉症的发生。

（五）器质性幻觉症

器质性幻觉症（organic hallucinosis）的基本表现，是在临床症状出现之前，持续或重复出现幻觉。有些患儿尚能以幻觉来解释已形成的妄想观念。在儿童期，这些症状通常是滥用药物，药物副作用而诱发。

（六）器质性情感综合征

器质性情感综合征（organic mood disorder）的主要特点是情绪紊乱，与轻躁狂发作或轻度抑郁发作极为类似，虽然此综合征可以出现轻度的认知障碍、焦虑、激惹、恐怖、幻觉和妄想，但不伴有谵妄或痴呆症候群。

此综合征往往由代谢变化或毒性因素所引起，也可因内分泌异常、病毒性疾病及肿瘤引起。

（七）器质性人格改变综合征

器质性人格改变综合征（organic personality disorder）可以单独存在，或为痴呆状态症状的一部分。临床表现颇不一致。主要症状是脾气暴躁，可突然激动或爆发冲动行为，经常突然哭泣，没有原因的激怒，不能适应社会活动，对不良后果不加考虑，极度冷漠，对外界活动缺乏兴趣等。有的表现欢欣、诙谐，言语动作较多，但往往很不适合当时情境；由于这些症状在前额叶损伤时可以看到，因此就定为前额叶症候群。实际上各个患儿的临床表现有很大差别，引起差异的原因取决于病前各种因素对中枢神经系统的影响。

（八）局灶性器质综合征

表现为部分心理功能受损，有的患儿可证实有局灶性脑损害存在，常见的临床类型有：① 额叶综合征，主要特征为人格改变明显。患儿表情欣快、兴奋，话多，其一般智能常无明显损害，但主动和被动注意均减弱，判断常发生错误，抽象推理能力不佳，缺乏自制力。如果额叶病变侵及运动皮质或深部放射纤维，可伴有对侧轻瘫或构音困难；额叶眶面病变时可出现同侧视神经萎缩和嗅觉缺失；额叶病变时还可见强握反射；双侧额叶病变时可有尿失禁。② 顶叶症状，顶叶病变较少导致精神障碍，但引起的各种神经心理障碍易被误认为是癔病。③ 颞叶症状，优势侧颞叶病变可导致智能障碍，并伴有类似额叶病变的人格改变。慢性额叶病变所致人格改变则表现为情绪不稳和攻击行为。颞叶病变所致癫痫，常表现为短暂的意识障碍或梦样体验，伴有咀嚼等不自主动作；也可引起类分裂性精神病表现。双侧颞叶内侧面病变则可引起遗忘综合征。④ 枕叶症状，枕叶病变可引起幻视或复杂的视认知障碍。⑤ 胼胝体症状，胼胝体病变常两侧延伸而致精神障碍，可引起严重而迅速发展的智能衰退。⑥ 间脑和脑干症状，中线结构病变可引起嗜睡、无动性缄默、贪食、遗忘综合征、进行性痴呆、情绪不稳和欣快，或有情绪爆发。

（九）急、慢性脑综合征

过去常将器质性精神障碍概括地分为急性脑综合征（acute brain syndrome）和慢性脑综合征（chronic brain syndrome）。一般认为，急性脑综合征，主要表现为意识障碍，多见于中毒感染；慢性脑综合征主要表现为智能障碍，多见于脑部原发病变。这种定义的急性与慢性分别表示起病的快速或缓慢、病程的短暂或持久。过去简单地认为，急性脑综合征是可逆的，而慢性脑综合征是不可逆的，但事实上，可逆的脑综合征既可发生在一些慢性病程和缓慢起病的疾病（如恶性贫血和甲状腺功能减退症）中，也可见于起病很急的脑外伤。而慢性不可逆的脑综合征也可见于急性起病的严重疾病，如一氧化碳中毒、Wernicke脑病。因此，急性与慢性的含义不是绝对的。此外，在临床实践中可见到同一患儿具有急性及慢性脑综合征表现的各种不同组合与交错，如失定向、精神模糊和记忆障碍等症状错综并存。实际上，决定临床征象的主要因素不在于中毒或脑器质性病变本身，而在于病理变化发生、发展的速度。例如，急性错乱状态可因脑外伤或发病急骤的脑病变（如脑脓肿、脑膜炎等）引起，随着器质性病变的进展，最后也可导致慢性脑综合征的出现。同样，不论由于中毒还是脑病变，只要病理变化速度缓慢，也能引起慢性脑综合征。

四、病因和病理机制

引起器质性精神障碍的原因大致分二大类：

1. **原发于脑部的各种疾病** 包括颅内感染、颅脑外伤、颅内肿瘤、脑变性病等。精神症状主要因脑部原发性病变引起。有学者将具有中枢神经系统病理变化的患儿与周围神经系统有病理变化或畸形的患儿进行对比研究，发现虽然各组病残程度几乎相等，但前组出现的精神障碍比后组多两倍。可见脑部有病理变化时，极易发生精神障碍，而且脑部发生病理变化的部位不同，表现的精神症状也各不相同。

2. **继发于各种躯体疾病** 各种躯体疾病包括各脏器疾患、全身性感染、中毒（如误服毒物、药物过量或食物中毒等,如过量使用氯胺酮、致幻剂或可的松等),内分泌疾患、营养和代谢紊乱,心、肺、肝、肾功能不全,急性感染性疾患,结缔组织疾患,血液病及手术后,烫伤等。这类患儿可以通过躯体疾病的直接或间接作用产生或出现各种精神症状。

器质性精神障碍除了与上述两种原因直接有关外,还与患儿病变进展的速度、脑损害的广泛性和严重性以及脑损伤部位有关,也与患儿的病前性格、年龄、家庭环境及社会心理因素有一定关系。有研究者认为一些导致器质性精神病的病因,只是加深了人格中早先存在的易损伤性。有些学者经研究提出,正在发育的脑是最易受损伤的,如果感染发生在2岁之前,神经和智能方面的残疾就比较严重。婴儿期慢性饥饿和代谢紊乱预后比年长儿童差。头部受伤程度相同的头部外伤患儿,小于4岁的比大龄儿预后差。Williamson提出抑郁的母亲和受刺激的家庭,没有能力去适当照看他们的小儿,易造成孩子多次头部受伤,出现外伤性精神障碍。

五、诊断和鉴别诊断

(一)诊断要点

儿童器质性精神障碍具有丰富的精神病理表现,但是它们的基本特征主要是两大类:其一,一些综合征固定的和最重要的特征或者是认知功能障碍(记忆、智力和学习功能),或者是感觉障碍(注意、知觉)。其二,突出地表现在知觉、思维内容、心境和情绪、希望等方面的变化,有时很难被发现。从理论上讲,儿童期的器质性精神障碍与成人应该是一样的,但实际上儿童期的器质性精神障碍远远没有成人尤其是老人多。

儿童器质性精神障碍不是一种疾病,而是一种临床状态,根据下列特征或者线索,再结合临床症状、体格检查和辅助检查的结果做出诊断。

1. **智力障碍** 儿童出现了智力减退现象,如:理解缓慢,语言表达障碍,记忆不良,行为失当,曾经获得的技能丧失。

2. **情绪或行为障碍** 在儿童早期发育过程中,早先发育很好的儿童,发生了情绪不稳、激惹、恐惧、活动过度、攻击行为。

3. **遗忘** 记忆力下降、近事遗忘、感觉记忆不如以前,甚至用虚构的情节来填补记忆的空缺。

4. **发育障碍** 儿童发生器质性精神障碍时,其发育尤其是情绪、行为和智力发育会受到影响。

5. **疾病过程** 通常起病较急,伴有躯体疾病或脑部疾病史,不同疾病有不同的体征。

6. **辅助检查** 实验室检查的异常指标,脑电图、头颅X线、CT及磁共振成像等检查的阳性结果。

(二)诊断标准

1. **症状标准**
(1)有躯体、神经系统及实验室检查证据。
(2)有脑病、脑损伤,或可引起脑功能障碍的躯体疾病,并至少有下列1项:① 智能损害综合征;② 遗忘综合征;③ 人格改变;④ 意识障碍;⑤ 精神病性症状(如幻觉、妄想、紧张综合征等);⑥ 情感障碍综合征(如躁狂综合征、抑郁综合征等);⑦ 解离(转换)综合征;⑧ 神经症样综合征(如焦虑综合征、情感脆弱综合征等)。

2. **严重标准** 日常生活或社会功能受损。
3. **病程标准** 精神障碍的发生、发展,以及病程与原发器质性疾病相关。
4. **排除标准** 缺乏精神障碍由其他原因(如精神活性物质)引起的足够证据。

(三)鉴别诊断

1. **精神分裂症** 患者可有幻听和被害妄想等阳性症状,这比较好鉴别,但如果儿童青少年患者表现以阴性症状为主,如思维内容贫乏、情感淡漠、意志缺乏、脱离现实等,需要和脑器质性疾病导致的慢性脑病综合征鉴别,但可以从病因的发生,脑影像学方面的检查予以排除。

2. **应激相关障碍** 包括急性应激障碍,患者受到严重的精神打击,精神刺激后数分钟数小时内表现为意识障碍、意识范围狭隘、定向障碍、言语缺乏条理、对周围事物感知迟钝,可出现人格解体、强烈的恐惧、精神兴奋和精神抑制的症状,这需要和脑器质性精神病鉴别,但如果应激源被消除,症状往往历时短暂,预后良好,缓解完全。急性应激障碍出现与否以及严重程度与个体的心理素质、应对方式、当时躯体健康状态等密切相关。

3. **双相情感障碍** 在患儿处于躁狂相时,除情绪兴奋、言语动作增多外,可同时有联想紊乱。处于抑郁相时,情绪低落,思维迟缓,动作缓慢,严重时可产生自杀行为。也需要排除脑器质性精神病,除了详细询问病史,有无脑外伤等器质性原因外,双相情感障碍呈现周期性病程或躁郁症状交替呈现的现象,而器质性精神障碍并无此类现象可以鉴别。

六、防治

器质性精神障碍的治疗主要是尽可能找到病

因,给予相应的对因治疗。症状性与中毒性精神病所引起的急性脑综合征为精神科常见的疾病,这类患儿存在脑供氧不足,所以如果解除引起脑供氧不足的原发原因,如心力衰竭、呼吸道感染等,可使脑缺氧得到缓解,使急性脑综合征病情迅速改善。改善患儿的营养状况,包括给予各种维生素,也能使某些患儿的症状获得一定程度的缓解。有少数患儿,主要病理改变为血管痉挛,使用脑血管扩张剂可能有效。

对痴呆患儿,应该纠正无所作为的消极态度。在诊断过程中,应注意从痴呆综合征中区别出某些有特殊疗法的病症,如黏液性水肿所致的痴呆状态、正常颅内压脑积水等,给予相应治疗。原发性脑萎缩的痴呆,目前虽尚无有效治疗以恢复其已丧失的精神功能,但仍应对其家属在对患儿的护理与生活安排上予以指导,以便减少患儿的依赖,适当利用其尚保存完好的功能,从而达到生活自理的目的。对器质性精神障碍的患儿还要尽可能让患儿家属或邻居经常与之接触,给患儿安排其力所能及的简单家务或某些重复性简单的手工操作,以免丧失自信,并缓解患儿的紧张心理,从而减少焦虑、攻击性发作或偏执状态的发生。有学者认为丰富这类患儿的精神生活,培养他们对环境的兴趣,可延缓其精神衰退过程。

器质性精神障碍患儿对药物的敏感性较强,有时即使应用小剂量的抗精神病药物,也可产生严重的药物副作用,甚至产生严重的全身性并发症,因此要谨慎小心。用量应从一般剂量的 $1/3\sim1/2$ 开始,缓慢递增,症状有所好转时即宜减量,而且应选择锥体外系副作用发生率较低的药物,如利培酮、喹硫平、奥氮平等第二代抗精神病药物。如患儿不能口服药物或行为紊乱明显,可以用氟哌啶醇肌内注射,尽快缓解症状。奋乃静的安眠作用较硫利达嗪(甲硫达嗪)轻,而锥体外系反应较三氟拉嗪及氟奋乃静少得多。也可联合用药,日间服奋乃静,晚间服硫利达嗪以助睡眠。新型抗精神病药的副作用往往较轻,但它们对增加体重、影响糖代谢和内分泌变化的问题不容忽视。

第二节 脑部疾患伴发的精神障碍

一、概述

脑器质性精神障碍的病因是脑损害,引起脑损害的原因很多:胎儿期可有遗传因素、母亲的疾病(感染、放射线照射、营养缺乏、子宫疾病)等原因;分娩期可因早产、难产、缺氧等引起脑损害;幼儿期可因中枢神经系统疾病(特别是感染及头部外伤)和全身性疾病伴有持续高热以及营养不良等引起脑损害。其他还有一些原因未明的脑损害。

二、流行病学

目前关于器质性精神障碍的流行病学资料较少,发病率很难估计,尤其对于儿童少年方面的研究更加缺乏。一项研究显示,在儿童精神科住院儿童中,儿童脑器质性精神障碍的发病率为 12.6%。

三、临床表现

(一)脑器质性病变伴发的精神症状

主要有意识障碍、智能障碍、行为障碍、失语症及特殊功能障碍等。

1. **意识障碍** 主要见于中枢神经系统急性感染、脑外伤急性期,亦可见于某些类型的癫痫发作。

2. **智能障碍** 可由多种原因引起,其临床表现以智能障碍为主者,称为"智力发育障碍"。

3. **行为障碍** 这是精神科最多见的精神症状,主要表现为:

(1)易兴奋 许多对一般儿童不起作用的小事,对有脑器质性损害的患儿可很容易引起紧张、激动和兴奋,这种兴奋可导致家长的责骂,结果使患儿更加紧张,产生恶性循环。

(2)多动 患儿坐立不安,家长常描述为"从小起一刻也不能安宁"。有些患儿在幼儿期就多动,大人抱在手里觉得很费力。多数患儿的这种多动在学龄前期常不被注意,一直到入学后因为不能遵守学习纪律才引起注意。

(3)注意不易集中 正常人的注意可以为外界刺激(例如很响的声音)所吸引,但常只对某些刺激起选择性的反应。有脑器质性损害的患儿则缺乏这种选择能力,他们的注意常可被某些细微的或无关的刺激所吸引,而且常常只注意到事物的一些局部而不能掌握其整体形象。症状较轻的患儿,如有人在旁不断提醒、不断督促,也有可能完成某些作业。

(4)冲动性行为 包括两种情况:① 对刺激的反应缺乏抑制,采取冲动性的动作和行为;② 突然发生攻击冲动性行为,患儿说不出打人的原因,或承认没有原因,而说自己无法控制。

4. **失语症**(aphasia) 脑损害有时可以引起失语症。儿童的失语症,特别是轻度的混合型失语症,很容易被检查者误认为是精神症状。只有经常想到这一点,才不易误诊。

5. 特殊功能障碍 有脑器质性损害的患儿,有时也可伴有某些特殊功能障碍,如阅读发育障碍、数学发育障碍等。

6. 其他精神症状 类似神经症和精神分裂症的症状也可在器质性精神障碍中出现,很难根据这些症状来肯定或否定诊断。如焦虑,也是器质性精神障碍的常见症状之一。但这种焦虑有两个特征:① 焦虑的程度很严重;② 无法查出其焦虑的心理背景。

以上所述症状,除意识障碍外,都不具有脑器质性精神障碍的特征性意义。

(二)脑器质性精神症状的有关因素

1. 年龄 儿童早年脑损害,特别容易伴发精神症状。这是因为儿童的神经系统正处在发育过程中,脑功能尚未发育成熟,神经系统比较脆弱。

2. 病灶部位 颞叶、额叶及边缘系统的病灶较易产生精神症状,这一点已为临床观察或手术切除的疗效所证明。脑其他部位的损害与精神症状的关系较不肯定,有待进一步研究。

3. 病因 引起脑损害的病因除决定精神症状发生的急慢性外,均不具有特征性。

4. 性别 多数研究均指出,行为障碍症状在男性儿童中较多见,这可能与男性儿童较易受伤有关。

(三)临床类型

儿童期脑器质性疾病都易引起智能障碍,这在"智力发育障碍"一章中已经叙述,本文主要介绍较常见的几种以精神症状为主的脑器质性精神疾病。

1. 分娩期外伤(产伤)和脑缺氧 两者常同时出现,这是较常见的一种疾病。严重产伤可导致死亡或严重神经系统症状,这类患儿一般都不会往精神科就诊。较轻的产伤则可遗留某些神经系统体征或残疾,伴有或继发某些精神症状(包括行为障碍)。更轻的产伤和缺氧一般不遗留肯定的神经系统阳性体征,仅表现为行为障碍。有人指出行为障碍的严重程度不一定与脑缺氧的严重程度成正比。

2. 儿童颅脑外伤 颅脑外伤是儿童因生物因素引起行为反常中最常见的原因之一。有报道,因头部外伤进入儿科病房诊治的儿童几乎占住院患儿的 16.7%。同时发现脑损伤组患儿中,66.7%可有精神症状,由此可见精神障碍为颅脑损伤后常见并发症,但只有 10%的患儿可以找到神经受伤的部位。精神障碍的发生会导致患者出现认知、行为、情感以及意识异常,从而使得患者的疾病治疗受到影响,其中最为常见的类型为躁狂症。影响因素如额叶损伤、低氧血症、颅内感染以及脑室受压等是导致颅脑外伤患者发生精神障碍的危险因素。分析其缘由,可能是由于:① 额叶损伤患者更容易发生精神障碍可能是由于机体额叶和人类的情感等高级神经活动存在密切联系,因此当额叶受到损伤后,则更容易导致精神症状的出现,易致人格改变和精神病样症状;② 当颅脑外伤患者出现明显脑室受压时,将更容易出现精神症状,可能是由于机体脑室周围受到压迫时将会使得供应边缘系统的小血管受到压迫,从而影响周围神经机构的血液供应,加之脑组织水肿的发生将会导致脑细胞出现缺血以及缺氧情况,从而损伤脑细胞,由此导致一系列脑功能障碍的发生;③ 颅脑感染的发生将会加重脑部损伤,病原体将对脑细胞造成侵犯和破坏,还可能导致神经系统发生脱髓鞘病变,渗出物的出现将会导致脑脊液的吸收受到影响;④ 低氧血症将会使患者机体大脑葡萄糖代谢出现明显降低,从而使脑功能出现障碍。

因此,各种原因导致的闭合性与开放性颅脑损伤是发病主要因素,个体的素质特征及外伤后的心理社会因素有一定作用。闭合性颅脑外伤所致精神障碍尤为常见,开放性颅脑损伤则与远期或慢性精神障碍的关系密切。颅脑外伤越重,发生精神障碍的机会越大,持续的时间也越长。

儿童颅脑外伤,一般都有外伤病史,诊断较易确定。严重的外伤多产生昏迷、谵妄、智能缺损等症状,较轻的则表现为神经症状,除了头痛、眩晕之外,还可能出现各种行为障碍、注意缺损、失眠等,有人认为头部受伤对情绪的影响,可能像脑震荡后症候群那样,是短时的现象。有人对脑受伤部位与精神症状之间的关系做了研究,认为儿童像成人一样,左半球及前额受伤后,有较多机会产生精神症状,右侧受伤影响视觉、运动功能,左侧则影响言语技巧与构音问题。

脑外伤可以遗留某些残疾(包括癫痫),而这些残疾又都可以引起继发性的精神症状,如可有精神分裂症样状态,以幻觉妄想为主,疑人被害内容居多,也可呈现躁郁症样状态。也可继发患儿的性格改变。外伤后的人格障碍多发生于严重颅脑外伤,尤其是额叶损伤时,常与痴呆并存。变得情绪不稳、易激惹、自我控制能力减退,性格乖戾、粗暴、固执、自私和丧失进取心。

较重的脑外伤常遗留智能障碍,较轻的一般认为可遗留行为障碍。儿童的脑具有较大的代偿能力,因此较轻的脑外伤可不遗留肯定的神经系统体征,这种患儿的精神症状发生时间如果与外伤的关系不很密切,则其因果关系常不易肯定。

3. 病毒性脑炎 在广泛实行预防接种之前,流行性乙型脑炎(乙脑)是一种常见病。1916 年和 1926 年美国发生乙脑流行,有 50%~75% 感染者伴发精神症状,症状十分多样。疾病后果是帕金森病、智能缺损和多动。在儿童期,可见有注意缺损,睡眠紊乱,无故发生攻击,易激惹,头痛,轻躁狂式的行为如话多、欣快、诙谐言语、强迫行为及反社会行为等。重者可发生谵妄、昏迷等意识障碍,还见有抽搐、间歇性木僵及记忆缺损。急性期过后,部分患儿可以康复,部分患儿后遗智能障碍、性格障碍或行为障碍。但这些症状都不具有特征性。

近年来,关于"散发性病毒性脑炎"的报道较多。本病好发于青年,少年儿童亦可见到。其特点为精神症状较神经系统症状及感染症状突出。主要表现为类似精神分裂症状。诊断主要根据病史、神经系统检查、脑电图及脑脊液的实验室检查。经过适当治疗后其近期疗效大多良好,远期预后尚待研究。

4. 颅内肿瘤 患有脑部肿瘤的患儿常出现神经精神症状,其中智能障碍最为常见,患儿可表现为注意力缺陷、记忆力减退或思维迟缓,严重者可出现类似痴呆的表现。幻觉也很常见,不同部位的肿瘤可产生不同种类的幻觉,也可产生相同的幻觉。还可见焦虑、抑郁、躁狂、分裂样或神经症性症状。精神症状的表现与颅内肿瘤的位置有关,但并非绝对。大脑内某个区域的肿瘤不一定都会产生特定的精神症状。但若表现特定的精神症状,却有助于定位诊断。第三脑室附近的肿瘤导致的典型症状是遗忘综合征,部分患者有类似痴呆的情况。嗜睡常常是间脑肿瘤的特征性症状。有些患儿可出现运动性缄默症,患儿沉默不语或只回答少许单字,静止不动或只有一些缓慢、重复的动作,但双眼往往能注视检查者或移动的对象,情感淡漠。垂体瘤以突然出现幻听以及继发于幻听的被害妄想为首发症状,可能为瘤体逐渐增大以致压迫丘脑下部,或肿瘤卒中出血导致颅内压增高引发精神病性症状。某些脑膜瘤患者伴发精神症状和躯体症状,缺乏神经系统定位症状和体征,在诊断上有一定难度,容易误诊为非器质性精神障碍。有时家属提供病史时比较重视心理因素,如果临床病情不断进展,与心理因素无关,应考虑脑器质性疾病的可能性。精神科医师应结合病史、体格和神经系统检查,全面考虑,进行动态观察,必要时进行头颅 CT、MRI 等检查,以避免误诊和漏诊。

5. 亚急性硬化性全脑炎(SSPE) 本病现认为由慢性病毒感染所致。病程可划分为四个阶段:① 学习能力减退,记忆减退,性格改变;② 神经系统病灶性体征出现,包括肌痉挛和视力丧失;③ 痴呆加重,抽搐;④ 植物人状态,导致死亡。

男孩与女孩的发病之比为 3:1。病程数月到数年。诊断主要依据临床表现、脑电图及脑脊液的免疫学检查。

6. 急性坏死性脑炎 通常发生在儿童期或儿童早期,精神障碍主要是广泛的行为退行和智能损害。此病也可发生在青少年期,比儿童期预后好。此病有时与 Wernicke-Korsakoff 症候群相类似,即与慢性酒精中毒时发生营养不良及维生素缺乏的后果相类似,包括病理上发现的髓磷脂破坏也相类似。

7. 婴儿痴呆 又称 Heller 病。目前认为该病是一种中枢神经系统变性疾病。临床上以精神症状为主要表现。一般在三四岁时开始发病,表现为智力及语言能力逐步下降,最后进入白痴状态。除精神症状外,尚可有肌肉抽动等症状。无特殊治疗,预后差,本病一度曾被归入儿童精神分裂症中,在国际分类中被称为瓦解性精神病。

8. 肝豆状核变性 又称 Wilson 病。本病是一种遗传性铜代谢障碍性疾病。多发病于青年期,亦见于儿童。少数患儿以精神症状起病,主要表现为无故哭笑、激动或精神活动衰退。多数以神经系统症状(静止性震颤、肌张力增高)或肝病症状起病。患儿表现有:肝病变,角膜 K-F 色素环,血铜升高,血浆铜蓝蛋白降低。通过尿中铜的排泄和肝活组织检查可了解铜的蓄积情况。该病的遗传类型属常染色体变异。

9. 自身免疫性脑炎(autoimmune encephalitis, AE) 泛指一类由自身免疫机制介导的脑炎。目前在临床上该疾病发生率有上升趋势,儿童、成人均可发生。该病主要通过体液或者免疫反应介导中枢神经系统损伤,其中抗细胞表面蛋白抗体具有明确的致病性,抗 N-甲基-D-天冬氨酸受体(NMDAR)抗体可导致神经元表面的 NMDAR 可逆性的减少,并不会引起神经元的坏死。肿瘤和前驱感染事件常常是诱因。自身免疫性脑炎患病比例占到脑炎病例的 10%~20%,年发病率为 1/10 万,抗 NMDAR 脑炎约占 AE 病例的 80%。抗 NMDAR 脑炎主要见于青年与儿童。临床以精神行为异常、认知障碍、言语障碍、运动障碍、不自主运动、自主神经功能障碍、癫痫发作、近事记忆障碍等多灶或弥漫性脑损害为主要表现,免疫治疗总体效果良好。

诊断条件需要包括临床表现、辅助检查、确诊实验及排除其他疾病来明确:

（1）临床表现　急性或者亚急性起病,在 3 个月内,具备以下一个或几个神经与精神症状或者临床综合征。包括边缘系统症状,指近事记忆减退,癫痫发作,精神症状。脑炎综合征,指弥漫性或者多灶性脑损害的表现。基底节和(或)间脑/下丘脑受累的临床表现。另外存在精神障碍。

（2）辅助检查　需要检查脑脊液是否异常,CSF 白细胞增多,神经影像学或电生理异常,确诊实验指抗神经元表面抗原的自身抗体阳性。

（3）鉴别诊断　需要排除感染性病毒性脑炎、神经梅毒、细菌等所致的中枢神经性感染等,排除代谢性与中毒性脑病及肿瘤性疾病等。

自身免疫性脑炎的治疗包括免疫治疗、对症治疗及支持治疗和康复治疗。

AE 总体预后良好,80%左右的抗 NMDAR 脑炎患者功能恢复良好,病死率在 2.9%～9.5%。

10. 癫痫性精神障碍　癫痫发作一般都产生意识改变及行为改变。多数癫痫患儿都有体像及自我概念的歪曲,有时这种症状可出现在其他癫痫症状之前,患儿自己感到头脑里总有点问题,因而发生许多不正常的表现,如攻击、退缩、学习困难等。

脑损害或癫痫患儿发生精神症状的概率是正常儿童的五倍,是患其他躯体疾患儿童的三倍。局限性癫痫的行为障碍可因局部损害引起,亦可因局部损害所致的弥散性皮质功能失调引起,临床上以后者为多见。

经常癫痫发作的患儿常受到父母的过分关心,各方面的活动均受到父母限制,使患儿觉得自己与其他小儿不同,从而影响社交,影响心理发育。

颞叶癫痫患儿精神症状特别多见,包括幻觉、错觉、视物变形、恐惧情绪、思维障碍(例如强制思维)、自动症及重复动作等。

有行为障碍的儿童常有颞叶或枕叶的棘波放电灶,有研究发现这种放电可因静脉注射右苯丙胺而消失,但在药效过后又重新出现。

所谓癫痫性性格,一般包括自我中心、敏感、易激惹、固执、违拗、多疑及敌意等表现。脑内埋藏电极的研究表明,这种患儿即使其头皮脑电图未显示异常,其皮层下电活动亦可表现异常。具有癫痫性性格的患儿有时冲动性动作过多,巴比妥类药物治疗有时加重这一病情,也可以使患者变得更激惹、抑郁或多疑。许多研究发现,家庭环境对癫痫性性格表现有一定的影响。

有研究发现,左颞叶的病灶可引起对言语内容的理解障碍及记忆障碍,右颞叶病灶则可产生快速识别图画的障碍。切除癫痫病灶后,即使发作停止、智能改善,此种识别障碍仍存在。有些在手术前有明显脑电图异常的癫痫患儿也常表现智能障碍,这种一般性的智能障碍可能是由于颞叶病灶影响整个皮质功能所致,因此在切除癫痫病灶后,智能可得到改善。

有研究发现,在癫痫发作前可以有一些精神诱因,或有精神活动的改变,因此认为可使用行为治疗的方法来控制发作。有关文献上已有一些成功的个案报道。

四、病因和病理机制

关于脑损害引起精神症状的机制,可能有两种情况:① 脑病灶直接引起症状,较常见于严重的脑损害;② 脑损害为引起行为障碍提供基础,是否引起行为障碍决定于生活环境,较常见于很轻微的脑损害。对于多数患儿来说,这两种机制常相互作用。某些症状如认知功能障碍或运动功能障碍,可以是脑损害的直接后果,这种患儿因为环境的作用或因为不能适应环境又可以产生一系列行为障碍。

目前尚不完全清楚脑外伤致脑器质性精神障碍的具体发病机制,可能是因外伤因素和心理等因素共同作用所致。当患者受到脑外伤后,其脑挫裂伤等会致其脑部组织坏死和水肿等,进而致颅内压升高而产生一系列生化和电生理变化,而这些变化将可能致患者出现精神障碍。尤其是患者颞叶和边缘系统等情感有关部位缺氧和缺血等可进一步诱发或加重患者精神障碍。多巴胺 D2 受体改变介导了患者阳性症状与认知功能障碍,且 5-羟色胺 2C 受体变化也会致患者产生精神症状。

关于脑损害与行为障碍的关系问题,有两种相反的看法:① 有些学者认为脑损害与行为障碍的关系是非特异性的,主要决定于损害的"量",而不是损害部位的性质。所谓"轻微脑损害"的观点就是从这里引申出来的,目前美国有很多学者持这种看法。② 又有些学者则认为症状主要决定于脑损害的部位和发生的年龄,英国的 M. Rutter 等持这种观点。这种观点也受到神经生理学和成人神经病学的支持,并且也反映在世界卫生组织国际疾病的分类方案中。持这种观点者认为"轻微脑损害(或功能失调)"的提法是不严谨的。

如何确定脑损害与精神症状的因果关系,这里有一个方法学的问题。因为脑损害(特别是所谓"轻微脑损害")和精神症状(特别是行为障碍)都是常见的现象,就应当考虑是巧合还是因果关系。即使确定了因果关系,还要分析在全部症状中哪些是脑损害的直接后果,哪些是继发性的心因性反应。另外还要考虑发育过程对症状的影响。

五、诊断和鉴别诊断

(一)诊断要点

以精神症状,特别是行为障碍为主要临床表现的患儿,要确定是否有脑损害有时是很困难的,因为脑组织的大部分都是"静区",很难用感觉运动的功能来衡量。另外,在童年期,脑的某一部位受损后其功能常可为其他部位代偿,因此一般检查常常无法查出阳性结果,而很精细的检查又常可得出假阳性的结果。当然,如果患儿的神经系统症状和体征很肯定,诊断就较容易。总之,诊断器质性精神病,最主要是要找出器质性病变的依据。

1. **询问病史** 详细的病史是诊断的重要依据之一。小儿隐瞒病史的情况较少,但是家长的记忆常易发生错误,从而出现遗忘或错记,所以在询问病史时,除听取患儿父母的主动叙述外,尚需系统地询问患儿母亲的妊娠史、分娩史及新生儿的有关情况。另外,还需观察家长提供病史时情绪,仔细分析、剔除病史中的某些夸张或缩小的成分。

2. **体格检查及神经系统检查** 如果神经系统检查有阳性发现,则诊断应较肯定。但是以精神症状为主的脑器质性精神障碍患儿的神经系统体征常不明显或不肯定。有些研究者把意义较不肯定的体征称为"软体征",轻度脑损害的患儿软体征出现得较多。但到目前为止,这种软体征在正常儿童和精神病患儿中的出现情况,还缺乏一个可靠的流行病学调查数据,故其重要性很难肯定。已有人设计了一些衡量体征的量表进行这方面的研究。其中"软体征体格检查及神经系统检查"量表(PANESS)已为美国国立精神卫生研究所所采用。英国 M. Rutter 等 1970 年区分了三种类型的神经系统体征:① 肯定性体征,即所谓"硬体征",就是传统的神经系统阳性体征。这种体征一旦出现,可肯定存在脑损害。② 有时是指脑损害的体征,包括眼球震颤、共济失调等,需要根据该体征的出现特点决定其意义。③ 发育性体征,这种体征是否具有病理意义,须根据小儿的年龄及发育情况衡量。如阅读困难、运用困难、遗尿症等症状就是属于这一类。Rutter 等指出,真正的软体征只应包括诸如轻度的神经反射不对称等表现,其特点是具有不可靠性和不稳定性。

在体格检查中,常可发现脑器质性精神异常的患儿较正常儿有较多的躯体畸形或缺陷,这些缺陷的原因及其与脑的关系尚不清楚。

3. **精神检查** 严重的脑器质性疾病常出现意识障碍或智能障碍,临床上较易识别。较轻的脑损害则主要表现为行为障碍。如果能在比较无拘束的条件下观察患儿,其多动、易兴奋等症状都较易发现。如果患儿过于拘束,则可以采取一些引导措施,如讲笑话、做游戏等,使气氛活跃起来。

4. **脑电图检查** 有精神症状的儿童虽然常有脑电图异常,但诊断价值不大。因为这种异常就像神经系统软体征一样,常常是边缘性的。而且许多患儿的这种异常会因年龄增长而减少和消失,说明这种脑电图异常可能是一种"发育性体征"。但如果脑电图有严重异常或有癫痫样放电,则有诊断价值。

有研究者复习了一些有关精神异常患儿的脑电图文献,发现如果对这些脑电图进行三档评定(正常、边缘状态、异常)的话,几个不同的评定者之间的一致率仅为 40%,可见其可靠性是不高的。又有研究者指出这种脑电图异常除可由脑部病灶及中枢神经系统不成熟引起外,尚可因对检查的心理生理反应所致。

5. **心理测验** 某些心理测验,如果与病史及临床检查结合起来,则有助于诊断。如 Halstead-Reitan 神经心理成套测验,可以通过对范畴、触觉、操作、敲击、节律、语声、知觉的 7 个分数指标计算大脑的损害指数,然后根据损害指数评估大脑的损害程度。再加上记忆测验、智力测验及人格测验的结果,分析损伤是弥散性的还是局限性的,是稳定的还是变化的,从而进行定位诊断。又如让患儿阅读某些有意设计的简单文章或有顺序的数字表,令其指出错误或遗漏,以检查其注意力和记忆力;或者令患儿描绘某些图形,以检查其认识能力、结构观念和肌肉协调情况。也可以通过执行功能的检查来判断患儿的注意力受损情况如何,因为出现器质性损害时,认知功能如注意力会首先受到影响。

心理测验在国外被广泛应用于区分正常儿童和有脑损害的儿童,但是这些检查只是为脑损害诊断提供某些辅助性的参考,不能作为诊断的主要或唯一依据。

6. **其他检查** 头颅 X 线摄片、气脑造影、脑血管造影、脑扫描等检查只适用于较大的病灶或进一步诊断,而以精神症状为主的患儿其病灶大多是不明显的,因而这些检查用处不大。

脑活体组织检查及某些生物化学检查,目前还属于研究性或试探性的,尚不能作为常规检查。

(二)诊断标准

1. **症状标准**

(1)有躯体、神经系统及实验室检查证据。

（2）有脑病、脑损伤，或可引起脑功能障碍的躯体疾病，并至少有下列 1 项：① 智能损害综合征；② 遗忘综合征；③ 人格改变；④ 意识障碍；⑤ 精神病性症状（如幻觉、妄想、紧张综合征等）；⑥ 情感障碍综合征（如躁狂综合征、抑郁综合征等）；⑦ 解离（转换）综合征；⑧ 神经症样综合征（如焦虑综合征、情感脆弱综合征等）。

2. **严重标准** 日常生活或社会功能受损。

3. **病程标准** 精神障碍的发生、发展，以及病程与原发器质性疾病相关。

4. **排除标准** 缺乏精神障碍由其他原因（如精神活性物质）引起的足够证据。

（三）鉴别诊断

1. **混合性焦虑抑郁障碍** 是由社会心理因素引起的，也往往与患者的个性偏离有关；是以持久的心境低落为主要特征的神经症性障碍；常伴有焦虑、躯体不适和睡眠障碍。患者有治疗要求，但无明显的运动性抑制或幻觉、妄想，生活工作不受严重影响。

2. **应激相关障碍** 包括急性应激障碍，患者受到严重的精神打击，精神刺激后数分钟、数小时内表现为意识障碍、意识范围狭隘、定向障碍、言语缺乏条理、对周围事物感知迟钝，可出现人格解体、强烈的恐惧、精神兴奋和精神抑制的症状，这需要和脑器质性精神病鉴别，但如果应激源被消除，症状往往历时短暂，预后良好，缓解完全。急性应激障碍出现与否以及严重程度与个体的心理素质、应对方式、当时躯体健康状态等密切相关。

3. **双相情感障碍** 在患儿处于躁狂症相时，除情绪兴奋、言语动作增多外，可同时有联想紊乱。处于抑郁相时，情绪低落，思维贫乏，动作缓慢，严重时可产生自杀行为。也需要排除脑器质性精神病，除了详细询问病史，有无脑外伤等器质性原因外，双相情感障碍呈现发作性病程或躁郁症状交替呈现的现象，而器质性精神障碍并无此类现象可以鉴别。

六、治疗

脑部疾患伴发的精神障碍的治疗主要遵循以下原则：

1. **重点治疗原发疾病** 包括病因治疗和对症处理两方面。当患儿出现颅脑外伤时，急性期应以神经内科的专科处理为主，就应积极查明有何种原发病，并抓紧时间治疗，已明确病因者，应尽早采取措施，去除病因。如抗感染、清除进入体内的毒物、颅内占位病变的去除。一般的支持治疗也应积极跟

上。补充缺乏的维生素和营养物质等。当生命体征稳定后以卧床休息和对症处理为主。病因已不存在或无法去除者，则宜采取有效措施，维持正常生理功能，消除精神障碍。急性期的患儿，常有精神运动性兴奋，可选用氟哌啶醇或氯丙嗪控制其兴奋躁动。氟哌啶醇较少引起低血压等副作用，用于有躯体疾病的患者比较安全；但口服镇静作用较好，可加用肌内注射。对于急性期过后，这些患儿的外伤后综合征与神经症应采用相应对症治疗，当患儿伴有恐惧与抑郁或抑郁症状突出者可选用 5- 羟色胺再摄取抑制剂抗抑郁药治疗；焦虑症状明显者，可选用苯二氮䓬类以减轻焦虑；脑外伤后精神病可选用抗精神病药治疗，在密切观察瞳孔与意识状态情况下，可以使用第二代抗精神病药物如利培酮、思瑞康、阿立哌唑及奥氮平治疗，从小剂量开始，缓慢加量，但考虑患儿脑功能较弱，剂量最好不超过正常剂量的 1/3～1/2。痴呆和人格改变以管理、教育和训练为主或予以行为治疗。神经营养药对智力障碍可获一定效果。

2. **癫痫所致精神障碍治疗** 调整抗癫痫药的种类或剂量以防止癫痫发作前后的精神障碍。卡马西平与丙戊酸钠对精神运动性发作有一定疗效。短暂的精神分裂症样发作和慢性癫痫精神分裂症样精神障碍患者，在服抗癫痫药同时合用氯丙嗪、氟哌啶醇等抗精神病药。对持久的发作后意识模糊状态，苯巴比妥钠能缩短病程。对智力障碍与性格改变者加强管理教育，予以工娱治疗等康复治疗。

3. **必要时给予对症处理** 当患儿精神症状严重至影响卧床治疗或过分兴奋躁动引起衰竭时，应给予对症治疗。一般使用安定类或副作用较小的抗精神病药物，也可给予适当的物理约束。心理治疗主要给予支持性心理治疗。不论哪一类器质性精神障碍，都应特别加强护理，预防意外事故的发生。

第三节 躯体疾患伴发的精神障碍

一、概述

躯体疾患所致精神障碍是指继发于各种躯体病的精神症状，包括在内脏器官、内分泌、代谢、营养、血液、胶原病和感染以及其他内科疾病的整个病程中所表现的精神障碍。是在原发躯体疾病的基础上产生，以急性精神障碍表现为多见。是原发的躯体疾病的全部症状中一个组成部分。躯体疾病所致

的精神障碍,一般不包括精神活性物质所致的精神障碍和脑器质性精神障碍。

二、流行病学

目前对于儿童少年的躯体疾病所致精神障碍的患病率研究比较缺乏,在成人中显示的躯体疾病所致精神障碍为 1.10%。

三、临床表现

(一)症状

过去曾有人设想各种不同的躯体疾病都可以产生带有特征性的精神症状,现已证明绝大多数伴发于躯体疾病的精神症状都不具有这种特征性,而是表现为因脑代谢障碍而产生的所谓器质性脑综合征。包括:① 时间、地点、人物等定向障碍;② 近事及远事记忆受损,可发生继发性的虚构症;③ 注意障碍,可出现类似轻度意识障碍的表现;④ 智能障碍,对已获得的知识不能正确运用;⑤ 判断及自知力障碍;⑥ 不同程度的失语及失用症;⑦ 在画图试验中,可表现结构能力的损害;⑧ 情感不稳、肤浅。

较严重的器质性脑综合征为谵妄(意识障碍)综合征和痴呆(智能障碍)综合征,前者多为急性,后者多为慢性。

1. 谵妄综合征(delirium syndrome)　症状出现较快,呈波动性,总病程较短,也称为"急性脑综合征"。谵妄发作时神经系统定位体征少见,但震颤较多见。自主神经症状也很常见。

引起谵妄的原因除中枢神经系统的原发疾病外,尚有全身感染,代谢障碍如缺氧、电解质紊乱、营养缺乏、手术后、中毒等。

2. 痴呆综合征(dementia syndrome)　一般认为痴呆是不可逆的,但这里所提的痴呆并非全部不可逆。因为受其他精神症状(如意识障碍、严重抑郁、患者不合作等)的影响而误诊为痴呆的患儿,一旦其他症状好转,痴呆也会好转。脑外伤、脑缺氧、脑炎等可很快引起痴呆,而且痴呆一旦发生,其症状都可持续很长时间。在躯体疾病中,最常引起痴呆的是慢性代谢和营养障碍。

(二)临床类型

常见的躯体疾病伴发精神症状有以下几种:

1. 感染性精神障碍　有些感染不直接波及中枢神经系统,仅因间接影响脑代谢而发生精神症状,因此在感染被控制后精神症状可完全恢复。有些感染可直接波及中枢神经系统,引起脑的炎症变化,如

麻疹、流感等,因而除精神症状外,尚可出现一系列神经系统症状及体征。如有研究报道了一组由 A 族 β 溶血性链球菌引起的链球菌感染相关性自身免疫性神经精神障碍(pediatric autoimmune neuropsychiatric disorder associated with streptococcal infections, PANDAS),链球菌感染后引起的自身免疫机制作为环境因素可能参与部分强迫性障碍及抽动障碍的发病过程。但感染性因素导致的 PANDAS 有突然发作与突然消失的特点,症状仅表现为强迫症状,这符合 PANDAS 的强迫症状特点,而与非 PANDAS 的强迫症有区别,非 PANDAS 的强迫症是慢性渐进性病程,强迫症状不会突然发作,突然消失,而且往往有痛苦的体验。有 75% 患者发病是在 11 岁以前,突然发病可能不能作为临床特点来诊断 PANDAS,因为有 53% 的抽动障碍报告了相似的起病及发病过程,诊断 PANDAS 应该至少有 2 次以上临床发作与感染相关,不是每次链球菌感染都会诱发症状的加重,故即使实验室检查抗链球菌溶血素 O 抗体阴性,也能结合患者的临床特点及以往的报告诊断 PANDAS。

各种感染均可引起精神症状,急性感染伴有高热者以意识障碍最常见,慢性感染和感染的潜伏期或恢复期则可出现性情脾气的改变及类神经衰弱症状,严重者可引起智能改变。

2. 中毒性精神障碍　儿童因不懂事或好奇,常易误食毒物而产生中毒。大部分意外中毒都首先表现出某些躯体症状(如食物中毒出现消化道症状),因而多去儿科求医,不需精神科医师诊断。少数食物或药物的急性中毒可首先表现精神症状,如某些毒蕈中毒或曼陀罗类植物中毒时可首先表现意识障碍及幻觉等,但如仔细检查可发现较明显的自主神经症状。

现将神经精神科几种常用的可能引起慢性中毒的药物介绍如下:

(1)苯妥英钠　是最常用的抗癫痫药,有时可以因为副作用而引起某些神经系统体征,但有时即使在不出现体征的情况下,也可以产生一些精神症状。甚至有时药物血药浓度在 10~20 μg/L(允许浓度)时也可出现精神症状。有报道苯妥英钠可引起进行性小脑病,停药后脑病停止进展,其中 50% 患儿可以完全恢复。除了小脑症状之外,此药还可以引起痴呆,有时甚至可以严重到必须住院的程度。如果血药浓度达到中毒水平,患儿可以出现扑翼样运动及多灶性肌阵挛,有时可以出现舞蹈指画样动作。出现精神运动性迟钝、智能减退、人格改变或其他精神症状的癫痫患儿,其血液的苯巴比妥或苯妥

英钠的浓度常较高。因此,说明这些症状可能与药物引起的脑损害有关。

(2) 治疗顽固性癫痫小发作的药物　有些可以引起易激惹、不讲理、易怒、攻击性行为;如:扑米酮(扑痫酮)可引起行为障碍;苯巴比妥可诱发或加重儿童的注意缺陷多动障碍;乙琥胺可引起焦虑、失眠、幻觉、不适及轻度偏执症状,还可以伴有意识障碍。

(3) 抗精神病药物、抗帕金森病药物　可以产生"中枢性抗胆碱能综合征",表现有幻觉、焦虑、短暂记忆缺失、失定向力及激越不安。这些症状可以在肌内注射毒扁豆碱后而立即好转。毒扁豆碱也可以使因三环类抗抑郁剂引起的昏迷、舞蹈指画样动作及肌阵挛现象好转。甲基多巴即使使用一般剂量也可引起注意力障碍及遗忘样发作,这些症状在停药后可以很快好转。甲基多巴也可以使精神分裂症加重或诱发精神病。

抗精神病药物(如吩噻嗪或丁酰苯类药物)可以引起各种锥体外系症状。吩噻嗪类药物常被儿科医师用来作止吐用,有时即使使用1次常规剂量也可引起严重的肌张力障碍及动眼危象,甚至可被误诊为破伤风。测定尿中有无吩噻嗪类药物可以有助鉴别诊断。停用吩噻嗪及注射抗胆碱能药物可使此症状好转。一些精神药物也可产生迁延难愈的迟发性运动障碍。

大剂量氟哌啶醇及碳酸锂合用可以引起意识障碍、锥体外系不良反应及小脑功能障碍,有时可以产生严重的或持续的脑损害。

(4) 中枢神经兴奋剂　哌甲酯(哌醋甲酯、利他林)、苯丙胺等被广泛用于治疗注意缺损多动障碍,可引起器质性脑症候群表现。利他林可引起幻觉、谵妄。苯丙胺可引起幻觉、妄想和激惹等症状,停药后症状逐渐减轻,再服时又再度出现。

(5) 可的松　常用来治疗儿童哮喘及青少年关节炎。该药可产生不少行为问题,包括抑郁、躁狂状态、情绪不稳、幻觉及妄想观念。在联络会诊中,常常发现有些患儿使用大剂量激素时会有兴奋躁动的情况,所以在临床上使用激素时需要密切关注带来的精神问题。

3. 其他脏器疾病引起的精神障碍　因严重内脏疾病(如肝昏迷、尿毒症)影响脑代谢所产生的精神症状多为意识障碍,慢性躯体疾病则可影响儿童躯体及精神的正常发育,引起情绪反应异常及智能不足。以智能不足为主要症状者,已在"智力发育障碍"章节中详细述及。

四、病因和病理机制

以全身性感染和中毒最多见,其他疾病如主要脏器的严重疾病、内分泌障碍、营养代谢障碍等也可引起精神症状。

轻度精神症状的发生与发展有时与家庭因素有关,精神症状的轻重常决定于原发疾病的严重程度及遗传素质。

其他的病因包括生物因素(如根据遗传生物学研究可能有遗传因素、基因突变等)、神经机能状态(如长期紧张、疲劳及睡眠不足)和心理社会因素。

发病机制:① 身心障碍,指对躯体疾病产生的心理反应,如焦虑、抑郁、多疑、孤独、易激惹等。② 精神障碍,由躯体疾病产生的生物因素直接导致,如能量供应不足(脑供血不足、脑缺氧)、微生物毒素作用、水电解质紊乱、应激反应、神经递质改变及维生素缺乏等。

五、诊断和鉴别诊断

(一)诊断

对于要诊断躯体疾病导致的精神障碍,对既有躯体疾病又有精神症状的患儿,诊断时要明确两者的关系。要遵循以下原则:① 首先要明确原发病是属于躯体疾病,还是中毒性疾病或脑器质性疾病。由何病因引起的。② 确定精神障碍的症状特征,属于哪种精神综合征或意识障碍的种类。③ 确定躯体疾病与精神障碍之间前后关系,是在躯体疾病之后,还是在躯体疾病之前出现的;如两者是因果关系,则可诊断为症状性精神障碍。④ 观察躯体疾病的病情与精神障碍之间是否消长或平行。⑤ 在明确关系的过程中,要了解患儿病前性格、家庭环境、躯体疾病与精神症状在发生时间上的关系。一般而言,躯体疾病与其所引起的精神症状在严重程度上应是平行的,但实际上,由于素质因素及其他原因,很多患儿不一定平行。除明确上述诊断要点外,还必须做详细的精神、躯体和各种相应物理生化检查。

儿童出现急性的意识障碍,首先必须仔细询问病史并进行体格检查及必要的实验室检查,以肯定或排除症状性精神障碍的诊断。对有急性意识障碍的幼儿,在排除感染后,必须仔细询问有无接触或误服毒物的可能。

(二)鉴别诊断

1. 精神活性物质所致精神障碍　与精神活性物质(简称物质)相关的精神障碍可以分为两类:一类是精神活性物质使用障碍(物质依赖障碍和物质滥用),另一类为精神活性物质所致的障碍,包括:精神活性物质中毒,精神活性物质戒断反应,精神活性物质所致谵妄,精神活性物质所致的持久性痴呆,精神活性物质所致的持久性遗忘障碍,精神活性物质所致的精神病性障碍,精神活性物质所致的心境障碍,精神活性物质所致的焦虑障碍,精神活性物质所致的性功能障碍和精神活性物质所致的睡眠障碍。

2. 躯体形式障碍 是一种以持久地担心或相信各种躯体症状的优势观念为特征的神经症。患儿因这些症状反复就医,各种医学检查阴性和医师的解释均不能打消其疑虑。即使有时存在某种躯体障碍,也不能解释所诉症状的性质、程度,或其痛苦与优势观念。经常伴有焦虑或抑郁情绪。尽管症状的发生和持续与不愉快的生活事件、困难或冲突密切相关,但患者常否认心理因素的存在。

六、治疗

躯体疾病伴发的精神障碍的治疗与脑部疾患伴发的精神障碍相似,都应遵循以治疗原发病为主,必要时进行对症处理的原则。对于烦躁不安或过度兴奋,特别是有攻击行为的患者可用地西泮,肌内注射比静脉注射安全,注意观察呼吸和血压;躁狂者首选第一代抗精神病药物(氟哌啶醇),第二代抗精神病药物如思瑞康、奥氮平等也可选择,口服比静脉应用更安全。避免使用氯丙嗪、吗啡、苯巴比妥类镇静剂。

(赵志民　杜亚松)

参考文献

[1] Graus F, Titulaer MJ, Balu R, et al. A chinical approach to diagnosis of autoimmune encephalitis[J]. Lancet Neurol, 2016, 15(4):391-404.

[2] 董建伟,董凯,刘芳. 颅脑损伤后患者早期精神障碍的临床特征[J]. 中国民康医学,2016,28(11):29-30,50.

[3] 李笑莲,陈艳云,李妙莲. 器质性精神障碍患者的临床护理体会[J]. 实用临床护理学电子杂志,2020,5(23):27-32.

[4] 王梅,张波,邓小娟,等. 链球菌感染相关性自身免疫性神经精神障碍1例[J]. 中国神经精神疾病杂志,2013,39(8):457,483.

[5] 中华医学会神经病学分会. 中国自身免疫性脑炎诊治专家共识[J]. 中华神经科杂志,2017,50(2):91-98.

第三十三章

小儿癫痫与精神障碍

一、概述

癫痫（epilepsy）是由多种病因引起的脑功能障碍综合征，是脑细胞群异常的超同步化放电而引起的突发性、暂时性、发作性脑功能紊乱。癫痫的临床表现随过度放电的部位和范围，可以呈各种形式，最常见的是意识改变或意识丧失、局限性或全身肌肉的强直性或阵挛性抽搐及感觉异常，也可有行为异常、情感和知觉异常、记忆改变等精神异常，也会伴有自主神经功能障碍等。

按照上述癫痫的定义，一般要有至少两次临床发作才能诊断癫痫。新近国际抗癫痫联盟（International League Against Epilepsy，ILAE）和国际癫痫病友联合会（International Bureau of Epilepsy，IBE）共同提出的癫痫定义要点包括：① 至少一次癫痫发作；② 脑内存在持久性损害；③ 伴随其他方面的多种损害。其中第一项看似和一直以来所要求的至少两次发作的临床诊断标准不同，实际上，综合前两项的要求来看，仍然符合传统的癫痫定义的要件——复发性。一次发作虽然也可诊断癫痫，但必须有充分证据，证明其发作是由于脑内存在的慢性、持久性损害所致。癫痫的定义要点中列入伴随的其他损害，体现了癫痫这一慢性、复发性神经精神障碍的特殊性，尤其是突出了对伴随精神、心理、认知等方面功能障碍的重视。这些伴随的功能异常同样也严重影响着癫痫的远期预后。在诊断癫痫的同时和日后的整个随访过程中，临床医师都应该考虑并重视这些问题。

二、流行病学

癫痫是神经系统常见疾病之一。国外不同地区发病率每年（24~114）/10万，患病率为3‰~10‰。我国癫痫的发病率为每年35/10万，患病率为4‰~9‰，最新调查显示患病率约为7‰，活动性癫痫患病率为4.6‰。癫痫的起病与年龄有密切关系，临床上许多癫痫综合征呈年龄依赖性特征。小儿癫痫大多数发生于学龄前期，婴幼儿期是癫痫发病的第一个高峰期。估计我国目前癫痫患者总数约900万，每年新发癫痫人数约40万。70%~80%患者未接受正规诊断与治疗，活动性癫痫治疗缺口约为60%。

三、临床表现

儿童少年患有癫痫时常伴发的心理、行为和人格障碍：

（一）癫痫常见的心理反应

在2~3岁的幼儿期，癫痫的多次发作不但限制了患儿的活动，而且会遭到别的儿童的歧视，不与之为伴，甚至其他孩子的家长也不会鼓励自己的孩子与患儿交往。学龄期，因有癫痫发作而不能入学，失去了与同学交往的机会，自尊心、社会适应与交往技能都受到严重的影响。少年期，也因癫痫，一直需要家庭的保护，违反了他们力求自主和能被同学们接受的心愿，并被迫放弃骑自行车、跳舞和赛跑等文体活动。此外，他们还必须按时服药，这样也会增加患儿的紧张和自卑。这些情况给患儿造成了紧张、恐惧、被孤立和与众不同的心理，最为常见的是病耻感（stigma）、自卑、脾气暴躁、好与人对抗等心理反应。如果癫痫能在短期内得到控制，以上心理反应则是一过性的；如果久治不愈，就可能会影响儿童心理的正常发展而形成不健全人格。邓远飞对成年癫痫患者的应对方式进行研究，发现他们对困境主要采用自责幻想和合理化等不成熟的应对方式，生活质量受到明显影响。

（二）精神、行为和人格障碍

1. **行为问题** 癫痫是大脑的功能障碍，它直接影响以大脑为基础的行为，使行为缺乏组织，从而发生行为问题和适应不良。Rutter等（1970）对儿童癫痫和伴发的行为偏离进行流行病学调查，发现

5～14 岁小儿癫痫的现患率为 7.2%（86/1186），其中行为障碍在无并发症癫痫患儿中的发生率为 28.6%，而在脑干上损害的患儿中占 58.3%。1969 年，Hirton 和 Knighrs 在 100 名转诊到小儿神经科的癫痫患儿中，查见 56% 有行为问题，56% 有学校问题，而无问题者仅占 26%。有研究发现癫痫儿童与正常儿童相对照，虽然他们的智商均正常，但癫痫儿童在动作速度和协调功能测验中表现较差。在慢性癫痫患儿中常出现器质性运动过度和注意力不集中，但值得注意的是部分是由抗癫痫药物（如苯妥英钠、苯巴比妥）引起的，在长期治疗的慢性患者中，至少有 30% 的患者他们的学习、认知和行为会受到药物的影响。

严重癫痫患者发作间歇期攻击行为的发生率不超过 0.02%，实际上，发作间歇期的攻击行为在一般严重程度的患者中发生率并不高。

2. 认知功能障碍　很多癫痫患儿可在学校正常学习，但不否认，如与非癫痫儿童相比，他们中确有不少存在学习问题。Rutter 等在怀特岛集中调查 9～11 岁儿童，发现癫痫患儿比非癫痫儿童患严重特定阅读困难多 2 倍。癫痫患儿中注意力缺陷多动障碍的患病率高于一般人群，为 30%～40%。Leary 等（1981）对 48 名 9～12 岁患有强直性阵挛性发作的患儿应用成套神经心理测验检查，他们将早期起病的患儿（5 岁前）与起病较迟者（8 岁）作对照研究，发现前者在神经心理测验的 14 项结果中比后者有显著损害，主要表现在注意、记忆、复杂问题的解决能力和动作协调能力等方面。该研究结果显示起病越早对认知功能的损害越大。

发作形式、持续时间和严重程度同样对认知功能发生影响。将癫痫儿童与正常儿童进行对照研究，通过韦克斯勒成套测验测试发现前者的智力水平比后者明显低下。当然，与发作类型也有关，少动性或不典型失神发作的患儿智力低下尤为严重。智力水平还与发作控制的程度、发作的持续时间有关，发作持续时间越长，智力受影响越大。与他们的年龄和相应的 IQ 水平相比，患儿的学习成绩明显低下，尤其在算术、拼音、阅读理解和识字等方面。

癫痫患儿的认知功能障碍还与性别有关，男性患儿出现的广泛偏离较女性为重。癫痫所致的认知功能障碍还有一侧化影响的特点，左侧颞叶棘波放电对认知的影响以语言、记忆障碍和发作后精神异常为主；左额颞区功能障碍将影响言语发育。颞叶切除术的癫痫患儿术后将产生多种影响，如病理性左利手、认知功能平衡失调和攻击性行为等。这些征象的出现与颞叶损害开始的年龄、损害是左侧还是右侧以及性别等有关。左前颞叶异常的重要性已为公认，因它常伴有言语障碍，也可见有孤独性障碍和特定语言发育障碍。

3. 人格障碍　颞叶癫痫患儿常有特殊的人格特征，如情绪变得异常激动、性功能改变、攻击性行为、产生强烈宗教或哲学兴趣、病理性赘述、黏滞性人际关系和对人对动物残忍等。单侧（左侧或右侧）颞叶癫痫患者可有不同的人格特征。但这种特征只见于成人，而在一侧颞叶癫痫的患儿中，病灶不论是在左侧还是在右侧，一般并不显示出认知功能和人格特征方面有何差异。然而，Camfield 等将 27 名单侧癫痫患儿中的 10 名（5 名左侧病灶，5 名右侧病灶）进行比较评估，还是发现有人格、适应不良方面的差异。

癫痫患儿的父母亲可能会采取过分保护的行为来限制孩子的活动，这样，"有病"的孩子就会表现出过度依赖、被动、竞争缺乏等人格特征。

4. 暴力行为　文献资料上对强暴行为与癫痫的关系的意见不一致。Hergberg 等的对照研究，发现 83 名癫痫儿童具有前额叶癫痫样棘波发放，这些患儿在 Achenbach 行为检测表上攻击因子得分增加。Lewis 等发现在一般人口中少年犯有较多精神运动型癫痫（颞叶复杂部分性发作），并且在这一人群中精神运动型癫痫与暴力行为有特殊的联系。精神运动型癫痫患儿既往常有严重中枢神经损伤、头部外伤、围产期并发症和癫痫大发作等病史。此外，这些精神运动型癫痫患者的暴力行为也与儿童期遭受严重身体虐待有关。

5. 精神障碍　癫痫发作可以是精神病症状的一部分，也可以是两方面的混合。精神病的症状又可以是癫痫的一部分或者某些精神病态属于癫痫中的一类。也有人认为癫痫是精神病的合并症，甚至将癫痫和精神病作为同一病征，称之为"激惹性脑病综合征"。由此可见，癫痫与精神病的关系十分复杂，至今尚无定论。

癫痫伴发精神病多数为几种类型混合发作。癫痫引发的精神病，陶国泰所见的有精神运动型同等状态、癫痫后混浊状态、癫痫性痴呆和癫痫伴有精神发育迟滞等，大多发生于成年。

精神运动型发作在临床诊断上容易误诊为神经症或精神分裂症。自从应用脑电图检查后，诊断上有了很大改进。不过，根据脑电图将癫痫分型，实际上只有小发作的区分才有更大意义。精神运动型发作也是癫痫的常见形式，多表现为复杂部分性发作，儿童和青少年较多见，脑电图的异常可达 88.6%。

从发展角度考虑，可以帮助理解某些精神病理的发生与以往的癫痫状态相关。Flor-Henry 曾提示分裂样精神病与优势大脑半球病理有关,而抑郁性精神病则与非优势大脑半球病理有关。Lindsay 等对 100 例颞叶癫痫患儿的结局作长期追踪随访,发现在儿童时期,常见的是精神发育迟滞、注意缺陷多动障碍和剧烈狂怒发作等障碍,实际上仅 15% 的患儿无特殊心理问题。然而,追踪至成年,发生精神分裂症则少见。值得注意的是病灶发生的位置很重要,大脑一侧化可以造成不同的病理现象,左侧额颞叶区如脑电图上出现癫痫棘波就容易发生语言障碍、反社会行为和精神障碍。用明尼苏达人格问卷(MMPI)测试可见精神分裂症和轻躁狂症状的得分较高。男性比女性的脑功能偏离较大,故男性发生精神障碍的较女性为多。

6. 抑郁发作 20%~50% 的癫痫患者伴发抑郁发作,大量证据表明癫痫和抑郁之间存在双向关系。癫痫患者的经济状况、社会地位、精神状态、持久不愈或手术后状态是导致抑郁发作的主要原因。另外,两者可能存在共同的神经生物学机制,癫痫和抑郁发作的共存均与颞叶的功能有关,5-羟色胺和去甲肾上腺素功能低下是抑郁发作的核心病理机制,影像学上如颞叶内侧病灶和海马体积减小,表明了它们共存和相互联系的原因。抑郁可能早于癫痫发作,抑郁发作病史可导致无诱因痫性发作的风险增加 2~4 倍。抑郁发作也可能是癫痫的一种心理反应,它是在药物和外科治疗干预下癫痫发作结局的重要预测因素。也是抗抑郁药物治疗的药理基础,某些癫痫的动物模型显示这些递质的功能低下对癫痫病灶的点燃过程起促进作用。癫痫患者伴发抑郁发作的一线药物是西酞普兰、舍曲林和文拉法辛。有新的证据表明,癫痫患者有特定的抑郁发作状群,而较为常见的集群由认知表型组成(如自我批评的认知)。

四、病因和病理机制

癫痫是根据症状出现于局部还是全身,是单纯性还是复杂性发作进行分类的。癫痫的病因很多,包括脑结构异常代谢改变、生化异常、感染或其他躯体因素。无论什么原因其结果均是促发大脑神经元过分兴奋、放电而导致癫痫发作(seizure)。在诸多的病因中,有遗传学基础,有获得性脑部病变,而更多的则是两者结合的结果。多数学者认为至少一部分癫痫是因为遗传因素引起惊厥阈值降低和脑神经元放电所致。单卵双生子的癫痫一致率达 40%~90%,比双卵双胎 5%~20% 要高得多。癫痫大发作患者近亲中的癫痫发病率比一般家庭高 2~4 倍。

小儿癫痫是临床上常见的一种儿童神经系统综合征,一旦未能及时的治疗,对孩子将来的生活会造成很大的影响,严重危害着儿童的健康。令很多家长非常头疼的小儿癫痫,其诱发因素如下:

1. 诱发因素 也是导致小儿癫痫的病因的一种。癫痫病发作多系突然发生,无明显诱因。但也有一些发作确有诱发因素存在。这种诱发因素可能周期性出现,如发作可与内分泌因素或月经有关,另一些诱发因素则系不规则发生。诱因可以是正常生活中的自然性感觉性刺激,也可能是突然出现的刺激,或由患儿自己诱导的刺激,是儿童癫痫的原因。

2. 外伤及颅内感染 小儿外伤及颅内感染也是导致小儿癫痫的原因,这与小儿期生理功能发育不成熟、血脑屏障不完善有关,一旦遭受细菌或病毒、寄生虫的感染,将出现严重的临床症状,并发癫痫的危险性明显高于成人。

3. 年龄因素 年龄或脑的成熟程度不仅影响发作的倾向,也影响发作的类型。小儿癫痫的病因及年龄分布特点对癫痫的诊断及防治有指导意义,对于围产期、新生儿期、婴幼儿期的脑发育、遗传、代谢、助产技术等问题必须给予足够的重视。

4. 其他 情绪紧张也可以诱发癫痫发作,营养不良和围产期疾病与癫痫发作有关,但是社会经济地位不是促发癫痫发作的原因。

癫痫的发生、发展和康复,不仅受生物因素的影响,也受心理和社会因素的影响,既涉及神经病学问题,也涉及精神医学问题,故将癫痫称作神经精神障碍,对该病的诊治与研究需要儿童神经科和儿童精神科的合作。

五、诊断和鉴别诊断

(一)诊断要点

该病的诊断主要根据既往有癫痫发作病史,临床的精神症状呈发作性,每次发作的表现基本相同,发作时伴有不同程度的意识障碍。尤其是脑电图检查显示异常对该病的诊断具有重要价值,90% 的癫痫患者有脑电图的异常。对病程长而症状不典型者需要多次重复脑电图检查,甚至需要 24 小时脑电图检查,可适当采用药物治疗,若精神症状及脑电图在使用药物治疗后有改善,也可作为诊断的重要依据。

(二)诊断标准

1. 确定发作性事件是否为癫痫发作。涉及发作性事件的鉴别,包括诱发性癫痫发作和非诱发性癫痫发作的鉴别。

2. 确定癫痫发作的类型。

3. 确定癫痫及癫痫综合征的类型。

4. 确定病因。

5. 确定残疾程度及共患病。

（三）鉴别诊断

1. 癔症 可以出现同癫痫发作一致或者类似的发作表现，但没有同步脑电图的改变，与心理及精神障碍有关，常在心因性刺激下发作，发作呈缓慢性，发作形式多样多变，不停喊叫和抽动，强烈自我表现，动作夸张，少有摔伤、舌咬伤等。

2. 晕厥 表现为突然短暂的可逆性意识丧失伴姿势性肌张力减低或消失，由全脑血灌注量突然减少引起，并随着脑血流的恢复而正常。

六、治疗

癫痫治疗的三个基本目标是：① 最大可能地消灭癫痫发作或减少发作频度；② 避免长期治疗带来的副作用；③ 帮助癫痫患者维持或恢复正常的社会功能。

癫痫的药物治疗请参阅相关的专业书籍。需要注意的是，癫痫伴发精神障碍，如焦虑、抑郁、激动、攻击，以及认知、行为等问题，除由癫痫本身引起者外，也可能是抗癫痫药物的影响所致。如苯巴比妥和苯妥英钠就容易引起精神障碍，卡马西平较少引起。在服用抗癫痫药物过程中要对认知和行为表现进行监测，如发现认知功能进行性下降和行为问题不断增加，就要考虑减药或换药。现较多学者主张单独用一种药物替代多种药物混用也是出于这个缘故。

对那些明确有心理因素诱发的癫痫患儿，应考虑心理治疗、行为矫治、生物反馈治疗和放松治疗等治疗方法，这些治疗方法若能纳入癫痫社区服务计划，并实施生活技能训练，效果会更好。

对难治性精神运动型癫痫可进行颞叶切除手术治疗。Meyer 等报道，经过颞叶切除手术的 50 名儿童少年患儿，78% 的患儿发作基本消失，88% 的患儿症状有明显改善。

抗癫痫药物治疗应注意有些药物对认知功能的损害，尤其苯巴比妥可引起活动过度、易激惹和攻击行为。卡马西平除了有良好抗癫痫作用外，尚可稳定情绪，故有些学者主张将此药作为治疗儿童癫痫的首选药物。当然，也有卡马西平引起负性精神症状的报道，故也需谨慎应用。为使抗癫痫药取得更好的疗效，常需加服苯二氮䓬类药物；若有精神病症状则需加服抗精神病药物。需要注意的是，吩噻嗪

类、丁酰苯类和二苯氧氮平类抗精神病药可以降低癫痫的发作阈值，尤其是二苯氧氮平类中的氯氮平，可增加癫痫的发作次数。对癫痫伴发狂暴行为者除调节抗癫痫药物剂量外，还应加用普萘洛尔（心得安），每次 10～20 mg，3 次/天。

癫痫合并抑郁发作或自杀者比较多见，原因可能与癫痫发作的类型或严重性、致病灶的部位、相关的神经系统疾病或内科疾病、抗癫痫药物的使用、病耻感、活动受限、手术等有关。到目前为止，还没有证据显示常用的三环类抗抑郁剂、单胺氧化酶抑制剂和电抽搐治疗会增加癫痫的发作频度。

让患儿的父母了解癫痫的有关知识，告诉患儿的父母对患儿癫痫发作要采取镇静态度，除积极进行治疗外，要能接受和适应儿童的发作及伴有的认知和行为问题。鉴于在癫痫患儿，学习障碍和神经认知缺陷很常见，讨论潜在的学习问题、提供获取资源的途径（如教育干预措施）、与学校人员沟通以及促进神经心理评估也很重要。

在家庭保护的同时，给患儿一定的自主权，让他们在户外自由活动，鼓励患儿与小朋友交往和发展友谊，这对培养患儿的自信心和交往技能很有好处。在癫痫发作得到控制后要让孩子过正常儿童的生活，正常入托、入学。很多癫痫儿童的病情并不严重，却不去上学，往往是由于父母过于保护，促使患儿总认为自己是"残废"儿童，缺乏上学接受教育以及与同学交往的能力。这样，患儿长期与外界隔离，失去学习和交往机会，自尊心逐渐下降，意志越来越消沉，真正成为了"残废"。为此，医师除应用药物治疗外，还应给予精神支持。

另外，患有癫痫的患儿会存在病耻感，同时他们存在社交困难，包括社交孤立，社交能力和其他社会技能不足。癫痫常常影响家庭功能，包括亲子沟通、社会支持、适应和冲突。癫痫患者的个人经历可能包括病耻感，其被定义为一组关于某件事的消极且不公平的信念。在患儿成长的所有阶段，病耻感可能导致隐瞒病情，以避免癫痫病史被同学知悉后的预期负面影响。尽管病耻感的强度可能与内部因素（如自卑）有关，但也有外部因素存在，包括文化和宗教差异。不同文化之间鼓励独立自主的程度也大不相同。无论文化差异如何，癫痫都可能导致个体的社会功能和独立性受到显著限制，其可能是自我强加的，也可能是他人强加的。

因此，医师要帮助患儿了解自己的病，消除一切不必要的顾虑，满怀信心地开始新的生活。鼓励临床医师每次评估时评估发作间期病耻感导致的焦虑症状，其可能与对癫痫发作及癫痫相关并发症的恐

惧有关;为此可组织癫痫儿童互助组,采取行为矫治、生物反馈等疗法,这些都能对减少发作、培养信心、促进身心健康发展起到积极作用。有研究显示对癫痫患儿进行正念练习,可促进患儿对焦虑的认识、体验和接受的过程。因此,应鼓励卫生保健提供者为伴有焦虑症状的患者提供正念干预参考,以减轻其焦虑症状。父母能理解患儿,建立愉快和融洽的家庭气氛,给予情感温暖和行为规范教育,对减少患儿的行为问题和克制暴怒情绪都将起到良好的调节作用。

由于伴随有精神障碍或者智力问题,可以到特殊保育机构或特殊教育机构接受教育。在患儿出现各种精神症状或者行为问题时,例如冲动行为,攻击行为,与老师和同学发生冲突,破坏、违纪等的时候,需要医师、老师、家长等的共同教育和治疗,切不可简单处理或任意做出休学或退学的决定。

七、预防

癫痫的预防在于减少那些可预防的病因,如改进围产期保健,防止产程过长、胎儿窒息和头颅外伤等。对有癫痫家族史的患者开展遗传咨询,对存在感染、外伤或代谢异常的患者进行早期干预;预防癫痫发作,减少抗癫痫药物的副作用。加强宣传力度,教育民众消除对癫痫患儿及其家人的歧视,减轻病耻感。

(赵志民　杜亚松)

参考文献

[1] Friedman DE, Kung DH, Laowattana S, et al. Identifying depression in epilepsy in a busy clinical setting is enhanced with systematic screening[J]. Seizure, 2009, 18(6):429-433.

[2] Samarasekera SR, Helmstaedter C, Reuber M. Cognitive impairment in adults with epilepsy: the relationship between subjective and objective assessments of cognition[J]. Epilepsy Behav, 2015, 52(Pt A):9-13.

[3] Wagner JL, Kellermann T, Mueller M, et al. Development and validation of the NDDI-E-Y: a screening tool for depressive symptoms in pediatric epilepsy[J]. Epilepsia, 2016, 57(8):1265-1270.

第三十四章

网络成瘾

第一节　概　述

生活中经常有如下的现象：过度在互联网上玩电子游戏；强迫性的网购；不停地检查微信是否有新信息；过度使用电脑、手机等电子产品而干扰了日常生活——人际关系、工作、学习。如果存在以上问题，可能需要警惕网络成瘾/网络依赖的问题。网络成瘾又称为病理性网络使用，是指由于过度使用网络导致人们出现明显的社会功能障碍、心理损害的一种现象。由于其行为表现类似于传统的毒品成瘾和物质滥用，人们习惯将其称为"网络依赖"或者"网络成瘾"。该类问题的主要特征是：无节制地花费大量时间上网，必须增加上网时间才能获得满足感，不能上网时出现异常情绪体验、学业失败、工作绩效变差或现实人际关系恶化，向他人说谎以隐瞒自己对网络的迷恋程度、症状反复发作等。

互联网技术迅猛发展，它正在逐渐渗透到人们的社会生活中，并对人们的生活方式、心理行为产生深刻的影响。越来越多的人对互联网产生心理上的依赖感，并达到成瘾的程度，即网络成瘾。它像酗酒、吸毒和赌博等不良嗜好一样，对人们的工作、学习和生活产生破坏性影响。自 20 世纪 90 年代末开始，网络成瘾现象越来越受到人们的关注，并成为近年来心理学、临床医学和社会学研究的热点问题。

美国纽约精神病医师伊凡·戈德堡（Ivan Goldberg）于 1994 年首先借用 DSM-Ⅳ中关于药物依赖的判断标准将此现象命名为"网络成瘾障碍"（internet addiction disorder，IAD）。随后，匹兹堡大学的教授金伯利·扬从 DSM-Ⅳ对于病理性赌博的判断标准中发展出病理性网络使用（pathological internet use，PIU）的概念，将它定义为"无成瘾物质作用下的上网行为冲动失控"，并将其看作是一种冲动控制障碍。此外，也有学者称此种现象为网络过

度使用（internet over use，IOU）、问题网络使用（problematic internet use）、网络行为依赖（internet behavior dependence，IBD）等。对网络成瘾的各种定义都反映了由于过度使用互联网而导致个体明显的社会、心理损害这一现象，虽然所用的名称不同，但其内涵却基本相同。目前，网络成瘾尚未被列入精神病学的诊断统计手册，但许多学者认为其最终可以归类于冲动控制障碍中。2013 年 5 月，美国精神医学学会（APA）提议将网络游戏成瘾（internet gaming disorder）放在 DSM-5 的附录中，作为一种需要进一步研究的临床现象，这在一定程度上认可了将网络成瘾作为一种精神障碍的界定。这表明网络成瘾是一种需要进一步研究的临床现象。根据 DSM-5，网络成瘾诊断有 9 条标准，符合其中 5 条即可诊断为网络成瘾。

2019 年，ICD-11 正式通过，确定游戏障碍（gaming disorder）为精神疾病，将其添加到成瘾性疾病章节。游戏障碍的特点是无法控制地玩游戏，游戏作为生活中的优先考虑，将游戏置于其他常规活动（如睡觉、吃饭、做作业、参与工作）之前，即使产生了负面影响，但仍然继续玩游戏，后果足以导致个人、家庭、社交、教育、职场等其他领域严重损害。这样的行为持续超过 12 个月则被认定为游戏障碍。

第二节　流行病学

2020 年 9 月 29 日中国互联网络信息中心（CNNIC）在北京发布第 46 次《中国互联网络发展状况统计报告》显示，截至 2020 年 6 月，我国网民规模达 9.40 亿，互联网普及率达 67.0%。第 47 次《中国互联网络发展状况统计报告》中显示，截至 2020 年 12 月，我国网民规模达 9.89 亿，互联网普及率达 70.4%。2021 年 7 月 20 日，共青团中央维护青少年权益部、中国互联网络信息中心发布了《2020 年全

国未成年人互联网使用情况研究报告》。根据该报告提供的最新调查数据,2020 年我国未成年网民规模达到 1.83 亿,未成年人的互联网普及率达到 94.9%。网络对于未成年人已经不再是简单的技术或者工具,而是一个新的成长空间,一种重要的学习和生活方式。超过三分之一的小学生在学龄前就开始使用互联网,而且呈逐年上升趋势,随着数字时代发展,孩子们首次触网的年龄越来越小。网游沉迷是家长和舆论长期最为关注的话题,近些年,短视频、直播等也容易让未成年人过度上网。作为新兴娱乐方式,未成年人看短视频的比例从 2018 年的 40.5% 增长到 49.3%;参加粉丝应援的也达到 8.0%,其中主要参与者为初中生。

采用网络成瘾量表(internet addiction test, IAT)进行流行病学调查发现,中国大陆 13~18 岁的青少年中有 10.2% 中度使用网络、0.6% 严重上瘾,中国台湾大学新生网络成瘾率为 17.9%。而在其他国家,意大利青少年问题网络使用患病率为 5.4%,1.83% 的英国学生考虑为病理性网络使用者,韩国青少年网络成瘾率为 1.6%~10%。总体来说,中国和韩国网络成瘾患病率较高,一般认为,网络成瘾患病率为 5%~10%。这可能与中国的文化背景和教养方式密切相关。一项对于大学生的研究发现,轻度网络成瘾的未成年学生比例(29.52%)明显高于成年学生比例(24.54%),这可能与两类学生的"自控"能力有关,未成年学生经过了高中期间紧张备考学习生活,刚步入大学从心理上放松对自己的要求,追求"新鲜",开始接触"手机游戏""电子书""短视频"等具有诱惑力的娱乐项目,因此较多的未成年学生患有轻度网络成瘾。以上的数据表明,青少年已成为网络成瘾的主体人群。

值得注意的是,在网络成瘾者的构成中,计算机学科学生的成瘾概率明显高于文、理、医科学生;沉迷于网络的男生人数是女生的 2 倍多。在具有网络成瘾倾向的网民中男性青少年比例同样高于女性。不过也有些研究显示男性与女性的网络成瘾倾向其实并没有差异。关于男、女性网络成瘾倾向差异的研究,一个较受人争议的研究结果,是 Kimberly Young 在其 1996 年所做的研究中发现:中年女性较男性及其他年龄层的网络使用者更容易发生网络成瘾。另有资料显示,青少年学生网络成瘾存在生源差异、学校类型差异、学校类别差异,即农村来源的学生高于城市来源的学生,普通学校高于重点中学,中学高于大学,职业高中、民办学校高于普通中学。

青少年网络成瘾的发生率逐年上升,成为严重影响青少年生理机能、社会和心理功能的一种心理障碍和社会病。70% 的少年犯因为受到网络中色情、暴力等内容的影响而诱发盗窃、抢劫、强奸,甚至杀人等严重的犯罪行为。网络成瘾同时可能会影响青少年与父母、同龄人的社会互动,以及他们在学校环境中的互动。在大学生群体中,网络成瘾会使学生沉溺于虚拟世界的时间较长,在上学的各个阶段增加网络社交的概率,并且对学生的社会融入产生很大负面影响。如果不加强对青少年网络成瘾行为的干预,网络成瘾将会成为影响青少年健康成长的重大障碍。

第三节 临床表现

一、症状特征

网络成瘾作为行为成瘾的一种,虽然不具有明确的生物学基础,但与传统的药物成瘾具有类似的构成成分和表现,具有相似的特点。在症状表现上,网络成瘾者主要表现为一种不自主的长期强迫性使用网络的行为。

网络成瘾症状的发展大体经过三个阶段:

1. 初期出现精神依赖 患者先逐渐感受到上网的乐趣,上网时间不断延长。有些患者晚上起床如厕时都会情不自禁地打开电脑到网络上"溜达溜达"。渴望网上冲浪,如果不能如愿就会产生极度的不适感,表现为情绪低落、烦躁不安、焦虑、抑郁等。上网以后精神状态才能恢复至正常。

2. 随后可发展为躯体依赖 每天起床后或中断上网时表现为思维迟缓、头昏眼花、双手颤抖、疲乏无力、食欲不振等症状。上网以后上述症状才能得以部分或完全缓解。

3. 在网络成瘾晚期 患者出现与生理因素无关的外表憔悴,体重减轻,免疫机能下降,心血管疾病、胃肠神经官能症、紧张性头痛等并发症,不愿与外界交往,人格明显改变,意志减退、丧失自尊,行为孤僻怪诞,人际关系紊乱,最终导致学习、工作、家庭生活等方面受到损害;一旦停止上网,就会出现急性戒断综合征,甚至有可能采取自残或自杀手段,危害个人和社会安全。网络成瘾者则倾向于否认过度上网给自己的学习、工作和生活造成的损害。

有学者将网络成瘾的临床特点归纳为四点:① 躯体方面,视力下降、肩背肌肉劳损、生物钟紊乱、睡眠节奏紊乱、食欲不振、消化不良、体能下降、免疫功能下降,停止上网则出现失眠、头痛、注意力不集中、消化不良、恶心厌食、体重下降,还有戒断反应。② 心理方面，一旦停止上网便会产生强烈渴望，难以控制对上网的需要或冲动，这种冲动使其工作、学习时注意力不集中、不持久，感到记忆力减退；逻辑思维迟钝；沉迷于虚拟世界而与现实疏远，为人冷漠，缺乏时间感；常常处于上网与不敢面对现实的心理冲突之中，情绪低落、悲观、消极。③ 行为方面，表现为频繁寻求上网活动的行为。为了能上网，不惜用掉自己的学费、生活费，借款，欺骗父母，甚至丧失人格和自尊，严重者偷窃、抢劫。对网络成瘾青少年学生而言，最直接的危害是耽误了正常的学习，尤其是网络游戏导致他们不能集中精力听课，不能按时完成作业，成绩下滑，甚至逃课、辍学。④ 人格方面，无论是物质成瘾还是行为成瘾均可能导致人格改变，患者都喜欢独处、敏感、倾向于抽象思维、警觉、不服从社会规范、易激惹、忧虑、抑郁、烦躁不安、易受环境的支配、失眠、遭遇挫折时容易沮丧悲观、缺乏与人接近的勇气等。此外，一些与抑郁相关的人格特征，如：低自尊，缺乏动机，寻求外界认可、害怕被拒绝等也可能是网络成瘾发生的原因。

二、网络成瘾的分型

Armstrong 对网络成瘾者做了较全面的描述，认为成瘾者有大量行为和冲动控制上的问题。研究指出，具备不同个人特质的网络使用者，会受到不同网络功能特性的吸引，而产生不同的网络成瘾类型。一个网络成瘾患者可以是纯粹的某个类型，也可以是几个类型的混合型，而且实际情况是混合型患者居多。根据临床表现的不同，主要有以下类型：

1. 网络性成瘾（cyber-sexual addiction）　即网络色情成瘾，指沉迷于成人话题的聊天室和网络色情文学。那些在生活中有其他方面成瘾的人更容易陷入其中，而且中年是容易陷入其中的主要年龄段。心理学家扬克说："网上色情成瘾就像在吸食可卡因一样。"

2. 网络关系成瘾（cyber-relational addiction）指沉溺于通过网上聊天或色情网站结识朋友。网络关系成瘾指个体着迷于网络聊天，且为了消除下网后的烦躁不安而不断延长上网时间，由此获得满足感，致使工作、学习、人际关系甚至就业机会受到影响，以虚拟空间的网络聊天室或网络社群的人际关系取代了现实生活中的亲朋好友。特别是一些有社交障碍的人、失恋者、孤僻的人，更喜欢到互联网上寻找心灵的慰藉。长期上网聊天交友的人，自觉不自觉地"异化"了交往方式：一方面他们是网络交际的高手，与网友侃侃而谈，另一方面他们在现实生活中沉默寡言，封闭内心世界。

3. 网络强迫行为（net compulsion）　指以一种难以抵抗的冲动，着迷于在线赌博、网上贸易或者拍卖、购物。互联网在某些方面吸引人的地方就在于它像赌博一样令人着迷。斯金纳（Skinner）通过电子信箱发现了强迫性上网的复杂性。原理即每个人都愿意重复被表扬的行为。人们总是沉浸于即将胜利的喜悦和期盼之中，这使人们更多地沉醉于上网购物或赌博行为。

4. 信息收集成瘾（information overload）　指强迫性地浏览网页以查找和收集信息。因惧怕所拥有的信息不足而不停地上网漫游或搜寻信息。其特征有三：① 难以自拔的上网渴望与冲动；② 上网后难以脱离网络；③ 有网络使用时，精神较为亢奋。中国互联网络信息中心在对"用户上网最主要目的"的调查中发现，只有 6.2% 的人回答是工作需要，而回答获取信息占到了 46.1%，居于该项调查的第一位。但是网络信息种类繁多，数量巨大，质量良莠不齐，这让许多人在面对浩瀚如海的信息时，常常感觉到手足无措，变得非常盲目，只能被动地接收。有的"网虫"曾这样感叹："我们上网寻找信息，却忽略了探求真正的信息；我们上网浏览的信息虽然比过去多了几十倍，但是能够用得着的信息却只有原来的 1/10，而能够记得住的却连几十分之一都不到……"一些常常无节制地上网浏览信息的人，他们会强迫性地从网上收集、浏览无用的、无关紧要的信息资料。有强迫信息收集成瘾的人一般是共有强迫性格缺陷者，互联网带给他们的不再是快捷方便，而是心理上的困惑、痛苦。因此，法国信息专家罗斯奈呼吁，要像节制午餐一样进行"信息节食"。

5. 电子计算机成瘾（computer addiction）　指不可抑制地长时间痴迷于计算机游戏，或计算机程序设计师一再沉迷于各种程序的设计。其中最为典型的是网络游戏成瘾和网络入侵成瘾。

（1）网络游戏成瘾　网络游戏是借助于数字、电子、网络、创意、编剧、美工、音乐等"先进"的道具，对现实生活的虚拟。一些调节机制较差的人会选择逃避压力而躲到虚拟的网络游戏中，暂时忘却了生活中的"角色规则"。在这里他们时而是江湖侠客，时而是英勇斗士，时而又是妖怪恶魔。一个游戏迷这样评价："在网络游戏里，'人'创造着游戏生活——没有存档重来的机会，没有明确预知的结局，每一个选择都将成为永远的历史，每一个'人'都在影响着他'人'，每一个'人'又在被他'人'影响着……"电子游戏类似于赌博，由于游戏的结果总是难以预料，反而让人欲罢不能。其次，一般简单的游戏是每闯过一关就有奖励，轻则是虚拟的网上奖励，重则是实物和满足色欲结合起来的奖励,如让获胜者观看一些色情照片或是让他们获得赌资等。这样的强化手段,对于那些好奇心强、好胜心强的人来说,是极易造成网络成瘾的。

（2）网络入侵成瘾　最典型的例子就是黑客攻破别人的网站。对于大部分黑客而言,他们攻破网站不是为了金钱,而是为了满足个人的好奇心,获得成就感。目前,黑客技术、黑客程序傻瓜化的特点日益明显,进行一般的黑客活动,并不需要掌握高超的电脑知识,只要借助于各种黑客软件,便可通过网络寻呼偷看他人的资料,潜入他人电脑篡改资料,攻击别人网络。而黑客软件,不仅能在黑客网页中免费下载,还可以在不法商人处以低价购得。这使得越来越多的中学生得以快速进入黑客行列。网络入侵成瘾呈现越来越低龄化、普遍化的特点。

第四节　病因和病理机制

一、网络成瘾理论

与物质依赖的成瘾行为相比,网络成瘾没有受到任何摄入物质的影响,是一种最为单纯的行为成瘾,故其依赖状态的形成主要是心理机制所致。网络成瘾的理论主要有心理学理论、社会学理论和生理学理论三个流派。

1. **心理学理论**

（1）强化理论（theory of reinforcement）　在上网的过程中,体会到的是精神上的满足和快感,上网——注意力从现实中转移——忘记生活中的烦恼,一系列的条件反射强化了其上网行为。强化可分为正强化过程和负强化过程。正强化过程是一种对于奖励系统的超敏性,其会使人们产生更大的意图、期望、渴望和欲望等。负强化过程基于强迫导向的体验,可以解释网络成瘾中无法控制的行为重复。

（2）缺陷人格理论（theory of inadequate personality）　从个案研究可以看出,许多 IAD 患者都有自己在现实生活中无法解决的问题。有些人考试成绩不好,老是被人嘲笑;有些人极其内向,与人交往时感到极端的不舒服;有些人与配偶的感情不好,出现裂痕;有些人长相难看,羞于见人,常常封闭自己;有些人处于社会的下层,向往社会上层的生活。通过个案分析的方法,对已患有网络成瘾的人进行分析,归纳出其人格特征为:敏感、警觉,倾向于抽象思维,不服从社会规范,性格内向、脆弱,适应环境能力较差,依赖性强,喜欢独处,在人际交往中感到困难。

家庭缺少幸福感或与父母管教子女方法有剧烈冲突的大、中学生,最容易变成网络的俘虏。当然,并不是全部具备这些特征的人才易患网络成瘾,而是具备其中的一项或几项。

2. **社会学理论**　主要有社会学习理论（theory of social learning）。这一观点是美国犯罪学家萨瑟兰（Sutherland E）在 1939 年首次提出。他认为成瘾是个体学习的产物,个体最亲近的社会主体,如家庭和朋友对其行为的学习具有最大的影响。一项研究表明,亲子关系紧张直接正向预测网络人际关系成瘾,也通过相对剥夺感间接预测网络人际关系成瘾。内在觉知在亲子关系紧张与相对剥夺感之间起调节作用,这提示家庭环境因素对网络成瘾的形成可能存在影响。

3. **生理学理论**　该理论（诺拉·沃尔科）认为人脑中有"快乐中枢",每当网络成瘾者上网时会对大脑进行化学反应式的刺激,从而释放出多巴胺,进而使人产生快感。如果这种刺激是经常性的,大脑会强化自身的这种化学反应,从而产生成瘾行为。研究表明,成瘾者脑内有效的多巴胺水平低于常人,而上网正好有提高大脑多巴胺水平的作用。大量网络成瘾的研究发现,网络成瘾者的认知控制功能受损,且与认知控制功能相关的脑区出现异常,青少年网络成瘾者与认知控制相关的双侧中央后回、左中央前回、双侧枕区葡萄糖代谢活动降低。

二、网络成瘾原因的理论模型

我国学者段兴利（2005）针对大学生提出 IUE 模型。它的基本观点是:网络（internet，I）的吸引力（信息的丰富性,身份的匿名性,地位的平等性,行为的去抑制性）、大学生（university student，U）自身身心特点的推动力（大脑"快乐中枢"的激活,心理的特殊性,大学生自身的人格缺陷,需要的满足）、环境（environment，E）的影响力（家庭、学校、社会的影响）是造成大学生网络成瘾的主要因素。它们相互渗透、共同作用,在其"合力"作用下,大学生容易陷入网络之中。多数学者认为这一理论模型也适合其他人群。

三、"失补偿"假说

国内有学者在大量实证数据、临床案例和严密推理基础上,提出了网络成瘾的病理心理机制——"失补偿"假说,尝试从理论上解释和解决网络成瘾研究中的一些重要问题。

"失补偿"假说是基于个体心理发展过程而提出的理论解释,个体发展的基本过程在该假说中简要描述为：

1. 个体发展的顺利状态为常态发展。

2. 在外因与内因的作用下发展受到影响则为发展受阻状态。

（1）在发展受阻阶段，通过建设性补偿可以激活心理自修复过程，恢复常态发展。

（2）如采取病理性补偿则不能自修复，最终发展为失补偿，导致发展偏差或中断。

3. 如不能改善则最终导致发展中断。

网络问题的出现有着其内在的心理机制，从常态发育逐步演化为发育受阻、甚至发生偏差和终止是一个过程，这就是病理心理过程。

"失补偿"假说对于网络成瘾的基本解释为：上网行为是青少年心理发育过程中受阻时的补偿表现。如形成"建设性补偿"则完成补偿，恢复常态发展，即正常上网行为；如形成"病理性补偿"则引起失补偿，导致发展偏差或中断，即网络成瘾行为。

四、网络成瘾原因具体阐析

1. 互联网的特征与网络成瘾　有些人存在对网络过度使用的情况，但是并不能将这种行为归咎于上网活动本身，因为更多的网络使用者并没有出现滥用甚至成瘾行为。但是网络本身的某些特点容易使人成瘾，高科技的外衣容易使人忽略它的负面效应。网络易使人成瘾的特性主要有：

首先，网络采用的是不同于传统媒体的链接方式。网络利用的是点对面的超文本链接（HTML）方式，使用者可以方便地从一个网页跳到另外一个内容毫不相干的网页上去，这种链接方式易于造成"电脑前的时间扭曲"现象。由于网络丰富多彩的信息、娱乐内容，有些学生在几次链接后就迷失了原来上网的目的。很多学生都有这样的体会：本来只想上几分钟的网，但是经过几次链接之后就不由自主地被网页上的内容所吸引，不知不觉几个小时就过去了，本来想再浏览五分钟就结束，结果数十个五分钟后仍不愿离开计算机；而真的下网后才发现自己要做的事情还没有做。

其次，网络的匿名性。在网络上，个人特性包括性别都可以更改，不喜欢网上的自己或在各种论坛上受到攻击时，马上可以换个名字重新登录。"没人知道对方是不是一条狗"成为网络名言。网络的匿名性带来了网络行为的去抑制性，个体基于内心准则和社会规范的制约而形成的行为的自我克制大大削弱或不复存在。这有助于个体满足深藏在潜意识中的、不为正常社会意识所允许的各种需求和愿望，个体可以在网上尽情地发泄，可以夸张性地表达自己的情感，因而使得网络成为那些不堪现实生活重负的个体的"心灵避难所"。

第三，网络的互动性和即时性。通过计算机进行的交流（computer mediated communication，CMC）与面对面的交流（face to face，FTF）相比有很多优越之处。基于文本的表达形式屏蔽掉了外貌、身份等社会线索，从而可以平等地就各种话题进行交流。多对多（multiple to multiple）的特点更使人体会到那种一呼百应的成就感，非同步的BBS（为成员提供电子信息服务和文件的计算机站点）因可以就某个话题进行深入的探讨而受到大学生的青睐，同步性的聊天（internet relay chatting，IRC）具有的即时性使自己的行为立刻得到回应，这本身就是对该行为的一种强化（reinforcement）。这些特性使网络交流对网络使用者有很大的吸引力。网络还具有很大的可操作性，如一些仿真游戏等，可以充分发挥用户的主观能动性，满足其控制欲。在网络中个体似乎更易于达到自我实现的目标。

第四，网络内容及网络技术的日新月异。有句话说"网上三个月就是一个朝代"，网络内容的即时更新是其他媒体无法比拟的。刚刚发生的新闻、专业领域的最新动态，都可以在网上找到答案。网络技术更是日新月异，以至于国外的研究者感叹，网络研究无法跟上网络发展的速度。这对于喜欢探索、追求新事物的网络使用者来说无疑充满着诱惑力。另一方面，网络的管制并没有规范化，也是造成人们滥用网络的原因之一。

综合起来，网络的这些特性最突出的表现就是网络的"去抑制性"。简单地说，网络的去抑制性就是指在网络的虚拟环境中，基于个体的内心准则和社会规范的制约而形成的行为的自我克制大大削弱或不复存在，从而人们的网上行为表现出一种解除抑制的特点，与现实生活中的行为方式存在巨大差别。网络的去抑制性有助于个体深藏在潜意识中的不为正常社会意识所容许的各种需要和愿望的满足，从而使得网络成为那些不堪现实生活重负的个体的"心灵避难所"。与此同时，网络意识在某种程度上可以被看作是人类集体潜意识的象征，呼唤着个体的人性的回归。

2. 生物学因素　成瘾不光存在于人类，动物也有成瘾，如老鼠喝酒。成瘾与奖赏本能的脑内结构相关；本能之所以存续，就是因为大脑内有犒赏系统来奖赏本能行为。有研究显示，长时间上网会使大脑中多巴胺（DA）水平升高，这种化学物质令患者呈现短时间的高度兴奋，沉溺于网络的虚拟世界，但之后的颓废感和沮丧感却较前更为严重。时间一长，这些影响就会带来一系列复杂的生理和生物化学变化,尤其是自主神经功能紊乱,体内激素水平失衡,从而使免疫功能降低,导致种种疾患。此外,亦会诱发心血管疾病、胃肠神经症、紧张性头痛等。同时,由于眼睛过久注视电脑显示屏,可使视网膜上的感光物质视紫红质消耗过多,若未能及时补充其合成物质维生素 A 和相关蛋白质,会导致视力下降、眼痛、怕光、流泪、暗适应能力降低等。

神经影像学研究表明,网络成瘾与眶额叶、后扣带回、前扣带回、杏仁核、脑岛和纹状体等大脑区域的形态学异常有关。这些脑区参与注意力和控制、冲动控制、运动功能、情绪调节、感觉运动协调和奖赏机制。网络成瘾与其他类型的冲动控制障碍和物质使用障碍具有共同或相似的神经机制。近年来的研究发现,网络游戏成瘾者的左侧眶额叶灰质体积明显下降。左侧眶额叶灰质容积率与网络游戏成瘾程度呈负相关。网络成瘾者参与决策、行为抑制和情绪调节的脑区白质密度降低。其中,奖赏系统网络在成瘾的产生和维持中发挥了关键作用。网络游戏成瘾被试者相对于健康对照有更高的奖赏寻求特征,其纹状体、杏仁核、腹侧被盖区等组成奖赏系统的脑区都处于高激活状态。

近年来国内有学者进行了网络成瘾的事件相关电位(event-related potential,ERP)研究,发现网络成瘾者呈现"视觉信息加工易化"现象,而且参与早期注意加工的脑区也有所不同,目前此项研究正在深入。事件相关电位(ERP)方法可以为成瘾研究提供新的途径,因为它的一大优势就在于,不但能够无创性地、连续地记录脑内电位活动,而且可以非常容易地达到毫秒级的时间分辨率,这对于研究人体成瘾心理依赖的脑机制具有重要价值。

3. 心理与社会因素

(1) 个性特征与网络成瘾 至今为止几乎所有的研究都发现,网络成瘾者往往具有某些特殊的人格特征。Young(1998)认为,低自尊者、经常被他人拒绝与否定者,或是对生活感到不满足者,是最容易网络成瘾的。他的另一项研究(1998)发现,网络使用者的抑郁倾向越高,其网络成瘾情况就越严重。精神病学家内森·夏皮拉发现他的网络成瘾患者中,大多数人患有躁狂抑郁症和社交恐惧症。珍尼·莫拉翰·马丁总结了 20 世纪 90 年代以来 40 多位心理学家的研究,发现有网络成瘾倾向的个体常常是孤独和抑郁的。卡内基梅隆大学以及匹兹堡大学的研究都显示,网络成瘾患者往往具有下列人格特点:喜欢独处,敏感,倾向于抽象思维,警觉,不服从社会规范。国内的研究也得到了同样的结果,

个性心理缺陷是影响网络成瘾的最主要因素。朱美慧的研究发现,自尊感越低者,其强迫性使用网络的反应就越高;自我控制能力越差,网络使用时数就越长。情绪商数越低者,越倾向使用虚拟情感;反之,若情绪商数越高,则上网时间失控的情形越少。另外有研究显示,高坚毅者具有较多的正向情绪和期待,可以为个体不断地输送积极正向的心理能量,保持心理弹性,为预防网络成瘾创造了良好的心理条件;同时特定领域冲动能够显著正向预测网络成瘾。在大五人格方面,在外倾性、开放性、宜人性、尽责性上得分较高的被试,移动网络成瘾得分较低;而在神经质上得分较高的被试,移动网络成瘾得分较高,正因为这类个体具有冲动、焦虑、易情绪化、逃避现实的特点,遇到困惑时,可能更愿意通过移动网络与他人交流,从而调节情绪或转移注意力。

(2) 网络成瘾者的生理心理特点

1) 注意功能特点 长期使用网络的青少年常常表现出对外界事物的注意力涣散,同时对网络内容有着特殊而敏感的注意能力,而且很难自控离开网络。外界铃声、他人的呼喊与呵斥均不能奏效,甚至如饥饿、寒冷等重要的生理感受也难以使成瘾者离开网络。这严重影响了青少年的学习、人际交往等社会功能。研究发现,网络成瘾者早期视觉注意有明显异化现象,这一结果提示网络成瘾者的上述表现很可能与人脑信息加工的注意功能变化有直接关系。

2) 情绪识别功能特点 网络成瘾者有很多的情绪、行为表现,其中最突出的特点是出现冲动性上网症状(compulsive internet use),会对网络世界中的某些内容产生难以自拔的沉迷,一旦上了网精神就较为振奋,且很难自主控制离开网络。同时,网络成瘾者在离开网络的一段时间后大都会出现焦躁不安、情绪低落的症状。这些情况都与个体情绪体验和识别功能有关。通过 ERP 研究发现,与正常组相比,网络成瘾青少年表现出明显的表情认知易化现象。而且网络成瘾青少年的情绪知觉能力更为敏感,情绪表达能力往往不足。

3) 自主神经功能特点 研究发现网络成瘾者的心迷走神经和交感神经的活动显著不相关,可能长期上网对交感神经和副交感神经活动的协调性产生了影响。根据美国心理学家 James 的情绪理论,情绪体验是对外周反馈(自主神经活动)进行直接"感知"的结果。故网络成瘾者在非上网状态下情绪可能因此而感受不良。上网时(暴露在网络环境下)心迷走神经和交感神经的活动显著相关,这提示上

网活动可能激活并暂时协调了自主神经活动,从而改善了情绪状态。经过不断的反复强化,不上网时的不良感受更加明显,从而进一步干扰了个体在现实生活中的不适应与兴趣降低。通过上网情绪感受得到改善,从而形成了依赖状态。

(3)认知模式与网络成瘾　加拿大学者Davis用"病理性网络使用(PIU)"这一术语来替代IAD,提出了一个较完整的认知-行为模型。该模型的核心概念是适应不良认知,它是网络成瘾发生的充分条件。而个体易患素质与生活事件(压力源)是PIU形成的必要条件,Davis把PIU分为两种类型:特殊PIU和一般PIU。特殊PIU是指个体为了某种特殊目的而病态地使用互联网,并假设这种依赖在内容上具有特殊性,即使在没有互联网的情况下也会存在;一般的PIU是指一般性地过度使用互联网,它假定与互联网的社会功能相联系,社会联系的需要和在网上获得的强化导致了现实生活中上网行为的增加。在IAD的形成中,认知模式起了非常大的作用。网络是虚拟的,无法替代现实。然而,网络成瘾者却混淆了虚幻与现实的不同而沉溺其中,或者是用网络的虚幻来逃避现实生活中的挫折。

(4)心理需要和欲望的满足　第一,马斯洛的需要层次理论指出交往、归属和尊重是个体的基本需要,是人们在满足了温饱与安全后的心理渴求。在现代社会中,人际关系日渐疏远,人们得到的归属感和爱都不强烈。很多人的归属和尊重的需要得不到满足,但是这种需要又是与生俱来的。现实和心理需要之间的反差越大,这种需要产生的内驱力就越是强大,它促使个体转向寻求其他的可替代的方式以获得内心的满足,而网络中的虚拟交往恰恰可以实现他们的一些需要,使孤寂的心得到满足。不必在乎别人如何看待自己,甚至在不经意间还能得到众人的尊重,并且还可以宣泄感情,结交朋友。足不出户的网络交往,提供了更多的人际互动的机会。特别是对处于青春期的青少年来说,无论是与年长者、还是与同龄人的人际冲突往往都是很容易引发的。如果此时喜欢上网络交际,那么网上交际将取代日常生活中的人际互动而成为他们的主导。

第二,个体的许多本能欲望(诸如攻击本能和性本能)为正常的社会意识所不容许,在现实生活中没有表达的机会和空间,从而使得个体必须寻找一个去社会抑制的环境来释放潜意识中积聚的张力,来使自己发泄。这就使得很多人在网络中丧失道德标准,把自己隐蔽起来。71%的人在上网时如果被打扰,便有攻击性行为的出现。这表明网上的攻击性行为比较多。人性中有一种破坏性的欲望。网上交流可以不受现实生活中的道德准则和社会规范的约束,从而使人际交流变得更有吸引力,更自由随便,没有压力,使本性得到发挥和张扬。

第三,个体天生具有一定的权力欲和控制欲,而在现实生活中往往由于各种因素而得不到满足。互联网以多种形式存在着具有诱惑力的控制和授权,个体可以随意控制自己的网上活动,也可以随意选择自己喜欢的站点,改变自己的用户界面,从而获得一种"主宰一切"的感觉。

第四,个体消极的个性特点和某些生理特征可能引发个体在现实生活中的社交恐惧和社交障碍。网络交流可使人们不受长相和实际生活中其他方面的约束,并可随心所欲地改变自己的品质和人格特点。因此,社交障碍的个体和具有社会分离型人格的个体更容易网络成瘾。

第五,求知欲望和好奇心。网络是信息的海洋,由于信息的组织结构和搜索引擎的不完善,很容易使人迷失方向。对于信息饥渴者来说什么都想看,极易造成沉迷。而网络上一些诸如色情网站之类的不良信息对于缺乏自制力而又好奇心很强的青少年来说更是难以自拔。

(5)家庭、学校及社会环境方面的原因

1)亲子沟通　父母在孩子的成长过程中始终处于一个非常重要的位置,亲子沟通质量的好坏,往往决定着孩子成长的道路。在家庭教育的过程中,父母容易走两个极端:一是父母过分溺爱孩子,尽其所能提供一切物质条件,却忽视了孩子的心理需要和变化,对孩子心理变化缺乏敏感性,直到有一天才突然发现孩子只会面对网络而无言面对自己时,才发出"我的孩子怎么会这样了"的感慨,而这时往往就错过了最佳的调整时期。二是一旦发现问题,便对孩子粗暴武断,方法简单没有弹性,不能从孩子的角度来看待问题、思考问题,从而加剧了亲子冲突和隔阂。

2)家庭功能和社会支持　研究发现,网络成瘾青少年在成长过程中常常出现"父亲功能"缺失或不足的现象。所谓"父亲功能"并非简单是父亲具体人,主要是指在教养过程中通常需要的父亲角色与作用,如规范性、力量性等。研究发现,75%以上网络成瘾青少年有"父亲功能"不足甚至缺失的现象,如单亲(母亲)家庭、幼年父亲不在身边、家长过于繁忙无暇顾及子女、父亲在子女教育中很少参与等。网络成瘾青少年体验到的社会支持较低,也可能反映出了家庭关系不良,同时也提示其他社会角色(如学校、政府等)对这部分青少年的支持力度还很不够,相反还存在不少排斥力量。当支持力量与排斥力量发展到很不平衡的时候,青少年就容易出现严重的网络使用问题。也有研究显示父亲关怀能负向预测流动青少年网络成瘾行为;父亲自主和母亲过度保护能正向预测流动青少年网络成瘾行为。这些研究证实家庭在青少年网络成瘾中的重要作用。

3) 同伴影响 青少年时期,孩子的视线开始从家庭转向外界,与同伴的关系、交往对青少年的成长起着非常重要的作用,同伴之间的语言、活动已经形成了青少年群体中一种亚文化。追求自我独立,凡事要求按自己的想法和主张去做,同时与父母的冲突增加,更加寻求同伴的认同和支持。

4) 学校适应不良及应激事件 青少年正处于"自我同一性"形成时期,学校安排的知识他们不感兴趣,他们急于想认同自己,想知道别人眼中的自己,但学校、老师却没有给予这方面的知识。特别是从老师那里、同伴那里得到的大部分是关于自己的负面信息,他便会从别处寻找补偿,而网络是给予孩子补偿的最佳途径。当然家庭、学校、同伴这三者本身就是互相联系、互相影响、互相作用的。往往是一个环节出了问题,而另外几个环节没有给予支持或帮助,从而导致恶性循环,将孩子推向网络系统的深渊不能自拔。另外,面对工作、生活、学习中的各种竞争压力,以及发生的各种负性事件,如果不能很好地得到解决,常常会使人出现失望、痛苦、焦虑、郁闷等情绪,而网络可以使人在虚拟的世界中寻求发泄,逃避现实,小小的屏幕可以使人们暂时忘掉内心深处的各种烦恼和负担,摆脱掉在现实世界中的无能感。

5) 网络的影响 网络的发展很快,但是网络的管理还不规范,在网上什么东西都可以找到,特别是赌博等在现实中不能公开进行的活动,在网上可以进行,这就迎合了一些人的猎奇心理,长期下去易导致 IAD 的发生。

6) 童年经历 有研究显示,家庭风险因素模型指出不良家庭风险会造成个体的情绪加工困难,而不良的情绪加工会导致个体出现各种心理健康问题,童年期虐待是网络成瘾的重要影响因素。

7) 生活方式 包括饮食习惯、睡眠状况、卫生习惯、学习习惯、体育锻炼、娱乐活动、人际关系、应对方式以及生活满意度等,研究显示不良的睡眠习惯增加了学生网络成瘾的可能性,较好学习习惯、睡眠状况的学生用于网络的时间相对较少,发生网络成瘾的可能性就较低。

第五节 诊断和鉴别诊断

网络成瘾的诊断在 2013 年 DSM-5 出版以前没有全球统一公认的标准。对于其诊断标准的认识也不断随着临床实践和研究的深入而改变和完善。

Young 认为 DSM-Ⅳ 中病态赌博的诊断标准最接近网络成瘾的病理特征,经过修订,形成网络成瘾诊断问卷。该问卷有 8 个题项,如果被试者对其中的 5 个题项给予肯定回答,就被诊断为网络成瘾。这一诊断问卷的优点在于简单实用,但由于是从赌博成瘾的评定标准直接转化而来,而且没有信度、效度及常模等统计指标,因此其科学性值得怀疑。对 Young 所制问卷的批评促进了网络成瘾测量工具的发展。

Young 进一步将她的 8 个问题 YDQ 评估扩展到现在最广泛使用的网络成瘾测试(IAT),由 20 个项目组成,每个项目采用李克特五点量表。IAT 中包含的问题更详细地扩展了 Young 之前的 8 个问题评估,包括诸如"当有人问你在网上做什么时,你会变得防御性还是神秘性?"以及"你是否发现自己在期待何时再次上网?"完整的问题列表可以在 Kimberly S. Young 1998 年出版的书 *Caught in the Net: How to Recognize the Signs of Internet Addiction and A Winning Strategy for Recovery* 中找到。Laura Widyanto 和 Mary McMurran 2004 年发表的文章标题为《网络成瘾测试的心理测量特性》中,测试分数范围从 20 到 100,值越高表示互联网使用问题越多:

20~39＝平均互联网用户,

40~69＝可能有问题的互联网用户,以及

70~100＝有问题的互联网用户。

KW Beard 在 2005 年发表的文章中提出了一种更被接受的网络成瘾诊断评估。Beard 提出了识别一般人群网络成瘾的五个诊断标准:

(1) 全神贯注于互联网(不断思考过去或未来的使用)。

(2) 需要更多时间使用互联网来获得满足感。

(3) 控制、减少或停止使用互联网的努力未获成功。

(4) 试图控制互联网使用时烦躁、喜怒无常、沮丧或易怒。

(5) 在线停留时间比原先预期的要长。

此外,Beard 建议在网络成瘾的诊断中至少还必须存在以下一项:因互联网而危及或有可能失去重

要的关系、工作、教育或职业机会,向家庭成员、治疗师或其他人撒谎以隐瞒他们与互联网的关系,使用互联网作为逃避问题或缓解烦躁情绪的一种方式(如内疚、焦虑、抑郁、无助)。

随着时间的推移,如今已经开发了相当多的筛查工具来诊断网络成瘾,包括网络成瘾测试(IAT)、网络相关成瘾行为量表(IRABI)、中国网络成瘾量表(CIAI)、韩国网络成瘾自我评估量表(KS量表)、强迫性互联网使用量表(CIUS)、广义问题互联网使用量表(GPIUS)、互联网后果量表(图标)和有问题的互联网使用量表(PIUS)。其中,Young的网络成瘾测试(IAT)表现出良好的内部信度和效度,并已在全球范围内作为筛查工具使用和验证。

尽管各种筛选方法是从不同的背景发展而来的,但在所有工具中都表现出四个维度:

(1)过度使用 强迫性互联网使用和过度在线时间使用。

(2)戒断症状 由于互联网使用受限,戒断症状包括抑郁和愤怒等情绪。

(3)宽容 需要更好的设备,增加互联网使用,以及更多的应用程序/软件。

(4)负面影响 互联网的使用在各个方面都造成了负面影响,包括在社交、学术或工作领域的表现有问题。

研究人员 Mark D. Griffiths 和 Jason C. Northrup 及其同事声称互联网本身只是一种媒介,人们实际上沉迷于互联网促进的过程。基于 Young 的网络成瘾测试(IAT),Northrup 及其同事将网络成瘾测量进一步分解为四个成瘾过程:在线视频游戏、在线社交网络、在线性活动和网上冲浪。互联网过程成瘾测试(IPAT)旨在衡量个人上瘾的过程。

目前公认的诊断标准是 DSM-5 和 ICD-11。DSM-5 中对手机游戏成瘾提出 9 条诊断标准(满足 5 条可获诊断),包括:① 对玩游戏的渴求(玩游戏的行为、回想玩游戏和期待玩游戏支配了个体的日常生活);② 不能玩游戏时出现戒断症状(表现为易怒、焦虑、悲伤);③ 耐受症状(需要玩的时间越来越长);④ 无法控制要玩游戏的意图;⑤ 因游戏而对其他爱好丧失兴趣;⑥ 即使知道玩游戏的潜在危害仍难以停止;⑦ 因玩游戏而向家人、朋友撒谎;⑧ 用游戏逃避问题或缓解负性情绪;⑨ 玩游戏危害到工作、学习和人际关系。一些研究指责严重依赖 DSM 标准的筛选方法缺乏共识,发现根植于 DSM 标准的先前措施产生的筛选结果彼此不一致。由于研究是在不同的背景下进行的,研究不断为自己的目的修改量表,从而对评估网络成瘾的标准化提出了进一

步的挑战。

ICD-11 提出了 3 条诊断标准,包括:① 对玩游戏的控制受损(如对时间、频率、场合等不能控制);② 玩游戏的重要程度高于其他兴趣爱好和日常生活;③ 即使导致了负面影响,游戏行为仍在继续和升级。

无论是 DSM-5 还是 ICD-11,都列出了区分病理性游戏行为的两条核心特征:一是游戏成瘾者不仅花费大量时间和精力用于玩游戏,更重要的是,他们忽略了现实生活,无法再承担以往的社会角色,也不再参与社会生活;二是他们丧失了对自我行为的控制,让游戏完全支配了生活。而共病方面研究显示,以下五类精神疾病患者是网络成瘾的高危人群:分裂型人格障碍者常常合并网络成瘾;不同程度的抑郁症,常常同时会引发成瘾行为;心理应激反应与适应障碍者将上网作为一种对心理应激的反应和应付挫折的手段,易成瘾;精神分裂症前驱期和慢性期可能会表现为上网成瘾以及其他方面的异常;品行障碍者,青少年的心理特点使得上网成瘾行为成为其突出的行为问题。

第六节 治 疗

由于网络成瘾的发生机制较复杂,干预效果的评价工具也各异,目前对于网络成瘾,尚没有特效的治疗方法。所有的有关网络成瘾的治疗方法均缺乏足够的循证医学证据。总体而言,国内外网络成瘾的治疗方法主要包括心理治疗和药物治疗,必要时可根据情况选择两种手段合用的方法。原北京军区总医院成瘾医学中心率先提出网络成瘾治疗单元这一全新治疗模式的理念。网络成瘾治疗单元由内科医师、精神科医师、心理医师、药剂师、护理人员、素质教育者组成,为网络成瘾患者提供药物治疗、心理咨询、物理治疗、人格行为矫正、习惯养成、社会工作、心理护理和康复及健康教育等服务。网络成瘾治疗单元有利于制订网络成瘾综合治疗计划,有效利用医疗资源,体现了现代生理-心理-社会医学模式多学科合作和整合的治疗模式。该治疗模式治疗网络成瘾效果尚需在进一步的大范围的临床实践中验证。

一、心理治疗

对网络成瘾采用心理治疗是目前国内外比较通用和富有成果的方法。国外最早于20世纪90年代中后期开始这方面的研究,我国则是从近十几年才

开始的。目前国内外应用比较多的心理治疗方法主要包括：认知行为疗法、焦点解决短期疗法(SFBT)、家庭治疗、精神分析疗法、厌恶疗法、系统脱敏疗法、团体心理辅导法、强化干预法(包括奖励和惩罚)、转移注意力法、替代延迟满足法等。

1. 认知行为疗法(CBT) 是心理治疗的常用方法。它包括认知治疗和行为治疗两部分，常使患者暴露于刺激之中，挑战上瘾者对网络的不适应性认知，并训练大脑以不同的方式进行思考。在治疗过程中，患者要接受心理医师教给他的观念和行为，并反复加以练习以使大脑得到新的学习，久而久之这种练习就变成患者自发性或习惯性的行为。CBT包括给患者布置家庭作业，并要严格执行治疗方案。近年来，CBT已被学者和临床医师用于网络成瘾障碍的治疗中，成为治疗网络成瘾的主要方法。对于这种疗法的研究，美国学者Young和加拿大学者Davis分别提出了自己的认知行为疗法，也是最为系统性和理论化的疗法。Young认为，由于互联网的社会性功能，因而很难对网络成瘾采取传统的节制式干预模式。在借鉴相关成瘾症的研究和治疗方法的基础上，Young提出了自己的认知行为治疗方法，主要分为8个步骤，分别是反向实践、外部阻止物、制订目标、节制、提醒卡、个人目标、支持小组和家庭治疗。他主要是从时间控制、认知重组和集体帮助的角度提出的该方法，强调治疗应该帮助患者建立有效的应对策略，通过适当的帮助体系改变患者上网成瘾的行为。而Davis则根据他自己提出的"病态互联网使用的认知-行为模型"，提出了一套系统的治疗网络成瘾的认知行为疗法，他把治疗过程分为7个阶段，依次是定向、规则、等级、认知重组、离线社会化、整合和通告。Davis的整个治疗过程需要11周完成，从第5周开始给患者布置家庭作业。这种疗法强调弄清楚患者上网的认知因素。让患者暴露在他们最敏感的刺激面前，挑战他们的不适应认知，逐步训练他们上网的正确思考方式和行为。

网络成瘾者的认知行为疗法(CBT-IA)的开发类似于冲动控制障碍的疗法。

这种疗法包含几个关键方面：

(1) 学习时间管理策略。

(2) 认识到互联网的好处和潜在危害。

(3) 提高自我意识和对他人和周围环境的认识。

(4) 识别互联网"暴饮暴食行为"的"触发因素"，如特定的互联网应用、情绪状态、适应不良的认知和生活事件。

(5) 学习管理情绪和控制与访问互联网相关的冲动，例如肌肉或呼吸放松训练。

(6) 提高人际沟通和互动技巧。

(7) 改善应对方式。

(8) 培养对替代活动的兴趣。

CBT-IA实施的三个阶段：

第一阶段：行为矫正控制上网，电脑行为和非电脑行为双管齐下，管理网瘾者的线上线下时间。

第二阶段：认知重构以挑战和修正认知扭曲，识别、挑战和修正过度使用互联网的合理化。

第三阶段：减少危害治疗以解决共病问题，解决与网络成瘾相关的任何共病因素，维持康复并防止复发。已发现CBT-IA治疗的症状管理在治疗后持续6个月。

2. 团体心理辅导法 是心理咨询中常用的一种方法，它是由心理咨询者指导，借助团体的力量和各种个体心理咨询理论与技术，就团体成员面对的心理问题与他们共同商讨，提供行为训练的机会，为团体成员提供心理帮助与指导，使每一位团体成员学会自助，以此解决团体成员共同的发展或共有的心理障碍，最终实现改善行为和发展人格的目的。这种方法于20世纪90年代被介绍到我国，近十几年来，随着越来越多的青少年陷入网络中而不能自拔，一些学者如樊富珉、杨彦平、乐国林等将这种方法推广到防治青少年的网络成瘾上来，取得了比较好的效果。网络成瘾的团体心理辅导有一套系统的咨询程序，它包括团体咨询目标、求询者网络心理障碍的预处理、确定团体的规模与结构、确认团体心理咨询的咨询间隔时间和咨询方式、制订计划和确定团体活动内容、团体心理咨询过程或会面等。对网络成瘾者进行团体心理辅导的目的在于协助网络成瘾者从失序的上网行为与失序的生活中回归次序与平衡。辅导的目标不是戒除上网，而是合理地上网，可以有控制地上网，可以安排上网与非上网的时间，可以将网络世界与真实世界加以统合并达到协调与平衡。

3. 其他心理治疗方法 杨放如等对52例IAD青少年以焦点解决短期疗法为主并与家庭治疗结合的心理社会综合干预进行治疗，疗程为3个月，治疗显效率和总有效率分别为61.54%(32例)和86.54%(45例)，其治疗后的IAD诊断问卷(IAD-DQ)评分、上网时间较治疗前均明显下降，情绪和心理功能明显改善。梁宁建等研究证明，运用评价性条件反射技术(EC)训练，促使网瘾者形成新的互联网信息-评价连接，这种新的连接具有较强的可接近性和易变性，使他们更容易从新的角度来提取互联网的相关信息，从而有可能改变成瘾性的网络心理和网络行为。

二、药物治疗

　　就目前医学界关于药物防治网络成瘾的实践情况看，用于治疗网络成瘾的药物主要为抗抑郁药（antidepressants）和心境稳定药（mood stabilizers）这两大类。药物疗法之所以能在一定程度上起到戒除网瘾的目的，根据目前医学界的研究认为：人体内存在一个"奖赏系统"，这个系统的物质基础主要是多巴胺、乙酰胆碱等多种神经递质，它可以起到调控人情绪的作用，使人在短时间内高度兴奋。毒品，如海洛因，通过外源性的物质提高体内多巴胺等神经递质的含量，使人产生快感；而网络、赌博等行为依赖者是通过内源性物质导致机体内多巴胺等神经递质的含量增加。采用抗抑郁类药和稳定心境类药则是通过抑制多巴胺等神经递质的产生，减少人的兴奋度，从而达到戒除网瘾的目的。

　　就临床效果看，如果使用得当，能够取得比较理想的效果。如在精神医师 Shapira 的研究中，14 名使用抗抑郁药单一疗法的上网成瘾患者中有 5 人（35.7%）报告明显或非常明显地减少了上网行为；而在 24 名使用单一或多种心境稳定剂的成瘾者中，有 14 人（58.3%）取得了较好的效果。在国内，比较成功的实践如宁波戒毒研究中心和原北京军区总医院网络依赖治疗中心根据各自制订的药物治疗方案也取得了较好的效果。宁波戒毒研究中心主要是根据 40 年莨菪药应用的丰富经验，通过仔细分析网瘾患者的病因、临床表现，提出了药物干预加心理辅导的治疗理念。其总的原则是：先破后立。所谓"破"，就是先使用药物干预，用一定量的东莨菪碱，每天注射 1 次，或隔天注射 1 次，总共用 3~5 次，目的是抑制大脑皮质的过度兴奋，使其在睡眠、休息过程中恢复机体平衡系统，打断患者的强迫上网行为。之后，就是"立"，主要应用心理疏导、中医耳针、中药理疗、外出参观旅游等手段，根据各位患者自身的具体情况，总疗程为 10~15 天。在首批接受治疗的 6 例患者中，根据出院时的检测情况和出院后 2 周的随访情况分析，他们中大部分基本戒除了网瘾，极个别虽然一时无法完全断除上网的嗜好，但能够遵守医嘱控制上网时间，效果较理想。而原北京军区总医院网络依赖治疗中心则采取了药物治疗加心理治疗的方法。该中心陶然对网络成瘾的主张有两点：一是网络成瘾是一种病，二是网络成瘾必须用药物治疗。他们把网络成瘾患者分为网迷、中度的网络成瘾症和重度的网络成瘾综合征三类。对于重度的网络成瘾患者，单靠心理治疗是不够的，必须采取药物治疗

为主、心理治疗为辅的方法。其中药物治疗是中西医结合，中药为枸杞子、酸枣等配方，而西药则主要为调节大脑分泌的精神类药。进入中心后，医师会根据对患者的测评和主观评价，决定治疗手段和日治疗次数，然后辅之以物理治疗（多功能心理平衡仪）和心理治疗。从前期已治愈的 20 个病例看，取得了比较好的效果。

三、住院治疗

　　对于已出现心理障碍、精神症状及人格改变等的网络成瘾患者必要时需要住院治疗。住院治疗是以个体化、综合性为特点的多学科合作的治疗模式，是个体化、分阶段、全方位的治疗。个体化治疗主要是根据每个患者所处年龄阶段的心理特点、受教育程度、成长背景、家庭环境，制订个体化的治疗方案。分阶段主要是根据患者住院期间分别处于适应期、恢复期、巩固期的不同阶段逐步进行心理及药物的治疗。全方位治疗是指包括心理、药物及物理治疗在内，与学校、家庭、社会教育紧密结合，使患者重新树立正确的人生观、价值观和世界观的治疗。

四、存在争议的治疗方法

　　网络成瘾在我国常被称为"电子鸦片"或"电子海洛因"。2008 年首个《网络成瘾临床诊断标准》在北京通过专家论证，我国也成了第一个将网络成瘾正式归类为临床障碍的国家。政府制定了多项政策来规范青少年互联网使用的行为，包括所有网络游戏企业仅可在周五、周六、周日和法定节假日的 20 时至 21 时向未成年人提供 1 小时服务，其他时间均不得以任何形式向未成年人提供网络游戏服务，并要求在线视频游戏时需要进行用户身份验证等。而在政府卫生部门指导之前，以及对网络成瘾还没有明确定义的情况下，一些存疑的治疗曾一度涌现。作为治疗的一部分，一些机构对网络成瘾者进行体罚或者进行电休克疗法（ECT），曾引起了公众的广泛关注和争议。

　　在我国，电休克疗法被用于精神分裂症和情绪障碍的治疗。其在治疗青少年网络成瘾者方面的标签外做法引起了公众的极大关注。由于该方法的安全性和有效性均不清楚，2009 年中国卫生部禁止电休克疗法用于网络成瘾的治疗。

　　在未对网络成瘾有科学认识之前也存在一些非常不正规甚至违法的"体罚治疗"。据报道，存在部分网络成瘾儿童少年被违背意愿送去一些机构进行"矫正"的情况，而实行的"矫正"类型包括但不限于数千米远足、深蹲、站立、饥饿、禁闭和鞭打等。在采

用体罚治疗的这些成瘾戒断机构中,大多数是网络成瘾者,一些机构因严厉的体罚曾引发巨大争议,在媒体广泛曝光和警方干预后已停止运营。

第七节　预　防

早发现、早干预很重要,但预防更重要。对青少年网络成瘾问题要未雨绸缪,贯彻预防为主的方针。要预防青少年网络成瘾综合征的发生,需要社会、学校、家庭多方面的努力和配合。以韩国为例,韩国政府将网络成瘾视为最严重的社会问题之一并将其描述为“国家危机”。近 80% 的韩国人口拥有智能手机。根据韩国政府数据,韩国约有 200 万人口有网络成瘾问题,10～19 岁青少年网络成瘾约 6.8 万人,约占青少年人口的 10%。即使是非常年轻的一代也面临着同样的问题:大约 40% 的 3～5 岁的韩国儿童每周使用智能手机超过 3 次。据专家介绍,如果儿童在婴儿期不断受到智能手机的刺激,他们的大脑将难以平衡成长和网络成瘾的风险。韩国政府推出了世界上第一个互联网预防中心——Jump up Internet Rescue School,在那里,最严重上瘾的青少年获得政府全额资助。2011 年,韩国政府出台了《关机法》,又称《灰姑娘法》,禁止 16 岁以下儿童在夜里 12 点至早晨 6 点之间玩网络游戏。

一、社会治理

1. **建设青少年网站**　当前,可建立专门为青少年服务的网站,这种网站的特色应旗帜鲜明、积极向上。如果能很好地利用这些网站,就可以有效地整合网络资源,节约教育成本,增强教育成效。

2. **在网络上宣传中华民族的优秀文化**　继承和发扬中华民族上下五千年的优秀文化,是我们对青少年一代的要求。互联网是一个多种文化相互冲突与整合的世界,我们既要引导青少年正确利用人类社会的优秀文化成果,又要增强青少年的“免疫力”,消除网络上不良意识形态的无形渗透和影响,这是网络时代青少年工作者的一个重要任务。

3. **构建网络伦理的理论和实践规范体系**　网络伦理,是在计算机信息网络专门领域调节人与人、人与社会特殊利益关系的道德价值观念和行为规范。青少年的网络道德源于社会生活中的道德体系,又有别于现实道德。我们应加强对网络伦理规范的研究和探讨,明确各种网络主体之间的权利、义务和责任,以及网络道德的基本原则,构建和规范网络伦理,为青少年进入网络社会创造一个良好的道德环境。

4. **推动网络立法工作**　应修改和完善现行法律中关于计算机犯罪的惩治条款,推动网络立法工作。同时必须加强青少年的网络法制教育,帮助青少年形成正确的价值判断能力。

5. **构建家庭、学校、社会互动的教育网络系统**　就家庭而言,家长应熟悉电脑和网络,了解孩子常访问的网站和上网习惯,用成人的经验帮助孩子离开网上垃圾;就学校而言,应建立一支能适应网络时代教育需要的教育者队伍;从社会来看,应加强对网络从业人员的管理和培训,建立完善的社会监督机制。只有三方面共同努力,有机结合,才能从根本上预防网络成瘾的发生。

6. **与时俱进,特殊环境及时采取特殊对策**　当人类处于应激状态时,各类成瘾行为的发生概率升高,因为“应激易化成瘾”。COVID-19 疫情采取的居家隔离、延迟开学、网课等措施使网瘾发生率比平时明显增加,所以应谨防“抗疫”所造成的“瘾患”。

二、学校教育

必须从根本入手,从培养青少年良好的心理素质和健全人格入手,以良好的身心素质为总体目标要求的思想政治教育必须在这一问题上发挥作用。

1. **调整教育目标**　要努力建构建立在尊重学生个性发展要求之上的包括思想素质、政治素质、道德素质、心理素质和审美素质等在内的综合目标体系,其中尊重和满足学生的人格发展要求,培养健全人格是基础和核心。

2. **改革教育内容**　加大人生观教育力度,强化生命教育,填补挫折教育和悲伤教育的空白,加强责任意识教育。

3. **优化心理环境**　大力开展校园文化建设,努力建设和谐的人际关系,培养青少年社会交往能力,培养青少年的成功意识,教会青少年自我调节的方法和技巧。

4. **关注特殊时期**　大一学生成为网络成瘾(游戏障碍)发生、发展的重灾区,为大一学生开展“谨防为网所困”的宣教刻不容缓。寒暑假成为学生网络成瘾(游戏障碍)发生、发展的高危时间段,一次长假的放纵,足以将网络成瘾程度提高一个等级,故学校要采取措施预防学生长假期“为网所困”。

三、家庭关怀

1. **建立良好的亲子关系**　父母在孩子的成长过程中始终处于一个非常重要的位置,亲子沟通质量的好坏,往往决定着孩子成长的道路,良好的亲子关系有助于培养孩子健全的人格和良好的社会适应能力。

2. 发展科学的父母养育方式 研究表明,青少年网络成瘾和家庭教育方式密切相关,父母养育方式影响孩子的人格形成。面对长假期孩子可能的网络放纵,家长应该以身作则,高效地与孩子互动,发现苗头,合理引导,与学校形成联盟,尽早干预。

3. 完善家庭功能和社会支持 研究发现,网络成瘾青少年在成长过程中常常出现"父亲功能"缺失或不足的现象,网络成瘾青少年体验到的社会支持较低。所以,尽可能地改善家庭关系,完善家庭功能,提高其他社会角色(如学校、政府等)对这部分青少年的支持力度,对于预防青少年网络成瘾的发生是有益的。

(崔永华)

参考文献

[1] Baloğlu M, Şahin R, Arpaci I. A review of recent research in problematic internet use: gender and cultural differences[J]. Curr Opin Psychol, 2020, 36: 124-129.

[2] Battle DE. Diagnostic and statistical manual of mental disorders (DSM) [J]. Codas, 2013, 25(2):191-192.

[3] Besser B, Loerbroks L, Bischof G, et al. Performance of the DSM-5-based criteria for Internet addiction: A factor analytical examination of three samples[J]. J Behav Addict, 2019, 8(2):288-294.

[4] Chen YL, Chen SH, Gau SS. ADHD and autistic traits, family function, parenting style, and social adjustment for Internet addiction among children and adolescents in Taiwan: A longitudinal study[J]. Res Dev Disabil, 2015, 39:20-31.

[5] Cheng C, Li AY. Internet addiction prevalence and quality of (real) life: A meta-analysis of 31 nations across seven world regions[J]. Cyberpsychol Behav Soc Netw, 2014, 17(12):755-760.

[6] Chia DX, Ng CW, Kandasami G, et al. Prevalence of internet addiction and gaming disorders in Southeast Asia: a meta-analysis[J]. Int J Environ Res Public Health, 2020, 17(7):2582.

[7] Festl R, Scharkow M, Quandt T. Problematic computer game use among adolescents, younger and older adults[J]. Addiction, 2013, 108(3):592-599.

[8] Jo YS, Bhang SY, Choi JS, et al. Clinical characteristics of diagnosis for internet gaming disorder: comparison of DSM-5 IGD and ICD-11 GD diagnosis [J]. J Clin Med, 2019, 8(7):945.

[9] Marazziti D, Presta S, Baroni S, et al. Behavioral addictions: a novel challenge for psychopharmacology [J]. CNS Spectr, 2014, 19(6):486-495.

[10] Petry NM, Rehbein F, Gentile DA, et al. An international consensus for assessing internet gaming disorder using the new DSM-5 approach[J]. Addiction, 2014, 109(9):1399-1406.

[11] Sussman CJ, Harper JM, Stahl JL, et al. Internet and video game addictions: diagnosis, epidemiology, and neurobiology[J]. Child Adolesc Psychiatr Clin N Am, 2018, 27(2):307-326.

[12] Wu YL, Lin SH, Lin YH. Two-dimensional taxonomy of internet addiction and assessment of smartphone addiction with diagnostic criteria and mobile apps[J]. J Behav Addict, 2021, 9(4):928-933.

[13] Young KS, De Abreu CN. Internet addiction: a handbook andguide to evaluation and treatment[M]. New Jersey: John Wiley & Sons, 2010.

[14] 郝伟,赵敏,李锦. 成瘾医学理论与实践[M]. 北京: 人民卫生出版社,2016.

[15] 陆林. 沈渔邨精神病学[M]. 6版. 北京:人民卫生出版社,2018.

[16] 谌红献. 网络成瘾(游戏障碍)及干预策略[J]. 四川精神卫生,2021,34(1):1-5.

第三十五章

同胞竞争障碍与独生子女心理卫生问题

回顾过去,在我国悠久的历史长河中多子女是家庭模式的常态,也因此形成了许多的伦理秩序理论,如所谓的"长幼有序"等。然而,随着我国在 20 世纪 70 年代末、80 年代初倡导的"独生子女"政策的出台,独生子女家庭成了中国社会的主要家庭模式,并延续了近四十年。这种家庭模式强化了亲子关系及隔代抚养关系,绝大多数城镇汉族家庭中的"同胞关系"几近消失,仅在农村地区和民族聚居地区有多子女家庭。随着我国经济、社会生活模式的不断演变,城镇独生子女家庭的孩子在享受足够丰厚的资源的同时,也几乎承受了来自父母和家庭的全部期待和压力,这些对独生子女的性格、抗挫折能力、社会交往、同辈关系、责任心、使命感等都有不同程度的影响。同时也对构建二孩及三孩政策后的新同胞关系提出了挑战。随着国家二孩政策,乃至三孩政策的颁布,二孩及多孩家庭越来越多,同胞竞争障碍(sibling rivalry disorder)也成为社会大众和媒体争相讨论的高频话题。

第一节　同胞竞争障碍

一、概述

同胞竞争障碍不是一个全新的概念,在国际疾病分类中,该问题被列入儿童情绪障碍当中(ICD-10),通常是指随着弟妹的出生,儿童出现某种程度的情绪紊乱,表现为嫉妒婴幼儿弟妹、出现模仿婴幼儿举动的社会性退缩行为,目的是为了增加与父母和日常照料者的对立冲突、产生焦虑痛苦的情绪等。一般来说 2～4 岁儿童更容易发生同胞竞争障碍,8 岁以后少见。核心家庭、离异家庭、父母社会经济阶层低的家庭、同胞为异性更容易出现同胞竞争障碍。

二、临床表现

同胞竞争障碍常起病于弟弟或妹妹出生后几个月内,患儿常感觉自己的地位被年幼的弟弟/妹妹所替代或不被父母所关注,从而出现一系列的情绪行为改变。以学龄前儿童多见,但大年龄的儿童情绪反应更激烈。会给孩子及家庭带来很大影响,如家庭关系紧张、学习成绩下降、同学关系紧张等各种心理社会问题。

临床表现主要是迫切要求得到父母的关注,可以有以下表现形式:

1. **竞争和嫉妒**　明显地与弟弟/妹妹争夺父母的重视和疼爱,要求抛弃弟弟/妹妹,如把弟弟/妹妹送回医院或送给别人;不愿和弟弟/妹妹分享,对弟弟/妹妹缺乏关心,很少友好往来。甚至表现出明显的敌意、攻击,如在弟弟/妹妹睡觉时大吵大闹,打、推、咬、踢弟弟/妹妹或故意暗中作梗、预谋伤害,有的儿童甚至出现对弟弟/妹妹的残害行为。

2. **退化行为**　很常见,指其丧失以前学到的技能,出现尿床、大便失禁,吃饭要喂、用奶瓶喝奶、要母亲把尿、吮吸拇指,或模仿婴儿的举动以引起父母的注意、用幼儿的语言说话,要求母亲陪着睡或拒绝上床,整日缠着母亲不放等。

3. **情绪问题**　可表现为焦虑、抑郁或社会退缩,变得爱哭、孤僻、不和小朋友玩;有的出现躯体化症状,头痛、腹痛等,可有睡眠障碍。较大的儿童会诉说烦恼、痛苦、不开心,感觉父母不爱自己了,甚至出现自伤行为(撞头、打自己)及自杀意念。

4. **行为问题**　可表现为多动、注意力不集中;不服从父母的指令,与父母对立乃至冲突,好发脾气,破坏家里或弟弟/妹妹的东西,说谎或找借口逃避学习及其他活动,甚至离家出走等。

三、病因和病理机制

同胞关系一般是指兄弟姐妹之间分享与彼此有关的知识、观点、态度、信念和感受的所有互动,具有平等互惠及一定的补充性,这样的关系是非选择性、非强制性的。部分儿童少年会欣然接受同胞的出现,并与之形成和谐、亲密的同胞关系,部分儿童少年则会产生消极拒绝的态度,也随之会出现一系列不良行为,导致同胞冲突的出现。Buist 等将同胞关系分为积极和消极两个方面。积极的同胞关系包括同胞亲密、同胞温暖、同胞友谊等,消极的同胞关系包括同胞竞争、同胞冲突、同胞敌意、同胞虐待等。从心理学上来看,同胞竞争被定义为"同胞之间对于爱、感情以及父母的注意或其他认可的竞争"。精神分析理论认为"同胞冲突来源于同胞对父母爱和注意力的竞争"。如果冲突不能得到积极正确的解决,对儿童生理和心理均会造成严重影响。

引起同胞竞争障碍的机理不清,可能与以下因素有关:

(一)家庭因素

1. **父母的差别对待** 父母在养育精力、感情投入、陪伴时间的分配上更多地指向其中一个子女,而忽略另一个,造成同胞之间产生比较心理和嫉妒心理,从而导致竞争、冲突甚至暴力行为的发生。在儿童不同年龄发育阶段,父母的差别对待都会引起同胞间的过激行为和冲突。值得注意的是,父母对成年期同胞的区别对待可能会增加成人抑郁的风险。当然,也不是所有的差别对待都是消极的,多数父母会意识到子女在行为、性格、需要上的差异,并据此采取不同形式对待,从而促进子女更好地发展。这种在文化上的差别对待是可以接受的。

2. **夫妻婚姻质量** 父母之间的冲突和虐待与消极的亲子互动关系相关,也与同伴之间的一系列问题(如冲突、暴力)相关。父母的不良关系会促使儿童扮演不同的家庭角色来缓解父母之间冲突,从而增加了同胞间敌对、冲突的概率。良好的父母婚姻关系可以为解决儿童同胞之间的争端与冲突提供榜样作用,夫妻之间的沟通方式会对儿童产生潜移默化的影响,他们会效仿父母解决问题的行为方式,同胞间相互理解、妥协,有效避免了同胞冲突的出现。有研究提示,父母婚姻质量高的同胞亲密度高于父母关系差的同胞,因为儿童更易于接纳自己的同胞,同胞关系更加亲密。

3. **亲子关系** 与同胞关系具有共变性,在儿童期晚期,受到来自同胞冲突和父母较少支持互动的儿童往往会出现较多的内化问题行为;消极的母子关系对儿童外化问题具有显著影响,在青少年早期经常与母亲和同胞进行争吵的儿童具有更多的外化问题。反之,与父母关系亲密的儿童,尤其是经常得到父亲陪伴的儿童同胞亲密程度更高,同胞竞争水平相对最低。如何同时协调孩子之间的亲子

关系,促进同胞关系正性发展对父母来说是一项挑战。

4. **养育方式** 父母的养育方式在良好的同胞关系的建立过程中处于主导地位。庄研等的研究发现:父母的教养方式影响着同胞亲密、同胞冲突及竞争维度,例如,民主型的养育方式同胞间亲密程度较高,冲突较少;以说服教育为主的养育方式同胞关系相对和谐。选择科学的养育方式有助于促进儿童亲社会行为的发展,增强其社会功能。反之,消极的养育方式会使同胞关系质量下降,同胞亲密程度减弱。同时,同胞关系与教养方式之间具有双向作用,如果同胞间发生具有高对抗性、冲突性的关系,也会对父母的养育态度造成负面影响。

5. **家庭经济状况** 影响的主要是同胞关系中的消极维度,如同胞竞争、同胞冲突等。研究发现,家庭经济情况良好的儿童少年在同胞亲密程度上高于经济条件一般的同胞;收入低的家庭中同胞竞争关系明显。经济基础差的家庭相对物质条件匮乏,可获得的资源有限,不能同时满足同胞间不同的需求,甚至有时需要牺牲一方的需求来满足另一方的需要,以致同胞竞争、冲突激烈而频繁。

6. **家庭分工** 国外的相关研究发现,家庭分工与同胞关系质量呈正相关,平等的家庭分工会促进同胞间的积极互动;而且家庭分工对同胞关系的影响不受亲子关系和夫妻婚姻质量的影响。

(二)个体因素

1. **气质行为** 气质是行为问题产生的基础,儿童少年的气质对其社会行为和功能具有重要的影响作用,尤其影响着他们早期处理情绪的方法和人生经历。同胞间的不同气质影响双方交流互动的行为方式。相对于其他气质类型,困难型气质的儿童面对同胞的出现,通常会表现出一系列的消极情绪(如焦虑、担心)和退化行为(不会系扣子、不能自己进餐)、睡眠障碍等问题。他们会对同胞产生敌对心理,甚至暴力虐待同胞。

2. **同胞性别组合** 一般来说,同胞的性别因素影响父母的生育意愿和养育方式、个体身心发展和社会化发展以及同胞间的相互认知和互动等,甚至还能投射出社会文化对个体价值观体系和日常行为。国内的多项研究提示,性别对同胞亲密程度有显著影响,同性别的同胞亲密度更高,女性的同胞亲密度明显高于男性,兄弟组合同胞冲突高于其他组合。一项基于双胎同胞关系的研究发现,女性双胎与男性双胎相比,同胞亲密度较高。日本的一项研究则发现,在相同性别组合中,同胞间的兴趣、对资

源的需求都较为相似,所遇到的竞争、冲突、伤害情形也会越多。

3. **同胞间年龄差距** 一项荟萃分析发现,年龄差异较小的兄弟姐妹之间同胞冲突和内化问题之间有强烈的关联。一般来说,年龄差距越大,同胞间越亲密;年龄差距越小,同胞冲突越多。因为在同胞中年长者在亲社会行为和积极的同胞互动中一般占据主导地位,更能包容和解决冲突问题。

4. **特殊群体儿童** 在此指的是具有某种残疾或不可治愈性疾病的儿童,如儿童孤独症,或者生存时间有限的儿童,如癌症患儿。有儿童孤独症同胞的儿童更愿意与同胞建立亲密持久的同胞关系。拥有残疾同胞的儿童,更愿意为残疾同胞提供需要、帮助及适当的计划。

(三)社会因素

关于头胎儿童对二胎进行打骂、甚至虐待的负面报道,容易造成公众对生育二胎产生恐慌,同样给头胎儿童的心理和行为带来负性强化效应。有学者认为,一孩家庭父母缺乏相应的知识储备来应对转变为二孩父母的角色。

综上所述,同胞关系的影响因素是多方面且相互作用的。同胞关系与儿童的社会心理发展密切相关,积极的同胞关系是保护性因素,消极的同胞关系则是危险因素。同胞关系需要从社会、家庭、个人等多个方面进行研究和干预。

四、诊断和鉴别诊断

(一)诊断要点

1. 同胞竞争和(或)嫉妒的表现。
2. 起病于(通常是挨肩儿的)弟弟或妹妹出生后几个月内。
3. 情绪行为紊乱程度异常和(或)持久并伴有心理社会问题。

(二)诊断标准

ICD-10 研究用诊断标准 F93.3 同胞竞争障碍必须满足下列标准:

1. 对挨肩儿的弟弟/妹妹有异常强烈的消极情感。
2. 情绪障碍表现为退化、发脾气、心情恶劣、睡眠困难、违抗行为或寻求父母或其中一方注意的行为(必须具备前述两个或更多)。
3. 发生于挨肩儿的弟弟/妹妹出生 6 个月内。
4. 持续时间不少于 4 周。

(三)鉴别诊断

1. **正常儿童的嫉妒反应** 一些儿童在弟弟/妹妹出生后会有某种程度的嫉妒,这种情绪问题通常很轻,在短期内会逐渐消失。而同胞竞争障碍中的竞争或嫉妒可能会持续很久,程度异常,负性情绪体验会导致显著的损害或不良后果。

2. **注意缺陷多动障碍(ADHD)** 同胞竞争障碍患儿由于情绪紊乱也可以表现出明显的注意力不集中、多动行为,易与 ADHD 混淆。ADHD 常自幼就有多动,上学后由于注意力不集中、多动而被老师发现。同胞竞争障碍起病前行为正常,在弟弟/妹妹出生后发生,除了注意力不集中、多动外,还有竞争或嫉妒等情绪问题,可资鉴别。

3. **对立违抗障碍** 有一个逐渐发展恶化的过程,由于学业和人际交往遭到挫败后出现,常见于高年级学生。同胞竞争障碍也可以有明显地对父母、老师、规则的违抗,起病于弟弟/妹妹出生后,与过去相比有明显的变化,可资鉴别。

4. **焦虑、抑郁障碍** 同胞竞争障碍的儿童可以有明显的焦虑、抑郁情绪,其情绪体验明显与对同胞的嫉妒有关。焦虑、抑郁障碍病前常有应激性生活事件,弟弟/妹妹的出生也可以被视为一个应激性事件,如果患儿的焦虑、抑郁症状迁延、严重,可以诊断焦虑、抑郁发作,此时需要系统抗抑郁治疗。

五、治疗

同胞竞争障碍治疗原则是以心理治疗为主,药物治疗为辅的综合治疗。

1. **心理治疗** 游戏治疗是幼儿心理治疗的主要方法,年龄较大的儿童可以采用认知行为治疗、家庭治疗。缪鸿健等对 54 例同胞竞争障碍患儿进行精神分析及心理干预治疗,可有效改善同胞竞争患儿的焦虑、抑郁情绪。

2. **调整家庭成员间沟通和教育方式**

(1)父母的接纳、陪伴 父母要做好分工,在照顾弟弟/妹妹的同时,要关注患儿的感受,多陪伴孩子,不要让他/她感觉自己孤单,被抛弃了。并且注意不要比较两个孩子的优缺点。

(2)培养患儿和弟弟/妹妹的感情 让患儿参加到弟弟/妹妹的成长过程中,鼓励集体活动,并要公正公平对待患儿,当和弟弟/妹妹发生冲突时,不要一味责备他/她,袒护弟弟/妹妹,而是耐心倾听原因,理解他/她的苦闷,积极引导他/她解决冲突。

3. **行为干预** 恰当解决孩子行为问题。对于子女的退化行为,可以采取忽视的办法,待其自然消退,而不是一味指责批评;也可以宽容已出现的退化行为。对于子女的多动、发脾气、对立违抗、攻击行为,不要屈从于其威胁而给予满足,这样只会强化儿童的不良行为;也不要打骂、惩罚,使儿童更加委屈。可以采取忽视、转移的办法缓解情绪,多带他参加娱乐、文体活动,情绪改善,行为问题也就自然消退。对于严重的破坏、攻击行为,可以暂时将他和弟弟/妹妹分开一段时间。

4. 药物治疗　对于出现严重的焦虑、抑郁情绪的患儿,可以使用抗抑郁药物或抗焦虑药物治疗,帮助患儿改善焦虑、抑郁情绪。对于出现严重的破坏、攻击行为的患儿,可以使用小剂量抗精神病药物或心境稳定剂改善儿童的行为。

六、预防和预后

应培养儿童健全的人格,建立安全依恋模式。不要以子女为中心,对其百依百顺;适当延迟满足,培养孩子学会等待;积极引导儿童建立同伴关系,学会分享,关心他人、替他人着想的能力。采用民主型教育方式,更有利于培养儿童形成安全依恋。充分做好二胎的准备工作。在预备生第二胎时要做好准备,和儿童说明给他/她生个弟弟/妹妹的好处,征得其同意。告诉他/她即将到来的婴儿不是父母的,而是全家的,强调家庭中每个人的重要性。在孕期时让他/她参与弟弟/妹妹的成长过程。及时调整父母和第一个孩子心态,关注其心理变化,早期可能会出现行为问题,如睡眠问题,发脾气,给予及时疏导,同时给予孩子足够的关注。保持情绪稳定,平等对待。可以从几下几方面着手:

1. 稳定情绪,提高认识　父母对长子/长女的急躁情绪,可能不是因为他/她有害的错误言行,而是父母对他/她言行的错误认识。父母一般站在自己的角度,总认为他/她应该懂事了,可以独立了,却往往没有体会到他/她的落寞孤寂的情绪。所以,父母应经常换位思考,理解第一个孩子的心理需求。另外,好的言传身教是保持稳定平和情绪的好方法。

2. 亲近头孩,增进沟通　沟通是改善人际关系的重要途径。父母在决定生育二胎之前,可多与长子/长女沟通,抚平他/她的不满情绪,打好以后同胞和睦的基础。在次子/次女出生后,也要抽出时间,耐心地与头孩进行沟通,排解孩子的烦恼,让孩子体会亲情不变,信任长存。

3. 同胞之间,平等对待　父母应尽可能地平等对待孩子,不能因性别或年龄大小不同而有所偏好。次子/次女年龄小,可以在生活上多多照顾,对长子/长女则应在心理上多多关心和关注。

4. 参与养育,共同成长　哥哥姐姐不仅是一种尊称,同时也是一种责任。可让长子/长女好好体会一下照顾和保护弟弟/妹妹的责任,也体会一下陪伴成长的乐趣。父母要善于引导"同胞竞争",充分发挥同胞间的互动价值,避免消极的影响。

大多数预后较好,少数儿童病程迁延,持续进入成人期,会影响人际关系,表现为不为他人着想、具有攻击或破坏性,做事犹豫不决、缺乏安全感,有的会出现精神病性症状。

2016年1月1日修订后的《中华人民共和国人口与计划生育法》正式实施,我国全面进入"二胎"时代,同时也意味着自1979年开始实施的计划生育政策内容有了重大调整。2021年,国家又开放"三胎"政策。在过去40年时间里,计划生育政策的实施有效降低了中国人口的出生率,短短30多年时间,中国人口的自然增长率就从1979年的11.61‰下降到2013年的4.92‰;总和生育率也从1979年的2.75,下降到二胎政策放开前2013年的1.22,这一政策的实施不仅极大地缓解了人口膨胀,也对中国社会的发展与变迁产生了深远的影响,它促使了整个社会生育观念的变化,逐步形成了"只生一个孩子"的生育观念和生育行为。随着国家"二胎"政策的全面开放,"三胎"政策的开放,多孩家庭越来越多,家庭的模式也从"三口之家"逐渐变为"四口之家""五口之家",同胞的出现也不同程度地对头胎儿童少年的心理及家庭关系产生了一定的影响。

既往研究发现,家庭中同胞数量是罹患多种精神疾病的相关危险因素。Richter等对1013名住院精神病患者和251名志愿者调查发现,同胞数量与情感、过度保护呈负性相关。无兄弟姐妹的儿童较有三个或三个以上兄弟姐妹的儿童罹患精神分裂症风险显著增加(相对风险分别为1.22和1.27)。与头胎相比,中间出生的同胞在同胞数量多的情况下更可能罹患精神分裂症。独生子女和兄弟姐妹规模较大(4人或4人以上)的任何性别都比独生子女和兄弟姐妹规模中等(2人或3人)的任何性别更容易出现焦虑、疑病症及抑郁。Juan在2013年对1980—2008年在西班牙地区进行过公共精神卫生中心诊治的16823人进行病例对照研究,探讨同胞数量与儿童常见精神障碍(情绪障碍、注意缺陷多动障碍、品行障碍、智力缺陷及孤独症谱系障碍)的关系,研究结果显示:独生子女、头胎增加罹患情绪障碍和注意缺陷多动障碍的风险;有4个及以上兄弟姐妹的家庭的儿童被诊断为行为障碍的风险最高;有5个及以上兄弟姐妹的家庭罹患智力缺陷的风险更高;3个及以上兄弟姐妹家庭的人诊断为孤独症发育障碍的风险最高。

亦有研究表明家庭规模越大，儿童心理问题越少。家庭成员的数量与所有年龄段（3岁、5岁和8岁）的良好心理健康得分相关。这种影响是明显的，非常显著的，并且无论心理问题如何评分都存在。这种结果可能是由于有哥哥姐姐，而不是父母以外的成人。兄弟姐妹越多，年龄越接近，这种影响就越明显。与单亲母亲生活在一起和与双亲生活在一起没有任何区别。女孩对有无兄弟姐妹的反应略高于男孩。

此外，同胞结构对教育获得的影响既存在着城乡差异，也存在性别差异。同胞数量越多，同胞受教育年限越少，其认知水平相对较差，与农村居民相比，城镇居民的受教育年限更易受到同胞数量和结构的负向影响。同胞数量对小学生亲子关系的影响呈现先下降后上升的趋势，同胞数量对亲子依恋和关爱的影响较大，且多子女家庭中还存在父母资源可共享的"规模效应"和多子女之间的"反馈效应"。从营养学角度来说，同胞数量对儿童年龄身高及年龄体重有负性影响。

第二节　独生子女相关心理卫生问题

一、概述

李汉东等人基于2010年全国第六次人口普查数据，对计划生育政策以来我国独生子女的规模进行了研究，其结果表明，截至2015年，我国独生子女人口为2.246亿，估算截至2019年全国独生子女人口约为1.7亿。庞大的独生子女人口的客观存在及发展，将导致与他们相关的许多问题也会依然存在。

二、独生子女与非独生子女行为问题比较

早期我国对独生子女研究主要针对第一代独生子女，早在1987年，茅于燕调查发现独生子女在不爱惜东西、怕见陌生人、纠缠亲人、好指挥、挑食、挑穿等方面多于非独生子女。苏林雁等1993年应用儿童行为量表（CBCL）调查表明，独生子的不合群与社会退缩行为显著多于非独生子；独生女的社交与社会能力优于非独生女。艾森克个性问卷表明，非独生男孩的L维度高于独生男孩。范存仁等1994年调查表明：① 独生子女在自我中心和学习动力方面较非独生子女强，而独立性不如非独生子女；② 女孩在人际关系、学习动力和独立性三方面始终优于男孩；③ 如分别比较独生子与非独生子、独生

女与非独生女，虽可看到这些差异，但随着年龄增长，差异会有所削弱，甚至消失。

纵向研究由陶国泰等（1999年）对南京同一地区的274名儿童（男156名、女118名，其中独生子女180名、非独生子女94名）分别在幼儿园、学龄初期、学龄中期及青少年期进行10年追踪观察，结果显示：① 行为问题总分数值随时间明显下降。如男孩，在学前期平均总分为21分，到青春期降至11分；女孩从19.5分降至12分。提示入学后随社会交往增多，行为问题随之明显减少。但独生与非独生子女比较，男孩不论独生或非独生，行为问题总分在四次调查中均呈同样下降趋势。女孩有差异：各阶段独生女孩行为问题总分均高于非独生女孩，到学龄初期，独生女孩行为问题总分还略有增多。② 行为问题个别项目：男孩随阶段性发育，独生的内向性与非独生的外向性行为问题都相对降低，到青少年，二者数值渐趋会合，差异消失。独生女孩"纠缠大人""常诉寂寞""偏食、挑食"等内向性行为问题持续高于非独生女孩，"行为幼稚与年龄不符"到青少年时明显高于非独生女孩。本研究结果提示独生与非独生子女的行为问题只有少许差别，而且随着发展，到青少年阶段时，这些差异有大致消失的趋势。可是，这些经由行为问题总分逐渐下降以及有些行为问题个别项目差异消失而反映出来的"行为改善"，只见于男孩而没见于女孩。这种男孩与女孩因独生与否而在发展上有所不同的表现，可能与父母对独生的男、女孩有不同的态度和他们自身扮演的角色不同有关。

如前所述，随着第一代独生子女成家并开始养育自己的下一代，作为他们的独生子女的"独二代"成为一个独特的群体，开始引起社会公众与研究的积极关注。由于家庭关系及开放文化等各方面影响，女孩的情感障碍主要表现为爱哭、忧郁、焦虑、恐惧、胆小和闷闷不乐等；男孩表现为对人冷淡、孤独、寡趣、任性或易烦躁、激惹性高，有的甚至把父母离异、受不当教育的不满情绪迁怒于伙伴，极易转化为攻击行为，引起社会适应障碍，流浪、徘徊于街头的现象时有发生。目前，对"独二代"的研究主要聚焦于家庭教养、成长状况和应对策略等方面。谭庆柱采用儿童社交焦虑量表、同伴关系问卷和信赖他人量表对340名"独二代"儿童和317名"非独"儿童进行调查，结果表明："独二代"儿童同伴关系的影响力、信赖他人和社交焦虑的得分均明显低于"非独"儿童，男孩的同伴关系的影响力和社交焦虑水平明显高于女孩，受欢迎程度则刚好相反。刘晓等采用气质量表及儿童行为量表（CBCL）对重庆市96名

"独二代"儿童、352 名"独一代"儿童、132 名"非独"儿童进行行为问题调查,研究发现内化性行为问题、外化性行为问题与总的行为问题的检出率分别是25%、37.5%、37.5%。logistic 回归分析行为问题相关危险因素有男性、难养型气质、母亲看重生育对婚姻的作用,保护性因素包括核心家庭结构、母亲与父亲大学以上文化、母亲产后情绪稳定、父母重视幼儿园的社交作用、父母关注儿童行为。二代独生子女总的行为问题发生率不比对照组高。二代独生子女的行为问题与性别、年龄、家庭环境有关,与独生子女身份无关。

研究发现"独二代"幼儿与非"独二代"幼儿在开朗活泼程度、智能特征方面的差异比较明显;在其他特质方面不存在明显的差异,但是在独立进取、坚持自制方面可以看出"独二代"略占优势,并且攻击反抗、敏感焦虑等方面要比"非独二代"程度更深一点;而在急躁执拗和同情心等方面低于"非独二代"幼儿。与二十几年前"独一代"幼儿的行为问题"不尊敬长辈、挑食、自私、自理能力差、爱发脾气等"相比,现在"独二代"幼儿的智力更高,任性程度有所改善、同情心有所增强,但坚持性不够、依赖性较强。针对"独二代"儿童的一些"不良个性特质",在家庭教育中,家长对"独二代"儿童的教育方式要适当,让"独二代"儿童在温馨健康的环境中快乐成长;在学校教育中,教师要引领"独二代"儿童适应集体、协商合作,这样有利于儿童活泼开朗和自信独立等个性的发展;同时,也需社会各方面对"独二代"儿童的个性特质和心理健康加强关注,为"独二代"幼儿的健康成长提供多元化的帮助。潘晨阳等(2017)采用儿童自我意识量表对 513 名"独二代"儿童进行调查,结果显示:"独二代"儿童自我意识发展水平显著高于中国城市常模,除焦虑因子外,女生自我意识在行为、智力与学校情况、躯体外貌与属性、合群、幸福与满足等因子得分及总分均明显高于男生;除幸福与满足因子外,行为、智力与学校情况、躯体外貌与属性、合群、焦虑等因子得分具有明显的年级差异,四年级学生的自我意识水平明显高于五、六年级学生;父母"单独"与"双独"的"独二代"儿童之间自我意识水平无明显差异。

三、独生子女的社会问题

尽管"独生子女"政策已经终止了,但数量庞大的独生子女人口存在及人们生育观念的转变,导致独生子女人口依旧存在于今后历史时期。与他们相关的许多现象和问题也会依然存在,其中一些原来突出的问题现在又被赋予了新的内涵,一些原来潜在的问题则到了显现出来的时候,还有一些则是在新的条件下出现的问题。

1. 独生子女的教育问题 由于社会环境和个人成长经历不同,现阶段独生子女的教育问题与以往有着较大的不同。早期研究主要是针对第一代独生子女,但目前处于学龄教育阶段的是第二代、甚至是第三代独生子女。随着社会进步,人们生活水平不断提高,物质生活得到了极大改善,但是由于城镇化水平的增高,城市间高楼大厦林立,邻里间交流减少,独生子女与同伴间沟通减少,更多的与电子产品为伴,从而导致孩子动力不足,兴趣缺失,因而采用什么方法激发独生子女的活力值得思考。当前的独生子女父母比以往的独生子女父母具有更高的教育背景,故他们更注重为孩子提供更好的教育资源,并积极地为孩子的教育投资。新一代独生子女父母常常是按照"书本"的信息来养育孩子,忽视了孩子的主观能动性及个体差异。现代科技的发展,特别是大众媒介、智能手机、微信等新的大众媒介和通讯工具、交流软件的出现和发展,不仅为新一代独生子女父母在教育孩子方面提供了更快捷、更高效、更便利、范围更大、信息更多的社会环境和交流平台,同时也对传统教育发起了挑战。教育模式多样,如全日制教育、一对一辅导、私塾、线上教学等,什么样的教育方式更适合孩子,如何加强孩子间沟通,如何调动孩子积极性,如何权衡家庭和学校关系等问题均值得进一步探讨。

2. 亲属关系的减少和缺失对独生子女未来生活的影响 我国最早的一批独生子女基本处于 40 岁左右年龄段。他们目前的生活中除有父母、爷爷奶奶、姥姥姥爷,还有众多与他们的父母一辈的旁系亲属,即叔叔、伯伯、姑姑、姨母、舅舅及其配偶、孩子。这种亲属关系网络对于建立在家文化基础上的中国社会来说,是十分重要并且独具特色的部分。他们在人们的社会生活、特别是日常人际关系方面也扮演着重要的角色。然而,随着时间的推移,当父母一辈连同旁系亲属都去世后,他们在这个世界上的主要亲属,可能就只剩下那些客观上虽然存在,但实际生活中却很少往来的堂/表兄弟姐妹了。这样一来,第一代独生子女的亲属网络不仅规模会急剧缩小,而且亲属网络交往的频次和密切程度都可能会大幅度降低。对于第二代、第三代独生子女来说,他们自小可能没有或缺少亲属网络。那么这种亲属网络的减少或缺失对独生子女及社会文化有什么影响值得探究。

3. 独生子女时代所形成的文化对社会的影响 社会生活中,文化是一种规范,一种认知,甚至是一个民族的信仰。它制约着、影响着、引导着人们的社会行为方式。目前整个社会在生育、养育、培养孩子方面早已形成的特定的独生子女文化，依旧会让他们浸润于与政策性独生子女完全相似或者相同的成长氛围中。因此，无论是社会心理、社会价值观，还是社会行为方式、生活方式，都在一定程度上受到了这种文化的影响，或者说或多或少地包含着这种特定的亚文化的元素。

4. 其他社会问题　我国逐渐进入"老龄社会"，老年人口逐渐增加，独生子女父母养老保障问题、居住方式问题、"空巢"问题、"失独"等问题也越来越引起社会及公众的重视。如何从养老方式、生活照料、精神慰藉等诸多方面提前做好准备，特别是要尽可能在未来十年中建立起相应的社会政策和帮助措施，让一代又一代的独生子女能够真正有保障地安度晚年，无疑是摆在政府相关部门面前的一项十分重要又十分紧迫的任务。

总之，作为一种社会历史现象，独生子女已经成为当代中国社会结构和社会历史进程中的一个部分；而作为一种客观存在，独生子女也已经与当代中国社会密不可分。从目前情况来看，如果整个中国社会的生育政策和生育观念不发生大的变革，育龄人口中就会始终存在相当比例的一部分人自愿选择只生一个孩子。因此，非政策性的独生子女也就会不断地出现、长期地存在下去。与此相对应的是，本文中所论述的各种关于独生子女的问题也会存在。除此之外，一定还有一些尚未涉及的、潜在的独生子女问题存在，期待学术界关注和深入探讨。

四、独生子女问题的成因

儿童心理学家和精神病学家认为，在儿童的心理发展过程中，除去孩子自身的特点，如遗传因素、神经系统发育完整程度等之外，其所生活的环境和教育环境也是主要的决定因素，而其中的教育因素尤为重要。虽然独生子女和非独生子女在学校教育中接受的教育条件基本相同，但是不同的家庭环境和家庭教育对于孩子的品格、个性特征和行为习惯的养成却同样具有十分重要的作用。

郑毅等引进美国精神缺陷协会儿童适应行为量表和家庭社会因素问卷，对北京地区 911 例 6～12 岁独生子女进行了社会适应能力和影响因素研究，并与美国结果进行了对比，结果发现北京儿童社会适应问题检出率为 23.46%。其独立性不如美国儿童，而对抗行为、反社会行为得分低于美国儿童。研究结果认为，社会活动、独立做事、父母婚姻和睦程度、家庭经济条件和心理教育水平是影响儿童社会适应能力的主要因素。独生子女表现出的任性、自私、爱发脾气、立即满足需求、生活自理能力缺乏及社会适应不良等问题的根源在于家庭。

1. 家庭观念的影响　随着近年来我国社会经济的飞速发展，传统意义的中国式家庭结构也在不断地改变。家庭模式以核心家庭或"四二一"家庭为主，由于上述所述，父母的价值观及教育观随时代发生转变。传统的重男轻女、多子多孙、传宗接代、养儿防老等观念，已经开始慢慢淡化。取而代之的是男女平等、男孩女孩一个样儿的新观念深入人心，甚至有一些家庭更愿意养育女孩。早期研究发现，家庭关于孩子性别的观念对于独生子女的心理成长意义重大。

2. 家庭关系的影响　一般来说，一个典型的独生子女小家庭，其家庭关系相对简单，有夫妻关系与亲子关系。家庭心理学的观点认为：夫妻关系是家庭关系的主要部分，父母对于独生子女是抚育、培养、管理和教育的关系。但在实际生活中，独生子女往往是家庭生活的中心，孩子被给予特殊的家庭地位，俨然一个个的"小皇帝""小公主"，处处被呵护，时时被溺爱，父母或家庭的其他成员容易片面满足孩子的物质需求，产生过度溺爱的问题。这样不仅颠倒了家庭关系的主次地位，也助长了一些独生子女的嚣张气焰，让他们形成了养尊处优、目中无人、无知无畏、目空一切、自以为是、自私自利的性格，一旦其走入社会，必然会因缺乏同情心、没有礼貌、骄傲自满而四处碰壁，造成社会适应能力差的状况。与非独生子女家庭相比，独生子女在家庭内部缺少与兄弟姐妹沟通的经验，导致他们缺乏集体观念和协作精神，成为独生子女社会化的障碍。

3. 家长过高的期望　"望子成龙""望女成凤""我的孩子最聪明"是家长的常见心态。而对于独生子女家庭来说，也正是因为只生育了一个孩子，所以要培养孩子成才的主观愿望和动机就更加迫切和强烈。于是，我们就见到了这样的家长：不顾孩子自身的条件、素质、兴趣和专长，一味地把自己的主观意愿强加到孩子身上；在学习中，过分地要求考试分数，动辄进行"题海特训""报辅导班"，一旦孩子成绩不理想或下降，则将责任归咎于孩子不努力，小则予以批评教育，大则给予体罚惩戒，致使孩子对学习产生恐惧，甚至逃学、厌学。有心理学家认为，父母的期望越高，越容易出现对孩子的不满情绪，子女一旦犯错，就越难容忍，遂导致家庭关系失和。而且父母的过高期待是一种巨大的心理压力，子女可能会出现抑郁、焦虑、敌对、行为问题，甚至出现自伤、跳楼、吞药自杀等行为。长期的压力导致子女人格扭曲、心理变态或发生反社会行为。

4. 家庭管教方式不当 独生子女家庭管教方式的首要原则是父母以身作则，言行一致，知行合一。孩子的第一任老师是父母，他们会模仿父母的所有行为，即便是理解不了的，也会予以照搬照做。如果在家庭中，父母仅仅是对于孩子进行严厉管教和惩罚，而很少或几乎不给予孩子鼓励和赞赏，孩子便容易出现认知混淆，很难建立起是非、好坏的评判标准，自我控制力也会受到影响。第二个管教的原则是方式一致，切忌矛盾。不仅包括父母双方，也包括两代长辈间管教方式。尽管有时两代及父母间对于独生子女管教的理念不一定相同，但要达成一致，即便不同意对方的方式，在对方进行管教时也要尽量予以支持或保持沉默，切忌出现一方批评，另一方祖护；一方严格，另一方放纵。甚至当着子女的面，双方甚至多方相互责备、争吵，这样很难在孩子心中树立威信，容易让孩子无所适从，是非不辨，从而影响身心健康。

5. "知行不合一"影响 独生子女一出生便有很多的生活"资源"来助其成长，充足的食物、繁多的玩具、琳琅满目的图书、新潮的电子产品、全国各地甚至是世界各地的游玩机会，这些都是父母给予孩子的"爱"的表达。独生子女在享受这份爱意时，心情愉悦、知识阅历"开挂升级"，但也容易悄悄滋长其飞扬跋扈、生活懒散、得过且过的心态。有人列举了独生子女的十大"罪"：过分关注、轻易满足、不让劳动、待遇特殊、大惊小怪、当面祖护、生活懒散、害怕哭闹、祈求央告、剥夺独立。特别是不让劳动，在我国这个以"勤劳"为美德的国家，尤其惹人关注。其造成的结果是独生子女在家不让劳动，在校不懂劳动，在外不会劳动。一旦这些温室的花朵独自面对生活、面对社会、甚至成家立业，其结果可想而知。有人说现如今的独生子女都是眼高手低，在某种意义上并不为过。他们往往知识丰富，阅历见识广泛，但却有相当一部分人，动手能力、自理能力却差强人意；而且，他们习惯了顺境生存，一旦遇到挫折或失败，便神经过敏、爱发脾气，或胆小怕事、龟缩不前，缺乏责任感，难以适应社会。

6. 过早融入成人世界 陶国泰等（1985）曾研究发现独生子女"常述寂寞"，说明独生子女缺乏与同龄人共同生活的体验和经历，他们更渴望得到同伴，所以父母们应当多让孩子参加集体的活动，培养孩子们的"相互帮助""相互竞争"的道德情操。而在实际中，由于一些家长工作忙碌没时间，或不懂得同伴关系对孩子成长的帮助，或想当然认为孩子不需要和其他人接触，或过分地保护等原因，孩子常常与电子产品为伍，接触了"海量"的信息，包括大量的不良信息，从而过早地感受成人的世界，成人的言行、思想和行为模式，形成歪曲的价值观、人生观、世界观，同时他们也失去了与小朋友一起生活、交往、磨炼的机会，致使这些孩子在与同龄人交往时，无法、无助、无奈，直至无欲，逐渐失去童年的快乐和集体活动的兴趣。

五、预防和矫治

如前所述，独生子女的行为、个性特征或存在的各种问题，主要与家庭环境和家庭教育相关，所以预防和矫治这些问题应从家庭入手。

1. 掌握儿童发育特点，全面发展 儿童心理生理发育是有迹可循，存在规律的。发育具有阶段性和连续性特点，而同时又有明显的个体差异。符合儿童生长发育规律的培养和教育，能让儿童心理健康发育事半功倍。家长应按照儿童生长发育的规律，根据自己孩子的性格特点、兴趣爱好、特长才能，因材施教，适当地开发智力，切忌期望过高、违背生长规律的强行灌输、拔苗助长。注重儿童身心健康，德、智、体、美、劳全面发展。

2. 适时调整家庭关系，摆正姿态 依据不同年龄段儿童心理发育特点，适时调整家庭关系。在家庭中不给孩子"特殊地位"，调整不良的养育方式。维护独生子女的心理健康至关重要，让孩子认识到自己是家庭中的一分子，需承担必要家庭成员责任和义务，积极参与力所能及的家务劳动，要学会付出，而不是一味索取。

3. 平和理性交流沟通，拒绝溺爱 苏联教育家马卡连科曾说："溺爱虽是一种伟大的情感，却会使子女遭到毁灭。"父母对子女的爱和交流应本着平和、理性、合理、恰当的原则，在子女成长过程中出现不良偏差时，父母应发挥"引路人"作用，积极引导子女回归，让子女认识到存在的问题。在子女取得成绩时，及时给予鼓励，戒骄戒躁，继续努力，充分发挥子女主观能动性，争取更大成就。既让子女感到安全、温暖，激发他们的求知欲和探索精神，促进他们全面发展；也要让他们能体会父母的良苦用心，以身心的健康成长为回报。

4. 教育统一，要求一致 教育是一门学问，除了因材施教，还要具有个体化特点，切忌照搬照抄，一概而论。对于家庭教育来说，父母和子女双方均缺乏经验，因而在日常生活中，双方需不断地磨合、调整来适应彼此。由于教育对象是"有思想"的个体，他们具有主观能动性，为了更好地达到预期的教育目的，父母必须通过不断自我学习、更新观念、培养情操、增强素质、以身作则等来修正自己和子女的行为模式。教育非一时之功，也非一人之功，故父母双方要遵循以下原则：统一教育态度、要求、方式和做法；口径一致，是非明确；既要有说服力，又要有权威性等。另外，家庭和学校的教育要互联互通，构建家校一体的模式，使得教育具有连续性和一致性。

5. 加强同伴交流合作竞争，丢掉孤独 同伴关系是发展儿童认知与社会技能，培养社会责任感和增强情感的支柱，也是儿童社会化必由之路；是孩子认知发展水平、人际沟通能力、社会技能完善、三观价值体系的重要影响因素。皮亚杰认为，同伴关系是道德成熟的脊梁。Lamb 与 Vandell 研究发现同伴关系与亲子关系相互影响。独生子女在家庭内部缺少与兄弟姐妹沟通的经验，加之目前社会环境，和其他小朋友交流机会也少，导致他们缺乏集体观念和协作精神，不懂得分享和合作，成为独生子女社会化的障碍。家长应让独生子女多与同龄人一起玩耍、分享玩具和图书、一起参加集体活动，寓教于乐，与同伴建立友谊，懂得别人对自己的要求与评价、信赖与理解，培养同情心和尊重他人的良好品德，掌握一定的社会交往能力，也进一步促进父母与独生子女间和谐的亲子关系。

6. 心理问题早期识别，及早干预 根据 41 项研究和 27 个国家的数据，11%～16% 的儿童少年患有一种或多种精神障碍。陈学诗、郑毅等在全国 10 个城市进行了历时 8 年的全国"培养独生子女健全人格"的研究，发现独生子女教育中，重营养、重知识，忽视能力和人格培养的现象严重。结果显示独生子女的问题归结于不恰当的教育，包括家庭教育和学校教育。儿童心理卫生问题很大一部分是发育过程中出现的偏异。针对儿童心理行为问题，建议学校、专科医疗机构多开设儿童心理发育特点、异常心理行为问题识别等科普讲座，培训家长和教师的早期识别能力。一旦发现心理行为异常，及时到专业机构寻求帮助，做到早期识别，及早干预，将心理行为问题的影响降到最低。

希望家长尽快走出养育孩子的误区，理解儿童心理卫生的重要意义，掌握正确的教育方法。预防为主，进行科学养育，独生子女一定能心身健康地成长。

（戚艳杰　郑　毅）

参考文献

[1] Campione-Barr N. The changing nature of power, control, and influence in sibling relationships[J]. New Dir Child Adolesc Dev, 2017, 2017(156): 7-14.

[2] Ebenuwaokoh EE, Obiunu JJ. Relationship between dimensions of sibling abuse and personality development[J]. Psk J Soc Sci, 2012, 8(2): 90-93.

[3] Feinberg ME, Solmeyer AR, Mchale SM. The third rail of family systems: sibling relationships, mental and behavioral health, and reventive in childhood and adolescence[J]. Clin child Fam Psychol Rev, 2012, 15(1): 43-57.

[4] Koyanagi A, Oh H, Stickley A, et al. Sibship size, birth order and psychotic experiences: Evidence from 43 low-and middle-income countries [J]. Schizophr Res, 2018, 201: 406-412.

[5] Richardson SLL, Jordan LS. Qualitative inquiry of sibling relationships: reinforcement of disability devaluation through the exclusion of voices [J]. Disability & Society, 2017, 32(1): 1-21.

[6] Szabo N. Families in motion: changes with her the arrival of a second child [M]. Utrecht: Utrecht University, 2012.

[7] Whiteman SD, Mchale SM, Soli A. Theoretical perspectives on sibling relationships [J]. J Fam Theory Rev, 2011, 3(2): 124-139.

[8] 刘松涛, 张晓娟, 芦珊. 中学独生子女学生心理健康状况和人格特征的相关性[J]. 中国健康心理学杂志, 2019, 27(4): 116-118.

[9] 刘晓, 程茜, 李廷玉. 二代独生子女行为问题及影响因素研究[J]. 中国儿童保健杂志, 2018, 26(10): 1076-1080.

[10] 黄媛. 如何成为二孩家庭中的智慧父母[J]. 中小学心理健康教育, 2017(36): 70-71, 74.

[11] 苏林雁. 同胞竞争障碍的诊治与预防[J]. 中国儿童保健杂志, 2017, 25(03): 221-222, 226.

[12] 赵凤青, 俞国良. 同胞关系及其儿童青少年社会性发展的关系[J]. 心理科学进展, 2017, 25(5): 825-836.

第三十六章

儿童少年的其他有关问题

第一节　儿童虐待

一、概述

儿童虐待(child maltreatment)，又称儿童虐待与忽视(child abuse and neglect)，是指父母、监护人或其他年长者对儿童施以躯体暴力和性暴力，造成儿童躯体与情感的伤害；或对儿童的日常照顾或生活监护的忽视现象。根据DSM-5，儿童虐待与忽视分为儿童躯体虐待、儿童性虐待、儿童忽视和儿童心理虐待。另外也有文献将儿童虐待与忽视分为躯体虐待、情感虐待、性虐待、情感忽视和躯体忽视。研究发现儿童虐待与忽视能直接或间接影响人们的身心健康和疾病治疗效果，甚至能影响暴露儿童虐待与忽视个体后代的心理健康。近年来，随着研究的深入，精神心理专家越来越关注儿童虐待与忽视，甚至将儿童虐待与忽视问题列入DSM-5的"可能成为临床关注焦点的其他状态"部分，这足以说明了儿童虐待与忽视的危害性。

二、流行病学

在不同的社会和历史时期都存在儿童虐待这一现象。儿童虐待已成为备受关注的公共事件。世界各地均有儿童虐待报告，然而各地报告的儿童虐待的发生率差异较大，这可能是受儿童虐待的定义、评估工具、抽样的人群特征等差异的影响。根据联合国儿童基金会于2017年报告的数据，世界范围内约60%(2.5亿)的儿童遭受过来自父母或监护人的躯体虐待或情感虐待，将近1.3亿13～15岁的学生遭受过欺凌，2016年有900万15～19岁的女孩遭受了强迫性行为。2019年，美国有65.6万名儿童遭受虐待与忽视，其中忽视的发生率为74%，躯体虐待的发生率为17%，性虐待的发生率为9%；15.5%的

受害者遭受到多种类型的虐待，最常见的是忽视伴躯体虐待。国内的一项Meta分析显示，中小学生群体中躯体虐待、情感虐待、躯体忽视和情感忽视的综合发生率分别为20%、30%、47%和44%。北京市西城区的一项调查表明，学龄前儿童遭受家长躯体虐待的发生率达65.2%，其中34.1%遭受非接触性体罚、56.4%遭受接触性体罚、8.7%遭受重度接触性体罚。情感虐待最常见的类型是目睹家庭暴力。四川省泸州市的一项研究表明，中学生儿童期性虐待的发生率为15.4%，其中性骚扰12.5%、猥亵6.6%、性侵害4.0%，发生年龄主要集中在10～15岁，施虐者主要为同龄熟人(62.1%)、陌生人(27.9%)和长辈(10.0%)。尽管以上不同研究的儿童虐待发生率差异较大，但是均表明了儿童虐待现状的严重性。

不同的人口学特征具有不同的儿童虐待的发生情况。首先，儿童虐待的发生率存在性别差异，根据瑞典的一项问卷调查：男性报告儿童期躯体虐待的发生率为23.3%，高于女性的21.7%；女性报告儿童期情感虐待的发生率为18.0%，高于男性的11.5%。一项全球性的Meta分析显示，7.6%的男性和18%的女性报告曾经遭受性虐待。国内的一项Meta分析也显示，儿童期性虐待在女性的发生率(11.22%)高于男性(8.25%)。

另外，不同年龄段儿童发生虐待的情况也存在差异，如研究发现年龄较小的儿童更容易遭受虐待，在美国报告的儿童虐待事件中，28.1%的受害者年龄小于2岁，且虐待的发生率随着孩子年龄的增长呈现下降趋势。

三、临床表现

儿童虐待的后果包括短期和长期的身心健康影响及"代际影响"，具体表现为躯体损害/疾病、心理健康的影响和"代际影响"。

1. 躯体损害/疾病　见于多种虐待类型，以躯

体虐待较为突出。受虐待儿童可出现下列种种损伤，包括多部位的皮肤青肿、紫块和伤痕，皮肤烧灼伤，头皮下血肿，肋骨或肢体骨折，内脏损伤，以及视觉和听觉的损伤。皮肤损伤以臀部、会阴部、腰部、大腿内侧和耳郭等处多见。这些损伤大部分随时间而愈合，有些则持续到成人期，严重时儿童在暴力虐待后死亡。其中，性虐待的直接后果是造成女孩妊娠，并发躯体损伤。儿童虐待也可能通过影响心理健康水平，间接造成躯体伤害。根据安徽省对中学生开展的一项研究表明，儿童期性虐待、躯体虐待、情感虐待或情感忽视的经历与自残行为相关。澳大利亚一项调查显示遭受虐待的儿童在 16 岁前死亡的风险相较于未暴露儿童风险比值接近 3 倍。甚至儿童期不良经历与个体远期躯体疾病相关，研究表明儿童期虐待显著增加受害者远期发生肥胖、慢性疼痛、关节炎、溃疡、2 型糖尿病、高血压等患病风险。

2. 对心理健康的影响 儿童虐待作为一种不良的应激事件，长时间或高强度的暴露，可能影响心理健康。既往研究发现，暴露虐待可能增加了焦虑、抑郁、睡眠障碍、惊恐发作等症状发生或相关疾病的风险，并且儿童虐待的影响可能持续到成年阶段，如研究表明儿童期虐待显著增加成年早期自杀想法及自杀尝试的发生风险，甚至儿童虐待可能影响疾病严重性、病程和转归，如具有儿童期虐待史的双相情感障碍的患者，具有更严重的症状、更早的首发年龄、更多躁狂发作次数。既往对于儿童虐待的致病机制研究，主要包括：① 儿童虐待导致下丘脑-垂体-肾上腺轴功能失调；② 儿童虐待影响炎症水平；③ 儿童虐待导致脑功能的失调，如研究发现受体罚的儿童在面对环境刺激或威胁信号时，大脑内侧和外侧前额叶皮层表现出更强程度的功能激活，警觉性神经反应更显著；④ 儿童虐待影响个体自尊和人格的发展，如儿童虐待可部分通过损害个体自尊而导致抑郁症状的产生，儿童虐待通过影响人格功能的正常发展而产生身心损害，其中自我认同知觉和自我反思能力在儿童虐待与身心健康之间起到中介作用。

3. "代际影响" 随着医学研究的进一步深入，个体遭受童年虐待的"代际影响"逐渐引起关注。研究发现暴露儿童期虐待的女性，其后代再发生儿童虐待事件风险增加，伴随其后代的虐待风险的增加也增加了其后代的精神疾病的患病风险。Roberts AL 等在一项 21 年的队列研究中发现，女性遭受儿童期虐待，其后代的抑郁症患者有更加严重的抑郁症状。目前童年虐待"代际影响"的机制仍然不清

楚，一些研究者认为"代际影响"可能影响了后代的脑功能发育，从而增加了后代患病的风险，这个观点也得到一些证据的支持，如研究发现儿童脑功能网络及行为发展轨迹与其母亲童年期虐待经历等负性生活体验相关。目前儿童虐待"代际影响"的研究文献较少，未来仍需要大量开展其致病机制的研究，以便于更好理解儿童虐待的"代际影响"。

四、病因

大多数人认为儿童躯体虐待是由儿童、父母和社会环境等多因素共同作用所致。Belsky 提出儿童躯体虐待的多因素模型，他把儿童虐待概括为一种社会、心理现象，由个体（个体发展）、家庭（微观系统）、文化（宏观系统）等几方面共同作用造成。下面介绍三种儿童虐待的诱发因素：个体因素、家庭因素和文化、经济、社会等因素。

1. 个体因素 主要体现在个体遭受虐待的易感性。研究发现受虐待儿童常常有认知缺陷、智力低下和躯体发育延迟，部分儿童有出生前损害、早产和低出生体重史，这些伴有残疾的儿童更易成为虐待的受害者。一些受虐儿童具有困难气质，从小就存在明显的攻击性行为，冲动控制能力差，或者具有多动性障碍。由于这些素质和发育异常存在，给抚养造成了困难，容易形成负性的亲子关系，从而导致虐待的发生。儿童的心理健康水平也是影响儿童虐待的因素，研究表明有精神症状的儿童较无精神症状儿童发生儿童虐待的概率更高。另外，儿童的年龄也是影响因素之一，研究发现较小年龄的儿童更易遭受虐待。

2. 家庭因素 发生儿童虐待的家庭和施虐的父母存在某些特点，如多数施虐父母在儿童期就有被虐待的经历，他们的智力可能偏低，有酗酒、物质滥用、人格和情绪异常等精神障碍。研究观察到针对母亲的家庭暴力与儿童虐待并存的情况。一些施虐父母对儿童缺乏同情心和责任感，社会关系网络较小，社会支持缺乏，同时对社会支持的利用也差。他们遇到各种应激性事件时适应能力差，往往出现失控性行为。研究表明，健康状况不佳的父母会更频繁地对儿童使用身体虐待、体罚以及心理攻击式的教育方式，或者更易忽视儿童的需求，尤其是那些服用较多处方药的父母。家庭中父母关系欠佳、母亲本身经历过儿童期虐待以及父母患有焦虑、抑郁等情绪障碍均增加了发生儿童虐待的风险。另外，研究表明留守儿童和非独生子女更容易遭受虐待。

3. 文化、经济、社会等因素 社会背景、风俗习惯和宗教观念等对儿童虐待也有着重要影响。体罚

在世界范围内都是常见的育儿方式,这无疑增加了虐待的发生。在中国,从古至今都有"不打不成才,棍棒底下出孝子"这一教育儿童的观念。因此,父母与老师体罚儿童的现象仍然常见。文化因素对性虐待的形成有很大的影响。在受佛教和儒家思想影响的东方社会,人们习惯于控制性冲动和性行为,性虐待发生率低于性开放的西方社会。在经济层面,不同经济水平遭受的儿童虐待存在差异,如贫困和偏僻的乡村儿童情感忽视发生率偏高。另外,社会因素也影响儿童虐待的发生,相较于普通家庭成长的儿童,那些因为各种原因受抚养于社会福利机构的儿童遭受虐待的概率更高。另外,社区环境(如社区暴力)也会影响儿童虐待的发生。

五、诊断和评估

(一)诊断

在DSM-5中,儿童虐待与忽视问题被放在"可能成为临床关注焦点的其他状态"部分。儿童虐待与忽视问题分为儿童躯体虐待、儿童性虐待、儿童忽视和儿童心理虐待,另外不同儿童虐待与忽视又可以分为儿童虐待/忽视,已确认、儿童虐待/忽视,可疑和与儿童虐待/忽视相关的其他情况。根据DSM-5,不同类型的儿童虐待与忽视诊断(定义)如下:

1. 儿童躯体虐待 非意外的儿童躯体损伤——从轻微擦伤到严重骨折或死亡——作为踢、咬、摇晃、扔、刺伤、窒息、击打(用手、棍子、皮带或其他物品)、烧或任何其他方法的结果,是由父母、照料者或其他对儿童负有责任的个体造成的,无论照料者是否有意伤害儿童,这种损伤都认为是虐待。

2. 儿童性虐待 任何涉及儿童的性行为,其目的是为父母、照料者或其他对儿童负有责任的个体提供性满足感。性虐待包括下述活动,如抚摸儿童的生殖器、插入、乱伦、强奸、鸡奸及有伤风化的暴露。性虐待还包括父母或照料者对儿童非接触式的利用,例如,强迫、引诱、欺骗、恐吓或迫使儿童参与使他人获得性满足的活动,但儿童与施虐者之间没有直接的躯体接触。

3. 儿童忽视 儿童的父母或其他照料者剥夺了与儿童年龄相符的基本需求的任何确认的或可疑的过分的行动或疏忽,因此导致或可能潜在地导致儿童躯体或心理的伤害。

4. 儿童心理虐待 儿童的父母或照料者通过有意的言语或象征性的行动,导致或可能潜在地导致儿童显著的心理伤害(躯体和性虐待行为不包括在此类别)。

(二)评估

儿童虐待与忽视常用的评估工具包括儿童期创伤问卷和儿童期不良经历问卷。

1. 儿童期创伤问卷(childhood trauma questionnaire, CTQ) 目前较多使用的儿童期创伤问卷-简版(CTQ-short form, CTQ-SF),简版量表共有28个条目,该量表源于其原始的儿童期创伤40项条目版本,量表评估被试者儿童期(16岁之前)的创伤经历,包括五种创伤类型,即情感虐待、情感忽视、躯体虐待、躯体忽视、性虐待。包含25个临床条目,3个效度条目,每个条目按出现的频度采用5级评分。每个类型创伤包含5个条目,得分越高提示儿童期创伤越严重。儿童期创伤28项简易版本量表在中国人群研究中已有应用,克龙巴赫α系数(Cronbach's α coeffient)为0.81,重测信度达到0.81,信效度良好。

2. 儿童期不良经历问卷(adverse childhood experience questionnaire, ACEQ) 该量表最初于1998年由Felitti等提出,用来测量儿童期的不良经历,主要包括五种虐待类型(情感虐待、情感忽视、躯体虐待、躯体忽视、性虐待)和家庭功能不良(家庭暴力、家庭成员物质滥用、家庭成员入狱)等多个方面。根据研究发展补充更新,国内外不同学者使用的问卷内容有所差异,各维度得分随相应不良经历的程度或频次升高。该量表在国内研究中显示良好的信效度。

六、治疗

1. 治疗目标 治疗与干预的目标涉及多个方面。第一是帮助儿童,提高他们的自尊以及认知和语言技能。第二是帮助父母,包括增加父母有关儿童发育的知识,帮助他们提高控制愤怒和冲动的能力,调节焦虑和抑郁等负性情绪,控制酒精和药物依赖。第三是改善父母与儿童的关系,包括培养父母抚养儿童的技能,增加父母与儿童之间积极的正性交往,提高父母对儿童期望的适当性,帮助儿童建立饮食起居常规,以及减少儿童行为问题。第四是改善夫妻关系,包括增加夫妻之间的正性交往与沟通,提高问题解决技能,提高情感的自我表达能力,如沟通技巧训练、问题解决技能训练及行为交换技巧训练等。第五治疗虐待所致身心疾病,强调综合治疗原则,在治疗虐待所致疾病的同时,也应该积极给予心理干预。

2. 针对儿童的治疗 在积极治疗躯体损伤的

同时,要采取行为治疗和心理治疗的方法处理虐待后的情绪创伤。针对学龄前受虐儿童,应将治疗目标定位于促进儿童的认知功能改善及语言发展。教师及家长均应极大程度地参与到这项计划中来,将治疗融入家庭生活之中。年龄较大的受虐儿童,可针对其负性自我评价及暴力与权力的关系问题进行个别治疗和小组治疗。治疗目标为帮助受虐儿童理解虐待并非由于他们的过错所产生,消除他们的无价值感及学会如何以恰当的方式谅解父母。对于急性创伤后应激性反应,可以进行游戏治疗,如通过玩布娃娃、木偶及画中人物等象征性表演的方法,重复虐待事件而控制创伤反应。通过培养温和的环境提高儿童的自尊心,消除不信任感和过度警觉。在治疗期间受虐待儿童应继续留在家中,只有存在继续受虐待可能时才暂时离开家庭以与虐待者隔离。对于虐待所致身心疾病的治疗应该强调综合治疗,使用医疗技术(如药物)治疗虐待所致躯体疾病或者精神疾病的同时,也应该积极给予心理干预,如可以采用放松疗法减轻患儿的应激水平,采用认知行为疗法纠正不合理的认知模式,从而改善患儿的情绪等。

3. 针对家庭的干预　要对出现虐待行为的家庭进行直接的危机干预和家庭治疗,以缓和家庭冲突和环境应激源,改变病理性的亲子关系模式,增加家庭功能和父母抚养儿童的能力。可以通过上课、表演和看录像等方式帮助父母进行训练,帮助他们理解儿童发出的信号,识别相互作用中不正确的地方,培养正性的亲子交流关系。同时教给父母抚养儿童的正确知识,消除体罚性教育方式,纠正对儿童不适当的期望和传统教子观念中不正确的成分。必要时要对父母进行各种心理治疗以改变父母的病理性人格特点,消除各种情绪异常,从根本上消除虐待儿童的现象。心理治疗的具体方法包括沟通技巧训练和问题解决技能训练等。Lindell 等对一组瑞典躯体虐待儿童进行了 4 年的随访研究后认为,应尽早宣传介绍躯体虐待儿童干预指南和方法,积极探索干预方法,使受虐儿童尽早获得干预与帮助。对于长期寄养在亲属家或收留照顾中心的受虐儿童,在针对儿童进行个别治疗的同时,还要针对寄养父母进行以支持性治疗和提供咨询指导为主的干预计划,比如让寄养父母了解儿童虐待的后果和预后,可能出现的长期和短期的行为问题,以便寄养父母更好地理解受虐儿童的攻击行为和不恰当的性行为。同时还需要对寄养父母进行受虐儿童行为管理技能培训,以利寄养父母帮助受虐儿童消除攻击行为和不恰当的性行为,保持与年龄相适应的行为。另外,要帮助家庭设法为受虐儿童提供保护性和支持性的生活环境,让受虐儿童感受到虐待行为不会再发生。

4. 社会干预　全社会都应宣传儿童保护法,保护儿童的合法权利,反对体罚和虐待儿童的行为,提高人们对虐待行为不良后果的认识。以妇联、工会和街道居委会等组织为基础,建立儿童虐待干预的社会网络,对虐待行为及时发现,开展咨询、教育和监督工作,必要时对施虐者给予处罚,从而减少虐待儿童的行为。另外,为受虐儿童的家庭提供社会支持,减轻家庭的压力,如提供儿童照顾、儿童陪伴及家庭咨询等服务。

七、预防

关于儿童虐待的预防,有以下几点建议:

1. 家庭内部　相当一部分儿童遭受虐待的施虐者来源于家庭内部成员,部分虐待的发生与抚养者自身处理负性情绪方式欠佳或抚养者持有陈旧、不恰当的家庭教养观念有关。当地社区可组织活动普及科学育儿知识,提高为人父母的家庭责任感,加强监护人对童年期创伤危害的认识,使其正确地关注孩子的物质及精神需求,支持引导父母正确应对生活压力、应激等,避免将负性情绪转嫁给孩子。保持良好的夫妻关系、家庭氛围,共同促进孩子的身心健康。

2. 家庭以外　父母更多地陪伴、参与孩子的生活,是预防和减少家庭外儿童虐待发生的有效方式之一。监护人对孩子所处学校、社交环境有一定程度考察、参与的同时适当监督,及时敏锐察觉儿童虐待尤其是性虐待可能发生的危险因素。教育儿童关于预防虐待的安全知识,包括识别虐待、自我保护措施及求助途径。家长始终保持与孩子良好的沟通,尽量减少控制、干涉、咆哮式教养,应采取温馨而民主的养育方式,使孩子与父母建立安全的依恋关系,从而有助于孩子在遭受虐待事件时向父母吐露实情,这可以帮助父母在第一时间采取措施并有效介入。父母、校方、社会均应在识别到危机信号时及时给予儿童支持和帮助,以扼制儿童虐待的发生或虐待的进一步加重。

3. 加强校内教职工管理,提升从教人员职业素养　定期考核,长期监测,接受家长合理监督并及时处理反馈,保持双方长期连贯沟通,从而有效防范校内虐童事件发生。尤其幼儿年龄较小,语言表达能力尚未完全形成,对侵害的识别、表达及自我保护意识和能力均较差,易成为施害者的目标,国家应提高对幼儿师资的支持,加强各项校内管理制度,弘扬优良师德,避免对学生造成侵害。同时,学校应向学生科普儿童虐待相关知识,防范措施及求助途径。除此之外,校方也应提高警惕,通过某些迹象(如儿童躯体伤痕、短期内情绪变化等)及时发现儿童可能遭受的虐待,安排定期家访,必要时校方提供相应的心理辅导或寻求进一步转介至医院治疗,并向相关部门报告儿童虐待事件。

4. 国家立法保障　国家进一步完善儿童权益保护相关法律法规,并明确、细化儿童虐待的适用情形,做到"有法可依"。加强针对弱势儿童群体(残疾儿童、低龄儿童、发育迟缓儿童等)的法律法规保障。另一方面,从法律法规层面加大对相关虐童行为施害者的惩罚力度,起到社会警示、威慑作用。国家相关部门联合社区、学校组织公益宣传,社会积极倡导科学养育方式,摒弃陈腐育儿观念。对可能发生儿童虐待的高危家庭(有家庭暴力、虐童史、离异、留守儿童、寄养、抚养者精神情绪状况不良等)定期予社区上门访视,社区建立儿童健康档案辅助监测,完善儿童虐待的举报制度。国家相关部门还应建立儿童虐待援助机构,如在学校或其他公益组织搭建儿童少年心理救援热线,建立"医校联盟",使受虐儿童及时获得帮助或救治。

(万国斌　卢建平　冯　哲)

第二节　青少年相关的饮酒问题

乙醇是一种"麻醉剂",一次大量服用或长期无节制饮用都可以引起中毒,急性中毒是可逆性改变,但是长期反复过度饮酒就可以产生慢性酒中毒。慢性酒中毒造成的损害涉及多种器官并影响全身,有的危及生命。青少年由于处于一个动荡不安的年龄段,有各种的原因更容易受到酒精的损害;同时因为青少年处于成长的一个重要而脆弱的阶段,酒精的损害相对于成人,后果就更显得严重。本节对于酒精相关的概念,在接下来的解释中,将主要采取ICD-11的定义。

一、流行病学

WHO 2014年的《全球酒精与健康报告》调查显示,全球青少年(15~19岁年龄组)的曾饮酒率为46.1%,酗酒率为11.7%。在WHO 194个成员国划分的7大区域中,欧洲和美国的青少年曾饮酒率最高,分别达到71%和84.1%,酗酒率分别达到3.2%和18.4%,而东南亚地区青少年的曾饮酒率最低,为14.2%,酗酒率为1.1%。美国CDC(Center for Disease Control and Prevention)2013年的调查数据显示,有约66.2%的中学生曾喝过酒,34.9%的中学生在过去30天喝过酒。最新的欧洲数据显示,欧洲15~16岁的青少年的饮酒已经接近90%。亚洲国家青少年的饮酒率整体低于西方国家,但亚洲相对发达地区,青少年饮酒率远高于亚洲平均水平。日本11年级学生的饮酒率约为69%,韩国7~12年级学生的饮酒率也超过六成,中国2005年的一项来自18省市的青少年危险行为调查结果显示,青少年的饮酒率约为51.1%。郝伟、杨德森等1998年的国内六地区饮酒情况及相关问题调查显示,酒依赖的男性、女性和总的时点患病率分别为6.632%、0.104%和3.428%,急性酒中毒的半年患病率分别为5.162%、0.017%和2.637%。与1982年相比,有了很大的提高。翁正、张敬悬等1998年发表的《山东省精神疾病流行病学调查(1984年与1994年)》显示,15岁以上人群中酒依赖的患病率为0.13%。我国近15年来的多次全国性或区域性酒依赖流行病学调查表明,虽然采用的方法、诊断标准不尽一致,但总的趋势是与饮酒有关的精神障碍逐年增加。另一份国内流行病学调查是云南思茅和西双版纳傣族自治州调查框架人口200万,包括23个民族,少数民族人口占总调查人口的56.5%,调查对象为14岁以上男性和女性,结果酒依赖患病率为3.5%,全部为男性,值得注意的是筛出阳性率最高的是14~19岁的年龄组,占52.1%,而文化水平较低的人群阳性检出率明显高于文化水平较高者,其中小学46.3%、中学28.1%、大学22.7%。酒依赖的患病率在不同文化水平的人群中未见明显差异。云南瑞丽对4所中学初中二年级以上学生1916名的问卷(医师填写),调查结果30%(575人)曾经至少醉酒1次,开始饮酒年龄未满12.54岁,其中21人(3.65%)平均每天饮酒量达乙醇75 g以上(已达到重度饮酒标准),这21名学生占总调查数的1.10%。我国2015年对北京、上海、广州、济南、成都和哈尔滨六城市青少年的饮酒现况、饮酒相关知识、态度和行为,以及家庭、朋友、学校、社区和广告等环境进行调查,结果发现六城市中学生的曾饮酒率为51.2%,过去一年的饮酒率为38.2%,过去30天的饮酒率为19.5%,酗酒率为3.2%,醉酒率为15.4%。过去一年中,饮酒者以每月饮酒次数小于等于1次的人数比例最多(59%),饮酒量以每次小于1份的人数最多(40.9%),且男生的比例(38.9%)小于女生(43.2%)。饮酒者中,经常喝啤酒、白酒、葡萄酒、黄酒、洋酒、米酒的比例分别为83.7%、10.8%、46.9%、3.3%、11.0%和10.0%。随着成人酒消费的增长,逐渐出现了妇女和青少年饮酒增多的倾向,已令人注目。目前发现,最严重的饮酒者,是十几岁到二十几岁的男性。瑞士和瑞典青少年饮酒增长了3倍,德国儿童少年的饮酒人数也在急剧上升,美国14%的高中生每年饮酒52次,平均每周末饮酒1次。由于酗酒不仅对人类健康有极大危害,而且对家庭、社会、子孙后代都会带来后患,为此1979年第32届WHO大会提出"酒有关问题"(或"酒问题")这一概念,并在32、40号决议中再次强调"酒消费有关问题是社会各界的主要公共卫生问题,对人类健康、幸福和生命构成了严重的危害"。

青少年正处于生长发育阶段,神经系统发育并不完全,大量饮酒会影响青少年大脑的发育,导致智力下降,视力、听力、味觉等迟钝,同时造成注意力难以集中,记忆力减退,影响学习。同时,青少年处于青春期,情绪不稳定,自我控制能力弱,在酒精的影响下,更容易发生冲动行为,如打架斗殴、酒后驾车、不安全性行为等,导致严重后果。目前,我国在青少年饮酒问题的防控方面采取了一定的措施,如《中华人民共和国未成年人保护法》《中华人民共和国预防未成年人犯罪法》以及《酒类流通管理办法》中都明确规定禁止向未成年人提供酒精,对于难以判断是否成年的,应当要求其出示身份证件,监护人和学校应当教育未成年人不得吸烟、酗酒等。但我国目前仍未形成基于家庭、学校、社区、医疗机构等全方位、多角度的综合防控体系。

二、临床表现

1. **急性酒中毒**(acute alcohol intoxication) 是指使用酒精后的短暂状况,导致意识水平、认知、知觉、情感或行为,或其他心理生理功能和反应的紊乱。通常见于情景性和社交性饮酒。在我国,逢年过节、红白喜事通常都会有饮酒行为。而青少年的饮酒行为还可能有其他的原因,如满足个体的好奇心、对规则或权威的反抗、逃避不良的情绪、获得同伴的认可等。急性中毒可能是无意中导致的,比如在聚会中过量的饮酒;也可能出于故意的目的,特别是那些蓄意自杀的患者。而对于青少年来讲,急性中毒,还可能合并其他药物的使用,比如非法的毒品使用。

2. **有害性饮酒**[harmful use,或误用(misuse)、**滥用**(abuse)] 对健康引起损害的酒精的使用方式,即损害已经影响到使用者的精神或躯体健康。有害使用的方式经常受到他人的批评,并经常与各种类型的不良社会后果相关联,患者的使用方式或对酒精的使用遭到他人或文化处境的反对或导致社会后果。比如,经常因为醉酒而导致旷课、旷工,以及由于饮酒而导致出现家庭问题。但是如果患者已经具有依赖的特征,那么就需要诊断为酒依赖,而不是有害性饮酒了。

3. **酒依赖**(alcohol dependence) 这是一组生理、行为和认知现象,使用酒精对于患者个体来说,极大地优先于其他曾经比较重要的行为。患者具有对使用酒精的渴望,这种渴望往往是非常强烈的,有时是无法克制的。在饮酒的行为停止或减少饮酒量的情况下,往往出现戒断综合征(withdrawal syndrome),比较常见的一个现象就是"晨饮",早晨即开始饮酒。而为了避免戒断症状的出现,患者会逐渐忽视其他的快乐或兴趣,并且出现寻酒或藏酒的行为;或为了获得过去较低剂量的效应,患者的饮酒会逐渐出现上升趋势,或由较低浓度的酒精饮料改换高浓度的酒精饮料,也即是具有耐受性。在青少年相关的饮酒问题中,酒依赖的比率相对于成年人比较少见,这主要是因为酒依赖是一种慢性发展的疾病,它的形成需要10~20年的时间。所以青少年其他的饮酒问题就更需要关注,但是同时也有部分青少年可能发展为酒依赖,也提示需要提前干预。

三、病因和病理机制

酒具有极高能量,对中枢神经系统有抑制作用,可由小肠和胃壁吸收,吸收后各组织脏器分布不等,如果血中浓度为100%,则脑中浓度为175%、脑脊髓为150%、肝为148%。酒中毒时神经系统的损害是严重和广泛的,大脑病理解剖变化可见炎症、变性、脑萎缩和脑基底神经节中央灰质出血,神经细胞脂肪增生,脂褐质增加,周围神经亦可产生广泛变性。心脏、肾脏、胃等脏器也可严重病变,引起心肌炎、肝硬化、胃出血,增加肝、咽、喉、食管和口腔等部位癌症的发生率。

精神功能损害程度与血中乙醇浓度密切相关,血中乙醇浓度到达0.5 mg/L,即可出现言语增多;达1~2 mg/L出现言语含糊,步行困难;达500~800 mg/L时抑制过程加深;达3000 mg/L以上则出现意识障碍,甚至死亡。

酒中毒的发生还与家族史有关,根据Selzer等1977年的报道,酒中毒者其父亲同样有酒中毒的占50%、母亲占6%、兄弟占30%、姐妹占3%,可见家族对酒中毒有相当明显的影响。

Kaig等1960年首次报道对双生子的酒中毒研究,发现174对男性双生子饮酒方式及酒中毒症状的临床表现存在一致性,并发现随着乙醇滥用水平的提高,同卵双生同病率为71.4%、双卵双生同病率为 32.3%。Hrubec 和 Omcnn 1981 年报道 15924 对白人男性双生子,酒中毒率为 29.6%,双生子同病率中单卵双生子为 26.3%、双卵双生子为 11.9%,酒中毒精神病发生率单卵双生子为 21.1%、双卵双生子为 6.0%。

Pickens 等 1991 年在研究中发现男性单卵和双卵双生子的同病率明显不同,滥用分别为 74%、58%,酒精依赖为 59% 与 36%;然而在女性单卵和双卵双生子中只有酒依赖的同病率有差别,为 25% 与 5%。如果不考虑所致问题的严重性,男性的遗传度和女性的遗传度分别为 0.35 和 0.25。滥用的危险性大多为环境因素所致,约占易患性的 50%。酒依赖的危险性则更多的是由遗传因素所致,男性和女性的遗传度估计值分别是 0.596 和 0.420。McGue 等 1992 年的研究也表明男性双生子同病率较高,单卵双生子为 77%、双卵双生子为 56%,酒中毒的易患性遗传度(h),男性($h^2 = 0.54$)明显高于女性($h^2 = 0$)。此外与晚发性酒中毒的遗传度($h^2 = 0.30$)相比,男性早发酒中毒的遗传度明显增加,而女性中未发现这种差异。

20 世纪 80 年代后期分子生物学的基因研究开始寻找与酒中毒、酒依赖的特殊基因,第一个研究集中于 11 号染色体长臂上的多巴胺 D2 受体,以后陆续有四项研究涉及酒中毒 D2 受体的 A-allele 与酒依赖的关系,但是未能重复,可能与样本不同有关。然而 D2 受体等位基因与酒依赖之间也可能有密切的联系,至少在某些人群中是这样。此后在醇脱氢酶、醛脱氢酶、5-羟色胺、多巴胺、单胺氧化酶、内源性阿片系统等与酒依赖关系的分子生物学研究等方面均进行了研究,发现一些基因与酒依赖的形成、保护或不利因素有一定关系,但是也有一些相互不一致的结果。最近,对人类的全部基因进行的协作研究已经在几条染色体上,特别是在 4 号染色体上发现了酒精依赖的潜在易感性。

总之,有越来越多的证据表明,发生严重酒中毒的易患性有很强的遗传性,但是环境因素在各种饮酒行为的发生中起重要作用。从代谢研究中发现,乙醇主要在肝脏代谢,参与代谢过程的酶是乙醇脱氢酶和醛脱氢酶,乙醇脱氢酶将乙醇氧化为乙醛,后者可将乙醛氧化为乙酸。醛脱氢酶活性受遗传影响,肝脏内线粒体醛脱氢酶活性减低,丧失催化活性,不能将体内乙醛氧化为无害物质,致使体内乙醛含量增高而引起面红、心悸、头晕、无力等反应。大多数东方人体内缺乏醛脱氢酶,故对乙醇较为敏感。由此可见种族因素对酒中毒也有一定的影响。

除了生物学因素外,影响青少年饮酒的因素还包括家庭背景、社会环境和生活事件。研究表明是否为独生子女可能会影响青少年的饮酒行为。独生子女有较独特的家庭成长环境,性格特点多以自我为中心,对父母的依赖程度较高,而他们应对挫折的能力相对较低,遇到挫折时更容易采取饮酒或其他物质滥用的方式。近年随着离婚率的升高,父母离婚带来的消极影响可能增加青少年的饮酒行为发生率。Neher 等的研究表明来自离异家庭的青少年表现出更多的饮酒行为和其他物质滥用和反社会行为。同时,父母的饮酒行为也会直接影响青少年的饮酒行为。Merigankas 等的研究发现有酗酒家族史是日后出现酒精依赖的易感因素。有酗酒问题的父母更可能出现儿童的虐待行为,包括躯体虐待、性虐待、精神忽视等,这些行为加上他们在子女面前展现的特定饮酒模式,使得子女更容易出现饮酒的问题行为。社会环境对青少年饮酒也存在深刻的影响。比如信仰伊斯兰教的地区,饮酒行为是被禁止的,这些地区的青少年饮酒率较低,而欧美等发达国家,酒精饮料在青少年中相当盛行。同伴的影响也会造成青少年的饮酒行为。进入青春期后个体与同伴相处的时间越来越多,越来越重视同伴的认可,随着青少年饮酒行为越来越普遍,同伴的模仿效应也随着增加。加上酒精产商将饮酒宣传为"男子气概""酷文化"等也促进了青少年的饮酒行为。生活事件也是影响青少年饮酒行为的一个重要因素。青少年处于青春期,情绪不稳定,遇到学习、感情、人际关系等生活事件时,增加了吸烟、饮酒和药物滥用的风险。

四、诊断和鉴别诊断

(一)诊断

为了临床实用方便,饮酒导致的相关障碍大致分为急性和慢性两类。前者多属于酒精急性中毒,而后者多为有害性使用和酒依赖所导致。不论急性还是慢性损害,酒精的损害都涉及了躯体、精神和社会这几个方面。

1. 急性酒中毒(acute alcoholism) 依据临床表现,急性酒中毒可分为兴奋期、共济失调期与抑制期。

(1)兴奋期 表现为程度不同的欣快感,兴奋话多,情绪不稳,易激惹或躁狂,可出现行为失控和攻击行为。

(2)共济失调期 语无伦次,说话含糊不清,步态不稳,共济失调,行为失控。面部潮红,心率增加,血压增高或降低,伴呕吐或嗜睡。

（3）抑制期　此期患儿昏睡或昏迷，皮肤湿冷，体温下降，呼吸慢，心率快，血压下降。有可能发生严重并发症，如肺炎、呼吸衰竭，甚至有死亡危险。

急性酒中毒产生的躯体反应一般与血中乙醇浓度有直接关系，血中乙醇浓度上升速度越快、浓度越高，机体反应就愈严重，中毒程度也愈深。对慢性酒成瘾者，由于机体对乙醇的耐受作用，在同样的情况下，可能不出现严重的症状和反应。

2. 慢性酒中毒（chronic alcoholism）　是指急性酒中毒以外的各种酒中毒。慢性酒中毒对个体的损害主要由两个方面造成，即长期饮酒，或长期饮酒后的突然断酒或酒量的减少。

（1）酒依赖综合征　根据 ICD-11，该病特征是强烈的内在使用酒精的渴望或冲动，表现为控制力受损，使用酒精的优先性高于其他活动，以及尽管有伤害或负面后果，仍坚持使用酒精。这些经历往往伴随着一种主观的冲动或渴望使用酒精的感觉。同时还可能存在依赖的生理症状，包括对酒精的耐受性增高、停止或减少使用酒精出现戒断症状、或反复使用酒精或其他作用类似的物质以防止或减轻戒断症状。依赖的特征通常持续至少 12 个月，但是如果连续（每天或几乎每天）饮酒至少 3 个月，就可以做出诊断。

1）戒断综合征　戒断症状在突然断酒或减少酒量后出现，症状的发展呈现严重程度的连续谱，从轻度的焦虑和睡眠障碍到震颤性谵妄这样严重危及生命的状态。在最后一次饮酒后的 4～12 小时出现，包括细小或粗大的震颤、出汗、失眠、心动过速、恶心、呕吐、精神运动性激越、癫痫发作，以及焦虑。偶然出现短暂的幻觉和错觉，以原始、片断的幻视多见。可能会出现对酒的渴求增加，一方面是由于酒瘾本身引起，另外一方面则是企图缓解戒断症状。症状的严重性和酒精消费的习惯大概成正比，48 小时达到高峰，持续 2～5 天，症状越严重，时间持续越久。

2）震颤性谵妄（delirium tremens）　是比较严重的戒断症状，以意识障碍、肌震颤和幻觉为主要表现，多开始于失眠，继之产生丰富的幻觉，可在幻觉基础上产生妄想，但妄想消失快，焦虑表现为情绪的变化失常，不安并伴有恐怖，患者可有意识模糊，出现自伤、伤人等冲动行为，丧失自知力，但自我意识存在。发作时伴有面红、多汗、心跳快、瞳孔扩大、手及全身肌肉震颤，并可出现恶心、呕吐等胃肠症状。此类症状在完全停酒后 3～4 天最为严重，惊恐、痉挛和焦虑不安可持续 1 周以上，若合并严重并发症可导致死亡。

3）遗忘综合征（amnesic syndrome）　在戒断治疗中，没有及时地给予治疗和支持，特别是没有给予大剂量的 B 族维生素，还可能导致 Korsakoff 综合征和 Wernicke 脑病。前者特点为严重的记忆损害伴有虚构和易激惹，后者主要特点为意识受损、定向障碍、情节记忆缺损、躯干性共济失调、瞳孔异常、眼球震颤、眼外肌麻痹和周围神经损害等。一旦诊断明确，急性期死亡率达 17%，仅 25% 的患者能够完全恢复，而一半患者几乎不会出现任何改善，仅部分患者可能获得部分改善，最终结局为不同程度的痴呆，严重者可在数年内死亡。

（2）精神障碍　在慢性酒中毒、戒断综合征中均可能出现精神病性障碍，主要包括幻觉、妄想。ICD-11 将使用酒精所致的精神病性障碍主要定义为酒精中毒或戒酒期间或之后不久出现的精神病性症状，症状的严重程度或持续时间超过了酒精中毒或戒断反应中的感知觉、认知或行为的异常。饮酒量和持续时间必须达到能够产生精神病症状的程度。原发性精神障碍（如精神分裂症，伴有精神病性症状的心境障碍）不能更好地解释这些症状。

其他相关的精神障碍，如：情绪障碍，焦虑、抑郁、人格改变等，以及可能出现的自杀、自伤和冲动行为。青少年由于神经系统发育不完善，长期饮酒可能导致行为控制能力受损。具有酒精使用的儿童，将出现更多的药物依赖，更多的抑郁、惊恐、社交恐怖和广泛焦虑，更少的行为控制，更低的自尊，更低的言语能力的测试分数，更低的文化水平。而部分患者由于原发的焦虑、抑郁以及社交恐怖症，为了缓解症状，也可能采取饮酒的方式。品行障碍的青少年患者，更可合并很高的酒药使用的问题。

（3）躯体损害　慢性酒中毒对于躯体的损害几乎涉及患者的各系统和器官。长期大量饮酒可造成神经系统的损伤，包括记忆力下降、注意力下降、精细能力下降、机体协调能力下降以及周围神经炎。乙醇还可影响脂肪代谢过程，造成脂肪肝和冠状动脉粥样硬化性心脏病，而部分患者可能发展为肝硬化甚至导致死亡。可造成中毒性肌病，涉及骨骼肌和心肌，可产生急性发作的肌疼痛、肌无力与水肿，常于暴饮后发作。另一类型无局部疼痛或水肿，表现为肌无力和肌萎缩，戒酒或营养改善后，患者肌无力可缓慢恢复。此外还可导致乳酸血症、酮症酸中毒和尿酸增高，对糖尿病患者可诱发酸中毒，尿酸增高可导致痛风的发生。以上代谢的紊乱、长期营养不良、维生素缺乏和微量元素缺乏可削弱机体免疫功能。另外，饮酒还导致意外事故的发生，如摔伤、冻伤等。

3. 胎儿酒精综合征（fetal alcohol syndrome, FAS） 18 世纪美国有人通过观察研究提出胎儿的损害可能由父或母饮酒所致。1967 年 Lemoine 等报道了 127 例嗜酒母亲所生的婴儿畸形，包括发育迟缓、智力低下及各种先天异常和畸形。1973 年 Ton 等将乙醇对人类的致畸效应命名为胎儿酒精综合征（FAS），其诊断包括以下三点：① 出生前和（或）出生后生长迟缓，如身长、体重和（或）头围小于同龄儿的 10%；② 涉及中枢神经系统异常或智力发育迟缓；③ 至少有下述两种畸形：额面部畸形、额面部扁平、下颌发育不全，小头（小于正常 3%）、小眼球和（或）小睑裂，人中沟浅，上唇薄。由于乙醇对胚胎发育的影响程度不一，临床表现症状和体征也轻重有别，表现为非典型的 FAS。可引起新生儿各种行为异常，如易激惹、易惊、睡眠时间少、睡眠时易被唤醒、睡不安和明显的躯体运动。婴儿吸吮力较差和听觉过敏，可持续数周到数月，并且有的患儿表现注意力障碍的概率很大，最终智商偏低。

造成 FAS 的直接致畸原因尚不十分清楚，美国儿童健康及人类发育研究所的一项研究证实，乙醇可导致胎儿缺氧，干扰胎儿胎盘循环造成缺氧并损害脑组织，孕妇饮酒可暂时中断对胎儿组织特别是脑的血氧供应。

另外孕妇慢性酒中毒造成营养不良、贫血、B 族维生素缺乏等，都可能成为诱因。据研究，除乙醇对生殖细胞的直接毒性导致流产，以及胚胎器官形成期饮酒造成胎儿畸形外，最大可能是乙醇的最初代谢产物（乙醛）对胰脏的损害，影响脂溶性维生素 A、D、E、K 的吸收。

（二）鉴别诊断

对于酒精所导致的急性、慢性疾病，需要注意的问题是病史采集一定要全面。饮酒问题通常合并其他的问题，比如对于青少年，急性的中毒往往不单纯是酒精所致，也可能合并其他非法物质的使用。而急性的中毒昏迷，也可能合并颅脑的外伤或者内脏的损伤。而另外一个方面，特别是慢性的酒中毒患者，往往因合并严重的躯体疾病，比如肝硬化、肺炎、骨折，而首先就诊于综合医院，医师有时可能忽略了酒精的使用问题而贸然停止酒精的使用，导致意外的发生。

五、治疗和预后

（一）干预策略

目前人们已经普遍认为，酒精依赖和相关障碍的发生率与一个社会中的酒精消费总体水平有关。虽然酒依赖对于个体的危害性比较大，但是由于其形成的时间比较漫长，而治疗非常困难，所以早期的预防、发现非常重要。同时由于酒依赖的个体数量相对饮酒人群少很多，而普通人群的饮酒问题的绝对数量要大很多，相对于青少年来讲，更多的饮酒问题是由于情景性饮酒或社交饮酒所导致，所以干预的策略应该是针对不同人群，采取不同措施。

1. **情景性或社交性饮酒以及出现急性酒中毒** 采取教育和咨询的方法，除了宣教饮酒的危害之外，更多地还是要进行安全饮酒教育，以及避免饮酒的方法，告诉他们如何拒绝别人，特别是朋友的邀请。对于青少年，可能还需要教授他们其他的技能，比如如何处理自己的情绪、如何面对自己成长中的烦恼等。而对于那些有高危风险的青少年，比如有物质依赖家族史、阳性精神疾病家族史，家庭支持系统不完善，或者青少年自身存在一定的精神障碍，如品行障碍、情绪障碍等，则需要更多的关注，尽可能地早期预防。

2. **有害性饮酒** 最好的方法是停止饮酒，但是如果这个目标难以实现的话，要教育他们安全饮酒以及减少饮酒量的方法。同时，对于他们可能合并的其他问题要及时给予处理，比如家庭问题、情绪问题等。

3. **酒依赖** 目前全球一致认为物质依赖是大脑的疾病，伴有生理和心理的病理性改变，不能简单地视为不良习惯或缺乏毅力。一旦形成依赖，需要医学、心理、社会多维度的综合治疗，包括药物治疗、个别心理治疗、团体心理治疗、嗜酒者互助协会、嗜酒者家属互助会等。指望单一的治疗，尤其是药物的治疗能够完全解决问题，是不现实、也是不科学的想法。

（二）急性酒中毒治疗

1. **阻止酒在体内的吸收** 急性酒中毒者可先洗胃，以减少乙醇在体内的吸收。洗胃操作中要防止异物吸入呼吸道引起吸入性肺炎或呼吸道阻塞。对极度兴奋状态可慎用镇静剂或氟哌啶醇，处理有粗暴行为的急性酒中毒者，必要时进行身体约束更为安全。

2. **保护中枢神经系统** 如出现脑水肿、颅内压增高的情况，需要进行常规脱水治疗以降低颅内压。如出现呼吸抑制，需要人工呼吸和气管切开。

3. **全身支持疗法** 注意保持电解质平衡，纠正可能出现的酸碱平衡失调。

（三）慢性酒中毒治疗

1. 针对戒断的处理

（1）替代治疗 苯二氮䓬类药物能够较好地缓解戒酒过程中出现的颤抖、抽搐、焦虑不安，甚至震颤、谵妄等症状。此类药物本身较安全，很少出现抑制呼吸、降低血压的副作用。国内常用的药物有地西泮、氯氮䓬、阿普唑仑等，近来也常用氯硝西泮注射。用药量一般第一天应使患者无明显戒断症状为宜，如果出现过度睡眠，可少用一次；如果仍有明显的戒断症状，则应该加大剂量。为了防止该类药物的滥用及成瘾，主张在控制了症状后的第二天开始递减20%的剂量，一般5天减完，但是也要视患者的实际状况来判断。

（2）B族维生素 之所以将B族维生素单独提出，是因为有报道认为Wernicke脑病和Korsakoff综合征的发生与B族维生素的缺乏相关，特别是在戒断期间没有及时补充B族维生素，更加容易导致震颤、谵妄。所以在患者戒断开始的阶段就应该及时补充，同时因为患者的胃肠道吸收功能不良，所以一般在急性期需要大剂量的给予。

（3）支持疗法 促大脑代谢药物，将ATP、辅酶A、细胞色素C加入5%～10%葡萄糖溶液中静脉滴注，每天1次，10～12天为一个疗程。有时可加用胰岛素，以改善患者营养，减轻中毒及戒断症状。酒依赖患者往往严重营养不良，水电解质失衡，也需要及时对症处理。

（4）慢性酒中毒性精神病的药物治疗 抗精神病药物可能降低惊厥的阈值，故需要慎重应用。但是对于明显的精神病性症状，并且可能对患者以及周围环境造成影响的，可用小剂量抗精神病药物治疗，如非典型抗精神病药。对于戒断期间出现的急性幻觉妄想，伴兴奋冲动行为，可注射少剂量的氟哌啶醇。如果存在抑郁，可给予抗抑郁剂治疗。

2. 降低对酒的渴求 目前有报道称，鸦片类拮抗剂纳曲酮、GABA受体激动剂阿坎酸钙，能够降低患者对饮酒的渴求。但是也同时指出，纳曲酮以及阿坎酸钙的疗效与患者的依从性有关，这也提示对于酒精依赖的治疗，不是单一药物就可以起到完全的效果。另外5-羟色胺再摄取抑制剂，也有报道认为能够减低患者对酒的渴求，不过有的研究者提到这类药物的剂量要比通常治疗抑郁的剂量高。

3. 戒酒硫 又称双硫醒、酒畏，可以抑制乙醛脱氢酶的代谢，使乙醇和乙醛在体内堆积，使饮酒者饮酒数毫升就出现恶心、呕吐、出汗、口渴、极度不适、低血压、眩晕无力甚至晕厥。由于以上的不愉快感觉和身体反应，嗜酒者对酒"望而却步"，从而达到戒酒目的。服法为每早服用0.25g或0.5g，可持续用1个月或数个月。但戒酒硫服用后有一定危险，只能在医护人员监督下进行治疗。

4. 心理治疗及社会疗法 酒精依赖患者的饮酒行为和众多社会心理因素相关，仅靠药物治疗和住院治疗虽然能在短时间内让患者戒掉酒精，但长期预后不佳，复饮率较高。因此，需要配合心理治疗、社会互助团体、嗜酒者互助协会等。

动机性访谈是一种有效处理成瘾行为的心理治疗方法，通过以患者为中心、引导的方式，从探索和解决矛盾中提高内在改变的动机。动机性访谈以表达共情、展现冲突、避免争论、处理阻抗、提高自我效能为基本原则。在酒依赖的治疗初期，往往需要通过动机性访谈提高患者戒酒的内在动力。动机性访谈的过程大致分为四个阶段：导进、聚焦、唤出和计划。首先需要建立良好的关系，收集信息，之后逐渐明确需要解决的问题，选择一个重点问题或者需要首先解决的问题作为重点进行讨论，就改变的愿望、理由、困难、能力、方法等进行"改变性交谈"，最后形成具体计划，或者改变的意向。在访谈的过程中，展现冲突和处理阻抗是重要的技术，面对阻抗，医师应保持中立的态度，顺应阻力，开展深入的讨论，让患者发现潜在的改变需要。例如患者可能会说"我不认为喝酒是问题，而且喝酒能让我放松"。采用动机性访谈技术的医师可能会说："可能你真的很喜欢酒后的放松感，那么你能谈谈喝酒给你的生活带来哪些好的或者坏的影响吗？"以此引导患者注意到饮酒带来的不良影响，展现无法摆脱酒精的现实，产生改变的愿望。

酒依赖的团体心理治疗则针对酒依赖的共同特点进行讨论和干预，能减少病耻感，获得支持感和自我效能感，让患者在讨论中接纳治疗的核心理念比较受青少年患者的欢迎。团体心理治疗的疗效因子包括希望重塑、普遍性、传递信息、利他主义、原生家庭矫正性重现、提高社交技巧、行为模仿、人际学习和团体凝聚力。在酒依赖的团体心理治疗中，治疗师引导团体成员进行主题讨论（如饮酒的危害、如何防复饮、饮酒和情绪的关系等），在上述疗效因子方面进行关注和加强，可以使团体发挥其治疗作用。团体治疗相对于个别治疗效率更高，在接纳性、人际交往改变方面具有优势。

在社会支持方面，嗜酒者互助协会（alcoholics anonymous，AA）起到了一定的作用，它由两名美国酒依赖患者发起，属于自助性质的组织，现已发展为世界组织。在我国的延吉、北京等地，已经有数个小组。它主要的戒酒方法是"十二个步骤",包括承认和接受无法控制酒依赖这种疾病,对于自己饮酒的行为进行反省和改正,愿意寻求外界的帮助,并且通过帮助其他依赖者来实现维持自己戒酒的目的。互助协会最主要的活动方式是组织各种会议,会议一般分为两种:封闭式会议和开放式会议。封闭式会议是较常见的形式,其参加者均为嗜酒者,会议以十二个步骤为主题,参与者可以畅所欲言,分享自己成功或失败的经验,或者讨论戒酒过程中遇到的具体困难等。开放式会议对参加人员没有具体的限制,所有感兴趣的人都可以参加,会议大多有一个主要发言者或一个小组主持人,讨论和戒酒有关的话题。由于开放式会议参加者范围较广,故能起到宣传教育的作用,很多嗜酒者就是在参加了开放式会议后才了解到互助协会从而加入的。

(易嘉龙　杨晓玲　黄　剑)

第三节　伦理和法律的相关问题

一、概述

精神科临床实践中的一般伦理学原则在儿童精神病学中同样适用,这些原则包括保密(confidentiality)、尊重自主权(autonomy)、知情同意(informed consent)、善行(beneficence)、不伤害(non-maleficence)、公正(justice)等。同时,儿童少年在法律上属于无民事行为能力或行为能力不全的未成年人,需要监护人代理部分乃至全部的民事行为,在临床诊治中,他们的知情同意能力和自主决定治疗权等,也可能受到不同程度的限制。另外还有儿童和成人利益冲突的处理,儿童少年违法行为的司法精神病学评估等问题。因此,熟悉有关伦理原则在儿童精神病学中的应用,了解相关的法律概念,对临床实践是有裨益的。

二、儿童少年参与临床诊治中的基本原则

1. 对于未成年人,父母在一定程度上参与治疗是必要的。

2. 应根据儿童少年的心理成熟度不断发展的具体情况,对其理解和判断能力做出合理判断,以支持其参与医疗决策并权衡其参与程度。

3. 为努力提供最好的保护和治疗,相关各方应互通信息,通力合作。

上述观点不仅有前述伦理学原则的支持,也符合相关的法律规定。《中华人民共和国民法典(2020)》(以下简称《民法典》)第二十条:"不满八周岁的未成年人为无民事行为能力人,由其法定代理人代理实施民事法律行为。"第十九条:"八周岁以上的未成年人为限制民事行为能力人,实施民事法律行为由其法定代理人代理或者经其法定代理人同意、追认;但是,可以独立实施纯获利益的民事法律行为或者与其年龄、智力相适应的民事法律行为。"第三十五条:"未成年人的监护人履行监护职责,在作出与被监护人利益有关的决定时,应当根据被监护人的年龄和智力状况,尊重被监护人的真实意愿。"

《中华人民共和国未成年人保护法(2020年修订)》(以下简称《未成年人保护法》)第四条:保护未成年人,应当坚持最有利于未成年人的原则。处理涉及未成年人的事项,应当符合下列要求:

(一)给予未成年人特殊、优先保护。

(二)尊重未成年人人格尊严。

(三)保护未成年人隐私权和个人信息。

(四)适应未成年人身心健康发展的规律和特点。

(五)听取未成年人的意见。

(六)保护与教育相结合。

三、临床实践中的一般伦理和法律问题

1. **利益冲突** 儿童的利益应优先于成人利益,但是在某些情况下做出利益优先的决定时将面临伦理两难处境,比如母亲处于抑郁发作而需要对儿童执行替代监护时,母亲的抑郁可能因此而加重,从而对患者的权益保护提出伦理挑战。处理这种情况时,通常要与其他家庭成员以及负责治疗母亲抑郁的医师进行讨论,权衡地达成符合母亲和儿童利益的处理措施。

另外一个例子是学习能力低下儿童"正常化"原则中的利益冲突。"正常化"鼓励患儿在正常环境中接受教育,参与正常的社会生活,但患儿在正常的学习和工作环境中往往更容易遭到歧视和欺负,而在特殊学校里这种情况则相对较少发生,如何处理这个问题是目前的难点。总的原则是儿童利益优先,在此原则下根据患儿的病情、社会功能的总体程度和具体特点、家庭情况、学校和所处环境等,具体问题具体对待,是制订个体化处理方案的基本原则。

2. **保密** 未成年人的信息保密不仅涉及家庭成员和医师,还常常涉及教师等其他有关人员。医师在决定披露信息时,要考虑不同披露对象的法律

地位和责任(父母或法定监护人优先于其他人),同时十分谨慎地考虑可能的不良后果。对于心理发育成熟度相对较高的少年患者,在披露信息时应尽可能听取本人意见,尤其是在心理治疗领域。

离婚父母的监护权在法庭离婚判决时通常有明确规定,直接监护人在获得信息上或者代为决定上都具有优先权。

某些特殊情况如患儿有针对同学、老师或自己的危险行为或明确危险时,医师是否有法律责任向有关的人或部门披露患儿的情况,在西方发达国家一般有明文规定。我国没有相关的法律规定,临床实践中一般推荐步骤是首先告知监护人关于患儿可能对他人的危险,提醒监护人履行监护职责;如果医师认为不告知第三方可能引起严重后果但是监护人拒绝这样做,医师应在病历上做好记录,同时向相关部门汇报,必要时向法律人士提出咨询和请求帮助。

3. 知情同意　前述"根据被监护人的年龄和智力状况,尊重被监护人的真实意愿""处理涉及未成年人的事项,应当听取未成年人的意见",是儿童少年患者参与医疗决策的法律规定。8 岁以下儿童患者的医疗决策基本上由监护人代理,而随着年龄增长,医疗决策中的知情同意将越来越多地交由患者本人。如果患者的决定明显对其不利甚至必将产生损害性后果时,医师应深入评估患者的知情同意能力,保留监护人做最终决定的优先权。例如一位 14 岁的女孩患有进食障碍,病情严重到身体处于严重营养不良状态,但患者本人却拒绝治疗,此时监护人的决定是优先的。监护人也有权拒绝治疗,当这样的拒绝在客观上延误患者的治疗,实际损害了患者利益时,一些国家有法律规定可通过特定的部门来安排法庭裁决,我国则按《中华人民共和国精神卫生法》的规定:具有危害自身行为或者危险的严重精神障碍患者(该法律的"严重"所指为病情严重而非疾病诊断分类),其住院治疗由监护人决定。该法律第三十一条规定:"监护人不同意的,医疗机构不得对患者实施住院治疗。监护人应当对在家居住的患者做好看护管理。"这种情况下,医师的职责是本着患者利益至上的伦理原则,尽最大努力向监护人解释和说明拒绝治疗的医疗后果,但最终决定权在患者监护人。

知情同意的过程要如实记入病历,必要时要签署专门的知情同意书。

4. 儿童作为证人　大量文献表明,记忆尤其是短期记忆在 6 岁后迅速发展,并随年龄而持续上升。但是儿童对事件的回忆容易受暗示的影响,学龄前儿童尤为突出。交谈技巧在此显得十分重要。应以非限制性的开放性问题开始谈话,逐渐接近中心问题,并始终避免使用诱导、重复、引起幻想思索以及明显情感语调的操纵提问来主导晤谈。

只有具备能力的儿童作出的证词才有效力。一般来说,儿童能力有四条决定标准:① 记录事件的能力;② 正确回忆和讲述的能力;③ 分辨谎话与真实的能力;④ 基于自己对论据的认识进行沟通的能力。

四、童年起病的反社会品行障碍及相关的法律问题

1. 诊断分类的变化　ICD-10 中,品行障碍与多动性障碍并列于"通常起病于童年与少年期的行为与情绪障碍"之中,ICD-11 取消此大类,将相关内容重新归类,其中:① 将多动性障碍归于神经发育障碍(L1-6A0)中的注意缺陷多动障碍(6A05);② 将品行障碍归于破坏性行为或社交紊乱型障碍(L1-6C9)之中,分为对立违抗障碍(6C90)和反社会品行障碍(6C91)等,后者又分为童年起病和成年起病两种类型。

童年起病的反社会品行障碍经常给亲子关系和家庭关系、伙伴交往、学习环境、学校乃至社会带来不同程度的扰乱,严重情况会涉及违法行为并卷入法律诉讼。长期追踪观察的研究结果表明,某些类型的人格障碍(尤其是反社会型人格障碍)相当比例地存在品行障碍的病史。早期发现和干预是必要的。

2. 主要表现　基本临床特点是持续的、反复出现的、违反相应年龄和所处环境道德约束和法律规定的异常行为(远超出一般认为的调皮捣蛋)。比如:过分好斗或霸道,残忍对待动物或他人,严重破坏财物,放火,偷窃,反复说谎,逃学或离家出走,过分频繁地大发雷霆,反抗性挑衅行为,长期严重的不服从,等等。具有上述症状之一,持续 6 个月以上,同时排除器质性精神障碍、精神分裂症、躁狂、抑郁、广泛性发育障碍和多动性障碍,可以考虑诊断。需要注意的是,此类障碍常与注意缺陷多动障碍共病。

3. 可能涉及的法律问题　因其反社会行为,起病于儿童的品行障碍比其他儿童精神疾病更容易涉及司法领域。进入司法程序的前提是行为的性质和后果符合相关法律规定的内容,随后必然涉及其法律能力的问题。由于《民法典》明确规定了未成年人属于限制或者无刑事责任能力及民事行为能力人的具体年限,反社会品行障碍的临床诊断对于评估患儿的法律能力的作用,远低于成年期的精神疾病,司法机关也很少就此类儿童提请精神疾病司法鉴定。

从司法精神病的角度,起病于儿童期的反社会品行障碍是临床疾病分类,"品行"二字没有道德评判的含义;该疾病的成因复杂,和广泛性发育障碍、精神分裂症、双相障碍及抑郁症等疾病相比,生物学的因素并非明确而肯定,因此难以评估该疾病对法律能力的影响。

五、与校园欺凌相关的伦理和法律问题

学术界一般认为校园欺凌有三个特点:① 欺凌者带有恶意,是故意为之(hostile intent);② 欺凌者和受害者之间的力量不对等(imbalance of power);③ 一段时间内重复发生(repetition)。主要类型有肢体欺凌(physical bullying)、言语欺凌(verbal bullying)、社交欺凌(social/relational bullying)、网络欺凌(cyber bullying)、性欺凌(sexual bullying)等。

欺凌行为既是品行障碍表现,也是违背社会公德和规范、触犯法律的行为,对受害者造成当前的和持久的影响。受害者遭受欺凌后,短期内有身体损害和身心两方面的应激反应,严重者可出现需要抢救的生命危险,或者达到精神障碍诊断标准的创伤后应激障碍、抑郁、焦虑等,也可能诱发其他重性精神疾病如精神分裂症,可能出现厌学、休学、辍学、自伤、自杀行为,个别受害者采取报复行为,从受害者变成校园欺凌实施者。欺凌事件和后来的"二次伤害",还会对受害者的心理发展造成持久的不良后果,如持久的创伤后应激障碍、世界观和人生观的扭曲,人格异常甚至人格障碍,对自己的人生和他人及社会安宁,都有不同程度的影响。少数受害者在恰当的干预和自身心理修复能力作用下走向成熟并变得更加坚韧,他们的经历和经验是个体自我成长和心理干预的参考资料,但绝不是用来漠视校园欺凌的例证,因为绝大多数校园欺凌受害者受到的影响是负面的。

1. 相关的法律规定　《未成年人保护法》第一百三十条第三款规定:"学生欺凌,是指发生在学生之间,一方蓄意或者恶意通过肢体、语言及网络等手段实施欺压、侮辱,造成另一方人身伤害、财产损失或者精神损害的行为。"

第十一条规定:"任何组织或者个人发现不利于未成年人身心健康或者侵犯未成年人合法权益的情形,都有权劝阻、制止或者向公安、民政、教育等有关部门提出检举、控告。

国家机关、居民委员会、村民委员会、密切接触未成年人的单位及其工作人员,在工作中发现未成年人身心健康受到侵害、疑似受到侵害或者面临其他危险情形的,应当立即向公安、民政、教育等有关

部门报告。"

第三十九条规定:"学校应当建立学生欺凌防控工作制度,对教职员工、学生等开展防治学生欺凌的教育和培训。

学校对学生欺凌行为应当立即制止,通知实施欺凌和被欺凌未成年学生的父母或者其他监护人参与欺凌行为的认定和处理;对相关未成年学生及时给予心理辅导、教育和引导;对相关未成年学生的父母或者其他监护人给予必要的家庭教育指导。

对实施欺凌的未成年学生,学校应当根据欺凌行为的性质和程度,依法加强管教。对严重的欺凌行为,学校不得隐瞒,应当及时向公安机关、教育行政部门报告,并配合相关部门依法处理。"

2. 应对校园欺凌的建议

(1) 避免"二次伤害"　校园欺凌不仅对受害者的心理健康造成严重、持久的影响,而且涉及学校、家庭多方关系以及诸多伦理和法律问题。合理、合法的妥善应对,对各方都有利,不恰当的应对则可能造成受害者的"二次伤害",对受害者的心理发展带来持久的不良影响。因此,避免"二次伤害"应当置于所有应对决策和具体措施之前。

"二次伤害"的原因大致有:① 隐瞒事实,拖延或者不处理;② 处理时避重就轻,或者不公正地各打五十大板;③ 后续的对受害者造成压力的环境、态度、言语和行为刺激;④ 不恰当的建议或者失败的心理干预,影响受害者的人生观和应对方式,造成新的社会不良适应模式。

(2) 受害者的应对　① 保留证据。这是"以事实为依据"的法律要求,是一切后续处理的前提。受害者无论多么的担心和恐惧,也无论以后如何应对,都要注意保留证据,这是在校园欺凌中可以学习和培养的社会适应能力之一。证据包括躯体伤情的照片(有日期标志)、就诊记录(一定要及时就诊)、网络短信截屏、语音或者录像、相关文字记录。这些证据可以来自自己,也可以从目击者那里获得。② 勇敢面对。即便心存恐惧,也要主动告知家长或老师,如实说明情况。③ 回避与施害者的直接接触。④ 不采取任何伤害自己的行为或者报复行为。

(3) 家庭的应对　① 观察到孩子的情绪和行为变化、身体外表的伤痕等反常迹象时,要主动询问并鼓励表达。② 理解孩子作为一个未成年人的不成熟态度和应对方式,不要指责,更不要打骂。③ 保持冷静,不要采取过激行为。④ 和孩子一起收集、保留证据。⑤ 和学校沟通,协商解决方式。⑥ 鼓励孩子接受心理干预。⑦ 咨询法律人士,必要时发起法律诉讼。

（4）学校的应对　①依照相关法律要求,建立健全防范校园欺凌工作制度,关键内容是制止和防止、事件报告、信息披露、多方沟通、受害者保护、心理干预、培训与教育等。②在制订措施和实施时,应当将避免对受害学生的二次伤害放在首先考虑的位置。

（5）社会的应对　①对校园欺凌予以符合法律规定的关注。②媒体报道及网络传播应尊重未成年的人格尊严,遵守信息保密原则,注意避免二次伤害。

（唐宏宇）

第四节　非自杀性自伤

一、概述

非自杀性自伤（non-suicidal self-injury，NSSI）的定义是:个体在没有任何死亡意图的情况下故意损伤身体组织的行为,此行为不被社会习俗规范允许或接纳。根据定义 NSSI 与以下各种行为是有区别的,如文身、穿孔、宗教仪式等,是可以为社会习俗规范接受的行为;以及以下行为也不被社会行为规范允许或接纳:自杀行为、意外伤害、因饮食失调或物质滥用等行为而导致的间接自我伤害等。

自伤最常见的表现为皮肤划/割伤、灼伤、严重刮擦。NSSI 在青少年中发生率很高,并与更负性的临床结果相关,如自杀未遂。有死亡意图的自伤行为被定为自杀未遂。更保守的界定将包括任何死亡意图在内,和（或）有不明确意图的自伤行为,均归类为自杀行为。NSSI 与自杀行为在概念上分为性质不同的行为。然而,也有界内认为,有或没有自杀意图的自我伤害实际上代表了同一种行为的不同形式或严重程度。NSSI 在各种精神疾病中常会发生,但基于许多 NSSI 的青少年并没有确诊的精神疾患存在,有些研究试图将 NSSI 作为独立的精神病疾患。本文所述"非自杀性自伤"只限于行为,非特别指定为"非自杀性自伤性疾病/障碍"。NSSI 与精神疾病之间的关系将在后面讨论。

在此讨论的主要人群是青少年,因为在这个年龄阶段,NSSI 的发生率远高于儿童时期。同时,仅限于讨论具有正常智力功能的青少年的 NSSI 行为。对 NSSI 的研究通常考虑的因素包括:①执行自伤行为时所处或选择的环境,例如住院期间,或在学校,或在家/社区。②自伤行为所持续的时间/时限,例如,既往（有生以来）,或过去一年等。③用于评估自伤行为的工具,例如,患者自我报告,或医师对患者的访谈。④研究设计的其他方面,例如前瞻性或回顾性研究等。

二、流行病学

NSSI 通常始于 12～14 岁。发病可发生在 12 岁之前,但很少出现在 5～7 岁的儿童中。12 岁之前即有此行为的儿童,其行为发作可能会有更高的频率,使用更多的自伤方法,以及由于损伤的严重程度而导致患者需要更多次去医院就诊治疗。

青少年中 NSSI 的发生率因研究方法而异,如对此行为的定义、调研样本的选择以及所使用的评估工具等而不同。如果在调查中使用单项问题（是/否）来衡量青少年 NSSI,与使用多个问题或问卷以评估自伤行为的研究相比,后者发现的患病率可能会更高。NSSI 在临床和社区环境中都很常见,然而临床样本的患病率高于社区样本（普通人群）。在青少年精神疾病患者中,过去一年的 NSSI 患病率为 50%～70%。而根据亚洲、澳大利亚、欧洲及北美的社区研究汇总结果,普通青少年中至少有一次 NSSI 的终身患病率为 17%～18%。青少年 NSSI 的发生率大约是成人样本中报道的 3 倍。例如,一项对 119 个社区研究的荟萃分析评估了亚洲、澳洲、欧洲和北美的个体（$n > 230000$ 人）,发现各年龄段的终身患病率估计如下:青少年（10～17 岁）为 17%、青年（18～24 岁）为 13%、成人（年龄≥25 岁）为 6%。

目前尚不清楚 NSSI 的患病率在女性中是否略高于男性,或者无性别差异。NSSI 的男女性别差异的研究有不同的发现,如一项对 120 项临床和社区研究的荟萃分析（$n > 245000$ 人）发现,非自杀性自伤行为在女性中发生率略高于男性。研究数据还显示,临床样本和自伤所用方法,此两项的性别差异最为明显,如女性报告的使用切割行为比男性多。但对 119 个社区研究的另一项荟萃分析（$n > 231000$ 人）发现非自杀性自伤的患病率男性与女性相似。研究数据并未有一致地表明种族和民族之间 NSSI 的患病率是否有所不同。与性（兴趣）取向为异性恋的青少年相比,对自己的性（兴趣）取向不确定或认为自己为同性恋或双性恋的青少年,其 NSSI 的患病率有所上升。研究还表明,与正常性发育的同龄人相比,性别发育异常的青少年的 NSSI 的比率也可能增高。例如,三项荟萃研究分析比较性（兴趣）取向少数（$n > 600$ 人数）和异性恋（$n > 7600$ 人数）青少年中非自杀性自伤的患病率。研究参与者大都是从社区招募的,自伤行为时间主要是过去一年。性（兴趣）取向少数的青少年中非自杀性自伤的可能性是异性恋青年的 6 倍($OR=6$，95% CI 为 4～9）。随后的一项社区研究发现，与异性恋青少年相比，性（兴趣）取向少数青少年中每类反复（≥10 次）非自杀性自伤的患病率更高，患病率如下：双性恋（$n>$2000 人）24%，同性恋者（$n>600$ 人）16%，质疑性取向（$n>2000$ 人）9%，异性恋（$n>70000$ 人）3%。性（兴趣）取向少数群体的年轻人 NSSI 的风险增加可能是由于该群体中的重大逆境发生率较高，例如因性（兴趣）取向少数身份而受伤害和（或）经历家庭冲突/受排斥等。

三、临床表现

NSSI 的基本临床特征是在没有自杀意图的情况下对身体表面的故意自我损伤。损伤可能导致流血或瘀伤。采取自伤行为的青少年通常是为了减轻其负面情绪（如焦虑或情感困扰）或惩罚自己等。有频繁（如，至少每周一次以上）NSSI 的患者，在其做出自伤行为之前可能会出现迫切感或有种类似"成瘾"的渴求意念。大多数青少年在进行 NSSI 之前可能踌躇数分钟的时间。青少年实施 NSSI 时大多是独自进行的。但是，同伴的影响可能与此行为的发病机制相关。

虽然物质使用障碍在 NSSI 患者中比对照组（无自伤行为的）患者更常见，但 NSSI 通常不会在物质使用时发生。然而，青少年如果其 NSSI 和药物滥用同时发生，可能会导致更严重的躯体伤害；因为药物滥用可使其判断力、自我抑制力和（或）疼痛敏感性均降低。NSSI 也可能与其他精神状态或疾病同时发生，包括情感调控失调、负性的认知问题（例如悲观性认知）、自尊心低下、孤单感、饮食失调、睡眠问题（包括常做噩梦）和其他高风险的性行为。下面对 NSSI 临床特征的不同方面分别进行描述：

1. 自伤的发生频率 临床样本（即住院患者）NSSI 的发生频率通常大于社区样本（例如学校学生）的频率。临床患者的 NSSI 的发生频率与其精神疾患和病理严重程度相关。对社区样本（$n=125$人、170 人和 655 人）的多项研究表明，25%～30% 的青少年仅有过一次 NSSI 行为；有多次自伤行为的青少年，既往自伤行为的频率平均为 2～10 次。但在临床样本中，既往的自伤行为平均发作次数要高许多，从数十次到数百次不等。在 NSSI 的单次发作中，个体所造成的伤口数量或深度也有所不同。每次发作中的伤口数量越多，例如 20 个划痕，或需缝合，可以反映出诱发个体进行自伤行为的情感伤痛程度越严重。

2. 自伤采用的方法 进行 NSSI 的青少年患者常使用如下多种方法，如：① 用锋利的物体，例如刀或剃须刀片，切割或刺伤皮肤，经常会导致伤口流血，皮肤表面可能会出现一系列瘢痕。许多研究表明，这是最常见的自我伤害手段。据估计，在非自杀性自伤的青少年中，有 70%～90% 的人会使用割伤。② 在皮肤上雕刻文字或符号。③ 用香烟等高温物体灼烧。④ 击打或敲打头部等身体部位，将自己体表磨划或掐捏致出血。⑤ 把自己咬至流血。⑥ 在粗糙的表面上摩擦皮肤。⑦ 用针头或其他尖锐物体扎刺皮肤。⑧ 揭痂以影响伤口愈合。⑨ 打断骨头/致骨折。⑩ 吞咽会立即造成消化道组织损伤的危险化学物质等。

大多数反复进行 NSSI 的患者会在不同时期使用多种方法。举例来说，一项对住院青少年患者（$n=89$ 人）的研究发现，过去一年中进行 NSSI 所使用的不同方法平均为 4 种。使用多种方法进行自我伤害的青少年，与其更严重的心理病理学和更大的自杀风险有关。在使用的 NSSI 的方法上似乎存在性别差异。女性自伤者报告更多的方法是割伤、咬伤、撕破伤口结痂，拉扯头发和划伤；而男性自伤者报告更多的方法是重击或敲打。

3. 自伤的严重程度 大多数 NSSI 造成表浅的损伤，不需要药物或治疗。但是，有时会比预期造成的伤害更严重。在发生 NSSI 的青少年中，临床样本中受伤的严重程度似乎高于社区样本。临床样本中约有 15% 的青少年，而社区样本中有 3%～6% 的青少年因 NSSI 需寻求医疗救助。

4. 身体损伤的位置 NSSI 的自伤通常发生在前臂、手、腕部和大腿上，但也可发生在躯体的任何部位。女性青少年多报告前臂、手腕和大腿等处的损伤，通常不会伤害自己的面部、生殖器或乳房。男性青少年自伤者则多报告在胸部、面部、生殖器和手部等处的损伤。

5. 自伤行为导致的躯体疼痛程度 反复 NSSI 的自体伤害通常会使个体对身体疼痛的敏感性降低。对 32 项研究的荟萃分析发现，与没有自伤行为的青少年相比，NSSI 者具有更高的疼痛阈值、更高的疼痛耐受性和更低的自报疼痛程度。此外，许多反复进行自我伤害的青少年在自伤时不会感到任何疼痛。对青少年进行的 NSSI（样本量分别为 $n=89$人和 $n=293$ 人）的临床和社区研究发现，这种行为在 33%～50% 的样本中并未引起疼痛。一些有 NSSI 的青少年虽感受到损伤所致的疼痛，但会从痛感中得到快感而加剧其自伤行为；而另一些青少年自伤者则不会以痛为快感。此外，一项针对青少年自伤患者的小型研究（$n=30$ 人）发现，此组患者非自杀性自伤的高频率与其行为产生的疼痛感相关。

6. 自伤行为导致的情绪困扰 许多有自伤行为的青少年报告说,他们在进行自伤后会感到痛苦的情绪,包括愤怒、内疚和羞耻感。然而,这些青少年经常会采取 NSSI 以调节其负面情绪。

7. 自伤行为导致的功能障碍 多数反复进行 NSSI 的青少年承认此行为会干扰他们的日常活动及功能。例如,在对 205 名自报过去一年中至少有 5 次或以上 NSSI 行为的社区青少年调查发现,超过 90％报告其在学校活动或社交关系等功能受到影响。

8. 自伤行为与精神疾病的关系 许多进行 NSSI 的青少年所表现的临床症状及功能损害符合精神疾病的诊断标准。与无自伤行为的青少年相比,几种精神疾患在有 NSSI 的青少年中更为常见。然而,值得注意的是,在没有确定的精神疾患的情况下,有些青少年仍会有 NSSI。

(1) NSSI 患者中常伴的精神疾病种类 与无自伤行为的青少年相比,精神疾病在有 NSSI 行为的年轻人中更常见。研究表明以下精神疾患很常见,如广泛性焦虑障碍等焦虑症、品行障碍和对立违抗障碍、抑郁症、进食障碍、人格障碍[例如回避型,边缘型和(或)偏执型人格障碍,NSSI 患者中边缘型人格障碍发生率较高]、创伤后应激障碍、物质使用障碍等。

(2) 多种精神疾患易出现 NSSI 行为 临床研究表明,许多精神疾病患者会伴有 NSSI 行为。一项回顾研究估计,在青少年精神病患者中,有 40％～80％的人有 NSSI 病史。此外,患有精神疾病的人比无病对照组更容易有 NSSI。例如,一项对 56 项儿童和成人的研究荟萃分析,包括临床和非临床样本($n > 35000$ 人),发现患有精神疾病的个体发生 NSSI 的可能性是没有精神疾病的人的近两倍(优势比为 1.8);NSSI 非自杀性自伤行为在患有如下多种特定的精神疾病的患者中比无精神疾病者更为普遍,其中包括焦虑症(惊恐焦虑症和广泛性焦虑症)、抑郁症、强迫症和创伤后应激障碍。

(3) 边缘型人格障碍 许多边缘型人格障碍患者伴有 NSSI 行为,所以 DSM-5 将 NSSI(称为"自伤行为")作为边缘型人格障碍的诊断标准之一。

(4) 进食障碍 对 28 项研究的荟萃分析发现,其中 6000 多名患有进食障碍的患者(平均年龄 24 岁)有 NSSI 终身史的患者比例为 27％。并且在迄今最大样本数量的青少年饮食障碍症($n = 612$ 人)的研究中,非自杀性自伤的发生率为 41％。

(5) 睡眠障碍 患者的睡眠障碍可能与其 NSSI 行为相关。一项针对精神科门诊患者($n = 313$ 人,平均年龄 26 岁)和大学生($n = 133$ 人,平均年龄 20 岁)的研究发现,在每个样本中,即使控制试验者的抑郁症状,具有 NSSI 史者比无睡眠障碍者更多报告会做噩梦。噩梦可能会使个体增加消极情绪,从而可能会促使其采用 NSSI 以调节消极情绪。

(6) 单相重度抑郁症 在患有单相重度抑郁症的青少年中有 33％～55％的人有 NSSI 史。如一项社区研究发现,在患有严重抑郁症的青少年($n = 265$)中,有 NSSI 史占 56％,在过去 12 个月中有 48％曾有该行为。又如,两项针对患有单相严重抑郁症青少年(样本量分别为 $n = 327$ 和 $n = 164$)的随机试验发现,在研究入组时,分别有 34％和 38％的人报告有 NSSI 史。

9. 与自杀行为的关系

(1) NSSI 行为和自杀行为的不同 首先,NSSI 和自杀行为的动机不同。根据定义,NSSI 是在没有任何自杀意图的情况下发生的。NSSI 并不是自杀未遂行为,相反,患者通常使用 NSSI 来调节其负面情绪(悲伤、焦虑和愤怒),从而预防青少年自杀行为的发生。第二,两者行为的发生频率不同,NSSI 的发生率通常比有自杀企图的行为要高。第三,NSSI 和自杀行为采用的方法有所不同。NSSI 最常见的形式是割伤和烧灼,而最常见的自杀未遂方法是中毒(服用过量药物)、窒息(包括上吊)和使用枪支(最有可能导致死亡的方法)。第四,自杀未遂的行为所致的医疗严重性/致命性通常比 NSSI 更甚。

(2) 青少年 NSSI 和自杀行为密切关联 青少年 NSSI 和自杀行为经常共同存在,尤其是在临床样本中。如在 NSSI 的青少年临床样本中,35％～70％的人曾尝试过自杀。一项临床研究发现,有 NSSI 史的青少年($n = 124$ 人)比没有的青少年($n = 203$ 人)发生过自杀的可能性要高出两倍(37％对 15％)。另一项临床研究发现,过去一年中,有 NSSI 行为住院的青少年中($n = 89$ 人),平均既往自杀尝试次数为 3 次。在社区样本有 NSSI 的年轻人中,有 10％～45％的人在他们生活的过去某个时刻曾尝试自杀。

(3) 与自杀行为相关的 NSSI 的特征 包括:患者有更多的 NSSI 事件(如过去一年中有 5 次或更多),采用更多的自我伤害方法(如使用 3 种以上的不同方法);有更长的 NSSI 史(如超过两年);在 NSSI 中患者没有疼痛感;其 NSSI 行为在独处或背着旁人时进行;以及对 NSSI 的自我强化功能如调节负面情绪等,有更强烈的认可。

(4) 非自杀性自伤行为是预测患者将来的自杀行为的强有力的危险因素 前瞻性研究表明,具有

NSSI 史的个体自杀未遂的可能性是无自伤史者的 3～7 倍。一项社区研究招募 399 名青少年（其中 30% 曾在过去一年有 NSSI 史），并且对他们进行了 2.5 年的前瞻性随访。在控制了潜在的混杂因素（例如女性、抑郁症和自杀未遂史）之后发现，NSSI 每增加一个单位，随访期间自杀未遂的风险就会增加 7 倍。在其他青少年和成人的前瞻性研究中，有 NSSI 史患者的自杀率是无自伤史者的 3～4 倍。尽管以前认为既往自杀未遂史是未来自杀行为的最强预测因子，但多项研究表明 NSSI 史是青少年患者未来自杀行为的更强大危险因素。

（5）关于 NSSI 与自杀行为之间的关联的几种假设　某些个体可能对 NSSI 和自杀行为都具有易感性或潜在的脆弱性。支持这一假设的证据包括对 280 名青少年的临床研究发现，这些个体初始的 NSSI 的自我伤害意念和自杀意念是同时产生的，并且两者均在 NSSI 行为的第一次发生之前的 4～6 个月开始。此外，患者的 NSSI 行为和自杀行为有关联的危险因素是相同的，包括既往遭受虐待史、有情绪调节障碍、绝望、冲动、破坏性或攻击性行为、单相性重度抑郁和边缘型人格障碍等。

由于反复的自我伤害行为，青少年逐渐习惯于对自身伤害相关的恐惧和痛苦感觉，并在此过程中获得了潜在的致命性自我伤害的能力，因此 NSSI 可成为青少年未来自杀行为的危险因素。借此所提出的相关理论，即 NSSI 行为和自杀行为是自伤行为的连续性递进性强化过程，并且强度不断升级的 NSSI 是通往自杀行为的门户。

10. NSSI 的病程　NSSI 行为通常始于青春期早期。NSSI 想法的产生通常先于 NSSI 行为数月。在针对青少年临床样本（$n=280$ 人）的一项研究中，非自杀性自伤的想法首次发生于自伤行为之前平均 4～6 个月。尽管大多数 NSSI 者只有一次这样的行为，但在对 NSSI 行为持续病程的了解上仍有很多未知。大多数纵向研究通常在六个月至五年的时间范围内追踪 NSSI 患者。一项大量随机抽样的青少年群体（$n=1943$ 人）的研究从青春期中期（平均年龄 16 岁）到成年（平均年龄 29 岁）进行了 13 年的随访。多数在青春期有 NSSI 的青少年在其青春期结束或进入成年期后停止；这与一些较小样本量的研究结果是一致的。另外，女性比男性患者更有可能继续其自伤行为直至成年。有持续的 NSSI 行为的青少年，他们在青春期期间的焦虑和抑郁症状更为严重。NSSI 可能由于其成因的自我增强特性而形成慢性病程，形成重复性和固定性的行为。在那些停止 NSSI 行为的青少年中，一些纵向研究证据表明，随

着自伤行为之间间隔时间的延长，复发风险的可能性会降低。此外，某些停止重复性 NSSI 行为的青少年，可能会继续使用其他不良适应策略（如滥用药物）来调节其负面情绪。

四、病因和发病机制

NSSI 的发病机制尚不清楚。但是，研究表明可能涉及多种因素，包括行为和其他心理因素、社会或人际关系因素以及生物学因素。NSSI 行为的发病机理可能涉及的社会环境因素包括儿童期遭受虐待和社会行为的传播作用如同伴的行为影响。NSSI 行为可能涉及多个神经生物学系统，包括遗传因素、内源性阿片类递质，以及下丘脑-垂体-肾上腺轴功能的改变等。另外，患者的神经回路改变（如与社交排斥和情绪处理有关）可能是其行为的基础。有致病模型提出，NSSI 是由远端和近端危险因素的相互作用引起的。具体而言，个体易感因素或累积的远端风险（如儿童时期遭受虐待等），会导致产生个体（如持有高度负面情绪和认知）和人际间（如具有沟通技能薄弱）的脆弱性因素。这些脆弱性因素使个人难以应对压力并做出适应性反应。这种个体面临处理压力的困难，再加上 NSSI 的其他易感因素（如习他行为和自我惩罚等负性因素），增加了个体发生自伤的可能性。

（一）危险性因素

研究表明，大多数先前确定的 NSSI 行为的相关因素均是弱风险因素。一项荟萃分析回顾了 20 个临床和社区研究数据，前瞻性随访了 5000 余名青少年和成人，平均随访时间为 12 个月，在此期间，有 168 人（主要是青少年）有 NSSI 行为。共研究了 34 个危险因素，这些危险因素在预测非自杀性自伤行为的总体综合效果在统计学上有显著意义，但临床上意义却不大[$OR=1.6$，95% CI 为 1.5～1.7]；此外，荟萃分析的各项研究群体之间的异质性及发表的选择性偏差也很严重。在预测非自杀性自伤行为的影响因素中，最大的危险因素（$OR>3$）是：① 非自杀性自伤行为既往史、B 型人格障碍；② 边缘型、戏剧性、自恋性或反社会性人格障碍；③ 个体的无助绝望感。根据荟萃分析和其他研究，非自杀性自伤行为的其他危险因素包括抑郁、饮食失调、情绪/内在化问题（如情绪低落、社交退缩和负面归因倾向等问题）、行为/外在化问题（如攻击性、违法行为和药物滥用等问题）、睡眠问题、情绪调节障碍、冲动性（自我评估而非实验室测试）、儿童期受虐待史、其他负性生活事件或压力（如欺凌和受霸凌经历）、既往

有自杀的想法和（或）行为、既往有同伴 NSSI 行为（受同伴影响）、自我表述有将来的 NSSI 行为的可能性、父母的精神疾病史、家庭功能受损等。然而，这些危险因素与多种类型的适应不良行为相关，而非自杀性自身伤害所特有的。

（二）保护性因素

对 NSSI 的保护性因素研究很少。可能保护青少年避免进行 NSSI 行为的因素包括重视自我价值或自爱自重、随和的人格特质（即温暖和友善）、有责任有担当的性格（谨慎和警惕），以及对社交关系的满意度。在性（兴趣）取向少数群体的青少年中，与他人（如父母、非父母成人及朋友）保持联系，以及在学校的安全感等是预防 NSSI 行为的保护因素。

（三）行为和心理因素

研究最广泛的心理因素可能是维持或导致非自杀性自伤相关行为的功能或动机。

1. 行为的功能 NSSI 的开始和持续可能是此行为为患者提供了一项或多项功能。通过检查 NSSI 行为发生之前以及之后的因素和事件，有助于了解行为的功能（动机）。临床经验所支持的行为模型提出，NSSI 的功能有两种：强化和影响。① 强化功能。NSSI 的强化可以是正性的，也可以是负性的。正性强化是指非自杀性自伤行为可因增加个体需要的外来刺激而得以持续。因为自伤行为使个体达到所期望的状态，如引起他人的注意，或者被当做他/她应受的惩罚。负性强化是指非自杀性自伤行为可因消除不良或厌恶的外来刺激而可以持续。因为这种行为减轻了个体诸如焦虑、沮丧或愤怒之类的负面情绪；或减少其痛苦的想法，如自我批评或自杀念头；或消除不必要的社会要求或环境（如父母停止打斗）等。② 影响后果。行为的后果来自人际或社会过程。NSSI 行为对自己的影响后果是个体内在的（又称为自动产生的），是在个人内部产生的。NSSI 行为在人际间产生的影响是对环境或他人/人际关系等的影响。

基于此模型，NSSI 有以下四个主要功能：① 个人正性强化功能。NSSI 行为会产生个体所需的感觉和想法（如自伤的疼痛刺激使个体产生感觉以避免麻木空洞的感觉，"即使自己感到存在"或因惩戒自己而得以满足）。② 个人负性强化功能。NSSI 行为减少个体的消极和厌恶的情绪和思想，如愤怒、悲伤和焦虑。③ 社会性正性强化功能。非自杀性自伤行为会引起他人的正性响应，如家人或朋友的关注或支持。④ 社会性负性强化功能。NSSI 行为

有助于摆脱社会对个体行为的要求和个体难以忍受的社会状况（如自伤行为可以逃避上学）。患者最常报告 NSSI 行为可调节或控制他们的负面情绪（个体的负性强化功能）。一般而言，NSSI 有至少上述一种以上的作用。在评估患者 NSSI 时，进行个体化的功能性评估，以识别患者行为的前因和后果，并确定行为的维持方式。了解个体非自杀性自伤的功能，可以为制订治疗计划提供有用的信息。

2. 心理因素

（1）归因方式和绝望 如果青少年对负面生活事件的反应是内化的（而不是外部的），持续稳定性的（而不是暂时的）和泛化性的（而不是特殊情形的），则导致青少年可能更容易采取非自杀性自伤行为。例如，在与恋人分手后，如果青少年仅将分手原因归于自身的缺陷（内化），即认为是自身特质的缺陷导致（稳定和持续性），从而会阻止个体重新建立/保持亲密健康的关系（泛化性），则青少年 NSSI 的风险会增加。由于这种悲观的归因性质，对青少年自身未来以及其个体状况改善可能性的绝望认知是青少年采用 NSSI 的最强大风险因素之一。

（2）自我批评 多项研究将自我批评与个体 NSSI 联系起来。用于自我批评的其他相关词包括负面的自我形象、负面的自我评价、自我厌恶和自我憎恨（自我批评的一种极端形式）。自我批评可预测那些有 NSSI 史者未来自伤行为，特别是表达憎恨自我的年轻人最可能进行 NSSI。此外，自我批评可能会介导负面的人际交往经历（负面的亲子经历或遭受霸凌）与 NSSI 之间的关联。对此 NSSI 途径（自我批评）的进一步支持来自对 NSSI 的自我惩罚功能的研究，这在青少年中普遍报道。在具有 NSSI 史（n＝183 人）的大学生样本中，最常报告的初始自伤行为的动机是"对自己生气"，此点在样本中占 40％。

（3）内在（化）认同 内在认同或自我认同假说指出，随着时间的流逝，有 NSSI 的个体会在 NSSI 与自身之间建立强大的联系；对 NSSI 的自我认同，导致这些个体在遭遇压力时选择自伤行为，而非采用更具适应性的应对策略。为了验证这一假设，研究人员开发了一种简洁的计算机测试，该测试使用个体对选择的反应时间（而非明确的自选答卷）来检验自我伤害的个体形像与自我之间的关联强度。多项使用该测试的研究结果表明，与无 NSSI 行为的青少年相比，有 NSSI 行为青少年则表现出更强的对自伤行为内化的自我认同感。此外，一项为期一年的青少年前瞻性社区研究（n＝662 人数）发现，即使控制了 NSSI 既往史，个体对其非自杀性自伤行为的内

化性认同可预测其该行为的持续。

（四）社会因素

NSSI 发病机制中可能涉及的社会因素包括儿童期受虐待经历及各种同伴行为影响，包括受欺凌、受同伴伤害及受社会舆论媒体信息等影响。

1. **儿童期受虐待**　多项研究表明，儿童期遭受虐待（或被忽视）与 NSSI 相关联。但是，许多被忽视或受虐待的青少年没有自伤行为，许多自伤的年轻人也无被忽视或受虐待史。儿童受虐待与其非自杀性自伤行为之间存在关联的研究证据包括：对 26 项研究（$n>85000$ 名儿童、青少年和成人）的回顾得出结论，儿童期受虐待的经历，尤其是性虐待，与其 NSSI 行为相关联。对六项研究儿童早期受虐待与青少年 NSSI 之间的关系的荟萃分析表明：受虐待的青少年比未受虐待的青少年发生 NSSI 的可能性更大（$OR=4.4$）。研究指出，创伤症状而非创伤事件本身，可以介导儿童虐待与 NSSI 之间的关联。另一项研究表明，精神疾患（如抑郁症和焦虑症）可能介导儿童期虐待与 NSSI 之间的关系。儿童时期的间接受虐经历，如目睹家庭暴力，也与青少年的 NSSI 关联。

2. **受同伴行为影响**　NSSI 的发病机制可能包括受同伴行为影响。研究表明，同伴的影响可能通过社会交往和选择效应而产生。一种假说是，社会交往或某些情况下可能发生行为的社交性传染/影响，因此某人的行为随后会被朋友或其他人效仿。在青少年的临床和社区研究样本中均发现了非自杀性自伤受社会性信息影响的证据。社交传播也可能通过接触如音乐、影视、互联网和社交媒体等介质而间接发生。青少年还可以通过这些渠道学习其他自伤的新方法或技术。第二种假设指出，由于选择的结果，会有同伴采取非自杀性的自我伤害，即青少年的朋友有相同的专注和行为，如 NSSI。社会性习得对于 NSSI 的起始可能更重要，而其他强化因素对于维持此行为可能更重要。

3. **其他**　人际关系和压力与 NSSI 行为的起始和维持有关。这些人际因素包括：同伴受害（包括霸凌和网络欺凌），孤独与社交隔离，人际关系的丧失，臆想的和现实中家长对之批评或严苛，与家人的沟通困难等。此外，NSSI 行为可以在特定环境中得到加强，因为这种行为可以帮助青少年在环境中获得他们想要的东西，例如支持（正性增强），或者消除负面的环境因素，如人际间的要求（负性强化）（参见上文的"行为功能"）。

（五）生物学因素

对青少年 NSSI 的生物学模型的研究相对较少。然而，似乎某些神经生物学因素可能与 NSSI 的发病机制相关，如 NSSI 可能是由与情绪调节有关的神经生物学系统异常所致。这与青少年患者进行非自杀式自伤以调节其负面情绪的证据一致。

1. **遗传学**　非自杀性自伤可能涉及遗传因素（易感性）。一项针对成年重度抑郁症患者的研究（$n=195$ 人）发现，在控制了边缘型人格障碍和儿童期性虐待史等因素后，G 蛋白 β3 的 T 等位基因与非自杀性自伤行为的持续发生相关（$OR=4$）。一项针对成年单卵双生和双卵双生双胞胎人群（$n>10000$ 人）的研究发现，遗传因素对 NSSI 的相对影响程度，男性为 37%、女性为 59%，其余可归因于双胞胎患者非共享的环境因素；这项研究还表明，在 NSSI 和自杀意念的遗传中可能存在重叠因素的影响。然而，其他证据表明，自杀未遂和 NSSI 的家族遗传因素是截然不同的。

2. **神经递质**　反复性的 NSSI 的发病机制可能与内源性阿片类递质有关，但血清素和多巴胺等功能障碍的证据尚不一致。

（1）内源性阿片类递质　重复性 NSSI 可致个体的疼痛敏感性降低，可能是内源性阿片类递质所介导。阿片类递质自我分泌假说提出，进行 NSSI 的个体内源性阿片类递质的基线水平较低；NSSI 导致释放出内源性阿片类递质，可能会与体内长期阿片类递质水平较低相关。长期低水平的内源性阿片类递质可能会使阿片类递质受体敏感度增强，进而使自伤时释放的内源性阿片类递质的镇痛作用更强。一项支持此假说的研究（$n=29$ 人）发现，反复进行 NSSI 患者的内源性阿片类递质（β-内啡肽和甲脑啡肽）在脑脊液的基线浓度水平低于对照组。另外，NSSI 的患者在自伤期间所释放的阿片类递质可能有助于调节负性情绪。

（2）5-羟色胺（血清素）　关于血清素能系统和 NSSI 的研究结果不一致，某些研究表明血清素功能的降低与 NSSI 行为相关，而其他研究则表明血清素的功能与此行为无关。

（3）多巴胺　多巴胺能功能与 NSSI 关联的证据也很不一致。下丘脑-垂体-肾上腺轴功能的改变，是机体应激反应功能系统的核心，可能与非自杀性自伤相关。

（4）其他　有 NSSI 行为的青少年可能在急性应激情形下反应迟钝。例如，在诱发心理压力反应的标准化实验测试中，在过去一年曾有 NSSI 的女性青少年患者($n=14$人),与女性健康对照组($n=14$)相比,其皮质醇激素("压力激素")的反应是减低的。此外,有非自杀式自伤行为的青少年早晨皮质醇水平相对较高,这可能是因为机体预期一天中会经受压力而反应性增高。与年龄和性别相匹配的健康对照组个体($n=26$人)相比,在过去6个月中至少有5次非自杀性自伤行为的青少年精神疾病患者醒后的唾液皮质醇水平更高。

3. 神经影像学 研究表明神经回路的改变可能是NSSI的基础。功能性核磁共振成像研究在有和没有NSSI的个体间进行比较,发现他们在多个大脑区域的活动以及区域之间的功能性连接方面存在差异。例如,与无自伤行为的青少年相比,有NSSI的青少年可能会对人际交往中的排斥表现出明显的中枢神经反应,并且其反应更敏感、更难调节。研究发现,在与年龄相匹配的健康对照组($n=15$人)和有边缘型人格障碍的成人($n=15$)相比较,在社交排斥状况中,有NSSI($n=14$人)的青少年壳核[大脑突显网络或系统(salience network),即皮质边缘神经回路的一部分]表现出独有的加强激活现象。另一项使用相同的社会排斥模式的研究发现,与无自伤行为的患抑郁症青少年组($n=14$人)和健康对照组($n=15$人)相比,有NSSI的抑郁症青少年患者($n=14$人),其前额叶皮层的特定区域表现出更大的激活水平。在观看情感表达图像以及与NSSI相关的材料时,有NSSI行为的青少年,其中枢神经反应区域会有特殊的变化。比较有和没有NSSI行为($n=18$人)女性青少年组间,观看标准化的情感图像时,NSSI组的特征是颞上皮层、前额下回和前额下皮层的激活程度更高。而当观看与非自杀性自伤有关的图像时,NSSI组在前额叶上皮层有更大激活的特征。其他研究表明,有NSSI的青少年可能表现出杏仁核-皮层的异常沟通性。比较女性青少年NSSI组($n=25$人)和健康对照组($n=20$人),前者在静止状态下和完成情绪-面部识别匹配任务中表现出杏仁核-额叶沟通活动低下。此外,两组的区别还表现在,有NSSI组,其杏仁核和辅助运动区之间的过度沟通性也进一步解释了自伤患者这种行为的习惯性。另一项研究检查NSSI患者如何表现出不同的神经处理疼痛经验和"缓解"疼痛感觉(奖励回路的建立)。与无自伤行为的青少年($n=15$人)相比,非自杀性自伤的青少年($n=13$人)在多个奖励/疼痛处理区域展示出更大的激活水平,并在由疼痛刺激引起的主观缓解程度和多个大脑区域的活动区域(如前楔神经核、上边缘回、后扣带回和枕回)之间存在更强的正性相关。

五、诊断

DSM-5中NSSI的诊断标准如下:

A. 在过去的一年中个体有5天或以上的时间,故意造成其身体某种表面出血、淤血或疼痛的损伤(如切割、燃烧、刺、射击和过度的摩擦),其预期是只导致轻微的或中度身体伤害(比如没有自杀意图)。

注:患者可以声明或表示没有自杀意图,或者可以通过其反复发生的不太可能导致死亡的行为来推断其知道或了解。

B. 进行自我伤害行为的患者有下列一个或多个的预期:

(1)从消极的感觉或认知中获得解脱。

(2)克服人际困扰。

(3)引发出一种好的感觉。

注:预期的解脱或反应是患者在自我伤害期间或之后短暂的特定体验,患者表现出一种依赖或想重复体验的行为模式。

C. 故意自我伤害行为至少与下列一项行为相关联:

(1)在发生自我伤害行为之前有:人际交往困难或负面情绪或想法,比如抑郁、焦虑、紧张、愤怒、无特定原因的困扰或自我批评。

(2)在发生自我伤害行为之前有:一段时间内专注于一些难以控制的故意行为。

(3)频繁地预想自我伤害行为,即使没有发生实际行为。

D. 不被社会认可的表现行为(比如穿耳、文身、宗教或文化仪式的一部分),并不仅限于抠痂或咬指甲。

E. 这些行为或者其后果导致临床显著的痛苦,或干扰其人际关系、学业或其他重要功能。

F. 不是只特定发生在精神病发作、谵妄、物质中毒或戒断时的行为。在神经发育障碍患者中其行为不是行为重复刻板模式的一部分。这些行为不能用另一种精神障碍或医疗状况更好地说明(例如:精神病性障碍、孤独症谱系障碍、智力障碍,自毁容貌综合征,伴自我伤害的刻板运动障碍、拔毛癖和皮肤搔抓症)。

六、治疗和管理

学校通常是推广和实施预防青少年NSSI项目的场所,目的是提高青少年对NSSI的认识,减少歧视,并促进寻求帮助的行为。尽管没有完善的预防计划,但基于经验的预防策略包括增强适应性的应对技能,增进与他人的社会联系,以及促进关于心理健康的讨论和对寻求帮助的积极态度。

NSSI 一般原则治疗和所涉及的问题包括：注重患者的保密要求、确定适当的治疗强度、增加患者的改变动力、制订有效的安全计划、观察治疗效果以及及时治疗并存的精神疾患。青少年 NSSI 治疗的基石是心理治疗。通常建议按照急性程度依以下顺序进行治疗：一般辩证行为疗法作为一线治疗；然而一些 NSSI 患者可能无法获得辩证行为疗法，或对辩证行为疗法无有效反应，或者可能会拒绝这种选择，认知行为疗法则是另一种可替代的方法。其他的治疗方法包括具有家庭治疗元素的心理动力学心理治疗、人际心理治疗、情绪调节团组治疗和家庭治疗（特别是加强父母培训）；还有一些 NSSI 的患者，如果对多种心理治疗方法缺乏有效反应，可加入辅助药物治疗。

（一）一般治疗原则

1. 对于反复性 NSSI 的患者　早期干预对于防止强化习惯性行为很重要。

2. 对于单次 NSSI 的患者　其行为目的是应对严重情感痛苦，并且造成较严重的伤害（如用剃须刀切割），甚或需要医疗护理（如缝合）。

3. 单发性的 NSSI 的青少年患者　其自伤行为只造成体表轻微损伤（如在粗糙的表面上摩擦皮肤），不需要药物或其他治疗；其行为的动机可能只是尝试性的，而非应对情感困扰等强化因素。合理且充足的干预措施则是采取观察及予以心理健康评估等。

（二）NSSI 的治疗目标

大多数 NSSI 患者不可能在一夜之间突然彻底停止自伤行为，尤其是有经常反复性自伤行为的患者。恢复是一个过程，在不完全停止自伤行为的情况下，仍可获得一些改善，包括减少自伤行为的频率，降低自伤的严重性（如表面划伤而不是用利器割伤），以及当出现自伤的冲动时，会使用其他适应性应对技巧予以克制。

（三）NSSI 的治疗中的常见注意事项

治疗非自杀性自伤所涉及的一般原则和问题包括：治疗适应证、对治疗效果的期望、医师对患者行为的态度、家庭参与、保密性、确定治疗强度及设置（如治疗场所在门诊、急诊或住院等）、增加青少年患者改变其行为的动力、制订安全计划（注意不是为了青少年患者安全而签订的"安全协议"）、同伴交流和（或）互联网信息的影响、监测治疗效果、治疗青少年患者相关的精神疾患/功能障碍、推荐合适的治疗等。

1. 医师的态度　医师应监察自己对 NSSI 患者的态度和反应。对 74 项研究的回顾发现，医师通常对自伤患者持有负性态度，包括烦躁、愤怒和沮丧。如果医师在与患者讨论其自伤行为时表现出厌烦情绪、持批判的态度，患者则可能会中止治疗，将来也可能不愿再向医师透露自伤情况。

2. 家庭在治疗中的参与　建议对有 NSSI 青少年的治疗需要请父母或监护人参与。支持家庭参与的证据来自对 19 项随机试验的荟萃分析，对至少有一次自伤行为的青少年（$n > 2000$ 人），有较多家庭参与的试验组中观察到青少年自伤行为减少，但在较少的家庭参与的试验组中则未观察到青少年自伤行为的改变。

3. 信守保密协议　在对有 NSSI 行为的未成年人治疗时，可能会面临保密性问题。医师应尽早与青少年及其父母或监护人公开讨论需要保密的内容和范围，并达成一致。青少年患者可能不愿透露自己自伤行为的性质和程度，特别是如果他们与父母/监护人共享那些信息时会感到不安。例如，青少年患者和其父母都同意，没有必要披露所有 NSSI 事件或行为的细节，除非自伤行为有可能导致致命的伤害，如伴有自杀企图或计划或行动。然而，即使青少年患者目前的自伤行为几乎没有医疗风险，但如果有父母监护，可以保护青少年的自伤行为严重程度不会进展。私下向临床医师透露或承认有 NSSI 行为的青少年，可能会要求医师不要向他们的父母透露其行为及相关情况。医师是接受或是拒绝青少年患者的请求，是基于医师对患者行为风险程度的临床判断。并且医师是否与父母沟通青少年患者其他相关的健康或风险行为，如饮酒、毒品使用和危险的性行为等，同样要做出相似的决定，并依据当地相关法律而行。

影响医师决定是否通知父母有关青少年患者 NSSI 的因素包括：自伤行为的频率，采取的方法，严重程度，导致自我伤害行为的情感困苦程度，自我伤害所造成的个体功能障碍程度及合并存在的心理疾患，是否有自杀意念和（或）自杀行为。在某些情况下，临床医师可以答应青少年患者的要求，不向其父母透露非自杀性的自伤行为，但仅限于青少年曾经有过一次或两次 NSSI，使用单一的自伤方法，只造成浅表性伤口而不致需要医疗护理的程度，并无任何自杀意念头或行为。如果青少年的 NSSI 频繁（如每周一次），严重程度不断加重，并伴有自杀的念头和行为，临床医师则应告知父母其孩子的风险行为。

此时应与青少年讨论如何告知父母,以保持良好融洽的医患关系。例如,可以让青少年选择如何告知父母,可能的选择有:① 临床医师在青少年患者不想面对的情况下告知其父母,并与青少年提前讨论告诉父母什么重要内容。② 临床医师与青少年患者共同面对的情况下告知其父母,以便青少年患者可以根据需要澄清任何要点。③ 青少年患者在临床医师在场的情况下自己告知父母,这样临床医师可以确保将正确的信息传达给父母。

4. 同伴和互联网的影响　一些青少年患者NSSI是受同伴的影响,也会受到互联网或社交媒体报道的其他同龄人自伤行为的影响。因此,父母在考虑如何最好地保护孩子安全时应注意这些影响。对于某些青少年,为减少自伤行为的风险,可能有必要限制其与有自伤行为的同龄人的交往,或阻止其对某些交流或报道自伤行为的互联网资讯和社交媒体的参访。

(四) NSSI 治疗的强度或设置选择

选择适当的治疗管理级别程度是基于确保患者安全的目的,同时在学校/工作的社会环境和家庭中对青少年保持最高水平的安全需要。选择合适的NSSI治疗强度,如在门诊、日间住院、住院或急诊,取决于几个因素:家庭支持程度、医疗资源的可获得性、患者自我伤害行为的频率和受伤的严重性以及是否伴有自杀意念和行为。大多数不处于中度、高度或紧急的自杀风险的青少年患者将接受门诊治疗。

对于非自杀性自伤患者,如果有以下情况,可能需要住院治疗:① 造成严重的躯体伤害(如需要医疗护理、缝合);② 在家中无法得到充分监控;③ 存在可能对患者或其他人构成安全风险的并发的精神疾患症状(如严重不安躁动、攻击或暴力行为或精神病症状等)。

但是,临床医师应避免不必要的住院治疗,以免使患者将来不愿透露自己的NSSI行为,从而阻止患者接受适当的治疗。例如,如果NSSI行为是单独发生的,不伴有攻击性或精神病等中度至重度症状,且没有自杀计划,则通常无需住院治疗。日间住院的适应证包括有NSSI行为,患者存在中度功能障碍,例如,间断性或经常不上学,或伴有精神疾病,前提是可以在家中监测患者,因为接受日间住院治疗的患者每天晚间都会回家。

(五) 动机访谈/干预

如果青少年患者的NSSI行为有人际关系或社会行为性的强化驱动,他们则可能没有参与治疗的动力。医师可以通过动机访谈/干预来针对患者对治疗及改变自伤行为的抵抗力。动机访谈/干预是一种短期心理治疗技术,用于帮助患者识别需要改变的原因,并投入治疗,以减少自伤行为。当患者对治疗和改变自己的行为模棱两可时,动机访谈尤其有用。动机访谈的主要目的是帮助患者认识到他们对NSSI行为的矛盾情绪或认知,增加其改变行为的动机以及帮助他们参与治疗。通用方法是对患者某行为/习惯保持不变或予以改变两者之间各自的优缺点进行共情理解和非批判性地探究。医师旨在帮助患者关注他们想改变的原因,并增强他们对自我改变能力的认知和信心。动机访谈的持续时间有所不同(如1~5次),每次的时长约为60分钟。在治疗访谈中探讨NSSI对自身躯体、心理和环境造成的后果、利弊,NSSI行为在患者生活中的价值和意义,患者的生活目标,停止NSSI行为的动机(潜在利益)、意愿和障碍,及青少年患者当前的功能状态及与其期望的未来状态之间的差异。

(六) 安全计划

对于患有NSSI的患者,临床医师和患者合作共同制订个性化的安全计划(也称为危机应对计划),以帮助提高患者的安全。对于有NSSI的患者,使用安全计划是患者实践自我保护措施的最佳方法。安全计划的关键要素包括:① 患者对其进行NSSI行为的自我警示表征/标志和诱导先兆的察觉。② 针对自我伤害冲动的独立应对策略。这些策略通常包括采取帮助自己放松或分散注意力的活动,如锻炼、散步、听音乐、阅读、记录想法或心理活动。此外,患者可以改变周围环境,让自己置身于人群中(以分散注意力,或去可以使其分散注意力的地方,以减少自我伤害的冲动)。③ 患者感到不安全时,也可寻找他人的帮助,包括家人、朋友和心理健康服务者。④ 保持所处环境的安全,例如除去可能会造成自我伤害的物品如利器、药品等。⑤ 安全网络支持信息或急救中心信息等。

(七) 对高危青少年行为的监测

在治疗期间,建议通过要求青少年患者每天或每周记录NSSI的想法/冲动和行为(包括频率和采用方法)以及行前因素和事件(例如负面情绪和人际冲突)来监测自己的意念/冲动和行为的后果。此外,患者应记录当出现自伤的冲动时,他们对替代和适应性应对技能的使用情况。自我监控日志可以帮助患者和医师识别患者何时最有可能发生自伤行为以及行为的功能,从而可以帮助患者进行更有效的有针对性的治疗。在辩证行为疗法中,要求患者填写日记卡,如以书、笔或电子形式(如使用辩证行为疗法智能手机应用程序)等记录非自杀性自伤行为的相关信息。医师可以使用几种测量工具,在治疗过程中更系统地监测患者非自杀性自伤行为。如自残功能评估量表(the functional assessment of self-mutilation,FASM),它是一种非自杀性自伤行为的自我报告测量方法,可评估 11 种不同的自残方法、每种方法的频率以及总体非自杀性自我伤害的功能。该量表已在青少年临床样本中获得可靠性和有效性验证。还有自我伤害的陈述清单(inventory of statements about self-injury),该测量工具可监测患者行为,帮助患者和临床医师跟踪治疗进度或疗效,但是没有证据表明使用这些工具可以改善治疗结果。初级保健/家庭医师也可以通过询问患者自伤行为的频率和致伤的方法以及进行身体检查来监测患者。

(八)与 NSSI 行为相关的精神疾患的治疗

某些有 NSSI 行为的青少年可能已患有精神疾病,对 NSSI 行为和精神疾病应同时治疗。对于患有边缘型人格障碍的患者,治疗边缘型人格障碍的症状或改进其日常功能可以改善 NSSI 行为。但是在大多数情况下,医师不应认为对精神疾病(如重度抑郁症)的治疗也同时能停止患者的非自杀性自伤行为。尽管成功治疗青少年的抑郁症有可能减轻 NSSI 行为,但 NSSI 更需要在抑郁症治疗的同时,予以特定的心理治疗。

(九)转诊

大多数临床专业医师不提供精神心理治疗,但通常他们可能是有 NSSI 行为的青少年第一个接触到的医师。因此,临床医师有机会关注这些青少年的行为及相关问题,并将青少年及其家人及时与精神心理健康专业人员和医师联系并转诊。

(十)治疗方法的选择

大多数 NSSI 青少年患者不寻求治疗。尚不知这是由于担心社会对其行为的偏见态度,或是对治疗功效的不确定,还是由于自伤行为的自我加强效应等使青少年患者因此没有动力进行治疗。目前,很少有针对青少年的 NSSI 治疗的随机试验,因此现有的治疗建议通常基于成人的 NSSI 的研究,或研究成人或青少年蓄意自我伤害行为,包括自杀未遂和 NSSI 行为。

对于有 NSSI 行为的患者,建议按照以下描述的顺序选择进行治疗:一线治疗指适用于青少年的辩证行为疗法。二线治疗指认知行为疗法(CBT)。三线治疗包括其他心理疗法,例如心理动力学疗法、家庭治疗、人际心理疗法或情绪调节团体疗法等。患者最初选择接受一线治疗,并循序渐进,直至对治疗有良好效果。但是,根据治疗的可用性,采用不同的顺序,或使用不同的治疗方法也是合理的。此外,大多数针对有 NSSI 行为的青少年的干预措施并未进行治疗方法之间效果的相互对比随机试验。同样,许多心理治疗方案包括类似的组成部分或治疗目标,例如应对技巧的培训,所以采用一线治疗以外的干预措施是合理的。NSSI 的心理治疗通常是有时间限制的,例如 10～20 次/疗程,尽管使用辩证行为疗法等治疗可能会长些。无论治疗中期是否有效果,接受心理治疗的患者通常会接受全程治疗。但是,应在治疗过程中持续评估患者的治疗效果,以检测患者是否有病情恶化,决定是否停止和(或)改变治疗的进度等。

证明能有效治疗 NSSI 的心理治疗常见要素包括:① 教育青少年患者及其家属有关非自杀性自伤行为(即心理教育)的知识。② 讨论治疗动机。③ 识别并解决导致/触发并保持非自杀性自伤行为的认知、行为和情感等因素,如行为的特定功能。非自杀性自伤的前因事件、行为后果和功能等因素决定了治疗的重点。④ 教授新的应对技能和行为,以取代非自杀性自伤行为,从而帮助患者应对所经历的困扰,调节负面情绪,并取得预期设定的改善社交及人际关系的目标。这些新技能包括:解决问题的能力、人际交往能力和沟通技巧、认知结构调整(如改变对自己的消极想法)、正念和呼吸训练、身体锻炼活动。

治疗计划应根据患者的特定需求和需要改进的方面量身定制。例如,对于青少年进行非自杀性自伤行为的目的是调节其不稳定的情绪,治疗可能包括压力耐受性和情绪调节技能的训练,如治疗计划中采取运动和正念训练。对于由于更多社交及人际关系困难等原因而导致 NSSI 的青少年,治疗可能包括人际交往能力技能培训,如沟通技能和自信训练。此外,临床心理医务人员还应进行如下工作:① 解决家庭沟通问题和促进家庭功能,一些患者可能需要增加家庭以外的支持;② 训练父母协助青少年患者治疗;③ 治疗青少年患者合并的精神疾患,如焦虑症、抑郁症和药物滥用等;④ 进行足够次数的治疗,例如 10 次或更多,以满足患者治疗的需求;⑤ 与治疗团队的其他成员,如精神科医师、社会工作者和老师等,协调护理及支持。

通常支持使用心理疗法的证据包括随机试验。例如,对 19 项随机试验的回顾研究,实验样本选取至少有一次自伤事件[包括 NSSI 行为和(或)自杀未遂行为]的儿童和青少年($n>2000$ 人),比较施以心理治疗与常规护理对他们行为的治疗效果差异。治疗方法包括不同类型的心理治疗(并与常规护理相结合)。随访评估时间为 2～24 个月。荟萃分析发现,与仅接受常规护理的患者相比,接受心理治疗的患者较少发生治疗后续的自我伤害(33% 对 28%)。但是,回顾研究之间的异质性很高。具有最大临床效果的特定疗法包括辩证行为疗法、认知行为疗法和心理认知疗法。下面回顾减少青少年 NSSI 的特殊治疗方法的最佳证据:

1. 一线/首选治疗 对于青少年 NSSI 行为,建议将适当调整后的辩证行为疗法作为一线治疗。辩证行为疗法是一种通常用于门诊患者的遵循操作指南的疗法。治疗包括针对技能训练的团体疗法(包括:正念,耐压/压力承受,情绪调节和人际交往有效性的训练及使用);优先考虑减少自我伤害行为的个人疗法,解决患者的担忧,并帮助个人实施小组学习的技能;根据需要通过电话与治疗师进行治疗访谈之间的实践式技能指导,以实时协助患者的技能实施。此外,该疗法还包括治疗师之间的相互咨询会议,以帮助解决所遇治疗难题,防止治疗师在治疗中的精疲或消耗,同时帮助临床医师成为有效的治疗师。辩证行为疗法最初设计为可以提供一年以上的治疗,但是针对各种治疗场所(如住院或日间医院)及治疗人群,已经开发出了简短且经过修改的干预方案。

支持使用辩证行为疗法治疗 NSSI 的证据包括以下随机试验:一项为期 19 周的试验比较了门诊青少年患者反复进行自我伤害的($n=77$ 人)辩证行为疗法与常规护理(任何人身伤害无论其死亡意图如何)。超过一半的患者患有抑郁症。入组青少年的辩证行为疗法包括每周进行的个体治疗、多家庭小组培训及应对技能缺陷的改进,单个家庭治疗则视需要而定,在每次治疗之间与其治疗师进行电话沟通。常规治疗组包括至少每周一次的个人心理治疗(如认知行为治疗或心理动力学导向治疗)。两组均允许使用精神药物。治疗效果分析发现,尽管两组患者的自伤率都有所降低,但是用辩证行为疗法治疗的青少年患者自伤次数比常规治疗更低(平均 9 次对 23 次)。此外,通过辩证行为疗法,入组青少年的自杀意念和抑郁症状比常规治疗组得到了更大的改善。在为期一年的随访评估中,辩证行为疗法组

的青少年保持了治疗效果,即自我伤害行为减低。另一项为期一年的辩证行为疗法与常规治疗之间的疗效比较试验,该试验选择在门诊就诊的大学生($n=63$ 人)为研究对象。入组条件包括,当前具有自杀倾向,有既往自伤行为史[非自杀性自伤和(或)自杀意图],并至少有三项特征表现符合边缘型人格障碍诊断标准。大约 80% 的样本中存在抑郁和焦虑症,两组均允许使用精神药物。两治疗组均包括接受每周个人心理治疗和每周小组治疗,根据需要在疗程之间与治疗师沟通,以及根据需要进行家庭干预。尽管两组的总非自杀性自伤行为发生率相似,但对治疗后继续从事自伤行为的学生进行跟踪发现,辩证行为治疗组的非自杀性自伤发生率较低。还有一项为期 6 个月的随机试验将青少年的辩证行为疗法与支持疗法进行比较,青少年样本($n=173$ 人)选择标准包括,至少有一次既往自杀未遂,在过去 3 个月中至少有一次自伤行为[包括非自杀性和(或)有自杀意图],以及至少三项边缘型人格障碍诊断标准的特征表现。两种治疗均包括每周的个人和小组治疗,治疗师咨询会议,以及必要时的家长联系。超过 80% 的样本中存在抑郁症,两组均允许使用精神药物。与接受支持疗法的患者相比,采用辩证行为疗法治疗的青少年非自杀性自伤行为更少(43% 对 60%)。此外,针对青少年的辩证行为疗法也减少了自杀性伤害。但是,治疗后 6 个月的随访发现,青少年的辩证行为疗法的效果优势已经消失。此结果指出对青少年进行辩证行为疗法可能需要更长的治疗或维持治疗。并非所有随机试验都发现辩证行为疗法可减少 NSSI 行为。在一项检验辩证行为疗法对成人边缘型人格障碍患者($n=101$ 人)的疗效的试验中,辩证行为疗法虽减少了自杀未遂行为,但没有减少非自杀性的自伤行为。

标准辩证行为疗法使用实施时,治疗的密集性时常难以实现,因此促使了研究者们探寻此疗法中使患者减少自我伤害行为的有效成分,以提高实用性。研究发现其最重要的成分是技能训练。一项研究招募患有边缘型人格障碍的女性($n=99$ 人),她们曾有多次自杀未遂和(或)非自杀性自伤既往史。将参加者随机分配到以下三种治疗组之一:① 标准的辩证行为疗法,② 辩证行为疗法的技能培训加上一般案例管理,或 ③ 辩证行为个体治疗加活动小组。结果表明,强调技能培训成分的辩证行为疗法(即 ① 标准的辩证行为疗法和 ② 辩证行为疗法技能培训以及案例管理)在治疗过程中成功降低了患者的非自杀性自伤率。

2. 二线治疗 有 NSSI 行为的患者可能无法获

得辩证行为疗法的治疗或对此疗法无有效反应，或者可能拒绝接受这种治疗。对于这些患者，认知行为治疗是可供选择的二线治疗。该建议是基于一项对 NSSI 行为的治疗效果的随机试验，评估认知行为治疗（CBT）对降低自我伤害（无论有无自杀企图）的有效性。同时也有青少年认知行为治疗 CBT 减少自杀企图的功效的随机试验获得的间接证据。使用 CBT 减少非自杀性自伤与多篇文献综述的发现是一致的。CBT 也是一种有操作指南的疗法，它结合了认知疗法和行为疗法的策略和技术。在 CBT 中，第一步是功能评估，以确定个体认知和行为的先行因素和后果，用以确定预期的干预目标。认知疗法技术可用于纠正导致和维持 NSSI 行为的个体功能失调或适应不良的思想、信念和态度。技能培训包括对个体认知结构的调整，使患者检查他们以往导致自身功能障碍或适应不良的想法的问题所在，并努力构建其他选择，更准确的自我陈述，或对实际情况的客观解释。行为疗法侧重于修改可能导致非自杀性自伤行为的前因，改变后果以减少对自伤行为的强化，以及增加技能培训，以替代性的更具适应性的应对行为（如锻炼、听音乐、整理卧室等）代替非自杀性自伤行为。在每周的个体治疗课程中学习的认知和行为技能通常需要患者在课程之间的日常生活活动中进行练习（即"家庭作业"）。

支持使用认知行为疗法（CBT）减轻 NSSI 行为的证据包括以下随机试验：一项针对年轻人（$n=33$ 人，平均年龄 22 岁）的为期 9 周的随机试验，比较为减少 NSSI 行为而设计的个人行为治疗与常规治疗（包括转介至精神心理治疗）的效果。该行为治疗是提供每周的个人治疗，包括：对 NSSI 者的心理教育，对患者的矛盾情绪的处理，对其自伤行为的功能评估，个性化的技能培训模块（如认知结构调整、增强痛苦容忍度和人际关系技巧培训）的执行和治疗终止准备（评估治疗收益和疗效维持计划）。两组参与者均允许继续药物治疗。尽管在该小型试验中检测治疗效果的能力有限，但从治疗的第 6 周开始至治疗后 12 周的随访评估，与常规治疗相比，认知行为疗法治疗组的患者报告的 NSSI 天数较少及 NSSI 频率较低。另一项为期 6 个月的随机试验针对有自伤行为（采取过量服药）的青少年和青年（$n=73$ 人，年龄 15～35 岁），比较 CBT 加常规治疗与单独常规治疗的治疗效果。此试验 CBT 有 12 小时个人治疗，治疗的重点是改进解决问题的技能缺陷和个体消极的思维方式。常规治疗则基于患者的需求，包括精神科药物治疗、其他心理治疗或精神科住院治疗。在治疗后的 3 个月中，接受 CBT 加常规治疗组

的患者较仅常规治疗组的患者，发生自伤行为的次数较少（平均 1 次对 5 次）。此外，在治疗后 3 个月的随访评估中，CBT 加常规治疗组在抑郁、焦虑、自杀意念、无助、痛苦容忍、自尊和解决问题方面均展现出更大的改善。但是，并非所有的 CBT 治疗会有效减少 NSSI 的效果。有两项随机试验发现，按操作守则制订的 CBT 治疗对 NSSI 行为无效。实验是一项为期 2～6 个时诊的简短干预，向患者提供一本练习手册，其中包括有关解决问题的技能培训、改变负面思想、调节情绪的认知技术以及预防复发的章节。第一个小型试验（$n=34$ 人）比较了 CBT 与常规治疗，入组对象是 16～50 岁患者，结果发现自伤率（包括非自杀性和自杀性自伤行为）的改变在两组间无差异。另一项较大的试验比较了 CBT 与常规治疗，随访时间长达 1 年，研究复发性自伤行为（非自杀性或自杀性自残）患者（$n=480$ 人，平均年龄 32 岁）的治疗效果。持续进行自我伤害的患者数量在积极治疗和常规护理组相当（39% 对 46%）。

3. 三线治疗 有 NSSI 行为的青少年可能无法获得辩证行为疗法（DBT）或认知行为疗法（CBT），或对两者无治疗效果，或者拒绝这些治疗选择。对于这些患者，建议其他心理治疗，如包括家庭治疗组成的心理动力学疗法或人际心理疗法（IPT）。其他可能有帮助的疗法是家庭疗法或情绪调节团体疗法。这些治疗的推荐是基于多个文献综述的疗效回顾研究的结论。支持使用除 DBT 或 CBT 以外的心理疗法的证据包括对随机试验的荟萃分析，比较了在治疗青年人自身伤害行为的多种心理疗法与常规治疗的作用。

1）针对青少年的心智化治疗（mentalization based psychotherapy） 这是一种心理动力学干预，可减少青少年的自我伤害（包括非自杀和自杀性自伤行为）。心理化是促进理解自己的心理状态（思想和感觉）和他人心理状态的能力，以及了解思想和感觉是行动的基础。青少年的心理化治疗为期 1 年，是遵循治疗守则指导的治疗，包括每周的个体治疗和每个月的家庭治疗。一项为期 1 年的随机试验比较了青少年的心理化治疗和社区常规治疗（$n=80$ 人），这些青少年有自我伤害行为［非自杀性自我伤害和（或）自杀企图］。与常规治疗组相比，接受心理化治疗的青少年组自我伤害程度的降低更大。

另外，有两项研究将心理动力疗法与辩证行为疗法进行了比较，发现两种疗法对自我伤害程度降低是相似的：一项为期 1 年的随机试验比较了成人边缘型人格障碍患者的心理动力疗法与辩证行为疗法（$n=180$ 人），心理动力学疗法强调患者的人际关

系、依恋关系和其情绪失调等因素。对于两个治疗组治疗效果在非自杀性自体伤害程度的减少是可比的。在另一项针对青少年住院患者（n＝62人）的前瞻性观察性研究中，在1年后的随访发现，接受心理动力学导向治疗的年轻人与接受辩证行为疗法的患者，其自伤行为（即非自杀性或自杀性自伤）表现出相似的减少程度。还有一项随机试验比较心理动力学的人际心理治疗与常规治疗，研究人选是采用服毒为自我伤害的成年患者（n＝119人）。心理动力人际心理治疗针对患者当前的人际关系困难，由护士治疗师到患者家中进行每周一次为期4个星期的治疗。常规护理治疗包括转诊患者去家庭或内科临床医师诊治。在治疗结束后的6个月中，接受心理动力学人际心理治疗的患者比接受常规治疗的患者自伤行为（有或没有自杀意向）的发生率更低（9％对28％）。

2）人际心理疗法　使用人际心理疗法的间接证据包括随机试验，该试验评估了该疗法对青年和成人抑郁症的治疗。

3）团体疗法　使用团体疗法治疗NSSI的有效证据不一致。支持使用团体疗法的证据包括两项随机试验，研究了针对具有边缘型人格障碍的成年女性的情绪调节团体疗法。这种疗法包括接受和承诺疗法（acceptance and commitment therapy）以及辩证行为疗法的要素，并且侧重于发展用于接受和调节负面情绪（如愤怒、焦虑和沮丧）以及识别和追求重要目标的技能。另一项为期14周的小型试验（n＝22人）将与单独常规治疗组进行比较，发现患者的自伤行为（有或无意死亡的自残）的减低只在情绪调节团体疗法加常规护理组取得。另一项为期14周的随机试验招募复发性NSSI患者（n＝61人），比较接受情绪调节团体疗法加常规治疗（如个体心理疗法和药物疗法）与单独常规治疗的效果。与单独接受常规治疗相比，接受情绪调节团体疗法加常规治疗的患者自伤行为降低更多（36％比17％）。此外，在为期9个月的随访评估中，治疗的益处仍然持续存在。团体疗法对患者自伤行为有效的证据与其他使用辩证行为疗法的针对特定技能培训的疗效证据是一致的。

然而，另外还有研究发现青年发展团体疗法的证据不一致。这种干预措施结合了辩证行为疗法、认知行为疗法和心理动力学团体疗法中的技能培训组成部分。该治疗包括在急性治疗阶段每周一次，进行6次的小组治疗，然后根据需要予以加强治疗。一项针对青少年的初步随机试验（n＝63人）报告说，与常规治疗相比，该疗法可改善自我伤害行为，

如：自我伤害的发生次数减少，或减少自我伤害的"重复"，并且自伤行为的间隔时间增加。但是，在其他两项试验中（样本量分别为n＝68人和366人）没有重复这些发现，其中一项试验发现，与常规治疗条件下的青少年相比，在团体疗法中青少年的自我伤害更大。鉴于有NSSI的年轻人可能会受到彼此行为的影响，因此某些团体疗法可能对该人群有害。

4）家庭治疗　支持NSSI的家庭治疗证据也好坏参半。一项随机试验发现，对青少年患者的家长培训干预可能是有益的，但另一项更大规模的家庭治疗试验却产生无效结果。然而，许多一线和二线治疗方法包括家庭治疗成分，如针对青少年的辩证行为疗法包括一个多家庭技能小组。因此，青少年治疗计划中的家庭参与部分对青少年NSSI的治疗似乎很重要，但是仅靠家庭治疗不足以减少NSSI。

支持有关NSSI的年轻人的家庭治疗的证据包括：一项为期4周的随机试验比较针对父母进行培训加对青少年常规治疗组，和单独常规治疗组，试验招募48名单极重度抑郁症患者，并至少有过一次自伤行为（NSSI和或自杀未遂），或在过去2个月内有言语上表达过自杀念头或自杀威胁的青少年。试验组向入组青少年的父母提供单个家庭形式的父母培训（共4节，每节持续2个小时），培训内容重点是关于自我伤害和青少年发育成长的相关教育，以及处理压力和家庭冲突，并促进青少年自尊和家庭和睦的策略。常规治疗包括支持性心理治疗和（或）药物治疗。试验组的青少年自我伤害意念和行为（即非自杀或自杀性想法，威胁或行为的度量），以及其他精神病学症状等的减轻幅度大于单独常规治疗组的青少年；持续6个月随访评估显示父母培训加对青少年常规治疗组（试验组）保持治疗效果。但对于家庭疗法的随机试验结果并不一致。一项为期6个月的随机试验比较了832名青少年的家庭治疗与常规治疗之间的关系，这些青少年有自伤行为（非自杀性自伤或自杀企图），并既往至少有两次自伤经历。家庭治疗组以单家庭形式进行（此实验中每个家庭接受中位数为6次的治疗，每次持续约1.25个小时），并包括广泛的家庭治疗方法。常规治疗不受限制，包括个人心理治疗和（或）家庭治疗。实验的主要结果定为青少年有自伤行为是否严重需要到医院就医治疗，并在18个月内进行随访评估。家庭治疗组和常规治疗组的青少年在实验治疗随后的自我伤害行为严重程度无明显差别（分别占患者的28％和25％）。然而，这个结果可能是由于家庭治疗的不频繁（每个月大约一次），以及仅记录那些需要住院治疗的（严重）自伤事件。而NSSI的大多数结果都不

需要医疗。此外,次要分析表明,家庭治疗可能更有益于能够表达及讨论自己的情绪状态并生活在家庭功能较差的环境中的青少年患者。

4. 其他选择 对于 NSSI 患者,如果他们对一线、二线和三线疗法均无反应,建议选择其他方案,即不同的心理疗法和辅助药物疗法。合理的药物选择可能包括选择性 5-羟色胺再摄取抑制剂(如氟西汀 Fluoxetine)、5-羟色胺-去甲肾上腺素再摄取抑制剂(如文拉法辛 Venlafaxine)或第二代抗精神病药物(如阿立哌唑)。在许多 NSSI 病例中,这些药物用来治疗合并症的精神疾患(如单相性重度抑郁症、焦虑症和边缘型人格障碍)的症状。

支持使用 5-羟色胺再摄取抑制剂、5-羟色胺-去甲肾上腺素再摄取抑制剂和第二代抗精神病药治疗 NSSI 的间接证据包括对有边缘型人格障碍的成年患者进行的随机试验。例如,一项为期 8 周的随机试验比较了阿立哌唑(15 mg/d)与安慰剂对 52 例目前未接受治疗的具有边缘型人格障碍的年轻人(平均年龄约为 22 岁)的影响。与安慰剂相比,阿立哌唑治疗的患者发生自伤行为的频率降低(27% 对 8%);此外,阿立哌唑的益处在随访的 18 个月中持续存在。与安慰剂相比,在接受抗抑郁药治疗的一小部分儿童少年中,自杀念头和行为的风险似乎略有增加(但未导致自杀死亡)。然而,证据不一,许多年轻人因单相性严重抑郁症和焦虑症而接受抗抑郁药治疗,因为其益处大于不治疗的风险。

七、预防

通常防止青少年 NSSI 的项目是在学校中实施的。目的是提高对 NSSI 的认识,减少偏见,并鼓励青少年及时寻求成人和值得信赖的人的帮助。目前尚无随机试验确立针对 NSSI 行为有效的预防方法。在学校中推广的预防项目,其重点是增强青少年对 NSSI 的了解,寻求帮助,改善有关的态度和行为,并减少自伤行为的频率。对来自五所学校的青少年(*n*=274 人)此项前瞻性观察研究显示预防项目增加了学生们对 NSSI 的认识,改善了学生的求助态度,但并没有增加学生寻求帮助的行为。预防项目被所在学校接受。除上述的有研究考察效果的预防项目外,以实践为基础的预防青少年 NSSI 行为的策略包括:① 增加青少年对适应性应对技能和自我情绪调节策略(如运动)的学习和掌握。② 加强家庭、学校和社区之间的社会联系。③ 鼓励青少年适应性的求助行为,沟通有关困扰和心理保健的需求。④ 增加学校、家长和其他青少年相关工作人员的 NSSI 相关知识,使他们能够识别青少年的困难迹象,并在初始阶段提供适当帮助。⑤ 鉴于青少年的行为有潜在的社会传染性、效仿性,不应对 NSSI 行为的细节过度描绘渲染,并应限制讨论 NSSI 采用的具体方法,特别是对无该行为的广大青少年。

(庞 澎)

第五节 儿童一般行为问题

儿童的一般行为问题是指在儿童发育过程中出现并引起抚养者烦恼的单个行为异常。不同年龄阶段有不同的行为问题,各种异常现象持续的时间也长短不等,随着年龄的增长、教育或环境的变化均可逐渐消失,一般不会持续到成年期。因此,一般行为问题也称作发育性行为问题、单项行为问题或行为偏异。包括:① 遗尿和遗粪等大小便控制障碍;② 多梦、夜惊、梦魇、睡眠不安和磨牙等睡眠障碍;③ 偏食、挑食和食欲不佳等进食问题;④ 吮吸手指、咬指甲、拔毛发和活动过多等运动性行为问题;⑤ 说谎、攻击性、破坏性、违拗、嫉妒和退缩等社会性行为问题;⑥ 害羞、依赖性、过分敏感、发脾气、屏气发作和易怒等性格性行为问题。本文仅介绍下文列举的几种常见的一般行为问题。

DSM-5 中强迫及相关障碍诊断中其他强迫及相关障碍的特点主要是聚焦于躯体的重复行为障碍,表现为反复的聚焦于躯体的重复性行为,如咬指甲、咬嘴唇、咬颊,和重复性的试图减少或停止这些行为。这些症状引起具有临床意义的痛苦,或导致其社会适应能力损害。

一、吮吸手指

吮吸手指(finger sucking)是指儿童自主与不自主地反复吮吸拇指、食指等手指的行为。

形成儿童吮吸手指的原因是多方面的,从最初的生理反射性行为发展为不良行为习惯与对儿童的教育及教育环境不当有关。如对儿童关心少,玩具少,儿童不能足够地与外界环境建立相互联系,而以吮吸手指自娱,若不及时阻止,甚至还给予强化,这种行为即可持续发展而固定下来形成不良的行为习惯,特别是有心理矛盾冲突与情绪问题者更易出现。

婴儿早期由于吮吸反射的存在,吮吸手指的行为属正常生理现象,婴儿期的发生率可高达 90%。随着年龄增长逐渐减少,4 岁时的发生率下降到仅为 5%,学龄期以后则逐渐消失。本节作者调查了 3073 名 3~6 岁幼儿,家长报告吮吸手指行为发生率为3%,男女发生率接近,3岁组最高,达到4.2%,4~6岁组为2%左右。基于弗洛伊德的性心理发育理论,认为吮吸手指以满足口欲的需要,有利于性心理发育,因而不但不视这种行为为异常,相反还给予支持。Ilg和Ames认为儿童早期的这种行为可以减少儿童的哭叫,帮助儿童入睡,起到自我安抚的作用。安抚奶嘴就是一种替代方式。如果学龄前期儿童仍存在难以克服的吮吸手指行为,并且干扰儿童的其他活动,或引起牙齿咬合不良等问题的应视为异常,必须尽早矫治。

吮吸手指问题的处理主要是采取综合性方法。如纠正不良喂养习惯,定时喂养,让这些儿童有充分的时间与周围环境接触和游戏,把注意力从吮吸手指上转移开,从而防止吮吸行为习惯化或减少已成习惯的吮吸手指行为。对于难以克服者,在其手指上涂上苦味剂或辣味剂可收到一定疗效。行为治疗对于年长儿童的吮吸手指行为有较好的矫正效果。如常用的习惯矫正(habit reversal)训练方法矫正这种行为。对于用行为疗法及其他方法处理无效者,也可以在口腔内安装一种金属性腭槽(palatal crib),它可以附着在牙齿上并遮盖口腔顶部,儿童很难将手指插入口中,或在插入后引起疼痛。持续放置半年能达到纠正这种行为的目的。

吮吸手指的预后良好,随年龄的增大,此行为会自然消失。

二、咬指甲

咬指甲(nail biting)是儿童期常见的不良习惯性行为。开始于3~6岁,持续至青春期,发生的高峰年龄男性为12~13岁,女性为8~9岁。本节作者调查了3073名3~6岁儿童,家长报告咬指甲发生率为4.8%,男孩5%、女孩4.5%。该行为的发生与心理紧张和情绪不稳有关。一些儿童首先是在焦虑紧张时咬指甲,通过这种行为可以减轻自我紧张,长久以后则形成行为习惯,也有儿童是在模仿其他人咬指甲后而形成习惯的。

该行为主要表现为反复出现咬指甲和指甲周围的皮肤,甚至咬足趾。一些儿童因反复咬指甲致使手指受伤或感染。情绪紧张不安时更易出现这种行为。

治疗主要采用行为疗法,如厌恶疗法和习惯矫正训练。后者的重点是让儿童自我意识到咬指甲的害处,培养和强化良性行为,增强自我控制能力。

咬指甲行为一般随着儿童年龄增大可逐渐消失,但在部分儿童这种习惯可持续至成年期。

三、发脾气

发脾气(temper tantrum)是指儿童在受到挫折后哭叫吵闹的现象。在各年龄阶段均可出现,以幼儿期和学龄前期更为常见,50%~80%的1~4岁儿童每周发一次脾气,5%~10%的儿童脾气极度暴躁,引起抚养者烦恼和难堪。本节作者对3073名3~6岁儿童进行的调查显示,家长报告的发脾气发生率为15.6%,男孩17%、女孩14%。3岁组20%、4岁组16.5%、5岁组11.1%、6岁组12.1%

该行为的发生与儿童的素质及所受的教育有关。困难气质儿童易于出现这种现象。父母过度溺爱,有求必应,这样培养出的儿童,在要求未能满足时,即会发脾气,长久以后则形成好发脾气的习性。

发脾气是儿童发育不成熟的表现,因为他们的运动技巧与语言技巧在完成适当的任务和满足自己的需求有困难,再加上他们冲动而情绪控制能力差,受到父母亲限制,所以导致发脾气。好发脾气的儿童一般较任性,常有不合理要求,当要求未满足或受到挫折时就大发脾气,表现为大喊大叫,哭闹不止,就地打滚,撕扯衣服、头发,甚至用头撞墙或以死来威胁父母。使用发脾气来获得自主和控制周围环境。发脾气时劝说多无效,只有当要求得到满足后,或者不予理睬,经过较长时间后才平息下来。

矫正方法主要是采用符合行为治疗原理的教育方法,如消退疗法和阳性关注。处理儿童发脾气时,要从儿童发育成长的角度考虑,本着帮助儿童学会控制情绪,促进他们成长为原则。平常对孩子的良性行为和适当的情绪控制给予阳性强化,当在情绪受挫后情绪发作时,转移注意力,发作停止后不要满足刚才未满足的要求。孩子发脾气时不要否定、抛开、威胁或强行控制他们,之后不要怨恨指责。另一方面,对孩子的不合理行为不要过分反应,设置合理的限制,对其行为反应给予正确引导。作为父母,要了解孩子的气质特点,认真地"读懂"孩子想要表达什么,可以减少发脾气的现象。要尊重孩子的自主独立性,少对孩子说"不",少限制孩子的行为,避免过度控制孩子而发生不必要的冲突。对于那些由于是亲子关系障碍,父母教育技巧缺乏,缺少必要的限制或容许导致的儿童发脾气,要对家长进行心理辅导,甚至进行家庭治疗调整家庭功能,有利于孩子学会控制情绪发作。以儿童为中心的学派理论为基础的亲子游戏训练可以帮助发展和重建亲子关系,有利于让儿童学会适当表达情绪,增强自信与自我意识,最终学会控制不良情绪。

该行为预后较好,随着年龄增长可逐渐消失,但部分儿童的任性可持续存在,难以克服。

四、屏气发作

屏气发作(breath holding spell)是指儿童在恐惧、疼痛、情绪受挫或严重气愤后发生剧烈哭闹,之后突然出现呼吸暂停的现象,常常伴有口唇发绀或发白,全身强直,意识丧失,抽搐发作,随后才哭出声来。哭闹可以是短暂的或长时间的,然后逐渐加剧,在呼气末出现呼吸暂停、脸色发白或发绀。发作通常持续30秒至1分钟,严重者可以持续2～3分钟。

大多数发生于6～24个月的婴幼儿,3～4岁后随着儿童语言表达能力的增强,剧烈哭闹现象减少,屏气发作自然缓解,一般4岁后50%的患儿症状缓解,6岁以后少见。

该行为是没有语言表达能力的儿童发泄愤怒的一种方式。患儿往往与环境或父母之间存在明显的矛盾冲突,通常是初次发作后受到父母不适当的抚育方式的强化而持续存在下来。儿童个体素质对该行为的出现也起重要作用,往往困难气质儿童更多出现屏气发作。

根据发作时皮肤颜色,可分三种类型:青紫型、苍白型、混合型。青紫型最为常见,与自主神经功能紊乱导致呼吸抑制,同时肺功能反射异常使通气-灌注功能不匹配有关。苍白型与迷走神经过度活跃引起心动过缓或短时心脏停搏有关。苍白型发作的儿童可能在青春期或成年后会较容易出现迷走血管性晕厥。混合型可能同时有呼吸抑制和心动过缓。

对该行为治疗的方法与发脾气类似,矫正的重点是放在解决儿童与父母及环境之间的冲突上。要告诉父母这种现象是一种良性行为以消除他们的紧张疑虑情绪,帮助父母分析引起发作的原因并有效地消除、避免各种诱发因素,纠正不良的抚育方式。帮助孩子面对挫折时学会控制情绪。发作时惩罚与斥责不但无效,相反只会促进该行为的发作。另外,也要注意防止发生意外。当发生意识丧失时,要将孩子平躺,保持呼吸通畅,防止异物吸入和头部受伤。

有屏气发作并有贫血的患儿,服用铁剂可改善症状。有报道一些没有贫血的患儿服用铁剂后也可减少屏气发作的次数,可能与铁剂改善自主神经功能紊乱有关。

五、习惯性摩擦综合征

习惯性摩擦综合征(habitual rubbing thigh),又叫交叉擦腿综合征,是指小儿发生的摩擦会阴部(外生殖器区域)的习惯动作,是一种病因不明的综合征。6个月左右的婴儿即可出现,但多数发生在2岁以后。女性较男性多见。本节作者的调查显示家长报告的发生率为1.1%,其中男孩0.4%、女孩2.1%。

该综合征病因不明,可能是先有会阴部的刺激,如外阴部的湿疹、炎症、蛲虫症,包茎引起的包皮炎等。因局部发痒而摩擦,而后在此基础上发展为习惯性动作。有的是因为寂寞而玩弄生殖器。也有不少病例无明确诱因可寻。

婴儿期发作表现为在家长怀抱中两腿交叉内收进行擦腿动作。幼儿则表现将两腿骑跨于凳子、木块或某种物体上摩擦外生殖器。小儿作摩擦动作时两颊泛红,两眼凝视,额部微微出汗,呼唤不理,如果强行制止则会表达不满,甚至反对。多发生在入睡前、醒后或单独玩耍时。在诊断此类疾病前必须注意与癫痫相鉴别。

发现此现象后一些家长认为这是非常不道德的行为,表现过度焦虑、紧张,采取责骂、恐吓或惩罚的方式对待患儿。对此应对家长进行心理指导,习惯性摩擦综合征是儿童成长发育过程中常见的行为问题,应寻找原因并及时治疗,错误的应对方式反而会对患儿造成更大的伤害。应积极寻找和去除局部刺激因素,不穿紧身裤,让患儿感到疲倦后再上床入睡,清晨醒后唤之起床,消除出现习惯性动作的诱因。发现患儿有这种行为时,要以和善的态度叫患儿站起来或让其做其他事情。婴儿两大腿交叉时,家长用手轻轻地将之分开,并转移其注意力以终止不良行为的发生。此时切忌说"你又在做什么",因为这样的提问可能使患儿理解为这种行为能引起家长的注意,以后需要吸引家长的注意时,他就出现这种行为。对于年龄较大的儿童的处理应采取阳性强化法,同时教育儿童此类行为不能在公共场所发生,切勿恐吓儿童。

一般而言,随着年龄的增大,这种习惯性动作会逐渐减少,最后消失。

六、撞头

撞头(head banging)是反复节律性地将头撞于硬的物体上的动作。一般6～12个月开始出现,4岁前自行停止。据国外报道,该症在3个月至6岁小儿中的发生率约为10%,男女发病之比为3:1,多数于4岁前停止。该症常与其他行为如吮拇指、拔头发、摇摆躯体等同时存在。撞头动作常常发生在睡眠前、醒后、不愉快或情绪激动时,有时听到有节律的音乐后也可出现节律性撞头。

一般来说,虽然有该行为的儿童经常将头撞于硬物上,但脑部通常没有损害。有部分儿童撞头动作消失后代之以磨牙拉耳、擦鼻等其他习惯性行为。

一些智力障碍儿童及孤独症谱系障碍儿童也会出现撞头的行为,属于刻板行为或自我刺激行为的范畴,一般采用行为治疗的方法来处理。

七、摇摆身体

摇摆身体(body rocking)表现为缓慢地有节律地前后摇摆身体,可发生在坐位或立位时。这种习惯性动作可见于正常儿童,2～3个月时先出现摇头动作,6～10个月出现摇摆身体,12～18个月达高峰,多数于4岁消失。如果不予阻止,一次摇摆身体可达15分钟之久。智力障碍与孤独症谱系障碍儿童也可见这种行为,通过教育康复与行为治疗方法来处理。

(万国斌　韦　臻　冯　哲)

【参考文献】

[1] Agnew-Blais J, Danese A. Childhood maltreatment and unfavourable clinical outcomes in bipolar disorder: a systematic review and meta-analysis[J]. Lancet Psychiatry, 2016, 3(4):342-349.

[2] Armfield JM, Gnanamanickam ES, Johnston DW, et al. Intergenerational transmission of child maltreatment in South Australia, 1986-2017: a retrospective cohort study[J]. Lancet Public Health, 2021,6(7):450-461.

[3] Chen M, Chan KL. Parental absence, child victimization, and psychological well-being in rural China[J]. Child Abuse Negl, 2016, 59:45-54.

[4] Cuartas J, Weissman DG, Sheridan MA, et al. Corporal punishment and elevated neural response to threat in children[J]. Child Dev, 2021, 92(3):821-832.

[5] Goldsmid S, Howie P. Bullying by definition: An examination of definitional components of bullying[J]. Emotional and Behavioural Difficulties, 2014, 19(2):210-225.

[6] González RA, Vélez-Pastrana MC, McCrory E, et al. Evidence of concurrent and prospective associations between early maltreatment and ADHD through childhood and adolescence[J]. Soc Psychiatry Psychiatr Epidemiol, 2019, 54(6):671-682.

[7] Han A, Wang G, Xu G, et al. A self-harm series and its relationship with childhood adversity among adolescents in mainland China: a cross-sectional study[J]. BMC psychiatry, 2018,18(1), 1-10.

[8] Huffhines L, Jackson Y. Child maltreatment, chronic pain, and other chronic health conditions in youth in foster care[J]. J Child Adolesc Trauma, 2019, 12(4):437-445.

[9] Jernigan DH, Organization WH. Global status report: Alcohol and young people[M]. Geneva: World Health Organization, 2001.

[10] Kisely S, Abajobir AA, Mills R, et al. Child maltreatment and mental health problems in adulthood: birth cohort study[J]. Br J Psychiatry, 2018, 213(6):698-703.

[11] Noshpitz JD, Wieder S, Osofsky J, et al. Handbook of Child and Adlescent Psychiatry[M]. Vol 2. New York: John Wiley & Sons, 1997.

[12] O'Connor KJ, Braverman LM. Play Therapy Theory and Practice[M]. New York: John Wiley & Sons, 1997.

[13] Roberts AL, Chen Y, Slopen N, et al. Maternal experience of abuse in childhood and depressive symptoms in adolescent and adult offspring: A 21-YEAR longitudinal study[J]. Depress Anxiety, 2015, 32(10):709-719.

[14] Wiener JM, Dulcan MK. Textbook Child and Adolescent Psychiatry[M]. Washington DC: American Psychiatric Press, 1991.

[15] 陈丽华,苏少斌,叶枝,等. 同伴饮酒人数与青少年饮酒行为:饮酒动机的中介作用[J]. 中国临床心理学杂志,2015,23(6):1079-1083.

[16] Hay WW, Hayward AR, Levin MJ, et al. 现代儿科疾病诊断与治疗[M].李成荣,译.北京:人民卫生出版社,2005.

[17] 黄烨,梁雪梅,刘可智. 父母、同伴及文化取向对青少年饮酒行为的影响[J]. 四川精神卫生,2014,27(2):112-113.

[18] 季善玲,王惠萍. 儿童期不良经历与抑制能力关系的事件相关电位研究[J]. 中国学校卫生,2018,39(11):1667-1670.

[19] 李雪荣. 儿童行为与情绪障碍[M]. 上海:上海科学技术出版社,1987.

[20] 卢士军. 六城市青少年饮酒行为调查及其防控策略研究[D]. 北京:中国疾病预防控制中心,2015.

[21] 马瑞,邹韶红,董红斌,等. 有家庭暴力行为的酒依赖患者的相关饮酒行为[J]. 中国健康心理学杂志,2013,21(10):1458-1459.

[22] 美国精神医学学会. 精神障碍诊断与统计手册[M]. 5版.张道龙,译.北京:北京大学出版社,2015.

[23] 彭淋,张思恒,杨剑,等. 中国儿童期性虐待发生率的Meta分析[J]. 中华流行病学杂志,2013,34(12):1245-1249.

[24] 全国人民代表大会. 中华人民共和国未成年人保护法(2020修正)[M]. 北京:中国法制出版社,2020.

第六篇

治　疗

第三十七章

精神药物治疗

第一节　概述

精神药物治疗是儿童少年精神心理障碍治疗的重要方法之一,可以单独使用,也可以与心理治疗、教育训练或其他治疗方法联合使用。但是,儿童少年不是成人的缩影,他们具有独特的生理学特征,主要表现为:① 儿童少年肝脏和肾脏的体积相对较大、体液较多、脂肪和血浆蛋白相对较少等,导致他们的药物首过效应更明显、药物代谢快、生物利用度相对较低、肾脏排泄快等,具有与成年人不同的药代动力学(pharmacokinetics)特点;② 由于儿童少年大脑处于不断发育过程中,他们的神经递质水平、突触链接、受体密度和神经环路等与成人存在一定差异,会导致儿童少年的药效学(pharmacodynamics)与成人不同。因此,儿童少年精神药物的使用应当遵循严格的治疗规程,包括确定药物使用指征、疗效评估适时调整、监控药物不良反应、长期用药的疗效及副作用监测等。

儿童少年精神药物的应用可以追溯到 1937 年 Bradley 偶然发现苯丙胺(Amphetamine,安非他明)可以用于治疗多动症,但精神药理学的发展主要起始于 20 世纪 50 年代第一个应用于精神科临床的抗精神病药物氯丙嗪(Chlorpromazine)。随着研究的深入,各种精神药物不断应用于临床实践,儿童少年精神药理学也有了长足发展,目前常用的儿童少年精神药物主要包括抗精神病药(antipsychotics)、抗抑郁剂(antidepressants)、心境稳定剂(mood stabilizers)、抗焦虑药(antianxiety drugs)和兴奋剂(stimulants)等。

近十多年来,随着精神药理学的发展和药物研制技术的进步,精神障碍的药物治疗学成为临床医学领域内发展最为迅速的学科之一,品种繁多、结构各异的各类新的精神药物正在不断开发上市。大量新型药物正在越来越快地涌入儿童少年精神药理学实践。科学合理地使用药物治疗的重要性需要高度重视,根据药理特点和用药经验确定用药规则和用药指南是非常有必要的。无论是一个确定诊断还是合并其他诊断的患者,用药规则在给患者系统的处方药物时,都提供了一个框架。首选和次选药物,以及药物的联合,都应根据研究和临床经验得到的信息确定。这样,有利于指导临床医师进行基本选药,而更复杂的方法学适合于更困难和(或)治疗有阻力的病例。

当然,不断增加经济效益的驱动也已经显示出对儿童少年精神病学实践,包括精神药理学的不良影响。有一种持续的压力驱使着我们必须使诊断和治疗更快捷和有效。尽管这可能是理想的目标,但经常是难以实现的。因为,儿童心理和行为问题的诊断是复杂的,而且经常需要全面的治疗。如果药物治疗被视为快速见效和经济实惠的方法,常常会导致过分强调药物、多药联用和违背用药规则的情况。因此,当药物没有明显效果或仍有残留症状时,必须仔细检查每一个个体。特别要注意当前心理社会事件而不是简单地选择另一种药物或联合用药而已。儿童少年和他们的家庭需要心理治疗和心理社会干预,有时甚至比精神药物治疗更重要。以本章作者的经验,当一名儿童或青少年应用处方精神药物时,同时一个综合的治疗计划通常应该被一起确定。

因此,儿科医师、儿童保健医师、儿童的父母、教师、儿童心理工作者、儿童社会工作者和儿童精神科医师必须有意识地努力合作,并尽全力为患者获取可能的最佳疗效的方法,才是对儿童少年精神障碍的合理治疗。

第二节　儿童少年精神药物治疗总则

一、精神疾病诊断与精神药物治疗

儿童少年精神药物治疗是综合治疗的一部分,

因此药物治疗计划应该建立在正确诊断或缩小诊断范围的精神状态评价的基础上。目前 ICD-11 中的诊断名词是公认最标准的精神病学术语，但对其理解，有时会有困难。其中，一个主要的困难是人们习惯于从病因学角度去考虑而不适应从现象学角度去描述一个诊断。产生这种情况的最主要原因是现有知识的有限，精神科疾病目前许多病因尚不清楚。因此，当今儿童精神科药物治疗常常只是治疗特殊的症候群，而并未充分理解生物和遗传基础及社会心理和物质环境之间是如何相互影响的。例如，孤独谱系障碍很可能不是单一病因而是多种原因造成的疾病综合征。

理论上，对于特定的精神疾病或者假设疾病和以后的心理和（或）行为异常产生的障碍，药物可能是有效的。但是，一些具有特定诊断的患者（如注意缺陷多动障碍或精神分裂症），对于一种特定药物，甚至是通过重要的双盲研究显示出满意效果的药物，也可能不会取得理想的临床效果，甚至还会加重症状。这反映了不同的遗传基础或其他生物学因素、心理和社会环境因素的影响。

药物主要是通过影响或改变神经递质和神经内分泌在脑中或神经末梢中的相互作用而发挥疗效的，因此某些精神活性药物可能对几种不同的疾病治疗都是有效的。精神活性药物基于不同诊断，有完全不同的机制发挥它们的疗效。例如，氟西汀可以用于治疗抑郁障碍和进食障碍等。

当然，对于复杂的儿童少年精神科疾病，由于误诊而造成的不良临床后果是显而易见的。例如：给患有精神分裂症的个体服用抗抑郁药，有可能导致急性精神病性反应；有些儿童或边缘型人格障碍的成人以及不典型的精神分裂症患者服用兴奋剂后，也可导致精神病性症状的出现或加重。因此，正确的诊断是合理治疗的基础。

二、精神药物在儿童中使用的重要问题

1. **不同年龄段精神药物作用的特点** 大多数精神药物通过作用于神经递质系统而发挥作用，如多巴胺、5-羟色胺、去甲肾上腺素等，这些神经递质的受体在发育过程中经历着重大变化，受体密度在学龄前期达到峰值，然后在青春期后期逐渐下降到成人水平。由于这些儿童少年发育的特点，可能会导致某些精神药物的作用与成人有所不同，主要表现为药物的疗效和不良反应两方面。如：虽然三环类抗抑郁药物能够缓解成人的抑郁症状，但 Hazell 对 11 项三环类抗抑郁药物治疗儿童少年抑郁障碍的荟萃分析发现，三环类抗抑郁药物对儿童少年抑

郁障碍的总体疗效并不优于安慰剂；苯丙胺类兴奋剂容易导致成人的欣快感和亢奋等而出现成瘾现象，但儿童则通常没有这样的作用；与成人相比，某些抗精神病药物更容易导致年轻人的代谢问题；5-羟色胺能抗抑郁药物可能会增加儿童、青少年和年轻人的自杀意念和自杀企图，但不会增加中年人和老年人的风险等。因此，在选择药物时需要充分注意这些药物对儿童少年的作用特点，使药物能够在发挥治疗作用的同时，规避可能出现的风险。

2. **儿童少年药物代谢特点** 与成人相比，儿童少年期的药物代谢具有明显的年龄特征，如肝脏代谢的速度更快、肾小球的滤过率更高等。因此，儿童少年比成人每单位体重需要更大剂量的药物才能获得相同的血药浓度和治疗效果，如果仅简单地根据患者体重按照比例减少药物使用剂量，则往往会导致剂量不足而影响疗效。临床工作中通常采用的策略是低剂量起始，根据患者的治疗反应和耐受情况缓慢加量，但除非有特别说明，一般最大剂量不能超出成人的最大推荐剂量。当然，药物血液浓度的监测对临床药物剂量的调整也具有一定参考价值。

3. **监护人共同参与决策** 由于儿童少年期的特点，他们可能对于自己疾病的认识和描述不准确，通常需要监护人加以补充、相关治疗措施需要监护人知情同意、相关治疗措施需要监护人给予帮助、在治疗过程中的病情变化和药物不良反应需要监护人观察等。另外，一些患儿治疗的依从性比较差，如恐惧或拒绝服药、不能遵照医嘱按时按量服药等，需要监护人监督督促。因此，在整个治疗过程中，需要与患者的监护人保持密切沟通，及时向他们解释患者的疾病诊断、共患疾病情况、治疗方案、预期的治疗效果、可能出现的不良反应、家庭成员需要提供的支持、治疗的时程及预后等，使患者的监护人共同参与到整个治疗过程中。

4. **超说明书用药问题** 适应证（indication）是指某一种药物所能治疗的疾病范围，如果某种药物可以用于治疗抑郁症、强迫症等，这些信息在药物说明书中会有详细描述。同时，在药物说明书中提供的信息还包括药物的用法、用量、适用年龄等。超说明书用药（off-label use of drugs）是指药物的应用超出了国家药监部门认可的生产厂家提供的药品说明书界定范围，包括超出了适用年龄、剂量、剂型、给药途径或适应证等。

超说明书用药广泛存在于临床各科实践中，其根本原因是药品说明书的更新滞后于临床实践的发展。精神药物也不例外，虽然有足够的证据表明许多精神药物对儿童少年精神障碍安全有效，但这些

信息却没有写进药物说明书，造成了超说明书用药的广泛存在。因此，关于超说明书用药，美国 FDA 明确表示"不强迫医师必须完全遵守官方批准的药品说明书用法"，《中国儿科超说明书用药专家共识》的表述是"超说明书用药并不意味着不合理用药、违法用药或试验性用药"。在许多情况下，超说明书用药本身并不是一种不恰当的做法，甚至对某些患者来说可能是最佳治疗方法，因为其通常具有大量的证据支持，并符合国家或专业学（协）会发布的相关治疗指南和技术规范。

对医师来说，重要的是超说明书用药时，一定要有明确的循证医学证据，充分衡量药物使用后的获益与风险，以保证患者利益的最大化。同时，与患者及其家属进行良好沟通，尊重患者及其家属的知情权和自主决定权，必要时可以签署知情同意书。

5. 儿童少年用药的法律问题　医疗法律问题常涉及医师的临床能力。很显然，这些问题主要出现在发生错误的时候。顺便说一下，"发生错误"也许与医师治疗或能力根本无关，但是治疗结果令患儿或其家人不满意。

医师与患儿及其家庭成员或照料者的关系很重要，这直接涉及法律问题的发生。一般地说，医师与患者和他的家庭的关系越好，法律问题发生的概率越小，如果医师忽视孩子的父母或不关心他们，产生法律纠纷就越多。某些时间向孩子的父母解释药物对哪些症状有作用，对哪些症状没有作用是很重要的，对每个患者都应强调既有效又没有副作用的药物是没有的。

如果一个院外的抑郁患者有自杀的危险，要与患者所有有关成员讨论这个问题，要求患儿口头或书面签订协议，即遇到困难时，特别是绝望时要及时与医师取得联系。应告知合法监护人并且同心协力做出决定，患者尽管有危险，危险的程度还不至于住院，但是要严密监护。要求监护人提供更全面有效的监护，直至抑郁状态得到充分改善。显然，如果采用这样的方法，并且建立合作关系，发生自杀企图、自杀成功或其他情况的风险会降低。

尽管常常遇到困难，医师应尽全力与孩子的父母建立坦诚的合作关系。应该与患者的法定监护人和患者讨论治疗计划，并取得他们的理解和同意。应该考察诊断，预测治疗的风险和益处以及替换治疗的可能性，要征得患者（或法定监护人）的同意，强调他们必须有一定的能力获取信息做出决定，而不是被强迫。12 岁以上的青少年应该正式参与制订治疗计划并取得同意，如果做不到，应在临床记录中描述。明智的做法是合法监护人和患者都参与制

订治疗计划，同意治疗方案。如果做不到，至少医师应在病历中记录患者和监护人对治疗计划的反应和讨论结果。

Holzer 指出大多数医疗纠纷发生的案例，无论是意外的临床事件，还是患儿（或父母）不能接受或拒绝的事件，如果忽略了医疗中的法律问题，没有重视某些事或某些可以合理避免的错事，那么诉讼案件便可能发生。应该强调，恰当的临床记录很重要。如果没有做到这一点，法律纠纷出现时，医师的处境会很危险。

对于成长和发育中的儿童少年来说，有关长期精神活性药物副作用方面的资料相对来说几乎没有。基于此点，有潜在的发生法律纠纷的可能，特别是当药物未经国家药品管理机构批准的时候，建议用药前应作全面合理的准备工作。

三、药物使用之前的基础评估

在治疗开始之前，通常需要对患者存在的症状、症状的严重程度和心理行为发展水平等进行全面评估并详细记录，评估的方法包括监护人的汇报、对患者的检查与观察、标准化量表的评定以及心理发育指标的监测等。

所有患儿都应进行全面的病史、躯体和神经系统检查。这些检查对于鉴别脑器质性疾病导致的精神障碍以及是否合并其他疾病非常重要。另外，所有的药物都可能导致躯体和精神副作用，因此在使用精神药物前必须做基本检查。在非常小的儿童或那些不爱说话的儿童中，临床医师仅能通过药物对行为的影响或他们的体会来观察药物的反应和不良反应。就像其他报道那样，越小的儿童，越少谈及舒服或难受的体会。同时，很小年龄的儿童感觉也有限，很难区分难受的情绪和不同的感情。而年长的儿童有一定的情感经历，能够进行一定的沟通。除此之外，某些长期压抑或焦虑的儿童可能没有一个明显的近期正常情感的基线。这样的儿童将一种压抑的情绪作为他们通常的正常的情感状态，这样就没有一个正常的基线作为参考标准。越小的儿童，他的时间评价就越不正确。直到 10 岁左右，才能理解长期时间观念。讨论儿童的时间概念时，使用具体的时间标志有时是必要的和非常有用的。例如某些事情发生在生日、特殊的假期（如国庆节、春节等）、特殊的事件（如双亲的分居或离婚、当一个家庭迁移到另一处的时候、一个手术、比较亲近的人死亡、同胞兄弟的出生等）、季节或天气（如冬天、下雪、寒冷、夏季、炎热等）、学年（如特殊教师的名字、年级、暑假等）等，在询问儿童时应该提到。关于概念，

例如，较小的孩子可能不能理解注意力集中、随境转移和波动性概念，不同的孩子可能使用不同的语言或表达方式解释同样的概念。确定儿童是否知道某个特殊词汇的意义与儿童不能理解某个问题、不能做出回答是同样重要的。假如存在疑问，用另一种方法询问某些事情的意义或解释。利用不同的方法询问同样的问题可能是非常有帮助的。

还需要强调的是，基线评估过程中，临床医师与儿童少年及其监护人之间的关系尤为重要。

四、药物治疗情况与相关的病历记录

与成人不同，儿童少年精神障碍治疗的有效性不仅表现为靶症状的缓解，同时还要保证心理活动的正常发展。因此，在治疗过程中需要定期进行评估，以便对不同时期的精神症状和心理活动水平进行比较，从而明确当前治疗方案是否有效，并根据评估的结果对治疗方案进行必要调整。

治疗过程中，药物治疗不仅可以缓解精神症状，也可能会带来某些不良反应，因此需要定期进行肝功能、肾功能、血常规、心电图等实验室检查。同时，为了防止药物对生长发育的可能影响，还需要对身高、体重等发育指标进行定期监测。

病历记录应该反映出持续恰当地监测药物治疗的效果，以及副作用的出现或消失，用以监测副作用的实验室检查结果或其他常规检查结果（如心电图），判断给药和药量增加或减少的依据，决定药物的用药假期或停止用药时的病情变化或症状的演变及对复发的影响。

病历中应记录行为和靶症状的基本特征，包括医师在候诊室、办公室、娱乐室和（或）病房中对患儿的直接观察。以及其他有关的家里人或学校同学、老师的报告。对日常饮食和睡眠方式的影响也很重要，因为这些情况可能随药物的改变而改变。观察者应在数量上和性质上（幅度和频率）进行询问和观察，病历上应记载出现这些情况的背景和变化。

对于已存在异常行为或异常行为有可能加重的儿童少年，例如诊断孤独症或更严重的智能发育迟缓和（或）将用抗精神病药物治疗的患者，开始用精神药物治疗时，在病历中准确地记录基本情况是十分重要的。无论是对患儿疾病过程的了解还是识别以前不自主运动、刻板运动、撤药后的静坐不能行为的发生或当用药时新的刻板动作的产生都应该关注。特别是当停用一种抗精神病药时或治疗医师变动时，这些纵向数据显得更加关键。虽然在病历中可以记录基本数据，但是强烈建议使用相对客观的临床评定量表，如异常不自主运动量表（AIMS）来评

估异常行为。评定量表是精神药理研究的重要组成部分，它可提供评估患儿行为的一系列定性和定量方法，以及判定评定者间的可靠性。

检查特殊药物的效果，在基础观察期间，有必要观察靶症状是稳定还是加重。除非急诊的情况下，例如暴力、攻击和（或）严重的精神病患儿，其他患儿在药物治疗之前应至少观察 7～10 天。对于住院者，可以结合住院和治疗环境，并排除患儿生活环境的影响，对精神药物治疗效果和症状演变情况进行评估。对于住院患儿，病历记录不仅是医师的观察，别人对患儿行为或症状的报告或记录对了解和确定药物的副作用也很重要（如：护士报告患儿步态不稳，或病房教师报告患儿上课时睡觉）。

五、药物代谢与血清浓度监测

多数精神药物是亲脂性化合物，易于被肠道吸收和通过血脑屏障，最终到达脑部起作用。精神药物主要通过肝脏代谢，导致极性增强、亲水性增加，有利于肾脏等排泄。精神药物也可通过乳汁排泄，故服药的哺乳期妇女应放弃哺乳。肝脏的药物代谢酶如细胞色素酶（CYP）P450，有不同的亚型，如 CYP1A2、CYP2C19、CYP2D6 和 CYP3A4 等，其活性存在个体和种族差异，并且会受到某些合用药物的抑制或诱导，因此剂量的个体化和药物间的相互作用是临床实践中值得重视的问题。

一般来说，精神药物的半衰期较长，尤其在疾病稳定期或维持治疗期间，成人往往采用一天一次的给药方式即可。儿童血脂水平低，药物储存相对较少，加之肾血液滤过率高，排泄较快，因此儿童不主张一次给药。儿童和老年人代谢和排泄药物的能力降低，某些药物的清除半衰期可能延长，药物剂量应比成人减少。

长期应用某些精神药物如苯二氮䓬类可导致耐受性增加，药效下降。药物的药效学相互作用可以引发不良反应，例如：单胺氧化酶抑制剂与选择性 5-羟色胺再摄取抑制剂合用，可以促发 5-羟色胺综合征；抗精神病药、抗胆碱能药和三环类抗抑郁剂合用，可以引起胆碱能危象。

除锂盐外，大部分精神药物所作用的受体部位也是内源性神经递质的作用部位。多数精神药物治疗指数高、用药安全，但锂盐的治疗指数低、安全性小，需要密切监测浓度。当然，如有条件对多种精神科药物积极采用药物血清浓度监测，对提高疗效、减轻副作用、判定服药的依从性也是非常有效的。

Morsell 等和 Guahieri 等回顾了儿童和成人精

神病学中精神活性药物的药代动力学与测定的血清或血浆药物浓度水平的临床相关性。当准确测定某种药物所有重要的活性代谢产物是可行的,并且药物的临床疗效与血清浓度有明确的相关性时,监测药物血或血浆浓度和(或)它们的代谢产物就变得非常重要和有用。临床上,药物血清浓度水平的监测对于判断依从性的好差和确保得到充足治疗剂量的血清浓度水平是有用的(即测得的血清浓度水平落在治疗窗内才有价值),如此可避免在临床达到有效的血清浓度水平之前就中断系统治疗;同时也避免相反情况,即由于未加注意而达到了血清药物中毒浓度水平。

学龄儿童通常在其生理上对药物代谢和消除比成人更快,因此与成人的用药剂量相比,相同的日剂量或单位体重剂量,对于儿童或年龄偏小的青少年来说,其结果可能是低于血清治疗浓度水平。这可成为导致临床出现儿童少年临床疗效有时不如成人显著这一现象的因素之一。例如,对于儿童期精神分裂症这样一组人群,看起来应用神经阻滞剂要比青少年和成人更少出现戏剧性的临床改善。有必要去测定抗精神病药的血清浓度水平,以明确在一些病例中,临床症状缺乏改善是否由于药物血清浓度低于治疗浓度水平所造成。但有一些儿童在比成人相对低的血清浓度水平时也可以表现出临床症状的改善。

药代动力学上的差异除了与年龄有关外,个体差异变化也非常大。例如:Berg等报道了一例患有双相障碍的14岁女孩,服用日量2400 mg的锂盐才能维持1.0 mmol/L的血锂浓度。其父患有同样疾病,也需要使用罕见的、很高剂量的锂盐才能达到治疗浓度水平。目前对于儿童少年患者来说,在服用碳酸锂、抗癫痫药或三环类抗抑郁药时,很有必要定期监测其血清浓度水平。这种监测很有必要,因为药物剂量和血清浓度水平之间相关性很小,而其血清水平却与临床疗效和(或)潜在的严重不良反应(如心脏毒性)密切相关。另一方面,也有一些药物的血药浓度与疗效之间并没有关联,例如对哌甲酯的药代动力学和药理活动的详细研究后,发现血清哌甲酯(MPH)浓度水平与临床疗效之间没有统计学相关性。

当使用抗癫痫药物治疗其他精神病时,比如控制攻击性或作为情感稳定剂使用时,其有效血清浓度水平与其控制癫痫发作的血清浓度水平相同。当药物的血清浓度水平测定变得更加简便可行,并且测定结果与临床疗效和药物不良反应有相关性时,监测那些用于治疗儿童少年精神病的药物血清

水平(包括药物和重要代谢产物)就变得越来越重要。

六、药物基因组学检测的意义及实践

药物基因组学(pharmacogenomics,PGx)是在药物遗传学(pharmacogenetics)基础上发展而来,是研究基因组或基因变异对药物在人体内吸收、代谢、疗效及不良反应产生影响的现象及其机制,从而指导新药开发和临床合理用药。药物基因组学的主要研究内容为药物代谢酶基因多态性、药物受体基因多态性、药物转运蛋白基因多态性与药效学、药代动力学、药物安全性之间的关系。在临床上可以帮助医师合理选择药物,提高药物的疗效,同时减少或避免药物的毒副作用,以实现针对患者量身定制的个体化精准用药,做到4个"R(right,正确)",即在正确的时间(right time),以正确的剂量(right dose),将正确的药物(right drug)给予正确的患者(right patient)。

药物基因组学不仅适用于成人,同样也适用于儿童少年。对药物代谢酶和药物靶点基因进行检测是针对特定的患者实施个体化药物治疗的前提,例如儿茶酚胺是注意缺陷多动障碍药物治疗的靶点,在一些注意缺陷多动障碍治疗研究中发现COMT V158M变异可预测药物的疗效,COMT V158M变异携带者可以降低中枢神经兴奋剂哌甲酯的疗效。在非中枢神经兴奋剂托莫西汀治疗注意缺陷多动障碍时,CYP2D6的低弱代谢患儿虽然具有较好疗效,但由于高药物浓度使患儿更多地出现诸如心率加速、血压升高和体重增加减缓等不良反应。随着药物基因组学的发展,美国FDA已批准在140余种药物的药品标签中增加药物基因组信息,其中有60多种被批准用于儿童。

药物基因组学可以比较全面准确地评估药物代谢、药物疗效、不良反应的个体差异,帮助临床医师制定科学合理的用药策略,提高治疗效果和降低不恰当用药对儿童的伤害,特别适合于药物治疗效果不理想、药物副作用明显或者具有特殊治疗需求的患者。

第三节　常用儿童少年精神药物分类

目前儿童少年精神科使用的药物,大多数与成人使用的相同,只是剂量不同和适应证有所扩展而已。尽管各国药物监督和管理系统都明文规定,在

成人中使用的药物在上市前不允许在儿童中进行任何的研究,但随着儿童少年精神医学的发展,越来越多的精神科药物通过不断地临床应用和积累经验得到了在儿科中使用的适应证,有些还在不断地积累临床经验。

所以本书紧跟国际儿童少年精神医学的发展步伐,虽然大多数药物研究的资料还要参考成人的资料,但力争介绍儿童少年精神药物研究和临床应用的最新观念。

主要用来治疗精神障碍的药物,到目前为止,用于临床的有百余种,常用和我国已有生产的也有数十种。同一药物,可有不同的名称,但目前其命名及分类已渐趋向统一。

精神药物目前根据其主要适应证不同而分为以下几类:

1. 抗精神病药(antipsychotics)
2. 抗抑郁剂(antidepressants)
3. 心境稳定剂(mood stabilizers)
4. 抗焦虑药(antianxiety drugs)
5. 兴奋剂(stimulants)
6. 其他药物(other drugs)

以上几类药物又可根据其基本化学结构不同而再分为若干亚类,下面将详细介绍。

第四节　抗精神病药

抗精神病药(antipsychotics)是一类主要用于治疗精神分裂症、躁狂发作和其他精神病性症状的药物。尽管抗精神病药主要用于治疗成人重性精神障碍,但在儿童少年精神科临床中也广泛使用,许多药物已经被我国国家药品监督管理局(NMPA)正式批准用于儿童少年精神障碍,详见表37-1。

一、抗精神病药的分类

根据药物出现的时间顺序和药理学作用特点,抗精神病药目前主要分为第一代抗精神病药物和第二代抗精神病药物。

1. **第一代抗精神病药**　又称为传统抗精神病药、典型抗精神病药或称多巴胺受体阻滞剂。其主要药理作用为阻断中枢多巴胺D2受体,治疗中可产生锥体外系不良反应和催乳素水平升高。根据化学结构,可将抗精神病药分为酚噻嗪类(phenothia-zines)、硫杂蒽类(thioxanthenes)、丁酰苯类(butyro-phenones)、苯甲酰胺类(benzamides)和二苯二氮䓬类(dibenzoxazepine)等。

2. **第二代抗精神病药**　又称非传统抗精神病药、非典型抗精神病药、新型抗精神病药等。第二代药物在治疗剂量时较少产生锥体外系症状,但少数药物导致催乳素水平升高仍明显。按药理作用分为5-羟色胺和多巴胺受体拮抗剂(serotonin-dopamine antagonists)、多受体作用药(multi-acting receptor targeted agents)、选择性多巴胺D2/D3受体拮抗剂(selective D2/D3 antagonists)和多巴胺受体部分激动剂(partial dopamine receptor agonist)等。

二、作用机制

目前可用的抗精神病药物几乎都是阻断脑内多巴胺受体(尤其是多巴胺D2受体)而发生抗精神病作用。大致地说,传统抗精神病药(尤其是吩噻嗪类)主要有4种受体阻断作用,包括多巴胺能的D2受体、肾上腺素能的α1受体、胆碱能的M1受体和组胺能的H1受体。新一代抗精神病药在阻断多巴胺D2受体基础上,还通过阻断脑内5-羟色胺受体(主要是5-HT2A受体),增强抗精神病作用、减少多巴胺受体阻断的副作用。抗精神病药的受体阻断作用特点分述如下:

1. **多巴胺受体阻断作用**　主要是阻断D2受体。脑内多巴胺能系统有四条投射通路,其中中脑边缘通路与抗幻觉妄想等抗精神病作用有关;中脑皮质通路与药源性阴性症状和抑郁有关;黑质纹状体通路与锥体外系副作用有关;下丘脑至垂体的结节-漏斗通路与催乳素水平升高副作用有关。

此外,多巴胺受体部分激动剂如阿立哌唑,对于多巴胺功能亢进的脑区发挥拮抗作用,而对于多巴胺功能低下的脑区则起到一定的激动作用。

2. **5-羟色胺受体阻断作用**　主要是阻断5-HT2A受体。5-HT阻断剂具有潜在的抗精神病作用,5-HT2/D2受体阻断比值高者,锥体外系症状发生率低并能部分改善阴性症状。

3. **肾上腺素受体阻断作用**　主要是阻断α1受体。可产生镇静作用以及直立性低血压、心动过速、性功能减退、射精延迟等副作用。

4. **胆碱受体阻断作用**　主要是阻断M1受体。可产生多种抗胆碱能副作用,如口干、便秘、排尿困难、视物模糊、记忆障碍等。

5. **组胺受体阻断作用**　主要是阻断H1受体。可产生过度镇静和体重增加的副作用。

表 37-1 抗精神病药物分类及在儿童少年中的应用

药 物	儿童少年适应证	参考剂量范围(mg/d)	NMPA/FDA 批准情况
第一代抗精神病药物			
氟哌啶醇(Haloperidol)	≥3/10 岁 Tourette 综合征	2～15	NMPA≥10 岁,FDA≥3 岁
	≥3/13 岁精神病性障碍	2～15	NMPA≥13 岁,FDA≥3 岁
	≥3/6 岁冲动激越行为	2～15	NMPA≥6 岁,FDA≥3 岁
硫必利(Tiapride)	Tourette 综合征	100～600	NMPA
氯丙嗪(Chlorpromazine)	≥1 岁攻击行为	50～200	FDA
	儿童精神分裂症	50～600	—
奋乃静(Perphenazine)	≥12 岁精神病性障碍	16～64	FDA
舒必利(Sulpiride)	≥6 岁精神分裂症	200～800	NMPA
第二代抗精神病药物			
利培酮(Risperidone)	≥13 岁精神分裂症	1.5～6	NMPA,FDA
	≥10 岁双相障碍	1.5～6	NMPA,FDA
	5～17 岁孤独症的易激惹	0.5～3	NMPA,FDA
	5～17 岁智力低下及品行障碍的攻击破坏性行为	0.25～1.5	NMPA
帕利哌酮(Paliperidone)	≥12 岁精神分裂症	3～12	NMPA,FDA
奥氮平(Olanzapine)	≥13 岁精神分裂症	5～20	NMPA,FDA
	≥10 岁双相障碍	5～20	FDA
喹硫平(Quetiapine)	≥13 岁精神分裂症	400～800	FDA
	≥10 岁双相障碍	400～800	FDA
齐拉西酮(Ziprasidone)	精神分裂症、双相障碍	成人 80～160	—
哌罗匹隆(Perospirone)	精神分裂症	成人 12～48	—
布南色林(Blonanserin)	精神分裂症	成人 8～24	—
鲁拉西酮(Lurasidone)	≥13 岁精神分裂症	20～80	FDA
	≥10 岁双相障碍	20～80	FDA
氯氮平(Clozapine)	精神分裂症	成人 150～600	—
氨磺必利(Amisulpride)	精神分裂症	成人 400～1200	—
多巴胺受体部分激动剂			
阿立哌唑(Aripiprazole)	≥13 岁精神分裂症	10～30	NMPA,FDA
	≥10 岁双相障碍	10～30	FDA
	≥6 岁 Tourette 综合征	5～20	NMPA,FDA
	6～17 岁孤独症的易激惹	5～15	NMPA,FDA

注:NMPA 中国国家药品监督管理局;FDA 美国食品药品监督管理局;—没有被 NMPA 和 FDA 批准。

三、临床应用

1. **适应证** 抗精神病药的治疗作用可以归于三个方面:① 抗精神病作用,即抗幻觉妄想作用(改善阳性症状)和激活或振奋作用(改善阴性症状)。② 非特异性镇静作用(改善激越、兴奋或攻击)。③ 预防复发作用。抗精神病药主要用于治疗精神分裂症和预防精神分裂症的复发,控制躁狂发作,还可以用于治疗其他具有精神病性症状的非器质性或

器质性精神障碍,包括激惹、攻击、自伤、失眠等。随着新型非典型抗精神病药的临床应用,抗精神病药显示出更加广泛的适应证,对双相障碍、重度抑郁、焦虑障碍、强迫性障碍、人格障碍等都有一定的效果。

近年来,抗精神病药特别是非典型抗精神病药在治疗儿童少年精神障碍方面的应用也取得了显著的进步。除了治疗上述儿童少年与成人共同的精神疾病外,还可以用于治疗抽动障碍、品行障碍、儿童

孤独症以及智力发育障碍出现严重的激惹、攻击、自伤、失眠等症状的儿童少年,特别是对儿童精神障碍伴有的攻击行为及某些严重行为紊乱效果尤为突出。

2. 禁忌证 严重的心血管病、肝脏疾病、肾脏疾病以及有严重的全身感染时禁用。甲状腺功能减退和肾上腺皮质功能减退、重症肌无力、闭角型青光眼、既往对同种药物过敏者也禁用。

3. 常用药物

(1) 第一代抗精神病药物

1) 氟哌啶醇 属于丁酰苯类,控制兴奋躁动、敌对情绪和攻击行为的效果较好,可用于治疗精神分裂症、躁狂发作、抽动秽语综合征患者。美国FDA已经批准氟哌啶醇可以用于治疗3岁以上患儿的Tourette综合征、精神病性障碍及冲动激越行为,我国NMPA也批准可以用于治疗上述障碍,但使用年龄有所不同。主要不良反应为锥体外系症状。

2) 硫必利 属于苯甲酰胺类,主要用于儿童少年Tourette综合征、舞蹈症和老年期精神障碍的治疗,也可以用于治疗头痛、痛性痉挛、神经肌肉痛等。较常见的不良反应为嗜睡、消化道反应、头晕乏力等。

3) 氯丙嗪 属于酚噻嗪类,是第一个应用于临床的抗精神病药物,对兴奋躁动、幻觉妄想、思维障碍及行为紊乱等阳性症状有较好的疗效。适用于精神分裂症、躁狂症或其他精神病性障碍,也可以用于儿童少年攻击行为。使用过程中,容易产生直立性低血压、锥体外系反应、抗胆碱能反应和催乳素升高等不良反应。

4) 奋乃静 属于酚噻嗪类,适用于老年或伴有躯体疾病的精神障碍患者,可用于12岁以上精神分裂症患者。主要副作用为锥体外系症状,自主神经系统不良反应较少。

5) 舒必利 属于苯甲酰胺类,对慢性精神分裂症的孤僻、退缩、淡漠症状较好,对抑郁症状也有一定疗效。可用于6岁以上儿童精神分裂症患者。

(2) 第二代抗精神病药物

1) 利培酮、帕利哌酮 利培酮是氟哌啶醇与5-HT2A阻滞剂利坦色林化合而成的新型药物,其活性代谢物9-羟利培酮即帕利哌酮已作为新型抗精神病药应用于临床。两者对D2受体和5-HT2A受体具有很强的阻断作用,对α受体也有较强阻断作用。适用于治疗精神分裂症、双相障碍等。我国NMPA和美国FDA已经批准帕利哌酮用于治疗12岁以上儿童少年精神分裂症,而利培酮可用于治疗

13岁及以上儿童少年精神分裂症、10岁及以上双相障碍和5~17岁孤独症患者的易激惹行为。另外,我国NMPA还批准用于5~17岁儿童少年智力低下或精神发育迟滞及品行障碍相关的持续攻击或其他破坏性行为。

主要不良反应为激越、失眠以及高催乳素血症等,较大剂量使用时可出现锥体外系反应。

2) 阿立哌唑 是目前唯一用于临床的多巴胺D2受体的部分激动剂。治疗精神分裂症的疗效与氟哌啶醇相当,其激活作用有利于改善阴性症状和精神运动性迟滞。在治疗儿童少年精神障碍中,阿立哌唑获批的适应证比较多,包括13岁及以上精神分裂症、10岁及以上双相障碍、6~17岁孤独症患儿的易激惹行为和6岁及以上儿童的Tourette综合征。阿立哌唑对催乳素的影响较小,甚至可以降低其他抗精神病药导致的催乳素升高。对体重的影响不明显,较少发生锥体外系症状。

3) 奥氮平 为多受体作用药物,可以阻断5-HT2A、D2以及D1、D4受体,另外,对M1、H1、5-HT3和α也有阻断作用。对精神分裂症、双相障碍及患者的兴奋躁动症状疗效较好。我国NMPA和美国FDA已经批准用于13岁及以上儿童少年精神分裂症,美国FDA还批准用于10岁及以上双相障碍患者。主要副作用为体重增加、思睡、便秘等,锥体外系反应少见,临床使用中应进行体重、血糖和血脂监测。

4) 喹硫平 与5-HT2、H1、5-HT6、α1和α2受体具有很高亲和性,与D2受体有中度亲和性。对情感症状具有较好疗效,但对精神分裂症阳性症状的治疗作用相对较弱。美国FDA已经批准用于13岁及以上儿童少年精神分裂症和10岁及以上双相障碍患者。主要副作用是嗜睡、直立性低血压等,几乎不引起锥体外系反应及迟发性运动障碍。

5) 齐拉西酮 对5-HT2A和D2受体具有较强拮抗作用,对5-HT1A受体具有激动作用。能够缓解精神分裂症的阳性症状、阴性症状和情感症状。几乎不引起体重增加,锥体外系反应少见,但临床应用中应注意监测心电图QT间期。需与食物同服以提高生物利用度。

6) 哌罗匹隆 主要阻断D2和5-HT2受体。可缓解精神分裂症的阳性和阴性症状,并激动5-羟色胺受体使前额叶皮层多巴胺释放增加,进而改善认知功能。不良反应有锥体外系反应和失眠、困倦等神经精神症状。

7) 布南色林 对多巴胺D2、D3受体和5-HT2A受体有较强的亲和力,治疗精神分裂症的

阳性及阴性症状的同时也容易产生比较明显的锥体外系不良反应。

8）鲁拉西酮 对多巴胺 D2、5-HT2A 及 5-HT7 受体均具有高度亲和力。对 α2 受体、5-HT1A 受体具有中度亲和力,是 5-HT1A 受体的部分激动剂,故对精神分裂症的阳性症状、阴性症状及认知症状有改善,且对情感症状效果较好。美国 FDA 已经批准用于 13 岁及以上儿童少年精神分裂症和 10 岁及以上双相障碍患者,心脏 QT 间期延长相对少见。

9）氯氮平 对多种受体具有亲和性,包括 5-HT2A、5-HT2B、α 和 M 受体,对 D2 受体亲和性相对较低。推荐用于治疗难治性、伴自杀或无法耐受锥体外系反应的精神分裂症患者。易出现直立性低血压、过度镇静,故起始剂量宜低。粒细胞缺乏症发生概率大约为 1%,国外报道的死亡率为 0.13‰。体重增加、心动过速、便秘、流涎等多见。此外,还可见体温升高、癫痫发作、心肌炎和恶性综合征。该药几乎不引起锥体外系反应及迟发性运动障碍。临床使用中应进行血常规、体重、血糖和血脂监测。

10）氨磺必利 主要作用于 D2 和 D3 受体,对精神分裂症具有较好疗效。高剂量主要阻断边缘系统突触后膜多巴胺受体,能够缓解幻觉、妄想等阳性症状,低剂量主要阻断突触前多巴胺受体,促进多巴胺释放而改善阴性症状。不良反应为催乳素水平升高和心电图 QT 间期延长,较多见。

四、不良反应和处理

抗精神病药作用不同靶点,具有许多药理作用,不良反应较多,特异质反应也常见,所以处理和预防药物的不良反应与治疗原发病同等重要。

1. 锥体外系反应 系传统抗精神病药治疗最常见的神经系统副作用,包括 4 种表现:

（1）急性肌张力障碍（acute dystonia） 出现最早。呈现不由自主的、奇特的表现,包括眼上翻、斜颈、颈后倾、面部怪相和扭曲、吐舌、张口困难、角弓反张和脊柱侧弯等。常去急诊部门就诊,易误诊为破伤风、癫痫、分离性障碍等,有抗精神病药使用史常有助于确立诊断。处理:肌内注射东莨菪碱 0.3 mg 或异丙嗪 25 mg 可即时缓解。有时需减少药物剂量,加服抗胆碱能药如盐酸苯海索,或换服锥体外系反应低的药物。

（2）静坐不能（akathisia） 在治疗 1～2 周后最为常见,发生率约为 20%。表现为无法控制的激越不安、不能静坐、反复走动或原地踏步。易误诊为精神病性激越或精神病加剧,故而错误地增加抗精神

病药剂量,而使症状进一步恶化。处理:苯二氮䓬类药和 β 受体阻滞剂如普萘洛尔等有效,而抗胆碱能药通常效果不明显。有时需减少抗精神病药剂量,或选用锥体外系反应低的药物。

（3）类帕金森症（parkinsonism） 最为常见。治疗最初的 1～2 个月发生,发生率可高达 56%。女性比男性更常见,老年患者常见并因淡漠、抑郁或痴呆而误诊。表现可归纳为:运动不能、肌张力高、震颤和自主神经功能紊乱。最初始的形式是运动过缓,体征上主要为手足震颤和肌张力增高,严重者有协调运动的丧失、僵硬、佝偻姿势、慌张步态、面具脸、粗大震颤、流涎和皮脂溢出。处理:服用抗胆碱能药物盐酸苯海索,抗精神病药的使用应缓慢加药或使用最低有效剂量。

（4）迟发性运动障碍（tardive dyskinesia，TD） 多见于持续用药几年后,极少数可能在几个月后发生。用药时间越长,发生率越高。女性稍高于男性,老年和脑器质性患者中多见。TD 是以不自主的、有节律的刻板式运动为特征。其严重程度波动不定,睡眠时消失、情绪激动时加重。TD 最早体征常是舌或口唇周围的轻微震颤或蠕动。由于长效制剂的剂量调整不如一般口服药及时,故长效制剂发生迟发性运动障碍可能性较大,第一代药物比第二代药物更为明显。处理:关键在于预防,使用最低有效剂量或换用锥体外系反应低的药物。异丙嗪可能具有一定改善作用。抗胆碱能药物会促进和加重 TD,应避免使用。早期发现、早期处理有可能逆转 TD。

2. 其他神经系统不良反应

（1）恶性综合征（malignant syndrome） 是一种少见的、严重的不良反应。临床特征为意识波动、肌肉强直、高热和自主神经功能不稳定。最常见于氟哌啶醇、氯丙嗪和氟奋乃静等药物治疗时。药物加量过快、用量过高、脱水、营养不足、合并躯体疾病以及气候炎热等因素,可能与恶性综合征的发生、发展有关。可以发现肌酸磷酸激酶（CPK）浓度升高,但不是确诊的指征。处理是停用抗精神病药,给予支持性治疗。可以使用肌肉松弛剂硝苯呋海因和促进中枢多巴胺功能的溴隐亭治疗。

（2）癫痫发作 抗精神病药能降低抽搐阈值而诱发癫痫,多见于氯氮平、氯丙嗪和硫利达嗪治疗时。阿立哌唑、氨磺必利、利培酮和氟哌啶醇等在治疗伴有癫痫的精神病患者中可能较为安全。

3. 自主神经的不良反应 抗胆碱能的不良反应表现为:口干、视力模糊、排尿困难和便秘等。硫利达嗪、氯丙嗪和氯氮平等多见,氟哌啶醇、奋乃静

等少见。严重反应包括尿潴留、麻痹性肠梗阻和口腔感染，尤其是抗精神病药合并抗胆碱能药物及三环类抗抑郁药治疗时更易发生。α肾上腺素能阻滞作用表现为：直立性低血压、反射性心动过速以及射精的延迟或抑制。直立性低血压在治疗的头几天最为常见，氯丙嗪肌内注射时最容易出现。患者由坐位突然站立或起床时可以出现晕厥无力、摔倒或跌伤。嘱咐患者起床或起立时动作要缓慢。有心血管疾病的患者，剂量增加应缓慢。处理：让患者头低脚高位卧床；严重病例应输液并给予去甲肾上腺素、间羟胺（阿拉明）等升压，禁用肾上腺素。

4. 代谢内分泌的不良反应　体重增加多见，与食欲增加和活动减少有关。机制较复杂，包括组胺受体阻断以及通过下丘脑机制中介的糖耐量和胰岛素释放的改变。患者应节制饮食。氯氮平、奥氮平等体重增加最为常见，并能影响体内的糖脂代谢，甚至诱发糖尿病，因此需要定期监测体重、血糖和血脂。氟哌啶醇、奋乃静、阿立哌唑、齐拉西酮等的体重增加作用较少。

催乳素分泌增加多见，雌激素和睾酮水平的变化也有报道，妇女中常见泌乳、闭经和性快感受损。吩噻嗪可以产生妊娠试验假阳性。男性较常见性欲丧失、勃起困难和射精抑制。生长激素水平降低，但在用吩噻嗪或丁酰苯维持治疗的儿童中未见生长发育迟滞。抗利尿激素分泌异常也有报道。

5. 精神方面的不良反应　许多抗精神病药产生过度镇静，这种镇静作用通常很快因耐受而消失。头晕和迟钝常是由于直立性低血压引起。舒必利、奋乃静、三氟拉嗪、氟奋乃静、利培酮和阿立哌唑有轻度激活或振奋作用，可以产生焦虑、激越。抗胆碱能作用强的抗精神病药如氯氮平、氯丙嗪等较易出现撤药反应，如失眠、焦虑和不安，应予注意。

药物对精神分裂症患者认知功能的影响与疾病本身的认知缺陷交织在一起。镇静作用较强的吩噻嗪类倾向于抑制精神运动和注意，但一般不影响高级认知功能。如果合并抗胆碱能药物，记忆功能可能暂时受影响。

抗精神病药引起的抑郁主要表现为快感缺失，尤其见于多巴胺阻断作用强的传统药物。但是，不论是否用药，精神分裂症患者都可以出现明显的情感波动。精神分裂症发病初期和恢复期均可出现抑郁症状，自杀在精神分裂症中并不少见。锥体外系副作用，如运动不能可能被误认为是抑郁。

6. 心脏相关不良反应　某些抗精神病药尤其是硫利达嗪可导致心电图的 QT 间期延长（奎尼丁样作用）等，罕见的严重者可出现尖端扭转型心律失

常，极少数可能发展成为室颤或猝死。机制可能是改变心肌层中钾通道的结果。在老年人中，药物引起的心律失常更易危及生命。密切关注心电图 QT 间期的变化以及及时发现和纠正低血钾[尤其是兴奋激越和（或）进食进水少的新入院患者]，有可能降低抗精神病药的猝死风险。近年报道显示，服用抗精神病药人群的心源性猝死风险是未用药人群的 2 倍，年猝死率达 2.9‰。精神分裂症患者的死亡构成比中，大约 2/3 是因心血管疾病死亡，其风险也是普通人群的 2 倍。精神分裂症患者中，肥胖、代谢综合征、糖尿病和心血管病的患病率是一般人群的 2～3 倍。患者不良的生活方式以及遗传素质引发的糖脂代谢紊乱是心血管疾病的危险因素，服用抗精神病药引起的体重增加、糖脂代谢异常和 QT 间期延长加重了以上风险。

7. 过量中毒　部分精神分裂症患者可能企图服用过量抗精神病药自杀。意外过量常见于儿童。抗精神病药的毒性比巴比妥和三环类抗抑郁药低，死亡率低。过量的最早征象是激越或意识混浊。可见肌张力障碍、抽搐和癫痫发作。脑电图显示突出的慢波。常有严重低血压以及心律失常、低体温。抗胆碱能作用（尤其是硫利达嗪）可使预后恶化；毒扁豆碱可用作解毒药。由于过量药物本身的抗胆碱能作用，锥体外系反应通常不明显。治疗基本上是对症性的。大量输液，注意维持正常体温，应用抗癫痫药物控制癫痫发作。由于多数抗精神病药蛋白结合率较高，血液透析作用有限。抗胆碱能作用使胃排空延迟，所以过量数小时后都应洗胃。由于低血压是 α 和 β 肾上腺素能受体的同时阻断，只能用作用于 α 受体的升压药如间羟胺和去甲肾上腺素等升压，禁用肾上腺素。

8. 其他不良反应　抗精神病药还有许多不常见的不良反应。抗精神病药对肝脏的影响常见的为谷丙转氨酶升高，多为一过性，可自行恢复，一般无自觉症状，轻者不必停药，可使用护肝药物治疗；重者或出现黄疸者应立即停药，加强护肝治疗。胆汁阻塞性黄疸罕见，有时可以同时发生胆汁性肝硬化。其他罕见的变态反应包括药疹、伴发热的哮喘、水肿、关节炎和淋巴结病。严重的药疹可发生剥脱性皮炎，应立即停药并积极处理。氯丙嗪等吩噻嗪类药物可以在角膜、晶状体和皮肤上形成紫灰色素沉着，阳光地带和女性中多见。

粒细胞缺乏罕见，氯氮平发生率较高，氯丙嗪和硫利达嗪有偶发的病例，其他抗精神病药尚未见报道。如果白细胞计数低，应避免使用氯氮平、氯丙嗪、硫利达嗪等，并且应用这些药物时应常规定期监

测血象。

五、药物间的相互作用

抗精神病药可以增加三环类抗抑郁药的血药浓度、诱发癫痫、加剧抗胆碱能副作用；可以加重抗胆碱药的抗胆碱能副作用；可以逆转肾上腺素的升压作用；可以减弱抗高血压药胍乙啶的降压作用，增加β受体阻断剂及钙离子通道阻断剂的血药浓度而导致低血压；可以加强其他中枢抑制剂如酒精以及利尿剂的作用。

抗酸药影响抗精神病药的吸收。吸烟可以降低某些抗精神病药如氯氮平的血药浓度。卡马西平通过诱导肝脏药物代谢酶，明显降低氟哌啶醇、氯氮平血浆浓度而使精神症状恶化；或增加氯氮平发生粒细胞缺乏的危险性。某些选择性5-羟色胺再摄取抑制剂，如氟西汀、帕罗西汀和氟伏沙明可抑制肝脏药物代谢酶，增加抗精神病药的血药浓度，导致不良反应发生或加剧。

第五节　抗抑郁剂

抗抑郁剂（antidepressants）是一类治疗各种抑郁状态的药物。这类药物不仅能够缓解各类抑郁症状，而且部分药物对焦虑、强迫、恐惧、疑病、进食障碍、遗尿、慢性疼痛等也具有比较好的疗效。抗抑郁药物种类繁多，根据作用机制的不同，可分为：① 三环类抗抑郁药（tricyclic antidepressant，TCA）；② 单胺氧化酶抑制剂（monoamine oxidase inhibitor，MAOI）；③ 选择性5-羟色胺再摄取抑制剂（selective serotonin reuptake inhibitor，SSRI）；④ 其他递质机制的抗抑郁药物。前两类属传统抗抑郁药，后两者为新型抗抑郁药。在儿童少年精神科临床工作中，最常用的是以选择性5-羟色胺再摄取抑制剂为代表的新型抗抑郁药物，而传统抗抑郁药物的使用越来越少。目前，研究比较充分和我国NMPA、美国FDA批准可以应用于儿童少年精神障碍的抗抑郁药物见表37-2。

在临床工作中，抗抑郁药物的使用应从小剂量开始，并根据副作用和临床疗效，逐渐增加到最佳有效剂量。抗抑郁药物一个很重要的特点是起效比较慢，通常药物疗效要在用药约2周后出现，4～6周才能显效，故应该足疗程治疗，切忌频繁更换药物。对于抑郁障碍患者，经过8～12周的急性期的抗抑郁治疗，抑郁症状已缓解，此时应以有效治疗剂量继续巩固治疗4～9个月。随后进入维持治疗阶段，维持剂量通常低于有效治疗剂量，可视病情及副作用情况逐渐减少剂量，维持治疗时间的研究尚不充分，一般需要维持至少2～3年。维持治疗结束后，病情稳定，可逐步缓慢减停药物，但一旦发现有复发的早期征兆，应迅速恢复原治疗。反复频繁发作者应长期维持，可起到预防复发的作用。

表 37-2　抗抑郁药物分类及在儿童少年中的应用

药物	儿童少年适应证	参考剂量范围（mg/d）	NMPA/FDA 批准情况
三环类抗抑郁药			
阿米替林（Amitriptyline）	≥12 岁抑郁症	50～250	—
多塞平（Doxepin）	≥12 岁抑郁症	50～250	—
丙米嗪（Imipramine）	≥6 岁遗尿症	25～75	NMPA，FDA
	≥12 岁抑郁症	50～200	—*
氯米帕明（Clomipramine）	≥5/10 岁强迫症	25～200	NMPA≥5 岁，FDA≥10 岁
	≥5 岁遗尿症	20～75	NMPA
单胺氧化酶抑制剂			
苯乙肼（Phenelzine）	抑郁症	成人 10～60	—
吗氯贝胺（Moclobemide）	抑郁症	成人 300～600	—
选择性 5-羟色胺再摄取抑制剂			
氟西汀（Fluoxetine）	≥8 岁抑郁症	20～60	FDA
	≥7 岁强迫症	20～60	FDA
	≥12 岁贪食症	20～60	—
	儿童广泛性焦虑	20～60	—
	儿童社交恐惧	20～60	—

续　表

药物	儿童少年适应证	参考剂量范围(mg/d)	NMPA/FDA 批准情况
舍曲林(Sertraline)	≥6 岁强迫症	25～200	NMPA,FDA
	儿童抑郁症	50～200	—
	儿童广泛性焦虑	50～200	—
	儿童社交恐惧	50～200	—
氟伏沙明(Fluvoxamine)	≥8 岁强迫症	50～200	NMPA,FDA
	儿童广泛性焦虑	50～200	—
	儿童社交恐惧	50～200	—
艾司西酞普兰(Escitalopram)	≥12 岁抑郁症	10～20	FDA
西酞普兰(Citalopram)	≥12 岁抑郁症	20～60	—
帕罗西汀(Paroxetine)	抑郁症、焦虑症	成人 20～60	—
其他递质机制新型抗抑郁药物			
文拉法辛(Venlafaxine)	儿童抑郁症	75～375	—
度洛西汀(Duloxetine)	≥7 岁广泛性焦虑	30～120	FDA
安非他酮(Amfe butamone)	注意缺陷多动障碍	300～450	—
	儿童抑郁症	300～450	—
曲唑酮(Trazodone)	抑郁症	成人 150～600	—
伏硫西汀(Vortioxetine)	抑郁症	成人 5～20	—
米安色林(Mianserin)	抑郁症	成人 30～90	—
米氮平(Mirtazapine)	抑郁症	成人 15～45	—
瑞波西汀(Reboxetine)	抑郁症	成人 8～12	—
阿戈美拉汀(Agomelatine)	抑郁症	成人 25～50	—

注:NMPA 中国国家药品监督管理局;FDA 美国食品药品监督管理局;—没有被 NMPA 和 FDA 批准;—*没有被 NMPA 和 FDA 批准,但被《中国国家处方集·化学药品与生物制品卷(儿童版)》记载。

一、三环类抗抑郁药

三环类抗抑郁药曾一度是临床上治疗抑郁障碍的首选药之一,但因为不良反应问题,目前多作为二线用药。20 世纪 80—90 年代,儿童少年抑郁障碍药物治疗的随机双盲对照研究主要集中于三环类抗抑郁药,包括氯米帕明、阿米替林、丙米嗪、去甲替林和地昔帕明(去甲丙米嗪)等。Hazell 检索了相关研究并进行了荟萃分析,结果表明三环类抗抑郁药的疗效并不比安慰剂优越。Geller 在综述了三环类抗抑郁药对儿童少年抑郁症的有关研究后也得出了类似结论。同时,三环类抗抑郁药不良反应比较明显,某些三环类抗抑郁药服用过量时还会产生严重毒性反应,限制了该类药物在儿童少年中的应用。

(一)作用机制

早期的研究认为,三环类抗抑郁药阻断了去甲肾上腺素(NE)能和 5-羟色胺(5-HT)能神经末梢对 NE 和 5-HT 的再摄取,以增加突触间隙单胺类递质的浓度,临床上表现为抑郁症状改善。除了阻滞 NE 和 5-HT 再摄取起到治疗作用外,三环类抗抑郁药还具有 M1、α1 和 H1 受体阻断作用,临床应用中可以导致口干、便秘、视物模糊、头晕、心悸、直立性低血压、心电图改变、镇静、嗜睡和体重增加等副作用。

(二)临床应用

1. **适应证**　三环类抗抑郁药可用于治疗各类以抑郁症状为主的精神障碍,部分药物也可用于治疗焦虑障碍、惊恐发作、恐惧症、强迫症、睡眠障碍和遗尿等。

2. **禁忌证**　禁用于严重心肝肾疾患、粒细胞减少、青光眼、癫痫以及正在使用单胺氧化酶抑制剂的患儿。三环类抗抑郁药可导致双相障碍患者的躁狂发作,增加快速循环发作的可能,应慎用或禁用。

3. **常用药物**

(1)阿米替林　用于治疗各种抑郁症,由于镇静作用较强,主要用于治疗伴有明显焦虑或激越的抑郁症。

(2)多塞平　抗抑郁作用相对较弱,但镇静和抗焦虑作用较强,除可用于治疗抑郁障碍外,也可用于改善睡眠、缓解焦虑和慢性疼痛。

(3)丙米嗪 镇静作用弱,适用于迟滞性抑郁以及6岁及以上儿童遗尿症。

(4)氯米帕明 既能改善抑郁症状,也能够治疗强迫症,对5岁及以上儿童遗尿症也有一定疗效。

(三)不良反应及处理

三环类抗抑郁药的不良反应相对较严重,有时足以影响治疗。发生的频度及严重程度与剂量和血药浓度呈正相关,同时与躯体状况有关。由于某些不良反应的出现早于疗效的出现,向患者及其亲属做出有关解释,有利于治疗的顺利进行。

1. 抗胆碱能副作用 是三环类抗抑郁药治疗中最常见的副作用,主要与M受体的阻断有关,出现的时间早于药物发挥抗抑郁效果的时间,表现为口干、便秘、视物模糊等。随着治疗的延续,症状将逐渐减轻,患者一般可以耐受。严重者可出现尿潴留、肠麻痹。处理:原则上应减少抗抑郁药的剂量,必要时加拟胆碱能药对抗副作用。

2. 中枢神经系统副作用 多数三环类抗抑郁药具有镇静作用,这一作用与其组胺受体结合力相平行。出现震颤可以减少剂量、换用其他抗抑郁药或采用β受体阻滞剂(如普萘洛尔)治疗。三环类抗抑郁药可以诱发癫痫。在癫痫患者或有癫痫病史的患者中,该类药物容易促发癫痫发作,特别是在开始用药,或加量过快和用量过大时。三环类抗抑郁药导致的药源性意识模糊或谵妄,老年患者中易出现,并且与血药浓度密切相关。另外,三环类抗抑郁药诱导的脑电图异常也与血药浓度密切相关。三环类抗抑郁药还有诱发睡前幻觉、精神病性症状及躁狂的报道。

3. 心血管副作用 主要与α肾上腺素能受体的阻断有关,可发生直立性低血压、心动过速、头晕等。三环类抗抑郁药的奎尼丁样作用可能与药物所致心律失常有关。三环类抗抑郁药还可引起PR间期和QRS时间延长,引起危险的二度和三度传导阻滞,因而不可用于具有心脏传导阻滞的患者。

4. 体重增加 主要与组胺受体阻断有关。另外,有些患者出现外周性水肿,此时应限制盐的摄入。

5. 过敏反应 轻度皮疹,经过对症治疗可以继续用药;对于较严重的皮疹,应当逐渐减停药物。进一步的治疗,应避免使用已发生过敏的药物。偶有粒细胞缺乏发生,该反应属于特异性过敏反应可能性大,一旦出现立即停药,且以后禁用。

6. 过量中毒 超量服用或他人误服可发生严重的毒性反应,危及生命。死亡率高,一次吞服氯米帕明1.25 g即可致死。临床表现为昏迷、癫痫发作、心律失常三联征。还可有高热、低血压、肠麻痹、瞳孔扩大、呼吸抑制、心脏骤停。处理措施包括:使用毒扁豆碱缓解抗胆碱能作用,可每0.5~1小时重复给药1~2 mg;及时洗胃、输液、积极处理心律不齐、控制癫痫发作。由于三环类抗抑郁药的抗胆碱能作用使胃内容物排空延迟,即使过量服入后数小时,仍应采取洗胃措施。

(四)药物间相互作用

对三环类抗抑郁药的血药浓度有影响的有:卡马西平、酒精、烟草、苯妥英、苯巴比妥可诱导药物代谢酶,增加三环类抗抑郁药代谢,使其血浆浓度下降;西咪替丁、哌甲酯、氯丙嗪、氟哌啶醇、甲状腺素、奎宁等可抑制三环类抗抑郁药的代谢,使其血浆浓度增高。甲状腺素可以减少三环类抗抑郁药与血浆蛋白的结合,使血液中游离三环类抗抑郁药增加。甲状腺素水平的增高还可增加神经组织对三环类抗抑郁药的敏感性。西咪替丁和β受体阻滞剂还可以通过减少肝脏血流,使三环类抗抑郁药的代谢减慢。

三环类抗抑郁药对其他药物的影响表现为:拮抗胍乙啶、可乐定抗高血压作用,加重酒精、安眠药等的中枢神经抑制,与拟交感药合用导致高血压、癫痫发作,增强抗胆碱能药、抗精神病药的抗胆碱副作用,促进单胺氧化酶抑制剂的中枢神经毒性作用。

二、单胺氧化酶抑制剂

单胺氧化酶抑制剂主要分为两大类型。一类称为不可逆性单胺氧化酶抑制剂,即以肼类化合物及反苯环丙胺为代表的老一代单胺氧化酶抑制剂;另一类为可逆性单胺氧化酶抑制剂,是以吗氯贝胺为代表的新一代单胺氧化酶抑制剂。但是,目前两者均没有在儿童中使用的适应证。

单胺氧化酶抑制剂主要用于三环类或其他药物治疗无效的抑郁症。此外,对伴睡眠过多、食欲和体重增加的非典型抑郁、轻度抑郁或焦虑抑郁混合状态效果较好。

单胺氧化酶抑制剂常见的副作用有头痛、恶心、失眠。不可逆性单胺氧化酶抑制剂中毒性肝损害多见,与许多药物及食物有相互作用而产生酪胺反应。使用该类药物时,应避免摄入富含酪胺的食物,如奶酪、动物内脏、腌制的鱼肉、用酵母发酵后制成的面包和啤酒等。

轻度酪胺反应表现为出汗、心动过速和头痛等,严重者表现为高血压危象、剧烈头痛以及可能的脑出血。处理可以使用具有 α 肾上腺素阻断作用的药物,如酚妥拉明 5 mg 静脉注射,或氯丙嗪 25～50 mg 肌内注射,也可用心痛定 10～20 mg 舌下含服。

三、选择性 5-羟色胺再摄取抑制剂

选择性 5-羟色胺再摄取抑制剂是 20 世纪 80 年代开发并使用于临床的一类新型抗抑郁药。由于该类药物对 5-羟色胺作用的高度选择性,显著减少了因作用于其他受体所出现的不良反应,安全性明显增加,临床应用越来越广泛。目前已用于临床的药物有氟西汀、舍曲林、氟伏沙明、艾司西酞普兰、西酞普兰和帕罗西汀。

20 世纪 90 年代后,随着选择性 5-羟色胺再摄取抑制剂在成年抑郁障碍患者中的广泛应用,部分学者也开始探索这些新型抗抑郁药物对儿童少年抑郁症的疗效。研究涉及的国家包括美国、中国、英国、德国、丹麦、芬兰、挪威、墨西哥及印度等,研究药物包括所有临床使用的选择性 5-羟色胺再摄取抑制剂。荟萃分析发现,56.6% 的儿童少年抑郁症患者从选择性 5-羟色胺再摄取抑制剂治疗中获益,而安慰剂组获益者则为 45.8%,表明某些选择性 5-羟色胺再摄取抑制剂在治疗儿童少年抑郁症中具有较好疗效,为临床实践提供了重要依据。

(一)作用机制

选择性 5-羟色胺再摄取抑制剂能够作用于突触前膜上的 5-羟色胺转运体,阻断 5-羟色胺回收到突触前神经元,提高突触间隙 5-羟色胺活动水平,兴奋所有的 5-羟色胺受体亚型,尤其可能是起到下调 5-HT1A 受体的作用,最终改善患者的抑郁情绪。

(二)临床应用

1. **适应证** 临床应用显示,选择性 5-羟色胺再摄取抑制剂的适应证比较广,包括抑郁障碍、焦虑障碍、进食障碍、强迫性障碍、社交恐惧症和创伤后应激障碍等。

2. **禁忌证** 选择性 5-羟色胺再摄取抑制剂禁止与单胺氧化酶抑制剂联合使用,以免导致 5-羟色胺综合征。两者交替使用时,需要间隔 1～2 周。禁用于选择性 5-羟色胺再摄取抑制剂过敏者。

3. **常用药物**

(1)氟西汀 主要药理学特征为半衰期长,为 2～3 天,其活性代谢产物去甲氟西汀的半衰期可达 7～15 天。氟西汀可用于治疗抑郁发作、焦虑障碍、强迫障碍和神经性贪食症等。对于儿童少年,美国 FDA 批准可用于治疗 8 岁及以上抑郁症和 7 岁及以上强迫性障碍患儿。同时,研究发现氟西汀对儿童少年贪食症、广泛性焦虑障碍和社交恐惧也具有明显疗效。

氟西汀的常见不良反应有失眠、恶心、易激动、头痛、运动性焦虑、精神紧张、震颤等,多发生于用药初期。该药物对 CYP2D6 酶具有较强抑制作用,与其他有关药物联合使用时要注意可能出现的相互作用。

(2)舍曲林 主要药理学特征为半衰期 22～36 小时,其代谢产物的半衰期为 63～104 小时。可用于治疗抑郁发作的相关症状、焦虑障碍、强迫性障碍和厌食症等。对于儿童少年,我国 NMPA 和美国 FDA 批准可用于治疗 6 岁及以上强迫性障碍患儿。另外,舍曲林对儿童少年抑郁症、焦虑障碍和社交恐惧也有良好效果。

舍曲林在治疗早期可能产生的不良反应有恶心、腹泻、厌食、呕吐、多汗、激越等,但通常并不明显。

(3)氟伏沙明 主要药理学特征为半衰期 9～28 小时。可用于抑郁发作和强迫性障碍相关症状的治疗,同时具有一定改善睡眠的作用。我国 NMPA 和美国 FDA 准许氟伏沙明用于治疗 8 岁及以上强迫性障碍患儿,也可用于治疗儿童少年广泛性焦虑障碍和社交恐惧障碍。

治疗初期,氟伏沙明可能会导致恶心,有时伴呕吐,但服药 2 周后通常会消失。部分患者可能有轻度嗜睡、眩晕、头痛、紧张、激动等。氟伏沙明对肝脏 CYP1A2 酶抑制作用强,与其他有关药物合用时需要注意可能发生的相互作用。

(4)艾司西酞普兰和西酞普兰 艾司西酞普兰是外消旋西酞普兰的左旋对映体,治疗作用相对于西酞普兰明显增强,艾司西酞普兰的半衰期约 30 小时,西酞普兰的半衰期为 23～45 小时。两者均适用于各种抑郁发作或伴惊恐的抑郁障碍,包括儿童少年患者。其中,艾司西酞普兰已经获得美国 FAD 批准用于治疗 12 岁及以上儿童少年抑郁症患者。

常见不良反应有食欲减退、恶心、口干、腹泻、便秘、头晕、头痛、失眠等,但通常并不明显。

(5)帕罗西汀 其主要药理学特征为半衰期约 24 小时。对伴焦虑的抑郁症以及惊恐发作较适合,也可用于强迫性障碍、广泛性焦虑障碍、惊恐发作、社交恐惧和创伤后应激障碍等。

主要不良反应包括嗜睡、失眠、激动、震颤、头晕、口干、恶心、便秘和胃肠胀气等。多数不良反应

的强度和频率随着用药时间的延长而降低,通常不影响治疗。该药对 CYP2D6 酶具有较强抑制作用,与其他有关药物联合使用时要注意可能出现的相互作用。

四、其他递质机制的新型抗抑郁药物

1. 文拉法辛 主要作用于中枢 5-羟色胺和去甲肾上腺素系统。该药具有剂量依赖性单胺药理学特征,即低剂量仅有 5-羟色胺再摄取抑制作用,中至高剂量可同时抑制 5-羟色胺和去甲肾上腺素再摄取。对重度抑郁和难治性抑郁有效,对焦虑障碍、强迫症也有效。

主要不良反应有易激惹、失眠、胃肠症状、头痛、血压升高等。

2. 度洛西汀 主要作用于中枢 5-羟色胺和去甲肾上腺素系统,对两者具有双重再摄取抑制作用。除适用于抑郁症外,还能改善广泛性焦虑障碍和慢性肌肉骨骼疼痛。美国 FAD 批准可用于治疗 7 岁及以上儿童少年广泛性焦虑障碍。

主要不良反应包括胃部不适、头痛、口干、睡眠障碍、多汗、便秘、尿急和性功能障碍等。

3. 安非他酮 主要作用于中枢多巴胺和去甲肾上腺素系统。既有多巴胺再摄取抑制作用,又具有激动多巴胺的特性,长期大剂量服用还可使 β 肾上腺素受体下调。可用于治疗各种抑郁发作,包括双相抑郁。另外,安非他酮还可用于注意缺陷多动障碍、戒烟、兴奋剂的戒断和渴求等。

常见的不良反应有坐立不安、失眠、头痛、恶心和出汗。大剂量有诱发癫痫的报道。贪食和厌食患者禁用。

4. 曲唑酮 主要作用于 5-羟色胺系统,既阻滞 5-HT 受体又选择性地抑制 5-HT 再摄取。由于对 5-HT2A 受体具有明显阻断作用,因此曲唑酮具有较强的镇静作用;对 5-HT 转运体有轻度阻断,可以产生抗抑郁作用。适用于伴有焦虑、激越、睡眠以及性功能障碍的抑郁患者。

主要不良反应包括嗜睡、头晕、口干、便秘、恶心、激越、震颤等。

5. 伏硫西汀 抗抑郁作用机制尚不完全明确,但被认为与抑制 5-羟色胺再摄取导致的血清素活性增强有关。伏硫西汀还具有其他一些活性,包括 5-HT3 受体拮抗作用和 5-HT1A 受体激动作用,但这些活性在伏硫西汀发挥抗抑郁效应中的作用尚未确定。伏硫西汀主要用于治疗抑郁症。

主要不良反应包括恶心、呕吐、腹泻、便秘、头晕、瘙痒、盗汗等。

6. 米氮平 主要作用于中枢 5-羟色胺和去甲肾上腺素系统。能够拮抗突触前 α2 肾上腺素受体,以增加去甲肾上腺素能和 5-羟色胺能的传递,对 5-HT2 和 H1 受体也具有阻断作用。因此,除抗抑郁作用外,还有较强的镇静和抗焦虑作用。适用于抑郁发作、焦虑障碍和兴奋剂所致失眠等。

主要不良反应有体重增加、过度镇静、眩晕等。

第六节 心境稳定剂

心境稳定剂(又称抗躁狂药)是治疗躁狂以及预防双相障碍躁狂或抑郁发作的药物。主要包括锂盐和某些抗癫痫药,如卡马西平、丙戊酸盐、拉莫三嗪等。此外,抗精神病药物,如喹硫平、奥氮平、阿立哌唑、氟哌啶醇等,以及苯二氮䓬类药物,如氯硝西泮、劳拉西泮等,也可以用于双相障碍躁狂发作。

虽然有不少研究表明,心境稳定剂对儿童少年双相障碍等具有较好疗效,但仅有碳酸锂被美国 FDA 准许用于儿童少年双相障碍。

一、碳酸锂

碳酸锂是锂盐的一种口服制剂,是治疗双相障碍躁狂发作的常用药物之一。

(一)作用机制

锂盐的作用机制目前尚未阐明,主要集中在电解质、中枢神经递质、环磷酸腺苷几个方面。锂盐能置换细胞内钠离子,降低细胞的兴奋性。还能与钾、钙和镁离子相互作用,改变细胞内外分布,取代这些离子的某些生理功能。钾盐能抑制脑内去甲肾上腺素、多巴胺和乙酰胆碱的合成和释放,并增加突触前膜对去甲肾上腺素和 5-羟色胺再摄入。锂盐还能促进 5-羟色胺的合成和释放。锂盐能抑制腺苷酸环化酶,使第二信使环磷酸腺苷(cAMP)生成减少,降低靶细胞生理效应。

(二)临床应用

1. 适应证 碳酸锂的主要适应证是躁狂发作,美国 FDA 批准可以用于 12 岁及以上患儿。碳酸锂对躁狂发作和双相障碍的躁狂或抑郁发作还有预防作用。分裂情感性精神病也可用锂盐治疗。对精神分裂症伴有情绪障碍和兴奋躁动者,可以作为抗精神病药治疗的增效药物。碳酸锂也用于治疗儿童少年的攻击行为。

2. 禁忌证 急慢性肾炎、肾功能不全、严重心血管疾病、重症肌无力、妊娠头 3 个月以及缺钠或低盐饮食患者禁用。帕金森病、癫痫、糖尿病、甲状腺功能低下、银屑病、老年性白内障患者慎用。

3. 用法和剂量　碳酸锂的用量根据临床反应和血锂水平因人而异。对于儿童少年患者，在使用碳酸锂时，一定要严格控制适应证，从小剂量开始，根据血锂浓度缓慢增加剂量，及时处理各种不良反应。

锂盐的中毒剂量与治疗剂量接近，需要定期监测血锂浓度，并以此调整用药剂量和确定有无中毒及中毒程度。在急性治疗期，血锂浓度宜为 0.6～1.2 mmol/L，维持治疗期一般为 0.4～0.8 mmol/L，超过 1.4 mmol/L 易产生中毒反应。

在急性躁狂发作阶段，应每周查两次血锂浓度，直到血锂浓度和临床症状均稳定下来。在维持治疗阶段，应定期监测血锂浓度，并检查甲状腺、肾脏和心功能。美国国家精神卫生研究所和国家健康研究所建议，每 1～3 个月查一次血锂浓度，每 6～12 个月查一次促甲状腺激素和血肌酐。对于儿童少年，应缩短测查的间隔，可每月至少查两次血锂浓度，每 6 个月查一次促甲状腺素和血肌酐。

4. 不良反应　碳酸锂的不良反应主要与用药时程、血锂浓度等相关。根据不良反应出现的时间可分为早期、后期不良反应以及中毒先兆。

（1）早期不良反应　发生在用药早期，如恶心、腹泻、肌无力、口渴、尿频、手颤、眩晕等，通常是由血锂浓度升高太快引起的，一般会在数天内自动消失。从小剂量起始、饭后服用、缓慢加量，通常就可以避免出现上述症状。

（2）后期不良反应　由于锂盐的持续摄入，患者持续多尿、烦渴、体重增加、甲状腺肿大、黏液性水肿、手指细震颤。粗大震颤提示血药浓度已接近中毒水平。锂盐干扰甲状腺素的合成，女性患者可引起甲状腺功能减退。类似低钾血症的心电图改变亦可发生，但为可逆的，可能与锂盐取代心肌钾有关。

（3）锂中毒先兆　表现为呕吐、腹泻、粗大震颤、抽动、呆滞、困倦、眩晕、构音不清和意识障碍等。应即刻检测血锂浓度，如血锂超过 1.4 mmol/L 时应减量。如临床症状严重应立即停止锂盐治疗。血锂浓度越高，脑电图改变越明显，因而监测脑电图有一定价值。

5. 锂中毒及其处理　导致锂中毒的原因很多，包括肾锂清除率下降、肾脏疾病的影响、钠摄入减少、患者自服过量、年老体弱以及血锂浓度控制不当等。中毒症状包括：共济失调、肢体运动协调障碍、肌肉抽动、言语不清和意识模糊，重者昏迷、死亡。

一旦出现毒性反应需立即停用锂盐，大量给予生理盐水或高渗钠盐加速锂的排泄，或进行人工血液透析。应当注意，血锂浓度的下降并不意味着大脑内锂的排除。脑内锂的清除比较慢，通常在停药 1～3 周后锂中毒症状才可完全消失。如果处理得当，一般无后遗症。

二、丙戊酸盐

丙戊酸盐对躁狂发作的疗效与锂盐相当，对混合型躁狂、快速循环型双相障碍以及锂盐治疗无效者可能疗效更好。可与锂盐合用治疗难治性患者。研究发现，丙戊酸盐对儿童少年双相障碍和攻击行为也有较好疗效。

丙戊酸盐应从小剂量起始，根据病情改善情况及药物不良反应情况逐渐增加剂量，直至症状被控制或因副作用影响了增量。临床上，丙戊酸盐的初始剂量通常每天 400～600 mg，分 2～3 次服用，每隔 2～3 天增加 200 mg，剂量范围一般为每天 800～1800 mg。丙戊酸盐有效的血药浓度一般为 50～125 μg/ml，但治疗急性躁狂时，建议血药浓度达 125 μg/ml。

丙戊酸盐常见不良反应为胃肠刺激症状、镇静、共济失调、震颤、脱发和皮疹等，部分患者可能出现转氨酶升高。

三、卡马西平

卡马西平对治疗急性躁狂和预防躁狂发作均有效，尤其对锂盐治疗无效的、不能耐受锂盐不良反应的以及快速循环发作的躁狂患者，效果较好。卡马西平与锂盐合用预防双相障碍患者复发，其疗效较锂盐与抗精神病药合用要好。卡马西平对儿童少年双相障碍均具有较好疗效。

常见的不良反应为视物模糊、复视、眼球震颤等中枢神经系统反应，以及头晕、乏力、恶心、呕吐等；多发生在用药后 1～2 周。少见皮疹、荨麻疹、瘙痒、肝功能异常、胆汁淤积、肝细胞性黄疸及甲状腺功能减退等。

四、拉莫三嗪

拉莫三嗪（Lamotrigine）对双相抑郁、快速循环、混合发作等均有良好疗效，而且对双相抑郁有预防复发的效果。拉莫三嗪是唯一对双相抑郁相比对躁狂或轻躁狂相更为有效的心境稳定剂，并能增强锂盐的疗效。拉莫三嗪对儿童少年双相抑郁也有较好疗效。

常见不良反应有嗜睡、失眠、头晕、震颤、皮疹、恶心、呕吐等。

五、非典型抗精神病药

　　喹硫平、奥氮平、阿立哌唑、哌罗匹隆、鲁拉西酮也被用作心境稳定剂,详见抗精神病药章节。

第七节　抗焦虑药

　　抗焦虑药(antianxiety drugs)是主要用于缓解焦虑症状的药物,临床应用比较广泛,种类较多。目前,应用最广的为苯二氮䓬类,如劳拉西泮、阿普唑仑等。其他还有5-HT1A受体部分激动剂,如坦度螺酮等。

一、苯二氮䓬类药物

　　苯二氮䓬类药物(benzodiazepines)有2000多种衍生物,但国内临床常用的只有十余种。

(一)作用机制与药理作用

　　苯二氮䓬类药物是作用于γ-氨基丁酸(GABA)受体、苯二氮䓬受体和氯离子通道的复合物。通过增强GABA的活性,进一步开放氯离子通道,氯离子大量进入细胞内,引起神经细胞超极化,从而起到中枢抑制作用。

　　苯二氮䓬类药物具有四类药理作用:① 抗焦虑作用,可以减轻或消除患者的焦虑不安、紧张、恐惧情绪等;② 镇静催眠作用,对睡眠的各期都有不同程度的影响;③ 抗惊厥作用,可以抑制脑部不同部位癫痫病灶的放电不向外围扩散;④ 骨骼肌松弛作用,系抑制脊髓和脊髓上的运动反射所致。

(二)临床应用

　　1. **适应证**　在精神科临床中,苯二氮䓬类药物主要用于各种焦虑障碍和失眠,也可以用于缓解各种躯体疾病或其他原因所导致的焦虑、激越等症状。对酒精依赖等患者的戒断症状也有比较好的疗效。

　　在神经科,苯二氮䓬类药物主要用于各种类型癫痫治疗;而在麻醉科,部分苯二氮䓬类药物可用于诱导麻醉。

　　2. **禁忌证**　禁用于严重心血管疾病、肾脏疾病、药物过敏、闭角型青光眼、重症肌无力者。物质滥用、酒精及中枢抑制剂中毒时,呼吸抑制的风险较大,应慎用或禁用。

　　3. **药物的选择**　选择药物时,既要熟悉不同药物的特性,又要结合患者的特点。如患者有持续性焦虑和躯体症状,则以长半衰期的药物为宜,如地西泮、氯氮䓬。如患者焦虑呈波动形式,应选择短半衰期的药物,如奥沙西泮、劳拉西泮等。阿普唑仑具有抗抑郁作用,伴抑郁的患者可选用此药。对睡眠障碍常用氟西泮、硝西泮、艾司唑仑、咪达唑仑等。氯硝西泮对癫痫有较好的效果。戒酒时,地西泮替代最好。缓解肌肉紧张可用劳拉西泮、地西泮、硝西泮。两种甚至三种苯二氮䓬类药物同时合用是应当避免的。在国内精神科临床实践中,氯硝西泮较为常用,但多为非适应证使用。

　　4. **用法和剂量**　多数苯二氮䓬类的半衰期较长,所以无须每天3次给药,每天1次即可。或因病情需要,开始可以每天2～3次,病情改善后,可改为每天1次。苯二氮䓬类治疗开始时可用小剂量,3～4天加到治疗量。急性期患者开始时剂量可稍大些,或静脉给药,以控制症状。

(三)不良反应

　　苯二氮䓬类药物的不良反应较少,一般能很好地耐受,偶有严重并发症。最常见的不良反应为嗜睡、过度镇静、智力活动受影响、记忆力受损、运动的协调性减低等。上述不良反应常见于老年或有肝脏疾病者。血液、肝和肾方面的不良反应较少见。偶见兴奋、梦魇、谵妄、意识模糊、抑郁、攻击、敌对行为等。妊娠头3个月服用时,有引起新生儿唇裂、腭裂的报道。

(四)关于维持治疗问题

　　部分患者,病情常因心理社会因素而波动,症状时重时轻。因此,苯二氮䓬类药物控制症状后,无须长期应用,长期应用也不能预防疾病的复发,且易导致依赖性。撤药宜逐渐缓慢进行,缓慢减药后仍可维持较长时间的疗效。对于病情迁延或难治性患者,应考虑合并抗抑郁药物或坦度螺酮等长期治疗。

　　苯二氮䓬类药物的毒性作用较小。严重躯体疾病患者、年老体弱患者以及同时服用其他精神药物、吗啡类药物或酒精等,更易出现中枢呼吸抑制甚至死亡。作为自杀目的服入过量药物者,如果同时服用其他精神药物或酒精易导致死亡。单独服药过量者常进入睡眠状态,可被唤醒,血压略下降,在24～48小时后醒转。处理主要是洗胃、输液等综合措施。血液透析往往无效。

(五)关于耐受与依赖

　　苯二氮䓬类可产生耐受性,应用数周后需调整剂量才能取得更好疗效。长期应用后可产生依赖性,包括躯体依赖和精神依赖,与酒精和巴比妥可发生交叉依赖。躯体依赖症状多发生在持续用药 3 个月以上者,并且短半衰期药物较易产生依赖。突然中断药物,将引起戒断症状。戒断症状多为焦虑、激动、易激惹、失眠、震颤、头痛、眩晕、多汗、烦躁不安、耳鸣、人格解体及胃肠症状(恶心、呕吐、厌食、腹泻、便秘)。严重者可出现惊厥,此现象罕见但可导致死亡。因此,苯二氮䓬类药物在临床应用中要避免长期应用,最好持续使用时间不超过一个月,停药宜逐步缓慢进行。

二、5-HT1A 受体部分激动剂

非苯二氮䓬类抗焦虑药物坦度螺酮(Tandospirone)和丁螺环酮(Buspirone)的化学结构属于阿扎哌隆类(Azapirones),系 5-HT1A 受体的部分激动剂。通常剂量下没有明显的镇静、催眠、肌肉松弛作用,也无依赖性报道。

主要适用于各种神经症所致的焦虑状态以及躯体疾病伴发的焦虑状态,但起效一般比苯二氮䓬类药物慢。坦度螺酮和丁螺环酮也可作为抗抑郁治疗的增效剂使用。坦度螺酮抗焦虑治疗的剂量为每天 30~60 mg,分 3 次口服;丁螺环酮抗焦虑治疗的剂量为每天 15~45 mg,分 3 次口服,但禁用于儿童患者。

不良反应较少,与其他镇静药物、酒精没有相互作用,不会影响患者的机械操作和车辆驾驶。部分患者可能会出现口干、头晕、头痛、失眠、胃肠功能紊乱等。

有严重心、肝、肾功能障碍者应慎用。

第八节　治疗注意缺陷多动障碍的药物

一、中枢兴奋剂

中枢兴奋剂(stimulants)是一类能够提高中枢神经系统机能活动的药物。其结构与内源性儿茶酚胺(catecholamine)类似,主要通过提高突触内多巴胺和去甲肾上腺素的活动水平而发生作用。临床上,中枢兴奋剂主要用于治疗注意缺陷多动障碍,部分药物也可以用于治疗嗜睡症等。

由于中枢兴奋剂是治疗注意缺陷多动障碍安全有效的药物,因此成为儿童时期最常用的精神科处方药之一。目前,中枢兴奋剂仍然是治疗注意缺陷多动障碍的主要药物之一。

中枢兴奋剂主要包括哌甲酯、苯丙胺、匹莫林等,但因为匹莫林有增加急性肝衰竭的风险,所以许多国家已经禁止使用。

(一)临床应用

1. 哌甲酯(Methylphenidate)　是目前治疗注意缺陷多动障碍的最常用药物之一,适用于 6 岁及以上患者。作用机制是针对注意缺陷多动障碍患儿中枢多巴胺活动水平的降低,哌甲酯通过抑制突触前神经元多巴胺和去甲肾上腺素再摄取,以及增加这些单胺类递质释放,以提高突触间隙的多巴胺和去甲肾上腺素活动水平。研究发现,哌甲酯可以有效改善注意缺陷多动障碍患儿的注意缺陷,减少冲动和多动行为,改善患儿的人际关系和在校表现等,临床有效率可达 75%~80%。

(1)适应证　注意缺陷多动障碍,发作性睡病。

(2)禁忌证　有明显焦虑、紧张和激越症状的患者;正在或 14 天内使用过单胺氧化酶抑制剂治疗的患者;青光眼患者;已知对哌甲酯过敏的患者。

(3)制剂类型与使用方法　主要包括哌甲酯片剂和哌甲酯缓释片,其中缓释片是目前常用的剂型。

1)哌甲酯片剂(Ritalin,利他林)　哌甲酯的半衰期比较短,约 3 小时左右,临床疗效可维持 4~5 小时,因此通常需要每天 2~3 次用药。

对于 6~17 岁儿童少年,从每次 5 mg,每天 1~2 次起始,通常上午 7 时左右和中午服用。以后根据症状改善情况,每周增加日剂量 5~10 mg,每天最大推荐剂量不超过 60 mg。如果按体重计算,一般每天常用剂量为 0.3~0.7 mg/kg。

对于 18 岁以上的青少年和成人,从每次 5 mg,每天 2~3 次起始。根据临床反应调整剂量,常用参考剂量每天 10~60 mg。

有专家建议食欲较好、体型较胖的儿童可在饭前服药;食欲较差、较瘦小者可在饭后服药。为了减少对睡眠的影响,最后一次给药不要晚于入睡前 4 小时。

2)哌甲酯缓释剂　哌甲酯具有半衰期短的特点,需要每天多次用药才能保证疗效,尤其给在校学习的患者用药造成了一定困难,如遗忘服药、在校服药尴尬等。如果不能及时服用药物,血药浓度明显波动,还会影响疗效。因此,缓释剂是一种更佳的选择,可以减少每天的服药次数,同时也能保证药物的疗效。由于使用的缓释技术不同,目前哌甲酯缓释剂有多种,药物的持续时间也各不相同,如 Metadata CD(MCD)、Ritalin LA(RLA)、Methylphenidate Transdermal System(MTS)、Methylphenidate

OROS(Concerta)和 Extended-release Methylphenidate(Medikinet)等。目前，我国使用比较多的哌甲酯控释剂是 Concerta(专注达)，国家药品监督管理局已经批准上市的还有右旋哌甲酯缓释胶囊、哌甲酯缓释剂 Medikinet(颗粒缓释技术，可以分开，灵活调整剂量)。

由于控释技术的应用，Concerta 的药物浓度在给药后 1～2 小时内达到初始最大值，随后几小时内平稳升高，6～8 小时达到血浆浓度峰值，药物作用可持续 12 小时左右。因此，服药时间应在早晨饭前或饭后。

对于未使用哌甲酯或其他兴奋剂治疗的患者，推荐起始剂量为儿童少年每次 18 mg，每天 1 次，成年人每次 18 mg 或 36 mg，每天 1 次。对于正在服用哌甲酯片剂的患者，如果每天 10～15 mg，缓释片的推荐起始剂量为每天早上 18 mg；如果每天 20～30 mg，缓释片的起始剂量为每天早上 36 mg；如果每天 30 mg 以上，缓释片的起始剂量为每天早上 54 mg 或 72 mg。

药物的剂量可根据患者个体需要及疗效而定。由于缓释片的特殊结构，不能咀嚼、掰开或压碎服用，哌甲酯缓释片每次可调整的日剂量为 18 mg，可每周调整 1 次。通常，儿童最大日剂量为 54 mg，青少年为 72 mg，而成人则不超过 108 mg。

2. 苯丙胺(Amphetamine) 是最早用于治疗注意缺陷多动障碍的药物。其左旋异构体的心血管作用较强，右旋异构体则中枢兴奋作用较强，主要是使去甲肾上腺素能神经元释放储存的去甲肾上腺素，因而产生兴奋作用。大剂量或长期使用可影响多巴胺和 5-羟色胺，因而可引起精神症状，但在治疗注意缺陷多动障碍时这种情况很少见。国外多用右旋苯丙胺制剂。

(1) 适应证 右旋苯丙胺被美国 FDA 批准用于治疗 3 岁及以上注意缺陷多动障碍患者，发作性睡病以及外源性肥胖症。目前，苯丙胺类药物未被我国药品监管部门批准开展临床验证和使用。

(2) 使用方法 右旋苯丙胺的血清半衰期是 6～8 小时，药物作用可持续 7 小时左右。一般在每天早上去学校前服用一次药物即可，中午不需要服用。

对于 3～5 岁儿童，右旋苯丙胺从每天 2.5 mg 开始；以后根据症状改善情况及躯体耐受情况，每周增加日剂量 2.5 mg 或 5 mg；对于 6 岁以上的患者，右旋苯丙胺的起始剂量为每天 5 mg，每周日剂量增加 5 mg 或 10 mg，直至最佳剂量。如果按体重计算，一般最佳剂量为每天 0.15～0.5 mg/kg，最大推荐

剂量每天不超过 40 mg。

(二) 与其他药物的相互作用

在儿童少年精神障碍治疗中，有时会遇到中枢兴奋剂与其他药物同时使用而产生相互作用的问题，主要包括：

1. 单胺氧化酶抑制剂 与单胺氧化酶抑制剂(MAOI)联合使用，或者停用 MAOI 后立即使用中枢兴奋剂，可能会导致高血压危象，应避免联合使用，或者在停用 MAOI 至少 14 天后再开始使用。

2. 抗惊厥药和抗抑郁药 哌甲酯可能抑制抗惊厥药(例如苯巴比妥、苯妥英或麦苏林)和某些抗抑郁药(三环类和选择性 5-羟色胺再摄取抑制剂)的代谢，联合使用时，应减少上述药物剂量。

3. 拟交感神经药物和苯二氮䓬类药物 兴奋剂可加强拟交感神经药物的作用，并可以抵消苯二氮䓬类药物的镇静效果，注意适当调整药物剂量。

4. 5-羟色胺能药物 已经有哌甲酯与 5-羟色胺能药物联合用药后发生 5-羟色胺综合征的报道，联合使用时要注意 5-羟色胺综合征的早期识别。

5. 可乐定 哌甲酯与可乐定联合用药有导致儿童猝死的报道，应警惕。

6. 锂盐 可以抑制苯丙胺的兴奋作用。

(三) 常见不良反应及处理

1. 消化道反应 比较常见，包括食欲减退、恶心、呕吐、上腹部不适等，通常在治疗初期出现，一般随服药时间的延长会逐渐减轻或消失。可选择可口食物，并加用健胃药减轻此症状。经以上处理食欲减退仍十分严重者，应考虑减量或换药。

2. 心血管系统反应 主要包括心率加快和血压升高等，如哌甲酯可引起平均心率增加 3～6 次/分钟，平均血压升高 2～4 mmHg，通常自觉症状轻微且持续时间短暂。但对于某些具有潜在心功能不全的患者，中枢兴奋剂可能有增加猝死的风险，应慎用或禁用。中枢兴奋剂治疗期间出现例如劳累性胸痛、不能解释的晕厥或者其他心脏病症状的患者应该立即进行相应心血管系统评估。

3. 睡眠障碍 主要包括入睡困难、多梦等，但通常并不严重，无需特殊处理，一般 1～2 周后逐渐消失。导致睡眠障碍的主要原因是服用药物时间较晚，可以根据药物的作用特点调整用药时间，如普通哌甲酯片剂的作用时间为 4～5 小时，因此不宜在下午 4 点后服用；而哌甲酯缓释片(专注达)的作用时

间可持续 12 小时左右,需要在早晨服用。

4. 抽动症状　有研究显示,中枢兴奋剂可能引起或者加重运动性抽动和发声性抽动,也曾有关于兴奋剂加重 Tourette 综合征的报道。因此,对共患抽动障碍的注意缺陷多动障碍患者,在使用中枢兴奋剂前,建议进行抽动或 Tourette 综合征的临床评价,并在整个治疗过程中密切监测抽动或 Tourette 综合征的变化情况,及时调整治疗方案。

5. 其他不良反应　包括口干、头晕、头痛、嗜睡、兴奋、激越、抑郁等,通常这些不良反应仅在服药初期出现,大多数可在几周内逐渐减轻,有的会自动消失。对于个别症状严重且持续存在的患者,可以减量或停药。

（四）关于生长发育的问题

自从 1972 年 Safer 等报道哌甲酯和右旋苯丙胺影响生长和发育(身高和体重百分比减少)后,这些药物的远期不良后果一直特别令人担忧。但此后的追踪和对照研究,都没有得到肯定的结论。如有研究者通过对治疗 14 个月以上 7～10 岁儿童以及治疗 36 个月以上 10～13 岁儿童的身高和体重密切随访显示,服用哌甲酯治疗儿童的生长率暂时变缓。平均来说,3 年内身高增加比非药物组减少了约 2 cm,体重增加比非药物组减少了约 2.7 kg。Soencer 等认为注意缺陷多动障碍患儿在青春期前可能比同龄人矮小,但到青春期,他们的身高会追赶上去。有人推测,这种暂时的发育延缓,可能与兴奋剂所致的食欲下降有关。但是,Vincent 等观察了 31 名 12 岁后诊断为注意缺陷多动障碍的患者,在连续接受 6 个月到 6 年哌甲酯治疗的过程中,身高和体重的实际生长速度与所预期的速度没有明显不符,说明早期接受哌甲酯治疗的青少年,其生长发育没有受到明显的不利影响。

虽然目前尚不能确定兴奋剂与发育延缓的关系,但对需长期中枢兴奋剂治疗的患者,建议进行生长发育指标的监测。

（五）关于成瘾的问题

长期服用兴奋药是否成瘾,或者是否会出现其他物质成瘾,一直备受患儿家长和临床医师的关注。到目前为止,临床上尚未发现注意缺陷多动障碍患儿在服用治疗剂量兴奋药时存在兴奋药成瘾或严重药物依赖的报道。Wilens 的一项荟萃分析表明,服用兴奋药可减少成年期酒精和药物滥用的风险。这种保护机制可能是药物减轻了患儿的注意缺陷多动障碍症状,特别是冲动行为,使患儿的学习成绩提

高、同伴或亲子关系改善,减少了品行障碍以及成年后反社会人格障碍的发生。

二、选择性去甲肾上腺素再摄取抑制剂

临床上,托莫西汀(Atomoxetine)是第一种被批准用于治疗注意缺陷多动障碍的选择性去甲肾上腺素抑制剂(serotonin norepinephrine reuptake inhibitor, SNRI),其结构与氟西汀类似。在儿童和成人中进行的随机、安慰剂对照试验已经证实该药可有效治疗注意缺陷多动障碍。一些双盲随机对照研究及开放性前瞻性随机对照试验发现,该药治疗注意缺陷多动障碍的疗效与哌甲酯相当。

（一）作用机制

托莫西汀确切的作用机制尚不清楚。一般认为,托莫西汀可选择性抑制去甲肾上腺素的突触前运转体,增强去甲肾上腺素功能,从而改善注意缺陷多动障碍患儿的症状,间接促进认知的完成和注意力的集中。

（二）临床应用

1. 适应证　6 岁以上儿童及成人注意缺陷多动障碍。

2. 禁忌证　闭角型青光眼患者禁用该药,因为患者出现散瞳症的危险性会因此增加。另外,该药不可与单胺氧化酶抑制剂合用。若必须应用单胺氧化酶抑制剂时,则应在停用该药至少两周后才可使用。对该药或该药其他组成成分过敏者禁用。

3. 剂量和服用方法　该药为胶囊剂,共有 10 mg、18 mg、25 mg、40 mg、60 mg 五种规格。对于体重小于 70 kg 的儿童少年患者,每天初始总量约为 0.5 mg/kg,服用至少 3 天后增加至目标剂量,每天总量 1.2 mg/kg,可每天早晨单次服用或早晨和傍晚平均分为 2 次服用,每天最大剂量不可超过 1.4 mg/kg 或 100 mg,应选择其中一个较小的剂量。对于体重大于 70 kg 的儿童少年及成人患者,每天初始总量可为 40 mg,服用至少 3 天后增加至目标剂量,每天总量 80 mg,可每天早晨单次服用或早晨和傍晚平均分为 2 次服用。再继续服用 2～4 周,如仍未达到最佳疗效,每天总剂量最大可增加到 100 mg,不可超过 100 mg。该药停药时不必逐渐减量。

（三）不良反应

常见的不良反应包括消化不良、恶心、呕吐、疲劳、食欲减退、眩晕和心境不稳。除儿童少年患者表

现出的不良反应之外,成人患者还可出现口干、勃起功能障碍、异常性高潮等。

三、α受体激动剂

用于治疗注意缺陷多动障碍的α受体激动剂是可乐定(Clonidine),它可以激动下丘脑及延脑的中枢突触后膜α2受体,使抑制性神经元激动,减少中枢交感神经冲动传出,从而抑制外周交感神经活动。激动外周交感神经突触前膜α2受体,增强其负反馈作用,减少去甲肾上腺素的释放,从而减慢心率,降低血压。可乐定过去通常用于治疗高血压,但临床上发现在低剂量时,可用于多种儿童少年期精神障碍,特别是对 Tourette 综合征和注意缺陷多动障碍有效。

(一)药代动力学特点

可乐定的血浆峰浓度出现于摄入后 3～5 小时,血浆半衰期儿童为 4～6 小时,青少年为 8～12 小时。口服后 24 小时内,40%～60% 的药物经肾脏原形排出,50% 左右由肝脏代谢。

(二)临床应用

1. **适应证** Tourette 综合征、注意缺陷多动障碍、创伤后应激障碍、睡眠紊乱、攻击行为、尼古丁成瘾和阿片戒断。

2. **禁忌证** 可乐定过敏和既往患心血管疾病是禁忌证,肾脏疾病是相对禁忌证。有抑郁发作或情绪异常家族史的儿童少年不应使用可乐定。

3. **常用制剂及使用方法**

(1)可乐定口服片剂　有每片 0.075 mg、0.1 mg、0.2 mg 和 0.3 mg 剂型。开始时应在就寝前服用,以利用它的镇静作用促进睡眠。镇静作用在最初 2～4 周最明显,而后常常产生耐药性。由于可乐定的血清半衰期很短,通常需要白天服用 3～4 次,就寝前服用 1 次。可乐定服用次数较少时,一些儿童出现疗效降低或戒断症状。

(2)可乐定外用透皮贴片　有每贴 0.1 mg、0.2 mg 和 0.3 mg 三种制剂,可贴于耳后、胸大肌等部位,作用可持续 1 周。

用药过程中,应测量基线的脉搏及血压,在调整剂量时应每周测一次。全面地评估在治疗中新出现的症状,特别是与运动相关的症状。同时还需要进行心电图检测,若有心动过缓、一度、二度房室传导阻滞或完全阻滞,或 QRS 间期>120 ms,则需要做心脏方面的专家会诊。

(三)不良反应

可乐定最常见的不良反应是镇静作用,对某些患者,有时也可引起低血压、脉搏减缓和心输出量降低,以及口干、头痛、胃肠不适、抑郁甚至意识模糊。但以上不良反应持续时间都很短。在用可乐定治疗高血压时,如果突然停药,有时可出现血压的反跳,所以一般建议应缓慢停药。因有增强不良反应的可能性,此药不宜与β受体阻滞剂合用。

四、其他治疗药物

在我国,有许多中药方剂可以用于治疗注意缺陷多动障碍,但目前尚缺乏大样本、双盲、随机对照研究证明其疗效。

(刘金同　郑　毅)

参考文献

[1] Ben Amor L. Antipsychotics in pediatric and adolescent patients: A review of comparative safety data [J]. J Affect Disord, 2012, 138: S22-30.

[2] Bevan Jones R, Thapar A, Stone Z, et al. Psychoeducational interventions in adolescent depression: A systematic review[J]. Patient Educ Couns, 2018, 101(5):804-816.

[3] Cipriani A, Zhou X, Del Giovane C, et al. Comparative efficacy and tolerability of antidepressants for major depressive disorder in children and adolescents: a network meta-analysis[J]. Lancet, 2016, 388(10047):881-890.

[4] Das JK, Salam RA, Lassi ZS, et al. Interventions for adolescent mental health: An overview of systematic reviews[J]. J Adolesc Health, 2016, 59(4S):49-60.

[5] David Taylor, Carol Paton, Shitij Kapur. The maudsley prescribing guidelines in psychiatry (12th edition)[M]. UK: John Wiley & Sons, Ltd, 2015.

[6] Janik P, Szejko N. Aripiprazole in treatment of Gilles de la Tourette syndrome - New therapeutic option[J]. Neurol Neurochir Pol, 2018, 52(1): 84-87.

[7] Kealey E, Scholle SH, Byron SC, et al. Quality concerns in antipsychotic prescribing for youth: A review of treatment guidelines[J]. Acad Pediatr, 2014, 14(5 Suppl):68-75.

[8] Krause M, Zhu Y, Huhn M, et al. Efficacy, acceptability, and tolerability of antipsychotics in children and adolescents with schizophrenia: A

network meta-analysis[J]. Eur Neuropsychophar-macol, 2018, 28(6):659-674.

[9] Pagsberg AK, Tarp S, Glintborg D, et al. Acute antipsychotic treatment of children and adolescents with schizophrenia-spectrum disorders: A systematic review and network meta-analysis[J]. J Am Acad Child Adolesc Psychiatry, 2017, 56(3):191-202.

[10] Sharma AN, Arango C, Coghill D, et al. BAP position statement: Off-label prescribing of psychotropic medication to children and adolescents[J]. J Psycho-pharmacolo, 2016, 30(5):416-421.

[11] Vitiello B, Ordóñez AE. Pharmacological treatment of children and adolescents with depression[J]. Expert Opin Pharmacother, 2016, 17(17): 2273-2279.

[12] 《中国国家处方集》编委会. 中国国家处方集（化学药品与生物制品卷·儿童版）[M]. 北京:人民军医出版社,2013.

[13] 中华医学会儿科学分会临床药理学组,《中华儿科杂志》编辑委员会. 中国儿科超说明书用药专家共识[J]. 中华儿科杂志,2016,54(2):101-103.

第三十八章

心理咨询与心理治疗

第一节　心理咨询

一、概述

咨询心理学（counseling psychology）是应用心理学的一个分支，它指运用心理学的原理和技术，通过书信、电话和来访对话，帮助求助者发现自己的问题及根源，提高其认识水平，改变原有的认识和行为，增强对生活或环境的适应性。

儿童少年心理咨询是咨询心理学的一个分支。它不仅涉及儿童少年精神医学、儿童心理学、儿童教育学等儿童学科，也涉及遗传学、优生优育学、社会学和临床及基础医学等各个领域。

儿童少年心理咨询比成人心理咨询开展得早，最初被称为儿童行为指导（child guidance），对儿童的行为发展进行生物、心理和社会的研究与治疗，着重强调预防，首创者为美国的 Healy 医师。1909年，Healy 在美国芝加哥创设第一个儿童心理病理研究所，运用科学方法处理当地儿童法院的一些"过失儿童"。也就是说，他从生物、心理和社会三个方面研究探讨儿童的过失行为产生的根源，并借此做出儿童过失行为的准确判断与治疗方案。之后，美国的伊利诺伊州、波士顿等地先后成立儿童行为指导所，以精神病理学观点研究儿童的行为问题。他们认为，成人犯罪或行为异常，其根源在于儿童期者甚多。如要预防犯罪，必须从有行为问题儿童的个别指导入手。因此，各个儿童行为指导所聘任儿童精神科医师、儿科医师、临床心理学家与社会工作者，共同协作研究和治疗儿童的异常行为。20世纪40年代，美国已拥有500多个儿童行为指导所。英国、法国等国家也相继设立此类机构。至20世纪80年代，美国儿童心理咨询遍及各个儿童门诊、医院、社区及学校内外，其名称繁多，有以精神分析为理论基础的"动态咨询"，有以环境为主的"行为咨询"，有强调医患关系以患者为中心的"罗氏咨询"等。1933年，中国曾由当时的北京协和医院脑系科选择少数儿童，作为行为指导对象，之后上海红十字医院亦开展此项工作。20世纪40年代，四川成都华西大学医学院与南京金陵女子文理学院合作，曾在成都开设了一个儿童行为指导所，后在原南京中央医院门诊部设立了儿童行为指导门诊。自1954年起，原南京神经精神病防治院儿童精神科门诊，一直开展儿童行为指导工作。1984年成立南京儿童心理卫生研究中心，将儿童行为指导门诊更名为儿童心理咨询门诊，儿童心理咨询人数逐年增多。目前全国三甲儿童医院均已开设儿童少年心理卫生门诊、儿童发育行为门诊、儿童少年心理咨询门诊等。2021年3月18日，国家卫生健康委员会等九部委联合印发《全国社会心理服务体系建设试点2021年重点工作任务》，明确提出要完善社会心理服务网络，规范开展社会心理服务。要求试点地区，建立心理辅导室的中小学校比例达100%，并配备专兼职教师；100%精神专科医院设立心理门诊；40%的二级以上综合医院开设精神（心理）科门诊。这将加速儿童少年心理咨询与心理治疗的发展。

二、儿童少年心理咨询与心理治疗的区别

1. **两者服务对象的构成略有不同**　儿童少年心理咨询的对象主要是有心理困扰的正常儿童少年或业已恢复或正在恢复的患儿，而儿童少年心理治疗的对象往往是精神障碍的患儿。

2. **所需的时间不同**　儿童少年心理咨询所需的时间较短，一般为咨询一次至数次，少数可达十几次；而儿童少年心理治疗则往往费时较长，常需数次、数十次不等，甚至经年累月方可完成。

3. **涉及意识的程度不同**　儿童少年心理咨询大多在意识层面进行，更重视教育性、支持性、指导性工作；儿童心理治疗侧重针对无意识层面工作，重

点在于重建患者的人格。

4. 目标不同 儿童少年心理咨询的目标往往较为直接、具体、明确；儿童少年心理治疗的目标常比较模糊，它往往更着眼于整个人的成长和进步。

5. 专业训练不同 儿童少年心理咨询师要了解儿童少年心理卫生知识，而儿童少年心理治疗师要掌握儿童少年精神病学的知识。

6. 工作场所不同 儿童少年心理咨询工作的场所相当广泛，包括医院、学校、广场、社区；儿童少年心理治疗则需在医疗环境和私人诊所等相对固定、封闭的场所进行。

三、目的和任务

儿童少年心理咨询的目的，在于利用有效的谈话方式，提供需要的知识，增进儿童少年的自我认识，并充分发挥其潜能，协助他们自己去解决和消除困难，追求自我实现，达到心身全面发展。因此，儿童心理咨询不同于一般的聊天或谈话，也不是直接替儿童少年解决问题，而是提供有效的知识与信息，鼓励和协助儿童少年与其家长去了解和解决问题。

儿童少年心理咨询的任务，从广义而言，是运用儿童少年心理卫生等有关知识，通过对家长、教师、监护者等有关人员的指导帮助，使一般儿童少年都获得安定的生活，充分发展其能力，培养良好的个性与行为习惯，提高适应社会的能力水平，促进和谐的人际关系，增强心身健康。换言之，要使广大儿童少年在躯体、心理、社会适应和道德品质等各个方面都得到全面的健康发展。狭义地说，儿童少年心理咨询的任务是以行为与情绪等心理偏异儿童少年为对象，运用科学知识与社会资源来研究与处理儿童少年在家庭中、学校里之所以不能适应，以及种种有关行为、情绪异常产生的心理与社会因素，了解问题症结所在，通过交谈和指导，促进康复。

四、对象和范围

（一）对 象

儿童少年心理咨询的服务对象有两类：一类是直接的心理咨询对象，另一类是间接的心理咨询对象。不论正常或有各种心理问题的儿童少年都是心理咨询的直接对象。

由于儿童少年，特别是年幼儿童，对自己问题的症结所在与来龙去脉叙述不清，而且某些儿童少年的问题是家长或教师教育不当所致，所以儿童少年的家长、亲友、教师、监护人和从事儿童少年工作的机构人员，常常是儿童少年心理咨询的间接对象。

（二）范 围

影响儿童少年的心理社会因素繁多，因此儿童少年心理咨询范围较广泛。凡有关儿童少年的生长发育、学习、生活、家庭与疾病，以及预防和康复等各个方面的心理卫生问题，均属此项工作的范畴。现就南京脑科医院儿童心理卫生研究中心儿童咨询门诊的实际情况，大致归纳为以下三个层次：

1. 儿童少年心理发展咨询

（1）提供儿童少年心理发展知识，包括各个年龄阶段的心理特征等。

（2）提供儿童少年心理卫生知识，指导家长、教师与监护人等优化儿童少年发展环境，实施科学教养和早期智力开发。

（3）提供优生、优育、优教知识，并对其他提高儿童少年心理素质密切相关的各类问题，提供有关的咨询服务。

（4）指导家长（教师）纠正对儿童少年的不良认识和教育方法。

2. 儿童少年行为与情绪适应性问题咨询

（1）帮助提高认识，分析和指导儿童少年去解决在学习与学校生活中出现的困难，如学习不专心、自控能力欠缺、惧怕考试以及与师生关系不良等行为与情绪方面的问题。

（2）指导儿童少年矫正自己的不良行为习惯与品行问题，包括咬指甲、拔头发、夹腿、遗尿等一般行为问题以及说谎、逃学和偷窃等品行问题。

（3）帮助分析儿童少年的焦虑、抑郁、恐惧和紧张等情绪问题产生的原因，指导他们采取对策，解除疑虑，端正态度，树立信心。

3. 儿童少年心理障碍咨询

（1）与儿童少年及其家长或教师进行访谈，了解心理障碍的原因与症结所在，并建议进行必要的心理测验和其他的诊断性检查，为明确诊断与鉴别诊断提供依据。

（2）与患儿家长及教师密切配合，制订和实施患儿的早期"干预计划"，促使其早日康复。

（3）指导发育障碍和行为障碍儿童少年的行为矫正训练。

五、形式和原则

（一）形 式

儿童少年心理咨询的形式很多。从咨询的对象来分，主要有个别咨询和团体咨询。

个别咨询是儿童少年单独或由父母共同向咨询

机构提出咨询要求,由咨询人员针对问题进行解答、劝导和帮助的一种形式。

团体咨询是由咨询人员根据咨询对象所提出的问题,将他们分成不同小组进行商讨、引导的解决心理障碍的一种形式。

另外,从咨询的途径来分,主要有门诊咨询、书信咨询、电话咨询、网络咨询、宣传咨询和现场咨询等。

(二)原则

在咨询工作中要恪守以下原则:

1. 建立良好的咨询关系,以开发潜能为主 心理咨询的效果取决于咨询双方的努力与参与,良好的咨询关系是进行儿童少年心理咨询最基本的条件。每个儿童少年都必须被视为可接纳的对象,相信他们都是有发展潜力的,咨询师对儿童少年抱有乐观态度和信心,更多地启发、调动他们自身的积极性和创造性,使他们与其家长都感到儿童少年心理咨询师不但具有同情心与责任感,而且是诚恳、可以信赖的。这样咨询双方之间的情感交流就有了基础,来访者会迅速、主动地进入角色,从而保障了较好的咨询效果。

2. 尊重客观事实,综合判断干预 儿童少年心理问题是生理、心理、社会诸因素相互作用的结果,而且产生的问题往往不是单一的。情绪障碍常同时涉及学习、人际交往和行为问题。因此,咨询人员要注意倾听,保持中立态度,对来访者叙述的问题进行客观分析、综合判断,避免主观臆断。根据问题的不同心理层次,综合干预,如实行宣泄情绪、领悟根源、调整认知、矫正行为、模仿学习等。

儿童少年心理咨询人员除了要有和蔼可亲的态度,使来访者感到温暖,并增强其信赖感之外,还必须注意把握住自己的情感,不要随来访者的情感而转移。换句话说,就是要求咨询人员要使自己的情感处于中性状态,对来访者叙述的问题进行客观地分析和判断,防止主观片面和情感倾向性的出现。

3. 针对具体情况,个别处理 儿童少年存在个别差异,他们的心理困扰表现也不尽一致,即使同一类型的问题,由于家庭背景、父母教养态度、个人健康状况和心理特征各不相同,表现形式也不一样。故在儿童少年心理咨询过程中,要根据儿童少年的具体情况,制订针对性的咨询方案,方能进一步提高咨询效果。

4. 从发展原则出发,矫治与发展结合 发展心理学的基本观点是儿童少年从出生后始终处于发展过程之中。同样,儿童少年存在的心理困扰和心理障碍也是通过发展的途径而逐步形成的。因此,对儿童少年心理咨询应重视发展,把矫正障碍作为具体目标、中间目标,而把促进发展作为长期目标。同

时在咨询过程中,应根据实际情况,随个案变化,及时调整干预方案。

5. 把握时机,灵活运用咨询技术 某些青少年的品行问题是在遭受困扰、最需要得到谅解和同情而未受到重视与关怀的情况下形成的,因此心理咨询的时机十分重要。一般认为,当儿童少年遭受十分复杂的问题,问题持续的结果将带来危机,无法有效地与同伴相处,行为表现脱离常规等情况时,正是个别心理咨询的适当时机。早期发现、早期干预,可以预防儿童少年的心理问题发展为严重的心理障碍。儿童少年心理咨询人员应当熟悉个案的特性,灵活应用各种咨询理论,应当掌握融洽关系、接纳、倾听、引导、自我表露、解释、角色扮演与行为矫正等各种心理咨询技术,及时帮助来访者排忧解难,恢复正常的心理状态。

6. 维护职业道德,强调保密 儿童少年心理咨询工作者最基本的职业道德是对咨客负责,以咨客利益为重,其中保密原则十分重要。保密原则是一方面强调对来访者的隐私严守秘密,咨询中的记录、测验资料、信件等不得任意公开。另一方面保密原则也是有限度的,在有些情况下(如咨客有自杀或攻击他人、破坏公共设施的企图),则应向儿童少年家长或有关机构报告,采取相应的措施,做好安全保护工作。

六、实施程序

儿童少年心理咨询过程,往往需要根据具体情况进行调整。一般来说,儿童少年心理咨询包括收集资料、问题分析、指导与帮助以及追踪巩固等四个基本阶段。

1. 收集资料 要能为儿童少年及其家长提供有效的帮助,首先必须通过访谈,全面了解其个人发育和发展情况、家庭与学校环境、学习情况、人际关系等,观察患儿在访谈时的心理状态与行为特点,对有情绪或行为问题的儿童少年,要注意了解其思想和情感体验之间的相互作用过程以及冲突是如何产生的。根据需要进行必要的测验与检查,然后再作深入的分析。这个过程称为收集资料,是儿童心理咨询第一阶段的工作。

2. 问题分析 第二阶段为分析资料,目的在于做出诊断和提出处理建议。在分析资料时,应当把握住问题的关键,随时考虑到患儿所处的环境条件,尽可能验证这些判断的正确性。例如,确定儿童少年的问题是学习困难、焦虑状态、强迫症、社交障碍或是一般行为问题;分析这些问题的主要因素是心理社会因素为主,还是器质性因素所致;分析心理问题的严重程度,是一般的心理困扰,还是临床心理障碍;分析儿

童少年及其家长有无求治的动机等。如对资料进行这样的归纳分析,就可以得出比较明确的诊断结论。

3. **指导与帮助** 在儿童少年心理咨询中,有关儿童少年心理发展方面的问题,大多数来访者通过一次咨询就能基本解决。但有行为问题与心理障碍的儿童少年,需要进行多次指导和帮助方能改变其原有的认知结构和行为模式。需要针对具体情况拟定个别化的指导方案,切忌对不同对象都采用同一固定的指导模式。

例如,一名 4 岁儿童会把刚买来的新玩具飞机拆开,或把新书上图画剪下来贴在墙上,家长对他的行为难以容忍。咨询人员就可以根据幼儿阶段的特殊心态向家长阐明,这是幼儿的好奇心引起的,是幼儿阶段的一种自然现象,应给予幼儿正确引导,增强其摄取知识的欲望。

又如,某些儿童因为家长不许他们在客人来访时,随便插嘴。他们为了引起注视,就在沙发上跳来跳去,甚至做其他一些恶作剧。遇到这类问题,可以指导儿童家长,先考虑满足儿童的需要。来客时,让父母先把他们介绍给客人,教他们有礼貌地向客人问候,请他们接待客人,然后再让他们退去做自己的事。

至于儿童少年逃学、离家出走和逆反心理等行为与情绪问题,也要从儿童少年父母与教师那里去找原因,再根据个体的具体情况,制订各自的指导方案。

4. **追踪巩固** 儿童少年心理咨询往往是一个延续的过程,有些问题终结后也会再度发生,或者产生了新的问题,应当帮助儿童少年及其家长评估过去的咨询是否有效,也表示了咨询人员对他们是始终关怀的。若追踪显示问题已经解决,则心理咨询告一段落。

现列出儿童少年心理咨询流程图(图 38-1),以供参考。

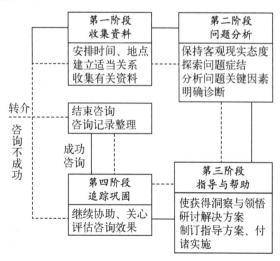

图 38-1　儿童少年心理咨询流程图

七、儿童少年心理咨询人员具备的条件

儿童少年心理咨询是一门科学、一门技术,也是一门艺术。从事此项工作的专业人员,首先要具备一定的专业知识,包括普通心理学、儿童发展心理学和心理咨询知识。其次是要明确心理咨询人员的职责是对咨客负责,促进咨客的成长,能尊重咨客的个人隐私权;最重要的是咨询人员必须是一个具有强烈的道德感和责任感、清晰的自我组织能力、健康的心理状态的个体,咨询人员必须乐于助人且令人信任。

(陈一心)

第二节　心理治疗概述

一、儿童少年心理治疗发展的历史背景

从医学史的角度来看,对儿童施行心理治疗可说是起步较晚的事。当精神分析在 20 世纪初开创之时,当时的精神分析学家认为儿童不会联想,也不会探讨自己的内心情感,就判断对于成人施行的精神分析无法使用于年幼患儿。可是后来的精神分析家发现,如同成人的"联想"一样透过"游戏"的方式,经由"外射作用"的现象,可以让儿童表露潜意识精神活动,由此探讨儿童内心的精神状态。从这时起才开始发展儿童的心理治疗工作。

行为治疗盛行之后,儿童心理学家发现经由实验方式,不但可让年幼儿产生实验性的恐惧症,还可运用"学习的原则"去除儿童的恐惧症状。由此,行为治疗法对儿童的应用价值的认识得到了提高。

近年来,随着家庭治疗的发展,发现不少儿童少年的心理问题只要适当地施行家庭治疗,经由家庭环境的更改,父母对儿童少年的关系与管教方式的改善,就可改善其问题,这些都让我们体会到经由不同模式与方法,可对儿童少年施行心理治疗。

由于儿童少年的心理与行为问题,除了少部分是由于先天或器质性的障碍之外,大部分是功能性或心理性障碍。特别是儿童少年的环境适应障碍或情绪障碍都需要施以心理治疗。因此,如何对儿童少年施行心理治疗是儿童少年精神科医师与心理卫生工作者都应熟悉的。

二、儿童少年心理治疗特点

从心理治疗上需考虑如下儿童少年心理的特

点,并采用相应的治疗技巧:

1. 不会因感到情绪问题而自行要求心理治疗

由于儿童的年龄小,精神功能尚未完全发展,即使患有情绪障碍,也很少会诉说,更不会想找外人或专业人员协助与治疗,顶多只会向自己的父母倾诉,从而被家长带来看病接受心理治疗。因此,如何让儿童对陌生的治疗者不害怕,使儿童了解自己的病情,激发其看病与接受治疗的愿望,需要特别重视。

在初次会面时,若幼儿或儿童不放心让自己的父母离开的话,最好让父母与其坐在一起,顺便还可观察儿童与父母的关系,在慢慢熟悉后,再让其父母离开。治疗师最好不要穿白大褂,以免让幼儿联想会打针而害怕。诊疗的地方要挂些儿童喜欢的画,摆些儿童喜爱的玩具、可随意涂画的笔和纸,可让幼儿或儿童感到亲近,不害怕。访谈开始时,多观察,不要太快跟幼儿或儿童接近,让他们习惯了跟治疗师谈话之后,再接近和亲密起来。跟儿童建立起良好的治疗关系,有利于心理治疗工作的开展。

由于儿童是由父母带来的,如何应对父母的关心与期待,也是取得父母配合、维持心理治疗顺利进行的关键。

2. 缺乏沟通能力,不善言语表达自己的心情

年幼儿童还没有充分的言语能力,尚缺乏靠言语沟通表达自己的心意,也不太会了解治疗师所说的“成人的话”。即使稍长大后,已经没有言语问题,也因其自我的功能尚未成熟,仍不习惯于直接向别人表达自己的情感或欲望。因此,治疗师要善于敏感地观察患儿的非言语表现,体会患儿的心境;同时要使用儿童能了解的言语,及非言语的沟通方法与儿童交流。譬如,透过投射性质的活动,列举“我的希望”,经木偶或娃娃来说话,或说是弟弟或姐姐等别人的意思等,来了解儿童。换句话说,治疗师在认知、思考与态度方面要会使用与儿童发展阶段水平接近的言语和交往方式。

3. 深受父母或养育员的影响

年幼儿童仍深受父母的直接影响,其心理障碍可能跟家庭环境有关,与自己父母的行为有密切牵连,年龄越小越是如此。因此,针对年幼儿童实施心理治疗,几乎不能脱离父母而施行,要充分利用父母的影响力。实际上,对一些儿童的治疗,并不在治疗儿童,而在于治疗儿童的“父母”,经由父母养育方式的改变,与儿童交往关系的改善,而改变儿童的心理问题。

对于进了幼儿园的幼儿或上了学的儿童来说,也要好好利用保育员或老师的作用。因心理治疗者顶多一周跟儿童接触一两个小时,而儿童大半以上的时间是跟自己的父母、保育员或老师在一起,他们对幼儿的影响很大。因此,儿童的心理治疗工作要尽量包括父母与保育员或老师。

4. 处于继续发展和转变的心理阶段

由于儿童少年成长快,随着年岁的增长,会经历不同的心理发展阶段,而且在各个发展阶段表现不同的心理结构与功能,并面对不同的心理课题。要改进年幼儿童的情绪与行为,首先要了解儿童时时处于发展过程之中。因此,要认清楚儿童处于哪个发展阶段,其心理、认知、情绪、行为的成长情况如何,并配合发展的标准,做出心理诊断。比如幼儿吮指,没什么要紧,但是快到 10 岁的学童,还吮指头是很幼稚的退化行为。10 岁的儿童,还要母亲替他洗澡,是太过宠溺的现象,但 1 岁多的幼儿,由母亲帮助洗澡,是普通的行为。

至于心理治疗的形式,也要配合儿童少年的发展阶段。比如四五岁的儿童喜欢听故事、玩小娃娃,做游戏治疗很合适;但已到十几岁的少年,对这样的治疗方式可能会感到太幼稚、无聊,慎用。总之,对儿童的心理治疗,在了解、诊断与指导过程中,样样都要考虑儿童的发展程度,做适当的配合。

5. 富于潜力

由于儿童少年的发展与成长力很旺盛,治疗只要能把障碍的因素排除,儿童少年常能依靠其发展能力自行恢复、纠正、成长,不需心理治疗师做太多的工作。换句话说,儿童少年的心理治疗,只要给予情绪上的关注,建立一个可信赖的关系,儿童少年就会心理稳定、自行成长,不用繁杂的心理治疗技巧,也可获得许多成果。

另外,由于儿童的言语及认知上的观念尚未成熟,也难以靠自我的力量来操纵自己的情感与欲望,不能像青少年或成人一样,经由解释、辅导来改善自己的行为。但可利用可塑性大的特性,依靠具体的奖励、禁止、处罚来促进儿童的行为改善,因此要多用、善用行为治疗所依据的“学习的原则”与技巧来进行辅导工作。

6. 重视躯体问题对心理的影响

儿童少年的一些情绪和行为障碍与自身躯体问题关系密切。如遗尿要考虑排除隐性脊柱裂,厌学、进食障碍要注意有关脑部病变,青春期的情绪障碍有时与甲状腺功能异常有关,正常发展中的孩子出现行为退化,往往与躯体疾病尤其是住院治疗相关。因此,对儿童少年进行心理治疗前,切莫忽略身心相互影响,注意询问和检查躯体情况非常重要。因为父母或儿科医师有时只看到了儿童少年表现出来的行为或情绪问题,而忽略其背后的躯体因素,以为只要给予心理治疗就可解决问题,如果心理治疗师对此缺乏考虑,反将延误儿童少年疾病的治疗。

临床经验提示,由于父母的性格已基本定型,要改变父母的行为比改变儿童的困难。因此,需要花较多的时间和精力去促进父母改变跟儿童少年的互动方式,以帮助儿童少年改善心理行为问题。

三、儿童少年心理治疗的方式

1. 辅导的形式——个别、家庭与团体　儿童少年的辅导可采取单独与儿童少年访谈的个别方式,也可以采取由父母参与的家庭访谈方式,或者采取由一群儿童少年参与的团体治疗方式来进行。

跟儿童少年个别访谈能观察儿童少年没有父母在旁时,会如何表现自己的行为,也可增加儿童少年愿意跟治疗师多谈自己问题的可能性。有些父母对自己的孩子过分关切,治疗师向孩子问话时,孩子的父母会禁不住地替孩子回答或做多余的提示,这会影响治疗师观察的结果,或妨碍治疗师与儿童少年建立关系的步骤。假如治疗师想跟儿童做游戏治疗时,最好单独跟儿童进行,以便增加其效果。

反过来说,有些小儿害怕跟陌生人在一起,不愿自己的父母离开,勉强要跟小儿单独在一起,可能会影响小儿的情绪,达不到预期的目的,需酌情判断。一般说来,四五岁以上的儿童,比较不在乎跟治疗师单独在一起;一两岁的幼儿,可能起初会不习惯;而六七岁以后的儿童则毫不在乎;十几岁的少年,反而不愿父母在旁听他跟治疗师的谈话,宜举行单独访谈的方式。

跟儿童少年进行个别访谈时,仍需分别与父母做访谈。一方面可向父母解释儿童少年心理问题的性质及治疗的方向,另一方面可对父母进行辅导工作,协助他们与子女交往、相处和对子女进行管教。父母的辅导工作可以由儿童少年的治疗师同时做,也可由社会工作者或其他人员负责进行。

有时治疗师要考虑采用家庭访谈的方式来进行治疗工作,即让儿童少年跟父母一起参与家庭访谈。施行这样的家庭治疗,好处很多。既可利用机会直接观察父母与儿童少年的行为及关系,了解与障碍有无联系,又可以借机会当场协助父母去与孩子相处,辅导父母如何养育、管教孩子,进行所谓治疗的工作。

假如学校的学生人数多,需治疗的学生也较多,可考虑采用团体治疗的方式来进行。这种方式较经济,可由1个治疗师帮助近10个儿童少年,而且有些儿童少年喜欢集体活动,容易接受同伴的影响,这样可增加治疗的效果。进行团体治疗的治疗师要有一定的经验,把握好团体治疗的要领。

2. 治疗的模式——分析、行为、情绪与关系治疗　心理治疗的进行除了考虑治疗的形式外,还需要决定采用何种理论模式和什么性质的辅导工作。如是要使用以支持为主的情绪治疗或分析性治疗方式,还是要运用行为治疗或以人际关系为着眼点的家庭治疗等。选用的治疗模式,除了要考虑儿童少年所呈现的心理问题的本质以外,还需要考虑儿童少年的年龄因素。

对于年幼幼儿,最好采用情绪治疗为宜。因年幼儿不太能了解如何去改善自己的行为,不能有意识地朝某个方向去改变行为。但是只要有人关心他,让他感到心满意足,许多所谓的毛病问题,也就会自然而然地消失。譬如幼儿因母亲常不在而心情不稳,常哭泣,则不应只想去改善哭泣本身的行为,而是要想办法找保育者来带他、抱他、跟他玩,幼儿心情就会好些,也就不再哭泣。

对四五岁的儿童,不管是因何种理由而哭泣,均可应用行为治疗的原则。当小儿停止哭泣就给予奖励,再哭泣就给予处罚,如此小儿一定会针对治疗的方向,而改善哭泣的行为。假如是6岁以上的学童,则除运用行为治疗来改善其哭泣行为外,还可以跟他交谈为什么哭泣,为何常被教师或父母责骂,从而帮助学童想办法去改善跟父母或教师的关系。假如关系搞好了,不再被骂了,也就不再伤心哭泣了。总之,随着儿童年龄的不同,治疗的性质也要改变。

对8岁以上的学童,治疗的形式要针对问题的本质而调整。假如行为问题是基于人际关系,则宜注重关系上的改良。假如是单纯的行为习惯问题,则可采用行为治疗方法。但是无论年龄多大,就算是十多岁的少年,仍不合适采用成人的分析性治疗。因为即使是青少年,也不能了解且接受有关内心活动、欲望或本能的解释,只会引起不适的心理反应,因此分析性的治疗原理,可被治疗师用于了解儿童的心理,但不能直接运用于心理治疗本身的操作,要经由缓和与间接的解释工作才适合儿童少年。

总之,对年幼儿童的心理治疗,最基本的是要认识儿童的发展阶段,适当地配合发展上的心理水平。要能懂得"职业性的退化",配合年幼儿的认知、思考与沟通方式,善用间接的技巧来了解年幼儿的心灵,并以行为辅导的基本治疗方式来帮助儿童。最重要的是不要忽略了儿童的父母和养育人员,要充分运用这些主要人员时时刻刻的影响力来协助儿童。必要时,要把多半精力放在儿童的父母身上,帮助他们使用恰当的养育方式,以便经由父母来辅导儿童。

至于治疗的模式,按不同的理论,可区分为分析治疗、行为治疗、认知治疗、家庭治疗等模式。虽然在临床上,实际施行治疗时要考虑各种因素而更改治疗的模式,或者采用整合性治疗模式,但是对于初学者来说,宜分别了解各种模式的特性,以便日后能因熟悉而整合运用。因此,在下面数节里,会简要说明儿童少年常用的几种心理治疗模式。

（陈一心）

第三节　分析性心理治疗

运用成人的精神分析的原理来治疗儿童,称之为儿童的分析性心理治疗。因为精神分析的主要观点是从动力学的角度来了解心理的病理及适应的机制,因此也称为动力心理治疗。由于这种治疗方式的特点在精细且有深度地探讨心理结构,并运用患儿与治疗师产生的特殊关系来改善心理问题,因此也被称为精神分析治疗。

一、适用性

因儿童的人格发展尚未成熟,心理结构还没稳定,故不能以成人的方式来进行精神分析。特别是儿童无法进行"自由联想"、不习惯于自我观察内心的精神状态,也无法研讨潜意识的精神活动,因此方法上不能直接运用。可是儿童精神分析家却发觉可通过"游戏治疗"或讲故事等治疗技巧帮助儿童以"投射作用"去表达内在深层精神的欲望或困扰。换句话说,改变治疗上的技巧,仍可施行所谓的分析性心理治疗。

分析性心理治疗认为,有些病态的心理与行为是源于内心的创伤、冲突或症结。这些被压抑下来的心理困扰若一旦能被发觉、认识且接受,就能试图以较有效的方式去适应,所以治疗的重点是分析情绪上的创伤或症结,发觉与认识心理困扰的根源,并督促以较成熟的方式去面对与适应。

如果儿童少年患有心因性的情绪障碍,而且与内心的创伤或情结有关,可试行分析性心理治疗。例如一个小男孩,目睹了自己的母亲跟父亲吵架后自杀,害怕跟父亲接近;在继母生下小弟弟以后,又开始尿床,并且想捏死小弟弟;看到马就很害怕,一定要亲人日夜陪伴等,都是值得尝试分析性心理治疗的。

二、治疗的要领

（一）"分析工作"的技巧

有些儿童少年善于以言谈表白自己的思想,与辅导者的关系也很好,访谈的方式可采用直接交谈的形式,问儿童少年有什么困难,担心什么,并谈论怎样办才好。特别是年纪较大的儿童,10岁左右的学童都可采用这种直接与个人交谈问题的方式。

假如儿童因年龄小,不习惯谈自己的心理问题,或者所牵涉的问题是属于个人的私事,而且尴尬不好谈时,辅导者可运用间接交谈的技巧,经由投射作用而去探讨内心的情结。对于儿童来讲,这种"分析工作"可用下面几种方法去尝试:

1. 通过"玩具游戏"　当儿童使用代表家人、朋友或其他人的人物玩具(或动物玩具)来游戏时,不知不觉中(在没有心理防备之下)常常会演出自己家里或自己环境的人际关系或生活情况,同时也会表露自己所面对的心理困扰。通过玩具游戏的方式,经过"投射作用"而表露自己内在心情的方式,相当于成人的"自由联想"或者"梦的分析",是儿童的分析技巧之一。

辅导儿童时在治疗室里要准备一套玩具,这些人物玩具或动物玩具可代表自己、父母、兄弟姐妹等"家人",也可代表保育员、教师、朋友等人物角色。治疗师可诱导儿童去玩这些人物玩具或动物玩具、去讲故事,表现他们之间的人际关系。因为假如儿童所困扰的是人际关系的话,可通过这些动物爸爸、动物妈妈的玩具,来"演"出自己心目中家人来往相处的情况。例如,某儿童不喜欢新生的小弟弟,在玩熊动物玩具时,会拼命让姐姐熊去打弟弟熊。观察到这样的情况,治疗师可诱导儿童去谈为何姐姐熊要打弟弟熊,了解儿童对姐姐熊的心态。同时还可利用技巧演挨打的弟弟熊如何疼而哭,求姐姐熊的可怜与同情,请姐姐熊不要欺负他,要保护他。或者,如何让姐姐熊去向妈妈熊讲,不要只照顾刚生的弟弟熊,也要关心感到寂寞的姐姐熊,让儿童学习以较适当且成熟的方法,来争取到所要的父母的关心。

由于玩具游戏不仅可用来发掘困扰所在,也能同时用来施行治疗工作,即通过玩具游戏来让儿童表露压抑的情感,谈谈儿童所希望的情况,以及如何去面对困扰或纠正问题等。因此,这种操作也被称为"游戏治疗"。

使用玩具游戏来施行儿童的分析工作时,在要领上要注意儿童如何运用代表物(玩具)来投射,并如何与"阻抗作用"保持适当的平衡。一般说来,"人物玩具"跟实际的人物较接近,而"动物玩具"与现实的人物较有距离,儿童均能较放心地去使用,通过动物来投射现实人物的故事,少有阻抗现象。否则,阻抗作用大,儿童就会躲避不谈,这与成人施行分析工作是一样的道理。

2. 编讲故事　间接交谈去进行分析工作的另

外的方法，乃是跟儿童玩"讲故事"的游戏。治疗师事先向患儿说明并邀请玩讲故事的"游戏"。治疗师先讲一段开场白，譬如："从前有一只兔子，住在山里……"故事停下来，让孩子接下去讲下一段的故事，如："这只兔子家里有爸爸兔子、妈妈兔子跟小兔子……"治疗师再接下去讲："有一天，这只小兔子说身体不好，不想出去玩。妈妈兔子很担心，就问小兔子怎么了？小兔子就说……"治疗师就让儿童接下一句，以小兔子的角色说出有何心事。由于幼儿喜欢游戏，经过这样的讲故事游戏可帮助他们不知不觉地谈自己环境中的事情与心事，也是一种分析技巧。

有时利用代表各种人物的木偶或布袋玩具，更可以帮助儿童讲故事。这些动物玩具可以套在手上，有父母及儿童的各种动物木偶，可随故事的进行而随时交换。也就是说，治疗师与儿童可以分别在手上套上爸爸兔子、妈妈兔子、妹妹兔子、弟弟兔子等布袋玩具。利用这些"兔家"的人员来边演边讲故事。如让妹妹兔子向爸爸兔子诉苦，看妈妈兔子会如何反应讲话，通过兔家故事来发掘小儿心里的家庭关系如何，有何亲子、兄弟姐妹间关系上的困扰。

对年龄较大的儿童，不喜欢这种"幼儿游戏"，可改用看图讲故事的方法，即利用心理学家制作的儿童统觉测验（children's apperception test，CAT）的各种图片，让儿童看图片讲故事。这种心理测验用的图片共有十多张，每张图片上以动物形象画出一些对象。如两只大熊在拉绳子进行拔河比赛，有一只小熊站在一只大熊旁边，好似要帮忙拉的样子；或者一家大小不同的鸡坐在桌旁吃饭，其中一只大鸡像是正在和一只小鸡谈话似的。这些图片所描述的情况多半是家庭与日常生活里的人际情况，因故意画得模糊，模棱两可，可让看图的人，凭自己的知觉去投射出自己的看法，跟给成人用的主题统觉测验（thematic apperception test，TAT）是同样的性质，只是改用动物形象以配合儿童的口味与处境情况。对于熊的拔河图片，目的在诱导儿童去讲孩子与自己父母的关系，看看是否比较偏向父亲或母亲；而鸡的"家人"吃饭的图片则想看看小儿在家里吃饭时，亲子的关系如何，谈些什么。当然治疗师不一定非用现成的心理测验的图片不可，可以自己画一些类似的图片而使用，只要能懂得使用的原则即可。

3. 叙说"三样希望"　间接交谈与分析的技巧很多，最简单的技巧，乃是让儿童叙说自己的"三样希望"，即告诉儿童要玩一种游戏，叫儿童说出他最希望的三样事情。如小儿说他的三样希望是：希望能有个很大的洋娃娃，希望爸爸能带她到动物园玩，并希望刚生下来的小弟弟不见了！那么便可推测该

儿童对刚生下来的小弟弟有所反应，不高兴父母过分关心小弟弟，而把她忽略了。根据此资料，便知道如何帮助该小儿了。

4. 编导电视　有些儿童内视觉能力较强，可将想象的东西变成生动的画面让自己看到，利用这个特点，可引导儿童想象面前有一个电视机，上面正在放映一部他编导的电影录像，电影的主题可由治疗师确定，也可由儿童自己定。比如是"放学后"，让儿童边"看电视"，边详细描述和解释给治疗师听放学以后发生的故事，儿童手中的遥控器可随意调节音量、色彩、清晰度等。这种技巧类似于编讲故事，所不同的是给予儿童的趣味点不同，对于视觉记忆较强的儿童来说，描述更容易、更生动，而且由于电视屏幕的距离与音量大小等可由儿童自己掌握，甚至可以关掉，所以儿童更具安全感。这个技术较适合用于创伤治疗时对事件的记忆再现。

5. 绘画　给儿童一张白纸和一盒多色彩笔，让其自由涂鸦或按治疗师的命题绘画，比如让他画一个自己，画房子-树-人，画不同的动物代表家人，画三个愿望，画自己的家等。通过画画可以折射出儿童的潜意识和当前的困惑，也可以评估儿童的智力和性格。比如一个不肯上幼儿园并且好哭的女孩，她画的家是父母位于纸张顶部，每个人脸是红的，头发也是红的，嘴张得大大的，女孩自己位于画纸的底部，头发是乱乱的一团黑，脸上在流泪，女孩的解释是爸爸妈妈在吵架，没人理孩子。由此，不难分析其心理问题，制订心理治疗计划。

（二）"解释工作"的调整

由上述各种分析技巧而获知儿童少年心里所面对的心理困难或困扰以后，进一步就可进行治疗工作。对成人的精神分析，治疗师要经由"指点"与"解释"等步骤帮患者去认识、领悟自己的无意识动机或情结，经由意识化后，探讨改善的方向。可是对于人格发展尚未成熟，心理结构有所不同的儿童少年，就不能如此进行"解释工作"，而需要调整改变。对儿童少年的分析治疗，主要的调整在于不用向儿童少年做"解释"，不宜向儿童少年指点难于接受与消化的心理机制。对儿童少年要跳越解释的程序而专心于适应的问题，即诱导儿童少年改用何种方式去面对自己所处的困难。

治疗儿童时要解释的倒是向儿童的父母或其他保育者进行说明与解释。可是向父母做解释时，治疗师本身首先要了解一样事情，即儿童经由间接方法透露的有关家庭或生活环境的事情，这只是代表儿童脑子里所看或所感觉的情况，是"知觉"上的产

物,经由"初级思维过程"(primary thought process)的法则,往往被情绪因素夸大或歪曲,并非直接描述真正发生的"事实"。所以,千万不能当"事实"而向父母或其他人一五一十照实叙说。譬如,儿童在讲故事游戏里描述爸爸猫很生气,在家打伤了小猫,并非指他的父亲真的在家"打伤"了儿童,只意味着父亲"处罚"了儿童。向父母说明儿童的心理时要考虑如何解释说明,适当地选择内容与标准,主要是要争取父母的合作,朝着治疗与改善的方向进行。

(三)"移情关系"的运用

对成人做精神分析时,治疗师常要用心去观察患者跟治疗师所产生的"移情关系",运用经此特殊关系所呈现的资料做分析与治疗。所谓移情关系是指患者将小时对自己的父母所持有的特殊感情与关系,转移性地发生在跟治疗师的关系上。对于儿童少年说来,因跟自己父母的关系尚未形成且固定为某种特殊关系,不容易认出是否"转移"到治疗师的身上。可是值得一提的是,儿童少年跟治疗师形成的新关系,容易发生作用,可倒回去影响儿童在家跟自己父母的关系。因此,治疗师要用心观察儿童少年跟治疗师所产生的关系,并且善用于治疗的目的。

总的来说,成人的精神分析要用于儿童少年时,在技巧操作上要有相当的改变,可是其基本的理论仍可运用,对儿童少年的心理治疗甚有帮助。特别是以动态的眼光来观察与了解人的心理与行为,以及人格与心理发展的理论,早期经验与家庭环境对心理及精神病理的假说,心理防卫机制的观念等,都可帮助人们去进行精深的心理治疗。不用说,对儿童少年要施行分析性的心理治疗,治疗师本身必须要有这方面的经验,具有精神分析理论知识及临床上的训练才行。

(陈一心)

第四节 认知行为治疗

一、概述

认知行为治疗(cognitive behavior therapy,CBT)是当今精神卫生领域三大心理治疗流派之一,也是当前应用最广、最多的心理治疗,也是获得循证依据最多的一种心理治疗方法。认知行为治疗整合了认知与行为治疗技术,是目前儿童少年精神卫生治疗很多心理社会因素在发病机制中占主要位置的疾病的一线治疗方法,即使在那些以生物学因素为主要发病因素的儿童少年精神心理疾病中也是运用最广的心理干预方法。

行为治疗源于20世纪20年代行为实验科学的发展,主要关注人的外显症状行为,通过各种行为干预策略来改变行为,从而影响认知与情绪。行为治疗针对症状行为,建立具体行为改变目标,以及测量该行为的方法,来评估行为改变与结果。随后认知科学的发展,突破了行为治疗的局限,即对人的行为干预需要结合认知,例如行为治疗对靶行为的评估包括刺激事件与结果,而刺激事件不仅仅是外在的,也可能是内在的,包括认知与情绪刺激,因此也需要评估个体行为发生前后的认知与情绪体验。认知治疗认为,导致个体出现症状行为或心理痛苦的原因主要是个体对事物的认知,因此采用改变认知的干预策略可以改善个体情绪与行为症状。临床上更常用的是两者的结合即认知行为治疗,现在已经很难找到单纯行为治疗或者单纯认知治疗的临床运用了,二者皆基于实验与学习心理学,认知与行为的结合所产生的认知行为治疗,更有利于将实验学习理论更好地应用于人,使之学习新的认知、行为技能,从而替代非适应性认知行为模式。

认知行为治疗的核心假设基础是个体心理表现的认知、情绪、行为(生理)三角循环与相互作用,并受到个体易感性、性格特征、环境因素的影响。认知行为治疗的理论模型主要有:① 逃跑或回避模型,是焦虑行为的发生、发展的主要假设,个体通过回避或者采用安全行为来"避免"可怕后果的发生,从而又强化了回避行为;② 注意偏向模型,研究认为焦虑、抑郁等障碍者会选择性注意可以证明情绪背后的想法的环境线索,从而更加确信非适应性想法,不断加剧恶性循环而维持、发展情绪症状;③ 认知意向模型,认为患者对脑海中呈现的意向过度警觉与担心,从而强化对意向的关注与做出停止意向行为,常见于强迫性障碍、创伤后应激障碍等;④ 记忆处理偏向模型,该模型认为患者对既往发生的事情选择性回忆,并可能会进一步夸大、泛化非适应性记忆,导致情绪行为症状;⑤ 行为条件反射模型,主要理论包括经典条件反射与操作性条件反射,基于经典条件反射理论的核心治疗技术包括对抗性条件作用(counter-conditioning),系统脱敏(systematic desensitization)以及暴露与反应预防(exposure and reaction prevention,ERP)等;基于操作性条件反射理论的核心技术包括强化、惩罚与消退等。

为了方便介绍,以下还是按照传统教科书模式将认知行为治疗分为行为治疗与认知治疗来描述。

近年来随着认知行为治疗在临床运用上的局限性，一些专注于正念、忍受挫折等技术受到重视，在此基础上出现了一些新的治疗方法如正念、接纳与承诺、辩证行为治疗等，尤其是辩证行为治疗，由于其理论与干预技术能很好地应用于目前临床上非常常见的自伤等情绪调节困难的青少年问题，因此得到迅速的普及和应用，本章也将介绍辩证行为治疗。

二、行为治疗

1. 定义　早期行为主义者认为个体所有的行为都是后天从环境中学习来的，因此是可以学习的。这一看法逐渐得到改变，目前认为个体行为受到前因事件与行为结果的影响，因此通过改变前因刺激与结果可以改变行为发生频率。

2. 理论　主要包括经典条件反射、操作性条件反射以及社会学习理论。

（1）经典条件反射　巴甫洛夫（Pavlov）1927年提出刺激偶联效应（stimulus-contingent effects），认为个体行为的刺激物可以依据是否先天存在分为经典刺激物与非经典刺激物，前者所引发的行为反应是与生俱来、无需训练的，如食物引发饥饿反应、巨大声响引发紧张反应等；后者引发行为需要先与经典刺激物反复关联，然后独立存在时也会引发行为，如当操作性条件反射呈现食物的同时也会呈现铃声，个体就学会了听到铃声出现饥饿反应，但是这种后天习得的行为需要不断巩固才能维持，否则容易消退。临床的系统脱敏、放松、行为塑造等技术基于此理论发展而来。

（2）操作性条件反射　斯金纳（Skinner）1938年提出反应偶联效应（response-contingent effects），认为个体行为发生频率受到行为结果的调节，如果行为的结果是令人愉快的（正性强化）或者逃避不愉快的（负性强化），行为频率会增加。如果行为的结果是失去愉悦（消退）或者是不愉快的（惩罚），行为频率会减少。临床上的强化、惩罚技术源于此理论。

（3）社会学习理论　该理论由班杜拉（Bandura）于1960年提出，强调了儿童成长过程中父母关注对儿童行为强化的作用，儿童需要父母的关注，当得不到积极关注时，会出现破坏规则行为来获得父母的关注。基于此理论，临床上强调父母对儿童行为选择性关注，即关注恰当行为并且减少关注不恰当行为。

3. 行为功能分析　儿童行为治疗应以改变维持因素、利用保护因素，减少儿童的心理症状，提高儿童心理社会功能为目的。除了针对儿童个体之外，往往需要纳入家庭、学校系统。通过收集个体、家庭与学校信息，确定儿童心理问题假设框架，即问题是什么，有哪些诱发、加重、维持因素，有哪些特殊事件与保护因素等。儿童的心理治疗除了针对儿童个体的一对一心理治疗之外，通常需要家庭的参与，帮助家庭减少对儿童的不良刺激或影响，增加家庭对儿童的理解与保护。在与家庭的工作中，首先了解家庭如何理解儿童心理问题、他们有什么担心等非常重要，尊重、积极回应患儿家长的疑问，帮助患儿家长确定合理治疗期望，减少他们的担心，对于建立与促进整个治疗的开展都是非常重要的。通常多数患儿家长会在看心理治疗师的一开始担心他们受到指责，因此通过对家庭的评估，帮助患儿家长看清问题，得到更多指导是最重要的。

在开始治疗前，需要对儿童与其家庭主要照顾者进行治疗的心理健康教育，以帮助儿童及其家庭正确看待儿童的问题、为何需要治疗，并支持家长对孩子做出更多有用的行为，可以增加他们的合理治疗期望与希望、增强治疗动机以及治疗的依从性。此外，如果父母个体或婚姻问题严重干扰父母对孩子的帮助时，需要同时对父母进行心理治疗或者婚姻治疗。当家庭成员之间的沟通模式出现障碍，成为导致孩子出现心理问题的主要原因时，可以同时采用家庭治疗。

当儿童的行为问题发生在学校，则需要学校参与治疗。当儿童的问题涉及医学问题而需要用药时，需要与医师联合治疗。

儿童的行为治疗技术的应用需要考虑到儿童认知、情绪发育水平，即应用儿童能够理解的语言进行沟通交流、对幼儿与小年龄的学龄儿童可以采用游戏、绘画、讲故事等形式作为了解孩子、帮助孩子调节情绪、建立积极现实想法的心理工具等。对于婴儿，主要通过观察婴儿与父母的关系、婴儿独自以及与陌生人关系评估婴儿与亲子关系，并帮助父母提高养育技能、改善二人或三人亲子互动模式来帮助婴儿；对于幼儿与小年龄儿童，在针对儿童个别治疗的同时，也需提供父母咨询；对青少年，则视问题涉及更多的是内化的个体心理困难，还是环境不适当对待为主，来决定主要是针对青少年进行个体行为治疗，还是进行家庭治疗。

在治疗的一开始，需要确定治疗目标，同时检测治疗效果与预后确定需要治疗多少时间。如果治疗目标无法成功达到，则需要再次评估儿童与家庭，评估最初的诊断与问题假设框架是否正确，是否需要调整治疗方案或者方法。

行为评估过程中注意要首先对儿童及其环境进行评估，以制订治疗方案。治疗师除了与孩子会谈外,还必须与主要照顾者以及生活在一起的密切成人会谈,并观察儿童少年单独以及与父母在一起的行为与互动方式,以收集有关儿童少年的信息。

既往资料包括生长发育史、既往疾病与治疗史、心理测验报告和成长史等。从既往资料中可以了解患儿的许多功能以及与不适切行为有关的重要信息。幼儿园、学校记录、儿童少年个体的学习或者业余活动记录可以补充信息。对主要照顾者如父母的心理状况进行评估,以了解父母对于帮助患儿心理康复的能力。

主要的评估方法有面谈、观察、自评与他评量表、各种心理行为记录包括日记、影像信息等,此外由于小年龄儿童语言与认知能力发育不成熟,往往借助游戏、绘画、讲故事等形式进行与儿童的谈话与观察。去孩子的家庭、学校还能观察孩子在学校、家庭的活动,与老师等交谈,有助于了解孩子的生活、学习环境。

治疗前评估是治疗师初步设计个体化治疗方案的重要准备工作,在治疗中,仍经常需要再评估,以完善治疗方案。

对儿童进行行为分析往往是治疗的第一步,包括纵向分析与横向分析。纵向分析是综合儿童少年心理与身体发育、气质与性格、功能及经历,家庭事件、养育环境与功能,以及家庭遗传等因素发展对儿童少年易感、资源、核心信念、行为规则等的理解;横向分析则是对儿童少年具体问题行为/症状的分析。最常采用的方法为 S-O-R-C 法,记录在哪些特定情境(situation, S)下,有何信念、价值、动机、兴趣、资源、易感性等特征的个体(organ, O)会作出哪些行为反应(response, R),并且出现哪些结果(consequence, C),即情境(诱发事件),个体(核心信念/易感/资源),行为反应(包括认知、行为、情绪、生理四个层面),以及结果(行为对个体与环境造成的影响/强化),对行为结果的分析也包括哪些是强化行为反应的因素。例如:S,某个逃学的孩子是因为在去学校的路上,不小心遗失了作业本;O,这个孩子原本社交敏感、担小,希望自己不出错;R,害怕(情绪)受到老师的指责(认知),而出现回避学校行为(行为),一旦看到或想到学校,就出现心慌、头昏不适(生理);C,老师由于孩子逃学而对孩子作业没有要求,使得孩子逃避学校负性刺激行为增加,父母变得顺从孩子,孩子变得没有自信、对未来没有信心。治疗师通过行为评估,可以澄清患儿在特定情境中的害怕或恐惧的含义,患儿的行为对其情绪、自尊、发育、能力与社交的影响以及对家人的影响;父母如何看待患儿的行为以及父母的期望是什么。治疗师通过

这些方面的评估与教育,可以更好地理解与共情,并帮助父母看到目前行为对于孩子未来的不好影响,从而提高治疗改变的动机与依从性。

行为评估包括以下五个步骤:

(1)明确靶行为 从父母与孩子的抱怨、诉求中,与他们一起工作,寻找真正的、需要改变的行为问题所在,靶行为尽可能具体、清晰。

(2)评估靶行为对儿童功能的影响 主要需要考虑以下生活学习家庭方面的影响:情绪及内心痛苦、人际、社交、发育和(或)发展水平、学习、自信等方面。

(3)明确行为目标 同样也需要与家庭、孩子一起发展具体、简明、清晰、可执行目标,如应该是"每晚 9 点上床睡觉",而不是"每晚早点上床睡觉"等。

(4)明确恰当、替代性行为 例如小声说话、温和表达自己有其他安排、无法一起外出等。具体步骤包括:① 确定具体的恰当行为;② 制订实施计划,包括介绍、建立动机、具体实施练习、强化方案。

(5)对父母、孩子进行行为心理教育 ① 向家长、孩子解释为何会出现问题行为,包括行为如何习得、形成以及环境如何激发与强化维持;② 因此行为是可以改变的,需要家长、孩子共同努力改变。

完成行为分析后,治疗师需要评估儿童与父母的治疗目标,进行心理教育,使得双方在治疗目标上达成一致,有助于减少父母的担心、辅助治疗师的工作。治疗目标必须具体而可行,而非泛泛而言,如"一周里踢人行为从原来的 5 次减少到 1 次",而不是"不发脾气"。

父母往往习惯于关注减少孩子的不良或者非期待行为,而行为治疗主要是促进建立期望或者适切的行为,以减少或者替代非期待行为。在明确了治疗目标之后,应确定期望行为,然后明确告诉孩子什么是具体的期望行为,如何做,会得到何奖励或者好的结果,同时家长也需要知道。

情绪识别与控制困难往往是处于发育阶段的儿童少年的主要困难之一,在各种行为、情绪障碍中均可见,包括父母的情绪管理困难问题,往往与遗传或行为遗传、学习强化因素有关。因此,在治疗中需要评估是否存在情绪识别困难以及控制困难,予以训练。

4. 行为治疗技术 基本技术根据对期待行为的作用可以分为以下两大类:一类是用以增加目标或期待行为,如正性或负性强化、解释问题行为的形成、暴露与预防反应暂停、示范及演练与角色扮演等技能训练,去除不利环境因素等;另一类是减少非期

待行为,如控制预期刺激因素、区分强化、惩罚、消退、暂停、反应代价、脱敏、过校正等方法。对于孩子的行为治疗技术原则基本同成人,但是在具体运用时需结合孩子的年龄特点、兴趣与理解能力,青少年期与成人方法类似,但是在之前的儿童阶段,则多采用游戏、绘画、讲故事等形式进行,且更多需要将儿童的父母纳入治疗中,让父母一起学会技术的原理及应用方法,以便在孩子接受行为治疗时能给予帮助。

(1) 控制预期刺激因素　对靶行为的前因刺激进行分析,去除或者改变前因刺激,以控制靶行为的发生频率。

(2) 消退　是指去除对靶行为的强化结果,以逐渐减少靶行为的发生频率的过程。一开始,个体可能会因为得不到原来的强化结果而出现靶行为爆发甚至破坏性增强,如果个体继续面对没有强化的结果,通常之后该行为会逐步下降、消失。使用消退技术时较为关键的是父母或治疗师要提前准备好面对可能出现的"反弹"并计划好如何应对。

(3) 强化　是指通过控制靶行为的结果来增加靶行为出现频率,分为正强化与负强化。正强化是指通过个体靶行为得到自己想要的结果,负强化是指个体靶行为后去除了自己不想要的结果。将行为分为问题行为与适应性行为,当出现适应性行为时给予强化称为区别强化互不相容行为。

(4) 惩罚　是指靶行为后获得不愉快的结果,可以是批评、指责,也可以是失去喜欢的东西,也可以是打骂。如果惩罚程度轻、频率低,对个体并不构成伤害,如果经常使用惩罚或者采用的惩罚方式非同寻常,如拒绝、敌意、羞辱、躯体伤害等的养育态度则对孩子成长不利。惩罚会比较快地抑制孩子的行为,因此会强化家长的惩罚行为,但是长期效果不理想,不仅会伤害孩子,也容易反复出现非适应性行为。惩罚策略比较适用于需要迅速抑制的具有破坏/伤害性行为,但是事后需要与孩子解释,指导适应行为并实施区别强化策略。

(5) 暂停　通常指将 3~8 岁儿童从问题行为环境中带离开,到一个安静无过多物品的地方冷静几分钟,看护者应看护但不与之发生互动,直到孩子冷静几分钟后方可以回去。实施这个方法,需要预先让孩子知道何时出现何种行为会被叫停离开,在被叫停离开前应预先提醒什么是恰当行为,如果仍然是非恰当行为,将会被带离。

(6) 反应代价　当孩子出现问题行为时,原先获得的强化物如钱、可以做某事如玩手机游戏等的权利被取消,以此训练孩子减少问题行为。

(7) 过校正　当出现问题行为时,不仅要纠正,做适应性行为,而且还要反复多做几遍以不断学习适应性行为。

(8) 逐级脱敏暴露　帮助儿童放松、确保安全的想法下反复暴露于"可怕"环境中,从而逐渐适应环境,不再害怕。一般需要先建立暴露等级表,如训练对安全狗的脱敏,可以从远距离看到、近身触摸狗的身体,依据对恐惧唤起程度按 0~10 分进行评分并排序,通常排列由高到低的 8 个左右暴露场景,从评分为 5 分的场景开始暴露训练,每次训练到恐惧情绪评分下降 50% 左右结束,重复练习几次,到对此场景能够变得不因为害怕而回避,则可以进入下一个场景进一步练习暴露,直到能够应对最高等级场景暴露。暴露疗法开始之前需要对孩子进行心理教育,让其明白并且同意这样做才再开始实施暴露治疗,不可强制进行。

(9) 暴露与反应预防　一种特殊的暴露疗法,通常用于强迫行为的干预,即让孩子主动暴露在让自己害怕的情境中,停止安全行为。如孩子怕脏不敢碰桌子,一碰到就反复洗手,治疗师向孩子示范用手碰触桌面,然后让孩子也这样做但是不能洗手,询问孩子的感受,鼓励孩子继续不洗手的行为,直到不舒服感觉下降了 50% 左右。也可以先建立等级清单,逐级进行训练。

(10) 行为技能训练　通过示范、指导、演习技术,帮助儿童学习新的行为。具体为:① 示范是指治疗师给儿童示范正确的行为,让儿童能够模仿,也可以通过观看录像等形式进行;② 指导是指教会儿童正确行为的具体做法;③ 演习是指儿童在观察正确行为示范与接受具体操作指导后,实践该行为,并在治疗师的反馈下不断实践练习。

(11) 角色扮演　扮演儿童自己所希望发生的行为,经过不断练习而形成新的行为。也可以在评估中采用这种技术,了解儿童的感受与困难。

(12) 行为激活　是一种逐步采取积极活动/行动,代替负性行为,以改善情绪的技术,主要用于抑郁情绪的改善。先通过记录一周日常行为日志来分析活动与情绪的关系,帮助孩子看到自己的行动与情绪的关联;建议每周逐渐增加能促进情绪愉快的活动;与孩子一起对每周愉快活动的实施制订详细可行的计划,并建立新的一周日常活动结构与新的活动安排。

(13) 自信训练(决断训练)　运用人际关系情境,帮助儿童正确恰当地与他人交往,表达自己内心的情感体验,以及正当的要求与意见。

(14) 放松训练　也是常用的一种行为技术,可以帮助孩子减轻他们所体验到的恐惧和焦虑等情绪、身体的紧张、疼痛等不适感。主要包括：渐进性肌肉松弛法、腹式呼吸法、注意力集中训练法，以及运动、愉快行为放松方法。对小年龄儿童的放松训练，所采用的方式需要符合其心理行为特征，例如采用趣味、故事性，愉悦的言语与行为示范，同时持续时间不易过长，避免儿童没有耐心实施。如手部的肌肉紧张与放松训练，可以教孩子想象手里握着一个橘子，然后边说边示范："使劲捏，捏，好多水挤出来了，捏到水都挤出来了，好，把橘子扔在地上，让手休息一会儿。"

大量研究已经证明，行为治疗是一种能有效帮助儿童少年的心理治疗方法。如对儿童少年的进食、睡眠、尿床、品行问题行为、特定恐惧、强迫行为等具有很好地疗效，对多动行为短期效果好，对拒绝上学行为与心身性疼痛等躯体不适也有效。在当今越来越快的社会节奏与发展之下，同时也迫于孩子的问题对孩子生活、学习以及成长的干扰所带来的压力，家长们大都乐意接受具体的指导，在短时间内解决具体的困难。但是当孩子行为问题的产生主要是由生活环境中其他原因时，如父母的婚姻破裂、与母亲依恋关系是主要原因，则单纯聚焦、改变孩子的行为问题效果比较差，需要用其他心理治疗方法如家庭治疗等进行。

行为治疗比较适合以下情况：通过行为观察比较能明确问题所在；外部环境刺激与结果是可控的；儿童认知能力发展不成熟，认知干预困难。如果与上述情况相反，可能更适合采用认知技术干预或者认知治疗。

三、认知治疗

认知治疗是采用认知策略识别个体与当前情境非理性或非适应性的想法，包括核心信念、自动思维与想法反应等，通过认知训练，寻找或建立适应性想法，从而调节情绪，采用面对与积极解决问题的干预策略。认知治疗技术是认知行为治疗的主要治疗策略之一。与行为治疗一样，已有大量临床研究证明儿童少年存在认知歪曲，如焦虑、抑郁、创伤后应激障碍、注意缺陷多动障碍以及攻击性行为等，认知治疗可以有效治疗这些疾病，更适合于独立性思维能力强并且喜欢根据自己的想法行动的儿童。

对儿童少年进行认知治疗，治疗师需与孩子及其照顾者一起合作，孩子及其照顾者必须积极参与治疗。如果学校老师能够一起参加，则效果更好。认知治疗目的是治疗师教会孩子与其照顾者识别、评价、现实检验孩子的想法与行为，共同探索替代性

想法，建立更加合理的信念，帮助孩子解决问题。治疗的焦点在于解决、真实评价当前困扰孩子的问题或情境。儿童少年认知治疗的基本技术来自成人认知治疗，但需结合孩子的心理发育特点灵活运用。儿童少年认知治疗通常与行为治疗技术合用。

认知治疗的基本策略包括：

1. Beck 认知治疗 Beck 认知心理治疗的目标是识别与纠正导致不适合行为和情绪的非现实、歪曲认知过程，帮助患儿改善症状。治疗的前提是治疗师与孩子及其父母建立信任、合作的治疗关系。治疗师应该能准确共情、真诚对待患儿及其父母。一旦建立了良好治疗关系，治疗师根据患儿年龄与理解能力可以运用指导性意象或苏格拉底式对话等方法来帮助孩子及其父母识别患儿的错误想法和歪曲认知，以改变功能失调性行为和情绪反应。

2. 认知构造 治疗师运用认知构造技术来帮助儿童少年学习每当遇到困境时，应该对自己说什么，来确保自己避免会自我挫败的想法以及回避或者冲动等不适当行为。治疗师和患者一起工作来改变患者对某个事件、行为或情境的不合理信念、自我陈述或态度。例如一个多动症的患儿经常有冲动的行为，过马路径直往前而忽视红灯。治疗师可用某个卡通人物形象地表现当它要做某件事时，应该实施的自我指导步骤，如"停，想想我想做什么，这样做后果是什么，我应该做什么，如何做"。让孩子练习在行动前像卡通人物那样进行自我指导，先在治疗师的语言示范下进行，然后自己大声指导，最后在内心提醒自己，从而形成一种习惯来克服行为不假思索的冲动性。

3. 内隐构造 是指教会患者在内心成功完成一个想象的任务，达到期望的目标，来帮助患者增加自信行为，减少回避行为。内隐构造中的每一步皆由治疗师大声描述，患者在放松状态下，跟随治疗师的描述想象有关的画面。在想象中学会如何应对困难情境后，再把它演示出来。

4. 寻找自动思维 只是帮助孩子识别出现在某些压力下、源于习惯的、对当前非适应性的想法，通常这些自动思维会引起孩子的痛苦情绪，影响孩子情绪调节，导致孩子行为失控或者回避。该技术的使用策略需要考虑到儿童少年的认知发展，是否有能力对一些回忆情景中的特定的、假设性的想法进行表述。对年龄大些的具有抽象思维能力的青少年，可以采用类似成人的识别技术，即对一些困难情景做一系列相应情绪、想法与行为的记录，从而寻找到潜藏的自动思维。对小年龄的儿童，常用的方法有具体情景角色扮演，通过故事情境，来表达角色的

想法;其他可以用的方法包括在成人/治疗师指导帮助下记录即刻情绪的想法等。

5. 寻找证据、挑战非适应性想法 常采用的方法有苏格拉底式提问,帮助青少年对自己原来的想法通过质疑及核实,对自动思维进行检验与评估真实性。此技术适用于存在明显歪曲认知者,帮助青少年能够拓宽意识,认识到更多被自己忽视的信息,从而建立更贴近现实的想法。

6. 行为实验 是一项非常常用而有效的快速检验非合理认知/想法的技术。通过孩子的假设来设计相关观察情境并记录假设的数据,然后收集相关数据,让孩子观察与原先的假设是否一致,从而帮助孩子发展更适应现实的认知/想法。例如感觉自己在教室里总被同学关注的孩子,想象数学课上同桌一节课有至少一半时间在观察自己,然后治疗师与孩子一起调看某次数学课全程录像,结果孩子发现同桌整堂课只有三次转头看向自己,要笔或者问问题,孩子发现自己原来的想法是过度担心了。

7. 改变核心信念 核心信念是认知治疗的重要概念,是自动思维的源头。通常是个体自我很难觉察到的一些关于自己,以及他人对自己的看法等。该技术一般用于具有自我觉察能力的青少年。

8. 改变想象 儿童少年会被负性情绪困扰而出现对未来会发生事情的结果出现无助退缩的自我负性想象,因此而更容易强化负性情绪与非适应性行为。通过帮助儿童少年发展积极自我行为想象,可以帮助其摆脱无助感,产生积极情绪与行为。

9. 停止想法 该技术可用于帮助患者通过突然和渐进性地系统去除不适切的想法和情绪来控制无效的、自我打败的想法和想象。这种治疗技术的假设是,如果每当个体不希望有的想法出现时就受到干扰,就会导致这种想法受到抑制。

10. 认知重构 指治疗师帮助儿童少年用正性思维和行动替代负性认知的过程。例如一个因学习困难而不得不在初二时分流到技能学校去的孩子往往会有些认知偏差,如认为"自己很笨,以后成绩会越来越差,别人不会理解我的困难……"从而相信自己"再也学不好了,只好到这种学校去"。治疗师则可以运用认知重构技术来帮助他,鼓励他用这样的话对自己说:"现在学习有一些困难,那个技能学校也许更适合我的发展。"这样,会让孩子变得更容易接受这个现实,减少负性的感受和行为。

11. 自我控制技术 是通过自我指导促进行为的认知技术,包括自我监测、自我评价与决断训练技术,如更多关注与表扬自己的恰当行为或相关努力,减少对自己行为的习惯性批评,调整对自己的过高要求等。

12. 社交技能 针对性训练社交技能包括发出邀请、保持交流、处理人际冲突等。

13. 压力管理 指治疗师教会患者处理未来压力的认知技能。这种技能可帮助患者学会区别导致压力的想法、行动、选择和情境,以及能有效应对压力的想法、行动、选择和情境;能帮助患者运用替代认知和行为技能来有效管理生活中的压力。

14. 问题解决 指导儿童少年识别困住他们的问题,列出各种解决方法,针对每种方法分别列出利弊,然后让他们选择一种方法进行尝试。由于儿童经验有限,经常需要照顾者与治疗师协助罗列方法与利弊。

四、辩证行为治疗

辩证行为治疗(dialectical behavior therapy, DBT)是最早由 20 世纪 70 年代美国 Marsha Linehan 提出并发展的主要针对边缘型人格障碍者的治疗,后来逐步用于进食障碍、物质滥用、创伤后应激障碍、双相情感障碍以及伴有严重自伤自杀的焦虑抑郁情绪问题者等,目前被认为是治疗情绪极度不稳定包括非自杀性自伤者的标准心理治疗方法。DBT 主要通过个别与团体治疗形式进行,旨在稳定情绪、改善人际关系。包括四个核心模块:① 改善人际效能;② 发展情绪调节技能;③ 学习痛苦忍受技能;④ 正念技术以学习接纳强烈的情绪与感受。

随后美国 Jill Rathus 等在成人 DBT 基础上,结合青少年认知情绪发展与家庭养育、亲子关系等要素进行修订,发展了可以应用于青少年及其家庭的青少年 DBT(DBT-adolescent,DBT-A)干预方案。青少年 DBT 认为青少年由于存在情绪调节困难的生物易感性如对压力与变化的高敏感、高反应、缓慢情绪恢复特征,以及环境中对其困难行为的不认可如普遍地否认、惩罚、纠正、忽视、驳斥等,导致情绪调节困难与不稳定,出现冲动、人际问题、专注力下降以及亲子冲突等。基于此理论,青少年 DBT 在成人四个模块的基础上增加了帮助父母的养育策略(即走在中道上),以改善亲子关系,如帮助父母和孩子互相理解为人父母、子女的辩证困难,减少家庭和青少年之间的冲突,减少极端化思维,增加双方的观点、理解、沟通能力,增加认可与功能灵活性。通常治疗周期至少 19 次,每周一次,每次至少 90 分钟,分为青少年及多家庭 DBT-A 技能训练团体。一个标准的多家庭 DBT-A 团体工作模式一般包括 24 周,包括:① 人际效能;② 情绪调节;③ 痛苦忍受;④ 走在中道上四个模块技能训练的循环,并在每个模块之间均有正念导入模块的正念技能训练。目前青少年 DBT 已经被广泛用于青少年抑郁症患者及其家庭,尤其是伴有冲动自伤自杀风险行为者。

DBT-A 通常包括五个阶段,即治疗前预处理阶段和四个治疗阶段。预处理阶段强调承诺不自杀并签署相关协议,以减少威胁生命、破坏治疗和(或)影响生活质量的行为。治疗阶段,主要通过以下四个阶段来提高相关行为技能:第一阶段,主要针对严重失控的行为,采用稳定化技术与行为管理技术进行治疗;第二阶段,增加非愤怒的情绪体验,代替压抑的内心的绝望而无作为;第三阶段,通过专注体验生活中的幸福/不幸福感受,来应对生活中的问题或疾病;第四阶段,通过发展独立自主与愉快的能力,来辩证整合极端、不平衡的部分,接纳不完整性。

DBT-A 提供家庭与青少年稳定情绪的各种技能,接受训练的青少年及其家庭需要经过详细评估后制订综合干预策略。对于大多数青少年来说,仅仅接受 DBT-A 团体或个体训练是不够的,需要结合个别心理治疗和(或)家庭治疗、药物治疗。对于严重自伤或者存在自杀风险的青少年,在治疗间隙需要治疗协调员与之保持联系,监督其技能的学习使用,并且为之提供必要的安全保护措施如自杀监控与安全计划等。

(程文红)

第五节　家庭治疗

家庭治疗(family therapy)是基于系统思想,以家庭为干预单位,通过会谈、行为作业及其他非语言技术消除心理病理现象,促进个体和家庭功能的一类心理治疗方法。由于家庭是儿童心理发展最直接、最重要的环境因素,所以家庭治疗也是一种常用来辅导儿童少年的心理治疗方法。

一、历史由来

过去以精神分析为代表的个人心理治疗,在理论上很注意患儿与父母的关系,并假设子女与父母之间所产生的情结往往是神经症的根源,但是精神分析的基本态度只是分析父母对患儿的心理发展有何影响,而通过患儿与治疗师的关系,来间接改善患儿内在精神境界里对家人的想法与态度。在治疗过程中,治疗师不与患儿的父母或其他家人接触,也不去企图改变实际的家庭情况。假如患者是儿童的话,治疗师对儿童和父母分别施行治疗,不在一起会诊与治疗,甚至由不同的治疗师分别施行治疗,即由

儿童精神医师治疗儿童,而由社会工作者辅导儿童的父母。

到了 20 世纪 50 年代,有不少临床研究者开始从事以家庭为单位的心理研究。如著名的人类学家 Gregory Bateson 1956 年研究精神分裂症患者的亲子反应行为,而提出"双重约束"(double bond)的观念。即精神分裂症患者的父母,特别是母亲,常向患者提出两种相反约束的要求,使患者无所适从,从而产生心理的矛盾,表现奇异的反应。精神医学专家 Lyman Wynne 1958 年观察到所谓"假性附会"(pseudomutuality)的非功能性沟通反应现象。即精神分裂症患者的家属之间,在沟通谈论时,表面上常很容易表现相互同意附会,好似彼此之间很有共同感应,但经仔细分析,则可发现他们各个同意感应的理由却不同,相差得很远,毫不相干,有"牛头不对马嘴"之情况,表示有认知与沟通上的问题。精神医学专家 Theodore Lidz 1949 年提出精神分裂症的家属,常分裂成相对抗的小团体,特别是父母,呈现"夫妻关系分离"(marital schism)的现象;或者父母之间,常有一方因性格特别强硬,过分影响夫妻与家庭关系,形成"夫妻关系歪斜"(marital skew)的病态家庭人际关系。

这一类早期的临床研究启发人们以"家庭系统"的眼光来了解家庭。不过,这一时期的研究以精神分裂症的家属为研究对象,其结论有偏差,不能广泛用于一般的家庭。再者其观点仍受当时精神分析理论的影响,采取因患者的父母养育子女有问题,致使其子女发生精神病态的看法。甚至有人提出"制造精神分裂之母亲"(schizophrengenic mother)的极端说法,目前已经不被学者接受。

20 世纪 60 年代以后,家庭治疗者把治疗与研究的对象扩大了,包括通常的神经官能症或青少年发生行为问题的家庭。Don Jackson 提出"系统平衡稳定机制"(homeostasis)的看法,主张家庭的心理与人际关系间有相互牵制与影响的机制,任何个人或家庭局部的变化都会影响整个家庭系统,而且家庭系统往往倾向于维持和稳定原有情况,企图保持稳固不变,阻碍变化或改进。

Murray Bowen 1961 年则提出"自我未分化"(undifferentiation of self)的理论来说明有些家庭的成员,在心理发展上未发展成熟,各个成员间的"自我界限"(ego boundary)没有好好分化,犹如一大团的阿米巴群体。他也指出,有些家庭里的父母与子女会产生强烈的"三角关系症结"(triangular complex),即父或母跟一个子女联盟,来对抗另一方,呈现父母双方与子女间发生三角性冲突或矛盾的亲子

关系问题。

Salvador Minuchin 根据治疗美国下层社会里黑人常见的破裂家庭的临床经验，从 1974 年以来提倡"结构式家庭治疗"（structural family therapy），认为对那些人际关系、角色扮演、权力分配、沟通方式、家庭界限等结构上有问题的家庭，要针对这些结构上的问题而去施行纠正性治疗。

20 世纪 70 年代，以"家庭治疗"为主的中心及诊所在欧美各地分别成立了许多，除大力推行家庭治疗之外，对理论方面也有重要的修正。已经抛弃了以往的看法，不再认为子女的心理只是跟早期幼小时的情绪发展有关、单是父母养育不适的结果。现已修正扩充解释的范围，认为子女与父母的关系是"相互"的，是经由相互的反应与影响，而呈现亲子间的家庭病理，而非是单方的因素。而且认为精神病患儿的父母假如表现奇异的沟通方式或养育行为，可能就是父母患有潜伏性精神病理的结果，与子女的精神异常是同一根源。是"共病"现象，而并非父母的奇异行为和养育方式导致子女精神异常。

20 世纪 80 年代以后崛起的家庭治疗流派有：系统式家庭治疗米兰学派，Steve de Shaze 为代表的索解取向的短程治疗学派，Michael White 为代表的叙事治疗学派，以及 Virginia Gouldner 和 Peggy Papp 为代表的新女性主义学派。他们在治疗中摆脱了专家的角色和权威性指导，强调家庭的自助能力，重视家庭内部解决问题的经验和资源。不但关注家人相处过程，而且关注成员相处的价值取向和信念在互动中的影响。如米兰学派主要用治疗小组（therapeutic team）的形式运作，扰动家庭系统，协助求助家庭拓宽视野，用假设提问、循环提问、中立方式揭示家庭成员对问题的不同看法与互动模式。他们关注问题的意义，常用情景化、阳性赋义等手法引导家庭成员，找出解决问题的方法。索解取向的短程治疗学派不关注问题的根源是什么，而关注怎么解决问题，治疗师用五种解决问题的方法协助求助者自己寻找和发现解决问题的方法。这五种方法是：有关访谈前转变的询问、例外问题、应付问题、刻度问题和奇迹出现问题。叙事治疗学派则协助求助者采用外化技术把人和事分开，把对过去事件产生的经验和理解变成故事说出来，再共同创作新故事，使求助者在生活上增加更多的选择和更多解决问题的途径。

家庭治疗被分成不同的模式，实际上是治疗师以不同角度了解和探讨家庭中存在的问题，提出不同的问题解释模式，并按其理论解释，配合不同的治疗方式。跟个别心理治疗一样，当前家庭治疗趋向整合，也就是说，治疗师不再拘泥于某一流派，而是酌情灵活机动地选择当下家庭最适合的治疗模式或治疗技巧。

目前的家庭治疗师已经不像早期的治疗师一样，强调须对"全家"施行家庭会诊，现在的治疗师所强调的，只是以家庭系统的观点与取向来了解家庭与个人的心理和行为。换句话说，在治疗技巧上，可能只看家庭的部分成员，但其治疗的重心乃在如何运用家庭的观念来改善家庭里的人际关系及家庭的群体功能。

二、基本观念

1. 以"家庭"整体为着重点　家庭治疗的基本观念之一，乃把对家庭里的各个成员的关心淡化，把注意力放到"家庭"这个整体上。治疗师所关心的，不会单是一个人如何想，倾诉什么，希望什么，而需要考虑家庭里父母或子女如何相处，一家人的权威如何分配，如何沟通，如何相互扮演角色，如何看待自己的家庭等。在进行家庭辅导时，要以"夫妻""亲子"及"家庭"的关系与系统为其主要着眼点，少以成员"个人"的观点来探讨、分析心理与行为现象。也就是要以关系、感情、角色、沟通等观点来分析家庭里的"夫妻""亲子"或"同胞"状况；并以结构组织、功能、人际关系或家庭认同等来探讨家庭的小群体；而少以内在的思维、动机、欲望、心理症结等来分析与治疗成员的"个人"心理与行为。

2. 采用"系统"的观念　所谓"系统"乃是近年来兴起的"系统论"里的观念。认为世界上的所有现象均可分为大小不等、层次不同的种种系统，每个系统之间持有密切的相互关系。就在一个系统内所呈现的现象，也因各个单位彼此相互影响而产生整个系统的变化。而且任何小系统里的变化都会影响到大系统的状况。反之，大系统的变化也会影响到小系统的状况。大小系统相互影响，改变其平衡状态。

除了这种相互的关系外，每个层次的系统均会依循平衡的原则，即个体单位将变化时，会受系统平衡的趋势影响而难于变化，需极大的能量才能打破或改变已存在的系统均衡。反过来说，一个系统要变化也需要运用相当大的能量，让各个单位去变化才能产生新的系统平衡。

这种系统论的看法，可运用于非生物界的现象，也可运用于生物界的各种活动与反应，包括夫妻或家庭的行为。比如，个人的心理状态，会影响夫妻的关系，而夫妻的关系会影响全家的行为与家庭气氛；反之，全家的行为会影响夫妻的情绪，而夫妻的情绪会改变个人的心理情况。而且一对夫妻想改变他们的婚姻关系时,要动员夫妻双方的努力;一家人想改变一家的行为,需依赖全家人的协力合作;只靠个人的尝试,常会被淹没在一家人不想变化的趋势之中,受到家庭系统想保持平衡的阻力。所以施行家庭治疗时,宜运用"系统"的观念,注意个人、兄妹、夫妻、家庭与大家庭亲族各系统的相互关系与影响,要以"系统"的观念来分析夫妻两人或一家人的因果动态关系,并且去考虑"全盘系统"的整体结果、意义与效果。

例如:治疗师坐在一对夫妇面前,在妻子开口说话时,治疗师就要看看丈夫的表情如何,是同意还是作不满意的表情;当丈夫变了个姿势,换了个说话音调时,治疗师就要注意妻子作何种反应,是否皱眉头,赶紧开口插话,让丈夫没机会说完他想说的话。通过这段小小过程的观察,我们可以看出在一个群体或单位里,一部分的变动连锁性地影响其他部分,一圈连一圈,最终影响整个系统。假如是一个家庭,更是明显。例如男孩子动一下,父亲就做个姿势,要他好好坐,而在旁的母亲就赶紧开口,骂旁边的女儿不守规矩,女儿就用脚去踢洋娃娃,表示不高兴,而父亲赶快又对母亲做个眼神,示意不要骂女儿。一个小动作就影响一家的气氛,打破系统的平静。

3. 以"人际关系"分析成员间的互动模式 家庭治疗要注重人际关系,以相互的人际反应,来了解家人的心理行为。家庭所呈现的夫妻、亲子、同胞关系均是属于一种特殊的、私人性的人际关系。各个家庭成员间所发生的行为要从人际关系的角度来体会、分析其性质。所谓人际关系,是指两个人相处在一起时,经由接触、沟通、相互影响而构成"两者"的"整体"关系与行为表现,而非两个单人的数学总合。而且所有两人的反应,都是"双方"相互影响而产生的结果。就算表面上看来只是一方在表现行动,另一方很少说话,很少表示意见,但"很少说话、很少表示意见"本身就是一种反应与影响,很强烈地在参与、影响对方,促成"两者"的总合行为反应表现。俗话说"一个巴掌拍不响",这也说明人与人之间的事常是人际关系的表现。夫妻、亲子、同胞更是人际关系的综合表现。

4. 以"群体"的观念分析全体家庭行为 从家庭治疗和家庭行为研究的角度看,家庭是一个"小群体"。所谓群体是指一群个体经某种目的而相处在一起,形成某种关系(包括组织、领导),维持沟通,产生关系与感情的整体。家庭乃是特殊的小群体,由婚姻关系及血亲关系的人员组成,通常由父母成人及不同年龄的儿童所构成,是私人性的、长久性的、发展性的。但毕竟是群体,所以要使用群体的组织、

权力分配、领导、角色、沟通、情感与关系等观念来把握其团体的心理、行为。同时要以"家庭发展"的眼光来分析家庭心理、行为的发展,随婚姻的关系及子女的出生、成长与分离而经历各个不同的发展阶段。

三、适用性

家庭的行为问题千头万绪,随着"家庭发展"的阶段而变化很多。在父母处于生育和养育儿童的阶段,如果儿童出现行为问题,需要父母特别去管教,或者儿童的心理、行为问题是心因性的,跟家庭情况或父母的关系有密切关系的话,都宜考虑采用家庭治疗的形式去进行治疗工作。假如儿童的问题是家庭问题的表现,那更宜靠家庭治疗来改善问题的根本。

在子女养育阶段有下列家庭行为问题较为常见:

1. 父母很少与子女一起生活、接触或沟通 由于职业上的因素或生活上的原因,有不少父母很少有机会跟自己的子女生活在一起,缺乏亲子间的来往、相处。比如父母一方或双方外出打工或做生意,子女与祖父母同住,甚至寄宿老师家。就算是生活在一起,有时候由于性格或其他心理上的原因,父母很少与自己的子女沟通交往,缺少感情方面的来往,从而使得孩子的心理发展受到影响。

2. 父母过分宠爱、袒护或依赖子女 有时候,父母跟自己的子女过分亲近或对子女特别宠爱,使子女缺乏自主自律的习惯,从而出现行为上的问题。有时父母在情感上太依赖子女,不愿子女长大且逐渐离开家庭,也是心理上的问题。父母要选择适当时机、适当阶段像给婴儿断奶一样逐渐放开自己的子女。

3. 父母双方对子女的管教见解不协调 由于父母两人的出身背景、个人发展的经验、家庭环境或社会背景的不同,对教养子女有着显著不同的意见,这不仅会影响父母两人的婚姻关系,也会直接影响儿童的心理发展。比如,父亲过严,母亲过慈,在管教的严格程度上有显著差异;父亲主张子女不太需要念书,要早一点工作以帮扶父母,而母亲却希望子女多念书而不要做家务,这些不协调都会混乱子女的心理。这种情形就需要父母去相互沟通,了解彼此的原本用意,并取得协调,建立一个一致的管教方式。

4. 父母所扮演的"父母角色"不适当 不只是管教的见解不协调,有时父母所扮演的角色也可能发生问题。有时父亲的行为不像是"父亲"而总是以"母亲"的姿态与子女相处;跟自己的妻子也不像是"丈夫",而总是像"小弟"一样地表现,可说是角色不

适当。同样,母亲也可以发生这样的情形,如总是以"母亲"的姿态对待自己的丈夫,或以"姐姐"的角色跟自己的孩子相处等。有些被宠的儿童,眼中无人,在家里想干什么就干什么,把父母呼来唤去,颠倒了亲子的辈分。这样的角色混乱或不适当,都是需要矫正更改的。

5. 父母通过子女来满足自己的心理需要 有些做父母的往往利用孩子来满足自己的心理需要。比如,通过子女的成就来满足自己未满足的成就感,利用子女来充填自己空虚的心情等。最常见的是当自己的丈夫不在,或自身不被关心时,就把儿子当作丈夫的代理,从儿子身上求得关注;或者,父亲就跟自己的女儿很亲近,而弥补从妻子那里得不到的安慰。这种情况都可带来家庭里的情感障碍,产生心理上的问题。

6. 亲子三角关系的冲突 在父母养育子女的过程中,子女除了对父母双双喜爱之外,还会加上另一层次的特别情感与关系。四五岁的儿童都会经历所谓的"性蕾期",跟自己的异性父亲或母亲产生特别的亲近的情感,而跟同性的父亲或母亲发生排斥性的关系。到了青春期之后,改而跟自己同性的父亲或母亲接近并且认同,经历"同性期"。可是对一些家庭来说,不会如此顺利地经历这样的"心性发展",而会经历波折,面对较强烈的亲子间的三角冲突,需要靠家庭治疗来矫正。

7. 父母的婚姻问题影响家庭生活 假如父母两人彼此之间有情感上的问题,会因婚姻问题而直接影响全家的心理生活,影响子女的心理和行为。从治疗儿童的立场来说,处于这样的情况时,宜建议父母另外接受婚姻治疗,儿童精神医学家或儿童心理卫生工作者只宜辅导这样的父母如何尽量不要把婚姻问题扩散到儿童的心理生活中去。换句话说,不宜把子女卷入夫妻的感情问题中,不宜向子女解释父母所面对的情感问题,否则会增加对儿童的负面影响。

四、实施要领

如果儿童的年龄小于4岁,仍属于幼儿,治疗的方式要通过观察治疗室呈现出来的亲子互动模式,辅导父母如何去适当地养育子女。4岁以上的儿童有行为问题时,就可考虑采用家庭治疗的方式来进行辅导工作。随着治疗工作的进行,有时单看儿童,有时与父母一起访谈,可观察并且治疗相互的人际关系。有时只跟父母两人访谈,辅导他们如何管教儿童。治疗过程中要注意灵活应用各种访谈的方式,以方便辅导工作的进行。

在治疗师要跟父母及子女一起访谈做治疗时,

在治疗技巧上需要考虑一些要领:

1. 治疗师要积极,能控制群体访谈的场面,适当地处理冷场或热场;也要关照各个家庭分子,适当地控制强者,辅佐弱者。

2. 治疗师一方面要参与家庭,被家庭成员接受,成为圈内人,同时又要能保持第三者的立场,以外人的眼光审察家庭行为,并提供客观的见解。

3. 治疗师要尊重家庭中原有的父母权威结构与角色,要避免在儿童面前直接批评父母,不可损坏父母的尊严。可通过现场交流让父母领悟怎么做无效、怎么做更有效。

4. 治疗师要保持关系中立的立场,尽量避免偏袒父母中的一方。特别不要对跟自己异性的父母产生过分同情或偏袒,避免治疗师与儿童父母之间产生三角关系上的相对形势,不知不觉地陷入冲突关系。也要保持价值中立的立场,需避免与父母结盟,一味想改变儿童,按父母认为"好"的方向推进治疗;也需避免与儿童结盟,一味批评父母"不好"的教育模式,要促进家庭多方发生改变。

5. 治疗师要注意尽量不去挖掘儿童家人的"过去",不要责怪别人,而应鼓励其家人去关心"现在",帮助如何共同解决问题。

6. 治疗师要注意对儿童家里的事不要过分说教、谈理论或讲道理,而要去关心、面对且处理常被忽略的"情感"问题。

7. 治疗师宜有要领地帮儿童家人去淡化"缺点",强调"好处",常以"重构"(reframing)的方式,从不同的角度与观点去作解释,可帮助儿童家人改变对彼此的看法和态度。

8. 治疗师对儿童家里的重大事情只能提出需考虑的诸因素,给以辅导,而不能代替儿童家人做任何重大事情的决定。

9. 不能将孩子的问题简单地归结为父母的问题,同样也不单纯是儿童问题引发家庭问题。通过家谱图,可以呈现问题往往是多代传承的结果。要使家庭相信,在这个传承过程中,所有家庭成员都是参与者与反应者,同时也都可以通过自己的变化打破问题循环。

10. 所谓的症状都是具有功能的,要把握好促进各种问题变化的时机,同时也应清楚哪些问题可以碰,哪些问题不宜碰,避免一个问题的消失给家庭制造另一个更大的问题。

五、实际操作

(一)家庭访谈的准备

若是决定包含儿童及儿童的父母,施行所谓的家庭辅导时,要考虑向儿童的父母如何解释采用家庭访谈的方式。通常有两种方式:① 向父母解释,父母的影响力很大,况且儿童需要父母的帮忙。请父母一起参加访谈,共同讨论如何帮助有问题的儿童。这种方式是假设问题主要出在儿童身上,儿童是要辅导的对象。而父母只是共同辅导者,跟治疗师一起来帮助儿童。这样的解释,较简单,容易被父母接受。但治疗师不能指出父母有问题,甚至说问题的根源在父母身上。② 说明儿童的心理或行为问题与全家人如何相处有关。请全家人来一起访谈,可以了解家人的相处方式,并且可以商谈如何改变大家的行为方式,以便改变对儿童的影响。对于这样的解释与建议,有些敏感的父母或许会不愿接受,不喜欢听到自己做父母的需要纠正对子女的养育方式。可是假如父母能接受这样的建议,辅导过程也就能开门见山地直接进行,可获得事半功倍的效果。

如果父母接受家庭治疗建议,而不知如何让孩子愿意来时,父母可用以下方式:① 向孩子解释,父母在教育方面有些困惑,需要得到孩子的帮助解困。② 说明父母与孩子在某个问题交流上发生分歧,需一起听听专业人士的指点。如果孩子坚决不肯来,有些情况下,也可通过对父母的辅导,促进他们行为模式发生变化,带动儿童的变化。

(二)首次访谈

1. 注意观察家庭行为 采用家庭访谈的好处之一,乃是不用依靠个人的主观描述,而能直接地观察实际的家庭行为。观察要点:① 家庭结构,进入诊室的先后、座次情况,谁与谁坐,孩子坐哪一边,谁总与谁讲话或避免与谁讲话,每个人发言的频度,其他成员的反应,家庭中代际界限是否清晰。② 家庭成员交流模式,对某一问题各人的表达或交流方式。③ 家庭气氛,谈论不同问题时气氛的变化。④ 家庭成员对冲突的调节能力,谁处理问题有弹性,谁能控制局面,谁最先出来解释或调解。治疗师要细心地去观察家人的一举一动,了解家人的行为动态,不仅要关注言语交流层面发生的事,也要注意非言语交流层面的情况,以及似乎没有进入治疗互动情况,借此可分析家庭成员间非功能性的关系,以助治疗。

2. 对家庭评价 对一个来访家庭的诊断与评价包括:① 家庭的社会文化背景;② 家庭在生活周期中的位置;③ 代际间的一般结构;④ 家庭的互动模式;⑤ 家庭的结构形式;⑥ 家庭与患儿症状之间的关系;⑦ 家庭已使用哪些解决问题的方法和途径,效果如何。

3. 治疗目标的确定 由于儿童通常由父母为其做出接受治疗的决定,所以对治疗过程和目标缺乏认识,年龄小的孩子往往不明白父母带自己到治疗室来要做什么,往往是父母的期待代替来访者的治疗目标。青少年希望治疗师做的往往是"让父母少管我",他们所说的治疗目标往往可能就是影响他们行为的一个因素。因此,首次访谈,在治疗师引导下的父母、儿童相互交流容易使儿童明白自己行为怎么被父母定义为问题行为,父母希望自己做何改变,治疗师的态度如何,从而找到自己的治疗动机。而从儿童对父母的叙述中,父母可听到他们管教无效的原因是什么,孩子需要什么,父母需放弃什么,从而修正治疗动机。治疗师也可了解父母与孩子对问题认识的差异,他们愿意改变的共同点,从而找到治疗目标和切入点。

(三)治疗性访谈

1. 督促家人彼此沟通交流,发觉家庭的问题 一个家庭中的各个成员假如能彼此沟通、相互说明自己的内心思考,可促进彼此的了解,改善人际关系,从而可以解决不少家庭问题。所以,家庭治疗的方向之一,就是要帮助家庭成员间加强交谈沟通,包括年龄小的儿童成员在内。

2. 说明家人的行为模式,提议更改的方向 施行家庭访谈的好处是能让大家去观察并检查相互间的关系和行为方式,并就其所发觉的行为模式去督促更改,使家庭行为功能化。为了帮助家人具体体会相互间的关系,有时治疗师可要求家人去参与"家庭雕塑"的操作。治疗师可以要家人去调动各个家人的座位,根据所安排出来的座位来谈论谁跟谁亲近或疏远,把家庭的人际关系具体形象化。有时可让每个人在纸上用圈圈画出各个成员的位置,把自己心目中所感到的家人关系表现出来,供大家比较,并谈论他们所希望的家庭关系的整个图样。总之,治疗师应利用这些技巧协助家人去纠正家庭关系与结构。

3. 就地要求家人练习行为模式的改变 施行家庭访谈的好处,不仅可以实际观察家庭人员间的行为,也可以就此机会协助家人当场去练习改变家人行为,包括让父母去学习改变管教儿童的方式,进行所谓治疗的工作。譬如:管教无方的父母,可就地请他们如何注意儿童乱坐位子,如何用严肃有力的语气,叫儿童好好坐下来,请他不要乱动乱闹。也可以请管教过严的父母,如何放松下来,不用你一句、我一句地追问儿童,让儿童慢慢开口说话,然后如何夸奖、鼓励儿童。

有时治疗师可请家人分别扮演不同的角色,进行现场的"角色排演"。如由哥哥演弟弟,治疗师演妈妈,父亲演父亲,经由自己或他人来演出在家里常呈现的原本行为,并当场练习如何改变心理行为。家庭治疗的特色不只在向家人建议如何改变家庭中的行为,还要让他们就地去练习改变,以便依系统的观念来观察并处理阻抗平衡、变化的现象。

（四）治疗时间问题

每次治疗需 1～2 个小时,开始每周或每月 1 次,以后逐步延长至数月 1 次。每个疗程一般在 6～10 次,也有些家庭 1～2 次访谈后,症状明显改善,家庭建立了新的平衡机制。

（五）结束治疗

通过一系列的家庭访谈和治疗性作业,如果家庭已消除异常或病态的情况,重新建立起新的平衡结构和成员间健康有效的互动模式;发展了新的有效解决问题的技术;代际间的等级结构、家庭内的情感交流和支持、成员中独立自主的能力得到了完善和发展,对内有一致的家庭认同感,对外有恰当的家庭界线,就可以考虑结束家庭治疗。

家庭是儿童的摇篮,是儿童心理发展的基地。不管是正常或病态的儿童少年行为,都与家庭环境有深切的关系,因此家庭治疗可以说是治疗儿童少年心理问题的基本途径之一。家庭治疗的施行不仅是把儿童少年与父母聚在一起访谈,更是要以特殊的观念去分析家庭的组织、功能与亲子关系,并且要能使用家庭治疗的原则与技巧来进行。所以,治疗师要具备有关家庭治疗的专业知识,并要经历临床上的训练。假如家庭治疗进行的适当,常能获得事半功倍的治疗结果,并且还可以改善家庭环境,促进家庭的心理卫生,获得预防的效果。

（陈一心）

第六节　游戏治疗

游戏是儿童发展过程中不可缺少的部分,儿童可以从游戏中提升自身的语言表达能力、情绪控制能力、认知能力和解决问题的能力。在心理治疗中,专业人员开始更加深入地探索游戏对于儿童身心发展的影响,逐渐地将心理治疗技术与儿童的游戏相结合,从而产生一种独立的心理治疗专门技术——游戏治疗。

英国精神分析学家 Klein 成功地拓展了游戏在儿童心理治疗中的应用。她对儿童的游戏行为赋予了象征性的意义,并对这些意义进行分析性的解释,同时努力将这些游戏行为与儿童对父母的情感联系起来,将儿童的病理行为和情感反应方式置于儿童与父母的关系之中考察,很多难以理解的行为和症状在这个系统中变得清晰起来。Klein 创造性地努力开创了儿童游戏治疗的先河。1982 年国际游戏治疗协会成立,标志着游戏治疗作为心理健康工作者采用的专门技术,得到了广泛的认可。根据美国游戏治疗协会（Association for Play Therapy, 2017）的定义,游戏治疗是"系统地运用某个心理学派而建立起来的人际模式,经由通过训练的游戏治疗师利用游戏的疗愈力量来帮助来访者预防或者解决心理社会方面的问题,从而达成更好的成长和发展"。游戏治疗作为一种干预治疗的手段,具体实现的媒介和方式多种多样,如在沙盘中玩耍、讲故事、进行艺术创作和通过各种游戏来探索和表达自我。目前,尽管心理治疗的理论流派林立,但是大部分的儿童心理治疗均以游戏方式作为治疗的主要载体,所以从一定意义上讲,儿童心理治疗就是游戏治疗。与此同时,游戏治疗作为一种特殊而有效的儿童心理治疗的方法,并不是单纯地将针对成人的心理和治疗方法"儿童化",而是一种以游戏为媒介开展的特殊的治疗方式,已经成为儿童心理治疗中不可或缺的一项专业技术。

游戏治疗经历了精神分析游戏治疗、结构式游戏治疗以及人本主义游戏治疗等不同方向和角度的发展,已经形成多学派、多方向、多方法的心理治疗技术,如心理动力学派阿德勒学派、认知行为学派、荣格学派等。游戏治疗虽然通常用在年龄为 12 岁以下的儿童身上,但是越来越多的研究均显示游戏治疗也适用于年龄大于 12 岁的青少年以及成人。游戏治疗有多种治疗形式,可以选择适合来访者及其家庭的形式,包括个体治疗、家庭治疗和团体治疗。

限于篇幅,本节仅就儿童游戏治疗中较为共性的特征作简单介绍。

一、游戏治疗的环境和媒介

游戏治疗的实施环境相对比较宽松,除了在专门设置的游戏治疗室,如配备有玩具、沙盘、艺术相关工具等专业的心理治疗室,也可以在社区、学校、甚至在户外等也都是可以进行的。不同的场合进行的游戏治疗会有不同的限制,在确保安全和隐私的情况下,根据来访者的情况以及操作的可能性选择合适的治疗场地以及治疗材料都是可以的。

玩具是游戏治疗最重要的配置,常规的游戏治疗玩具一般包括以下几种:家庭类玩具、恐怖类玩具、攻击类玩具、表达类玩具和扮演想象类玩具。家庭类玩具主要用来帮助儿童和治疗师建立关系,探索家庭动力和家庭结构,促进儿童表达在家庭中的体验;主要包括玩玩家、家庭成员人偶、家庭中的物品等。家庭成员的人偶包括一定数量的老人、成年人和各年龄段的儿童人偶,小婴儿有关的喂养物品如奶瓶、被子和摇篮等也是必备的。恐怖类的玩具可以用来克服儿童的恐惧,主要包括蛇、昆虫、鲨鱼等令人害怕的动物,这类玩具最好有不同的材质和尺寸,也可以根据儿童的特点提前准备特定的恐怖玩具。攻击类玩具主要用来帮助儿童表达情绪,学习处理愤怒情绪,控制冲动行为,以及探索自我保护等相关议题;可以包括玩具枪、刀剑、战车、士兵玩具或者盾牌等。表达类玩具通常帮助孩子用不同的方式表达自己,增加控制感,练习解决问题的技巧,多为工艺美术用品,如画笔、颜料、画纸、橡皮泥、剪刀、扭扭棒、贴纸等。扮演想象类玩具主要帮助孩子表达自己,这类玩具可以包括角色扮演的服装,包括现实场景的人物如不同职业的服装,也包括想象场景的人物,如超人、魔法师、孙悟空等,不一定是全套装备,有时候一顶警察的帽子、一个魔法棒也可以代表人物的主要特点。沙盘等专业的设备也是比较好的选择,在不同流派和理论基础上,可以根据不同的需求选择玩具和游戏治疗的媒介。最重要的一个原则是环境和游戏的安全,需要根据不同年龄的儿童选择适合的玩具或者媒介,同时游戏治疗室的环境卫生以及定期的消毒工作也十分重要。

二、游戏治疗的功能

游戏对于儿童的生理和心理发展都有重要作用。游戏治疗作为以游戏为主要媒介的心理治疗方法,除了具有游戏促进儿童发展的功能,主要在儿童认知发展、情绪调控、行为干预等方面都有十分重要的作用。

1. 游戏治疗有助于儿童的认知发展 在游戏治疗的过程中儿童对于"我"的概念能够有更加深刻的理解,通过与游戏治疗师的互动,在各种角色扮演的活动中,儿童能够对于自我概念、自我评价等都有直观的认知,也会根据治疗师的反馈不断体验自我情绪,发展自我控制能力,建立恰当的自尊和自信。在游戏的过程中,治疗师可以通过游戏帮助儿童提高认知能力,如对于规则的理解和遵守、思维能力的训练和提高、社交理解和社交技巧提高等。

2. 游戏治疗可以帮助儿童表达情绪 儿童发展的过程中有寻求安全感、亲密感和建立关系的需求,也有竞争、攻击和表达的欲望,如果这些需求在日常生活中得不到满足,则容易导致儿童心理上的问题或者障碍。治疗师在与儿童建立关系之后,在游戏的过程中觉察到儿童表现出来的非语言的信息,并且分析判断出儿童可能存在的隐藏的情绪和需求,通过一系列有针对性的游戏设计,给儿童提供安全的游戏环境,促进儿童在游戏中表达情感,特别是负性情绪,释放和缓解焦虑、压力等消极情绪,使其退化、防卫或者逃避的防御机制逐渐消退。

3. 游戏治疗可以促进儿童的心理发展 儿童在现实中可能缺乏足够的空间展示真实的自我和需求,在游戏治疗中,儿童可以在游戏中发展自我、展示自我、调整自我、接纳自我。同时,在游戏治疗中,治疗师也可以帮助儿童把游戏和现实经验关联起来,是儿童在游戏中认识到新的关系、新的解决问题的方法,从而实现自我的发展。

4. 游戏治疗有助于改善儿童的人际关系 游戏治疗的过程也是人际互动的过程,儿童可以在游戏治疗师的帮助下,在安全的环境中,充分表达自我、展示其语言沟通能力、社交行为特征、沟通方式、应对方式等。这些特征能够让治疗师充分分析儿童的社交行为和人际互动特点,有针对性地帮助儿童提高人际交往能力。治疗师可以在游戏治疗中观察儿童展现出来的亲子互动方式,或者在以家庭为单位的游戏治疗中直接观察亲子互动模式,发现亲子互动中的问题,有针对性地制订治疗干预的方案。同时,治疗师也可以在与儿童互动中或者在团体治疗中发现儿童同伴关系中的问题,通过游戏互动给儿童反馈,帮助儿童修正自己的行为,提高解决问题的能力,从而改善儿童的同伴关系。游戏治疗师还可以在游戏中教给儿童恰当的人际交往模式,以帮助儿童与游戏之外的人群建立正常的社会关系。

5. 游戏治疗有助于减轻问题或者障碍 儿童成长过程中可能在不同的阶段出现不同的行为问题,游戏治疗师可以在游戏过程中呈现儿童在现实场景中出现的行为问题而分析其可能的功能,帮助儿童在游戏中练习解决问题行为的方法,从而促进儿童自我管理能力的提升,减少问题行为。研究显示,游戏治疗能够减少焦虑、抑郁、注意缺陷多动障碍以及品行障碍有关的攻击冲动行为,也可以改善由于家庭环境不良、学校适应不良、创伤等有关的症状。

三、不同流派的游戏治疗

(一)心理动力学派游戏治疗

动力学派游戏治疗理论是以弗洛伊德的理论为

基础,将精神分析的理论运用于儿童游戏治疗之中,游戏为儿童提供了自我表现的机会,游戏可以取代语言式的自由联想,为儿童提供通往潜意识的途径。治疗聚焦于对来访者的潜意识过程进行分析,探讨潜意识因素如何影响儿童的情感、人际关系、行为模式和心理状态。儿童不同于成人,不能表达和理解"冲突",虽然他们也能够感受到焦虑和痛苦,但是他们更加不容易认识和表达焦虑和痛苦,不能够处理的"冲突"导致的焦虑和痛苦,往往给儿童带来心理上的问题或者障碍。

弗洛伊德提出对于游戏治疗的看法,他认为游戏能够满足儿童的"唯乐"原则,能够满足儿童的愿望,能够使儿童在游戏中消除紧张和不愉快,使受压抑的冲动得到发泄。婴儿受到本我的支配,随着年龄的增加,自我和超我逐渐建立和发展,从而形成调节和平衡本我和超我之间矛盾冲突的机制。游戏能够使儿童无拘无束地表现受压抑的原始冲动和欲求,为儿童提供自我的自由地,不受压抑地调剂本我和超我,消除两者之前的冲突。安娜·弗洛伊德和克莱因确立了在儿童治疗中把游戏作为取代自由联想的一种心理治疗技术。儿童的游戏类似于成人的自由联想,它以象征性行为表达了儿童潜意识的思想和欲望。儿童和治疗师共同进行的游戏,也符合解释和移情的理论。

游戏治疗也具有情感发泄和呈现问题的效果。游戏治疗过程中,治疗师为儿童提供自由环境,让他们去做自己想做的事情,儿童可以一个人自由玩耍,也可以和其他人一起玩耍,儿童可以在这样的环境中尽情地发泄内心各种受到压抑的情绪,满足自己的各种欲望,同时将心理问题表现出来。儿童在游戏治疗中的所作所为可能是现实生活中不被允许的,当现实中被压抑的得不到满足的欲望通过游戏得到了满足和补偿时,儿童的焦虑能够得到缓解,自我力量能够得到发展,从而使他们能够更好地适应现实环境。根据心理动力学的理论,当幼儿被压抑的潜意识中的本能冲动,特别是遭受过挫折和创伤浮现在意识中,通过恰当的途径发泄与这些挫折或者创伤有关的压抑,并辅以适当的解释,就能取得良好的治疗效果。在治疗过程中,儿童的潜意识体验通过游戏变为有意识的体验,儿童的自我认知得到了提高,逐步实现自我调控,从而使心理问题和障碍得到改善。

除了游戏互动的形式之外,绘画也是心理动力学流派游戏治疗中的重要媒介。各色的绘画或者涂鸦都能够通过投射原理反映儿童的心理状况。同时绘画也是一种与儿童建立关系以及沟通和互动的形式,绘画作为游戏的形式之一,能够给儿童提供鲜活的情景,使其沉浸其中,并且通过绘画的过程探索自我。治疗师也可以通过设计绘画的主题和互动过程,帮助儿童展现自我,通过内容的逐渐丰富,促进儿童的表达和交流。与此同时,后期逐渐发展的互说故事治疗、音乐治疗等都有很多相似之处。

（二）阿德勒理论学派游戏治疗

阿德勒游戏治疗以个体心理学的理念和策略为基础,融合了游戏治疗的原则和技术。在治疗过程中,治疗师通过玩具、艺术、游戏材料与儿童进行交流,并采用阿德勒的个体心理学视角来解释儿童和家长,对其进行概念化。同时从宏观和系统的角度,使用各种指导性和非指导性的技术,支持和推动儿童在想法、感受、行为和互动模式上发生改善,从而起到治疗的效果。阿德勒流派的游戏治疗师认为:所有人都是社会嵌入的(social embedded),都具有目标导向性(goal-directed)以及创造性(creative)。因此,治疗师会着重观察儿童在游戏中体现出来的社会兴趣水平和社交沟通能力,并且会倾向于全面了解游戏治疗室之外的表现,如家庭和学校当中的与他人建立联系的真实情况,并且在此基础上制订治疗干预的目标,通过重塑与建立联系的动机、教授建立并维持关系的技巧来提高儿童的社会兴趣水平和人际交往能力。阿德勒游戏治疗也注重观察儿童不良行为背后的功能和目的,从而探索儿童出现不恰当行为时候的体验,通过游戏的方式帮助儿童获得更加积极的、更具有建设性的目标行为。阿德勒游戏治疗特别关注儿童生活风格(life style),即儿童作为独立个体,用其创造性的独特的方式应对生活事件展示出来的生活风格。治疗师会全面了解儿童的生活风格,对其展现出来不恰当的生活风格,治疗师会和儿童一起体会、认识和了解它,并且积极寻找具有建设性的应对措施,最终做出改变和调整。

阿德勒游戏治疗可以被分为四个阶段:① 与儿童建立平等关系的阶段。在这个阶段治疗师的首要任务是与儿童建立平等的关系,这是后续治疗的基础。治疗师通过追踪、复述、责任返还、鼓励、界限设置、提问回答、一起整理游戏治疗室等技巧,以实现建立平等关系的目的。② 探索儿童生活风格的阶段。该阶段需要治疗师通过直接观察儿童在游戏中的表现获得信息,同时也会从儿童父母及其家庭中收集信息,包括家庭环境和氛围、同胞情况、童年的回忆等方面。③ 帮助儿童理解自身生活风格的阶段。自此阶段治疗师会根据收集的信息用尝试性的假设而非权威的判断,来向儿童提出有关的解释,并且将观察到的儿童游戏治疗过程中情绪、态度、动作、语言等信息，有技巧地告知儿童，使其逐渐认识自己的生活风格，并且与治疗师一起探索改变的策略。④ 重新定位和改变的阶段。在此阶段，游戏治疗师作为指导者和鼓励者，会积极帮助儿童和其父母学习新的技能，并且逐渐扩展到游戏治疗之外的生活中。

阿德勒游戏治疗的使用范围包括：① 自我概念消极，如容易焦虑、抑郁、学习和生活态度消极、自我评价低、低自尊和自信等。② 人际问题，如亲子矛盾、同胞矛盾、同伴冲突等。③ 创伤，如父母离异、重要亲人逝世、重大生活事件等。④ 情绪行为问题，如容易发脾气、对抗等。

通过治疗，治疗师可以和儿童建立平等和谐的关系，全面评估儿童相关心理的问题或者障碍，探索儿童的生活风格，提出有关儿童问题的个人内部动力和人际动力学假设，为儿童及其家庭提供治疗计划，帮助儿童增加对于自我和环境的认知和了解，教授儿童更加有效的解决问题的方法、人际交往技巧和提高自我管理能力的方法等，与儿童的父母、老师等重要资源一起寻找解决问题的具体实践方法，促进他们与儿童的有效沟通交流，从而促进儿童的发展。

阿德勒游戏治疗的治疗室设置符合常规游戏治疗室的要求，治疗师会根据儿童的情况，与儿童一起选择恰当的玩具，让儿童能够充分自由地表达他们的感受和想法。同时，在治疗的过程中与儿童的父母保持紧密的联系是阿德勒游戏治疗的一大特点，治疗室会将教育技术和咨询技术结合起来，运用到父母咨询中，并且积极指导父母的改变，充分发挥父母在治疗过程中的作用，父母也能够在其中学会更多的科学有效的养育和沟通技能，有益于促进儿童的改变。

（三）个体中心游戏治疗

个体中心游戏治疗，也常常被称作"患者中心治疗"或"非指导性治疗"，这种治疗理论的创始人是 Carl Rogers。他的同事 Virginia Axline 和 Elaine Dorfman 将这个理论拓展到儿童游戏治疗领域。持有这种理论的治疗师们认为：

1. 儿童先天具有朝向成长、健康和适应发展的内在驱力。在没有外界不良因素的条件下，儿童总会表现出独立和自我实现的行为方式。

2. 在儿童的心理成长中，情感方面比认知层面更重要。

3. 就治疗过程而言，治疗情境中发生的事情比过去的经历更重要。

4. 治疗关系是一种成长经验，当治疗师以真实诚恳、温暖接纳的态度去尊重儿童的独立，敏锐地从儿童的角度去理解他们时，儿童就能够朝向成熟和自我统整的方向发展。

Carl Rogers 认为，儿童所感受到的经验就是他们的"现实"，当然这种现实不一定是客观的现实，而是他们的"心理现实"。儿童的行为和情感是对"心理现实"而非客观现实做出的反应。例如，当弟弟或妹妹出生后，儿童会以为他要失去父母的爱了，从而表现出对弟弟妹妹的攻击行为，这就是对心理现实的一种反应，所以要想理解孩子就必须观察孩子的心理现实。

个人中心取向游戏治疗的目标与途径就是创造一种让孩子感到足够安全和自由发展的人际环境。游戏治疗的场所就是治疗中孩子成长的环境，所以治疗师必须提供良好的氛围，让儿童可以在这样的治疗关系中得到成长。为实现这个目标，个人中心游戏治疗必须准确地执行治疗师的功能，设立必要的限制以衔接治疗情景与现实世界，提供丰富的玩具以促进儿童表达情感。

作为个人中心取向的游戏治疗师必须良好地执行以下几种功能：① 与孩子发展一种温暖、友善、和谐的关系。② 完整地接纳孩子。③ 无条件地积极关注，让孩子可以自由表达所有情绪。④ 辨识孩子的情绪，并让孩子知道治疗师可以帮助他们理解自己的行为。⑤ 尊重孩子自己解决问题的能力，因为选择和改变是孩子自己的责任。⑥ 不要企图指导孩子的游戏或对话，让他们自己来主导，治疗师的工作是跟随。⑦ 不要催促治疗过程。⑧ 设定符合安全、法律和伦理要求所必需的限制。作为治疗师，要通过语言和行动界定自己在关系中的角色和功能。在游戏室中，治疗师要通过一些简要的说明，构建出治疗关系的轮廓。

在个人中心游戏治疗中，孩子是自由的。但是，治疗关系中的自由度要以游戏室的限制为边界。限制提供了安全环境中的自由界限，Bixler 说：限制就是治疗。限制定义了治疗关系的界线，让孩子能意识到自己的责任。同时，限制也提供可靠的安全感，使儿童能把治疗中的经验逐渐转变为现实生活中的经验。

儿童想去打破限制的欲望或行为是非常常见的。在治疗中，治疗师要清楚：重点是设立限制的过程，而不是限制本身。换句话说，限制是用来被打破的，因为限制只有在遭遇挑战时才会显现出来，建立限制的过程本身就是治疗，所以设立限制的程序非常重要。常用的程序一般包括以下三个步骤：① 表示理解孩子的感受、愿望、需要和行为。② 针对破坏限制的行为与孩子进行沟通。③ 指出其他可以被接受的行为选择。

在个人中心游戏治疗中，只有在必要的时候才设限，设立的限制越少越好，而且限制的设立必须一致，不能朝令夕改，这是维持治疗关系稳定的关键因素之一。通常需要设立限制的方面包括：① 每次游戏治疗的时间；② 玩具必须留在游戏室，不能带走；③ 孩子不能伤害自己和别人；④ 不可以破坏昂贵的玩具；⑤ 不可以有违反日常规范的行为，如随地大小便等。

在以个体为中心的游戏治疗室中，玩具要摆放在孩子可以看到、拿到的地方，并且位置要固定，以方便孩子随时来组织他们的"语言"。在成人的心理治疗中，治疗师不会要求患者在结束治疗后"清理他们的语言"，所以在个人中心取向的治疗师也不必要求孩子在治疗结束后清理玩具。游戏室里的玩具要足够丰富，可以让孩子用来表达所有情绪，特别是那些难以表达、具有威胁性的情感（如依赖、愤怒、害怕或攻击等）。

个人中心游戏治疗的核心不是操作技术而是治疗师的态度——真诚、坦率、共情和无条件地积极关注，以这样的态度营造出的治疗情境可以帮助儿童逐渐走出病理的泥潭，迈向自由发展的自我实现。

（四）认知行为游戏治疗

认知行为游戏治疗，是一种融合了认知治疗理论、行为原理、情绪发展理论、精神病理学等多方面理论基础，以强调儿童的主动参与、治疗过程中的目标导向和行为策略的有效的干预手段。相较于单纯的认知行为治疗，适用于6岁甚至8岁以上的具有一定认知能力的儿童，认知行为游戏治疗也能够适用于学龄前的儿童，特别是3~6岁的儿童。治疗以游戏为载体，用认知和行为取向的操作技术与儿童进行语言和非语言的沟通。在治疗中，儿童通过学习改变自己的行为，并且逐渐成为治疗的主动参与者。认知行为游戏治疗需要提供适当的环境，促进儿童的主动参与。儿童通过参与来改善行为，并学会为自己的行为负责。认知行为游戏治疗是靠改变患者的行为和认知模式来解决问题的。这种治疗简短、有时间限制、结构化突出、具有明确的指导性和问题解决取向。它的实施同样需要有良好的治疗关系，但是治疗师的角色更多的是一个教育者，这与个人中心取向的心理治疗有所不同。认知行为游戏治疗适用于但不限于儿童的抑郁和焦虑情绪或者障碍、

强迫性障碍、应激和创伤有关的问题和障碍、进食障碍，以及人际关系问题、行为问题等的干预和治疗。

认知行为游戏治疗有以下六种特点：

1. 认知行为游戏治疗通过游戏让儿童直接参与治疗，使他们可以有更多的机会表现出对抗、不服从或过分顺从、退缩等行为特点。同时，在这种治疗中，治疗师不仅仅是一个观察者和跟随者，更是一个更积极的参与者，所以能更高效和直接地发现并处理儿童的问题。

2. 在游戏中，治疗师将焦点放在环境与儿童的感受、想法和行为之间的关系上。这样可以同时处理特殊环境因素造成的困扰，以及这些困扰衍生出的情感行为问题。

3. 通过游戏，治疗师指导儿童如何使用适当的策略来应对困难环境。治疗师会教会儿童如何以积极的自我表述来替代消极的表述。例如，当孩子摆放积木多次失败后，会出现挫败情绪和攻击行为，治疗师要教给孩子如何获得别人的帮助，同时教会孩子用其他的行为方式替代攻击行为来表达挫败感。

4. 认知行为游戏治疗是结构性、指导性和目标取向的。治疗师协助儿童家长和儿童设立明确的目标、相应的实施步骤和具体任务，每一个分目标实现后有何奖励，不能达到目标会有何种处罚等。

5. 认知行为游戏治疗非常强调示范技术的使用。示范是影响儿童行为非常有效的工具之一，也是认知-行为治疗中常用的工具。示范法之所以能成为儿童游戏治疗的基础，是因为教育孩子的过程需要高度个体化、具体化和非语言的详细示范。

6. 在认知行为游戏治疗中，高度结构化和具体化的特点决定了治疗师要经常对治疗进行实证检查、评估治疗效果、调整治疗策略。

认知行为游戏治疗和其他心理治疗一样，都需要以支持和信任为基础的正向治疗关系。游戏是治疗师和儿童之间的沟通工具，治疗师一定要通过游戏的、语言的或非语言的方式准确地传递给儿童，即游戏可以创造安全沟通的空间。认知行为游戏治疗是一种积极的介入治疗，它的目标、游戏器材和活动选择都是治疗师和儿童一起决定的。不同于其他游戏治疗，认知行为游戏治疗师要扮演教育者的角色，在治疗过程中教会儿童一些解决问题的技巧。然后，还要通过鼓励、解释、分析来协助儿童学习针对新问题的解决技巧，或者加深儿童对事物的理解。

认知行为游戏治疗中，最核心的技术包括行为示范、行为干预策略和认知改变技术。

1. 行为示范 在认知行为游戏治疗中，治疗师可以利用情景模拟、角色扮演等技术，与儿童进行直

接互动,直观地观察和评估儿童的问题,也在模拟和扮演的过程中给儿童呈现建设性的行为和新的技能,这个技术可以充分动员儿童参与治疗的积极性,密切儿童和治疗师的关系,让儿童从游戏互动中观察更多的认知和行为特点,并且逐渐习得新的技能。在角色扮演时,儿童可以在与治疗师的互动中得到立刻的反馈。由于情感和认知能力的发展,角色扮演的效用对学龄儿童比学龄前儿童更加明显,因为较大的儿童可以在角色扮演中得到更多、更丰富的体验。角色扮演在游戏治疗中有很多方式,例如,治疗师可以担当导演,给儿童分派角色,也可以要求儿童来导演角色之间的关系和互动内容。变换不同的扮演策略,有助于创造更多的机会让儿童获得更丰富的经验和体验。对较小的儿童,还可以通过示范来实施角色扮演,示范者可以就各种情境进行角色演示,儿童则可以通过观察来学习建立或消除行为。例如,治疗师可以导演玩偶之间如何进行建设性的交往,来示范给害羞的儿童,再让这些儿童扮演那些善于交际的角色,借助这种方式,儿童不仅可以建立新的交往行为,还可以通过治疗师的鼓励改变自己不会交际的刻板认知。

2. 行为干预策略 认知行为游戏治疗基于行为原理的行为干预策略是治疗成功的关键,包括了强化、消退、惩罚、塑造、行为的功能分析和自我管理等行为原理,在此仅对这些技术做一些简短的描述,详细内容请参阅相关资料。

(1) 强化和强化物 强化指的是某个行为受到紧随其后的行为结果的影响,从而使这个行为下次出现的可能性增加的过程,包括正强化和负强化。强化物包括社会性强化物(如获得关注和表扬)和实质强化物(如获得奖励贴纸或者玩具)。社会性强化在认知行为游戏治疗中应用得十分广泛且有效,如当儿童在游戏过程中表现出了被期望的恰当行为,治疗师的表扬的语言或者手势、表情,都可以起到强化物的作用,帮助儿童习得恰当的行为方式。代币制也是一种有效的范式,不仅在游戏治疗过程中起到良好的作用,也可以促进儿童恰当的行为在日常生活中延续。区分强化和替代强化也是帮助儿童建立良好行为的有效方式。

(2) 行为塑造 塑造指的通过将特定行为拆分为小的目标行为,通过一系列行为操作策略,使儿童能够习得该行为的方法。在治疗过程中,设定的干预目标往往并非儿童能够一步到位完全掌握的,这种情况下,治疗师需要将目标行为进行拆分,并且当儿童表现出每一个小的目标行为的时候都要予以强化,使其逐渐习得最终的目标行为,同时在儿童逐渐

掌握该目标行为的过程中,强化物也要逐渐退出。

(3) 行为的功能分析 儿童表现出的一系列行为,特别是治疗过程中让儿童的家长和治疗师十分关注的问题行为,如攻击、哭闹、对抗等行为,行为原理要求治疗师在制订干预策略之前,需要对这些行为进行充分的观察和分析,如行为的功能是获得关注,还是逃避或者回避,或者行为是为获得自我感官刺激等。功能分析可以在游戏治疗的过程中直接观察,也可以通过儿童的家长获得有关信息。有效的行为功能分析有助于制订科学的行为干预策略。

3. 认知改变策略 是指治疗师通过一个科学性的假设考察,帮助儿童学习如何恰当地处理想法、信念、假设和期待。治疗师帮助儿童认识问题的范围,并设计一些游戏来检验这些想法。其检视内容包括三个方面:检视证据,寻找替代方案和检视行为结果。由此,治疗师和儿童可以一起寻找出对抗与改变不合理信念的方案。然而,对于认知发展有限的儿童,特别是学龄前儿童使用认知改变策略,完成认知重建是非常困难的。面对这种情况,需要根据儿童的不同认知发展水平,充分利用游戏治疗的优势,采取不同的方法和手段来进行,比如提供一些具体的例子、减少使用开放式提问、通过角色扮演的方式等。只要治疗师能够设计出更能动员儿童参与热情的游戏就能较好地克服儿童在认知改变操作中的困难。与此同时,儿童认知发展的可塑性也正是儿童认知变差容易纠正的优势所在。例如,治疗师和儿童一起建构一些游戏,设计不同版本的剧情,让儿童能够在相同的事件中观察到不同的反应和结果,不同结果的直接呈现,能够让儿童在直接经验中快速掌握恰当的应对方式。

(五) 亲子游戏治疗

亲子游戏治疗(filial therapy),也称为亲子关系促进治疗(parent-child relationship enhancement therapy),是以父母为主要实施对象的干预方法,在治疗干预的过程中训练父母学习个人中心治疗取向原则,借此增强家庭成员之间的良好互动,鼓励父母更多地了解自己和自己的孩子;父母在治疗干预的过程中,在治疗师的督导下,和孩子进行亲子互动,使父母成为改变孩子的重要力量。亲子游戏治疗将治疗师的角色拓展到儿童的父母和家庭中,通过游戏作为媒介,教导父母如何与孩子进行互动。在治疗的过程中,父母通过治疗师的互动,学会对孩子理解、共情和接纳;通过治疗师对父母的积极反馈,父母也能够在治疗中体会到被理解和接纳的感觉。

众多的研究都显示亲子游戏治疗能够改善儿童

的问题,最显著的改善是父母对儿童的接纳程度,父母和儿童的游戏过程能够影响儿童自我概念的发展。更有研究指出,父母都参与的亲子游戏治疗效果比治疗师进行的游戏治疗效果更好(Bratton,2005)。亲子游戏治疗对于儿童注意缺陷多动障碍的问题行为、攻击行为、情绪行为问题,家庭暴力和性虐待有关问题等都具有治疗作用。亲子游戏治疗被证实可以用于以下问题:攻击行为、焦虑、抑郁、进食和排泄障碍,也适用于离异家庭、单亲家庭、有暴力行为的家庭,以及与创伤有关的问题。亲子游戏治疗适用于绝大多数儿童,不仅仅是情绪和适应不良的儿童。与其他治疗不同的是,亲子游戏治疗既是一种治疗技术,也是一种预防的方法,即使对于没有问题的孩子,亲子游戏治疗也能够使儿童和其家庭获益。

1. 亲子游戏治疗的目标　治疗的核心目标是加强父母和儿童的关系联结。通常父母参加治疗是希望减少儿童的问题,父母在接受培训的过程中能够获得的技巧包括:认识儿童情绪的技巧,反应式倾听的技巧,共情的技巧,帮助儿童建立自尊的技巧,提供自由和设置限定的技巧,接纳孩子想象力的技巧等。儿童在亲子游戏治疗中需要达到的目标有:积极的情绪表达,提供被倾听的途径,培养解决问题与应对能力,提高自信心和自尊心,减少问题行为并发展积极行为。父母在亲子游戏治疗中需要达到的目标有:提高对儿童发展的认知,增强对孩子感受的敏感性,更好的理解孩子的想法和需求,认识到游戏对于自己和儿童健康情绪管理的重要性,学习如何鼓励孩子进行自我引导、自我负责和自我依靠,提高孩子的自信心,改善养育技能,提高养育自信,增强父母对孩子的关心和责任感,学会接受和尊重孩子的独特性。亲子游戏治疗能够使父母对孩子更加宽容,使其对于孩子的期望更加贴近现实。

2. 亲子游戏治疗的实施　前提条件是父母中必须有一方能够有规律地参加亲子游戏治疗,如果父母以各种理由缺席,亲子游戏治疗则不适合这样的家庭,可以建议其选择不需要父母参与或者少参与的治疗方法。

亲子游戏治疗通常分为团体亲子游戏治疗和个案亲子游戏治疗。

团体亲子游戏治疗通常采用结构化的治疗方案,每个团体通常包括6～8位父母,治疗每周1次,每次2小时,持续10周。每周都有固定的主题内容,治疗过程中教授父母相关技能,并且指导父母在家庭中与孩子进行亲子游戏,通过视频录像的形式,治疗师给父母反馈。在团体治疗中,父母不仅能够学习相关技能,也能够从团体中获得支持。

个案亲子游戏治疗包括:初期,治疗师根据父母和儿童在治疗中进行亲子游戏的情况,进行观察和评估,并与父母讨论;之后治疗师示范治疗游戏并且教授技巧,父母在治疗师直接督导下与儿童做游戏;当父母掌握了相关技巧以后会独立与儿童做游戏,并且定期接受治疗师反馈;治疗师鼓励父母将治疗室中的技巧应用到实际生活中,治疗师对治疗进行再评估和设定计划。

亲子游戏治疗过程中,鼓励父母双方都能参与其中,但当现实情况不允许的时候,父母任意一方的参与也可以取得疗效。对于有多个孩子的家庭,父母既要持续地与需要解决问题的儿童进行亲子游戏,又要与其他孩子进行互动,这会使得父母产生比较大的压力。不过亲子游戏治疗使用对象不限于有问题的儿童,因此掌握相关技巧的父母可以利用亲子游戏治疗的技巧和所有孩子进行亲子游戏,所有参与其中的儿童也都会相应地获益。亲子游戏治疗过程中,治疗师和参与的父母需要保持联系,至少每两周进行一次对父母给予一定的指导和反馈,这有助于治疗的持续以及发挥最好的效果。

（六）家庭游戏治疗和团体游戏治疗

游戏治疗根据参与人员的不同,分为个体游戏治疗和团体游戏治疗,其中以家庭为单元的游戏治疗也是可以实施的。家庭游戏治疗整合了游戏治疗的技术和家庭治疗的理论。家庭游戏治疗包含所有家庭成员,通过游戏的形式呈现和解决家庭问题,促成家庭成员之间的沟通与交流,提升家庭的活力和功能。

团体游戏治疗是团体治疗和游戏治疗的结合,其中包含了团体治疗的技术,通过团体游戏的手段,达到心理治疗的目的,被广泛地应用于儿童心理和行为问题的治疗。儿童在团体治疗关系中发现治疗同伴也有类似的问题,能够减低孤独感产生的隔阂,同时儿童也有机会从团体同伴中获得学习,发展对他人的观察能力,提高自我概念和自我价值。团体游戏治疗不仅仅限于儿童的心理治疗领域,也适用于学校心理保健工作等。团体游戏治疗要求治疗师既要具丰富的游戏治疗和心理治疗的理论,又要掌握团体活动的技术,才能保证团体游戏治疗顺利、安全地进行,并达到治疗目标。

在家庭游戏治疗和团体游戏治疗中,游戏作为一种媒介,通过家庭治疗和团体治疗的理论和技巧发挥作用,同时游戏也会在治疗过程中发挥游戏本身的疗愈作用,从而共同实现治疗目标。

（李　雪）

第七节　音乐及其他艺术治疗

艺术治疗(art therapy)是以心理学和艺术理论为基础,以多种艺术活动为媒介,建立在治疗师、来访者和艺术作品等多层关系之间互动基础上的心理治疗模式。通过治疗师与来访者的信赖关系,来访者对作品及创作过程的洞察,以及治疗师对作品及创作过程的评估与分析,治疗师可洞悉来访者的心理问题,揭示其人际交往模式,解决来访者的情绪冲突和减少焦虑/抑郁。精神分析理论、发展心理学、格式塔心理学理论及视知觉思维理论是艺术治疗的主要理论基础。艺术治疗的形式丰富多彩,包括绘画、雕刻、制陶、黏土、拼贴、音乐、舞蹈、诗歌、戏剧等,其中音乐治疗、绘画治疗和舞动治疗的学科发展已初具规模,戏剧治疗、诗歌治疗等新兴的艺术治疗形式也在不断发展成熟当中。本节将着重介绍音乐、绘画和舞动治疗。

一、音乐治疗

音乐治疗(music therapy),是特指以音乐作为治疗媒介,针对个人或团体,由经过系统学习和专业认证的音乐治疗师执行,进行有治疗性目标的干预活动的一种心理治疗。根据应用场景、使用范围、目标及程度、关注点的不同,音乐干预相关联的活动可能被翻译为"音乐疗愈""音乐疗法""音乐健康""音乐疗育"等,"音乐治疗"是主流媒介上被较广泛使用的名称。音乐治疗属于交叉学科,根据工作场景不同,运用包括乐理、乐器演奏、音乐制作、基础医学、心理学、康复学等不同学科的知识及理论,音乐治疗是音乐活动除服务传统审美、愉悦的功能外,延伸出的更具功能性的、针对性的应用方式。

(一) 历史由来

翻阅各国古代文明的历史,可以发现当时就已出现针对身心健康开展的音乐文化活动,如古巴比伦时期,人们为治疗疾病使用特定音乐进行宗教仪式;古希腊时期出现过使用音乐来干预精神疾病的尝试;中国古代也出现过使用五音养护身体脏器的理论。

现代音乐治疗诞生于20世纪40年代。第二次世界大战后,美国的医护人员尝试在伤兵生理和心理的医疗过程中使用音乐,发现恰当的音乐干预能提高生理以及心理康复的速度与水平,继而由医学及音乐方面的人员合作开展更多实验和尝试,最终音乐治疗成为专业学科,并相继于不同高等教育机构开展更多的教学和研究。

近代的欧洲,最早针对现代音乐治疗的文字记录《关于音乐与身体的思考》(*Music Physically Considered*)出现在1789年的《哥伦比亚杂志》(*Columbian Magazine*)上。心理医师本杰明·拉什(Benjamin Rush)及其学生埃德温·阿特利(Edwin Atlee)和塞缪尔·马修斯(Samuel Mathews)在1800年左右投入研究并发表了最早涉及音乐治疗性的文章。19世纪晚期,针对精神病院里的患者,兰登·爱德华兹(Landon Edwards)在纽约布莱克威尔(Blackwell's)岛[现罗斯福(Roosevel)岛]上开展了大量无规划的尝试性音乐干预实验。稍晚的19世纪,针对音乐对情绪和睡眠的影响,神经病学家詹姆斯·康宁(James Corning)进行了更系统科学化的研究。19世纪,"使用音乐作为治疗手段(music as a medicine)"这一理念被不同专业的先驱人士,包括音乐家、医师、护士等认同,并进行研究及临床实践。20世纪,护士伊萨·伊尔森(Isa Ilsen)和为二战士兵干预的音乐治疗师哈里特·西摩(Harriet Seymour)等为现代音乐治疗的专业化发展起了关键性的推动作用。

目前音乐治疗结合了快速发展的医疗科研成果,已逐渐由单纯的社会科学功能发展至结合了神经科学的背景。而更多的音乐干预功能和方向也在依靠研究成果的增加而不断发展。

(二) 基本理念

音乐治疗进行干预的设计和构思以"来访者为中心(client center)",注重来访者的个人体验、疗愈和发展,因此音乐治疗过程中非常注重来访者的感受及需求。对个体需求的尊重和重视是音乐治疗的重要工作理念之一。音乐治疗强调的是每个人都拥有音乐,音乐是每个人天生携带的能力和权利。了解来访者成长过程中发展和组成的独特音乐偏好,包括其个性化信息及其代表的集体文化信息,都为人们提示了音乐治疗的目标和方向。

为了尊重和重视来访者、规范工作关系及范围、提高工作质量等,治疗的伦理道德应当设定并被遵守。伦理道德是任何治疗都应考虑的先决条件,音乐治疗过程中常见且应当注意的有:

1. 来访者的选择是个性化的,不因为个人的宗教、受教育程度、生活习俗、音乐偏好而受到负面评价。

2. 与来访者的关系应保持在专业的范围内,避免双重甚至多重关系的产生。

3. 遵守保密原则与及时识别处理保密例外的情况。

4. 把握职业边界，超越职能范围的情况应及时反应并停止干预。

在干预实施过程中，治疗师通过观察并贴近来访者的行为和情绪，并用音乐配合来访者的状态，达到吻合同步的状态，称为内外协同（entrainment）过程，类似于心理咨询中的"共情"，而在此基础上治疗师将带领并帮助来访者调整到期望的心理与生理目标方向。这一协同并带领改变的过程，在音乐治疗中称为同步原则（ISO principal）。ISO 原则几乎能应用在音乐治疗的所有干预中，包括心理或生理的干预目标，其过程在于觉察来访者的状态并产生共情（empathy），并有计划地改变来访者以达到设定的目标。

治疗中的音乐代表当下的状态与情绪，它是可灵活改变的。作为提供引导的音乐治疗师需要了解音乐治疗的时效性，并通过把握来访者的即时状态进行反应。而来访者对音乐治疗的期待如果是"听什么歌来解决什么问题"，治疗师有时还需要为其提供音乐治疗的基础知识普及，以及科普音乐治疗对每个人的即时性和独特性。

（三）音乐能力与心理知识的结合

在心理工作中使用音乐，所有环节都会涉及一定音乐技巧，对音乐的理解和判断，这就对能使用的人有一定的限制，要求提供服务者同时有能把握的音乐知识和技巧，来配合心理知识结合使用。

音乐在心理干预的运用可单独进行，当结合心理咨询技术使用时，能扩大音乐干预的技术使用面和使用范围，方便来访者自由表达与发泄情绪，提升心理咨询的质量和丰富心理咨询的手段。因此，音乐治疗师在心理精神领域工作时要掌握音乐与心理的知识并能够融会贯通、有疗愈性地使用音乐。

而音乐也并非能针对所有人使用。例如，当来访者认为语言表达更舒适而更偏好通过语言干预时，强行使用音乐干预可能会产生一定阻碍。

（四）治疗机制

人们一般通过听觉系统接受声音。声音通过外耳传过中耳到达内耳，通过耳蜗输入大脑听觉系统。大脑的功能分区已有一定概论，但功能的分区并非单一性，且具有一定的个体差异。而这个特点给音乐治疗以良好的生理前提。目前医学的研究显示，人脑处理音乐的区域分布在各个角落，与语言能力、运动能力、记忆能力、高级认知能力等功能区均有重叠，意味着音乐的输入输出与语言、记忆、运动、认知、情感等表现均有联系。

例如语言信息的输入有具体相关的大脑分区，布洛卡区负责表达性语言内容，威尔尼克区负责理解性语言内容。当这些脑区受损时，可以通过音乐的使用，配合音乐治疗的技术进行有计划的干预，促使损伤的大脑功能由其他部分代偿，促进部分语言功能的恢复。

音乐治疗在心理范畴的运用涉及音乐与记忆、情绪、生理指标等内容的互相作用及影响，并反映到行为和认知上。人的愉快心情与大脑多巴胺等物质的分泌紧密相关，而适当的音乐能促进多巴胺的分泌，使人产生愉快的心情，并激活奖赏通路；共同参与音乐活动能促进催产素的分泌，推进关系的建立。

从更人本的角度看待心理干预，音乐文化与背景也是不可忽视的内容。音乐的旋律和节奏等特有元素，使得音乐作为触及人心灵的媒介具有不可替换的作用和效果，并从中产生文化归属感，从而使来访者在治疗中产生联结感、带入感。

音乐能通过记忆唤起情绪。音乐带给听众的信息有情绪、感情、故事背景、特色旋律和节奏等文化因素。此外，还有个人记忆下的特定情景、片段、事件、即时感受、延时感受和其他复杂的个人体验与感受。人们经历的特定音乐体验和记忆，往往印象最深刻的是情绪强烈的记忆，如纪念日播放的有特殊意义的曲子，或亲人生前一起听过的旋律。经过有计划的干预，音乐治疗能从个体的记忆中抽取意义重大的内容而进行加工处理，从而达到治疗效果。

（五）音乐治疗流派

不同流派的音乐治疗对原理和作用的关注点和出发点都有所不同。普遍来说，音乐能在无意识中影响人的认知、行为、情绪、生理等指标。当按需使用不同的治疗方法时，能达到一定的目标和效果。

音乐治疗在全世界各地都发展出了有规模、有系统的、针对不同人群的流派或方向，常见的方向有神经学音乐治疗（neurological music therapy，NMT）、鲁道夫-罗宾斯（Nordoff-Robins）音乐治疗、新生儿监护音乐治疗（neonatal intensive care unit，NICU）、音乐想象-邦尼方法（GIM-Bonny method）音乐治疗等。而与心理健康、心理咨询干预工作目的类似、服务人群相仿的针对音乐心理干预开展的方法有音乐想象-邦尼方法音乐治疗、分析性音乐治疗（analytical music therapy，AMT）等。

由于音乐的复杂性，不同需求能利用音乐的不同特点，所以音乐治疗可涉及的方面非常广泛。临床与实际中可与不同的专业交叉融合,包括物理康复、语言康复、作业治疗、心理咨询、特殊教育等干预范围都可以看到音乐治疗师参与的身影。因此,当进行临床音乐治疗时,不应拘泥于单一方法或流派,而是要根据具体目标和需求综合考虑并结合实际情况进行参考和使用。

(六)儿童少年人群的干预目标

特殊需求多数在少儿时期就已经发现并开始干预,所以在年龄较低的人群中需求更高。常见干预目标有社交沟通发展、语言学习、注意力调整、感知能力提升、运动功能改善、行为问题矫正、学习能力提升、个人情绪感知等。而并没有诊断的儿童少年也可在相类似的干预范围内进行发展发育相关能力的促进和提高。针对儿童少年的发展特点及需求,常见的心理干预目标包括冲动控制、行为纠正、压力耐受、社交沟通、情绪理解、非语言情绪表达等。

(七)步骤与目标

音乐治疗与其他专业的治疗方式一样,干预的界定与常见的治疗方式类似,其干预过程需要有完整的步骤以确保治疗性。临床音乐治疗的过程分5个步骤进行:① 评估;② 制订治疗目标;③ 根据制订的目标进行治疗干预;④ 回顾和反馈;⑤ 中止或继续干预。

目标制订一般由受过专业训练的音乐治疗师、来访者,必要时与医护人员、家属、监护人商量共同决定。评估过程需要注意:① 与来访者交谈,有必要与其家属或监护人沟通并记录。② 在音乐环境与非音乐环境中观察来访者并客观观察记录。音乐治疗干预的目标制订为干预过程中重要的一环,治疗过程为目标导向,根据来访者的需求制订。目标的制订需以适合来访者、有干预价值为原则,也是可测量、可操作的,制订的目标也需要考虑最终回归到现实需求层面上。

在不同场景下的音乐干预针对目标有所不同。例如在肿瘤病房,常见的治疗目标为疼痛管理、情绪稳定、医疗过程支撑;在安宁病房,常见目标为维持生活娱乐质量、记忆及生平回忆;在心理咨询中,情绪的表达、自我的理解、行为的改变都可以是音乐治疗的目标。

心理的需求对于不同设定下的来访者来说都是个性化的,因此音乐治疗于心理方面的运用横跨以上的场景和设定,可能涉及情绪的改变、自我表达、感情的抒发、自我目标的制订和追求等。

(八)实际运用

人们最常体验的音乐使用方式便是聆听。在音乐治疗中亦可有计划、有技巧地聆听音乐,并配合心理咨询的技术来满足需求。除积极聆听音乐外,常见的音乐干预活动还有现场演奏音乐和进行音乐创作。现场演奏音乐给予来访者放松、自由、无拘束的表达场景,也给予治疗师观察并了解来访者的机会,并在主动表达的机会下与来访者互动交流。音乐创作由于个性化的程度非常高,过程中来访者能透过音乐察觉与展示潜意识,也是一种缓和又直接的传递过程。

1. 聆听音乐 是非常常见的日常活动,每个人都有聆听音乐的能力和不同的偏好。聆听音乐可能唤起人们不一样的内在情绪与感知,而在有技巧、有引导时主动聆听音乐也可促进和达成治疗性的目标。

音乐的选择在音乐聆听中是至关重要的一步,对来访者有意义的音乐促使其更有效率地达到治疗目标,而不谨慎的音乐选择则可引起对治疗关系或干预效果的负面影响。

音乐的范围非常广阔,音乐能与人的情绪、记忆、情感、事件、信息等思维认知涉及的内容产生联系,而这种联系无论是正面、负面抑或是中性,都具有个体的独特性。因此,在干预中,对于音乐的选择一定需要慎重地判断与沟通,并及时修改。

一般来说,在被动或主动聆听成品音乐作品时,音乐治疗师不直接为来访者选择,而是在了解来访者,并且交流沟通过后,为达到干预目标而选择。简单来说,就是从来访者的角度来考虑而做出选择。

因为每个来访者都有个体的独特性,无法武断地将音乐分为舒缓或活跃、悲伤或快乐,不能简单地给来访者开"音乐处方";一首普遍认为"舒缓"的歌曲,可能会对某些与这首歌有创伤经验的来访者产生相反的效果。而最直接的方式,就是询问来访者的偏好。

而有的时候,来访者并没有考虑过类似的问题或者偏好发生改变,选择音乐时就需要观察即时反应,及时获取反馈来进行调整,或就引出的情绪进行讨论。

2. 音乐创作 自主创作音乐的目的为表达自我、发掘内心、了解自己、发泄情绪、展开思路、理清想法等。创作音乐的方式较为自由,为来访者提供广阔的选择和更灵活的干预途径,需要治疗师有一定的音乐创作水平,以支撑来访者的自由表达。其中,需要避免的是治疗师无意中给来访者附加个人意见或过多的引导。

（1）改编已有音乐　在通过与来访者共同工作，改编已有音乐中的旋律、节奏、风格、歌词、乐器、伴奏形式等内容的同时，促进达到干预目标。治疗师需要对来访者偏好有一定掌握，并有一定的音乐改编能力。

（2）歌曲创作　由来访者和治疗师一起由零开始创造属于来访者自己的音乐，形式、体裁、风格等都可在创作中讨论产生，并通过创作的过程来促进疗愈，在创作后也可以加深讨论。这个技术要求治疗师对音乐的元素有一定的了解与把握，并使用积极的引导技术调动来访者表达自我和创作。

3. 器乐演奏　选择乐器时，要考虑到来访者的文化背景、信仰、成长环境、世界观价值观、听觉触觉的敏感程度等，从来访者角度考虑而做出选择。如选择现场演奏乐器，根据来访者的特点或者交谈讨论后决定，同时注意使用乐器的以下特点：① 尺寸大小，外观颜色。② 文化特点。它是否代表着某些特殊的文化背景和含义。③ 音色的特点和内容的表达。它的音色是否符合来访者的要求或目标。④ 音量的大小，是否在来访者能接受并有影响力的范围内。

演奏现场音乐的过程本身具有疗愈性，通过乐器的演奏和自身的发声，在有规律的干预下进行演奏，可促进达到干预的目标。一般来说，乐器的质量越好，产生的音响效果越好，产生的效果及推动力越大。现场演奏乐器对治疗师的音乐素养也有一定要求，治疗师需要能够掌握乐器的演奏、人声的演唱、现场质量和效果的把控、对来访者近距离的观察和调整能力。

（九）学科发展

相对于已发展得更科学及完整的学科，如医学来说，音乐治疗的发展还处在它的少年阶段。音乐治疗虽然有部分成规模的体系，但依然有未成熟、零散的理论，有未被科学认证的内容。现阶段可以看到临床操作上在儿科、安宁病房为患者尽心尽力服务的音乐治疗师，也可以看到并未了解工作原理但是以音乐治疗作为噱头或夸大效果者。因此，从业人员的受教育程度、专业性、社会普及和认可程度都还有很大的发展空间。与此同时，音乐治疗的研究也应当跟不断突破的临床医学、神经科学甚至人工智能等学科的发展同步向前推进。

二、绘画治疗

根据美国绘画治疗（painting therapy）协会给出的"绘画治疗"定义，绘画治疗是经历疾病、心理创伤或生存挑战以及寻求自我发展的个体在专业关系下对绘画创作的治疗性使用。通过创作绘画作品和对绘画作品及其创作过程进行思考，个体可以增加对自我与他人的认识，学会应对各种症状、压力和创伤经历；提升认知和能力；享受美术创作所带来的积极向上的生活态度的乐趣。

（一）历史由来

绘画从古至今都伴随着人类发展。在还没有出现文字的时候，人们往往通过在器皿、岩壁上用绘画这种方式来表达内心，探讨人类与世界、生命的关系。近代绘画与心理的结合受弗洛伊德和荣格等精神分析理论学派的影响。弗洛伊德以意象、心像、梦中的映像进行精神分析式心理治疗，其学生荣格在心理治疗中鼓励患者用画的形式自由表达自我意象，通过绘画过程回溯过去发生的心理问题。经过近 100 年的发展，绘画已经被心理学专业所接纳，绘画治疗已经同心理治疗理论结合形成特定的治疗理论，并且将绘画应用于心理的诊断评估和治疗当中。通过绘画分析，了解和看清画者的心理状况和问题所在，通过绘画以及其他心理疗法的整合有针对性地促进画者的心理成长，从而治疗心理问题。

儿童少年绘画所表现的情感特点和心理特点也一直受到心理学、精神病学、教育学和绘画心理治疗等领域研究者的关注。研究者发现，绘画是儿童少年表达自己的一个很重要的途径，通过绘画，儿童少年把自己的人格和情绪表达出来。儿童少年的绘画可以反映儿童少年的内心世界，可以描绘各种各样的情感，表达与心理状态相关的信息，并体现出人际交往的风格。研究者深入研究儿童少年心理及绘画发展特点、儿童少年绘画的艺术形象和象征意义、图形所表现的意义，逐步将儿童少年绘画用来作为一种智力、人格、病理心理测验。艺术教育家克莱默（Edith Kramer, 1993）认为，绘画这种创造性活动可激活某些心理过程。绘画治疗师玛格瑞特·纽博格（Margaret Naumburg）认为，绘画的价值和意义在于，绘画是患者使用的符号，是跟心理医师交流的方式。绘画工作者应用绘画帮助儿童少年进行自我表达，教给他们一些与其心理发展相适宜的绘画技能，对儿童少年绘画中的行为进行恰当的反应，像"支架"一样给予儿童少年支持和干预，最后发现儿童少年从一些由于环境、记忆或情感造成的困扰中走出来，于是绘画活动或绘画过程的心理治疗的意义就被显现出来。

（二）绘画治疗的基本理念

1. 心理投射技术　投射的基本假设是：一个人对暧昧不明、非结构化的刺激的反应，由于没有明确的情景线索或他人的观点的影响，会反映出其自身独特的人格特征。被试对测验刺激的主观解释和想法，在不知不觉中，投射出其心理的需要、个性、情绪、动机、冲突、防御等内在状态。

著名的罗夏墨迹测验和主题统觉测验都是通过画面的呈现来投射被测试者内心的世界及个人特点。这是绘画作品用于儿童少年心理评估的理论依据之一。绘画本身是一种价值中立的符号，患者运用它能较为安全、顺畅地表达自己的内心冲突、情感、愿望等。

2. 大脑功能侧化理论　美国神经生物学家Sperry的裂脑（split-brain）实验发现，大脑两半球功能不同，左侧半球与语言、意识、分析等密切相关；右侧半球与视觉图像、艺术能力及情绪反应相关。这一研究结果使人们开始注意右脑开发与个体心理状态的联系。Robin的论述认为：人类的思维和心理活动大多呈视觉性，而绘画治疗正是运用可视画面去呈现患者的内心世界，通过患者对画面的表达和思考，从而达到认识和解决问题的目的；人类大部分情绪是以图像形式存储在大脑中，而绘画可将这些无意识释放和表达出来，从而达到治疗目的。

3. 升华　弗洛伊德指出，升华是将本能力量以一种非本能的形式给予释放的过程。通过绘画，将内心的冲突、原始的欲望、冲动和本能等元素反映到画面上的时候，就是一次升华。

（三）儿童少年绘画的心理发展阶段理论

美国宾州大学艺术教育系心理学家维克多·罗恩费德基于皮亚杰认知发展理论，将儿童少年绘画心理发展分成几个阶段，不同阶段儿童少年的绘画具有不同的特点。根据这一规律，可以利用绘画活动来评估儿童少年心理发展程度，促进儿童少年的心理发展和行为塑造及矫治。

1. 涂鸦期（2~4岁）　这一阶段与认知发展的感知运动阶段相对应。这个阶段的涂鸦主要是借助身体、手指和手臂的肌肉运动而产生不规则的点线。早期涂鸦和其他早期的绘画活动与儿童动作以及视动经验有关，同时涂鸦也是儿童练习和发展大肌肉整合运动以及精细动作控制的过程，随着手眼协调、肌肉力量、符号思维的发展，幼儿逐步能有意识地控制手臂，尝试画出长线条和圆圈。涂鸦阶段分成四个阶段：① 无序、无控制的运动，画面常常出现混乱

和无组织的状态。② 线型涂鸦，重复动作建立起一些动作活动的协调性和控制感。③ 圆形涂鸦，对活动表现出更高的控制能力，这需要更多的运动能力和更复杂的动作。④ 命名涂鸦，把儿童动作与想象经验联系起来，从单纯肌肉运动转向想象思维。

幼儿的涂鸦画在成人看起来是无意义的混乱线条、点、圈，但是幼儿却在其中发展了表达自己的能力，就像用语言和手势一样，这表明涂鸦是有意义的。例如一小女孩3岁时候的某天在涂鸦本上画了一条弯曲的线条，笔者以为她在画一条蛇，然而她说她画的是一条小狗；她画一个圈，圈里面有很多个小点点和短棒状线条，笔者看起来像一块撒满芝麻和芝士条的饼干，但她解释说这是个小朋友，这些小点和短线条是小朋友的手、脚、肚子、小辫子。尽管幼儿涂鸦不是图形表征，但却表征一些事物。涂鸦是幼儿一种意识的觉醒，这种意识是幼儿认为画在纸上的线条和形状也可以代表他们在环境中的事物。

2. 图式前期（4~7岁）　这一阶段与认知发展的前运算阶段相对应。这一期也称"样式化前期"。这一期的幼儿开始有意识地创造某些形象化的东西来表达他对外界的感觉统合，但由于幼儿在这个时期尚未建立起固定的表达模式，所以其绘画表现出用变化很大的符号来表现同一种物体的特点。幼儿常常会描绘人物形象。他们的人物形象是"蝌蚪人"的"头（一个圆圈）+四肢（从圆圈中伸出去的两条直线）"，这些人物形象只有正确的眼、口、手脚，却有任意的手指和脚趾数目（图38-2）。幼儿也会画小动物（比如猫、狗、马），这些小动物看起来就像多了几条腿的"蝌蚪人"（图38-3）。尽管孩子已经开始将

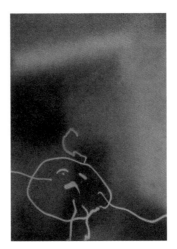

图38-2　一个4岁小女孩画的小蝌蚪人　小女孩本人解释说画上图案是个小朋友。位置居于涂鸦板的左下角落，刚开始只有圆圈和下方两条线，分别代表小朋友的头和腿，经过大人提醒还要画手，于是从头两侧延伸出去两条线变成手。

图画中的颜色和他们知觉到的环境中的事物联系起来(树叶是绿色的),但是他们绘画过程用色还是很主观。在正常儿童的身上,太阳可以是紫色、奶牛可以是黄色。这一时期的幼儿还没有脱离自我的概念建立空间关系,他们不会考虑基底线。一个形象可以自由地漂浮在画面上或者堆积在画纸的一侧或堆积在某个角度,不在意事物的方向和大小、事物之间的关系。

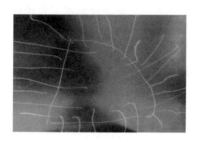

图38-3　一个4岁小女孩画的恐龙　图画看起来就是有很多条腿的蝌蚪人。

通过观察绘画作品的细节,可以推断儿童的心智发展水平,细节越多,表明孩子对环境的认知越深,给予情感和关注也越多。如果将某些人或物画得过于简单则表示想忽略或逃避这些人。

3. **图式期(7~9岁)**　这阶段反映了儿童前运算阶段后期和具体运算阶段初期的认知能力。儿童去自我中心的能力也在增强,他们逐渐能够表征事物之间的关系,而不仅仅表征事物和自己的关系。儿童的绘画能力得到快速发展。这些能力首先也是最重要的是人物、动物、房子、树、环境中其他事物的视觉符号或者说真实图式的发展。这些符号在大多数儿童画中的表现都是非常像的。这一时期的儿童绘画出现代表地面的地基线和天空线(图38-4),以及采用"展开法""平面和垂直混合法""X线透视法""鸟瞰法"来表达他们的空间感知觉。用"X线透视法"来表现物体内部结构的儿童认知能力强、心智能力发展较高。相反,孩子所画的画面尚未达到同龄

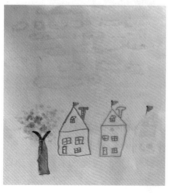

图38-4　7岁男孩画的房子　可以看出,已经有了地基线和天空线的概念。

儿童的一般水平,可能提示儿童智力发育迟缓。如果孩子把房子画得又矮又小,没有门窗,提示孩子可能有冷漠、敌意的情绪困扰。

空间的表现与智力、知觉和人格的发展有关,而绘画的用色则和情绪、感情的成长有关,用大小来强调某些重要的事物也是很正常的。儿童在绘画中表现时间序列的能力也不断提高。

4. **写实主义绘画期(9~12岁)**　这一阶段跟具体运算阶段相应对。9~12岁儿童非常喜欢用一些写实主义的方式来描绘他们所感知的事物。他们摆脱自我中心的思维,开始考虑他人的思想、观点和情感,逐渐形成群体内部一起工作的能力。随着儿童社交关系的发展,这一时期的孩子的自由画往往以"群"为主,会描绘较多的细节和环境,呆板的样式不再出现,并尝试去表现深度、对其有情感意义的物体,可能会主动地选择某种颜色去描述它(图38-5)。在这个阶段的末期,多数个体的绘画能力停止发展,或许是由于缺少展示和鼓励,或许是受到了消极的反馈和自我批评,也有可能是这一阶段儿童有很多其他的表达自己的方式,特别是语言,而且在学校里、同伴间的交流也更多地使用语言。

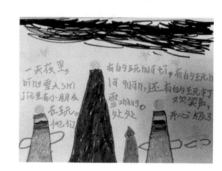

图38-5　9岁小男孩画的下雪图

5. **假现实主义期(13~17岁)**　处于青春期的青少年时代,开始追求写实表现。他们更加关注光线与阴影的变化、物体空间结构、人物服装细节、躯体四肢所表现出的动作特征,同时在绘画上表现出较高的创作力。他们的图画包括更多细节,对环境有更强的批判性认识。

（四）不同的绘画心理评估技术

基于儿童少年绘画的心理发展阶段理论和投射技术理论,儿童少年绘画发展遵循可预期的发展过程,这表明绘画能够作为测量创造力和认知能力的工具。

1. **常见绘画分析技术**　绘画测评方法可以分为结构式的绘画和自发性的绘画两大类。不同的评估目的,常见的绘画分析技术不同。

（1）画人测试　指导语通常是"请你画一个人，不要画火柴人和漫画人"。这个技术通常用来考查智力成熟度、情绪问题和人格特点。

（2）画树测试　由于树的成长与人的成长有相似性，所以用树来比喻人的成长。指导语是"请画一棵树"。画树更容易表现一个人对自我的负面感受，可以让人表现出原始、基本的精神层面。

（3）房树人测试　又称 HTP（House-Tree-Person，HTP），由约翰·巴克设计。本测验可以反映被试的人格特质以及与家庭成员或其他人的人际关系的敏感度、成熟度、适应性、效能型、人格统合程度、智力水平与环境的互动。指导语是"请将纸张横着放，请在这张纸上画一间房子、一棵树和一个正在做某个动作的人，其他东西可以任意添加，尝试去画一个完整的人，不要画漫画人或火柴人"。

（4）斯尔文的认知和情感绘画测试　用来评价儿童少年的认知和情感发展。

2. 分析绘画作品　从三个层面去分析，即"整""过""容"。"整"是指从整体上分析，包括画面的大小、笔的力度、构图、颜色等；"过"是指从绘画的过程分析，包括先画什么，再画什么，是否有涂擦，花了多长时间等；"容"是指从内容上分析，要分具体主题，如画人、画树、画房子等。绘画分析是一个动态的过程，分析作品应该是专业、慎重、不能照搬文献的只言片语去分析，而一定要结合实际从整体上进行个体化分析。在绘画诠释时应注意考虑下列问题：画的作者正处在哪个发展阶段；是否有文化因素的影响；学习绘画技巧是否对心像的形成有所助益；是否有生理、医学或药物的使用等因素影响其创作过程。儿童少年的绘画作品，特别是那些具有情感危机的儿童少年的作品，常常会激起观看者的强烈的情感反应。心理医师需要觉察自己的感情，避免将自己的快乐、焦虑、恐惧、悲伤投射到儿童少年身上。

（1）画面的大小的心理学意义　画面非常大可能是冲动、充满攻击性倾向，有可能是因内心的无力感而表现出外在的防御机制，表现出情绪化、躁动浮夸的倾向，也有可能是内在控制发育不良；画面非常小表现出对自我评价较低、拘谨、胆怯和害羞的倾向、离群、缺乏安全感，可能是情绪低落，可能是退缩倾向。

（2）画面的位置的心理学意义　处于纸的中间是最普遍的情况，自我管理，代表安全感；处于纸的上部表明高层次的抱负，会努力达到目标；处于纸的下部表明没有安全感，代表一种不足感、情绪低落倾向或悲观主义倾向；处于纸的边缘或最下部表明没有安全感，或缺乏自信，需要外部支持，依赖他人，害

怕独立，避免尝试新的东西，或沉迷在幻想当中。

（3）用笔的力度的心理学意义　有力的笔触表示思维敏捷、自信、果断；特别用力可能代表自信、有力量、有信心，可能代表内在的紧张，可能代表攻击性或脾气暴躁，可能代表器质性病变，如脑炎、癫痫等；轻微力度可能代表胆怯、犹豫不决、畏缩、自我谦虚、抑郁，可能代表不能适应环境，低能量水平；力度多变代表情绪化和不稳定性。

（4）线条的特征的心理学意义　长线条表示能较好地控制自己的行为，但有时会压抑自己的情感，也可能表达忧郁，需要支持；短而断续的线条表示冲动、焦虑、不确定性；强调横向直线代表无力、害怕、自我保护倾向或女性化；强调竖向直线代表自信、果断；强调曲线可能代表厌恶常规；线条过于僵硬代表固执或攻击性倾向；不断改变笔触的方向代表难以控制的攻击性。

尽管一些结构元素，如线条、形状、颜色、大小以及画面的整体布局可以表达情感特点，但仍然需要考虑年幼儿童的运动控制能力弱于年长儿童少年，这就会影响图画中线条、图形和布局的质量。那些在成人绘画中看起来代表焦虑和忧郁的线条，可能只是儿童少年缺乏控制材料的能力和不能正确使用铅笔、蜡笔等绘画工具而画出来的。

（5）颜色的心理学意义　一般来说，暖色调象征温暖、热情、能量；冷色调象征冷漠、无能量；红色被看成是感情色彩最强烈的颜色，代表攻击、愤怒和憎恨，红色是"重要意义抒发的一个通道，是一个燃烧着的问题，代表澎湃的情感或者危险"，红色也代表热情、强烈的情感和表现力；黄色与力量、明亮和积极的情感相连；蓝色则与安静或者消沉的情绪有关，当然蓝色也意味着水和天空；黑色意味着或者象征着未知，如果用黑色来表现阴影，通常被认为是否定、消极的情感表现，黑色投射出一种"漆黑"的思想、威胁或者恐惧。

但是对于每种颜色代表什么意义，可更多地倾听患者自己的解读。一幅画中使用颜色的多少也有不同的信息。较少颜色，表示受限制、胆怯、缄默和淡漠；三至五种颜色是正常的、大多数人的选择，表示有较好的调适；超过五种颜色的广泛的颜色使用会让画面显得繁杂，可能提示无法自我控制以及约束自我的情感冲动。

在思考儿童少年绘画中颜色的心理学意义时，不可忘记儿童少年绘画的发展阶段特点。在 4 岁以前，幼儿选择颜色是无意识的，他们常常抓起距离他们最近的任何颜色的笔来画。4～6 岁儿童虽然开始把画中事物的颜色与他们知觉到的环境中事物的

真实颜色联系起来,但儿童使用颜色仍具有主观性。9岁以上儿童倾向以事物本来的颜色绘画,用色具有写实主义的特点。有研究者发现年幼儿童喜欢暖色比如红色和橙色,而年长儿童则喜欢绿色和蓝色等冷色。这种色彩选择的差异归结于年幼儿童有着自然的冲动,而年长儿童少年具有控制感。儿童用色还会受到流行色的影响,比如孩子们都喜欢一个卡通人物的颜色,这个颜色就会出现在很多孩子的作品当中。

(6)绘画的过程的心理学意义 患者最先画的部位和事物,是患儿最关注的方面。很多涂擦的痕迹表明患者犹豫不决、优柔寡断或追求完美的个性,或是对自己不满,或是情绪焦虑,或是想要隐藏真实自我。很长时间去画一幅简单的画表明患儿不愿表现真实自我,在把哪方面表现出来、如何表现进行过多的思虑。患儿不满意自己的画作时把画撕掉(或要求换纸)表明其追求完美的倾向,或者被自己画出来的真实内容吓一跳,重新进行绘画是整饰的过程;如果患儿在不满意的画稿上继续作画,表明其为达到目的不在意挫折。

(五)绘画治疗实际操作

1. 绘画治疗的基本设置与要求

(1)绘画治疗室要求 应如一般的心理咨询室一样具备安静、安全、洁净、舒适、隔音等必需条件,还要有一些适合绘画创作的要求,如明亮、通风、具备足够的器具和空间用于创作、摆放艺术媒介和展示作品。

(2)绘画用的材料和工具的要求 每种尺寸和各种形状、颜色的纸张可供绘画儿童少年选择。绘画工具包括石墨铅笔、橡皮擦、彩色铅笔、24色蜡笔、水粉、记号笔(包括粗的和细的)和彩色粉笔等,这样能给儿童少年提供更多的表达方式。其他道具包括花架、花盘、胶水、剪刀、刷子、毛笔等。

(3)绘画治疗师 应该要具备一般治疗师的素养,还要具备一定的绘画心理的专业背景和伦理道德与职业素养。

(4)人员选择 对于抑郁症、精神分裂症、躁狂症等重性精神障碍患儿最好还是建议实施一对一的绘画治疗,对于康复期的各种精神障碍患儿可以考虑安排团体治疗,对于一般儿童少年和特殊儿童可以安排团体美术治疗。参与绘画治疗的患者不需要有绘画基础。

2. 绘画治疗的程序

绘画治疗并没有一个普适的标准的程序,虽不像认知行为治疗有初始访谈框架和后续访谈框架,但它大多由多次会谈或活动

组成,每次1小时,每周进行1~2次,一般分为启动的初始阶段,连续创作的中间阶段与鼓励实践的结束阶段。依据治疗目的和创作方式的不同,绘画治疗可以分为非结构性和结构性两大类。非结构性绘画治疗时治疗师只提供绘画创作的材料,由患儿自由选择主题、自主创作;而结构性绘画治疗是指由治疗师对创作的主题和媒介材料选择事先做出明确的规定,患儿运用材料作画的过程。

(1)启动的初始阶段

1)建立良好的治疗关系,通过营造良好的治疗环境,取得患儿的信任,可运用摄入性谈话和绘画的方式,了解和评估患儿的基本情况,个人成长史、心理问题的性质和严重程度,社会功能的状况。

2)激发或唤起患儿主动参与绘画创作的积极性和自觉性,帮助患儿克服心理防御和对治疗的阻抗,提高绘画治疗的依从性。

3)结合晤谈的资料,仔细观察记录首次绘画作品的附属信息,但不要急于阐释作品的意义。经验表明,过早地解释反而容易引发患儿的防御和阻抗,减少患儿对新的主题和内容的积极参与。心理医师不要对绘画做任何主观的解释和性质的判断。

4)讲解绘画治疗的非指导和价值中立的规则,不需要担心自己不会画、画得不好。

(2)促进改变的连续创作阶段

1)鼓励患儿采用非结构性绘画,自主选择绘画主题和材料,充分发挥自己的想象力和幻想,鼓励自由和大胆的创作,不提供临摹作品。这样有利于观察患儿内心最强烈想表达的主题和内容,第一个从潜意识中解放出来变成意象的反应是什么,继而治疗师可以针对患儿的心理问题启发、引导患儿进行有主题的绘画创作,例如家庭的或关于自我的;或建议患儿更换绘画材料实现上述治疗目的。治疗师要敏锐地觉察和识别在治疗过程中呈现出的心得主题和情感线索;形成治疗的持续感,有助于增强患儿绘画的成就感和自我控制感。

2)每幅作品都应该要求患儿写下自取的标题、姓名、创作的时间等信息,以绘画作品为媒介促进患儿通过作品对自己的生活和心理问题进行反思,帮助患儿继续克服因心理防御或阻抗等因素在创作过程中表现出的虚假情感和压抑,使其表现出真实的情感。突破阻抗的绘画主题和指导语是"画出你的面具和躲藏在它后面的东西"。

3)治疗师应该与患儿围绕作品展开互动,鼓励而非强迫患儿谈论和解释自己的作品,同时提供适当的反馈和共情支持。

4)通过鼓励患儿谈论,或进行新的连续创作,

或以新的媒介方式进行表现来帮助其治疗绘画过程中所暴露出来的或新产生的各种情绪情感问题。

5）治疗师可以布置家庭绘画作业，尤其是治疗师因为某些事务而不得不暂停1次或若干次治疗时，布置家庭作业仍有助于治疗。

6）建议患儿的作品累积了一定的数量、治疗师了解的信息足够多之后才开始谨慎地阐释绘画作品的意义。

7）注意同步收集和记录患儿病情等信息。

8）每次治疗结束时，治疗师应妥善保管患儿所有作品，不应丢弃和破坏作品，即使是涂鸦。告知患儿作品会被保管在一个安全的地方，借以让患儿放心和信任。保管的作品可以留待以后总结和回顾使用。每次绘画治疗结束前应与患儿一起收拾材料和整理现场，有助于强化患儿参与治疗的结构性。

（3）鼓励实践的结束阶段　当确认患儿在绘画治疗室发生了积极改变的时候，也许即是进入结束绘画治疗的阶段。这一阶段的主要任务是：

1）引导患儿按照创作顺序观看治疗过程中创作的所有作品，帮助患儿再一次重温整个治疗和改变的过程，比较治疗前后发生的改变在画作上的反映，巩固新学到的认知和态度，植入新的观念和情绪模式。

2）在治疗结束之前鼓励患儿画出对未来自己的期望和未来的目标；鼓励患儿朝这些目标付出努力，实现自我。

3）鼓励患儿将新学习到的应对方式推广到日常生活实践中，鼓励继续运用绘画方法释放和表达自己的情绪情感，陶冶性情，充分表达和促进自我实现。

（六）学科发展

绘画治疗广泛应用于精神卫生机构以及非精神卫生机构，如早教中心、残疾人康复中心、特殊教育学校等机构，可用于卫生、社会性服务以及教育等领域。在精神卫生机构可适用于孤独症、抑郁症、双相障碍、创伤后应激障碍、适应障碍等多种精神障碍的治疗。有大量研究表明，儿童少年绘画治疗在改善情绪和促进社会功能、促进个体自我概念提升和认知功能恢复、减轻患儿精神症状和躯体症状方面有着明显的作用。

受历史、文化、经济、政治和精神病学与心理学专业等多因素的影响，绘画治疗在世界各国的发展状况并不平衡，门派众多，所持的理论和实践取向不一，培训课程差异较大，认证体系尚不规范和统一。随着绘画与心理认知的加深和发展，许多国家开始

有自己的绘画治疗方面的杂志，成立绘画治疗协会，举办培训课程，出台一些绘画治疗师资质认证标准、督导要求。美国、英国的绘画治疗发展较早，早在20世纪80年代英国就出台了《绘画治疗师职业实践守则》和《绘画治疗师伦理准则》；英国、美国对符合标准的绘画治疗师给予认可，实行国家层面注册制、督导制。我国的绘画治疗尚处于初级起步阶段，在精神病医院从事绘画治疗的专业人员大多是半路出道的精神科医师、护士、社会工作者和心理治疗师，专业性不足。

一直以来，心理学家对利用患儿的绘画作品作为辅助手段诊断精神病并理解患儿的心理状态有着浓厚的兴趣。利用儿童少年的绘画诊断情感和精神疾病的做法受到批评，需要慎重对待；研究者们对儿童少年绘画的诊断价值还在进行持续的探索。研究者发现一些比较稳定的标志情感问题的绘画特点，绘画中某些结构性的元素和符号是情感困扰的标志。但是仍然需要注意透过单一元素评价作品是有问题的，常常会对完整理解儿童少年的经历产生反作用。另外需要注意，在使用绘画进行评估时，很多评估标准是根据成人制订的，在分析儿童少年绘画的时候要充分考虑儿童少年发育阶段的特点。

三、舞动治疗

舞动治疗（dance movement therapy，DMT），是利用舞蹈或即兴动作的方式，治疗情感、认知和身体方面的障碍，增强个人的意识，改善人们心智的一种心理治疗。1966年美国舞蹈治疗协会（American Dance Therapy Association，ADTA）成立，将舞动治疗定义为：利用"身体-动作"为媒介，整合一个人的情绪、心理和生理。1977年英国舞动治疗协会（The British Association for Dance Movement Therapy，ADMT）将舞动治疗定义为：以表达性的动作和舞蹈为媒介，使个体创造性地参与到个人整合和成长的过程中去。1995年ADTA将舞动治疗重新定义为：是将动作作为进一步强化个人情感、社会、认知和身体整合的心理治疗的过程。

（一）历史由来

舞动治疗的概念最早起源于19世纪末的欧洲。现代舞作为一种强调内心表达、张扬个性的非传统艺术形式逐渐兴起，当时Freud的心理学理论推动了现代舞者对身体动作行为背后动机的研究，职业现代舞者逐渐开始关注现代舞对人内心表达的帮助，并发现舞蹈动作对人的身心有一定的疗愈效果。在此背景之下，20世纪40—50年代，舞动疗法在现

代舞和心理学理论的基础上逐渐发展起来。其中一些开创先河的代表人物包括：美国的玛丽安·雀丝和玛丽·怀特豪斯等，欧洲的玛丽·魏格蔓和玛格丽特·莫里斯等。1966 年美国舞蹈治疗协会的成立标志着舞动治疗作为一门专业学科的地位得以建立，并从最初成立的 73 名会员发展到现在来自 34 个国家和地区的上千名会员的规模。2002 年 4 月，纽约州成为美国第一个通过州法案承认"创造性艺术治疗师"职称的州，紧接着美国其他各个州也陆续通过法案将舞动治疗纳入其职业系统和保险系统。

（二）基本理念

舞动疗法的提出，基于舞蹈艺术理论、拉班动作分析理论（Laban movement analysis，LMA）和心理学理论。舞动治疗建立在以下理念的基础上：① 舞蹈艺术理论的价值在于它作为身体"体现"（embodiment）的典型现象，通过身体及其动作语言，我们不仅解读艺术作品中的"人"，亦解密创造艺术作品的"人"，从而理解人类之"人"的生命本质。它使儿童在口头语言上的一些局限能得到代偿，使其能找到一种用肢体语言表达情感与行为的途径。② LMA 建立在 19 世纪和 20 世纪初期自然科学和人文科学发展基础之上，是一项多学科综合集成的系统产物，它使复杂的人体运动行为得到科学的阐释。半个多世纪以来，LMA 作为一种研究方法、治疗技术和评估工具被广泛应用于特殊儿童舞动治疗研究中，从而为构建舞动治疗理论体系提供了重要的理论和实践基础。③ 与此同时，心理动力学、Gestalt 心理学、Adler 个体心理学、人本主义心理学、行为主义心理学、Piaget 的发生认识论、发展心理学、中医心理学等心理学理论为探究儿童的心理、行为及发展等问题提供了理论支撑。

（三）治疗机制

首先，艺术自身具有疗愈性，其次是艺术体验中的创造性会带来成长或改变，让来访者身处于一个支持性的容纳性环境中把自己的情绪表达出来，所有源于深层情绪的艺术形式都会为自我发现和自我洞悉提供一个媒介。另外，舞动治疗更多地借助于动作而非言语的方式，被认为是对传统谈话导向心理疗法的一种补充。舞动治疗的主要目标是协助患者通过舞动治疗将内心的感受、体验、情绪等释放出来，感受到自己对个人存在的控制能力。在认知层次上，通过身体、动作、表情的交互作用，提高人们的认知能力，帮助人们产生自我意识；在情感层次上，唤起人们心中美的体验，通过动作宣泄语言所不能表达的各种情绪，从而建立自信；在精神层次上，建立积极正向的身体记忆，引导人们建立行为上的自发和自控能力，追求身心和谐的完美形象。

（四）舞动治疗流派

1. Chace 法 以舞动治疗的先驱者 Marian Chace（1896—1970）的名字命名。团体的主要环节由"暖身-进行-闭幕"组成。在团体中，患者饱含情绪的舞动被充满同理心地模仿出来，以建立同理性联结和映射。模仿（mirroring）是从 Chace 法舞动治疗中衍生出来的一种具体的舞动治疗干预方式。"Chacian Circle"是另一种典型的 Chace 法干预技巧，让患者在团体中站在和治疗师平行相对的位置上，这能够强化舞动中的治疗关系。

2. 精神动力导向的舞动治疗 其特色是深入结合了心理学概念和理论。即兴舞蹈是贯穿在各个类别的舞蹈治疗中的一种干预方式。当其应用在精神动力导向的舞动治疗中时，即兴舞蹈能够表达无意识下的情感和状态，相较于精神分析的自由联想和积极想象，即兴舞蹈包含了具体和象征性的意义。

3. 正统律动 是舞动治疗先锋 Mary Whitehouse（1911—1979）和后人 Janet Adler 和 Joan Chodorow 从"深度律动"中衍生出来的一种舞蹈冥想形式。舞者通过无结构和完全自主的律动和倾听内心的声音来探索其潜意识。而观察者需要不带偏见、全神贯注地去观察舞者的舞动。Whitehouse 深受德国当代舞者玛丽·魏格蔓和精神分析奠基人之一荣格的影响，将对潜意识积极想象的理念整合到舞蹈治疗的真实运动中并发扬光大，被称为"深度动作-荣格式的舞蹈治疗"。其理论方法要点可以总结为：① 身体动力意识，特别强调身体需要对所有发生的事情做出反应；② 极端性，身体动作和心理活动总是有两个极端同时存在的，舞蹈是将这两个极端展现出来的最佳手段；③ 积极想象，只有当这种积极想象是深层和无意识控制的，身体动作才能是所谓的"真实运动"；④ 治疗性关系和直觉，治疗师需要鼓励来访者通过直觉发展自身动作，治疗师不加评判同时发挥自己的直觉与来访者互动建立治疗关系，最终通过真实运动让来访者自己找到解决问题的答案。Whitehouse 对她的学生偏向于做探索发现非意识层面的练习，但对于来访者来说更多的是情感支持，这时候的真实表达动作需要更有结构化。

4. 综合舞动治疗 是在德语区的一些国家被治疗师广泛运用的一种舞动治疗形式。综合舞动治疗结合了 Chace、Whitehouse 和 Lilian Espenak（1905—1988）的舞动治疗概念，并强调舞动治疗先锋 Trudi Schoop（1903—1999）的实践。活着的身体、即兴舞蹈和舞蹈创作是综合舞动治疗重要的组成部分。

这四种舞动治疗形式都相信，非语言的移情和反移情现象是存在的。表现、隐喻和同步性是舞动治疗中不可缺少的基本技巧。

（五）舞动治疗在儿童少年中的应用

国外研究表明，舞动治疗可减少儿童少年的攻击性行为和提高儿童少年的社交技能。一些研究还发现，舞动治疗能够帮助经历过战争创伤的孩子建立积极的应对机制，并对大学生群体中的抑郁症状起到显著的抑制效果。舞动治疗相关的教育项目也能够提高教师对于儿童少年心理健康问题的关注。

舞动治疗在特殊儿童少年身心康复中的效果也得到越来越多的证据证明，其在特殊儿童康复治疗中的效果逐渐明晰。一些研究支持了舞动治疗对智力障碍儿童、孤独症儿童、情绪行为障碍儿童、学习障碍儿童、身体病弱儿童的一定疗效，如：减少智力障碍儿童的自伤行为，提高其认知和社会互动能力；减少孤独症儿童的刻板行为；提高情绪障碍儿童的身体意象、自我控制、自信心以及对自身优缺点的认知；提高学习障碍儿童的语言表达、阅读、运算和社会交往等能力；缓解和安抚了病弱儿童的病痛，并为其家庭成员提供了正向情感支持；对特殊儿童家庭的亲子关系也有改善作用。

针对孤独症儿童开展的舞动治疗主要包含以下内容：运动协调能力的训练；对于孤独症儿童，在舞动治疗中他们可以通过身体动作弥补其缺乏的语言表述能力。治疗师和孤独症儿童通过共同、重复的舞蹈动作练习可以建立起交流关系。舞蹈可以扩大儿童的运动量，通过呼吸运动练习作为孤独症儿童的语言训练基础。孤独症儿童可以通过舞蹈发泄紧张、焦虑等负面和侵犯性的情绪，反之舞蹈动作也可以调动起患儿的积极情绪。规则的身体运动训练帮助孤独症儿童为接受其他的社会规则做准备。针对孤独症儿童开展的舞动治疗会通过舞蹈训练患儿的运动协调能力、前庭体系、交往能力。

另有研究表明，舞动治疗可以培养儿童少年的自制力。一方面，通过觉察身体、动作关系，可以深化儿童少年自我理解，提升自我调控能力，最终达到重建人格的目的；另一方面，舞动治疗能提高人的认知能力，建立积极正向的身体记忆，进而引导人建立行为上的自发和自控能力。舞动环境中营造的温馨气氛，可以让儿童少年产生心理上的安全感，从而激发儿童少年参与舞动治疗的内在动机，摆脱消极情绪的影响，从而获得一种内在控制的动力。通过体验身体、感知动作，儿童少年感知、理解、表达身体动作的同时产生自我意识，感受真实的自我，进而培养自制力。通过体验舞蹈的美感，丰富儿童少年的情感体验，提高儿童少年自我矫正意识。舞蹈中动作、旋律、节奏等对幼儿身心产生刺激，使之从中获得快感。在体验舞蹈美的同时，儿童少年建立了自我的自信心，同时通过对动作的矫正产生自我矫正意识。矫正后的成就感，能够帮助儿童少年建立信心，认识自我价值，最终提高自制力。治疗师通过示范舞蹈动作，帮助儿童少年建立自我控制的"标准"；通过反馈舞蹈动作，激发儿童少年自身潜在的自制力。

（六）学科发展

舞动治疗的学科建设是舞蹈治疗工作中非常重要的组成部分。包括四个方面：一是专业培养（学历与非学历）；二是专业认证，即专业协会对舞蹈治疗师专业水平的评估；三是执业标准和职业发展，这里主要是政府的立法监管；四是科研及学科的认可。美国和欧洲等国家和地区在这方面较为领先，他们除了建立了自己的专业协会之外，还拥有自己的学术期刊，比如《美国舞蹈治疗期刊》、英国的《身体、舞蹈和动作心理治疗》。目前西方的相关专业课程建设及资格认定较国内更为成熟。我国的大学还没有舞蹈治疗这一专业设置，舞蹈治疗起步比较晚，但发展比较迅猛，最早是由伏羲玉兰（BC-DMT）将其带入中国。和西方将舞蹈治疗大量运用在临床环境中相比，以中国为代表的一些国家，正以一种开放的创新的态度和途径来接受、学习和应用这一来自西方的心理治疗模式。

（曹莉萍）

第八节 沙盘游戏治疗

沙盘游戏治疗（sandplay therapy）由瑞士心理分析师朵拉·卡尔夫（Dora Kalff）以荣格分析心理学为理论基础而命名。沙盘游戏治疗是指在一个自由和受保护的空间中创作沙盘作品，这个过程有效调动了来访者的身体、心灵和情感，构建意识和无意识的桥梁，激发来访者心灵的自愈过程和人格发展。本节将介绍沙盘游戏治疗的概念、理论基础、设置和过程。

一、概述

沙盘游戏治疗起源于英国医师玛格丽特·洛温

菲尔德（Margaret Lowenfeld）与儿童有关的工作。在 20 世纪 20 年代末期，洛温菲尔德受作家威尔斯《地板游戏》的启发，最早将沙子、沙盘、微缩模型运用于儿童的工作，称之为游戏王国技术（world technique）。游戏王国技术影响广泛，不仅应用于儿童心理治疗还曾被用于诊断（目前已经很少用），主要是作为自我表达和疗愈的工具。后来游戏王国技术受到卡尔夫（荣格的学生）的影响，卡尔夫将分析心理学和东方哲学应用于沙盘，命名为沙盘游戏治疗。后人的研究大部分都是在分析心理学的框架内进行拓宽和延伸，沙盘游戏治疗本身也丰富和发展了分析心理学。

沙盘游戏治疗是目前世界上应用最为广泛的心理治疗方法之一，它适用于多元文化及各类群体。卡尔夫本人并没有积极推进关于沙盘游戏治疗的实证研究，不过目前已积累的研究成果显示沙盘游戏治疗能有效促进儿童的身体、行为、社交、情绪和学习能力的发展（McIntyre，1982；Frisby，1979；Unnsteinsdottir，2005）。沙盘游戏治疗在学校得到普遍的应用，一方面它本身就是从儿童工作中发展起来的，所以更适宜应用于儿童少年的心理治疗中，另一方面我国学校心理辅导室配置沙盘已是常态，具有可及性。

二、理论基础

1. 游戏的意义　游戏是儿童的天性，是儿童的工作，是儿童从梦幻进入到社会过程中半梦半醒的桥梁。在 19 世纪末 20 世纪初，由于裴斯泰洛齐（J. H. Pestalozzi）、皮亚杰（Jean Piaget）、安娜·弗洛伊德（Anna Freud）以及梅来妮·克莱因（Melanie Klein）等非心理学以及心理学领域先驱人物对儿童发展及儿童游戏的贡献，使得儿童终于摆脱了长久以来被动、无助的地位，人们开始重视儿童的内心世界，后期涌现出大批优秀的心理学家对儿童各个发展领域进行研究，无可置疑的是对游戏的认可和重视是所有临床与理论工作者的共识。

在沙盘游戏中，儿童少年通过挑选、摆放及塑形的过程，赋予无形的心理以可见的表现形式，他们自然地被沙盘中的"游戏"吸引着，像是开启了一个神秘的世界。这个过程激发了儿童少年内心无意识想象的源头，无需借助语言，创造性的力量通过儿童少年的手流入到沙盘创造过程中。许多元素在这个自发的游戏过程中被激活，包括身体的感知觉元素（触觉、视觉、声音等）、情绪和情感以及象征和想象。洛温菲尔德认为，即使无需任何解释，沙盘游戏治疗本身对儿童少年都是具有治愈意义的，他们通过沙具本身表达自己、体验情感，重新发现自己并获得整合和成长。

2. 无意识理论　对于无意识的探索是卡尔夫所创建的沙盘游戏治疗的特色，治愈和转化的工作建立在对无意识的触发和理解的基础上。荣格认为除了个人潜意识，人们还具有集体无意识，集体无意识是由原型组成的。卡尔夫认为沙盘的疗愈因素是原型，原型由意象组成，意象在沙盘游戏中通过沙具来体现。虽然洛温菲尔德在发展游戏王国技术时也注意到了沙具的意义，但从卡尔夫开始对沙具原型的意义进行关注，从此奠定了沙盘游戏治疗中象征性分析的基础。作为沙盘游戏治疗师，必须要具备对原型和意象的理解能力。沙盘游戏治疗提供了通向无意识的途径，无意识的智慧引领治愈与发展之路。

通过沙盘游戏治疗儿童少年开启了自己的想象力和创造力，从而进入到自己内心的无意识世界。荣格曾表达过心理的实在与现实一样具有实体的意义。对于孩子来说，想象中在亚马逊丛林中的冒险和现实中的场景一样真实。长期以来，社会系统中对于儿童少年无意识的认知存在过于理智化的倾向，重视"现实"而忽略了儿童少年的内在，许多儿童少年因为内在精神世界生病了才到咨询室和诊室来。有研究表明，通过沙盘游戏探索儿童少年的无意识，不仅改善了其情绪和行为问题，也提高了他们的智力测验分数。也就是说，当对儿童少年内在深不可测的无意识世界保持开放和接纳时，人们将看到儿童少年无限的发展潜能。

3. 治疗师的在场　沙盘游戏治疗对于非言语的重视使得治疗师区别于谈话治疗中的治疗师角色。卡尔夫认为，沙盘游戏治疗最重要的支柱之一就是由治疗师所创建并维护的自由和受保护的空间，即治疗师的任务重心之一是帮助来访者感觉到安全、自由和放松，在这种氛围里无意识才有可能无为而治。治疗师在来访者摆放沙盘的过程中主要是陪伴和见证的角色，采用非评断的态度和较少的指导性。在沙盘摆放结束后，治疗师较少对沙盘内容进行解释，往往是和来访者一起对沙盘内容进行探索。与成人不同，年幼儿童经常在完成沙盘创造后就不愿再谈论沙盘的内容，治疗师不需要强行对沙盘进行语言的理解。

在沙盘治疗中，治疗师在场陪伴的质量是治愈和转化的关键因素之一。治疗师在意识和无意识的层面上深度参与了来访者所展现出的无意识世界。卡尔夫提到"共时性时刻"（synchronistic moment），申荷永提到感应，都是在描述治疗师与来访者之间那些无需言语就可以同频共频的时刻,这些时刻促进了转化,凯·布莱德威(Kay Bradway)曾称为"终极的治疗时刻"(ultimate therapeutic moment)。

三、设置

1. 硬件设施 沙盘游戏治疗有其特殊的设置。沙盘游戏治疗要求儿童从摆在架子上的各式沙具中进行挑选,将其摆放在一个具有固定空间的沙盘里。一般会有干湿两个沙盘,湿沙盘旁边配备喷水壶及可取用的水。沙盘一般是木制的,但是也可以用塑料制的,洛温菲尔德的沙盘是锌制的。沙盘的底和侧边都被漆成蓝色,象征天和水。沙盘是特制尺寸和特定的形状,对于儿童来说,沙盘不适合太大,如果太大,儿童可能出现注意力广度减小或者出现肢体动作增加的情况。卡尔夫所用沙盘大小为72厘米(长)×50厘米(宽)×8厘米(高),洛温菲尔德所采用的沙盘是75厘米(长)×52厘米(宽)×7厘米(高)。如果将沙盘应用于儿童的家庭治疗及评估,可以准备一个大尺寸的沙盘,芭芭拉·博伊科(Barbara Labovitz Boik)建议106厘米(长)×51厘米(宽)×10厘米(高)。长方形的沙盘更常见,不过也有其他临床工作者使用正方形甚至圆形的沙盘。圆形沙盘有助于呈现理想化的场景以及对情绪有镇静和安抚作用,长方形的沙盘可以更清楚地呈现对立和冲突。治疗师可以根据临床需要来选择不同形状的沙盘。便携式或者家庭用沙盘占用空间很小,并且可以携带至不同工作场所,对于工作室比较小的临床工作者来说是一个不错的选择。

沙盘桌可以是带轮子的,方便挪动,适合孩子站着的舒服高度是比较理想的。在沙子的选择上,可以准备不同颜色和不同粗细程度的沙子,儿童可以根据自己需要选用。纸巾、洗手的碗,以及玩沙及清洁沙的一些小工具也是备好的,可以放在沙盘桌上或者沙盘桌的下面,方便取用即可。

目前沙架一般都是开放式的,沙具陈列在沙架上。洛温菲尔德早期是使用带有抽屉的小橱柜,对于年幼的儿童或者容易注意力分散的儿童可以使用这种方法,减少过度刺激。或者也可以使用带有一些容器的开放式架子,减少占用空间和视觉刺激。

沙具被放在周边的架子上,包罗万象,尽量将现实生活和精神生活中的各个有代表性的沙具摆放其上。沙具模型涉及人物、动植物、交通、家居建筑、军事类、体育运动、自然物质、神话传说、文化宗教和其他等方面。

对于儿童来说,也可以准备一些额外的玩具或者材料,比如橡皮泥,陶土,剪刀,胶水,彩纸,细绳等工具或材料。卡尔夫的沙盘室里配备了一般游戏治疗的玩具,她曾在自己的儿童沙盘游戏个案中结合其他游戏方式,如扔飞镖等。

沙盘室里也需要准备摄像机和照相设备用于记录,拍立得的照片可以让儿童带回去,摄像机可以录制儿童的动态沙盘。

2. 空间及时间设置 沙盘室可以和会谈室合并使用,也可以单独一间,根据临床工作者实际情况来决定。时间设置一般是50分钟,对于年幼的儿童,注意力无法长时间保持集中,会谈时间可缩减至30分钟或者40分钟,如果涉及家庭治疗,可以延长治疗时间。频率不固定,参考儿童的情况,有的儿童还会在一次会谈中制作两个沙盘。

3. 与家长合作 芭芭拉·特纳(Barbara A. Turner)在见儿童来访者之前都会先与其父母见面,通过与父母会谈可以获得他们的信任,建立起与父母的工作同盟,防止过早地脱落,并且能了解儿童的成长背景和家族史,有助于心理评估。在与孩子工作两到三次后,特纳会定期再与父母会面,这些会面将交流治疗师对孩子的评估以及治疗方案,让父母了解治疗中孩子创作的主题和倾向,以及讨论亲子关系和教养问题,这会增强与父母的治疗联盟,父母会觉得自己也是治疗中的一部分。尤其对于年幼的儿童,其成长取决于环境中的成人,与父母的工作可以有效改善孩子的困境。有些治疗师还会使用沙盘进行家庭治疗,因为沙盘可以帮助儿童在可理解的层次上与其他家庭成员进行互动。不论是父母会谈,还是利用沙盘进行家庭治疗,帮助父母了解自己的孩子,减少成人自我中心的互动方式或者过于情绪化的交流模式,找到与孩子交流的方法,学会与他们游戏,是非常重要的。

四、儿童少年发展阶段与沙盘游戏

与成人不同,儿童少年是处于发展中的,不同年龄及不同发育水平的儿童少年呈现出的沙盘游戏行为及模式也是有区别的,在面向儿童少年工作时,了解儿童少年的发育和功能水平对于评估和干预是必要的。苏格兰心理学家鲍耶(Laura Ruth Bowyer)采用五个标准来评估游戏王国技术中的沙盘作品,为儿童少年群体确定了发展的常模,五大标准分别是:使用沙盘的范围,攻击性主题,沙盘的控制和协调,沙子的使用和作品的内容(表38-1)。如果儿童的沙盘不能反映其对应的发展水平,包括沙盘上是空白的或者无序的,沙盘上没有人物,过度使用围栏,或者过度地显示攻击性或完全没有攻击性,则提示着儿童需要干预。

表 38-1　鲍耶的儿童发展范式

2～4 岁
只使用沙盘的部分空间
把沙具戳进沙子里或者散乱扔在沙子上
混乱无序的场景
使用动物沙具而不是人物沙具
不同儿童之间所创造的作品具有较大的相似性
沙盘周围会散乱沙具
倾倒沙子或掩埋
重击沙子

5～7 岁
有秩序的岛屿
逐渐增加对沙盘空间的使用
主要使用动物沙具
表演与自发的游戏
食物与抚育的主题
开始出现有围栏和边界的场景
向人与沙具上倒沙子
开始出现战斗场景(7 岁)

8～10 岁
继续出现战斗场景
围栏与边界场景的出现在 10 岁时达到顶峰
越来越多的现实场景
主题的发展
对沙子的使用更具有建设性

11 岁及以上
所有内容形成了一个场景
内容具有组织性,各部分之间相互依存
人们日常生活的场景
对小镇或村庄的概念性和象征性呈现
丛林动物在此出现,更具有现实的意义(11 岁)

考虑到儿童的发育水平,一般不建议将沙盘游戏运用于三岁以下以及有发育障碍的儿童,如孤独症和那些容易受到过度刺激的儿童,他们身心发育不成熟,游戏能力受损,不能遵守沙盘的基本规则,无法对沙盘进行有意义的使用。尽管如此,由于患有发育障碍的儿童的家庭情况和个体功能发展水平具有很大差异,国内外依然还是有沙盘治疗师在探索运用沙盘来帮助有发育障碍的儿童和家庭,但是沙盘游戏治疗并不是治疗发育障碍儿童的首选。

沙盘游戏治疗也不适用于具有精神病性症状的儿童少年,如精神分裂症、边缘性结构以及严重的解离体验,或者那些缺少支持系统,没有能力自我照顾的具有自杀或自残倾向的孩子,除非是在住院期间,否则缺少一个可控的安全的环境,孩子本身或外在的环境过于恶劣,沙盘游戏可能引发的退行和防御减弱都会将其置于危险之中。

五、儿童少年沙盘游戏治疗的模式及过程

1. 介绍沙盘　儿童少年进入治疗室后,会立刻被沙具和沙盘吸引,他们内在天生就具有游戏的动力。因此,在向儿童少年介绍沙盘时可以简单些,要让儿童少年明白他们可以在沙盘里创作任何想做的东西,向他们展示沙盘、沙子、水和沙具,然后说明规则,不可以伤害自己或他人,不要将沙子和水弄到沙盘外。有时候青少年可能对沙具有抗拒,觉得做游戏太过于幼稚。治疗师可以向青少年说明沙盘也适用于成人,只要他们愿意随时可以尝试沙盘,治疗师可以将手伸进沙子里进行示范,也可以邀请青少年用手感受沙子。

2. 静态沙盘　由于年龄和发展阶段不同,儿童少年的沙盘游戏呈现出不同的模式,有静态的和动态的沙盘。静态的沙盘通常是由年龄较大的儿童少年创作的。在创造沙盘阶段,有些治疗师会做书面的记录,有些不会,不管是否在沙盘创作过程中做记录,治疗师的任务都是仔细观察儿童少年在沙盘游戏中的所有表现和细节,以及观察其各类反应,包括身体、情绪、想象、想法和行为。在创造阶段结束后,邀请儿童少年体验下这个沙世界,如果他们想再移动或者改变沙具也是可以的。接下来可以让儿童少年介绍下沙盘的内容。洛温菲尔德的技术可以借鉴,她让儿童少年假设治疗师是来自于另外一个国家的游客,对儿童少年所创造的沙盘世界一无所知,儿童少年的任务就是作为向导带领治疗师游览沙世界。对于年幼的儿童,也可以拿玩偶和儿童对话。接着治疗师可以把焦点放在沙盘中的沙具上做些干预,可以让沙具作为角色互相对话,或者请儿童少年演示一下沙盘中发生的某个场景,或者使用想象力,让儿童少年对沙盘中的沙具进行更进一步的想象。最后治疗师可以帮助儿童少年做一些与现实的连接,可以问问他们对沙盘感觉怎么样,沙盘中是否有哪部分像现在的自己。如果儿童少年在体验完沙盘后不愿意谈论沙具也是可以的,对于儿童少年来说他们是否有意识理解了沙具所代表的意义并不重要,治愈或改变依然会通过无意识得以发生。

3. 动态及互动性沙盘　动态的沙盘通常是年幼的孩子或者需要释放多余能量的儿童创作的。他们在做沙盘时会不时的移动沙具,赋予沙具生命,进行想象性的游戏。他们可能会给沙具配音,也会讲故事创造连贯的对话或剧情。此时治疗师不要打断游戏、进行提问,可以通过一些恰当的言语回应,比如描述看到的情况或者重复儿童说的话来增强儿童的自我觉察。对于动态沙盘来说,重要的是跟随这个过程而非最后的静态画面。在沙盘创作结束后可以对沙具提一些问题帮助儿童思考,和静态沙盘一样,可以通过角色对话、演示、想象、讲故事等方法进行干预。

许多年幼的儿童在制作动态沙盘时也会邀请治疗师加入互动。如果是年幼的儿童,治疗师可以和儿童进行互动性游戏,通过讲故事或者角色扮演进

行互动。有些儿童会告诉治疗师方向,比如希望治疗师当坏人,不断被打败,但另外一些儿童希望治疗师作为一个角色自己创造一些故事内容,这时在互动过程中要避免将治疗师的价值观和解释强加到儿童身上,尊重儿童的带领和兴趣。如果是大孩子或者青少年,他们已经不需要通过移动沙具来呈现过程,随着思维能力的成熟,他们可以摆放静态沙盘,以一种更具象征性的方式进行游戏。这种情况下儿童如果邀请治疗师参与,可以告诉他们这是为他们准备的游戏空间,尽量让孩子自主创作沙盘。

4. 指导性沙盘 一般而言,治疗师不会对沙盘进行指导,非指导性是一个重要的原则。但是由于儿童的发展性,他们在身心方面发育不成熟,如果儿童的问题集中体现在某个方面,就这个主题进行指导性沙盘是很有帮助的。指导性沙盘也可以在短程治疗中用于提高效率。指导性是指在主题或者开展沙盘的方法上进行指导。

根据治疗师的评估选择相关主题,例如如果儿童因为害怕老师不敢上学,就可以邀请儿童在沙盘上创造一个类似的情境,干预策略依然可以选择角色扮演、讲故事、想象和演示等。对于那些在和父母的关系里存在困难的青少年,也可以邀请其在沙盘中展示家庭关系场景,然后在另外一个空白沙盘中来描绘未来与父母的关系。在开展沙盘的方法上可以加入与治疗师轮流游戏的方式,轮流放入沙具讲故事,轮流将沙具埋进沙子里再找出来,这种在沙盘中捉迷藏的游戏可以帮助儿童谈论和面对内心隐藏的事情。也可以和治疗师玩走迷宫的游戏,在沙盘上制作迷宫、走迷宫可以帮助儿童产生力量感。如果儿童不知道摆什么或者摆的沙具太多,可以给予他们指导和限制,要求他们拿 12 样沙具,包括 4 种动物、4 种植物和 4 个人物放入沙盘中。

5. 记录及拆除 在沙盘结束后可以照相记录沙盘,完成笔记,用于存档、回顾和督导,最后拆除沙盘。拆除时不要将沙具遗漏在沙子里,抚平沙子。拆除对治疗师来说也是一个仪式化过程,将物件归位,维持原有的组织秩序。

总之,与成人不同,沙盘游戏治疗的工作要考虑到儿童少年的发展性特点,这一点非常重要。学无止境,作为孩子治疗过程中的陪伴者、共同探索者、成长见证者,沙盘游戏治疗师需将自我成长作为一项奋斗的目标,拥有自己系统的个人沙盘体验是必要的。沙盘方寸虽小,但能给孩子们打开一扇神奇的门,这是一趟奇妙的旅程,虽然这旅程充满艰辛和不确定,但是这是真正的成长之旅,而且我们也不是孤身犯险,无论是在孩子还是在我们自己内心,都有

内在的智慧陪伴在侧,引领我们成为自己,实现自性化。

(王佳佳)

第九节 正念冥想

一、正念冥想的渊源与发展

正念,梵语 samyak-smrti,巴利语 samma-sati,在 19 世纪(1881 年)进入英语语汇,翻译为 mindfulness,而中文则被翻译为"念",也特指"正念",最早文献出处是公元四世纪的汉译《念住经》。正念的修行,为原始佛教及上座部佛教的根本修行方法,也被称为"小乘"。一般指从身、受、心、法四个面向,建立持续及稳固的觉知,明了其身不净、苦、无常及无我的本质,逐渐断除所有的贪嗔痴等烦恼,解脱痛苦,达到涅槃。汉传佛教中四念处经历了不同阶段的兴与衰,在近代的修行中,汉传佛学中常将四念处禅法与大乘道结合,教义趋于圆融。

公元前 1500 年,在印度哲学史上,六派哲学中的瑜伽派思想就有与正念相类似的思想,这一阶段可以算作正念的萌芽阶段;公元前 589 年,佛祖释迦牟尼在菩提树下结跏趺坐,悟出四谛,并向广大僧众传授,这一阶段可称为形成阶段;随着阿育王的影响扩大,公元前 300 年前后,正念的方法在东南亚地区和中亚地区开始流传,在公元 15 世纪印度佛学消失之后,斯里兰卡、缅甸等地保存了正念的修习方法。20 世纪 60 年代,越南著名僧人一行禅师把"正念"的理念及方法带到西方世界。1975 年,Salzberg,Kornfield 和 Goldstein 在美国马萨诸塞州创立了内观禅修社(insight meditation society,IMS),遵循上座部传承分享正念禅修。1979 年,乔恩·卡巴金(Jon Kabat-Zinn)在麻省大学医学中心开设了正念减压(mindfulness-based stress reduction,MBSR)门诊(stress reduction clinic,原为减压门诊)。他既承认正念的佛学根源,又强调正念的普世性,巧妙地运用非宗教性语言,以当代实证科学为支持,以麻省理工学院分子生物学博士的科学家身份,引发了正念在西方主流社会各领域的发展,成为将正念引入美国主流社会的开创者之一。他所创立的正念减压课程被称为是"干细胞"课程。

科学领域中被采用得最为广泛的正念定义是正念减压课程创始人卡巴金所提出的操作性定义:正念是指对当下此刻加以有意的、不带评判的注意/关注

时所呈现出来的那份增强了的觉知。简而言之,正念是一份对当下的接纳的觉知。从根本上来说,正念冥想是一种培育觉知的系统的培训方法。

20世纪80年代以来,在西方心理学领域,正念逐渐成为当代心理治疗重要的概念和技术之一,诞生了辩证行为疗法(dialectic behavioral therapy,DBT)、承诺与接纳疗法(acceptance and commitment therapy,ACT)及正念认知疗法(mindfulness-based cognitive therapy,MBCT)等有大量科学实证的心理疗法,被称为行为治疗的第三浪潮。

在东方,2002年左右有心理学家尝试将正念疗法带进中国台湾,但对于正念的关注一直都局限在佛教徒中,并未引起社会的广泛关注。直至2007年,正念慢慢被更多人知晓,中国台湾成功大学与其他大学举办校际合作论坛,开始介绍正念减压疗法和正念认知疗法。2010年之后,正念工作坊在中国各地逐渐开设起来。正念主流化工作,则由卡巴金和童慧琦在2011年秋天开启。从2013年起,麻省正念中心的“正念减压”师资培训课程被引入中国,并于2016年完成第一次正念减压师资培训,也是亚洲的第一次完整正念减压师资培训。其间,于2015年初,中国心理学会临床与咨询心理学专业委员会成立了正念学组。2017年,经由上海市精神卫生中心和加州健康研究院的努力,首次为中国引进牛津正念中心正念认知疗法的师资培训体系。在引进西方发展出的经典正念课程体系的同时,华语正念导师们也在致力于发展中国本土正念课程体系。同年,上海市医学会行为医学分会成立正念治疗学组,该学组也经由医院员工援助计划(Employee Assistance Program)开展正念相关职业减压课程。2019年,为了提高中国正念相关研究、实践、教育和传播工作的科学性、规范性,中国心理学会临床与咨询心理学专业委员会正念学组、中国心理卫生协会认知行为治疗专业委员会正念学组多名专家共同发表了《正念干预专家共识》,就正念的定义及概况、正念的身心效果、正念应用的相关要求、常见的正念练习和正念相关的干预展开讨论并达成了共识。2021年,西交利物浦大学成立正念中心,为国内第一个大学正念中心。2022年,江西社会心理学会成立正念专业委员会,为国内第一个省级专业学会成立的正念专委会。

正念冥想在成人中的应用,在医疗及心理领域,主要由早年接触到正念减压课程的人们开启和深入。他们在体验和完成正念减压课程以及相应的培训之后,在所服务的人群中开展正念减压工作,并针对特定的人群的特征和需求在正念减压课程的基础

上发展出了一系列服务于不同成人人群的干预方法。譬如用于反复性抑郁患者中复发预防的正念认知疗法,孕期和婴幼儿的养育课程正念分娩和养育(mindfulness-based child-birthing and parenting,MBCP),用于家庭养育的正念养育课程(mindful parenting)等,它们被统称为正念为基础的干预(mindfulness-based interventions,MBIs)或者正念为基础的课程(mindfulness-based programs,MBPs)。近十几年来,一方面,正念冥想在成人中的应用,在医疗保健、心理治疗、企业、司法、教育、养育、领导力、职业运动等领域中继续深化和拓展,成人正念冥想相关的研究在神经可塑性、表观基因和端粒与衰老等研究中进一步深入;另一方面,正念冥想在儿童中的应用和研究也得到更多的关注。

在对儿童正念冥想进行系统性的综述和探讨之前,首先明确本节所使用的儿童的概念。本节将采用《联合国儿童权利公约》第一条中对儿童的定义,即指所有未满18岁的人。文献显示,认同儿童能够有效进行冥想活动的最低年龄约为4岁。

二、为什么要在儿童中发展正念项目

一方面,现代的儿童观认为儿童在生命发展中具有着主动性,儿童发展过程中个体和情境之间存在着相互关系,虽然人类终身可塑,但儿童期具有最大的可塑性。而正念冥想正可以帮助积极营造和创建适合儿童健康发展的家庭、教育、社区等生态环境,以接纳、慈悲、善意、智慧的方式最大化地发展儿童的潜能。另一方面,儿童正念项目的发展也结合了医学、神经科学、心理学等学科和领域的发现,不仅可以服务于儿童人群整体,也可以作为传统治疗的补充甚至作为单独干预进入到医学和精神科学领域。

在正念冥想领域,学者们普遍认为儿童是适合练习正念冥想的群体,并且能从中获益。儿童练习正念的益处可以归纳为五个方面,英文以五个“C”来概括:可以提升专注力(concentration),提高情绪调节能力并获得平静(calm),能够更加明晰地看待问题并作出智慧的判断(clarity),提升创造力(creativity),提升悲悯心(compassion)因而提升人际关系的品质。而这些收获恰恰可以提升孩子的认知、情绪和利他行为及人际关系能力。

在欧美,有越来越多针对儿童正念冥想的学术文章发表。以“children meditation”作为关键词通过美国生物医学数据库NCBI PubMed文献检索,结果显示:关于儿童正念冥想方面发表的论文自1973年至2022年10月底累计666篇。其中,2002年之前儿童冥想的生物医学研究发表论文数量每年低于

5篇。2002年之后论文数量开始呈指数式增长,仅2021年就发表了84篇(图38-6)。同时,也出现了越来越多的儿童正念冥想的科普类文章和书籍,以及一些手机应用程序(App),以帮助教师和养育者获得有关儿童正念冥想的研究资讯以及适合儿童不同年龄的正念冥想方法。从儿童成长的生态环境角度出发,20世纪90年代以来,也出现了针对养育者的正念冥想的理念、书籍和课程,以教导养育者(主要是父母)有效地面对养育孩子带来的压力,与孩子共同成长。

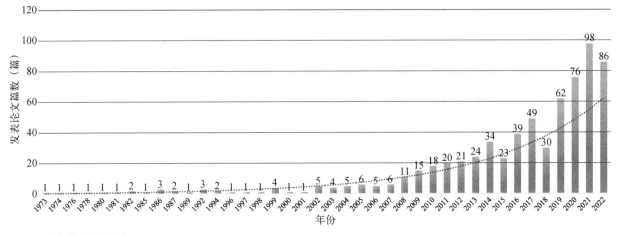

注:有几个年份无论文发表。

图38-6 1973—2022年全球儿童冥想研究发表论文数量统计

研究发现正念为基础的干预不仅为临床心理疾患儿童提供了有效和有益的康复方法,譬如正念冥想可以有效缓解儿童焦虑、抑郁、学习困难、社交困难和问题行为(如多动、冲动、孤僻、脆弱、撒谎等),具有良好的心理治疗的效果,还能有效改善小学生的认知、情感功能,使得大脑更加专注、记忆力更佳、多任务处理能力更高,促进情商和社会情感发展,提升主观幸福感及健全人格。因而,正念冥想正从临床逐步拓展到非临床儿童人群,从精神卫生领域迈向预防和公共卫生领域,从原来的非传统替代教育的成分,进入主流传统教育的课堂上。冥想的研究方向也从缓解临床症状(如高度分心、多动、焦虑和冲动性等),转向提升积极心理品质,譬如抗挫力,提升积极情绪,提升幸福感,同理心、悲悯心、利他和谐的人际关系等。这些都进一步显示了卡巴金所谓的"正念干预的公共卫生之根"。

下面将进一步探讨儿童正念在三个不同场景中应用研究的现状,介绍在医学临床、精神病学、学校以及家庭体系中开展正念冥想的一些设计严谨的研究以及一些初步的发现。

三、儿童正念的使用实例

(一)精神卫生卫生保健与疾病治疗中的正念为基础的干预

正念为基础的干预(MBIs)越来越多地被整合进精神卫生保健与疾病治疗方案中。不断增加的研究文献显示它可以作为多种精神障碍的有效的干预手段。接下来回顾一下MBIs在几个精神科常见障碍和症状以及一些特殊人群中的使用。

1. 焦虑和抑郁症状 在儿童中非常普遍,而且会带来严重的功能受损并影响正常的发育。儿童期的焦虑是最为常见的精神障碍,而且也是青少年抑郁的一个前奏,而抑郁是青少年人群中的主要心理障碍。

MBIs在抑郁症状的治疗和预防上有着重要的价值。其中的机制可能在于MBIs可以减少抑郁症中常见的思维反刍(rumination),与一些消极、反复出现的思维建立一种非评判、如实观照的关系,视念头为一种精神事件,而非现实或真相,从而减少思维反刍的过程,减少抑郁症状。

MBIs同样可以减少压力和焦虑症状。MBIs的非评判和接纳的态度同样有助于减轻焦虑想法的影响,向不愉快的、可以激发焦虑的躯体症状和想法开放,减少经验性回避。另外,MBIs也可以经由专注力的培养来减轻高焦虑状态下的注意力损害。

2. 注意缺陷多动障碍(ADHD) MBIs对降低儿童中的破坏性行为有着积极的效果。Klingbeil等对2006—2014年发表的个案报告进行的荟萃分析发现,MBIs对ADHD和孤独症谱系障碍的破坏性行为有中等程度有效性。而且,MBIs的效用并不依赖于使用场景,对学校和家庭设置同样有效。

ADHD是一种神经发育性障碍,以注意力缺陷、高活动量和高冲动性为特征,带来日常功能多方面的功能受损。ADHD的核心症状包括无法组织和规划活动,显著的分心、难以保持注意力,以及过度多话,不安的动作,对困扰的低耐受。MBIs对ADHD可以减轻分心,提升专注力,也会减轻所伴随的焦虑和抑郁。MBIs的一些基本技能,比如正念呼吸,可以教会儿童经由对呼吸感觉的觉察来把注意力带到当下,一旦分心,觉察到之后,重新把注意力带回到呼吸,从而教授儿童学习调节和管理自己的注意力,这样反复的练习常被称为"健心",可以增强专注和集中的技能。关注呼吸给身体带来的感觉,或者身体与所接触的表面之间的接触感等中性的感觉,也可以帮助儿童从消极的念头和情绪中转向中性的体验。

Evans等(2018)对一系列正念干预在18岁以下ADHD儿童中的应用作了一个荟萃分析,发现在7个MBIs中,大多数也同时包括了家长。该分析发现,除了一个研究显示小的效应量外,其他的研究都显示MBIs相对对照组有着大的效应量。另一个系统文献综述则发现,儿童中的MBIs和瑜伽,在对执行功能和注意力的评估上有着中度到大的效应量。对ADHD中外化症状(externalizing symptoms),如破坏性的行为等的发现则是混合的。有的研究发现有小到中度的效果,可以提升孩子的依从性,有的则没有效果。对儿童整体的健康和功能的研究目前还没有定论。最后,有证据显示,MBIs可以有效地降低养育压力,以及提升家长的满意度和幸福度,改善亲子关系。

MBIs对ADHD的效用的研究有着一些局限。一是大多数的研究研究人数少,且没有采用对照研究。各研究所使用的测评工具有着很大的差异,尤其是其中混杂使用了儿童自评和家长自评量表。虽然有着这些局限,但MBIs在对ADHD的症状改善和功能提高上具有潜力。而且,是否在给予孩子干预的同时,为家长提供正念干预,以便家长在孩子完成干预后,为孩子提供持续的帮助来维持和拓展治疗所获也是值得探索的方面。

3. 孤独症谱系障碍(ASD) ASD是一种具有高异质的临床障碍,以与社会沟通和互动相关的社会情感缺陷为主要特征,同时伴随着认知和躯体运动(motor)症状。正念培训有可能作为行为管理的辅助方法来改善ASD的症状。另外,MBIs也有可能改善伴发的焦虑、抑郁和睡眠问题。

在为ASD患儿提供正念培训时,几乎都同时为家长提供正念干预。有些研究中则采用培训培训者

模式,经由培训家长,由家长来为孩子提供干预。大多数的研究只发现了小的效应量,只有一个研究采用了随机对照设计。虽然研究设计不够严格,初步的数据还是显示基于家长的正念干预可以改善注意力问题,对内化和外化症状有改善作用,而基于家长的正念干预似乎可以改善孩子的高活动量。由于ASD所特有的认知、社会情感缺陷,针对该临床人群的正念干预还需要进行修改,以提高在该人群中的适用性。譬如,治疗手册减少使用高度抽象或比喻性的文字,提供更加具体和清晰的练习指导和目标。由于信息加工方面需要更多的时间,也有建议延长呼吸练习的时间,以及每周的总练习时间。

4. 进食障碍 是一组以进食问题为主的障碍。通常在青少年期发病,对身体的关注达到顶峰,通常与明显的主观痛苦和功能受损相伴,也会提高罹患其他精神疾病的共病率。正念干预被运用到暴食或情绪性过度进食中。进食障碍与情绪失调相关。过度进食被认为是对心理痛苦的一种逃避和功能失调性应对。正念干预经由与内在体验(情感、躯体感觉)的工作,直接作用于情绪失调该核心,提升个体对痛苦情绪的接纳和耐受,培育自我悲悯和自我接纳。对神经性厌食症的效用显示极小。第三浪潮的行为治疗如辩证行为治疗,接纳和承诺疗法显示对这些障碍有效。

(二)学校/教育系统的正念为基础的干预

最早的正念教育在20世纪60—70年代的美国非主流非传统的学校(如Quaker)等所谓另类教育(alternative education)系统中就已经存在。在过去二十年间,在美国随着正念减压课程的广为人知,在英国随着正念认知疗法纳入英国健康署,在卡巴金、威廉姆斯等课程创始人的积极支持和推动下,正念教育开始进入教学体系。

在西方,正念教育的推广多借由公益机构来进行。譬如较早开展正念教育的美国公益机构Mindful Schools,在英国则有Mindfulness in Schools Project(MiSP)。以Mindful Schools为例,早期由公益机构直接派送正念讲师进入公立学校课堂,为学生提供正念课程,每周两次,每次15分钟,持续8周,教会学生16个常用的正念练习,学校老师则参与观摩,并督促学生完成每周的在家练习。公益机构并与大学研究机构合作,对他们所提供的教案和课程进行研究,在一定的实证基础上,逐渐开始经由train-the-trainer模式培训学校老师,由完成培训的老师在学校里开展正念工作。在英国MiSP所开发

的课程则是青少年正念和抗挫力（mindfulness and resilience for adolescents）项目中被研究的实验条件之一，该项目是迄今为止设计最为严谨的整群随机对照试验（cluster-randomized controlled trial）。由英国牛津大学、Exeter 大学和伦敦大学在英国公立学校内进行。主要目的在于研究正念在教育体系中的培训是否有效（effective），即是否能够帮助青少年更好地管理情绪及提升抗挫力，以及其成本效益（cost-effective），即比较不同的培训方式，以确定达到效用的最经济的培训项目。研究对象为 11～16 岁学生。目前已经在全英国 84 所公立学校完成招募，42 所学校为实验组，42 所学校为对照组。其研究结果十分值得期待，有望为正念教育带来新的洞见和启发。

在美国，2021 年，来自斯坦福医学院精神科针对旧金山地区学区孩子开展的对照研究中，在 1000 多名低收入、高暴力、高犯罪率学区 3～5 年级学生中招募了 57 名对照组和 58 名实验组儿童，实验组参加了为期两年的正念课程，包括呼吸训练及瑜伽练习。研究人员在干预前、干预完成 1 年及 2 年后进行了三次测评。比起干预前，平均多睡了 74 分钟，快动眼睡眠增加了 24 分钟。而快动眼睡眠对神经发育以及认知和情感发育、巩固记忆有着重要的价值。该研究是第一个应用睡眠多项生理检查来检测脑活动，以评估正念培训对儿童睡眠的影响。该课程教导孩子辨识压力，并学习经由深、慢呼吸把注意力带到当下，加上每周两次的瑜伽以减压和放松，并没有指导他们如何睡得更多。其他测量包括呼吸率、心率和血氧水平。研究者认为呼吸练习可能提升了副交感神经系统的活跃度，因而达到放松的效果，并促进了睡眠。

该研究对面对高压环境的儿童如何面对家庭经济不稳定，社区治安的危险，以及学业的压力，帮助面临压力环境的年轻人如何应对压力有着重要的意义。不在于告诉他们如何睡得更多，或保持规律的睡眠时间，而是学会去放松。

西方正念学校课程的开展和研究为中国教育体系引进和发展正念学校体系提供了科学和实践依据。同时，正念在中国有着悠久和深厚的文化传承和根基，正念在中国其他主流领域譬如医疗、心理学等的开展也引发了教育系统的兴趣。国内学校背景下正念冥想的应用进入起步阶段，较早的正念教育课程由完成美国正念教育课程的华裔心理学工作者针对 2008 年四川大地震后在什邡周边地区的学校老师中开展，后续拓展到网络课程，继续为灾区以及贫困地区的支教老师提供六周课程。虽然有丰富的积极反馈，但早期这样的课程并没有系统进入学校体系，也没有研究，而是在一些急迫诉求下为地震灾区学校老师提供自身减压的工具，并经由受训老师与灾后身心康复中的学生以及贫穷地区的孩子们分享，应对压力。

我国的九年义务教学中有着优秀的传统，譬如广播体操、眼保健操在学校体系的普及，沿用我国过去成功的经验，参照西方正念教育的发展，结合我国传统健身，譬如少儿武术等，由接受过正念培训的导师参与培养中小学教师学习正念课程，在一些试点学校进行研究，发展出适合我国国情、具有我国文化和教育特色的学校正念课程体系是一件非常值得期盼的事情。结合学校心理健康教育、体育体系，推动我国儿童心理健康教育的发展，提升儿童身心健康水平，为他们进入到成人世界做好充分准备。

（三）正念养育

家庭是儿童发育、成长的一个至关重要的生态环境。在西方，从 20 世纪 90 年代开始，卡巴金首先提出了正念养育的理念。1997 年荷兰的心理学家则针对临床儿童患者的家庭发展出了正念教养课程，并进行了一系列的研究。在华语界正念养育的理念也开始逐渐得到接受，并由接受过完整西方正念体系训练的临床心理专业人员整合正念减压、正念认知、神经心理发育理论、中国养生八段锦等开发了系统的八周正念父母心的课程体系。该体系目前还在前期试验阶段，需要在研究的基础上再考虑更大范围的推广。

目前的相对成熟的正念养育的研究来自精神疾患儿童的家庭，下面总结一下来自荷兰的三个研究：

Bogel 等在多个维度上对八周正念养育课程的效用进行了对照研究。研究发现，正念养育对孩子和家长的精神病理症状、养育行为、合作养育等有着积极的影响。具体地说，在完成八周的正念养育课程之后，家长报告目标儿童的内化问题（如抑郁和焦虑）、外化问题（如行为问题、攻击性）显著减少。家长自身的内化问题也有显著减少，而外化问题的减少达到中等显著水平。家长认为自己的养育压力显著降低，变化达到中等水平；养育行为的积极变化幅度处于小至中等水平。家长们更多地鼓励孩子，减少了过度保护和拒绝行为。在合作养育方面也出现了改善，这些改变一直持续到随访阶段。婚姻有关变量则没有显著变化。由于入组的家长都有着具有精神障碍诊断的孩子，有趣的发现是，该课程不仅对目标儿童的精神病理症状有效果，而且对家长本身的精神症状同样有效，这是因为大多数家长都汇报自己的问题与孩子的心理障碍相关。

Meppelinn 等在荷兰三个中心的研究中,采用同样的正念养育课程,由 74 名家长和 72 名目标儿童参加。所有家长都是由于孩子的精神病理学症状而入组。研究发现,所有家长的正念养育行为在参加课程后都有了显著增加,并持续到随访阶段。具体的变化显示,家长的养育行为在后测和随访中都有了显著的提升,家长们能够全神贯注地聆听孩子,觉察情绪的自动反应,更加自我悲悯,对养育的效果更为接纳。对孩子的共情显著提升,对孩子的情绪觉察也显著提升。面对孩子的情绪和行为症状,家长的暴躁或回避行为都有显著减少。最后,家长的养育压力得到了显著降低。

Bogel 等的第三个研究在 14 个家庭中进行,研究同样显示,家长在养育压力、自动反应行为、正念养育、养育回避等方面的改变幅度很大;孩子和家长的精神病学症状也得到积极改善,但该变化出现在课程两个月后的随访中。在预防领域文献中把这种对核心结果的干预效应的延迟称为"睡眠效应"。这种效应表明,一旦种下了正念养育的种子,随着时间的推移,它们会对孩子和家长的心理健康产生积极的影响。

由于养育的压力并不仅仅存在于有精神疾患儿童的家庭,如何经由正念养育来为普通家庭和养育者提供压力管理的知识和技能,提升养育者和儿童的生命品质,减轻养育者的消耗,促进儿童的健康成长是值得探索和研究的领域。

四、儿童正念冥想练习的指导性原则及方法

根据儿童少年心理生理特点,适合儿童少年的冥想应具备以下几点:

1. 短时高频,易于实施 考虑到青少年学业任务重、时间紧且不易长时间静坐,可以把正念练习整合到课间进行。而家庭练习的时间也不宜过长,时长应以 5~15 分钟为原则,静坐和身体扫描练习以 3~10 分钟为 1 个练习单元。

2. 形式、内容要简练、易掌握,有助于学习和坚持 譬如,受到学校广播体操和眼保健操形式的启发,结合正念训练核心理念和技能,首都师范大学刘兴华及其研究团队结合中国中学生现实情况,发展出对国内中学生群体的心理促进、开发和培养的本土化心理健康教育形式——正念健心操。在每天固定时间、用时 5 分钟、在教室听录音进行的正念短时冥想训练形式,活动包括觉察身体、呼吸等内容。训练源于正念减压,核心理念是不评判的态度、此时此

刻的觉察。我国青少年的主要群体大多数正处于初中、高中阶段。正念健心操是一种为绝大多数在校中学生制作的、短时多频的心理健康教育方法。

3. 相关性 正念冥想项目和课程的设计与开发,需要让青少年群体觉得与他们的生活和学习密切相关,分享他们这个年龄有关的榜样性人物的正念练习,如职业运动员的正念运动,以及正念练习对他们的学习和生活的影响等有可能提升正念练习与青少年生活的相关度。

4. 趣味性 利用可视化技术(沉浸式画面、虚拟现实技术等)将冥想融入日常场景中,或在动中练习注重当下的正念技巧(如正念进食、正念绘画或正念书写),也可以在引导语中使用一些生动的意象和比喻,如坐姿冥想中引入山的意象,观念头的冥想中,把念头视为肥皂泡等,寓教于乐,在乐趣中学习和练习冥想。

5. 适合团体训练 青少年人群是与同伴密切相联的人群。团体方式的正念训练有助于激发青少年参与的兴趣和动机,并且彼此鼓励,以便坚持。

6. 亲子冥想 早期的亲子正念活动发现,年幼儿童比起青少年的参与度更高。因而对于年幼儿童,可以经由亲子正念共修的方式,来帮助儿童理解正念,养成正念行为;同时,也可以促进家长更好地回应养育中存在的压力,减少反应性养育,减少回避、拒绝、控制、惩罚性行为,提高家长的养育能力,创建正念家庭。

五、一些适合儿童少年的正念练习

儿童少年正念练习需要适合他们的年龄和身心发育,可以单独做,也可以团体做,也可以是亲子正念游戏。

1. 幼儿睡前正念呼吸 家长可以教孩子做睡前冥想,被称为是 Beditation。幼儿常喜欢毛绒绒的玩具,让幼儿把绒毛玩具放在肚子上。

在吸气的时候,
看着绒毛玩具随着肚子的膨隆而升起;
在呼气时,
看着绒毛玩具随着肚子的放松而回落。
根据孩子年龄,持续或长或短的时间。

2. 蝴蝶的拥抱

找到一个舒适的姿势,坐着、站着或是躺着。

现在,双臂交叉到胸前,拥抱自己,双臂交叉放到双侧肩膀上。

花点时间,交替着轻轻拍打或按压肩膀,左侧右侧,然后右侧左侧。

3. 慢下来　对孩子来说,学会放慢身心很重要。可以带孩子去这样做。这个练习用英文单词首字母缩写"SLOW"(慢下来)命名四个练习步骤:

S:Soften 软化你的脸和身体,

L:Lower 下沉你的肩膀,

O:Open 打开胸膛,然后做一个胸式呼吸,

W:Wilt 放松手指和手掌。

4. 正念行走(边走路边说话)　一行禅师建议年龄小的孩子在练习正念行走时,可以说下面的话:

我抵达了。

我到家了。

就在这里。

就在此刻。

青少年和大一点的孩子,可以试试,每走一步就说一句话:

无处可去。

无事可做。

无人在此。

每一步都是抵达。

5. 五感练习(5-4-3-2-1)　把注意力从头脑中的世界,转移到自己身体所处的客观环境中,调动你的五个感官,仔细观察你的周围环境,依次说出:

5个映入眼帘的物体,比如,"我看见一个杯子、一个手机、一扇门、一幅窗帘、一盏吊灯。"

4个身体能触碰到的物体,比如,"我感觉到桌面的平滑冰凉,键盘上的凸凹,臀部和后背在椅子上被挤压,脚趾被袜子裹紧"。

3个耳朵能捕捉到的声音,比如,"我听到有车开过、有时钟的嘀嗒声、屋外有人打电话"。

2种鼻子能区分的气味,比如,"我闻到手上的润肤露的椰子香、头发上洗发液的菊花香"。

1种嘴巴能品尝的味觉,比如,"我尝一尝泡的茶水的味道"。

这个练习可以进行约5分钟。过程中,不着急,在每个感观中,停留片刻,想多呆一会儿就多呆一会儿,做更仔细深入的观察,比如,"指尖刚刚碰到桌面时,感到冰凉,但是指尖停在桌面上一动不动,冰凉的感觉逐渐减少,而一挪动指尖,冰凉的感觉立即明显起来"。这样,在不知不觉中,我们的心被带回、"着陆"(grounding)、"扎根"到现实世界中。

六、关于儿童少年学习练习冥想的一些思考

1. 正念冥想导师的资质　正念冥想的教授需要由有多年正念实践者进行。经由过去十年正念在中国主流领域,如医学、心理学领域中的介绍和推广,已经有了一定的基础来在教育系统开展正念冥想教育。每一个正念老师需要从内心出发去学习和教授正念。美国正念教育领域明确要求正念老师需要发展自己每天里的正念练习。确保教授和分享中的具身体验。为了帮助孩子发展他们的正念练习,成人必须愿意投入正念,去成为孩子的榜样,这对老师和养育者同样适用。

2. 达成专业共识,仰赖专业机构的资源和力量　教育是一件涉及国家未来的大事,在教育系统和心理健康学术机构对正念教育和养育给儿童成长的影响的初步研究有所了解的基础上,开展系统性的、多中心、大样本、大数据研究,经由教育系统本身或经由与正念机构合作,以公益的方式普及正念在教育养育中的使用。

3. 课程内容需要针对教育养育中的痛点　可以根据专业学术机构如中国心理卫生学会青少年分会等对中国不同年龄学生群体所面临的压力和所需的技能等来设计课程主题。教育中的压力是一个极其复杂的问题,涉及教育大环境。长久以来对成功的高期待、过度竞争、剥夺儿童自由发展时间和空间的氛围并非健康。所以养育者和教育者都需要首先有足够的明辨和明察能力,并与养育和教育的最高意图保持联结,以儿童和学生的最高福祉为目标。正念练习有助于养育者和教育者提升辨别力和明断力。

4. 从治病到防病,提升儿童整体健康和幸福感　正念冥想练习可以在临床和非临床设置中应用,既可以减轻身心疾病,也可以提升对日常压力的适应性,更好地管理注意力和调节情绪。而专注力的提升与主观的幸福度直接相关。

最后,由于正念练习对儿童发展益处诸多,尤其是在对专注度、创造力、情绪调节、学习成绩等的提升方面,在过度竞争的教育环境下,需要谨防被歧化为又一强大的竞争工具,而陷入另一种内卷。需要了解到正念并不仅仅是一种有益的工具,它在根本上秉承经由正念训练,获得更大的慈悲和智慧,减轻全人类的痛苦的理念。

(童慧琦　朱科铭)

第十节　团体心理治疗

团体心理治疗(group psychotherapy)是指以团体为对象进行的一种心理治疗。即将一些经过选择的患儿,安排在一个治疗小组内,定期进行引导、启

发和帮助的一种治疗性活动。其目的在于提供有组织、有计划、有指导的人际交往场所使参加的患儿共同参与活动,讨论大家关心的事情,相互支持,相互促进,增强对人及对己的了解与认识,促进人际交往和沟通能力,从而解决心理冲突,纾解郁结情绪,矫正不良行为,消除精神症状。

一、历史与发展

1905年美国Pratt首先萌发将结核病患者组织在一起给予医疗指导的设想。他还努力促成一种集体气氛,借此让患者互相帮助,特别是情感上的相互支持,取得了较好的效果。其后,1911年维也纳精神科医师莫里偌(J. L. Moreno)开始探索以演戏的方式重现生活中的问题情境,了解孩子的幻想、心理冲突和心理障碍。后来他又运用到成人的心理治疗中,不断完善,逐渐形成了独特的团体心理治疗的方法——心理剧。Slavson 1934年融心理分析、团体社交活动与知识传授于一体,为诊断和治疗有行为问题的青少年做了开创性工作。第二次世界大战促进了团体心理治疗的发展,在欧美国家大为普及流行。20世纪下半叶,随着行为主义和认知心理学理论的发展,团体心理治疗得以迅速发展,呈现出丰富多彩的局面。20世纪50年代Lazarus开创团体行为治疗,改变患者适应不良和问题行为;60年代,马斯洛、罗杰斯等倡导的人本主义团体心理治疗在学校发展加速;70—80年代在美国等地的各类团体治疗,特别是罗杰斯大力倡导的会心团体,如雨后春笋般涌现出来。

我国于20世纪60年代,团体心理治疗也得到了发展。原南京神经精神病防治院儿童病房,采取小组座谈、系统讲解、集体游戏以及利用书画、阅读、讨论等方式,开展儿童团体心理治疗,对提高患儿的治疗效果与减少复发起到了一定作用。1991年,樊富珉致力于为高校培训团体心理咨询指导者,推动了国内团体心理治疗工作的发展。

二、对象选择

为使团体心理治疗顺利而有成效地进行,首先应当选择参加团体心理治疗的对象。一般而言,病情不太严重、病情相似、不会因妄想或怪异行为而影响集体访谈的患儿可以参加。例如:有消极被动和退缩倾向的患儿,有逆反心理与反抗权威倾向的患儿,好动、自控能力差而影响课堂纪律的患儿,有焦虑症、恐怖症、强迫症和品行障碍、人际交往障碍等的患儿,均可参加团体治疗,利用其共同性,发挥互相影响与暗示作用,提高疗效。如是过分抑郁、退缩,不与人谈话或交往以及急性精神病的患儿则不宜参加。

三、治疗主持者职责

团体治疗的主持者,可由一两位治疗者(医师、护士、心理或社会工作者)共同担任。如是两位治疗者同时主持,最好两人持有不同的性格、性别,以便两人互相弥补和支持,取长补短。但两位治疗者必须制订共同的治疗方案与方法,并采取同一步骤,否则会将妨碍团体心理治疗的进行。

由于儿童未成年,属无完全行为能力者,因此接受或邀请儿童加入团体心理治疗小组时,应向其监护人(家长)详细说明团体性质、进行方式,对儿童可能的获益及集合时间、地点、保密原则等事项,以征得家长同意及支持配合。

治疗者在选择对象时,应尽力避免将某个与众不同的患儿纳入组内。如全组只有一个女性,或是某个患儿比其余患儿年长许多等则应避免。

团体治疗之前,治疗主持者应当单独与参加小组的患儿逐一会面,以便对每个参加者都有所了解和准备。每次团体活动之后,治疗者应当互相讨论,研究小组活动进展情况,以便于有一个共性的了解。

团体心理治疗通常由一个或两个治疗者主持,所以治疗主持者须有足够的经验与技巧。在进行团体治疗时,首先要建立安全信任的团体气氛,引导儿童逐渐能够在团体中明朗地表现其情绪、认知行为方式后,即可展开干预改变策略。在整个治疗中治疗主持者一方面要注意整个团体的反应方式,同时也需关心每一个成员的状况,尽量运用患儿所能接受的言语,提出问题,启发讨论,因势利导,循循善诱,力求避免说教。要促进治疗对象相互谈话,有适当亲近的情感交往与反应,引起大家的兴趣,但也不能让参与者随意聊天,变成一般的茶话会。

治疗主持者既要有耐心,让患儿感到亲切,也要有明确的立场和严格的态度,引导参加的患儿跟从,以便保持团体合作的精神。待到一定成熟阶段,再让参加者自理,发挥自主、独立的功能。可是一旦需要,治疗主持者应该随时参与和处理问题。

在团体治疗中,治疗主持者必须尽可能消除患儿的精神创伤,避免对某些病态感兴趣而加深其病理体验。对个别癔症或性格缺陷患儿,要善于暗示,做好解释工作。

四、分类

(一)根据治疗所依据的理论和方法分类

1. **精神分析团体心理治疗** 精神分析团体心

理治疗是将精神分析的理论、原则和方法应用于团体成员的一种形式。

在精神分析集体心理治疗中采用的主要技术包括：启发并鼓励成员作自由联想，对成员的梦与幻想进行解析、分析阻抗、揭示移情与反移情、解释等。有效而又及时解除团体成员对自由沟通与交流的抗拒和防御心理是治疗主持者最关键的技能。适应证主要是神经症和人格障碍。

2. 行为主义团体心理治疗 是把行为疗法用于团体治疗。按照行为主义的观点，个体的不适应行为或各种神经症都是个体在其生活环境中学习到的错误行为，它可以通过重新学习而被改变或使之消退。行为主义的团体心理治疗常用技术与方法包括：团体系统脱敏、团体放松训练、示范疗法、角色扮演、社交技能训练等。

3. 认知行为团体心理治疗 是指在团体情境下将认知疗法与行为疗法相结合，帮助团体成员产生认知、情感、态度、行为方面的改变。认知行为团体心理治疗技术包括：与不合理信念辩论、重新构想技术、认知家庭作业、合理情绪想象、角色扮演、脱敏技术、技能训练等。认知行为团体心理治疗的适应证包括各类焦虑症、抑郁症、冲动行为等。

（二）根据参加治疗成员的背景相似程度分类

1. 同质团体 指治疗团体成员本身的条件或问题具有相同性。如都是社交恐怖症的患儿。如此安排的优点是使参加对象相互认同，很快就能产生"同病相怜，有病相助"的团体关系。

2. 异质团体 指治疗团体成员自身的条件或问题差异大，情况比较复杂。如将住院患者中有情绪障碍、品行障碍的患儿放在一起组成治疗团体。这类团体心理治疗的好处在于：可使其他成员成为问题者的协助人，不同成员可从不同角度提供经验、资料和分析，使受助人从多视角洞察自己，获得多方面的帮助和启发。这类治疗常以"个案为中心"。

五、进程

参加团体心理治疗小组的患儿，一般拥有5～7人，最多不超过8人，否则就难以使大家分享足够的时间。治疗小组每周聚会1次，一个疗程聚会8～10次。学前儿童，每次时间控制在1小时内，通常由母亲带来，治疗者可与其母亲交谈，了解1周内情况，并作必要的指导。学龄儿童，一般在下午放学后进行，持续1小时。他们知道彼此有共同的问题而聚在一起，目的是要改变这些问题。可以男女同在一个小组，一般的比例为3个男孩、1个女孩，或者男女等量，多数为6人一组。青少年的团体心理治疗，参加者多为同性别患儿，至多不超过8人。

团体心理治疗小组从开始到结束，中途可能有患儿要退出。如果拥有8名患儿的小组，可以承受一两名患儿离去。此外，缺席或迟到都有损小组的顺利发展，治疗者须反复强调，让大家定期、准时出席，因为小组活动是十分必要的，一旦发生迟到、缺席就要加以讨论。

团体心理治疗的发展进程大致可分下列四个阶段：

第一阶段：是一个热身阶段，即让参加治疗的患儿互相认识，漫谈各人有什么问题，对此治疗有何期望等。开始促进相互交往，并建立一些共同的规则。例如约定每人谈及的事，会后不外讲等。渐而形成一个有规律、互相合作和认同的小团体。

第二阶段：是依赖治疗者的阶段。参加团体心理治疗的患儿都把治疗者看成是知识渊博、善于关心他人的专家，所以都想取悦于治疗者，但对小组发展为一个有凝聚力的团体，尚认识不足，他们试图以最佳的表现留在小组内，也试着帮助他人，又小心翼翼地避开任何可能出现的问题。

第三阶段：是冲突的阶段。这时对立-依赖取代了单纯的依赖，也是充满冲突的阶段。患儿知道自己能够表示愤怒，不会有灾难性的后果，因此他们会有更大的信心去承受困难。而治疗者便是一个领路人，帮助他们认识正在经历的困难和影响因素。此时，正是使治疗组通向气氛健康的一个阶梯。

第四阶段：是亲密阶段。患儿彼此间"相互靠拢"替代了"相互排斥"，在整个团体心理治疗小组里表现出更大的信任，彼此自我暴露，相互理解，相互支持。

在进行团体心理治疗时，可以使用录像作为辅助手段，让患儿能直接获得反馈，提供一个"亲眼看到"自己所作所为的机会。还可以运用舞蹈、音乐、绘画、角色扮演等方法融合到团体心理治疗中去。如在团体心理治疗同时，运用操作性条件治疗，将可取得更好的疗效。终止团体心理治疗时，全体参加治疗小组的患儿同时结束。通过患儿相互"评议"和治疗者对患儿原来拟定的治疗目标，对每个参加的患儿做出疗效评定。如在团体心理治疗前，每个参与的患儿进行了社会适应量表与儿童行为检查等量表检测，则在治疗结束时，以相同量表再作一次检测，将可提供另一个疗效恒定的客观指标。

（陈一心）

参考文献

[1] Acolin, Jessica. The mind-body connection in dance/movement therapy: theory and empirical support[J]. Am J Dance Ther, 2016, 38(2):1-23

[2] Andrés Martin·Fred R. Volkmar. LEWIS'S CHILD AND ADOLESCENT PSYCHIATRY: A Comprehensive Textbook[M]. 5th ed. New York: Lippincott Williams & Wilkins, 2017.

[3] Crowley MJ, Nicholls SS, McCarthy D, et al. Innovations in practice: group mindfulness for adolescent anxiety - results of an open trial[J]. Child Adolesc Ment Health, 2018, 23(2):130-133.

[4] Davis WB, Gfeller KE, Thaut MH. An Introduction to Music Therapy: Theory and Practice[M]. 3rd ed. Maryland: American Music Therapy Association, 2008.

[5] Dunning DL, Griffiths K, Kuyken W, et al. Research review: the effects of Mindfulness-based Interventions on cognition and mental health in children and adolescents-a meta-analysis of randomized controlled trials[J]. J Child Psychol Psychiatry, 2019, 60(3):244-258.

[6] Eva Szigethy, John R. Weisz, Robert L. Findline. Cognitive-Behavior Therapy for Children and Adolescents[M]. Washington: American Psychiatric Pub, 2012.

[7] Hanser SB. THE NEW MUSIC THERAPIST'S HANDBOOK[M]. 3rd ed. [S. l.]: Berklee Press Public, 2020.

[8] Jill H. Rathus, Alec M. Miller. DBT Skills Manual for Adoelscents[M]. New York: The Guilford Press, 2015.

[9] Koch SC, Riege RFF, Tisborn K, et al. Effects of dance movement therapy and dance on health-related psychological outcomes. A meta-analysis update[J]. Front Psychol, 2019, 10:1806.

[10] Malchiodi CA. HANDBOOK OF ART THERAPY[M]. 2nd ed. New York: Guilford Press, 2012.

[11] Raes F, Griffith JW, Gucht K, et al. School-based prevention and reduction of depression in adolescents: a cluster -randomized controlled trial of a mindfulness group program[J]. Mindfulness, 2014, 5(5):477-486.

[12] Thaut MH, Hoemberg V. Handbook of NEUROLOGIC MUSIC THERAPY[M]. 5th ed. New York: Oxford University Press, 2016.

[13] Barbara A. Turner. 沙盘游戏疗法手册[M]. 陈莹, 姚晓东, 译. 北京:中国轻工业出版社, 2019.

[14] 芭芭拉·博伊科, 安娜·古德温. 沙游治疗完全指导手册:理论、实务与案例[M]. 田宝伟, 译. 北京:中国水利水电出版社, 2006.

[15] 陈一心. 儿童心理咨询与治疗[M]. 北京:北京大学医学出版社, 2009.

[16] 杜亚松. 儿童心理障碍治疗学[M]. 上海:科学技术出版社, 2013.

[17] 樊富珉. 团体咨询的理论与实践[M]. 北京:清华大学出版社, 1996.

[18] 高岚, 申荷永. 沙盘游戏疗法[M]. 北京:中国人民大学出版社, 2018.

[19] 高天. 音乐治疗导论[M]. 北京:世界图书出版公司, 2016.

[20] 李占江. 临床心理学[M]. 北京:人民卫生出版社, 2021.

[21] 麦拉·卡巴金, 乔恩·卡巴金. 正念父母心[M]. 童慧琦, 译. 北京:机械工业出版社, 2021.

[22] 邱鸿钟. 艺术心理评估与绘画治疗[M]. 广州:广东高等教育出版社, 2014.

[23] 茹丝·安曼. 沙盘游戏中的治愈和转化:创造过程的呈现[M]. 张敏, 蔡宝鸿, 潘燕华, 等译. 北京:中国人民大学出版社, 2019.

[24] 瑞·罗杰斯·米切尔, 哈里特·S. 弗里德曼. 沙盘游戏:过去、现在和未来[M]. 张敏, 高超, 宋斌, 译. 北京:中国人民大学出版社, 2019.

[25] 沈渔邨. 精神病学[M]. 5版. 北京:人民卫生出版社, 2009.

[26] 谢刚. 习得幸福:积极家庭心理成长手册[M]. 北京:北京师范大学出版社, 2021.

[27] 严虎, 陈晋东, 张岸琼. 绘画心理技术在精神心理门诊的应用[J]. 中国临床心理学杂志, 2021, 29(1):214-216.

[28] 伊娃·帕蒂丝·肇嘉. 沙盘游戏与心理疾病的治疗[M]. 张敏, 刘建新, 蔡成后, 等译. 北京:中国人民大学出版社, 2020.

[29] 曾文星, 徐静. 心理治疗[M]. 北京:人民卫生出版社, 1998.

[30] 赵旭东, 张亚林. 心理治疗[M]. 上海:华东师范大学出版社, 2020.

第三十九章

儿童少年社区心理卫生服务

随着现代社会的发展、医学的进步，人们对防病治病认识的逐步深化，医疗保健从个体向群体转变，寻求基于群体对防病治病的措施和方法。社区卫生服务(community health service，CHS)正是适应这种需要而产生的。CHS是社区发展的重要组成部分，是指在一定的社区中，由政府主导、社区参与、上级卫生机构指导，以基层卫生机构为主体、全科医师为主干，合理使用社区资源和适宜技术的卫生服务体系。是以人的健康为中心、家庭为单位、社区为范围、需求为导向，以妇女、儿童、老年人、慢性病患者、残疾人等为重点，解决社区主要卫生问题，满足基本医疗卫生服务需求为目的，融预防、医疗、保健、康复、健康教育等为一体的基层卫生服务。

当前，社会的发展使人类的生存环境发生了根本改变，人们对儿童少年心身全面发展的要求越来越高，儿童少年与家庭和社会有关的健康问题也明显增多。以个人和疾病为中心的医疗保健服务模式转变为个人、家庭和社区为基础的医疗保健服务模式，已是全球卫生事业发展的趋势。为适应儿童少年的心理卫生需求，向儿童少年及其家庭提供及时、方便、低成本、优质的社区服务，使儿童少年从医疗、预防、保健、康复等方面得到多方位、全过程的保障，这已是世界各国所追求的目标。社区心理(精神)卫生服务(community mental health services，CMHS)也是精神医学的不可缺少的部分，有学者甚至将该服务的开展称为精神医学的第三次革命。

我国在《全国精神卫生工作规划(2015—2020年)》中多处提及儿童青少年的心理健康。在"总体目标"中提出要："健全完善与经济社会发展水平相适应的精神卫生预防、治疗、康复服务体系""积极营造理解、接纳、关爱精神障碍患者的社会氛围，提高全社会对精神卫生重要性的认识，促进公众心理健康，推动社会和谐发展"。在"具体目标"中要求："医院、学校、社区、企事业单位、监管场所普遍开展精神卫生

宣传及心理卫生保健""中小学设立心理辅导室并配备专职或兼职教师，在校学生心理健康核心知识知晓率达到80％"。可见，儿童少年心理卫生促进工作也应该是强调以社区、学校为基础的。

第一节　美、英等国社区心理卫生服务概况

在不少国家"社区"的含义与"责任区"的含义有一定的重叠，都包含着对一特定地区的居民提供服务的责任感和义务感。一般"社区"有7.5万至20万人口，有特殊的地域、政治界限。美国的社区服务开始于20世纪30年代，之后曾一度停滞不前，60年代后开始有较快的发展。当时人们认识到精神病患者长期住在医院与外界隔离对康复极为不利，而应在急性精神症状控制后尽早回归社会，随即开展了"去住院化运动"。精神病患者经过急性期治疗后转入本人隶属的CMHS中心，既可继续接受治疗、参与各种康复活动，又不远离家庭、能得到亲人的照管。人们观念的改变，加上当时抗精神病药物的应用，使得这一运动得到很快的发展。全美住院患者总数从1955年的55.9万人下降到1980年的13.8万人，也就是说，约有2/3的精神病患者转向了社区。随之，其他发达国家也纷纷将社区服务发展作为心理卫生服务的重要组成部分。

一、美国社区心理卫生服务

美国20世纪90年代起就开始规划在每个责任区(CHS)里建立一所CMHS中心，心理卫生服务成了社区服务的重要组成部分。社区工作包括：家庭医疗服务、围产保健、儿童保健、营养指导、精神与生理卫生及老年保健等。社区医疗中心与附近的综合医院和专科医院联系密切，医院派出医师从事社区服务工作，同时接受社区医师介绍的住院患者或需

要进行某种特殊检查的患者。

美国的社区医疗中心由董事会管理,从事医疗工作的既有专职医师,也有医学院的实习医师,还包括由精神科医师(包括儿童精神科医师)、临床心理学家、社会工作者、特殊教师、心理卫生护士及治疗师(如心理治疗师、语言治疗师等)组成的多学科工作团体。初期 CMHS 中心以成人精神病患者的继续治疗和康复活动为主,在业务上接受当地医学院校的指导。后来,美国国会设立了儿童心理卫生联合会,颁布了"儿童权利法",强调社区儿童少年心理卫生社区服务的重要性。于是各州均成立社区儿童少年心理卫生服务中心,其服务内容包括急诊、门诊、住院、会诊、儿童少年心理卫生健康教育等,但以日间治疗和预防为主。

(一)日间治疗

日间治疗颇受欢迎,其目的在于:① 解除焦虑;② 促进适应技能的发展;③ 改善人际关系;④ 培养自我了解、自我控制和自我尊重的能力。服务对象为有情绪、行为和品行障碍的儿童少年,以及发育偏离和适应困难者。其治疗和训练教育计划的内容可参照表 39-1。

表 39-1　日间治疗内容和安排

	星期一	星期二	星期三	星期四	星期五
8:00～9:00	职员会议				
9:00～10:00	上学	美术和工艺	上学	美术和工艺	上学
10:00～10:45	辅导	上学	辅导	上学	辅导
10:45～11:00	上午小吃				
11:00～12:30	美术和工艺	辅导	美术和工艺	辅导	美术和工艺
12:30～13:00	午餐				
13:00～14:00	娱疗	团体心理治疗	娱疗	团体心理治疗	娱疗
14:00～15:00	上学				
15:00～16:00	个别心理治疗	娱疗	个别心理治疗	娱疗	个别心理治疗
16:00～	职员入院病案讨论	职员病案复习	家庭治疗	家长联络	职员发展研究会

日间治疗有很多优点,但也有不足之处,如:虽然日间治疗是社区服务的一部分,但终究不是儿童正常生活的主流;该模式可能会引发患儿对保护性环境的依赖,不能保持在同伴中的交往关系从而引起社会退缩。

(二)CMHS 中心开展的儿童心理保健服务内容

1. 早期发现、早期干预和心理健康教育　美国的数据显示儿童少年中有 10%～15% 患有明显的行为障碍,需要精神科专科的关注,至少需要精神科医师为其提供诊治服务。由于离婚率高,夫妻之间和亲子之间的关系不融洽很常见,子女受虐待也不少见,因此美国 CMHS 将预防放在优先地位。除将家庭治疗放在重要位置外,他们在社区开展多种形式的心理卫生宣传和教育活动及咨询活动,将儿童少年心理和行为障碍的早期发现和早期干预作为一项重要预防措施。CMHS 常将高危人群的子女作为预防对象,如对破裂家庭、单亲家庭、父母精神病、酗酒、吸毒、犯罪、艾滋病等家庭的子女进行监护、寄养和特殊教育等。志愿者与患儿谈心、交朋友、带领患儿参加多种社会活动。

2. "照特定方向开始"计划　该计划的确切含义是对学龄前儿童,以残疾儿童为主,对他们开展治疗和早期教育,使他们进入学校学习时能有个良好的开端。这是被认为行之有效的工作,已广为推行。

3. 波特奇(Portage)早期教育方法　该方法有一套组织结构,也有一套监测和干预程序。对正常儿童或发育迟缓等儿童都有帮助,已广为推行。

4. 玩具图书馆　大多数的责任区都建立了玩具图书馆,使广大儿童能在多种玩具中进行游戏和教育活动,特别为偏僻地区儿童和残疾儿童提供了更多的方便。

5. 其他　尚有种类繁多的服务形式,如:① 寄养或领养,为高危家庭儿童找健全家庭寄养或领养,给予物质补贴;② 庇护所,父母离婚前矛盾加剧,或儿童受到摧残时,去庇护所暂住;③ 重组小家庭,如数名精神发育迟滞(MR)青少年组成小家庭,由专人训练他们的生活、交往和劳动技能等。

二、英国社区心理卫生服务

英国是现代社区卫生的发源地,曾经代表着世界社区卫生的发展方向。经过长期的运作和不断完善,已经形成国家卫生服务(national health service, NHS)和全科医学、全科医师、全科医疗、初级保健护理等系统的 CHS 体系。根据 NHS 的规定:每一位英国居民都在自己选择的全科医师处注册,与该全科医师建立稳定的医疗保健关系。该全科医师负责对居民进行预防、保健及医疗服务,并协调和指导有关护士提供相应的卫生服务、健康指导。居民就诊先找全科医师(除外急诊),全科医师解决不了的专科问题才转往医院。

英国保健与社会服务部于 1975 年颁布了"为精神病患者提供良好服务"的决定。每一管区设立一所管区综合医院,另设有保健访问者、开业医师、社区精神病护士等。服务形式基本上与美国相同。随后英国推广 Maudsley 医院社会服务的经验,在 Maudsley 医院的地区建立寄住宿舍,便于医务人员及时为他们提供服务。英国社区服务的特点是与精神病院和管区综合医院密切结合,而美国的 CMHS 中心的工作重点则在于早期发现、早期干预、心理健康教育和预防,对那些轻症精神障碍着重心理治疗,对儿童少年的情绪、行为和品行障碍则着重进行治疗性教育和家庭治疗。

"从家庭做起"计划是英国海温保健中心发展的服务项目。这是一个由志愿者组织开展的为帮助那些抚养小儿有困难母亲的项目,并指导她们科学育儿。海温保健中心是一个地方政府支持的 CHS,其服务对象是 16 岁以下儿童、孕妇、65 岁以上老人。中心的一切设施均是针对以上服务对象的需要,每周有两个上午在门诊部设有家庭问题咨询角,备有各种宣传小册子,任意取阅。中心还有一辆宣传车,定期到人多的闹市区进行宣传。

第二节　我国社区心理卫生服务

我国的社区卫生服务(CHS)指在一定社区中,由卫生及有关部门向居民提供的以预防、医疗、康复和健康促进为内容的卫生保健活动的总称。是按照国家规划设立的非营利性基层医疗卫生服务机构,实行以健康为中心、家庭为单位、社区为半径、需求为导向的服务宗旨。运用临床医学、预防医学、流行病学、统计学、人类学、社会学等学科的理论和方法,根据社区主要健康问题,制订适当的社区卫生发展计划,开展社区基本医疗和基本公共卫生服务,改善社区人群的健康水平、促进社区健康的总和。

一、基层医疗卫生服务体系不断完善与健全

随着社会的快速发展、医疗卫生改革的深化,人们对防病治病的认识逐步深化,医疗保健从个体向群体转变,正在寻求群体防治疾病的措施和方法, CHS 是适应这种需要而产生的。在政府政策的大力推动下,我国的 CHS 得到了快速的发展,目前我国医疗卫生服务管理正朝着"大病进医院、小病在社区""健康守门人"的方向发展,这种服务模式与理念正逐渐深入人心,一个有效、经济、方便、综合、连续的基层卫生服务体系正在逐步建成。

近年来,我国政府对 CHS 又提出了更高要求:① 高标准、高起点地发展 CHS。CHS 在我国尚处于起步和逐步完善阶段,工作基本原则之一是要"坚持实事求是、积极稳妥、循序渐进、因地制宜、分类指导、以点带面、逐步完善"。② 牢固树立"大卫生"观念,坚持政府行为。③ 切实加强对 CHS 的规范化管理,尽快制定和完善各种配套政策。

我国在加强基层服务能力建设方面主要采用了以下几种策略:一是启动紧密型县域医共体建设,通过医联体建设进一步整合县域医疗卫生资源,逐步构建综合、连续、优质、高效的医疗卫生服务体系,提升县域和基层服务能力。二是扎实开展优质服务基层活动,指导基层机构整体提升服务能力。三是信息化助推能力提升,远程医疗疾病实现对县级医院的覆盖并向乡镇卫生院延伸。通过以上措施,基层服务能力逐步提升,城乡居民看病就医需求基本得到保障。

目前,我国有较健全的基层医疗卫生三级保健网,网络已经覆盖全国各个省(区、市)的城市与农村。据国家卫健委 2020 年 2 月统计,全国有县级医院 1.5 万个,乡镇卫生院 3.6 万个,村卫生室 62.2 万个,CHS 中心 9352 个,CHS 站 2.6 万个,基本实现每个县都有综合医院和中医院,每个乡镇有一所卫生院,每个行政村有一所卫生室。90% 的居民 15 分钟内可以到达最近的医疗点。基层医疗卫生机构现有医务人员 397.8 万人,其中乡镇卫生院 139.1 万人,CHS(中心、站)58.3 万人,村卫生室从业人员 144.1 万人。2018 年全国新增全科医师 4.3 万人,全科医师总数达到 30.9 万人,有力地壮大了基层医师队伍。

二、基本公共卫生服务均等化水平逐步提高

我国坚持防治结合,使疾病在基层早识别、早诊

断、早治疗。2009 年国家基本公共卫生服务项目开始启动,2019 年项目服务内容进一步丰富,国家基本公共卫生服务项目人均获得财政补助标准由原来的 15 元提高到 69 元。通过项目开展,使城乡居民、包括最边远、最贫困的农民也可以公平获得基本公共卫生服务项目,预防为主的卫生与健康工作方针落到了实处。

当前,在发达地区的 CHS 开展了心理咨询和精神障碍患者的管理。各大学都建立了校医院,设立了心理辅导老师或咨询师,并为学生建立了心理健康档案。各中学均建立卫生室。上海市早在 1980 年底,全市区、郊区及县就建立了群防群治形式的心理卫生保健网。在 1994 年 90% 以上的街道有了工疗站,以居委会为单位的群众性的精神病患者看护网、开展日间或夜间住院,从而形成了上海 CHS 模式。常州市千人以上的大工厂都建有"厂部-卫生所-车间(班组)"三级精神病防治网,街道建有精神病患者工疗站,居委会建有看护小组。急性期的精神病患者由医院收治,缓解期的患者进入社区防治网进行各种康复治疗。北京市和烟台市的郊区在社区及家庭开展精神病的防治和康复中,依靠原有的农村卫生三级网,通过乡村医师对精神病患者的家庭成员进行精神病防治培训。实践表明,这种社区家庭防治的办法方便易行,且花钱少,可以基本解决农村精神病患者缺医少药的问题。

三、儿童保健系统与养育照护逐步完善

目前,CHS 除了对儿童少年精神病的防治外,其中的儿童保健系统负责该社区育儿知识的宣传和 0~6 岁儿童的健康监测和定期体检,包括:新生儿访视、婴幼儿的 4:2:1 健康查体(1 岁内 4 次、2~3 岁每年 2 次、4~6 岁每年 1 次健康查体),每位儿童建立心身健康档案(包括身高、体重、头围、血色素、发育监测),对筛查出的高危儿童进行登记管理、转诊与监测,对高危儿及智力、运动发育障碍儿童进行教育康复训练指导等。

随着世界各国脑科学研究的开展,0~3 岁婴幼儿的早期发展得到了前所未有的重视。儿童早期发展已在"婴儿精神医学"一章讲述,在此不作过多叙述。儿童早期发展的最终目标是帮助儿童发挥最大的潜能,通过提高人口综合素质,最终达到国家发展的目标和人类全程健康。

随着儿童早期发展工作的逐步深入开展,世界卫生组织(WHO)、联合国儿童基金会(UNICEF)及世界银行在开展项目的过程中发现,养育照护是促进儿童早期发展最基本的关键要素。2018 年,WHO 提出了养育照护框架,由五个不可分割的基本元素组成:充足的营养、良好的健康、安全和保障、回应性照护及早期受教育机会。这是国际上养育照护一个里程碑式的事件。可以作为一个路线图以指引行动,协助构建多元协作,以确保每个婴幼儿都能够拥有一个最佳的人生开端。同年 UNICEF 与我国教育部共同启动"儿童早期养育和发展"合作项目。2019 年 5 月,国务院办公厅印发了《关于促进 3 岁以下婴幼儿照护服务发展的指导意见》,明确了促进婴幼儿照护服务的相关内容。在国内相继成立了"中国妇幼保健协会养育照护专业委员会""中国优生优育协会养育与发展专业委员会"以及多个地方组织,中国儿童保健杂志发表了"婴幼儿养育照护专家共识"。虽然居家养护目前依然是养育照护的主流,但各类婴幼儿养育机构也正在逐年增加,截止到 2021 年 5 月,我国已有 3000 多家婴幼儿养育机构(包括政府社区公办、民营私办、幼儿园下沉式服务等多种形式)。

关于养育照护的城市、农村、山区的模式、长效机制、阻断贫困代际传递的科学研究正在国内多地开展。如陕西师范大学教育实验经济研究所的史耀疆分别在西安城区、陕南陕北贫困山区开展的"养育未来"项目,通过农村贫困地区婴幼儿早期人力资本培育的实践,探索了阻断贫困代际传递根源,建立稳固脱贫的长效机制。为政府提出了农村贫困地区开展入户指导,精准有效促进儿童早期发展的政策建议,取得了不同地区 CHS 的养育模式、活动内容等一系列成果,发表了多篇很有价值的文章,为此 2020 年获得了具有"教育界的诺贝尔奖"之称的世界教育创新峰会教育项目奖(WISE Awards)。又如西安八里村的 CHS,在政府的支持和专业人员的指导下,建立了社区儿童发展指导中心,具体日常活动安排见表 39-2。

实际上,上海市早在 1999 年就着手建立 0~6 岁托幼一体化的管理,并开展了"0~3 岁婴幼儿早期关心和发展"的研究,探索建立政府统筹、教育主管、各部门合作的托幼管理机构;完善区(县)、街道、居委会三级学前教育网络,依托中心园所辐射到每一个 0~3 岁婴儿家庭。2002 年北京市教委、市卫生局和妇女联合会已经在北京建立了 20 个社区早期教育基地,到 2005 年达到 100 家。0~3 岁婴幼儿的早期发展成为 CHS 的另一项主要工作内容。

此外,在不少城市和地区的 CHS 中,还相继开展了婴幼儿发育过程中的一些疾病如视力筛查、听力筛查、婴幼儿先心病、先天性髋关节脱位及遗传代谢性疾病(唐氏综合征、新生儿甲状腺功能低下等)

表39-2 鸿雁(0～3岁)社区儿童发展指导中心—周活动安排

	星期一		星期二		星期三		星期四		星期五	
9:00～9:30	自由亲子阅读		自由亲子阅读		自由亲子阅读		自由亲子阅读		自由亲子阅读	
9:30～10:00	1对1(1—1)	家长互动 孩子互动	1对1(2—1)	家长互动 孩子互动	1对1(3—1)	家长互动 孩子互动	1对1(4—1)	家长互动 孩子互动	1对1(5—1)	家长互动 孩子互动
10:00～10:30	1对1(1—2)		1对1(2—2)		1对1(3—2)		1对1(4—2)		1对1(5—2)	
10:30～11:00	1对1(1—n)		1对1(2—n)		1对1(3—n)		1对1(4—n)		1对1(5—n)	
11:00～11:10	家长热身操		宝宝热身操		家长热身操		宝宝热身操		家长热身操	
11:10～11:35	集体游戏(运动)		集体绘本阅读		集体手工/节日、生日会		集体音乐律动		集体绘本阅读	
11:35～11:45	集体喝水、自备零食		集体喝水、自备零食		集体喝水、自备零食		集体喝水、自备零食		集体喝水、自备零食	
11:45～12:00	离园		离园		离园		离园		离园	
14:30～16:30	育婴师 每周工作会		家长沙龙 线上(不定期)		养育师志愿者 业务学习		家长沙龙 线上(不定期)		1对1 案例分析总结	

注:1对1是指每个孩子每周一次1对1干预活动;n表示每天1对1干预活动人数;集体游学每月组织1次。

的普查;婴幼儿的计划免疫;一些身心疾病如哮喘等疾病的康复与治疗;心理行为疾患的康复和治疗,如注意缺陷与多动障碍、抽动障碍、语言发育迟缓的行为干预训练;小儿脑性瘫痪、孤独症谱系障碍、智力发育障碍等症的康复与治疗等。这些发育行为疾病的患儿在自己家门口就能得到很好的康复训练,减少了住院治疗生活上的不便并节约了开销。相信在今后CHS会在更多的慢性精神疾病、行为问题、情绪障碍、儿童少年发育性疾病的干预、治疗康复及疾病管理中发挥越来越重要的作用。

第三节 将精神卫生工作纳入初级卫生保健

世界卫生组织号召并倡议将心理卫生工作纳入初级卫生保健,这种卫生保健的特点是以人群需要为根据、非集中化的、社区和家庭积极参与的以及由非专科的全科卫生人员与政府和非政府组织的工作人员合作推进。全科卫生人员经过培训,使用简单、有效又普遍适用的技能开展社区活动,组织志愿者开展卫生教育,特别强调提高健康水平、预防疾病以及维护心理和社会功能处于良好状态。

初级卫生保健非常强调卫生工作人员在社区从事的工作中,将心理卫生工作作为重要的组成部分。社区卫生工作人员必须对心理问题和社会问题敏感,并能够处理这类问题。把心理卫生内容纳入初级卫生保健,不仅仅限于精神疾病的识别、筛查、诊断及干预治疗,还涉及个体和社区两个水平上的卫生保健的各个方面,需要像对待躯体疾病一样直接对社会问题和心理需求做出反应。所以,在儿童少年健康促进的工作中,要关注儿童少年的心理健康和精神生活质量。

下面是预防性措施的一些例子:

1. 在 CHS 中心开展三级预防,尽可能地降低出生缺陷的发生率,提高出生儿童的人口素质。如在缺碘地区,对育龄妇女提供碘盐或碘油丸,预防因缺碘导致的认知发育落后儿童的出生。

2. 对婴幼儿坚持进行体格和发育监测,对正常儿童进行良好行为习惯和生活习惯的培养,进行认知能力的培训,使他们的潜能得到最大程度的发掘,以使他们终身受益。

3. 通过监测早期发现高危儿童,并给予及时的诊断和精准的干预治疗,尽可能地减少残疾。尤其是对视力不足、听力受损、脑性瘫痪、孤独症谱系障碍及智力发育障碍儿童,早期识别早期干预。对人群中的高危儿童,如破裂家庭、遭受忽视或虐待等给予特殊关注,减少不良刺激,提供特殊教育和支持性环境。

4. 对心理疾患的初级预防,立足于生物-心理-社会模式,特别强调动态随访易感人群在重要时间点或重大事件影响下的心理情绪状态,加强对儿童少年的焦虑、抑郁、自伤等常见问题的早期识别,这些方面初级卫生保健人员可发挥积极作用。

当前,如何进一步将处于发育特殊阶段的儿童少年以及与之直接有关的家庭纳入 CHS 中,还在于观念的改变和对儿童少年心理健康重视的程度。儿童少年的社区心理服务模式与服务内容还有待于进一步探讨和优化。

婴幼儿早期发展的社区照护服务行业目前还面临很多方面的挑战,如:① 缺认识,我国政策制定者、社区工作人员和群众对婴幼儿早期发展的重要性及其对个人、家庭、社会和国家长期影响的认识还不足。② 缺人才,目前尚缺少从业标准,没有相应的培养体系和认证体系,缺少教师、培训者及一线从业者的人员储备。③ 缺证据,缺少婴幼儿早期发展相关的政策及模式,缺少项目有效性和成本收益核算评估的科学依据。④ 缺方法,缺少针对我国婴幼儿早期发展问题和根源的解决方案、方法及其作用机制的验证与推广。⑤ 缺产业,缺少可操作、可复制、可盈利的职业院校/培训机构模板的产业。

第四节　我国社区儿童少年心理卫生服务的未来

我国是一个地区辽阔、人口众多的发展中国家,14 岁以下儿童就有 3 亿多,且其中 80% 居住在农村和边远地区,儿童少年的社区心理卫生体系的建设任重而道远。

《中国儿童发展纲要(2011—2020 年)》的儿童与健康主要目标中,提出要"降低儿童心理行为问题发生率和儿童精神疾病患病率"。具体策略措施建议"构建儿童心理健康公共服务网络。儿童医院、精神专科医院和有条件的妇幼保健机构设儿童心理科(门诊),配备专科医师。学校设心理咨询室,配备专职心理健康教育教师。开展精神卫生专业人员培训"。《健康中国行动——儿童青少年心理健康行动方案(2019—2022 年)》中则制订了具体的行动目标为"基本建成有利于儿童青少年心理健康的社会环境,形成学校、社区、家庭、媒体、医疗卫生机构等联动的心理健康服务模式,落实儿童青少年心理行为问题和精神障碍的预防干预措施,加强重点人群心理疏导,为增进儿童青少年健康福祉、共建共享健康中国奠定重要基础。各级各类学校建立心理服务平台或依托校医等人员开展学生心理健康服务,学前教育、特殊教育机构要配备专兼职心理健康教育教师。50% 的家长、学校或家庭教育指导服务站点开展心理健康教育。60% 的二级以上精神专科医院设立儿童青少年心理门诊,30% 的儿童专科医院、妇幼保健院、二级以上综合医院开设精神(心理)门诊。各地市设立或接入心理援助热线。儿童青少年心理健康核心知识知晓率达到 80%"。在"具体行动"中还建议了多项措施,如:"医疗卫生机构要积极开展儿童青少年健康教育和科普宣传""教育部门要定期开展学生心理健康状况和学校心理健康教育状况调查""对疑似有心理行为问题或精神障碍的学生,教育部门要指导家长陪同学生到医疗机构寻求专业帮助""加强各级各类学校教师心理健康相关知识培训。学前教育机构、中小学结合家长会等活动,每年对学生家长开展至少一次心理健康知识培训,提高家长预防、识别子女心理行为问题的能力。卫生健康部门要加大精神科医师培养培训力度,探索开展儿童青少年精神病学专科医师培训""卫生健康、民政、残联等培育引导社会化心理健康服务机构、康复训练机构为儿童青少年提供规范化、专业化服务""建立学校、社区、社会心理服务机构等向医疗卫生机构的转介通道"。

总之,我国 CHS 今后的发展要在全社会的高度重视下,配套相关政策,完善补偿机制,加速人才培养,引入竞争机制,进一步探索新的服务模式,完善管理体制和操作规范,从而提高 CHS 中心的整体水平,更加合理配置、利用和管理社会资源。

(杨玉凤)

参考文献

[1] Britto PR, Lye SJ, Proulx K, et al. Nurturing care: Promoting early childhood development[J]. Lancet, 2017, 389(10064):91-102.

[2] Wang Y, Li X, Zhou M, et al. Under-5 mortality in 2851 Chinese counties, 1996-2012: A subnational assessment of achieving MDG 4 goals in China[J]. Lancet, 2016, 387(10015):273-283.

[3] 崔宇杰,张云婷,赵瑾,等. 我国儿童早期发展工作现状分析及策略建议[J]. 华东师范大学学报(教育科学版),2019,39(3):111-121.

[4] 江帆. 从生存到发展:推动儿童早期发展在中国妇幼健康领域的实践[J]. 中华儿科杂志,2021,59(3):161-164.

[5] 李长明,姚建红. 大力推进医疗卫生体制改革,加快发展社区卫生服务[J]. 中华医院管理杂志,2003,19(1):65-69.

[6] 李惠玲. 生命周期管理[M]. 上海:上海科学技术出版社,2016.

[7] 卢祖询,姚岚,金健强. 英国社区服务的特点与启迪[J]. 中华医院管理杂志,2001,17(8):511-512.

[8] 周建军,史卫红. 社区卫生服务[M]. 北京:中国医药科技出版社,2018.

第七篇
预　防

第四十章

预防总论

下一代的心理健康与疾病：促进儿童少年心理健康和预防精神疾病

一、概述

一句中国古语说道，"上医治未病，中医治欲病，下医治已病。"这句话的意思是预防疾病比治疗疾病更高明，医者不应满足于治疗已经发生了的疾病。这也许意味着我们需要将医疗实践从医疗机构前移到社区，并在人们患病之前就与他们接触。

世界卫生组织（WHO）将精神健康定义为"一种幸福的状态，在这种状态下每个人都可以领会到自己的潜力，可以应对正常的生活压力，可以富有成效地工作，并能够对社会做出贡献"（WHO，2014），精神健康应该被视为健康的一个子类别，WHO在其1948年的章程序言中关注的是幸福，而不仅仅是没有疾病。同样地，一个人即使在没有精神疾病或精神障碍时也不能确保他拥有良好的心理健康状态。这就引出了一个问题：心理健康与疾病有何关系？它们是分别在双极的两端，还是虽然二分但相关的两个维度？下面让我们来探讨这两种可能性。

首先，个体要么处于精神疾病状态，要么处于精神健康状态。这是一个维度的两极。事实上，心理健康起源于精神病学，精神病理学家对精神疾病症状的描述远远比幸福和幸福的概念更全面（Keyes，2005）。患有精神疾病的个体功能比不患精神疾病的差，生产力也比不患精神疾病的个体低（Flores，2017）。从流行病学证据来看，精神疾病的流行率和疾病负担是巨大的公共卫生问题（Walkeretal，2015）。那么，其他没有精神疾病的人是否过着更健康、更富有成就感和更有效率的生活呢？事实并非如此。大多数流行病学调查表明，精神疾病的终身患病率为20%，当然，不同国家之间会有差异，而通常所说的幸福感和主观感受上的幸福感只存在于约30%的人口中，这表明没有悲伤或者没有抑郁的特征并不意味着幸福（Miething，2020）。在精神科的医疗服务中，相当数量的参与者可能没有可诊断的

精神疾病。常见的精神疾病和主观幸福感是相关的，但却是不同的。事实上，这里似乎存在一个悖论，即理论上应具有较低精神病患病率的高收入国家，在流行病学研究中实际上的患病率却较高，尽管贫困是发展精神病的一个危险因素（Mulder，2020）。这种差异可能与主观幸福感和精神疾病之间的区别有关。我们有必要从一个单独的角度来考虑心理健康（由幸福来定义），在这个维度上，那些幸福生活的个体可以在有或没有疾病的情况下出现一些症状，就像那些在痛苦中生活的人一样。

这为我们研究人口心理健康的概念提供了一个重要的方向。Kindig和Stoddard于2003年首次描述了人口健康状况，以扩大疾病预防的公共卫生概念，并确定重点关注健康的决定因素。它试图确定人口的健康结果以及这些结果如何在社区群体中分布（Kindig、Stoddard，2003）。对于心理健康，其结果将是WHO所描述的结果，即认识到有潜力、能应对压力、有效率地工作，并为他们所生活的社会做出贡献。显然，精神疾病会影响心理健康，但也不乏其他心理健康的决定因素。

另一个重要的概念是Antonovsky（1979）致力于推广的健康成因理论。疾病研究的重点是健康的人群因何致病，因此一旦疾病本身及致病风险被消除，健康就随之而来。另一方面，Antonovsky对"为什么有些人在承受巨大压力和困难的情况下仍能保持健康而另一些人却不能"这种现象深深着迷。健康本源学是一门让我们理解何为健康并更好地促成它的理念。这一概念由两位芬兰研究人员进一步发展，他们将生命隐喻为一条河流，在这条生命之河中，保持或达到健康不仅仅是避免压力，而是教会人们如何应对压力（Eriksson、Lindström，2008）。他们将其描述为"生命之河是展示医学（护理和治疗）和公共卫生（预防和促进）特征的一种简单方式，将视角和重点从医学转移到公众卫生，从促进个人健

康转为促进人口健康"。没有在生命之河中学会游泳的人会生病,并顺着河流流向死亡瀑布。而医疗服务就像一张安全网,试图把人们从水中捞出来。预防精神疾病和促进精神健康的重点是个人自身或者其在最低限度的帮助下的水性。

本章将讨论公共卫生和人口健康的不同方面,具体阐述当前对预防精神疾病和促进精神健康的理解。我们认为,尽管疾病预防和健康促进相互关联、相互重叠,但它们是不同维度的,其各自相关问题的解决也将在不同维度进行。

二、健康促进

健康促进通常被称为积极的心理健康状态,关注的是幸福和提高生活质量。而幸福的概念,在心理学上被描述为主观幸福。WHO 将减少不平等、建立社会资本、创造健康收益和缩小各国的健康预期差异视为心理健康促进的目标(Herrman,2004)。有些人可能还将预防精神疾病视为更广泛的精神健康促进的一部分。还有一种有益的心理健康促进方法,其重点可能是什么更有助于健康,如自我意识和效能、人际关系及其对年轻人的特殊重要性,以及对成长中的青少年的意义和目的。

三、精神疾病预防

预防的前提在于,有一种疾病需要预防。因此,预防与疾病和紊乱有关。心理健康障碍是一类影响人的思维、感觉和行为方式的大脑障碍。对于有心理健康障碍的个体而言,这种障碍通常在生命早期就发展起来,根据疾病类型的不同,有些早在学龄前就开始发育,如神经发育障碍。术语疾病和患病是同义词,但它们是同一枚硬币的两面。精神疾病是大脑的病理变化和偏离正常范围,而患病是疾病的个人经历。精神疾病的经济负担约占所有疾病总残疾调整生命年的 10%,且呈现增加的趋势(Rehm,2019)。由于目前的治疗方法在减少长期残疾方面的作用有限,特别是对于严重的疾病,如孤独症谱系障碍和精神分裂症,因此预防被视为更好的选择。

为了阐述预防,必须首先考虑精神疾病的潜在病因。不幸的是,这一点的决定因素是多元性的。除了遗传因素和遗传度(在许多神经精神疾病中并不低)以外,还有许多社会心理因素、表观遗传因素和环境风险。同样的,也可能存在许多保护因素,即如果没有这些因素,就可能会增加患病风险。最近关于不良儿童经历(ACE)的研究就是一个例子。虐待、忽视和家庭功能障碍的具体影响可导致即时的以及长期的精神和身体疾病(Lowthian,2021)。而

相反,积极或充满慈爱的童年经历可以成为保护因素,减少患精神疾病的可能性(表 40-1)。

表 40-1 不良和良好的童年经历(Felitti 等,1998;Narayan 等,2018)

	不良经历	良好的经历
虐待	躯体的	成人支持和建议
	情感的	自我认同,舒适
	性	至少一名让自己产生安全感的监护人
忽视	身体的	可预测的家庭常规
	情感的	至少一个好朋友
家庭功能障碍	精神疾病	舒适的信念
	经确认的对立	好邻居
	母亲受到暴力对待	至少有一名老师关心
	药物滥用	享受美好时光的机会
	离婚	享受校园生活

除了具体的公共卫生预防方法,疾病预防还可以定义为减少疾病的发病率、流行率和复发,以及推迟和减少疾病对个人、家庭和更广泛社会的影响(Mrazek,1994),我们将特别讨论一级、二级和三级预防(表 40-2),其中也存在预防压力和痛苦相关的领域。这实际上是预防和推广之间的一个重叠的工作领域,并将在本章的后面进行讨论。

表 40-2 预防措施的定义(Gordon,1983)

一级预防:侧重于儿童和青少年的一般措施	
普遍性预防	针对所有未根据任何特定风险因素确定的儿童的干预措施
选择性预防	针对有特定风险的儿童和青少年的干预措施
指向性预防	针对有早期精神疾病迹象但不符合早期精神病诊断标准的青少年的干预措施
二级预防:目的是通过早期发现和治疗来减少疾病的患病率	
三级预防:目的是减少残疾率,加强康复,防止复燃和复发	

在儿童成长的生态系统中存在着众多有着复杂相互作用的决定因素,那么就此,需要哪些预防原则?当然这些原则并非仅适用于儿童状况,也通常适用于所有精神疾病的预防:

1. 采取多部门协调合作的方法,要求公共卫生、私营企业和民间组织(指非政府组织)之间进行跨部门合作。

2. 使用具有成本效益的循证方法。这对于创造可持续性的成本,进行长期的有价值的科学评估来说很重要。

3. 预防还需要考虑社会和文化敏感性,以便能够广泛并且成功地实施。

4. 应该对这些预防措施进行持续的研究和评

估，以监控它们随着时间的进展情况。

5. 需要在人口适当的长期战略中制定适当的有影响力的政策，包括长期可持续的财政。

四、儿童少年是一个重要的群体

确定促进精神健康和预防精神疾病的具体目标是非常重要的。因为，除了处理人群总体的问题预防，解决特定的问题集中人群出现的问题也至关重要。儿童少年是一个重要的群体，其原因包括：① 早期出现精神障碍（近 50％ 在 18 岁前发病）。② 不同的童年经历对个体的健康有长期的影响。③ 精神疾病的表观遗传学很可能发生在出生后的 3～6 年。④ 积极体验的发展从母子间的二元关系开始，亲子间三元关系和其他重要家庭关系也是影响儿童早期发展的重要因素。

针对儿童少年的早期的初级预防工作，可以是针对没有症状或是存在阈下症状的儿童少年群体，从而在疾病的未发阶段早期阻断。此外，对于存在错误应对方式的儿童少年的干预，可以纠正其错误的应对方式，也能减少其在青春期甚至是成年后发生精神障碍的风险。对于已经存在相应症状的儿童少年，早期的识别以及早期的诊治能改善治疗效果，改善临床预后，并且显著减轻家庭及社会的经济负担。

五、精神健康促进

促进心理健康旨在提高个人实现社会心理健康和应对逆境的能力。由于学校是大多数年轻人度过的主要场所之一，所以它是促进心理健康的理想场所，应该在课程中纳入一些健康宣教的方法，如认知行为疗法、社会技能培训、家长培训和教师培训。

重点关注促进心理健康符合联合国的可持续发展目标，特别是目标 3 中提到的以"确保所有年龄段的健康生活和福祉促进"（United Nations，2015）。这是一个界限不太明确的领域，相关证据是不足的。因此，人们从整个健康维度进行了研究，而不仅仅是心理健康领域。一种发展的方法（表 40-3）在这里也与精神健康促进显著相关。

表 40-3　促进心理健康的发展方法

人 口	干 预	样 例
父母和婴儿	筛查和干预	母亲（和父亲）以及儿童的量表筛查，包括的方面有躯体、心理、社会情感和行为参数 孕妇在怀孕期间的健康状况，包括睡眠和营养（Olds，2002） 用于跟踪和分析的数码工具

续 表

人 口	干 预	样 例
学前教育	对睡眠、喂养和躯体运动采取的健康干预措施	学前安排休息和玩、日常睡眠计划常规 为儿童支持母乳喂养和发展健康的饮食习惯 体育活动结合社会情感技能
	学前课程设计	适合儿童发展需要的课堂管理
	环境设计	鼓励提高工作能力的环境 足够的体育活动空间 阳光和绿色空间
学龄前儿童的父母	基于父母/家庭的介入	改善认知和社会情感发展的育儿计划
学龄儿童	儿童的一般技能建设	加强认知问题解决和减少抑制和冲动性的干预措施（Shure，1997）
	改变学校的生态系统	干预措施的重点是重建学校环境（Felner 等，1993）和课堂环境（Kellam 等，1994）
青少年	技能训练	促进积极心理健康的普遍干预措施，以及预防和减少自杀行为、精神障碍（如抑郁和焦虑）、攻击性、破坏性和对立行为以及药物使用。这些内容应该包括社会和情感学习，其中可能包括情绪调节、解决问题、人际交往能力、正念、自信和压力管理等内容（Skeene-tal，2019）

1. 一级预防　正如之前讨论过的，初级预防是在精神疾病发生之前制止它们，并促进每个人良好的心理健康。初级预防工作通常是"普遍的"，因为它针对并有利于社会中的每个人。其中一个例子是旨在减少精神疾病病耻感的运动。一级预防侧重于整个人群中的各种决定因素。这些将是可以描述的宏观层面的战略，并可以包括：

（1）改善经济弱势儿童的营养。

（2）加强住房和家庭安全。

（3）改善受教育的机会，特别是在农村社区。

（4）确保家庭成员的就业和经济安全。

（5）确保社区网络，在社区内发展社会契约，促进邻里关系和互助。

（6）减少物质使用和滥用的危害，包括吸烟和饮酒。

研究表明，精神疾病的终身发病有相当大的一部分在 18 岁之前就开始了（Kessler，2007）。因此，以儿童少年群体为目标，可能更有助于预防精神疾病。众所周知，学龄儿童和青少年的心理健康会对其学业成绩、同伴关系、行为和未来的健康产生各种影响。儿童的大脑特别是前额叶皮层会持续发育，直到成年早期,发育中的大脑更容易受到社会、情感和行为逆境的影响(表 40-4)。

表 40-4　一级预防中的发育性干预

发育阶段	预防策略	干预的例子
妊娠期	通用的	减少产前风险,如孕产妇吸烟和药物使用、产前期间的家访
婴儿期	选择性的	护士对低社会经济地位家庭进行家访,以使之获得支持和培训(Lorber 等,2019)
学前教育期	通用的	家庭阅读课程和其他扫盲培训 健康筛查诊所
	选择性的	对低社会经济地位和少数族裔家庭的认知和语言训练 针对低出生体重儿童的健康和发展方案 育儿项目,如 Incredible Years(Overbeek 等,2021)、Triple P(Heinrichs 等,2014)
童年期	通用的	预防性虐待的自卫战略(Rispens 等,1997)
	选择性的	家访以防止儿童遭受躯体虐待(Olds 等,1997)
学龄期	通用的	关于解决问题和社会技能培训的一般技能建设方案 改变学校系统,教授个人技能,以实现更好的情绪调节
	选择性的	针对离婚父母子女的计划

研究表明,家庭关系混乱、低社会经济地位和童年期受到虐待或其他逆境可能是精神疾病的风险因素。然而,尽管童年期受虐待具有明显的临床意义,但它却往往没有存在于身心健康的常规评估中。

另一方面,对面临逆境高危儿童的心理韧性的研究表明,自我效能感、自尊、较高的认知能力、规划技能、家庭凝聚力、社交技能以及与成人的密切和支持关系与适应性应对有关。因此,建立心理健康和健康行为的基础,如避免吸烟,酒精和其他成瘾物质的使用和滥用,采取健康的生活习惯,以及解决儿童和青少年的社交媒体使用问题至关重要。教育网络健康和健康使用社交媒体的项目应由家长、学校和社区合作伙伴共同参与。

除了家庭之外,学校的作用也是儿童和青少年所处的一个重要的社会环境。建议采用"全学校"的方法干预学校的领导、教师和同龄人,与家长和社区联系。

2. 二级预防 这是早期识别精神疾病和提供早期干预以减少长期未治疗疾病相关风险的一个重要方面。基于这一点的证据在过去的 30 年里一直在增加。表 40-5 总结了一些常见的儿童期发病疾病及其预防策略。

表 40-5　疾病控制障碍及预防策略

疾病	预防策略	干预的例子
行为障碍和与之相关的攻击性及暴力行为	通用的	课堂行为技能培训 儿童社交技能培训 多模式学校课程(儿童、家长、反欺凌等)
	选择性的	产前和儿童早期计划 学校或社区为基础的计划
	针对性的	针对高危儿童(或有风险行为)的学校多模式方案(NCCMH,SCIE,2013)
伴有相关症状的抑郁症状	通用的	基于学校的认知问题解决和社交技能(Shochet 等,2001)
	选择性的	针对特定的高危群体:父母的死亡和离婚(Boring 等,2015)
	针对性的	对不符合诊断标准的抑郁症状青少年进行早期干预(Clarke 等,1995)
焦虑症	通用的	加强情绪弹性和认知技能(Pina 等,2020)
	选择性的	创伤后进行 CBT 以预防创伤后应激障碍(Kornør 等,2008)
	针对性的	恐慌症发作的认知研讨会(Gardenswartz,Craske,2001)
饮食失调	通用的	健康教育和互动心理健康促进的多维整合,不仅针对饮食,而且针对整体的自尊和效能(Pursey 等,2021)
	选择性的	针对高危青年的培训,侧重于身体形象和节食((Winzelberg 等,2000)
	针对性的	认知行为疗法(Watson 等,2016)
物质相关疾病	通用的	对成瘾物质的监管和法律控制,如税收、供应有限、禁止广告媒体活动(Kenkel、Chen,2000;Babor 等,2003)和学校干预(Johnson 等,1990)
	选择性的	简短的干预措施,如戒烟(Villanti 等,2010)
	针对性的	尼古丁替代疗法(Villanti,2010)
精神障碍	通用的	旨在提高对疾病的了解和鼓励寻求帮助的心理健康知识普及方案(Johannessen,2001)
	选择性的	精神病前干预方案(Killackey,2005)
	针对性的	早期精神病干预方案(Albert、Weibell,2019)

此外,自杀虽然不是一个特定的诊断类别,但也是年轻人死亡的一个原因,需要预防。对于 10 岁以下儿童,自杀很少见,但对青春前期和青少年,日益关注表明,其在过去 10 年的自杀率在全球内呈上升趋势,因此这一趋势需要特别关注。这一年龄组最常见的自杀风险因素是重大的生活事件,如性虐待或身体虐待、社会孤立、缺乏就业和严重的经济问题、家庭或同龄人的自杀;严重的精神障碍(如精神

分裂症和抑郁),以及心理支持的缺乏和可以自杀的机会。在这里,对处理儿童少年的一线工作人员进行自杀预测性评估的培训是最关键的,我们提出了一个简单的表格(表40-6),作为基于多模式的学校预防方法的一部分(Zenere、Lazarus,1997)。

表 40-6 自杀评估

用于评估的范围	示 例
自杀倾向的严重程度	极其消极 规划性 保密性
最后的行动	放弃他们珍视的东西,如重要的社交媒体账户和电子邮件的账号密码 自杀日记
方法的风险性	获得枪支的机会 获得大量潜在的有害物质的机会
与自杀相关的精神障碍	精神分裂症 抑郁 双相疾病 物质和酒精使用障碍 边缘型人格障碍
人口统计学危险因素	这取决于特定的地点和危险因素,如性别、年龄、种族、社会状况

3. 三级预防 大多数三级预防方案的目标是早期发现症状和早期治疗。早期识别通常表明,一些疾病在学龄前阶段可以明确识别,如神经发育障碍。三级预防通常在儿童或青少年在场的情况下以随机的方式开始。对于学龄前儿童,可能始于孕产妇儿童服务和社区筛查方案中。学校是学龄期儿童和青少年的社区筛查和识别的重要目标地点。青少年的问题更大,因为青少年可能倾向于多种筛查方式,这可能发生在学校筛查中,通常与社区心理健康专业人员一起进行(Ridout、Cambell,2018)。有些人可能更喜欢通过在线或电话咨询进行匿名自助,从而获得私密的联系。数字健康工具的使用在这一人群中最容易被接受,包括聊天机器人(Klos,2021)和在线门户网站和网络社区文化(Saha,2016)。许多服务的出现,最初是为了治疗年轻人的严重精神疾病,但现在已将其应用范围扩大到包括所有情感和发育障碍(Musiat,2018)。

六、新加坡国家性预防案例研究

(一)精神健康促进

新加坡的健康促进委员会(The Health Promotion Board,HPB)是一个致力于促进健康生活的政府组织。2012年,HPB启动了第一个同伴心理健康支持项目,即青年支持青年(Youth Support Youth,YSY),该项目由心理健康研究所的青年社区健康评估小组(Community Health Assessment Team,CHAT)、新加坡银丝带和新加坡援人协会(Samaritans of Singapore,SOS)等当地组织共同开展。世界精神卫生联合会已经批准了这项倡议。它面向17~25岁的年轻人,使他们更多了解心理健康状况,包括早期迹象、帮助寻求行为和学习同伴支持技能,并为自己和同龄人提供一个充满支持的环境。这也将有助于减少对精神健康状况的病耻感。在完成培训后,他们将与学校辅导员一起工作,为其社区中的同龄人提供支持(HPB,2012)。

健康促进委员会还建立了一个名为"bounce back stronger youth online kit"的在线门户网站。它的目标人群是13岁以上的年轻人,针对性地教授能够提高他们的心理健康和复原能力的策略和技能。它还展示了一些同龄人克服逆境的故事,以及如何衡量自己应对力量的范围(HPB,2012)。

此外,他们还设立了一项部长级倡议,即青年心理健康网络,以产生策略和实施基础项目,支持青年心理健康(Youth Mental Well-Being Network,2020)。

(二)精神疾病预防

1. 一级预防

(1)普遍性预防 早期阅读计划是国家图书馆委员会的一部分,旨在通过提供各种图书馆资源和服务,帮助家长和学前教育者培养0~6岁儿童对阅读的热爱。该方案包括互动环节和讲故事的活动。鼓励方式包括当父母将他们的孩子注册为会员时,孩子会得到一个由英语和母语书籍组成的礼品包(MCI,2014)。

(2)选择性预防 一个例子是育儿方案,如由社会和家庭发展部(Ministry of Social and Family Development,MSF)试点的积极育儿方案(Positive Parenting Program,Triple P),它旨在教授父母管理有行为问题的孩子的策略。这可能包括小组会议和与父母进行的1对1会议(MSF,2016)。

另一个例子是KidSTART,这是一个针对低收入家庭儿童的方案,它支持父母的儿童发展,并监测儿童在6岁之前的发育情况。包括定期的家访、支持的游戏小组和对幼儿园的支持(Early Childhood Development Agency,2016)。

(3)指向性预防 婴儿和儿童早期干预方案(The Early Intervention Programme for Infants and Children,EIPIC)是一项专门的补贴方案,面向被评估有发育、智力、感觉或躯体残疾风险的儿童,为他们配备一些适应和功能技能训练课程,以满足个人和发展需求。该方案由社会和家庭发展部资助,与幼儿园、公立医院的儿童发展单位和各种早期干预中心密切合作(MSF,2016)。

提供健康成就支持计划(The Support for Wellness Achievement Program,SWAP),为 16 岁以上有危险精神状态的青少年提供为期 3 年的心理教育、密切监测和支持(Healthy Minds,Healthy Communities,2007)。

去污名和教育是精神疾病一级预防的重要组成部分。除此之外,新加坡还发起了一项倡议,旨在解决精神疾病患者面临的耻辱问题,并在公众之间开展论坛,提高对精神疾病的认识(NCSS,2020)。教育部还将心理健康和健康纳入中学课程。为了更好地照顾学生的福祉,将给予所有教师有关心理健康知识方面的专业发展,并聘请更多的心理顾问教师(Parliamentary Questions,2020)。

2. 二级预防 儿童少年大部分时间都在学校上学,因此学校可以早期识别精神疾病。新加坡所有从小学开始的学校都设有学校心理辅导员,他们为学生的心理健康提供支持,并及早识别精神疾病。学校辅导员可以从 REACH 组织(Response,Early Intervention and Assessment in Community Mental Health,REACH)寻求帮助,这是由一个多学科团队组成的心理健康服务团队,由学校、社区伙伴和全科医师共同合作并提供支持,帮助社区中有情感、社会和行为问题的学生。这种支持可以从小学持续到大学前教育(MOH,2007)。

当儿童少年觉得愿意前来接受评估时,就可以尽早提供干预措施。社区健康评估小组(The Community Health Assessment Team,CHAT)是一个以城市中心为基础的社区青年心理健康推广和评估倡议小组。它旨在促进 16 岁以上的年轻人以保密和个性化的方式提高他们对心理健康的认识、获得心理健康资源和评估的能力(MOH,2007)。

3. 三级预防 对于第三级别的预防,儿童精神病学小组是多学科的,包括精神病科医师、心理学家、护士、病例管理人员、医务社会工作者,他们与儿童少年及其家属密切合作,以确保坚持治疗并防止疾病复发和再燃。他们还与学校、REACH 机构和自愿福利组织密切联系,以加强孩子们的康复能力(MOH,2007)。

早期精神病干预方案(EPIP)使用多学科团队管理 12 岁及以上的患有早期精神病的年轻人。它提供个体化的病例管理、危机干预、压力管理、护理者支持和患者支持小组(MOH,2007)。

(Daniel Shuen Shuen Fung　Deva Priya Appan)

(罗学荣　译校)

[参考文献]

[1] Albert N, Weibell MA. The outcome of early intervention in first episode psychosis [J]. Int Rev Psychiatry, 2019, 31(5-6):413-424.

[2] Allen J, Balfour R, Bell R, et al. Social determinants of mental health [J]. Int Rev Psychiatry, 2014, 26(4):392-407.

[3] Antonovsky, A. Health, Stress and Coping[M]. [S. l.]: Jossey-Bass, San Francisco, 1979.

[4] Babor T, Holder H, Caetano R, et al. Alcohol: no ordinary commodity [M]. [S. l.]: Oxford Medical Publications, 2003.

[5] Boring JL, Sandler IN, Tein JY, et al. Children of divorce-coping with divorce: A randomized control trial of an online prevention program for youth experiencing parental divorce [J]. J Consult Clin Psychol, 2015, 83(5):999-1005.

[6] Clarke GN, Hawkins W, Murphy M, et al. Targeted prevention of unipolar depressive disorder in an at-risk sample of high school adolescents: a randomized trial of a group cognitive intervention[J]. J Am Acad Child Adolesc Psychiatry, 1995, 34(3):312-321.

[7] Eriksson M, Lindström B. A salutogenic interpretation of the Ottawa Charter[J]. Health Promot Int, 2008, 23(2):190-199.

[8] Felitti VJ, Anda RF, Nordenberg D, et al. Relationship of childhood abuse and household dysfunction to many of the leading causes of death in adults. The Adverse Childhood Experiences (ACE) Study [J]. Am J Prev Med, 1998, 14(4):245-258.

[9] Felner RD, Brand S, Adan AM, et al. Restructuring the ecology of the school as an approach to prevention during school transitions: Longitudinal follow-ups and extensions of the School Transitional Environment Project (STEP) [J]. Prevention in Human Services, 1993, 10(2), 103-136.

[10] Flores EC, Fuhr DC, Bayer AM, et al. Mental health impact of social capital interventions: a systematic review [J]. Soc Psychiatry Psychiatr Epidemiol, 2018, 53(2):107-119.

[11] Gardenswartz C, Craske M. Prevention of panic disorder[J]. Behavior Therapy, 2001, 32(4):725-737.

[12] Gordon R. An operational classification of disease prevention[J]. Public Health Reports, 1983, 98:107-109.

[13] Health Promotion Board. Health Promotion Board

launches New Mental Health initiatives to help Youth Bounce Back Stronger from Life's Challenges [EB/OL]. [2012-02-20] https://www. hpb. gov. sg/article/health-promotion-board-launches-new-mental-health-initiatives-to-help-youth-bounce-back-stronger-from-life%27s-challenges.

[14] Heinrichs N, Kliem S, Hahlweg K. Four-year follow-up of a randomized controlled trial of triple p group for parent and child outcomes[J]. Prev Sci, 2014, 15(2):233-245.

[15] Herrman H, Saxena S, Moodie R. Promoting mental health: concepts, emerging evidence, practice[R]. Geneva: World Health Organization, 2004.

[16] Johannessen JO, McGlashan TH, Larsen TK, et al. Early detection strategies for untreated first-episode psychosis[J]. Schizophr Res, 2001, 51(1):39-46.

[17] Johnson CA, Pentz MA, Weber MD, et al. Relative effectiveness of comprehensive community programming for drug abuse prevention with high-risk and low-risk adolescents [J]. J Consult Clin Psychol, 1990, 58(4):447-456.

[18] Jorm AF, Mulder RT. Prevention of mental disorders requires action on adverse childhood experiences [J]. Aust N Z J Psychiatry, 2018, 52(4):316-319.

[19] Kellam SG, Rebok GW, Ialongo N, et al. The course and malleability of aggressive behavior from early first grade into middle school: results of a developmental epidemiologically-based preventive trial [J]. J Child Psychol Psychiatry, 1994, 35(2):259-281.

[20] Kenkel D, Chen L. Consumer information and tobacco use. In: Jha P, Chaloupka F, eds. Tobacco control in developing countries[M]. [S. l.]: Oxford Medical Publications, 2000.

[21] Kessler RC, Amminger GP, Aguilar-Gaxiola S, et al. Age of onset of mental disorders: a review of recent literature[J]. Curr Opin Psychiatry, 2007, 20(4):359-364.

[22] Keyes CL. Mental illness and/or mental health? Investigating axioms of the complete state model of health[J]. J Consult Clin Psychol, 2005, 73(3):539-348.

[23] Kindig D, Stoddart G. What is population health? [J]. Am J Public Health, 2003, 93(3):380-383.

[24] Klos MC, Escoredo M, Joerin A, et al. Artificial intelligence-based chatbot for anxiety and depression in university students: pilot randomized controlled trial[J]. JMIR Form Res, 2021, 5(8): e20678.

[25] Kornør H, Winje D, Ekeberg Ø, et al. Early trau-ma-focused cognitive-behavioural therapy to prevent chronic post-traumatic stress disorder and related symptoms: a systematic review and meta-analysis [J]. BMC Psychiatry, 2008, 8:81.

[26] Lorber MF, Olds DL, Donelan-McCall N. The impact of a preventive intervention on persistent, cross-situational early onset externalizing problems[J]. Prev Sci, 2019, 20(5):684-694.

[27] Lowthian E, Anthony R, Evans A, et al. Adverse childhood experiences and child mental health: an electronic birth cohort study[J]. BMC Med, 2021, 19(1):172.

[28] Miething A, Mewes J, Giordano GN. Trust, happiness and mortality: Findings from a prospective US population-based survey[J]. Soc Sci Med, 2020, 252:112809.

[29] Mrazek PJ, Haggerty RJ. Reducing risks for mental disorders: Frontiers for preventive intervention research[M]. Washington: National Academy Press, 1994.

[30] Mulder RT, Scott KM, Jorm AF. Making sense of the vulnerability paradox in cross-national studies of mental disorders: Lessons from research on subjective well-being[J]. Aust N Z J Psychiatry, 2020, 54 (7):664-666.

[31] Musiat P, Potterton R, Gordon G, et al. Web-based indicated prevention of common mental disorders in university students in four European countries-Study protocol for a randomised controlled trial [J]. Internet Interv, 2018, 16:35-42.

[32] Narayan AJ, Rivera LM, Bernstein RE, et al. Positive childhood experiences predict less psychopathology and stress in pregnant women with childhood adversity: A pilot study of the benevolent childhood experiences (BCEs) scale[J]. Child Abuse Negl, 2018,78:19-30.

[33] National Collaborating Centre for Mental Health (UK), Social Care Institute for Excellence (UK). Antisocial behaviour and conduct disorders in children and young people: recognition, intervention and management: NICE clinical guidelines, no. 158[S]. Leicester: British Psychological Society, 2013.

[34] Olds DL, Eckenrode J, Henderson CR Jr, et al. Long-term effects of home visitation on maternal life course and child abuse and neglect. Fifteen-year follow-up of a randomized trial[J]. JAMA, 1997, 278(8):637-643.

[35] Olds DL. Prenatal and infancy home visiting by nurses: from randomized trials to community replication

[J]. Prev Sci, 2002, 3(3):1153-1172.

[36] Overbeek G, van Aar J, de Castro BO, et al. Longer-term outcomes of the incredible years parenting intervention[J]. Prev Sci, 2021, 22(4):419-431.

[37] Pina AA, Gonzales NA, Mazza GL, et al. Streamlined prevention and early intervention for pediatric anxiety disorders: A randomized controlled trial[J]. Prev Sci, 2020, 21(4):487-497.

[38] Pursey KM, Burrows TL, Barker D, et al. Disordered eating, body image concerns, and weight control behaviors in primary school aged children: A systematic review and meta-analysis of universal-selective prevention interventions [J]. Int J Eat Disord, 2021, 54(10):1730-1765.

[39] Rehm J, Shield KD. Global burden of disease and the impact of mental and addictive disorders[J]. Curr Psychiatry Rep, 2019, 21(2):10.

[40] Ridout B, Campbell A. The use of social networking sites in mental health interventions for young people: Systematic review[J]. J Med Internet Res, 2018, 20(12): e12244.

[41] Rispens J, Aleman A, Goudena PP. Prevention of child sexual abuse victimization: a meta-analysis of school programs[J]. Child Abuse Negl, 1997, 21(10):975-987.

[42] Saha B, Nguyen T, Phung D, et al. A framework for classifying online mental health-related communities with an interest in depression[J]. IEEE J Biomed Health Inform, 2016, 20(4):1008-1015.

[43] Shure MB. Interpersonal cognitive problem solving: Primary prevention of early high-risk behaviors in the preschool and primary years[M]//Albee GW, Gullotta TP. Primary prevention works. Issues in children's and families' lives. Vol. 6. [S. l.]: Thousand Oaks USA, Sage Publications, 1997:239-267.

[44] Shochet IM, Dadds MR, Holland D, et al. The efficacy of a universal school-based program to prevent adolescent depression [J]. J Clin Child Psychol, 2001, 30(3):303-315.

[45] Skeen S, Laurenzi CA, Gordon SL, et al. Adolescent mental health program components and behavior risk reduction: a meta-analysis [J]. Pediatrics, 2019, 144(2): e20183488.

[46] Smith MB. Research strategies toward a conception of positive mental health[J]. Am Psychol, 1959, 14, 673-681.

[47] United Nations. Transforming our world: the 2030 Agenda for Sustainable Development [C]. New York: United Nations, 2015.

[48] Villanti AC, McKay HS, Abrams DB, et al. Smoking-cessation interventions for U. S. young adults: a systematic review[J]. Am J Prev Med, 2010, 39(6):564-574.

[49] Walker ER, McGee RE, Druss BG. Mortality in mental disorders and global disease burden implications: a systematic review and meta-analysis[J]. JAMA Psychiatry, 2015, 72(4):334-341.

[50] Watson HJ, Joyce T, French E, et al. Prevention of eating disorders: A systematic review of randomized, controlled trials[J]. Int J Eat Disord, 2016, 49(9):833-862.

[51] Winzelberg AJ, Eppstein D, Eldredge KL, et al. Effectiveness of an Internet-based program for reducing risk factors for eating disorders[J]. J Consult Clin Psychol, 2000, 68(2):346-350.

[52] World Health Organization and Calouste Gulbenkian Foundation. Social determinants of mental health [C]. Geneva: World Health Organization, 2014.

[53] World Health Organisation. Guidelines on mental health promotive and preventive interventions for adolescents: helping adolescents thrive[S]. Geneva: World Health Organization, 2020.

[54] Zenere FJ 3rd, Lazarus PH. The decline of youth suicidal behaviour in an urban, multicultural public school system following the introduction of a prevention and intervention program [J]. Suicide Life Threat Behav, 1997, 27(4):387-402.

第四十一章

不同年龄阶段的预防

儿童少年精神、情绪和行为障碍（MEBDs）的预防是改善公共卫生问题和降低相关疾病发病率的关键。儿童少年的精神、情绪、行为问题不仅是成年心理问题及物质使用障碍的预测因素，也是其他不良健康结局的风险因素。儿童少年精神、情绪、行为问题预防的目的不仅仅是为了防止心理病理症状、精神疾病的产生，也是为了促进全体儿童少年的心理健康。

一、预防的定义

发生精神、情绪和行为障碍的风险因素会增加疾病发生的可能性，而保护性因素能减少在风险条件下出现适应不良结局的可能性。预防干预的重点在于减少风险因素，增强保护性因素。儿童少年罹患精神、情绪、行为障碍的危险因素、保护性因素见表41-1。基于预防的成本效益比可将一级预防分为普遍性预防、选择性预防和指导性预防三个层次。

表 41-1　预防干预措施可改变的风险和保护性因素

	风险因素	保护性因素
儿童	厌学 体像关注 攻击行为 暴力行为 学业成绩不良 物质使用 对毒品使用的态度 对反社会行为的态度	应对技能 问题解决能力 对毒品使用风险的感知 社交能力 分辨是非能力 亲社会规范 与亲社会同伴的互动 学业自我效能感
家庭	家庭暴力 父母心理病理症状 家庭管理不善 忽视的养育方式 缺少产前护理 家庭成员参与反社会行为 社会经济地位低下 母孕期使用药物 父母失业 非计划性怀孕 父母压力	明确的行为标准 非暴力的纪律 对父母的良好依恋 父母的社会支持

1. **普遍性预防**　目标人群是全体儿童少年，致力于减少一系列的风险因素和促进广泛的保护性因素，其优点是有助于提高孩子的适应性和应对能力，不需要考虑带入的风险因素，不会产生病耻感，成本低，但干预强度较弱，针对性不强。

国外的普遍性预防措施包括：① 生活技能训练计划（旨在教育学生自我管理技能、社交技能和抵制毒品的技能课堂训练计划）；② 促进可选择性思维策略（旨在改善校园氛围，帮助孩子识别情绪，管理自己的行为，建立良好的人际关系，增强解决问题的能力）；③ 社会情感学习项目（旨在提升学生的社会情感技能）。

2. **选择性预防**　目标人群是精神、情绪、行为障碍发病风险明显高于平均水平的儿童少年。主要适用于有罹患精神疾病危险因素或经历应激性事件的儿童少年。其优点是将资源应用到可能存在心理健康问题的儿童少年身上，虽然成本相对较高，但干预的强度更大，持续时间更长，更加精准。国外的选择性预防措施包括：① 护士与家庭联合督导干预模式（可提高治疗的依从性，增进医患沟通）；② 新起点项目（预防离异家庭儿童心理健康问题的家长干预技术）；③ 身体意向计划（预防进食障碍的干预技术）；④ 功能性家庭治疗计划（针对犯罪的青少年和其家庭，预防犯罪、内外化症状、物质使用的以家庭为基础的干预技术）；⑤ 父母管理训练——俄勒冈模型（预防反社会和问题行为的团体父母训练干预措施）；⑥ 大学生酒精筛查与干预（为18~24岁有酒精使用障碍风险的大学生设计的干预措施）；⑦ 多元系统疗法（旨在改善青少年罪犯的反社会行为模式的家庭和社区干预措施）。

3. **指向性预防**　目标人群是那些被确定有早期精神障碍迹象或症状，但不符合诊断标准的高风险人群，其相应的干预措施从强度和花费来看，均相对较高。例如，精神障碍高危综合征的干预等。

二、一般预防的要点

（一）妊娠前预防

主要通过孕前优生遗传咨询为接受咨询的育龄夫妻就各种遗传疾病的发生、产生规律、发生风险及疾病防控等一系列问题提出建议、意见及帮助的服务过程,其目的是通过恰当的方法防止遗传病患儿和畸形或先天缺陷患儿出生。

对遗传疾病高风险夫妇,应指导其对怀孕与否或已受孕将如何处置做出决定。精神分裂症和双相情感障碍已有足够证据说明发病有家族倾向性,应注意:① 提供避孕措施,防止再生育;② 为出生的婴幼儿提供日托和放学后活动服务,使他们在家庭外有健康的环境;③ 当父母一方处于精神病急性发作期时,找人帮助儿童操作家务,或短期寄养。这些措施虽不能排除儿童日后一生中发生精神障碍的可能性,但可以为处于家庭混乱中的儿童提供心理社会支持,以减轻他们的痛苦,有利于他们的健康成长。

（二）出生前预防

1. 避免孕期负性情绪　孕妇的负性情绪如焦虑、抑郁与婴儿的早产、低体重、低认知功能、不良妊娠结局有关。减少妊娠期的负性情绪,促进孕妇的情绪/行为健康有助于改善分娩结局。

正念行为训练是个体有意识地将自我意志维持在当前内部或外部体验之中,且不进行任何自我评价的一种调节方法,该干预措施可有效地治疗边缘型人格障碍、焦虑障碍、抑郁障碍、应激状态、慢性疼痛等。除此之外,研究显示正念训练也可用于没有显著临床心理病理症状的人群及健康人群,特别适用于妊娠期的女性。对孕妇进行正念训练能减少躯体疼痛、压力、焦虑、抑郁症状。

2. 保护胎儿免受危险因素的影响　各种环境危险因素作用于人体的时间越早,对发育产生的危害性越大。如环境危险因素作用于胎儿,尤其是最初3个月(胚胎期),则会引起中枢神经系统发育障碍,造成以大脑为主的结构和功能的严重缺陷。现将影响因素分述如下:

（1）吸烟　妊娠妇女吸烟增加早产发生率是确凿无疑的。严重吸烟的妊娠妇女(每天20支以上)的早产发生率是不吸烟母亲的两倍,而且婴儿的出生体重也较后者为轻,故吸烟是增加低体重儿出生率的重要因素之一。也有资料证明,婴幼儿暴露于父母吸烟的烟雾中也容易发生呼吸道感染,而母亲本人发生肺癌、慢性阻塞性肺病和心血管病的机会

也会增加。所以,有充分理由劝阻人们吸烟,对妊娠妇女更加如此。

（2）饮酒　孕妇饮酒过量对胎儿有害是肯定无疑的。如引发胎儿酒精综合征(FAS)就是明显的例子。这些患儿出生前和出生后发育迟滞,颜面异常(包括小头畸形、上睑下垂、斜视)和中枢神经系统异常(精神发育迟滞、运动功能协调不良、活动过度)。酒精滥用的妇女常伴有习惯性流产,出生低体重婴儿和先天性缺陷婴儿。如妊娠妇女既饮酒又吸烟,则发生的并发症将加倍。乙醇中毒,即使短时间也能引起脑损伤。为谨慎起见,所有妊娠妇女均应戒酒。

（3）药物　妊娠妇女服药对胎儿的危害以沙利度胺(酞胺哌啶酮、反应停)为典型代表。20世纪50年代此药用来镇静和治疗妊娠呕吐用,短短几年内在28个国家造成8000个畸形婴儿,故被禁止生产。现有极少数药物被确定对胎儿有致畸作用,但其他大量药物有无致畸作用尚不肯定。从医疗原则上考虑,妊娠妇女,尤其最初3个月应避免服药。

（4）感染　孕妇最初3个月感染风疹将使胎儿遭受严重危害,流产率和死胎率明显增加,可发生先天性风疹综合征,包括心脏缺陷、失聪、失明、重度智力低下和孤独症。一旦孕妇受到风疹感染,治疗性人工流产是唯一选择。英国和以色列对少女注射风疹疫苗,其结果并未降低孕妇风疹的发病率。美国对所有入学儿童进行风疹免疫接种,一是避免风疹病毒在人群中传播,二是对其本人起保护作用。现今已证明其免疫作用是长效的,且先天性风疹发病率已大为减少。梅毒、淋病和其他性传播的传染病也会对胎儿产生危害,需积极预防。一旦感染需及早进行积极治疗。

（5）辐射　妊娠第1个月的孕妇暴露于X线辐射可增加自然流产和畸形儿的危险。根据现有研究,X线致畸剂量尚未最后确定。胚胎期和婴儿早期中枢神经细胞处于分化活跃期,似对X线特别敏感,如果干扰这些细胞的分化,能导致智力低下。如用大剂量X线检查或镭疗,可增加小头畸形和骨骼畸形的危险性。有些学者还发现,辐射还可以引起胎儿生殖细胞中的染色体发生化学或结构的变化,导致后代发生先天畸形。这些发现的真实性尚需验证,但孕妇,特别妊娠的最初1～3个月选择X线检查需持慎重态度。

3. 产前诊断技术

（1）羊膜腔穿刺技术　这一诊断方法是在孕期第15或16周通过腹部穿刺羊膜腔,吸取10～20 ml羊水作化学分析和脱落细胞培养的细胞学研究。该

诊断方法对预防染色体数目异常、染色体结构畸变等导致的疾病起到积极作用。

（2）超声检查 超声波是一种高频率低强度声波，用以检查时可因羊水和组织的密度不同而显示胎儿和母体器官的图像，已成为产科首选的影像学检查，是筛查胎儿中枢神经系统畸形，降低出生缺陷率的重要手段。

（3）无创产前基因检测 通过采集孕妇 5 ml 外周血，提取胎儿游离 DNA，通过新一代高通量测序技术，并结合生物信息分析，得出胎儿发生染色体非整倍体的风险率，具有无创取样、无流产风险、高灵敏度、高准确性的特点。

（4）磁共振检查 胎儿磁共振检查具有多体位、多参数、大视野、软组织分辨率更高等特点，弥补了超声检查因胎儿体位、腹壁脂肪厚度等因素影响下胎儿结构显示不满意的不足，再联合超声检查可明显提高胎儿中枢神经系统畸形诊断的准确性。

4. 新生儿筛查 目的是在大量人群中早期发现某些疾病（或疾病危险），但必须花费不多又切实可行，可作为一项公共卫生措施来实行，但其诊断准确性要比个别性病例的检查形式差一些。筛查的要求是如果发现可疑情况，能保证被筛查者及时得到进一步检查，以求早日确诊，并且得到及时治疗。

（三）婴儿和儿童期预防

1. 母乳喂养 对婴儿的成长发育至关重要。母乳中含有最为适宜婴儿年龄的营养，而且有从母体来的抗体，可保护婴儿免于感染，减少过敏现象。母乳喂养也可以降低母亲罹患乳腺癌、卵巢癌、产后抑郁的风险，提高母亲的自我效能感，增进母子情感。

2. 营养 营养均衡的饮食是健康的重要组成部分。研究表明，营养和心理健康存在相关性，食物可能通过影响肠道菌群作用于神经、免疫、激素相关信号通路进一步影响人的心理健康。研究表明，内外化症状与西方饮食方式呈正相关，与地中海饮食方式如新鲜水果、蔬菜的消费呈负相关。低质量饮食及各自营养的缺乏会增加焦虑障碍、抑郁障碍的发生率。横断面研究显示，低血清胆固醇与反社会、暴力和自伤行为有关。铁和锌的缺乏与外向性行为和 ADHD 有关。对儿童的纵向研究表明，儿童早期的锌、铁和维生素 B 的缺乏与青春期的外向性行为问题有关。在儿童中，饮食中低 ω-3 脂肪酸的饮食与多动、学习障碍和行为问题有关，ω-3 脂肪酸的补充可以减少外向性行为。

3. 运动 可能是有效的心理病理学预防和治

疗手段。成人当中的研究表明，体育锻炼可以减轻抑郁和焦虑的症状。在儿童少年研究中，运动不仅能减轻焦虑、抑郁症状，同时能提高自尊、改善认知表现、课堂行为和学业成绩。此外，有氧运动项目对 ADHD 的核心症状及执行功能改善有一定的作用。

4. 音乐疗法 和其他基于音乐的干预措施一样，音乐疗法是一种安全且容易被接受的干预措施。对儿童少年的音乐治疗包括主动的方式，如音乐创作、写歌、演奏音乐，也包括被动的方式，如听预先录制好的音乐。音乐的演奏和创造能促进交流和情感表达，音乐的聆听能引起激活或放松，唤起特定的身体反应、记忆和想象。音乐治疗目前已用于孤独症谱系障碍、发育障碍、抑郁障碍、癫痫的临床治疗，有助于改善儿童少年的社交互动、情绪及认知功能，减轻疼痛、焦虑和压力。

5. 家庭预防策略 家庭可以缓冲社会压力对儿童少年身心健康的负面影响，也能为儿童提供支持性环境。基于家庭的干预措施可提高儿童少年的心理健康结局。父母一方存在心理病理症状是后代发生精神、情绪、行为障碍的非特异性危险因素。治疗父母的心理病理症状能有效促进后代的心理健康。除了父母心理病理症状外，在家庭中的教养方式也对孩子的成长环境产生相当大的影响。父母培训计划能为父母提供育儿策略，提高孩子的依从性和亲社会行为，减少孩子的对立性和攻击行为。目前的研究已经证实，父母培训计划对孩子的破坏性和外向性行为以及严重心理病理学症状是有效的治疗方法。预防性使用父母训练能防止破坏性和外向性行为及儿童精神病理的发展。

6. 学校预防策略 学校环境与儿童的心理健康密切相关，校园中的学业成绩、同伴关系是儿童少年精神、情绪、行为障碍的重要影响因素。学校是发展儿童少年心理健康的独特场所，强调早期干预及多种方法结合。基于学校的干预措施可分为以下两类：

（1）普遍性干预措施 主要面向全体学校学生，是学校采取的常见预防干预措施。其中较为著名的是英国于 2003 年实施的"社会情感学习"项目。是系统实施、整校推进的社会情感学习教育实践，旨在促进学生调节个体情绪，提高学业成绩，促进学生社会情感能力的发展，培养学生的自我意识、情绪管理、社会技能及社会意识，能有效促进学生心理健康，可用于预防学生在校的行为问题风险因素。被各国广泛采纳，虽然其干预效果较弱，但仍可产生较大的影响。

（2）指向性干预措施 主要面向有精神、情绪、行为问题风险的学生,更具有针对性。例如基于学校的认知行为疗法、学校心理危机干预、社交技能培训。重点在于教授技能和发展能力。在预防焦虑、抑郁障碍、外向性行为问题等方面效果较好。

7. 社区预防策略　心理健康问题不仅是个人问题,也是社会问题,社区是儿童少年日常生活的家园和人际交往的重要场所。在社区进行心理健康的预防干预是社会心理健康预防的重要组成部分,不仅有利于精神疾病的预防,也起到促进心理健康的作用。通过构建社区心理健康服务体系,开展社区心理健康服务,由专业的心理咨询师、精神科医师为儿童少年提供心理健康方面的咨询和帮助,包括心理健康知识科普教育、社区居民心理健康普查、建立心理危机干预机制等。有利于提高儿童少年的心理素质和对心理健康的认知,帮助儿童少年提高自我调节能力,预防心理疾病、精神障碍的发生。

(黄　颐　杨晓玲)

参考文献

[1] Adan RAH, van der Beek EM, Buitelaar JK, et al. Nutritional psychiatry: Towards improving mental health by what you eat[J]. Eur Neuropsychopharmacol, 2019, 29(12):1321-1332.

[2] Anita Thapar, Daniel S Pine, James F Leckman, et al. Rutter's Child and Adolescent Psychiatry[M]. 6th Ed. [S. l.]: Wiley-Blackwell, 2015.

[3] Biddle SJ, Asare M. Physical activity and mental health in children and adolescents: a review of reviews[J]. Br J Sports Med, 2011,45(11):886-895.

[4] Cerrillo-Urbina AJ, García-Hermoso A, Sánchez-López M, et al. The effects of physical exercise in children with attention deficit hyperactivity disorder: a systematic review and meta-analysis of randomized control trials[J]. Child Care Health Dev, 2015, 41(6):779-788.

[5] Das JK, Salam RA, Lassi ZS, et al. Interventions for Adolescent Mental Health: An Overview of Systematic Reviews[J]. J Adolesc Health, 2016, 59(4S): S49-S60.

[6] Le LK, Esturas AC, Mihalopoulos C, et al. Cost-effectiveness evidence of mental health prevention and promotion interventions: A systematic review of economic evaluations[J]. PLoS Med, 2021, 18(5): e1003606.

[7] Liu J, Zhao SR, Reyes T. Neurological and epigenetic implications of nutritional deficiencies on psychopathology: Conceptualization and review of evidence[J]. Int J Mol Sci, 2015, 16(8):18129-18148.

[8] Membride H. Mental health: early intervention and prevention in children and young people[J]. Br J Nurs, 2016, 25(10):552-554, 556-557.

[9] O'Reilly M, Svirydzenka N, Adams S, et al. Review of mental health promotion interventions in schools[J]. Soc Psychiatry Psychiatr Epidemiol, 2018, 53(7):647-662.

[10] Stegemann T, Geretsegger M, Phan Quoc E, et al. Music therapy and other music-based interventions in pediatric health care: An overview[J]. Medicines (Basel), 2019, 6(1):25.

[11] Stelzig-Schöler R, Hasselbring L, Yazdi K, et al. Häufigkeit und Risikofaktoren für psychische Auffälligkeiten bei Kindern psychiatrischer Patienten (Incidence and risk factors for mental abnormalities in children of psychiatric inpatients)[J]. Neuropsychiatr, 2011, 25(4):192-198.

[12] 杨孟叶,周小莉,孙世文,等. 基于正念注意-接纳理论的情绪管理方案在孕妇心理干预中的应用效果研究[J]. 中国护理管理,2021,21(03):446-451.

[13] 赵书一,张晓霞,张海鹏,等. 产前诊断方法的研究现状与进展[J]. 中国妇幼保健,2014,29(36):6178-6181.

第四十二章

神经发育障碍的预防

神经发育障碍是一组起病于发育早期的疾病，通常在儿童入学前，其特征是发育缺陷，导致个人、社会、学业或职业功能的损害。发育缺陷的范围不等，从特定功能的习得或控制部分损害到社会功能或智力的全面损害。神经发育障碍临床表现一般包括正常发育延迟以及伴有一些异常行为。可分为：智力发育障碍、交流障碍、孤独症谱系障碍（ASD）、注意缺陷多动障碍（ADHD）、特定学习障碍、运动障碍、抽动障碍（TD）以及其他神经发育障碍。这些疾病在某种程度上具有相同的神经病理学、症状和遗传学特征，因此它们被视为同一谱系进行研究。

2006年全球智力发育障碍的患病率在1%～3%之间，其中，轻度、中度、重度和极重度分别占比为85%、10%、4%和2%。我国2006年第2次全国残疾人抽样调查资料显示，0～14岁儿童的智力残疾总患病率达0.77%。此外，2018年一项系统性回顾表明，全球ADHD的社区患病率在2%～7%之间，平均约为5%。郑毅等发现ADHD发病在男孩中更常见，影响全世界5.9%的青少年和2.8%的成人。我国儿童少年ADHD患病率与世界范围基本一致，总体患病率为6.26%。世界卫生组织（WHO）2015年在占世界人口数约16%的国家进行的研究估计，全世界约0.76%的儿童患有ASD。根据美国疾病控制与预防中心2020年的最新报告，ASD的患病率估计已飙升至1.85%。2020年的一项纳入14万儿童的研究显示，中国儿童ASD的估计患病率为0.70%。在全球儿童期发病的精神障碍中，ASD的疾病负担仍然最高，高于ADHD和行为障碍的总和，在精神障碍中仅次于重性抑郁障碍、焦虑障碍、精神分裂症和双相情感障碍。不同的地区报道的不同类型的神经发育障碍发病率存在较大差异，使用不同的评估方法可能是造成这种差异的主要原因。

神经发育障碍各疾病之间存在较为常见的共病现象，例如近70%的ASD患者至少有一种共病的精神障碍，而近40%的人可能共病两种或两种以上精神障碍；许多患有ADHD的儿童也患有特定的学习技能障碍。大约一半TD和超过80%的图雷特综合征（Tourette syndrome）患者至少共病一项精神或行为障碍，大约60%的图雷特综合征患者共患两种或两种以上的精神或行为障碍，例如多动症、对立违抗障碍、强迫症、学习障碍、焦虑、抑郁、睡眠障碍。患有神经发育障碍的儿童，症状通常会持续到成年甚至伴随一生，导致个体社会适应困难，影响日常活动，生活质量降低，而疾病的共患病又进一步加剧了被动、社交孤立、攻击性、情绪问题、药物滥用等一系列问题，以及更广泛的负面后果。因此，在早期阶段加强儿童少年的精神心理护理，利用药理学和社会心理学等方法，以预防潜在的神经发育障碍相关疾病至关重要。

一、病因学和风险因素

儿童神经发育障碍的病因和发病机制广泛而复杂，多数还无法明确病因。但基本共识认为是遗传和生物学因素，以及环境中影响心理发育的因素共同引起的一类复杂疾病（常见风险因素见表42-1）。表观遗传学认为环境因素通过表观遗传机制改变DNA序列来影响基因表达的数量和质量（图42-1）。基因与环境的交互作用并不是指所有个体暴露于某一环境危险因素均会致病，同样并不是所有携带可疑致病基因的个体均患神经发育障碍，往往是环境及遗传因素共同作用引起疾病。了解神经发育障碍患儿的危险的致病因素，有助于采取相应的治疗及预防措施。

所有神经发育障碍都具有高度遗传性和共同的遗传风险。尽管不同的神经发育障碍有相似的遗传倾向性，但也有特定障碍的影响。例如，ASD和ADHD之间的遗传相关性很高，估计在0.54～0.87之间。多动症的注意力不集中方面与阅读障碍和计算障碍的基因重叠最为突出。孤独症谱系障碍的遗传倾向性似乎同样使其亲属出现语言和学习障碍的风险更大,这被称为更广泛的孤独症表型。

表 42-1　神经发育障碍发病的常见风险因素

领　域	特征举例
遗传因素	染色体异常,基因异常,脑结构和功能异常。基于神经生物学假说的候选基因主要包括多巴胺、5-羟色胺和去甲肾上腺素等神经递质系统的有关功能基因,这些神经递质失调被认为是导致神经发育障碍病理机制的重要组成成分
母孕期因素	父母高龄,母孕期严重孕吐、发热、服药过多、先兆流产,罹患精神障碍、肥胖、妊娠期糖尿病、宫内病毒感染,孕期营养不良,孕期压力,或母孕期抽烟、酗酒,摄入汞、铅等污染的食品,以及暴露于 X 线照射或高浓度的铅环境、有机磷等农药环境等
围产期因素	胎儿宫内窘迫、产力不足、难产、早产、过期产,低出生体重儿,新生儿溶血病,新生儿呼吸暂停等
其他生物学因素	由于严重感染而引起的脑炎、脑膜炎、脑外伤、中毒(如一氧化碳中毒)或其他躯体疾病所致的不可逆的脑损害,患儿营养不良如微量元素铅、锰、锌、铜、铁、钙等含量缺乏,维生素缺乏或其他营养缺乏等
环境因素	童年期创伤,不和谐的家庭环境,如父母争吵、低情感表达、给予孩子的关心不够,父母行为反常、不合理的教养方式如管教方法粗暴或放纵、单亲家庭,贫困家庭,父母文化水平低等不同程度增加神经发育障碍的风险

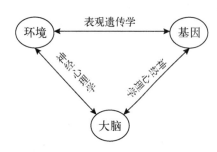

图 42-1　环境-大脑-基因模式驱动神经发育

表观遗传机制也可能有助于解释相同的风险因素是如何导致不同的临床特征的。例如,一项对患有孤独症的同卵双胞胎(携带相同的遗传风险因素)进行的全基因组甲基化研究发现,不同双胞胎中受影响和未受影响双胞胎的甲基化模式不同(意味着不同水平的基因表达)。在神经发育障碍中常见的认知缺陷可在儿童发育早期观察到,并倾向于影响多个认知领域(如执行功能障碍、社会认知),并且常被发现与大脑结构和功能的改变有关。然而,认知缺陷并不是神经发育障碍独有的特征,它们是许多不同精神障碍的特征。神经发育障碍的共病,共同的认知和神经特征以及共同的遗传风险强调了生物过程重叠的可能性。许多研究强调了智力发育障碍、ASD、ADHD 以及精神分裂症之间的生物学共性,但不同疾病之间的差异仍然存在,这也体现在药

理知识上。例如,兴奋剂对多动症症状有效,但对 ASD 或 TD 症状没有帮助;抗精神病药物,虽然有助于减少抽动,但对 ADHD 或 ASD 的核心特征治疗无效。

环境因素对神经发育疾病的影响越来越受到重视。对非遗传因素的流行病学调查已明确父母年龄偏大和早产是 ASD 的危险因素,产前暴露于空气污染、产前营养不良以及接触干扰内分泌的化学物质是潜在的危险因素。有大量研究证实,母孕期暴露于酒精和烟草的受试者中,后代患 ASD 或 ADHD 症状的风险更高。此外,母亲的营养对于确保胎儿的营养至关重要,特别是脂溶性维生素(A、D、E)、色氨酸和与单碳代谢相关的营养物质(维生素 B_2、B_6、B_{12} 及叶酸)被认为有助于后代亚稳态表现等位基因的甲基化,这种甲基化在分化组织中也持续存在。母亲的压力状态,通过神经内分泌轴,与损害神经发育的表观遗传过程的改变有关。药物使用方面,流行病学研究表明,产前暴露于选择性五羟色胺再吸收抑制剂和丙戊酸盐会增加后代患 ASD 的风险,甚至孕期暴露于对乙酰氨基酚对语言发育也有不利影响。社会心理学因素的研究发现,家庭收入水平较低与多动症发病率增加相关。社会地位低、父亲犯罪、母亲精神障碍和严重的婚姻不和谐是 ADHD 较强的预测因素。其他研究发现,父母教育程度较低、父母大量滥用药物、父母失业、父母相对贫困与子女患 ADHD 风险较高之间存在剂量-反应关系。

神经发育群中各种疾病存在共性也存在异质性,且每种疾病均表现出相当大的个体差异。儿童神经发育障碍大多数症状通常会持续到成年,而很少有成年精神心理科医师有经验处理由早期发病的神经发育障碍引起的临床问题,因此在治疗和照顾上通常会带来巨大的困难。早期干预的目标是防止或减少由于生物或环境危险因素而造成的运动、认知、情感障碍。因此拓宽视角,聚焦于在疾病发生前的预防阶段,确定风险和保护因素如何以类似的方式在不同的疾病中发挥作用,才能使得干预措施更为有效。

二、三级预防模式

一般来说,心理健康方面的预防可分为三种形式。第一,作为一级预防,针对广泛的人群,旨在减少疾病的发病率。其次,作为二级预防措施,针对选定的高危人群,旨在降低疾病的患病率(或其严重程度)。第三,作为对患者的三级预防,目的是保持患者的功能适应和健康,并避免复发。这些策略应该应用于生命的全过程。三级预防的目标和主要内容

包括：

1. **一级预防**　主要针对一般人群。各类神经发育障碍的一级预防都可以从以下几点实施：

（1）增强环境保护意识，改善公共卫生状况，保持均衡营养，提倡健康文明的生活方式。

（2）做好婚前医学咨询和优生优育咨询，推广婚姻登记、婚前医学检查、生育指导"一站式"服务，统筹推进婚育健康教育、婚前保健、孕前优生健康检查、增补叶酸工作，了解遗传性疾病的基本知识，提高一般人群的自我预防意识。

（3）指导孕期健康管理，保证孕妇有合适的营养和充分的休息；提供良好的生活及工作环境，避免接触放射性和致畸性物质，预防各种病原体感染；规范婚前孕前保健门诊、产前筛查机构、产前诊断机构设置和管理，健全新生儿疾病筛查、诊断、治疗网络，开展相关特色专科建设。加强临床遗传咨询、产前超声诊断、遗传病诊治等出生缺陷防治紧缺人才培养。针对唐氏综合征、先天性心脏病、先天性耳聋、重型地中海贫血等重点出生缺陷疾病，预防以及及时干预妊娠相关并发症。

（4）开展产前筛查和产前诊断补助试点，针对先天性心脏病、遗传病等重点疾病，推动围孕期、产前产后一体化管理服务和多学科诊疗协作，加强产时监护，预防难急产和胎儿缺氧窒息等。

（5）扩大新生儿疾病筛查范围，逐步将先天性髋关节脱位等疾病纳入筛查病种，新生儿遗传代谢病筛查率和新生儿听力障碍筛查率分别达到98%和90%以上。合理喂养婴幼儿，做好儿童期保健，避免婴幼儿期脑损伤及其他中枢神经系统疾病等。

2. **二级预防**　早发现，早诊断，早治疗。通过对一般人群普查、筛检，及时发现高危人群，定期重点检查。主要包括：

（1）普及儿童各阶段发展知识及各类神经发育障碍的早期表现。

（2）开展对高危儿童的监管，对低体重、早产、产伤、窒息缺氧等高危儿童进行定期检测，以便及时发现异常情况；引导家长关注神经发育障碍儿童在婴幼儿期早期出现的症状并及时就诊。

（3）提高妇幼保健医师的业务素质，促使其全面掌握儿童发展特点：躯体运动、心理发育、社会发展方面的知识，增强早期识别、评估和诊断各类神经发育障碍的临床能力。

（4）帮助神经发育障碍儿童的家长寻求有效资源，树立康复干预的信心，引导他们了解神经发育障碍，积极参与到早期干预工作中。为实现神经发育问题的早期筛查、早期诊断和干预，我国卫生健康委组织专家开发了适用于基层儿童保健医务人员使用的筛查工具——儿童心理行为发育问题预警征象筛查表，可对0～6岁儿童大运动、精细运动、言语能力、认知能力（视、听力）、社会能力（孤独症）等方面进行初步筛查评估，早期发现可能存在神经发育偏异的儿童。

3. **三级预防**　即对于确诊神经发育障碍患儿积极干预，与患儿家庭制订系统长期的个体化康复训练计划，帮助缓解症状，提高患儿的生活自理能力和社会适应能力，降低患儿残疾程度，减轻家庭及社会负担。神经发育障碍儿童康复常需要家长、康复机构、教育部门及医院共同参与，而且通常持续多年甚至终身，需要全社会加以关注。主要包括：

（1）国家立法保障神经发育障碍儿童及其家庭的权益。对他们采取适当的政策倾斜，用社会保障体系来维护他们应有的权利，特别是对贫困家庭，要加大资助力度。

（2）医疗机构提供诊断评估服务，除了对儿童发育水平进行评估外，还应评估儿童及其家庭中存在的资源优势、发展需求以及评价监测过程中接受支持和服务的恰当性、合理性。

（3）康复机构提供早期干预，包括躯体治疗、言语和语言疗法、作业疗法、物理疗法、特殊指令、家庭教育和咨询。

（4）父母教育、咨询和技术支持，父母教育计划有助于减少神经发育障碍儿童的行为问题、降低父母的教养压力、改善父母训练策略从而改善儿童的行为。

（5）国民教育体系纳入神经发育障碍儿童的教育康复，特别要加强学前期的教育。

（6）建立终身服务体系，妥善安排神经发育障碍患者成年后的生活，为家长解除后顾之忧。

三、不同年龄阶段预防和促进工作

神经发育疾病的预防往往需要综合一系列复杂的家庭、医疗机构和社会服务，涉及各个护理部门（公共和私人）、领域（卫生、教育、社会）和级别（母孕期、婴幼儿、小学、中学、大学），这强调了把握个体和家庭需求，提供特殊的服务环境，建立必要而持续的社会联系的重要性。因此，下文根据主要发育阶段提供了现阶段国内外实施的相应预防支持和干预策略。

1. **母孕期的预防性干预计划**　母孕期被认为是神经发育疾病一级预防的关键阶段。神经发育障碍在早产、低出生体重和宫内生长受限的婴儿中普遍存在，而产前炎症、营养不良和母亲的心理困扰是导致胎儿生长受限和早产的重要原因。母亲在怀孕期间抑郁、焦虑或紧张，其子女出现一系列不良的神经发育结果的风险显著增加，其中包括情绪问题、注意缺陷多动障碍或认知发育受损。目前为止，在孕期进行干预并长期随访的研究少之又少，护士-家庭伙伴关系（nurse family partnership）是可查及的唯一的孕期干预研究。这是针对贫困的孕妇，特别是未成年孕妇和贫穷的单身孕妇进行的研究，包括在怀孕期间和分娩后最初两年由经过专门培训的护士进行多次家访。它不是针对孕期情绪和压力而设计的，而是在饮食、保健、自身教育、减少吸烟和养育子女方面帮助母亲。这些特殊的护士从这些母亲怀孕早期开始就为她们提供了很多支持，干预结果非常有效，尤其在自我照顾、养育行为以及儿童发育方面有许多长期的改善。虽然没有专门针对孕妇情绪干预的长期随访研究，但也有一些研究进行了一些干预措施，以减少怀孕期间的抑郁、焦虑和压力。怀孕期间的焦虑和抑郁症状至少与产后一样普遍。助产士和产科医师需要接受培训，以便发现这些问题，并提供适当的支持或帮助。如果妇女感到焦虑或抑郁，应该将她们转诊给精神科医师。对于大多数抑郁或焦虑的女性来说，心理咨询和治疗，如认知行为疗法是最合适的。

贯穿孕期和儿童生命周期的数据系统可以帮助识别与神经发育障碍相关的风险，评估干预措施的有效性，并为改善战略提供信息。此外，卫生保健服务机构应确保向产妇提供负担得起的高质量产科和新生儿服务，尤其是农村偏远地区以及家庭贫困的人群。

2. 婴幼儿阶段（0～3 岁）的预防性干预计划

为了解决围产期不利因素导致的婴儿死亡率以及相关的神经发育障碍问题，卫生保健可以为这些家庭提供各种公共卫生资源，以支持出生后婴儿的发育。例如美国一项研究针对早产儿提供以下建议：支持母乳喂养，为妇女、婴幼儿补充营养，早期干预服务，建立健康档案，加强健康宣教等。我国妇幼保健方面的研究认为，应规范儿童保健干预机制，包括：① 合理喂养能提升婴幼儿早期营养摄入水平，确保婴幼儿在成长发育过程中具有充足的营养条件。② 加大婴幼儿疾病预防知识宣教力度，可显著降低疾病发生率，从而降低因为疾病而导致的生长发育迟缓表现。③ 护理人员就社会交往、运动、认知、语言以及适应能力等方面协助家长进行早教，对婴幼儿早期脑部发育可起到促进作用，显著提升其智力水平。我国卫健委《健康儿童行动提升计划（2021—2025 年）》提出，聚焦 0～3 岁婴幼儿期，在强化儿童

保健服务基础上，通过家长课堂、养育照护小组活动、入户指导等方式，普及科学育儿知识和技能，增强家庭的科学育儿能力，促进儿童体格、认知、心理、情感、运动和社会适应能力全面发展。以留守儿童等弱势群体为重点，实施农村儿童早期发展项目，促进儿童早期发展服务均等化。

3. 学龄前儿童（3～6 岁）的预防性干预计划

此阶段父母往往能发现孩子出现了明显智力、运动及伴随的行为和情绪问题，例如多达 50% 的 ASD 幼儿还表现出破坏行为，包括发脾气、不服从、攻击和自残等，这些行为问题往往与社交、交流和日常生活技能下降有关，也导致父母的压力增加，并可能降低家庭的生活质量。针对家长进行教育和培训的干预计划，包括疾病诊断、症状评估、教育规划、支持和宣传资源以及治疗方案方面的重要信息，旨在减少儿童行为问题，提高日常生活技能，减轻照顾者负担和提升父母能力感。

2017 年 12 月由英国 ADHD 伙伴关系（United Kingdom ADHD Partnership，UKAP）举办的会议邀请了 ADHD 和 ASD 领域的专家，专家共识提出，心理教育有助于改善 ADHD 和 ASD 患者及其照顾者的干预效果，包括"独立的"一对一的干预或以小组形式，提供给个人、家长和其他照顾者疾病相关知识，可用的康复训练和治疗方法，以及各种压力事件（小范围事件，如度假或参加社交活动；大范围事件，如换学校、搬家，从幼儿班过渡到小学）的处理办法。从时间、情感和技术方面考虑家庭资源也是很重要的，使之能与孩子的需求相匹配（考虑到孩子的实际年龄或发育年龄）。此外，意识到父母或其他照顾者在应对有复杂需求的儿童时所经历的各种困难也非常重要，帮助父母或其他照顾者管理自己的孤立、压力、焦虑和抑郁情绪。

针对孕产妇及家庭成员、儿童家长、幼儿园和托育机构工作人员、学校教师，普及儿童心理行为发育健康知识，培养儿童珍爱生命意识和情绪管理与心理调适能力。社会服务方面应提供高质量的卫生服务水平，包括提高保健提供者的技能和人员配备水平，社区和学校应完善必要的保健设施。此外，加强社会宣传健康促进，提高全社会对神经发育障碍的认识，解决神经发育障碍患儿和家庭的社会孤立和污名化问题，有助于提供强有力的社会支持，从而增强照顾者坚持照料工作的信心和寻求医学帮助的决心。

4. 学龄期儿童（6～12 岁）的预防性干预计划

重点包括学校心理健康管理。2021 年 7 月教育部办公厅发布《关于加强学生心理健康管理工作的通

知》，内容包括：

（1）加强源头管理，全方位提升学生心理健康素养。加强心理健康课程建设，帮助学生掌握心理健康知识和技能，树立自助互助求助意识，学会理性面对挫折和困难。培育学生积极心理品质，充分发挥体育、美育、劳动教育以及校园文化的重要作用，全方位促进学生心理健康发展。针对学生在学习、生活、人际关系和自我意识等方面可能遇到的心理失衡问题，主动采取举措。增强学校、家庭和社会教育合力，学校及时了解学生是否存在早期心理创伤、家庭重大变故、亲子关系紧张等情况，积极寻求学生家庭成员及相关人员的有效支持。

（2）加强过程管理，提升及早发现能力和日常咨询辅导水平。做好心理健康测评工作，县级教育部门要设立或依托相关专业机构，牵头负责组织区域内中小学开展心理健康测评工作。加强心理咨询辅导服务，县级教育部门要建立区域性的中小学生心理辅导中心，积极开展线上线下多种形式咨询辅导服务，定期面向所在区域中小学提供业务指导、技能培训。

（3）加强结果管理，提高心理危机事件干预处置能力。大力构建家校协同干预机制，学生出现自杀自伤、伤人毁物倾向等严重心理危机时，学校及时协助家长送医诊治。积极争取专业机构协作支持，持续强化教育部门和各级学校与精神卫生医疗机构协同合作。

四、常见神经发育障碍的预防策略

1. 智力发育障碍 首先应强调与智力发育障碍相关的原发疾病的防治，例如先天性代谢异常病，如苯丙酮尿症、同型胱氨酸尿症、组氨酸血症、半乳糖血症、先天性甲状腺功能低下症等，若能在新生儿期做出诊断并及时治疗，多数儿童病情可控且智力可免受损害。建立智力发育障碍儿童认知、运动、语言发育、心理行为和环境因素的功能评估、干预和效果评估体系。再者，根据智力发育障碍的病因、严重程度，制订个体化干预方案。早期干预需要临床医学、儿童保健、中医中药、护理学、心理学、言语治疗学及特殊教育等多学科交叉融合，发挥协同优势。家庭和社区应为儿童营造一个具有启发性和安全性的环境，让孩子在安全丰富的环境中生活和接受干预。父母学习儿童正常认知行为发育的基本规律，了解患儿能力现状和可能发展的潜能，与专业人员共同制订干预方案和策略。社区向家庭提供基础康复、环境改造、社会福利、信息咨询，帮助家庭与医疗机构、教育机构和残疾人管理部门联结。最后，智力

发育障碍患儿因其功能缺陷常被社交孤立，较多经历失败、拒绝、绝望和愤怒。应帮助患儿家庭识别和调整消极思想和情绪压力，鼓励其主动学习，提供良好的支持性环境，促进患儿自尊健康发展。

2. 注意缺陷多动障碍（ADHD） 影响健康风险的两个途径为神经认知缺陷和环境逆境增加，突出了预防和健康促进的潜在目标。ADHD是一种慢性神经发育障碍性疾病，ADHD的干预在本质上是多种多样的，根据患者的年龄有不同的内容和重点，对其干预的目标不仅要改善核心症状，还要纠正认知功能障碍，减少共患病，提高患儿生活质量、促进社会功能恢复。治疗多动症症状和执行功能障碍，例如使用兴奋剂药物，可能有助于减少伴随的行为问题。另外，加强与恢复力相关的社会和环境因素，如学校参与和有效的养育方式，也可能促成更为健康的行为方式。根据现有的文献为临床工作者提供以下指导：

（1）早期筛查和诊断，包括医学评估、发育和行为评估、教育评估、社会心理评估、共患病的评估。尽早筛查ADHD症状和破坏性行为，监测ADHD青少年中出现的健康风险行为，如暴饮暴食、物质使用（包括烟草和酒精）。

（2）加强环境和社会支持，提高治疗依从性。让家庭参与治疗以提高依从性，帮助青少年了解并参与自己的治疗。在诊断ADHD后，应对儿童、家庭提供关于ADHD的教育，内容包括ADHD的有关知识、改善行为结果的一般建议。对父母亲的教育包含积极的应对策略，如创造适应性、结构化的场景，建立日常常规、采用视觉提示显示家庭规则。促进健康的家庭功能；教导家长改善与青少年的沟通方式；获取便利的学习资源（如住宿、辅导）；支持社交技能和课外活动。

（3）早期干预和治疗。推荐对ADHD的儿童父母提供父母培训，尤其是当父母有消极的养育方式时。父母培训教会父母如何运用儿童管理策略，改善养育技巧，帮助处理特定的行为问题。父母可使用的行为治疗和环境调整包括：坚持日常计划表；减少分心物；为儿童提供放置作业、玩具、衣服的合理地方；设置可达到的目标；奖励积极行为；识别对消极行为的无意强化；运用图表和清单帮助儿童聚焦在任务上；减少选择；发现儿童可以成功的活动（如爱好、运动）；运用平静法则（隔离、分散注意力、把儿童从情境中移开）。基于学校的干预包括提供教师或场地支持、教室调整、行为干预。教室调整包括：在黑板上布置作业、坐在靠近教师的位子、延长完成任务的时间、允许在干扰少的环境中参加考试，

或者当儿童分心时老师给出私人性质的提示。学校也可提供针对 ADHD 症状和促进学习、社会功能的行为管理计划。常用的药物治疗有精神兴奋剂：哌甲酯、苯丙胺，非兴奋剂：托莫西汀、α2 肾上腺素能受体激动剂（缓释胍法辛、缓释可乐定）。选择治疗的一线药物时，应考虑效果、不良反应、作用持续时间、滥用可能、起效时间、共患病、期望覆盖时间等。

3. 孤独症谱系障碍（ASD）　有证据表明，从孕前到围产期的初级预防可以降低孤独症的发生率，这里主要介绍针对 ASD 疑似和确诊患儿采取的预防措施。大多数针对自闭症的干预措施都是应用于学龄前儿童和更小的儿童。原则上，多样化的干预措施具有以下共同的预防目标：

（1）通过提高沟通和社交技能，以及日常生活技能，尽可能确保以后的自主权。强化行为干预，如共同关注、象征性游戏、参与和监管（joint attention, symbolic play, engagement and regulation，JASPER），学龄前孤独症沟通疗法（preschool autism communication therapy，PACT），早期开始丹佛模式（the early start denver model，ESDM）；关键反应训练（pivotal response training，PRT），交互模仿训练（reciprocal imitation training，RIT），自然主义发展行为干预（naturalistic developmental behavioural intervention，NDBI），社会交流/情绪调节/交易支持（social communications/emotional regulation/transactional support，SCERTS），TEACCH 项目（自闭症和相关沟通障碍儿童的治疗和教育）和大量其他提高适应能力的有针对性的干预（社交技能、语言和职业治疗）。

（2）避免挑战性行为的出现。如处理感觉需求和异常（如感觉整合疗法和饮食、相关的环境适应等），在早期阶段识别并处理常见的生理和心理疾病，如疼痛、癫痫、便秘和其他胃肠道症状、睡眠问题、多动症、智力残疾、学习障碍、欺凌、焦虑等。

（3）促进父母对孩子的接受和支持。父母适应性调整的减少，接受度的降低以及责备和绝望感的增加，都严重影响了父母的心理（造成焦虑、抑郁等）和身体健康，削弱了父母有效参与孩子管理和训练的能力，因此专业人员对父母的培训应包括提高父母的接受度和确保父母幸福感的措施。

（4）使孩子达到与个人实际认知能力相适应的学习水平。前面提到的获得适应能力和行为的目标应与适当的社会支持（如视觉辅助、额外的学术或心理会议、防止欺凌、学校的社交技能培训等），以及相关的教育和环境相适应。

4. 抽动障碍（TD）　2020 年 8 月中华医学会儿科学分会制订《中国抽动障碍诊断和治疗专家共识》，该专家共识提出，对于轻度 TD 患儿，可先行或仅予医学教育和心理支持，适当给予观察等待期，并定期随访。中重度 TD 的治疗原则同样是先尝试非药物干预，行为治疗可与药物治疗相结合。应在整个治疗过程中提供医学教育和心理支持。告知和教育患者及其父母，对于多数 TD 患者，抽动会在青春期结束时自行消退。积极治疗 TD 的同时，通过家长管理培训、亲子互动疗法、家长和学校老师互动等形式进行医学教育和心理支持，包括他们的父母、社区同事和学校老师。鼓励家长和孩子一起面对 TD 的诊断，鼓励 TD 患儿与同学和周围的人自信地互动，提升其社会适应能力；指导家长和孩子一起观察可能引起或加重抽动症状的条件和因素，避免这些"危险因素"。鼓励家长更多地与学校老师沟通，帮助他们更好地了解病情，也可减轻学业负担，降低压力水平。学校老师也可帮助教育其他学生不要嘲笑、孤立和污蔑 TD 患儿。可为 TD 患儿，特别是那些在学习、社会适应和自尊方面存在问题的儿童，提供特殊的教育支持，帮助和促进患儿恢复健康生活。多数轻度、社会适应性较好的 TD 儿童，仅通过心理教育和支持就能取得疗效。对于影响日常生活、学校和社会活动的中重度 TD 儿童，当心理教育和行为治疗无效或无法控制时，需要药物治疗，常见药物包括一线治疗药物硫必利、阿立哌唑、可乐定，二线药物氟哌啶醇、利培酮、托吡酯。其他治疗包括认知行为治疗，共患病治疗以及行为管理。

综上所述，由于神经发育障碍相关神经发育机制尚不明确，导致治疗手段局限。以 ASD 为例，目前仍然以康复为主，尚无有效治疗手段，因此探索病因并寻找新型治疗方案仍是当前神经生物学和药理学的重要目标。同时儿童神经发育障碍临床表型异质性强、病因复杂，导致早期诊断和干预困难，因此早期识别导致上述儿童不良神经结局的高危因素并及时干预是预防此病的重要措施。

（罗学荣　杨晓玲）

[参考文献]

[1] Association AP. Diagnostic and Statistical Manual of Mental Disorders［M］. 5th ed. Arlington, VA: American Psychiatric Association，2013.

[2] Barfield WD. Public health implications of very preterm birth［J］. Clin Perinatol，2018，45(3)：565-577.

[3] Baxter AJ，Brugha TS，Erskine HE，et al. The epidemiology and global burden of autism spectrum

disorders[J]. Psychol Med，2015，45(3)：601-613.

［4］ Björkenstam E，Björkenstam C，Jablonska B，et al. Cumulative exposure to childhood adversity，and treated attention deficit/hyperactivity disorder：a cohort study of 543650 adolescents and young adults in Sweden[J]. Psychol Med，2018，48(3)：498-507.

［5］ Cheroni C，Caporale N，Testa G. Autism spectrum disorder at the crossroad between genes and environment：contributions，convergences，and interactions in ASD developmental pathophysiology［J］. Mol Autism，2020，11(1)：69.

［6］ Faraone SV，Banaschewski T，Coghill D，et al. The world federation of ADHD international consensus statement：208 Evidence-based conclusions about the disorder[J]. Neurosci Biobehav Rev，2021，128：789-818.

［7］ Keilow M，Wu C，Obel C. Cumulative social disadvantage and risk of attention deficit hyperactivity disorder：Results from a nationwide cohort study[J]. SSM Popul Health，2020，10：100548.

［8］ Liu ZS，Cui YH，Sun D，et al. Current status，diagnosis，and treatment recommendation for tic disorders in China[J]. Front Psychiatry，2020，11：774.

［9］ Sayal K，Prasad V，Daley D，et al. ADHD in children and young people：prevalence，care pathways，and service provision[J]. Lancet Psychiatry，2018，5(2)：175-186.

［10］ Thapar A，Cooper M，Rutter M. Neurodevelopmental disorders［J］. Lancet Psychiatry，2017，4(4)：339-346.

［11］ Wang T，Liu K，Li Z，et al. Prevalence of attention deficit/hyperactivity disorder among children and adolescents in China：a systematic review and meta-analysis[J]. BMC Psychiatry，2017，17(1)：32.

［12］ Wong CC，Meaburn EL，Ronald A，et al. Methylomic analysis of monozygotic twins discordant for autism spectrum disorder and related behavioural traits［J］. Mol Psychiatry，2014，19(4)：495-503.

［13］ Zhou H，Xu X，Yan W，et al. Prevalence of autism spectrum disorder in China：A nationwide multi-center population-based study among children aged 6 to 12 years[J]. Neurosci Bull，2020，36(9)：961-971.

［14］ 高东兵. 规范儿童保健干预对婴幼儿早期发育的影响［J］.保健医学研究与实践,2015,12(5):2.

［15］ 卢青,孙丹,刘智胜.中国抽动障碍诊断和治疗专家共识解读[J].中华实用儿科临床杂志,2021,36(9):7.

［16］ 杨斌让. 儿童、青少年注意缺陷多动障碍的评估及管理[J].中国儿童保健杂志,2018,26(10):4.

第四十三章

儿童少年情绪和行为障碍的预防

情绪和行为障碍(emotional and behavioral disorders, EBD)是儿童青少年时期常见的精神心理问题,包括破坏性、抑郁、焦虑、孤独症谱系障碍等,其特征为儿童情绪和行为在外化(externalizing)和内化(internalizing)两个维度上显著偏离他们所属文化或年龄的正常范围,并给患者带来学习、生活等社会功能的负面影响,这给患者自己、家庭以及社会造成巨大的负担。

国内外报道大约五分之一的孩子存在EBD。德国一项荟萃分析报道,德国EBD的患病率为17.6%。美国国家疾病控制和预防中心(CDC)的报告显示,注意缺陷多动障碍、行为问题、焦虑和抑郁是儿童少年最常见的精神障碍;美国2~8岁儿童中,每6人中就有1人被诊断出患有精神、行为或发育障碍;2016年一项美国儿童健康调查显示,在3~17岁的儿童中,7.1%有当前的焦虑问题,7.4%有当前的行为/品行问题,3.2%有当前的抑郁,在前一年中80%的抑郁患者、59.3%的焦虑患者、53.5%的行为/品行患者得到了治疗。

我国2012年启动了中国首次儿童少年精神障碍流行病学调查。2015年,北京的调查结果显示,1876名6~11岁儿童中行为问题检出率18.7%,其中女孩高于男孩(23.0% vs 14.1%)。2017年四川宜宾的一项调查显示,1400名6~16岁儿童少年中精神心理障碍患病率为3.86%,其中情绪障碍患病率为3.07%。结合国内前期的调查数据,符合DSM-Ⅳ诊断标准的32种精神障碍其总时点患病率为16.2%,随着社会的发展,特别筛查工具的信效度提高、流行病学调查手段的进步,儿童少年的精神卫生问题越来越引起人们的广泛关注。

EBD的早期出现可以预测儿童较低的学业成就、更重的照顾和医疗服务负担,并可能导致更多的精神疾病和物质滥用风险。早期的侵略性行为可以增加后期品行障碍、物质滥用等外化性疾病的患病风险,而环境和人际保护因素(个体能力、家庭资源、

学校教育水平、社区特征等),预防性干预可以降低这些风险以及远期预后。我国的儿童少年人口基数大、专业人士和资源相对匮乏,因此早期的预防性干预尤为关键。面对社会环境的重大变化,亟待研发和应用基于神经发育规律和心理问题理论的预防性干预方案,这需要考虑几个关键因素:① 预防干预需要更多的科学研究数据作为支撑;② 心理健康和身体健康密不可分;③ 跨学科合作,特别是医疗、教育、法律法规等方面的合作;④ 精神障碍、情绪和行为问题随着神经发育而表现不同;⑤ 基于社区和学校的一级预防。

一、病因学和风险因素

绝大多数儿童情绪和行为障碍的确切病因并不清楚,有一些研究已经确定了各种组合的遗传易感性和不利的环境因素,会增加这些疾病的发生风险。这些因素包括围产期、分娩、家庭、养育、社会经济和个人风险因素。Ogundele总结了儿童少年时期EBD常见的风险因素,见表43-1。很多研究者已经提出了EBD的多水平风险模型来预测风险因素和保护因素之间相互作用。为了有效地聚焦于预防控制,了解EBD的易感性如何随着风险因素增加而增加就非常必要。

表 43-1　儿童情绪和行为障碍发展的常见风险因素

领域	特征举例
母亲精神病理学(心理状态)	母亲受教育程度低、父母中的一方或双方有抑郁、反社会行为、吸烟、心理困扰、重性抑郁或酒精问题,一种反社会人格、物质滥用或犯罪行为,青少年父母婚姻冲突、破坏或暴力,在儿童时期或单身时(未婚状态)有过被虐待史
围产期不良因素	妊娠期中度饮酒、抽烟和物质滥用,宫口早开,难产,早产,婴儿出生时呼吸问题
糟糕的儿童-父母关系	父母监管不力,反复无常的严格要求,父母不和谐,拒绝孩子,家长对亲子活动参与度低,缺乏父母限制的设置

续 表

领域	特征举例
负面的家庭生活	功能失调的家庭(其中家庭暴力、糟糕的教养技能或物质滥用)导致父母的心理功能受损,父母冲突加剧,更严格的、体罚的、不一致的规矩,对儿童需求的反应减少,支持和参与减少
家庭烟草暴露	二手烟暴露和糟糕的儿童心理健康有显著的暴露-反应相关性
贫穷和不利的社会-经济环境	个人和社区贫穷的迹象,包括无家可归、社会经济地位低下、过度拥挤和社会隔绝,以及接触有毒气体、铅或杀虫剂,早期儿童营养不良经常导致心理健康发育不良 与贫穷有关的慢性压力如单亲、生活压力、经济担忧、层出不穷的挑战逐渐损害父母的心理健康导致更高水平的痛苦、焦虑、愤怒、抑郁症状和弱势父母的物质滥用 儿童慢性应激源也会导致"反应性行为"的异常行为模型,表现为长期警惕、情绪化反应和无力感
症状的早期出现	症状的早期出现更可能经历更持久和长期的反社会行为发育轨迹。身体上侵略性行为一般在 5 岁以后就很少出现
儿童气质	脾气难以控制或从小就表现出攻击性行为的儿童在以后的生活中更容易出现破坏性行为障碍 3 岁以前的长期易怒、易躁和焦虑症状可以预测儿童后期的焦虑、抑郁、对立违抗障碍和功能损害
发育迟缓和智力残疾	高达 70% 的患有破坏性行为障碍的学龄前儿童在至少一个领域的发育迟缓风险是普通人群的 4 倍以上 智力残疾儿童患行为障碍的可能性是正常发育儿童的 2 倍 在严重学习障碍儿童的学校中,挑战性行为的发生率是 5%~15%,而在普通学校发生率可以忽略不计
儿童性别	男孩比女孩更容易患上破坏性行为障碍,而抑郁主要影响女孩 注意缺陷多动障碍和孤独症主要以男性为主,而病理性需求回避(pathological demand avoidance,PDA)则没有明显的性别差异

有充分的证据表明,很多 EBD 患者从父母那里获得遗传性的情绪和行为特征。石丽娟等对 299 个患有孤独症谱系障碍儿童的家庭和 275 个健康对照儿童(TDC)家庭进行广泛孤独症表型问卷(BAPQ)调查发现,孤独症儿童的父母比 TDC 组更显著的 BAP 特征。龚靖波等对 57 名诊断注意缺陷多动障碍(ADHD)儿童和 60 名 TDC 儿童的父母进行神经软体征(NSS)评估发现,ADHD 儿童及其父母的 NSS 显著高于 TDC 组,且 ADHD 的 NSS 与其父亲的 NSS 相关性强于与母亲的相关性。

儿童的 EBD 与家庭影响可能存在"恶性循环",父母教养方式可能造成儿童情绪和行为的问题,这些问题又受到父母应对反应的"无意"强化,逐渐发展成外化或内化的障碍。例如,当孩子受到父母责备时,他们可能采用回避或逃跑的策略,父母会因为没有达到责备的目的而进一步提高自己的情绪唤起,使得孩子采用更加回避等退缩方式,这就造成了孩子"社交退缩"的表现。

近 20 年来,随着神经影像学的发展特别是磁共振成像技术的普及及应用发现,绝大多数的 EBD 患者都存在从大脑结构(皮层厚度、半球不对称性、白质连接等)到功能(特别是静息态功能磁共振特征)的异常,并且越来越多的纵向研究发现,ASD、ADHD 等疾病的神经异常在不同发育阶段有不同表现。虽然这些研究之间还存在较多的不一致性,但是这就提醒了在讨论 EBD 的风险因素和保护因素时,需要考虑到神经发育阶段,才能使预防干预措施更有效地发挥作用。

二、预防的范围和种类

鉴于儿童 EBD 的流行病学和病因学特征,制订有效的预防和干预措施将有效地节省社会资源,提高这部分儿童的生活质量,但是由于目前很多 EBD 的研究还处于数据相对匮乏的状况,这给预防和干预提出了巨大的挑战,尤其是如何对预防的范围进行界定。

预防与治疗有明显的区别,预防的主要目的是为了减少儿童少年健康发展中心理、生理、经济、家庭等方面的负担,其聚焦于改变儿童少年发展中的常见影响来帮助他们在日常生活中实现良好的社会功能和避免可能会影响这些功能的认知、情绪和行为问题。儿童少年情绪和行为障碍的预防使用公共卫生中的三级预防模式,强调对障碍采用预防、治疗和康复的全程干预策略。三级预防的目标和主要内容包括:① 一级预防包括在发病前采用预防措施,干预危险因素,旨在减少或消除病因或致病因素,包括生物因素干预(如遗传、感染、化学物质、脑器质性疾病及躯体疾病等)、心理因素干预(心理素质、心理应激)和社会文化因素干预(社会环境、社会支持等);② 二级预防指发病前驱期或发病初期,通过早发现、早诊断、早治疗控制疾病的发展,根据服务对象可以分为一般公众群体的普遍性预防干预、易患精神障碍危险因素的亚人群的选择性预防干预和具有精神障碍早期表现或具有精神障碍素质个体的指向性预防干预;③ 三级预防指疾病已处于充分发展期,临床症状进展明显,给予有效积极治疗预防病情进一步恶化,以消除或减少因精神障碍造成残疾,最大程度促进患者社会功能的恢复,以提高患者的生活质量。美国预防精神障碍和物质滥用委员会提出，儿童 EBD 提升和预防干预包括四个部分，对应的是公共卫生一级预防和二级预防内容。

1. **心理健康提升干预** 通常针对一般公众或整个人群，干预的目的是提升个体完成适合发展任务的能力和积极的自尊、控制、幸福和社会包容，增强他们应对逆境的能力。例如，以学校、社区或其他以社区为基础的项目，通过强调自我控制和问题解决来提高情绪和社会能力。

2. **普遍性预防** 针对尚未根据个人风险确定的一般公众或整个人群，干预对该群体中的每一个人都是可行的。普遍性预防在个体成本较低，在干预的有效性和群体可接受度上具有优势，并且这种干预的风险较低。例如，基于学校的项目，为所有的儿童教授社交和情绪技巧来避免物质滥用，或者向所有六年级学生家长提供抵制物质滥用的交流技能。

3. **选择性预防** 针对那些精神障碍风险明显高于平均水平的个人或亚人群。风险可能是即时的，也可以是终身的。可以根据已知与 EBD 有关的生物学、心理学或社会风险因素的基础来确定风险亚人群。如果成本适中并且负面影响的风险很小或不存在，选择性干预是最合适的方式。例如，为暴露在危险因素（如父母离异、父母精神疾病、近亲死亡或虐待）的儿童提供选择性预防干预项目，以降低不良精神、情绪和行为后果的风险。

4. **指向性预防** 针对人群包括：确定具有预测精神、情绪或行为障碍的体征和症状的个体，这些体征和症状虽然很小但是可检测的；或者具有提示这类障碍倾向的生物学标记的个体，但是目前尚无符合诊断标准。即便成本较高、干预会带来一些风险，指向性预防干预也是合理的。例如，为有早期侵略性行为或抑郁、焦虑症状加重的儿童提供预防干预。

制订儿童 EBD 的干预方案取决于对其主要症状、家庭和照顾者的影响、更广泛的社会经济环境、儿童发展水平和身体健康的仔细评估。它需要多层次和多学科的方法，包括专业人员，如心理治疗师、精神科医师、行为分析师、护士、社会工作者、语言治疗师、教育工作者、职业治疗师、物理治疗师、儿科医师和药剂师的共同合作。药物治疗通常只与心理和其他环境干预相结合才会考虑。整体管理策略将包括多种干预措施的多种组合，如以儿童和家庭为重点的心理策略，包括认知行为治疗、行为矫正和社会沟通增强技术、育儿技能培训和精神药理学。这些策略可以发挥重要作用，在管理儿童的情绪、行为和社会沟通障碍方面应用广泛。还需要为学龄儿童和青少年实施有效的替代教育程序。

三、不同年龄阶段预防和促进工作

儿童少年的精神、情绪和行为障碍以及积极健康的发展，都可以被认为是在个体和环境特征的框架下对他们生命的塑形，风险因素和保护因素都是在这个框架下表现出来。因此，在发展积极能力和 EBD 的预防中，都要基于神经发育的角度，对不同年龄的儿童少年采用不同的策略。近年来，随着遗传学和神经影像学的发展，特别是发育神经科学、分子和行为遗传学、分子和细胞神经生理学、多系统水平神经科学的发现，揭示了认知能力、情绪和行为的生物学基础，这些研究为设计未来的预防研究和工作提供了有价值的机会。下面的内容将重点关注不同年龄儿童少年的一级预防计划。

（一）出生前到婴儿阶段（0～3 岁）的预防性干预计划

该计划服务对象是出生前至 3 岁的儿童，由护士或非专业人员对危险家庭进行家访。主要鼓励孕妇采用适宜的饮食，禁烟、禁酒和防止药物滥用，并为孕妇提供有利于婴幼儿身体和心理正常发育的教育方法。这项计划可以减少母亲的社会隔离。

类似的计划还有美国心理学会提出的一项新的一级预防计划。计划主要面向孕期少于 25 周的贫穷的单亲母亲，包括两个部分：① 对怀孕最后 3 个月的孕妇主要进行改进饮食、监测体重、禁烟、禁酒和禁止药物滥用，并及时发现妊娠合并症，鼓励按时作息，为分娩作准备，并进行照料新生儿的教育；② 宣传对婴儿的照料技巧，着重于对婴儿气质的了解，促进婴儿社会、情绪及认知发育，提高婴儿心身的健康水平，并鼓励母亲合理利用社会机构的帮助。这项计划实施后，证明很有益处，如 3 年追踪观察，发现儿童虐待或未被好好照料的发生率下降了，发生意外伤害和到医院急诊的次数减少了，家庭环境改善了，利用社会服务、得到社会支持的机会增加了。

美国耶鲁大学儿童研究计划为家庭经济困难的母亲和她们的婴儿，从出生到 30 个月，给予家庭和社会支持，白天照料婴儿，并提供心理卫生服务以满足每个家庭的需要。经追踪观察，在计划实施 30 个月时，将实验组与对照组的儿童进行比较，研究发现实验组儿童的言语发育和适应能力均较好。5 年后，实验组儿童 IQ 分较高，学习成绩和到校次数均较好。到 10 年时，实验组儿童继续保持高的到校率，需要特殊教育的很少。

（二）学龄前儿童（3～6岁）的预防性干预计划

最为著名的是"从头开始（head start）"补偿性计划，主要服务于处于不利地位（家庭贫困）的儿童，而后又扩大至残疾儿童（至少包括10%）。这一计划由1920年起美国各处蓬勃发展的儿童行为指导所发展而来。有多学科的人员从事这一计划，包括儿童精神病学家、心理学家、社会工作者和教育工作者等。这一计划包括两个部分，即社会服务和心理卫生服务。

1. 社会服务 为父母进行职业培训，帮助其得到稳定职业，使沉浸于悲观、绝望中的家庭出现生机，为儿童的成长建立起健康环境。并指导父母利用社区服务设置，得到更多的社会支持。

2. 心理卫生服务 贫穷家庭的儿童身体发育较迟缓，易受疾病侵袭，并存在认知和情绪发育问题，所以应采取会诊方法，不仅需要进行身体健康检查和智力、情绪发展评定，更为重要的是要根据这些儿童的特点，满足他们的需要。

这项计划重视生物-心理-社会因素的相互作用，采取综合措施，如：① 重视儿童的身体健康；② 提供学习和游戏机会；③ 提高在社区中的生活质量；④ 改善儿童的家庭状况；⑤ 加强儿童、家庭、社区之间的联系；⑥ 增强儿童在情绪中的平衡，并鼓励他们朝明确的前进方向努力。

这项计划的实施采取会诊、巡视、家访、带领游戏、调解家庭关系、指导科学育儿、开展个别和集体心理治疗等多项措施和手段，并重视早期发现和早期干预。几十年的实践证明，这项计划有利于提高儿童的素质和学习成绩，留级、转特殊学校和逃学的儿童少了，儿童的社会适应能力增强，学习态度和动机也端正了。长期效果表现在少年犯罪减少了，就业率增加了，并在成人早期，个人心理需要能得到满足，少女怀孕大为减少。几年来，美国每年有40万学前儿童参加这一计划，并且正在向婴儿和2～3岁幼儿延伸。

（三）学龄期儿童（6～12岁）的预防性干预计划

1. 以儿童为中心，集中于培养特殊技能或胜任能力

（1）情感教育 出于增进情绪和社会功能的发展而改善儿童的行为。这一计划让儿童意识到感情、态度和价值观怎样影响人际关系和个人内在的欲望、信念和需求。但缺乏对照组和追踪观察，其功效如何尚不肯定。

（2）解决人际认知问题 儿童行为规范由母亲进行训练和教育，教会儿童对人际问题采取正确的认识或沟通办法。

（3）社会技能 确立自信心训练，让小学4～6年级学生中缺乏社会技能的儿童随意参加改善行为组、提高成就组或大众化组，接受2个月至1年的训练。

2. 学校生态学干预计划 生态学是指对个体生存环境影响其行为适应方式的研究。美国耶鲁一级干预计划于1968年开始实施。这一模式人员包括学校管理人员、父母、心理卫生人员和专职儿童特殊需要的教师。Comer着重于为学生、父母和学校职工培养一种公共意识，优化学校、教室和家庭环境，了解社区内民众心理适应情况，帮助适应困难的儿童解决问题，提倡有益身心的活动，提高学生自立、自信、自强的信心，指导父母寓教育于亲子间安详和谐相处之中。其结果增进了学校学生的成绩，提高了上学率，减少了行为问题发生率，提高了父母参加学校活动的积极性。

四、特殊情况的预防性干预

1. 童年期创伤 随着离婚率上升，离异家庭儿童也愈来愈多。父母离婚对儿童是一种持久的精神创伤，也增加了发生情绪和行为问题的危险性。亲友、工作单位和社会服务机构进行调解，如能通过问题解决或其他夫妻婚姻咨询避免离婚的发生或重建夫妻的信任和亲密关系，对孩子的心理健康有积极作用。如离婚已不可避免，父母应向子女说清楚，并尊重孩子对抚养人的选择，而另一方仍应负起照料子女的责任，并定期探视，与子女保持一定的情感联系。这方面干预的效果常决定于年龄、性别、与父母的依恋程度，儿童得到学校、邻居等的关心程度，以及儿童本身的脆弱性和应付能力。离异后持续的父亲-儿童或母亲-儿童接触都可以有效降低儿童的侵略性和行为问题的发生率，母亲参与的儿童表现出较少的内化和外化行为，并且这种积极影响表现出持续性，父母的温暖关怀和规则调整可以使儿童精神健康问题减少并获得成绩的改善。

在儿童期虐待、校园欺凌等创伤的预防干预工作中，紧急事件应激晤谈（critical incident stress debriefing，CISD）是一种广泛用于预防创伤后应激障碍（PTSD）的技术。创伤事件发生后，鼓励受害者尽快讨论他们经历的细节、他们的情绪反应、他们采用的任何行动以及所经历的任何症状，医师向他们保证这些反应是正常的，告诉他们常见的不良反应，

并鼓励他们恢复正常活动。干预者试图评估是否发生任何不良反应,并为转介提供帮助。当然,也有研究认为 CISD 效果不佳,而采用行为认知治疗对创伤后数周症状缓解的个体显示出显著的疗效。

2. 精神病父母儿童　精神病父母对孩子的影响决定于父母精神病的严重程度、发作次数、持续时间以及儿童暴露于父母失常行为的时间长短等。另外,父母有精神病将造成家庭的不安宁、生活杂乱,对儿童照料不周,儿童不时地面临威胁、恐惧,使儿童的情感需要更难以得到满足,这就必然增加子女发生情绪和行为障碍的危险性。

为此,父母如有精神病应早治,严重者应以住院治疗为好,或将孩子交亲友照料、短期寄养,应将此事给子女讲清楚,并给予更多的情感支持。要求学校、妇联和街道等给予儿童以更多的交往和更多文娱体育活动。对这种家庭的儿童要注意培养他们应付和解决问题的能力,以及自我照管的能力。

3. 焦虑风险儿童　焦虑症状和障碍通常出现在儿童时期,青少年时期的焦虑障碍终身发病率高达 27%。焦虑通常先于抑郁发生,并可能影响其发展。尽管很多研究表明认知行为治疗(CBT)在治疗儿童和青少年焦虑中有效性较好,但是对焦虑风险儿童的预防研究相对较少。澳大利亚一项研究主要采用了基于 CBT 的干预方法,证明大多数父母参与的干预是有效的。489 名 10~12 岁的儿童开展了一个包括 12 次教室会晤和 4 次父母会晤的 FRIENDS 干预方案(F,感受焦虑;R,放松和感觉良好;I,内在有利想法;E,探索计划;N,奖励自己;D,不要忘记练习;S,保持镇定),那些进入积极干预组的孩子表现出更少的焦虑。

4. 抑郁风险儿童　1994 年,美国医学研究所(IOM)公布了《降低精神障碍风险:预防性干预研究前沿》,之后大量预防性研究方法就被用于降低个体在未来一年罹患抑郁症的风险,一些研究也证实了在高危人群中,抑郁的发生率有所下降。Meta 分析发现针对抑郁风险的预防性干预可以减少青少年中的新发病例数、减轻抑郁症状学特征。Clarke 认知行为预防性干预项目包括 15 次团体会晤,一年随访中干预组的抑郁障碍或恶劣心境发生率(14.5%)明显低于常规照顾对照组(25.7%)。最新的一些研究,包括辩证行为治疗(DBT)建议将人际效能、父母训练纳入预防性干预计划中,特别是针对那些父母存在抑郁的儿童,可能需要更多的家庭会晤次数。

5. 物质滥用风险儿童少年　中学阶段通常是物质滥用风险最高的时期,所以很多预防性干预研究都是集中在这一时期的。以教室为基础的物质滥

用预防性项目可以作为该方向的主要内容,包括:① 参与者之间互动,并鼓励他们学习拒绝毒品的技能,比非互动的项目更为有效;② 聚焦物质滥用直接和间接(如媒体)影响的干预比那些不关注社交媒体的干预更为有效;③ 强调规则和社会承诺不使用物质的干预方案更为有效;④ 将社区成分加入基于学校干预项目可以提高其有效性;⑤ 同侪领袖(如学长)可能增加短期有效性;⑥ 增加生活技能的训练特别是社交抵抗技能的训练(学会说"不")可能增加项目的有效性。

经过近三十年的发展,我国儿童少年情绪和行为障碍的预防,特别是基于学校的整体预防性干预已经取得丰硕的成果,在很多城市都设置了"未成年人指导中心",定期为学校和家庭服务。但是我国人口基数大、需求高,儿童少年心理卫生工作人员和资源相对短缺,已经成为非常矛盾的话题。若要为每个患儿提供治疗,事实上是不可能的,故问题的解决应寄希望于预防。随着精神文明建设的深入发展,儿童少年的心理卫生将日益受到重视。不少学校已开设了心理卫生课,进行心理健康状况调查,并举办心理卫生咨询和家长学校等。如将此纳入统一的学校心理卫生科研项目,将对预防情绪和行为障碍起到积极作用。

(罗学荣　王苏弘　杨晓玲)

参考文献

[1] Barkman C, Schulte-Markwort M. Prevalence of emotional and behavioural disorders in German children and adolescents: a meta-analysis[J]. J Epidemiol Community Health, 2012, 66(3):194-203.

[2] Cree R, Bitsko R, Robinson L, et al. Health care, family, and community factors associated with mental, behavioral, and developmental disorders and poverty among children aged 2 - 8 years—United States, 2016 [J]. Morbidity and Mortality Weekly Report, 2018, 67(50):1377-1383.

[3] Ghandour RM, Sherman LJ, Vladutiu CJ, et al. Prevalence and treatment of depression, anxiety, and conduct problems in US children [J]. J Pediatr, 2019, 206:256-267.

[4] Gong J, Xie J, Chen G, et al. Neurological soft signs in children with attention deficit hyperactivity disorder: their relationship to executive function and parental neurological soft signs [J]. Psychiatry Res, 2015, 228:78-82.

[5] O'Connell M, Boat T, Warner K. Preventing Men-

tal，Emotional and Behavioral Disorders Among Young People：Progress and Possibilities［M］. Washington DC：National Academies Press，2009.

［6］Ogundele M. Behavioural and emotional disorders in childhood：A brief overview for paediatricians［J］. World J Clin Pediatr，2018，7(1)：9-26.

［7］Shi L，Ou J，Gong J，et al. Broad autism phenotype features of Chinese parents with autistic children and their associations with severity of social impairment in probands［J］. BMC Psychiatry，2015，15：168.

［8］Walker HM，Gresham FM. Handbook of Evidence-Based Practices for Emotion and Behavioral Disor-ders［M］. New York：The Guilford Press，2014.

［9］郝伟,陆林,李涛,等.精神病学［M］.8 版.北京：人民卫生出版社,2018.

［10］黄海兰.儿童青少年精神障碍流行病学和相关因素研究［J］.中国卫生产业,2017,14(24)：4-8.

［11］黎艳华,李乐之,罗学荣.儿童青少年精神障碍流行病学及相关因素研究［J］.神经疾病与精神卫生,2015,15(1)：84-87.

［12］闫俊娟,凌文琪,郑毅,等.2015 年北京市城区小学生行为问题流行病学特征调查［J］.中国心理卫生杂志,2019,33(1)：43-46.

第四十四章

儿童少年自杀的预防

一、流行病学

虽然自杀不是一种疾病,但自杀行为,包括自杀想法、自杀计划、自杀企图和自杀死亡,已经成为一个重要的公共健康问题,且逐渐成为世界公共卫生的一个主要焦点。自杀在全球很常见,根据自我报告的调查数据,世界卫生组织估计,每20个尝试自杀的人中就有一个自杀死亡,在各国,15～24岁人群的自杀企图发生率最高。相比之下,小于15岁的人群自杀率最低,大于75岁的人群自杀率最高,女性的自杀企图率一般高于男性,然而在大多数国家,男性的自杀率是女性的2～3倍,这可能是由于男性更倾向于选择更高致死性的自杀方法,且男性不愿意寻求帮助。据2016年世界卫生组织的调查显示,世界各地每年有78.5万人自杀,其发病率为每10万人口中有10.6人自杀。尽管全球自杀率在21世纪下降了30%,但这主要是由中国和印度的自杀率明显下跌推动的。这一总体趋势掩盖了其他国家自杀率升高的现况,如美国和巴西,自杀率在2000—2016年增长了35%。除了地理差异外,不同年龄段的自杀率的年龄趋势也有所不同,如:英国近年来老年男性自杀的发病率有所下降,但中年人群的发病率有所上升;在印度,年轻人的自杀率在下降,而老年人的自杀率在上升。

二、危险因素

自杀受到各种生物、临床、心理、社会、文化和环境因素的影响。目前已经提出的自杀风险模型认为自杀是易感性和诱发因素之间相互作用的结果。

1. 家族性和遗传易感性 双胞胎和收养研究都表明自杀的遗传度为30%～50%,当共病精神疾病作为协变量被考虑在内时,遗传度更准确的估计可能是17%～36%,有自杀企图史的人,其后代企图自杀的风险是普通人群的5倍;此外,与那些因其他原因而突然失去父母的人相比,父母因自杀而身亡的人自杀的风险增加了一倍。这些数据显示了自杀行为的家族聚集性,并进一步支持了基因传递的概念。尽管在过去的20年里进行了大量的调查和研究,但仍没有哪个基因或基因组被确定为导致自杀意念、自杀企图或自杀的原因。

自杀死亡是一种罕见的事件,因此全基因组关联分析(GWAS)通常调查非致命的自杀行为,这些研究共确定了32个目标单核苷酸多态性(SNPs),其中多个SNPs与TBX20位点相关。TBX20的基因产物与中枢神经系统有关,尽管其具体作用尚不清楚。另一项对自杀死亡人群的脑组织进行外显子组测序的研究发现了另一些与自杀相关的候选基因,如COL6A6(编码Ⅵ型胶原蛋白的α6链,参与轴突引导)、GNAL(与精神分裂症相关)、BACE1(可能与阿尔茨海默病相关)、NREP(与神经再生相关)和CDC34(一种参与细胞周期控制的泛素结合酶)。其他研究使用自杀企图和自杀意念作为主要表型,确定了多个感兴趣的SNPs,这些SNPs与涉及多个生物过程的基因相关,其中包括神经系统发育和功能、免疫疾病和炎症反应。

2. 早期生活中的逆境 在过去的十年里,学者们在表观遗传研究上取得了巨大进步。尽管环境所致的基因表达变化对神经发育至关重要,发育关键时期的负面社会经历也可能导致基因表达改变,有学者甚至认为这可能是导致精神病理学的原因之一。事实上,早期生活逆境(ELA),被定义为童年时期的忽视或虐待(身体虐待或性虐待),与晚年的自杀行为密切相关,通过表观遗传研究(包括DNA甲基化和组蛋白修饰)可以探究这些负面的早年创伤经历的生物印记。

3. 人格特征 与自杀相关的另一个关键中介因素是人格特征,其中那些与自杀行为最紧密相关的是焦虑和冲动-攻击性特征(冲动-攻击性特征与外化性障碍,如注意缺陷多动障碍、边缘型人格障碍、对立违抗障碍和行为障碍等相关)。尽管多项研究发现儿童期焦虑和成年期焦虑与自杀行为之间存在关联,当焦虑被视为统计分析的独立变量时,一些研究报告显示仅与自杀行为存在微弱或不显著的联系。焦虑可能通过与已经增加自杀风险的个体的其他特征相互作用而导致自杀行为。在探究自杀行为的家族遗传的研究中,冲动攻击性特征的遗传至少部分解释了自杀行为的家族聚集,事实上,与没有一级亲属死于自杀的人相比,死于自杀者的亲属更有可能具有更强的冲动性和攻击性,并且自杀行为的风险也更高。

4. 精神障碍　是自杀的关键原因。事实上,据一项北美的研究估计,患者自杀时患有精神障碍的比例约为90%,而在东亚则为30%~70%。令人惊讶的是,即使在英国等拥有可获取、免费使用的心理健康服务的国家,也只有约25%的自杀死亡者曾经接受过心理健康服务,死于自杀的人最常见的精神障碍是抑郁障碍、双相情感障碍、物质使用障碍和精神分裂症。虽然自杀不是任何精神疾病的必然结果,但个体疾病的特定特征与自杀明显相关,例如精神分裂症患者对其疾病的自知力;双相情感障碍的混合状态发作和易怒的烦躁状态;MDD的发作次数、持续时间和强度等。当抑郁症状和其他抑制行为控制的因素同时发生时可能会诱发自杀行为。此外,一项跨国研究表明,以焦虑和冲动控制不佳为特征的疾病与从自杀意念到自杀未遂的过程转变密切相关,一项出生的队列研究也表明物质滥用及人格特征与自杀尝试密切相关。

5. 与自杀风险相关的社会经济、环境和其他背景因素　重要的与自杀相关的社会和经济因素包括关系破裂、较低的社会经济地位、失业、低收入和债务。此外,其他与自杀相关的社会经济因素包括社会稳定性较差、严格的社会文化规范、经济动荡、家庭联系性差、单身、被欺负等。自杀的一些社会经济风险因素可能在不同的社会环境中发挥不同的作用,例如,与生活在少数民族人口比例较高地区的个体相比,居住在同一少数民族人口比例较低地区的少数民族个体的自杀风险更高。此外,其中一些因素可能会更迅速地促成自杀行为,如失业和关系破裂。社会孤立,如由焦虑、丧亲之痛或社会排斥引起的社会孤立,也是导致自杀风险的重要因素。

三、预防策略

20世纪90年代中期提出的一个预防自杀的框架至今仍广泛使用。该框架采用基于风险因素的自杀预防方法,根据自杀预防针对的目标群体将其分为三种:① 普遍性预防策略,旨在惠及整个人口,通过消除护理障碍和增加获得帮助、加强社会支持和改变物理环境等保护过程,最大程度地努力提高健康水平和减少自杀风险。② 选择性预防策略,针对人群中的风险群体,根据年龄、性别、职业地位或家族史等特征进行识别。虽然该个体目前可能没有表现出自杀行为,但他们可能处于较高的生物、心理或社会经济风险水平。③ 指向性预防策略,针对人群中的特定的高危个体,如那些表现出自杀早期迹象或有自杀倾向的人。该框架同时又将危险因素和对应的预防策略进一步分为卫生系统、社会、社区、人际关系及个人等五个方面(表44-1)。

表44-1　自杀的主要危险因素与对应的预防策略

分类	危险因素	预防策略	预防措施
卫生系统	获得医疗保健的障碍	心理健康政策	普遍性预防措施
社会	访问的手段	减少过度饮酒的政策	普遍性预防措施
	不负责任的媒体报道	获得医疗保健服务	
	与求助行为相关的耻辱感	限制自杀工具的访问手段	
社区	灾难、战争和冲突	负责任的媒体报道	选择性预防措施
	文化适应和错位的压力	提高人们对心理健康、物质使用障碍和自杀的认识	
	歧视行为	针对易感人群的干预措施	
	创伤或虐待	"守门员"培训	
人际关系	有孤立感和缺乏社会支持感	危机求助热线	指向性预防措施
	关系冲突、不和或丧亲	随访和社区支持	
个人	既往的自杀尝试	对自杀行为的评估和管理	
	精神障碍	精神障碍和物质滥用评估和管理	
	过度饮酒		
	工作或经济损失		
	绝望		
	慢性疼痛		
	有自杀的家族史		
	遗传因素和生物学因素		

(一)普遍性预防措施

普遍性预防旨在覆盖全体人口,通过消除治疗的障碍和增加获得帮助的机会、加强社会支持和改变物理环境等保护性因素,从而最大程度地提高心理健康水平和减少自杀风险。一般而言,普遍性预防措施通常会影响社会环境或促进个人的心理弹性,并主要针对风险因素。例如,一些普遍性预防策略将"获得手段"作为自杀的风险因素,预防措施包括禁止使用杀虫剂、从零售店取走木炭、为车辆配备催化转化器以及在桥梁和悬崖上安装护栏等。其他普遍性预防措施的例子,如关注媒体的影响力,为此许多国家和组织为媒体从业者制订了指导方针,鼓励媒体负责任地报道自杀;还有一些健康宣教,通常旨在提高对自杀及其预防的认识,这些干预措施通常针对年轻人,可在学校、大学和工作场所进行。

（二）选择性预防措施

选择性预防针对人群中的易感群体。虽然该人群目前可能没有表现出自杀行为,但他们可能处于较高的生物、心理或社会经济等风险水平。许多选择性的预防措施直接或间接针对精神障碍患者,如自杀行为的药物干预。此外,对全科医师进行培训的预防策略,旨在让全科医师更好地检测、诊断和管理抑郁症,原因是许多抑郁症患者在获得心理健康服务之前,会先获得全科医师的治疗和护理。其他选择性的预防措施通常针对具有自杀风险因素的人,如遭受欺凌或社会孤立的人,旨在减少欺凌和社会孤立的选择性干预措施通常以学校为基础。

（三）指向性预防措施

指向性预防针对的是人群中特定的脆弱个体,如那些表现出自杀倾向的人群或有自杀想法、计划或企图的人群。针对性的预防措施包括向那些在出现自伤、自杀行为后出现在急诊室或其他医疗机构的人提供心理社会干预,其他的指向性预防措施包括心理热线服务等。

1. 卫生系统和社会

（1）危险因素

1）获得医疗保健的障碍　自杀风险随共病的增加而显著增加,因此及时有效地获得医疗卫生保健对降低自杀风险至关重要。然而,许多国家的卫生系统较为复杂或资源有限,因此管理这些体系是一项巨大的挑战。此外,与寻求自杀和精神障碍的专业帮助相关的耻辱感进一步加剧了这种困难,这可能导致更高的自杀风险。

2）获得的手段　获得自杀手段是自杀的一个主要危险因素。直接的或间接的手段(包括杀虫剂、枪支、高楼、铁路、毒药、药物、一氧化碳以及其他有毒物质和有毒气体)会增加自杀的风险。

3）不负责任的媒体报道和社交媒体使用不当不恰当的媒体报道可能会使自杀变得耸人听闻或被美化,增加易感群体中"模仿者"自杀的风险。这些不恰当的报道包括:无端报道名人自杀,报道不寻

常的自杀方法或自杀群体,展示使用方法的图片或信息,或将自杀正常化,并作为一种可接受的危机或逆境的反应。暴露在自杀环境下已被证明会增加易感个体自杀行为的风险。人们越来越担心互联网和社交媒体在自杀中扮演的辅助角色。互联网现在是自杀的主要信息来源,并且包含了一些容易访问的网站,这些网站对自杀的描述可能不恰当。互联网和社交媒体在煽动和促进自杀行为方面变得更加复杂。个人也可以很容易地传播未经审查的自杀行为和信息,这些信息可以很容易地通过这两种媒体获得。

4）与求助行为相关的耻辱感　在许多社会中,因自杀行为、精神健康问题、物质使用障碍问题或其他情感压力因素而寻求帮助的行为仍然受到歧视,这可能成为人们获得所需帮助的重大障碍。这种耻辱感还会使易感群体的朋友和家人不愿向他们提供可能需要的支持,甚至不愿承认他们的处境。耻辱感在自杀预防中发挥着关键作用。

（2）相关干预措施

1）心理健康政策　2013年,世界卫生组织启动了《2013—2020年精神卫生综合行动计划》。该计划鼓励各国努力制定自己的心理卫生政策,重点关注四个关键目标:① 加强对心理健康的有效领导和治理。② 在社区环境中提供全面、综合和有反应性的心理健康和社会保健服务。③ 实施促进和预防心理健康的战略。④ 加强对心理健康的信息系统、循证和研究的建设。

2）减少有害饮酒的政策　世界卫生组织《减少有害酒精使用全球战略》中公布了减少有害使用酒精的政策选择和干预措施。同时,这些措施提供了有效的自杀预防措施,包括:① 领导能力、意识和承诺;② 卫生服务部门的反应;③ 社区的行动;④ 酒后驾驶政策及对策;⑤ 酒精的可得性;⑥ 酒精饮料的市场营销;⑦ 定价政策;⑧ 降低饮酒和酗酒的负面后果;⑨ 减少非法酒精和非正式生产的酒精对公共健康的影响;⑩ 监控和监视。

3）获得医疗保健服务　对精神障碍和物质使用障碍患者进行适当、迅速和可获得的治疗,可降低自杀行为的风险。在整个卫生系统,特别是在社区卫生中心,实施卫生知识普及政策和做法,是改善总体卫生保健服务,特别是精神卫生保健服务的一种关键途径。

4）限制获得使用的手段　世界上最常见的自杀方式是用杀虫剂自我中毒、上吊和跳楼。限制获得自杀手段(如杀虫剂、枪支、有毒气体、药物等)对预防自杀是有效的,尤其是冲动自杀,因为它给了那些自杀的人更多的时间来重新考虑。

5）负责任的媒体报道 媒体对自杀的负责任的报道已经被证明可以降低自杀率。负责任报道的重要方面包括：避免对自杀行为的详细描述，避免耸人听闻和美化，使用负责任的语言，尽量减少自杀报道的突出性，教育公众了解自杀的知识和可用的治疗方法，并提供在哪里寻求帮助的信息，使用互联网和社交媒体作为一种普遍的自杀预防策略具有潜在的作用。一些促进心理健康的网站已经在促进求助行为方面显示出了良好的结果。

6）提高人们对心理健康、物质使用障碍和自杀的认识 公众对精神障碍及因精神障碍寻求帮助仍存在耻辱感。"提高认识运动"旨在减少与精神障碍和自杀求助有关的耻辱感，并增加获得治疗的机会，此外该活动可以对社区态度产生积极影响，从而增加了就这些问题进行公共对话的机会。

2. 社区及人际关系

（1）危险因素

1）灾难、战争和冲突 自然灾害、战争和冲突的经历可能会增加自杀的风险，因为它们对社会、健康、住房、就业和经济安全产生了破坏性的影响。

2）文化适应和错位的压力 文化适应和流离失所是另一个重要的自杀风险因素，可对一些易感群体产生影响，包括土著人民、寻求庇护者、难民、拘留中心的人、流离失所者和移民。

3）歧视行为 对人口中的亚群体的歧视可能是持续的、地方性的和系统性的。这可能导致持续经历有压力的生活事件，如失去自由、拒绝、污名化和可能引发自杀行为的暴力。

4）创伤或虐待 会增加情绪压力，并可能引发易感人群的抑郁和自杀行为。与自杀相关的心理社会压力源可能来自不同类型的创伤、法律危机、经济问题、学术或工作相关的问题，以及欺凌。此外，经历过童年和家庭逆境（身体暴力、性或情感虐待、忽视、躯体虐待、家庭暴力、父母分居或离婚、机构或福利护理）的年轻人比其他人自杀的风险要高得多。

5）有孤立感和缺乏社会支持感 当一个人感到与他的社交圈，如伴侣、家人、同伴、朋友和重要的其他人脱节时，就会发生孤立，孤立感往往伴随着抑郁感、孤独感和绝望感。当一个人有一个负面的生活事件或其他心理压力，而不能与亲密的人分享这种感觉时，通常就会产生一种孤立感。当与其他因素相结合，可能会引起自杀行为的风险增加，特别是对于独居的老年人，因为社会孤立和孤独是自杀的重要促成因素。

6）关系冲突、不和或丧亲 关系冲突（如分离）、不和（如儿童监护权纠纷）或丧亲（如丧偶）会导致悲伤和心理压力，并与自杀风险增加有关。不健康的关系也可能是一个风险因素。

（2）相关干预措施

1）针对易感人群的干预措施 一些易感人群，如：经历过虐待、创伤、冲突或灾难的人，难民和移民，囚犯，同性恋、变性人和双性恋等，已被报道存在更高的自杀风险。应为那些失去亲人或受自杀影响的人提供事后支持和干预，以缓解悲伤情绪，减少模仿自杀行为的可能性。

2）"守门员"培训 有自杀风险的人很少寻求帮助。然而，他们可能会表现出一些危险因素和行为，"守门员"是指任何能够接触并确认个体是否在考虑自杀的人群。主要的潜在"守门员"包括：① 全科医师、精神科和急诊科医师；② 教师及其他学校工作人员；③ 社区领导人员；④ 警察、消防队员和其他急救人员；⑤ 社会福利工作者。"守门员"培训项目旨在培养参与者的知识、态度和技能，以识别有风险的个体，确定风险水平，然后将有风险的个体转介到专业机构接受治疗。

3）危机求助热线 当人们无法获得或不喜欢去专业机构寻求帮助时可通过危机求助热线进行求助，在美国，求助热线已被证明可以有效地干预自杀过程并降低呼叫者的自杀风险。

3. 个体

（1）危险因素 自杀的风险可能会受到个体的易感性或心理弹性的影响。个体的风险因素与一个人发生自杀行为的可能性有关。

1）既往的自杀尝试史 迄今为止，衡量未来自杀风险的最有力的指标仍是既往一次或多次自杀史，即使在自杀企图一年后，自杀和因其他原因过早死亡的风险仍然是很高的。

2）精神障碍 在高收入国家，高达90%死于自杀者同时患有精神障碍，死于自杀或企图自杀的人可能共病有严重的精神障碍。自杀风险随疾病类型的不同而有所不同，与自杀行为相关的最常见的疾病是抑郁和酒精使用障碍。

3）有害地使用酒精和其他物质 所有物质使用障碍都会增加自杀的风险，在所有自杀中，酒精和其他物质使用障碍占25%～50%，如果酒精或物质使用与其他精神障碍共病，自杀风险将进一步增加。在所有自杀死亡中，22%可归因于使用酒精，其他物质的依赖，包括大麻、海洛因或尼古丁，也是自杀的危险因素。

4）工作或经济损失 失业、丧失房屋和经济状况不稳定通过与抑郁、焦虑、暴力和有害使用酒精等其他风险因素共病，从而导致自杀风险增加。

5）绝望　作为心理功能的认知方面,当同时伴有精神障碍或既往的自杀企图时,常被用作自杀风险的指标。绝望的三个主要方面与一个人对未来的感觉、失去动力和期望有关。绝望通常可以通过"事情永远不会好转"和"我没有看到事情好转"这样的想法来理解,在大多数情况下还伴有抑郁。

6）慢性疼痛和疾病　是导致自杀行为的重要危险因素。慢性疼痛患者的自杀行为比一般人群高3倍,所有与疼痛、身体残疾、神经发育障碍和痛苦相关的疾病都会增加自杀的风险,这些疾病包括癌症、糖尿病和艾滋病等。

7）有自杀的家族史　家庭或社区成员的自杀可能对一个人的生活产生破坏性的影响,对大多数人来说,失去亲近的人带来的打击是毁灭性的,除了悲伤之外,还会给家庭成员和亲人带来压力、内疚、羞愧、愤怒、焦虑和悲痛,家庭成员或亲人的自杀可能会降低其他人自杀的门槛,由于所有这些原因,那些受自杀影响或失去亲人的人自己自杀或患精神障碍的风险也会增加。

8）遗传因素和生物学因素　许多神经生物学或发育变化与自杀行为有关。例如,在情绪障碍、精神分裂症和人格障碍的患者中,血清素水平低与严重的自杀企图有关。自杀家族史是自杀和自杀企图的一个强烈的危险因素。

（2）相关干预措施

1）随访和社区支持　出院后的患者往往缺乏社会支持,一旦离开护理,就会感到孤独,随访和社区支持被证明能有效地减少出院患者的自杀风险。

2）对自杀行为的评估和管理　制订有效的自杀行为评估和管理策略是很重要的。世界卫生组织的干预指南建议全面评估每个有自伤、自杀想法、自杀计划或自杀尝试行为的人。该指南还建议,如果10岁以上的人有任何其他危险因素,如慢性疼痛或急性情绪困扰,应对其自伤、自杀行为进行全面的评估。

3）精神和药物使用障碍的评估和管理　培训卫生工作者是预防自杀的一条关键途径。许多自杀身亡的人在自杀前一个月内与初级保健提供者有过接触。教育初级卫生保健工作者认识抑郁症和其他精神和物质使用障碍,并对自杀风险进行详细评估,对于预防自杀很重要。培训应连续或多年反复进行,并应使一个区域或国家的大多数保健工作人员参与。

（罗学荣）

参考文献

[1] Brent DA, Melhem NM, Oquendo M, et al. Familial pathways to early-onset suicide attempt: a 5.6-year prospective study[J]. JAMA psychiatry, 2015, 72(2):160-168.

[2] Brezo J, Barker ED, Paris J, et al. Childhood trajectories of anxiousness and disruptiveness as predictors of suicide attempts[J]. Arch Pediatr Adolesc Med, 2008, 162(11):1015-1021.

[3] Daine K, Hawton K, Singaravelu V, et al. The power of the web: a systematic review of studies of the influence of the internet on self-harm and suicide in young people[J]. PloS one, 2013, 8(10): e77555.

[4] Galfalvy H, Haghighi F, Hodgkinson C, et al. A genome-wide association study of suicidal behavior[J]. Am J Med Genet B Neuropsychiatr Genet, 2015, 168(7):557-563.

[5] Lin L, Zhang J. Impulsivity, mental disorder, and suicide in rural China[J]. Arch Suicide Res, 2017, 21(1):73-82.

[6] Mars B, Burrows S, Hjelmeland H, et al. Suicidal behaviour across the African continent: a review of the literature[J]. BMC public health, 2014, 14(1):1-14.

[7] McGirr A, Alda M, Séguin M, et al. Familial aggregation of suicide explained by cluster B traits: a three-group family study of suicide controlling for major depressive disorder[J]. Am J Psychiatry, 2009, 166(10):1124-1134.

[8] Naghavi M, Global Burden of Disease Self-Harm Collaborators. Global, regional, and national burden of suicide mortality 1990 to 2016: systematic analysis for the Global Burden of Disease Study 2016[J]. BMJ, 2019, 6:364.

[9] Nock MK, Borges G, Bromet EJ, et al. Cross-national prevalence and risk factors for suicidal ideation, plans and attempts[J]. Br J Psychiatry, 2008, 192(2):98-105.

[10] Nock MK, Hwang I, Sampson N, et al. Cross-national analysis of the associations among mental disorders and suicidal behavior: findings from the WHO World Mental Health Surveys[J]. PLoS Med, 2009, 6(8):e1000123.

[11] O'Connor RC, Kirtley OJ. The integrated motivational-volitional model of suicidal behaviour[J]. Philos Trans R Soc Lond B Biol Sci, 2018, 373(1754):20170268.

［12］Tombácz D，Maróti Z，Kalmár T，et al. High-coverage whole-exome sequencing identifies candidate genes for suicide in victims with major depressive disorder［J］. Sci Rep，2017，7(1)：7106.

［13］Turecki G，Brent DA，Gunnell D，et al. Suicide and suicide risk［J］. Nat Rev Dis Primers，2019，5(1)：1-22.

［14］Turecki G. The molecular bases of the suicidal brain［J］. Nat Rev Neurosci，2014，15(12)：802-816.

索 引